HANDBUCH DER HAUT- UND GESCHLECHTSKRANKHEITEN

BEARBEITET VON

A. ALEXANDER · G. ALEXANDER† · J. ALMKVIST · K. ALTMANN · L. ARZT · J. BARNEWITZ
S. C. BECK † · C. BENDA† · FR. BERING · H. BIBERSTEIN · K. BIERBAUM · G. BIRNBAUM
A. BITTORF · B. BLOCH† · FR. BLUMENTHAL · H. BOAS · H. BOEMINGHAUS · R. BRANDT · F. BREINL
C. BRUCK · C. BRUHNS† · ST. R. BRÜNAUER · A. BUSCHKE · F. CALLOMON · E. DELBANCO
F. DIETEL · O. DITTRICH · J. DÖRFFEL · S. EHRMANN † · C. EVELBAUER · O. FEHR · J. v. FICK†
E. FINGER · H. FISCHER · F. FISCHL · P. FRANGENHEIM† · R. FRANZ · W. FREI · W. FREUDENTHAL
M. v. FREY† · R. FRÜHWALD · D. FUCHS · H. FUHS · F. FÜLLEBORN† · E. GALEWSKY · O. GANS
A. GIGON · E. GLANZMANN · H. GOTTRON · A. GROENOUW · K. GRON† · K. GRÜNBERG† · O. GRÜTZ
H. GUHRAUER · J. GUSZMANN · E. GUTTMANN · R. HABERMANN · L. HALBERSTAEDTER
F. HAMMER · L. HAUCK · H. HAUSTEIN† · H. HECHT · J. HELLER† · G. HERXHEIMER
K. HERXHEIMER · W. HEUCK · W. HILGERS · R. HIRSCHFELD · C. HOCHSINGER · H. HOEPKE
C. A. HOFFMANN · E. HOFFMANN · H. HOFFMANN · V. HOFFMANN · E. HOFMANN
J. IGERSHEIMER · F. JACOBI · F. JACOBSOHN · H. JACOBY · J. JADASSOHN · W. JADASSOHN
F. JAHNEL · A. JESIONEK · M. JESSNER · S. JESSNER † · A. JOSEPH · F. JULIUSBERG · V. KAFKA
C. KAISERLING · E. KAUFMANN · PH. KELLER · W. KERL · O. KIESS · L. KLEEBERG · W. KLESTADT
V. KLINGMÜLLER · FR. KOGOJ · A. KOLLMANN · H. KÖNIGSTEIN · P. KRANZ · A. KRAUS†
C. KREIBICH† · O. KREN · L. KUMER · E. KUZNITZKY · M. LANG · E. LANGER · R. LEDERMANN
C. LEINER † · F. LESSER · A. LIECHTI · A. LIEVEN · P. LINSER · B. LIPSCHÜTZ† · H. LÖHE
S. LOMHOLT · W. LUTZ · A. v. MALLINCKRODT-HAUPT · P. MANTEUFEL · H. MARTIN
E. MARTINI · R. MATZENAUER † · R. L. MAYER · M. MAYER · J. K. MAYR · E. MEIROWSKY
L. MERK† · M. MICHAEL · G. MIESCHER · C. MONCORPS · G. MORAWETZ † · A. MORGENSTERN
F. MRAS · V. MUCHA † · ERICH MÜLLER · HUGO MÜLLER · RUDOLF MÜLLER · P. MULZER
E. G. NAUCK · O. NAEGELI · G. NOBL · M. OPPENHEIM · K. ORZECHOWSKI · E. PASCHEN
B. PEISER · A. PERUTZ · E. PICK · W. PICK† · F. PINKUS · H. v. PLANNER † · K. PLATZER
F. PLAUT · A. POEHLMANN · J. POHL · R. POLLAND · C. POSNER † · H. L. POSNER
L. PULVERMACHER† · H. REIN · P. RICHTER · E. RIECKE · G. RIEHL · H. RIETSCHEL
H. DA ROCHA LIMA · K. ROSCHER · O. ROSENTHAL · R. ROSNER · G. A. ROST · ST. ROTHMAN
A. RUETE · E. SAALFELD † · U. SAALFELD · H. SACHS · O. SACHS † · W. SACK · F. SCHAAF
G. SCHERBER · H. SCHLESINGER† · E. SCHMIDT · S. SCHOENHOF · W. SCHOLTZ · W. SCHÖNFELD
H. TH. SCHREUS · R. SIEBECK · C. SIEBERT · H. W. SIEMENS · B. SKLAREK · G. SOBERNHEIM
W. SPALTEHOLZ · R. SPITZER · O. SPRINZ · R. O. STEIN · G. STEINER · K. STEINER
G. STICKER · J. STRANDBERG · H. STREIT · A. STÜHMER · G. STÜMPKE · P. TACHAU · G. THEISSING
L. TÖRÖK · K. TOUTON · K. ULLMANN · P. G. UNNA † · P. UNNA · E. URBACH · F. VEIEL
R. VOLK · C. WEGELIN · W. WEISE · L. WERTHEIM · J. WERTHER · P. WICHMANN · F. WINKLER
K. WINKLER · M. WINKLER · R. WINTERNITZ · FR. G. M. WIRZ · W. WORMS · H. ZIEMANN
F. ZINSSER · L. v. ZUMBUSCH · E. ZURHELLE

IM AUFTRAGE
DER DEUTSCHEN DERMATOLOGISCHEN GESELLSCHAFT
HERAUSGEGEBEN GEMEINSAM MIT

B. BLOCH† · A. BUSCHKE · E. FINGER · E. HOFFMANN · C. KREIBICH†
F. PINKUS · G. RIEHL · L. v. ZUMBUSCH

VON

J. JADASSOHN

SCHRIFTLEITUNG: O. SPRINZ

ZWANZIGSTER BAND · ERSTER TEIL

Springer-Verlag Berlin Heidelberg GmbH
1934

GONORRHÖE

ALLGEMEINE ÄTIOLOGIE · PATHOLOGIE
BAKTERIOLOGISCHE DIAGNOSE · IMMUNITÄT
SERODIAGNOSE · HAUTREAKTIONEN · ALL-
GEMEINBEHANDLUNG · GRUNDLAGEN
LOKALER BEHANDLUNG · GONORRHÖE
DES MANNES · GONORRHÖE DER FRAU
VULVOVAGINITIS INFANTUM · MUND · NASE
OHR · RECTUM

BEARBEITET VON

C. BRUCK · J. DÖRFFEL · R. FRANZ · J. JADASSOHN
B. PEISER · A. PERUTZ · K. ROSCHER · W. SCHOLTZ
O. SPRINZ

MIT 98 ZUM TEIL FARBIGEN ABBILDUNGEN

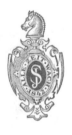

Springer-Verlag Berlin Heidelberg GmbH
1934

ISBN 978-3-662-39102-0   ISBN 978-3-662-40085-2 (eBook)
DOI 10.1007/978-3-662-40085-2

Inhaltsverzeichnis.

Allgemeine Ätiologie, Pathologie und bakteriologische Diagnose der Gonorrhöe.

Von Geheimrat Professor Dr. J. JADASSOHN-Berlin. (Mit 8 Abbildungen.)

Seite

Einleitung 1
Ätiologie 3
  Mikroskopische Beschreibung der Gonokokken 3
  Gonokokkenfärbung 5
  Züchtung der Gonokokken 14
  Degenerationen und Atypien der Gonokokken 29
  Biologisches 33
  Gonotoxin 40
Allgemeine Pathologie und Histologie der Gonorrhöe 43
  Histologie 46
  Die gonorrhoischen Exsudate („Sekrete"). Phagocytose 59
Infektionswege und -arten 65
  Inkubationszeit 68
  Die für Gonokokkeninfektion empfänglichen Organe 71
  Blutbefunde bei Gonorrhöe 77
  Verschiedenes Verhalten der Gonorrhöe bei den einzelnen Individuen und unter
    verschiedenen Umständen 79
  Differenzen in der Virulenz der Gonokokken (verschiedene Stämme) . . 85
  Bedeutung der Zahl der Gonokokken 91
  Chronischer Verlauf, Exacerbationen, Latenz, Gonokokkenträgertum, Lebensdauer
    der Gonokokken im Organismus 92
  Die (spontane) Heilung der Gonorrhöe. Ihre Kriterien (Provokation, Kultur). Ihr
    Mechanismus 99
  Komplikationen der Gonorrhöe. Metastasen und toxische Prozesse . . . 107
  Paragonorrhoische Erkrankungen (Misch- und sekundäre Infektionen) . . 117
  Postgonorrhoische Erscheinungen 125
Bakteriologische Diagnose 129
  Pseudogonokokken und Pseudogonorrhöe 129
Literatur 136

Immunität bei Gonorrhöe.

Von Professor Dr. C. BRUCK-Altona.

I. Natürliche angeborene Immunität 163
II. Erworbene Immunität 167
Literatur 170

Serodiagnose der Gonorrhöe.

Von Professor Dr. C. BRUCK-Altona. (Mit 1 Abbildung.)

I. Entdeckung und Entwicklung 172
  1. Agglutination 172
  2. Präcipitation 173
  3. Komplementablenkung 173
II. Technik der Komplementbindungsreaktion bei Gonorrhöe 174
  1. Inaktivtechnik nach ALFRED COHN 175
  2. Inaktivtechnik mit Compligon (RETZLAFF) 176
  3. Inaktivtechnik nach MARTIN KRISTENSEN 177
  4. Aktivtechnik nach BRUCK, BEHRMANN und ROSENBERG 177

Seite
III. Wesen, Spezifität, Vorkommen und Dauer der Komplementbindungsreaktion . 178
IV. Praktische Verwertungsmöglichkeit der Komplementbindungsreaktion 181
    1. Für die Diagnose 181
    2. Für die Prognose 186
    3. Verwertbarkeit für die Beurteilung der Heilung 186
 V. Serodiagnose der Gonorrhöe nach MEINICKE 188
VI. Serodiagnose der Gonorrhöe mit der Ballungsreaktion nach RUDOLF MÜLLER . 189
VII. Andere Methoden 190
Literatur 190

Hautreaktionen bei Gonorrhöe.

Von Professor Dr. C. BRUCK-Altona.

Cutireaktionen mit Gonokokkenaufschwemmungen 195
Cutireaktionen mit Compligon, Blenotest 197
Literatur 199

Allgemeinbehandlung bei Gonorrhöe.
(Immunotherapie, unspezifische Reizkörpertherapie, Chemotherapie, perorale Therapie, Diätetik und Hygiene.)

Von Professor Dr. C. BRUCK-Altona.

 I. Immunotherapie bei Gonorrhöe 201
    1. Serumtherapie (passive Immunisierung) 201
    2. Vaccinetherapie der Gonorrhöe (aktive Immunisierung) 204
       Sammelvaccinen, Mischvaccinen, Automischvaccinen, Chemovaccinen 208
II. Unspezifische Reizkörperbehandlung der Gonorrhöe 213
    1. Unspezifische Reizmethoden, die kein oder nur gelegentliches Fieber erzeugen 214
    2. Fiebererzeugende Methoden 215
III. Chemotherapeutische Versuche bei Gonorrhöe 217
IV. Perorale Therapie, allgemeine Diätetik und Hygiene bei Gonorrhöe 220
Literatur 224

Die allgemeinen Grundlagen der lokalen Behandlung der Schleimhautgonorrhöe des Mannes.

Von Privatdozent Dr. A. PERUTZ-Wien.

Überempfindlichkeit gegen Silberlösungen. Physiologie des Genitales 232
Exspektative Therapie 236
Lokalbehandlung der Gonorrhöe 238
Desinficientia 241
Theorie der Silberwirkung 243
Prüfungsverfahren der desinfizierenden Silberwirkung 247
Tiefenwirkung 249
Permeabilitätsproblem 253
Permeation kolloidaler Substanzen 255
Silberverbindungen 256
Acridinium-Präparate 261
Farbstofftherapie 262
Abortivbehandlung 264
Literatur 266

Gonorrhoea acuta et chronica anterior et posterior.

Von Professor Dr. W. SCHOLTZ und Privatdozent Dr. J. DÖRFFEL-Königsberg i. Pr.
(Mit 43 Abbildungen.)

 I. Gonorrhoea anterior acuta 271
    1. Einteilung der Erkrankung in Gonorrhoea acuta und chronica und in Gonorrhoea
       anterior und posterior. Anatomische Bemerkungen 271

Seite

2. Klinik der Gonorrhoea acuta anterior 285
   a) Infektion und Inkubation 285
   b) Gesamtverlauf und Faktoren, die ihn beeinflussen. Ausbreitung des infektiösen Prozesses in der Harnröhre 289
   c) Verlauf im einzelnen und klinische Symptome 296
     Mikroskopischer Befund des Harnröhrensekrets 302
   d) Besonderheiten und Komplikationen der Gonorrhoea acuta anterior . . . 309
     α) Entzündliche Phimose, Paraphimose und Balanitis 309
     β) Lymphangitis gonorrhoica 310
     γ) Infektion der LITTRESchen Drüsen und paraurethraler Gänge. Paraurethrale Infiltrate 311
       Entzündung der COWPERSchen Drüse 315
   e) Prognose der Gonorrhoea anterior acuta 319
II. Gonorrhoea acuta posterior (sive totalis) 321
   1. Verlauf und Symptome 324
   2. Prognose der Gonorrhoea posterior 329
III. Diagnose der Gonorrhoea anterior und posterior 329
   1. Diagnose der Gonorrhoea posterior sive totalis 335
   2. Therapie der akuten Gonorrhoea anterior und posterior 344
   3. Allgemeine Prinzipien der Gonorrhöebehandlung 347
   4. Allgemeine therapeutische Maßnahmen 349
   5. Innere Behandlung der akuten Gonorrhöe 352
IV. Lokale Behandlung des Trippers 371
   1. Behandlung der Gonorrhoea anterior 378
   2. Behandlung der Gonorrhoea posterior acuta 409
V. Chronische Gonorrhöe 417
   1. Wesen und Symptome der chronischen Gonorrhöe 417
   2. Differentialdiagnose zwischen chronischer Gonorrhöe und postgonorrhoischer Urethritis 421
   3. Behandlung der chronischen Gonorrhöe 438
Literatur 449
VI. Komplikationen der Gonorrhoea posterior (J. DÖRFFEL) 456
   1. Prostatitis 456
     a) Akute Prostatitis 464
       α) Prostatitis catarrhalis 465
       β) Prostatitis follicularis 466
       γ) Prostatitis parenchymatosa (interstitialis) 467
       δ) Periprostatitis (periprostatische Phlegmone, periprostatische Phlebitis) 469
     b) Chronische Prostatitis 478
   2. Spermatocystitis 487
     a) Akute Spermatocystitis 494
       α) Spermatocystitis superficialis 496
       β) Spermatocystitis profunda 496
     b) Chronische Spermatocystitis 501
   3. Epididymitis, Deferentitis, Ampullitis, Funiculitis und Orchitis 505
   4. Therapie der Komplikationen der Gonorrhoea posterior 517
     Spezielle Therapie der Prostatitis, Spermatocystitis und Ampullitis 520
     Spezielle Therapie der Epididymitit, Deferentitis und Funiculitis 523
Literatur 525

Gonorrhöe der Frau.

Von Privatdozent Dr. R. FRANZ-Wien. (Mit 46 Abbildungen.)

Geschichtliches 555
Allgemeines 557
Klinik 563
   Äußere Geschlechtsteile 563
   Feigwarzen 567
   Vorhof 568
   Harnröhre 577
   Scheide 588
     Physiologie und Pathologie der Scheidenwand und des Scheideninhaltes . . 588

Seite

Gebärmutter 598
Gebärmutteranhänge, Bauchfell, Beckenzellgewebe 621
Einfluß der Gonorrhöe auf die Fortpflanzungsfähigkeit 664
Erkennung der Gonorrhöe 675
Feststellung der Heilung 682
Verhütung und Abortivbehandlung der gonorrhoischen Ansteckung 682
Literatur 683

Vulvovaginitis infantum.

Von Dr. K. ROSCHER-Koblenz.

Einleitung 699
  I. Die anatomischen und physiologischen Verhältnisse der kindlichen Genitalien 700
 II. Symptomatologie 702
III. Allgemeinerkrankungen 712
 IV. Subjektive und allgemeine Krankheitserscheinungen 719
  V. Verlauf 719
 VI. Diagnose 724
VII. Differentialdiagnose 729
VIII. Übertragungsart 733
 IX. Häufigkeit 740
  X. Prognose 742
 XI. Behandlung 746
XII. Prophylaxe 760
Literatur 765

Gonorrhöe des Mundes, der Nase und des Ohres.

Von Dr. O. SPRINZ-Berlin.

  I. Stomatitis gonorrhoica 780
Gonorrhoische Allgemeinerkrankungen mit Enanthemen der Mundschleimhaut
  beim Erwachsenen 791
Fälle von metastatischer Gonorrhöe bei Kleinkindern mit Stomatitiden . . . 795
Stomatitis gonorrhoica bei Säuglingen durch direkte Übertragung des Virus auf
  die Mundschleimhaut 795
Ätiologie 800
Symptomatologie 801
Diagnose 803
Prognose 806
Behandlung 806
Schlußbetrachtung 807
 II. Rhinitis gonorrhoica 808
III. Otitis media gonorrhoica 815
Literatur 817

Gonorrhöe des Rectums.

Von Dr. B. PEISER-Berlin.

Geschichte 820
Krankheitsbild 832
Pathologische Anatomie 843
Diagnose 844
Prognose 845
Behandlung 847
Literatur 853

Namenverzeichnis 861

Sachverzeichnis 904

Allgemeine Ätiologie, Pathologie und bakteriologische Diagnose der Gonorrhöe[1].

Von

J. JADASSOHN - Breslau.

Mit 8 Abbildungen.

Einleitung.

Als „*gonorrhoische Erkrankungen*" bezeichnen wir die durch den *Gonococcus* NEISSER (Diplococcus s. Micrococcus gonorrhoeae, Gonorrhöe-Coccus) bedingten pathologischen Prozesse.

So schlecht die Namen „Gonorrhöe" und „Gonococcus"[2] auch sind, so wird es doch kaum mehr gelingen, sie durch andere und bessere zu ersetzen. Als Synonyma werden gebraucht: Tripper, Blennorrhöe, venerischer Katarrh, Chaude-pisse, Gonococcie, Burning usw.

Seitdem durch die Entdeckung des G.-C. eine schärfere Sonderung der im *eigentlichen Sinne gonorrhoischen*, d. h. der *unmittelbar* durch den G.-C. bedingten Krankheiten und Krankheitserscheinungen von den nur *mittelbar* auf ihn zurückzuführenden ermöglicht worden ist, sprechen wir von „*paragonorrhoischen*" Affektionen und meinen damit solche, bei denen der G.-C. wohl die ursprüngliche, „erste" Ursache ist, bei denen aber außer ihm noch andere unmittelbar wirksame Momente vorhanden sind, und bei denen der ursprüngliche Erreger nicht am Orte der Krankheit vorhanden zu sein braucht (z. B. Balanitis bei Gonorrhöe).

Wir sprechen ferner von „*postgonorrhoischen*" Prozessen, bzw. Zuständen, wenn wir annehmen oder, soweit das möglich ist, nachweisen können, daß die G.-K. *nicht mehr* vorhanden sind, wenn diese aber doch die erste Ursache darstellen.

Endlich nennen wir „*pseudogonorrhoisch*" solche Affektionen, welche mehr oder weniger leicht mit eigentlichen Gonorrhöen verwechselt werden können, welche aber ätiologisch von diesen verschieden sind, während als „*Pseudogonokokken*" Bakterien bezeichnet werden, welche größere oder geringere Ähnlichkeit mit den G.-K. haben.

---

[1] Diese Arbeit stellt eine neue „Auflage" meines Beitrags in dem Handbuch der Geschlechtskrankheiten von FINGER, JADASSOHN, EHRMANN und GROSZ dar. Die Verlagsbuchhandlung A. HÖLDER hat freundlichst die beliebige Benutzung dieses Beitrags gestattet, wofür ich ihr zu großem Dank verpflichtet bin. Wenngleich seither schon 23 Jahre verflossen sind, so konnte doch Einiges mit geringen Veränderungen übernommen werden; die meisten Abschnitte mußten allerdings in größtem Umfang umgestaltet und ergänzt werden. Die damals noch nicht oder erst ganz wenig bearbeiteten Kapitel: Serologie, Cutireaktion, Vaccine- und Serumtherapie mit der internen usw. Behandlung hat Herr Prof. BRUCK (Altona) in dankenswertester Weise übernommen. Sie folgen mit dem ebenfalls von ihm geschriebenen Absatz über Immunität nach meinem Beitrag. Mit der gleichen Freundlichkeit hat sich Herr Doz. PERUTZ der Mühe unterzogen, die allgemeinen Prinzipien der örtlichen Gonorrhöebehandlung darzustellen.

[2] Gonococcus = G.-C., Gonokokken = G.-K.

Die *Geschichte der gonorrhoischen Erkrankungen* und ihrer medizinischen Erforschung ist in Bd. 14/2 dieses Werkes gewürdigt. Ich habe hier auch nicht die Absicht auf die immer wieder zitierten älteren bakteriologischen Befunde hinzuweisen. Wir können jetzt sagen, daß unsere ätiologischen Kenntnisse wesentlich von der Entdeckung des G.-C. durch ALBERT NEISSER (1879) datieren. Diese Entdeckung wurde ermöglicht durch die Einführung der Bakterienfärbung durch WEIGERT und KOCH.

NEISSER hat die charakteristischen morphologischen Eigenschaften der G.-K. sowie ihr Vorkommen bei den wichtigsten Lokalisationen der Gonorrhöe (Genitalgonorrhöe beider Geschlechter sowie Augengonorrhöe) scharf erkannt. Aber weder dadurch noch durch die Konstanz, mit der er (bei akuten Prozessen) die neuen Mikroben fand, noch durch ihr (anscheinend!) regelmäßiges Fehlen bei anderen Erkrankungen konnte damals ihre spezifische pathogene Bedeutung mit *absoluter* Sicherheit erwiesen werden. Es fehlte das Endglied in der Kette der Beweise: die Kultur der G.-K. auf künstlichen Nährböden und die Erzeugung der Krankheit durch Übertragung von späteren Kulturgenerationen auf Menschen oder Tiere.

Tatsächlich ist es erst BUMM gelungen die G.-K. in einwandfreier Weise zu kultivieren (s. S. 14). Er hat mit der 2. und mit der 10. Generation seiner Kulturen bei je einer Frau typische Gonorrhöe erzeugt und damit den definitiven Beweis geliefert, daß dieses Bacterium wirklich der Erreger der gonorrhoischen Erkrankungen ist. Um die weitere bakteriologische Bearbeitung der Gonorrhöe hat sich dann ganz besonders noch WERTHEIM verdient gemacht, indem er uns eine Kulturmethode kennen lehrte, welche viel leichter verwendbar ist, und mit welcher er selbst und viele nach ihm wichtige Resultate erzielt haben.

Dazu kam seit der Entdeckung des G.-C. eine außerordentlich große Zahl von klinischen, histologischen, experimentellen, immunbiologischen, epidemiologischen, therapeutischen Arbeiten, so daß man wohl mit Recht behaupten kann, daß die Gonorrhöe mit allen ihren Lokalisationen, Komplikationen und Folgeerscheinungen jetzt eine der meist bearbeiteten Infektionskrankheiten ist. Freilich muß leider zugegeben werden, daß ganz besonders therapeutisch noch große Lücken vorhanden sind.

Die Gonorrhöe ist eine spezifische kontagiöse Krankheit. Omnis gonorrhoea e gonorrhoea. Mit relativ seltenen Ausnahmen wird sie *unmittelbar* von Mensch zu Mensch übertragen. Von einem spontanen Vorkommen bei Tieren ist uns nichts bekannt. Auch experimentell lassen sich der typischen Erkrankung des Menschen entsprechende Krankheitsbilder bei Tieren bisher nicht mit Bestimmtheit hervorrufen.

Die Gonorrhöe gehört zu den sog. *venerischen Krankheiten,* d. h. sie wird in der bei weitem überwiegenden Zahl der Fälle durch den sexuellen Verkehr erworben. Auch wo das nicht der Fall ist, ist die Ansteckung entweder unmittelbar auf die Genitalorgane zurückzuführen (z. B. bei der Blennorrhöe der Neugeborenen), oder es ist meist nur *ein* Zwischenglied zwischen der Genitalerkrankung und der nicht sexuell akquirierten vorhanden (mittelbare Infektion durch Gebrauchsgegenstände, speziell bei Kindern).

Die ungeheure Mehrzahl der gonorrhoischen Infektionen ist unmittelbar oder mit sehr wenigen Zwischengliedern durch den *extramatrimoniellen* Geschlechtsverkehr bedingt. Deswegen ist die Promiskuität und vor allem die Prostitution in ihren verschiedenen Formen die Hauptquelle für die ungeheure Zahl der Tripperkrankheiten.

Über die Häufigkeit des Trippers, über seine Verbreitung in den verschiedenen Schichten der Bevölkerung, in den verschiedenen Ländern usw. ist in Bd. 22 dieses Handbuches berichtet.

Die gonorrhoischen Erkrankungen sind in allererster Linie sich flächenhaft ausbreitende, seltener in tiefere Schichten eindringende Entzündungen der Schleimhäute, welche durch die unmittelbare Anwesenheit der G.-K. hervorgerufen werden. Es kann aber auch durch die Einschleppung der Keime in die Lymph- und Blutbahn zu entzündlichen Erkrankungen der verschiedensten anderen Organe kommen. Außerdem kann der G.-C. durch seine Giftstoffe und durch sekundäre Einwirkungen Krankheitssymptome ohne unmittelbaren Zusammenhang mit dem zuerst erkrankten Organ und die verschiedensten Neben- und Folgeerscheinungen bedingen.

Die *Bedeutung des Trippers* liegt in der gesundheitsschädigenden Einwirkung auf das Individuum (sehr häufig: Verlust von Zeit und Arbeitskraft, schmerzhafte Symptome, ungünstiger Einfluß auf das Nervensystem; relativ selten: lebensgefährliche Erscheinungen); dann in dem Verlust der Fortpflanzungsfähigkeit bei Mann und Frau, in der dadurch bedingten vollständigen oder „Einkinder-Sterilität" zahlreicher Ehen, in der noch immer viel zu oft vorkommenden Blindheit nach Blennorrhöe, in der durch die ungeheure Verbreitung der Krankheit und ihrer Komplikationen bedingten Schädigung des Nationalvermögens.

Ätiologie.

Mikroskopische Beschreibung der Gonokokken.

Der G.-C. gehört zu den Diplokokken. In Präparaten aus akuten gonorrhoischen Exsudaten kann man die Lagerung in Paaren sehr leicht und an der außerordentlich großen Mehrzahl der Exemplare konstatieren; nicht so ist das in Kulturpräparaten (s. u.). Auch an den „jugendlichen kugelrunden" Formen kann man mitunter bei geeigneter Färbung einen feinen Teilungsspalt wahrnehmen (KOCH und COHN). Die beiden Exemplare eines Paares sind länglich; sie entsprechen mehr einem Kugelabschnitt oder einer stark gewölbten Scheibe (BUMM), als einer Halbkugel. Je nach dem Entwicklungsstadium, in welchem die Fixierung stattgefunden hat, ist augenscheinlich die Größe und die Form der einzelnen Kokken noch etwas verschieden. „Exemplare, die unmittelbar vor der Spaltung stehen, können fast als Stäbchen erscheinen, an denen oft nur eine ganz leichte Aufhellung die Stelle der Teilung markiert" (LEVINTHAL). Auch die Breite des Spaltes wechselt in großem Ausmaß.

Gegen diesen Spalt zu sind die Kokken abgeplattet oder ganz leicht konkav ausgehöhlt. Die Partner eines Paares sind nicht immer gleich groß, sie sind auch nicht immer mit ihrer Längsachse einander parallel. Aber alle diese Einzelheiten ändern nichts an der Tatsache, daß die G.-K. in den Sekretpräparaten die von NEISSER und BUMM hervorgehobene Ähnlichkeit mit Kaffeebohnen (oder — natürlich nur mit gewissen Formen von — Semmeln) haben. Diese Gestalt haben die G.-K. vor allem mit dem Meningococcus und dem Micrococcus catarrhalis gemeinsam.

Den Teilungsmodus hat NEISSER in folgender Weise dargestellt: Die Kokken strecken sich, schnüren sich in der Mitte ein, teilen sich, so daß zunächst eine Achterform entsteht. Dann strecken sich die neugebildeten Individuen in der auf der Achse des ursprünglichen Coccus senkrechten Achse. Es entsteht die oben erwähnte leichte Aushöhlung, weiterhin Einkerbung und Einschnürung und so wiederum die Teilung. Da die Kokken sich immer in der gleichen Ebene teilen, kommt es zu flächenhafter Ausbreitung in mehr oder weniger großen Rasen, wie man sie sowohl in Klatschpräparaten von Kulturen, als auch in Sekretpräparaten und in Schnitten (auf den Epithelien) konstatieren kann. Innerhalb dieser Rasen liegen die G.-K. bald sehr regelmäßig, wie Pflastersteine (KOCH und COHN), oder in parallelen Reihen (JANET), bald haben sie ein etwas unregelmäßigeres „Korn". Sie sind häufig in Gruppen von 2 und 4 Paaren angeordnet, dagegen fehlt die Paketbildung der Sarcinen und die Strepto-Anordnung (Abb. 1).

In den Eiterpräparaten überwiegen bei weitem die länglichen kaffeebohnenartigen Formen, wie SCHOLTZ meint, weil die übrigen Phasen der Teilung wesentlich schneller durchlaufen werden — was LEVINTHAL dahin präzisiert, daß der Teilungsvorgang nur wenige Sekunden dauert, „bis zur nächsten Spaltung dagegen ein Ruhezustand von etwa 20 Minuten eintritt". Neu und eigenartig ist die Darstellung, welche Szilvási von den G.-K. gibt.

Er glaubt aus seinen zahlreichen Untersuchungen (besonders in Reihen an Kulturen). daß der G.-C. zwei verschiedene Entwicklungsformen hat: die eine umfaßt die normalen, die Giganto-, Alpha-, Beta- und Gamma-G.-K. mit ausgesprochen charakteristischer Form, die andere die zerfallenden Sporoid- und Plasmoidtypen, die nur alt, nicht aber degeneriert oder tot seien (vgl. hierzu bei Degeneration S. 29, 30). Er bezeichnete die G.-K. als Monokokken, wie er sie bei wiederholten Infektionen und bei schwach aufgegangenen Kulturen vorwiegend oder reichlich fand.

Die Frage, ob die G.-K. eine *Kapsel* bilden, ist verschieden beantwortet worden. Schon Bumm beschrieb große Typen mit einem Hof. Die hellen Räume, die sich zuweilen um sie finden, faßte Kiefer als schleimige Sekretionsschicht der Stoffwechselprodukte auf. Drobinski sah G.-K. in mehr oder weniger deutlichen Vakuolen, in denen sie allmählich unkenntlich werden und schließlich zugrunde gehen. Zu diesen „kapselähnlichen Höfen" gehören auch die von Israeli dargestellten (erwärmte 5% Fuchsinlösung, dann konzentriertes Kupfersulfat), sowie die bei starkem Erhitzen erscheinenden hellen Zonen. Ich habe die „Kapseln" 1910 als Präparationsprodukte aufgefaßt, ebenso neuerdings Koch und Cohn. Janet z. B. aber beschreibt eine Kapsel besonders in etwas schleimigen, carbolfuchsingefärbten Präparaten und bei auf den Kernen gelegenen G.-K. Sie sei halb so breit wie die Breite des G.-C. Die Kapseln der in einer Gruppe liegenden Paare können auch miteinander konfluieren und einen größeren hellen Raum bilden (vgl. Szilvásis Kapsel in Kulturpräparaten). F. Winkler schildert bei seiner „intraurethralen Lebendfärbung" (s. u.) an den intra- und extracellulär gelegenen G.-K. einen Hof, der sich nicht färbt.

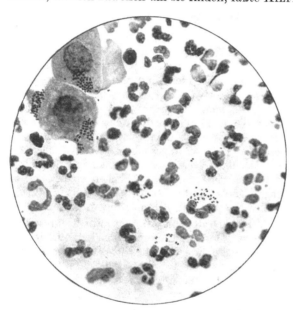

Abb. 1. Gonokokken in Trippereiter, in Leukocyten und auf Epithelzellen liegend.
(Aus Lesser-Jadassohn, Lehrb. II, 14. Aufl., Abb. 1, S. 6.)

Über die sog. Babes-Ernstschen (metachromatischen) Granula, bzw. die Polkörner (vgl. Gottschlich, Handbuch der pathogenen Mikroorganismen, 3. Aufl., Bd. 1, S. 70) finde ich bei Marx und Woithe, daß sie nur in ganz frischen Präparaten von florider Gonorrhöe vorhanden sind, bei Schwinden der Krankheit aber nicht mehr — selbst trotz Anwesenheit zahlreicher G.-K. Auch White und Winter sahen sie in den auf nucleoproteinreichem Nährboden wachsenden G.-K. Die damit wohl identischen Polkörperchen, die genau so dargestellt werden können, wie beim Diphtheriebacillus, beschreiben Lambkin und Dimond ebenfalls bei Züchtung auf solchen Nährböden (vgl. S. 39 u. 42).

Die Frage, ob die G.-K. eine *Eigenbewegung* besitzen, ist mehrfach diskutiert worden. Einzelne Autoren haben hierüber positive Angaben gemacht (Menge, Bockhart, Moore, Macé, Jundell, Åhman); doch scheint es sich immer nur um eine Molekularbewegung gehandelt zu haben, und die meisten

Beobachter (z. B. auch BIBERGEIL bei vitaler Färbung) sind jedenfalls darüber
einig, daß den G.-K. wie den anderen Kokken eine Eigenbewegung fehlt.

Über die *Größe* der G.-K. besitzen wir die ersten genauen Angaben von
BUMM. Er fand bei ausgebildeten Paaren die Länge $= 1,6\,\mu$, die Breite $= 0,8$
(in der Mitte); bei den jüngsten Exemplaren betrugen die Maße $0,8:0,6$; der
Spalt ein Fünftel der angegebenen Breitenmaße. Natürlich sind die Dimensionen
der G.-K. von dem Entwicklungsstadium im Augenblick der Fixierung, von
der Art dieser und von der Färbung in einem gewissen Umfang abhängig. Nach
GRAM erscheinen sie größer als mit basischen Anilinfarben einfach gefärbt,
weil dabei das „Ektoplasma" (ZETTNOW) und nicht nur die „Kernsubstanz"
dargestellt wird. In Alkohol fixiert (so auch in Schnitten von Alkoholmaterial)
sind sie kleiner; intensiv gefärbte machen einen gröberen Eindruck als blaß
gefärbte. Im Dunkelfeld erscheinen sie größer, in Tuschepräparaten als große
runde Einzelkokken mit sehr schmaler Trennungslinie (ebenso mit Spirsil
gefärbt — SZILVÁSI). Differenzen in der Größe je nach der Provenienz des
Materials sind verschiedentlich erwähnt worden; so spricht BUMM von „fetten"
G.-K. in den Lochien, und JANET sagt ganz allgemein, daß die G.-K. der
Frau größer sind als die des Mannes (?).

In *Kulturen* soll die Größe der G.-K. nach den einzelnen Nährbodenpräpa-
rationen schwanken (GÖHRING).

ASCH nennt die gewöhnlich in den Präparaten vorkommenden G.-K. „Normo-
G.-K."; im ersten Beginn der Infektion seien sie viel kleiner („Mikro-G.-K."),
später viel größer („Makro-G.-K.").

Über weitere Größenunterschiede wird bei den atypischen, Degenerations- usw. Formen
unten berichtet.

In den *Präparaten von gonorrhoischen Exsudaten* liegen die G.-K. teils frei
in einzelnen Paaren oder in kleineren oder größeren Gruppen von solchen,
teils in den Eiterkörperchen, teils auf den Epithelien. Ihre Formen sind in
den verschiedenen Lagerungsverhältnissen im wesentlichen die gleichen.

Auf alle weiteren Einzelheiten über ihre Beziehungen zu den Zellen wird unten weiter
eingegangen, ebenso auf ihr spezielles Verhalten in Kulturpräparaten und ihre Degenerationsformen.

Gonokokkenfärbung.

Man kann die G.-K. sowohl in Eiter- wie in Kulturpräparaten mit guten
Systemen ungefärbt auch in ihren Einzelheiten erkennen; ebenso treten sie
sehr scharf bei Dunkelfeldbeleuchtung hervor. Am wichtigsten ist aber doch
ihre färberische Darstellung sowohl für wissenschaftliche als für praktische
Zwecke.

Trockenpräparate. Die G.-K. werden zumeist im fixierten Trockenpräparat
nachgewiesen.

Zum Ausstreichen des Materials bedient man sich gewöhnlich der Platinöse; für Untersuchung von Einzelheiten, für schwierigere Fälle ist — wegen der größeren Feinheit der
Ausstriche — die Platinnadel vorzuziehen. Man kann auch — nach der bekannten Methode
für Blutpräparate — das Material zwischen zwei Deckgläsern oder zwei Objektträgern
oder mit der Kante des einen auf dem anderen ausbreiten. Kommt es besonders auf gute
Erhaltung der Zellen an, so kann man den Eiter in einem Tröpfchen Wasser vorsichtig
verreiben und antrocknen lassen. Jedenfalls werden jetzt im Gegensatz zu früher wohl
überall Objektträgerausstriche unmittelbar mit dem Immersionsöl bedeckt und so mikroskopiert. Besonders bei chronischen Fällen empfiehlt es sich, zunächst Stellen des Präpa-
rats, an denen reichlich Eiterkörperchen vorhanden sind, mit schwacher Trockenlinse
einzustellen und diese dann der Immersionsuntersuchung zu unterziehen. Nach NEU-
BERGER soll man bei der Gonorrhöe des Mannes besonders die „alveolären Ausgüsse"
aus Drüsenausführungsgängen aufsuchen, weil in ihnen auch dann G.-K. oft leicht nachzuweisen sind, wenn sie sonst fehlen.

Absolute Reinheit (Fettfreiheit) der Objektträger ist selbstverständliche Vorbedingung. Die Ausstriche sollen so dünn sein, daß sie sehr schnell lufttrocken werden. Dann werden sie kurz über der Flamme fixiert; zu starkes Erhitzen ist unbedingt zu vermeiden. Zur Entfernung der Harnsalze werden Fäden aus dem Urin entweder in Wasser abgespült und dann möglichst fein zerteilt und fixiert oder nach besonders vorsichtiger Ausbreitung und Antrocknung ebenfalls gespült (Owings, Jadassohn); in letzterwähnter Weise muß man auch mit Urinsediment verfahren oder in der üblichen Weise zentrifugieren und waschen.

Oelze empfiehlt (wie Ledermann) das gefärbte Präparat nach dem Abschütteln des Spülwassers zu erwärmen und kräftig aufzupusten; dann wird der Ausstrich trocken, und man kann den Objektträger mit Fließpapier abtrocknen, ohne die (übrigens immer sehr geringe) Gefahr zu laufen, etwas von dem Abstrich mit zu entfernen.

Die G.-K. haben die Eigenschaft, sich mit wäßrigen Lösungen basischer Anilinfarben sehr schnell und gut zu färben. Am meisten benutzt man *Methylenblau,* entweder in einfach wäßriger oder in schwach alkalischer (Löfflerscher) oder in Borax- oder Carbollösung (Ficker-Ham) oder als polychromes Methylenblau. Zur Färbung genügen wenige Sekunden; dann Abspülen mit Wasser (unter der Wasserleitung), abtrocknen zuerst mit Fließpapier, dann über der Flamme.

Die ganze Prozedur ist in kürzester Zeit beendet. Die G.-K. heben sich dunkelblau bis fast schwarz ab; das Protoplasma ist fast ungefärbt, die Kerne blau. Recht gute Resultate ergibt die Färbung in ganz verdünnter Methylenblaulösung (1 : 10000 nach Brönnum; Ficker: auch stark verdünntes Borax- oder Löffler-Methylenblau), durch welche die G.-K. viel stärker als die Kerne gefärbt werden.

In derselben Weise kann man verwenden: wäßrige Lösungen von *Safranin, Bismarck- braun, Methyl- oder Gentianaviolett, Fuchsin* (oder 10fach verdünntes *Carbolfuchsin), Thionin, Toluidinblau, Methylgrün, Kresylechtviolett* (5 : 10000 — Kerne schwachblau, G.-K. rotviolett; Homburger) usw.

Um die Differenzen zwischen den verschiedenen Bestandteilen der Präparate (Kerne, G.-K. usw.) deutlicher zu machen, hat man empfohlen, die Präparate vorzubehandeln mit 1%iger Essigsäure (Czaplewski, Hensel) oder mit Alkohol (Eschbaum) oder Alkoholäther, bis 40 Minuten (Klein); oder nachzubehandeln: mit stark verdünnter Essigsäure (5 Tropfen Acid. acet. dilut. auf 20 g Wasser [Schütz, nach Färbung mit 5%igem Carbolmethylenblau], oder mit 1%iger Kochsalzlösung [Plato]). Loeb vermischt 1% wäßrige Methylenblaulösung mit $^1\!/_2$—$^3\!/_4$ einer 10% Natriumhyposulfitlösung und färbt damit einige Sekunden; oder spült das mit 1% Methylenblaulösung gefärbte Präparat ab, läßt trocknen, entfärbt $^1\!/_2$—5 Minuten mit 10% Natriumhyposulfitlösung, spült ab und trocknet.

Für Harnfilamente und Prostatasekret empfiehlt Posner die Quenselsche Mischung (im frischen Präparat): Methylenblau-Cadmiumchlorid.

Zur besseren Darstellung des Protoplasmas der Zellen sind verschiedene Methoden benutzt worden. So färbt man mit Eosin (ohne oder mit Formalin, C. Fränkel, Wermel) vor. Neisser empfahl gesättigte alkoholische Eosinlösung (leicht erwärmt) einige Minuten, gesättigte alkoholische Methylenblaulösung $^1\!/_4$ Minute, spülen. Kartamischew: 1% Methylenblau, 0,008% HCl (3—5 Minuten), 2% wäßrige Eosinlösung. Man kann auch eines der vielen Eosin-Methylenblaugemische zur gleichzeitigen Färbung des Protoplasmas und der eosinophilen Granula benutzen, z. B. das May-Grünwaldsche (nach Posner und Simonelli), Jenner-May oder (nach 40 Minuten Alkoholäther) 0,5 Eosin und 10,0 konzentrierte wäßrige Methylenblaulösung (Klein) (vgl. Abb. 2).

Das Romanowsky-Nochtsche Gemisch wurde von Pappenheim und Feinberg verwendet (der letztere schildert die nach der Entfärbung übrig gebliebenen Kokken als punkt- oder auch lanzettförmig und besonders klein).

Verdünnte Giemsasche Lösung wird benutzt von Minerbi, McKee, Drobinski (G.-K. blau, andere Bakterien violett?).

Die warm empfohlene Methode von Lanz ist folgende: Vorsichtige Fixierung über der Flamme, 20% Trichloressigsäure $^1\!/_2$—1 Minute, Wasser, Trocknen mit Fließpapier und über der Flamme, Methylenblau 2—5 Minuten (30 ccm Aq. dest., 1—2 Tropfen 5%ige KOH-Lösung, gesättigte alkoholische Methylenblaulösung bis zur Dunkelblaufärbung); Wasser, eventuell noch wäßrige Eosin- oder Bismarckbraunlösung, Trocknen (Kerne hell). Löffler färbt unter leichter Erwärmung 1 Minute mit einer Lösung, die zusammengesetzt ist aus 4 Teilen Borax-Methylenblau und 1 Teil polychromes Methylenblau, dazu noch die gleiche Menge 0,05%iges Bromeosin B. extra oder extra A. G. (Höchst), und entfärbt mit: Alkohol 177,0, 1⁰/₀₀ Bromeosin 20,0, Essigsäure 3,0.

Außerdem gibt es noch eine Anzahl von anderen Verfahren, bei welchen zwei basische Farben benutzt werden, so z. B. die Methoden von Frosch und Kolle (Carbol-Methylenblau und Safranin), von v. Sehlen (Carbolfuchsin und Methylgrün, evtl. noch Methylenblau), von Lenhartz und Foulerton (30—45 Minuten 1%ige wäßrige Lösung von Dahliaviolett, 1%ige wäßrige Methylgrünlösung), von Gollasch (Löffler 10 Minuten, ohne

Abgießen Fuchsin, Spülen), WOLFF (Fuchsinmethylenblau R. nach Dr. HOLLBORN), v. WAHL (Auramin-Thionin + Methylgrün s. u.). Hierher gehören ferner noch folgende Färbungen:

Die SCHÄFFERsche Methode: Färben 5—10 Sekunden mit filtrierter verdünnter Carbolfuchsinlösung (Fuchsin 0,1, Alkohol 20,0, 5% Carbolwasser 200,0); dann abspülen, mit Äthylendiamin-Methylenblaulösung (2—3 Tropfen konzentrierte wäßrige Methylenblaulösung auf etwa 10 ccm 1%iges Äthylendiamin) nachfärben, bis zu der rötlichen eine bläuliche Nuance tritt (etwa 40 Sekunden); Wasser usw. Es sollen sich so auch ältere Individuen gut färben, welche mit LÖFFLERs Methylenblau nur schwach oder nicht mehr tingiert werden.

PICK und JACOBSOHN: Aq. dest. 20,0, Carbolfuchsin 20 Tropfen, konzentrierte alkoholische Methylenblaulösung 8 Tropfen; darin 8—10 Sekunden; Wasserspülung, Trocknen (die G.-K. dunkler als andere Bakterien).

CZAPLEWSKI benutzt Carbolglycerinfuchsin 3,0, Aq. dest. 27,0, Boraxmethylenblau 3,0 (nur kurze Zeit haltbar).

GALLI-VALERIO färbt einige Minuten in Bleu de Piana (gesättigte Lösung von Methylenblau mit einigen Tropfen gesättigter alkoholischer Thymollösung), dann Wasser; 1 bis 2 Minuten Nachfärbung mit Safranin.

LANZ: Gesättigte Lösung von Thionin in 2%igem Carbolwasser (4 Teile) und ebensolche Fuchsinlösung (1 Teil) gemischt; $^1/_4$—$^1/_2$ Minute, dann Wasser usw.

SCHÜTZ: Carbol - Methylenblau, Essigsäure (s. oben) und sehr verdünntes Safranin.

THIM (von LORCH empfohlen): Carbolgentianaviolett, alkalisches Methylenblau und Methylenazur (G.-K. fast schwarz).

BITTER: Unfixierte Ausstriche 10 Minuten 10% Formalin, Abspülen in fließendem Wasser, Trocknen, alkalische Methylenblaulösung (konzentrierte alkoholische Methylenblaulösung 2,0, Wasser 8,0, 0,5% KOH 0,3) 3 Minuten, Abspülen, Trocknen, Safranin oder Bismarckbraun, Wasser (G.-K. tiefblau, Eiterkörperchen rot oder braun).

BETTMANN (nach GANS): 1 Jodgrün in 100 Carbolwasser — 3 Teile, mit 1 Teil 1% Carbolfuchsin gemischt (einige Zeit haltbar) 1 Minute (G.-K. leuchtend rot, Kerne hellgrün).

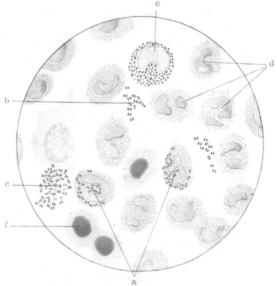

Abb. 2. Gonorrhoisches Sekret. Färbung: Methylenblau-Eosin. a Gonokokken in neutrophilen Leukocyten. b Gonokokken frei. c Gonokokken an und auf einer Epithelzelle. d Neutrophile. e Eosinophile. f Kugelkernzellen.
(Aus LESSER-JADASSOHN, Lehrbuch der Haut- u. Geschlechtskrankheiten, 14. Aufl., II. Bd.)

STEINSCHNEIDER benutzte die PROCAsche Färbung (8 ccm Carbolfuchsin, mit 100 ccm Aq. dest. und mit 100 ccm LÖFFLERschem Methylenblau vermischt, zuerst 24 Stunden offen stehen lassen), sehr dünne Schicht, sehr vorsichtig fixieren; nach 1 Minute Färbung vorsichtig abspülen. Mit dem gleichen Resultat färbte er mit LÖFFLER 5 Minuten, dann abspülen, Carbolfuchsin (1 : 40) 5—10 Sekunden. G.-K. sollen bei alten Fällen rötlich, bei frischen dunkelblau sein (nicht nachgeprüft).

Vielfach wird die auch für diese Zwecke ausgezeichnete PAPPENHEIM-UNNAsche Färbung benützt:

Konzentrierte 5%ige carbolwäßrige Lösung von Methylgrün 2,0, Pyronin 1,0—3,0. Färbung 1—5 Minuten. Kerne blaugrün bis lila, Kokken dunkelrot.

Behufs rascherer Einwirkung empfiehlt KRZYSZTALOWICZ folgende Kombination: Methylgrün 0,15, Pyronin 0,25, Alkohol 2,5, Glycerin 20,0, 2%iges Carbolwasser ad 100; 20—30 Sekunden.

PAPPENHEIM selbst färbt evtl. noch mit Orange-G. vor[1].

---

[1] JACOBSTHAL findet, daß mit PAPPENHEIM-UNNA noch G.-K. gefärbt werden, die sich mit den anderen Methoden nicht darstellen lassen.

Eine gewisse, freilich zum mindesten sehr unsichere *differentialdiagnostische Bedeutung* wird speziell den folgenden Methoden zugeschrieben:

v. Leszczynski: 1. 60 Sekunden in Thioninlösung (Sol. satur. aq. thionin. 10 ccm, Aq. dest. 88 ccm, Acid. carb. liquef. 2 ccm); 2. Wasser; 3. 60 Sekunden Pikrinsäure (Sol. aq. satur. ac. picr., Sol. aq. kal. caust. $^1/_{1000}$ āā 50 ccm); 4. Wasser; 5. 5 Sekunden Alcoh. absol.; 6. Wasser. Die intracellulären G.-K. sollen schwarz sein (nicht die extracellulären); die meisten anderen im Urin vorkommenden Bakterien gelblichrot bis rot.

Statt dessen nach Kindborg: Hitzefixation, Carbol-Thioninlösung (10 ccm gesättigte Thioninlösung in 50% Alkohol und 100 ccm 1% Carbolwasser) 1 Minute, mit Wasser spülen, mit Fließpapier trocknen, alkalische Pikrinsäurelösung (gesättigte wäßrige Lösung und 1°/₀₀ Kalilauge āā) 1 Minute, kurz Alkohol, Wasser (G.-K. dunkelbraun, alle anderen Bakterien rot). (Von Gans und Lorch nachgeprüft und zur Differenzierung nicht empfohlen.)

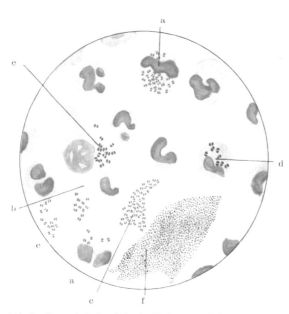

v. Wahl benutzte folgende über 1 Jahr haltbare Lösung: Konzentrierte alkoholische Auraminlösung 2 ccm, Spiritus (95%) 1,5 ccm, konzentrierte alkoholische Thioninlösung 2,0 ccm, konzentrierte wäßrige Methylgrünlösung 3,0 ccm, Wasser 6,0 ccm. Färbung 5 bis 15 Sekunden; die anderen Urethralbakterien sollen sehr schwach gefärbt sein (differential-diagnostisch nach Galli-Valerio nicht brauchbar).

Zu Doppelfärbungen hat F. Winkler die „Oxydasereaktion" im gonorrhoischen Eiter benutzt: frische oder in Alkohol fixierte Deckglaspräparate werden für 1—2 Minuten in eine 1%ige schwach alkalische Lösung von Alphanaphthol und dann ebensolange in 1%iges Dimethylparaphenylendiamin gebracht; Einschluß in Benzol-kolophonium. Nachfärbung der G.-K. in Pyronin (Plasma der Eiterkörperchen mit dunkelblauen Granulationen gefüllt); auch andere Modifikationen (Dopa- und Indophenolreaktionen) gaben keine wesentlichen Resultate — Uchida.

Abb. 3. Gonorrhoisches Sekret. Färbung nach Gram und mit Carbolfuchsin.
a Gonokokken intraleukocytär. b Gonokokken auf Epithelzelle. c Gonokokken frei. d Grampositive Diplokokken intraleukocytär. e Grampositive Diplokokken extracellulär. f Epithelzelle mit Keratingranula.
(Aus Lesser-Jadassohn, Lehrbuch der Haut- u. Geschlechtskrankheiten, 14. Aufl., II. Bd.)

Besonders hat man früher auch auf die *leichte Entfärbbarkeit* der mit basischen Anilinfarben gefärbten G.-K. in *Alkohol* Gewicht gelegt, trotzdem einzelne Autoren (z. B. Eichbaum) Nachbehandlung mit Alkohol zur besseren Entfärbung der Kerne empfohlen haben. Man hat dieser Eigenschaft sogar differentialdiagnostische Bedeutung zugeschrieben (z. B. Michaelis bei Schnitten aus Endokarditis); aber wie Fick bei der Schnittfärbung und Max Winkler auch für Trockenpräparate betont haben, ist die Alkoholentfärbbarkeit der G.-K. gar nicht so groß, wie man (auch ich selbst) früher angenommen hat. M. Winkler hat einerseits die Trockenpräparate in verschieden konzentriertem Alkohol fixiert und dann kontrolliert, wie sich solche Präparate nach Färbung mit Methylenblau gegenüber Alcoh. absol. verhielten; andererseits wurden Trockenpräparate mit verschiedenen Methylenblaulösungen gefärbt und mit verschieden konzentriertem Alkohol entfärbt. Die G.-K. hielten dabei die Farbe im allgemeinen fester als die Kerne der Eiterkörperchen. Ich habe diese Resultate wiederholt bestätigt gefunden.

Von den zahlreichen Färbungsmethoden hat sich wirklich differential-diagnostische Bedeutung nur die Gramsche *Methode* erworben. Auf ihre theoretische Grundlage ist an dieser Stelle nicht einzugehen. Die G.-K. sind, was schon Bumm bekannt war (er legte aber keinen großen Wert darauf), und was

Roux zuerst besonders betont hat, nach „GRAM entfärbbar", „gramnegativ".
Sie geben übrigens auch nach der WEIGERTschen Modifikation der GRAMschen
Methode (Differenzierung nach der Jodjodkali-Behandlung mit Anilin-Xylol —
Fibrinfärbung) die Farbe leicht ab.

Die grampositiven Mikroben sind dunkel gefärbt, alle gramnegativen Kokken
usw. färben sich in der Gegenfarbe. Die Zellkerne nehmen im allgemeinen die
Gegenfarbe an, also wie die G.-K. (nach PAPPENHEIM-UNNA blaugrün, G.-K.
intensiv rot, s. o.). Zu den Gramfesten gehören nicht nur die Staphylo- und

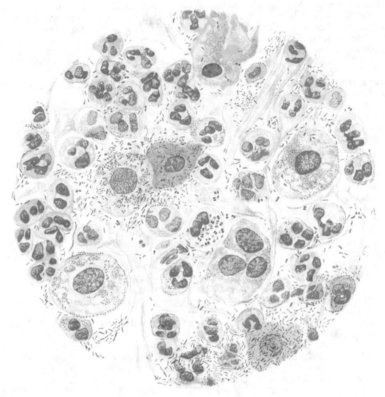

Abb. 4. Ausstrich von Cervixsekret. Grampräparat. Ein Leukocyt voll Gonokokken in der Mitte
des Präparates, wenig extracelluläre Gonokokken, viel grampositive und gramnegative Saprophyten.
(Nach LEVINTHAL in BUSCHKE und LANGER, Lehrbuch der Gonorrhöe, S. 99.)

Streptokokken, welche ja ebenfalls Diploform annehmen können, sondern
auch zahlreiche Diplokokken, zu den gramnegativen Diplokokken in erster
Linie neben den G.-K. die Meningokokken und der Micrococcus catarrhalis,
welche auch die größte Formähnlichkeit mit den G.-K. haben, dann aber andere
Diplokokken, welche speziell auch in den Urogenitalorganen vorkommen (s.
darüber bei Diagnose S. 130 [vgl. Abb. 3 u. 4]).

Was die *Technik der Gramfärbung* anlangt, so sind gleichmäßig und fein ausgestrichene
und sorgfältig fixierte, vor allem nicht zu stark erhitzte Präparate hierbei besonders wichtig.
Statt der immer frisch zu bereitenden, höchstens 8 Tage haltbaren und daher unpraktischen
Anilinwasser-Gentiana- oder Methylviolettlösung [1] benutze ich schon seit vielen Jahren
die von CZAPLEWSKI angegebene Carbol-Gentiana- oder Methylviolettlösung (gesättigte

---

[1] Anilinöl 3,0 (nach KIEFER besser 1,0—2,0) in 100 Aq. destillata geschüttelt, durch
feuchtes Filter filtriert, davon 90 Teile mit 10 Teilen konzentrierter alkoholischer Gentiana-
oder Methylviolettlösung versetzt.

alkoholische Gentianaviolettlösung 10 Teile, $2^1/_2$%ige wäßrige Carbollösung 90 Teile), welche sich lange Zeit unverändert hält (und nach Levinthal erst einige Wochen reifen soll). Die Vorschrift zur Färbung lautet dann:
1. Färbung in (jedesmal filtriertem) Carbol-Gentianaviolett etwa 1 Minute (evtl. bei starkem Schleimgehalt vorher kurze Einwirkung von 1%iger Essigsäure — Czaplewski, Zieler). Längeres (aber auch zu kurzes — Königsfeld und Salzmann) Färben ist nicht vorteilhaft. 2. Abgießen. 3. 1–2maliges Übergießen mit Jodjodkalilösung (1 : 2 : 300) $^1/_2$—1 Minute (nicht länger!). 4. Abgießen. 5. Übergießen mit Alcoh. absol. zu wiederholten Malen bis gerade keine Farbwolken mehr abgehen. 6. Abspülen mit Wasser.
Zur Nachfärbung benutzt man: 7. Wäßrige oder wäßrig-spirituöse Safraninlösung (nach Touton ganz schwach) oder Bismarckbraun (3 g auf 20 g warmen sterilen Wassers, 30 ccm 96° Alkohol, schütteln, filtrieren) oder 10fach oder noch viel stärker verdünnte Carbolfuchsinlösung (nach Czaplewski: 1 g Fuchsin mit 5 ccm Ac. carbol. liquef. verrieben, dazu 50 ccm Glycerinum purum und 100 ccm Aq. dest.) oder dünne wäßrige Fuchsinlösung (1 Teil 1%iger Fuchsinlösung auf 15—20 Teile Wasser, Scholtz), 10 Sekunden bis 1 Minute. (Boni empfiehlt zur Nachfärbung 1%iges Neutralrot; Venema: 1 Teil gesättigte Neutralrotlösung und 7 Teile Aq. dest.) Vielfach und mit großem Vorteil wird die Pappenheim-Unnasche Lösung zur Nachfärbung benutzt (z. B. Neisser, Wolff, Fauth, Lorch). 8. Abspülen mit Wasser. Trocknen.
Spülen mit Wasser zwischen den Prozeduren 1—5 ist zu vermeiden (Weinrich). Dagegen spült Czaplewski zwischen den einzelnen Prozeduren (1 und 3) ab, trocknet aber nach dem Abspülen nach JJK und differenziert mit Methylalkohol, den er bei Kulturpräparaten durch Anilinöl 2, Xylol 1, Aceton 2,5 ersetzt.
Jacobsthal empfiehlt (wie Olsen) vor der Gegenfärbung den Alkohol nicht ab-, sondern die Farbstoffe gleich zuzugießen (besseres Eindringen in die Zelle). Carbolfuchsin verdünnt er 50—100fach und färbt je nach der Beschaffenheit der Lösung 15—120 Sekunden.
Präparate, die ursprünglich mit Methylenblau gefärbt waren, kann man (natürlich nach sorgfältiger Entfernung des Öls mit Xylol und des Xylols mit Ätheralkohol) einfach nach Gram nachfärben (Callmann, Scholtz). Es ist in der Tat meist überflüssig besondere Entfärbungsprozeduren (mit salzsaurem Alkohol) anzuwenden.
Von *Modifikationen der Gramschen Methode* führe ich an:
Jensen (nach Oelze): $^1/_2$ wäßrige Methylviolettlösung 6 B, $^1/_4$—$^1/_2$ Minute, Abspülen mit JJK 1 : 2 : 100, neues JJK $^1/_2$—1 Minute, Abspülen mit absolutem Alkohol, Aufgießen von neuem Alcoh. absol. vom Rand des Objektträgers aus, sanft schaukeln, 2—3mal Alkohol (etwa 1 Minute), Neutralrot (0,5, Aq. dest. 500,0 + 1 ccm 1% Essigsäure), Wasser, Abdrücken mit mehrschichtigem Filtrierpapier, Lufttrocknen, Cedernöl. Von verschiedenen Autoren (z. B. Mironitschew, Maruta) empfohlen. Oelze benutzt jetzt zur Nachfärbung Fuchsin.
Von Asch und Adler wird (nach Heims Lehrbuch der Bakteriologie) die Methode Steinschneider-A. Neisser-Pappenheim-Unna empfohlen: $1^1/_2$ Minuten Carbol-Gentianaviolett, 3 Minuten JJK, $1^1/_2$ Minuten Alcoh. absol. + $^1/_3$ Aceton (Nicolle), $1^1/_2$ Minuten Methylorange verdünnt, Fließpapier, $1^1/_2$ Minuten Carbol-Methylgrün-Pyronin (ganz ähnlich Ruge).
Lipp benutzt $^1/_2$% wäßrige Methylviolettlösung, ebenso Balog (als Gegenfarbe z. B. Pappenheim-Unna). Smith: Wäßrige Gentianaviolettlösung, Entfärbung mit Methylalkohol, Kilduffe: 5% Verdünnung des 40% Formalins 75 + 25 gesättigte alkoholische Gentianaviolettlösung statt des Anilin- bzw. Carbolwassers (haltbar). Burke (von Wagner empfohlen): Zum Gentiana- oder Methylviolett einige Tropfen 5% Natriumbicarbonatlösung, 2—3 Minuten, JJK 1 Minute, Waschen, sorgfältig abtrocknen, Aceton oder Acetonäther (1 Äther, 1—3 Aceton) 10 Sekunden aufträufeln, Abtrocknen, 2% wäßriges Safranin. (Die Differenzen zwischen grampositiven und -negativen Bakterien sollen deutlicher werden.) Scudder führt als Autoren dieser alkalischen Grammodifikation Kopeloff und Berman an. — Hausmann filtriert durch auf den Objektträger aufgelegtes Filtrierpapier. Blücher benutzt mit Farblösung imprägnierte Filtrierpapierstreifen, Klausner einen bei Grübler hergestellten haltbaren Gramfarbstoff (Änderung des Verhältnisses zwischen Anilinwasser und alkoholischer Gentianalösung).
Claudius (ebenso Rolle) nimmt statt Lugol $^1/_2$ gesättigte wäßrige Pikrinsäurelösung und Aq. dest. āā. — Gaussen (vgl. Joachimovits) färbt und entfärbt zugleich mit: Alcoh. absol. 365,0 Acet. anhydr. 75,0, gesättigte Lösung basischen Fuchsins in absolutem Alkohol 60,0–10 Sekunden.
J. Schumacher verwendet (zur Beschleunigung und Verbilligung [Krieg!] der Gramschen Methode) folgende Technik: 1. Kalte Carbolgentianaviolettlösung (2% wäßrige Lösung von G.-V. mit 4% Carbolwasser āā) 30 Sekunden. 2. Quecksilberjodidjodkalium (1,3 Sublimat in 100 ccm Wasser gelöst + 5,0 JK; aber auch nur 0,3 $HgCl_2$ in 300 ccm heißen Wassers + 1,5 JK) 30 Sekunden. 3. Phosphinalkohol (0,2 Phosphin [Kahlbaum] = Chrysanilin extra in 100 ccm Alcoh. absol.) meist 10–30 Sekunden genügend. 4. 1% Safranin-lösung 10 Sekunden. (Zwischen allen Prozeduren abspülen.)

Besonders möchte ich noch die Methode KRIVOSCHEJEWS anführen, weil bei ihr auch die anderen gramnegativen Bakterien sich abweichend von den G.-K. verhalten sollen, welche besonders deutlich (dunkel himbeerfarben) hervortreten (Gentianaviolett 1,0, Alcoh. absol. 10,0, Sol. acid. carbol. puriss. [1%] 100,0 $^1/_4$—$^1/_2$ Minute; JJK 1 : 2 : 50; Alcoh. absol. PAPPENHEIM-UNNA $^1/_2$ Minute).

Zum Ersatz der GRAM-Methode hat sich J. SCHUMACHER mit Erfolg des folgenden Verfahrens bedient: 1. Tannin 25%, kalt 1 Minute. 2. Glycerin-Viktoriablau (Stammlösung: 2,0 Viktoriablau B [KAHLBAUM] in 50 ccm Alkohol über Nacht gelöst + 50 ccm 4% Carbolwasser; davon 5 ccm + 45 ccm 10% Glycerinwasser) — Erhitzen bis gerade zum Aufkochen, dann noch 30 Sekunden. 3. Phosphinalkohol (1 : 500, s. o.), bis keine Farbe mehr abgeht ($^1/_2$—1 Minute; gute dünne gleichmäßige Präparate!). 4. 1% Pyronin oder Safranin 10—15 Sekunden.

Über die *Anwendung und die Bedeutung der* GRAM*schen Methode* für die Diagnose der Gonorrhöe hat zeitweise eine lebhafte Diskussion stattgefunden; auch jetzt sind die Anschauungen noch nicht einheitlich. Ich glaube darüber etwa folgendes sagen zu sollen.

Die erste Bedingung für eine erfolgreiche Benutzung des Verfahrens ist eine gut ausgebildete und immer gleichmäßige Technik.

Für Anfänger empfiehlt es sich, sich an Objektträgern einzuüben, auf welchen neben dem akut gonorrhoischen Eiter eine Spur einer frischen Staphylokokkenkultur ausgestrichen ist, wie ich das in Kursen immer habe vornehmen lassen (vgl. BUSCHKE und GUMPERT). HIRSCH benutzt statt einer solchen Kontrolle (wie sie zugleich noch mit Coli- bzw. Typhusbacillen BRODSKIJ und LEITES und BALOG angewandt haben) eine solche mit etwas Ablagerung vom Alveolarrand.

Der wichtigste Teil der Methode ist die *Entfärbung*. Der Alkohol soll in genügender Menge verwendet und immer mehrfach erneuert werden (damit er nicht zu verdünnt zur Wirkung kommt). Der Ausstrich soll nach der Entfärbung opak grauweißlich erscheinen. Die Entfärbung geht am schnellsten bei Präparaten von Kulturen vor sich, etwas langsamer bei dünnen, wesentlich langsamer bei dicken Ausstrichen von Eiter und vor allem von Flocken und Fäden. Reichlicher Schleimgehalt scheint die Entfärbung aufzuhalten. Zahlenmäßig kann man für die Entfärbung etwa 20 Sekunden bis 1 Minute angeben. Länger als 2—3 Minuten sollte sie nie dauern.

SCHUBERT legt Wert auf nur 30 Sekunden lange Einwirkung. Manche abweichenden Angaben in der Literatur sind wohl auf Mängel in der Technik zurückzuführen. Es ist aber auch nicht richtig, geringen Differenzen in der Schnelligkeit der Entfärbung so große diagnostische Bedeutung beizumessen, wie das z. B. HOGGE wollte [1].

Die Färbung muß auch m. E. „individualisiert" werden. Mit Recht betont LEVINTHAL, daß es sich bei der GRAMschen Methode um eine als quantitativ und nicht als streng qualitativ zu beurteilende Methode handelt. Je besser man sie beherrscht, je sorgfältiger man sie ausführt, um so weniger Zweifelsfälle werden auftreten.

Die Frage, in welchem Umfang die GRAMsche Methode zur Anwendung kommen soll, ist individuell verschieden zu beantworten. Der sehr Erfahrene wird sie nicht so notwendig brauchen wie der Neuling. JANET hat noch vor kurzem betont, daß, wenn man den G.-C. gut kennt, man meist ohne GRAM auskommt; er selbst legt wenig Wert darauf. In der Tat ist bei akuter Gonorrhöe des Mannes (besonders bei klarer Anamnese) die einfache Methylenblau- oder PAPPENHEIM-UNNA-Färbung vollständig genügend. Bei chronischen Fällen aber und bei der Gonorrhöe der Frau, des Mastdarms, bei außergewöhnlichen Lokalisationen und bei fehlender Anamnese sollte immer nach GRAM gefärbt werden, wenngleich man gewiß zugeben muß, daß auch das eine absolute Sicherheit nicht gibt. Auch die Tatsache, daß die G.-K. sich mit dem Fuchsin der Nachfärbung intensiver färben, als die anderen gramnegativen Diplokokken

---

[1] Auf ganz besonders genaue Einhaltung der Dauer der einzelnen Prozeduren legt VAN LOGHAM und mit ihm RUYS größten Wert: Carbolgentianaviolett 5 Minuten (leicht erwärmt), abgießen, Lugol 14 Sekunden, abgießen, 96% Alkohol 30 Sekunden (genau!, kräftig in einem Gefäß mit Alkohol hin und her bewegen!), abspülen, wäßrige Fuchsinlösung 1 Minute (Carbolfuchsin nicht gut). Immer G.-K. negativ, wenn Leukocytenkerne rot (dickere Stellen nicht beweisend).

(vgl. LEVINTHAL), kann eine Differentialdiagnose der G.-K. den letzteren gegenüber nicht sichern.

Daß an sich grampositive Mikroorganismen unter gewissen Umständen gramnegativ werden — in einzelnen Exemplaren oder in größerer Zahl bzw. überhaupt —, kann wohl nicht mehr als zweifelhaft bezeichnet werden. Wie ich in der ersten Bearbeitung dieses Beitrags (S. 268) betont habe, sind in manchen Präparaten einzelne Diplokokken im Ton der Gegenfarbe gefärbt und werden dann öfter für G.-K. erklärt. „Diese Kokken lagen in Haufen von anderen grampositiven Kokken und gehörten sicher zu diesen. Man muß berücksichtigen, daß ältere Formen grampositiver Mikroorganismen die Farbe bei der GRAMschen Entfärbung abgeben, wovon man sich bei Präparaten aus Staphylokokken- usw. Kulturen leicht überzeugen kann. Es handelt sich also in solchen Präparaten meiner Überzeugung nach gewiß nicht um einzelne grampositive G.-K. (was TOUTON für möglich hielt), sondern um degenerierte grampositive Kokken; in guten Präparaten der akuten Gonorrhöe habe ich solche Bilder nie gesehen."

In jüngster Zeit haben z. B. JANET und DEBAINS betont, daß viele gewöhnlich als Staphylokokken bezeichnete Mikroben der Urethra bzw. des Spermas, wenn sie schlecht wachsen oder gar wenn sie tot sind, gramnegativ erscheinen. Ja sie haben sogar zu gleichen Teilen grampositive und gramnegative Kokken („bicolores") in der ersten Generation gefunden, die dann bei den weiteren Übertragungen verschwanden (vgl. ferner BARBELLION, CIANI, WARDEN, CHARTREE, s. KOCH und COHN). Auch JACOBSTHAL berichtet, daß von gewissen Staphylokokkenstämmen bei der Gramfärbung viele Exemplare gemischt (rotviolett) oder nur in der Gegenfarbe gefärbt werden. Unter dem Einfluß der Autolyse oder der Leukocytenfermente können von grampositiven Kokken einzelne negativ werden. Nach SCHERBER (vgl. dieses Handbuch Bd. 21, S. 273 f.) kann der Verdauungsprozeß in der Vaginalschleimhaut aus grampositiven Scheidenbakterien gramnegative machen, die Anlaß zu Irrtümern geben können. RUYS findet den Umschlag ins Negative auf eiweißreichen Nährböden; auf gewöhnlichem Agar werden sie dann wieder positiv. Enterokokken verhalten sich zum Teil gramnegativ (DREYER), ebenso eine Modifikation des Coccus cutis communis (CEDERCREUTZ).

Auf der anderen Seite hat man vielfach von Degenerationsformen der G.-K. gesprochen, welche sich grampositiv verhalten, ja auch von Mutationen, von grampositiven Stämmen, von künstlichen Einwirkungen, welche die Umwandlung der G.-K. in solche bedingen — all das muß weiter unten noch erörtert werden. Hier sei nur vorwegnehmend bemerkt, daß der Beweis von grampositiven G.-K. unter einigermaßen normalen Verhältnissen m. E. noch niemals erbracht worden ist. Auf diesem Standpunkt stehen (zusammengestellt von NAGELL und DANIELSEN) (vgl. Umfrage in Med. Welt 1927) v. ZUMBUSCH, SCHOLTZ, JOSEPH, PINKUS, LESSER, A. COHN, BALOG, LEVINTHAL, LEHMANN und NEUMANN, mit einer gewissen Reserve BUSCHKE und GUMPERT, ferner z. B. FREI. Dagegen glauben RUGE (nach Silberbehandlung; etwas heller als typische Gramfärbung), SCHILLER, DIETERICH, WOLFF, KANDIBA, LAWRYNOWICZ (ebenfalls nach NAGELL und DANIELSEN), ferner ASCH und ADLER, JACOBSTHAL, GJORGJEVIC, DELBANCO und LORENTZ, WOLFF usw. mehr oder weniger sicher an die Existenz grampositiver G.-K. — — — —

Ohne Bedeutung für die Praxis, aber von theoretischem Interesse ist die *vitale Färbung* der G.-K. speziell mit Neutralrot. Sie wird nach UHMA so vorgenommen, daß eine $^1/_2$—1%ige alkoholische oder Essigsäurelösung auf Objektträgern angetrocknet oder ein Körnchen des Farbstoffes auf das mit Eiter versehene Deckglas gebracht und dieses dann auf den Objektträger aufgelegt wird. Dabei färben sich die G.-K. besonders schnell und (wie UHMA meinte) meist *nur* G.-K.

PLATO mischte 1 ccm kalt gesättigter wäßriger Neutralrotlösung mit 100 ccm physiologischer ClNa-Lösung; darin färbt sich ein Teil der intracellulären G.-K. leuchtend rot; andere dicht daneben liegende färben sich nicht; schon gefärbte können sich bei leichter Erwärmung entfärben, wenn sie in das homogene Randprotoplasma zu liegen kommen, und sich wieder färben, wenn sie wieder in das körnige Protoplasma gelangen; es färben sich also nicht nur absterbende oder abgestorbene G.-K. Andere intracelluläre Mikroorganismen nehmen nicht so leicht und schnell das Neutralrot an. Extracelluläre G.-K. färben sich nach dieser Methode gar nicht. (In fixierten Präparaten tingieren stärkere

Neutralrotlösungen [20 ccm kalt gesättigte Lösung zu 100 ccm Wasser] alle G.-K. in wenigen Sekunden tief rot, die Kerne nur schwach.) Auch nach HERZ haben die G.-k. eine besondere, aber nicht spezifische Affinität für das Neutralrot; er färbt mit $^1/_2$—1%igen Lösungen. PINKUS hat mit Methylenblau bessere Resultate für die vitale Färbung erhalten. P. RICHTER meint, daß es sich bei der Entfärbung nach PLATO wohl um Bildung von Leuko-Neutralrot handelt (analog wie er es beim Methylenblau konstatiert hat); die fehlende Färbung der extracellulären G.-K. spreche dafür, daß die Färbung doch wegen Schädigung durch die Leukocyten zustande komme.

Die spezifische Bedeutung der Neutralrotfärbung wird auch von HIMMEL geleugnet. LEVINTHAL meint, daß es sich nicht um eine eigentliche Vitalfärbung handelt.

Mit den verschiedensten basischen Anilinfarben will BIEBERGEIL vitale Färbung erzielt haben (saure ergaben keine Resultate); intra- und extracelluläre G.-K. sollen sich bei heftigen frischen Prozessen später als bei älteren oder milderen färben (vielleicht weil die Farbstoffaufnahme erst mit dem Absterben beginnt?). POSNER verwendete die QUENSELsche Lösung (s. o.), HAGER bestätigte (mit anderen Farbstoffen) die Befunde PLATOS. SZILVÁSI findet bei Vitalfärbung die ungewohnten großen Formen.

Bei der „*intraurethralen Lebendfärbung*" F. WINKLERS wird der feinstgepulverte Farbstoff (besonders Neutralrot, Pyronin, Fuchsin usw.) in der Harnröhre verrieben. Dabei färben sich neben den Granula usw. die intra- und extracellulären G.-K.; der „Hof" wird besonders gut sichtbar.

Bei Verwendung von Fuchsin und nachträglicher Anwendung der Alphanaphthol-Dimethylparaphenylen-Diamin-Reaktion kann man die roten Diplokokkenpaare von einer blauen Hülle umgeben sehen (s. S. 4, Kapsel).

Derselbe Autor hat auch die Methode RUŽIČKAS zur Unterscheidung von toten und lebenden G.-K. zu benutzen versucht; 0,05%ige Lösungen von Neutralrot und Methylenblau, in Aq. dest. zu gleichen Teilen gemischt, auf Objektträgern angetrocknet, dann der Eiter darauf gebracht. Die G.-K. waren rot gefärbt, auch die intracellulären wären also danach lebend.

Schnittfärbung. Während die Färbung der G.-K. in Trockenpräparaten jederzeit sehr leicht war, ist ihre Darstellung in Schnitten früher eine etwas schwierigere Aufgabe gewesen, weil die G.-K. eben im Prinzip in bezug auf basische Anilinfarben ähnliche Färbungs- und Entfärbungseigenschaften haben wie die Zellkerne, und daher eine im eigentlichen Sinne differentielle Darstellung wie bei den gram- oder säurefesten Bakterien nicht möglich ist.

Immerhin gelingt es jetzt bei einiger Übung unschwer die G.-K. auch im Gewebe darzustellen.

Meist hat man dazu in Alkohol fixiertes Material benutzt; doch kann man auch Sublimat-Eisessig oder (nach ZIELER) Formol-MÜLLER verwenden. Die Einbettung erfolgt in Celloidin (das vor der Färbung aus den Schnitten zu entfernen ist) oder (jetzt wohl meist) in Paraffin.

Gefärbt wird mit den verschiedensten basischen Anilinfarben, früher am meisten mit Methylenblau. BUMM verwendete Methylviolett in Toluidin- oder Anilinwasser, TOUTON und ich die Carbolmethylenblaufärbung KÜHNES, TOUTON (und FINGER) auch Carbolfuchsin (10—15 Minuten, dann Alcoh. absol. bis zur Differenzierung, Bergamottöl, Balsam) oder auch FRANKS seifiges Methylenblau, ich Boraxmethylenblau 3—5 Minuten (FINGER und ich entfärbten mit ganz schwach essigsaurem Wasser, kurzem Abspülen in Alcoh. absol.; ich entwässerte danach mit Alcoh. absol. 1 : Xylol 4 [nach WEIGERT]); auch mit Thionin (dünne Lösungen) hatten ich, HERBST, BASTIAN, VÖRNER (nach kurzer Behandlung in verdünnter Essigsäure) gute Resultate. — MICHAELIS färbte 1—2 Stunden in konzentrierter wäßriger der LÖFFLERscher Methylenblaulösung (Auswaschen in Aq. dest., Nachfärben in dünner Eosinlösung, ganz kurze Entwässerung in Alkohol, Lavendelöl). VEILLON, RAYMOND, MORAX, ich selbst wandten die NICOLLEsche Methode (Carbol-Methylenblau, Tannin) gern an. — WERTHEIM behandelte die Schnitte nach GRAM (Gentianaviolett-Anilinwasser, LUGOLsche Lösung, 95%iger Alkohol kurze Zeit), dann einige Minuten wäßrige Methylenblaulösung, Wasser, Alcoh. usw. — ASAHARA färbt $2^1/_2$ bis 3 Stunden in $^1/_2$—2%iger wäßriger Gentianaviolettlösung, spült dann 1—3 Minuten in $^1/_2$—1%igem Essigwasser, dann Wasser, dann 20 Minuten Brutofen bis zu leichter Eintrocknung (um den längeren Aufenthalt in Alkohol zu vermeiden), dann ganz schwache Lösung von Eosin in Alkohol ($^1/_2$ Minute), ganz kurz Alkohol, Bergamottöl. — HOMBERGER benutzte eine 1%ige Lösung von Kresylechtviolett, die auch ich sehr empfehlen kann, einige Minuten, dann Alkohol, Anilin-Xylol (2 : 1) oder, selbst nach Überfärbung, nur Alkohol. — FICK hat dünne Paraffinschnitte mit polychromem Methylenblau 4—6 Minuten gefärbt, in Wasser ausgewaschen, in 95%igem Alkohol differenziert, bis das Protoplasma der Epithelzellen schwach blau ist (1—2 Stunden); die Entfärbung wird durch mehrfaches

Eintauchen in Wasser beschleunigt. — Kraus: 6—8 Minuten Borax-Methylenblau, Wasser, $^1/_4$—$^1/_2$ Minute $^1/_2$%ige Essigsäure, 5—10 Minuten Wasser, 95% Alkohol, solange Wolken aufsteigen, Wechseln des Alkohols, Bergamottöl. — Morel und Dalous: Alkohol- oder Sublimatfixierung; Färbung 1—2 Minuten in Methylenblau 1,0, Formalin 4,0, Aq. dest. 100,0; Abspülung in schwachessigsaurem Wasser, gründliches Waschen in Alkohol, Xylol. — Schridde: Fixierung in Formol-Müller, danach 4 Tage Müllersche Flüssigkeit, polychromes Methylenblau, Methylgrünpyronin.

Eine leicht zu handhabende Methode ist von Zieler angegeben: 1. Einlegen am besten in Formol-Müller (1 : 9); Paraffin oder Celloidin. 2. 8—24 Stunden Orceinlösung (Orcein D [Grübler]) 0,1; offizinelle HNO$_3$ 2,0; 70%iger Alkohol 100,0. 3. 70% Alkohol kurze Zeit. 4. Wasser. 5. Polychromes Methylenblau 10 Minuten bis 2 Stunden. 6. Aq. dest. 7. Glycerinäthergemisch (Grübler) bis zu guter Differenzierung. 8. Aq. dest. 9. Alkohol 70%, Alcoh. absol., Xylol, Balsam.

Dabei ist der Grund farblos oder ganz leichtbraun, die G.-K. ganz dunkel, das Gewebe und die Kerne gut differenziert, auch die elastischen Fasern gefärbt.

M. Winkler betont (s. o.), daß er auch bei seinen Schnitten keine besondere Vorsicht in bezug auf den Alcoh. absol. anzuwenden brauchte.

Herxheimers Methode ist folgende: Formol-Alkohol, Paraffin; die entparaffinierten Schnitte werden in einer Giemsa-Lösung (1 : 10) 12—24 Stunden gefärbt, dann in $^1/_4$% Tannin 10—15 Minuten differenziert (mikroskopische Kontrolle); 1—2 Stunden Aq. dest., Alcoh. absol., Xylol, Balsam (von Christeller und Jacoby nicht empfohlen).

Sehr gut lassen sich bei einiger Übung die G.-K. im Gewebe nach Unna-Pappenheim färben. Ich würde diese Methode jetzt doch wohl als die der Wahl bezeichnen (vgl. Christeller und Jacoby u. a.).

Züchtung der Gonokokken.

Die Versuche den G.-C. zu kultivieren, welche vor Bumm angestellt worden sind, können nicht als gelungen angesehen werden (s. ihre Aufzählung und Kritik bei Bumm und bei M. Sée). Wenigstens ist von keinem Autor der Beweis erbracht worden, daß es sich um Reinkulturen mit virulenten Eigenschaften gehandelt habe. Das gilt nicht bloß von den Kulturen Neissers. sondern auch von denen verschiedener anderer Autoren, speziell auch Bockharts, der einen Inokulationsversuch mit vermeintlich positivem Erfolg machte. Der Verlauf dieses Versuches (angeblich G.-K.-haltige Abscesse in den Nieren usw.) spricht nicht dafür, daß es sich um G.-K. gehandelt habe. Auch Bokais Inokulationsexperimente mit Kulturen sind nicht beweiskräftig. Auf der einen Seite wäre es möglich, daß pathogene Mikroorganismen gezüchtet und inokuliert worden wären, die gonorrhöeähnliche Zustände bedingt hätten (?). Auf der anderen Seite können G.-K. in virulentem Zustande eine Zeitlang in den Kulturen anderer Mikroorganismen fortgelebt und so wirklich zu einer Inokulationsgonorrhöe geführt haben. G.-K.-Kulturen auf den gewöhnlich gebrauchten Nährböden ohne Kontrolle durch Gramsche Färbung aus früherer Zeit können nicht anerkannt werden, wenn es auch nach unseren jetzigen Erfahrungen (s. u.) nicht unmöglich ist, daß solche geglückt sind.

Koch und Cohn sowie Levinthal halten die Kulturen von Leistikow und Löffler (auf Nährgelatine mit Serum) für zweifellos gelungen (die erstgenannten auch die von Krause auf Hammelblutserum).

Bumm benutzte nach mannigfachen Versuchen ohne oder mit mangelhaftem Erfolg menschliches Blutserum aus der Placenta, das er nach Koch sterilisierte und zum Erstarren brachte. Auf dem Nährboden strich er reichliche Mengen von G.-K.-haltigem Exsudat aus tief und geschützt gelegenen Partien der Urethra und Conjunctiva auf. Die Kulturen wuchsen langsam, am besten bei 33—37° C in Form von durchscheinenden, lackartig glänzenden bis grauweißen Kolonien mit zackigen Vorsprüngen und scharf geschnittenen Rändern. Doch gingen sie bereits nach 2—3 Tagen ein. Den sehr bald eintretenden Zerfall der Kokken (s. unten) hebt schon Bumm hervor.

Diese Bakterien, welche mikroskopisch auch in bezug auf den Teilungsmodus (s. oben) gut mit den G.-K. übereinstimmten, wuchsen nicht auf den gewöhnlich gebrauchten Nährböden, speziell nicht auf Gelatine und Agar in verschiedenen Modifikationen, und gerade das unterschied sie von den früher als G.-K angesehenen Kulturen. Rinder- und Hammelblutserum ergab viel schlechtere Resultate.

So wichtig der durch BUMM inaugurierte Fortschritt auch war, so wenig war er doch für die Praxis, d. h. für die Diagnose der G.-K. verwertbar, da der Nährboden nicht immer leicht zu beschaffen und wenig zuverlässig war, und da bei Anwesenheit von anderen Bakterien (wie ja so oft bei der Genitalgonorrhöe) diese überwucherten. Selbst für die wissenschaftliche Erforschung der Gonorrhöe wurde von der Kultur wenig Gebrauch gemacht; so konnte NEISSER noch 1889 als das wichtigste Unterscheidungsmittel der G.-K. von anderen Diplokokken neben der intraleukocytären Lagerung und der GRAM-Entfärbbarkeit das Ausbleiben des Wachstums auf den gewöhnlichen Nährböden bezeichnen.

Das wurde mit einem Male anders, als WERTHEIM, nach einigen früheren Versuchen BOCKHARTs, die von HÜPPE eingeführte Kulturmethode (Mischung von Agar mit Serum, bzw. serösen Flüssigkeiten des Menschen) für die Züchtung der G.-K. benutzte. WERTHEIM verimpfte reichlich gonorrhoisches Exsudat möglichst unmittelbar nach der Entnahme in steriles menschliches Blutserum, legte zwei Verdünnungen an, mischte das so geimpfte, bei 40° C gehaltene Serum (je einige Kubikzentimeter) möglichst schnell mit der gleichen Menge auf 40° abgekühlten Agars (2% Agar, 1% Pepton, 0,5% ClNa in Bouillon) und goß Platten, die schnell in den Brütofen (36—37°) gebracht wurden. Man konnte den Nährboden auch durch Mischung von Serum und verflüssigtem Agar und Erstarrung fertigstellen und nachträglich beschicken. Für Weiterimpfungen benutzte WERTHEIM Mischungen von 2—3 Teilen Fleischwasser-Pepton-Agar auf 1 Teil Serum. Er betont, daß der Zusatz des Peptons, dann aber auch des Fleischwassers das Serum zu einem so günstigen Nährboden mache. Die Kulturen WERTHEIMs verhielten sich nach Überimpfung auf koaguliertes menschliches Blutserum wie die BUMMschen. Sie erwiesen sich auf der Urethra von Para-lytikern als virulent.

Das WERTHEIMsche Verfahren gab sehr gute Resultate; selbst einzelne G.-K.-Exemplare gingen (im Gegensatz zu der BUMMschen Methode) auf; eine gewisse Unbeständigkeit zeigte sich auch hier, doch war sie augenscheinlich (abgesehen von Fehlern in der Technik) auf Differenzen in der Herstellung des Agars (Fleischwasser?) zurückzuführen. Verbesserungen des Verfahrens, welche aber an diesem im Prinzip nichts änderten, wurden bald eingeführt.

KIEFER benutzte einen stärker konzentrierten Agar ($3\frac{1}{2}$%), was SCHOLTZ für über-flüssig, ja sogar für weniger günstig hält, weil dieser Agar zu stark eintrocknet. Immerhin kann man die Eintrocknung durch Aufbewahrung in feuchter Kammer oder durch die Ver-wendung der PETRUSCHKYschen Schalen vermeiden. SÉE verzichtete auf Fleischwasser. Er fügte 5% Pepton, 2% Glycerin und 0,5% Kochsalz hinzu. Viel wichtiger ist, daß KIEFER die Verwendung der Ascites- und Hydrothoraxflüssigkeit statt des menschlichen Blutserums empfahl; es ist dadurch viel leichter geworden, andauernd G.-K.-Nährboden vorrätig zu halten und im großen mit Kulturen zu arbeiten. STEINSCHNEIDER hatte sich schon vorher in der gleichen Weise der Hydrocelenflüssigkeit (so auch später BOSE, GISCARD und HOGAN), MENGE des Inhalts von Ovarialcysten und Hydrosalpinx bedient. HEIMAN benutzte aus Exsudat von akuter Pleuritis (vgl. SCHUBERT), JUNDELL und ÅHMAN solches aus seröser Peritonitis (EICHHORN: Hautanasarka).

Bei all diesen Flüssigkeiten muß nicht bloß auf absolut aseptische Entnahme geachtet (dann erübrigt sich die fraktionierte Sterilisierung[1]), sondern sie müssen auch auf ihre Eignung als G.-K.-Nährböden speziell geprüft werden, da auf einzelnen die G.-K weniger gut wachsen (z. B. SCHUBERT, SCHOLTZ, besonders wegen des schwankenden Eiweiß-gehalts). HELLER betont, daß bluthaltige, etwa 7—10⁰/₀₀ Eiweiß enthaltende Ascites-flüssigkeit am geeignetsten ist (ähnlich LORENTZ und SCHUBERT), GIESZCZYKIEWICZ, daß eiweißarme Transsudate eiweißreichen Exsudaten vorzuziehen seien. Nach LAITINEN ist bei Cysten- und Ascitesflüssigkeit die Alkalescenz sehr verschieden und eine solche von 12—25 ccm Normalnatronlauge am günstigsten. LEVINTHAL findet den Ascites oft zu alkalisch.

---

[1] PALDROCK sterilisiert die serösen Flüssigkeiten vom Menschen (am besten Ascites von Herz- und Nierenkranken) durch einmaliges Erwärmen auf 55° (2 Stunden) und läßt sie bei — 15 bis 20° C eine Woche stehen; sie seien dann immer steril und bis 75° ohne Erstarrung und Trübung erhitzbar.

STEINSCHNEIDER empfiehlt, das Blutserum zur Vernichtung seiner bactericiden Eigen-schaften vor der Verwendung auf 55° zu erwärmen.

Die von Schäffer angegebene Modifikation, statt des Fleischwassers Milzwasser zu verwenden, hat, soweit ich sehe, wenig Beachtung gefunden (s. u.), trotzdem auch Scholtz betont, daß die G.-K. darin üppiger wachsen. Bärmann bevorzugt zur Herstellung des Fleischwassers frisches Hammelfleisch. Meist wird nach dem Vorgange von Kiefer, Finger, Ghon und Schlagenhaufer sowie Risso u. a. das Wertheimsche Verfahren jetzt als Strichmethode angewendet (auch die Aufpinselung nach Schäffer und Steinschneider ist namentlich bei sehr weichem Nährboden und zur Isolierung bei starkem Gehalt an anderen Bakterien empfehlenswert). Der durch Mischung von Ascites- usw. Flüssigkeit mit 2—4 Teilen Fleischwasseragar bei 40° hergestellte Nährboden wird in Reagensgläser oder in Schalen (Petrische oder besser Petruschkysche) ausgegossen; die Röhrchen und Schalen werden auf 24 Stunden in den Brutofen gestellt, um ihre Sterilität zu erweisen, und können dann, vor Eintrocknen durch Gummikappen bzw. feuchte Kammer geschützt, längere Zeit gebrauchsfertig aufgehoben werden.

J. Koch zieht zur Isolierung und Reinzüchtung frisch zubereitete Platten vor, während er zur Weiterzüchtung auch schon etwas länger stehende Röhrchen benutzt. Soweit ich sehe, verwenden wohl viele jetzt die Röhrchen auch zur Isolierung; auf ihnen wachsen die G.-K. im allgemeinen üppiger (J. Koch und Vannod), viele, wie Gieszczykiewicz, Schubert u. a., halten an den Platten fest.

Nach den Angaben von Koch und Cohn wird der Ascites-Agar folgendermaßen zubereitet (ich füge gleich einige Abweichungen nach Levinthal hinzu): 1 Liter Ascites mit 20 ccm Chloroform geschüttelt (was z. B. Levinthal und Schubert für nicht unbedenklich halten), in kleinen Kölbchen aufbewahrt, vor dem Gebrauch (vor jeder Untersuchung!) 3 Teile Agar mit Chapoteaut-Pepton (auch Levinthal zieht das dem Witte-Pepton vor) mit einem Teil Ascites gemischt (nach Levinthal am besten 50%), 1 Stunde auf 60° erwärmt — Platten oder Röhrchen; weitere Sterilisierung überflüssig.

Die Vorschrift des Wiener Seruminstituts lautet: 100 g Fleischwasser, $\frac{1}{2}$ g ClNa, 1 g Witte-Pepton, 2,5 g Agar (p_{II} 7,4), auf 9 ccm Nährboden, 3 ccm Serum oder Ascites (für die Differential-Blutagar-Nährböden die gleiche Nähragarmenge bei 45° C mit $\frac{1}{2}$ ccm defibrinierten Blutes versetzt).

Breslauer Klinik (seit vielen Jahren): 3% Agar (100 g Fleischwasser, 3 g Agar, 1 g Pepton, 1 g NaCl), leicht alkalisch, sterilisiert, zu 3 Teilen 1 Teil Ascites; dann nicht mehr sterilisiert, sondern die Röhrchen sofort schräg gelegt.

(Vgl. auch die genauen Angaben von Schubert.)

Von Modifikationen des Ascitesagars erwähne ich: Petterson (Gehirnmasse eines menschlichen Fetus mit Ascites geschüttelt und mit 3%igem Traubenzuckeragar versetzt — von Schlasberg empfohlen); Sachs (Modifikation des Nährbodens von Lambkin und Dimond — mit Fleischpräparat „Lemco"), Chiaudano (Aminagar — Hydroceleflüssigkeit). — Timochina benutzt mit besonderem Vorteil Brühe aus Kaninchenfleisch + Ascites (bei hartnäckigen Gonorrhöen unter Vaselinöl — s. u.); die gezüchteten Kulturen wachsen auf Kaninchenagar ohne Ascites (s. u.). — Rother empfiehlt Placentarabkochungen (3% Agar mit 50% Ascites); auf zuckerarmem Nährboden sollen die anderen Scheidenbakterien nicht gedeihen, Fleisch ist ungünstiger, weil aus dem Glykogen Zucker entsteht. — Theodores Placentaragar wird hergestellt aus fein zerhackter Placenta, mit Leitungswasser 15 Minuten gekocht, filtriert + Pepton, NaCl, Agar, Eiweiß; zum fertigen Gemisch Ascites- oder Hydroceleflüssigkeit. — Placentarwasser und Hammelblut bildet die Grundlage auch bei dem von Pieper und Retzlaff angegebenen Nährboden. — Gieszczykiewicz fand Rinderherzmuskel und Milz am besten, dann Leber und Niere. Er hebt besonders hervor, daß das Fleisch von Tieren mit vitaminreichem Futter (also im Sommer!) bessere Resultate ergibt als das im Winter. Er beschreibt folgende Modifikation des Huntoonschen Vitamin-Nährbodens: Von Fett und Bindegewebe befreiter Rinderherzmuskel fein gehackt, mit H_2O zu gleichen Teilen 1—2 Stunden bei Zimmertemperatur maceriert, 5 Minuten gekocht, sedimentiert oder filtriert; 2% Peptonlösung (evtl. filtriert) mit $\frac{1}{2}$% ClNa und 4% Agar im Autoklaven gelöst; Fleischbrühe mit der noch heißen Agarlösung ää, auf p_{II} 7,3—7,4 (durch Normalnatronlauge), in Röhrchen bei etwa 110° im Autoklaven 15 Minuten sterilisiert (noch besser Kochscher Dampftopf [etwa 100°]). Auf einem solchen Nährboden wachsen die G.-K., aber *besser bei Serum-Zusatz.*

Besonders gerühmt wegen des üppigen Wachstums wird (z. B. von Maruoka u. a., nicht besonders gut nach Schubert) der von Lorentz angegebene Milchsäure-Nährboden [1]: 1 Pfd. Pferdehackfleisch + 1 Liter Aq. dest.; 24 Stunden Eisschrank; zu dem Filtrat (durch ein Tuch) 5 g ClNa und 10 g Pepton, 1 Stunde kochen. Zu 1 Liter Filtrat 10 g Nutrose, 30 g Stangenagar, 2 Stunden kochen (schwach saure Reaktion) — davon 3 Teile + 1 Teil

---

[1] Zweifel hatte bei Gonorrhöekranken Abnahme der Milchsäure festgestellt und geglaubt, daß dadurch das Terrain für die G.-K. verbessert wäre; Lorentz meinte, daß die G.-K. die Milchsäure verbrauchen.

Ascites (3% Eiweiß) — auf 100 g 2 ccm 1%ige Milchsäure (Essig-, Salz- und Schwefelsäure wirken absolut hemmend).

SIERAKOWSKI verwendet statt dessen mit gutem Erfolg gewöhnlichen Nähragar (2) + Ascites (1) mit 2% Milchsäure (p_{II} 6,4—6,2 [s. u.]) und einem Tropfen sterilen Menschenbluts. DEBAINS züchtet auf Citronenagar weiter; IKOMA fügt 0,4 ccm n-Citronensäure zu 100 ccm (Pferdeserum- oder) Ascitesagar (ähnlich auch MITÜCKEVIČ: frisches Fleischwasser, MARTIN-Pepton, durch Citronensäure p_{II} von 8,0 auf 7,8 verschoben; Agar nur 1,5%).

Zu erwähnen sind ferner: Blut-Ascites-Platte (FELKE, FRIEBOES), Ascites-Urin-Glycerin-Agar (TORREY und BUCKELL), Hormonagar mit Ascites und Methylviolett oder Jodgrün (TORREY, WILSON und BUCKELL, MÜHSAM), Ascites-Agar (p_{II} 6,8) mit Jodgrün 1 : 30 000 bis 50 000 (wachstumsfördernd, MULSOW), Hodenagar mit Gentianaviolett (HOGAN), zuckerhaltiger Ascitesagar (p_{II} 7,0) mit Bromthymolblau als Indikator (TORREY und BUCKELL). — GRADWOHL benutzt eine Modifikation des MULSOWschen Nährbodens (s. o. und u.).

Die zahlreichen Kulturmethoden, die im Laufe der Jahre zum Ersatz der WERTHEIMschen Methode (zu der wir alle menschliches Serum, Ascites usw. verwendenden Verfahren rechnen) teilen J. KOCH und A. COHN in ihrer 1929 erschienenen Übersicht ein in solche *mit tierischem Eiweiß als Ersatz des menschlichen, mit anderen Eiweißkörpern usw. als Serumersatz, in Blutnährböden, in Agarnährböden (ohne seröse Flüssigkeit usw.), in halbfeste und in flüssige Nährböden.*

Ich gebe hier einen Überblick nach diesem Schema mit Benutzung meiner früheren Bearbeitung und füge den von KOCH und COHN angegebenen noch neuere Methoden in möglichster Kürze hinzu, wobei aber wirkliche Vollständigkeit nicht möglich ist [1].

1. Nährböden mit tierischem Serum als Ersatz des menschlichen. Schon BUMM hatte mit Rinder- und Hammelserum bei besonderer Sorgfalt Kulturen erzielt. WERTHEIMs Versuche waren wenig erfolgreich; auch Erwärmen der tierischen Sera auf 56° (STEINSCHNEIDER) ergibt kaum bessere Resultate (SCHOLTZ). Koaguliertes (3—4mal bei 62° sterilisiertes — POMPEANI) Kaninchenserum ist von DE CHRISTMAS bei seinen Untersuchungen über Gonotoxine (s. u.) viel verwendet und sehr gerühmt worden. Bei SCHOLTZ hat es sich wenig bewährt.

Kaninchenserum wurde auch zur Dauerzüchtung von G.-K. verwendet (s. u.).

Über die Sera *verschiedener anderer Tiere* liegt in der Literatur eine ganze Anzahl voneinander differierender Angaben vor. Keines derselben (von Rindern, Hunden, Meerschweinchen, Eseln, Pferden) schien als Ersatz vollständig brauchbar, wenn auch ab und zu positive Resultate erzielt wurden (es ist manchmal zu alkalisch, bzw. enthält zu wenig saure Salze — FINGER, GHON und SCHLAGENHAUFER), so auch auf LÖFFLERschem Serum (C. FRÄNKEL, MENDEZ und CALVINO). Nach den Untersuchungen von STROSS, der Sera von Rindern, Pferden und Kaninchen verwendete, sind einzelne von diesen fast ebenso gut wie menschliches, andere aber ganz unbrauchbar. Manchmal waren die Resultate bei Zusatz geringerer Mengen besser als bei solchem größerer Mengen (Anwesenheit schädlicher Substanzen!); kleine Quantitäten von Menschenserum konnten ein solches schädliches Tierserum verwendbar machen.

Viel benutzt wurde der v. WASSERMANNsche *Schweineserum-Nutrose-Nährboden*, der folgendermaßen hergestellt wird:

Man gebe in ein ERLENMEYERsches Kölbchen 15 ccm möglichst hämoglobinfreies Schweineserum, verdünne dieses mit 30—35 ccm Wasser, füge 2—3 ccm Glycerin und endlich 0,8—0,9 g, also etwa 2% Nutrose hinzu (zur Verhinderung der Koagulation). Nun wird durch Umschütteln das Ganze möglichst gleichmäßig verteilt und über der freien Flamme unter stetem Umschütteln zum Kochen erhitzt. Die vorher trübe Flüssigkeit klärt sich beim Kochen und kann nun beliebig lange zwecks Sterilisierung erhitzt werden. Bei frischem Serum genügt hierzu im allgemeinen eine Sterilisation von 20 Minuten, bei schon

---

[1] Eine recht umfangreiche Zusammenstellung gibt, wie ich erst nachträglich gesehen habe, GILDEMEISTER (KOLLE, KRAUS, UHLENHUTH Bd. 9, S. 1023).

gestandenem muß diese länger und am besten über mehrere Tage ausgedehnt werden.

Das Nutrose-Schweineserum hält sich lange Zeit gebrauchsfähig. Will man es benutzen, so verdünnt man es mit gleichen Teilen 2%igen Peptonagars bei 50⁰ und gießt davon in PETRISCHE (bzw. PETUSCHKYSCHE) Schalen (besser als Röhrchen, da der Nährboden sehr weich ist). Bei Erhitzung des Nutrose-Serumagars fallen die Eiweißstoffe aus.

VANNOD hat das Verfahren modifiziert, indem er das frische Serum durch eine BERKEFELD-Bougie filtriert und zu 15 ccm 40—50 ccm Wasser, 5 ccm Glycerin und 1 ccm Nutrose zusetzt; nach dem Erhitzen über der offenen Flamme sterilisiert er 3mal bei 102⁰ im Dampf; so wird das Koagulieren meist vermieden. PALDROCK benutzt einen Menschenblutserum-Nutroseagar.

Der WASSERMANNsche Nährboden hat den großen Vorteil, daß er das menschliche Serum usw. überflüssig macht; aber er gibt doch weder dieselbe Sicherheit noch die gleiche Üppigkeit wie der Ascitesagar. Trotz guten Wachstums der G.-K. wollen KOCH und SIESKIND ihn wegen der umständlichen Zubereitung und wegen der mangelnden Festigkeit nicht allgemein empfehlen.

Für ihn haben sich ausgesprochen STRÖMBERG, BRONGERSMA und VAN DE VELDE, PICKER, dagegen SCHOLTZ, JECKSTADT, BÄRMANN, ROTHMANN, ALFVÉN, KUTSCHER (vgl. GIESZCZYKIEWICZ). (Auch SPRAY verwendet Nutrose, die er neben Pepton, Gelatine und Stärke zu filtriertem frischem Fleischsaft hinzufügt; NORTHs Gelatineagar enthält sie ebenfalls.)

Von weiteren Versuchen mit Tiersera seien noch erwähnt: Rinderserum + Menschenblut + Milchsäure (LORENTZ), Fleischwasseragar mit 30% (Menschen-), Kaninchen-, Hammel- oder Rinderserum (KINSELLA, BROUN und GARCIA), frische Seren von (Menschen), Ochsen, Schaf und Kaninchen + Agar, auf 55⁰ ½ Stunde erhitzt (Zusatz von HCl-Chloroform schadet nichts [JENKINS]), Rinderserum-Urin-Agar (STEINSCHNEIDER), KRÁLs Nährböden mit Rinderserum, aus dem die durch Hitze koagulierbaren Stoffe entfernt wurden.

Der von KARWACKI angegebene und von PIETKIEWICZ (s. diesen) für G.-K.-Züchtung benutzte Nährboden unterscheidet sich von den mit serösen Flüssigkeiten sonst hergestellten dadurch, daß Menschen- bzw. Pferdeserum mit 3 Teilen Wasser und 3% Glycerin langsam bis zum Sieden erhitzt wird usw. Vor dem Gebrauch Zusatz von 2% Agar. (Die letzterwähnten Nährböden sind also eigentlich nicht hierhergehörig.)

2. Andere Eiweißkörper usw. als Serumersatz. Kiebitzeieragar (SCHRÖTTER und WINKLER), Eidotteragar (STEINSCHNEIDER, NASTJUKOW, M. SÉE, HERROLD [für Tuberkulose]), Hämatogenagar (HUBER, B. FISCHER), Sperma- oder Hodensaft- bzw. Hodensubstanzagar (CANTANI, HALL, CLARK, COOK und STAFFORD [+ 10% koaguliertes Blut], ERICKSON und ALBERT, GEORG und JAUBERT, BARRALT), Menschenfleischglycerinagar (CSILLAG, H. SCHULTZ), Fetusfleischwasseragar (PATELLANI), Agar + wäßriger Extrakt von Schweinefett (NORTHRUP). Nachprüfungen dieser verschiedenen Methoden sind zum Teil nicht erfolgreich gewesen (vgl. z. B. VEILLON, HIRSCHFELDER, HOGAN).

Milchnährböden. KUSUNOKI benutzt einen Nährboden aus 1 Teil sterilisierter Milch und 2 Teilen Peptonagar. — PIORKOWSKI versetzt einen Liter frischer Milch mit 5 ccm verdünnter HCl (1 : 4), bewahrt sie bei 37⁰ C 16—20 Stunden auf, bis das Casein ausgefallen ist (statt dessen auch Aufkochen), filtriert, neutralisiert das Filtrat mit 10%iger Sodalösung, kocht 2 Stunden im Dampfbad, neutralisiert und filtriert wieder. Dann abgefüllt und 1 Stunde bei 100⁰ C sterilisiert, zu gleichen Teilen mit Bouillon oder 1 : 2 mit Agar-Agar (3%) versetzt. — SABOURAUD und NOIRÉ geben folgenden Nährboden an: 1 Liter frische Milch 5 Minuten kochen, Casein mit 2 ccm HCl fällen, durch ein Tuch filtrieren, zum Filtrat die Hälfte Wasser, mit 10% Na neutralisieren; dann 10 Minuten Autoklav (120⁰) filtrieren, im Autoklaven lösen, Pepton 1%, Glykose oder Saccharose 1%, Harnstoff 0,3%, Agar 1,6%, Filtrieren (Papier CHARDIN), in Röhrchen verteilen, 10 Minuten bei 110⁰ sterilisieren (vgl. WEIL und NOIRÉ, CAPELLI [Zucker- und Milchzusatz: Herabsetzung der Virulenz] usw.).

Ein weiteres brauchbares Material stellt der von WILDBOLZ angegebene *serumfreie Pseudomucinagar* dar, ,,auf dem die G.-K. ebenso üppig wie auf Serumagar zahlreiche Generationen hindurch wachsen können", der ihnen aber doch weniger günstige Lebensbedingungen darbietet, ,,was sich sowohl aus der geringeren Konstanz der Impfresultate als auch aus der rascheren Degeneration der auf ihm gewachsenen G.-K.-Kolonien zu erkennen gibt". STEINSCHNEIDERs Versuche mit Zusatz von sterilisiertem Speichel zum

Nährboden gaben keine günstigen Resultate. Dagegen berichtet SPANIER über gute Erfolge mit einem Mucinagar (Mucin aus frischem Urin von Männern, die kurz vorher eine Urethritis durchgemacht haben; vgl. genauere Angabe Zbl. Hautkrkh. Bd. 30, S. 128).

Als nicht brauchbare Zusätze werden angegeben: Künstliches Albumin und Globulin (FINGER, GHON und SCHLAGENHAUFER), Hämoglobin, Nutrose (?), Aleuronat, Casein (STROSS).

Relativ gute Resultate werden mit dem LIPSCHÜTZschen *Eiereiweißnährboden* erzielt. Die Vorschrift lautet: In einem Glaskolben wird eine 2%ige Lösung von (aus Eiern dargestelltem) Albumin. subt. pulv. Merck in Leitungswasser mit 20 ccm $^1/_{10}$ Normallauge pro 100 ccm der Lösung versetzt, $^1/_2$ Stunde stehen gelassen und während dieser Zeit einige Male tüchtig durchgeschüttelt. Die Lösung wird dann durch ein Faltenfilter filtriert und in ERLENMEYER-Kolben in Mengen von 30—50 ccm abgefüllt. Die Sterilisation wird am einfachsten durch eine 2—3mal über der Asbestplatte an demselben Tage oder an zwei aufeinanderfolgenden Tagen vorgenommene und bis zum Sieden fortgesetzte Erhitzung bewerkstelligt. Die Eiereiweißlösung kann auch im strömenden Dampf sterilisiert werden; es erfolgt jedoch bei längerer Sterilisierung eine geringe Abnahme der Alkalescenz. Die so gewonnene Nährflüssigkeit ist farblos bis hellgelb, klar und durchsichtig und reagiert bei der Tüpfelreaktion auf empfindlichem Lackmuspapier deutlich alkalisch. Mit dieser Eiereiweißlösung wird auf 40° abgekühlter Agar (oder auch Bouillon) gemischt (1 : 2—3); der Nährboden ist durchsichtig; die G.-K. wachsen auf ihm nicht ganz so üppig und schnell wie auf dem Ascitesagar, aber, wie es scheint, recht sicher (mit etwas mehr weißlichem und trockenem Aussehen); die Übertragung gelingt durch viele Generationen. – Mit dem gleichen oder einem ähnlich zusammengesetzten Nährboden haben HERRENSCHWAND, BESREDKA und JUPILLE günstige Resultate erzielt.

Weitere Eiernährböden wurden verschiedentlich (außer den schon erwähnten älteren Versuchen) benutzt, und zwar: DORSETTS mit und ohne Glycerin (KINSELLA, BROUN und GARCIA: wenig geeignet), Pferde- und Ochsenbouillon mit Eiereiweißextrakt, Kartoffelmehl und Leberagar (LEBOEUF, RIGOBELLO: sehr üppiges Wachstum), ferner nach LE SOUDIER und VERGE: 1 Teil Eiklar, 3 Teile Aq. dest., mit Glasperlen bis zu homogener Emulsion geschüttelt; zu dem Filtrat 6 ccm reines Glycerin; 30 Minuten bei 115°; zu 1 Teil dieser opalisierenden Masse 2 Teile noch flüssigen Nähragars (ähnlich ROUBLOT). Ferner nach GAJZÁGÓ Eigelbagar (mit Lecithin und Cholesterin — nicht zur Züchtung aus Trippereiter), nach SZILVÁSI Eigelbagar, nach MILLER, PHILIPP und CARTLES: Eiweiß (mit Trypsin verdaut usw.), BRUSCHETTINI und ANSALDO Ei-Nährboden (nach JOACHIMOVITS nicht so gut wie Ascites-Agar), SURANYI Eigelbwasser nach BESREDKA mit Bouillon oder Agar.

Ich zitiere als weitere Nährböden mit verschiedenen Zusätzen nach KOCH und COHN und späteren Arbeiten: Aufgüsse von Hammelleber und Milz (KANDIBA, KINSELLA, BROUN und GARCIA), Pferde- oder Rinderleberbouillon (LEBOEUF), Rinderleberagar (besser als Herz und Muskel) SORDELLI, MIRAVENT und NEGRONI), HIBLERs Gehirnbrei (PETTERSON und HACH) — manche Stämme wachsen erst nach 1—2 Generationen auf Ascitesagar auf dem Hirnbrei weiter; Hirn: ClNa-Lösung = 1 : 1; Kalbshirn (BOLAND und COCHRAN, PELOUSE und VITERI, PARMENTER), Meerschweinchensamenblasen + Traubenzucker, Trypsin (TULLOCH, ähnlich MYAMOTO), Vitaminbouillon und Pankreaspepton (GISCARD), Kalbfleisch oder Knochenpulver junger Tiere (besonders Kälber [SZILVÁSI]), der halberstarrte Hormonagar (HUNTOON, siehe bei GIESZCZYKIEWICZ). Ferner: Roggenzucker (VEDDER), Rohrzucker (als Kochzucker billiger) besser als Traubenzucker (TSUDA), Kartoffeloder Tapiokastärke (VEDDER und MERLINI, KINSELLA, BROUN und GARCIA, PAVEL und UNGAR, SAINI), Tragant (COSTA und BOYER), Bierwürze mit Albumen und Pferde- oder Eselserum (LUMIÈRE und CHEVROTIER), mit Trypsin präparierter Erbsenextrakt (ROOBURGH, ATKIN).

Die älteren Versuche, speziell eiweißhaltigen *Urin* zur Kultivierung der G.-K. zu benutzen (GHON und SCHLAGENHAUFER, STEINSCHNEIDER, HEYMANN, WAGNER, DE CHRISTMAS, HAGNER, HAMMER, REY) ergaben zum Teil günstige, zum anderen Teil (z. B. JUNDELL und ÅHMAN) aber ungünstige Resultate (keine Weiterverimpfbarkeit, s. u.); zur praktischen Verwendung eignen sich diese Methoden nicht. (Harnstoff — etwa 3% — mit phosphorsaurem Ammoniak und schwefelsaurem Natron soll nach FINGER gut brauchbar sein.)

3. Blutnährböden[1]. Mit dem Blutagar PFEIFFERs, wie er zur Kultur der Influenzabacillen empfohlen wurde, war ABEL zufrieden. Andere, wie STEINSCHNEIDER, GHON und SCHLAGENHAUFER, FOULERTON, GURD und ich selbst haben ihn wiederholt verwendet und positive Resultate erzielt; im allgemeinen aber ist auch er kein Ersatz für den Ascitesagar,

---

[1] Eine neuere Zusammenstellung der Nährböden mit nicht gekochtem Menschenblut gibt JOACHIMOVITS. Über die Bedeutung des Hb für das Wachstum speziell der Influenzabacillen, vgl. KOLLE, KRAUS, UHLENHUTH (Bd. 5/2, S. 1279), über die Vitamine im Blut für das Bakterienwachstum, vgl. KOLLATH (Zbl. Bakter. Orig. **93**, 1. Abt., 506).

wie ich in Übereinstimmung mit SCHOLTZ erklären muß. (Dieser hat übrigens günstige Erfolge gehabt, wenn er 2–3 Tropfen „recht gutes menschliches Blutserum, Ascites usw." auf gewöhnlichem Agar ausstrich und dann bald impfte. Dadurch wird natürlich sehr an der serösen Flüssigkeit gespart. Ganz analog ist die neuerdings von BARBELLION angegebene Methode [leicht blutfarbstoffhaltiges menschliches Serum über Schrägagar gegossen und wieder entfernt]). PROCHASKA konnte gute Kulturen auf einem Nährboden züchten, welchen er durch Mischung von aus der Vene entnommenem menschlichem Blut mit sterilisiertem Glycerin und Agar herstellte. LORENTZ empfahl Rinderblut-Agar, auf den einige Tropfen Menschenblut und G.-K.-Eiter zugleich gebracht werden. Eine Modifikation der PFEIFFER-schen Methode ist von GISCARD angegeben worden: defibriniertes Blut mit dem Kondens-wasser von Agarröhrchen gemischt, mit der Agaroberfläche in längere Berührung gebracht usw. (empfohlen von PRAŽÁK und DEBAINS). GISCARD verwendet auch noch u. a. den von M. SÉE hierfür angegebenen, bei SCHOLTZ nicht bewährten Blutagar von BEZANÇON und GRIFFON (aus der Arterie entnommenes Kaninchenblut bei 40—50⁰ mit Agar gemischt und schräg erstarrt.) JÖTTEN benutzte 7—8% Menschen- oder Kaninchen-Blutagarplatten (vorher bei 37⁰ zu halten).

Die „magistrale Blutagarplatte" enthält nach LEVINTHAL 5—10% defibriniertes Blut mit verflüssigtem, abgekühltem Agar mit oder ohne 2% Traubenzucker (auch Kaninchen- und Pferdeblut). Vorteil: nicht so schleimig; aber Versager. Der HERROLDsche Blut-agar: statt NaCl 1% Dikaliumphosphat, mit 10—15% Menschenblut bei 60—70⁰ ver-setzt, auf 45⁰ vor dem Gießen abgekühlt (p_H = 7,4—7,6; 35—36⁰). — SUZUNI setzt dem Blutnährboden 0,7% Cystin zu (bei JOACHIMOVITS nicht bewährt). — GÖHRINGS Menschen-blutagar enthält 20 ccm steril aufgefangenes Nabelschnurblut zu 100 ccm 2¹/₂% Agar. — JACOBSTHAL hat sich die Dörrplatte (Agar- oder Traubenzuckeragar mit defibriniertem Blut, nach dem Erstarren auf heißer Unterlage bis zur Bräunung mit leichter Hämolyse erhitzt) sehr bewährt (vgl. WETHMAR, Beförderung des Wachstums durch das thermostabile Vitamin V und den thermostabilen Katalysator X). PORCELLI kombiniert Kartoffel, Bier-hefe, koaguliertes Menschenblut.

Von den verschiedenen Tierblutnährböden stellt nach den Untersuchungen J. KOCHs (und SIESKINDS) der frisch hergestellte *Pferdeblutagar* einen „brauchbaren Ersatz" des Ascitesagar dar (defibriniertes Pferdeblut 1 mit 3 CHAFOTEAUT-Agar [auf 50⁰ abgekühlt] vermischt); SIESTROP verwendet mit gleichen Teilen H_2O verdünntes Pferdeblut in 3%igem Agar. Als weitere Blutnährböden führen KOCH und COHN an: die von THOMAS und IVY, RUDIGER, JENKINS und PORCELLI, COOK und STAFFORD, BOSE, ERICKSON und ALBERT, DEBAINS (nach PFEIFFER-GISCARD), GISCARD, JENKINS (statt Blut Citratplasma), etwa 10% Trypsin-Taubenblutagar (als „Elektiv-Nährboden" NAND LALS). Kaninchenblutagar hatte schon GRIFFON („zur schnellen Diagnose während der Inkubationszeit") angegeben. MORI-MOTO und JÖTTEN empfehlen ihn, nicht aber OSSWALD. Auf der Blutagarplatte (p_H 7,6 [MIYAHARA, anaerob]) sollen nach 12 Stunden deutliche Kolonien erscheinen. McLEOD, WHEATLEY und PHELON benutzen defibriniertes Kaninchenblut. Sie machen sehr ein-gehende Angaben über die Bedeutung der einzelnen Bestandteile der Nährböden und kommen zu dem Schluß, daß neben einer Aminosäure-, Stickstoff- und Kohlenstoffquelle sowie neben Salzen, wie sie im Fleischextrakt vorhanden sind, ein Kolloid erforderlich ist, das die Kokken vor wachstumshemmenden Einflüssen bestimmter Aminosäuren schützt und ihre Assimilation verhindert. Als solches Kolloid hat sich auf 60—100⁰ erhitztes Blut am besten bewährt (nach KARRENBERG, Zbl. Hautkrkh. Bd. 25, S. 148).

JOACHIMOVITS prüfte das Blut verschiedener Tiere (auf 5% Blutagarplatten) und stellte folgende Reihenfolge fest: Pferd (und Mensch), Kaninchen, Meerschweinchen, Taube, Hammel.

Besonders warm empfohlen und viel verwendet worden ist seit einer Reihe von Jahren der LEVINTHALsche *Kochblutagar*, der folgendermaßen hergestellt wird (wobei die genaueste Innehaltung aller Vorschriften Voraussetzung für seine Güte ist): „2%iger Nähragar, dessen Alkalescenz zwischen p_H 7,3—7,5 liegen soll, verflüssigt und auf etwa 60⁰ abgekühlt, wird im Kolben ganz langsam und unter dauerndem Schütteln zu etwa 5% mit Blut vermischt und durchgemischt. Man verwende frisches oder defibriniertes Blut vom Menschen oder jeder beliebigen Tierart, am bequemsten defibriniertes Pferdeblut, natürlich steril entnommen. Das Gemisch wird im Dampftopf unter maximaler Dampfentwicklung gekocht. Diese Prozedur darf unter keinen Umständen die Dauer von 5 Minuten bei etwa einem Liter, von 8—10 Minuten bei 2 Litern überschreiten, da überkochter Agar unbrauchbar wird. Das so erhitzte Blutagargemisch enthält Serum und Hämoglobin in groben schokoladebraunen Gerinnseln zusammengeballt und wird nun durch Watte filtriert. Hierfür eignet sich nicht die entfettete Verbandwatte, vielmehr wird eine dicke Lage gewöhnlicher Stopfwatte auf Glasrichtern, die in Kolben stehen und mit großen Schalen zugedeckt sind, im Heißluft-schrank bei 250⁰ bis zu leichter Bräunung sterilisiert. Nur dann läuft ein völlig klarer und farbloser Agar bei der Filtration, die selbstverständlich unter streng aseptischen Kautelen und, um vorzeitiges Erstarren zu verhüten, im 60⁰-Schrank vorgenommen wird, hindurch.

Der Nährboden wird ohne weiteres, also ohne erneute Sterilisation, in hochgefüllte Reagensgläser verteilt und bei Zimmertemperatur aufbewahrt. Erst bei Bedarf stellt man die Röhrchen zur Verflüssigung höchstens 2 Minuten lang in ein bereits vorher kochendes Wasserbad und gießt sofort noch heiß zu Schrägröhrchen oder in Petrischalen aus. Für das überraschend günstige Wachstum der Gonokokken auf diesem Nährboden dürfte kaum sein Gehalt an Hämatin verantwortlich zu machen sein; dagegen scheint ein optimaler Gehalt und Dispersionsgrad vitaminöser Substanzen, die einerseits durch die Kochprozedur aus dem Blut freigemacht, andererseits durch die beschränkte Erhitzungsdauer noch nicht zerstört werden, die Hauptrolle zu spielen." (Nach LEVINTHAL.)

Der Kochblutagar ist von GALLI-VALERIO und BORNAND, A. COHN, A. COHN und SIMON, A. COHN und GRÄFENBERG, STREMPEL, BUSCHKE, STEINE u. v. a. mit sehr gutem Erfolg angewendet worden, ebenso in der Breslauer Klinik (nach FREI zur Aufzüchtung nicht ganz so gut wie Ascitesagar). KADISCH und RUAN legen besonders großen Wert auf die Feuchtigkeit (die niedrigen Agarkonzentrationen sind günstiger [1,8—1,85% für die Abimpfung vom Patienten, 1,3—1,5% für die Passagen]). JENKINS gibt sogar nur 1,1—1,3%, PARMENTER 1,5 an (PIEPER und RETZLAFF verwenden zu dem LEVINTHAL-Agar Placentawasser und Hammelblut und fügen noch $1/5$ Ascites zu; p_H 7,2—7,4. Das letztere empfiehlt auch GIESZCZYKIEWICZ, ebenso A. COHN (Normalserum oder Ascites). SCHUBERT findet, daß auch der LEVINTHALsche Nährboden verschieden ausfällt.

Blutplasma wird von MARSHALL (Citratplasma) benutzt, ebenso von JENKINS (zwischen 0,5 und 20% Plasmagehalt des Nährbodens ist keine Differenz im G.-K.-Wachstum; 55° durch 24 Stunden schädigt das Plasma nicht). MACNAUGHTON setzt 1 ccm Menschenblut zu Bouillon (10 ccm); das Plasma gerinnt kegelförmig (nur für frische akute Fälle).

Der von CASPER empfohlene *Pferdeblutwasseragar* hat folgende Zusammensetzung (Modifikation von BIELINGs Vorschrift): 1 Teil Aq. dest. + 2 Teile Blut (aus der Pferdevene entnommen) etwa 30 Minuten bei 60° im Brutschrank, āā mit schwach alkalischem (7,5 p_H) Agar (50°) gemischt (nach RUYS 2 : 3; vor dem Gebrauch die Platten leicht zu trocknen). Die Kolonien bedeutend größer als auf der Blutplatte und auch als auf der Röstblutplatte. Kein Versager gegenüber Ascites- oder Kochblutagar. (Wöchentlich neu zu bereiten.) Vitamingehalt des Blutes optimal aufgeschlossen, Wasserreichtum. (Von SCHUBERT leicht modifiziert und sehr gerühmt.)

4. Agarnährböden. Eine lange Zeit vielfach erörterte Frage ist die, *ob und wie weit die G.-K. auch auf den gewöhnlich gebrauchten Nährböden (Agar, Glycerinagar usw.) wachsen können.* Es wurde öfters betont, daß das bei der ersten, evtl. auch bei der zweiten und dritten Übertragung (BRUSCHETTINI und ANSALDO, SCHÄFFER und STEINSCHNEIDER, PARMENTER u. a.) gelegentlich der Fall ist, wenn das mitübertragene Exsudat (Sekret, noch mehr vielleicht Synovialflüssigkeit bei Impfungen aus Gelenken [E. NEISSER]) zur Vervollständigung des Nährmaterials dient, und daß die anscheinend günstigen Erfolge mit manchen Nährböden (Harnagar usw.) zum Teil dadurch zu erklären sind; auch anderer (steriler) Eiter wirkt so (STEINSCHNEIDER und SCHÄFFER; nach manchen nicht gleichstark). Doch tritt das keineswegs immer ein, und es kann sehr wohl sein, daß Differenzen in dem mit übertragenen Exsudat oder in der Zusammensetzung des Nährbodens (Agar usw.) an diesen ungleichen Resultaten schuld sind.

Schon WERTHEIM hatte von dem gelegentlichen Wachstum auf serumfreiem Nährboden (gewöhnlichem und Glycerinagar) berichtet. Diese Angabe war so sehr in Vergessenheit geraten, daß noch lange Zeit nach ihr von vielen Autoren, z. B. von FLOURNOY, die Anschauung vertreten wurde, *Bakterien, welche auf gewöhnlichem Nährboden wachsen, können keine G.-K. sein.* Eine einzelne Erfahrung wie die NICOLAYSENs, welcher zwei Stämme durch 15 Generationen züchtete, konnte diese Überzeugung ebensowenig erschüttern wie einige andere Angaben über spärliches Wachstum (BORDONI-UFFREDUZZI, SÉE usw.). Sie schien aber ihre Berechtigung durch die Angaben THALMANNS verloren zu haben. Dieser fand nämlich, daß die G.-K. auf sterilisierten Hirnschnitten (nach FICKER) gut zu züchten sind. Da die Hirnschnitte sauer reagieren, untersuchte THALMANN dann die Bedeutung der Reaktion des Nährmaterials und betonte, daß, wenn man sie richtig abstufe (so daß $2/3$—$3/4$ der Säure durch Natronlösung gebunden war — Phenolphthalein!), auch ohne Zusatz von Serum die G.-K.-Kultur gelinge. Von vornherein mußte auffallen, daß nach den Angaben Thalmanns nur die erste Generation von G.-K. auf seinem Nährboden anging, während er zur Weiterzüchtung eine (durch Erhitzen auf 70 und 100⁰ koagulierte) Mischung von gleichen Teilen von Schweinserum und von (einer zu $^2/_3$—$^3/_4$ neutralisierten) Fleischwasserbouillon benutzte. Während Strömberg, Brongersma, van de Velde, Picker u. a. den Thalmannschen Nährboden günstig beurteilten, haben Jeckstadt, Alfvén, Paldrock, Kutscher u. a. gefunden, daß er nicht besser sei als gewöhnlicher Agar.

Besonders haben Scholtz und Bärmann betont, daß die Kulturerfolge Thalmanns in der ersten Generation auf die oben erwähnte Übertragung von Eiter zurückzuführen sind. Für die weiteren Generationen ist sogar Fleischwasseragar zur Fortzüchtung günstiger (s. u.).

Über den von Torrey und Buckell modifizierten Thalmannschen Nährboden (von Scudder empfohlen) habe ich weitere Angaben nicht gefunden.

Zu erwähnen wäre hier auch noch das ältere Verfahren von Abe Nakao. Er verwendet statt Menschenserum ein Fleischwasserfiltrat. 500 g fettfreies Rindfleisch mit der Fleischhackmaschine zerkleinert, mit 1000 ccm Leitungswasser im Eisschrank gehalten, durch Filtrierpapier und dann durch Chamberland filtriert, kann längere Zeit, vor Vertrocknung geschützt, aufbewahrt, mit Nutrose oder zu gleichen Teilen mit gewöhnlichem 2%igen Agar bei 40—50⁰ vermischt werden; nach 18 Stunden immer hellgraue kleine Herde von G.-K.

Miller, Philipp und Hastings benutzen einen Agar, der nur Fleischbrühe und Dextrose enthält (in Lösungen anorganischer Salze, in der Konzentration von unfiltriertem Blutplasma ohne Calcium und Magnesium).

Die Frage, wie weit G.-K. überhaupt auf nicht besonders hergestellten, serumfreien Nährböden wachsen können, war durch Thalmanns Untersuchungen also nicht gelöst. Schon Heller hatte betont, daß bei dauernder Züchtung auf Ascitesagar eine Gewöhnung an andere Nährböden möglich ist, und Sée übertrug mit Erfolg auf gewöhnlichen, *frisch-bereiteten* Agar.

Aber erst durch Urbahn, welcher bei einigen Stämmen aus Augenblennorrhöe und Harnröhrengonorrhöe durch Generationen Wachstum auf Glycerinagar erzielte, und vor allem durch die umfangreichen Untersuchungen von Wildbolz wurde sicher erwiesen, daß „*die überwiegende Mehrzahl zahlreicher, daraufhin geprüfter G.-K.-Stämme nach kürzerer oder längerer Züchtung auf Serumagar zu dauerndem Wachstum auf gewöhnlichen serumfreien Nährböden zu bringen*" sind. Zunächst halten sich die Kulturen auf solchem Material nur ein oder zwei Generationen hindurch, später aber auch in langen Generationsreihen. Sie sind kümmerlicher als auf Serumagar, wachsen langsamer, weisen schneller Degenerationsformen auf, werden aber bei Rückimpfung auf Serumagar wieder typisch. Der schwach alkalische Nährboden Wildbolz' bestand aus Rindfleischwasser, 0,5% ClNa, 1% Pepton, 1,5% Agar.

Es ist sehr interessant zu konstatieren, wie diese Anpassungsfähigkeit an den, ihnen im ganzen unbedingt viel weniger zusagenden, Nährboden bei den verschiedenen Stämmen verschieden ist und bald schon in früher (3.—4.), bald erst in sehr später Generation manifest wird. Die G.-K. durch allmähliche Entziehung des Serums schneller an das Wachstum auf serumfreien Nährböden zu gewöhnen, gelang nicht (Wildbolz, Jeckstadt). Eine mehr oder weniger vollständige Bestätigung dieser Resultate wurde von Mantegazza, Bärmann, Lipschütz, Jeckstadt, Picker, Sharp, Michael, Kandiba, Ruys (bis zur 96. Passage) gegeben; G. Blumenthal und A. Cohn konstatierten Wachstum auf Drigalski-Platten. Auch M. Neisser gelang die G.-K.-Züchtung auf serumfreien Nährböden, allerdings nur in Symbiose mit Xerosebacillen („Ammenwachstum", vgl. Löwenthal und Zavuczkoglu in Kolle, Kraus, Uhlenhuth Bd. 5/2, S. 1275; und Kollath: Zbl. Bakter. Orig. 95, 1. Abt. 279 u. 100, 97). Wie in gewöhnlichem Agar, so können die G.-K. auch auf serumfreier Bouillon, ja, wie Wildbolz erwiesen hat, „nach monatelanger Züchtung auf künstlichen Nährböden kurze Zeit sogar auf Kartoffeln wachsen".

Besonders günstige Resultate hat Vannod auf gewöhnlichem Agar erhalten; er führte das zunächst darauf zurück, daß er seinem Nährboden eine schwach alkalische Reaktion auf Lackmus gab, während die Prüfung mit Phenolphthalein (wie sie Thalmann vornahm) nicht geeignet sei. Auf seinem Agar hat Vannod ohne Serumzusatz selbst von der 1. oder 2. Generation an Wachstum erzielt. Doch muß wohl noch irgendein anderer Umstand die besonders günstige Beschaffenheit dieses Nährmaterials bedingt haben, da in anderen Laboratorien auf Lackmus schwach alkalischer Agar nicht in dieser Weise brauchbar war. Immerhin erklärte auch Vannod die Wertheimsche Kulturmethode für die beste, sagte aber in einer späteren Mitteilung, daß schwach lackmusalkalischer Agar, auch ohne Titrierung zu Ascites zugesetzt, einen sehr guten Nährboden abgibt.

KADISCH und RUAN konnten auf einem in bestimmter Weise zusammengesetzten Bouillonagar 2 G.-K.-Stämme sofort reinzüchten (aber spärlich und höchstens 48 Stunden weiter impfbar). SEGAWA gelang es nach mindestens 10 Blutagarpassagen die G.-K. auf gewöhnlichem Agar zu kultivieren (sie bleiben zur Immunisierung von Kaninchen und zur Agglutinationsreaktion geeignet); A. COHN fand, daß manchmal Stämme schon nach 2—3 Passagen auf Agar weiterwachsen können.

Nach BUSCHKE und LANGER lassen sich anaerob gewachsene G.-K. auf gewöhnlichem Agar weiterzüchten; sie sind anspruchsloser geworden. — GÖHRING erhielt kein Wachstum auf gewöhnlichen Agar, spärliches auf Agar + $^1/_3$ gewöhnlicher Bouillon. — Von *eigenartiger Zusammensetzung* ist der Nährboden TSUDAS; er enthält kein rohes Eiweiß; TSUDA hat „Fleischwasser" aus verschiedenen Organen geprüft und solches aus Pferdepenis und Herzmuskel am geeignetsten gefunden; unverdünntes Fleischwasser ist am günstigsten; p_H 6,8—7,0. (Näheres Original; von KOVACS nicht empfohlen.)

5. Außer den auch von WAGNER besonders gerühmten **halbfesten Nährböden**, welche von HUNTOON (Vitamin-Nährböden mit und ohne Ascites; vgl. bei GIESZCZYKIEWICZ), von KINSELLA, BROUN und GARCIA, TORREY und BUCKELL, COSTA und BOYER sowie TULLOCH angegeben worden sind (zit. nach KOCH und COHN) sind **flüssige Nährböden** (zur Fortzüchtung von Reinkulturen, zur Herstellung von G.-K.-Giftstoffen, von Antigen zur Komplementbindung) verwendet worden, welche den festen Nährböden in ihrer Zusammensetzung entsprechen, so Serum- bzw. Ascites-Bouillon (mit Glykosezusatz 1 : 1000 [DE CHRISTMAS], Milzbouillon besser als Fleischbouillon (PANICHI, vgl. oben SCHÄFFER), sterilisiertes Placentar-Blutserum (1) und Bouillon mit Pepton (2—3 [RISSO]), so auch Schweineserum-Nutrose-Bouillon (v. WASSERMANN), Kochblutbouillon (LEVINTHAL), mit Zusatz von Immunserum (RUYS).

Es wird ferner empfohlen: 2% Traubenzucker-Bouillon (KINSELLA, BROUN und GARCIA), Blutbouillon (LÖHLEIN, MACNAUGHTON) oder 10 ccm gewöhnliche Bouillon mit einem Tropfen defibrinierten Blutes und einem Tropfen frischen Eigelbs oder Weißeis (BRUSCHETTINI und ANSALDO — aus diesem Nährboden überimpft wachsen die G.-K. auch auf Glycerin-Bouillon, Kartoffeln). Fibrin aus Peritonitis scheint Bouillon zu einem günstigen Nährboden zu machen (CUSHING, YOUNG). Verschiedene Bouillonarten benutzen NOGUÈS und DURUPT; besonders setzen sie das Filtrat einer bereits beimpften Nährflüssigkeit zur Unterdrückung der Begleitbakterien (Weiterzüchtung auf festen Nährböden) zu.

Speziell zur Spermakultur verwendet GISCARD einen flüssigen Nährboden (5 ccm Bouillon mit 1% Pepton und 6 Tropfen Globulinextrakt in Agar, „Aminoblutagar" — von CHIAUDANO und SAINI empfohlen).

Die flüssigen Nährböden kann man zur ersten Aufzüchtung natürlich nur dann heranziehen, wenn es sich um Material handelt, das voraussichtlich nur G.-K. enthält (gonorrhoische Abscesse, Metastasen, Blut). Vor allem beim *Blut* ist es vorteilhaft, recht viel zu verarbeiten (FEDOSEWICZ und SAWICKI), es in recht großen Mengen von Ascitesbouillon zu verteilen, um seine bactericiden Substanzen möglichst zu verdünnen. PROCHASKA verimpfte 10 ccm auf 40 Ascitesbouillon, UNGER 10 ccm Blut zu 1,2 und 5 ccm auf Röhrchen mit je 20 ccm, VIDAL 10 ccm in 500 ccm Serumbouillon usw. Sehr vielfach benutzt man zu den Blutkulturen auch die Plattengußmethode (z. B. KRAUSE 20—40 ccm Blut auf Agar bei 40—41° gießen) oder man tropft das Blut auf Schalen oder in Reagensgläser (größere Zahl!). DEICHER und LECHNER geben 1—2 ccm des Blutes zu 40 ccm Ascitesbouillon von 37°; nach 24stündigem Aufenthalt im Brutschrank Überimpfung auf LEVINTHALschen Kochblutagar. REY züchtet in 1% saurem Peptonurin (5 ccm mit 3—4 ccm Blut) [?]. — —

Es wäre natürlich sehr erwünscht, wenn es gelänge, die G.-K. *elektiv* zu züchten, da doch die Begleitbakterien bei offenen Gonorrhöen (besonders bei der Frau) sehr störend wirken. Für diesen Zweck scheint sich aber bisher keine der angegebenen Methoden eingebürgert zu haben (zum Teil bereits erwähnt):

10% Trypsin-Taubenblutagar nach NAND LAL, Methylviolett 1 : 200 000—500 000 (ERICKSON und ALBERT), Methylviolett oder Jodgrün 1 : 60—90 000 (TORREY, WILSON und BUCKELL, HOGAN, MÜHSAM); nach TORREY ist das Jodgrün wachstumsfördernd.

Hier ist auch der von MULSOW (s. o.) empfohlene Nährboden in der Modifikation von GRADWOHL zu nennen. Das Wesentliche ist: Fleischinfus (mageres Ochsenfleisch), Agar, Pepton, ClNa, Lävulose, Gelbei, Brom-Kresol-Purpur (p_H 7,8—8,2), Ascites oder menschliches oder Meerschweinchenserum. Von diesem Nährboden feucht zu haltende Platten gegossen und in geraden Linien geimpft; in H_2O_2-Atmosphäre im Brutschrank. Alle weißen oder gelbumrandeten Kolonien sind unverdächtig[1]. Von WHITE und HOLM wird die Methode warm empfohlen. AITOFF setzt, um die Begleitbakterien, besonders die Staphylo-

---

[1] Siehe für die Einzelheiten Zbl. Hautkrkh. **22**, 583.

kokken, auszuschalten, zu flüssigem Nährboden (Hühnereiweiß, besonders gut Milz- oder Leberextrakt) Staphylokokken-Filtrat-Antivirus zu (krümeliger Bodensatz statt Schleier); zum gleichen Zweck Joachimovitz (zuerst Pufferlösung zur Ascitesbouillon, dann) Coli-Bacteriophagen.

Von einzelnen Angaben, *wie die Züchtung der G.-K. erleichtert werden* kann, möchte ich noch erwähnen:

Sosa schwemmt das Material in Bouillon auf und sät erst dann aus; durch die Bouillon sollen die antiseptischen und phagocytären Wirkungen des Eiters aufgehoben werden — daher viel reichlicheres Wachstum. Miller benutzt dazu physiologische ClNa-Lösung. Joachimovits 2% Traubenzucker-Ascites-Bouillon (7,4 p_H); Abimpfung nach 4 und 24 Stunden.

Sachs-Müke empfiehlt die Leukocyten vor der Kultivierung mit säurefreiem H_2O_2 zu zerstören, um die G.-K. freizumachen (besonders für eingetrocknete Eiterproben; vgl. auch Karro); Parmenter löst nach dem Verfahren von Thomson in $^1/_{20}$ Natriumhydrocarbonat auf.

Sierakowski verreibt auf einem mit flüssigem Nährboden beschickten Objektträger das zu untersuchende Material in einem Tropfen Menschenblut [Färbung mit 0,4% alkoholischer (50%) Bromthymolblaulösung]. Krantz wie Kandiba berührt beim Impfen nur eine Stelle des Ascitesagar mit der Nadel und stellt eine Art feuchter Kammer mit Sublimatlösung her; er erhält dadurch große Kolonien und lange Lebensdauer. Auch Szilvási impft punktförmig auf Ascitesagar und findet dann an den Rändern der Kolonien die G.-K. in Reinkultur (die Kulturen, mit Paraffinöl überdeckt und so für lange Zeit konserviert).

Dauerkulturen von G.-K. wurden einmal dadurch gewonnen, daß man in hochgefüllte Ascitesagarröhrchen im Stich impfte (Morax, Levinthal — Abimpfung von den tiefgelegenen kleinen Herdchen noch nach mehr als 1 Jahr möglich). A. Cohn konnte die G.-K. im Impfstich in Levinthal-Agar mindestens 64 Tage lebend nachweisen. Lumière und Chevrotier hatten gefunden, daß sonst sehr vergängliche Bakterien unter Luftabschluß viel haltbarer sind. Ungermann benutzt dann reines oder mit physiologischer ClNa-Lösung verdünntes, auf 60° $^1/_2$ Stunde im Wasserbad erhitztes Kaninchenserum, überschichtet dieses mit flüssigem Paraffin und impft und entnimmt durch dieses (nach Levinthal).

Das Verfahren wurde von Levinthal (Stich-Kochblutagar usw.), Buschke und Langer (menschliches Serum) bestätigt (vgl. auch Utionkoff [Fleischpeptonbouillon mit Ascites und flüssigem Paraffin], Szilvási, Chiaudano, Pietkiewicz, Bruni [Vaselinöl über gezuckertem Ascitesagar], Michael [Ascitesagar-Schrägröhrchen]). Sechi findet, daß die zugeschmolzenen und die durch Paraffinöl abgeschlossenen Kulturen bei Zimmertemperatur verhältnismäßig schnell absterben, bei 35—37° aber sich bis 165 Tage fortpflanzungsfähig erhalten. Gieszczykiewicz bewahrt die G.-K.-Stämme am besten in 2⁰/₀₀ Glucose mit 25% Exsudatflüssigkeit unter Überschichtung mit Paraffinöl auf (Entwicklung dicht unter dem Öl; abimpfbar [nach Aufenthalt im Brutschrank noch nach 2 Monaten]). Nach Morax findet unter diesen Bedingungen eine langsame Entwicklung und Aufeinanderfolge der Generationen statt; nach Levinthal keine nennenswerte Vermehrung der G.-K.; sie behalten „ihre individuellen Eigenschaften, weil sie sich nicht vermehren und somit verändern". Auch nach Buschke und Langer verhalten sich die anaeroben G.-K. etwa wie die latent im Körper vegetierenden.

Die *allgemeinen Gesichtspunkte*, welche bei der Wahl der Nährböden bzw. der zu diesen hinzuzufügenden oder für sie auszuwählenden Nährstoffe maßgebend sind, werden z. B. von Kadisch und Ruan besprochen. Einigkeit über diese Prinzipien besteht auch jetzt noch keineswegs. Nur der Feuchtigkeitsgehalt wird allgemein als sehr wichtig anerkannt. Die eben genannten Autoren sind der Meinung, daß mehr als die Frage der erforderlichen optimalen „Nährstoffe" es von großer Bedeutung ist, „jenen kolloidalen Zustand zu erzielen, welcher ein Optimum für das G.-K.-Wachstum darstellt". Nach Schubert ist neben Feuchtigkeit H-Ionenkonzentration und Eiweißart und -gehalt bestimmend. Lorentz legt größeren Wert auf die Menge als auf die Art des Eiweiß, andere auf den Vitamingehalt, so auch Lloyd und Cole, Lloyd und Rivers [zit. nach Kollath (Zbl. Bakter. I Orig. 93, 507) und Gottschlich (Kolle,

KRAUS, UHLENHUTH I, S. 135)]: mindestens zwei Vitamine; ferner GIESZCY-
KIEWICZ (Hefezusatz — Vitamin B und D — gut), der die einzelnen Bestand-
teile der Nährböden sehr genau geprüft hat (seröse Flüssigkeit allein un-
brauchbar, Fett, Ei ohne Bedeutung usw.). Nach PALDROCK wachsen die
G.-K. auf reinem oder zur Hälfte mit Wasser verdünntem Blutserum oder
Ascites nicht, wohl aber bei Verdünnung mit Rinderbouillon (1:2); die
Extraktivstoffe und Pepton seien also notwendig.

Solche und ähnliche Bemerkungen (vgl. z. B. die oben schon zitierten Untersuchungen von MCLEOD, WHEATHEY und PHELON) über die Bewertung der Nähr-
bodenzusammensetzung ließen sich noch in großer Zahl zusammentragen. Sie
beweisen nur, daß zwar außerordentlich zahlreiche Einzelheiten über die G.-K.-
Kulturen gesammelt, daß aber die den verschiedenen guten Nährböden gemein-
schaftlichen wesentlichsten Merkmale noch nicht genau bekannt sind. Daher
kommt es wohl auch, daß die Ansichten über die Nährböden noch sehr geteilt
sind; persönliche Erfahrungen bei der Zubereitung, Verschiedenheiten der Ingre-
dienzen usw. können dabei eine große Rolle spielen. In Deutschland werden
wohl am meisten der Ascites- und der LEVINTHAL-Agar benutzt; JANET
rühmt nach LEBOEUF am meisten Leber-Blutagar (LEBOEUF), Blutagar
(BESANÇON-GRIFFON), Blutagar (PFEIFFER und GISCARD); für Weiterimpfungen
Ascitesagar oder Aminoagar nach DEMONCHY (statt des gewöhnlichen Peptons
„peptone aminée" [MACQUAIRE]).

Zu denjenigen Punkten, über welche die Ansichten noch lange geteilt waren, gehört auch
die *Reaktion* des Nährbodens. Sie ist schon verschiedentlich erwähnt worden. Aus den sehr
genauen Untersuchungen VANNODS hatte sich ergeben, daß doch die *Reaktion* des gewöhnlichen Agars in ziemlich weiten Grenzen schwanken kann, ohne daß ein gutes G.-K.-Wachs-
tum aufhört, wenn gleich das Optimum innerhalb enger Grenzen liegt.

Daß die Reaktion allein, wenn sie gewiß auch für ein *bestimmtes* Nährmaterial von
Bedeutung ist, doch für die G.-K.-Kultur im ganzen eine so ausschlaggebende Bedeutung
nicht haben kann (s. auch PICKER), geht aus den zahlreichen differenten Angaben
in der älteren Literatur hervor. Saure Nährböden sind mehr oder weniger brauchbar gefun-
den worden von FINGER, GHON und SCHLAGENHAUFER, VAUGHAN und BROOKS, HEIMAN,
GOULD, STEINSCHNEIDER und SCHÄFFER (auch von mir selbst). CHADWICH, VEILLON und
SÉE dagegen sahen nie Wachstum auf sauren Medien. Auch LIPSCHÜTZ legt für seinen
Nährboden großen Wert darauf, daß die Reaktion nicht lackmussauer sein dürfe. FINGER,
GHON und SCHLAGENHAUFER betonen besonders die Abneigung gegen zu stark alkalische
Reaktion (Rinderserum enthält zu wenig saure Salze), MENGE umgekehrt die gegen saure;
er benutzt selbst stark alkalischen Agar. KIEFER meint geradezu, daß die G.-K. gegen
Reaktionsänderungen nicht besonders empfindlich seien; er wie DEYCKE, HELLER,
HAMMER u. a. verwenden im allgemeinen neutralen bis schwach alkalischen Agar. COLOM-
BINI sah Wachstum auf saurem und alkalischem Eiweißharn.

Auch STROSS legte bei der Prüfung der Tiersera auf deren verschiedenen Alkalescenz-
grad geringeren Wert als auf Eiweiß- und Kolloidsubstanzen (s. o.). Nicht erwiesen
ist die Behauptung THALMANNs, daß die G.-K. einer Mischung von neutralen und zwei-
basischen Phosphaten zu ihrem Wachstum bedürfen.

Auch nach späteren Untersuchungen ist noch keine Einigkeit über die zu empfehlende
Reaktion der Nährböden erzielt. RUDIGER gibt neutrale an, MARINESCU und HOLBAN,
IKOMA, LORENTZ saure bis schwachsaure. Maßgebend sind jetzt natürlich nur die verschiedentlich schon erwähnten Bestimmungen des p_H. Nach CLARK, DERNBY, PORCELLI
und LEVINTHAL: p_H 7,5; TORREY und BUCKELL: p_H 6,4—6,8 für halbfeste Nährböden;
MULSOW 6,8 für Ascitesagar. Ich zitiere ferner noch PRICE 7,5, MANDL 7,3—7,4, ZOLLSCHAU
7,4, CASPER 7,4, WHITE und WINTER 7,2, TIMOCHINA 7,4—7,5, GIESZCYKIEWICZ 7,3—7,4,
DEMONCHY 6,5, SCHUBERT 7,3—7,5, TSUDA 6—7,0 (TSUDA hat das „Fleischwasser" aus
verschiedenen Organen untersucht und bei Pferdepenis 7,4, bei Pferdeherz 6,3 gefunden).
HACH nennt den Hirnagar stark sauer usw.

Im allgemeinen wird man mit JOACHIMOVITS 7,2—7,6 p_H als die meist
empfohlene Reaktion ansehen dürfen. So groß aber, wie manche Autoren
annehmen, ist die Bedeutung der Reaktion für die Nährböden wohl nicht (s. o.).
So sagt z. B. LORENTZ, daß sein Nährboden [s. S. 16] alkalisch oder sauer
sein könne.

Die *Temperatur*, bei welcher die G.-K. auf künstlichen Nährböden am besten wachsen, beträgt nach den meisten Autoren 36—37°. Ficker fand, daß 35° günstiger sei. Die Angabe Wertheims über gutes Wachstum selbst bei über 40° hat nach Koch und Cohn keine Bestätigung gefunden. Unter 30° ist von regelmäßiger Entwicklung wohl keine Rede mehr. Nach Göhring sind die G.-K. von Blutagar bei 37° nach 11 Tagen nicht mehr abimpfbar, bei 27° sind sie wesentlich länger lebensfähig, von Ascites-Bouillon (1 + 10) unter Paraffinabschluß bei 42° kein Wachstum, bei 37° 44 Tage usw.

Weitere Angaben über den Einfluß von Temperaturdifferenzen auf die G.-K. s. u.

Die Kulturen entwickeln sich im allgemeinen innerhalb der ersten 16 bis 24 Stunden, auf weniger günstigen Nährböden auch erst innerhalb 48 Stunden bis zu Stecknadelkopfgröße und etwas mehr. Bei besonders güntsigem Material werden die Kolonien beträchtlich größer. Das wird für viele Nährböden betont (z. B. Blutplatten und Kochblutagar). Namentlich bei reichlichem G.-K.-Gehalt (ohne oder mit unbedeutender Mischinfektion) kommt es zu Konfluenz der Einzelherde.

Auch die *Zeitdauer*, während deren diese sich noch vergrößern, ist nach dem Nährboden und nach den äußeren Bedingungen (Temperturoptimum, Schutz vor Austrocknung) verschieden. Meist wird das Wachstum nach 3—14 Tagen eingestellt. Doch gilt das nicht für spätere Passagen (Gewöhnung!).

Bei der *Lebensdauer* (d. h. der Zeit bis zum Absterben der G.-K.) muß man natürlich unterscheiden: das Leben unter den Bedingungen der Kultur, in Eiter usw. außerhalb des Organismus (s. S. 33 f.) und ihre Persistenz im Organismus (s. S. 98).

Die Lebensdauer der Kulturen hängt einmal von dem Nährboden ab (z. B. auf Harnagar und auf reinem Blutserum kürzer als auf Serumagar; Bumm, Finger, Wertheim); ferner von der Temperatur, von der Verhütung der Austrocknung, und davon, wie viele Generationen hindurch der betreffende Stamm schon künstlich gezüchtet worden ist; junge Generationen, die noch nicht dem saprophytischen Leben angepaßt sind, gehen schneller zugrunde (Finger, Ghon und Schlagenhaufer). Bei Temperaturen unterhalb des Wachstumsminimums sterben die G.-K. in einigen Tagen ab; diese Frist „stellt offenbar die Lebensdauer des einzelnen Keimes dar" (Morax vgl. Gottschlich, Handbuch der pathogenen Mikroorganismen, 3. Aufl., Bd. 1, S. 115).

Es hätte wohl kaum einen Wert, wenn ich hier die außerordentlich verschiedenen Angaben der Autoren über die Lebensdauer auf den immer zahlreicher gewordenen Nährböden und bei verschiedenen Temperaturen usw. zusammenstellen wollte (wobei noch zu berücksichtigen ist, daß Stammeseigentümlichkeiten auch für die Lebensdauer von Bedeutung sind — vgl. z. B. Ruys). Ich halte es für vollständig ausreichend, einige Beispiele zu geben.

Koch und Cohn geben an, daß die G.-K. „auch unter den günstigsten Bedingungen ihre Lebensfähigkeit gewöhnlich schnell verlieren", auf Platten in der Regel nach 3 Tagen, in flüssigen Nährböden nach 1—2 Wochen. Davon gibt es aber doch sehr zahlreiche Ausnahmen. Schon Wertheim gab 8—10 Tage, Picker (auf Thalmann-Agar) und Griffon (auf Kaninchenblutagar): 6 Monate, Hach (Hirnagar): bei Zimmertemperatur 3 bis 18 Monate, im Brutschrank 25—39 Tage, Krantz (feuchte Kammer mit Sublimat): 6—8 Wochen. Ascitesagar (mit Hammelleber usw. s. o.) in großen, flachen Kolben am Rand bei 37° mindestens 6 Wochen, in Reagensgläsern 2—3 Wochen (Kandiba). Auf Eiereiweiß- bzw. Vitaminnährboden bei 37° 63—120 Tage (le Soudier und Verge). A. Cohn sah die Lebensdauer auf Serum-Bouillon länger als auf festen Nährböden, Piper und Retzlaff in Aufschwemmungen bei Zimmertemperatur besser als bei 37° (in Schrägascitesagar meist nur eine Woche). Sie fanden, daß Kulturen, welche bei 37° in 24 Stunden schlecht wachsen, sich viel besser entwickeln, wenn man sie auf einige Stunden in Zimmertemperatur bringt. Ältere Laboratoriumsstämme haben eine längere Lebensdauer.

Fuchs sah auffallend große Unterschiede in der Zeit, in der die G.-K. in den Kulturen absterben. Schon oben ist betont worden, daß die Übertragbarkeit von Kulturen bei mehr oder weniger vollständigem Luftabschluß eine besonders lang dauernde ist (z. B. Morax [hoher Ascitesagar] 1 Jahr; nach dem Ungermannschen Verfahren 2—4 Monate; Bruni mit Vaselinöl überschichteter Ascitesagar 2 Monate). Für Stichkulturen gibt Levinthal 21 bis 26 Tage, für Serumbouillon 64, für Kochblutagar bei einzelnen Stämmen selbst 105 Tage an.

Eine Übertragung von alten Kulturen ist auch dann möglich, wenn mikroskopisch nur (?) noch Involutions- bzw. atypische Formen vorhanden sind (schon Wertheim).

Die *Zahl der Generationen*, die auf guten künstlichen Nährböden erzielt werden kann, ist augenscheinlich eine unbeschränkte, vorausgesetzt, daß die äußeren Bedingungen günstig, der Nährboden immer gut ist, und die Übertragung regelmäßig stattfindet (am besten alle 2—3 Tage). JUNDELL ist bis zu 200 Generationen gekommen.

Auffallend ist die Erfahrung PALDROCKS, daß er nicht mehr als 4—5 Generationen auf dem gleichen Nährboden erhalten konnte, daß er aber lange Reihen erzielte, wenn er immer wieder nach einigen Generationen auf einen anders zusammengesetzten Nährboden verimpfte; nach weiteren 4—5 Generationen konnte er dann wieder den ersten Nährboden benutzen.

Über die *Erhaltung der Virulenz* der G.-K. gegenüber dem menschlichen Organismus sind wir aus natürlichen Gründen wenig orientiert. (WERTHEIM fand eine Kultur noch infektiös nach 4, FINGER, GHON und SCHAGENHAUFER nach 5 Monate langer Fortzüchtung auf Serumagar [vgl. MESINESCU und HOLBAN, BUSCHKE und LANGER: Virulenz für Tiere bei viele Wochen anaerob gehaltenen Kulturen]). Bei lange Zeit fortgezüchteten Kulturen soll die Virulenz verschwinden (JUNDELL und ÅHMAN; ebenso COPELLI [vgl. bei Stämmen S. 85 f.]). Solange wir keine sicheren Tier-Infektionsversuche haben, solange werden wir zu dieser Frage weiteres Material nicht beibringen können; denn das Erhaltenbleiben der Giftstoffe gibt natürlich keinen Anhaltspunkt für die Menschenvirulenz. —

Das *makroskopische Aussehen der G.-K.-Kulturen* ist natürlich je nach dem Nährboden verschieden. Doch läßt sich immerhin allgemein sagen, daß die einzelnen Herde etwa stecknadelkopfgroß, rundlich, ganz leicht erhaben, klebrig, schleimig zusammenhaltend sind. Meist erscheinen sie durchscheinend und manchmal fast tautropfenähnlich oder irisierend, andere Male aber sind sie leicht grau, ja selbst, wenn auch seltener (wie ich das an WILDBOLZschen Kulturen, die unzweifelhaft rein waren, gesehen habe) fast weiß oder, wie GEBHARDT angibt, weißgelb. Nach KIEFER sind speziell ältere Kulturen mehr weißlich; URBAHN fand weißliche und gelegentlich auch gelbliche bis bräunliche Verfärbung. Auf Eiereiweißagar sind die Kolonien trocken und weißlich (LIPSCHÜTZ). Wegen dieser atypischen Farben darf die Besichtigung mit der Lupe nicht vernachlässigt werden; denn diese bei auffallendem Licht weißen Kulturen haben, wie WILDBOLZ betont, doch bei Vergrößerung „starke Transparenz und feine Körnung" oder sie sind perlenartig glänzend; wichtiger ist natürlich die Untersuchung von Trockenpräparaten und die Feststellung der Degenerationsformen. Konfluenz der einzelnen Kolonien bis zu grauweißer wirklicher Rasenbildung kommt nur bei sehr üppigem Wachstum vor. Meist kann man die einzelnen Kolonien noch recht gut voneinander sondern. Doch wird auch hervorgehoben, daß „benachbarte Kolonien sich nur eben berühren, so daß der Nährboden bei reichlicher Impfung oft ein geriffeltes oder chagriniertes Aussehen erhält (nach KIEFER bei durchfallendem Licht wie „gesprungenes Eis" — zit. nach KOCH und COHN).

Ganz ähnlich ist auch das Wachstum auf gewöhnlichem Agar; doch sind die Kolonien kleiner, zarter und durchsichtiger. Auf dem WASSERMANNschen Nährboden sind sie tautropfenähnlich, granulös, grau-bräunlich.

Bei *Lupenvergrößerung* haben die Kulturen ein im ganzen ziemlich charakteristisches Aussehen. Sie sind am Rande durchsichtig und feinkörnig; im Zentrum sind sie gröber gekörnt, etwas dunkler und weiterhin bilden sich in dieser zentralen Partie schollige Massen von hellgelblicher bis bräunlichgelber Farbe bzw. knopfartige Erhebungen. „Der Rand der Kolonie ist bald gleichmäßig kreisförmig, bald leicht gewellt oder unregelmäßig gezahnt. Eng nebeneinander liegende Kolonien platten sich meist gegenseitig ab, ohne miteinander zu verschmelzen." KIEFER betont die unregelmäßigen rissigen Ränder, die radiären Streifen, Rillen und Sprünge. Die Kulturen werden auf Ascitesagar stark schleimig, weniger auf der Blutplatte [1] (Abb. 5 u. 6).

---

[1] Hingewiesen sei hier auf die von MARUOKA („Knopf"- und „Auswurf"-Formen), ATKIN und besonders von RUYS beschriebenen, in älteren Kulturen sich findenden zentralen knopfähnlichen Bildungen, welche gut färbbare G.-K. enthalten (vgl. bei Stämmen).

Etwas abweichend ist das Aussehen der Kolonien bei gegossenen (nicht ausgestrichenen) Kulturen, bei denen wir die auf und die in dem Nährboden gelegenen Kolonien unterscheiden müssen. Die letzteren sind mehr gleichmäßig körnig und gelbbräunlich (mit halbkugeligen Ausläufern von erdbrauner Farbe — Gebhardt); „wo tiefliegende Kolonien an die Oberfläche gelangen und sich nun auf dem Agar ausbreiten, bekommt das Zentrum ebenso wie bei anderen Bakterienkolonien das bekannte nabelartige Aussehen" (Scholtz). Genaue Beschreibungen geben zahlreiche Autoren für verschiedene Nährböden. Es ist unmöglich auf diese einzugehen. So sind z. B. die Kolonien auf dem Kochblutagar nicht nur wesentlich größer als auf Ascitesagar, sondern auch „stärker gewölbt, oft mit knopfartiger Erhebung und anfänglich transparent", weiterhin leicht getrübt. Auf dem Mulsow-Gradwohlschen Nährboden erscheinen mikroskopisch radiäre Streifungen, auf dem Bieling-Casperschen Blutwasseragar bläulich-glasige Kolonien mit weißlich-bläulich undurchsichtigem Zentrum, leicht zerfließlich. Im Stichagar sieht man durchsichtige graue Kolonien.

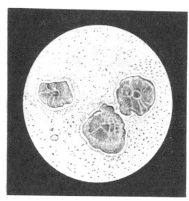

Abb. 5. 24 Stunden alte Gonokokken-kultur auf Ascitesagar.

Ganz junge (8stündige) Kolonien auf Wassermanns Nährboden zeigen bei 250facher Vergrößerung auf Klatschpräparaten nach Axelrad folgendes Strukturbild: Die Grenze zwischen dem Zentrum und der stark ausgedehnten Randzone ist nur mäßig scharf, die letztere ist nach außen ziemlich gut abgesetzt, glatt, aber nicht so auffallend markiert wie die der Kolonien des Staphylococcus aureus.

In den *flüssigen Nährböden* wachsen die G.-K. zunächst an der Oberfläche in Form von feinen Schüppchen, die „dort nicht selten eine feine Kahmhaut bilden", oder in einer feinen krümeligen Schicht oder als durchsichtige Punkte. Sie zeigen allmählich, nach 5 bis 6 Tagen, bei Schütteln schon

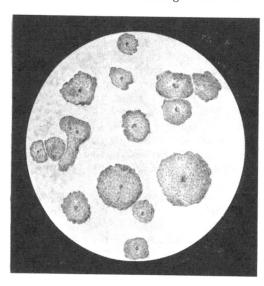

Abb. 6. 48 Stunden alte Gonokokkenkultur auf Ascitesagar. (Beide Abbildungen nach Wildbolz, F. v. Winckels Handbuch der Geburtshilfe II, 2, 1906. Vgl. Handbuch der Geschlechtskrankheiten I. Band 1910.)

früher, einen Bodensatz in Form von kleinen Flocken und Krümeln, „der bei leisem Schütteln spiralig (oder „fächerartig") in die Höhe steigt und sich unter Trübung der Bouillon teilweise auflöst" (Wildbolz). Spontane Trübung kommt meist nicht vor. Nach dem Niedersinken der Kolonien scheint eine weitere Entwicklung der Kultur nicht mehr stattzufinden. Mariani beschreibt zarte Membranen oder weiße körnige Bildungen.

Mikroskopisch sieht man die G.-K. in frischen ungefärbten Präparaten, bzw. im hängenden Tropfen aus einer flüssigen Kultur oder aus Aufschwemmungen von festen Nährböden in Haufen von verschiedener Größe, welche sich nur schwer trennen lassen (auch durch starkes Schütteln nicht), und in welchen Einzelheiten kaum zu unterscheiden sind.

In Trockenpräparaten zeigen sich die typischen Diplokokkenformen, doch ist es, worauf bereits hingewiesen wurde, ganz besonders charakteristisch, daß viele *Kokken auf den künstlichen Nährböden sehr schnell zugrunde gehen*, so daß schon nach 24 Stunden neben den gutgefärbten, scharf konturierten typischen Paaren degenerierte Kokken in (je nach der Güte des Nährbodens) mehr oder weniger großer Menge aufzufinden sind, welche durch Quellung, durch blasse Färbung, durch unregelmäßig rundliche Formen charakterisiert sind (Abb. 7). Sehr schnell bilden sich auch ziemlich gleichmäßig körnige, schwach gefärbte Detritusmassen aus, in denen nur hier und da noch erkennbare oder sogar noch gut gefärbte Kokken vorhanden sind. In Klatschpräparaten finden sich diese Degenerationsmassen im Zentrum, während an der Peripherie noch gut färbbare, sich in charakteristischer Weise teilende Mikroorganismen liegen. Eine eingehende vergleichende tabellarische Darstellung der mikroskopischen Befunde von verschieden alten Kulturen an Ausstrich-, Klatsch- und Tuschepräparaten gibt Levinthal (Buschke und Langer, S. 106). Die schnelle Degeneration und die in jungen Kulturen (wegen der fehlenden Kerne, Schleimmassen usw.) ganz besonders

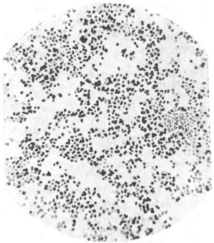

Abb. 7. 24 Stunden alte Reinkultur von typischen Gonokokken auf Kochblutagar. Färbung Gentianaviolett. Vergr. 1 : 1000. Photogramm Prof. Zettnow. (Nach Levinthal in Buschke und Langer, Lehrbuch der Gonorrhöe, S. 105.)

rapid auftretende Entfärbung nach Gram sind für die G.-K.-Kulturen wesentlich charakteristischere Momente als das makroskopische Aussehen und selbst als der Befund mit der Lupe.

Degenerationen und Atypien der Gonokokken.

Der frühe und hochgradige Untergang der G.-K. in den Kulturen gibt Anlaß, gerade an dieser Stelle die Frage ihrer Degeneration, deren verschiedenen Formen und die damit untrennbar verknüpfte Frage der Atypien, Variationen und selbst Mutationen speziell vom morphologischen und tinktoriellen Standpunkt aus zu besprechen. Die weitere Frage biologisch und speziell pathogenetisch verschiedener Stämme wird weiter unten erörtert (s. S. 85).

Wie bei anderen Krankheiten, so träfe es auch bei der Gonorrhöe nach Paneth zu, daß je frischer die Krankheit ist, um so zahlreicher und kräftiger die Erreger sind, und daß diese unter der Einwirkung des Organismus sichtbare Veränderungen erleiden.

Am eingehendsten hat man sich mit den Degenerationen in den *Kulturen* beschäftigt. Ich habe oben ganz kurz eine allgemeine Charakterisierung dieser Degenerationsformen gegeben.

Schon Bumm, Finger, Wertheim, Sänger, Broese, Schiller, Herzog, Ghon und Schlagenhaufer, Kiefer, v. Sehlen u. a. haben von ihnen gesprochen. Dann haben vor allem nach den Mitteilungen von ASCH (und ADLER) sehr viele Autoren darüber gearbeitet.

GÖHRING nennt sie „zerfallene Formen" (die „Involutionsformen" besser „Variationen"). Die Degenerationsformen werden noch sehr verschieden beschrieben (vgl. Abb. 7); sie erscheinen, wie schon erwähnt, zuerst in den Zentren der Kolonien, als „blassere meist einzeln gelegene rundliche Kokken", als „blasse unscharf begrenzte kleine Kokken" (Mikrokokken), als „größere blasig gequollene Kugeln (offenbar schleimumhüllte ältere Exemplare)" mit dunkleren Punkten und Fäden, oder „kleine unscharf und zackig konturierte, wie angefressene Gebilde" (geschrumpft [vgl. LEVINTHAL]), als große nullähnliche Formen [A. COHN] usw.). Auch HERZOG, der bekanntlich die G.-K. mit den Chlamydozoen des Trachoms in Beziehung brachte, spricht von Mikro- und Makro-G.-K., von denen die ersteren sich auch abnorm färben (blaßrosaviolett nach GIEMSA), und von Hantel-, Null-, Arkaden-, Tetradenformen usw.

Von weiteren Einzelangaben erwähne ich: Blaßgefärbte wabige Elemente (durch Autolyse — DURUPT), „Dauerformen" (?), große intensiv gefärbte Diplokokken oder kugelige Gebilde (GISCARD), dicke, runde, schwer färbbare Kokken (LE SOUDIER und VERGE, die andererseits sehr große, intensiv gefärbte kaffeebohnenförmige Diplokokken in Vierergruppen als Zeichen erhöhter Vitalität und Resistenz ansehen?). GÖHRING fand, daß die degenerierten Zwerg- und Riesen-, Stäbchen- und Keulenformen sich bei 37° in 48 bis 72 Stunden bilden, bei niedrigerer Temperatur und größerer Feuchtigkeit später. Ich verweise ferner hier auf die oben schon zitierte Tabelle LEVINTHALS, der verschieden alte Kulturen mit der Ausstrich-, der Klatsch- und der BURRI-Methode untersuchte und die dabei zutage tretenden Formveränderungen verglich. Ich verweise auch auf die oben kurz skizzierte Darstellung SZILVÁSIS; die von ihm beschriebenen Gebilde sind wohl zum großen Teil zu den Degenerationen gerechnet worden (Mosaik-, Biskuit-, Vakuolenformen).

Von größerer theoretischer Bedeutung als die degenerierten Formen in den einzelnen Kulturen sind die *atypischen Stämme,* welche von verschiedenen Autoren angegeben werden.

Besonders auffallend sind die beiden Stämme A. COHNs, welche neben typischen Diplokokken Nullen, längliche zweigliedrige Gebilde, Peitschenformen usw. aufwiesen (gramnegativ). Auch GÖHRING berichtet von — sich als sehr lebensfähig erweisenden — Stämmen, die anaerob in Ascitesbouillon bei 37° gewachsen waren und Oval-, Stäbchen- und Keulen-, seltener sogar Fadenformen bildeten. Durch Aufenthalt in außergewöhnlichen Temperaturen (1—10° und 40—44°) will KANDIBA Mikro-, Spindelformen usw. hervorgerufen haben (nicht ganz gramfest, auf gewöhnlichem Agar wachsend — z. B. von NAGELL und DANIELSEN wird ihre G.-K.-Natur bezweifelt).

Eine sehr große Rolle hat bei den Degenerationsformen die Frage gespielt, *ob die G.-K. ihre charakteristische Gramnegativität verlieren können* (s. o.).

Schon von LAPOWSKI ist angegeben worden, daß sich degenerierte Formen nach GRAM färben. Dann haben unteren anderen BUSCHKE und LANGER, BUSCHKE und HARRY, HEIMANN und BAUMANN sowie A. COHN (nicht nur die schwere Färbbarkeit, sondern auch) den teilweisen Verlust der gramnegativen Eigenschaft degenerierter G.-K. in überalterter Vaccine oder Kultur festgestellt. NAGELL, der prinzipiell an der Gramfestigkeit der G.-K. festhält, betont, daß, wie allgemein anerkannt sei, einzelne Exemplare in Kulturen grampositiv sein können (vgl. NEUMANN, WEINRICH, KARTAMISCHEW, LORENTZ, R. SCHROEDER u. a.). GÖHRING findet in älteren Kolonien auf den Zerfallsformen liegende Diplo- und Tetradenformen mehr violett, aber nie ganz gramfest. FRIEDRICH WOLFF glaubt an grampositive G.-K. und an ein Umschlagen der Gramreaktion (wenigstens partiell: „bunte Kulturen"); ihm sei vereinzelt die Umzüchtung in normale G.-K. geglückt. Sehr mannigfaltig sind die schwach grampositiven Degenerationsformen, die LAWRYNOWICZ, SIROTININ und KOROBKOWA aus einem chronischen Fall herausgezüchtet haben.

Verschiedentlich hat man versucht, die G.-K. durch äußere Einflüsse umzuzüchten. So gibt KANDIBA an, daß sie durch Aufenthalt bei 40—44° die G.-K. in grampositive Doppelkokken verwandelt habe. SPICCA ist ähnliches nie gelungen. Bei der Provokation der Gonorrhöe durch Röntgenstrahlen hat DEUTSCH große kugelförmige Diplokokken und kleinere intracelluläre Formen beobachtet, die gramfest waren. — RAMSINE und MILOCHEVITCH haben durch Zusatz von Filtrat einer G.-K.-Kultur (bei 4 von 11 Stämmen) in verhältnismäßig kurzer Zeit Degenerationserscheinungen erzeugt (ferner auch bei 42°, in älteren Kulturen, bei Protargolzusatz); speziell grampositive Riesenkokkenstämme wurden allmählich beim Fortlassen des Filtratzusatzes wieder

normal. PORCELLI hat bei den gleichen Versuchen nie Gramfestigkeit erzielt, ebensowenig KANDIBA, SPICCA und CIANI, RUYS. Auch CEDERCREUTZ hatte das in früherer
Zeit durch verschiedene Einwirkungen vergeblich versucht (Suspension in Butter, Weizen-
stärkekleister, Hühnereiweiß). Noch neuestens hat A. COHN in festen und flüssigen
Nährböden weder durch Zusätze von Cholesterinalkohol (Wachstumshinderung) noch
durch Immun- und Normalsera noch durch G.-K.-Bouillon-Filtrate usw. noch auch durch
Temperatureinflüsse (s. o.: von 37—18⁰ und —4⁰) den G.-K. Gramfestigkeit verleihen
können, auch wenn sich eine Schädigung (größere und kleinere Einzelformen) ergab. —
GÖHRING ist es gelungen, bei 27⁰ und Zimmertemperatur die G.-K. auf Lithion- oder
Pankreatin-Ascites-Bouillon (bzw. -Agar) teilweise gramfest zu machen; auf Ascitesagar
bei 37⁰ wieder Rückkehr zur negativen Gramreaktion, wenn das Wachstum auf den
erwähnten Nährböden nicht zu lange gedauert hatte. — RUYS fand in Blutwasseragar-
kulturen in Passagen unter Rivanoleinfluß die G.-K. nach GRAM schwerer entfärbbar
(nicht aber nach der besonders zuverlässigen Methode von VAN LOGHAM, s. S. 11 Anm.);
ohne Rivanol wurden sie wieder typisch. Selbst eine 96. Passage war noch gramnegativ.

Der Befund E. M. LEWINS, daß in schon eingetrockneten Kulturen auf Hirnbreiagar die
G.-K. gramfest seien (Lipoiddurchtränkung) kann wohl nicht für Erwerbung von Gramfestigkeit noch lebensfähiger G.-K. verwertet werden. — Auch die im Anschluß an die
Untersuchungen von RAMSINE und MILOCHEVITCH und eigene Befunde aufgestellten Behauptungen GJORGJEVICS von Mutations- und Degenerationsformen wirken nicht überzeugend.

Die Annahme vom Umschlagen der Gramreaktion ins Positive hat auch in der Diskussion
über das *Gonovitan* eine Rolle gespielt (WOLFF u. a., dagegen NAGELL und DANIELSEN).
A. COHN schließt auch hier, daß er von grampositiven G.-K. nichts anerkennen könne.

Praktisch von wesentlich größerer Bedeutung ist die Frage der Degenerationsformen in den *gonorrhoischen Exsudaten*.

Man hat gemeint (SÄNGER u. a.), daß bei chronischen Prozessen die G.-K. nicht nachweisbar seien, weil sich bei ihnen nur noch Degenerationsformen fänden, die wir noch nicht
genügend kennen, und auf die FINGER aus Färbungsunterschieden schloß. Im Gewebe
hat WERTHEIM mit wäßrigen Anilinfarbenlösungen schlechter färbbare Individuen von
jungen, kräftig gefärbten unterschieden; aber bei stärkeren Färbungen (schon mit LÖFFLERS
Methylenblau) verschwinden diese Unterschiede. Vom Endokard beschreiben GHON und
SCHLAGENHAUFER Bilder wie von 2 Tage alten Kulturen. Im Eiter sah KIEFER kleine,
bröcklige, etwas anders als die Kerne gefärbte Stücke oder schlechter färbbare G.-K.,
die nicht aufzüchtbar seien. BROESE und SCHILLER sahen schwarzblau gefärbte Gebilde
innerhalb der G.-K.-Haufen, HERZOG dieselben Involutionsformen in den Sekreten wie
in den Kulturen (s. o.), v. SEHLEN erwähnt das Vorkommen von degenerierten, unregelmäßigen, geschwollenen oder geschrumpften, weniger intensiv färbbaren Kokken bei der
Argentumtherapie.

Besonders betont wurden die Degenerationsformen der G.-K. in gonorrhoischen Sekreten
von ASCH und ADLER (s. o. Makrokokken, sehr große kugelige oder elliptische, auch
solitäre Formen, besonders auf Epithelzellen, seltener in Leukocyten), aber im Beginn
besonders kleine Gebilde (Mikrokokken). Statt der Mikrokokken erscheinen wieder normale nach Einspritzung von Vaccine usw. Solche Befunde wurden von manchen Autoren
bestätigt (FINKELSTEIN und TIMOCHINA — besonders bei Kindergonorrhöe), CHRYSA-
NOVSKY, WOLFF (bei latenter und chronischer Gonorrhöe), PILLAT (nach Milchinjektionen im Conjunctivalsekret — kaum mehr züchtbar), WILLIS (immer semmelförmig
bis kugelig oder halbkugelig, zuerst Diplo-, später Monokokken, alle gramnegativ). —
DIETEL beschreibt intraleukocytäre gramnegative Mastdiplokokken, die er als Mutationsformen anzusehen geneigt ist. — Als sehr charakteristisch und auch praktisch wichtig
bezeichnet JANET die Degenerationsformen (schlechte Färbbarkeit, sehr ungleiche Größe
selbst der beiden Partner eines Paares, rundliche Form, zuletzt noch ganz kleine Kugeln).

Auch in den Sekreten wird von *grampositiven Degenerationsformen gesprochen* (schon
ASCH s. o.); so hat z. B. DIETERICH angegeben, daß selbst G.-K.-Paare zu finden sind,
von denen die eine Hälfte rot, die andere blau ist. LAWRYNOWICZ spricht von grampositiven
G.-K., die (neben den Formveränderungen) zugleich mit gramnegativen vorkommen und
auch wieder verschwinden (das kann auf Begleitbakterien oder auf unregelmäßige Färbung
zurückgeführt werden).

WICHMANN und SCHLUNK, J. COHN und KOGA sowie CHRYSHANOVSKY (auffallend oft!),
RUGE (Riesenforman) u. a. fanden ebenfalls grampositive Diplokokken, die sie mit mehr
oder weniger Wahrscheinlichkeit für G.-K. halten oder mit ihnen in Beziehung setzen
(sehr skeptisch BUSCHKE und GUMPERT). WICHMANN und SCHLUNK haben mit diesen
Mikroorganismen eine milde Urethritis erzeugt (vgl. auch die Befunde von DELBANCO
und LORENTZ). SECHI kommt bei der Untersuchung der von manchen Autoren angenommenen tinktoriellen Mutation (die reversibel sein soll) zu der Überzeugung, daß der

G.-C. im Organismus seine charakteristischen färberischen Eigenschaften festhält. — Bender möchte die von Asch und Adler beschriebenen Formen als aus den Leukocyten stammendes Glykogen oder Amyloid oder deren Vorstufen ansehen, Buschke und Langer versehen die im Prostatasekret zu konstatierenden kleinen Formen mit einem Fragezeichen (vgl. A. Cohn). — Die intraepithelialen Einlagerungen, welche Glück mit Degenerationsformen der G.-K. in Zusammenhang bringen möchte, haben mit solchen wohl nichts zu tun (vgl. S. 60). — Besonders bedenklich erscheinen mir die Befunde von Degenerationsformen in Schnitten (z. B. Finkelstein und Iljina); Iwanov findet in seinen (zum Teil zerzupften!) Präparaten selten den „Typus Neisser", meist „Typus Asch oder Janet" (!).

Ich selbst habe schon 1910 betont, „daß man mit der Deutung solcher Dinge sehr vorsichtig sein muß. Es ist sehr wahrscheinlich, daß die im Organismus und im Sekret untergehenden G.-K. sehr bald vollständig unkenntlich werden und verschwinden". Manche augenscheinlich als Degenerationsformen geschilderte Bildungen, z. B. die mit Methylenblau hellblau gefärbten runden Gebilde in den Epithelzellen haben nach meiner Überzeugung mit G.-K. gar nichts zu tun. Man darf nicht vergessen, daß man bei chronischer Gonorrhöe bei genügend langem Suchen meist typische extra- und auch intracelluläre G.-K. findet. Und es ist doch auch wahrscheinlich, daß die Gonorrhöe nur dann fortbestehen kann, wenn immer wieder neue G.-K., wenn auch evtl. in sehr geringer Zahl entstehen. Im Sekret gehen auch Leukocyten mit Kernen und Granula und Epithelzellen zugrunde — die Differentialdiagnose solcher Zerfallsmassen gegenüber den G.-K.-Trümmern ist naturgemäß außerordentlich schwer, wenn nicht unmöglich. Wenn Janet meint, daß die degenerierten Kokken nach der „Bierprobe" wieder normal werden, so soll das doch wohl nur heißen, daß bei — wie immer bedingten — Exacerbationen des Prozesses typische G.-K. wieder auftreten.

Mit diesen kritischen Bemerkungen soll natürlich nicht gesagt werden, daß nicht einzelne der erwähnten Befunde wirklich zu Recht als Degenerationsprodukte gedeutet sind. Sie diagnostisch zu verwerten kann eine Gefahr bedeuten, sowohl in den Fällen, in denen G.-K. überhaupt nicht konstatiert wurden, als auch wenn man sich durch solche Dinge bestimmen läßt, die Heilung eines gonorrhoischen Prozesses mit noch größerer Skepsis anzusehen, als sie an sich selbstverständlich geboten ist.

Besonders schwierig ist die Frage der Übertragbarkeit und der Weiterzüchtbarkeit der Degenerationsformen. Wenn aus Material (aus Sekreten, Gelenkflüssigkeit wie auch aus Kulturen), in dem mikroskopisch nur solche als degeneriert bezeichnete G.-K. gefunden wurden, typische G.-K.-Kulturen wachsen, so beweist das (trotz entgegengesetzter Behauptungen — vgl. Wertheim, Heiman) m. E. nie, daß nicht doch einzelne typische G.-K. darin vorhanden waren, die nur nicht aufgefunden wurden. Deswegen sind Behauptungen über die Regenerationsfähigkeit von Degenerationsformen unbeweisbar (z. B. Deutsch: durch Röntgenstrahlen degenerierte Formen nehmen wieder ihre ursprüngliche Gestalt an). Daß es Stämme gibt, welche eigenartige Formen schnell und regelmäßig bilden, beweisen z. B. die oben zitierten Befunde A. Cohns. Aber skeptisch zu beurteilen sind doch wohl nach allen unseren Erfahrungen Angaben, wie z. B. die von Jablonski und Judenič, daß bei der Hälfte der untersuchten chronischen Gonorrhöen Involutionsformen gezüchtet wurden. Asch gibt sogar an, daß manchmal beim Mann schon im Beginn nur Makro-G.-K. gefunden wurden, sie sollen von chronisch kranken Frauen mit solchen Formen stammen — auf junge Frauen übertragen, sollen sie dann wieder als Normokokken erscheinen. Wie Asch, so meinen auch Finkelstein und Timochina, daß die Involutionsformen der G.-K. übertragbar sind und zu akuter Gonorrhöe oder zu schleichender Infektion evtl. mit Exacerbation mit typischen G.-K. oder zu G.-K.-Trägertum führen; (vgl. auch

ASCH und ADLER, FR. WOLFF, WICHMANN und SCHLUNK u. a.). Dazu ist dasselbe zu sagen wie zu der Abimpfbarkeit auf Kulturen. Bei solchen Fällen kann auch die Unsicherheit der Anamnese oft eine Rolle spielen.

Die Frage, ob grampositive Diplokokken mit den G.-K. in unmittelbarer Beziehung stehen, ob sie als Mutationsformen angesehen werden sollen, ist verschiedentlich diskutiert worden. Aber die einzelnen Behauptungen, die in dieser Beziehung aufgestellt werden (vgl. z. B. RAMSINE und MILOCHEVITCH, GJORGJEVIC, PEREZ-GRANDE, FRANCK [der letztere zitiert FONSECA und PINTO, glaubt an grampositive und -negative „neutrale" G.-K., denkt an einen weitgehenden Verlust und Wiedergewinn der in Beziehung miteinander stehenden Virulenz und Gramnegativität usw.]), können nicht als genügend gestützt angesehen werden. Neben anderen betont auch RUYS, daß ihr nie eine Umzüchtung von solchen grampositiven Diplokokken aus Vulvovaginitis geglückt sei (ein Stamm wurde etwas mehr gramnegativ).

Auch die Provenienz grampositiver Diplokokken aus gonorrhoischen Prozessen und die Formähnlichkeit sprechen nicht für irgendeine biologische verwandtschaftliche Beziehung (das muß auch gegenüber den freilich keineswegs dezidierten Bemerkungen von DELBANCO und LORENTZ betont werden). LORENTZ fand übrigens seine grampositiven Diplokokken manchmal gemischt (+ und —) und bei Weiterzüchtung negativ. Unmöglich ist es bisher Beweise dafür zu erbringen, daß apathogene und grampositive Kokken in virulente und gramnegative übergehen können (woran ASCH denkt).

Die meisten Autoren stehen zur Zeit wohl auf dem (auch von BUSCHKE und LOEWENSTEIN, A. COHN usw. vertretenen) Standpunkt, daß man bis jetzt von grampositiven G.-K. zu sprechen keine Recht hat (s. o. S. 12).

Biologisches.

Temperatur. Die Autoren sind, wie erwähnt, im allgemeinen darüber einig, daß das Optimum der Temperatur für das G.-K.-Wachstum 36—37⁰ C ist (FINGER, GHON und SCHLAGENHAUFER, THALMANN, DE CHRISTMAS, POMPEANI; BUMM 30—34⁰, GEBHARDT 37⁰, KIEFER 35,8—36⁰, FICKER 35⁰ s. o.).

Als maximale Temperatur, bei der noch Wachstum stattfindet, wird vielfach 38,0—38,5⁰, als Minimum 32,5⁰ angegeben. BUMM fand als untere Grenze 25⁰, als obere 38⁰ (ähnlich BOCKHART sowie GHON und SCHLAGENHAUFER). Nach den letztgenannten Autoren findet reichliches Wachstum erst bei 30⁰ statt, bei 38⁰ wird es schon wieder spärlich. Bei 39⁰ gehen die anfangs wachsenden Kulturen in 24 Stunden zugrunde. Die meisten Untersucher konstatierten, daß bei 40—41⁰ oder selbst bei 39—40⁰ die G.-K. in einigen Stunden absterben (KIEFER, STEINSCHNEIDER, SCHOLTZ [auch bei allmählich steigender Temperatur], ETTING). Nach SCHÄFFER werden die G.-K. bei 40—41⁰ in ihrer Entwicklung vollständig gehemmt, nicht aber abgetötet. WERTHEIM hat allerdings betont, daß auch bei 39—40⁰ noch Wachstum stattfindet, und daß selbst 45⁰ noch 2 Stunden vertragen werden (ähnlich BUMM; nach KOCH und COHN „in dieser allgemeinen Form" nicht bestätigt). Sehr genau sind die Angaben von MARCUS, der gefunden hat, daß bei 39⁰ in 13 Stunden, bei 40⁰ in 6½ Stunden, bei 44⁰ in 10 Minuten, bei 45⁰ bei bloßer Durchwärmung die G.-K. absterben. Die Wachstumsfähigkeit bei verschiedenen Temperaturen und die Widerstandsfähigkeit gegen diese hängt augenscheinlich bis zu einem gewissen Grad von der Art der Stämme, von der Zahl der Passagen, von der Beschaffenheit des Nährbodens und von den Bedingungen ab, unter denen die Kulturen gehalten werden (vgl. hierzu bei Züchtung).

So soll die Resistenz auf Thalmanns Fleischwasseragar sehr groß sein; auf Thalmannschem flüssigen Nährboden soll Wachstum auch dann noch erfolgen, wenn die Kultur erst 8 Stunden nach der Impfung in den Brutofen kommt.

Nach Jundell wuchs seine 200. Generation noch gut bei 39⁰, während Paldrock fand, daß junge Generationen bis 6 Stunden bei 17,5⁰ haltbar sind, ältere früher absterben. Dem widerspricht aber auch die Erfahrung von Wildbolz, nach der G.-K., die bei 36,5⁰ auf Serumagar gezüchtet waren, wenigstens in *einer* Generation bei 22—24⁰ wachsen konnten (sie waren stark weiß!).

Göhring sah bei Zimmertemperatur nie Wachstum (im Gegensatz zu Wolff). Nach Koch und Cohn: unter 30⁰ keine regelmäßige Entwicklung bei jungen Kulturen, ältere nach Eisschrank und dann Zimmertemperatur noch nach 48 Stunden überimpfbar.

Im Ungermann-Röhrchen sind die G.-K. widerstandsfähiger gegen Temperaturerhöhung (41⁰ 10 Stunden, selbst 52⁰ von einigen Stämmen 7 Stunden ertragen — Buschke und Langer); auch Santos Carlos, Utionkoff und van Putte geben eine hohe Temperaturresistenz an, der letztere selbst 41,5⁰ für 5 Tage. — Nach Schofield leisten frisch isolierte Kulturen (auf Hydroceleagar) Temperaturen von 43—44⁰ 30 Minuten Widerstand, bei 45⁰ sterben alle ab, nur die schon oft umgezüchteten halten 45⁰ 30 Minuten aus; sie gehen erst bei 46⁰ zugrunde. Frische Kulturen aus Urethraleiter können auch bei Zimmertemperatur manchmal bis 72 Stunden verimpfbar bleiben, schon oft umgezüchtete stets; besondere Widerstandsfähigkeit besitzen die späteren Passagen auch nach Bengtson; jüngere sind empfindlicher gegen 45⁰ als ältere (A. Cohn). Nach Warren und Wilson sterben die G.-K. bei 41,5⁰ meist nach 5—8, einige Stämme erst nach 12 Stunden, nach Boland und Cochran halten die G.-K. 40—45⁰ 1¹/₂ Stunden aus (unter günstigen Nährbedingungen). Fr. Wolff hat sie sogar 24 Stunden bei 49⁰, ja vereinzelt mehrere Stunden selbst bei 51—53⁰ noch lebensfähig gefunden (!). Selbst Ruys wendet z. B. gegen van Putte (s. o.) ein, daß es sich bei seinen Versuchen nicht um Aufschwemmungen gehandelt habe (mangelhaftes Eindringen der Temperatur?); bei ihr vertrugen nur wenige Stämme 40⁰ ¹/₂—1¹/₄ Stunden (einer allerdings 14mal). — Kandiba hat (s. o.) bei kurzdauernder Einwirkung von 40—44⁰ Veränderungen der G.-K. im morphologischen, tinktoriellen und kulturellen Verhalten beobachtet (bei gleicher Tierpathogenität [?] und gleichem serologischen Verhalten [vgl. dagegen aber A. Cohn, Nagell und Danielsen, Ruys]).

Ich erwähne ferner: Bei 36⁰ aufgehobene Bouillonaufschwemmungen nehmen beständig an Kokkenzahl ab, bei 18—24⁰ ist diese konstant (Sosa).

Die Lebensdauer beträgt nach Göhring auf Ascitesagar bei 37⁰ etwa 10 Tage, bei 27⁰ 1—1¹/₂ Monate, bei flüssigem Nährboden länger, bei 27⁰ und anaerobem Wachstum 6 Monate. Auch bei allmählicher Herabsetzung der Temperatur bis 22⁰ fand er nie mehr Wachstum.

Weitere Beobachtungen über die Abkühlung finden sich mehrfach. Auch gegen sie ist die Empfindlichkeit offenbar sehr verschieden (Morax, Picker).

Wertheim hatte gefordert, daß man das Material nach der Entnahme möglichst schnell verarbeiten müsse, um Abkühlung zu vermeiden. Diese Anschauung vertritt z. B. Janet auch jetzt noch (bei 37⁰ zum Transport besondere Öfen oder Thermosflasche, s. o.). Auch Veillon, Pompeani u. a. fanden, daß die G.-K. bei gewöhnlicher Temperatur schnell absterben, und zwar um so schneller, je weniger sie vor Austrocknung geschützt werden. — Vannod betont, daß wenn das Material selbst nur ¹/₂ Stunde bei 12⁰ C oder 2 Stunden bei 19⁰ C (auf dem Nährboden) gehalten wurde, kein Wachtum eintrat. Dagegen konnten Steinschneider und Schäffer, Finger, Ghon und Schlagenhaufer, Scholtz, Picker u. a. G.-K. auf Serumagar sogar 35 bis 48 Stunden bei 16—18⁰ lebensfähig erhalten. „Der Schwerpunkt der Temperaturempfindlichkeit liegt nur in dem Stadium, wo die Kultur auf dem Eiter aufgeht, bzw. es soll" (Kiefer). Gelegentlich konnten auch längere Zeit nach dem Tode (aus dem Herzen) G.-K. kultiviert werden (z. B. M. Wassermann nach 24stündigem Aufenthalt der Leiche auf Eis; Hallé nach 23 Stunden). Finger betont sogar, daß in „gonorrhoischem Eiter der G.-C. sich auch bei Zimmertemperatur so lange virulent erhält, bis der Eiter eingetrocknet ist". Burchardt fand Eiter aus Conjunctivalblennorrhöe nach 60 Stunden virulent.

Im Eisschrank bleiben die G.-K. nach Boland und Cochran 5—10 Stunden, nach Schofield 24 Stunden (nicht 48) lebend, nach Lorentz bei 4, 6 und 7⁰: 9 bzw. 15 Tage (von Watteträgern mit frischem Eiter bei 5—6⁰ noch nach 3 Tagen züchtbar, nach Ruys). Sie halten nach Hauptmann und Philadelphy —5⁰ und +2⁰ mindestens 1 Stunde, +12⁰

8 Stunden, $+22^0$ 12 Stunden aus (deutlicher Einfluß des Ascites!), nach A. COHN selbst 24 Stunden Eisschrank (ebenso und noch länger RUYS, 24—48 Stunden Zimmertemperatur) ohne Schaden aus, nach KUNEWÄLDER tagelang Zimmertemperatur. A. COHN konnte auch zeigen, daß Temperatureinflüsse von 37—18^0 und bis —4^0 tinktorielle Differenzen nicht bedingen (s. o.).

Alte Kulturen sollen nach LUMIÈRE und CHEVROTIER bei —20^0 10 Tage lebensfähig bleiben, ebenso 24 Stunden bei —195^0 (Temperatur flüssigen Stickstoffs). — RUYS ist es gelungen, längere Zeit kultivierte Stämme an Wachstum bei 30^0 zu gewöhnen; Abimpfungen von solchen wachsen noch bei 24^0 (nie bei Zimmertemperatur).

Eine praktische Bedeutung hat die Widerstandsfähigkeit der G.-K. gegen niedere Temperaturen und gegen Austrocknung (s. u.) für 3 Fragen, einmal für die forensische: wie lange man z. B. aus feucht gehaltenen Wäscheflecken noch G.-K. herauszüchten kann, dann für die hygienische: wie lange sie sich z. B. im Badewasser halten, und endlich: wie sich die Temperatur bei der Versendung von Material zu diagnostischen Zwecken auswirkt.

Hierüber ist eine größere Anzahl von Angaben in der Literatur vorhanden, welche jedenfalls beweisen, daß man früher die Empfindlichkeit der G.-K. auch gegen die niedrigen Grade überschätzt hat.

Ich zitiere hier nur ganz beispielsweise (nach JORDAN): WOLFF: Versendung bei Frostwetter; ENGERING: im Bade (Tiefenwasser) von 22^0 14 Stunden; KADISCH und RUAN: auf feuchte Schwammstückchen usw. Zimmertemperatur 24 Stunden (bei 37^0 bis 48 Stunden).

Die Versendung ist nach den Untersuchungen z. B. von HAUPTMANN und PHILADELPHI, JORDAN, ERIKA KONRAD, LORENTZ jedenfalls in weitem Umfang möglich (nach JORDAN am besten auf Ascitesagarröhrchen).

Austrocknung und andere äußere Verhältnisse. Gegen *Austrocknung* sind die G.-K. sehr empfindlich. Das zeigt sich auch darin, daß, wie die verschiedensten Autoren betonen (s. o.), der Feuchtigkeitsgehalt der Nährböden und die Verhinderung ihrer Austrocknung eine sehr große Bedeutung hat.

Experimentell haben den schnellen Untergang der G.-K. in eingetrocknetem Eiter SCHOLTZ, STEINSCHNEIDER, WELANDER, STEINSCHNEIDER und SCHÄFFER (bis höchstens 5 Stunden), HABERDA, IPSEN (1 Stunde), KADISCH und RUAN festgestellt. Wo der Eiter langsamer eintrocknet, hält die Übertragungsmöglichkeit entsprechend länger an (auf Haut, Wäsche, verschiedenen Gebrauchsgegenständen), in feucht bleibendem Eiter bei Zimmertemperatur etwa 24 Stunden, in lebenden oder frisch aus dem Körper entnommenen Flüssigkeiten (Humor aqueus) 48 Stunden (FINGER, GHON und SCHLAGENHAUFER). — LORENTZ sah bei sonst gleicher Versuchsanordnung (bei 40^0) die G.-K. ohne Feuchtigkeit nach 10 Minuten, mit Feuchtigkeit erst nach 24 Stunden absterben. Auch nach ENGERING ist der Unterschied sehr deutlich: In feucht bei 37^0 gehaltenen Schwammstückchen blieben die G.-K. bis 24 Stunden am Leben, an Leinwandläppchen wesentlich kürzer; ähnlich KADISCH und RUAN: auf feuchten Leinwandläppchen usw. bei Zimmertemperatur 24, bei 37^0 C 48, trocken 4 Stunden. IPSEN gelang die Züchtung aus Eitertropfen schon nach $^3/_4$ Stunden nicht mehr, dagegen aus Eiterflocken, im Brutschrank verwahrt, nach 1 bis 48 Stunden, auf sterilen nassen Schwämmen nach 1—24, ja selbst nach 46 und 62 Stunden.

Mikroskopisch konnten G.-K., die auf Leinwand aufgetragen waren, noch nach 66 Tagen (HEIMAN), nach 3 Wochen (nicht mehr nach 3 Jahren, ALLEN), nach $^1/_2$ Jahr (KRATTER), nach 1 Jahr (KRATTER-IPSEN), ja selbst nach 5—10 Jahren (IPSEN), in dicken Flecken nach 8 Monaten, in dünnen Ausstrichen schon nach kurzer Zeit nicht mehr (HABERDA) nachgewiesen werden. JOACHIMOVITS, der sie maximal nach 17 Monaten fand, betont, daß ihre intracelluläre Lagerung schon früher unkenntlich wird, da die Leukocyten schneller zugrunde gehen als die G.-K. Die Gramnegativität bestand noch nach 9$^1/_2$ Monaten (LORCH).

CARRY und BOSS haben bei Eintrocknung sehr ungünstige Resultate gehabt. HEGERGILBERT hat mit einer eigenen Methode G.-K. noch in 2 Jahre alten Flecken gefunden (eine Kompresse wird mit 0,9%iger, durch Natr. bicarbon. leicht alkalisch gemachter, mit 2% Albumin versetzter ClNa-Lösung befeuchtet, dann auf den verdächtigen Fleck gelegt und die daraus freiwerdende Flüssigkeit untersucht; ähnlich auch PECHÈRE). IPSEN (und ebenso LORCH) empfahl für diesen Zweck angesäuertes Wasser (2 Tropfen konzentrierte HCl auf 100 ccm), HILGERMANN und LOOSSEN Aq. dest. Natürlich kommt es sehr darauf an, unter welchen Umständen (Dicke der Schichte, Temperatur, Anwesenheit anderer Mikroben; JADASSOHN) die Eintrocknung erfolgt ist; durch Einwirkung von Sonnenstrahlen, heißem Wasser, Beschmutzung mit Vaginalsekret, Urin usw. kann die Auffindung der G.-K. unmöglich werden (RUDOKI).

Über die Bedeutung dieser Fragen für die forensische Medizin vgl. neuerdings LORCH (Literatur), GORDON und MICHAELIS.

Von spezielleren Angaben über das Verhalten der G.-K. in als *indifferent* erscheinenden Flüssigkeiten möchte ich noch folgendes anführen.

Während HABERDA meinte, daß sie im Badewasser schnell absterben, gaben FINGER, STEINSCHNEIDER und SCHÄFFER an, daß sie 1—2, ja sogar 24 Stunden kultivierbar bleiben (in warmem Wasser nach SCHOLTZ selbst mehr als 24 Stunden). Virulentes Conjunctivalsekret wurde durch Verdünnung auf 1 : 100 avirulent (BURCHARDT). Besonders mit Rücksicht auf die Infektion im Bade hat ENGERING (s. o.) noch nachgewiesen, daß die G.-K. bei 22⁰ im Trinkwasser 10 Stunden, im Oberflächenwasser des Badebassins und im Tiefenwasser sogar 14 Stunden lebensfähig sind (in Seifenwasser 2 Stunden, in starker Sole 1 Stunde). Nach BENGTSON erhöht salzhaltiges Wasser die Resistenz; er hält die Gefahr der Infektion durch Schwimmbassins für sehr gering. SAINI stellte als Lebensdauer der G.-K. im hängenden Tropfen 1 Stunde bei destilliertem und sterilisiertem Wasser, 52 Stunden bei gewöhnlichem Wasser fest. WARDEN konstatierte die Lyse der G.-K. im Wasser (bald bei 5⁰/₀₀, bald bei 10⁰/₀₀ ClNa das Optimum der Lyse). Aus physiologischer ClNa-Lösung konnte LORENTZ im belichteten Glas bei Zimmertemperatur noch nach 8 Tagen G.-K. züchten.

Im Gegensatz zu DUTHOIT, welcher behauptet hatte, daß die meisten Bakterien in physiologischer ClNa-Lösung innerhalb 7 Stunden absterben, hat H. SCHMIDT einen solchen Einfluß auch bei hypotonischer Lösung nicht gefunden; RINGERsche Flüssigkeit konnte die Lebensdauer nicht verlängern. — PIPER und RETZLAFF haben an Kulturaufschwemmungen in physiologischer ClNa-, RINGER-Lösung bzw. destilliertem Wasser (bei Zimmertemperatur) festgestellt, daß zunächst eine Abnahme der Lebensfähigkeit bis 3—4 Stunden stattfand, dann Erholung und auffallend starkes Wachstum vor dem Absterben (nach 6 Stunden lebten noch sehr viele, nach 24 Stunden noch 11,5—30,7%).

Von einer gewissen praktischen Bedeutung ist auch das Verhalten der G.-K. im *Urin*.

Steriler Harn wird nicht zersetzt, auch dann nicht, wenn man ihn über Serum-Agar-G.-K.-Kulturen stehen läßt (so daß also nicht der Mangel an Nährmaterial die Ursache davon sein kann?); freilich waren diese Kulturen nicht weiter übertragbar, so daß daraus der Schluß, daß die G.-K. den Harn nicht zersetzen, nicht gezogen werden konnte (DU MESNIL). Doch ergibt sich das schon aus der Tatsache, daß bei der eigentlich gonorrhoischen Cystitis, die sehr selten vorkommt, der Urin im allgemeinen sauer reagiert. Soweit ich sehe, behauptet nur YOUNG, daß die G.-K. in reichlicher Zahl doch eine Cystitis mit alkalischer Reaktion bedingen können.

Daß G.-K. im Urin sich nicht lange halten, ist verschiedentlich erwiesen worden (PINI, v. WAHL, STEINSCHNEIDER und SCHÄFFER). YOUNG glaubt, daß sie nur in eiweißhaltigem Urin leben können. Aus Eiter, der aus dem Urin auszentrifugiert und bei Körpertemperatur aufgehoben war, konnte HEIMAN nach 24 Stunden G.-K. reichlich kultivieren, und selbst bei Zimmertemperatur soll das nach 24 und 48 Stunden noch gelungen sein. (Nach Auftragung auf sterilisierte Leinwand war es schon nach 24 Stunden nicht mehr möglich.) LORENTZ hat sie im Urin noch nach 8 Tagen (bei Zimmertemperatur und Belichtung) nachweisen können (s. o.).

Genauere Untersuchungen über diese Frage hat R. STEIN angestellt. Er ist zu dem Resultat gekommen, daß bei Abwesenheit von eiweißhaltigem Nährmaterial die G.-K. noch nach 7, nicht aber nach 9 Stunden, bei Anwesenheit von Eiweiß bis nach 12 Stunden Aufenthalt im Harn überimpfbar sind. Konzentrierter Harn wirkt schädlicher als diluierter; kulturell sind sie in Eiterflocken aus letzterem noch nach 3 Stunden, mikroskopisch noch nach 2 Stunden nachzuweisen. STEIN ist geneigt anzunehmen, daß bactericide und präcipitierende Substanzen den G.-K. gegenüber im Harn vorhanden sind.

Auch in dieser Beziehung müssen jedenfalls wesentliche Differenzen bestehen; denn es ist ja unzweifelhaft, daß im Blasenurin, wie nach einigen Beobachtungen auch in dem aus den Ureteren entnommenen, G.-K. lebend vorhanden sein können. Nach GAZZOLO sind G.-K., die bei 12—20⁰ selbst 2—3 Tage im Urin aufbewahrt waren, dann bei 37⁰ züchtbar.

Praktisch nicht unwichtig ist, daß die G.-K., wie F. WINKLER (und früher DU MESNIL) festgestellt hat, im Urin schon nach 8 Stunden ihre Färbbarkeit vielfach einbüßen, und daß Chloroform und Thymol das nicht verhindern, wohl aber Formalin; um krystallisierte Verbindungen zu vermeiden, soll man den Urin mit den Fäden in eine Formalinatmosphäre bringen. Man kann ihn dann abgießen und das Sediment in Alkohol fixieren; gefärbt wird am besten mit Neutralrot; man braucht auch nur Carbolfuchsin dem Urin hinzuzufügen (und dann noch damit zu färben). Die Tripperfäden sollen durch Trypsin zerstört werden.

Auf *wasserfreien Substanzen* wie Glycerin, Vaselin, Coldcream (nicht wasserfrei!) bleiben die G.-K. länger am Leben als bei Gegenwart von Wasser (WARREN).

Über das Verhalten der G.-K. zu *Tierseren* hat SCALTRITTI Beobachtungen gemacht (ihre lytische Fähigkeit ist am stärksten beim Meerschweinchen, dann fallend: bei Rind, Schwein, Schaf, Pferd; Peritonealflüssigkeit von Meerschweinchen, Kaninchen, Mensch; bei 57° schwindet die lytische Fähigkeit).

Von **physikalischen Einflüssen** (abgesehen von Temperatur und Austrocknung) ist das Verhalten bei *O-Mangel* schon erwähnt (vgl. UNGERMANN usw. S. 24).

Es sei hier noch hinzugefügt, daß WERTHEIM und DU MESNIL anaerobes Wachstum beobachteten (der erstere sogar besonders kräftiges). STEINSCHNEIDER fand O-Mangel und O-Zufuhr, TORREY und BUCKELL verminderte O-Spannung ohne Einfluß (vgl. auch die sich widersprechenden Äußerungen von BOSE und COOK). HARTMAN sah besseres Wachstum bei verminderter O-Spannung.

VEILLON und HALLÉ sowie VANNOD, J. SCHUMACHER und LEVINTHAL halten die G.-K. für obligat aerob (VANNOD: nach einer Stunde im Vakuum Abtötung). Auch nach WASSERMANN gehen sie bei O-Abschluß zugrunde (daher auch in abgekapselten Exsudaten). Zahlreiche Autoren, die KOCH und COHN zitieren (S. 699), haben verlangsamtes Wachstum und Lebensverlängerung bei Herabsetzung der O-Spannung gefunden[1]. Nach GÖHRING verändern sich einige G.-K.-Stämme in anaerober Ascitesbouillon morphologisch und biologisch, indem sie dann üppiger und auch bei Zimmertemperatur wachsen. Nicht bestätigt, soweit ich sehe, ist bisher die von OTTEN (nach Untersuchungen mit KIRCHNER) mitgeteilte Angabe, daß G.-K. in dichter Suspension in physiologischer ClNa-Lösung im Vakuum eingetrocknet noch nach 2 Monaten lebensfähig sind.

Über die Beziehungen von *Reduktionsmitteln* zum G.-C. hat J. SCHUMACHER mitgeteilt, daß sich eine gleichmäßige Einwirkung durch sie nicht konstatieren läßt. Die drei, das Rongalit-Weiß-Bild am stärksten beeinflussenden Mittel (Salvarsan, Pyrogallolcarbonsäure, Pyrogallol) verdanken das einer spezifischen Affinität zu den G.-K. (ebenso das Eikonogen der Monoamidonaphtholsulfosäure und weiterhin das Brenzcatechin). Die Einwirkung ist im allgemeinen am kräftigsten bei stark reduzierenden Mitteln mit saurem Charakter. Wegen einer Atomgruppe mit besonders hoher Affinität zu den G.-K. wirkt das Salvarsan am stärksten und schnellsten.

In reiner O-Atmosphäre fand LORENTZ kein Wachstum.

Genauere Angaben über das Verhalten der G.-K. in verschiedenen *Gasen* machten ROCKWELL und McKHANN. Ihr Wachstum soll weitgehend von der vorhandenen O_2-Menge abhängig sein; ein üppiges beginne erst, wenn eine gewisse Summe O_2 aufgebraucht und an dessen Stelle CO_2 getreten sei.

Gegen *Sonnenlicht* sind die G.-K. nach einigen Versuchen von LORENTZ wenig widerstandsfähig; im Februar und März zeigten 48stündige Kulturen bei Besonnung keine Abtötung, wohl aber im Sommer (Entwicklungsfähigkeit nach 3 bzw. 4 Stunden geschädigt, nach 4 bzw. 5 Stunden aufgehoben). In offenen Röhrchen erfolgte die Abtötung in der Sonne in 5 Minuten (Zimmertemperatur 30 Minuten, Brutschrank 40° 10 Minuten).

Von α-Strahlen (Thorium X) hat KUZNITZKY gefunden, daß sie die G.-K. schädigen, vor allem aber, daß sie die Wirkung von bactericiden Substanzen sehr verstärken. Sie heben auch die Säurebildung auf (Lackmusagar), die dann auf neuem Nährboden ohne α-Strahlen wieder eintritt.

Von **chemischen Wirkungen der G.-K.** ist folgendes zu sagen:

Sie *verflüssigen Gelatine* nicht (Nährboden aus Gelatine + Serum, auf dem im Brütofen G.-K. gewachsen sind, erstarren bei Zimmertemperatur; neben anderen VEILLON und HALLÉ).

Sie bilden kein Indol in Bouillon, hämolysieren nicht (vgl. LEVINTHAL), zersetzen den Harnstoff nicht (s. o.), sie bilden kein Nitrit im Harn (Reaktion mit α-Naphthylamin nach GRIES-YLOSVAY); bei Mischinfektion ist ein Positivwerden ein Anhaltspunkt für Schwinden der G.-K. und stärkere Entwicklung der anderen Bakterienart (LÖWENSTEIN) (über die diagnostische Bedeutung der Oxydasenreaktionen vgl. S. 130). — In flüssigen Nährböden tritt zuerst Säurebildung (LAITINEN), nach einigen Wochen alkalischer Umschlag ein (PARMENTER).

Nach GIESZCZYKIEWICZ alkalisiert der G.-C. den Nährboden bis zu p_H 8,0. Diese Veränderung der Alkalescenz spielt bei dem Absterben der G.-K. unter H_2O_2 eine wesentliche Rolle (Produktion von NH_3 aus den Natronsalzen der Fettsäuren durch Oxydation — dazu noch ein zweiter Faktor X — PHELON, DUTHIC und M'LEOD).

---

[1] Die mehrfach zitierte Angabe LORENTZ' von besonders gutem Wachstum bei einem Manometerstand von 50 hat der Autor selbst später zurückgenommen.

Die Alkalisierung des Scheidensekrets durch die Gonorrhöe hat Danin praktisch zu verwerten versucht („Gonotest“); doch haben sich seine Angaben in der Praxis nicht bewährt (s. bei Franz).

Pelouze und Gonzalez finden, daß die Gonorrhöe den p_H des Urethralsekrets in saurer Richtung beeinflußt; Miktion steigere die Alkalescenz in der gonorrhoischen Urethra weit mehr als in der nichtgonorrhoischen (?).

Die saure Reaktion des gonorrhoischen Eiters verwertet Felke bei seiner Theorie der Phagocytose (s. S. 62). Unter p_H 6,3 in situ geht der G.-C. zugrunde (vgl. Joachimovits). Nach Price werden bei Zusatz von Na-Deoxycholat zu Hydrocele-Agarkulturen (p_H 7,5) lebende G.-K. autolysiert, nicht aber abgestorbene; also wird die Autolyse durch Fermente im lebenden Mikroben bedingt, wobei Na-Deoxycholat fördernd wirkt (das Na-Salz der Cholsäure bedingt keine Autolyse).

Zucker wird von den G.-K. verbraucht; zuckerhaltiger Nährboden wird leicht sauer (de Christmas, Veillon, Ghon, Mucha, Wiesner).

Von besonderer Bedeutung ist für die Diagnose die Tatsache geworden, daß *die G.-K. nur Dextrose* („allerdings oft sehr gering“ — Joachimovits), *die Meningokokken aber Dextrose und Maltose vergären*, der Micrococcus catarrhalis und der Micrococcus cinereus keine der zwei Zuckerarten, der Diplococcus flavus und siccus alle beide (und Lävulose), der Diplococcus crassus außerdem auch noch Rohrzucker, Galaktose und Lactose (zum Teil nach Joachimovits; vgl. Kutschers Tabelle bei Levinthal). Die Herstellung des Zucker-Lackmus-Ascites-Agars ist von v. Lingelsheim besonders zur Differentialdiagnose der Meningokokken angegeben worden (vgl. Jötten, Handbuch der pathogenen Mikroorganismen, Bd. 4/2, 3. Aufl., S. 595); hier und ebenso bei Gildemeister (ebenda Bd. 9, S. 1045) finden sich noch weitere Einzelheiten). Koch und Cohn zitieren nach Marx folgende Vorschrift:

10% Dextrose, bzw. Maltose in Lackmuslösung, in Reagensgläsern zu 10 ccm 2 Minuten im Wasserbad sterilisiert, Abkühlen, dazu 0,5 ccm Normalsodalösung, davon 1,5 ccm zu 13,5 flüssigem Ascitesagar, in Petri-Schalen ausgegossen, Strichimpfung — Rotfärbung bei Vergärung. Levinthal mischt heißen Kochblutagar mit der sterilisierten Lackmuslösung zu 10% und mit dem Zucker zu 1% — ohne Alkali. Joachimovits steigert die Verläßlichkeit der Untersuchung dadurch, daß er „die fraglichen Diplokokken tags zuvor in einer zu insgesamt 3% mit den drei Zuckerarten beschickten Ascitesbouillon durch 24 Stunden kultiviert“. Einstellung auf 7,2—7,3 p_H ist wichtig.

Mit Dumm und Gordon hat Rothe dieses Verhalten der G.-K. zuerst angegeben. Kutscher hat es bestätigt. Seither ist die *Gärungsprobe* zur Diagnose der G.-K. fast allgemein anerkannt worden.

Im einzelnen ist noch dazu zu bemerken, daß es Stämme gibt, welche die Dextrose nicht vergären (z. B. A. Cohn, Göhring, Nagell und Danielsen). Degenerierte bzw. biologisch veränderte Stämme vergären verschiedene Zuckerarten (Ramsine und Milochevitch, Gjorgjevic). Ältere Passagen verlieren nach Göhring die Gärfähigkeit; er hat Spaltung in vergärende und nicht vergärende Stämme festgestellt. Die Methode ist mit großer Vorsicht zur Diagnose zu verwerten (Göhring, Joachimovits).

Eine weitere, auf der Zuckervergärung beruhende Methode haben Mulsow und (modifiziert) Gradwohl angegeben. Dem Agar (mageres Ochsenfleisch, Pepton, ClNa, Gelbei, Lävulose) wird als Indicator Bromkresolpurpur zugesetzt (p_H 7,8—8,2) Ascites oder Meerschweinchenserum 3—4 ccm. Die G.-K. bedingen nie eine Vergärung der Lävulose (dabei schnelles Wachstum, Mulsow), wohl aber zahlreiche andere in den Genitalorganen vorkommende Bakterien. Nur der Micrococcus catarrhalis kann differentialdiagnostische Schwierigkeiten machen, da er ebenfalls die Lävulose nicht vergärt (aber radiäre Streifung der G.-K.-Kolonie und andere Differenzen vgl. bei Diagnose). —

Versuche, *Bakteriophagen* gegen den G.-C. nachzuweisen, sind unzweifelhaft in großer Zahl vorgenommen, aber wahrscheinlich wegen der negativen Resultate nicht veröffentlicht worden (so z. B. auch von M. Jessner an der Breslauer Klinik). Notizen über solche nach den verschiedenen Richtungen angestellte, erfolglose Bemühungen liegen z. B. von Schmidt-Labaume und Fonrobert (auch „plurivalente“ Bakteriophagen verhielten sich negativ) und Joachimovits vor. Positive Angaben über den „Gonophagen“ machten Pelouze und Schofield (aber bisher praktisch nicht gut verwendbar; über die Einzelheiten s. Zbl. Hautkrkh. **24**, 705). Nach Balozet und Lépinay sind die in verschiedenen gonorrhoischen Sekreten (von Frauen) von ihnen nachgewiesenen, wachstumshemmenden Eigenschaften nicht eigentlich den Bakteriophagen zuzuzählen (da nicht weiterzüchtbar). Buschke und

HARRY halten es für möglich, daß die Degeneration der G.-K. der Ausdruck des D'HÉRELLE-schen Phänomens ist (Literatur vgl. DALSACA).

Mit Rücksicht auf die allgemein-pathologisch und klinisch wichtige Frage der *Misch- bzw. der Sekundärinfektion* haben sich einige Autoren namentlich in früherer Zeit mit dem Verhalten der G.-K. zu anderen Bakterien auch experimentell beschäftigt.

SCHÄFFER hat (durch „Kreuzstriche" auf Agarplatten) festgestellt, daß eine aus der Harnröhre gezüchtete Stäbchenart auf die G.-K. schädigend wirkt; als stark entwicklungs-hemmend erwies sich der Pyocyaneus; seine Stoffwechselprodukte töteten die G.-K. in relativ kurzer Zeit. Strepto- und Staphylokokken hatten keinen Einfluß. Die Hemmung durch den lebenden Pyocyaneus konnten GROSZ und KRAUS nicht bestätigen: unter bestimmten Bedingungen gewonnene Pyocyaneustoxine aber hatten eine ausgesprochen schädliche Wirkung. Lebende Pyocyaneuskulturen, in die gonorrhoisch erkrankte Harn-röhre gebracht, waren wirkungslos. Auch auf 98^0 erhitzte Colileiber sowie Colifiltrate, ebenso erhitzte Typhus-, Cholera-, Staphylokokkenkulturen (nicht solche von Diphtherie) wirkten wachstumshemmend auf G.-K., nicht aber auf Typhus, Pyocyaneus, Staphylo-kokken. Auf durch Erhitzung bis 98^0 abgetöteten G.-K.-Kulturen wuchsen die anderen Bakterien gut. Dagegen hat WERTHEIM gefunden, daß auf flüssigem Blutserum, auf dem G.-K. 2—3 Wochen gewachsen waren, nach Sterilisierung Streptokokken gar nicht und Staphylokokken schlechter wuchsen. Nach WILDBOLZs Versuchen aber wuchsen auf dem für G.-K. erschöpften Boden andere Bakterien wohl noch (s. u.).

Nach SECHI wirken Extrakte von Bouillonkulturen der G.-K. etwas hemmend auf Coli- und Pseudodiphtheriebacillen, anregend auf Staphylococcus albus und aureus; Extrakte von Coli- und anderen Coccobacillen der Urethra hemmen die G.-K.

Chemie. Von chemischen Untersuchungen der G.-K. habe ich nicht gerade viel in der Literatur gefunden. Am eingehendsten sind die von J. SCHUMACHER veröffentlichten, deren Ergebnisse — soweit sie die mikrochemische Analyse betreffen — ich nach der Zusammenfassung des Autors wiedergebe:

Der G.-C. wird wesentlich aus drei Substanzen aufgebaut:

1. Aus der basischen Gonokokkengrundsubstanz, darstellbar nach dem Aufkochen des Gonococcus mit Erythrosin und mit anderen sauren Farben, wobei die Gonokokken in voller Größe erscheinen.

2. Aus der sauren Kernsubstanz. Diese besteht ihrerseits wieder aus der sauren Kom-ponente, der Gononucleinsäure, nachweisbar mit Albargin-Pyrogallol, Phosphin, p-Amino-phenol und mit basischen Farben, mit letzteren aber erst nach Entfernung des Gonoplasmas durch verdünnte Mineralsäuren, und mit dem basischen Gonokokkenkerneiweiß, darstellbar mit Hämatoxylin und ebenfalls mit sauren Farben an albumosefreien Exemplaren aus Kulturen, wobei sich das basische Kerneiweiß sowohl anatomisch als auch durch stärkere Tinktion von der basischen Grundsubstanz abhebt.

3. Von dem Gonoplasma, einer Albumose, darstellbar zusammen mit den sauren Kern-substanzen bei der Behandlung mit allen basischen Farben außer Phosphin, entfernbar durch verdünnte Salpetersäure bei Erhaltenbleiben der Kernsubstanz.

Durch die mikrochemischen Untersuchungen SCHUMACHERs wurden in der Gononuclein-säure mit Sicherheit nachgewiesen: Phosphorsäure und Nucleinbasen. Unsicher ist noch der Pyrimidinbasengehalt und die Natur des Zuckers (wahrscheinlich Pentose).

Von weiteren chemischen Angaben stelle ich noch die folgenden ganz kurz zusammen.

Schon VANNOD hatte ein Nucleoproteid aus den G.-K. dargestellt. Chemische Angaben über die Toxine machte DE CHRISTMAS (vgl. bei BRUCK).

BUSCHKE (mit HARRY) glaubt, daß die G.-K. in Vaccine dieselben Veränderungen ein-gehen, wie sie SCHUMACHER in Ausstrichen beobachtet hat. G.-K., die längere Zeit nach Erwärmen auf 56^0 in Carbolkochsalzlösung liegen bleiben, können z. T. nur noch mit sauren Farbstoffen nachgewiesen werden. Im Zentrifugat älterer Vaccine sieht man nur schwach mit Methylenblau gefärbte Konturen der G.-K. Mit Formalin läßt sich das zum Teil ver-hindern.

Auch auf der Ascitesagarplatte gehen saure Eiweiße und Nucleinsäure verloren.

Nach WHITE und WINTER tritt bei der gewöhnlichen Autolyse der G.-K. als End-produkt das Endotoxin, eine Deuteroalbumose, zutage; auf nucleoproteinreichem Nähr-boden bilden sich die nach NEISSER färbbaren Polkörperchen (s. o.), die aus gleichen Teilen α-Nucleoprotein und β-Nucleohiston bestehen (das Histon ist als das eigentliche Antigen anzusehen). Zu ähnlichen Resultaten bezüglich der Polkörperchen und deren Struktur sind LAMBKIN bzw. LAMBKIN und DIMOND gekommen. BOOR und MILLER haben neben einem Nucleoprotein aus G.-K.-Kulturen einen Körper gewonnen, den sie für ein Polysaccharid halten möchten.

Auch Casper hat „aus den aufgelösten Bakterienleibern junger Kulturen auf Blutwasseragar" ein wasserlösliches Präparat hergestellt, das den Charakter eines Polysaccharids besitzt (vgl. bei Cutireaktionen).

Nach Gans hat Unna in den G.-K. starke Säure- und O-Orte gefunden, auf die er die Affinität zu basischen Farben zurückführt. Der O-Reichtum sei am größten in den intracellulären G.-K.

Gonotoxin.

Über die in bzw. von den G.-K. gebildeten *Giftstoffe* besitzen wir eine größere Reihe älterer Untersuchungen, die von Finger, Ghon und Schlagenhaufer, de Christmas, Wassermann, Schäffer, Nicolaysen, Grosz und Kraus, Panichi, Scholtz, Wildbolz u. a. vorgenommen wurden.

Die meisten Autoren stehen auf dem Standpunkte, daß die Giftstoffe zu den Leibessubstanzen der G.-K. selbst gehören, also Endotoxine sind. Vor allem de Christmas hat den entgegengesetzten Standpunkt vertreten, aber auch er meinte, daß sich der größte Teil des Toxins zuerst im Körper der G.-K. selbst befindet, aus dem es allmählich, wenn sie absterben, in das Nährmedium diffundiert. Die Differenz zwischen ihm und den anderen Untersuchern ist also augenscheinlich nicht so beträchtlich (vgl. aber unten Clark und Mitarbeiter).

Pelouze nimmt an, daß die G.-K. nach 72stündigem Wachstum Autolysine bilden, unter dereun Einfluß sie zerfallen und die Endotoxine frei werden lassen.

Wenn wir über die toxischen Wirkungen der G.-K. bei Tieren sprechen, können wir nicht wohl diejenigen trennen, welche durch lebende G.-K. hervorgerufen worden sind, von den durch die Giftstoffe selbst bedingten. Denn wie bei der Besprechung der Tierinfektionen von Bruck erörtert wird, sind die G.-K.-Versuche, zum mindesten soweit sie parenteral vorgenommen worden sind, ganz oder zum größten Teil als Versuche mit Endotoxin aufzufassen, da im allgemeinen eine Infektion nicht zustande kommt.

Die positiven Infektionsversuche Wertheims am Peritoneum weißer Mäuse sind von den meisten Nachuntersuchern nicht bestätigt worden (Steinschneider, Finger, Ghon und Schlagenhaufer, Nicolaysen, Bumm, Raymond, Heiman, Grosz und Kraus, Charrier). Scholtz war der Überzeugung, daß die Injektion großer Mengen von Kulturen (bei Meerschweinchen noch besser als bei Mäusen — Fieber bzw. Temperaturabfall, Milzschwellung) nur durch Vergiftung wirkt. Auch wenn G.-K. kurze Zeit nach der Einverleibung im Tierkörper gefunden werden, spricht das noch keineswegs für wirkliche Infektion.

Lokale Erscheinungen werden bei Tieren bedingt: im Unterhautzellgewebe des Kaninchens durch Injektion größerer Dosen (10 ccm einer 10—12 Tage alten flüssigen Kultur) ein Ödem, das schnell wieder resorbiert wird, bei noch größeren Dosen sehr derbe, wenig Eiter enthaltende Schwellungen, die zu Schrumpfungen führen; junge Kaninchen reagieren stärker — mit kleinen sterilen, sich resorbierenden Abscessen (de Christmas). Auch Schäffer sah bei Kaninchen schmerzhafte subcutane Schwellungen (nach Injektion filtrierter und nichtfiltrierter Kulturen). Wassermann erzeugte bei Kaninchen und Meerschweinchen ausgebreitete teigige, oft in Nekrose übergehende Schwellungen, Maslowsky Abscesse, Moltschanoff feste, manchmal oberflächlich nekrotisierende Infiltrate, Cantani Ödem und Nekrose am Scrotum.

Moltschanoff fand nach intraperitonealer Injektion großer Dosen bei Meerschweinchen eine hämorrhagisch-eitrige Peritonitis, Maslowsky adhärierende Exsudatmassen und bei mit Alkohol präcipitiertem Gonotoxin starke Adhäsionen mit Pseudomembranen und Eiteransammlungen.

Bei Einspritzungen in die *Pleura* von Kaninchen zeigten sich entzündliche Erscheinungen (de Christmas), bei solchen ins Kniegelenk Gonitis, und zwar steril sowohl bei Injektion von lebenden wie von bei 70—100⁰ abgetöteten Kulturen (Finger, Ghon und Schlagenhaufer, Nicolaysen). Partsch und Nagell erzielten nur ganz leichte, schnell vorübergehende Gelenkentzündungen.

Auch im *Auge* kommen toxische Entzündungen zustande: Geschwürsbildungen am Hornhautrande, Hornhauttrübung, Eiterbildung in der vorderen Kammer nach Einspritzungen in diese oder auch in die Hornhautsubstanz (Kaninchen und Ziege, de Christmas; Kaninchen, Maslowsky, Wassermann, Moltschanoff, Scholtz, Ssowinski;

Conjunctivitis, MORAX und ELMASSIAN). BRUCK und MEIROWSKY erzielten Eiterungen in der vorderen Kammer, in denen die G.-K. schon nach 3 Tagen abgestorben waren (A. COHN fand sie gelegentlich noch nach 20 Tagen). Injektion sterilisierter Kulturen in die abgebundenen *Uterushörner* von Kaninchen, Meerschweinchen und Mäusen ergaben Eiteransammlungen und Pseudomembranen (MASLOWSKY, SSOWINSKI); solche in die Harnröhre von Tieren blieben erfolglos (DE CHRISTMAS). CHAUFFARD und FRIESINGER stellten nach Injektion von G.-K.-Emulsionen bei Kaninchen Verdickung und Schwellung der Muskelfasern unter Verlust der Querstreifung fest; das gleiche nach Filtratinjektion — nur bei den Emulsionen aber interstitielle Reaktionserscheinungen bis zu Abszedierungen (vgl. DITTRICH, dieses Handbuch Bd. 20/2, S. 29).

Die bei den Tieren auftretenden *Allgemeinerscheinungen* sind besonders von DE CHRISTMAS studiert worden; er fand neben vorübergehenden, von einem Temperaturabfall gefolgten Temperatursteigerungen vor allem starke Gewichtsverluste (bei Kaninchen, aber auch bei Ziegen, die bei zu starken oder zu schnell wiederholten Injektionen zu Anämie, Kachexie und selbst zum Exitus führen können; diese Erscheinungen sollen auf Diarrhöe und Appetitverlust beruhen. Bei den größten Dosen erfolgt der Tod sehr akut unter starker Lungenhyperämie. (SCHOLTZ hat die Regelmäßigkeit dieser Erscheinungen nicht bestätigen können.)

VANNOD konstatierte, daß subcutane und intravenöse Injektionen von G.-K.-Kulturen in Ascitesbouillon bei Meerschweinchen und Kaninchen zu geringe Krankheitserscheinungen hervorriefen, um sie zu Immunisierungszwecken zu verwerten; dagegen wirkten ältere Kulturen auf nicht peptonisierter Kalbfleischbouillon mit Ascitesflüssigkeit (s. u. DE CHRISTMAS) stark krankmachend.

Auch aus den Untersuchungen anderer Autoren (z. B. SCHOLTZ, MOLTSCHANOFF) geht hervor, daß im allgemeinen die letalen Dosen von Serumbouillon- oder -Agarkulturen recht groß sind. 5—10 ccm üppiger Bouillonserumkulturen töten Meerschweinchen innerhalb 20—36 Stunden, $^1/_2$—1 ccm Mäuse usw. DE CHRISTMAS erreichte das durch intracerebrale Injektion von $^1/_{250}$—$^1/_{500}$ ccm seiner Kulturen (s. u.).

Die bei weißen Mäusen, Kaninchen und Meerschweinchen durch Gonotoxin von MOLTSCHANOFF erzeugten akuten und chronischen Nervenerscheinungen (mit mannigfachen mikroskopischen Veränderungen) sind, soweit ich sehe, ebensowenig weiter verfolgt worden, wie die Untersuchungen OSOKINS, der mit lebenden Kulturen und mit Toxinen Meerschweinchen vergiftete und im Rückenmark auffallende Degenerationen nachwies.

Die Toxizität der G.-K. scheint noch recht verschieden zu sein. So berichteten RENDU und HALLÉ, daß sie mit Kulturen aus einem periartikulären phlegmonösen Ödem Mäuse in wenigen Stunden töten konnten. Bei NICOLAYSENS Versuchen starben zwei Drittel der intraperitoneal injizierten Mäuse (wenig Exsudat, kein Belag, Milzvergrößerung; G.-K. nur 1—2 Tage nachweisbar); der Rest der Tiere erkrankte nicht stark (ähnlich bei Meerschweinchen). G.-K.-Kulturen auf serumfreien Nährböden sind weniger toxisch, alte toxischer als junge. Toxizitätssteigerung konnte NICOLAYSEN durch Tierpassage nicht erzielen, wohl aber MORAX und besonders stark BRUCKNER und CHRISTÉANU (bei Katzen und Kaninchen nach zahlreichen Passagen gelatinöses schmerzhaftes Ödem an der Injektionsstelle). Die Applikationsmethode hat nach JUNDELL eine Bedeutung für die Wirkung (subcutan bei Mäusen gut vertragen, intraperitoneal Tod ohne anatomisch nachweisbare Veränderungen).

Zur *Prüfung der Gonotoxinwirkung* fand DE CHRISTMAS die Injektion in eine Hemisphäre (2—3 mm tief) beim Meerschweinchen am geeignetsten. Bei Verwendung selbst sehr kleiner Dosen wird das Tier schon nach 3—4 Stunden schwer krank, es bekommt Krämpfe, fällt um, nach 6 Stunden tritt unter heftiger Dyspnöe der Tod ein; Sektionsbefund negativ.

Auch über die *Produktion und Darstellung der Gonotoxine* hat DE CHRISTMAS die genauesten Angaben gemacht: Die Toxinbildung ist ohne Fleischextraktstoffe gering. Wenn man die G.-K. allmählich daran gewöhnt ohne Pepton zu leben, so produzieren sie mehr Toxin. Kaninchenserum, Milzbouillon und Ascitesflüssigkeit sind am vorteilhaftesten; ferner stark konzentrierte Bouillon; zur Neutralisation wird Milchsäure benutzt. Filtration durch eine dünne Lage Talk (nicht durch CHAMBERLAND-Filter, das die Toxine zurückhält) usw. Die Toxinproduktion nimmt bis zum 30. Tage zu. Über die chemischen Eigenschaften muß auf das Original verwiesen werden. WASSERMANN kultiviert in Nutroseserum und Peptonbouillon ää und benutzt die Kulturen, wenn nur noch schwach färbbare Individuen vorhanden sind (4. Generation von akuter Gonorrhöe). Auch WERTHEIM verwendete bis 60⁰ erhitzte Kulturen (Filtrate ergaben keinen Erfolg). LAITINEN züchtet in großen Kolben mit breiter Luftfläche und injiziert Filtrate und Bakterienleiber nach Sterilisierung bei 55—60⁰. JUNDELL sah die gleichen Resultate bei auf 60⁰ erhitzten, sorgfältig gewaschenen lebenden und toten G.-K. NICOLAYSEN trocknet stark gewachsene Kulturen zu einem gelbweißen, stark giftigen Pulver ein (Dosis letalis minima für Mäuse 0,01 g). PANICHI filtriert mit dem KITASATOschen Apparat die G.-K.-Kulturen (auf Serumagar mit nachträglichem Zusatz von Serum-Milzbouillon). MOLTSCHANOFF vermeidet das an sich toxische Glycerin und erhitzt die 20—25 Tage alten Kulturen (auf Hydroceleflüssigkeit und Bouillon) 15 Minuten auf 70°. FUNK ließ die G.-K. auf zu Sirupdicke eingedampfter Ascitesflüssigkeit wachsen und benutzte das dadurch gewonnene Gonotoxin zu Immunisierungsversuchen. MENDEZ und CALVIÑO stellten ihr Toxin aus Kulturen dar, die auf LÖFFLERschem Serum gewachsen waren. Auch vom Menschen stammende, *gonokokkenhaltige Exsudate* wirkten toxisch (z. B. ein von gonorrhoischer Peritonitis entnommenes führte bei einem Meerschweinchen ohne lokale Veränderungen zum Tode [MUSCATELLO], ebenso Flüssigkeit von gonorrhoischer Hydrocele [GROSZ]). Das Gonotoxin widersteht nach NICOLAYSEN der Erhitzung bis 120°, es kann durch Kochen oder Digerieren mit Natronlauge oder Aqua destillata nicht extrahiert werden. DE CHRISTMAS' Gonotoxin wird bei 75—80° zerstört, ist nicht dialysierbar, kann durch Alkohol und Ammoniaksulfat gefällt und dann wieder in Wasser gelöst werden (dadurch Verlangsamung der Wirkung). Das Toxin von MENDEZ und CALVIÑO vertrug Temperaturen bis 70°; es verlor allmählich seine Giftigkeit.

Von neueren Untersuchungen auf diesem Gebiete möchte ich noch folgendes erwähnen (eine systematische Darstellung ist bei der Spärlichkeit und dabei doch bestehenden Mannigfaltigkeit der Methoden und der Resultate kaum möglich):

Herstellung eines Anaphylatoxins des G.-C. durch DOLD und AOKI. — ,,J. SCHUMACHER empfiehlt die entgiftende Wirkung des Sublimats gegenüber toxischen G.-K.-Stämmen infolge oxydativer Zerstörung des Gonotoxins."

Nach Injektion massiger G.-K.-Kulturen ins Blut erfolgte Beschleunigung der Blutkörperchensenkung, die nach einer 2. Injektion viel unbedeutender wurde (Immunisierung? CHATENEVER). Auch das intravenös zugeführte G.-K.-Filtrat bewirkte beim Kaninchen eine solche Beschleunigungsreaktion.

Während TARANTELLI die auch von ihm konstatierte (für Meerschweinchen) toxische Wirkung der G.-K.-Filtrate ebenso wie die meisten anderen (s. o.), so auch KOCH und COHN, LEVINTHAL, FINKELSTEIN und TIMOCHINA usw., auf Endotoxine zurückführt, steht CLARK (mit FERRY, PARKE, DAVIS und STEELE) auf dem Standpunkt, daß die G.-K. ein extracelluläres Toxin produzieren, wenn sie in geeigneten flüssigen Medien wachsen, welche eine genügend schnelle Entwicklung erlauben. Die Filtrate junger Kulturen enthalten so viel Toxin, um in 1:1000—1:1500 Hautreaktionen zu geben; Bildung von Antitoxin, das in vivo und vitro das Toxin neutralisiert. — Nach LAMBKIN und DIMOND kann das Endotoxin aus, von den Polkörperchen (s. o.) nicht befreiten, Kulturen gewonnen werden, das Exotoxin aus den von den Kokkenleibern getrennten Polkörperchen. Die anaeroben Kulturen BUSCHKEs und LANGERs ergaben in Toxizitätsversuchen die gleichen Resultate wie die aeroben von NIKOLAYSEN, FINGER, GHON und SCHLAGENHAUFER (s. o.), aber erst bei höherem Alter der Kulturen (vgl. auch FINKELSTEIN und TIMOCHINA). WITTENBERG, LEDERER und MOLLOV betonen, daß ältere Stämme ihr Toxin schwerer abgeben. NICOLETTI findet, daß durch Zusätze von G.-K.-Extrakten, -Emulsionen, -Lösungen eine Wachstumsförderung im Sinne der ,,Autoexcitation" von RONDONI-SCHMIDT nicht zustande kommt. — Die Untersuchungen JÖTTENS über die verschiedene Toxizität verschiedener Stämme werden a. a. O. erwähnt. Hier sei nur berichtet, daß die durch G.-K. (gleichviel ob lebende oder tote) vergifteten Tiere mit struppigem Fell und eingezogenen Hinterbeinen apathisch dasitzen; dünne, dann blutige Stühle, Lähmungen, Krämpfe, Exitus.

Bei den toxischen von den G.-K. gebildeten Stoffen muß auch noch eine Tatsache erwähnt werden, die darauf hinweist, daß auch *ihnen selbst feindliche Substanzen von ihnen produziert werden.* Schon früh war darauf aufmerksam geworden (BUMM, KIEFER), daß die G.-K. in Kulturen und in abgeschlossenen Höhlen leicht spontan abstarben, obwohl noch genügend Nährmaterial vorhanden sein mußte. WASSERMANN hatte dem G.-C. geradezu die Eigentümlichkeit zugeschrieben, ,,daß er auf ein und demselben Nährboden trotz genügend vorhandener Nährstoffe sein Wachstum einstellt, aber dabei in einzelnen Exemplaren lange am Leben bleiben kann". ,,In diesem selben Medium aber, in dem die erste Kultur ihr Wachstum einstellte, vermag eine andere G.-K.-Kultur sofort wieder weiterzuwachsen."

Diese Versuche hat aber WILDBOLZ nicht bestätigen können; er fand vielmehr, daß eine Aufzüchtung der G.-K. auf Nährböden, auf denen die erste Kultur nicht mehr wuchs, kaum möglich war; auch wenn man zu fast eingetrockneten Kulturen frisches Nährmaterial hinzufügte, wuchsen neu eingebrachte G.-K. nicht, wohl aber z. B. Staphylokokken (s. o.). Es scheinen also wirklich in den Kulturen den G.-K. selbst feindliche Stoffe gebildet zu werden [1].

---

[1] FUCHS verimpfte verschiedene Stämme in Ascitesbouillon so oft wieder, bis G.-K. nicht mehr wuchsen. Dazu waren sehr verschieden lange Zeiten notwendig.

Zu diesen schon sehr weit zurückliegenden Untersuchungen sind in neuerer Zeit solche im Sinne des Antivirus (BESREDKA) gekommen. Nach LUMIÈRE und CHEVROTIER wird das Wachstum der G.-K. durch Zusatz von Toxin aus Kulturfiltrat gehemmt; nach TARANTELLI wachsen die G.-K. im Filtrat nach der 2. Aussaat mit morphologischen und tinktoriellen Abweichungen und in geringer Zahl.

FINKELSTEIN und TIMOCHINA wiesen in frischem (2—4tägigem) Filtrat von G.-K.-Ascites-Bouillonkulturen G.-K.-Wachstum nach, nicht aber in 20 Tage altem. Die toxische Wirkung der G.-K.-Kultur wurde durch das Filtrat nicht aufgehoben, die Phagocytose nicht erhöht. Die durch Kulturen hervorgerufenen Hautinfiltrationen werden durch das Filtrat weder abgeschwächt noch neutralisiert. Die Filtrate wirken als Endotoxin. NICOLETTI fand in ihnen zwar entwicklungshemmende, aber keine vaccinierende Wirkung. Negativ verliefen auch die Versuche von CLARK, FERRY und STEELE und von E. LEWIN. BERTARELLI hält die Angaben über CORUZZIS Vaccine mit G.-K.-Antivirus nicht für berechtigt. A. COHN fand keinerlei Abweichung in dem Verhalten der G.-K. auf Kochblutagar, wenn sie der Wirkung von G.-K.-Bouillonfiltrat (bis zur Erschöpfung gewachsene Kultur) ausgesetzt wurden. Über günstige Wirkungen mit dem von ihr hergestellten Antivirus berichtet MARGUÉRITE AÏTOFF. (Diese bediente sich des Staphylokokkenfiltratantivirus, um durch Beseitigung der Staphylokokken leichter zu Reinkulturen der G.-K. zu gelangen, s. o.)

Mit *Gonotoxin* hat man am Menschen u. a. folgende Resultate erzielt:

In der *Harnröhre* produzierte DE CHRISTMAS eine sich schon 2 Stunden nach der Injektion einstellende, in 4—5 Tagen ablaufende Entzündung (ohne Immunisierungserscheinungen nach wiederholter Injektion, wie sie PANICHI später konstatierte). SCHÄFFER sah eine starke Exacerbation chronischer postgonorrhoischer Urethritiden (von 1—2 Tagen Dauer). Auch PANICHI erzeugte in der normalen wie in der chronisch-gonorrhoischen Harnröhre durch sterilisierte und filtrierte Kulturen starke Entzündung, sehr leichte aber durch Injektion der abgetöteten G.-K.-Leiber, woraus er auf Toxinwirkung schließt, während SCHOLTZ das Umgekehrte konstatierte; PANICHI ist geneigt, diese Entzündung zur Provokation von G.-K. und zur Heilung von Gonorrhöen zu benutzen. GROSZ und KRAUS sowie SCHOLTZ erzielten im Gegensatz zu DE CHRISTMAS Urethritiden auch mit anderen abgetöteten Bakterien, bestreiten also die spezifische Bedeutung der erwähnten Versuche.

Im subcutanen Gewebe des Menschen entstehen durch Injektion von Gonotoxin (neben Fieber und Gliederschmerzen) schmerzhafte Entzündungen und auch Lymphdrüsenschwellungen (WASSERMANN). BUMM und STEINSCHNEIDER konnten das nicht konstatieren. Nach GROSZ und KRAUS haben Filtrate der Kulturen diese Wirkung nicht.

Schon WERTHEIM hatte nach Injektion von G.-K. in flüssigem Blutserum erysipelatoide Entzündungen gesehen, von denen er es dahingestellt sein läßt, ob es sich um Wirkung der G.-K. oder ihrer Toxine handelt (von STEINSCHNEIDER und SCHÄFFER nicht bestätigt). In neuester Zeit sind durch die Behandlung mit Lebendvaccine (LOESER) zahlreiche Erfahrungen mit der Einverleibung lebender G.-K. ins Unterhautzellgewebe gemacht worden. Auch dabei handelt es sich wohl im wesentlichen um Endotoxinwirkung, wenngleich dabei Abscesse mit G.-K. beobachtet worden sind. Hierher gehören auch die Cutireaktionen (vgl. die betr. Kapitel).

Über das, was man in der Klinik der gonorrhoischen Erkrankungen als toxisch anzusehen geneigt, bzw. berechtigt ist, wird bei den „Komplikationen" berichtet.

Allgemeine Pathologie und Histologie der Gonorrhöe.

Wo immer die G.-K. zur Wirkung gelangen, da bedingen sie — im allgemeinen durch ihre Giftstoffe (Endotoxine) — eine Entzündung. Diese kann entweder serös oder serös-eitrig oder eitrig sein. Im Beginn ist sie serös, bleibt das aber an Schleimhäuten wohl nie (eher in anderen Organen, z. B. den Gelenken, wo das Exsudat selbst nicht oder nur wenig eitrig getrübt zu sein braucht); eine besonders intensive Reaktion kann hämorrhagisch sein, meist aber kommt bald die hauptsächliche Reaktion des Organismus gegen die G.-K., die eitrige Exsudation, zustande. Im weiteren Verlauf geht diese in eine an den Schleimhäuten mehr schleimig-eitrige über, worauf noch ein mehr oder weniger ausgesprochen desquamatives Stadium folgt, bis schließlich wieder normale Verhältnisse eintreten. Nur ausnahmsweise (häufiger an der Conjunctiva) wird die Entzündung fibrinös, und der Prozeß nimmt zeitweise ein diphtheroides Aussehen an.

Dagegen ist es sehr häufig, daß die Erkrankung nicht dem Schema: „Ansteigen zur Acme, Absinken zur Norm" folgt, sondern daß von der Acme aus der Übergang in ein chronisches Stadium eintritt, das als schleimig-eitrig-desquamativer Katarrh lange Zeit besteht oder auch immer wieder einmal in ein akutes Stadium übergeht.

Der bisher geschilderte „Katarrh" beruht auf der G.-K.-Infektion der obersten Schleimhautschichten. Es kommt daneben aber auch, wenngleich nur in selteneren Fällen, ein tieferes Eindringen der G.-K., es kommen neben der einfach katarrhalischen Eiterung, d. h. der eitrigen Exsudation, Vereiterungen, d. h. eitrige Zerstörungen des Grundgewebes in Form von Abscessen (zuerst von Wertheim in den Ovarien, von Dinkler am Auge, von mir paraurethral konstatiert), Phlegmonen und Geschwüre, es kommen Eiteransammlungen in vorgebildeten Höhlen bzw. sich zu Höhlen umwandelnden Röhren vor (*Pseudoabscesse*). Auch unabhängig von den letzterwähnten Prozessen kann die gonorrhoische Entzündung, allerdings wohl ausschließlich die chronische, statt zur Restitutio ad integrum zu einer narbenähnlichen Schrumpfung führen.

Ferner kann die G.-K.-Infektion Granulationsprozesse (ohne vorangegangene Zerstörung) bedingen und sich dadurch den „chronischen Infektionsgeschwülsten" nähern. Auch auf diesem Weg können narbenartige Residuen entstehen.

Außer durch unmittelbare Einwirkung auf die Schleimhaut kann der G.-C. eine Art Fernwirkung bedingen, indem sich „kollaterale" Entzündungen, „konsensuelle" Ödeme auch *relativ* entfernt von dem Orte der G.-K.-Vegetation entwickeln (durch Endotoxin-Diffusion?).

v. Crippa hat in einem solchen am Frenulum lokalisierten Ödem G.-K. nachweisen können; soweit ich sehe, ist dieser Befund nicht bestätigt worden (vgl. Stümpke). Ich selbst habe wiederholt negative Resultate (mikroskopisch und kulturell) zu verzeichnen gehabt. In einem Falle, in dem ich durch Punktion etwas trübe Flüssigkeit mit Eiterkörperchen und einzelnen G.-K. erhielt, hatte ich den Eindruck, daß ich zufällig ein entzündetes Lymphgefäß punktiert hatte; denn an anderen Stellen des gleichen Ödems war nichts dergleichen zu finden.

Das Ödem kann in der Harnröhre (posterior) selbst zu bullösen Veränderungen führen (Glingar).

Auch manche andere sterile Exsudate (Hydrocele bei Epididymitis, perimetritische Entzündungen, sterile Gelenkergüsse usw.) können in ähnlicher Weise als — der G.-K.-Vegetation in der Nachbarschaft subordinierte — Ergüsse von kollateralem Ödem in Hohlräume aufgefaßt, durch Abszedierung und Eiterretention in Follikeln kann Penisödem bedingt werden (Porosz) usw. — Selbst die gonokokkenfreie Urethritis posterior bei Urethritis anterior gonorrhoica hat man ähnlich gedeutet (Jadassohn), aber auch durch lymphogene Ausbreitung erklärt (Riebes). Ödematöse Schwellungen können ferner durch Stauung zustande kommen, und zwar besonders durch *Lymphstauung*, wie das am häufigsten bei der Lymphangitis dorsalis penis bei akuter Gonorrhöe beobachtet wird (nichtentzündliche Schwellung der Glans und des Präputiums).

In analoger Weise wie in den primär infizierten kann sich der gonorrhoische Prozeß auch in denjenigen Organen entwickeln, in welche der G.-C. unmittelbar oder durch Lymph- oder Blutstrom gelangt. Bald kommt es dabei nur zu entzündlicher Infiltration, evtl. mit seröser oder serös-eitriger oder eitriger Exsudation in eine von einer Membran umschlossene Höhle (Gelenk), bald zu einer mehr chronischen granulierenden Entzündung (Endocarditis benigna), bald zu eitriger Zerstörung (Endocarditis ulcerosa maligna und alle möglichen metastatischen gonorrhoischen Abscesse), und auch hier spielen neben der Restitutio ad integrum und neben der eigentlichen Vernarbung (nach eitrigen Zerstörungen) Schrumpfungsvorgänge (z. B. Gelenkankylosen) eine wesentliche Rolle.

Die bisher erwähnten Veränderungen sind auf die G.-K.-Vegetation „in loco morbi" oder in dessen mehr oder weniger unmittelbarer Nähe zurückzuführen. Daneben aber kommen *gonotoxische* Prozesse in Frage, da die Giftstoffe der G.-K. auch durch Resorption zu allgemeiner Wirkung gelangen können (Degenerationen im Nervensystem [?], gewisse Exantheme [?] — abgesehen von Blutveränderungen, Fieber, toxischen Leber- und Nierenschädigungen, kachektischen Zuständen usw.). Wir werden später noch zu besprechen haben, wieweit solche Erkrankungen wirklich im engeren Sinne als toxisch anzusehen sind (s. S. 112 u. f.). — Auch die Fragen der Pathogenese und der Bedeutung aller möglicher komplikatorischen, ,,para- und postgonorrhoischen" Erscheinungen müssen in den entsprechenden Kapiteln erörtert werden.

Die *Ausbreitung* des gonorrhoischen Prozesses findet einmal unmittelbar innerhalb eines Organs bzw. von einem Organ auf das andere statt; dabei spielen, abgesehen von der Wachstumsausbreitung, die feineren und zum Teil auch die größeren Lymphbahnen eine für die verschiedenen Organe noch sehr verschieden gewertete Rolle. Außerdem können aber durch Lymph- und Blutgefäße, evtl. auch durch andere röhrenförmige Organe (Vasa deferentia, Ureteren usw.) G.-K. verschleppt werden und zu neuen, mit dem ursprünglichen Krankheitsherd nicht unmittelbar zusammenhängenden Lokalisationen führen.

Die G.-K. können sich unzweifelhaft durch flächenhaftes Wachstum auf der Oberfläche der Schleimhäute und in den Zell- und Gewebsinterstitien verbreiten; wie weit sie auf diese Weise — auf dem ihnen besonders zusagenden Terrain — auch größere Strecken überziehen können, steht dahin; BUMM hält das für sehr unwahrscheinlich.

Auch über die zeitlichen Verhältnisse eines solchen Fortschreitens des Prozesses durch appositionelles G.-K.-Wachstum sind die Ansichten geteilt — positive Angaben sind kaum verwertbar (vgl. FINGER für die Urethra anterior: 16 cm in 16 Tagen).

Die Ausbreitung in den einzelnen Organen oder von einem Organ auf ein nächstgelegenes anderes kann durch Verteilung des Exsudats in einem spaltförmigen Rohr selbst bei geringer Stauung (vgl. SCHOLTZ für die Urethra anterior des Mannes, Verklebung durch eingetrocknetes Sekret am Orificium externum oder bei Erektionen) oder im Uterus durch eine Druck- und Saugpumpenwirkung der Kontraktionen der Uterusmuskulatur (vgl. z. B. WAGNER) oder durch capillare Attraktion (Übergang der Urethritis anterior auf die posterior [vgl. TAYLOR] oder von der Vagina auf den Cervicalkanal bei Kindern [vgl. KUŠNIR]) oder im Auge durch den Lidschlag erklärt werden. Von Bedeutung ist natürlich auch das Ausfließen des Exsudats nach dem Ort des geringeren Widerstandes (Regurgitieren aus der Urethra posterior in die Blase, Ausfließen aus dem abdominalen Ende der Tube ?). Dazu kommen ferner noch Autoinokulationen z. B. der SKENESchen Gänge, der BARTHOLINISchen Drüsen, des Uterus von der manchmal zunächst allein infizierten Urethra aus, ebenso des Rectums usw. Dabei kann die vermehrte Drüsensekretion eine Rolle spielen (R. SCHRÖDER). Es ist möglich, aber schwer zu erweisen, daß die G.-K. auch durch die Eiterkörperchen weiter getragen und nach dem Untergang dieser wieder frei werden (DINKLER).

In einzelnen Fällen kann der Übergang des gonorrhoischen Prozesses von einem Organ auf das andere durch den Durchbruch eines Abscesses bedingt werden (z. B. Prostata- oder Samenblasen-Abscesse und Rectalgonorrhöe). Die G.-K. können in die Blutgefäße gelangen und im strengsten Sinne metastatische Herde bedingen; daß das auch durch die Lymphgefäße geschehen kann, ist sehr wahrscheinlich, aber doch nicht absolut erwiesen, da man ja nicht unbedingt ausschließen kann, daß die Lymphwege nicht auch selbst erkrankt sind. Die gleiche Frage ist aufzuwerfen, aber ebenfalls schwer zu beantworten bei durch röhrenförmige Zwischenglieder miteinander verbundenen Organen (s. o.), speziell Urethra und Epididymis. Klinisch sind bekanntlich die Vasa deferentia bei bestehender Epididymitis oft frei, und es wird daher angenommen, daß durch antiperistaltische Bewegungen (OPPENHEIM und LÖW und nachher viele andere) die G.-K. von der Urethra posterior aus in die Nebenhoden gelangen, ohne daß die Vasa deferentia ergriffen werden (dagegen u. a. S. FREY, VÉDFY). Auch an den weiblichen Genitalien (KOSSMANN, SCHINDLER), bei Blase und Ureter können solche Bewegungen eine Rolle spielen. Doch werden vielfach auch die ebenerwähnten Ausbreitungen des gonorrhoischen Prozesses auf die Lymphbahnen, auf Gewebsstränge usw. zurückgeführt. (Plexus paragenitalis bei der Frau [IWANOW]; Abscesse über Gelenken [z. B. PUGH] usw.)

Wie weit *mechanische Hindernisse* die Ausbreitung des gonorrhoischen Prozesses erschweren können, ist nicht leicht zu sagen. Sowohl an der Urethra posterior des Mannes als am Os internum uteri hat man den (von manchen allerdings bestrittenen) Eindruck, daß die Ausbreitung hier wenigstens ein gewisses Hindernis findet. Der Übergang von der Urethra anterior auf die posterior ist auch durch den Drüsenmangel in der membranacea erklärt worden (FINGER; vgl. auch R. SCHRÖDER, der den Isthmus am Uterus als ein solches Hindernis ansieht).

Im Peritoneum kann durch Fibrin die Entzündung lokalisiert werden (KOSSMANN).

Mechanische und manche andere Einflüsse können die Ausbreitung des gonorrhoischen Prozesses begünstigen, so z. B. Traumen, brüske Bewegungen, Harnstauung durch Steine (KNORR). Die Menstruation, die Entbindung, Pollutionen, Prostata-Massage u. ä. können in analoger Weise wirken, ohne daß der Mechanismus immer aufzuklären wäre.

Über das *makroskopische Verhalten* der gonorrhoisch erkrankten Organe brauche ich hier kaum etwas zu sagen, da es bei der Besprechung der einzelnen Lokalisationen berücksichtigt werden muß. Es ist keineswegs richtig, daß die Gonorrhöe ein sehr eintöniger Prozeß ist. An den Schleimhäuten handelt es sich im akuten Stadium um ausgesprochen entzündliche, meist (z. B. in der männlichen Harnröhre [vgl. u. a. FINGER, JESIONEK] aber auch an der Conjunctiva) fleckweise, an der Harnröhre, speziell an den (erweiterten) Drüsenausführungswegen besonders starke, Infiltrationen mit Rötung, mit Erosionen, mit starker, selbst warzenartiger Verdickung (am Uterus). Daneben finden sich gelegentlich in der Muskulatur des Uterus, in den Nebenhoden, in der Prostata usw. Eiteransammlungen und wirkliche Abscesse. Fibrinöse Exsudationen am Peritoneum; seröse bis eitrige Ergüsse in die Gelenke (in deren Wandungen ödematöse Schwellungen, manchmal tuberkelähnliche, manchmal schwielige Granulationsbildungen, mit Hämorrhagien, mit nekrotischen Einlagerungen), Knorpel- und Knochenusuren, besonders leicht hämorrhagisch werdende Unterhautabscesse, fibrinöse, granulierende und ulcerierende Prozesse im Endokard, wachs- oder amyloidartige Degenerationen im Herzen, graue Verfärbung, Brüchigkeit, seröse Durchtränkung der Muskeln, dazu die Schrumpfungsvorgänge an den Schleimhäuten mit Verdickung und abnormer Verhornung, die Einschmelzung und Schrumpfung der Synovialis, die Zerstörung der Knochenenden (bindegewebige und knöcherne Ankylosen), die jetzt durch die Röntgenstrahlen besonders genau untersuchten Knochenatrophien, die Dermatosen in erythematöser, urticarieller, typisch entzündlicher oberflächlicher oder tiefer, „nodöser", hämorrhagischer oder in eigenartiger entzündlich-hyperkeratotischer Form, die verschiedenen „endogenen" Ophthalmien, Neuritiden usw. — all das macht das bunte anatomische bzw. klinische Bild der Gonorrhöe aus.

Histologie.

Wenn wir nach dieser allgemeinen Übersicht über den gonorrhoischen Prozeß ihn *histologisch* verfolgen wollen, so müssen wir zunächst betonen, daß das Material hiefür lange Zeit recht beschränkt war.

Für die akute Gonorrhöe standen uns einmal die Untersuchungen von BUMM, DINKLER u. a. am Auge, dann die FINGERS mit GHON und SCHLAGENHAUFER zur Verfügung. Doch ist oft hervorgehoben worden, daß es nicht ganz berechtigt ist, die Resultate ohne weiteres auf die normalen Verhältnisse zu übertragen, wenn sie an Menschen in der Agone erhoben worden sind. Der bereits erwähnte Fall BOCKHARTS scheidet wohl aus. Wir hatten ferner die Urethritiden in DINKLERS und COUNCILMANS Fällen, die paraurethralen und präputialen

Gänge, wie sie Touton, Pick, *ich* und seither viele andere untersucht haben, eine größere Anzahl von Befunden an Uterus, Tuben (Wertheim, Schridde u. a.), Bartholinischen Drüsen, Blase, Epididymis, Rectum, Mundschleimhaut, endlich die malignen Endokarditiden, Material aus Gelenken, Abscessen usw.

Seither sind die histologischen Untersuchungen sehr viel zahlreicher geworden, und zwar sowohl an analogem Material, wie es in den älteren Arbeiten benutzt worden war, als auch an bislang noch nicht oder wenig verwertetem. Über all das ist in den einzelnen Kapiteln dieses Handbuchs berichtet. Ich verweise hier ferner auf die eingehende Besprechung der Histologie des gonorrhoischen Prozesses von Christeller und Jacoby und auf die Darstellung der Augengonorrhöe von Krückmann (bei Buschke-Langer), und von Fehr (dieses Handbuch), der Genitalgonorrhöe der Frau (Stickel, bei Buschke-Langer, Franz (dieses Handbuch) und Schröder, auf Rosts und Jesioneks ausführliche Schilderung der Urethralgonorrhöe des Mannes usw.

Immerhin muß auch jetzt noch betont werden, daß es sich bei den histologischen Beschreibungen doch meist nur um Bilder eines bestimmten Stadiums und eines bestimmten Organs handelt, und daß es noch immer schwer ist, eine wirklich auf lückenlose histologische Beobachtung des gonorrhoischen Prozesses vom Beginn bis zum Ende begründete Gesamtdarstellung zu geben.

Der Ablauf der gonorrhoischen Erkrankung, die histologischen und dementsprechend die klinischen Veränderungen sind — das bedarf kaum der besonderen Betonung — in hohem Grad von den anatomisch-biologischen Verhältnissen des erkrankten Organs abhängig. Dabei sind — um nur die wichtigsten Momente zu nennen — Form und physikalisch-chemische Beschaffenheit speziell der Epithelzellen, Vascularisation, Struktur des Bindegewebes, Reichtum oder Armut an Drüsen, mehr oder weniger freie Kommunikation mit der Außenwelt, Vorhandensein von anderen, saprophytären und evtl. pathogen werdenden Mikroorganismen, immunbiologische Beziehungen von größerer oder geringerer Bedeutung für die Differenzen. Dazu kommen die mannigfachen Bedingungen, unter denen die G.-K. in metastatischen Herden in allen möglichen Organen zur Wirkung gelangen. Besonders deutlich tritt die Schwierigkeit einer Besprechung der allgemeinen Histologie hervor, wenn man die am meisten studierten Typen der Schleimhautgonorrhöe, die Urethritis des Mannes, die uterine Gonorrhöe und die Conjunctivitis gonorrhoica vergleichsweise berücksichtigt.

Ehe ich auf die Schilderung der histologischen Veränderungen bei der Schleimhautgonorrhöe eingehe, muß ich die vielbesprochene Frage von der *Infizierbarkeit der verschiedenen Epithelarten* wenigstens streifen.

Bumm, dem wir die ersten und wirklich grundlegenden Untersuchungen über die Histologie des gonorrhoischen Prozesses verdanken, hatte gemeint, daß nur Zylinderepithelien von den G.-K. invadiert werden. Er ist von dieser Meinung, nachdem Touton, Dinkler, ich u. a. dargetan hatten, daß auch mit Pflasterepithel bekleidete Schleimhäute befallen werden, zurückgekommen. Jetzt wissen wir also, daß Zylinder- *und* geschichtete Pflasterepithelien gonorrhoisch erkranken. Immerhin bleibt für die Entwicklung des gonorrhoischen Prozesses diese Differenz im Bau der Schleimhäute, wie es scheint, doch von einer gewissen Bedeutung.

Die G.-K. können auf dem Schleimhautepithel festen Fuß fassen und es infizieren, ohne daß eine Läsion, eine Eingangspforte, wie für die meisten Infektionen der Haut vorhanden zu sein braucht. Im allgemeinen scheinen die G.-K.-Rasen zunächst herdförmig angeordnet zu sein (Lindner an der Conjunctiva, s. auch S. 46).

Sie vermehren sich zuerst auf den Epithelien, indem sie dieselben rasenartig überziehen (sie „punktförmig umgürten" — Krückmann). Sehr bald kommt es augenscheinlich zu Hyperämie und zu seröser Exsudation, welche die Epithelien lockert, sehr bald auch zur Auswanderung von Leukocyten, und zwar wesentlich neutrophilen, welche sich zwischen den Epithelien durchdrängen und im Lumen anhäufen, sowie zu Zellansammlungen im mukösen Bindegewebe, besonders in dessen obersten Schichten.

Die *Epithelzellen* werden ödematös, trüb geschwellt, vacuolisiert, ihre Kerne gequollen, schlecht oder nicht mehr färbbar. An geschichtetem Pflasterepithel (Fossa navicularis) können sich Veränderungen zeigen, welche an das Ekzem erinnern (Spongiose, Parakeratose, vgl. JESIONEK, KUŠNIR), an der Cornea können sich subepitheliale Blasen bilden (HEERFORDT). Bei niedrigen Epithelschichten kann das Bindegewebe geradezu freigelegt werden (Erosionen oder mikroskopisch kleine Ulcerationen, z. B. SCHRIDDE, SCHRÖDER). Es muß dahingestellt bleiben, in welchem Umfang an dieser epithelialen Destruktion die unmittelbare Wirkung der G.-K.-Giftstoffe, in welchem die sehr schnell einsetzende starke, seröse, hämorrhagische und weiterhin eitrige Exsudation beteiligt ist.

Während im allgemeinen angenommen wird, daß das Epithel der Conjunctiva dem Eindringen der G.-K. ins Bindegewebe kein Hindernis in den Weg legt, ist nach der Darstellung LAHMS vielmehr die gonotoxische Schädigung des Gefäß-Bindegewebsapparats das erste Resultat des Einwanderns der G.-K. auf den Kittlinien der Epithelien. Erst mit der Auflockerung und Abstoßung des Epithels und seiner Umwandlung in Plattenepithel finde das Überschreiten der Bindegewebsgrenze durch die G.-K. statt.

Andererseits wird von JESIONEK eine Proliferation sowohl des geschichteten Pflaster- wie des Zylinderepithels betont, die speziell von der Basalschicht ausgeht (durch direkte Zellteilung), und die er auf die Gonotoxinwirkung zurückführt. Die zu Zylinderzellen ausgereiften Tochterzellen der germinativen Epithelien scheinen dem Gonotoxin nicht zugänglich zu sein. Wucherung des Epithels, Auswachsen zu Sprossen und drüsenartige Bildungen sind auch an der Conjunctiva festzustellen (vgl. FEHR, S. 107).

Hinweise nach dieser Richtung werden auch sonst vielfach gemacht; ich zitiere nur ganz beispielsweise TSCHERNOGUBOW, welcher bei gonorrhoischen Follikulitiden Epithelstränge auf den „formativen Reiz" der G.-K. zurückführt.

Bei alledem muß aber berücksichtigt werden, wie sehr Epithelien auf alle möglichen Schädigungen bzw. entzündungserregenden „Reize" mit Wucherung reagieren, wovon die Acanthosen und die atypischen Epithelwucherungen an der Haut genügend Zeugnis ablegen (Abb. 8).

Das *Infiltrat* besteht aus polynucleären Leukocyten, aus mononucleären, lymphocytären, eosinophilen und Plasmazellen, vermehrten und vergrößerten Bindegewebszellen, Spinnenzellen UNNAS, Mastzellen, Lymphoblasten (SCHRIDDE) und Erythrocyten. Die Mischung dieser Zellformen ist eine je nach dem Stadium und der Lokalisation außerordentlich verschiedene; vgl. z. B. den Bericht JESIONEKS, der die Neutrophilen sehr spärlich, mono- und polynucleäre Eosinophile und rote Blutkörperchen sehr reichlich fand. Auch ROST ist der geringe Gehalt an Neutrophilen in der Urethra aufgefallen. Diese finden sich oft — besonders in den akuten Stadien — in den dem Epithel nächstgelegenen Schichten. Über die Mastzellen, denen eine spezielle Bedeutung wohl nicht zukommt, die Eosinophilen usw. wird bei den Exsudaten noch zu sprechen sein (s. S. 60, 63, 64).

Besonders beachtet wurden seit langer Zeit die oft zwei- und mehrkernigen *Plasmazellen* (z. B. SCHRIDDE an den Tuben). ROST hat sie unmittelbar unter dem Zylinderepithel, in welchem G.-K. nachzuweisen waren, gefunden (Urethra), während ich sie von dem gonokokkentragendem Epithel meist etwas weiter entfernt sah (an präputialen usw. Gängen). Auch das kann natürlich in verschiedenen Stadien wechseln. Jedenfalls aber ist aus dem Vorkommen zahlreicher Plasmazellen nicht auf eine besondere Chronizität des gonorrhoischen Prozesses zu schließen; sie kommen bekanntlich auch beim Ulcus molle ganz früh in großen Mengen vor. Mit Recht haben verschiedene Autoren hervorgehoben, daß, so stark auch ihre Beteiligung an den Gewebsveränderungen bei der Gonorrhöe ist, von einer Spezifität dieses Befundes nicht wohl die Rede sein kann (auch nicht an den Tuben, vgl. z. B. MILLER, SJÖBERG). JOACHIMO-VITS wiederum hält zwar nicht die Plasmazellen an sich, wohl aber ihre eigenartige Lagerung (diffuse subepitheliale Infiltrate) für charakteristisch. Das subepitheliale Bindegewebe ist serös durchtränkt, seine Fasern gequollen, auseinandergedrängt, die elastischen Fasern schlecht oder gar nicht mehr färbbar. Wie HÜBNER so legt auch besonders ROST Wert auf den relativ frühen Untergang der *elastischen Fasern*, an deren Stelle sich dann neugebildetes Bindegewebe finde. Doch ist zu betonen, daß die Nichtfärbbarkeit des Elastins in entzündlichen Produkten noch nicht seinen definitiven Untergang bedeutet.

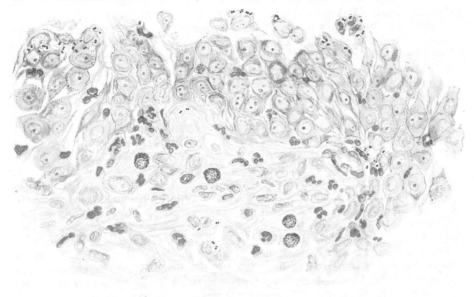

Abb. 8. Akute gonorrhoische Urethritis anterior. (Vom Lebenden exzidiertes Stückchen.) Zerworfenes geschichtetes Epithel, G.-K., Plasmazellen usw. (Nach CHRISTELLER und JACOBY aus BUSCHKE-LANGERs Gonorrhöe.) PAPPENHEIM-UNNA-Färbung.

Die Zahl der fixen Bindegewebszellen nimmt zu, diese wie die Blut- und Lymphgefäßendothelien schwellen.

Hier und da findet man Mitosen in den fixen Zellen (namentlich auch bei eitriger Infiltration) und die von mir beschriebenen dunkeltingierten, unregelmäßig fädigen Massen, welche als Kerndegenerationen, Pyknose usw. aufzufassen sind (vgl. auch RÓNA); sie entsprechen der *Chromatotexis* UNNAs (vgl. die Arbeit von VOLK, Arch. f. Dermat. Bd. 72).

Manchmal sind große, gequollene Zellen mit blassen Kernen und blasigem Protoplasma vorhanden, wie sie COUNCILMAN als den Epitheloiden ähnliche vakuolisierte Zellen bei Arthritis gonorrhoica beschrieben hat, während ich sie um paraurethrale Gänge sah (s. u. TOUTON).

Wie bereits erwähnt, kann die gonorrhoische Entzündung auch einen mehr oder weniger ausgesprochen *fibrinösen* Charakter annehmen. Das geschieht nicht nur an den Schleimhäuten, sondern auch am Peritoneum (vgl. z. B. STICKEL), bei Iritis im Kammerwasser (vgl. KRÜCKMANN), in der Epididymis (z. B. KRETSCHMER und ALEXANDER), in den Gelenken (vgl. DITTRICH, dieses Handbuch Bd. 20/2, S. 268), Sehnenscheiden (vgl. PEISER) usw.

Der hämorrhagische Charakter des Prozesses zeigt sich besonders an der Conjunctiva, aber auch z. B. bei Iritis in der vorderen Kammer (vgl. KRÜCKMANN), in der Epididymis (z. B. KRETSCHMER und ALEXANDER), im Myo- und Perikard (DITTRICH, l. c. S. 306) usw.

In den gewucherten, vermehrten, erweiterten und von Infiltrat umgebenen Blutgefäßen mit vergrößerten und vermehrten Endothelien und speziell in den Capillaren und kleineren Venen ist eine größere Zahl von polynucleären Leukocyten vorhanden, die sich zum Teile auch in Durchwanderung durch die Gefäßwände befinden. Thrombophlebitiden in kleinen Gefäßen sind gelegentlich nachzuweisen; selbst Endarteriitis (bis zur obliterans) wird erwähnt (bei Bartholinitis — SORRENTINO, in der Urethra — ROST [auch schon bei KOLLMANN-OBERLÄNDER], KUŠNIR).

Die Lymphspalten und die kleinen Lymphgefäße sind erweitert. Genauer untersucht sind aber, soweit ich sehe, nur die Veränderungen an den größeren Lymphgefäßen (s. u. NOBL). Ich selbst habe in der Umgebung eines abscedierenden paraurethralen Ganges mit Lymphocyten vollgestopfte und daneben „tingible Körperchen" enthaltende Lymphgefäße gesehen (ähnlich wie bei Lymphocytomen, Lupus, Lues usw.; vgl. Handbuch FINGER, JADASSOHN usw. Bd. 1, Taf. II).

Besonders an solchen Schleimhäuten, die Zylinderepithel tragen, kann man dann konstatieren, wie die G.-K. auch in das Bindegewebe eindringen (nach CHRISTELLER und JACOBY in der männlichen Harnröhre schon nach 4 Tagen) und kürzere oder längere Zeit in diesem vegetieren. Dabei nimmt die Zahl der in der Mucosis liegenden Eiterkörperchen sehr zu.

An den mit geschichtetem Pflasterepithel bedeckten Schleimhäuten ist die Invasion der G.-K. in das Bindegewebe oft nicht oder nur kurze Zeit zu konstatieren. Das Epithel wird zwar ebenfalls gelockert, durcheinandergeworfen, viele Zellen, ja ganze Lagen von solchen werden abgestoßen, aber es wird doch nicht oder nur an einzelnen Stellen ganz abgängig. Zwischen den Epithelien liegen mehr oder weniger reichlich die unregelmäßigen Kerne der polynucleären Leukocyten; im Bindegewebe wiegen unter diesen Umständen die Lymphocyten und vor allem die Plasmazellen und die fixen Zellen vor.

Subepithelial finden sich Eiterkörperchen wesentlich und in größeren Massen dann, wenn G.-K. durch das Epithel durchgedrungen sind; wo Eiterkörperchen fehlen, da sind auch G.-K. nicht nachzuweisen (WERTHEIM); man kann sie aber auch dann vermissen, wenn Eiterkörperchen vorhanden sind, wie das sowohl an den paraurethralen Drüsengängen von mir wie auch am Uterus von WERTHEIM festgestellt worden ist. Das kann entweder auf eine Fernwirkung der G.-K. (bzw. auf das diffundierende Gonotoxin) zurückgeführt werden, oder man kann mit WERTHEIM daran denken, daß „die in die Tiefe gedrungenen G.-K. nach Hervorrufung der Entzündung sofort zugrunde gegangen seien".

Die weitere Verfolgung der histologischen Veränderungen ergibt folgendes: Wenn die Exsudation und die Auswanderung der Eiterkörperchen nachläßt, beginnt an den mit Zylinderepithel bekleideten Schleimhäuten die Regeneration des Epithels von einzelnen, hier und da stehen gebliebenen Zellen aus. Diese Neubildung des Epithels aber führt nicht zur Erneuerung von Zylinderepithel, sondern es entsteht zunächst ein geschichtetes Pflasterepithel, welches bald nur einige wenige, bald mehrere Lagen aufweist und auch (s. o.) Fortsätze ins Gewebe treiben kann. Diese „Metaplasie" wird von den einen (FINGER usw.) als eine diffuse, von den anderen (z. B. ROST) als eine nur an einzelnen Stellen auftretende beschrieben (verschiedene Stadien?). In den Kernen der Epithelzellen zeigen sich vielfach Mitosen. Zugleich zwängen sich zwischen ihnen noch immer die Eiterkörperchen durch.

In dieser Zeit sind die G.-K., welche im Bindegewebe vorhanden waren, aus diesem jedenfalls oft schon wieder verschwunden. Dagegen finden sich solche noch immer auf und zwischen den Epithelzellen. Auch auf den von vornherein mit geschichtetem Pflasterepithel bekleideten Schleimhäuten nimmt der Prozeß natürlich allmählich an Akuität ab. Das Epithel kann auch hier proliferieren; in seinen Zellen finden sich ebenfalls Mitosen.

Die von BUMM zuerst konstatierte *Metaplasie* des Epithels ist kein für die G.-K. irgendwie charakteristischer Vorgang. Wenigstens ist sie bei entzündlichen Prozessen nach chemischen Reizungen (z. B. auch durch Argentumpräparate, LOHNSTEIN) sehr vielfach gefunden worden. Man kann daher kaum glauben, daß sie auf einer speziellen Einwirkung der G.-K. auf die Epithelien beruht. Da sie schon bei akuten Gonorrhöen vorkommt, kann man sie nicht auf den Einfluß des unterliegenden Narbengewebes (speziell der Schrumpfung der subepithelialen Capillaren bei Strikturen — NEELSEN) zurückführen, wenn man nicht annehmen will, daß, was sehr wohl möglich ist, die Epithelmetaplasie bei den mehr oder weniger akuten Prozessen von der bei den chronisch auftretenden wesentlich verschieden ist. Von HÜBNER ist die Vermutung ausgesprochen worden, daß die bei Strikturen vorhandenen, mit geschichtetem Pflasterepithel bekleideten Stellen schon von Hause aus mit solchen bedeckt waren, und CEDERCREUTZ meint ganz allgemein, daß „die durch Gonorrhöen hervorgerufenen Epithelmetaplasien sich immer aus von der Embryonalzeit her persistierenden Plattenepithelinseln entwickeln". Er glaubt auch, daß nur aus dem Ektoderm entstandenes Zylinderepithel metaplasiert. Diese Anschauung kann für die Metaplasie beim akuten Gonorrhöeprozeß selbst nicht wohl in Frage kommen, da diese ja ganz diffus sein kann, auch in der Conjunctiva vorkommt usw. Sie fand sich auch in der Epididymis (z. B. KRETSCHMER und ALEXANDER, OHMORI, ILJINSKI, nicht aber KITAMURA und MOTOHATA); bei nichteitrigen Formen konnten AUDRY und DALOUS nur Desquamation des Zylinderepithels konstatieren, das auch proliferieren kann (NOBL). Bei Bartholinitis wurden ebenfalls metaplastische Prozesse in den Drüsenläppchen (MENGE, TOUTON) konstatiert, ebenso im Cervicalkanal (Plattenepithel tief in die Drüsen gewuchert und sie ausfüllend [R. SCHRÖDER]).

Auf die Erklärungen, welche für die Pathogenese der Metaplasie gegeben worden sind, möchte ich hier nicht eingehen. Sie stellt ein in der allgemeinen Pathologie viel diskutiertes, aber wohl auch noch nicht gelöstes Problem dar. Nach R. MEYER (zit. bei JOACHIMOVITS) „handelt es sich nicht um echte Metaplasie, sondern um die allotrope Entwicklung undifferenziert gebliebener, jugendlicher Epithelregenerationszellen der Tiefe, die sich auf dem ganzen Wege von der Vulva bis zur uterinen Tubenmündung im Geschlechtskanal nachweisen lassen." Diese Umwandlung soll nach R. SCHRÖDER unter dem Einfluß des sauren Eiters und bei ungeschützter Lage des Epithels stattfinden. Im Uterus kann sich statt mehrschichtigen Pflasterepithels ein einschichtiges, mehr kubisches Epithel ausbilden (vgl. auch bei FRANZ). Flimmerzellen scheinen unter dem Einflusse des gonorrhoischen Prozesses ihre Flimmerhaare schnell zu verlieren (SCHRIDDE). Daß auch Zylinderepithel immun sein kann, wenn G.-K. auf benachbartem Plattenepithel noch vegetieren, werden wir später sehen.

Andererseits sahen FRISCH und SCHNEIDER im Rectum die G.-K. nur da, wo Zylinderepithel vorhanden war. Das gleiche berichtet ROST auch von der Urethra. Er fand das Plattenepithel ausschließlich über den stärksten entzündlichen Infiltraten in den Falten der männlichen Harnröhre.

Zu der oben bereits erwähnten Frage, *wie oft bzw. in welchem Ausmaß G.-K. durch geschichtetes Pflasterepithel ins Bindegewebe gelangen*, und wie weit sie sich in diesem unter solchem Epithel halten können, seien noch einige Befunde wiedergegeben.

FINGER, GHON und SCHLAGENHAUFER sahen an der männlichen Harnröhre, in der Fossa navicularis, in der Gegend des geschichteten Pflasterepithels das Bindegewebe frei, unter dem Zylinderepithel aber G.-K.-haltig. — ROSINSKI betont, daß die G.-K. an keiner Stelle das Epithel der Mundschleimhaut der Neugeborenen an keiner Stelle das Epithel überschreiten, ebenso z. B. STICKEL für die Vagina der Kinder. Analoge Befunde sind in der männlichen Harnröhre (z. B. JESIONEK) und an den meisten paraurethralen und präputialen Gängen erhoben worden. — WERTHEIM dagegen hat im Uterus G.-K. auch noch unter schon metaplasiertem Epithel gefunden, VÖRNER unter dem geschichteten Pflasterepithel bei Portioerosionen, MENGE unter metaplasiertem Epithel in BARTHOLINISCHEN Drüsen, mehrere Autoren im Cervicalkanal. In neuerer Zeit sind G.-K. mehrfach in der Vagina im Bindegewebe nachgewiesen worden (vgl. z. B. die sehr auffallenden Befunde von IWANOW, aber auch [STICKEL] in der Vagina alter Frauen und in den Tuben [AMERSBACH]).

Warum die G.-K., wie es scheint, oft durch geschichtetes Pflasterepithel nicht ins Bindegewebe gelangen, ist natürlich schwer zu sagen; vielleicht daß sie wirklich in der etwas längeren Zeit, die sie zum Durchdringen der dickeren Schichten brauchen, durch die Widerstandskräfte des Organismus schon abgeschwächt werden, oder daß während dessen sich im Bindegewebe Prozesse ausbilden, welche ihrem Einwachsen ungünstig sind.

Ebenso ist zu fragen, warum die G.-K. aus dem Bindegewebe wenigstens häufig (und schnell?) eliminiert werden, wenn das Epithel zu geschichtetem Pflasterepithel metaplasiert ist. VÖRNER meint, daß die Eiterzellen an sich nicht imstande sind, diese Elimination zu besorgen, daß diese aber geschieht, wenn „mobile Zellen anderer Formation, sowie junge Bindegewebszellen in dichtester Anordnung vorhanden sind, die dann auch dem Wiedereindringen der G.-K. einen undurchdringbaren Damm" entgegensetzen.

Wenn nun der Prozeß wirklich zur Norm zurückkehrt, so werden sich die entzündlichen Erscheinungen immer mehr vermindern, die G.-K. an Zahl mehr und mehr abnehmen, schließlich ganz verschwinden, danach — aber wahrscheinlich auch wirklich erst danach — wird das geschichtete Pflasterepithel wieder normal, und die Entzündung hört vollständig auf; die Eiterkörperchen wandern nicht mehr aus, das Infiltrat von Plasmazellen wird aufgesogen. Beim Zylinderepithel wird wohl ganz allmählich mit und nach dem Aufhören der Entzündung die Metaplasie wieder rückgängig, und zwar augenscheinlich fleckweise, so daß zunächst noch größere, allmählich kleiner werdende Inseln von geschichtetem Pflasterepithel vorhanden sind, bis schließlich auch diese nicht mehr nachweisbar sind; es ist nunmehr alles wieder normal. Ich sehe keinen Grund daran zu zweifeln, daß eine solche Restitutio ad integrum wirklich oft statthat.

Abnorme Reaktionen der Schleimhaut in Form von fibrinöser Entzündung sind mehrfach klinisch beschrieben worden (s. o.); BUMM sah ein fibrinöses Faserwerk mit lymphoiden Zellen und G.-K. „in Gestalt zierlicher Häufchen und Reihen".

Die Darstellung, die ich bis jetzt gegeben habe, stützt sich im wesentlichen auf die Erfahrungen, welche — abgesehen von der BUMMschen und anderen früheren Untersuchungen an der Conjunctiva — an den Genitalorganen, vor allem des Mannes gewonnen worden sind. Die pathologische Histologie des gonorrhoischen Prozesses ist aber seither wesentlich bereichert worden: einmal durch sehr umfassende Untersuchungen am Auge, welche sich u. a. an die Namen WALDSTEIN und LINDNER sowie KRÜCKMANN knüpfen, dann durch Studien über die Gonorrhöe der weiblichen Genitalorgane. Von der Histologie der Augengonorrhöe findet sich eine eingehende zusammenfassende Schilderung im 2. Teile dieses Bandes von FEHR, sowie von KRÜCKMANN in dem Gonorrhöebuch von BUSCHKE und LANGER. Ich möchte hier nur *die* Punkte hervorheben, welche dem oben allgemein gegebenen Verlaufsbild des gonorrhoischen Prozesses etwas Neues hinzufügen oder es wesentlich modifizieren. Das sind etwa folgende:

Die G.-K. bevorzugen in den ersten Tagen das Plattenepithel der Conjunctiva bulbi. Schon mit der Epithelabstoßung geht eine Vermehrung der Epithelien einher. Mit dem Eindringen der G.-K. ins Bindegewebe beginnt der massenhafte Austritt von Leuko- und Lymphocyten aus den Gefäßen (vgl. Abb. 1 [FEHR]; dieses Handbuch Bd. 20/2, S. 106). Die G.-K. können im Sekret im Beginn der Krankheit fehlen. *Phagocytierte G.-K. finden sich in allen Zellarten des Eiters. Innerhalb des Gewebes ist nie eine Phagocytose durch Leukocyten beobachtet worden.* Das Bemerkenswerteste ist die in den neueren ophthalmologischen Arbeiten betonte *Phagocytose der Epithelzellen.* Sproßbildungen des Epithels, Plasmazellansammlungen, Blutgefäßwucherungen stellen kein Novum dar. Vollständige Restitutio ad integrum; chronische Gonorrhöe der Conjunctiva gibt es nicht. Das intakte Hornhautepithel ist für die G.-K. nicht angreifbar (widerstandsfähige Protoplasmahülle?

[KRÜCKMANN] — im Gegensatz zu den Conjunctivalepithelien). „Das Haftenbleiben der G.-K. auf der Zelloberfläche spricht doch wohl dafür, daß der Nährboden für die G.-K. nicht im oder vom lebenden Protoplasma, sondern von der Außenschicht der conjunctivalen Epithelien (LINDNER) geliefert wird."

Wie sehr auch am Auge die histologische Struktur für die Entwicklung des gonorrhoischen Prozesses von Bedeutung ist, geht z. B. aus der Darstellung hervor, welche KRÜCKMANN von der Iritis gonorrhoica gibt (l. c. S. 377 und FEHR, S. 117).

Aus den hier hervorgehobenen Differenzen zwischen der Conjunctivalgonorrhöe und speziell der urethralen ergibt sich die Notwendigkeit, die letztere aufs neue in allen ihren Stadien speziell auf die epitheliale Phagocytose zu prüfen, die KRÜCKMANN selbst bei ihr nicht gefunden hat.

Bei der *Frau* hat vor allem die Gonorrhöe des Uterus durch die Untersuchungen R. SCHROEDERS eine neue Auffassung gefunden. Es ist von großer allgemeinpathologischer Bedeutung, daß die durch die Menstruation bedingten Veränderungen der Uterusschleimhaut mit dem gonorrhoischen Prozeß interferieren, und daß dadurch im Verlauf von wenigen Zyklen eine Spontanheilung der Corpusgonorrhöe eintritt: mit der Wiederausbildung einer normalen Functionalis verschwindet auch die Basalisgonorrhöe (vgl. FRANZ, dieser Band, KUŠNIR usw.). Auch hier werden wir also wohl eine Art von Zellimmunisierung annehmen müssen (s. o. und u.).

Ich habe schon im vorstehenden verschiedentlich die G.-K. im Gewebe erwähnt. Ihr Verhalten zu den Epithelzellen wird (von der Phagocytose abgesehen) übereinstimmend geschildert. Sie bilden überall auf und zwischen den Epithelien schmale Reihen und nur, wo die einzelnen Zellen durch Exsudat mehr auseinandergedrängt sind, kleinere und größere Häufchen. Schon WERTHEIM hatte erwähnt, daß die G.-K. sich teilweise im Gewebe schlechter färben. In der Conjunctiva soll sich das schon am Ende der ersten Woche zeigen; zugleich sollen sie zu kleinen (in der Größe wechselnden) Gruppen aufgeteilt sein (LINDNER, vgl. FEHR, S. 107).

Auffallend sind die verschiedenen Darstellungen von dem Verhalten der Polynucleären zu den G.-K. FINGER, GHON und SCHLAGENHAUFER, ich selbst und viele andere haben die intraleukocytäre Lagerung auch im Gewebe konstatieren können; von LINDNER (vgl. auch KRÜCKMANN), von STICKEL u. a. konnte eine solche aber nicht gefunden werden. KOCH und COHN bezeichnen sie als selten. Unzweifelhaft kommen die intraleukocytären G.-K. zwischen den Epithelzellen, ganz vor allem in deren obersten Lagen bzw. im Lumen in großer Zahl vor. Speziell in letzterem liegt ein mehr oder weniger großer Teil der G.-K. ins Leukocyten-Protoplasma eingelagert. Daß diese Einlagerung wesentlich im Lumen, bzw. auf der Oberfläche stattfindet, wird durch den zuerst von ORCEL angegebenen und bald darauf von mir, ferner von LANZ, HERZ, RUTSTEIN u. a. bestätigten Versuch bewiesen: Wenn man bei akuter Urethralgonorrhöe des Mannes nach längerer Pause im Urinieren Sekret entnimmt, so sind die meisten G.-K. intraleukocytär gelegen. Macht man aber unmittelbar nach dem Urinieren, d. h. nach der Abspülung des im Lumen stagnierenden Sekrets ein Präparat, so sieht man in diesem außerordentlich zahlreiche extracelluläre G.-K. Das ist nicht anders zu erklären als durch die auch in manchen Schnitten zu konstatierende Differenz zwischen Gewebe und Lumen: in diesem viel intra-, in jenem viel extracelluläre G.-K. Auf der anderen Seite aber finden sich, wie erwähnt, in der älteren und in der neueren Literatur so zahlreiche Befunde von intraleukocytären G.-K. im Gewebe der verschiedensten Organe, daß es künftig notwendig sein wird, festzustellen, worin die Differenzen in dem Vorkommen der intra- und der extraleukocytären Gewebs-G.-K. begründet sind (Stadium, Lokalisation?). Nur beispielsweise erwähne ich die intraleukocytäre Lagerung der G.-K. außer im Urogenitalapparat und außer in den Gelenken: in Endokard, Myokard, Rectum, Haut.

Auf die Frage der *Phagocytose* komme ich unten zu sprechen.

An die allgemeine Schilderung der histologischen Veränderungen bei akuter Gonorrhöe schließe ich nun gleich die bei *chronischer Gonorrhöe der Schleimhäute* an.

Auch das Material, das hierüber vorliegt, ist allmählich ein viel größeres und mannigfaltigeres geworden. Es ist aber besonders zu betonen, daß wir uns hier nur auf solche Fälle stützen dürfen, *in denen wirklich der Nachweis der G.-K. einerseits, der der Chronizität andererseits erbracht ist.* Alle anderen Objekte und so auch das nach vielen Richtungen sehr wertvolle Material FINGERS, die Untersuchungen BUKOWSKYS und LOHNSTEINS u. a. bei chronischer Urethralgonorrhöe des Mannes, manche Befunde an Uterus und Tuben usw. sind nicht wohl verwertbar. Gerade bei den letzteren ist es oft außerordentlich schwer zu sagen, ob es sich hier um eigentlich chronische oder um noch akute Prozesse gehandelt hat.

Ich gehe hier auf alle diese Befunde, die ja in der speziellen Pathologie näher gewürdigt werden müssen, nicht ein und hebe nur zur ganz allgemeinen Charakteristik des chronisch gonorrhoischen Prozesses hervor: besonders ausgesprochen fleckweise periglanduläre und perilacunäre Lokalisation, Infiltrations-, Granulations- und weiterhin Schrumpfungsherde im subepithelialen Bindegewebe, Proliferation, Metaplasie von sehr verschiedener Form bis zur epidermisartigen Umwandlung mit Verhornung, katarrhalische Desquamation der Epithelien, Wucherung, Retentionscysten und Zerstörung von Drüsen, polypöse, blutreiche Wucherungen des subepithelialen Gewebes usw.

Dabei ist zu betonen, daß der chronisch gonorrhoische Prozeß meist als ein vorzugsweise bindegewebiger angesehen wird, während z. B. LOHNSTEIN ihn vor allem ins Epithel verlegt, dessen starke Wucherungen er betont. Tatsächlich ist es wohl so, daß von Fall zu Fall — auch je nach dem Stadium — der proportionale Anteil des Epithels und des Bindegewebes in den mannigfachsten Breiten wechselt. Wer von der Haut her gewöhnt ist, die funktionelle Zusammengehörigkeit von Epithel und subepithelialem Bindegewebe als etwas naturgemäß Gegebenes anzusehen, der wird dieser Frage keine große Bedeutung beilegen. Wie bei den akuten gonorrhoischen Prozessen gelegentlich und unter bestimmten Bedingungen tiefere, von der Oberfläche relativ weit abliegende, aber doch von ihr ausgehende Infektionen vorkommen, so ist das auch bei den chronischen Schleimhauterkrankungen der Fall, am ausgesprochensten und häufigsten wohl bei den chronischen Formen an den weiblichen Genitalorganen (im Beckenbindegewebe sind schon durch WERTHEIM G.-K. konstatiert worden — die Seltenheit eines solchen Befundes hebt z. B. STICKEL hervor).

Alle diese Veränderungen kommen unzweifelhaft auch den postgonorrhoischen Prozessen zu. Der vom allgemein-pathologischen Standpunkt wichtigste Befund bei eigentlicher chronischer Gonorrhöe scheint mir der zuerst von BUMM erhobene zu sein. Er wies bei chronischer Uteringonorrhöe nach, daß *das normale Zylinderepithel im allgemeinen schon wieder hergestellt sein kann, und daß zwischen diesem nur einzelne Inseln von metaplasiertem, d. h. von geschichtetem Pflasterepithel vorhanden sind.* BUMM *hat dabei die eigentümliche Tatsache konstatiert, daß die G.-K. nur auf dem letzteren, nicht aber auf dem schon festgeschlossenen Zylinderepithel vegetierten.* Dieser Befund, auf dessen allgemeine Bedeutung ich weiterhin noch zu sprechen komme, ist bei einem paraurethralen Gange aus meiner Praxis, den P. COHN histologisch untersucht hat, bestätigt worden.

Die übrigen Veränderungen bei der chronischen Schleimhautgonorrhöe bestehen in andauernder, wenn auch mäßiger Leukocytose mit Durchwanderung durch das Epithel und ganz vor allem in einer später in junges Bindegewebe übergehenden, mehr oder weniger hochgradigen lymphocytoiden und oft ganz vorwiegend Plasmazellenansammlung, welche den spezifisch chronischen Prozeß charakterisiert (SCHRIDDE), wenngleich sie freilich nicht pathognomonisch für ihn ist (s. o.).

PICK sah in der Pyosalpinx große Zellen mit doppeltlichtbrechender Substanz, die nach ASCHOFF („Pseudoxanthomzellen") dem Lipoidtransport dienen. Die gleichen Zellen finden sich auch in den Ovarien (nach STICKEL) [S. 302] durch Zerstörung der Luteinzellen, nach SCHROEDER ohne Beziehung zu diesen). Je nach dem erkrankten Organ werden natürlich auch die Reaktionserscheinungen noch recht verschieden sein (z. B. im Uterus Endometritis glandularis, Zunahme des Bindegewebes auf Kosten der Muskulatur usw. (WERTHEIM), kleine Abscesse, Desquamation und Degeneration der LITTREschen Drüsen (selbst der Acini — ROST), am Rectum polypöse fibröse Wucherungen usw.

Von besonderer Bedeutung sind auch die Veränderungen der Tuben (Epithelabhebungen an den Spitzen der Falten, „Faltenverschmelzung" — vgl. FRANZ).

Die fibrinöse Reaktion des Peitoneums (auch hier G.-K.-Rasen, besonders an der Oberfläche, geringes Vordringen in die Tiefe usw.) führt zu den gerade an den weiblichen Genitalorganen so verhängnisvollen Verwachsungen.

Von *Peristieren der G.-K. im Bindegewebe* bei chronischer Gonorrhöe war früher wenig bekannt.

In dem Fall von COUNCILMAN fehlten sie (5 Wochen nach der Infektion — also nur subakut!), ebenso bei lange bestehenden paraurethralen Gängen (z. B. LANZ, P. COHN, viele eigene Erfahrungen).

Nach CHRISTELLER und JACOBY „setzen sie sich im Papillarkörper und in den Follikeln fest" und bedingen chronische Wucherungsvorgänge. Nach STICKEL halten sich im Cervikalkanal „die Kokkenrasen *unter* dem metaplastischen Epithel" und verhindern die Ausheilung. SCHROEDER meint, daß im Corpus uteri die G.-K. noch in der Tiefe vorhanden sein können, während die Oberfläche längst nicht mehr infektiös ist. IWANOW vertritt den gleichen Standpunkt für die von ihm als häufig und als eigentlich gonorrhoisch angesehene Vaginitis.

Die bisherige Darstellung bezog sich nur auf den gonorrhoischen Prozeß in den Schleimhäuten selbst. Es ist nun weiter zu erörtern, wie sich *die in sie eingelagerten, auf ihre Oberfläche mündenden Drüsen* verhalten. In ihre Ausführungsgänge dringen die G.-K. mit Vorliebe ein. Ja für manche Schleimhäute (z. B. männliche Harnröhre) wird die Lokalisation an den Drüsen von verschiedenen Autoren für die wesentliche gehalten, von der die diffuse Oberflächenkrankheit ausgeht, oder hinter der sie zurücktritt. Die G.-K. bedingen in ihnen im Prinzip die gleichen Veränderungen wie an dem Oberflächenepithel, mit Metaplasie usw. (s. GROSZ). Ausführungsgang und Drüse umgeben sich mit einem oft recht scharf abgesetzten Infiltrat, in dem die große Zahl von Plasmazellen sehr auffallend sein kann. Die Frage, ob das *sezernierende Drüsenepithel* im eigentlichen Sinne gonorrhoisch erkrankt, ist in früherer Zeit meist verneint worden (BUMM: Drüsen des Cervicalkanals, JADASSOHN-HERBST: BARTHOLINIsche Drüsen, FINGER usw.). Jetzt liegt eine Anzahl positiver Befunde vor — wobei allerdings zu berücksichtigen ist, daß nur die Invasion von G.-K. zwischen das Drüsenepithel die wirklich spezifische Erkrankung beweist (nicht aber die bloße Durchsetzung mit Eiterkörperchen — vgl. CHRISTELLER und JACOBY). Wenngleich noch wiederholt das Freibleiben der Drüsenacini betont worden ist (z. B. AOKI), so ist doch angesichts der Feststellungen ganz besonders von ROST an der Tatsache nicht mehr zu zweifeln, daß die G.-K. auch in sezernierendes Epithel (der LITTREschen und der prostatischen Drüsen) eindringen und dort im wesentlichen die gleichen Veränderungen bedingen können, wie in den Ausführungsgängen und an der Oberfläche (vgl. auch für die cervicalen Drüsen z. B. STICKEL: G.-K. in der Basis der Drüsenlumina, in der Bartholinitis: IWANOW und FRANZ, in den Urethral- und Cervicaldrüsen: KUŠNIR). Die große Seltenheit der eigentlichen Drüsenerkrankung wird aber z. B. auch von WAGNER und SCHROEDER (Drüsen im Corpus uteri frei) anerkannt. Die Entzündung der Ausführungsgänge wie der Drüsen kann zur Norm zurückkehren, sie kann auch chronisch, der Drüsenkörper kann zerstört werden. In manchen Fällen aber kommt es zu einem Verschluß des Ausführungsganges, sei es, daß die des Epithels ganz oder teilweise beraubten Öffnungen verkleben, sei es, daß sie durch Sekretpfröpfe verstopft, sei es, daß sie durch das umgebende Infiltrat komprimiert oder abgeknickt oder daß gewucherte Epithel-

säume (NOBL) oder des Epithels beraubte Bindegewebssäume (SCHRIDDE) verlötet werden. Dann muß sich das gonorrhoische eitrige Exsudat im Lumen
der Drüse oder des Ausführungsganges oder beider stauen; es kommt zu einer
mit Eiter gefüllten Retentionscyste, einem (von mir so genannten) *Pseudo-
asceß* (MORGAGNIS „Kystes suppurés"). Dabei muß natürlich das ursprüngliche
Lumen erweitert werden. Gleiches findet sich auch in Lakunen (GUÉRIN, zit.
nach CHRISTELLER und JACOBY, S. 38), in den Drüsenkrypten der Prostata
(THOMPSON, ebenda, S. 43).

Die weitere Entwicklung dieser Pseudoabscesse kann nach verschiedenen Richtungen
gehen: Entweder wird der Verschluß des Ausführungsganges — wie er auch zustande
gekommen sein mag — durch den Druck des Exsudats oder auf andere Weise, z. B. auch
durch Expressionsversuche, nach kurzer Zeit wieder gesprengt, und dann kann der Fort-
gang natürlich so sein, wie wenn nie eine solche Retention stattgefunden hätte. Oder aber
die Eiteransammlung geht immer weiter; das Epithel wird mehr und mehr abgängig, und
es kann, augenscheinlich unter der Einwirkung des Druckes, der Pseudoabsceß in einen wirklichen Absceß übergehen, indem die G.-K. in die bindegewebige Umgebung eindringen und
diese zur Einschmelzung bringen, so daß dann eine Perforation oder eine diffuse phlegmone-
artige Bildung sich anschließt. Es kann aber auch ohne diese bindegewebige Infektion die
Wandung des Pseudoabscesses so sehr gedehnt werden, daß die Perforation durch Usur
zustande kommt.

Ferner kann — und das ist unzweifelhaft ein recht häufiges Vorkommnis — auch eine
Spontanheilung dadurch erfolgen, daß in dem abgeschlossenen Raume die G.-K. absterben;
die Exsudation hört dann auf, die Eiterkörperchen zerfallen, der Inhalt des Pseudoabscesses
wird eingedickt oder resorbiert, evtl. auch durch schleimiges Sekret ersetzt; es entsteht
eine avirulente Cyste, die dann für immer Bestand haben, vielleicht aber auch im Laufe
der Zeit veröden kann.

Endlich ist noch eines möglich: bei dem Abschlusse des Ausführungsganges können
außer den G.-K. auch andere Mikroorganismen (Staphylokokken, Streptokokken, Bacterium coli oder auch, speziell in den BARTHOLINIschen Ausführungsgängen, anaerobe
Bakterien) in dem Pseudoabsceß retiniert worden sein. So lange die Gänge frei waren,
gelangten diese Mikroben, da sie ja wohl in viel geringerem Grade Schleimhautparasiten
sind als die G.-K., nicht zur Entwicklung oder jedenfalls nicht zur pathogenen Wirkung.
Sobald aber die G.-K. mit diesen anderen Krankheitserregern zur Symbiose in ganz oder
relativ abgeschlossenen Räumen kommen, ändert sich das Verhältnis. Die G.-K. gehen
dann leicht zugrunde; die anderen Mikroorganismen bedingen evtl. gewöhnliche abscedierende oder phlegmonöse Prozesse (s. bei Mischinfektion).

Alles das, was ich hier von den in die Schleimhäute mündenden Drüsen gesagt habe
(hierher gehören die LITTRESCHEN, die prostatischen, die uterinen, die LIEBERKÜHNschen
Drüsen) gilt auch für die frei mündenden, wie vor allem für die BARTHOLINIschen; ferner
für SKENEsche, paraurethrale und präputiale Gänge; für die Ovula Nabothi (TRACHTEN-
BERG, BUMM); ja es läßt sich auf die Tuben, auf die Samenblasen usw. übertragen. Vor
allem hat man auch einen großen Teil der Ovarialabscesse als Pseudoabscesse (MENGE u. a.),
durch Infektion des GRAAFschen Follikels, häufiger des Corpus luteum aufgefaßt (E. FRÄN-
KEL, vgl. FRANZ).

Histologisch sind Pseudoabscesse mehrfach untersucht worden, so in der Prostata
(FINGER), in den BARTHOLINIschen Drüsen (JADASSOHN-HERBST, MENGE usw.), im Ovarium (MENGE, E. FRÄNKEL); im wesentlichen hat sich ergeben: Unregelmäßige Proliferation, Desquamation, weiterhin Abplattung und Verlust evtl. auch Metaplasie des Epithels
(z. B. in den BARTHOLINIschen Drüsen, MENGE), in der Umgebung Veränderungen analog
denen der gewöhnlichen Schleimhautgonorrhöe, gelegentlich Eindringen der G.-K. ins
Bindegewebe und eigentliche Absceßbildung.

Die gonorrhoischen Erkrankungen der Schleimhäute beschränken sich meist
auf das, was ich bisher dargelegt habe. Nur verhältnismäßig selten kommt es
dabei zu *phlegmonösen oder abscedierenden Prozessen*, also zu eitrigen Zerstörungen
im Grundgewebe (s. o.). Ich habe freilich schon vor langer Zeit einen kleinen
Absceß in der Umgebung eines präputialen Ganges beschrieben, bei dem ein
Zusammenhang mit dem Epithel nicht zu konstatieren war.

Es hat ferner DINKLER an einem wegen Panophthalmie enucleierten Auge
festgestellt, daß die G.-K. an der Cornea zwar im allgemeinen nur bis an die
vordere Basalmembran des Epithels dringen; wo aber diese durch die Eiterkörperchen eingeschmolzen ist, liegen die G.-K. auch im cornealen Bindegewebe

und weiterhin auch im Gewebe der prolabierten Iris. Es haben dann PELLIZZARI
(an periurethralen Abscessen schon am 7.—9. Tag), vor allem aber WERTHEIM
bei der Uterusgonorrhöe der Frau und bei der Cystitis gonorrhoica den Nachweis erbracht, daß die G.-K. auch tiefer ins Bindegewebe der Schleimhäute, in
die Muskulatur und in die Blutgefäße eindringen können. Seither sind solche
Befunde, ganz abgesehen von den metastatischen Lokalisationen, vielfach
erhoben worden: in der Muskulatur des Uterus, in der Vaginalmucosa, in
der Umgebung der BARTHOLINIschen Ausführungsgänge, in der Epididymis,
in Lymphdrüsen, Prostata, Ovarien, im Parametrium, im periproktalen Gewebe usw.

Nachdem einmal erwiesen war, daß die G.-K. Vereiterungen bedingen
können, ist es nur eine natürliche Konsequenz, daß sie gelegentlich auch zu im
eigentlichen Sinne *geschwürigen* Prozessen führen: so an der Mundschleimhaut
der Neugeborenen (?), im Rectum (z. B. in Fissurform), aber auch an der
Schleimhaut, bzw. schleimhautähnlichen Hautbedeckung der Genitalien und
selbst an typischer Haut. Dabei können dann auch „atypische Drüsenwucherungen", z. B. von den LIEBERKÜHNschen Drüsen ausgehend, auftreten. Selbst
an der Urethraloberfläche können, aber doch wohl nur ausnahmsweise, Nekrose und Einschmelzung der des Epithels beraubten Mucosa zustande kommen.

Zu den Geschwüren können wohl auch die kleinen Substanzverluste gerechnet werden, welche im Uteruskörper während eines gerade ablaufenden
menstruellen Zyklus gefunden werden (vgl. R. SCHROEDER).

Für die Entstehung von *Geschwüren* werden verschiedene Ursachen bzw. Mechanismen
angegeben. Ödem und Druck spielen bei gewissen Ulcerationen an den männlichen Genitalien die Hauptrolle (KRÜCKMANN). In der Urethra sollen Plattenepithelzellenherde
durch Maceration oder Zerfall sich loslösen und zu Erosionen und weiterhin auch zu wirklichen Ulcera (durch Urininfiltration) führen (vgl. KAUFMANN bei CHRISTELLER und JA-
COBY). An der Cornea entstehen (nach KRÜCKMANN) die Geschwüre aus durch Maceration
bedingten Erosionen und subepithelialen Infiltraten, andererseits aber auch als zentrale
Nekrose in der diffusen Trübung, welche durch die am Hornhautrand lokalisierte Zirku-
lationsstörung bedingt ist. Die kleinen peripheren Infiltrate und Geschwüre wiederum führt
KRÜCKMANN auf Schädigungen der Hornhaut zurück, welche von der Bindehauterkrankung
ausgehen. LINDNER will die Cornealulcera durch die beim Untergang der Eiterkörperchen
freiwerdenden Verdauungsenzyme erklären, welche die geschwächten Körperzellen (Che-
mose!) schädigen — dazu komme die Giftwirkung der G.-K. auf einzelne Hornhautepithelien.
In manchen Fällen kombiniert sich eine granulomatöse Gewebswucherung mit Geschwürsbildung wie am Anus oder auch an der Glans (KLINGMÜLLER u. a.).

Eine besondere (indirekte) Folge der Gonorrhöe sind wohl die massigen Nekrosen, welche
am Hoden bei Stauung durch Samenstrangentzündung zustande kommen, sowie die Gangrän
des Hodens bei besonders hochgradiger entzündlicher Spannung (vgl. BUSCHKE, MULZER
u. a. — s. bei CHRISTELLER und JACOBY).

Narbige Veränderungen mit ihren Folgen (Atresien usw.) werden natürlich
überall da beobachtet, wo eitrige Zerstörungen stattgefunden haben, auch wenn
es nicht zu Perforationen nach außen gekommen ist (z. B. Epididymitis),
aber selbst ohne solche Zerstörungen durch die dem Infiltrations-, bzw. dem
Granulationsprozeß folgende Schrumpfung.

Im ganzen besteht noch immer die Anschauung zu Recht, daß *die Gonorrhöe
in allererster Linie eine Oberflächenerkrankung* ist. „Tritt — bei einschichtigen
Epithelien — eine Infektion des Bindegewebes ein, so reicht in der Mehrzahl der
Fälle die Energie der G.-K. nur zu oberflächlicher, eitriger Infiltration aus.
Ihre Vitalität erlischt unter diesen Umständen in dem ihnen nicht (in gleicher
Weise) zusagenden bindegewebigen Nährboden schnell; unter dem Einfluß
der Entzündung kommt es zu einer Hyperplasie und Metaplasie der restierenden
Epithelien, zwischen und auf denen die G.-K. noch wachsen. Ist die Epithel-
lage auf diese Weise geschlossen, so kann der infektiöse Entzündungsprozeß
noch sehr lange fortbestehen; die G.-K.-Vegetation bleibt dann aber auf das

Epithel beschränkt; es ist nicht, wie Bumm ursprünglich meinte, durch die Metaplasie Heilung bedingt worden, aber aus der eitrigen Bindegewebsentzündung ist ein epithelialer Katarrh mit reiner Oberflächeninfektion geworden" (Jadassohn).

Daß das Gefäß-Bindegewebe ein den G.-K. *im allgemeinen* weniger adäquates Terrain ist, geht aus vielen Einzeltatsachen hervor; am augenfälligsten tritt das vielleicht bei der endogenen Conjunctivitis zutage, wo G.-K. wohl im Conjunctivalgewebe, aber nur ganz ausnahmsweise im Sekret gefunden worden sind. Den schnelleren Untergang im Gewebe haben viele Andere wie ich selbst vor vielen Jahren auch für die Gelenke als Ursache für die oft augenscheinlich schnell einsetzende Sterilität der Exsudate angesehen (vgl. dieses Handbuch Bd. 20/2, S. 113).

Es ist aber im Laufe dieser Darstellung genügend betont worden, daß wir in immer größerer Zahl auch wirklich tiefere G.-K.-Infektionen kennen gelernt haben.

Den Übergang von der rein lokalen Erkrankung zu der metastatischen — im Sinne der *lymphogenen* oder der *hämatogenen Metastasen* — muß natürlich das Eindringen der G.-K. in Lymph- bzw. Blutgefäße bilden.

In den *Lymphgefäßen* hat Nobl eine proliferierende und exsudative ,,Endolymphangitis" konstatiert, welche auch mit Perilymphangitis einhergeht; er hat G.-K. ,,in der Proliferationszone der Innenschicht und den exsudativen Intimaauflagerungen" nachgewiesen. Das Scrotalödem Buschkes wird auf eine gonorrhoische Lymphangitis zurückgeführt.

In den *Blutgefäßen* hat man ebenfalls mikroskopisch G.-K. konstatiert, und zwar Wertheim in Capillaren und präcapillaren Venen (nicht Arterien) der Blasenschleimhaut teils schlecht erhaltene, teils gut gefärbte G.-K., die bald die Gefäße verstopften, bald ,,wandständige Buckel" bildeten (vgl. dieses Handbuch Bd. 20/2, Abb. 1 und 2, S. 16 und 17). Dann haben E. Fränkel in der Wand einer Corpus-luteum-Cyste, Pick in der Cervicalschleimhaut, Bruusgaard und Thjøtta, Dubois, Schmidt-La Baume in der Haut, intravasculäre G.-K. gefunden (vgl. Bd. 20/2 und weiter unten bei Metastasen).

Über die *mikroskopische Anatomie der nicht ans Epithel gebundenen gonorrhoischen Prozesse* sind wir wesentlich durch die Leichenbefunde bei an maligner Endokarditis Verstorbenen und durch die Untersuchungen bei Operationen von Gelenk-, Unterhaut- usw.-Metastasen sowie auch der gonorrhoischen Dermatosen orientiert. Auch hier kann ich auf die spezielle Schilderung bei den einzelnen Organen verweisen und hebe nur in großen Zügen hervor: Eitrige Infiltration speziell in den oberen Schichten der Synovialis, vacuolisierte Zellen mit epitheloidähnlichem Charakter in den tieferen Schichten, Endothel-Desquamation und -zerstörung, Granulationsgewebe mit großen epitheloiden Zellen, Einschmelzung der Synovialmembran, Zerstörung der Knochenenden, eitrige und eitrig-hämorrhagische Herde, Muskelnekrose oder -einschmelzung im Herzen, feinkörnige, fibrindurchsetzte, diphtherieähnliche, fettig degenerierte Massen im Endokard, organisierte Venenthromben usw. Die G.-K. sollen auch in den Endothelien vorkommen, sie sollen gerade im Herzen ein recht charakteristisches Verhalten aufweisen, indem sie namentlich in Hohlräumen der Vegetationen große Haufen mit vielen degenerierten Individuen im Zentrum bilden (ähnlich wie in Reinkulturen). Sie schieben sich ,,in unregelmäßigen einreihigen Marschlinien in den zarten Gewebsspalten" vor (Finger, Ghon und Schlagenhaufer usw.) oder sie bilden gut gefärbte Rasen, in deren Umgebung einzelne G.-K.-Paare und intracelluläre G.-K. sich finden (v. Leyden, Michaelis). Wie weit diese Prozesse sich in charakteristischer Weise von den durch andere pyogene Mikroorganismen erzeugten unterscheiden, steht wohl noch dahin; Finger, Ghon und Schlagenhaufer betonten, daß die ,,Eiterkokken das Gewebe intensiver durchwuchern, akute Entzündung, Ansammlung von Leukocyten, Fibrinexsudation" bedingen. Durchgreifend sind diese Unterschiede nicht.

Das anatomische Bild der gonorrhoischen Allgemeininfektion wird noch durch blande Infarkte, nicht charakteristische Nephritiden usw. vervollständigt.

Bei gonorrhoischer Mischinfektion (Arthritis und periartikuläre Abscesse) fanden FINGER, GHON und SCHLAGENHAUFER eine fibrinoide (nach WEIGERT nicht färbbare), mit Leukocyten durchsetzte Schicht mit Streptokokken und nach außen davon einen chronischen Granulationsprozeß mit spärlichen G.-K.

Die gonorrhoischen Exsudate („Sekrete"). Phagocytose[1].

Im Anschluß an die allgemeine Histologie muß ich jetzt noch die Zusammensetzung der gonorrhoischen Exsudate besprechen, soweit sie frei an die Oberfläche abgeschieden und daher vielfach, wenn auch fälschlich, als „Sekrete" bezeichnet werden.. Sie enthalten bei akuter Gonorrhöe eine ungeheure Menge von Eiterkörperchen, vereinzelte mononucleäre weiße Blutkörperchen und spärliche Epithelien. Die G.-K. sind wohl meist vom ersten Augenblick der Erkrankung an im Sekret nachweisbar (HARMSEN hat sie in dem rein eitrigen Sekret der Vulvovaginitis in den ersten Tagen vermißt, vgl. auch bei Conjunctivitis). Sie liegen in kleineren, seltener in größeren Häufchen frei oder als Rasen auf den Epithelien, bald nur einen Teil ihres Protoplasmas bedeckend, bald sie ganz und auch den Kern überlagernd, vielfach über ihre Konturen hinausragend.

Während in früherer Zeit das intraepitheliale Vorkommen von G.-K. fast allgemein abgelehnt wurde (SELENEFF fand sie in einem Fall fast ausschließlich intraepithelial?), sind jetzt, wie schon erwähnt, besonders an der Conjunctiva den jungen Epithelien phagocytäre Eigenschaften zugesprochen worden. Ich selbst habe mich an Ausstrichpräparaten von Genitalorganen davon nie überzeugen können. Auch KRÜCKMANN hat die G.-K. nur in degenerierten Epithelzellen gesehen.

Mehrfach hat man davon gesprochen, daß die Epithelien Leukocyten in sich aufnehmen. Nach der Darstellung BIZZOZEROS dringen die letzteren in Vacuolen der Epithelzellen ein und degenerieren in ihnen schnell (die freigewordenen Epithelkerne werden von Leukocyten aufgenommen). Auch HAMMER findet namentlich bei abheilender Gonorrhöe, aber auch bei sonstiger Urethritis selbst mehrere Leukocyten in eine Epithelzelle eingewandert.

Die Epithelzellen sind außerordentlich mannigfaltig in Form, Färbbarkeit, Zell- und Kerngröße; ihr Verhalten ist naturgemäß verschieden an verschiedenen Organen, an verschiedenen Teilen desselben Organs (z. B. Fossa navicularis) und in den verschiedenen Phasen des gonorrhoischen Prozesses. Unter den mannigfachen Epithelzellen sind besonders zu erwähnen: die kleinen runden, mit relativ großem dunkelgefärbten Kern, deren Protoplasma sich mit Methylenblau hellblau (JANET), mit Fuchsin hellrot (POSNER) färbt, und die gewiß sehr viel mit mononucleären Leukocyten verwechselt werden.

Von den verschiedenen *Einschlüssen der Epithelzellen* möchte ich folgende hervorheben.

Einmal findet man in den Sekretpräparaten sowohl bei noch relativ akuten als auch bei älteren Gonorrhöen in vielen (oft gefälteten) Epithelien nach der GRAMschen Methode dunkelviolett gefärbte feinste Körnchen, welche, wie ich durch JAMPOLSKI habe feststellen lassen, mit den Keratin-Granula von ERNST übereinstimmen und auch nach der Methode von RAUSCH-UNNA dargestellt werden (polychromes Mehylenblau 3–5 Minuten [oder kürzer unter leichtem Erwärmen], mit Essigsäure leicht angesäuertes Wasser [kurz], Wasser, 1%ige Kalium-Ferricyanid-Lösung 1 Minute, angesäuertes Wasser, Wasser, Alkohol). Es handelt sich bei diesen Zellen also augenscheinlich um Ansätze zu einer Verhornung; denn die nach GRAM färbbaren Körnchen sind ja nach ERNST nur in den jüngsten Verhornungsstadien vorhanden. Oft sind in diesen Zellen färbbare Kerne nicht mehr nachweisbar.

Verschiedene Autoren (vgl. SCHMITZ [nach E. HOFFMANN], MARTIN und ROMIEUR) haben Keratohyalin (chromophile Einschlüsse, bzw. Pareleidin?) in Epithelien des Ausflusses aus der Harnröhre gefunden (SCHMITZ nur in G.-K.-freien Präparaten). Außerdem liegen nicht selten in großen Epithelzellen meist kreisrunde Gebilde, die sich mit Methylenblau hellblau färben und so groß oder noch größer als ein halbes rotes Blutkörperchen sein können. Sie geben keine Jodreaktion. Ihre Deutung ist wohl noch nicht klar (vgl. CEDERCREUTZ).

---

[1] Vgl. hierzu besonders den Beitrag von SCHOLTZ und DÖRFFEL.

Auch über die Natur der von HERZOG, HEYMANN, ENGELKING, JANCKE u. a. festgestellten Zelleinschlüsse, der „PROWAZEK-HALBERSTÄDTERschen Einschlußkörper", „die sich auch beim Trachom und der Schwimmbad-Conjunctivitis finden sollen" [KOCH und COHN], sind die Akten noch nicht geschlossen (vgl. FRÜHWALD, dieses Handbuch, 21, S. 503). GLÜCK beschreibt kokken- bis kerngroße, in Methylenblau blaß- bis schwarzblau gefärbte, also mit den oben erwähnten nicht identische, meist runde Einlagerungen in einem oder in vielen Exemplaren; sie sollen auch bei Abwesenheit von G.-K. für Infektiosität sprechen (s. o. bei Degeneration). Nach BENDER handelt es sich dabei um ein Gemisch von Fettsäuren, Phosphatiden, Cholesterinestern und Eiweißproteinsubstanzen.

Unklar ist auch noch die Bedeutung der *Vogelaugenblennorhöe* (THIM, vgl. FRÜHWALD, l. c. S. 504), bei welcher durch eine Kombination von Carbolgentianaviolett und LÖFFLERschem Methylenblau die „Nuclearreizung" nachweisbar wird (große Nucleoli tiefblau, Hof rosaviolett, ähnlich einem Vogelauge). THIM fand die „Nuclearflucht" und Reizung auch bei Gonorrhöe.

Bei der F. WINKLERschen intraurethralen Lebendfärbung (s. o.) sind bei älteren Prozessen deutliche Granulationen von wechselnder Größe im Plasma und „an jeder so gefärbten Zelle rings um das prachtvoll gefärbte Liningerüst eine ungefärbte helle Zone, die mittels einer deutlich gefärbten Membran, an der perlschnurartig gefärbte Körnchen aufsitzen, vom Plasma der Zelle getrennt ist". Neben Vakuolen finden sich in den Epithelien körnige, stäbchen- oder kranzförmige Plastosomen (TANIMURA).

Die polynucleären Leukocyten enthalten bald nur vereinzelte G.-K., bald eine größere Anzahl von Paaren, die aber niemals in den Kern [1] eingelagert, sondern nur im Protoplasma unregelmäßig (bienenschwarmähnlich) zerstreut sind und gelegentlich den Kern leicht einbuchten (HENKE) ja sogar (nach SIEBERT) durchlöchern oder ihn nur überlagern. Manchmal sind in den Trockenpräparaten die Eiterkörperchen gesprengt, und die G.-K. sind um deren Kernstücke ausgestreut; das scheint speziell an solchen Eiterkörperchen zu geschehen, welche ganz besonders stark mit G.-K. vollgestopft sind, und bei denen dann ein geringer Druck bei der Präparation zum Platzen genügt.

Daß bei den meisten Stadien und Lokalisationen der Gonorrhöe der Hauptteil der Zellen von neutrophilen polymorphkernigen Leukocyten dargestellt wird, ist allgemein anerkannt [2]. Sie sind auch diejenigen Zellelemente, welche allein (oder fast allein) die G.-K. beherbergen. Von einzelnen Autoren (LEGRAIN, BETTMANN) wird angegeben, daß unter dem Einfluß der G.-K.-Invasion (bei der akuten, nicht aber bei der chronischen Gonorrhöe ?) die Färbbarkeit dieser Leukocytenkerne abnimmt, bis sie schließlich ganz zerfallen.

Eine Diskussion darüber, daß die G.-K. wirklich intraleukocytär liegen, ist jetzt nicht mehr nötig. Jede Färbung, die das Protoplasma deutlich darstellt, gibt überzeugende Bilder. Die G.-K. folgen den Einbuchtungen des Protoplasmas; bei Essigsäurebehandlung von Nativpräparaten liegen sie in der kugelig angeschwollenen Zelle und werden mit deren Zerstörung ausgeschwemmt (BUMM), bei der vitalen Färbung (s. o.) verhalten sich die intracellulären G.-K. anders als die extracellulären usw.

Die neutrophilen Leukocyten können ihre Granula verlieren (durch Verflüssigung [3] — DROBINSKI), amphophil werden (BETTMANN, PAPPENHEIM), Vacuolen (POSNER: Cytolyse durch die intracellulären G.-K.; nach HENKE speziell um die G.-K.; KRAUS: Zeichen gesteigerter phagocytärer oder sekretorischer Tätigkeit), auch rote Blutkörperchen und gelegentlich neben diesen noch G.-K. enthalten. In frischeren Fällen sollen sich im Eiter nie jugendliche Neutrophile, sondern nur gereifte vollwertige finden (KRAUS). In den ersten Tagen sei Deviation nach links vorhanden, beim Rückgang umgekehrt (BARBAGLIA) (analog auch im Blut). Über die verschiedenen Formen der weißen Blutkörperchen bei Prostatitis berichten MARJASSIN und PETSCHERSKI genaueres. Bei akuter Gonorrhöe 88—96, bei Komplikationen bis 100% vacuolisierte Neutrophile, deren Zahl weiterhin stark zurückgeht (KARTAMYŠEV und DEGTJAR). Bei Mitochondrien-Färbung fanden sich in den Polynucleären nur feine Körnchen (TANIMURA). Von den neutrophilen polynucleären Leuko-

---

[1] Den Behauptungen von E. FRÄNKEL, BOCKHART, HAAB, KIEFER, FOULERTON u. a. über intranucleäre Lagerung von G.-K. stehen die Anschauungen der überwiegenden Mehrzahl der Autoren gegenüber, die, wie auch ich selbst, solche Bilder immer für Trugbilder halten.

[2] GASTOUs Einteilung der Urethritiden in drei Gruppen je nach dem Gehalt an polynucleären, mononucleären Leukocyten, Epithelien, Fibrin usw. ist in praxi nicht verwertbar — es gibt alle möglichen Übergänge.

[3] Die dann ihrerseits zur „G.-K.-Lyse" führen soll.

cyten haben NEUBERGER und CNOPF eine vor allem nach antiseptischer Behandlung auftretende Abart beobachtet (6—9 oft „verkümmerte" Kerne in rosetten- oder radspeichenartiger Gruppierung). Eine besondere Bemerkung erfordert noch der *Silbereiter* (SCHOLTZ). Man sieht unter dem Einfluß der Argentumpräparate die Leukocyten geschrumpft, die Kerne unscharf, schlecht gefärbt, evtl. dazu Körnchen von reduziertem Silber.

In jüngster Zeit hat POEHLMANN die *Lipoidleukocyten* (mit der Sudan-Hämatoxylin-Färbung von SEHRT) im gonorrhoischen Eiter studiert. Sie treten erst im Stadium decrementi auf und sind gegen das Ende zu nicht mehr vorhanden. Bei subakuten und chronischen Fällen wechseln sie je nach dem Gehalt an G.-K. Dabei können die Leukocyten sonst gut erhalten sein (vielleicht ein Sekretions- und Abwehrvorgang?).

Nach erstmaligen Untersuchungen MAYRS, welche zu praktisch verwertbaren Resultaten ebensowenig geführt haben, wie die der ihm folgenden Untersucher, haben BUSCHKE und JOST mit der SEYDERHELMschen Methode (Kongorot und Trypanblau) festgestellt, daß die Leukocyten erst im weiteren Verlauf und bei Komplikationen sich färben, d. h. (nach SEYDERHELM) absterben. Die intracellulären G.-K. (Nachfärbung mit Methylenblau) verhalten sich meist negativ und sind am häufigsten in SEYDERHELM-negativen Leukocyten zu finden, oft aber auch in positiven; das würde also für Schädigung der Leukocyten durch die G.-K. sprechen. Auch MARCHIONINI fand bei chronischen Prozessen viele Leukocyten gefärbt; viele ungefärbte zeigen evtl. ein Rezidiv an.

Über die *Jodreaktion* im gonorrhoischen Eiter liegen mehrere Untersuchungen vor (vgl. SCHIPERSKAJA, CROSTI). Alle G.-K.-führenden Leukocyten sind nach F. WINKLER frei von jodophiler Substanz (infolge der Lebenstätigkeit der G.-K.?). REISS hält sie im Gegensatz zu anderen Autoren nicht für identisch mit Glykogen. Er findet den Beginn ihrer Produktion schon im Prodromal-, ihr Maximum im Höhestadium; die Körner sind orbiculär gruppiert, extracellulär bilden sie Kappen auf den Leukocyten (wenig jodophile Epithelien). Abnahme beim Rückgang der Erscheinungen; plötzliches Wiederansteigen spreche für Prostatabeteiligung. Späterhin perinucleäre Jodophilie. G.-K.-haltige Zellen meist frei (organische Silberpräparate bedingen wesentliche Abnahme).

Der *Glykogengehalt* in den Epithelien (wie auch in den Eiterkörperchen) geht (s. MAYR) parallel der Akuität des Prozesses; Anhäufung von Glykogen stelle eine Art von Abwehrfunktion dar, um der Alkalisierung entgegenzuarbeiten. Bei geringerem Glykogengehalt gesteigerte Neigung zu Vaginitis (Kinder, senile, kastrierte Frauen; vgl. auch FRANZ und ROSCHER in diesem Band). —

Hier ist der Ort, die *Phagocytose* einer etwas eingehenderen Besprechung zu unterziehen. Ihr schien bei der Gonorrhöe eine besonders große Bedeutung zuzukommen; denn es gibt wohl wenig Krankheitsprozesse, bei denen sie so augenfällig ist. An der Tatsache, daß es sich dabei wirklich um eine Aufnahme der G.-K. in die Leukocyten handelt, kann man nicht zweifeln. Eine Einwanderung der Mikroben in das Protoplasma der Eiterkörperchen (wie sie BUMM, BOCKHART und HENKE annahmen, und wie sie neuerdings wieder TARANTELLI vertritt) möchte ich in Übereinstimmung mit SCHOLTZ für ausgeschlossen halten, da wir ja von einer Eigenbewegung der G.-K. gar nichts wissen. Als zweite Möglichkeit führt SCHOLTZ ein „Hineinwuchern der G.-K. in die Eiterkörperchen" an; aber nicht bloß sind „für diese Annahme keine Grundlagen vorhanden", sondern wir können wohl auch sie als sehr unwahrscheinlich bezeichnen; denn die Eiterkörperchen machen gar nicht den Eindruck von abgestorbenen Gebilden, und daß Bakterien in dieser Weise in lebendes Protoplasma einwachsen sollten, ist kaum anzunehmen; auch die bienenschwarmähnliche Anordnung der G.-K. in vielen Eiterkörperchen spricht gegen das Einwachsen, da ja auf den Epithelien die G.-K.-Vegetation ganz anders aussieht. So wäre denn an der Aufnahme der G.-K. durch die Eiterkörperchen auch dann kaum ein Zweifel möglich, wenn die Momente, welche SCHOLTZ dafür anführt, nicht zu Recht bestünden. Diese Momente sind:

1. Auch in frischem, mit Ascitesbouillon verdünntem und mit G.-K. vermischtem menschlichen Eiter kann man eine Aufnahme der G.-K. durch die Leukocyten beobachten (SCHOLTZ)[1]. - 2. Aufschwemmungen lebender wie toter G.-K., welche man in die Bauchhöhle von Meerschweinchen nach vorheriger Anregung einer Leukocytose injiziert, werden inner-

---

[1] Das gleiche hat KIEFER (1895) im hohlen Objektträger und YOUNG (1900) an Gelenkflüssigkeit konstatiert, die zwar ursprünglich nur sehr wenig G.-K.-haltige Leukocyten enthalten hatte, dann aber 36 Stunden auf Ascitesagar im Brutofen gestanden hatte.

halb ganz kurzer Zeit, oft schon nach wenigen Minuten, fast sämtlich von den Eiterkörper-chen aufgefressen (Scholtz, Plato). — 3. Gerade Körper, welche durch die Phagocytose in die Eiterzellen aufgenommen worden sind, pflegen sich, wie die G.-K., bei Anwendung der Färbung mit Neutralrot zu färben (Plato). Schon v. Hibler hat durch Formalin getötete G.-K. im Tierperitoneum von Leukocyten aufgenommen gesehen, ebenso wie Jundell und Åhman sowie Foulerton, die lebende Kulturen injizierten. — Sprecher führt noch an, daß die neutrophilen Leukocyten auch rote Blutkörperchen phagocytieren können, und daß sich hin und wieder neben diesen auch noch G.-K. in den Leukocyten finden. Nach Bizzozero färben sich die Erythrocyten im Innern der Leukocyten mit Neutral-rot, nicht aber die extracellulären.

In Brucks Versuchen wirkten auch gewaschene Leukocyten noch lebhaft phagocytär, also nach Entfernung evtl. opsonischer Stoffe; er spricht geradezu von einer Symbiose zwischen Leukocyten und G.-K. Lewinthal aber betont die Bedeutung der Opsonine Wrights, der Bakteriotropine Neufelds für die spezifische Natur der Phagocytose. (Nach Belonovski kann durch Vorbehandlung des Vaccins mit geringen Konzentrationen von Antiserum die Opsonisation im Organismus erleichtert werden.)

Die Frage, *ob die G.-K. in den Leukocyten noch lebensfähig sind,* scheint mit großer Wahrscheinlichkeit bejaht werden zu können. Die oben angeführten Reaktionen speziell mit Neutralrot, besonders Platos Beobachtungen sprechen in diesem Sinne (und gegen die Annahme Richters, daß die Färbung doch ein Zeichen des Absterbens sei).

Mit Bumm, Baumgarten, Henke, Kiefer, Foulerton, Koch und Cohn u. a. glaube auch ich seit jeher, daß die G.-K. sich innerhalb der Leukocyten noch vermehren können (auf Grund des Peptonreichtums des letzteren? Kiefer).

Scholtz meint zwar, daß ,,zwingende Gründe" für diese Annahme nicht sprechen, und er fügt hinzu: ,,Es wäre jedenfalls auffallend, wenn bei einer starken intracelluläern Vermehrung der G.-K. die Eiterkörperchen so wenig geschädigt würden, wie dieses in der Tat der Fall ist." Nun gehen ja aber doch die Leukocyten genügend Degenerationen ein (s. oben) und schließlich zugrunde, so daß Baumgarten die G.-K. geradezu als ,,Cytophagen" bezeichnet hat, womit natürlich die phagocytäre Aufnahme durch die Leukocyten nicht in Widerspruch steht [1]. Nach Bibergeil zeigen die Phagocyten, die keine oder wenig G.-K. enthalten, bei beginnender vitaler Färbung amöboide Bewegung, nicht aber die mit G.-K. vollgestopften.

Levinthal, der an die Vermehrung der G.-K. in den Leukocyten nicht glaubt, führt an, daß sich diese im Phagocyten-Reagensglasversuch Neufelds ,,bis an die Grenze ihrer Kapazität vollfressen können" und daß ,,mit der Aufnahme der Keime in den Zelleib wohl sofort Auflösungsvorgänge einsetzen". Es finden sich neben den intakten unter den intra-cellulären G.-K. kleinere, ,,wie angefressene" Exemplare und schließlich ganz blaß gefärbte Bakterienschatten. Aber solche Degenerationserscheinungen werden auch genügend an extracellulären G.-K. gesehen, und sie treten z. B. in den Kulturen auch dann ein, wenn sich noch reichlich neue Individuen bilden. — Für die intraleukocytäre Vermehrung der G.-K. sprechen auch die neuen Versuche Felkes (s. oben Scholtz und Kiefer), der bei Bebrütung auf Blutascites-Kalbsagar intraleukocytäre G.-K. nach etwa 8 Stunden deutliche Tetraden bilden und sich vermehren sah. Er meint, daß die saure Reaktion des akut-gonorrhoischen Eiters (bis p_H 5,6) die Vermehrung der G.-K. verhindert, daß diese aber in dem alkalischen Protoplasma der Leukocyten gut vor sich gehen kann (freilich vermehren sich die G.-K. auch bei saurer Reaktion [2] (s. o.).

Für die Vermehrung der G.-K. innerhalb der Leukocyten scheint mir endlich in einem gewissen Maße zu sprechen: das Vorkommen jener ganz mit G.-K. vollgestopften Leuko-cyten neben solchen, die nur vereinzelte Paare enthalten. Denn es ist doch nicht wahr-scheinlich, daß die Eiterkörperchen so große Massen von G.-K. auf einmal aufnehmen; täten sie das aber, so würden, da doch die G.-K. auf der akut erkrankten Schleimhaut wohl meist in größeren Rasen liegen, eigentlich alle Leukocyten so vollgestopft sein müssen.

Auch nach Oelze-Rheinboldt spricht das Vorkommen weniger G.-K. in den jugend-lichen, zahlreicher in den Endformen der Leukocyten sowie ihre (im allgemeinen s. Levin-thal) ausgezeichnete Färbung für die intraleukocytäre Vermehrung. Die Zahl der in den Leukocyten liegenden G.-K. wird von Leistikow auf 200—300 geschätzt, Scholtz bis 100; Oelze-Rheinboldt gibt in den segmentiertkernigen 18, in den polynucleären 32—122 an.

Bisher habe ich hier nur von der Phagocytose der Eiterkörperchen gesprochen. Ich habe aber früher schon erwähnt, daß nach neueren, speziell ophthalmologischen Unter-suchungen auch die jungen *Epithelzellen* G.-K. aufnehmen und zerstören (Lindner, vgl.

---

[1] Bumm hat schon gesagt: Die G.-K. fressen die Leukocyten und nicht umgekehrt. Ich möchte hier auf die Definitionsfragen bei der Phagocytose nicht eingehen. Ich gebrauche den Ausdruck im weitesten Sinn: Aufnahme der Mikroben usw. durch die Zellen — ohne Rücksicht auf das weitere Schicksal beider Elemente.

[2] Das Phagocytose-Optimum finden Lambkin und Dimond bei p_H 7,2—7,4.

z. B. KRÜCKMANN und FEHR). LIPSCHÜTZ zweifelte (in der Diskussion zu LINDNER) die Möglichkeit der Phagocytose durch Epithelzellen an; die Frage bedarf unzweifelhaft weiteren Studiums.

Daß die G.-K. von anderen Zellen der gonorrhoischen Sekrete als polynucleären und jungen Epithelien aufgenommen werden, ist (s. oben) nur gelegentlich bemerkt worden (s. z. B. bei FEHR, dieses Handbuch 22/2, S. 107).

Die *Bedeutung der Phagocytose für die Heilung der Gonorrhöe* wird, wohl im allgemeinen gering geschätzt, was für diejenigen selbstverständlich ist, welche an die intraleukocytäre Lebens- und Vermehrungsfähigkeit der G.-K. glauben (vgl. außer den älteren Autoren neuerdings auch KOCH und COHN, ZIELER u. a.). Ich finde aber noch neuestens (z. B. bei JANET) die Anschauung vertreten, daß die G.-K. nur im Anfang der Erkrankung und im Beginn der Urethritis posterior freiliegen, und ferner solange eine Prostatitis besteht. Wenn sie sich dauernd extracellulär halten, so spreche das für eine Unfähigkeit zur Phaocytose und sei prognostisch ungünstig.

FERGUSON glaubt, daß die Medikamente auf dem Blutweg nicht unmittelbar, sondern durch Steigerung der Leukocytose und Phagocytose wirken. Nach WIRZ wird besonders bei der chronischen Gonorrhöe der Frau die Reaktion so gering, daß kaum eine Leukocytose und dementsprechend natürlich auch keine Phagocytose mehr statthat (durch Provokation tritt beides wieder auf). — Für die Bedeutung der Phagocytose für den Ablauf der Gonorrhöe hat auch die oben schon besprochene Frage eine Bedeutung, ob und in welchem Umfang die Vereinigung der Leukocyten und der G.-K. an der Oberfläche der erkrankten Organe oder auch im Gewebe selbst statthat. Die Ansichten über die tatsächlichen Befunde gehen sehr auseinander. Ausgeschlossen kann die kurative Wirksamkeit der Phagocytose ohne weiteres von allen werden, welche an ihr ausschließliches oder wesentliches Vorkommen an der Oberfläche glauben. Auf diesen Standpunkt hat sich ausdrücklich z. B. PELOUZE gestellt. Durch eigene Versuche sind WITTENBERG, LEDERER und MOLLOV dem Problem nähergetreten, warum die Phagocytose von der Oberfläche nach der Tiefe abnimmt. Zusatz von Gonotoxin zu Leukocyten vermindert die Phagocytose. Das spricht für die Annahme, daß das durch den Untergang der G.-K. in der Harnröhre freiwerdende Endotoxin zwischen den Epithelzellen eindringt und den G.-K. den Weg in die Tiefe frei macht. Das Toxin, welches den Leukocyten zugesetzt wird, geht nur eine lose Verbindung mit ihnen ein; es wird durch Waschen leicht entfernt; die Leukocyten haben dann denselben Phagocytoseindex wie unbehandelte. — Auch aus rein theoretischen Erwägungen, die speziell für die Conjunctiva angestellt werden, kommt BENIANS zu dem Resultat, daß die Phagocytose eine wesentliche Bedeutung nicht hat. — E. F. MÜLLER steht auf dem Standpunkt, daß die G.-K. auch innerhalb des Gewebes von den Leukocyten aufgenommen werden. Nach seiner Meinung beweisen die freien im Gewebe liegenden G.-K., daß nur die phagocytierten aus dem Körper eliminiert werden. Auch das ist aber kein bindender Schluß, denn es können durch den Säftestrom auch extracelluläre Kokken ausgeschwemmt werden, und sie können im Gewebe zugrunde gehen. (Über das intracelluläre Vorkommen der G.-K. im Gewebe s. S. 53).

Zusammenfassend darf man wohl sagen, daß von einer Heilwirkung der Phagocytose bei der Gonorrhöe zum mindesten nichts bewiesen ist. —

Neben den neutrophilen polynucleären Leukocyten finden sich *Lymphocyten* augenscheinlich in allen Stadien der Gonorrhöe, oft in großer Zahl (NEUBERGER, SCHRIDDE) speziell in den ersten Tagen und in sehr chronischen Fällen (POSNER) bzw. beim Rückgang der akuten Entzündung (KARTAMYŠEV und DEGTJAR), nach LEITES und TULBERMANN Lympho- und Monocyten (sowie jugendliche Neutrophile) in der 3. Woche.

Außerdem aber betont PAPPENHEIM (und ähnlich POSNER) das Vorkommen von spärlichen „*myelocytoiden*" Elementen mit allen Reaktionen der neutrophilen Leukocyten, aber nicht fragmentiertem, blaßgefärbtem Kern; er hält sie für rückverwandelte polynucleäre Leukocyten; ferner fand PAPPENHEIM Übergangsformen. Diese beiden Zellgattungen sollen nach dem letzterwähnten Autor G.-K. enthalten, während sie BIBERGEIL in den Übergangszellen immer vermißt hat. In ihnen und in den Lymphocyten sah TANIMURA kranz- und stäbchenförmige Plastosomen.

Neuberger beobachtete nicht selten auch Metschnikoffsche *Makrophagen* im Urethralsekret, ferner ein- und mehrkernige „*Kugelkernzellen*" (Leuchs), welche durch Degeneration polynucleärer Leukocyten entstehen sollen (und namentlich zu finden seien, wenn bei langen Miktionspausen spärlich Eiter in der Harnröhre liegt). Sie enthalten nie G.-K. Nach Vercellino kommen sie am häufigsten und in größter Zahl im postgonorrhoischen Eiter vor, sie sind also nicht auf G.-K.-Wirkung zurückzuführen.

Posner glaubt, daß die Kugelkernzellen speziell bei nicht gonorrhoischen Entzündungen oder bei solchen, die nicht durch G.-K. allein unterhalten werden, sich finden. Nach Taylor haben sie keinerlei diagnostische Bedeutung.

Mastzellen sind nach meinen Erfahrungen in einzelnen Exemplaren gar nicht sehr selten in den verschiedenen gonorrhoischen Exsudaten vorhanden (Pappenheim hat sie auffallenderweise ganz vermißt, und Taylor fand sie nur einmal bei Ophthalmoblennorrhöe, wo Kraus sie nie gesehen hat).

Lohnstein und Hirschfeld haben sie ebenfalls spärlich und inkonstant (am häufigsten in der dritten Woche) nachgewiesen; ähnlich Gassmann; Joseph und Polano konstatierten sie in allen Stadien des Prozesses bei einzelnen Individuen. Neisser hat einmal ein gonorrhoisches Sekret fast ganz aus Mastzellen bestehend gefunden.

Besonders eingehend hat sich Schuh mit ihnen beschäftigt (s. bei ihm auch die Literatur). Er findet (im Gegensatz zu Lohnstein und Hirschfeld sowie Wile) einen Parallelismus zwischen Blut und Sekret und analoge Verhältnisse zwischen Mastzellen und eosinophilen Zellen (er spricht sich gegen eine lokale Genese der Mastzellen aus). Als weitere ab und zu erwähnte Zellformen nenne ich: Plasmazellen, Lymphoblasten (speziell im Tubensekret — Schridde, Amersbach, Wätjen), Histiocytenabkömmlinge des reticuloendothelialen Apparates (Wehrbein); Histiomonocyten (mit Speicherung und Verdauung der G.-K. — Sselkow; vgl. im Original die Beziehungen zu den Reticuloendothelien); Kernchromatophilie bei Prostatitis (Differenzierung zwischen Kern und Protoplasma — Björling), Fibroblasten (speziell bei Strikturen — Bertoloty), große vacuolisierte Zellen (schaumzellenartig mit degenerierten G.-K.) besonders bei Prostatitis und Pyosalpinx (s. auch Touton). Eigentümliche Hodenzellen „in Degeneration" mit krystalloiden Bildungen beschrieb Seleneff im Samen bei alter Gonorrhöe.

Am meisten Interesse haben die *eosinophilen Zellen* erregt.

Zuerst war es wohl Neisser, welcher darauf aufmerksam machte, daß ihr reichliches Vorkommen bei der gonorrhoischen Urethritis des Mannes auf eine Beteiligung der Littreschen Drüsen und vor allem der Prostata hinweise. Diese Anschauung hat E. Epstein an einem allerdings kleinen Material bestätigen zu können geglaubt; Seiffert, Vorbach, Posner und Lewin, Seleneff, Taylor haben, wie auch ich selbst, einen deutlichen Zusammenhang zwischen Eosinophilie und Prostata nicht konstatieren können. Gassmann hat in zwei Fällen reichlich eosinophile Zellen kurz nach Auftreten einer Epididymitis konstatiert. Pezzoli hat gefunden, daß sie bei reiner Urethritis anterior spärlicher seien als bei schon bestehender Urethritis posterior; das Sekret der Littreschen Drüsen war im allgemeinen ärmer an diesen Elementen als das der Urethra, auch in ihm treten sie reichlicher auf, wenn die Urethra posterior erkrankt ist; im Sekret der letzteren wie der Prostata sind die eosinophilen häufiger als in dem der anterior. Bei chronischer Gonorrhöe sind sie am zahlreichsten in der Prostata, dann folgt Posterior, Anterior und schließlich Littresche Drüsen. Im allgemeinen sind sie bei der chronischen Gonorrhöe seltener als bei der akuten und subakuten (Levenson und Sister).

Im Gegensatz zu Janowski fanden Posner[1], Lewin, Finger, Bettmann, Joseph und Polano, daß bei der unkomplizierten Urethralgonorrhöe erst in der 3. (so auch Leites und Tulbermann in akuten nicht komplizierten Fällen), bzw. 4.—6. Woche die Zahl der eosinophilen Zellen zunimmt (bis zu 10,5% nach Posner und Lewin; auch nach Owtschinnikow in der 3.—6., Prodanov in der 3.—4. Woche (hohe Werte in der 3. Woche sprechen für komplikationslosen Verlauf?). Lohnstein und Hirschfeld sowie Bettmann haben sie aber manchmal auch in den allerersten Tagen sehr reichlich gefunden. Giorgi sah sie oft in der ersten, meist in der zweiten Woche vermehrt. Taylor fand sie in jedem Stadium der Gonorrhöe, Owtschinnikow bei Komplikationen fast regelmäßig.

Bei der Gonorrhöe der Frau haben Seiffert, Posner und Lewin, Vorbach, Gutmann, ferner (in einer nicht publizierten Arbeit aus der Berner Klinik) Frl. Landau eosinophile Zellen nachgewiesen; im allgemeinen sind sie, wie es scheint, bei der Frauengonorrhöe

---

[1] Weiterhin (1904) scheint sie Posner auch in früheren Stadien gesehen zu haben. Nach ihm finden sie sich nicht in größerer Menge bei nichtgonorrhoischen Urethritiden.

spärlicher als bei der der Männer; in der Urethra häufiger als im Cervicalkanal (LEVENSON und SISTER), häufiger dagegen scheinen sie bei der Vulvovaginitis der Kinder zu sein (LANDAU).

Relativ oft sind reichlich eosinophile Zellen zu finden: in dem Sekret der BARTHOLINIschen Drüsen (LANDAU, GUTMANN), bei paraurethraler Gonorrhöe und periurethralen Abscessen (E. EPSTEIN, POSNER und LEWIN, GUTMANN) und in Gewebsschnitten von solchem Material (JADASSOHN, PEZZOLI, LANZ, der letztere speziell bei chronischen Fällen). E. FRÄNKEL hat sie in der Wand von gonorrhisch infizierten Corpus-luteum-Cysten gesehen.

Über *Beziehungen zwischen dem Auftreten der eosinophilen Zellen in den gonorrhoischen Sekreten und im Blute* ist Einigkeit nicht vorhanden; POSNER und LEWIN, WILE, LANDAU fanden keine Kongruenz, SEIFFERT und GIORGI glaubten, daß beides parallel geht; PEZZOLI sah bei akuten Fällen Vermehrung im Sekret und im Blute; ähnlich äußert sich BETTMANN und neuerdings KRAUS. GIORGI konstatiert ebenfalls eine Übereinstimmung, doch sei die Eosinophilie im Blute reichlicher (nach OWTSCHINNIKOW früher). Sie trete besonders beim Erkranken der Posterior und bei Komplikationen auf. Besonders eingehend hat sich auch mit dieser Frage SCHUH beschäftigt (hier die gesamte ältere Literatur). Er kommt, wie bei den Mastzellen (s. o.), zu dem Resultat, daß ein ,,direkter Parallelismus zwischen Blut und Sekret hinsichtlich der eosinophilen Zellen" anzunehmen sei. Eine neuere Angabe scheint mir mit Rücksicht auf diese, wie ich meine, noch nicht genügend bewiesene Anschauung beachtenswert, daß nämlich bei den Burjäten trotz der Häufigkeit der Helminthiasis SAKS und PORUDOMINSKIJ fast nie Eosinophile im Urethralsekret gefunden haben.

Über die Genese und die besonderen Gründe der Eosinophilie beim gonorrhoischen Prozeß wissen wir trotz des reichlich angesammelten Materials noch immer nichts Bestimmtes (wie die analogen Fragen auch bei anderen Krankheiten noch nicht gelöst sind).

Die Annahme VORBACHs, daß nur bei stärkerer Epithelschädigung diese Zellen durch das Epithel durchwandern können, ist nicht berechtigt, da die Epithelschädigung doch gerade im Anfang besonders stark ist. Daß es sich bei der Eosinophilie um eine nekrotische Erscheinung an den Zellen handelt (MARAGLIANO, POSNER, LEWIN), ist durch nichts bewiesen.

Auch die im Anschluß an HANKIN ausgesprochene Annahme BETTMANNS, daß die Eosinophilie ein Kampfmittel des Organismus sei (im Anfang ,,als Ausdruck der noch bestehenden intensiven Abwehr des Organismus", später als ,,Ausdruck der erfolgreichen Wiederaufnahme des Kampfes") ist wohl noch hypothetisch. Die Angabe, daß die Eosinophilie gonotoxisch bedingt sei, umschreibt eine Selbstverständlichkeit. Daß Eosinophilie in Blut und Sekret von der Toxizität der G.-K. abhängt (LEVENSON und SISTER), bleibt zu beweisen.

G. K. sind in den eosinophilen Zellen nie (JADASSOHN, BETTMANN, GUTMANN, TAYLOR, KRAUS, LEVENSON und SISTER, MARJASSIN und PETSCHERSKI, v. LEYDEN u. v. a.) oder fast nie (PEZZOLI) vorhanden; LOHNSTEIN und HIRSCHFELD wollen einkernige Eosinophile gefunden haben und meinen, daß diese in der Harnröhre gebildet sein müssen, während die polynucleären teils aus dem Blute stammen, teils aus den mononucleären im Gewebe entstanden sein können. Auch PRODANOW spricht vom häufigen Vorkommen von mononucleären Eosinophilen, während SCHUH das leugnet.

Ein Verhältnis zwischen G.-K.-Reichtum und eosinophilen Zellen im Eiter (GUTMANN) oder im Blute (LOHNSTEIN) besteht nicht. Dagegen soll nach F. WINKLER reichlich *jodophile* Substanz mit der Vermehrung der eosinophilen Zellen zusammenfallen. Der Parallelismus zwischen Eosinophilie und Blutkörpersenkungsgeschwindigkeit erlaubt keine weiteren Schlüsse. Interessant ist, wenn es sich bestätigt, daß nach FINKELSTEIN eine Proportion bestehen soll zwischen Eosinophilie, Komplementbindung und atypischen G.-K.-Formen, besonders bei durch Herde komplizierten Gonorrhöen: starke und konstante Eosinophilie, viele atypische G.-K., Komplementbindung sehr häufig positiv. MIERZECKI denkt an gewisse Beziehungen zwischen Bluteosinophilie und Senkungsgeschwindigkeit.

Weiteres über die Zusammensetzung der gonorrhoischen Exsudate ist in den speziellen Beiträgen nachzulesen.

Infektionswege und -Arten.

Unter *primären gonorrhoischen Schleimhauterkrankungen* verstehen wir alle diejenigen, bei denen eine Schleimhaut von außen mit G.-K. infiziert wird. Wir können diese schematisch in folgender Weise einteilen:

    I. *Unmittelbare Infektionen:*
        a) von anderen Individuen,
        b) unmittelbare Autoinfektionen.

II. *Mittelbare Infektionen:*
 a) von anderen Individuen,
 b) mittelbare Autoinfektionen.

Die bei weitem häufigsten und wichtigsten sind die unmittelbaren Infektionen von anderen Individuen aus. Hierher gehören die Genitalinfektionen bei sexuellem Verkehr, die der Mundhöhle und des Rectums bei perversem und (wahrscheinlich meist) die Conjunctival-Blennorrhöen, die Genitalgonorrhöen (meist bei Mädchen) und die Stomatitiden der Neugeborenen (?).

Von den drei sog. venerischen Krankheiten ist das Ulcus molle die „im strengsten Sinne venerische", die Syphilis kommt am häufigsten ohne unmittelbaren Zusammenhang mit dem Geschlechtsverkehr vor, die Gonorrhöe steht zwischen beiden (Blennorrhöe!).

Die G.-K. finden sich in den *Geschlechtsorganen der Frau* in der Urethra, in den Ausführungsgängen der Bartholinischen Drüsen, in paraurethralen und vulvaren Gängen, im Cervicalkanal und in der Vagina (vgl. bei Gonorrhöe der Frau) und im Rectum. Von allen diesen Punkten aus können sie auf die bei der Erektion sich leicht ektropionierende Schleimhaut des Orificium urethrae des Mannes eingeimpft werden. Sie können sich aber wahrscheinlich auch nur auf der Glans oder im Präputialsack ablagern und dann nachträglich in die Urethra gelangen. Selbst ohne Immissio penis kann die Infektion dadurch zustande konmen, daß gonokokkenhaltiges Sekret außerhalb der Genitalien oder im Vestibulum sich findet. Von den Genitalien der Frau aus finden auch die Infektionen des *neugeborenen Kindes* statt.

Bei den *Männern* ist das infizierende Material vorzugsweise in der Urethra und deren Drüsen, inklusive Prostata, Cowpersche Drüsen, Samenblasen und in paraurethralen und präputialen Gängen vorhanden, speziell bei der akuten Gonorrhöe natürlich auch im Präputialsack; das eitrige Sekret quillt andauernd aus dem Orificium externum hervor oder wird jedenfalls bei der Erektion und bei den Coitusbewegungen herausgepreßt. Aus natürlichen Gründen aber gehen die Infektionen der Frauen meist nicht von den akuten Erkrankungen der Männer aus; bei den subakuten und chronischen Fällen werden die G.-K. entweder in Sekreten der Urethraloberfläche oder auch in dem der Littreschen und Cowperschen Drüsen erscheinen, welche, unter dem Einfluß des Orgasmus zur Absonderung angeregt, bei der Erektion exprimiert werden; die G.-K. können schon bei der Immissio an Urethra und Bartholinische Ausführungsgänge gelangen; oder sie werden bei den Coitusbewegungen am Orificium des Cervicalkanals deponiert werden. Endlich aber werden G.-K. aus der Urethra, ihren Drüsen, der Prostata, den Samenblasen dem Sperma beigemischt und können speziell den Cervicalkanal infizieren. Auch die Spermatozoen selbst können die G.-K. weiter hinauf transportieren (Menge). Daß die Urethritis anterior besonders zu einer primären Infektion der Urethra führt, ist wohl nicht zu beweisen.

Vielleicht kann auch aus dem akut erkrankten Nebenhoden Sekret nach außen gelangen (Gassmann), doch spielt das gewiß in der Praxis kaum eine Rolle.

Ob aus dem vor längerer Zeit erkrankt gewesenen Nebenhoden virulente G.-K. in das Sperma kommen können, wie es gelegentlich behauptet worden ist (Loewenheim), muß dahingestellt bleiben, da ja bei der Epididymitis der Weg nach außen wohl meist ziemlich früh verschlossen wird. Es ist nicht gerade wahrscheinlich, daß nach Ablauf dieser zum Teil abscedierenden, zum Teil auch ohne das mit Schrumpfung heilenden Entzündung G.-K. oft lange retiniert bleiben, die dann später entleert werden sollten.

Die *unmittelbaren Autoinfektionen* sind kaum besonders erwähnt worden, trotzdem sie keineswegs bedeutungslos sind. Hierher gehört die Infektion der weiblichen Harnröhre durch abfließendes Sekret von dem erstinfizierten Cervicalkanal, hierher die Erkrankung der BARTHOLINIschen Ausführungsgänge von Cervix oder Urethra aus, hierher auch viele Infektionen der paraurethralen und präputialen Gänge und des Rectums, sowie manche der seltenen gonorrhoischen Prozesse in der Haut usw. Es ist selbstverständlich, daß diese Infektionen von den *mittelbaren Autoinfektionen* oft schwer zu trennen sind. Bei den letzteren wird von dem ersterkrankten Organ aus virulentes Material exogen auf ein anderes übertragen — aber durch ein Mittelglied, meist durch den Finger (Augenblennorrhöe, sehr selten Mundblennorrhöe der Erwachsenen, Rectalgonorrhöe der Frauen [Infektion bei der Reinigung] oder Infektion des Cervicalkanals von der schon erkrankten Urethra aus bei der Kohabitation, bei der virulentes Sekret von der Vulva an die Portio verschleppt wird; das gleiche kann auch durch Specula geschehen).

Viel wichtiger sind die *mittelbaren Infektionen von anderen Individuen* aus. Soweit wir wissen, halten sich die G.-K. so gut wie ausschließlich im menschlichen Körper lange lebend. Man kann sie mit Fug und Recht als „obligate Parasiten" bezeichnen. Alle Angaben über das Entstehen von Gonorrhöen ohne unmittelbare Übertragung von einem Individuum auf ein anderes sind bei Erwachsenen unzweifelhaft mit größter Vorsicht aufzunehmen. Die oben erörterten biologischen Eigenschaften der G.-K. bedingen es, daß zu mittelbarer Infektion nur wenig Gelegenheit gegeben ist. Aber es wäre doch zu weit gegangen, wenn man die Möglichkeit einer solchen leugnen wollte. Es ist ja natürlich außerordentlich schwer, das Vorkommen der G.-K. in der Außenwelt wirklich zu konstatieren; soweit mir bekannt, existiert in der Literatur kein einziger sicherer solcher Nachweis. Aber aus den oben angegebenen Tatsachen (Überleben der G.-K. in nicht trockenem Eiter, im Badewasser), vor allem aber aus klinischen Erfahrungen müssen wir mit aller Bestimmtheit den Schluß ziehen, daß sie auch mittelbar übertragen werden können. Bei Erwachsenen ist das gewiß sehr selten der Fall. Aber einzelne Beobachtungen in der Literatur und eine eigene Erfahrung bei einem Mann, dessen Glaubwürdigkeit aus zwingenden *äußeren* Gründen nicht in Zweifel gezogen werden kann, scheinen mir diese Möglichkeit unbedingt zu beweisen. In früherer Zeit haben sich solche Übertragungen beim Katheterisieren, bei der manuellen Untersuchung usw. gewiß häufiger ereignet (vgl. die Rectalgonorrhöen — STÜHMER). Auch jetzt kommen sie gelegentlich durch Irrigatoransätze, Spritzen u. ä. zur Beobachtung.

Hierher gehört auch die Beobachtung, daß Augenblennorrhöen von im gleichen Saale liegenden Kranken akquiriert werden können, ohne unmittelbare Übertragung — wie WELANDER annimmt, durch Fliegen. Er hat solche mit Gonorrhöe-Eiter infiziert und noch nach 1—3 Stunden G.-K. von ihnen gezüchtet. In Ägypten sollen G.-K. häufiger von Auge zu Auge als von den Geschlechtsorganen aufs Auge übertragen werden (HAIG).

Keineswegs selten (so muß man annehmen) entsteht die Conjunctivalgonorrhöe durch mittelbare Infektion von den Genitalien eines anderen (BOURGEOIS) bzw. aus unbekannter Quelle.

„Etwa ein Fünftel aller Patienten mit Conjunctivitis gonorrhoica haben keine Genitalgonorrhoe" (W. JADASSOHN und REHSTEINER). Gelegentlich soll es vorgekommen sein, daß nach der Entfernung einer Fliege aus dem Auge durch einen Mitarbeiter eine Blennorrhöe auftrat. Hierher gehören gewiß auch zum Teil die bei der Behandlung Gonorrhöekranker erfolgenden Augeninfektionen von Ärzten und ärztlichem Personal.

Außerordentlich viel häufiger ist bekanntlich die mittelbare Infektion bei kleinen Mädchen (Vulvovaginitis, Urethrovaginitis), von der durch Bäder (schon bei Neugeborenen — VILÉN) und Gebrauchsgegenstände (Klosettsitze, GIOSEFFI und PIAZZA-POLIAK sowie FRASER) End- und selbst Epidemien zustande gekommen sind (vgl. ROSCHER). Es ist nicht ganz klargestellt, warum das eigentlich so ist. Auf der einen Seite spielt unzweifelhaft die Tatsache eine Rolle, daß bei den Mädchen die Vulva im Gegensatz zu der bei den meisten Erwachsenen leicht infizierbar ist, auf der anderen Seite wäre es möglich, daß bei der großen Empfindlichkeit der kindlichen Schleimhäute gegen gonorrhoische Infektion auch ganz vereinzelte noch virulente G.-K., mit welchen die Schleimhaut der Erwachsenen vielleicht noch fertig wird, zur Erzeugung der Krankheit genügen. Nach neueren Beobachtungen (z. B. BUSCHKE und LANGER, FRASER) sind solche Infektionen auch bei Knaben nicht sehr selten.

Viel schwieriger ist festzustellen, ob der *menschliche Körper als Vermittler der Infektion auf andere Individuen dienen* kann, ohne selbst erkrankt zu sein oder zu erkranken. Die Frage hat eine besondere Bedeutung für diejenigen Fälle, in denen eine Frau angeschuldigt wird, Gonorrhöe übertragen zu haben, selbst aber frei davon gefunden wird; dann ist die Möglichkeit, daß sie G.-K. nur vorübergehend, saprophytisch, beherbergt hat, gewiß zuzugeben (HAMMER sah 7 solche Fälle, ferner JULLIEN, LOCHTE, WELANDER, KLAUSNER u. a.), wenn auch natürlich nicht sicher nachzuweisen. Beweisender als derartige Beobachtungen, bei denen ja oft nicht bloß die Angabe des betreffenden Mannes dubiös, sondern auch die Gonorrhöefreiheit der Frau nicht immer wirklich erwiesen ist, sind vielleicht die vereinzelten Publikationen, nach denen eine Urethralgonorrhöe des Mannes nach Coitus ab ore von einer Frau entstanden ist, bei der gonorrhoische Munderscheinungen nicht auffindbar waren, die aber den perversen Verkehr wiederholt hintereinander gestattet hat (GEISLER, vgl. PEISER in BUSCHKE und LANGER, SPRINZ in diesem Band). (Über die Frage der G.-K.-Träger s. S. 97.)

Ob die G.-K. außer in die Schleimhaut (und in sehr seltenen Fällen in die Haut, s. unten) auch direkt in die Zirkulation eingeimpft werden können, ist noch immer schwer zu entscheiden (s. S. 112), ebenso ob Prostatitis, Spermatocystitis usw. ohne vorangegangene Urethritis auftreten (s. S. 96). Alle solche Beobachtungen bedürfen natürlich strengster Kritik. Es wird nach an anderen Orten auf sie zurückzukommen sein.

Hier wäre auch noch die Frage der intrauterinen Infektion mit G.-K. zu erwähnen. Die meisten Autoren zweifeln augenscheinlich nicht daran, daß bei den Kindern, die mit Blennorrhöe geboren werden, die Infektion nach dem Blasensprung (evtl. vermittelt durch die Untersuchung) zustande gekommen ist. Gelegentlich sollen sogar schon Ulcera corneae oder Hornhauttrübungen auf Grund von intrauterin entstandener Blennorrhöe bei der Geburt vorhanden gewesen sein (SATTLER, HOLZBACH). Es wird auch behauptet, daß selbst in den Eihäuten geborene Kinder Blennorrhöe haben können (EVERSBUSCH, STEPHENSON, POHL) oder Kaiserschnitt-Kinder (z. B. jüngst LUMBROSO). Die kritische Sichtung des Materials findet sich bei FEHR (dieses Handbuch, 20/2, S. 79) und danach noch bei JUNIUS (Zentralblatt für Hautkrankheiten, Bd. 38, S. 7). Sie beweist, daß in keinem Fall die Infektion durch die unverletzten Eihäute erfolgt sein *muß*.

Inkubationszeit.

Wenn die G.-K. auf ein der Infektion zugängliches Organ gelangen, so vergeht zunächst die „*Inkubationszeit*", in welcher klinische Erscheinungen nicht zutage treten. Über die Dauer dieser Inkubationszeit sind wir am genauesten bei der Gonorrhöe des Mannes informiert. Sie beträgt hier meist zwischen 1—8 Tagen, am häufigsten 3—5. In einzelnen wenigen Fällen sind sehr viel längere Zeiten angegeben worden, selbst 2—10 Wochen (EHLERS, LANZ, LEMONNIER, BRUCK, GUIARD, DREYER, JOSEPH, PERNET, LYDSTON, KAHAN,

MIROPOLSKI, MOREL-LAVALLÉE, SAIGRAJEFF und LINDE, BORISOVSKY u. a. (s. auch BUSCHKE und LANGER, Arch. f. Dermat., Bd. 138, S. 269).

Natürlich sind bei den sehr kurzen (BERGER z. B. sah Eiterung schon nach 12 Stunden) wie bei den sehr langen Inkubationszeiten unrichtige anamnestische Angaben in Erwägung zu ziehen; aber bei den großen Differenzen, die wir in dieser Beziehung auch bei anderen Infektionskrankheiten und selbst bei Gonorrhöen sehen, bei denen solche Irrtümer ausgeschlossen sind (vgl. die Rectuminfektionen bei STÜHMER), kann man über die Abweichungen von der Norm nicht einfach zur Tagesordnung übergehen.

BUMM meinte, daß eine Inkubationszeit im eigentlichen Sinn kaum existiere, wenigstens bei der Übertragung von Kulturen, bei welchen in der Tat die Erkrankung sehr schnell auftrat. Auch STICKEL betont (in „Die Gonorrhöe des Weibes", BUSCHKE-LANGER, S. 282), daß „unmittelbar nach der Übertragung innerhalb weniger Stunden die ersten Symptome auftreten können; spätestens innerhalb 3 Tagen seien die klinischen Erscheinungen voll ausgebildet". PROCHOWNIK gibt für die Frau 5—7 Tage an, STÜHMER für die Rectalgonorrhöe 2—8 Tage.

Die Dauer der Inkubationszeit beträgt bei der *Conjunctivitis gonorrhoica adultorum* nach KRÜCKMANN (wie SÄMISCH) wenige Stunden bis zu 3 Tagen. Bei der *Blennorrhöe der Neugeborenen* findet FEHR 2—4 oder 1—5 Tage, längstens 6 Wochen, häufig 6—18 Tage. Über die „Spätinfektionen" ist eine lebhafte Diskussion geführt worden, ohne daß man bisher zu einer einheitlichen Erklärung gekommen ist (vgl. auch FEHR, dieses Handbuch 20/2, S. 96). Das Wahrscheinlichste bleibt doch wohl die post partum stattfindende Übertragung von der Mutter durch irgendwelche Gebrauchsgegenstände. Auch bei der *Vulvovaginitis neonatorum* ist die Inkubationszeit sehr verschieden und im allgemeinen auffallend lang — zwischen 10 und 61 Tagen (vgl. ROSCHER). Trotzdem glaubt VILÉN, der solche Zahlen angegeben hat, daß die Infektion in seinen Fällen immer intra partum stattgefunden hat (mangelnde Beobachtung der ersten Erscheinungen? Der Gang der Geburt anscheinend ohne Einfluß). — Eine besonders lange Inkubationszeit kann vorgetäuscht werden dadurch, daß die Gonorrhöe sehr schleichend und milde auftritt und dann übersehen wird (s. S. 93) (ganz abgesehen von absichtlich oder unabsichtlich falschen Angaben), eine sehr kurze dadurch, daß es sich ebenfalls um eine falsche Anamnese oder um die Exacerbation einer chronischen Gonorrhöe handelt.

Über die *Ursachen für die Differenzen der Inkubationszeit* können wir noch nichts Bestimmtes aussagen. Von Bedeutung können sein: Zahl und Virulenz der übertragenen G.-K. (vgl. FEHR, l. c. S. 324), Disposition des Individuums usw. Bei *wiederholter Infektion* wird meist längere Inkubationszeit angenommen (z. B. BERTOLOTY). Das wäre also ganz ebenso wie der mildere Verlauf eine allergische Reaktion im allgemeinsten Sinn; keinen Unterschied fanden SAIGRAJEFF und LINDE, eine kürzere Inkubationszeit ARONSTAM. Eine solche soll vorkommen nach Menstruationen und Aborten, im Puerperium, bei jugendlichen Individuen (vgl. z. B. LUCZNY). Evtl. kann eine besonders lange Inkubationszeit dadurch bedingt sein, daß die G.-K. zunächst nur im Präputialsack (der besonders langen Vorhaut — JANET) oder in den MEIBOMschen Drüsen abgelagert werden, oder daß eine übersehene Gonorrhöe von Gängen vorliegt, oder daß nach der Infektion eine fieberhafte Krankheit ausbricht (z. B. Typhus — 24 Tage! — EUDOKIMOW), oder daß eine nicht gonorrhoische Entzündung vorhanden war.

Über die Bedeutung der *Disposition* bzw. Konstitution für die Länge der Inkubationszeit haben SAIGRAJEFF und LINDE genauere Angaben gemacht (nach dem 25. Lebensjahr länger als vorher; athletischer Typ weniger als 8, pyknischer Typ 10 Tage usw.); es komme ferner auf die Zusammensetzung des Urins, die Drüsensekretion usw. an. CASPARY spricht von einer verlängerten Inkubationszeit bei Naturvölkern und bei Menschen, die sich des Alkohols und Nicotins enthalten (größere natürliche Abwehrkraft ?).

Wie sehr die individuelle Disposition eine Rolle spielen kann, scheint aus der (soweit ich sehe, vereinzelt stehenden) Beobachtung PERNETs hervorzugehen: zweimal die gleiche, 20 Tage lange Inkubationszeit bei einem Patienten. Von einigen Autoren werden auch anatomische Besonderheiten angenommen (vgl. BUSCHKE und LANGER, Arch. f. Dermat., Bd. 138, S. 270; SAIGRAJEFF und LINDE: Länge der Fossa navicularis, Größe der Papillen). Man muß aber auch an die Möglichkeit denken, daß Eigenarten der *Stämme* (s. S. 86) die Inkubationszeit beeinflussen können. Dafür würde z. B. die Angabe VON HEINERs sprechen, daß in gewissen Zeiten abnorm kurze und abnorm lange Inkubationszeiten besonders häufig sind. SAIGRAJEFF und LINDE fanden keine Differenz in der Inkubationszeit bei verschieden toxischen Stämmen.

Beziehungen zu der Frage der verlängerten Inkubation haben natürlich auch die an anderer Stelle zu besprechenden Fälle, in denen von einer anscheinend latenten Urethralerkrankung aus lokale oder auch metastatische Komplikationen entstehen, und bei denen dann erst nachträglich die Urethritis in Erscheinung tritt. WIRZ hat gefunden, daß die von G.-K.-Trägern bzw. latent Gonorrhoischen ausgehenden Infektionen nicht nur besonders mild sind, sondern auch eine längere Inkubationszeit haben. Wir können auf Grund des hier (ohne Versuch der Vollständigkeit) zusammengestellten Materials an dem Vorhandensein einer Inkubationszeit im gewöhnlichen klinischen Sinn des Wortes nicht wohl zweifeln. Ihre Erklärung — und damit auch die Erklärung ihrer Differenzen — bleibt, wie bei anderen Infektionskrankheiten, hypothetisch (vgl. über all das bei SCHOLTZ und DÖRFFEL, FRANZ, ROSCHER).

SAIGRAJEFF und LINDE wollen zwei Inkubationsstadien unterscheiden: 1. Zur Erhaltung der Lebensfähigkeit und zur Verstärkung der Virulenz und der zur Reaktion nötigen Veränderung der Gewebe und 2. bis zum Auftreten der Erscheinungen (,,klinische Inkubationszeit"). Eine lange Inkubation würde dann einem langsamen Anwachsen der reaktiven Prozesse entsprechen.

VON PIRQUET hat bekanntlich gemeint, daß die Inkubationszeit ihr Ende erreicht, wenn die Antikörperbildung so stark geworden ist, daß eine Reaktion mit dem Antigen eintreten kann. Dabei sind aber noch die natürlichen, nicht spezifischen, vorgebildeten Antikörper im Sinne EHRLICHs zu berücksichtigen. Man könnte annehmen, daß die G.-K. bald nach der Infektion anfangen auszuwachsen — evtl. nach einer mehr oder weniger langen Periode der Akklimatisation. Man hat sie ja gelegentlich schon vor der entzündlichen Reaktion nachweisen können. Und wenn man sie bei früher Eiterung noch vermißt hat, so könnte das daran liegen, daß sie gelegentlich (Stammesdifferenzen?) dem ersten Ansturm der Antikörper zum großen Teil unterliegen. Beim Untergang der G.-K. werden die Endotoxine frei (s. o.); zunächst können diese mit den präformierten Antikörpern reagieren; je mehr G.-K. unter deren Einwirkung zugrunde gehen, um so schneller werden die spezifischen genügend angereichert — aus der anfänglich schwächeren Reaktion wird die starke typisch eitrige. Es liegt nahe anzunehmen, daß die Antikörperbildung zunächst und für längere Zeit wesentlich lokal stattfindet (spätes Auftreten oder Fehlen der Komplementbindung bei ,,offener" Gonorrhöe).

Bei einer solchen hier nur ganz kurz skizzierten Auffassung könnte man verstehen: Die fehlende Inkubationszeit bei Impfung mit Reinkulturen (s. o.): die an den toten Nährboden schon gewöhnten G.-K. passen sich auch dem neuen lebenden schneller an. Durch die große Zahl der inokulierten Keime wird unter der Einwirkung der präformierten Antikörper so viel Antigen frei, daß die Neubildung der spezifischen Antikörper sehr schnell und massig stattfindet. Bei der verlängerten Inkubationszeit besteht — von den oben angeführten Momenten abgesehen — die Möglichkeit einer individuellen Schwäche der Bildung der spezifischen Antikörper. Die latente Infektion mit Ausbruch der urethralen Eiterung erst nach Einsetzen einer Komplikation könnte auf Schwäche der lokalen Antikörperbildung zurückgeführt werden. Gelangen die G.-K. in ein Organ, in dem diese Fähigkeit besser ist, so werden von dort aus auch mehr Antigene resorbiert, die allgemeine

Antikörperbildung wird gesteigert und dadurch dann auch die Antigen-Antikörperreaktion an der Invasionsstelle ermöglicht.

Ich habe geglaubt, dieser naturgemäß ganz hypothetischen Anschauung hier Ausdruck geben zu dürfen, weil die einschlägigen Fälle von solchen Gesichtspunkten aus untersucht werden müßten.

Die für die Gonokokkeninfektion empfänglichen Organe.

Der G.-C. ist verzugsweise ein Schleimhautparasit. Aber auch die der Infektion ausgesetzten Schleimhäute verhalten sich ihm gegenüber keineswegs gleich. Wir können solche unterscheiden, welche augenscheinlich fast unter allen Umständen, wenn sie mit infektionstüchtigen G.-K. (in genügender Zahl?) in (genügend wirksame?) Berührung kommen, gonorrhoisch erkranken. Hierher gehören: die *männliche* und *weibliche Harnröhre*, der *Cervicalkanal* und das *Endometrium corporis.* Doch müssen hier schon drei Einschränkungen gemacht werden: einmal ist nicht erwiesen, wie weit G.-K. auch in den graviden Uterus eindringen können. Die Tatsache, daß bei Infektion während der Gravidität diese und das Puerperium normal verlaufen, spricht jedenfalls dafür, daß die G.-K. das Endometrium corporis uteri gravidi nicht invadieren (das Ei hindere zunächst die Ascension). Dann unterscheidet sich das Endometrium corporis von der Cervicalschleimhaut dadurch, daß in ihm der gonorrhoische Prozeß nur selten Neigung hat, chronisch zu werden, sondern mehr einen Übergang zwischen Cervicalkanal und Tuben darstellt (AMMANN, K. FRANZ, R. SCHRÖDER — wegen der Beziehungen zum Zyklus, s. S. 53). Die dritte Einschränkung betrifft die kleinen Mädchen, bei denen die Uterusschleimhaut (und die der Tuben) trotz der häufigen Vaginalerkrankung nach vielen Autoren relativ selten befallen werden, während die Cervicalschleimhaut nach dem Urteil zahlreicher Untersucher häufiger erkrankt (vgl. bei ROSCHER).

Unbedingt empfänglich für die gonorrhoische Infektion sind gewiß die Ausführungsgänge der BARTHOLINI*schen Drüsen* (bei der Vulvovaginitis der Kinder kommt aber Bartholinitis sehr selten vor), die SKENE*schen Gänge* (wie auch die *paraurethralen* und *präputialen* Drüsengänge beim Mann), die *Tuben* und die *Rectalschleimhaut* (von der letzteren kann das schon wegen der außerordentlich hohen Erkrankungszahlen bei Frauen und kleinen Mädchen gesagt werden). Ob diese Organe gonorrhoisch erkranken, das hängt wohl nur davon ab, ob die G.-K. Gelegenheit finden, sie zu invadieren.

Eine besondere Stellung nimmt die Schleimhaut der *Vagina* und der *Vulva* ein. Im kindlichen Alter ist besonders die erstere unzweifelhaft sehr leicht infizierbar[1]. Auch bei jugendlichen Frauen, welche noch nicht oder erst kurze Zeit im sexuellen Verkehr stehen, kann eine Vulvar- und vor allem eine *Vaginalgonorrhöe* noch zustande kommen. Es ist natürlich, daß die Empfänglichkeit der kindlichen Vagina nur allmählich, bei dem einen Individuum zeitiger, bei dem anderen später erlischt. Dagegen scheint nach fast allgemeinem Urteil die Vagina älterer Frauen und speziell solcher, die schon einige Zeit sexuell verkehren, relativ selten infiziert zu werden (MANDL, DÖDERLEIN, WELANDER, NIELSEN haben G.-K., zum Teil in Schnitten, gefunden; BÄRMANN bei Prostituierten 4,9% gonorrhoische Vaginitis). Alte Frauen und solche, die kastriert bzw. hysterektomiert sind, sollen wieder leicht an eigentlicher Vaginalgonorrhöe erkranken können (geringerer Glykogengehalt? s. S. 61), ebenso auch Gravide.

---

[1] MENGE nimmt an, daß bei der Vulvovaginitis die G.-K. nur im Vestibulum deponiert werden, von da in die Urethra wachsen, in die Vagina aber nur durch das Gewebe gelangen können, da das normale Vaginalsekret ihr Wachstum verhindert; erst durch die Entzündung im Gewebe soll das Vaginalsekret sich so ändern, daß die G.-K. in ihm wachsen können.

Freilich ist die Lehre von der geringen Empfänglichkeit der Vagina erwachsener Frauen, welche seit langer Zeit ziemlich widerspruchslos anerkannt war, in neuerer Zeit bestritten worden — vor allem in mehreren Arbeiten von Iwanow (vgl. auch Finkelstein und Iljina), welcher die Vaginitis wieder wie früher für einen Hauptsitz der gonorrhoischen Infektion hält und sie auch histologisch genau beschreibt. [Doch spricht er nicht nur von typischen G.-K., sondern auch vom „Typus Asch oder Janet" — das sind doch gerade in Schnitten oder in Brei von Schnitten (!) sehr unsichere Befunde; Bestätigungen stehen auch wohl noch aus; vgl. bei Franz].

Ähnliche Altersdifferenzen wie für die Vagina hat man auch für die *Conjunctiva* angenommen. Während man aber mit Bestimmtheit sagen kann, daß die Vagina der erwachsenen Frau sehr häufig (teils direkt, teils durch das abfließende Cervicalsekret) in — wohl an sich genügend wirksame — Berührung mit den G.-K. kommt, ist das gleiche für die Conjunctiva der Erwachsenen nicht mit derselben Bestimmtheit zu behaupten. Gewiß ist es sehr auffallend, daß die Blennorrhöe der Neugeborenen eine bei fehlender Prophylaxe so häufige, die der Erwachsenen eine relativ so seltene Krankheit ist; und es liegt nahe, auch hier Differenzen wie bei der Vagina anzunehmen. Man hielt es aber auch für möglich, daß bei der Conjunctiva der Unterschied in der Häufigkeit nur dadurch zustande kommt, daß die Neugeborenen sich reflektorisch gegen die Berührung der Conjunctiva nicht in gleichem Maße schützen, wie dies später mit relativ großer Sicherheit geschehe.

Nach Benians bleiben die G.-K. bei Neugeborenen, welche die Augen wenig bewegen, liegen, werden stark autolysiert, daher Erkrankung des Epithels, Reizung der Nerven usw.

Durch neuere statistische Untersuchungen ist nachgewiesen (W. Jadassohn und Rehsteiner), daß ein sehr wesentlicher Unterschied in der Empfänglichkeit der Conjunctiva der Kinder (bis zum 15. Lebensjahr, abgesehen von den Neugeborenen), der Erwachsenen und der über 50 Jahre alten besteht; die erste und die dritte Gruppe haben augenscheinlich eine beträchtlich größere Empfänglichkeit als die zweite. Dadurch wird die Analogie zwischen Conjunctiva und Vagina noch auffallender.

Wir können nicht wissen, wie weit die Tubuli der *Epididymis* regelmäßig erkranken, wenn sie mit G.-K. in Berührung kommen, weil wir nicht feststellen können, ob diese nicht öfter durch die Vasa deferentia in die Nebenhoden gelangen, ohne daß sie sich wirklich festsetzen. Das gleiche gilt für die Vasa deferentia selbst, welche ja oft genug auch dann klinisch gesund erscheinen, wenn die Epididymis erkrankt ist, trotzdem die G.-K. doch höchst wahrscheinlich durch die Vasa deferentia in die Nebenhoden eindringen (evtl. zu schneller Transport durch antiperistaltische Bewegungen? oder doch etwa lymphogen oder selbst hämatogen? oder mikroskopisch nachweisbare, klinisch latente Erkrankung der Vasa deferentia? vgl. S. Frey). So gut wie regelmäßig erkranken wohl die Ausführungsgänge der Littreschen *Drüsen* und, sobald die Urethra posterior ergriffen ist, die der Prostata. Nicht ohne weiteres zu bewerten ist der Grad der Infizierbarkeit bei den Cowperschen Drüsen und bei den Samenblasen, wenngleich es auch für diese Organe wahrscheinlich ist, daß sie sehr leicht infiziert werden — vielleicht ist die Invasion weniger häufig.

Ganz anders liegen die Verhältnisse bei der *Blase*. Die lange Zeit bestehende Anschauung, daß das Blasenepithel wirklich immun gegen G.-K. sei, ist allerdings als unrichtig widerlegt — schon durch die histologischen Untersuchungen von Wertheim und Finger, dann durch den bakteriologischen Nachweis reiner G.-K.-Infektion durch verschiedene Autoren. Zu Unrecht zweifelt, auch nach meiner Erfahrung, Pascual an der G.-K.-Cystitis (er will die G.-K. nur als „Provocateurs" für die gewöhnlichen Cystitiserreger ansehen; Toxinwirkungen würden von der Urethra posterior auf die Blase ausgeübt?).

Aber es ist doch unzweifelhaft, daß die G.-K. unendlich viel häufiger in die Blase gelangen (speziell beim Mann durch Überfließen des gonorrhoischen Sekrets aus der Urethra posterior), als die eigentliche gonorrhoische Cystitis vorkommt (besondere Disposition? besondere Stämme? besondere Hilfs-ursachen?). Ob das relative Refraktärsein der Blase daran liegt, daß die G.-K. sich im allgemeinen im Urin nicht lange virulent halten können (s. o.), ob sie überhaupt nicht in genügend innige Berührung mit dem Blasenepithel kommen, oder ob dieses nicht sehr empfindlich gegen sie ist, muß dahin-gestellt bleiben.

Gleiche Erwägungen gelten für *Ureteren* und *Nierenbecken*, in die der gono-kokkenhaltige Urin aus der Blase durch antiperistaltische Bewegungen gelangen kann. Jedenfalls kommen Pyelitiden durch rein oder gemischt gonorrhoische Infektion vor, sind aber doch, auch nach der neueren Literatur, recht selten. Dabei ist zu berücksichtigen, daß neben der eben erwähnten Infektion durch antiperistaltische Bewegungen auch eine solche per continuitatem, eine lym-phogene und eine hämatogene (z. B. SISK und WEAR) in Frage gezogen wird (vgl. dieses Handbuch 20/2, S. 26, SCHMIDT; KOCH und COHN, S. 726). Eigent-liche Nierenerkrankung ist wohl noch seltener.

Als recht selten muß es auch gelten, daß der gonorrhoische Prozeß von der so häufig befallenen *Epididymis* auf den *Hoden* übergreift (Differenz der Struktur, Analogie des Hodens mit den sezernierenden Organen?). RILLE meint, daß es sich vielleicht bei der „Orchitis" immer nur um eine seröse Durchtränkung handle. Doch gibt es auch (seltene) gonokokkenhaltige Abscesse im Hoden, ganz abgesehen von der Hodengangrän.

Dagegen kann mit Bestimmtheit gesagt werden, daß sich das Epithel der *Nasenschleimhaut* im allgemeinen refraktär gegen G.-K. verhält, wenn auch von ophthalmologischer Seite betont wird, daß bei Blennorrhoea conjunctivae eitrige Rhinitis häufig ist (G.-K. wegen der Begleitbakterien nur selten nach-gewiesen?). ROSINSKY glaubt G.-K. im Sekret der Nase gefunden zu haben, ohne daß diese erkrankt war. Ihre Infektion müßte aber (auch ohne Blennorrhöe) bei Erwachsenen wegen der naheliegenden Autoinfektion mit dem Finger häufig sein, wenn ihr Epithel wirklich leicht infiziert werden könnte. Sowohl für die Rhinitis als auch für weitere örtliche (und auch allgemeine) Kompli-kationen der Gonorrhöe scheint nach einigen Literaturangaben der *Tränen-apparat* eine besondere Bedeutung zu haben (Lidabscesse, dann selbst Meningitis auf dem Lymphweg?). So wird auch die *Otitis media* durch die Ausbreitung der Infektion von der Conjunctiva aus über die Ductus naso-lacrimales, Nase, Pharynx, Tube erklärt.

Auch die Schleimhaut der *Mundhöhle* ist in hohem Grade unempfänglich, da gonorrhoische Stomatitiden, außer vielleicht bei Neugeborenen (s. ROSINSKIs mehrfach bestrittene Untersuchungen), außerordentliche Raritäten sind (vgl. zu Nase, Ohr und Mundhöhle die Beiträge von SPRINZ).

Die Unempfänglichkeit der Schleimhaut der Mundhöhle (an verschiedenen Stellen) und der Tonsillen ist neuerdings sogar durch Impfversuche erwiesen worden (BERTOLOTY).

Von exogenen Infektionen des Rachens, des Kehlkopfs, des Oesophagus, des Intestinal-trakts (abgesehen vom Rectum), der Bronchien wissen wir nichts.

Unter den lokalen Komplikationen der Gonorrhöe der Frau spielen noch eine besondere Rolle: die *Ovarien* und das *Peritoneum*. Die Infektion der ersteren erfolgt von den Tuben aus entweder durch Austritt des Eiters aus dem Ostium abdominale (?) oder durch Durchwachsung der Wand (nach IWANOW auch durch den paragenitalen Plexus [s. o.]). Abgesehen von der Perioophoritis kommt es zur Infektion der GRAAFschen Follikel (durch die Sprungstelle der Wand) und der Corpora lutea (durch das Bindegewebe) und zur Bildung von Pseudo- und echten Abscessen. Die sog. Tuboovarialcysten bilden sich in Schwielen zwischen Tuben und Ovarien und sind mit seröser Flüssigkeit gefüllt.

Das *Peritoneum* ist vorzugsweise bei der Frau am gonorrhoischen Prozeß beteiligt, und zwar von den Tuben aus. Die Peritonitis mit reichlichem Fibringehalt (s. o.) führt zu Verklebungen und kommt damit meist zu örtlicher Beschränkung. Bei weiterer Entwicklung der Frauengonorrhöe entstehen bekannte Beckenbindegewebstumoren mit und ohne Abscesse (selten Nachweis von G.-K.). Die Möglichkeit einer diffusen G.-K.-Peritonitis, welche früher geleugnet worden war, wird jetzt wohl allgemein zugegeben (Über Peritonitis bei Vulvovaginitis vgl. bei ROSCHER).

Sehr viel weniger wissen wir von der Peritonitis beim *Mann*, welche sich vor allem an akute Epididymitis bzw. Funiculitis anschließt, wie eine schwere diffuse Peritonitis beginnen kann, aber schnell und günstig abläuft (benigne reaktive Entzündung gegen einen nahen abgeschlossenen Herd; toxisch? vgl. PASINI). Sehr viel seltener sind ausgesprochene eitrige Peritonitiden im Anschluß an schwere Cystitis, Prostatitis, Spermatocystitis nach Durchbruch von Abscessen. (Über metastatische Peritonitis s. u.)

Die Frage der Infizierbarkeit des *sezernierenden Drüsenepithels* ist schon besprochen (s. S. 55). Man wird meines Erachtens auch jetzt noch annehmen dürfen, daß es weniger empfänglich ist als die Auskleidung der Ausführungsgänge (z. B. ist die Erkrankung der prostatischen Gänge [s. o.] augenscheinlich viel häufiger als die der prostatischen Drüsen).

Lange Zeit galt es als sicher, daß die *Epidermis* und ihre Anhangsgebilde nicht gonorrhoisch infiziert werden können. Von der schleimhautähnlichen Bedeckung von Glans und Innenseite des Praeputiums, die sehr häufig an nicht spezifischer „paragonorrhoischer" *Balanitis* erkrankt, ist mehrfach behauptet worden, daß sie auch wirklich von G.-K. invadiert werden könne (in WERNERs Fall lag nach des Autors eigener Meinung wohl ein präputialer Gang vor). Gonorrhoische Abscesse kommen auch hier vor (vgl. z. B. LEMIERRE [Diskussion zu DUFOUX]), bei denen die Entstehung von präputialen Gängen oder auch von Lymphgefäßen aus möglich ist. Im *Praeputium clitoridis* haben CLODI und SCHOPPER sehr häufig G.-K. (auch kulturell) gefunden (in der Breslauer Klinik nicht bestätigt). Die speziell bei Kindern beobachtete Vulvitis kann wohl zu den Schleimhautentzündungen gerechnet werden.

Die nicht metastatisch entstehenden Hautinfektionen schließen sich an: an Follikel, an epidermidale Krypten, an Dermoide, aber auch an Läsionen der verschiedensten Art (Nabelwunde!), Verletzungen von Ärzten (vgl. z. B. jüngst noch VAIJSER), ferner an Unterhautabscesse, Lymphangitiden (Bubonuli), Lymphadenitiden (auch an Injektionen von Lebendvaccine [LOESER] und von gonorrhoischem Eiter [HESSE und OBERMAYER], an Laparotomien [z. B. LAWSON und SMITHWICK] usw.). Die Hautinfektionen können geschwürig, serpiginös werden oder fibrös-polypös wuchernd oder selbst ekzematös (?) erscheinen.

Die endogenen Hauterscheinungen werden noch bei den Fernkomplikationen der Gonorrhöe kurz erwähnt werden. Der Nachweis der G.-K. in einzelnen von ihnen beweist, daß die Haut auch vom Blut aus von G.-K. invadiert werden kann. Aber sie sind im Verhältnis zu der ungeheuren Zahl der Gonorrhöen und zu der relativ großen Zahl von Metastasen, z. B. in den Gelenken, zum mindesten ebenso selten wie die ektogenen.

Nach der Schleimhaut und der Haut spielt eine relativ große Rolle bei der Ausbreitung und den Komplikationen der Gonorrhöe das *Lymphsystem*. Von den Lymphspalten und kleinen Lymphgefäßen ist das ja fast selbstverständlich. Wie mehrfach betont, hat man bei der Ausbreitung des gonorrhoischen Prozesses vielfach die Frage aufgeworfen, ob diese auf dem Schleimhaut- oder auf dem

Lymphwege statthat (vgl. Epididymitis, Pyelitis). Die Entstehung von regionären entzündlichen, phlegmonösen, abscedierenden Prozessen ist auf unmittelbare Ausbreitung des gonorrhoischen Prozesses oder auf die Lymphbahnen zurückzuführen. Im einzelnen sind die Lymphangitiden am Penis (sie sind sehr viel seltener bei der Frau, vgl. REMENOWSKY) mit dem ihnen folgenden (Lymph-?) Stauungsödem und den gelegentlichen Vereiterungen (Bubonuli", akut entzündliche Tumoren, GEIGER) als gonokokkenhaltig nachgewiesen (auch im Präputialödem? s. o. v. CRIPPA). Außer dem weichen Ödem kommen auch derbe lymphangitische Knoten vor. Zu den lymphogenen regionären Erkrankungen gehören wohl auch das Scrotalödem BUSCHKEs und die Lymphangitis prostato-iliaca CRONQUIST. — Die regionären *Lymphdrüsen* schwellen im akuten Stadium an, meist aber nur vorübergehend. In sehr seltenen Fällen kommt es zur Vereiterung (G.-K. nachgewiesen). Bei „strumösen Bubonen" bei Tripper wird man jetzt zunächst immer an eine Doppelinfektion (Lymphogranuloma inguinale) denken müssen.

Sehr selten sind augenscheinlich Lymphdrüsenschwellungen fern vom Ort der primären Erkrankung, also metastatische (PICHEVIN und PETIT, RAYMOND, RENDU; neuerdings angeblich nach 8 Jahren mit G.-K.-Nachweis, FORKNER), häufiger Lymphgefäßentzündungen im Anschluß an gonorrhoische Metastasen (z. B. E. LESSER). Wie oft eine anscheinend kryptogenetische metastatische Gonorrhöe auf gonorrhoischen Lymphangitiden der Haut beruht, die übersehen werden können, steht dahin (vgl. meinen von FRANK SCHULTZ veröffentlichten und den wohl fraglichen Fall von LÉPINAY).

Die *Blutgefäße* beteiligen sich an der Gonorrhöe abgesehen von den Erkrankungen der kleinen Gefäße im erkrankten Gebiet (s. o.), in zweierlei Weise: einmal in unmittelbarem Zusammenhang mit den lokalen Prozessen; hier handelt es sich um *Thrombophlebitiden,* die am häufigsten am Penis und im periprostatischen Gewebe vorkommen. Auch manche Thrombosen bzw. Thrombophlebitiden der unteren Extremitäten sind hierher zu rechnen (z. B. MASSINI). Bei diesen ist allerdings auch an die Möglichkeit zu denken, daß es sich um hämatogene Prozesse (Embolien der Vasa vasorum?) handelt. Dazu kommen die „indirekt metastatischen Erkrankungen" (z. B. im Anschluß an Arthritiden — vgl. SASSERATH). Sicher hämatogen sind die Prozesse an den Arterien (selbst Aorta, zum Teil mit Nachweis von G.-K., vgl. DITTRICH, dieses Handbuch 20/2, S. 309).

Das Eindringen der G.-K. in die Blutgefäße ist histologisch zum erstenmal von WERTHEIM (an der Blase) konstatiert worden (s. o.). Daß sie ins zirkulierende Blut gelangen und durch dieses in alle Organe des Körpers transportiert werden können, das war von dem Augenblick an nicht zweifelhaft, als sie in metastatischen Herden sicher nachgewiesen waren. Wie oft das aber wirklich geschieht, wissen wir noch nicht genügend; diese Frage soll bei den Metastasen besprochen werden (s. S. 109).

Vom Blut aus bedingen die G.-K. in den verschiedensten Organen und Geweben des Körpers Krankheitserscheinungen — teils unmittelbar, teils mittelbar (weitere, unspezifische Folgen gonorrhoischer Organerkrankungen). Bei den Metastasen zeigen sich bestimmte Prädilektionen für einzelne Organe und Organsysteme, wobei aber (abgesehen von der Lokalisation) eine besonders auffallende Eigenart der gonorrhoischen Fernprozesse im allgemeinen nicht zutage tritt. Außer den lokalisierten hämatogenen Herden können dabei auch septische Zustände vorkommen. Andererseits kennen wir eigenartige mehr oder weniger charakteristische Reaktionen gegen die G.-K.-Infektion, welche an ein bestimmtes Organ, ja sogar an bestimmte Regionen und an bestimmte Individuen gebunden sind (Keratodermia gonorrhoica). Über all das wird bei der individuellen Disposition und bei den Fernkomplikationen der Gonorrhöe weiter unten noch etwas mehr zu sagen sein.

Die Frage, *warum die einzelnen Organe bzw. Organ- oder Gewebssysteme sich der gonorrhoischen Infektion gegenüber so verschieden verhalten*, ist immer wieder einmal erörtert, aber prinzipiell nicht entschieden worden.

Am nächsten lag diese Frage natürlich bei der ektogenen Infektion.

Das Refraktärsein der Haut hat man mit der schützenden Horndecke zu erklären versucht (wie auch das der Vagina mit deren festem Epithel, das z. B. Stickel geradezu als verhornt bezeichnet). Erst nach der Entfernung des Stratum corneum könne das Hautepithel infiziert werden (Jesionek). Aber Maceration, Ekzeme, Erosionen — und dazu noch Follikel! — sind doch gerade in der Genital- und Perigenitalgegend außerordentlich reichlich vorhanden. Auf der anderen Seite wissen wir, daß andere, selbst weniger virulente, Mikroben, wie die Staphylo- und Streptokokken der Impetigines, auch ohne bemerkbare Verletzungen der Hornschicht zustande kommen. Es muß also das der Hornschicht entblößte Hautepithel eine besondere Widerstandskraft gegen die G.-K. haben. Und wo diese überwunden wird, müssen besondere Momente (anatomischer oder biologischer Art — oder auch ,,dermotrope" G.-K.-Stämme?) in Kraft treten. Dabei kann natürlich sehr wohl zugegeben werden, daß in den einzelnen Fällen gonorrhoischer Hautinfektion (s. o.) auch die Maceration eine Rolle spielen kann.

Bei den Schleimhäuten hat man, wie erwähnt, ursprünglich gemeint, daß nur die mit Zylinderepithel bekleideten für die G.-K. invadierbar seien. Auch die Meinung, daß nicht sowohl die Form, als vielmehr die biologische Beschaffenheit der Epithelien es sei, welche die Differenz in der Infizierbarkeit bedinge (Touton), kann man in dieser Allgemeinheit wohl kaum aufrecht erhalten. Denn weder in bezug auf die Weite der interepithelialen Spalten, noch in bezug auf die Weichheit des Protoplasmas kann man zwischen den verschiedenen Schleimhäuten solche durchgreifende Differenzen konstatieren.

Am deutlichsten sind die anatomischen Epitheldifferenzen am Auge, speziell an der Conjunctiva mit ihrem leicht infizierbaren und an der Cornea mit ihrem an sich refraktären Epithel (Kittleisten usw.; vgl. Krückmann, s. o.). Auch Differenzen in der palpebralen und der epibulbären Form müssen auf strukturelle oder (bzw. und?) biologische Gewebsdifferenzen zurückgeführt werden (vgl. Fehr, Bd. 20/2, S. 110).

Hier wäre auch die Beschaffenheit des Epithels der Mundhöhle Neugeborener zu erwähnen (dünn, exfoliiert), welche nach Rosinsky die Prädisposition zur Stomatitis (im Gegensatz zu den Erwachsenen) bedingt (s. aber bei Sprinz).

Bertoloty denkt an die Konkurrenz der Mundhöhlenkeime gegen die G.-K.; das müßte dann aber (vgl. das Rectum) eine ganz spezifische Konkurrenz sein. Näher läge es, an die anatomischen Analogien der Mundhöhlenschleimhaut mit der Haut zu erinnern.

Analoges wäre bezüglich der Vulva und Vagina zu erwägen (s. S. 71). Bei der senilen Vagina könnte die Atrophie des Epithels eine leichtere Infizierbarkeit bedingen.

Trotz der Würdigung aller strukturellen Erklärungsmöglichkeiten wird man doch auf die Annahme biochemischer Differenzen zwischen den verschiedenen Epithelien nicht wohl verzichten können (s. o. Haut). Diese können einmal immunbiologischer Natur sein, wie ich das von den morphologisch ganz normal erscheinenden Zylinderepithelien (am Cervicalkanal, Bumm usw., s. o. S. 54) vorausgesetzt habe. Sie brauchen das aber nicht ausschließlich (wie es Levinthal, der für die ,,anatomischen Gründe" eintritt, voraussetzt), sondern sie könnten auch endokrin (vgl. die Tierversuche über die Änderung der vaginalen Infizierbarkeit nach Kastration) oder wie immer bedingt sein (verschiedene Altersstufen!). In der Vagina kommen außer der Reaktion (s. u.), Leukocyten und anaeroben Bakterien vielleicht ,,fermentative bactericide Stoffe" in Frage (v. Lingelsheim).

Manche haben auch daran gedacht, die *Reaktion* in bestimmten Organen und ihre Empfänglichkeit gegenüber den G.-K. in Relation zu setzen (vgl. bei Franz und Roscher).

Menge betonte, daß sie sich in dem alkalischen Cervixschleim (im Gegensatze zu anderen Bakterien) gut halten können (auch noch innerhalb der Vagina, wenn sie sich in dieser in Cervicalschleim eingebettet befinden); die Reaktion der Vagina müßte in eine alkalische verwandelt werden, damit die G.-K. dort vegetieren können (Menge); die saure Reaktion der Vagina wird geradezu als die Ursache ihrer ,,Immunität" gegen die G.-K. angesehen (Barbiani).

In diesem Sinn wird neuerdings das Glykogen der Vaginalepithelien als Träger einer Abwehrreaktion gegen die Alkalisierung des Nährbodens angesehen (vgl. die Ausführungen von Mayr über die Beziehungen von Glykogen und Reaktion; ferner bei Franz und Roscher in diesem Band).

Stickel glaubt nach Döderlein u. a., daß bei der G.-K.-Infektion der Vagina eine wichtige Rolle spielt ,,die unter anderem von der Art der Keimbesiedlung abhängige

Reaktion des Scheidensekrets"; doch genügt der geringe Milchsäuregehalt nicht (vgl. v. LINGELSHEIM). Auch hat z. B. schon FOULERTON erklärt, daß das Scheidensekret infolge von Staphylokokkeninfektion alkalisch sein könne, und trotzdem die Infektion vom Cervicalkanal aus nicht eintrete. Die Harnröhre des Mannes reagiert allerdings in ihrem Innern auch bald nach der Entleerung sauren Urins auf Lackmus alkalisch (JADASSOHN, COLOMBINI). Daher ist das Argument THALMANNs, daß für die G.-K. die Reaktion gleichgültig ist, weil sie sich sowohl auf der Harnröhre als auch auf der Conjunctiva ansiedeln können, nicht berechtigt. Der milde Verlauf der meisten Prostatitiden wird von BIERHOFF mit der stark alkalischen Reaktion des Prostatasekrets erklärt, die aber bekanntlich bestritten ist; wir haben es auf Lackmus meist schwach alkalisch gefunden (FRANK SCHULTZ).

CHASKIN führt die außerordentliche Empfänglichkeit der kindlichen Vagina auf die im Gegensatz zur erwachsenen Frau alkalische Reaktion zurück (vgl. aber bei ROSCHER).

In neuester Zeit hat man den p_H in der Urethra usw. untersucht und daraus Schlüsse ziehen wollen. Ich verweise z. B. auf ZOLLSCHAU (Prostata und Samenblasen $p_H = 7{,}4$ — das ist nach ZOLLSCHAU das Optimum für die G.-K.-Kultur, s. o.); daher seien diese Organe die Hauptherde der Infektion, viel mehr als die in ihrem p_H weniger günstige Urethra. KLEIN fand in der normalen Harnröhre p_H 5,6—6,3, in der entzündeten 5,5—7,2 (bei direkter Messung), bei jedem p_H-Wert können G.-K. vorhanden sein; bei Sauerwerden der Urethraloberfläche finden die G.-K. bessere Existenzbedingungen in den Drüsen.

Aus Untersuchungen von TOURAINE, LORTAT-JACOB und RIBADEAU-DUMAS ergibt sich, daß der p_H-Wert der Genitalschleimhäute keineswegs der verschiedenen Empfänglichkeit gegen G.-K. entspricht (z. B. männliche Genitalschleimhaut 5,4—5,8, Eingang des Cervicalkanals 7—7,4; Vagina 5,4—6,2; auch Rectalschleimhaut sauer).

Es weisen diese verschiedenen Angaben ganz ebenso wie die für den p_H der Nährböden (s. o.) darauf hin, daß die Reaktion doch wohl keine so entscheidende Rolle bei der Empfänglichkeit der verschiedenen Organe spielt (s. bei Kultur).

Aus allem, was über die Klinik und die Histologie der gonorrhoischen Prozesse bekannt ist, geht hervor, daß die G.-K. eine größere Affinität zum Epithel als zum Gefäßbindegewebe haben (s. o.).

Noch weniger als an den Schleimhäuten und der Haut gelingt es an den anderen Organen Gründe für die besonderen Prädilektionsstellen aufzufinden. Die Rätsel der Lokalisation der Infektionskrankheiten, die uns ja in der Dermatologie ebenso geläufig sind wie in der allgemeinen Medizin, sind eben mit unseren Methoden noch kaum lösbar. Die Versuche, anatomische, physikalische, biochemische Momente zur Erklärung solcher Differenzen heranzuziehen, sind bei den anderen Organen noch vager, noch weniger aussichtsvoll als an den Schleimhäuten. Gewiß hat man nicht mit Unrecht z. B. darauf hingewiesen, daß die Kniegelenke wahrscheinlich so häufig erkranken, weil sie besonders stark in Anspruch genommen sind. Aber ein einzelner solcher Hinweis täuscht doch über die Schwierigkeit des Lokalisationsproblems nicht hinweg. Allgemeine Vorstellungen (Organ-, Zelldispositionen, Differenzen im Receptorenapparat) können uns naturgemäß nicht weiter bringen. Eher ist zu hoffen, daß die klinischen Beobachtungen, bei denen die Ursachen für besondere Lokalisationen deutlich erscheinen, auch auf die Gründe der „normalen Prädispositionen" ein Licht werfen können.

Blutbefunde bei Gonorrhöe.

Die Untersuchung des Blutes bei gonorrhoischen Erkrankungen (hier von der bakteriologischen und serologischen abgesehen) hat — das sei vorweggenommen — irgendwie praktische oder theoretische Bedeutung nicht gewonnen. Ich gebe daher nur in aller Kürze einige Daten.

Am meisten hat man sich in letzter Zeit mit der *Blutkörperchen-Senkungsreaktion* beschäftigt. Die schon etwas weiter zurückliegenden Resultate (1928) hat MAYR zusammengestellt. Er schließt aus seinen eigenen Erfahrungen und dem vorliegenden Material, daß sich die Senkungsgeschwindigkeit „bei der unkomplizierten Gonorrhöe in normalen Bahnen bewegt" (so auch AOKI und

Daido); Mayr fand in 13 von 53 Fällen eine schwach positive Senkungs-reaktion. Ist diese normal, so schließe das mit großer Wahrscheinlichkeit auch eine vielleicht klinisch noch nicht manifeste Komplikation aus. Bei Weiterschreiten des Prozesses von der Harnröhre aus und bei Fernherden steige meist die Beschleunigungszahl parallel mit deren Schwere. (Bei plötz-lichem Ansteigen sei eine Komplikation in den nächsten Tagen mit Bestimmtheit zu erwarten — Obtulowicz und Golonka). Bei Cystitis findet man relativ häufig positive Werte (Preininger), bei Prostatitis non abscedens und bei Bartholinitis mäßige Beschleunigung, bei Epididymitis nicht regelmäßig, am stärksten und regelmäßigsten bei Adnexerscheinungen und Arthritiden (ähnlich auch Greijbo); bei den letzteren Rückgang zur Norm schon vor dem Abklingen der klinischen Erscheinungen (Herrmann und Hausmann). Die Senkungs-reaktion ist beim gonorrhoischen gegenüber dem akuten Gelenkrheumatismus durch höhere Werte ausgezeichnet.

Diesen Feststellungen Mayrs ist kaum etwas Neues hinzuzufügen.

Mehrere Autoren fanden die Senkungsreaktion nicht parallelgehend mit der Kom-plementbindung (Landesman und Einoch, Greijbo, Abramson), auch nicht mit dem morphologischen Blutbild (Einbeck). Die hohen Zahlen, die Mierzecki angegeben hatte (selbst bis 80% bei Gonorrhöe des Mannes) sind von Kiene und Hammerschmidt noch übertroffen worden (92%!). Akute Gonorrhöe gab bei Pawlov Beschleunigung. Bei Epi-didymitis mit hohen Werten und kritischem Abfall lassen sich Rezidive fast sicher aus-schließen (Vohwinkel). Bei der Proteinkörpertherapie kann man die Dosierung nach der Senkungsgeschwindigkeit bemessen (bei hoher nur kleine Dosen — Patzschke). Auf Grund von Tierversuchen nimmt Chatenever an, daß die Beschleunigung auf Toxämie hinweist (vgl. ferner Bruck in diesem Band).

Sehr unbedeutend ist auch die Ausbeute bezüglich *sonstiger Blutverände-rungen*. Ich begnüge mich daher hier mit einigen Stichworten.

Matzdorff: Akute Gonorrhöe — Leukocytose, mäßige Lymphocytose; chronische — relative Lymphocytose und Eosinophilie; ascendierende — relative und absolute Lympho-cytose und Eosinophilie; Vermehrung der großen Lymphocyten. — Einbeck: Lympho-cytose bei akuter und chronischer Gonorrhöe, häufig Eosinophilie. — Joachimovits: Die biologische Leukocytenkurve (Schilling) zeigt sicherer als die Temperatur die Phase der Erkrankung an (Döderlein). Oft leichte Lymphocytose, Eosinophilie häufig, aber nicht regelmäßig. — Mondschein: Hb anfangs vermindert, mit der Heilung normal; kernhaltige rote Blutkörperchen, Thrombo- und Leukocytose im Beginn usw. — Eosinophilie wird u. a. von Obtulowicz und Golonka (und Lymphocytose), Giorgi, Mierzecki (und Senkungs-reaktion, s. o.), Schwarz, Vorbach, Seifert, Eugenios, Levenson und Sister berichtet; die Ergebnisse sind sehr wechselnd; Zunahme erst in der 2. Woche (vgl. hierzu bei Exsudaten S. 65). Über die Arnethsche Verschiebung lauten die Urteile verschieden (Balbi, Tarantelli, Levenson und Sister). — Thrombocytose bei ascendierender weib-licher Gonorrhöe vermerkt z. B. Gusseva-Tijev. Bei aktiver weiblicher Gonorrhöe war die Leukopeniereaktion d'Amatos in 100% positiv (Tremiterra). Beziehungen zwischen dem cytologischen Blut- und Sekretbefund sind, wie sich aus verschiedenen Bemerkungen in der Literatur ergibt, mit irgendwelcher Regelmäßigkeit nicht festzustellen (s. o. S. 63, 64, 65).

Mit besonderen Methoden wurden nachgewiesen: sudanophile Körnelungen der Leuko-cyten (Serra), Erhöhung des Kongorotindex bei Komplikationen (reticulo-endotheliales System — Krenzel und Linde).

Über die Blutbefunde bei Arthritis und Endokarditis vgl. Dittrich (dieses Handbuch Bd. 20/2, S. 260, 302). Nach Gantenberg und Sandmann entsprechen die Befunde denen beim akuten Gelenkrheumatismus (Hyperleukocytose mit Linksverschiebung, sekundäre Anämie usw.). Larregla legt Wert auf jodophile Leukocyten im Blut (im Gegensatz zum Gelenkrheumatismus. Über *chemische* Veränderungen des Blutes vgl. Zaleski (Chole-sterinspiegel verringert), Lojander (Blutzucker erhöht bei Komplikationen; s. auch Krenzel und Ratner); Ruanet (Harnstoff und Chloride im akuten Stadium vermindert, später vermehrt).

Über weitere Blutbefunde bei den verschiedenen Lokalisationen muß in den Spezial-arbeiten in diesem und in dem Bd. 20/2 nachgelesen werden.

Verschiedenes Verhalten der Gonorrhöe bei den einzelnen Individuen und unter verschiedenen Umständen.

Wenn ich oben versucht habe, die normalerweise — d. h. bei dem Gros der Menschen — vorhandene Empfänglichkeit der verschiedenen Organe gegenüber der G.-K.-Infektion darzustellen, so handelt es sich jetzt darum, zu erörtern, wie verschieden sich die verschiedenen Individuen den G.-K. gegenüber in vielen Beziehungen verhalten (über Differenzen der Inkubation und der G.-K.-Stämme s. S. 68 u. 85).

Hier spreche ich davon, welche im Individuum gelegenen Momente die Infizierbarkeit überhaupt, d. h. die Erwerbung einer Schleimhautgonorrhöe beeinflussen, und von welchen die gonorrhoische Erkrankung der einzelnen Organe und des Organismus im ganzen abhängig ist.

Die *hochempfindlichen Schleimhäute*, speziell also Urethra, Cervicalkanal usw. (s. o. S. 71) scheinen bei den allermeisten Menschen infizierbar zu sein. Wir wissen nicht mit Bestimmtheit, ob höheres Alter die Empfänglichkeit speziell bei Frauen vermindert, wie man auf Grund des anscheinend selteneren Vorkommens der Gonorrhöe bei älteren Prostituierten annehmen könnte (SCHULTZ, JADASSOHN u. a. im Gegensatz zu LOCHTE — evtl. doch eine Art von Immunisierung nach oft wiederholten, lang dauernden Gonorrhöen — Superinfektionen?). Daß man an eine besondere Empfindlichkeit der kindlichen Schleimhäute denken muß, habe ich bereits erwähnt, ebenso die stärkere Disposition der Conjunctiva und der Vagina im höheren Alter.

Klinische Erfahrungen lehren uns, daß von einer akut gonorrhoisch erkrankten Prostituierten sich eine ganze Anzahl von Individuen ausnahmslos anstecken kann. Von chronischen Gonorrhöen aus werden allerdings oft nur einzelne (und keineswegs bei schnell aufeinanderfolgendem Verkehr verschiedener nur die ersten) Individuen infiziert, trotzdem sich viele der Infektion aussetzen; ja es kommt auch vor, daß z. B. ein Mann längere Zeit mit einer Frau verkehrt ohne zu erkranken, bis sich dann doch eine Gonorrhöe bei ihm einstellt, ohne daß bei der Frau eine neue Infektion in Frage käme. Solche Fälle sind ohne Schwierigkeit zu erklären, wenn man bedenkt, daß gerade bei der Frau manchmal längere Zeit G.-K. in den Sekreten nicht nachweisbar sind, ihre Kontagiosität also naturgemäß wechselt. Dabei kommt natürlich auch noch die Möglichkeit in Frage, daß sehr spärlichen G.-K. gegenüber die einzelnen Individuen, die sich der Infektion aussetzen, sich sehr verschieden verhalten können. Die einen können eine solche geringe G.-K.-Zahl vielleicht überwinden, andere können auch durch sie infiziert werden, bei anderen können die anatomischen Bedingungen (s. u.) so geartet sein, daß, wenn wenig G.-K. vorhanden sind, die Chancen der Kontagion sehr gering sind. Auch die sonstigen Bedingungen können verschieden sein (längere Dauer, Wiederholung der Kohabitation usw. [vgl. zu alledem besonders bei SCHOLTZ und DÖRFFEL]).

Experimentelle Infektionen sind, wenn sie mit Material vorgenommen wurden, an dessen Virulenz ein berechtigter Zweifel nicht besteht, immer positiv ausgefallen. Ich kenne aus der Literatur nur wenige Beispiele, welche an eine Art von natürlicher Immunität denken lassen.

Zwei Männer wurden von E. R. FRANK zu gleicher Zeit mit dem massenhaft G.-K. enthaltenden Sekret einer akuten Prostatitis geimpft; der eine bekam eine akute Gonorrhöe, bei dem anderen fand sich in einer Spur aus der Urethra entnommenen Schleimes eine Reinkultur von ganz kurzen Doppelstäbchen. 2×24 Stunden nach einer zweiten Impfung fand sich eine ganz geringe Sekretion mit viel Doppelstäbchen, sehr wenig G.-K., wenig Eiterkörperchen; erst nach 6 weiteren Tagen war die Sekretion deutlich, „enthielt reichlicher G.-K. und Doppelstäbchen". Sehr schnelle Heilung. Ob Antagonismus der Doppelstäbchen und der G.-K.?

Andererseits haben Finger, Ghon und Schlagenhaufer konstatiert, daß bei mehreren *hochfiebernden* Patienten Inokulationen nicht angingen (im Gegensatz zu einem positiven Fall Heimans).

Kalt behauptet, daß es für G.-K. unempfindliche Conjunctivae gäbe; er hat ein Kind mit Corneatrübung dreimal vergeblich mit G.-K. infiziert.

Die Frage, wie weit vorangehende, resp. bestehende gonorrhoische Erkrankung vor Re-, resp. Superinfektion schützt, wird bei der Immunität besprochen werden.

Auch einzelne klinische Beobachtungen lassen an die Möglichkeit denken, daß gelegentlich einmal ein Individuum wirklich eine Immunität oder wenigstens eine besonders große Widerstandsfähigkeit gegen gonorrhoische Infektion besitzt. So hat Hammer mehrere Fälle publiziert, in denen bei Mann oder Frau G.-K. gefunden, bei dem Partner aber trotz längeren Verkehrs vermißt wurden (an allen Lokalisationsstellen? ähnlich Asch).

Sehr eigenartig ist die Beobachtung Bucuras: Mann Gonorrhöe, bei der Frau wiederholt G.-K. in der Urethra, im Vestibulum, im Fornix, aber nie klinische Erscheinungen; nach der Wiederabreise des Mannes (in den Krieg) schwanden die G.-K. bei der Frau und das wiederholte sich mehrfach. Stickel (l. c. S. 280) beobachtete eine „Immunität" bei einem Ehemann. Eine angeborene Widerstandsfähigkeit gegen G.-K. möchte auch Saigrajeff in seinem Fall annehmen ·(2 Jahre langer Verkehr mit einer Gonorrhöekranken, die einen anderen infizierte). Er denkt dabei an die Möglichkeit, daß durch das Vorhandensein eines Infektionsherdes im Organismus eine Resistenzsteigerung der Schleimhaut zustande gekommen sei, was experimentell durch Impfung der abgeheilten Urethra von paraurethralen Gängen aus wahrscheinlich gemacht werden konnte (nur sehr geringe Urethritis! ähnlich Chasin). Auch nach Cedercreutz kann eine Frau ohne Erscheinungen und ohne G.-K. bleiben — trotz Verkehr mit einem gonokokkenhaltiger Gonorrhöe leidenden Mann — aber sie kann trotzdem eine Gonorrhöe übertragen.

Bei einzelnen Autoren findet sich immer wieder einmal die Anschauung ausgesprochen, daß es eine angeborene Immunität gibt (z. B. Bertoloty). — Nicht unerwähnt darf bleiben, daß nach einer viel verbreiteten Meinung die Disposition zur Infektion mit der Zahl der durchgemachten Gonorrhöen steigt (z. B. Aronstam). Das ist natürlich ebenso schwer zu beweisen, wie die Ansicht einzelner Patienten, daß sie sich besonders leicht anstecken (Janet: „Les abonnés au gonocoque").

Ob konstitutionelle Momente die Fähigkeit Gonorrhöen zu erwerben, steigern können, ist gewiß ebenso fraglich (Janet meint, daß es sich bei den Patienten mit immer wiederholten Infektionen um Blonde mit leicht verletzlichen Schleimhäuten handelt [ähnlich Bertoloty]). Auf weitere Angaben in dieser Richtung verzichte ich.

Besondere „Hilfsursachen" für die Infektion sind bei solchen Organen, welche hochempfindlich gegen G.-K. sind, nicht notwendig. Gewiß aber kann die Infektion durch manche Umstände erleichtert, durch andere erschwert werden, das erstere z. B. durch lang dauernde Kohabitation (s. o.) bei verminderter Potenz, das letztere durch präcipitierte Ejaculation; Weite des Orificium urethrae, langes und enges Praeputium, Hypospadie, Epispadie, paraurethrale und präputiale Gänge wirken begünstigend (z. B. Meschcerskij, Bertoloty, Ruggles), ebenso Enge des Introitus (dabei leichtere Infektion der Urethra der Frau) usw. Natürlich können sich Differenzen besonders dann geltend machen, wenn in dem infizierenden Material sehr wenig G.-K. vorhanden sind (s. o.). Solche Dinge haben natürlich mit einer „biochemischen" Disposition nichts zu tun.

Ob es richtig ist, daß die Bereitschaft zu gonorrhoischer Infektion durch andere Erkrankungen gesteigert wird, steht noch dahin. Speziell ist das für die akuten Exantheme (besonders Scharlach) bei der Vulvovaginitis behauptet worden (von Dusch, Cnopf, vgl. Roscher).

Was die *gegenüber der unmittelbaren Infektion von außen weniger empfindlichen Schleimhäute* angeht, so wissen wir nicht, ob sie im einzelnen Fall infiziert werden auf Grund individueller Eigentümlichkeiten oder besonderer Infektionsbedingungen, die sich nur selten zusammen finden, oder präparatorischer Einflüsse (oder auch besonderer Stämme). Das bezieht sich z. B. auf die Vaginitis (s. o.).

Nicht nur die Gravidität, sondern auch starke gonorrhoische Eiterung aus dem Cervicalkanal (Fritsch, Mandl) oder ein Fluor speziell bei Anämie (Ravogli) oder selbst die Menstruation können zur Auflockerung und Desquamation des Epithels und zur Infektion

der dadurch an die Oberfläche gelangenden Epithelschichten führen. Auch die Vagina
alter Frauen ist besonders disponiert (s. S. 71). Hier käme auch noch in Frage, daß der
Glykogengehalt im Epithel der Scheide nach MAYR gerade bei denjenigen Individuen
besonders gering ist, welche leicht an Vaginitis gonorrhoica erkranken (vgl. S. 71).

Bei der *Stomatitis* hat man gelegentlich als Hilfsursache eine Erkrankung des Kiefer-
gelenks und damit eine besonders schlechte Selbstreinigung des Mundes angeschuldigt
(vgl. hierzu auch Hautinfektionen S. 76). — Bei Vagina und Mundhöhle ist auch noch
an die „Konkurrenz" der Mikroben zu denken (s. o.).

Bei *denjenigen Organen, bei denen die Infektion nicht unmittelbar von außen
stattfindet, und die nicht regelmäßig oder auch nur selten gonorrhoisch erkranken,*
müssen wir immer zweierlei Faktoren beachten, welche die Erkrankung bedingen oder begünstigen können, nämlich einmal die „konstitutionellen"
Momente und andererseits Hilfsursachen der mannigfachsten Art. Es versteht
sich von selbst, daß beide Faktoren sich in verschiedener Proportion miteinander
kombinieren können.

Hier will ich zunächst zusammenfassen, was sich aus der Literatur aus —
freilich weit zerstreuten und oft sehr vagen — Äußerungen über die Bedeutung
lokaler oder allgemeiner („konstitutioneller") individueller Eigentümlichkeiten
für die regionären und für die Fernkomplikationen ergibt. (Der Übergang ins
chronische Stadium wird in einem anderen Abschnitt behandelt.)

Von *anatomischen Prädispositionen* („anatomische Konstitution", FANZ
und MCCREA) wissen wir auch hier außerordentlich wenig. Man könnte an
Lageveränderungen des Uterus, an Anomalien in der Lage der Epididymis u. ä.
denken. Die eben genannten legen Wert auf die Konfiguration des Utriculus
und des Colliculus für die Entstehung der Epididymitis. FINGER meinte, daß
eine besonders oberflächliche Lage der Capillaren in der Urethra posterior
zu Metastasen disponiert. Die „Struktur der Harnröhre" (MESCHCERSKIJ),
Differenzen in ihrem Inneren (glatt oder viele Nebengänge, Drüsen usw. —
HECHT), die Enge der Harnröhrenöffnung, Weite der LITTRESchen Drüsen,
verschiedene Dicke ihrer Wand (SCHERBER), eine besonders ausgebildete
GUÉRINsche Klappe (WENGER) können von Bedeutung sein.

Hypo- und Epispadie wirken schon durch die Erschwerung der Behandlung
ungünstig. Vorausbestehende pathologische Zustände können einen Einfluß
haben (Varicocele für Epididymitis, Cystocele für Cystitis [PADGETT], Hydro-
nephrose, bzw. überhaupt Stauungserscheinungen im Nierenbecken für Pyelitis
[LE FUR, BIRKHAUG und PARLOW, SIMMONS, DÓZSA, vgl. SCHMIDT, dieses
Handbuch Bd. 20/2, S. 24], ebenso Nierensteine [NICHOLS, KESSLER, KNORR].
Hämorrhoiden und chronische Obstipation prädisponieren für Urethritis posterior
und Prostatitis [MESCHCERSKIJ]).

Was die *allgemeine Disposition* betrifft, so kann ich hier die immer wiederholten, aber schwer zu beweisenden Behauptungen übergehen, nach denen
schwächende Krankheiten, wie Tuberkulose, Diabetes, Schwangerschaft, Alko-
holismus, selbst saurer Urin (vgl. BERTOLOTY) die Disposition zu Komplikationen
steigern.

In einigen neueren Arbeiten ist der Versuch gemacht worden, einen Einfluß
der *Konstitutionstypen* auf die Gonorrhöe festzustellen.

Ich erwähne hier SAIGRAJEFF und LINDE, welche sich speziell mit der Länge der
Inkubationszeit beschäftigt haben (s. o. und bei SCHOLTZ und DÖRFFEL; Benutzung der
KRETSCHMERschen Klassifikation), ferner SCHISCHOW und SAKSIN, welche den Verlauf nach
den SIGAUDschen Typen eingeteilt haben (am wenigsten langwierig beim muskulären Typ,
langwieriger beim cerebralen, am schwersten beim digestiven; weniger schwer als bei
diesem beim respiratorischen; Besonderheiten der Geschlechts- und Beckenorgane!).
WENGER bedient sich der ADLERschen Lehre von den Organminderwertigkeiten und führt
eine Anzahl von solchen als bedeutungsvoll für den Verlauf der Gonorrhöen an (noch
kein wissenschaftlich verwertbares Material! — Literatur).

Individuelle Differenzen sind gelegentlich selbst bei Tieren beobachtet worden (vgl. verschiedenes Verhalten der G.-K. in der vorderen Kammer [A. COHN] und die Differenzen in dem Widerstand gegen G.-K.-Injektionen [vgl. z. B. MARGARETE STERN]).

Von einzelnen Bemerkungen über die Bedeutung der ,,Konstitution" möchte ich noch folgende anführen (die Reihe ließe sich beliebig verlängern): Nach SACHS finden sich leichte chronische Formen von Prostatitis beim digestiven Typ SIGAUDS. — Bei Blonden sind die Erscheinungen stürmischer (BERTOLOTY). — Bei Neugeborenen verläuft die Arthritis günstiger (DI BELLA). — Für STICKEL spielen z. B. ,,konstitutionelle und individuelle Momente" bei der Ascension der weiblichen Gonorrhöe ,,eine größere Rolle als man früher annahm" (schwerste Fälle bei ,,hypoplastischen, anämischen oder sonst konstitutionell minderwertigen Frauen"). — Junge schwächliche Menschen (mit Untergewicht) bedürfen einer längeren Behandlung (MAYR). — Jugendliche infizieren sich nicht nur leichter, sondern auch der Verlauf ist bei ihnen ungünstiger (BERTOLOTY). Ungefähr das Umgekehrte wird von MESCHCERSKIJ behauptet. — Die Arthritiden der Neugeborenen haben einen günstigeren Verlauf als die der Erwachsenen (vgl. PRITZI). — WILLIAMSON: Schwache und Kranke mit Bildungsanomalien zeigen meist schwere Erscheinungen. — SÄNGER: ,,Blonde Frauen von schlaffer Faser" besonders widerstandslos (ähnlich SCHAUTA, BERTOLOTY). — JAUSION: Von zwei Blonden zeigt derjenige einen milderen Verlauf, der auf Licht besser pigmentiert. — Eine große Bedeutung mißt VILÉN dem Allgemeinzustand bei der genitalen Gonorrhöe der Neugeborenen bei (Frühgeburten, Herzfehler, kongenitale Lues).

Eine besondere Disposition enthüllt sich in den verschiedenen Formen der *Ulcerationen* gonorrhoischer Natur —, sei es, daß es sich um eine allgemeine Schwäche handelt (z. B. D. FUCHS, LANGER, dieses Handbuch Bd. 20/2, S. 44), sei es, daß man eine ganz spezielle Reaktionsfähigkeit annimmt, wie das namentlich bei den serpiginösen und phagedänischen Geschwüren sehr nahe liegt — ganz in Analogie zu der ,,idiosynkrasischen", allergischen Natur der serpiginösen Ulcera mollia (vgl. auch maligne Lues; vgl. auch G.-K.-Stämme). Bei Autoinokulation von gonorrhoischen Geschwüren aus (GOUGEROT, BURNIER und BLUM. bzw. BURNIER) kann naturgemäß sowohl die Eigenart des Stammes als die der Reaktionsfähigkeit des Individuums in Frage kommen. — Besonders eindringlich weisen auf eine ,,individuelle Reaktionsweise" (Idiosynkrasie) die bekannten gonorrhoischen Keratodermien hin (in gleichem Sinn wie die Balanitis circinosa und die Conjunctivitis arthritica), die wohl nicht mit Unrecht geradezu als ein ,,allergisches Hautphänomen" bezeichnet bzw. auf Idiosynkrasie zurückgeführt worden sind (SCOMMAZZONI). Eine ausführliche Erörterung über diese eigenartige Affektion gibt LANGER (dieses Handbuch Bd. 20/2, S. 69). Wie man sie auch auffassen möge (es liegen wichtige neuere Befunde vor, z. B. berichtet LIDSTRÖM über G.-K.-Nachweis in frischen Efflorescenzen) — an einer speziellen Hautreaktion (gegen spezifische *und* unspezifische Reize) scheint ein Zweifel kaum möglich (vgl. S. 115).

Ich möchte ferner nur ganz allgemein (ohne Zitate im einzelnen) darauf hinweisen, daß mehrfach auch bei der Bedeutung der Individualität für die Gonorrhöe Beziehungen zu den *endokrinen Drüsen* angenommen worden sind. Beweise dafür sind allerdings noch nicht erbracht (vgl. bei BRUCK die Versuche von STERNBERG, ŠČEDROVITSKIJ und RABINOVIČ).

In bezug auf die verschiedene Disposition verschiedener *Rassen* für bestimmte gonorrhoische Komplikationen scheint wenig bekannt zu sein — wenngleich immer wieder einmal betont wird, daß deren Häufigkeit örtlich und zeitlich oft stark schwankt (vgl. bei SCHOLTZ und DÖRFFEL).

Bei pigmentierten Rassen (Negern) soll die Gonorrhöe schnell heilen (JAUSION[1]), bei den Annamiten und Arabern sei sie weniger gutartig, aber doch mehr als bei den Weißen. Nach DOBLE (s. bei LENS) soll die Arthritis in Uganda häufiger sein als die Epididymitis (die große Häufigkeit der Gelenkerkrankungen in Pesc soll mit den schlechten Ernährungsverhältnissen zusammenhängen — JOBST). Nach HECHT verläuft die Gonorrhöe bei Naturvölkern (aber auch bei Ungebildeten!) leichter. (SAIGRAJEFF und LINDE finden die Inkubationszeit bei Gebildeten länger!) In England soll der gonorrhoische Rheumatismus seltener sein als in Amerika (WILLCOX, Diskussion zu HORDER; da kann die Rasse wohl keine Rolle spielen).

Hier mag auch noch erwähnt sein, daß — wie es z. B. auch bei der Syphilis berichtet wird — die Infektion von einem rassefremden Partner besonders heftig verläuft (nach Beobachtungen in Holländisch-Indien: besonders viele Gelenk- und Schleimbeutelerkrankungen, Sepsis — zitiert nach JOACHIMOVITS, S. 110). Dabei ist zu denken an Stämme, die an eine Rasse akklimatisiert sind, auf fremdem Boden aber stärkere Virulenz gewinnen (?), (besseres Wachstum bei geeigneter Änderung des Nährbodens von lange Zeit auf dem gleichen Terrain gezüchteten G.-K.).

---

[1] Die drei schweren Fälle von BAKER und CARTER betrafen gerade Neger.

Alle solche Beobachtungen („Eindrücke") bedürfen der statistischen Begründung. Dazu kommt, daß eine Beurteilung der verschiedenen Momente, welche hierbei Einfluß haben können, kaum möglich ist (Traumen, rheumatische Disposition, Behandlung usw.; auch hier kämen noch die G.-K.-Stämme in Frage).

Es sei ferner darauf hingewiesen, daß manche gonorrhoische Fernkomplikationen das männliche Geschlecht auffallend bevorzugen (auch von den Arthritiden [s. bei Metastasen] abgesehen). Das scheint sich speziell auf die Iritis (BROWNING) und auf die Keratodermien zu beziehen.

Daß gerade bei den metastatischen Gonorrhöen die individuelle Disposition eine große Rolle spielt, das wurde schon deswegen angenommen, weil sehr oft der gleiche Patient bei wiederholten Gonorrhöen immer wieder in der gleichen oder in sehr ähnlicher Weise erkrankt — ja sogar in der gleichen Reihenfolge (vgl. den Fall JOURDANET, in dem nach 10 Jahren wieder Lungenentzündung, Zoster [Herpes?] und Arthritis auftraten).

Es gäbe auch noch die Möglichkeit, daß die wiederholte Erkrankung an der gleichen Komplikation in einer *Sensibilisierung* begründet wäre. Bei der ersten Erkrankung könnten „zufällige", d. h. für uns nicht eruierbare Momente die Lokalisation bedingen; das einmal so erkrankte Organ (z. B. Gelenk) könnte dann weiterhin besonders leicht auf eine erneute hämatogene G.-K.-Invasion reagieren. Aber auch dabei könnte — in ähnlicher Weise, wie bei den Toxicodermien — eine individuelle Disposition zu einer solchen Sensibilisierung vorhanden sein (vgl. JADASSOHN bei FREI). Wenig wahrscheinlich ist es wohl, daß die G.-K. in den Gelenken evtl. jahrelang liegen bleiben und bei neuer Infektion geweckt werden (KIENE). Nach RISAK soll bei den Arthritiden eine Sensibilisierung durch Antigene vom Urogenitaltrakt aus in Frage kommen. — GANTENBERG und SANDMANN möchten die gonorrhoischen Arthralgien wie andere analoge Erscheinungen als allergisch auffassen. Sie glauben auch an eine Sensibilisierung durch nicht gonorrhoische Infektionen der oberen Luftwege.

Für die Bedeutung der individuellen Disposition scheinen besonders die einzelnen Fälle zu sprechen, in denen *Blutsverwandte* z. B. an gonorrhoischem Rheumatismus erkranken (z. B. LASSAR 3, MÖLLER 2 Brüder) — was gewiß auch als zufällige Koinzidenz gedeutet werden kann, aber immerhin auffallend ist. Natürlich können in dieser Beziehung nur solche Fälle verwertet werden, in denen nicht die gleichen G.-K.-Stämme in Frage kommen, also nicht die metastatischen Gonorrhöen bei Mutter und Kind (z. B. NEUBURGER, BRENNER).

Zur Erklärung dieser individuellen Disposition zu Metastasen hat man sehr verschiedene, im allgemeinen aber noch recht vage Momente angeführt: Arthritische Diathese (u. a. ARNING), Mangel an Schutzkörpern (KOCH und COHN; vgl. auch bei DITTRICH, dieses Handbuch Bd. 20/2, S. 273) oder verminderte Alkalescenz des Blutes nicht nur bei Fieber (WOHL), sondern auch bei ermüdeten, schwächlichen, lymphatischen, arthritischen (s. o.) Individuen (vermeintliche Vorliebe der G.-K. für schwach saure Nährböden — TOMMASOLI). Auch daß der Diabetes zu G.-K.-Metastasen disponiert, ist nicht bewiesen (BARBIANI). — Sehr verschiedene Dispositionen nehmen GANTENBERG und SANDMANN für die gonorrhoischen Arthritiden in Anspruch (familiäre Belastung mit Rheuma, Tuberkulose, Asthma, persönliche mit Anginen, lymphatische Konstitution — gleichwie bei anderen Infektarthritiden).

Ich möchte nun noch eine Anzahl von Momenten zusammenstellen, welche auf den Verlauf der Gonorrhöe oder einzelner ihrer Lokalisationen einen Einfluß haben können. Sie gehören teils zum normalen Leben, teils mehr oder weniger ins Pathologische. Das bereits wiederholt erwähnte Altersmoment bedingt den bekanntlich außerordentlich verschieden schweren Verlauf der Blennorrhöe. Die Menstruation kann die Ascension begünstigen, die Gravidität verhindert sie (s. o.); in ihren späteren Stadien sterben die G.-K. ab; das Puerperium läßt die latente Krankheit aufflackern. — Die vielen mechanischen Reize, denen die äußeren Genitalien des Mannes ausgesetzt sind, die Erektionen und Pollutionen können die Epididymitiden und die beim Mann viel häufigeren Lymphangitiden bedingen (bei den letzteren evtl. auch anatomische Verhältnisse

[REMENOWSKY, s. o. und u.]). Die Inanspruchnahme der Knie- oder (bei bestimmten Berufen) anderer Gelenke (z. B. rechtes Handgelenk bei Schmieden — KIENE) führt zur häufigen Lokalisation von Arthritiden in diesen.

Provozierend für lokale wie für allgemeine Komplikationen können wirken (vgl. auch bei Metastasen S. 110): Brüske Bewegungen, Kohabitation, therapeutische Eingriffe (Katheterismus, Bougieren, zu starke Injektionen oder Spülungen, Auskratzungen, Prostatamassage [vor allem natürlich zu energisch ausgeführte], klemmende Suspensorien (für Lymphangitis — BIRNBAUM); nach mißglückter Abortivbehandlung soll nach einigen Autoren der Verlauf besonders ungünstig sein (ja selbst nach chemischer Prophylaxe [BERTOLOTY]). Nicht nur das Puerperium, auch der künstliche Abort kann eine diffuse Peritonitis bedingen (z. B. MADZUGINSKIJ). Gonorrhoische Ulcerationen scheinen besonders nach Entbindungen aufzutreten (DORA FUCHS), Cystitis in der Gravidität (STICKEL) (selbst ohne Urethritis [JÄGER]). — Auch *Traumen* sind für die Provokation und Lokalisation gonorrhoischer Metastasen wichtig, wie aus der älteren und neueren Literatur hervorgeht (Muskelhämatome [BURQUET und BICHELONNE], Frakturen [CAMPBELL], Knochennaht [MOUCHET und BRUAS] oder ein Hämatom am Knie [MÜLLER] usw. usw.). Gerade diese Fälle lassen an das häufigere Zirkulieren von G.-K. denken (s. S. 109).

Die *Loci minoris resistentiae* spielen vor allem bei den metastatischen Gonorrhöen eine Rolle: auf eine alte rheumatische Endokarditis pflanzt sich eine gonorrhoische auf (LOEB, vgl. DITTRICH, dieses Handbuch Bd. 20/2, S. 309), in rheumatisch veränderten Gelenken entstehen die schwersten gonorrhoischen Arthritiden (CHWALLA, vgl. POPCHRISTOFF).

Hier seien noch einige Bemerkungen über das Verhalten der Gonorrhöe bei *Fieber* angeschlossen. Man hatte schon längst bemerkt, daß bei fieberhaften Temperaturen, seien sie durch die gonorrhoische Erkrankung, bzw. deren Komplikationen selbst oder durch andere Infektionen bedingt, die Gonorrhöe zurückgehen oder selbst heilen kann.

Als die Empfindlichkeit der G.-K.-Kulturen gegen Temperaturerhöhung aufgefunden war (s. oben), die allerdings vielfach überschätzt wurde, war man zunächst geneigt anzunehmen, daß hohes Fieber die G.-K. zerstört, und hat z. B. das Fehlschlagen von Kulturen bei der Sektion von an Endokarditis Verstorbenen auf die intra vitam vorhanden gewesene Temperatur zurückgeführt (FINGER, GHON und SCHLAGENHAUFER). Es hat sich dann freilich gezeigt, daß trotz hohen und länger dauernden Fiebers Gonorrhöen fortbestanden oder G.-K. verimpfbar oder aufzüchtbar waren (LENHARTZ, M. WASSERMANN bei Endokarditis, KRÖNIG, WELANDER, SCHAUTA, WOLFF, ÅHMAN, GRIXONI usw.; THALER kultivierte G.-K. aus dem Blut in den letzten Tagen einer Kranken mit Endokarditis trotz hoher Temperatur.

Auch das Zurücktreten der Urethralgonorrhöe bei Epididymitis kann ohne Fieber beobachtet werden, ist also nicht ohne weiteres durch dieses zu erklären (CASPER); nach BÄRMANN ist es bei der Epididymitis ohne Einfluß auf die G.-K., da der Kulturausfall durch die Höhe der Temperatur nicht beeinflußt wurde.

Doch läßt sich die Tatsache nicht leugnen, daß G.-K. bei fieberhaften Erkrankungen zeitweise oder auch vollständig verschwinden können bzw. spärlicher wachsen.

Solche Erfahrungen haben QUINCKE, ABUTKOW, HYMANSON, NOGUÈS (Pneumonie und Angina), WASSERTHAL (Angina, Influenza) u. a. berichtet.

Hierher gehört auch die bereits erwähnte Tatsache, daß FINGER, GHON und SCHLAGENHAUFER Fiebernde erfolglos mit G.-K. inokuliert haben (während das HEIMAN einmal bei 40,2° gelungen ist). Wenn bald nach der Infektion eine fieberhafte Erkrankung ausbricht (z. B. Typhus, EUDOKIMOW, s. oben), kann der Ausbruch des Trippers sehr verzögert werden. Hier wären auch die therapeutischen Erfolge der Fiebertherapie (Malaria, Recurrens, Pyrifer usw.) zu nennen (vgl. bei BRUCK).

Ob freilich die Temperatursteigerung als solche, ob nicht andere Momente die Schädigung der G.-K. bedingen, muß dahingestellt bleiben.

WERTHEIM wollte speziell die Toxine fremder Mikroorganismen anschuldigen. Dagegen scheinen allerdings das gemeinschaftliche Vorkommen von G.-K. mit Streptokokken (z. B. KIEFER bei Vulvovaginitis) und die experimentellen Ergebnisse SCHÄFFERS zu sprechen. Doch können andererseits die Streptokokken in lokaler Konkurrenz mit den G.-K. im Gewebe diese überwuchern (SCHMIDT). In einem Falle von KRÖNIG waren die G.-K. nach einer puerperalen Streptokokkeninfektion aus dem Uterus verschwunden, nicht aber aus der Urethra. ÅHMAN glaubt, die Heilung in solchen Fällen durch die Vermehrung der Schutzstoffe im Blute erklären zu können, „welche ihrerseits durch den gesteigerten Zerfall der Leukocyten zustande käme". Jetzt werden wir vielleicht am ehesten an die Wirkung unspezifischer Antikörper denken.

Mit der partiellen Schädigung der G.-K. hat E. LESSER den intermittierenden Typus der Temperatur bei gonorrhoischen Metastasen zu erklären versucht (hohes Fieber vernichtet einen Teil der G.-K., geringere Giftproduktion durch die spärlicher gewordenen G.-K. vermindert das Fieber, die restierenden G.-K. können sich dann wieder vermehren usw.).

Bei einem gonorrhoischen Absceß konnte SCHOLTZ unmittelbar konstatieren, daß die G.-K. während der Höhe des Fiebers spärlicher und schlechter färbbar waren als zur Zeit der niederen Temperatur (das gleiche ließ sich auch an der Urethralgonorrhöe beobachten).

Differenzen in der Virulenz der Gonokokken (verschiedene Stämme).

Die G.-K. sind ebensowenig wie andere pathogene Mikroorganismen wirklich immer gleich. Man hat auf Differenzen einmal aus klinisch-epidemiologischen Erfahrungen geschlossen, dann aber auch auf Grund von Laboratoriumsuntersuchungen nach verschiedenen Methoden, und man hat die auf die eine und die auf die andere Weise gewonnenen Ergebnisse miteinander in Übereinstimmung zu setzen versucht.

Auf der einen Seite wurden quantitative Differenzen in der Virulenz aufgestellt, wobei als Maßstab die Intensität der entzündlichen Erscheinungen in der primär erkrankten Schleimhaut, aber auch die Neigung zur Hervorrufung von Komplikationen oder zum Übergang ins chronische Stadium angesehen wurde. Auf der anderen Seite sind insofern qualitative Unterschiede in der Pathogenität beobachtet worden, als es einzelne Stämme zu geben scheint, welche (vorzugsweise) zu bestimmten Komplikationen führen (ich habe das gelegentlich als „spezifische Virulenz" bezeichnet, vgl. „Organotropie"). Bei den letzterwähnten Stämmen ist natürlich eine Schwierigkeit der Abgrenzung von denjenigen vorhanden, welche gerade wegen gewisser, nicht sehr seltener Komplikationen als stärker virulent angesehen werden (z. B. Arthritis). Es ist a priori nicht zuzugeben, daß die Virulenz, die sich in akuten Entzündungserscheinungen erweist, mit der durch regionäre und besonders durch hämatogene Komplikationen sich manifestierenden identifiziert werden kann. Wir sehen die verschiedenen Komplikationen bei leichter wie bei schwerer Schleimhautgonorrhöe auftreten — Statistisches über diese Verhältnisse ist mir nicht bekannt.

FELKE nennt G.-K.-Stämme, welche aus Abscessen oder von Patienten mit Metastasen stammen, „gewebsaffine".

Bei der Beurteilung der Virulenz, bzw. speziellen Pathogenität, aber auch der im Laboratorium sich manifestierenden Eigenarten, ist noch besonders zu beachten, wie weit es sich um mehr oder weniger *fixierte* Eigenschaften einzelner Stämme der G.-K. handelt.

Wenn wir von diesem Standpunkt aus die klinisch-epidemiologischen Erfahrungen berücksichtigen, so müssen wir zunächst hervorheben, daß in älterer und neuerer Zeit nach allgemeinen Eindrücken örtliche und zeitliche Differenzen im Verlauf der Gonorrhöen behauptet worden sind.

Ich zitiere hier nur einige Beispiele. Arning, Frank u. a.: Gonorrhöe jetzt milder; v. Heiner: Zunahme der Virulenz, mehr Komplikationen und mehr Extreme der Inkubationszeit; Stickel und Wagner: Verlauf der Gonorrhöe der Frauen seit dem Krieg schwerer; Mayr: Schwankungen in Komplikationen, Behandlungsdauer usw.; Stümpke und Felke: in letzter Zeit gehäufte Metastasen; A. Epstein: Verschiedener Verlauf der Vulvo-Vaginitisepidemien (vgl. Roscher); Bay - Schmith: Virulenzabschwächung nach Einschleppung einer Gonorrhöe bei den Eskimos; jetzt (Bentzen) nach stärkerem Kontakt mit der „Kultur" keine Differenz mehr; Hecht: die Schwere der Erkrankungen wechselt epidemieartig (oft überwiegt eine Komplikation: Epididymitis, Prostatitis, Arthritis — im Gegensatz zu Stümpke, der verschiedene Komplikationen gehäuft sah; weitere Literatur bei Scholtz und Dörffel. — Wieweit bei den aus Deutschland mitgeteilten Erfahrungen äußere Umstände in dem Sinne mitwirken, daß z. B. zeitweise mehr, zeitweise weniger Kranke mit, bzw. ohne Komplikationen zur Kenntnis der betreffenden Ärzte (Krankenkassen, Hospitäler, Polikliniken) kommen, und deswegen die Verhältniszahlen zwischen den verschiedenen Kategorien wechseln, steht dahin. Ebensowenig ist mit Bestimmtheit zu sagen, ob und inwieweit bei dem anscheinend häufigeren und schwereren Verlauf vieler Fälle ungünstige wirtschaftliche Verhältnisse eine Bedeutung haben, indem sie die Widerstandskraft vieler Individuen herabsetzen (s. S. 82).

Daß *im Körper selbst* bei längerem Bestand der Gonorrhöe eine Veränderung der G.-K. stattfinden kann, geht aus der Erfahrung hervor, daß der chronisch-gonorrhoisch Kranke auf fremde (bzw. in einem neuen Organismus umgezüchtete) G.-K. mit akuter Entzündung reagieren kann (Wertheim, Jadassohn, vgl. bei Immunität), nicht aber auf die unmittelbar von ihm selbst kultivierten. Daß aber diese G.-K. auch dem Organismus gegenüber, in dem sie lange Zeit gewachsen sind, ihre Virulenz voll bewahren können, beweisen die, wenngleich nicht sehr häufigen, Fälle, in denen von chronischen Gonorrhöen aus ganz akut einsetzende Komplikationen entstehen — dann ist also die Modifikation der G.-K. nur dem Organ gegenüber eingetreten, in dem sie den chronischen Prozeß erzeugt haben, und das an sich fremden G.-K. gegenüber reaktionsfähig geblieben sein kann. Balzer meinte allerdings, daß die G.-K. an Virulenz gewinnen, wenn sie bei Ausbreitung der Erkrankung auf bislang gesunde Teile gelangen, und daß dann (nach Menstruation, Entbindung, bei Übergang auf die Urethra posterior und Prostata) Metastasen leichter auftreten können. — Hierher gehört, auch die Beobachtung, daß die Ascension bei der Frau viel milder verläuft, wenn sie spät erfolgt. Aber auch das erlaubt nicht einen Schluß auf eine Virulenzabnahme der Stämme, denn es könnte ja sehr wohl diese Abschwächung auf einer teilweisen Immunisierung gerade der dem Invasionsort näher gelegenen Organe beruhen (vgl. z. B. Saigrajeff und Linde).

Die Frage, ob die G.-K. von *chronischen* Gonorrhöen wiederum chronische hervorrufen, ist noch immer nicht entschieden. Jedenfalls ist es zweifellos, daß die weit überwiegende Mehrzahl der Infektionen beim Mann akut beginnt und doch weit häufiger von chronischen Prozessen ausgeht als von akuten (chronische Gonorrhöe der Prostituierten!). Bei den Frauen ist diese Frage schwerer zu beurteilen, denn Fehlen subjektiver Symptome in der Anamnese beweist nicht, daß ein objektiv akutes Stadium nicht vorhanden gewesen ist. (Wir sehen oft genug nach dem mikroskopischen Verhalten des Sekrets typisch akute Gonorrhöen ohne Klagen der Patientinnen.) Selbst bei „diskreter Gonorrhöe" der Frau (z. B. Janet) weiß man nicht, wie weit akute Stadien vorangegangen sind. Nach Bucura stammt die Gonorrhöe der Frau (die doch immerhin oft — im Beginn der Ehe! — auch klinisch-subjektiv akut ist) fast immer (85 mal unter 87 Fällen) von der chronischen bzw. latenten Gonorrhöe des Mannes. Die Anschauung, daß die chronische Gonorrhöe gewöhnlich eine akute erzeugt, ist in früherer Zeit von vielen Autoren vertreten worden (z. B. NEISSER, MENGE, BIZZOZERO, HEIMAN usw.). Auf der anderen Seite behauptete FINGER, daß die schleichende Gonorrhöe der Frau von der chronischen des Mannes ausginge (ähnlich BARDEL, OWINGS, TAYLOR); solche Äußerungen finden sich vielfach in der Literatur (vgl. z. B. CHRISTELLER und JACOBY, MAYR). Auch DÖDERLEIN und mit ihm STICKEL unterscheiden eine virulente und eine mitigierte Infektion und meinen, daß eine chronische Gonorrhöe nur ausnahmsweise zu einer Übertragung mit stürmischen Erscheinungen führt.

Wieweit einzelne früher als *Virulenzabschwächung* gedeutete Erfahrungen wirklich eine solche bedeuteten, wieweit es sich dabei nicht um wirklich nur pseudogonorrhoische Zustände und Pseudo-G.-K. handelte, muß dahingestellt bleiben. Ich erinnere hier an die bekannte Vulvovaginitisepidemie E. FRÄNKELS, der mit dem Sekret eine schnell vorübergehende eitrige Conjunctivitis bei einem Neugeborenen erzeugte (Pseudogonorrhöe?), an die sehr gonokokkenähnlichen Mikroorganismen KRUKENBERGS usw. MORAX sah Fälle von gutartiger G.-K.-Conjunctivitis bei Tripperkranken (vgl. hierzu auch bei ROSCHER, Vulvovaginitis, und weiter unten bei Pseudogonorrhöe). Die vielfachen Behauptungen von abgeschwächten (und tinktoriell und kulturell modifizierten) G.-K., die aus dem *Sperma* gezüchtet wurden, sind in dieser Frage meines Erachtens nicht zu verwerten, denn es ist nach den verschiedensten Untersuchungen wohl nicht daran zu zweifeln, daß dabei Täuschungen durch Pseudo-G.-K. vorgekommen sind. BARBELLION hebt bei dieser Diskussion ganz besonders die Einheitlichkeit der G.-K. hervor und glaubt nicht an die Verwandlung in einen latenten, speziell charakterisierten Stamm.

Andererseits wird auf Grund von klinischen und pathologisch-anatomischen Befunden vielfach von einer besonderen Virulenz gesprochen — wobei freilich im *einzelnen* Fall kaum je entschieden werden kann, wieweit eine solche, wieweit nicht vielmehr eine stärkere Reaktionsfähigkeit des Organismus vorliegt. Das trifft — um nur einige Beispiele zu erwähnen — für die Fälle von diffuser Peritonitis zu, bei denen DÖDERLEIN augenscheinlich an intensiv wirksame G.-K. glaubt; das trifft auch für die gonorrhoischen Ulcera (s. oben) zu.

Beweisend für die stärkere Virulenz einzelner Stämme würden in erster Linie Beobachtungen von Partnerfällen sein, wie sie bisher in exakter Weise kaum vorliegen. Erschwert werden solche durch den an sich so verschiedenen Verlauf der Gonorrhöe bei Mann und Frau. Nicht benutzbar für die Beurteilung der ursprünglich infizierenden Stämme sind die bekannten Beobachtungen von wechselseitiger Gewöhnung an die G.-K. bei Partnern, welche sich die Erreger immer wieder übermitteln („Gono-Tennis" nach CATTIER, zitiert bei JANET und JAUSION; vgl. auch bei Immunität); hier tritt eine Gewöhnung beider Individuen an einen Stamm ein, der bekanntlich bei einem dritten Individuum voll virulent wirken kann. Es wäre interessant zu wissen, wie sich der eine Partner verhalten würde, wenn der andere eine akute Exacerbation erlitte.

Dagegen sind sehr lehrreich Fälle, wie sie BUCURA gesehen hat: Bei Frauen, die ihre G.-K. aus *einer* Quelle hatten, verlief die Gonorrhöe trotz sehr verschiedener Konstitution ganz ähnlich.

Was die oben erwähnten *spezifischen Affinitäten* einzelner G.-K.-Stämme angeht, so ist das in dieser Beziehung vorliegende Material, soweit ich sehe, noch immer sehr spärlich. Vielleicht hat man die Frage zu wenig beachtet. Ich habe schon vor vielen Jahren darauf aufmerksam gemacht, daß wir neben den konsanguinen Fällen, bei denen die gleiche Disposition zu gleichen Komplikationen bei Infektion mit verschiedenen Stämmen führt, und neben den Fällen, in denen die Frage nicht zu entscheiden ist, weil Stammgleichheit und Konsanguinität zugleich vorhanden sind (s. oben Mutter und Kind), Beobachtungen kennen, nach denen der gleiche Stamm bei nicht Blutsverwandten die gleiche Komplikation bedingt.

Ich erwähne hier Åhman (Überimpfung eines Metastasestammes macht Metastase), Markheim (Mann und Frau), einige neuere Beobachtungen von Frei, sowie eine sehr eigenartige von Faure-Beaulieu: („pneumotroper" Stamm: Überimpfung einer Kultur vom Blut eines an Urethritis und Pneumonie und Herpes Erkrankten führt zu den gleichen Erscheinungen)[1]. Während bei den Arthritiden, die ja nicht übermäßig selten sind, doch immerhin die Möglichkeit einer zufälligen Koincidenz besteht, ist das wohl kaum zuzugeben bei dem viel zitierten Fall von Remenovski, bei dem Mann und Frau hochgradige Lymphangitiden hatten, die ja bei Frauen ganz außerordentlich selten vorkommen („lymphotrope" G.-K., vgl. Birnbaum, dieses Handbuch Bd. 20/2, S. 8; vgl. auch bei Scholtz und Dörffel). Berger erwähnte gelegentlich Tendovaginitis bei Eheleuten (Diskussion zu Thelen).

Wir werden also die Frage einer spezifischen Organotropie einzelner Stämme weiter im Auge behalten müssen.

Ich habe schon darauf hingewiesen, daß die Versuche von Gougerot, Burnier und Blum mit Autoinokulationen von gonorrhoischen Ulcera darum nicht maßgebend sind, weil dabei natürlich die Reaktionsweise des Organismus ebensogut in Frage kommt, wie der G.-K.-Stamm. Anders aber steht es mit den Beobachtungen von Hesse und Obermayer, welche mehrfach je zwei Patienten mit dem gonorrhoischen Eiter beider intradermal inoculierten, wobei nur *ein* Eiter bei beiden zu einer Reaktion führte — das kann augenscheinlich nur an einer stärkeren Virulenz des einen Stammes liegen. Analog ist die Beobachtung Felkes zu deuten, daß aus den Abscessen, welche durch einzelne Lebendvaccinen entstehen, G.-K. zu züchten sind, die immer wieder Abscesse erzeugen („gewebsaffine", s. oben). Nach Loeser haben ganze Serien von Lebendvaccinen nicht genügend antigene Eigenschaften (vgl. bei Felke). Auch die, soweit ich sehe, nicht weiter verfolgte Beobachtung, daß die Komplementbindung mit dem eigenen Stamm viel früher auftritt als mit anderen (v. Mohr, Osswald), daß Autovaccinen besser wirken (Jötten, Burckas, Osswald), und andere Erfahrungen bei der Komplementbindung, die gegenüber verschiedenen Stämmen verschiedene Bactericidie normalen Blutes in vitro (Baschkirzew), all das spricht im Sinne biologischer Verschiedenheit der G.-K.-Stämme (s. unten und bei Bruck).

Was weitere Differenzen angeht, welche durch die *Laboratoriumsmethoden* an verschiedenen G.-K.-Stämmen aufgefunden worden sind, so ist das darüber vorliegende Material so groß, daß es kaum möglich, aber auch kaum nötig ist, alle Einzelheiten in dieser Beziehung zusammenzustellen.

Daß sich die G.-K. außerhalb des Organismus verändern, daß sie sich verschiedenen Umständen anpassen können, geht aus dem bei der Besprechung der Kulturen Gesagten schon genügend hervor. Sie können sich an Nährböden ohne Eiweiß usw., auf denen sie zunächst nicht wachsen, gewöhnen — und diese Gewöhnungsfähigkeit ist bei verschiedenen Stämmen verschieden ausgebildet, so zwar, daß sie bald in früheren, bald erst in sehr späten Generationen in Erscheinung tritt. Von den Kulturen weiß man, daß längere Zeit gezüchtete an Virulenz verlieren können (Schauta, Bumm: die 30. Generation wirkte schwächer als die 20., bei Jundell war die 200. Generation nicht mehr virulent). Andererseits war eine 27 Tage alte Kultur Wertheims noch pathogen, ebenso eine 5 Monate fortgezüchtete bei Finger, Ghon und Schlagenhaufer. Auch nach Mesinescu und Holban sowie Buschke und Langer blieb die Virulenz lange erhalten. Zu beachten ist auch, daß bei sehr günstigen Bedingungen alle Stämme gleichmäßig wachsen, bei relativ ungünstigen aber Differenzen im Wachstum und in der Kolonieform hervortreten (Jenkins).

Es gibt ferner Stämme, welche auf einem als ausgezeichneten und in einem Laboratorium dauernd mit Erfolg benutzten Nährboden nicht wachsen (Wildbolz, Stein, Schubert u. a.), und zwar speziell bei chronischer, gelegentlich aber auch bei akuter Gonorrhöe (z. B. in der Breslauer Klinik) — Stämme, die dann manchmal auf einem anderen Nährboden (z. B. Kochblutagar) aufzuzüchten sind. Bei anderen Stämmen versagt die Agglutination. Noch andere vergären bei

---

[1] In einem Fall Colombinis entstand durch Infektion mit einer Kultur aus einer metastatischen Gonorrhöe ein besonders schwerer Urethraltripper.

sonst typischem Verhalten Dextrose nicht (s. oben z. B. GÖHRING, A. COHN [zu KADISCH: Zbl. Hautkrkh. Bd. 26, S. 555]). RUYS berichtet, daß einzelne Kolonien einzelner Stämme das Gärungsvermögen verloren. Die Autolyse tritt bei den verschiedenen Stämmen nach verschiedener Zeit ein (BUSCHKE und HARRY). Auch die Neigung besonders schnell und besonders eigenartige Degenerationsformen zu bilden, kann ein Stamm bei künstlicher Fortzüchtung behalten.

Ich verweise hier auf die Zusammenstellung über die Degenerationsformen, das grampositive Verhalten usw. (s. S. 29 f.).

Eine weitere Frage ist die, wieweit G.-K., die von verschiedenen Prozessen stammen, sich durch die Kulturmethoden differenzieren lassen. Darüber ist die erste Mitteilung wohl von WASSERMANN erschienen. Er fand bei chronischen Gonorrhöen langsames Wachstum, erheblich schnellere Degeneration, und „die Kulturen dieser Mikroorganismen ließen sich nur 3—4 Generationen weiterzüchten, im Gegensatz zu den G.-K. aus akuten Gonorrhöen, welche WASSERMANN auf seinen Nährböden ohne erhebliche Schwierigkeiten bis 40mal überimpfen konnte".

WILDBOLZ, der diese Untersuchungen nachgeprüft hat, konnte sie „nur teilweise bestätigen". „Die von ihm untersuchten G.-K.-Stämme aus chronischen Gonorrhöen ließen sich 30—40 Generationen hindurch weiterzüchten; nur einzelne zeigten, und zwar auch nur in der ersten Generation, ein langsames Wachstum und ausnahmsweise rasche Degeneration, während die anderen Stämme sich auch in dieser Beziehung von den G.-K. aus akuten Gonorrhöen nicht unterschieden." FREI hat sich nach seinen Erfahrungen an der Breslauer Klinik für WASSERMANNs Anschauung ausgesprochen.

Natürlich sind die Begriffe: akut und chronisch recht relativ (s. unten). HALLÉ betont, daß er bei G.-K. aus verschiedenen Quellen Kulturdifferenzen nicht habe konstatieren können. Auch die in ihrer Toxizität verschiedenen, von schweren und leichten Fällen stammenden Kulturen JÖTTENs (s. unten) waren in ihrem Aussehen nicht verschieden.

Morphologische und andere *Differenzen* in den Kulturen werden ferner angegeben von MINET: aus chronischen Gonorrhöen Kolonien mehr erhaben, weniger durchscheinend, Ränder mehr abgerundet; von ORTIZ-PATTO (sehr fraglich, vgl. A. COHN: Zbl. Hautkrkh. Bd. 33, S. 636); von HERROLD: ein glatter virulenter, ein rauher nicht virulenter Typ; von ATKIN (auf Trypagarplatte): zwei Typen aus akuten Urethritiden und aus Cervix, bzw. Kniegelenk (Typ I dünn und transparent, erhabene Papillen; Typ II fest, rund, klein, undurchsichtig; Typ I bei Agglutination und Komplementbindung kräftiger als II). Auch RUYS berichtet (s. o.) von verschiedenen Typen, die sich aus einer Kultur entwickeln können, von denen der eine mit zentralen Erhebungen in den Kolonien dadurch besonders interessant ist, daß sich gerade in diesen knopfartigen Bildungen gut erhaltene G.-K. finden. YOUNG hob hervor, daß von den aus verschiedenen Quellen kultivierten G.-K. sich die einen oft, die anderen nur 1—3mal übertragen lassen. BOECKEL hielt G.-K., die nur in Spermakulturen gefunden wurden, für zu wenig virulent, um die Harnröhre stärker zu infizieren. Dagegen fand HAIG bei den G.-K. von der Conjunctiva und von der Urethra in Ägypten keine Unterschiede, ebensowenig KAGANOV bei Epididymitisstämmen. KANDIBA züchtete aus zwei chronischen Gonorrhöen Mutationsformen. HAUPTMANN und PHILADELPHY fanden Stämme aus protrahierten Fällen widerstandsfähiger gegen Kälte.

Auch die *Resistenz beliebiger G.-K.-Stämme gegen verschiedene Einwirkungen* wird als unterscheidendes Merkmal hervorgehoben; z. B. Resistenz gegen Temperatureinwirkungen verschieden (BUSCHKE und LANGER: bei anaerobem Wachstum weniger empfindlich, im Gegensatz dazu SECHI; WARREN und WILSON: einige Stämme halten 41,5⁰ 12 Stunden aus; auch nach A. COHN sind einzelne temperaturresistenter [vgl. MORAX, LORENTZ, RUYS, s. auch S. 33]. Anaerob gezüchtete Kulturen verändern sich morphologisch und biologisch, wachsen üppiger auch auf Agar und bei Zimmertemperatur, bilden bei 37⁰ Stäbchen- und Keulenformen usw. (GÖHRING). Durch erhöhte Temperaturen sollen sich „Mutationen" im morphologischen, tinktoriellen und kulturellen Verhalten erzielen lassen (ohne Veränderung der Tierpathogenität (?) und der serologisch zu konstatierenden Eigenschaften [KANDIBA]). Durch hohe Röntgendosen wurde nur ein Stamm gehemmt (A. COHN und

LEVY-DORN). Hierher könnte man auch in einem gewissen Sinne die Gewöhnung an chemische Substanzen (Medikamente) rechnen (z. B. WILLIAMSON [Verlust der Antigonorrhoica an Wirksamkeit], Gewöhnung an Farbverbindungen [Mercurochrom] SAELHOF; aber keine dauernde Veränderung der G.-K. z. B. durch Trypaflavin [SECHI]).

Mindestens ebenso wichtig wie die Erfahrungen über Differenzen der G.-K. in der Kultur sind die über ihr Verhalten im *Tierversuch* und bei *serologischen* usw. Prüfungen.

Schon einzelne ältere Tierversuche wiesen auf auffallende Virulenzunterschiede hin; so starben z. B. PIZZINIs vier mit Nebenhodenabsceßkultur intrapleural geimpfte Kaninchen. Von neueren Versuchen erwähne ich die A. COHNs, der verschiedenes Verhalten der verschiedenen Stämme in der vorderen Kammer beobachtete, ferner PRIBYLEV und PAVLOVA sowie PEČNIKOV und ZELISČEVA, die bei den Galleversuchen die Stämme different fanden (so erklären auch FINKELSTEIN und TIMOCHINA die verschiedenen Resultate der Autoren; vgl. bei BRUCK).

Serologische Untersuchungen über Typendifferenzen wurden (ich resümiere hier kurz die Darstellung von KOCH und COHN, S. 710, und füge seither erschienene Angaben bei, verweise aber auch hier auf BRUCK) zuerst von TORREY, TEAGUE und TORREY und WATABIKI angestellt. Da die Agglutination allein nicht ausreichte (THOMSEN und VOLLMOND, WAREN, A. COHN), schienen die Versuche JÖTTENs mit Prüfung der Agglutination, der Komplementbindung und der Toxizität für Mäuse besonders aussichtsreich.

Er fand kulturell und morphologisch keine durchgreifenden Unterschiede, konnte aber durch Agglutination und Komplementbindung — neben nicht zu spezifizierenden — vier Gruppen unterscheiden, von denen A und B auch nach längerer Fortzüchtung der Phagocytose und Bactericidie erheblicheren Widerstand leisteten als C und D. A und B erwiesen sich bei Mäusen viel toxischer, sie stammten von ernsteren, komplizierten, bzw. lang dauernden Fällen.

Weiterhin unterschieden THOMSEN und VOLLMOND (Absättigungsverfahren monovalenter Immunsera) 4, bzw. 3 Typen (ohne klinische Differenzen), HERMANIES (Agglutination und Adsorption der Agglutinine in den Sera) 6, von denen 2 häufig waren, MIRAVENT, QUIROGA und NEGRONI 4 (epidemiologisch und klinisch wichtig), FRASSI 2 (bei Kindergonorrhöe). Dagegen kamen zu mehr oder weniger negativen Resultaten COOK, STAFFORD, SEGAWA u. a. TORREY und BUCKELL fanden eine scharf abgegrenzte Typeneinteilung nicht möglich (sie unterschieden „reguläre, irreguläre und intermediäre Gruppen"; ein allgemeines Charakteristicum der G.-K. sei die Unbeständigkeit in der Antigeneigenschaft). SCHMIDT-LA BAUME, welcher nach einer ersten Mitteilung (Zbl. Hautkrkh. Bd. 29, S. 17) an die Existenz toxischer und weniger toxischer Stämme glaubte, hat später (ibid. Bd. 36, S. 541) im Gegensatz z. B. zu TIMOCHINA die JÖTTENschen Resultate nicht bestätigen können (und ebensowenig mit einigen anderen Methoden G.-K.-Stämme differenziert). MARGARETE STERN hat bei ihren Prüfungen der Toxizität der G.-K.-Stämme von klinisch verschieden schweren Gonorrhöen so viele Unregelmäßigkeiten in den Resultaten konstatiert, daß von irgendwelchen Beziehungen zwischen Krankheitsbild und Mäusetoxizität nicht gesprochen werden konnte.

Als besonders wichtig anerkannt werden die Untersuchungen TULLOCHs, welcher mit der Agglutininabsorptionsmethode fand, daß von 100 Stämmen 72 eine enge Verwandtschaft miteinander hatten. Das gleiche Verhältnis stellte A. COHN in Berlin fest (wichtig für Vaccinedarstellung und Komplementbindung). Dem schließt sich auch LEVINTHAL an.

Von den zahlreichen *Einzelheiten* über Stammesdifferenzen, welche in der Literatur vorhanden sind, möchte ich hier nur noch einige erwähnen, welche mir weiterer Beachtung wert zu sein scheinen.

Differenzen in der Toxizität fanden BUSCHKE und LANGER auch bei ihren anaerob gezüchteten Stämmen (die Toxizität trat aber erst später ein). — BONACORSI sowie VELASCO und VILLAZON u. a. glaubten zwischen den G.-K. der Kinder und der Erwachsenen biologische Differenzen feststellen zu können (Agglutination und Komplementbindung, ähnlich auch PEARCE für die Conjunctiva), nicht aber AMBROSOLI, SCHULTZ, ANDERSON und STEIN vgl. bei ROSCHER). — SCHMIDT-LA BAUME berichtet von einer ausgesprochenen Differenz zwischen virulenten und avirulenten G.-K. bei der Virulenzzahlbestimmung BÜRGERs (Herabsetzung der Phagocytose) und bei der Cutireaktion. — CUCCO hat durch Zusatz von Anti-G.-K.-Immunserum zum Nährboden eine „Dissoziation" der G.-K. (bei

2 von 9 Stämmen) erzielt, d. h. „das Auftreten von Kolonien mit von denen des ursprünglichen Stammes abweichenden Eigenschaften". — O. MEYER züchtete G.-K. aus chronischer Gonorrhöe, die bei weiterer Übertragung von ihren Begleitbakterien befreit wurden und sich dann besonders lebensfähig erwiesen. Ich selbst erhielt in einem Fall, in dem G.-K. in einem periurethralen Pseudoabsceß viele Jahre geschlummert hatten, auffallend üppige G.-K.-Kulturen, die sich auch bei Cutireaktionen besonders wirksam erwiesen.

Nach dem gesamten vorliegenden Material kann es nicht zweifelhaft sein, daß es unter den G.-K. Differenzen gibt, welche bald mehr den Eindruck von wirklich wesentlichen Abweichungen, bald nur mehr den von Variationen machen, und die mehr oder weniger fixiert erscheinen. Die Frage aber, wieweit solche Stammeseigenschaften, die durch die Laboratoriumsmethoden aufgedeckt werden, mit den pathogenen übereinstimmen, bedarf noch eingehenden Studiums. Man wird sich vor allem mit der Frage beschäftigen müssen, inwieweit die in der Klinik auffallenden Stammeseigentümlichkeiten (genaue Untersuchung der „Partnerfälle"!) auch durch Laboratoriumsuntersuchungen nachgewiesen werden können. Von den letzteren wird man in jedem Fall möglichst viele nebeneinander anwenden müssen, darunter auch verschiedene, und nicht nur die besten Nährböden, denn, wie erwähnt, auf diesen können Unterschiede verwischt werden, die unter weniger günstigen Bedingungen zutage treten.

Bedeutung der Zahl der Gonokokken.

Was die *Zahl der infizierenden* G.-K. anlangt, so hat man sich mit deren Bedeutung für den Ablauf der Infektion nicht viel beschäftigt. Bei den Inokulationen mit Kulturen ist, wie erwähnt, die Inkubationszeit im allgemeinen eine sehr kurze, was man vielleicht am ehesten mit der großen Zahl der eingebrachten Erreger erklären kann. Es wäre allerdings auch möglich, daß die bei den gewöhnlichen Infektionen in Sekreten auf die Schleimhaut gebrachten G.-K. zu ihrer Akklimatisierung an das neue Terrain etwas mehr Zeit brauchen als die an einen künstlichen Nährboden gewöhnten. Die oben erwähnte Behauptung von der längeren Inkubationszeit bei von chronischer Gonorrhöe ausgehenden Infektionen könnte ebenfalls durch die geringe G.-K.-Zahl bei chronischer Gonorrhöe erklärt werden. BUMM meint auf Grund von Impfexperimenten, daß die Zahl der G.-K. keine Rolle spiele, während man, wenn die Experimente BURCHARDTs zu Recht bestünden, sogar annehmen müßte, daß der Organismus geringe Mengen G.-K. überwinden könnte (s. S. 36).

Im *Verlaufe der Gonorrhöe* finden sich G.-K. da am zahlreichsten, wo der Prozeß am frischesten ist (nach FINGER im Anfang am reichlichsten im Orificium urethrae, später mehr in der Tiefe). Bei den meisten subakuten und chronischen Fällen sind sie spärlicher als bei den akuten; doch kommen auch in dieser Beziehung Abweichungen nach beiden Richtungen hin vor (vgl. z. B. den klassisch gewordenen Fall WERTHEIMs, in dem trotz 2 Jahre langen Bestehens reichlich G.-K. vorhanden waren). Wenn bei Exacerbationen chronischer Prozesse wie gewöhnlich wieder größere Mengen von G.-K. erscheinen, so erhebt sich die Frage, ob die Exacerbation die unmittelbare Folge der, aus anderem Grunde vermehrten, G.-K.-Zahl ist, oder ob diese Vermehrung erst durch eine auf andere Weise bedingte Reizung eintritt.

Wie aus den Immunitätsversuchen bekannt, kann die Einbringung zahlreicher G.-K. aus einer Kultur bei chronischer Gonorrhöe ohne jedes Resultat verlaufen. Kommen aber reichlicher G.-K. z. B. aus einem Harnröhren-Pseudoabsceß, der gesprengt wird, in das Lumen, so braucht an einer darauffolgenden Exacerbation nicht die Zahl der G.-K. schuld zu sein, sondern *diese* G.-K. können für die Urethra schon wieder virulenter oder die Schleimhaut kann wieder reaktionsfähiger geworden sein. Nach Picker ist bei der chronischen Gonorrhöe die Schleimhaut an die geringen Mengen der aus den Drüsen ausgeschiedenen G.-K. gewöhnt. Auf sehr reichliche G.-K. trete wieder starker Ausfluß ein.

Das von Finger berichtete Experiment Kwiatkowskis würde im Sinne einer Bedeutung der G.-K.-Zahl zu deuten sein: Dieser vermochte nämlich einen Patienten „mit den eigenen rein gezüchteten G.-K. noch mit dem Resultat ziemlich akuter Urethritis zu infizieren". Es ist mir nicht bekannt, daß solche Versuche wiederholt worden sind. Würde sich die Erfahrung bestätigen, so würde man sie entweder auf die Zahl oder darauf zurückführen müssen, daß selbst die (in Wertheims Experiment wirkungslos gebliebene) Umzüchtung auf künstlichem Nährboden die Virulenz gegen die eigene Schleimhaut erhöht habe.

Ich möchte hier noch darauf hinweisen, daß auch bei der Gonorrhöe die *Beziehungen zwischen Mikrobenzahl und Gewebsreaktion,* deren Bedeutung für die infektiösen Hauterkrankungen ich wiederholt erörtert habe, vom theoretischen Standpunkt aus interessant sind. Ich bin schon seit längerer Zeit von der Allgemeingültigkeit der Regel zurückgekommen, daß der geringen Zahl der Mikroben im Gewebe nach Allergisierung eine „tuberkulöse oder tuberkuloide Struktur" entsprechen muß, so oft das auch bei Tuberkulose, Lues und Lepra der Fall ist. Es kommen vielmehr bei mikrobenarmen Prozessen auch einfach chronisch entzündliche Veränderungen mit Neigung zu Atrophie oder Schrumpfung vor. Soweit die chronische Gonorrhöe sich nicht im Epithel abspielt, so weit entspricht ihre Gewebsreaktion diesen Anschauungen. Daß auch bei ihr allergische Vorgänge eine Rolle spielen, das lehren die Erfahrungen mit den Cutireaktionen (vgl. Bruck). Wir können aber sehr wohl auch beim Fehlen solcher rein örtliche Reaktionsänderungen im Gewebe voraussetzen, welche die geringe G.-K.-Zahl und die schweren irreparablen Gewebsveränderungen (vgl. Strikturen) erklären. Gelegentlich werden übrigens auch bei der Gonorrhöe nicht nur einfache Granulationsprozesse, sondern selbst Epitheloid- und Riesenzellen erwähnt (z. B. Mariani um einen Gang). Genaue Untersuchungen über das Zusammenvorkommen von Cutireaktionen, Komplementbindung und histologischen Veränderungen in den Übergangsstadien zwischen akuter und chronischer Gonorrhöe liegen noch nicht vor.

Chronischer Verlauf, Exacerbationen, Latenz, Gonokokkenträgertum, Lebensdauer der Gonokokken im Organismus.

Die wichtigste Verlaufseigentümlichkeit der Schleimhautgonorrhöe ist, auch wenn wir die bereits erwähnten und noch zu erwähnenden Komplikationen und die postgonorrhoischen Erkrankungen berücksichtigen, der Übergang ins *chronische Stadium.*

Zunächst wäre es natürlich notwendig zu definieren, was wir unter chronischer Gonorrhöe verstehen. Das ist schwierig, einmal weil es zwischen akuter und chronischer Gonorrhöe alle möglichen Übergänge gibt, und dann weil nicht immer in einem gegebenen Falle alle Momente vorhanden sind, welche den Typus der chronischen Gonorrhöe charakterisieren. Jedenfalls müssen wir, unserer Definition der Gonorrhöe entsprechend, *die Diagnose „chronische Gonorrhöe" auf diejenigen Fälle beschränken, in denen G.-K. wirklich noch vorhanden sind — im Gegensatz zu den postgonorrhoischen Entzündungen,* auf die ich weiterhin noch zu sprechen komme.

Die *Hauptsymptome der Chronizität* sind: lange Dauer, geringe Entzündungserscheinungen, wenig Sekretion, wenig Schmerzen (vom klinischen Standpunkte), wenig G.-K., relativ weniger Eiterkörperchen und mehr Epithelien und Lymphocyten (vom Standpunkte der Exsudatuntersuchung aus). Nun gibt es aber Gonorrhöen von langer Dauer, bei denen ohne oder viel häufiger mit bzw. nach Aussetzen der Therapie immer wieder akute Exacerbationen auftreten, „akut rezidivierende Gonorrhöen" (Analogie mit den akut rezidivierenden Ekzemen), es gibt Fälle mit chronischem Verlauf und zahlreichen G.-K. usw.

Ich glaube, daß ich mich mit der Mehrzahl der Autoren in Übereinstimmung befinde, wenn ich auf eine streng wissenschaftliche Definition der chronischen Gonorrhöe verzichte, und vielmehr eine solche mehr symptomatisch und nach dem Grundsatz: „A potiori fit denominatio" vornehme. In der Tat scheinen mir weder besondere Eigenheiten der G.-K.-Stämme allgemein nachgewiesen, noch auch eine pathologisch-anatomische Charakterisierung für alle Fälle und alle Organe möglich. Dabei muß ich allerdings betonen, daß ich schon seit langer Zeit die Epithelveränderungen im Sinne einer Metaplasie und einer Zellimmunisierung bei .der chronischen Gonorrhöe in den Vordergrund gestellt habe.

Wenn wir von chronischer Gonorrhöe schlechtweg sprechen, so meinen wir immer die Schleimhautgonorrhöe mit ihren unmittelbaren Folgen, trotzdem es ja auch z. B. eine chronische Gelenkgonorrhöe gibt.

JANET geht so weit, daß er als eine „wahre chronische Gonococcie" nur diejenige anerkennt, welche sich auf Plattenepithelherde der Urethra beschränkt (kongenital oder durch Umwandlung des normalen Epithels der Urethra oder ihrer Drüsen unter dem Einfluß der Krankheit oder schlechter Behandlung entstanden; vgl. S. 51). Von diesem Standpunkt ausgehend hält er die chronische Gonorrhöe beim Mann für recht selten, bei der Frau für viel häufiger.

LÉVY-WEISSMANN sieht in der Metaplasie die Ursache für das Weiterleben der G.-K. in der Urethra; durch die Sklerosierung der Schleimhaut sollen sie in den Drüsen zurückgehalten werden.

Die Frage, ob es *eine von vornherein mit chronischen Erscheinungen verlaufende Gonorrhöe* gibt, wurde früher von NEISSER, BUMM, WERTHEIM, FRITSCH, KIEFER verneint, von JADASSOHN, SÄNGER, GUIARD u. a. bejaht. NEISSER und WERTHEIM waren dann aber geneigt, einzelne Ausnahmen anzuerkennen und auf eine besondere individuelle Resistenz zurückzuführen. Fälle, die sich durch keines der gewöhnlichen Symptome akuter Gonorrhoe den Patienten bemerkbar machen, kommen auch bei gebildeten Männern selbst bei erstmaligen Infektionen (freilich recht selten) vor. Man kann dann auch in dem Augenblick der ersten Untersuchung die geringe G.-K.-Zahl konstatieren. Jetzt steht wohl die Mehrzahl der Autoren auf dem Standpunkt, daß es eine von vornherein chronisch erscheinende Gonorrhöe gibt (s. u. bei „schlummernder Infektion").

Selbstverständlich wäre es falsch, Beginn mit chronischen Allüren und Beginn ohne subjektive Erscheinungen zu identifizieren. Denn der letztere ist sehr häufig, speziell bei Frauen, die schon länger im sexuellen Verkehr stehen, und zwar nicht bloß bei Cervical- (WERTHEIM, SCHAUTA, FRITSCH), sondern auch bei Urethralgonorrhöen, endlich auch bei indolenten Männern.

Die *Gründe, warum eine Gonorrhöe chronisch wird,* sind uns nur zu einem geringen Teile bekannt. Gewiß kann man oft schlechte Pflege, unzureichende oder fehlende Behandlung und alle möglichen Schädlichkeiten anschuldigen. Aber man darf auf der einen Seite nicht vergessen, daß man keineswegs immer klar darüber ist, wie diese ungünstigen Einflüsse einwirken, und auf der anderen Seite gibt es meines Erachtens viele Gonorrhöen, die trotz aller dieser Momente *gut* heilen, ohne chronisch zu werden (so auch JANET).

Auch daß gewisse Individuen zu chronischer Gonorrhöe geneigt sind, weil sie schwächlich, sonst krank, tuberkulös usw. sind, wird mehr auf Grund von „Eindrücken" als von wissenschaftlich verwertbaren Tatsachen behauptet, ist aber sehr wahrscheinlich (unzureichende Antikörperbildung, negative Komplementbindung!). Das Vorhandensein von G.-K. an besonderen, für unsere Therapie schwer oder nicht erreichbaren Lokalisationsstellen oder Schlupfwinkeln kann bedingen, daß eine Gonorrhöe lange dauert, bzw. immer wieder rezidiviert. Dafür können auch anatomische Ursachen vorhanden sein, die individueller Natur sind, so besonders tiefliegende Drüsen, eine stark ausgebildete GUÉRINsche Falte in der Harnröhre, ungünstiger Verlauf von Ausführungsgängen der BARTHOLINIschen Drüsen usw. Hierher könnte dann auch das Vorhandensein von Pflasterepithelinseln gehören, wie sie als prädisponierend zur Strikturbildung angesehen werden (s. o.). JANET scheint diesen eine besondere Bedeutung zuzusprechen — neben metaplasierten Stellen, die auch durch die Behandlung zustande gekommen sein können.

Die Ansicht, daß die G.-K. auch aus dem Praeputium immer wieder in die Harnröhre eindringen (STERN), ist nicht genügend gestützt. Daß Rezidive ganz akut auftreten können, ist richtig; das ist auch durch Auto-Reinfektion der Oberfläche der Urethra von tiefer gelegenen G.-K.-Herden aus zu erklären. Daß Circumcidierte seltener an chronischer Gonorrhöe erkranken, ist nicht sicher. Es ist zum mindesten nicht erwiesen, daß G.-K. sich wirklich längere Zeit im Praeputium virulent halten.

Von Bedeutung sind gewiß die wiederholten Infektionen, die ja auch milder verlaufen (s. o.) und daher an sich schon zu Chronizität neigen (auch den Begleitbakterien wird eine die G.-K. unterdrückende Bedeutung beigemessen, s. z. B. JAUSION, VERROTTI).

Neben alledem ist wohl für das Chronischwerden der Gonorrhöe das noch nicht definierbare „Terrain" die Hauptursache. Ob man statt Terrain „individuelle Reaktionsweise" oder „verschiedene Allergisierbarkeit" oder ähnliches sagt, ist nicht wesentlich. Nach der schon erwähnten Auffassung, daß für die Heilung der Gonorrhöe die „Immunisierung" des Epithels ein sehr wesentliches Moment ist, würde die Frage so zu formulieren sein, warum nämlich in den ohne nachweisbare andere Ursache chronisch werdenden Fällen die Immunisierung des Epithels (und evtl. seine Rückbildung zu Zylinderepithelien) inselweise ausbleibt. Wieweit dabei ein individuelles refraktäres Verhalten gegen unsere Mittel (ULLMANN), vielleicht besonders bei einzelnen Stämmen, eine Rolle spielt, entzieht sich noch ganz unserer Beurteilung.

Die Annahme, daß die Epithelveränderungen eine besondere Bedeutung für die chronische Gonorrhöe haben, steht meines Erachtens nicht in Widerspruch zu der Auffassung, daß die chronische Gonorrhöe „sich im wesentlichen im Bindegewebe abspielt" (CHRISTELLER und JACOBY S. 21) — eine Auffassung, welche von den meisten vertreten wird, während LOHNSTEIN (s. o.) meint, daß „die erheblichste und regelmäßigste Veränderung in der Epithelschicht liegt." Es ist sehr wohl möglich, daß die bindegewebigen Prozesse die Epithelmetaplasie bedingen und unterhalten und ihrerseits wieder durch die im Epithel weiter vegetierenden G.-K. unterhalten werden, oder daß die Epithelien, die den G.-K. noch Wachstum gestatten, dadurch auch den Fortbestand bindegewebiger Veränderungen bedingen. Jedenfalls scheinen auch hier innige Zusammenhänge und eine Wechselwirkung zwischen Epithel und Gefäßbindegewebe zu bestehen, wie sie uns ja von der Haut her zur Genüge bekannt sind (s. o.).

Über die *Eigenschaften der G.-K. bei chronischen Gonorrhöen* wurde bereits berichtet (s. S. 86). Es muß dahingestellt bleiben, wieweit ihre — wie immer nachgewiesenen — Veränderungen zustande kommen, und ob es einzelne Stämme gibt, welche die „chronische Pathogenität" (wenn der Ausdruck der Kürze wegen gestattet ist) von vornherein besitzen oder überhaupt oder wenigstens in einem bestimmten Organismus besonders leicht erwerben.

Auch die im Verlaufe der verschiedensten gonorrhoischen Erkrankungen speziell bei chronischen Prozessen auftretenden *Exacerbationen* sind, soweit sie nicht durch vorzeitige Unterbrechung der Therapie zu erklären sind, keineswegs leicht zu verstehen. Sie schließen sich (s. o.) oft an bestimmte Ereignisse an, an brüske Bewegungen, an Bougieren, an Menstruation und Wochenbett usw. Unter allen diesen Verhältnissen kann es sich um Steigerung der Virulenz oder der Wachstumsenergie der G.-K. durch vermehrte Blut- und Nahrungszufuhr oder auch um Gewebsschädigung handeln; in jedem Falle wird die Proportion zwischen Infektionserreger und Terrain verändert. Außerdem können Auto-Reinfektionen von G.-K.-Schlupfwinkeln aus, eventuell auch Superinfektionen anzuschuldigen sein (WERTHEIM, KIEFER u. a.). Von intermittierenden Gonorrhöen bei der Frau ohne nachweisbaren Grund spricht SCHULTZ (vgl. E. MAIER).

FINGER meint, daß, wenn die Kokken „nur mehr in den obersten Partien der Epitheldecke zu finden sind", „wenn die frische Epitheldecke einem durch äußere Reize bedingten Ansturm auswandernder Rundzellen nicht zu widerstehen vermag, ihre Kontinuität leidet, von neuem Kokkeninvasion des Papillarkörpers, also ein Rezidiv stattfindet". Worin freilich diese „Reize" bestehen, ist keineswegs immer leicht zu sagen.

Latenz. In das Gebiet der chronischen Gonorrhöe gehört im allgemeinen auch die *latente*. Darunter kann man verschiedenes verstehen, selbst wenn man von der Latenz während der Inkubation absieht, von welcher wir nicht wissen, wieweit es dabei immer gelingt, mikroskopisch G.-K. und erste Zeichen der Entzündung zu entdecken. Gonorrhoische Prozesse, die den Patienten selbst verborgen sind, weil ihre Symptome von vornherein zu gering waren (s. u. „d'emblée"), oder weil sie so gering geworden sind, daß die Kranken sich geheilt glauben, gibt es natürlich bei Männern und ganz besonders bei Frauen außerordentlich viele. Aber auch bei ungenauer ärztlicher Untersuchung müssen viele Gonorrhöen der Konstatierung entgehen. Klinisch braucht bei Frauen überhaupt nichts nachweisbar zu sein; der Cervicalschleim kann zum mindesten zeitweise glashell erscheinen und trotzdem Eiterkörperchen und G.-K. enthalten. Das gleiche ist selbst von der Conjunctiva behauptet worden; wenigstens betont GROENOUW, daß er G.-K. noch nach Aufhören der Eiterung (im klinischen Sinne ?) gesehen habe. Dagegen ist es (wohl auch jetzt noch für viele) fraglich, ob es eine Latenz in dem Sinne gibt, daß auch mikroskopisch in dem betreffenden Organ alle Zeichen der Entzündung fehlen, und trotzdem G.-K. noch vorhanden sein können (G.-K.-Trägertum, s. u.).

Da Eiterkörperchen bei nicht- und postgonorrhoischen Prozessen sehr häufig in den Genitalorganen vorkommen, könnten wir von einer latenten Gonorrhöe auch dann sprechen, wenn sich zeitweise G.-K. in eitrigen Sekreten nicht nachweisen lassen, und das ist natürlich sehr oft der Fall. Daß das aber daran liegt, daß die G.-K. dann *nur* in Involutionsformen vorhanden sind (WERTHEIM), wird sich wohl kaum je beweisen lassen.

Auch durch die Behandlung kann eine Art von Latenz bedingt sein — „viel weniger bei der antiseptischen Therapie, während welcher zwar die G.-K. unauffindbar sein können, welche aber die entzündlichen Erscheinungen nicht so sehr beeinflußt, als bei der rein adstringierenden Behandlung kann eine vollständige Latenz eintreten" (JADASSOHN).

In diesem Sinne ist aber das Wort „latent" mit Recht meist nicht gebraucht werden. Von Latenz könnte man am ehesten dann sprechen, wenn ein Organ wirklich frei von allen entzündlichen Erscheinungen und von G.-K. ist, diese aber in einem Nachbarorgan, das von der Außenwelt relativ abgeschlossen ist, noch vegetieren (dort freilich wahrscheinlich mit entzündlichen Erscheinungen). Das ist z. B. behauptet worden von der Urethra und der Prostata, bzw. der Epididymis (FINGER, LÖWENHEIM, STURGIS), den Samenblasen und von den Tuben. Beim Mann legt JANET das Hauptgewicht auf die Urethraldrüsen, LUYS auf die Samenblasen (vgl. z. B. TRIFU). In allen solchen Fällen kann evtl. nur eine besondere Untersuchung (bei der Prostata und den Samenblasen) oder auch diese nicht (bei der Epididymis) die G.-K. manifest machen, bzw. sie werden es bei irgendeiner Gelegenheitsursache (z. B. Geburt, GURD).

Ebenso könnten auch *die* Fälle als latent bezeichnet werden, in denen im Bindegewebe oder in Pseudoabscessen G.-K. für kürzere oder längere Zeit abgeschlossen liegen, die Oberfläche aber frei ist (s. u. ruhende Infektion und G.-K.-Träger).

Bei der *Latenz* der Gonorrhöe unterscheiden BUSCHKE und LANGER die *schlummernde* und die *ruhende* Infektion; bei der ersteren sind die Erreger im Körper vorhanden, ohne daß eine Erkrankung nachweisbar vorangegangen ist, bis dann eine solche manifest wird, bei der letzteren, der „Latenz in des Wortes eigentlicher Bedeutung", sind sie von einer Erkrankung zurückgeblieben — latent, bis der Prozeß dann wieder einmal aufflackert. Zu der schlummernden Infektion rechnen die genannten Autoren auch die Fälle mit verlängerter Inkubationszeit. Zu ihr würden auch diejenigen gehören, welche besonders in der französischen Literatur seit einiger Zeit eine größere Rolle spielen, und welche zuerst wohl von Lebreton unter dem Namen „Gonococcie génitale d'emblée" gewürdigt, seither aber von verschiedenen Autoren beschrieben worden sind (Boeckel, Darget, David, Mouradian, S. Meyer, Valverde [Literatur] u. a.). Ich kann natürlich hier auf diese Frage nicht eingehen. Auch in Deutschland sind Fälle veröffentlicht worden, welche diesem Bild zu entsprechen scheinen (z. B. Brandes, A. Cohn [zuerst G.-K. in einer Lymphadenitis], Thelen [in der Diskussion hierzu Roscher und Dreyer], Paschen und Jentz). Es ist charakterisiert dadurch, daß bei Männern, welche keine oder nur eine ganz leichte Urethritis gehabt haben, Epididymitis, Prostatitis usw. auftreten. Man nimmt an, daß G.-K. mit geringer Virulenz die Harnröhre passieren, ohne sie eigentlich krank zu machen, und dann bei irgendeiner Gelegenheitsursache pathogen werden; bei anderen Individuen können sie akute Gonorrhöen hervorrufen, brauchen das aber nicht. Die G.-K. sind in diesen Fällen vielfach durch die Spermakultur nachgewiesen, über deren Wert ich mich schon geäußert habe. Leider ist man bei solchen Beobachtungen vielfach auf die Anamnese angewiesen.

Die „*ruhende Infektion*" werden wir dann annehmen können (s. o. bei Latenz), wenn in mehr oder weniger von der Außenwelt abgeschlossenen Herden G.-K. vorhanden sind, so zwar, daß sie sehr wohl entzündliche Prozesse noch unterhalten können, daß diese aber stabil sind und sich klinisch nicht bemerkbar machen, bis mit oder ohne nachweisbare Gelegenheitsursache die Infektion wieder aufwacht und lokal oder allgemein neue Symptome setzt oder eine Ansteckung vermittelt.

Das Stabil- bzw. Latentbleiben von G.-K.-Herden bei chronischen Prozessen hat schon Wassermann mit den in den Kulturen sich zeigenden Lebenseigenschaften der G.-K. in Zusammenhang gebracht (Absterben der Großzahl der Individuen, Erhaltenbleiben einzelner weniger Keime); Buschke und Langer haben besonders das Verhalten der anaeroben Kulturen herangezogen (s. o. S. 24). Die Latenz kommt bei solchen Patienten, welche G.-K. nach außen abgeben, dadurch zustande, daß diese G.-K. die offene Schleimhaut oft nicht infizieren, d. h. krank machen z. B., weil sie (durch die in der Nachbarschaft vegetierenden G.-K.?) in einem Zustand von „Infektionsimmunität" sich befinden (vgl. hierzu besonders Saigrajeff, der allerdings durchbrochen werden kann (nach Buschke und Langer treten bei Spermatocystitis immer wieder kurz dauernde Rezidive auf).

Wenn man bedenkt, daß die G.-K. nach einer schon wiederholt erwähnten Regel eine große Neigung haben, in abgeschlossenen Höhlen abzusterben (vgl. auch Leszczynski), wird man die Annahme, daß gerade Pseudoabscesse häufig die Herde der Latenz sind, nicht sehr wahrscheinlich finden, trotzdem unzweifelhaft gelegentlich die Permanenz der G.-K. auch in ihnen groß ist. Es wird auch verschiedentlich betont (s. o.), daß die G.-K. subepithelial lange Zeit liegen und von dort immer wieder an die Außenwelt gelangen können (z. B. Asch, Iwanow, Wirz).

Was die *Disposition der verschiedenen Schleimhäute zum Chronisch- bzw. Latentwerden der Gonorrhöe* angeht, so ist darüber folgendes zu sagen. Bei der Conjunctiva scheint diese Neigung zu fehlen. Sie ist am ausgesprochensten in der Urethra anterior des Mannes, in den Cowperschen Drüsen, in der Prostata und den Samenblasen, im Cervicalkanal, ferner auch in den Bartholinischen Drüsen, den Skeneschen, den paraurethralen und präputialen Gängen (nach Iwanow [s. o.] auch in der Vagina, in der bei Fehlen von G.-K. sich Entzündungsherde nachweisen lassen), endlich sicher im Rectum. Eine größere Neigung zu spontaner Heilung und dementsprechend eine geringere zu chronischer Gonorrhöe haben unzweifelhaft die Harnröhre der Frau und die Urethra posterior des Mannes. Dabei können anatomische Verhältnisse (z. B. Drüsenreichtum) sehr wohl eine Rolle spielen. Aber auch im Corpus uteri soll die eigentliche chronische Gonorrhöe selten sein (s. S. 71). In den Tuben und in der Epididymis wirkt der relative oder der durch die Entzündung vollständig gewordene Abschluß von der Außenwelt im Sinne eines schnelleren Absterbens der G.-K. Deswegen spielen hier postgonorrhoische Prozesse, bzw. Zustände eine viel größere Rolle als die chronische Gonorrhöe (s. u.).

Wieweit die G.-K. auch in den *Lymphbahnen* lange Zeit liegen bleiben können, um dann gelegentlich zu einem neuen Krankheitsprozeß zu führen (vgl. DREYER: Absceß am Penis mit G.-K. ein Jahr nach einer Urethralgonorrhöe, später von DREYER selbst bezweifelt), steht dahin. Speziell bei der Parametritis wird man auch an diese Möglichkeit denken können.

G.-K.-Trägertum. Mit der Frage der Latenz und der schlummernden und ruhenden Infektion ist untrennbar verknüpft die des „*G.-K.-Trägertums*". Auch hier käme es natürlich auf eine scharfe Definition an. Im Prinzip könnte man gewiß von einem solchen „Trägertum" im Gegensatz zur Krankheit (Infektion) nur dann sprechen, wenn wirklich *alle* reaktiven Zeichen, also auch alle Eiterkörperchen fehlen. Das ist früher von einer Anzahl von Autoren (mit dem Verfasser MENGE, DOEDERLEIN, TOUTON, SÄNGER u. a.) geleugnet worden. Auch BUMM war von seiner Ansicht, daß G.-K. im Lumen erkrankt gewesener aber schon ganz gesunder Organe wachsen können, später zurückgekommen. In neuerer Zeit haben sich die Anschauungen in dieser Beziehung vielfach gewandelt.

Ich übergehe hier die Frage, wieweit eine Infektion von solchen Frauen ausgehen kann, welche die G.-K. nur vorübergehend beherbergen (s. o.). Das ist im Prinzip natürlich möglich, weil die G.-K. nur in der Vagina oder selbst in der Vulva abgelagert und von dort übertragen werden können, ohne daß sie diese Organe infizieren oder weiterhin in Urethra oder Cervicalkanal gelangen (z. B. auch wegen desinfizierender Maßnahmen). Man hat selbst Ansteckungen ab ore in gleicher Weise gedeutet. Meines Erachtens entspricht es aber ebensowenig der üblichen Begriffsbestimmung unter solchen Bedingungen von G.-K.-Trägern zu sprechen wie in der normalen Inkubationszeit.

G.-K.-Träger nehmen z. B. an: ASCH, WAGNER (temporäre G.-K.-Trägerinnen — wohl selten vorkommend, vgl. STICKEL), SHEARMAN (Kultur positiv auch bei Fehlen von Eiterkörperchen — Toleranz des Gewebes?), E. HOFFMANN (Diskussion zu THELEN), PROCHOWNIK, JANET (ohne *makroskopisch* nachweisbare Läsionen), CEDERCREUTZ, BELGODÈRE (Infektion von Homosexuellen durch G.-K.-Träger), FRANCK, SCHERESCHEWSKI, VERROTTI, GOUGEROT, BERTOLOTY, DAVID, DUREL u. a.).

Ich zitiere hier besonders ASCH, der (1911) als G.-K.-Träger solche Individuen bezeichnet hat, welche G.-K. im Urogenitalsystem beherbergen — ohne das geringste manifeste *klinische* Zeichen von Gonorrhöe. Er unterscheidet dabei 1. solche, die früher eine Gonorrhöe wirklich gehabt haben und auch ohne Sekret und Fäden G.-K. in der Prostata mit viel, wenig oder selbst (wohl sehr selten) ohne Leukocyten oder submuköse Abscesse (makroskopisch nachweisbar) haben, aus denen sich gelegentlich gonokokkenhaltiges Exsudat entleert — daher die nur gelegentlich vorhandene Infektiosität auch beim Mann — oder urethroskopisch erkennbare gonokokkenhaltige Membranen. Die 2. Gruppe wird von denjenigen dargestellt, die ohne frühere Gonorrhöe sich einer Ansteckungsgefahr ausgesetzt haben, und bei denen dann längere Zeit G.-K. vorhanden sind, ohne daß eine Erkrankung erfolgt.

Man hat auch dann von G.-K.-Trägern gesprochen, wenn „an irgendwelchen Stellen des Genitale, in Schleimhautkrypten, Drüsen oder Adnexen abgekapselte Herde von G.-K. persistieren" (also auch in Pseudoabscessen), und von diesen die Keime gelegentlich auf die Oberfläche der Schleimhäute gelangen, ohne Entzündungen hervorzurufen (LEVINTHAL) und zwar wegen Versagens des Organismus in der Abwehr, besonders nach Scheinheilungen durch unzureichende Therapie. Als Gelegenheitsursache für das Wiederauftreten der G.-K., auch nach Jahren, führt WIRZ neben Traumen, Menses usw. Krankheiten (z. B. Diphtherie, Angina, Appendicitisoperation) an. Nach ihm sind die meist erst nach längerem Verkehr von solchen Trägern ausgehenden Infektionen wenig virulent, haben eine längere Inkubation, verlaufen mild oder symptomlos. Man hat von Trägertum zwar für die Inkubationszeit nicht gesprochen (s. o.) — wenn man aber an die (S. 96 zitierten) Fälle von chronischer „Gonococcie génitale d'emblée" und daran denkt, daß nach manchen Autoren diese lange ganz symptomlos verlaufen kann, und daß die G.-K. in solchen Fällen ausschließlich in Adnexen vegetieren können, so wird man solche Individuen, ehe sich die Keime durch klinische Erscheinungen bemerkbar machen, vielleicht zu den Trägern rechnen wollen.

Die Immunität, welche wir bei den G.-K.-Trägern voraussetzen müssen, kann im Prinzip angeboren oder durch die Erkrankung erworben sein; die Unterscheidung wird sich aber kaum durchführen lassen, weil es eben sehr schwer ist — vor allem bei den Frauen — eine gonorrhoische wirkliche „Erkrankung" in der Anamnese auszuschließen. Die Ehepartner, welche keine klinischen Erscheinungen haben und gegen ihre G.-K. „immun" sind, könnte man auch als G.-K.-Träger bezeichnen, wenngleich sie vielleicht immer mikroskopisch Entzündungen aufweisen (vgl. Jausion).

Bei den G.-K.-Trägern wird man, wie bei der Lues, von einer „Infektionsimmunität", von einer „positiven Anergie" sprechen können. Neu eingeführte fremde G.-K. können unter solchen Umständen zugrunde gehen, aber wohl auch (wie bei der chronischen Gonorrhöe, vgl. bei Immunität) zu einer neuen Infektion führen.

Man wird bei der Frage des G.-K.-Trägertums auch darum an der strengen Forderung der absoluten Freiheit von Eiterkörperchen schwer festhalten können, weil diese ja selbst bei anscheinend ganz normalen, bzw. nie gonorrhoisch Gewesenen vorhanden sein (z. B. Prostata, Cervicalkanal) und weil sie auch bei sicher G.-K.-freigewordenen lange persistieren können (postgonorrhoische Prozesse s. u.).

Eine Unterscheidung müßte auch noch gemacht werden zwischen G.-K.-*Trägern im allgemeinen Sinne und zwischen G.-K.-Ausscheidern. Patienten mit abgeschlossenen G.-K.-Herden* gehören zu den ersteren, können allerdings bei Aufhebung der Immunität durch lokale oder allgemeine Ursachen, bei Sprengung von Pseudoabscessen usw. zu den letzteren werden. Die Infektiosität ist natürlich nur an diese gebunden.

Die Frage, ob es G.-K.-Träger im strengen Sinn gibt, ist meines Erachtens noch immer nicht sicher zu beantworten. Wenn Levinthal meint, daß unter den Frauen chronisch kranke oder klinisch gesunde Keimträgerinnen die große Mehrzahl der Fälle darstellen, so kommt es doch eben gerade darauf an, was man als „klinisch gesund" bezeichnet. Noch immer gelingt es wohl in den meisten Fällen (wenn nicht immer?) neben G.-K. Eiterkörperchen festzustellen. Noch immer scheint mir im allgemeinen die Ansicht zu Recht zu bestehen, daß die Entzündung, so unbedeutend sie auch sein mag, „den letzten G.-C. überdauert" — so hatte ich es früher ausgedrückt — oder, wie Menge sagte, „ohne Gonorrhöe keine G.-K." Er glaubte, trotz seiner großen Erfahrung, gerade bei Frauen nicht an ein länger dauerndes saprophytäres Vorkommen von G.-K.

Aber auch hier muß man sich vor zu prinzipiellen Festlegungen hüten, und auch hier ist von minimaler bis zu wirklich fehlender Reaktion nur ein Schritt. Sowie man aber G.-K.-Träger auch bei Anwesenheit der Eiterkörperchen im Urin, in der Prostata, im Cervicalsekret usw. anerkennt, verwischen sich die Grenzen zur latenten und weiterhin zur chronischen Gonorrhöe.

Dauer der Lebensfähigkeit der G.-K. im Organismus. Mit der Chronizität, der Latenz, dem G.-K.-Trägertum hängt naturgemäß auch die Frage innig zusammen, was wir eigentlich von der Zeit wissen, welche der G.-C. im Organismus lebend bleiben kann. Auf die Frage der Heilung überhaupt komme ich unten noch zu sprechen. Von den allgemein ausgedrückten pessimistischen Auffassungen (von Nöggerath bis Leven, Buschke und Langer u. a.) will ich hier absehen. Ich möchte nur einige Angaben beispielsweise zitieren.

Schon Bumm hatte gemeint, daß bei männlicher Gonorrhöe G.-K. noch nach 5—10 Jahren vorhanden sein können. Von präziseren Daten erwähne ich: 7, 13 selbst 18 Jahre nach Layne und Frank (Prostata), 4, 5, 15 Jahre (Urethritis externa, Abscesse im Corpus cavernosum, Lanz, Fabry, Grosz), Cedercreutz (16 Jahre), David (20), Buschke und Langer (7), Chwalia (25), Moro (44), Hirsch (10), Kapsamer (23 — Niereneiterung), Israel (25), Turolt (10 — Tube), Weimann (13 — Fistel nach Absceß), Zinner (11 —

Niere), JERSILD (15 — Paraurethritis, s. bei LOMHOLT), LEITES und LEWIN (40 — Striktur, Absceß), MARGULIS (23 — Phlegmone nach Malaria, 16 — Epididymitis und Prostatitis, 6 Arthritis nach Erkältung), HAASE (8 — chronische G.-K.-Sepsis).

Was die Lebensdauer der G.-K. in *abgeschlossenen Höhlen* angeht, so ist sie, wie mehrfach erwähnt und wie wohl von den meisten zugegeben wird, im allgemeinen beschränkt. Aber — und auch das ist wohl genügend hervorgehoben — es kommen davon Ausnahmen vor — (z. B. G.-K. in Hydrocele bei Epididymitis noch nach $1^1/_2$—$1^3/_4$ Jahren — BÄRMANN, DUHOST, LÖWENHEIM; vgl. ferner Pyosalpinx, Gelenke usw. — G.-K. meist nur kürzere Zeit im Inhalt konstatierbar).

Ich selbst habe einmal von einem Urethraldrüsenabsceß, der sich 10—12 Jahre nach der Infektion geöffnet hatte, eine akute Gonorrhöe bei dem Patienten ausgehen sehen.

Zu erinnern ist auch an die Untersuchungen bei weiblichen Individuen, die als Kinder eine Gonorrhöe durchgemacht haben, bei denen einzelne Autoren auch noch nach vielen Jahren G.-K. gefunden haben (vgl. ROSCHER).

Ich darf aber diese Kasuistik nicht abschließen, ohne wiederum zu betonen, wieviel von allen diesen Daten auf anamnestischen Angaben, die nicht kontrolliert werden können (vergessene oder verschwiegene Infektionen in der Zwischenzeit) beruhen muß, wieviel auch auf unzureichenden Untersuchungen[1]. Zu schließen ist meines Erachtens aus der Kasuistik einerseits und aus der praktischen Erfahrung andererseits, daß die Möglichkeit einer gelegentlich außerordentlich langen Lebensdauer der G.-K. im Körper zugegeben werden muß, daß aber in der bei weitem überwiegenden Mehrzahl der Fälle von männlicher und selbst in sehr vielen Fällen weiblicher Gonorrhöe die G.-K. ohne und vor allem mit Behandlung im Laufe von Monaten bis schlimmstenfalls einigen Jahren definitiv aus dem Organismus verschwinden.

Die (spontane) Heilung der Gonorrhöe. Ihre Kriterien (Provokation, Kultur). Ihr Mechanismus.

Es ist wiederholt in den vorstehenden Ausführungen erwähnt worden, daß es eine spontane Heilung der gonorrhoischen Prozesse gibt. Ich will hier nicht auf die Frage eingehen, ob und wieweit wir überhaupt das Recht haben eine Gonorrhöeheilung anzunehmen. Bekanntlich hatte der um die Gonorrhöelehre hochverdiente NÖGGERATH den Standpunkt vertreten, daß Männer, die eine Gonorrhöe gehabt haben, eigentlich lebenslang infektionsgefährdend bleiben. Auch in neuerer Zeit (s. o.) sind von einzelnen Autoren wieder recht pessimistische Urteile ausgesprochen worden (vgl. DELBANCO und LORENTZ, BUSCHKE und LANGER, LEVEN usw.), wenn wohl auch keiner von ihnen soweit geht wie NÖGGERATH. Natürlich könnte man niemals von einer spontanen Heilung, aber man könnte überhaupt nicht von einer Heilung sprechen, wenn man voraussetzte, daß die jahrelange Latenz (deren Vorkommen nicht angezweifelt werden soll, s. o.) wirklich oft vorkommt, und daß sie von Heilung nicht unterschieden werden kann. Auch die von WIRZ, der selbst von der Heilbarkeit der Gonorrhöe überzeugt ist, in diesem Zusammenhang hervorgehobene Tatsache, daß immer wieder von angeblich geheilten Frauen aus eine Ansteckung vorkommt, beweist meines Erachtens in diesem Sinn nichts — diese einzelnen Fälle bleiben in Erinnerung, die anderen, die nie mehr anstecken, treten hinter so traurigen Ereignissen in den Hintergrund. Zudem müßte man doch immer wissen, wie bei den Ansteckenden die Schlußuntersuchung (von anderen Ärzten!) vorgenommen worden war; dazu kommt die Unzuverlässigkeit der Anamnese (s. o.). Es gibt eine

---

[1] Vgl. z. B. MURRAY: Zit. nach BUSCHKE und LANGER: Arch. f. Dermat. **168**, 277. — MURRAY: Mann vor 8 Jahren Gonorrhöe, erst 3. Kind Blennorrhöe — war diese wirklich gonorrhoisch ?

ganze Anzahl von Argumenten, welche solche Befürchtungen als zu weitgehend erkennen lassen. Wären sie das nicht, so müßte bei der außerordentlichen Verbreitung der männlichen Gonorrhöe in der Tat die überwiegende Mehrzahl der Frauen gonorrhöekrank sein. Das träfe doch aber selbst dann nicht zu, wenn man die entzündlichen Genitalerkrankungen der Frauen auch ohne Nachweis von G.-K. in Bausch und Bogen als gonorrhoisch bezeichnen wollte. Wir können vielmehr — in Übereinstimmung mit vielen Autoren — der Überzeugung Ausdruck geben, daß die bei weitem überwiegende Mehrzahl der Gonorrhöen des Mannes ausheilt, bzw. definitiv gonokokkenfrei wird. Das gilt nicht nur für die Behandelten, sondern auch für zahlreiche nicht — oder wenigstens nicht irgendwie wirksam — Behandelte (Methode des „Laisser couler"). Bei der Frau liegen die Verhältnisse gewiß ungünstiger; aber auch bei ihr kann auf Grund zahlreicher Erfahrungen behauptet werden, daß die meisten gonorrhoisch Infizierten oft allerdings erst in langer Zeit avirulent werden. Dafür sprechen z. B. auch die alten Breslauer Erfahrungen (s. o.), daß bei Prostituierten, die in Arbeitshäusern interniert waren, G.-K. viel seltener zu finden waren als bei freien. F. PINKUS freilich meint, daß die Prostituierten-Gonorrhöe so gut wie unheilbar sei (immer wiederholte Reinokulationen?). Von Gynäkologen, die (für die Frauengonorrhöe) jetzt einen viel weniger pessimistischen Standpunkt einnehmen, wäre eine ganze Anzahl zu nennen. Auch die Vulvovaginitis kann spontan heilen; ob das wirklich sehr selten vorkommt, ist schwer zu entscheiden (vgl. ROSCHER). —

Wir haben uns in diesem Abschnitt in erster Linie mit der Frage zu beschäftigen, was wir unter „Gonorrhöeheilung" verstehen, präziser ausgedrückt, welche Kriterien wir für die Konstatierung „geheilte Gonorrhöe" anzuwenden haben — wobei es selbstverständlich ist, daß diese in gleicher Weise für die spontane wie für die therapeutisch bedingte (oder geförderte?) Heilung gelten.

Die Beantwortung dieser Frage erscheint im Prinzip gewiß sehr einfach: Eine Gonorrhöe werden wir als geheilt erklären, wenn alles vollständig zur Norm zurückgekehrt ist. Dazu gehört 1. *daß die erkrankt gewesenen Organe weder funktionell noch morphologisch irgendeinen krankhaften Prozeß mehr aufweisen, 2. daß G.-K. nicht mehr vorhanden sind.*

Allerdings wäre hier ein Einwand von vornherein in bezug auf die *G.-K.-Träger* im strengsten Sinn des Wortes (s. S. 97) zu erheben. Denn sie sollen frei von krankhaften Prozessen sein und doch G.-K. beherbergen. Ob man sie als gesund betrachtet, ist eine theoretische Frage. Sie können sich nicht als gesund fühlen, da sie krank machen können; sie bedürfen einer Behandlung und fortlaufender Beobachtung. WAGNER betont, daß mit Heilung nicht zu verwechseln ist die „Reaktionsausgleichung" zwischen G.-K. und Gewebe (bei Partnern!).

Was den ersten Punkt angeht, so sind in bezug auf die restlose Heilung der Gonorrhöe zwei Punkte zu betonen. Einmal nämlich wird man von einer Heilung des gonorrhoischen Prozesses selbstverständlich auch da sprechen müssen, wo dieser zu einer nicht mehr ausgleichbaren Narbenbildung oder zu sonstigen Folgezuständen geführt hat. Darüber kann niemand in Zweifel sein, wenn eine Narbenbildung keinerlei Funktionsstörung bedingt. Aber auch wo eine solche eingetreten und nicht mehr ausgleichbar ist, wird man an der erfolgten Heilung der Gonorrhöe nicht zweifeln dürfen (z. B. Azoospermie durch doppelseitige Epididymitis). Man kann auch kaum in Abrede stellen, daß der *gonorrhoische Prozeß* — d. h. für uns die durch G.-K. bedingte und *unterhaltene* Erkrankung — dann als geheilt anzusehen ist, wenn die Erreger definitiv verschwunden sind (und zwar aus dem betreffenden Organ, wenn man nur von Lokalheilung, im strengeren Sinne aber aus dem gesamten Organismus, wenn man einfach von Heilung sprechen will).

Man mag über die Frage, wie weit postgonorrhoische Zustände von gonorrhoischen unterscheidbar sind, denken wie man will — falls man überhaupt
die Möglichkeit einer postgonorrhoischen Entzündung konzediert, muß man
im Prinzip die zuletzt erwähnte Einschränkung zugeben.

Die Meinung derjenigen Autoren, welche behaupten: wo sich noch Eiterkörperchen finden,
da wäre auch die Anwesenheit von G.-K. vorauszusetzen, ist meines Erachtens nicht berechtigt. Wer Urethralfäden bei älteren längst verheirateten Männern (und wer auch
deren Frauen [BRAUSER, SCHOLTZ]), oder wer Prostatasekret bei Leuten mit ganz normalen
Harnröhren oft untersucht hat, der wird diesen Standpunkt nicht vertreten können. Was
sollen das für G.-K. sein, welche sich weder für den Träger noch für seinen ehelichen Partner
je bemerkbar machen? Dann vergißt man dabei auch ganz (s. o.), daß in den weiblichen und
nicht sehr selten auch in den männlichen Genitalien (besonders in der Prostata) Eiterkörperchen nachweisbar sein können, auch wenn niemals eine Gonorrhöe vorhanden gewesen ist.

Um eine Gonorrhöe als geheilt zu erweisen, dazu haben wir verschiedene Methoden.
Die erste ist die *klinische*. Man untersucht das oder die erkrankt gewesenen, bzw.
überhaupt in Frage kommenden Organe, und wenn man keinerlei entzündliche
Erscheinung, kein abnormes Sekret, keine Infiltration usw. konstatieren kann,
dann nennt man die Gonorrhöe geheilt. Diese Methode ist für manche Lokalisation bzw. Erscheinung der Gonorrhöe unzweifelhaft meist ausreichend; so
für die Blennorrhöe der Conjunctiva, für die Arthritis. Auch die Urethritis des
Mannes als solche werden wir im allgemeinen als geheilt bezeichnen dürfen, wenn
wir auch nach langer Pause im Urinieren (und, was als selbstverständlich vorausgesetzt werden muß, nach Aussetzen der Therapie) keinerlei Fäden, keinerlei
makroskopische Entzündungsprodukte im Urin konstatieren können. Aber
hier ist bereits die Schwierigkeit vorhanden, daß, wenn auch die Urethra ausgeheilt erscheint, doch in den Nebenorganen, wie Prostata, LITTREschen Ausführungsgängen usw. noch G.-K. vorhanden sein können. Deswegen ist schon
für die scheinbar ganz ausgeheilte Urethralgonorrhöe des Mannes wie für alle
urogenitalen gonorrhoischen Erkrankungen der Frau, bei denen die „makroskopische Entzündungsfreiheit" sehr täuscht, wie für alle Gonorrhöen beim
Manne, bei denen irgendwelche Entzündungsprodukte oder überhaupt Formelemente im Urin vorhanden sind (scharfes Zentrifugieren!), die zweite
Methode, die *mikroskopische*, unbedingt erforderlich. Sind in den in Frage
kommenden Sekreten, Fäden usw. entzündliche Elemente überhaupt nicht
vorhanden, und findet man keine auch nur verdächtigen Mikroorganismen, so
kann man mit sehr großer Wahrscheinlichkeit annehmen, daß die G.-K. aus
dem betreffenden Organ definitiv verschwunden sind. Ich stehe damit allerdings im Gegensatz zu denjenigen, welche an das mehr oder weniger häufige
Vorkommen der G.-K.-Depots im Bindegewebe glauben (s. G.-K.-Träger S. 97),
aus denen G.-K. nur gelegentlich in die Außenwelt gelangen. Ich habe Fälle
nicht untersuchen können, welche den obenerwähnten Anforderungen entsprochen
und sich doch als kontagiös erwiesen haben. Aber es läßt sich natürlich nichts
dagegen einwenden, wenn man auch solche Fälle mit allen unseren Methoden,
auch den gleich zu erwähnenden, der Provokation und der Kultur, untersucht.

Die meist diskutierte, für die Praxis wichtigste und schwierigste Frage ist:
Gelingt es bei Vorhandensein von entzündlichen Erscheinungen, speziell von Eiter-
körperchenausscheidung, die Anwesenheit von G.-K. wenigstens mit praktisch
ausreichender Wahrscheinlichkeit auszuschließen und bejahendenfalls, *wie*
gelingt das? Ohne weiteres ist zuzugeben, daß eine ganze Anzahl von Momenten,
welche für, bzw. gegen die Anwesenheit von G.-K. angeführt worden sind, nur
einen recht geringen Wert haben. Gewiß sprechen akutere Erscheinungen,
reichlichere Eiterabsonderung, wechselvollerer Verlauf, namentlich, wenn die
Infektion nicht sehr lange zurückliegt (vgl. LESSER, LEVEN), geringere Epithel-
beimischung (nach einigen auch Eosinophilie) mehr für das Vorhandensein

von G.-K. und umgekehrt. Die Eiterzellen sollen (nach Taylor) bei fehlenden G.-K. mehr degeneriert, die Epithelien mehr mit Fettkörnchen besetzt sein (?). Aber alle solche Momente sind kaum anders zu verwerten als im Sinn einer Wahrscheinlichkeits-Voraussage über das Resultat der genaueren Untersuchung.

Einer eingehenderen Würdigung bei der Besprechung der Heilung der Gonorrhöe bedürfen die *immunbiologischen Methoden, die Provokation* und die *Kultur.* Der ersteren hat man sich bekanntlich schon seit langer Zeit, besonders aber in den letzten Jahren viel bedient, vor allem der Komplementbindung. Darüber muß in dem Beitrag Brucks nachgelesen werden. Ich habe schon in meinem Referat auf dem Königsberger Kongreß der Deutschen Dermatologischen Gesellschaft (1929) der Überzeugung Ausdruck gegeben, die ich noch immer vertreten muß, daß, so wertvoll diese Methode auch als ein Glied in der Kette der Kriterien für Heilung oder Nicht-Heilung der Gonorrhöe ist, sie definitive Urteile über Ab- oder Anwesenheit der G.-K. zur Zeit nicht gestattet.

Unter *Provokation* verstehen wir — dem Wortsinn entsprechend — die Hervorlockung sonst zur Zeit nicht nachweisbarer, „latenter" G.-K. Man provoziert einmal zur Feststellung der „Heilung" nach (vorläufigem) Abschluß einer Gonorrhöebehandlung, dann aber auch in allen Fällen, in denen die Entscheidung, ob G.-K. vorhanden sind oder nicht, gefällt werden muß (postgonorrhoische Prozesse, „Ehekonsens"). Das Prinzip ist natürlich bei beiden Zwecken das gleiche.

Die sehr verschiedenen *Methoden,* welche zum Zweck der Provokation verwendet werden, können noch in recht verschiedener Weise wirken. Grundsätzlich wäre zu unterscheiden: die provokatorisch bedingte Vermehrung der G.-K. (vermehrte Nahrungszufuhr oder Schädigung des Terrains), ihr Transport an die Oberfläche der Schleimhaut, ihre Einimpfung auf eine zur Zeit von ihnen freie Schleimhautfläche („Autoreinokulation"); doch werden diese Wirkungen sich wohl in der mannigfaltigsten Weise kombinieren können. Sie beruhen zu einem Teil auf einer stärkeren Durchtränkung mit Blut und Gewebssaft an denjenigen Stellen, an denen die „latenten" G.-K. vermutet werden. Man hat gewiß meist angenommen, daß diese dann aus den tieferen Schichten des Gewebes an die Oberfläche gelangen. Doch ist es (wenigstens meines Erachtens) keineswegs wahrscheinlich (s. o.), daß sie bei den chronischen bzw. latenten oder anscheinend geheilten Gonorrhöen nur oder wesentlich oder besonders häufig im Bindegewebe liegen. Es ist aber auch sehr leicht möglich, daß durch eine Veränderung des „Gleichgewichtszustandes" zwischen G.-K. und Gewebe eine Wucherung von an der Oberfläche gelegenen G.-K. erzielt wird (nach Wirz durch die Provokation Leukocytose und erneute Phagocytose). Oder die in Krypten, Drüsenausführungsgängen usw. liegenden G.-K. werden aus diesen auf die Oberfläche geschwemmt, zumal ja durch die stärkere Saftströmung auch die Drüsensekretion angeregt werden kann; oder Pseudoabscesse werden eröffnet. Bei positivem Erfolg der Provokation kann man dann die G.-K. unmittelbar in den Sekreten (mikroskopisch oder kulturell s. u.) nachweisen. Dabei kann eine Exacerbation des Prozesses eintreten; spielt dabei die erwähnte Autoreinokulation eine Rolle, so tritt das Resultat evtl. mit einiger Verspätung ein (Inkubation!), die allerdings nach meiner Erfahrung meist kurz ist. Jedenfalls ist es natürlich nötig, die Untersuchung nach der Provokation einige Zeit fortzusetzen. Es braucht allerdings, selbst wenn G.-K. nachweisbar geworden sind, eine wesentliche Steigerung des Prozeßes nicht einzutreten, weil eine Art Immunisierung der Schleimhautoberfläche noch besteht (s. o.) oder weil — bei der mechanischen Provokation — die Berührung des Epithels mit den aus den Drüsen herausbeförderten G.-K. ungenügend ist (baldige Abspülung durch den Urin — Buschke; oder Einbettung in Drüsenschleim bzw. Sperma).

Die Provokation soll — darüber sind wohl die meisten Autoren einig — nicht unmittelbar im Anschluß an das Aussetzen der Behandlung stattfinden. Man soll immer zunächst abwarten, ob sich nicht spontanerweise ein Rezidiv einstellt. Über die Zeitdauer dieses Abwartens gehen die Ansichten auseinander: nach manchen wenige Tage, nach anderen 2—3 Wochen beim Mann, 1 Monat bei der Frau (ALMKVIST bzw. KILDUFFE), oder 1—2 Monate (z. B. ZIELER). Ebenso schwanken auch die Angaben über die Zeit, die zwischen der Provokation und der definitiven Entscheidung im negativen Sinn vergehen soll. Hier ist gewiß strenges Individualisieren am Platz. Termine von 2 Wochen (von der Provokation an gerechnet) sind wohl niemals genügend — auch nicht für die Geheilterklärung der akuten Urethritis des Mannes. Bei der Frau sollen mindestens 2 Perioden abgelaufen sein. Je länger eine Gonorrhöe gedauert hat, je häufiger G.-K. noch gefunden worden sind, je mehr die entzündlichen Erscheinungen persistieren, um so länger muß die Beobachtung, die ja zeitweise Behandlung nicht ausschließt, hingezogen werden; es ist nicht verwunderlich, wenn z. B. JANET sich in einzelnen Fällen erst nach einem Jahr entscheidet. Sehr selten kommt es wohl vor, daß man sich dazu überhaupt nicht entschließen, d. h. daß man die Geheilt-Erklärung nicht wagen kann.

Es bedarf auch nicht der besonderen Betonung, daß negative Resultate der Provokation nie wirklich sicher beweisend sind (vgl. auch GÜNSBERGER). Daher soll jedes Attest eine Einschränkung wie „nach menschlichem Ermessen" enthalten oder es muß, noch besser, in negativer Form abgegeben werden („Zeichen einer ansteckenden Krankheit nicht mehr gefunden").

Ein besonders wichtiger Punkt ist der, daß die Provokation nicht zu einer *Schädigung* des Kranken führen soll (vgl. z. B. STÜHMER und CASPARY). Man muß im Prinzip wohl sagen, daß das mit wirklich absoluter Sicherheit nie auszuschließen ist. Die verschiedenen Methoden wird man auch von diesem Gesichtspunkt gegeneinander abwägen. Praktische Erfahrungen zeigen, daß die Gefahr der Schädigung bei vorsichtigem und sachgemäßem Vorgehen jedenfalls sehr gering ist. Im einzelnen Fall wird man berücksichtigen müssen, wie wichtig die durch die Provokation erzielte Beschleunigung der Entscheidung ist. Denn, das glaube ich behaupten zu dürfen, in den allermeisten Fällen wird durch genügend lange und sorgfältige Beobachtung auch ohne Provokation schließlich ein genügend sicheres Resultat erzielt werden, zumal ja doch „natürliche Provokationen" Pollutionen, stärkere Bewegungen usw. ohnehin stattfinden. Nach der Menstruation hat schon BUMM eine Vermehrung der G.-K. beobachtet (manchmal allerdings auch „Reinigung"). In ähnlicher Weise schwanken die Ansichten späterer Autoren (vgl. z. B. FRANK; ferner bei FRANZ).

Ich stehe also (mit STÜHMER u. a.) auf dem Standpunkt, daß man die Provokationen nicht wirklich allgemein, d. h. in jedem Fall durchführen sollte. Wenn man vor ihnen nach dem Aussetzen der Behandlung wirklich längere Zeit (mindestens 8—14 Tage) vergehen läßt, dann wird die Zahl der positiven Resultate der Provokation geringer (wegen der spontanen Rezidive in dieser Zeit) und dementsprechend die Möglichkeit einer Schädigung minimal werden. Man wird dann auch seltener Gefahr laufen, daß durch die Provokation der natürliche Heilungsvorgang durchbrochen wird (vgl. STÜHMER).

Am meisten ist wegen der Gefahr der Aszension vor provozierenden Maßnahmen am Cervicalkanal gewarnt worden.

Es ist ferner noch zu berücksichtigen (vgl. z. B. STÜHMER), daß die Untersuchungen, die wir nach Aussetzen der Behandlung vor der Provokation vornehmen, zum Teil auch schon provokatorisch wirken (Prostata- und Samenblasen-Expression oder Masturbatprüfung).

Es kann hier nicht meine Aufgabe sein, die *Methoden der Provokation* zu besprechen; das wird in den speziellen Abschnitten geschehen. Abgesehen von der sog. Bier- und der

Kohabitationsprobe bedient man sich chemischer Mittel, welche reizen, wobei aber die bactericide Wirkung evtl. stört, oder welche die Sekretion fördern (Pilocarpin — PERUTZ). ferner immunbiologischer Verfahren (spezifisch und unspezifisch, Proteinkörper [Milch]. Schwefel, Alkohol usw.), mechanischer, thermischer und aktinischer (auch Röntgenstrahlen).

Vergleiche zwischen den Erfolgen der verschiedenen Verfahren können nur auf Grund einer genügend großen Zahl gleich behandelter Fälle gezogen werden. Die Mehrzahl der Autoren steht jetzt wohl auf dem Standpunkt, daß man verschiedene Methoden kombinieren und unter Umständen die Provokation wiederholen soll.

Ich habe 1910 resumierend über die Provokation gesagt, ,,daß, wenn man wiederholte Male und längere Zeit nach dem Aussetzen jeder Therapie untersucht, die Resultate fast ebenso sicher sind wie durch die Provokation'' (vgl. neuerdings STÜHMER). Auch jetzt noch stehe ich auf diesem Standpunkt. Den ,,Gonococcisme latent'' auf lange Zeit, den JANET zum mindesten beim Mann für recht selten hält, kann auch ich noch immer nicht für eine so häufige Erscheinung ansehen, wie manche es tun. Man wird daher auf die Provokation speziell bei der Geheilterklärung akuter und subakuter Gonorrhöen oft verzichten können, wenn der Patient Zeit genug hat, um sich nach Aussetzen der Therapie wiederholt durch Wochen untersuchen zu lassen. Bei der chronischen Gonorrhöe würde ich vor allem die mechanische Provokation, daneben die spezifische Vaccineprovokation befürworten[1]. —

Eine weitere Methode zur Konstatierung der Heilung ist die der *Kultur*. Über diese werde ich im Kapitel ,,Diagnose'' mich noch äußern müssen. Hier sei nur betont, daß nach meiner Meinung die Kultur neben der mikroskopischen Untersuchung die größte Bedeutung für die Feststellung der Heilung hat, und daß sie mit der Provokation nicht in Konkurrenz steht, sondern daß im Gegenteil beide Methoden sich aufs beste ergänzen. —

Die Frage, *auf welchem Wege die spontane Heilung der Gonorrhöe zustande kommt,* ist auf Grund unserer bisherigen Kenntnisse kaum mit Sicherheit zu beantworten.

In erster Linie wird man dabei, wie bei jeder Infektionskrankheit erörtern müssen, ob immunbiologische Vorgänge im Sinn allgemeiner oder lokaler Antikörperbildung eine Rolle spielen. Die Komplementbindung auf der einen, die Cutireaktionen auf der anderen Seite weisen auf die Möglichkeit einer solchen Deutung hin. Besonders bei der Heilung von spezifischen Komplikationen der Gonorrhöe, sei es ferner sei es regionärer, wird man namentlich dann, wenn in ihnen die Gelegenheit zu stärkerer Resorption von Antigen gegeben ist, an eine solche allgemeine Einwirkung denken können. Die Tatsache, daß gerade bei diesen Komplikationen die Komplementbindung sehr viel regelmäßiger positiv ist, als selbst bei lang dauernden offenen Gonorrhöen, spricht im gleichen Sinn. Ich habe schon vor der Entdeckung der Komplementbindung die bekannte Tatsache des Rückgangs der Urethritis beim Auftreten einer Epididymitis usw. auf die stärkere Antigenaufnahme und Antikörperbildung hypothetisch zurückführen zu können geglaubt. Die Antikörperwirkung kann sich naturgemäß um so stärker geltend machen, je geringer an und für sich die Lebensfähigkeit der G.-K. in einem bestimmten Gewebe oder Organ ist. In abgeschlossenen Höhlen, in denen, wie mehrfach erwähnt, die G.-K. oft sehr bald absterben, kann auch noch die Wirkung der von diesen produzierten, in den Kulturen ihre weitere Entwicklung hemmenden Stoffe in Frage kommen, die in solchen Höhlen retiniert werden können (vgl. WILDBOLZ S. 42). Die Antikörperwirkung könnte auch durch den starken Blut- bzw. Lymphzufluß örtlich gesteigert sein, den

---

[1] Vgl. die Umfrage in ,,Med. Welt'' **1927**, 1144, 1275, 1541 (SCHÖNFELD, BUSCHKE, SCHOLTZ, BALOG, GUMPERT, RUGE, POLLAK, JACOBSOHN, SIEMENS).

die G.-K. bedingen[1]. Vielleicht ist dadurch das schnellere Zugrundegehen der G.-K. im Bindegewebe gegenüber dem Epithel zu erklären. Sehr viel Wert werden wir allerdings auf diesen örtlichen Einfluß wohl nicht legen können, denn wir sehen, daß sich die Gonorrhöe mit und trotz einer wesentlich serösen Exsudation entwickelt, und daß sie abheilt zu einer Zeit, zu der nur noch sehr wenig Flüssigkeit abgesondert wird. Wir machen unsere Kulturen aus gonorrhoischem Eiter und sehen, daß dieser Eiter sogar solchen Nährboden für die Kultur geeignet machen kann, der es an sich nicht ist. Sind also, was natürlich trotzdem möglich ist, im Serum des Eiters bactericide Substanzen vorhanden, so kann ihre Wirkung kaum stark genug, oder sie muß durch andere Eigenschaften des Eiters überkompensiert sein (FELKE hat besonders auf die saure Reaktion des Eiters hingewiesen).

Auch an den frei nach außen mündenden Schleimhäuten ist die spontane Heilung unzweifelhaft möglich; aber hier bleibt der gonorrhoische Prozeß jedenfalls sehr häufig lange bestehen, wird chronisch. In welchem Umfang auch bei der chronischen Gonorrhöe im Lauf der Zeit doch noch eine spontane Heilung eintreten kann, das ist schwer zu entscheiden. Die oben berichtete Erfahrung, daß bei den Prostituierten, wenn sie längere Zeit interniert waren, weniger Gonorrhöen zu finden sind, als bei den frei lebenden, scheint für die spontane Heilfähigkeit auch der chronischen Prozesse zu sprechen; denn sehr viele Prostituierte leiden doch an chronischer Gonorrhöe. Hier ist auch zu betonen, daß wir im allgemeinen naturgemäß nur *die* chronischen Fälle kennenlernen, welche nicht zur spontanen Ausheilung kommen; die anderen aber, welche weder infizieren noch störende Erscheinungen aufweisen, entgehen unserer Kenntnis fast notwendigerweise. Gerade für solche Fälle käme auch noch die Möglichkeit in Frage, daß ihre G.-K. die Virulenz verlieren, wenigstens dem sie beherbergenden Individuum gegenüber. Ich habe diese Frage schon oben bei der chronischen Gonorrhöe erörtert und betont, wie unsicher unsere Kenntnisse über die G.-K.-Träger im strengsten Sinn des Wortes sind.

Für die Erklärung der Spontanheilung der Gonorrhöe kommen dann wesentlich noch zwei Momente in Frage: die *Phagocytose* und die *Epithelimmunisierung*.

Über das Tatsächliche der *Phagocytose* habe ich bereits oben berichtet. Selbst wenn wir die dort erörterte Möglichkeit, daß die G.-K. sich noch in den Eiterkörperchen vermehren, nicht konzedieren, selbst dann können wir die Bedeutung der Phagocytose für die Heilung der Gonorrhöe nicht sehr hoch anschlagen. Denn wie ich dargelegt habe, findet die Vereinigung der G.-K. und der Leukocyten jedenfalls zu einem großen Teile erst auf der Oberfläche der Schleimhaut, bzw. im Lumen statt. Man kann also höchstens annehmen, daß die G.-K., die einmal aufgenommen sind, mit den Eiterkörperchen im Exsudat aus dem Körper entfernt und so verhindert werden, wieder in die Schleimhaut einzuwachsen (TOUTON). Doch bleiben, wie auch ich nachgewiesen habe, in der Urethra nach dem Urinieren noch so viel extracelluläre G.-K. auf der Oberfläche liegen, daß man auch von diesem Standpunkt aus auf die kurative Wirkung der Phagocytose nicht viel Wert legen wird. Ob die, übrigens von vielen vermißte, Phagocytose innerhalb des Bindegewebes eine wesentlich größere Bedeutung hat, muß dahingestellt bleiben.

Die in früherer Zeit von DROBNY, PODRES, FILARETOPOULO u. a. ausgesprochene Annahme, daß die gonorrhoischen Urethritiden mit zahlreichen extracellulären G.-K. einen ungünstigeren Verlauf nehmen, scheint mir, in dieser Weise ausgedrückt, noch immer unbewiesen. Man könnte das nur dann

---

[1] PELOUZE denkt daran, daß Exsudation und Hypersekretion die Antikörperbildung fördern (für die Heilung das Hauptmoment!).

behaupten, wenn man eine große Anzahl von Fällen von akuter Gonorrhöe immer vergleichsweise vor und nach dem Urinieren auf G.-K. untersuchte und bei ganz gleicher Behandlung weiter verfolgte. Das ist wohl noch nie geschehen.

Mehr ist auch in neuerer Zeit auf die extracelluläre Lagerung der G.-K. bei der chronischen Gonorrhöe Wert gelegt worden. Ich erinnere hier an die Ausführungen von JANET, welcher eine phagocytäre Insuffizienz bei solchen Patienten annimmt, an WIRZ, welcher die wesentlich extracelluläre Lagerung der G.-K. auf einen Gleichgewichtszustand zwischen G.-K. und Organismus zurückführt, der gelegentlich durch Trauma, Provokation (besonders mit LUGOL-scher Lösung usw.) durchbrochen werde, wobei dann mit der Leukocytose die Phagocytose wieder einsetze.

Aber auch dabei bliebe es noch zweifelhaft, wieweit diese Phagocytose zur Heilung solcher Fälle beiträgt.

Das zweite Moment, das ich oben als wichtig für die Gonorrhöeheilung betonte, war das der „Immunisierung des Epithels" gegen die G.-K. oder, noch präziser ausgedrückt, gegen die in der gleichen Schleimhaut wachsenden G.-K.

Diese genauere Ausdrucksweise ist darum notwendig, weil wir ja nicht wissen, wie diese Epithelien sich verhalten würden, wenn sie mit fremden G.-K. in Berührung kämen. Denn, wie ich auf Grund von WERTHEIMs und meinen Arbeiten wiederholt betont habe, kann eine chronisch gonorrhoische Schleimhaut von fremden G.-K. superinfizierbar oder gegen sie refraktär sein.

Wir müssen diese „Immunisierung" auf Grund der oben erwähnten Befunde notwendigerweise postulieren. Sie ist jedenfalls gebunden an das Vorhandensein von G-K. in dem betreffenden oder auch in einem benachbarten Organ (s. SAIGRAJEFF). Sie gehört also in das Gebiet der jetzt so genannten „Infektionsimmunität". Sie geht augenscheinlich immer schnell verloren, wenn die G.-K. definitiv verschwunden sind; sie braucht, wie aus der Tatsache der Superinfektion hervorgeht, nicht zu bestehen, auch wenn G.-K. noch vorhanden sind. Sie kann fehlen, wenn in der Nachbarschaft ein gonorrhoischer Prozeß besteht, oder sie kann auch dann nur vorübergehender Natur sein (vgl. z. B. HÉLOUIN) oder länger bestehen und evtl. doch noch durchbrochen werden. So betont STICKEL, daß bei der Ascension der weiblichen Gonorrhöe Urethra und Cervicalkanal manchmal ausheilen (vgl. auch THALER).

Ebensowenig wie wir wissen, warum diese eigentümliche rein biologische Zellveränderung auftritt, ebensowenig wissen wir auch, warum in manchen Fällen an einzelnen Stellen des gleichen Epithelüberzuges, der sich im ganzen „immunisiert", die Metaplasie der Zellen nicht zurückgeht, und die G.-K. auf diesen weiter zu vegetieren imstande sind. Wir können nicht einmal sagen, ob die G.-K. weiter vegetieren, weil die Metaplasie bestehen bleibt, oder ob das kausale Verhältnis umgekehrt ist.

Daß dieser „Zellimmunisierung" bei der Heilung der Gonorrhöe eine Bedeutung zukommt, scheint mir sehr wahrscheinlich. Dagegen ist wohl auch kaum anzuführen, daß dieser Gegensatz zwischen metaplasiertem und morphologisch wieder normal gewordenem Epithel natürlich nur bei den ursprünglich mit Zylinderepithel bekleideten Schleimhäuten vorhanden sein kann; gewiß kann man an den mit Pflasterepithel bekleideten Schleimhäuten einen solchen Gegensatz zwischen noch von G.-K. invadierten und den schon immunen Stellen nicht (oder nicht mit gleicher Deutlichkeit?) konstatieren. Aber es ist zum mindesten sehr wohl möglich, daß biologisch auch hier die gleichen Differenzen zwischen den einzelnen noch G.-K. tragenden und den schon freien Partien bestehen. Am übersichtlichsten ist der Vorgang der spontanen Gonorrhöeheilung an der Schleimhaut des Corpus uteri unter dem Einfluß der Menstruation dargestellt worden (vgl. R. SCHRÖDER S. 53).

Weiter muß aber hier auch noch einmal (s. o.) die alte Frage berührt werden, ob denn die durch den gonorrhoischen Prozeß bedingte Epithelmetaplasie für seine Heilung eine Bedeutung hat. Da auch mit Pflasterepithel bekleidete Organe gonorrhoisch infiziert werden, kann die Metaplasie als solche die Heilung nicht bedingen. Aber trotzdem scheint mir noch immer, daß sie für die mit Zylinderepithel bekleideten Organe nicht unwichtig sein könnte.

Denn, wie aus meiner histologischen Schilderung des gonorrhoischen Prozesses hervorgeht, gelangen die G.-K. augenscheinlich wesentlich häufiger durch Zylinderepithel ins Bindegewebe, und sie gehen in dem letzteren wahrscheinlich oft in oder kurz nach der Zeit zugrunde, in der sich das Pflasterepithel ausbildet. Durch dieses können sie dann wie an den von vornherein mit Pflasterepithel bekleideten Schleimhäuten nur noch schwer ins Bindegewebe einwachsen, und so kann man mit Wahrscheinlichkeit sagen, daß bei (oder durch?) die Metaplasie aus der epithelial-bindegewebigen eine rein epitheliale Erkrankung wird. Daß die letztere aber für die spontane wie für die medikamentöse Ausheilung günstigere Bedingungen darbietet, erscheint sehr wohl möglich.

Auch OHMORI hat die Metaplasie gewissermaßen als eine Schutzwirkung angesehen (vgl. auch JANET S. 93).

Schließlich ist hier noch einmal zu erwähnen, daß die Gonorrhöe abheilen oder wenigstens stark zurückgehen oder latent werden kann, wenn spezifische oder unspezifische fieberhafte Prozesse oder spezifische Metastasen auftreten (vgl. SUTTER [Literatur], BRANDES, ROQUES usw.).

Komplikationen der Gonorrhöe. Metastasen und toxische Prozesse.

Eine Besprechung der allgemeinen Pathologie der Gonorrhöe kann auf einen Überblick über die außerordentlich zahlreichen *Komplikationen* nicht verzichten.

Unter *Komplikationen verstehen wir alle Krankheitserscheinungen, welche in unzweifelhaft kausaler Beziehung zu einer primären Erkrankung auftreten, ohne doch zum Typus ihres Ablaufes zu gehören.* Wir können sie nach verschiedenen Gesichtspunkten einteilen: Wir können von den *rein oder eigentlich gonorrhoischen Komplikationen* sprechen und ihnen *die paragonorrhoischen* gegenüberstellen. Wir können ferner unterscheiden: *lokale und regionäre, per continuitatem und per contiguitatem entstehende metastatische, auf dem Lymph- oder Blutwege bedingte* und endlich *toxische.* Metastatisch kann man natürlich nur solche Prozesse nennen, welche nicht in unmittelbarem Zusammenhang mit dem Invasionsgebiet stehen und wirklich durch G.-K. zustande kommen. Jede Metastase ist eine Komplikation, aber nicht jede Komplikation eine Metastase.

Die verschiedenen Möglichkeiten, wie Komplikationen bei Gonorrhöe zustande kommen können, habe ich früher in folgender, hier etwas modifizierter Weise rein schematisch dargestellt.

I. Die G.-K. selbst können Komplikationen bedingen:

1. indem sie per continuitatem an Stellen vordringen, welche gewöhnlich oder relativ oft von ihnen nicht invadiert werden (Blase, COWPERsche Drüsen, Samenblasen, Epididymis, Tuben usw.), und

2. in Drüsen oder gewissen Hohlräumen nach Verlegung der normalen Ausführungswege zur Ansammlung von Eiter führen (Pseudoabcesse), oder

3. indem sie unmittelbar von der Oberfläche der Schleimhaut oder von benachbarten Organen (s. 1 und 2) aus tiefer als in der Regel ins Gewebe selbst eindringen und dort mehr phlegmonöse Entzündungserscheinungen oder wirkliche Abscesse bedingen, oder auch

4. indem sie von den auf einem dieser Wege infizierten Partien aus per contiguitatem, bezw. durch Perforation, an sonst verschonte Stellen gelangen (z. B. Peritonitis durch Tubeninfektion entweder nach Durchwachsung der Wand oder durch Ausfließen des Eiters aus dem Ostium abdominale (?), oder Rectumgonorrhöe nach Perforation eines Prostataabscesses); oder

5. indem sie durch epithelbekleidete Röhren von einem erkrankten Herd aus in ein anderes Organ gelangen (mit oder ohne Erkrankung des Wegleiters: durch Antiperistaltik in die Epididymis oder ins Nierenbecken, vom Uterus in die Tuben und durch diese in das Ovarium);

6. indem sie in die Lymphgefäße und in diesen mit oder ohne deren nachweisbare Erkrankung in proximal gelegene Teile (z. B. Lymphdrüsen, nach manchen vielleicht auch Epididymis) kommen;

7. indem sie, in die Blutgefäße eingewachsen oder verschleppt, mit dem Blut in alle möglichen Organe transportiert werden (eigentliche hämatogene Metastasen);

8. indem sie von außen an andere Körperstellen eingeimpft werden: Autoinoculationen: Augenblennorrhöe der Erwachsenen, Rectalgonorrhöe, die gonorrhoischen Erkrankungen der paraurethralen Gänge, der Haut usw.

II. *Gonotoxine* können

1. lokal wirken, indem sie nicht bloß die gewöhnlichen Entzündungserscheinungen, sondern bei ihrer Resorption weitergehende Ödeme hervorrufen, und zwar sowohl von der Invasionsstelle als auch von metastatischen Herden aus.

2. Sie können (vielleicht!?) regionäre Lymphangitiden und Lymphadenitiden bedingen.

3. Sie können in abnorm großer Menge oder abnorm starker Toxizität produziert oder besonders reichlich resorbiert werden (z. B. von abgeschlossenen Herden aus) und deshalb Krankheitserscheinungen bedingen, die entweder allgemeine (z. B. Fieber) oder vielleicht auch Herdsymptome (z. B. in der Niere) sein können. Sie können auch primär *ein* Organ und dadurch *indirekt* ein anderes schädigen (die „trophoneurotische" Natur mancher Gelenk-, Muskel-, Knochen- und Hautveränderungen?). Das gleiche kann statthaben, wenn bei Resorption von Gonotoxin in normaler Quantität und Qualität eine besondere Empfindlichkeit (Idiosynkrasie bzw. Sensibilisierung) des Organismus oder einzelner Organe vorhanden ist (z. B. Keratodermien??).

III. Die G.-K. können anderen Mikroorganismen Invasionspforten schaffen, bzw. die Widerstandsfähigkeit gegen diese herabsetzen, und dadurch kann es zu lokalen oder regionären oder metastatischen Misch- bzw. Sekundär-Infektionen zwischen G.-K. und anderen Bakterien (Symbiose meist wohl nur temporär, da lokal meist die G.-K., regionär und metastatisch die Begleitbakterien überwuchern können), oder es kann zu rein sekundären Infektionen kommen (s. S. 119f.).

IV. Funktionelle Erscheinungen von seiten des Nervensystems.

Bei den postgonorrhoischen Symptomen können auf den verschiedensten Wegen weitere lokale oder allgemeine pathologische Erscheinungen bedingt werden (Strikturen, peritonitische Adhäsionen, Fieber usw.).

Die lokalen und regionären rein gonorrhoischen Komplikationen bedürfen hier keiner weiteren Besprechung; sie entstehen per continuitatem, per contiguitatem, auf dem Lymphwege und durch Autoinokulation. Die letztere bedingt auch Fernkomplikationen (z. B. Conjunctiva).

Dagegen muß die *Lehre von der Allgemeininfektion mit G.-K., von den G.-K.-Metastasen* und von den „*Gonotoxikosen*" hier noch etwas eingehender erörtert werden, als es oben bei der Besprechung der Histologie und der Empfänglichkeit der Organe und der Individuen möglich war.

Besonders durch die modernen immunbiologischen Forschungen angeregt ist die Anschauung, daß die Gonorrhöe *im Prinzip* zu den Infektionskrankheiten hämatogener Natur gehört.

Die Argumente, die Kiene hierfür anführt, sind die folgenden: 1. Infektion muß nicht immer Erkrankung sein (G.-K.-Träger). 2. Infektionserreger können sich im Organismus latent verhalten (der Wagnersche Fall von Spätperitonitis). 3. Infektionserreger sterben im Organismus ab (Heilung). 4. Allgemeinreaktionen des infizierten Organismus müssen nachweisbar sein (Fieber, unspezifische und spezifische Hemmung im Serum). 5. Herdreaktionen müssen sich auf irgendeine Art erweisen lassen (Reaktionen auf Einverleibung von spezifischen Vaccinen). 6. Prüfungen auf ein allergisches Verhalten des infizierten Organismus müssen ein positives Resultat ergeben (Dermoreaktionen).

G.-K.-Metastasen können natürlich nur dann zustande kommen, wenn die G.-K. im blutgefäß-bindegewebigen Abschnitt der Schleimhäute vorhanden sind (wenn auch nur vorübergehend). Damit stimmt überein, daß sie am häufigsten in den akuten Stadien der Gonorrhöen, gelegentlich aber auch bei akuten Exacerbationen chronischer Gonorrhöen auftreten, bei denen die G.-K. vielleicht erst wieder ins Bindegewebe eingebrochen sind. Sie stellen im Prinzip natürlich immer eine septikopyämische Infektion dar. Auf die Begriffsbestimmungen Sepsis und Pyämie ist DITTRICH eingegangen (vgl. Bd. 20/2, S. 258—295). Hier genügt es hervorzuheben, daß die reine G.-K.-Sepsis ohne metastatische Lokalisationen trotz gesteigerter Aufmerksamkeit noch immer recht selten zu sein scheint (nach LÖSCHKE 0,5% der Sepsisfälle; zit. bei KIENE).

Von größter Bedeutung ist dabei natürlich die Frage, wie oft die Erreger überhaupt ins Blut gelangen.

Von einer Anzahl von Autoren wird berichtet, daß sie G.-K. mehr oder weniger häufig, namentlich in den frühen Stadien, auch bei unkomplizierter Gonorrhöe im Blut haben nachweisen können (JULLIEN, SIBUT, LAUTIER, LOFARO, COPELLI und GENNARI [vgl. PEISER], ÅHMAN, UNGER, THAYER, SISK und WEAR, PROCHASKA, BLUMAUER [vgl. KIENE], s. auch bei ROSCHER in diesem Band). BERTOLOTY gibt an, daß sich im subakuten und chronischen Stadium meist G.-K. im Blute finden. Die neueste Angabe stammt von FEDOSEWICZ und SAWICKI. Sie hatten schon bei frischer Urethritis anterior verhältnismäßig oft positive Resultate, noch häufiger bei Komplikationen (Epididymitis, Prostatitis usw.), mehrmals selbst bei negativen Sekretuntersuchungen; es komme besonders auf die Verwendung größerer Blutmengen an. M. JESSNER hatte an der Breslauer Klinik eine größere Anzahl ganz negativer Ergebnisse (unveröffentlicht). Andere Autoren nehmen den frühen Übertritt der G.-K. ins Blut aus theoretischen Gründen an (z. B. SCHUBERT; nach ETTINGER gehen sie wegen der Antikörper im Blut schnell wieder zugrunde).

Würden sich die häufigen Befunde von G.-K. im Blut weiter bewahrheiten, so würden wir im einzelnen Fall zu fragen haben, warum sich die G.-K. an bestimmten Stellen festsetzen und Metastasen bilden. Für die traumatisch ausgelösten Arthritiden usw. wäre damit die beste Erklärungsmöglichkeit gegeben. KIENE will auf diese Weise auch die Spätmetastasen erklären (Depotbildung s. u.).

Über die Frage der individuellen Disposition und der eventuellen Sensibilisierung habe ich mich schon geäußert, ebenso über die Bedeutung der „Stämme" für die Komplikationen (vgl. S. 81 f. bzw. 85 f.).

Einer besonderen Betonung bedarf bei der Pathogenese der Metastasen auch noch die Bedeutung der *Venen*. Der G.-K.-Befund WERTHEIMS betraf eine kleine Vene in der Blase. Thrombosen und Thrombophlebitiden wurden vielfach als Ausgangspunkte von Allgemeininfektionen angesehen, speziell die im Plexus prostaticus (z. B. MASSINI) und an den unteren Extremitäten, evtl. auch am Penis (vgl. PEISER). Das ist natürlich ganz unabhängig von der Frage, wieweit die Thrombophlebitiden selbst (durch Infektion der Vasa vasorum?) hämatogen zustande kommen (vgl. DITTRICH, l. c.).

Die von den *gonorrhoischen Metastasen befallenen Organe* sind einerseits die allbekannten: Gelenke, Sehnenscheiden, Schleimbeutel, Conjunctiva, Iris, Endo- und Myokard, Haut; andererseits aber alle möglichen anderen, die nur ganz ausnahmsweise ergriffen werden: Meningen, Gehirn (z. B. Encephalitis, LARKIN und JELIFFE) und Rückenmark, periphere Nerven, Venen, Arterien (Aneurysmen [mit oder auch ohne Endokarditis], Periarteriitis nodosa), Cornea (z. B. neuestens KREDBOVÁ) Chorioidea, Tränendrüse, mittleres Ohr, Mamma, Parotis, Tonsillen, Thyreoidea, multiple Lymphdrüsen (GORNES?), Milz, Leber, Lungen, Niere (auch Glomerulonephritis), seröse Häute (Pleura, Peritoneum, Perikard — Polyserositis), Muskeln (unmittelbar oder sekundär-metastatisch von den Gelenken aus, selbst Myositis ossificans), subfasciales und subdiaphragmatisches Gewebe, Knochenmark, Periost, Kehlkopf (Gelenke und Laryngitis — selbst ulceröse), vielleicht auch Mundhöhle (SUTTER, vgl. bei SPRINZ und ROSCHER; jedenfalls kommt auch die Keratodermie in der Mundhöhle vor, vgl. STANISLAWSKI und FREI (s. diesen) usw.

Ich übergehe hier die gelegentlich schon berührte Frage, wieweit gewöhnlich als regionär bedingt angesehene Komplikationen (Epididymitis, Pyelitis) auch (oder wesentlich?) hämatogen entstehen können, wie es von einer ganzen Anzahl von Autoren von der Epididymitis, z. B. neuerdings wieder von KIENE — meines Erachtens ohne zureichenden Grund — angenommen wird.

Was die Kombination aller der erwähnten Lokalisationen angeht, so sind sie bei der ulcerösen Endokarditis in buntester Weise gemischt, ebenso bei allen Fällen, die durch ihre Schwere einen septikopyämischen Eindruck im engeren Sinne des Wortes machen. In den viel häufigeren leichteren Fällen handelt es sich aber um Lokalisationen nur in den Gelenken oder Schleimbeuteln und Sehnenscheiden, oder daneben im Auge, seltener an der Haut: pleomorphe Exantheme oder auch Keratodermie.

Eventuelle *auslösende Ursachen* („Hilfsursachen") lassen sich in vielen Fällen nicht nachweisen, oder sie sind so banaler Natur, daß sie einer besonderen Erwähnung nicht bedürfen. Dazu gehören in erster Linie alle diejenigen Momente, welche den Eintritt der G.-K. ins Blutgefäßsystem begünstigen können; das sind solche, welche die Acuität des primären Prozesses steigern, wie starke Erektionen, zu stark reizende Behandlung, Menstruation, Kohabitation, oder mechanische Einwirkungen, welche die Blutwege eröffnen können, wie Bougieren oder Katheterisieren (in besonders brüsker Weise), Auskratzungen des Uterus (FIÉ, NANNOTTI), Hymenalrisse (auch bei Vulvovaginitis), zu starke Massage der Prostata (ROSENTHAL), Incision von Abscessen (SOWINSKI), Parotitis nach Adnexoperation (WITTWER), Enucleation eines Auges (MØLLER), Abort oder Entbindung („puerperaler Rheumatismus", BAR, NASSE, BÉGOUIN usw.). Wir müssen bei alledem wohl annehmen, daß mit einem Schlag G.-K. (vielleicht in größerer Zahl) in die Zirkulation geworfen werden (vgl. S. 83, 84) [1].

Neben den die primären oder regionären Herde der Schleimhautgonorrhöe schädigenden („reizenden") Momenten kommen für die metastatischen Gonorrhöen auch diejenigen in Frage, welche die Lokalisation der G.-K. an einem oder an mehreren Punkten bewirken können. Ich habe diese Momente schon oben angeführt. Sie können entweder bedingen, daß die (zufällig, gerade zu dieser Zeit?) zirkulierenden G.-K. sich überhaupt festsetzen, oder sie beeinflussen deren Lokalisation in vielleicht ausschlaggebender Weise.

Auf die gelegentlich aufgeworfene Frage, ob die Entstehung von Metastasen mehr auf der Eigenart der Stämme oder auf der des Organismus oder auf evtl. Gelegenheitsursachen beruhe, muß man meines Erachtens antworten, daß diese drei Möglichkeiten in jedem Falle in Erwägung zu ziehen sind, und daß sie sich miteinander in der mannigfachsten Weise kombinieren können; so kann z. B. selbst bei geringer Disposition ein zur Auslösung der Metastasen sehr geeignetes Trauma eine solche bedingen. Wenn es besondere „arthrotrope" Stämme gibt, so braucht die individuelle Disposition zur Arthritis nur gering zu sein, und doch kann eine solche mit oder ohne besondere traumatische Einwirkungen zustandekommen. Bei den zahlreichen rezidivierenden Arthritiden (nach manchen Autoren 30%), Conjunctivitiden usw. spielt gewiß die Disposition (angeboren [familiär] oder erworben) und evtl. die Sensibilisierung (s. S. 83) die wesentlichste Rolle (vgl. z. B. SCHOLTZ).

Die Frage, ob die Arthritiden und andere Metastasen *bei bestimmten Lokalisationen des primären gonorrhoischen Prozesses* besonders häufig oder besonders selten sind, kann auf Grund des vorliegenden Materials in freilich noch keineswegs sicherer Weise etwa folgendermaßen beantwortet werden.

Früher nahm man an, daß bei *Männern* die gonorrhoischen Metastasen, speziell die Arthritiden, häufiger sind als bei Frauen. Das lag wohl schon daran, daß die Gonorrhöe überhaupt mehr Männer betraf als Frauen. Neuerdings gleichen sich die Unterschiede

---

[1] Von BERGERET wird angegeben, daß durch Neosalvarsan-Behandlung gonorrhoische Komplikationen ausgelöst werden können („Biotropisme gonococcique").

mehr aus (z. B. KLOSE fand beide Geschlechter gleich häufig befallen, ARONSTAM Frauen häufiger). Männer sind den provozierenden körperlichen Anstrengungen und Traumen mehr ausgesetzt, ihre Gonorrhöe wird leichter und häufiger diagnostiziert; selbst manche Ärzte denken vielleicht noch immer nicht genug an die Gonorrhöe als Ursache von Arthritiden bei Frauen. Bei diesen ist die Zahl der Unbehandelten viel größer, die Behandlung viel schwieriger und erfolgloser, Menstruation und Aborte spielen eine stark provozierende Rolle. Natürlich könnte nur eine prozentuale Berechnung auf die Zahl der Gonorrhöen überhaupt die Frage entscheiden.

Von vielen Autoren wird betont, daß die anatomischen Verhältnisse der Urethra posterior (Gefäßversorgung) das Eindringen der G.-K. in die Blutgefäße begünstigen (FINGER s. S. 81). Die Annahme aber, daß die Metastasen nur oder wesentlich von der Urethra posterior ausgehen, ist darum so schwer beweisbar, weil ja bei den meisten nicht oder unzureichend behandelten Fällen nach kurzer Zeit eine Urethritis totalis vorhanden ist. Ich habe nichts darüber gefunden, daß bei den einzelnen Fällen von sehr früh auftretenden Arthritiden die Posterior ebenfalls sehr früh ergriffen ist. Es ist also aus dem häufigen zeitlichen Zusammenfallen von Urethritis posterior und Metastasen nicht viel zu schließen. Auch KIENE meint, daß schon aus der Urethra anterior (Risse bei Erektionen) G.-K. früh ins Blut gelangen. Eine sehr große Anzahl von Autoren sieht jedenfalls in der Prostata (die G.-K. stehen in ihr unter Druck — THOMASSON), eine vielleicht noch größere in den Samenblasen den Hauptausgangsherd der Metastasen beim Mann, namentlich auch der spät auftretenden.

Bei den *Frauen* sind Urethra und Cervicalkanal in den frühen Stadien so häufig kombiniert erkrankt, daß man dem einen oder anderen Organ kaum eine vorwiegende Bedeutung bei der Entstehung der Metastasen zuschreiben kann (in 40% der Fälle von LEES war Bartholinitis vorhanden, in 80% Urethra und Cervix erkrankt). Von Abort und Puerperium habe ich schon gesprochen. Einzelne Autoren (z. B. LEES und HORDER) führen speziell die Tuben an. Auch das bei Frauen und kleinen Mädchen so häufig erkrankte Rectum kann den Ausgangsherd bilden (z. B. ANTONELLI, vgl. PEISER). Als auffallend wird (wie mir scheint, mit Recht) die Seltenheit der Arthritiden bei der *Vulvovaginitis* bezeichnet (z. B. LEES unter 150, NABARRO [s. bei LEES] unter 250 Fällen keine Arthritis, dagegen HAMILTON [3 Fälle unter 344]). Häufiger ist sie bei *Ophthalmoblennorrhöe der Neugeborenen* gesehen worden — geringere Widerstandskraft gegen Allgemeininfektion (vgl. zu alledem DITTRICH, dieses Handbuch Bd. 20/2, S. 273, 289 usw. und ROSCHER in diesem Band; es muß dahingestellt bleiben, wie weit wirklich bei größerer erkrankter Fläche [stärkerer Immunitätsgrad?] Metastasen seltener sind als bei kleinerer [Genitalorgane gegenüber Conjunctiva].)

Über die *Zeit des Auftretens der Metastasen,* speziell der Arthritiden sind die Ansichten recht verschieden (s. o.). Ich erwähne nur die neueste Angabe von LEES (auf Grund eines großen Materials), der die ersten 4—6 Wochen als Durchschnitt nennt. Der früheste von ihm beobachtete Termin war 5 Tage. Auch andere Autoren berichten über sehr zeitiges Auftreten (vgl. z. B. KRUSPE); es ist bekannt, daß einzelne Fälle beschrieben sind, in denen die Arthritis vor der Genitalerkrankung erschien (vgl. hierzu DITTRICH, l. c.). Im Gegensatz dazu stehen die sehr spät, ja nach vielen Jahren beginnenden Metastasen.

Ich zitiere beispielsweise: GØTHGEN (27 Jahre), DEICHER und LECHNER (8 Jahre), PISSARY und RENDU (8 Jahre), WIRZ (7 Jahre), FORKNER und HAASE (8 Jahre), LITTLE (Keratodermie 20 Jahre), WILLIAMS (13 Jahre), FAURE-BEAULIEU (8 Jahre), WAGNER (Peritonitis 12 Jahre).

KIENE, der sich mit der Frage des zeitlich verschiedenen Auftretens der Metastasen besonders beschäftigt hat, meint, daß die G.-K. früh ins Blut treten — besonders bei verschiedenen Gelegenheitsursachen, s. o. — und dann entweder bald Metastasen hervorrufen oder in einem Depot liegen bleiben, aus dem sie durch örtliche oder allgemeine Ursachen zu neuer Pathogenität geweckt werden. Die meisten anderen stehen auf dem Standpunkt, daß die späten Metastasen von einer chronischen bzw. latenten Genitalgonorrhöe ihren Ausgang nehmen.

Wenn neue Schübe gonorrhoischer Metastasen auftreten, und noch G.-K. in der primär erkrankten Schleimhaut nachweisbar sind, so ist die Erklärung relativ einfach. Fehlen aber dort auch längere Zeit hindurch G.-K., so muß man — die im eigentlichen Sinne gonorrhoische Natur der Metastase vorausgesetzt — fragen, ob es sich um einen latenten Gonokokkismus am Orte der primären Krankheit, oder ob es sich um G.-K. handelt, welche „an einer anderen schon metastatisch erkrankten Stelle liegen geblieben sind und mit oder ohne nachweisbare Gelegenheitsursache von dort aus von neuem in die Zirkulation gelangen" (also ähnlich wie KIENE für die erstmalig entstehende Metastase).

Zu der Frage, ob es eine *metastatische Gonorrhöe ohne primäre Schleimhauterkrankung*, eine „*metastatische Gonorrhöe d'emblée*" [1] gibt, bzw. in welchem Umfang, habe ich mich früher in dem Sinn geäußert, daß in der einen Gruppe von Fällen die G.-K.-Freiheit speziell der Genitalorgane nicht mit genügender Sicherheit konstatiert war (so bei E. NEISSER, v. LEYDEN u. a.); oder die Diagnose der gonorrhoischen Komplikation war nicht genügend sicher (z. B. MACAIGNE und FINET, GRIFFON, RESNIKOW: Arthritis vor der Schleimhautgonorrhöe, Blutinfektion durch einen Hymenalriß [?]; HAGNER, HALLOPEAU und LEMIERRE: durch Präputialgonorrhöe oder Absceß [?]; FLOURNOY: Arthritis mit Diplokokken ohne Urethritis).

Am auffallendsten erschienen schon damals Fälle von gonorrhoisch-pyämischen Erscheinungen bei Neugeborenen. So fand JOHNSON bei einem 3 Wochen alten gonorrhöefreien Kinde multiple Arthritiden mit G.-K.

KIMBELL sah 8mal bei elenden unter 3 Monaten alten Kindern (7 Knaben) eitrige Arthritiden, periartikuläre, intramuskuläre usw. Eiterungen mit G.-K.; die Schleimhäute waren frei.

Seither hat sich das Material vermehrt, ist aber für Erwachsene noch immer verhältnismäßig spärlich (z. B. BRANDES, LEEDE (von einem Ulcus molle aus?), MAYER, WEISSENBACH, BASCH, FÈGE, MARTINEAU, BRISSET). Wesentlich zahlreicher sind auch neuerdings die Beobachtungen bei Neugeborenen.

Immer ist zu berücksichtigen, daß die G.-K.-Metastase auch von einer übersehenen oder unrichtig gedeuteten Hautinfektion ausgegangen sein kann (vgl. meinen von FRANK SCHULTZ veröffentlichten Fall von Lymphangitis [s. o.], vgl. DITTRICH, dieses Handbuch Bd. 20/2), ferner LÉPINAY [?]) — ganz abgesehen von gonorrhoischen Gängen, latenter Spermatocystitis und Prostatitis. Bei den Neugeborenen kommt neben der Mundhöhle (? vgl. EMMA HOLT) vor allem eine latente (weil sehr milde oder schnell heilende?) Infektion der Nasenschleimhaut, eine Vulvovaginitis, eine Rectalgonorrhöe (vgl. z. B. STRANDBERG, DE BOER), eine Infektion durch die Nabelwunde (s. o., vgl. z. B. JOHNSON, KNAUER) oder sonst durch die Haut (beim ersten Bad?) in Frage (z. B. KOSTITCH-YOKSITCH, DEUBER). Mehrfach hat man auch an die Möglichkeit einer placentaren Infektion von der Mutter aus gedacht (z. B. RASPI, ROYSTON, M. FISCHER), wogegen sich speziell WAHLBERG wendet, der latente Schleimhautinfektionen annimmt (vgl. bei PRITZI, NEUBURGER, LEIDENIUS, FISCHER, ROSER; s. ROSCHER). Zu erinnern ist hier auch noch an die früher schon erwähnten Fälle, in denen eine Arthritis *vor* der Urethritis auftrat (z. B. PETCU und SCHMITZER).

Zu der Frage, wieweit *der Verlauf der metastatischen Lokalisationen der Gonorrhöe von dem der primären abhängig ist*, ist mehrfach betont worden, daß durch Besserung, bzw. Heilung der letzteren auch die ersteren schneller zurückgehen (z. B. PICHEVIN, MACKENZIE-FORBES, HALLÉ, MINGOPOULO, CLERC-DANDOY, SCHÄFFER, WITHERSPORN: Heilung einer seit 2 Jahren bestehenden Arthritis nach Eröffnung und Drainage einer Spermatocystitis, ebenso FULLER und in neuerer Zeit viele andere — besonders für die Samenblasen), so daß die Meinung ausgesprochen worden ist, daß durch Wegfall des immer erneuten Transports von G.-K. in die Metastasenherde die Heilung der letzteren zustande komme, während andere in solchen Erfahrungen eine Stütze der toxischen Genese der Arthritiden usw. sahen. —

Auf die Frage, wieweit wir von *gonotoxischen Prozessen* sprechen können, muß ich jetzt noch kurz eingehen.

---

[1] Davon ist die oben (S. 96) erwähnte „Gonococcie génitale d'emblée" zu unterscheiden, bei welcher es sich um eine genitale Gonorrhöe ohne manifest gewordene Urethritis handelt.

Die gonorrhoischen Erkrankungen sind in letzter Linie natürlich fast immer toxisch, d. h. durch die Giftstoffe der G.-K. bedingt. Eine mechanische Wirkung können wir nur dann voraussetzen, wenn es sich um wirkliche Embolien handelt, oder bei gonorrhoischen Thrombosen, bei denen ja aber die der Thrombose vorangehende (toxische oder auch durch Embolie der Vasa vasorum bedingte) Gefäßwandschädigung das ätiologisch wichtigste Moment ist.

Blande Infarkte können speziell bei gonorrhoischer Endokarditis zustande kommen (E. NEISSER, HARRIS und DABNEY), wenn avirulentes Material in die Zirkulation gelangt, oder wenn der virulente Anteil von Embolis schnell zugrunde geht (vgl. SCHOLTZ bei DITTRICH, l. c. S. 303).

Mechanisch bedingt können auch Phimosen und Paraphimosen, Hodengangrän usw. sein, d. h. Zustände, bei denen Druck durch entzündliche Infiltrate, Stauung usw. eine Rolle spielen.

Wir müssen auch jetzt noch im Prinzip neben den infektiösen von *toxischen* Prozessen sprechen und unter den ersteren diejenigen verstehen, bei welchen die G.-K. in loco morbi vorhanden sind, unter den letzteren diejenigen, bei denen wir eine unmittelbare Wirkung der G.-K. ausschließen oder für sehr unwahrscheinlich halten können.

Bei den lokalisierten gonorrhoischen Erkrankungen können Gonotoxine durch Diffusion in die Nachbarschaft gelangen und Entzündungen oder Ödeme hervorrufen. Wieweit sie auch durch Transport in den Lymphgefäßen bis in die Lymphdrüsen kommen, ist schwer zu erweisen (s. o.).

Die wichtigsten und häufigsten Symptome, welche wir bei den gonorrhoischen Erkrankungen kennen, sind unzweifelhaft alle an die örtliche Anwesenheit der G.-K. gebunden. Zu der Zeit, als man annahm, daß diese Mikroben nur auf der Oberfläche, bzw. in der Schleimhaut vegetierende Parasiten sind, mußte man natürlich die Vorstellung haben, daß alle anderen nicht so lokalisierten und doch mit der Gonorrhöe kausal zusammenhängenden Prozesse entweder auf Sekundärinfektion mit anderen Mikroorganismen oder auf toxischer oder auf „reflektorischer" Wirkung beruhen. Seitdem aber die G.-K. in den verschiedensten Organen nachgewiesen worden sind, sind diese Vorstellungen für das bei weitem überwiegende Gros der Erscheinungen überflüssig oder geradezu unhaltbar geworden.

Für die *„reflektorische" Entstehung* hat man als Beweismaterial besonders Erytheme aufgeführt (G. LEWIN), die auf Grund von Genitalreizungen entstehen; aber irgendwelche Beweise sind in dieser Richtung ebensowenig erbracht wie für die Entstehung von Arthritiden usw. durch Toxinwirkung auf die nervösen Zentralorgane (JACQUET).

Das Gebiet der sekundären Infektion hat sich mehr und mehr eingeengt (s. S. 119f.).

So sind für die Erklärung steriler Erkrankungsherde im Laufe der Gonorrhöe zwei Möglichkeiten gegeben: Entweder die G.-K. sind in solchen Krankheitsherden doch, wenigstens zeitweise, vorhanden, sind aber der Untersuchung entgangen; oder sie haben wirklich in solchen Herden niemals existiert, und es muß sich dann um toxische Wirkungen handeln.

(Eine dritte Möglichkeit, daß andere Mikroorganismen an solchen Stellen vorhanden gewesen und zugrunde gegangen sind, können wir wohl vernachlässigen, da das bei der Seltenheit der sekundären Allgemeininfektionen überhaupt und bei der größeren Stabilität der sekundär infizierenden Bakterien jedenfalls nur wenig in Frage kommt und wir davon gar nichts wissen.)

Für eine große Anzahl der steril gefundenen Herde trifft unzweifelhaft die Annahme zu, daß doch G.-K. ihre unmittelbare Ursache sind.

Das nach dieser Richtung beste Beispiel sind die Arthritiden. Auch in ihnen hat man die G.-K. oft vermißt, und zwar sowohl mikroskopisch als auch kulturell und selbst bei Inokulation auf die menschliche Harnröhre. Zur Erklärung

dieser negativen Befunde konnte man annehmen, daß die G.-K. überhaupt
nicht in die *Gelenkhöhle* gelangen, sondern nur in der Synovialmembran vegetieren (JADASSOHN, RESPIGHI, BURNS u. a. [1]), oder daß sie zwar in die Gelenkhöhle gelangen, in dieser aber schnell zugrunde gehen (FINGER; wie sie speziell
auch bei flüchtigen Arthritiden vermißt worden sind, JADASSOHN), oder aber
daß die Punktion zu früh erfolgt ist, daß die G.-K. also erst später sich dem
Gelenkinhalt beimischen. Von diesen drei im Prinzip möglichen Annahmen
ist jedenfalls die zweite diejenige, für welche die meisten Unterlagen vorhanden sind (RESPIGHI, COLOMBINI u. a.). Speziell hat BAUR die G.-K. nie
nach dem 6. Tage gefunden.

Es wäre diese Tatsache also ein erneuter Beweis dafür, daß die G.-K. in
abgeschlossenen Höhlen schnell absterben.

Dafür, daß die G.-K. auch erst später in die Gelenkhöhle gelangen können,
schien zu sprechen, daß sie in schon eitrigen Exsudaten häufiger gefunden
wurden als in noch serösen (JADASSOHN), und daß sie gelegentlich bei einer
ersten Punktion noch nicht, bei einer späteren aber wohl nachweisbar waren
(STERN, RESPIGHI und BURNS, STINSON, HORWITZ).

Sind auch bei frühen und wiederholten Untersuchungen einmal keine G.-K.
in einem gonorrhoisch erkrankten Gelenk vorhanden, so wird man nach allen
diesen Feststellungen doch mit großer Wahrscheinlichkeit voraussetzen können,
daß sie es einmal waren, und wird nicht auf toxische Entstehung der Arthritis
zu rekurrieren brauchen.

Die Annahme, daß leichtere Arthritiden (s. o.) toxisch, schwerere infektiös
sind (CROSBIC), ist wohl nicht begründet — bei den ersteren gehen die G.-K.
eben augenscheinlich leichter auch im Gewebe zugrunde (vgl. KOCH und COHN).
Manche flüchtigen Gelenk- und Muskelschmerzen, wie sie WASSERMANN selbst
nach der Einspritzung von Gonotoxin gehabt hat, können auch durch Fieber
bedingt sein. HORDER und WILLCOX (Diskussion) halten an der Bedeutung
der Toxine für die Arthritiden fest.

Während schnell ablaufende gonorrhoische Arthritiden und solche, in denen
man evtl. noch längere Zeit G.-K. findet, vollständig erklärt sind, wird man
sich doch speziell fragen müssen, wie es denn kommt, daß manche Fälle einen
so außerordentlich protrahierten Verlauf nehmen. Hier müssen wir einmal
auf die schrumpfenden Prozesse hinweisen, welche nach gonorrhoischen Entzündungen oft zurückbleiben, dann auf die Möglichkeit, daß G.-K. an einzelnen
schwer auffindbaren Stellen sich halten, endlich aber auch auf die bekannte
langdauernde Nachwirkung der Endotoxine.

Auf der gleichen Stufe wie die Arthritiden stehen augenscheinlich Tendovaginitiden, Schleimbeutelentzündungen und subcutane Knoten, bzw. Abscesse.
(Über die Frage der Gonotoxine bei Myositiden vgl. speziell bei DITTRICH,
dieses Handbuch Bd. 20/2.)

Eine gewisse Rolle spielt noch immer die Frage der *gonotoxischen Entstehung*
bei den gonorrhoischen *Exanthemen*. Ich verweise hier auf die Abhandlung
LANGERS (dieses Handbuch Bd. 20/2) und betone nur ganz kurz folgendes:
Urticarielle Exantheme gelten ja fast allgemein als toxisch. Aber E. FRÄNKEL
hat auch bei ihnen gelegentlich einen infektiösen Ursprung angenommen. Recht
unwahrscheinlich erscheint ein solcher bei den flüchtigen Ödemen im Sinne
QUINCKES, wie sie GALLAVARDIN und DELACHANAL beschreiben, und bei der
von ihnen zitierten rezidivierenden Urticaria (ORLIPSKI). Bei allen anderen
Hautformen bei Gonorrhöe liegt jedenfalls die infektiöse Entstehung sehr viel
näher, und die Zahl der positiven G.-K.-Befunde hat sich allmählich vermehrt.

---

[1] LOEWENHARDT hat betont, daß man, um die G.-K. nachzuweisen, oft die Granulationen verarbeiten müsse, was sich in einem Falle von VAQUEZ und LAMBRY bestätigte.

Das gilt auch für die von LANGER besonders eingehend besprochenen Keratodermien (Dermatitis rupioides arthropathica — ROSTENBERG und SILVER, vgl. S. 82), bei denen immer wieder einmal die Vorstellung eines rein toxischen Ursprungs auftaucht (z. B. CEDERBERG). Es ist wohl das Wahrscheinlichste, daß die Hautveränderungen auch bei dieser Form immer durch G.-K. in der Haut bedingt sind — dabei muß, wie erwähnt, die eigenartige Disposition der Haut eine besonders große Rolle spielen. Daß man auch durch unspezifische Reizungen solche Efflorescenzen provozieren kann (vgl. bei LANGER; OHASHI ist das neuerdings durch Carbolsäure gelungen), spricht nicht gegen die infektiöse Natur des Exanthems; wir kennen ja jetzt die lokalisierende Wirkung banaler Reizungen bei Infektionskrankheiten mit Erregern im Blut (vgl. Trichophytien!).

Ganz ebenso wie an der Haut sind die „endogenen" Erkrankungen, die bei der Gonorrhöe am *Auge* auftreten, mit immer größerer Bestimmtheit als metastatisch-infektiös bezeichnet worden, obgleich doch gerade bei ihnen, vor allem bei der endogenen „arthritischen" Conjunctivitis, das Feh'en der G.-K. (mit wenigen Ausnahmen) für eine toxische Entstehung zu sprechen schien (auch an G.-K.-„Partikel" ist gedacht worden — HEERFORDT). Diese ganze Frage ist von FEHR (dieses Handbuch Bd. 20/2) so eingehend dargestellt worden, daß ich nur darauf zu verweisen brauche. Bei dem leichten Verlauf der meisten Fälle von endogener Conjunctivitis ist es natürlich anzunehmen, daß die G.-K. schon im Bindegewebe schnell zugrunde gehen. Diese Auffassung habe ich 1910 vertreten und damals auch mitgeteilt, daß ich einmal in einem excidierten Stückchen G.-K. nicht habe nachweisen können. Auch das ist aber seither gelungen (vgl. AUST). Zu dem gleichen Resultat wie bei der Conjunctivitis kommt FEHR bei der Iritis (vgl. über deren Pathogenese ferner KRÜCKMANN). Aber auch bei den Augenerkrankungen taucht immer wieder die Idee der Toxinwirkung auf (vgl. DE PETRI bei Dakryoadenitis).

Die gleiche Frage ist bei den gonorrhoischen Erkrankungen des *Nervensystems* erörtert worden. Von den rein funktionellen Erscheinungen ist dabei natürlich abzusehen (JAUSION führt die „gonorrhoische Neurasthenie" auf Meningismus zurück). Daß ein sehr großer Teil der organischen Nervenleiden wirklich durch die G.-K. im Nervensystem selbst bedingt ist, das ist a priori sehr wahrscheinlich.

Auf der einen Seite mehren sich die positiven G.-K.-Befunde im Liquor (z. B. ÉMILE-WEIL, DUCHOU und BERTRAND, CAROTENUTO, GRENET, LAURENT, DE PFEFFEL und LEVENT). Auf der anderen Seite sind die Analogien und Kombinationen mit den anderen metastatischen Leiden zu deutlich und zu häufig. Wenn DITTRICH, der diese ganze Frage ausführlich bespricht, betont (l. c. S. 323), daß „das Endotoxin der Leibessubstanz der an Ort und Stelle zugrunde gegangenen G.-K. entstammt", so stellt er sich damit tatsächlich auch auf den Standpunkt der lokal infektiösen Natur dieser Nervenerscheinungen. Es stimmt das ganz mit der Auffassung von KRÜCKMANN überein, daß die G.-K. „nur den Ort ihrer Lagerungsstätte schädigen", daß sie „nur in geringem Grad diffundieren" (vgl. FEHR, dieses Handbuch Bd. 20/2, S. 113). Im übrigen darf ich auf DITTRICHs Beitrag verweisen und möchte nur noch hervorheben, daß man im Prinzip von den metastatischen Nervenerscheinungen die absondern muß, welche in unmittelbarem Zusammenhang mit den primären Prozessen stehen, und daß man „zu den sekundär metastatischen" diejenigen rechnen muß, welche sich an Metastasen, z. B. in den Gelenken, lokal anschließen (vgl. hierzu PEISER).

Weder das Vorwiegen degenerativer Prozesse bei den Myelitiden (KALINDERO), noch das Verschwinden spinalmeningitischer Erscheinungen bei Heilung der Gonorrhöe (ENGEL-REIMERS), noch auch die experimentellen Ergebnisse mit Gonotoxin (vgl. MOLTSCHANOFF, S. 41) können an der Auffassung der Nervenerkrankungen als im wesentlichen infektiös etwas ändern. Doch soll nicht geleugnet werden, daß z. B. die Analogien der gonorrhoischen mit den toxischen Polyneuritiden (vgl. z. B. KUNOS) und mit toxisch bedingten degenerativen Prozessen am Rückenmark an die Möglichkeit reiner Gonotoxikosen gerade hier immer wieder denken lassen. Die Reflextheorie (von den Genitalorganen aus [STANLEY], von den Gelenken aus [CHARCOT]) findet auch für das Nervensystem wohl kaum noch Anhänger. Ich verweise hier nur mit einem Wort auf die theoretischen Auseinandersetzungen G. S. EPSTEINS, welcher eine ganze Theorie der Pathogenese der gonorrhoischen Erscheinungen verschiedenster Art auf das Aufsteigen der Gonotoxine in den Nervenbahnen, auf Sensibilisierung vom Zentrum aus usw. begründet. Die Anschauung, daß *trophische* Erscheinungen auf toxische Beeinflussung der trophischen Nerven zurückzuführen sind, wie man das für die Atrophie der Muskeln und vor allem der Knochen (die sich bei gonorrhoischer Arthritis bekanntlich oft auffallend schnell einstellt), für stärkeres Wachstum der Haare oder Alopecien oder Nagelquerfurchen (JORDAN) (auch für Nagelveränderungen bei der Keratodermie — CEDERBERG) angenommen hat, ist nicht genügend gestützt.

Das Auftreten von *Herpes* und *Zoster* besonders bei Arthritis gonorrhoica (JOURDANET) weist ebenfalls keineswegs auf einen besonderen Zusammenhang mit den Nerven hin; wir werden hier vielmehr an eine Auslösung durch Aktivierung von latentem Virus (wie auch sonst bei diesen Krankheiten) denken müssen (,,Biotropisme" MILIANS).

Zu den toxischen Symptomen rechnet man das *Fieber*. Es findet sich nach der älteren Literatur verhältnismäßig selten und unbedeutend im Beginn von Schleimhautgonorrhöen (so nach RÓNA, ROUANET, NOGUÈS u. a. im Gegensatz zu TREKAKI: in 60% der Fälle frischer Gonorrhöe Fieber, vgl. ROCH, SELENEW, LAURENT); sehr selten ist hohes Fieber bei unkomplizierter Gonorrhöe zu beobachten (BLINDREICH 42,2⁰, GUIARD 4 Tage lang 39⁰).

Viel häufiger dagegen sind Temperaturerhöhungen bei Komplikationen der Gonorrhöe, und zwar sowohl bei lokalen, als auch bei metastatischen. Schon bei akuter Urethritis posterior (dem akuten ,,Blasenhalskatarrh") tritt öfter schnell vorübergehendes Fieber auf. Viel häufiger ist es bei Epididymitiden, Spermatocystitiden, Prostatitiden, Salpingitiden, Oophoritiden, Perimetritiden, bei Lymphangitiden, Lymphadenitiden, periurethralen Abscessen, Bartholinitiden, d. h. bei allen solchen Prozessen, bei denen der gonorrhoische Prozeß mit einer gewissen Gewebsspannung einhergeht. Ebenso verlaufen mit mehr oder weniger hohem Fieber die metastatischen Komplikationen der Gonorrhöe. Die Kurven können bei Gonorrhöe augenscheinlich recht verschieden sein, wie das bei den Differenzen der erwähnten Prozesse und der Individuen selbstverständlich ist. Bald ist eine Kongruenz, bald eine auffallende Diskongruenz zwischen den lokalen Erscheinungen und der Höhe der Temperatur vorhanden.

Die Erklärung, die LESSER für den intermittierenden Fiebertypus bei Gonorrhöe gegeben hat, habe ich oben (S. 85) schon erwähnt. Analoges hat ARNING bei Adnexgonorrhöe beobachtet. Immer wieder auftretende Exacerbationen können immer wieder mit Fieber einsetzen. Speziell ist augenscheinlich gonorrhoisches Fieber häufig im (Spät-) Puerperium vorhanden, das auf die plötzliche starke Wucherung der G.-K. in den Lochien (MENGE) und auf die günstigen Resorptionsbedingungen bezogen werden kann, ohne daß man schon deswegen eine Ascension der G.-K. annehmen muß (KRÖNIG).

Weitere Erscheinungen, welche als gonotoxisch gedeutet wurden, sind (neben septischen Zuständen, die allerdings nicht wohl nur deshalb als toxisch bezeichnet werden können, weil der G.-K.-Nachweis im Blut nicht gelingt [vgl. den Fall von CHRYPOV und ETINGOF: Toxämie und hämorrhagische Pachymeningitis]) *anämische und kachektische Zustände*; solche hat man, wie erwähnt, auch bei mit Gonotoxin vergifteten Tieren beschrieben. Da aber bei den Menschen, bei denen solche schwere Zustände vorkommen, wohl fast immer anderweitige Komplikationen der Gonorrhöe vorhanden sind (Arthrititiden usw.), wird es schwer sein, zu entscheiden, wie viel von dem Daniederliegen der Kräfte, der blassen Farbe usw. auf die Gonotoxine (welche aus multiplen Metastasen in größerer Menge resorbiert werden, TOUTON), wie viel unmittelbar auf solche Komplikationen zu beziehen ist.

Toxisch sind dann wohl auch manche *Albuminurien* und selbst *Nephritiden* bzw. Nephrosen (wobei natürlich die Entstehung von den Ureteren aus ausgeschlossen werden muß); speziell kommen Albuminurien bei Komplikationen (Epididymitis usw.) und vielleicht auch auf Grund von Harndrang vor (Sphincterenkrampf mit Rückstauung des Urins [ULTZMANN, FINGER] oder gesteigerte Toxinresorption durch Krampf der Urethralmuskulatur?). Man kann auch an die Möglichkeit denken, daß „G.-K. in die Zirkulation gelangen und bei ihrer Zerstörung oder bei ihrer Ausscheidung durch die Niere deren Parenchym schädigen". Sehr selten scheinen G.-K. im Urin auf Grund von Gonokokkämie gefunden worden zu sein (BRECHT bei Panophthalmia gonorrhoica eines Kindes). Auch die Nephritis bei Endokarditis soll toxisch bedingt sein, da G.-K. dabei noch nicht gefunden seien (vgl. DITTRICH, S. 303). Natürlich kann selbst bei leichten Komplikationen eine febrile Albuminurie vorhanden sein.

Mehrfach sind auch Schädigungen der *Leber* beschrieben worden, zum Teil bei schweren septico-pyämischen Zuständen, welche (auch abgesehen von Abscessen) massenhaft G.-K. enthielten (vgl. WEITZ bei G.-K.-Sepsis die Leber der bei Phosphorvergiftung ganz ähnlich), zum Teil aber als rein toxische Prozesse gedeutet worden sind. Neben Ikterus (bei Epididymitis, RAYNAUD und BOUTIN) handelt es sich auch um schwerere Fälle: von 6 Fällen aus der Literatur 4 gestorben (vgl. WIDAL und MAY); KERL: Ikterus bei Exanthem (vgl. PEISER); CHWALLA: Akute Leberatrophie bei Epididymitis, s. auch ROSCHER in diesem Band.

Erwähnt seien ferner: *Periarteriitis nodosa,* von HELPERN auf Gonotoxin zurückgeführt, *funktionelle Herzerscheinungen,* Arhythmie usw. von MONDSCHEIN als toxisch bezeichnet. *Amyloid* (GIBSON; vgl. hierzu die einzelnen experimentellen Ergebnisse von BUSCHKE und LANGER).

Paragonorrhoische Erkrankungen (Misch- und sekundäre Infektionen).

Zu den paragonorrhoischen Krankheitserscheinungen, d. h. denjenigen Symptomen, welche bei Vorhandensein der G.-K. im Organismus doch nicht in *unmittelbarem* Zusammenhang mit diesen oder ihren Toxinen stehen, sondern erst durch irgend ein Accidens bedingt werden, gehören in erster Linie unzweifelhaft die Kombinationen mit anderen infektiösen Prozessen, die sog. *Mischinfektionen.* Ich wende mich also zunächst der Darstellung der Beziehungen des gonorrhoischen Prozesse zu den verschiedensten Mikroben zu, wie sie sich auf Grund sehr zahlreicher Erfahrungen ergeben.

Die *Bakterien, welche sich in der normalen Harnröhre des Mannes wie im Urogenitalapparat der Frau* vorfinden, sind Gegenstand eines eifrigen Studiums gewesen. Für unser Thema haben sie nur insofern eine Bedeutung, als sie entweder mit den G.-K. eine gewisse Ähnlichkeit haben können, so daß sie differentialdiagnostisch in Frage kommen; oder als sie evtl. pathogene Fähigkeiten annehmen und dann pseudogonorrhoische Zustände bedingen oder, bei gonorrhoischen Prozessen, mit solchen pathogenen Eigenschaften versehen, zu komplikatorischen oder auch zu postgonorrhoischen Erkrankungen Anlaß geben können.

Es hätte kaum einen Wert, hier all das, was über die Bakterienflora der normalen Organe bekannt geworden ist, zusammenzustellen; wer sich darüber orientieren will, sei auf die bakteriologischen Werke und auf die Spezialarbeiten (von BUMM, LUSTGARTEN und MANNABERG, LEGRAIN, PETIT und WASSERMANN, SCHENK und AUSTERLITZ, SAVOR, FRANZ, v. GAWRONSKY, ASAKURA, v. WAHL, KRAUS, KÖNIGSTEIN, BURKE, SECHI, GJORGJEVIC usw. verwiesen. (Speziell für die männliche Harnröhre vgl. FRÜHWALD, dieses Handbuch Bd. 21, S. 488, für die weiblichen Genitalien MENGE und KRÖNIG, s. FRANZ, dieses Handbuch, für die Mundhöhle s. SPRINZ, ebenda).

Nach Gibson und Wiley beherbergt nur die Fossa navicularis mit ihrem Plattenepithel die verschiedensten Bakterien, während die übrige mit Zylinderepithel bekleidete
Harnröhre steril ist, ebenso der Urethra posterior (Sechi).

Bei den gonorrhoischen Katarrhen der nach außen frei mündenden Schleimhäute
(Urethra, Uterus, Conjunctiva usw.) lassen sich im akuten Stadium mikroskopisch neben
den G.-K. andere Bakterien nicht oder nur in minimalen Mengen nachweisen (sorgfältige Entnahme vorausgesetzt [Menge, Felke u. a.]).

Anders aber ist es bei der Kultur. Auch bei ihr kommt es allerdings sehr auf die Art
der Entnahme an. Foulerton fand unter 56 Fällen mehr oder weniger akuter Gonorrhöe
die G.-K. nur zweimal in Reinkultur (speziell ganz im Beginn). Stanziale betont, daß
im Anfang der Gonorrhöe die Bakterienflora der Harnröhre unverändert ist, Poney kultivierte bei akuten Gonorrhöen nur zwei Arten von Kokken neben den G.-K. Ich erwähne
ferner Szidovenko, der bei der akuten Gonorrhöe häufig eine der Urethra sonst fremde
Flora fand (s. u. bei chronischer Gonorrhöe). Owtschinnikov und Ssemenjako erhielten bei
akuter Gonorrhöe nur selten Reinkulturen, nie bei Patienten, die früher schon eine Gonorrhöe
gehabt hatten. (Die Veränderung des p_{II} scheint auf die Begleitbakterien hemmend zu
wirken.) Bertoloty aber sah im Anfang die G.-K. meist rein, Saelhof vom 6. Tag an
Staphylococcus albus (sehr pleomorph), Saks und Porudominskij: in der Mehrzahl der
Fälle die anderen Bakterien unterdrückt.

Die Bakterien, welche beim Mann neben den G.-K. gefunden werden, sind entweder
die normalerweise in der Urethra vegetierenden, besonders Staphylo- und Streptokokken,
Friedländer, Sarcine, Diplobacillen (Kutscher), grampositive Diplokokken, Coli,
Diphtheroide usw. Levinthal hebt besonders die drei letzterwähnten hervor; Szidovenko
sah auffallend häufig auch gramnegative Diplokokken (s. S. 130, 131), ferner grampositive
und -negative große Stäbchen, Bacillus fusiformis, Sarcine alba, Bertoloty 70% Staphylococcus albus. Am längsten ist, soweit ich sehe, die Liste von Mikroben, welche Jausion
bei der Urethritis des Mannes vom 20.—30. Tag gefunden hat: Synokokken (Bezeichnung
Nicolles für den G.-K. verwandte, aber nicht mit ihnen identische Kokken [nach Lorentz;
vgl. auch Ramsine]), Pneumo-, Staphylokokken, Tetragenus, Sarcinen, Pseudo-Diphtherie-
bacillen, Coli- und Pneumobacillen, Mycobakterien, Hefen (nach Jausion meist erst nach
lokaler Behandlung).

Unter 39 Fällen von Conjunctivalgonorrhöe sah Groenouw nur 8mal die G.-K. rein,
31mal daneben andere Bakterien, während Elschnig umgekehrt betont, daß bei den
schweren Blennorrhöefällen die G.-K. fast immer in Reinkultur vorhanden sind, und Krückmann, daß die G.-K. die Bindehauterkrankung „monopolisieren" („uniseptisch").

Die Behauptung (Thalmann), daß die gonorrhoischen Exsudate akuter Prozesse geradezu
bactericid wirken können, ist, soweit ich sehe, nicht erwiesen, doch ist öfter das Fehlen
der Cervicalbakterien bei Cervixgonorrhöe betont worden (Doederlein). Nach Menge
dringen Scheidenbakterien in das gonokokkenhaltige Cervicalsekret nicht ein, weil die
Scheidenoberfläche der Portio mit Uterinsekret bedeckt ist.

Es ist unzweifelhaft auffallend, daß z. B. der Eiter der im eigentlichen Sinne gonor-
rhoischen Vaginitis von den so zahlreichen normalen Vaginalbakterien so wenig enthält
(Welander), und daß selbst Präparate von gonorrhoischem Mastdarmkatarrh im frischesten
Stadium, wenn die Wand bei ihrer Entnahme abgeschabt wird, relativ frei von anderen
Bakterien sein können.

Doederlein (und mit ihm Witte) nimmt an, daß die Schädigung der Scheidenbacillen
auch durch die nur im Cervicalkanal wuchernden G.-K. der Mischinfektion geradezu Vorschub leistet, da diese Scheidenbacillen sonst die Ansiedlung anderer Mikroben verhindern.

Daß der Befund von anderen Bakterien (Staphylokokken) bei der akuten Gonorrhöe
prognostisch eine Bedeutung habe, speziell in bezug auf Komplikationen, ist wohl ganz
unerwiesen (Gallak, Audry).

Die Bakterien, welche neben den G.-K. vegetieren, sind entweder die normalerweise in der Urethra usw. vorhandenen, oder es können auch solche sein, welche
in den mit der Außenwelt in Kontakt stehenden Eiter von außen eingeimpft
werden und dann in die Lumina der erkrankten Organe einwachsen.

Über die Bedeutung der sich mit den G.-K. vergesellschaftenden Bakterien
für den akuten lokalen Prozeß sind die Meinungen augenscheinlich noch sehr
geteilt. Im allgemeinen besteht der Eindruck, daß sie die akute Genitalgonorrhöe
nicht beeinflussen. Sie können aber durch die erkrankte Schleimhaut einwachsen und lokale und allgemeine Komplikationen hervorrufen — tatsächlich
ist das wohl relativ selten; denn in dem akuten Stadium überwuchern ja die
G.-K. die anderen Bakterien.

Bei den *chronischen gonorrhoischen Zuständen* sind jedenfalls sehr viel häufiger neben den G.-K. andere Bakterien schon mikroskopisch vorhanden. Auch hier nur einige Beispiele:

SSIDORENKO findet bei ihnen ebenfalls die gewöhnliche Flora; GRADWOHL erwähnt noch Friedländerbacillen, Sarcine, Micrococcus catarrhalis (vgl. auch EPLER, CHRYSANOVSKY). In dem Material von JABLONSKI und JUDENIČ waren Kokken 5mal häufiger als Stäbchen, besonders Staphylococcus albus, dann grampositive Diplokokken und Stäbchen, Streptokokken, Coli- und Streptobacillen, im ganzen 14 verschiedene Arten. KUTSCHER fand sehr häufig in der männlichen und weiblichen Harnröhre Diplobacillen. Nach GIBSON und WILEY kommen Infektionen mit anderen Bakterien auf dem metaplasierten Epithel bei (und nach) Gonorrhöe häufig vor.

Bei den chronischen Prozessen ist es zweifelhafter, wie weit sie auf die Schleimhauterkrankung einen Einfluß haben. Wohl finden sich mehrfach Äußerungen etwa wie die von LEVINTHAL, daß nach Aussetzen der Behandlung in der durch den Prozeß geschädigten und durch die Medikamente keimfrei gehaltenen Schleimhaut saprophytische Keime wachsen und die Entzündung unter Umständen anfachen und unterhalten können, oder die von BERTOLOTY, daß die G.-K. die Wegbereiter für Saprophyten sind, die pathogen werden, wenn das Terrain geschädigt wird, oder die von JABLONSKI und JUDENIČ, daß der Staphylococcus albus häufig Katarrhe (allerdings besonders postgonorrhoische) unterhält; oder die von VALERIO, daß die Gruppe der sekundär infizierten Gonorrhoiker viel größer sei als die der rein mit G.-K. infizierten, und daß das therapeutisch wichtig sei. Aber Beweise sind für all das, soweit ich sehe, nicht erbracht. Die G.-K. sind auch als Schrittmacher für die Streptokokken beim Puerperalfieber angesehen worden (vgl. z. B. ZWEIFEL).

Andererseits gibt es Beobachtungen, welche zu zeigen scheinen, daß fremde Bakterien für die G.-K. auch in nach außen offenen Röhren eine deletäre Bedeutung haben können, so Streptokokken bei Vulvovaginitis bzw. Cervicalgonorrhöe (SCHMIDT, KRÖNIG usw.). Es kann das gewiß nicht wundernehmen, wenn es sich um hochvirulente Bakterien handelt. Doch können auch weniger virulente einen solchen Einfluß ausüben.

So betont MÖLLER, daß bei Harnröhren- und Baseninfektionen durch einen grampositiven Diplococcus die G.-K. schnell abnehmen. In einem einzelnen Falle von LIPSCHÜTZ schien ein Antagonismus zwischen DUCREYschen Bacillen und G.-K. vorhanden zu sein, indem die letzteren so lange nicht nachweisbar waren, wie das Ulcus molle (in der weiblichen Harnröhre) bestand.

Nach HÉLOUIN können die G.-K. durch sekundäre Keime überwuchert werden, sie verschwinden an der Oberfläche, können sich aber in der Tiefe halten (Latenz) und wieder ausbreiten oder auch definitiv zerstört werden (vgl. ähnlich JAUSION). — ROUCAYROL sieht in dem Wachstum von Staphylokokken eine Abwehrmaßnahme des Organismus und hält dann die Anwesenheit von G.-K. für unwahrscheinlich.

Im ganzen ergibt sich aus der Literatur wie aus eigener Erfahrung, daß unsere positiven Kenntnisse über die Bedeutung der Begleitbakterien für die chronische Schleimhautgonorrhöe recht gering sind (vgl. auch bei postgonorrhoischer Urethritis). JANET meint (zit. nach ASCH), daß auch solche Mikroben vom Mann auf die Frau übertragen werden und diese schwer infizieren können.

Sehr hoch hat man früher die Bedeutung der „Mischinfektion" für die verschiedenen *Komplikationen* der Gonorrhöe gewertet; man hat sie unzweifelhaft überschätzt; zu leugnen ist sie aber auch jetzt nicht.

Ich habe 1910 die Möglichkeiten, welche hier vorliegen, in folgender sehr einfacher, aber für die praktischen Bedürfnisse wohl genügenden Weise zusammengefaßt:

1. Die G.-K. dringen zuerst an der Stelle der (zukünftigen!) Komplikation ein, wirken dort pathogen und auf demselben oder auf einem anderen Wege folgen dann die „sekundären Mikroorganismen", für welche die G.-K. das

Terrain günstig gestaltet haben (Guiard, Noguès, Gurd u. v. a.). Diese können mit den G.-K. in Symbiose existieren; meist aber, speziell in abgeschlossenen Höhlen, ist diese Symbiose nur eine „temporäre", wahrscheinlich meist recht kurz dauernde (Wertheim); die weniger widerstandsfähige Bakterienart geht dann zugrunde; meist sind es die G.-K., welche unterliegen. Die sekundären Mikroorganismen können evtl. auch erst dann in die erstinfizierten Organe eindringen, wenn die G.-K. in ihnen schon abgestorben sind.

Oder 2. Die G.-K. und die anderen Bakterien dringen gleichzeitig von dem erst erkrankten Organ in ein anderes ein; auch dabei ist die Symbiose meist nur temporär.

Oder 3. Die G.-K. öffnen den sekundären Mikroben bloß die Bahn; diese dringen aber allein vor („deuteropathische Infektion" nach Krönig, welche dieser Autor jedoch für sehr selten hält).

Diese Einteilung trifft sowohl für lokale wie für Fernkomplikationen zu.

Die (relative!) Bedeutung der fremden Mikroben bei den Komplikationen der Gonorrhöe hängt wohl im Prinzip mit der schon mehrfach betonten und auch von Menge hervorgehobenen Neigung der G.-K. zusammen, sowie sie von der Außenwelt relativ getrennt (ihren eigenen Stoffwechselprodukten ausgesetzt) sind, an Vitalität zu verlieren, ja zugrunde zu gehen (s. z. B. S. 56) und demnach im Kampf mit Begleitbakterien leichter zu unterliegen.

Der Fragenkomplex, den man unter den Ausdrücken „Mischinfektion" und „sekundäre Infektion" meist auch jetzt noch zusammenfaßt, ist für die Gonorrhöe in besonders eingehender Weise von Menge besprochen worden. Er hat mit Recht hervorgehoben, daß diese Bezeichnungen „zur Charakterisierung völlig differenter bakterieller Verhältnisse des Organismus gebraucht" werden, und hat deshalb scharf definierte Termini eingeführt, die ich hier wegen ihrer prinzipiellen Bedeutung in möglichster Kürze wiedergebe.

Infektion = Erkrankung durch Eindringen von parasitären Mikrophyten in das lebende Gewebe veranlaßt und unterhalten. Einfache Infektion: Nur eine Erregerart; gemischte Infektion: mehrere schmarotzen im lebenden Gewebe. Bei „fakultativ-saprophytischem" Vorhandensein von Erregern nur in Sekreten oder Exkreten kann man nicht von Infektion sprechen, also auch nicht von Mischinfektion, wenn neben einem wirklich im Gewebe vorhandenen Erreger andere sich außerhalb vorfinden. Von Mischinfektion darf naturgemäß nur die Rede sein, wenn mehr als eine Mikrobenart in ein und demselben lebenden Gewebsgebiet (wenn auch nur kurze Zeit) nebeneinander pathogen wirken (also „echte Gewebssymbiose von mindestens 2 Bakterienarten"). — Bei räumlich voneinander getrennten Infektionen mit verschiedenen Erregern handelt es sich um mehrere einfache Infektionen. — Wenn bei einer echten gemischten Infektion die Parasiten gleichzeitig invadieren, so ist das eine primäre Mischinfektion, bei sukzessiver Infektion und dementsprechend, wenn auch nur kurz dauernder, Gewebssymbiose ist es eine sekundäre Mischinfektion. — Bleibt bei der primären oder sekundären Mischinfektion im Kampf der Mikroben nur eine Art übrig, so nennt Menge das eine sekundäre einfache Infektion (die also immer die Folge einer primären oder sekundären gemischten Infektion ist).

Bei infektiöser Erkrankung eines durch G.-K. erkrankt gewesenen aber von ihnen befreiten Gebietes infolge einer neuerlichen Infektion z. B. durch Wundinfektionserreger handelt es sich um eine einfache Infektion eines durch frühere Gonorrhöe veränderten Organs (z. B. Bartholinische Cyste).

Bei der metastatischen Infektion im Anschluß an eine gemischte Infektion können die verschiedenen Erreger verschleppt werden, oder auch nur ein mit der größeren „invasiven Kraft" begabter; oder es kann erst in dem Metastaseherd der Untergang der schwächeren Arten stattfinden; es kann auch in dem ersten Infektionsgebiet der Kampf zu einem anderen Resultat führen als in der Metastase, dann sind beide Befunde einfach, aber inkongruent; das gleiche kann resultieren, wenn im ersten Infektionsgebiet die Parasitenart, welche allein eine Metastase veranlaßt hat, von einer anderen erdrückt wird.

Von einer Mischinfektion kann nicht gesprochen werden, wenn neben den G.-K. andere Bakterien im Exsudat nachweisbar sind, ohne daß der Beweis für ihre Vegetation und Wirkung im lebenden Gewebe erbracht werden kann. Nach Menge ist von einem länger dauernden saprophytischen Vorkommen der G.-K. nicht die Rede (s. o.). Die pyogenen Wundinfektionserreger und Coli kommen aber häufig als „fakultative Saprophyten" vor.

Sie, nicht aber die G.-K., die eben immer auch im Gewebe vorhanden sind, sobald sie sich in Exsudaten finden, müssen also im lebenden Gewebe nachgewiesen sein, wenn unter solchen Bedingungen eine Mischinfektion statuiert werden soll.

Diese Definitionen sind sehr scharf durchdacht und gewiß berechtigt (an Einzelheiten will ich hier keine Kritik üben). Es verhält sich aber wohl auch hier so, wie bei vielen Definitionen in der Medizin: in der Praxis sind sie schwerer zu verwenden, als theoretisch aufzustellen.

In seinen weiteren Ausführungen über die weibliche Gonorrhöe ist MENGE in bezug auf alle als Misch- oder sekundäre Infektion bezeichneten Vorgänge zu einem fast ganz negativen Resultat gekommen. Weder eine primäre noch eine sekundäre Mischinfektion, noch eine auf Mischinfektion zurückzuführende sekundäre einfache Infektion, noch eine Exsudatsymbiose sind nachgewiesen; die im Exsudat vorkommenden bakteriellen Mischbefunde sind nur der Ausdruck physikalischer Vermengung des gonorrhoischen Eiters mit anderem bakterienhaltigen Material. Alle Komplikationen der weiblichen Gonorrhöe werden in der Regel durch den G.-C. allein hervorgerufen. MENGE führt dieses Verhalten auf die Eigenart des G.-C. zurück, welcher ein „sehr aparter Spaltpilz, ein obligater Menschenparasit von größter Feinfühligkeit" ist. Gegen seine eigenen Stoffwechselprodukte ist aber nicht nur er selbst sehr empfindlich, sondern auch alle anderen Keime. Bei vorsichtiger Entnahme sei bei der akuten Gonorrhöe der G.-C. gewöhnlich in Reinkultur vorhanden (s. o.), bei der chronischen Gonorrhöe wenigstens häufig. Mechanische Vermengung mit Keimen der Außenwelt oder des Darmes, also eine Pseudoexsudatsymbiose, komme vor. Bei Infektionsprozessen in einem Hohlorgan, welches nur durch eine enge Mündung mit der bakterienhaltigen Nachbarschaft in Verbindung steht (Urethra, Cervicalkanal), findet nur in einer kurzen „Kampfzone" der Widerstreit der G.-K. mit den anderen Bakterien statt; hier zeigt sich besonders gut der unausgleichbare Gegensatz zwischen diesen und dem G.-C. Ausschließlich bei der puerperalen Streptokokkeninfektion könne eine vorübergehende Doppelinfektion vorhanden sein (KRÖNIG), die aber anscheinend immer mit der Niederlage der G.-K. endet (s. o.). Auch bei den Befunden an den Tuben handle es sich immer nur um die „Kombination einer einfachen gonorrhoischen Gewebsinfektion mit einer fortgesetzten Verunreinigung des gonorrhoischen Eiters durch mechanische Beimengung anderer bakterienhaltiger Massen" (aus dem Darm). Bei länger bestehender solcher Verunreinigung gehen die G.-K. zugrunde. ZWEIFEL, WERTHEIM und MENGE selbst haben niemals eine solche Symbiose konstatiert.

An die Möglichkeit eines spontanen Einbruchs von Wundkeimen in das noch gonorrhoisch infizierte Gewebe glaubt MENGE nicht und daher auch nicht an so zustande kommende Metastasen (wohl aber an mechanische Infektion bei Manipulationen an der erkrankten Schleimhaut).

Ich habe geglaubt, die Darstellung MENGES, die auf sehr zahlreichen Untersuchungen beruht, im Auszug wiedergeben zu müssen. Sein negativistischer Standpunkt hat sich, wie die folgenden Ausführungen beweisen, nicht vollständig durchgesetzt, wohl aber hat MENGE ein großes Verdienst daran, daß man der „Mischinfektion" (ich gebrauche das Wort jetzt wieder im weitesten Sinn) seither wesentlich skeptischer gegenübersteht als früher.

Ich kann hier natürlich nur eine ganz aphoristische Übersicht geben, zunächst über die regionären Komplikationen. Ich habe schon oben die Bedeutung der Retention in sich abschließenden oder in an sich abgeschlossenen Hohlräumen auch für die Frage der Mischinfektion betont.

So kann schon bei den periurethralen Infiltraten und Abscessen, inklusive derer der COWPERschen Drüsen, es kann in der Prostata, in den Samenblasen, in der Epididymis eine Infektion mit fremden Keimen eintreten, und sie können hier, mit den G.-K. oder wahrscheinlich viel häufiger nach deren Untergang, ihre pathogene Wirkung ausüben. Das gleiche gilt für die BARTHOLINIschen Drüsen, die Tuben, die Ovarien und, um auch das gleich mit zu erwähnen, für das Peritoneum, das Parametrium, die paraproktitischen Herde. Die Bakterien, die bei alledem in erster Linie in Frage kommen, sind Staphylo- und Streptokokken, Coli usw. Besonders spielen die nicht bzw. nicht mehr gonorrhoischen Prozesse eine große Rolle bei der BARTHOLINIschen Drüse, bei welcher (ähnlich wie bei der Harninfiltration) auch Anaeroben öfter gefunden werden (Bac. funduliformis, foetidus, caducus, Micrococcus foetidus HALLÉ). LEVINTHAL betont auch, daß die von ihm besonders beachteten 3 Arten (s. o.) ascendieren und Prostata, Samenblasen, Funiculus, Epididymis invadieren können.

Was speziell die „Adnexdrüsen" der Harnröhre betrifft, so sollen nach MARINGER $^1/_3$ der Fälle durch Staphylokokken, Streptokokken, Enterokokken, Coli bedingt sein, was wohl den allgemeinen Erfahrungen nicht entspricht.

Sehr häufig und wichtig sind vor allem die sekundären Infektionen für die Blase (am häufigsten Staphylokokken oder Coli rein oder auch Mehrfachinfektionen), in welcher ja spezifisch gonorrhoische Prozesse sehr selten sind, und für das Nierenbecken.

Ich gebe hier zur Stütze dieser Behauptungen noch einige wahllos zusammengestellte Zitate.

Cowperitis: BUSCHKE und LANGER bei Nekrose oder Abscessen steril oder Staphylo- oder Streptokokken, gelegentlich Coli.

Prostata: BUSCHKE und LANGER: Bei längerer Erkrankung, bei Abscessen, Staphylo-, Streptokokken, Coli, bei Zerfall der prostatischen Thromben (schwere Fälle) oft schon „Mischinfektion“, bei chronischer Prostatitis solche mit allen möglichen Erregern. SÉMÉ-NIAKO: Meist G.-K., sonst Coli und Staphylokokken.

Nach HERROLD ist Prostatitis und Spermatocystitis zwar von G.-K. bedingt, meist aber werden diese von anderen Bakterien überwuchert und sind schon verschwunden, wenn die Untersuchung stattfindet. Dabei bestehen Beziehungen zwischen der Flora der Adnexe und der Urethra. (Einzelne Stämme werden durch das Patientenserum agglutiniert, und diese verhalten sich Mäusen gegenüber toxischer). CULVER fand als Ursache der chronischen Prostatitis und Spermatocystitis in $^1/_6$ der Fälle Anaerobier (daher viele Kulturen steril).

Spermatocystitis: WHITE und GRADWOHL (vgl. BUSCHKE und LANGER): 80% G.-K., davon 60% in Reinkultur, 20% Micrococcus catarrhalis, ferner Strepto-, Staphylokokken, Coli, Proteus, Pneumokokken, auch Anaerobier, selbst Tuberkelbacillen. Bei den außerordentlich zahlreichen *Spermauntersuchungen*, die jetzt vorliegen, sind neben oder viel öfter an Stelle von G.-K. Staphylokokken, Streptokokken, Coli, vor allem auch grampositive Diplokokken gefunden worden, die zu der Vorstellung Anlaß gegeben haben, daß sie irgendwelche genetische Beziehungen zu den G.-K. haben (s. S. 131).

Die *Epididymitis* wird von GELBJERG-HANSEN immer auf Mischinfektion zurückgeführt (!), SCHMIDT-LA BAUME fand in einer vereiterten Epididymitis Micrococcus catarrhalis (in der Urethra G.-K.); von den seltenen Hodenabscessen war bei REINS ein Fall steril, in einem anderen waren Proteus, Staphylococcus albus non haemolyticus und Micrococcus catarrhalis vorhanden.

Auch über die Misch- bzw. sekundäre Infektion bei den bei Gonorrhöe auftretenden *Tubenerkrankungen* ist viel diskutiert worden. Hier standen sich die Ansichten recht unvermittelt gegenüber; während BUMM eine Mischinfektion für nicht außergewöhnlich hielt (Streptokokken und Coli), glaubte MENGE sie ausschließen zu können (s. o.). STICKEL aber meint, daß die bekannten Rezidive der Adnextumoren wohl auf einer sekundären Infektion besonders mit Colibakterien beruhen können, die er einmal zusammen mit G.-K. im Tubeneiter gefunden hat; auch WAGNER hält eine Mischinfektion der Tuben für sehr selten, aber doch für gelegentlich vorkommend (speziell bei puerperaler Infektion G.-K. und Streptokokken nebeneinander [ASKANAZY: G.-K. und Staphylokokken; vgl. JOACHIMOVITS]). Daß die G.-K. eine besondere Disposition für die Streptokokken schaffen (ZWEIFEL, BUMM), möchte WAGNER nicht annehmen.

Im *Nierenbecken* wurden (z. B. von PARMENTER, FOORD und LEUTENEGGER) die G.-K. durch Coli und Pyocyaneus verdrängt gefunden (vgl. KESSLER: meist G.-K. und andere Bakterien). In einem Fall LEMIERRE (mit AUGIER und MAHOUDEAU-CAMPOYER) trat im Anschluß an die Waschung einer gonorrhoischen Urethra unter Schüttelfrost eine Pyelitis auf (Coli im Blut).

Die *Peritonitis*, welche doch wohl in der Mehrzahl der Fälle als eine regionäre Komplikation aufgefaßt werden muß, kann sehr oft schon auf Grund ihres Verlaufs mit größter Wahrscheinlichkeit auf eine reine G.-K.-Infektion zurückgeführt werden; das gilt für die anscheinend diffusen Peritonitiden des Mannes (s. S. 74), das gilt für die circumscripten der Frau, in welcher die G.-K. in Reinkultur gefunden worden sind, aber wohl auch für die milderen diffusen Peritonitiden, die sich an die Tubengonorrhöe anschließen. Dagegen sind in den schweren Fällen bei Gonorrhöe nicht nur G.-K. in Reinkultur, sondern auch Streptokokken und Staphylokokken gefunden worden, aber nie zugleich mit G.-K. in der Bauchhöhle (vgl. STICKEL, KOCH und COHN, ROSCHER bei Vulvovaginitis).

Zusammenfassend kann hier betont werden, daß die Akten über die Bedeutung der sog. Misch- oder sekundären Infektion bei den regionären Komplikationen der Gonorrhöe noch keineswegs geschlossen sind. Es ist bisher oft sehr schwer zu unterscheiden, was wirklich Infektion, was nur Saprophytismus ist. Nur wo es sich um Vereiterungen mit reiner Sekundärinfektion handelt, wird man sich sicher aussprechen können. Sonst sind die vielen allgemeinen Behauptungen, die sich über die bakteriologischen Befunde finden, nicht berechtigt (z. B. auch nicht, wenn man solchen sekundären „Infektionen“ einen prognostischen Wert beimessen will — u. a. HORDER).

Sehr viel ist auch die Frage der Infektion mit anderen Keimen bei den *Fernkomplikationen* der Gonorrhöe besprochen worden. Die ganz überwiegende Mehrzahl solcher Fälle wird jetzt wohl von den meisten Autoren auf reine G.-K.-Metastasen bezogen. Daß das mit Recht geschieht, ergibt sich z. B. aus den Untersuchungen von NASSE und RINDFLEISCH und von BAUR, welche ebenso wie zahlreiche andere Autoren die G.-K. fast immer in Reinkultur fanden. So kommen auch KOCH und COHN zu dem Schluß, daß fast alle gonorrhoischen *Arthritiden* durch den G.-C. allein hervorgerufen werden, selten finde man dabei noch andere Keime, noch seltener Staphylo- und Strepto-kokken allein. Nach PEISER aber sollen in der eitrigen Arthritis entweder nur G.-K. oder nur andere Bakterien, sehr selten beide gemischt feststellbar sein. Für die reine G.-K.-Infektion der Gelenke spricht auch der flüchtige Verlauf mancher Fälle (s. o.) und die Tatsache, daß gelegentlich neben mehr oder weniger chronisch erkrankten Gelenken einzelne Lokalisationen sehr kurzdauernd sind.

Es wäre nach alledem und nach zahlreichen Äußerungen auch in der neueren Literatur doch zu weit gegangen, wenn man die Möglichkeit einer der verschie-denen Arten von „Mischinfektion" nun vollständig leugnen wollte (ich erinnere hier nur an den alten klassischen Fall von FINGER, GHON und SCHLAGENHAUFER, an Tendovaginitiden [PROCHASKA, DUBREY usw.], an Muskelabscesse [COURTOIS-SAFFIT und BEAUFUMÉ], an Pneumokokken-Endocarditis auf gonorrhoischer Basis [JOHNSTON und JOHNSTON]; [vgl. hierzu auch DITTRICH, dieses Handbuch Bd. 20/2, S. 273]). HECHT hält es für möglich, daß die epidemischen Häufungen des gonorrhoischen Rheumatismus auf Mischinfektion beruhen.

Der Verlauf und die Befunde am *Auge* sprechen ganz besonders für eine gonorrhoische Monoinfektion. Bei Hautprozessen wurden meist G.-K. allein gefunden, speziell in dem Eiter von subcutanen Abscessen (nach SCHUSTEROV allerdings auch gemischt mit anderen Kokken oder steril). An der Oberfläche der *Haut* ist natürlich das Auffinden „sekundärer" Bakterien am wenigsten beweisend, da hier die Möglichkeit der Verunreinigung besonders nahe liegt; in Bläschen und Pusteln können solche Keime eindringen, ohne den Prozeß hervorgerufen zu haben oder auch nur zu beeinflussen. An der rein gonorrhoi-schen Natur der meisten gonorrhoischen Exantheme ist wohl nicht mehr zu zweifeln. Die benigne *Endokarditis*, die aus natürlichen Gründen nicht zur anatomischen und unmittelbaren bakteriologischen Untersuchung kommt, wird wiederum wegen ihres klinischen Verhaltens am ehesten als rein gonorrhoisch (mit schnellem Untergang der Erreger) zu deuten sein — es sei denn, daß man die Hypothese aufstellen wollte, es handle sich bei ihr um eine Sekundärinfektion (am ehesten mit den Mikroben des akuten Gelenkrheumatismus?) Bei der malignen Form sind reine G.-K.-Befunde im Endokard, im Myokard und in allen ihren Metastasen sowie im Blut allmählich so häufig geworden, daß man sich vielmehr fragen muß, wieweit die Befunde von anderen Bakterien wirklich alle einwand-frei waren, womit natürlich nicht gesagt sein soll, daß nicht auch eine sekundäre Infektion sich auf den schon gonorrhoisch erkrankten Klappen ansiedeln kann. Dabei ist allerdings zu berücksichtigen, daß gerade so intensive und gonokokken-reiche Prozesse, wie sie am Endokard vielfach nachgewiesen sind, nach allen unseren Erfahrungen am wenigsten geneigt zu Mischinfektionen sind. Auf der anderen Seite können natürlich einfache Infektionen ohne vorausgegangene G.-K.-Lokalisation im Herzen auftreten — besonders bei schweren sekundären Infektionen in der primären Region (z. B. prostatische Thrombosen), ja selbst ohne solche. Die gleiche Frage taucht bei der *Sepsis* bei Gonorrhöe auf. Auch bei ihr sollen neben den unzweifelhaften reinen G.-K.-Infektionen Mischinfektionen vorhanden sein, z. B. HAASE (Staphylokokken), SACQUÉPÉE (Strepto- und

Pneumokokken) und, wie das ja selbstverständlich, reine, wenn der Ausdruck erlaubt ist, „banale" Sepsis (vgl. PEISER, z. B. BUSCHKES und HIRSCHFELDS Fall von Staphylokokkensepsis). ROWLANDS fand in 4 Fällen zuletzt Mischinfektion, GANTENBERG und SANDMANN von den Harnwegen ausgehende Staphylokokkensepsis, LEMIERRE, AUGIER und MAHOUDEAU-CAMPOYER colibacilläre Septicämie.

Bisher habe ich mich nur mit den Misch- bzw. sekundären Infektionen mit „banalen" Erregern beschäftigt. Es kommen aber bei der Gonorrhöe natürlich auch *Kombinationen mit „spezifischen" Infektionskrankheiten* vor, bei denen es freilich oft sehr zweifelhaft ist, wieweit es sich um mehr handelt als um ein zufälliges Nebeneinanderbestehen, ohne daß die beiden Prozesse sich gegenseitig wesentlich beeinflussen. Auf der anderen Seite steht vor allem eine zeitliche Aufeinanderfolge in Frage, so z. B. bei der *Tuberkulose.* Ob wirklich je eine Symbiose zwischen Tuberkelbacillen und G.-K. statthat, in dem Sinn, daß beide nebeneinander im selben Organ pathogen wirken, steht dahin; MENGE hat es strikt bestritten. Neuerdings hat z. B. BLANC die Entwicklung einer Tuberkulose aus einer frischen gonorrhoischen Epididymitis beschrieben. Meist nimmt man wohl an, daß es sich in solchen Fällen nicht um eine Kombination handelt, sondern daß ein Prozeß dem anderen folgt (so daß die Frage eigentlich bei den postgonorrhoischen Erscheinungen abzuhandeln wäre). Es kann eine Gonorrhöe eine schon vorher latent bestehende Tuberkulose manifest machen, oder sie kann die Lokalisation einer Tuberkulose an einer gonorrhoisch erkrankten oder erkrankt gewesenen Stelle bedingen. Am häufigsten ist das wohl an der eben schon erwähnten Epididymis beobachtet worden (nach MESCHCERSKIJ erkranken Männer mit „skrofulösen" Drüsen leicht an einer torpiden Epididymitis, die sich in eine tuberkulöse umwandeln kann); aber auch an den inneren weiblichen Genitalien kann das vorkommen, einzelne Male wohl auch an den Gelenken (z. B. MÜHSAM, LEES — vgl. DITTRICH, dieses Handbuch Bd. 20/2, S. 273). Viel Bedeutung wird von einzelnen Autoren den Beziehungen zwischen Gonorrhöe und Tuberkulose des Harnapparats zugeschrieben. Pyelitis bei Gonorrhöe prädisponiert (in welchem Umfang?) zur Tuberkulose (KNORR, WOSSIDLO, vgl. CHRISTELLER und JACOBY); die einmal durch Gonorrhöe geschädigte Blase sei für Tuberkulose besonders empfänglich; s. OELZE; EISNER: Nierentuberkulose bei altem Lupus nach Gonorrhöe). Auch eine chronische Cowperitis kann sich nach ENGLISCH in eine tuberkulöse umwandeln (vgl. CHRISTELLER und JACOBY). Gewiß ist in der Literatur noch viel Material über diese Frage vorhanden. Bei der ungeheuren Häufigkeit aber der Tuberkulose und der Gonorrhöe muß doch — auch aus meinen persönlichen Erfahrungen — der Eindruck resultieren, daß von besonders innigen Beziehungen beider Krankheiten nicht wohl die Rede sein kann (vgl. z. B. auch WAGNER für die Tuben; ein Fall BUMMS).

Den gleichen Eindruck erhält man bezüglich der *Lues,* welche natürlich in allen ihren Stadien und Lokalisationen bei der Gonorrhöe sehr häufig ist. Man findet sehr selten einmal eine syphilitische Epididymitis, noch seltener Orchitis im Anschluß an die gleichen gonorrhoischen Lokalisationen (Provokation? PERRIN, GATÉ und CORAJOD); auch in den Gelenken sind Kombinationen gesehen worden (z. B. LOPEZ [ohne G.-K.-Nachweis], SCHLESINGER; vgl. DITTRICH l. c.).

Ganz außergewöhnlich ist das Vorkommen von G.-K. zusammen mit Streptobacillen in einem *Ulcus molle* (MIROPOLSKI, LEEDE — mit nachfolgender Arthritis); vgl. ferner JULLIEN: bei Urethral- und Cervicalschankern, im Rectum oder auch mit Spirochäten und Streptobacillen (BURNIER — nach PIERINI und ROSNER häufig).

Von Einzelbeobachtungen sind noch zu erwähnen: Herpes und Zoster bei Arthritis gonorrhoica (JOURDANET, s. S. 116); leichter Verlauf der Blennorrhöe und Neigung zu croupöser Entzündung bei *Trachom* (z. B. MÜLLER und ROUCHET); *Diphtherie*bacillen und G.-K. — Ulcus corneae (BERRO). Zu erinnern ist auch an Erysipel, Pertussis (?) Pneumonie (vgl. bei ROSCHER).

Es erübrigt sich wohl, hier noch einmal auf den Einfluß hinzuweisen, den fieberhafte Erkrankungen auf den Verlauf der Gonorrhöe haben können. SUCHY fah 2 Fälle durch Grippe heilen (?); vielleicht Grippe-Antitoxine? KOPP fand bei einem Patienten mit Pyelitis G.-K. und Influenzabacillen. ROUCAYROL und RENAUD-BADET beobachteten das Rezidiv einer alten Urethritis nach Influenza usw. Auch Denguefieber soll Komplikationen und Rezidive provozieren (MARSELOS).

Die *Unterscheidung aller Misch- bzw. sekundären Infektionen von den eigentlich gonorrhoischen* ist ohne bakteriologische Untersuchung keineswegs möglich; nur ganz im allgemeinen kann man sagen, daß bei den staphylo- und streptogenen Prozessen die Tendenz zu eitriger Zerstörung, zu phlegmonöser Ausbreitung größer, die zu spontaner Involution und zu cirrhotischen Prozessen geringer ist als bei den reinen G.-K.-Infektionen; aber auch bei den letzteren kann es zu Abscedierung und zu wirklich pyämischen Krankheitsbildern kommen, ganz ebenso wie es umgekehrt bei Staphylo- und Streptokokken-Allgemeininfektionen mildere Formen mit spontaner Involution gibt.

Als paragonorrhoisch müssen wir ferner diejenigen Prozesse bezeichnen, bei denen die G.-K. nicht ins Gewebe eindringen, sondern welche nur durch die *macerierenden und entzündungserregenden Eigenschaften der gonorrhoischen Sekrete* entweder unmittelbar oder mittelbar bedingt werden — letzteres, indem anderen Mikroben dadurch der Boden präpariert und Eingangspforten geöffnet werden. Dazu gehören die Balanitiden (mit Phimose und Paraphimose), viele Vulvitiden und Vaginitiden, die Ekzeme und Pyodermien um die Genitalien, um den Anus, um die Augen, auch evtl. von solchen Prozessen ausgehende schwerere Infektionen (Lymphangitiden, Erysipele usw.); dazu kann man vielleicht manche Erosionen und Ulcerationen am Cervicalkanal, die Kolpitis granulosa (MENGE) und gewiß auch die spitzen Kondylome rechnen, welche zwar nicht durch die Gonorrhöe bedingt werden, sich aber besonders gern auf macerierter Haut und Schleimhaut ansiedeln.

Wie nach definitivem Verschwinden der G.-K., so kommen auch schon während ihres Vorhandenseins *nervöse Erscheinungen* vor, die nur mittelbar durch sie bedingt und daher paragonorrhoisch sind. Bei allen diesen Zuständen, wie sie sich besonders an Adnex-, Posterior- und Prostataaffektionen anschließen, ist es natürlich außerordentlich schwer, „die organische von der psychischen Quote zu sondern". Zu ihnen wird vielfach auch die Phosphaturie gerechnet, deren kausaler Zusammenhang mit der Gonorrhöe allerdings überhaupt ein sehr dubiöser ist (vgl. BUSCHKE und LANGER).

Postgonorrhoische Erscheinungen.

Unter den postgonorrhoischen Erscheinungen (s. S. 1) stehen in erster Linie die *Entzündungen*. Wir finden diese ganz besonders am Urogenitalapparat (Urethritis bei Mann und Frau, Prostatitis, Spermatocystitis, Endometritis, Salpingitis, Oophoritis, Bartholinitis, auch Vulvovaginitis der Kinder). Sie kommen wohl auch am Rectum vor (z. B. in Form von kondylomartigen Wucherungen). Auffallend ist, daß sie nach der Conjunctivitis gonorrhoica augenscheinlich sehr selten sind. An allen den erwähnten Stellen ist oft durch die immer wiederholte Untersuchung und den Verlauf (Fortfall jeder Infektiosität) der Nachweis zu erbringen, bzw. erbracht worden, daß die G.-K. fehlen, und die Entzündung noch fortbesteht. Wieweit die chronischen Gelenkprozesse das Leben der G.-K. überdauern, ist natürlich noch sehr viel schwieriger zu sagen.

Die postgonorrhoischen Entzündungen sind im allgemeinen chronisch; sie können gelegentlich auch akut exacerbieren. Sie verlaufen entweder einfach als Infiltrationen mit Lymphocyten und Plasmazellen und mit Proliferation der fixen Zellen, Akanthose, Metaplasie und eventuelle Keratose des Epithels, oder es kann sich auch um schon mehr granulationsgewebsartige Vegetationen handeln, bei denen die Neigung zu Involution mit Schrumpfung früher oder später in den Vordergrund tritt. Das klinische Bild ist in erster Linie das chronischer Katarrhe mit Absonderung von schleimig-eitrigem Sekret, in dem neben Eiterkörperchen lymphocytäre Elemente und Epithelien eine mehr oder weniger große Rolle spielen.

An diese Prozesse, vor allem natürlich an die urogenitalen, hat sich eine zeitweise sehr lebhafte Diskussion darüber geknüpft, wieweit es überhaupt gestattet ist, von postgonorrhoischen Entzündungen zu sprechen. Diese Diskussion steht in engem Zusammenhang mit der oben (S. 101) bereits angeschnittenen über die Heilung der Gonorrhöe. Man argumentiert etwa folgendermaßen: es ist allgemein anerkannt, daß es außerordentlich schwer sein kann bei chronischen bzw. latenten Gonorrhöen G.-K. nachzuweisen, bis es schließlich doch gelingt, oder der Verlauf den Beweis erbringt, daß die weder mikroskopisch noch kulturell gefundenen Erreger noch vorhanden waren[1]. Theoretisch ist diese Anschauung gewiß zuzugeben. Aber es geht doch nicht an, aus einer Anzahl von einzelnen noch sehr verschieden gut gesicherten Beobachtungen den verallgemeinernden Schluß zu ziehen: Wo noch Entzündung ist, da müssen auch noch G.-K. vorhanden sein. Die ausgiebigste Anwendung unserer Untersuchungsmethoden (inklusive Provokation und Kultur) spricht gegen diese Auffassung. Die Erfahrungen bei der Komplementbindung, die negativ wird, auch wenn noch Entzündung vorhanden ist, machen sie wenngleich keineswegs unmöglich, so doch sehr unwahrscheinlich. Und die tägliche Praxis lehrt, daß unendlich viele Männer und Frauen, welche Gonorrhöe überstanden haben und noch entzündliche Erscheinungen aufweisen, in jahrelangem Verkehr ihre Partner nicht anstecken. Wir können demnach doch behaupten, ohne hier auf den ganzen Streit näher eingehen zu wollen, daß es nach der definitiven Elimination der G.-K. — also wirklich postgonorrhoisch — Entzündungen gibt. Diese Behauptung ist ganz unabhängig von dem praktisch gewiß wichtigsten Punkte, wieweit es im einzelnen Falle möglich ist, diese Zustände von den noch gonorrhoischen zu sondern.

Auf die Frage, *wodurch die Entzündungen unterhalten werden,* bei denen die G.-K. wirklich schon definitiv eliminiert sind, können wir im allgemeinen eine befriedigende Antwort nicht geben. Es ist sehr wahrscheinlich, daß hier verschiedene Momente zur Wirkung kommen, die sich evtl. auch in mannigfaltiger Weise miteinander kombinieren können. Aber sie alle sind hypothetisch. Man könnte daran denken, daß die Gonotoxine, die ja Endotoxine sind (s. o.), sehr lange zurückgehalten werden und weiter wirken, wie wir das ja z. B. vom Tuberkulin wissen. Wir haben erst neuerdings erfahren, daß einmalige auch rein chemische Irritationen ganz erstaunlich lange anhaltende, histologisch erkennbare Veränderungen hinterlassen können (Salvarsan nach EBERT).

Besonders viel erörtert worden ist naturgemäß die Frage der *infektiösen* Entstehung und Unterhaltung der postgonorrhoischen Entzündung. Wir sehen in der Tat bei der Urethritis von Mann und Frau, bei der Endometritis, bei der Vulvovaginitis usw. in den gonokokkenfreien Sekreten sehr oft andere Mikroorganismen, bald in einer, bald in mehreren Arten, bald sehr reichlich, bald nur spärlich, bald konstant, bald nur gelegentlich. Neben vielen noch gar nicht näher charakterisierten kommen hier Staphylo-, Diplo- und Streptokokken (v. WAHL), Bacterium coli, Pseudodiphtherie-, Smegma-, Influenzabacillen, Sarcine, Micrococcus catarrhalis, Proteus (vgl. EPLER), Streptobacillus giganteus (ENGWER) usw. zur Beobachtung. Alle diese Bakterien können auch in den normalen Urogenitalorganen vorhanden sein (s. S. 117 f.). Es ist oft behauptet, aber wohl nie bewiesen worden, daß einzelne von ihnen besonders oft den postgonorrhoischen Katarrh unterhalten (z. B. der Staphylococcus albus nach JABLONSKI und JUDENIČ). Auch die serologische Untersuchung der Streptokokken aus postgonorrhoischer Prostatitis (HERROLD) hat positive Resultate nicht ergeben. Ebenso ist die Anschauung ENGWERs, daß das Vorhandensein *einer* Bakterienart (er hat das beim Streptobacillus urethrae PFEIFFER beobachtet) für deren pathogene Bedeutung spricht, nicht wirklich bewiesen. Wenn wir solche Bakterien mikroskopisch nur in einzelnen Exemplaren oder gar nur kulturell in einigen wenigen Kolonien nachweisen können, so haben wir kaum das Recht, dem eine besondere Bedeutung beizumessen. Näher

---

[1] Neben den viel zitierten Äußerungen von LEVEN, BUSCHKE und LANGER, DELBANCO und LORENTZ sei auch auf die Arbeiten von MOURADIAN und BJÖRLING verwiesen (vgl. FRÜHWALD, dieses Handbuch Bd. 21, S. 487).

liegt es schon, die Entzündung auf sie zurückzuführen, wenn die Mikroben in größeren Mengen und immer wieder vorhanden sind, und besonders, wenn sie solchen Arten angehören, bei denen wir eine pathogene Bedeutung kennen. Wir wissen ja, daß auch ohne vorangehende Gonorrhöe z. B. durch Staphylo- oder Streptokokken oder Bacterium coli bedingte Urethritiden vorkommen (vgl. FRÜHWALD, dieses Handbuch Bd. 21). Wenn diese Bakterien neben den letzten, schon auf dem Aussterbeetat stehenden G.-K. oder unmittelbar nach deren definitiver Elimination auf den Schleimhäuten vorhanden sind, so können sie sich sehr wohl im Sekret vermehren und dann die in ihnen wurzelnden pathogenen Eigenschaften manifestieren. Die Unterscheidung einer sekundären postgonorrhoischen Infektion von der bakterienfreien einfachen Urethritis ist z. B. von JANET sehr scharf durchgeführt worden. Nach ihm kommen diese Infektionen von der Glans und vom Praeputium aus zustande, weil die dort vorhandenen Bakterien im Orificium und in der Fossa navicularis der Urethra nach Ablauf der Gonorrhöe noch Feuchtigkeit und eine besondere Empfänglichkeit für Infektion vorfinden. Man kann auch (mit FINGER, ORLOWSKY u. a.) daran denken, daß sich gerade auf metaplastischen, bzw. sogar keratotischen Epithelinseln Bakterien besonders leicht ansiedeln und halten. Wie dem auch sein mag, diese Mikroorganismen brauchten nur auf der Oberfläche der Schleimhaut zu wuchern und könnten durch die Bildung toxischer Substanzen den Katarrh unterhalten. Selbst an sich nicht pathogene Mikroorganismen können bei ihrem Untergang solche Stoffe frei werden lassen, die leicht entzündungserregend wirken [1]. JANET meint, daß namentlich dann, wenn die Mikroben auch intracellulär liegen, sie ins Gewebe selbst eingedrungen sind.

Aber freilich, bewiesen ist all das meines Erachtens nicht. Denn wir sehen auf der anderen Seite klinisch ganz analoge Prozesse ohne alle mit unseren Hilfsmitteln nachweisbare Bakterien (oder mit solchen, aber in zu geringer Zahl, oder zu unregelmäßig, als daß sie mit größerer Wahrscheinlichkeit in Betracht kommen könnten); es fehlt uns der Nachweis der erwähnten Bakterien innerhalb der Gewebe und ihrer Pathogenität beim Menschen. Negative Inokulationsresultate würden in dieser Beziehung natürlich nichts beweisen können, wohl aber positive. Wir besitzen auch nur ganz vereinzelte Angaben darüber, daß postgonorrhoische Urethritiden mit bestimmten Bakterien vom Manne auf die Frau übertragen werden können (JANET, NOGUÈS), und diese Angaben können vorläufig als beweisend noch nicht angesehen werden. Ich möchte hier auch an die nichtgonorrhoischen Urethritiden erinnern, bei denen FELKE neuestens von ,,Partnerkatarrh" gesprochen hat (Übertragung von Vaginalkeimen auf den Mann, wenn bei ihm der — zum Teil durch Glykogen bedingte — Säureschutz der Fossa navicularis gestört ist). Endlich könnten wir auch ,,ex juvantibus" den Beweis für die Bedeutung solcher Bakterien zu führen suchen. Wenn lange Zeit hindurch eine postgonorrhoische Entzündung stets mit den gleichen Bakterien besteht, und eine einfache antiseptische Therapie diese zerstört, und dann die Entzündung abklingt, so ist die Annahme einer kausalen Beziehung zwischen beiden gewiß naheliegend, während umgekehrt der (leider sehr oft) ausbleibende Erfolg solcher Behandlung nichts beweisen würde. Auch in dieser Beziehung haben wir in der Literatur nur sehr wenig Material.

Bei aller Skepsis, wie ich sie in den vorstehenden Erörterungen angewendet habe, muß ich doch gestehen, daß ich persönlich gerade auf Grund von mancherlei therapeutischen Erfahrungen glaube, daß Mikroorganismen einen postgonorrhoischen Prozeß unterhalten können.

Die oben schon erwähnte ,,einfache", d. h. nicht infektiöse Urethritis wird von JANET darauf zurückgeführt, daß das durch die Infektion und die Behandlung geschädigte Epithel die Harnröhre schlecht gegen die irritierende Wirkung des Urins schützt. SCHOLTZ hatte gemeint, daß ,,derartige postgonorrhoische, nicht mehr infektiöse Urethritiden lediglich durch die hochgradigen, oft irreparablen Veränderungen der Harnröhrenschleimhaut bedingt werden, welche als Folgen der verschleppten oder wiederholten Gonorrhöen zurückgeblieben sind" — aber auch dann scheint es nicht sehr leicht verständlich, daß ,,remota causa die Ausheilung dieser Schleimhautveränderungen dadurch erschwert wird, daß die erkrankten Stellen schon durch den Harnstrahl und durch Erektionen fortwährend von neuem gereizt werden"; für die Endometritis könnten wir in analoger Weise die Menstruation als irritierendes Moment ansehen.

Zu alledem käme natürlich bei beiden Geschlechtern der Reiz der Kohabitation. So wenig alle diese Erklärungsversuche auch befriedigen, so bleibt uns doch zur Zeit kaum etwas anderes übrig, als in einer sehr allgemeinen Weise (mehr paraphrasierend als erklärend) zu sagen, daß solche Schleimhäute auf mechanische und chemische Einwirkungen anders reagieren als normale.

Nur eines müssen wir hier noch berücksichtigen, was ich schon 1910 betont habe, daß nämlich eine Möglichkeit für die Erklärung mancher (?) postgonorrhoischen Prozesse auch noch gegeben ist durch das Bestehen einer sog. aseptischen, nach dem Urteil der meisten aber

---

[1] Nebenbei sei hier erwähnt, daß MAYR den postgonorrhoischen Prozeß für nicht ungünstig hält, da durch ihn G.-K. aus den Drüsen an die Oberfläche gebracht werden können.

doch infektiösen Urethritis. Es handelt sich da (vgl. FRÜHWALD, l. c. S. 497) um eine katarrhalische, sehr oft chronisch werdende, therapeutisch schlecht zu beeinflussende Entzündung, welche meist mit einer gewissen Inkubationszeit nach einer Kohabitation auftritt, und
in deren eitrigem Sekret keinerlei Mikroorganismen mit unseren Mitteln aufgedeckt werden
können. Es ist ohne weiteres klar, daß die aseptisch erscheinenden postgonorrhoischen
Urethritiden usw. in analoger, freilich uns noch ganz unbekannter Weise zustande kommen
können, wie die ohne vorangehende Gonorrhöe auftretenden; aber beweisen läßt sich auch
das natürlich bisher nicht.

Vielleicht etwas besser als über die eigentliche Pathogenese der postgonor-
hoischen Entzündungen sind wir über die *Bedingungen* orientiert, unter denen
sich diese am häufigsten entwickeln. Jedenfalls sind es gerade lange dauernde,
oft auch schlecht, speziell zu brüsk, oder zu spät behandelte Gonorrhöen oder
öfter wiederholte Infektionen, welche zu ihnen führen. Weniger sicher, aber
sehr wohl möglich scheint mir, daß allgemeine Erkrankungen verschiedenster
Art, Schwächezustände, Tuberkulose, eine „katarrhalische Disposition" usw.
wie zum Chronischwerden einer Gonorrhöe, so auch zu diesen postgonorrhoischen
Zuständen besonders disponieren.

In zweiter Linie stehen unter den postgonorrhoischen Erkrankungen diejenigen, die wir unter dem allgemeinen Ausdruck der *postgonorrhoischen Schrumpfungen* oder *Cirrhosen* zusammenfassen können. Sie schließen sich an die gonorrhoischen, bzw. postgonorrhoischen Katarrhe usw. an. Wie bei allen chronischen
Entzündungen, so kann auch bei der Gonorrhöe, aber bei ihr unzweifelhaft
besonders gern, mit dem Rückgang der entzündlichen und besonders der granu-
lationsähnlichen Prozesse eine Schrumpfung zustande kommen, welche in oft
außerordentlich langsamem Verlauf zu irreparablen Störungen führt. Sie ist im
einzelnen schwer zu sondern von den eigentlichen Narbenbildungen, wie sie
infolge von gonorrhoischen (oder auch paragonorrhoischen) Abscedierungen
entstehen. Diese Schrumpfungen sind natürlich je nach der Lokalisation noch
von sehr verschiedener Bedeutung. Es gehören hierher: die Urethral- und die
Rectumstrikturen, die chronischen sog. „plastischen und indurativen Caver-
nitiden", die Folgeerscheinungen der Epididymitiden mit Azoospermie, die
Adhäsionen nach der weiblichen Genitalgonorrhöe, die Schrumpfungen in
Tuben und Ovarien mit folgender Sterilität, die Ankylosen und die Resterschei-
nungen der benignen Endokarditiden in Form der sehr seltenen Klappenfehler,
die Synechien nach Iritiden, die Trübungen nach Keratitis usw.

Die Genese aller dieser Schrumpfungsprozesse, soweit es sich nicht um eigentliche
Narben handelt, unterscheidet sich unseres Wissens nicht von der Genese aller möglichen
Schrumpfungen auf chronisch entzündlicher Basis.

Nur der Vollständigkeit wegen habe ich unter den postgonorrhoischen Erscheinungen noch einige weitere Tatsachen anzuführen.

In erster Linie sind hier noch einmal die mannigfaltigen *nervösen Erscheinungen* zu nennen,
auf die ich schon oben (S. 125) hingewiesen habe, und die bei den postgonorrhoischen Erkrankungen bzw. als solche noch häufiger vorkommen als „paragonorrhoisch". Zu ihnen
gehören wohl auch Spermatorrhöe und Prostatorrhöe, ja bis zu einem gewissen Grade
auch die Urethrorrhöa ex libidine.

Ferner muß ich hier erwähnen die *bakterielle Urethrorrhöe* und die *Bakteriurie*
(massenhaft Bakterien im Harnröhrensekret bzw. im Urin, ohne entzündliche
Erscheinungen); in beiden Fällen bleiben diese Bakterienkulturen wohl meist
nach postgonorrhoischen entzündlichen Erscheinungen zurück. — Noch ganz
dubiös ist meines Wissens die Bedeutung der Gonorrhöe für die Entstehung
der *Prostatahypertrophie.* Alle möglichen Infektionen, die sich an die Gonorrhöe
und ihre Folgezustände, z. B. an Strikturen anschließen, wie Cystitis, Pyelitis
usw., gehören im Prinzip ebenfalls hierher, und so auch manche Konsequenzen
der postgonorrhoischen Zustände der Frau (wie z. B. die Tubengravidität).
Über die Beziehungen auch der postgonorrhoischen Prozesse zur Tuberkulose
ist (S. 124) schon das Notwendigste gesagt.

Bakteriologische Diagnose.

Pseudogonokokken und Pseudogonorrhöe.

Die *Diagnose* der gonorrhoischen Prozesse beruht in allererster Linie auf dem Nachweis der G.-K. Dieser kann erbracht werden durch die *mikroskopische Untersuchung* und durch die *Kultivierung*.

Die Differentialdiagnose der G.-K. gegenüber anderen Bakterien stützt sich auf die Charakteristica, welche ich bei der Schilderung ihres mikroskopischen, tinktoriellen und kulturellen Verhaltens gegeben habe. Wenn wir *alle* diese Momente in Betracht ziehen, so gibt es, soweit wir wissen, nur wenige Mikroorganismen, deren Unterscheidung von G.-K. schwierig ist.

Zu diesen gehört ganz vor allem der *Meningococcus*. Er ist durch seine Form, durch seine Vorliebe für intracelluläre Lagerung, durch sein negatives Verhalten gegenüber der GRAMschen Färbung dem G.-C. außerordentlich ähnlich. Doch gelingt es wohl immer durch die Kultur die beiden Mikroben zu unterscheiden (viel stärkeres Wachstum der Meningokokken, „in flachen homogenen Scheiben", Angehen auf gewöhnlichem Agar und auf einfacher Bouillon schon in der ersten oder zweiten Passage, McKEE, ZEISSLER und GASSNER usw.), vor allem durch Zuhilfenahme der Zuckervergärungsuntersuchung (s. S. 38), da der G.-C. nur Dextrose, der Meningococcus aber Dextrose und Maltose vergärt (die serologischen Methoden scheinen noch nicht sicher verwertbar zu sein; vgl. DITTRICH, dieses Handbuch Bd. 20/2, S. 323). Der Heilerfolg von Meningokokkenserum kann nicht entscheiden (Gruppenreaktion, vgl. JACOBY und HANS COHN; s. auch COSTE, RIVALIER und LAYANI: Erfolg mit Meningokokken-Endoprotein bei G.-K.-Meningitis). Ich gebe unten noch Merkmale der G.-K., der Meningokokken und des Micrococcus catarrhalis nach JOACHIMOVITS wieder. Die Differentialdiagnose gegenüber dem Meningococcus hat in der allgemeinen Gonorrhöepraxis eine sehr geringe Bedeutung; denn die Erfahrungen über sein Vorkommen in den Genitalorganen sind bisher außerordentlich gering; zudem sind die hierzu publizierten Fälle gewöhnlich Komplikationen von Cerebrospinalmeningitis (KOCH und COHN zitieren Beobachtungen von SCHOTTMÜLLER, REUTTER und PICK: Epididymitis, Periorchitis purulenta, Spermatocystitis). ZUPNIK hat sogar durch Verimpfung der Meningokokken auf die gesunde Urethra (!) nur eine ganz schnell heilende Urethritis erzeugen können.

Sehr viel wichtiger kann die Unterscheidung bei den Allgemeinerscheinungen sein, welche sowohl bei G.-K.- als bei Meningokokkeninfektionen extragenital vorkommen (Endokarditis, Arthritis, septico-pyämische Zustände, vgl. hierzu DE JOSSELIN DE JONG, BIECK, MILHIT und TANON, PROCHASKA, MORELLI — s. MASSINI); ganz besonders groß kann die Ähnlichkeit natürlich werden, wenn gerade die Meningitis bei der Meningokokkeninfektion fehlt oder bei der Gonorrhöe vorhanden ist (vgl. dazu Literatur bei KOCH und COHN, S. 718). Bei meningitischen Symptomen bei Gonorrhöe muß natürlich immer auch die Möglichkeit berücksichtigt werden, daß eine zufällige Kombination beider Erkrankungen vorhanden sein könnte. Wichtig mag gelegentlich die Tatsache sein, daß der Meningococcus auch auf der Conjunctiva gefunden wird.

Ein zweiter Doppelgänger des G.-C. ist der *Micrococcus catarrhalis*. Auch er hat die typische Semmelform und ist gramnegativ. Er ist bekanntlich bei katarrhalischen Affektionen oft vorhanden. Er ist häufiger als der Meningococcus in den Genitalorganen (auch in gesunden, schon bei Kindern) nachgewiesen worden.

Beispielsweise sei erwähnt: MANZI (im Cervicalsekret gesunder und kranker Frauen), JOHNSTON (Urethritis), JOACHIMOVITS (im Rectum), STIVERS (in einem Nierenabsceß), A. COHN (bei Vulvovaginitis), GRADWOHL (neben G.-K.), SCHMIDT-LA BAUME (Nebenhodenabsceß), WORDLEY (bei Fluor nach der Defloration — nicht sicher!); ferner ANDERSEN, SCHULTZ, STEIN, SCHERBER u. a. — Allgemeininfektionen scheint dieser Coccus nur selten zu bedingen; dagegen können auch er „und die anderen ihm nahestehenden gramnegativen Diplokokken des Nasenrachenraums (Flavus, Cinereus, Siccus" [KOCH und COHN]) gelegentlich in der Conjunctiva vorkommen. Sie sind kulturell, speziell durch die Zuckervergärungsproben leicht von den G.-K. zu unterscheiden, wachsen auf gewöhnlichem Nährboden in der ersten Generation, bilden auf Ascitesagar dichte weiße Kolonien. Hierher gehört wohl auch der Diplococcus mucosus (v. LINGELSHEIM). Die radiäre Streifung, die schnelle Autolyse des G.-C. fehlt (GRADWOHL). Die Catarrhalis-Kokken liegen nach LEVINTHAL nicht intracellulär (nach KOCH und COHN träfe das allerdings für die Conjunctiva nicht zu,

s. S. 718) und wären daher auszuschließen, wenn sich auch nur vereinzelt intracelluläre Kokken finden. Doch gebe es ja auch Fälle von latenter Gonorrhöe bzw. G.-K.-Träger, bei denen die intracelluläre Lagerung der G.-K. fehle. Es ist also zur Unterscheidung die Kultur auch auf gewöhnlichen Nährböden (vgl. z. B. Gradwohl, Kutscher) notwendig (ganz besonders für die Lokalisationen in der Conjunctiva und in der Nase). Agglutination und Komplementbindung sind nach Kutscher nicht notwendig, nach Verderame die erstere besser (vgl. zur Differenzierung von G.-K., Meningokokken und Micrococcus catarrh. Jötten in Kolle, Kraus, Uhlenhuth S. 643).

Für die Diagnose der Meningokokken und des Micrococcus catarrhalis hat u. a. Joachimovits die Hämolyse- und die Oxydasereaktion empfohlen (Literatur s. bei Joachimovits). (Massenausstrich auf 5% Pferdeblutagar, schlechter auf Kaninchen- und Meerschweinchenblutagar, nicht auf allen anderen Blutarten); beide Kokken hämolytisch, nicht der G.-C. (aber auch andere dem G.-C. allerdings sonst weniger ähnliche Diplokokken hämolysieren nicht). — Bei Übergießen einer solchen Kultur mit einer Mischung von 4 Teilen einer frisch hergestellten Lösung von α-Naphtholnatrium und 1 Teil 2% wässeriger Lösung von Dimethyl-p-phenylendiaminhydrochlorid zeigt sich um die G.-K. ein feiner, bläulicher Hauch, bei den beiden anderen wird der Rand tiefblau (Ablesung nach 36, 48, 72 Stunden). Joachimovits legt ferner noch Wert auf die geringere Schleimbildung des G.-C., auf die stärkere Durchsichtigkeit seiner Kolonien und auf das meist fehlende Wachstum in der 1. und 2. Generation.

Die von Price empfohlene Oxydasereaktion (48 Stunden alte Kolonien auf Thomson-schem Nährboden [p_H 7,5] mit einer frischen 1%igen Lösung von salzsaurem Dimethyl-paraphenylendiamin betupft: G.-K.-Kolonien rasch rosa, dann tiefschwarz), hat sich anderen Bakterien, nicht aber dem Micrococcus catarrhalis gegenüber bewährt.

Nach Gieszczykiewicz wächst der Micrococcus catarrhalis am besten, dann Meningococcus, zuletzt G.-C. Der catarrhalis entwickelt sich viel besser auf saurem Nährboden als die beiden anderen. Die beiden Doppelgänger des G.-C. sollen sich in den Kulturen länger lebensfähig erhalten.

Während der Meningococcus und der Micrococcus catarrhalis wohl charakterisierte und bekannte Mikroben sind, hat man eine große Anzahl von anderen nur wegen der Wichtigkeit ihrer Unterscheidung von den G.-K. als *Pseudogonokokken* bezeichnet. Dieser Begriff ist natürlich schwer zu definieren. Noguès und Durupt haben gegen die Bezeichnung energisch Einspruch erhoben — doch gilt sie wohl für die meisten überhaupt nur als ein bequemes sprachliches Hilfsmittel. Von dem Standpunkt ausgehend, den ich oben (S. 12) vertreten habe, daß noch nie der Nachweis der Existenz grampositiver G.-K. erbracht ist, können wir bisher meines Erachtens von Pseudo-G.-K. eigentlich nur bei den gramnegativen Formen sprechen (vgl. Nicoletti). Auch auf die positiven Resultate von Umzüchtung grampositiver in gramnegative Diplokokken, über die gelegentlich berichtet wird (s. S. 30) brauchen wir nicht einzugehen, da beweisendes Material nicht vorliegt.

Alles was über die Verwandtschaft von grampositiven Diplokokken mit den G.-K. gesagt worden ist, entbehrt meines Erachtens bisher der wirklich sachlichen Begründung [1].

Es ist im Laufe der Zeit eine sehr große Anzahl gramnegativer Diplokokken beschrieben worden, und zwar sowohl aus der Außenwelt (Bumm, Neisser), als auch in den Urogenitalorganen und in der Conjunctiva. Was die letztere angeht, so müssen wir bei einigen Befunden (Krukenberg, Urbahn) es als zweifelhaft bezeichnen, ob es sich um Pseudo-G.-K. oder um Varietäten der G.-K. gehandelt hat (abgeschwächte Formen). Es sind aber auch verschiedentlich gramnegative Diplokokken beobachtet worden, welche mit G.-K. nichts gemeinsam haben als die morphologische und tinktorielle Ähnlichkeit im Ausstrich. (Koch und Cohn zitieren [l. c. S. 717] Abelsdorf, Neumann, Krukenberg, Urbahn [s. o.], Axenfeld, Morax, Brons; vgl. ferner v. Ammon, Gifford, Marthen, Schanz [der die Identität aller gramnegativen Diplokokken behauptete] Ruata, Verderame [zum Teil nach dem letzterwähnten zitiert].)

---

[1] Nach einer kurzen Bemerkung Jacobsthals glaubt dieser an grampositive G.-K. (wie auch Meningokokken). Eine ausführlichere Mitteilung darüber habe ich nicht gefunden. Göhring ist es (s. o. S. 31) gelungen, unter gewissen Umständen G.-K. gramfest zu machen. Doch haben solche außergewöhnliche Prozeduren wohl für die Theorie, nicht aber für die Praxis eine Bedeutung.

Über Pseudo-G.-K. in den Urogenitalorganen haben zum erstenmal STEINSCHNEIDER und GALEWSKY berichtet, welche in 4,65% in der männlichen Harnröhre freilich stets extracellulär liegende gramnegative Diplokokken fanden. Ein einziges Mal züchtete KUTSCHER trotz der Untersuchung von 67 Fällen chronischer Gonorrhöe solche Kokken aus der weiblichen Urethra. Reichlicher waren derartige Befunde in den weiblichen Genitalien überhaupt und auch im Rectum nach BÄRMANN, CUIZZA u. a. DEBIASI sah unter seinen „G.-C.-Simili" am häufigsten einen katarrhalis-, dann einen kokkobacillären und einen Staphylokokkentyp. SSIDORENKO fand auffallend häufig gramnegative Diplokokken bei akuter und chronischer gonorrhoischer Urethritis. Ich berichtete seinerzeit über Untersuchungen von PETIT und WASSERMANN, LUSTGARTEN und MANNABERG, PFEIFFER, v. HOFMANN, SWINBURNE, NOGUÈS und WASSERMANN, v. ZEISSL, COLLET, GALLI-VALERIO, TUTTLE, PETERSEN, HOGGE (alle von verschiedenen Stellen des Urogenitalapparats); vgl. ferner GHON, MUCHA und WIESNER, GURD u. a. Den Diplococcus flavus hat KIEFER im Vaginalsekret gefunden, den Diplococcus crassus (nicht sehr gramfest — keine Involutionsformen) KÖNIGSFELD und SALZMANN (vermutlich Erreger einer Urethritis und Epididymitis) sowie JOACHIMOVITS im Urogenitaltrakt. KOCH und COHN zitieren noch eine Anzahl ähnlicher Befunde (DREYER, JOHNSTON, MINET, KOGA). Eine besonders große Rolle spielen in neuerer Zeit die „Pseudo-G.-K." bei der Vulvovaginitis (vgl. bei ROSCHER). BARBELLION nennt außer den schon erwähnten unter den Pseudo-G.-K. auch noch den gelben Micrococcus von LEGRAIN, den Orchitis-Micrococcus von HUGOUENCQ, ferner die von JULLIEN, TANON, HOFMANN, BOSC beschriebenen. In Frage kommt auch der Diplococcus mucosus (LINGELSHEIM), den NAGELL und DANIELSEN im Gonovitan gefunden haben. Daß KOGA aus seinen Komplementbindungs- und Agglutinationsversuchen bei mit Diplokokken immunisierten Kaninchen auf die Tätigkeit anderer Diplokokken neben den G.-K. bei der Gonorrhöe schließen will, ist gewiß nicht berechtigt. Er fand bei den von ihm kultivierten, den G.-K. sehr ähnlichen Diplokokken eine geringere, aber doch deutliche Pathogenität für Tiere und nimmt an, daß sie als Erreger in Frage kommen.

Aus alledem ergibt sich, daß gramnegative Diplokokken sich zwar auch in den Genitalorganen häufiger finden, als man früher gemeint hat, daß sie aber wenn nicht mikroskopisch, so doch (fast?) immer kulturell von den G.-K. zu sondern sind.

Außerdem hat man sehr viel von *grampositiven Pseudo-G.-K.* gesprochen, worauf ich schon wiederholt hingewiesen habe.

Die gleichen oder ähnliche Mikroorganismen kommen auch in normalen Genitalorganen (schon bei Kindern, vgl. bei ROSCHER) vor. Sie sind zugleich mit den G.-K., vor allem aber nach deren Verschwinden, besonders auch im Sperma, viel gefunden worden. Nach LORENTZ können sie bei Weiterzüchtung gramnegativ werden (nicht so WICHMANN und SCHLUNK). NAGELL und DANIELSEN glauben, wie DEBAINS, daß es sich um einen Streptococcus handelt. Nie können sie (nach LORENTZ und nach NAGELL und DANIELSEN) in G.-K. zurückgezüchtet werden. Zu wirklich typisch gonorrhoischen Prozessen haben auch einzelne Inokulationsversuche nicht geführt (vgl. LORENTZ, J. COHN). SCHLUNK und WICHMANN (positives Resultat) wollen die nach ihrer Meinung durch diese Kokken hervorgerufene Erkrankung als „Gonorrhoea lenta" bezeichnen. NAGELL und DANIELSEN (negative Inokulation) stellen die Differenzen auch tabellarisch zusammen (dort und bei GÖHRING weitere Literatur, auf die ich hier nicht eingehen kann. Die von LORENTZ beschriebene Art steht morphologisch den Pneumokokken näher als den G.-K. Auf menschliches Eiweiß enthaltenden Nährböden sehen die Kulturen denen der G.-K. sehr ähnlich, für Mäuse bestehe Toxizität.

Von *Bakterien, welche nicht zu den Diplokokken gehören,* aber trotzdem die G.-K. besonders in den Sekreten nachahmen können, sind in erster Linie die Staphylokokken zu nennen. Ich habe (s. o. S. 12) schon 1910 über solche Befunde berichtet. Sie spielen — neben den Diplokokken — besonders bei den neuerdings so viel diskutierten Spermakulturen eine große Rolle. Typisch grampositive Staphylokokken können bei einfacher Färbung nicht nur in den Urogenitalorganen, sondern auch in der Conjunctiva (AXENFELD) und in den Meningen (WYSSOKOWITSCH) gonokokkenähnliche Bilder geben.

Von noch weiteren Bakterien, deren Formähnlichkeit mit den G.-K. im Ausstrich hervorgehoben wird, erwähne ich einen oft kurze Ketten bildenden Bacillus, der häufig in der Mitte ungefärbt bleibt (FINGER, GHON und SCHLAGENHAUFER), einen kurzen dicken Diplobacillus (HAMMER), Doppelkurzstäbchen (oft intraleukocytär) und ein polymorphes Bacterium, das auch in Diplokokkenform auftritt (KIEFER); kurze gramnegative Diplobacillen, deren Involutionsformen leicht mit G.-K. verwechselt werden können (KUTSCHER), auch atypische Colibacillen (BARBELLION); besonders im Rectum können junge Colibacillen in ihrer fast ovalen Kurzstäbchenform den G.-K. ähneln, so auch Faecalis alcaligenes und lactis aerogenes (Joachimovits, vgl. Peiser, dieser Band); hierher gehören vielleicht auch Befunde von Clauberg von pleomorphen Diplokokkoiden, welche als Verwandte von Coli aufgefaßt werden; ferner Sarcinen (Nagano: Sarcina urogenitalis, ein Pseudo-G.-C.; auch durch Gram nicht sicher unterscheidbar [vgl. Giezczykiewicz, Karmin]), dann auch Entero- und Streptokokken (z. B. Durupt; gramnegative Streptokokken, Gradwohl, Streptococcus viridans, zum großen Teil nach Gram entfärbt [Hynie]).

Schließlich muß auch hier wieder betont werden, daß die *intracelluläre Lagerung* im allgemeinen keine wirklich sichere Differentialdiagnose der G.-K. gegenüber den Pseudo-G.-K. (hier im weitesten Sinn des Wortes) gestattet; denn auch die letzteren können sich (wenngleich nicht so häufig und regelmäßig wie die G.-K.) in den Leukocyten finden und dadurch den Verdacht steigern. Sie kommen aber im Gegensatz zu den G.-K. mit anderen Bakterien zusammen in den Leukocyten vor, was G.-K. niemals tun (Barbellion).

Die verschiedensten Autoren betonen mit Recht, daß in der Frage der Pseudo-G.-K. nur die Kultur (mit der Zuckervergärungsprobe) den Ausschlag geben kann. Und es ist ganz besonders notwendig zu unterstreichen, daß *einzelne gramnegative Diplokokken niemals das Vorhandensein einer Gonorrhöe beweisen können* (vgl. z. B. Nelken bei Buschke und Langer, S. 230)[1]. —

Ich muß mich an dieser Stelle noch mit der *praktisch-diagnostischen Bedeutung der G.-K.-Kultur* beschäftigen. Ich schrieb 1910, daß sie sehr verschieden bewertet worden ist. Dieser Satz gilt auch jetzt noch. Seither hat sich aber eine so außerordentlich große Literatur über diese Frage angesammelt, daß ich den Plan aufgeben mußte, sie hier zusammenzustellen. Die älteren Schriften mit den noch recht negativistischen Urteilen, selbst von Bumm und Wertheim, habe ich damals erörtert. Eine Anzahl von solchen Daten findet sich bei Koch und Cohn (S. 716). Wenn jetzt so viel mehr Gebrauch von der G.-K.-Kultur auch zu praktischen Zwecken gemacht wird, so liegt das wohl vor allem daran, daß unter dem Einfluß günstiger Berichte sich mehr und mehr Institute mit der Methode vertraut gemacht haben. An guten Nährböden ist kein Mangel mehr (s. o.); am meisten verwendet wird, wie erwähnt, in Deutschland wohl der Ascites- und der Levinthalsche Kochblutagar. Zur Verificierung der Kulturen ist die Zuckergärung, die Kontrolle auf gewöhnlichem Agar, die Hämolysereaktion evtl. die Kontrolle der Komplementbindung mit einem positiven Standardserum (Margarete Stern) in zweifelhaften Fällen notwendig.

Die Entnahme des Untersuchungsmaterials muß sachgemäß erfolgen — immer nach Aussetzen der Behandlung, evtl. nach Spülungen oder Provokationen. Das muß natürlich für die einzelnen Lokalisationen besonders auseinandergesetzt werden (vgl. z. B. Flessas Faden-Methode).

Die frühere Anschauung, daß man Material zur kulturellen Untersuchung *sofort* verarbeiten müsse, hat sich in diesem Umfang nicht als berechtigt erwiesen. Man kann es unter gewissen Kautelen stundenlang bei gewöhnlicher Temperatur aufbewahren und auch versenden, und zwar am besten auf Röhrchen mit gutem Nährboden (Jordan, s. S. 35).

Die *Diagnose der G.-K.-Kultur* ist für den Geübten meist nicht schwer; doch darf auch er sie niemals nach dem makroskopischen Aussehen allein stellen, da es unzweifelhaft andere Bakterien (Streptokokken, Pneumokokken, grampositive Diplokokken, verschiedene Bacillen) gibt, welche ihr makroskopisches Verhalten nachahmen, und da andererseits auch sichere G.-K.-Kolonien durch weiße und selbst gelbliche Farbe atypisch sein können (s. S. 27). Wichtiger, aber ebenfalls nicht ausschlaggebend ist die Betrachtung mit schwacher Vergrößerung; am wichtigsten das mikroskopische Präparat, das immer nach Gram gefärbt werden

---

[1] Hier sei auch noch einmal auf die Methode Gradwohls verwiesen (S. 23), welche die G.-K. von den meisten anderen Mikroben des Urogenitalapparats leicht, wenigstens vorläufig, zu unterscheiden gestattet.

muß. Dabei ist die schnelle Degeneration der Kokken besonders in der Mitte der Kolonien zu berücksichtigen.

Wenn man eine große Anzahl von Äußerungen über die „Kultur-Frage" durchgesehen hat, so kommt man zu der Überzeugung, daß die Anschauungen, welche die einzelnen Autoren vertreten, zum Teil abhängig sind von dem Material, das sie benutzt haben, von Erwägungen über die praktische Durchführbarkeit der Methode, von der Leichtigkeit, mit der ihnen das Laboratorium zur Verfügung steht u. ä. Im Grunde genommen ist die Frage eine Quantitätsfrage. Denn darüber herrscht, soweit ich sehe, fast Einmütigkeit, daß die kulturelle Untersuchung in einer Anzahl von Fällen über die mikroskopische das Übergewicht hat und umgekehrt. Wenn die Kultivierung überall so leicht möglich wäre wie das Mikroskopieren, so könnte man also den allgemeinen Schluß ziehen, daß man immer beide Methoden anwenden soll. Davon kann für die Praxis natürlich keine Rede sein, denn für einen großen Teil der Gonorrhöen, für die akuten Infektionen des Urogenitaltrakts mit unzweifelhafter Anamnese wäre die Kultur in der Tat vollständig überflüssig. Es erhebt sich demnach die Frage, in welchen Fällen die kulturelle Untersuchung unbedingt notwendig, in welchen sie dringend erwünscht, in welchen sie leichter entbehrlich ist. Und gerade in dieser Beziehung sind die Ansichten noch geteilt.

In meiner ersten Bearbeitung 1910 habe ich der Kultur keinen besonders großen Wirkungskreis zuerkannt. Auf Grund der neueren Literatur und vor allem auf Grund von sehr zahlreichen Erfahrungen, die ich an der Breslauer Klinik machen konnte, habe ich diesen Standpunkt wesentlich modifiziert. Das Material, das meiner jetzigen Anschauung zugrunde liegt, ist von ERIKA KONRAD, FISCHER und JORDAN und FRÖHLICH und JORDAN veröffentlicht worden. Ich würde mich jetzt etwa in folgender Weise aussprechen. In allen Fällen, in denen es sich um außergewöhnliche Lokalisationen und Krankheitsformen handelt (Sepsis, Exantheme, eitrige Arthritiden, Pyelitiden, Hautabscesse, eitrige Epididymitis und Orchitis, Periproctitis usw. ist die kulturelle Untersuchung (gegebenenfalls auch aus dem Blut — im Augenblick des Fieberanstiegs) unerläßlich, selbst dann, wenn das mikroskopische Präparat ein anscheinend sicheres positives Resultat ergeben hat.

In allen Fällen, in denen sich mikroskopisch nicht typische Bilder finden, muß durch die Kultur der Versuch der Entscheidung gemacht, wenn es sich um besonders wichtige Fragen handelt, darf auf sie nicht verzichtet werden (Ehekonsens, forensische Fälle). Ich persönlich stehe aber — und das ist die hauptsächliche Erweiterung der Indikationen seit 1910 — auf dem Standpunkt, daß auch die Heilung einer — akuten oder chronischen — Gonorrhöe nicht ausgesprochen werden sollte, ohne daß die kulturelle Untersuchung aller in Frage kommenden Lokalisationsstellen (ein- oder nötigenfalls auch mehrmals) vorgenommen worden ist. Ich glaube auch nicht, daß man die Differentialdiagnose zwischen gonorrhoischer, postgonorrhoischer und pseudogonorrhoischer Entzündung ohne die Kultur stellen sollte.

Es bedarf nicht der wiederholten (s. S. 104) Betonung, daß die Kulturmethode nicht im Gegensatz zu den Provokationsmethoden steht, sondern daß sie sich sehr wohl — und gewiß gelegentlich zum Vorteil beider Methoden — miteinander kombinieren lassen. *Vor allem darf* — das kann nicht oft genug betont werden — *„ein negativer Kulturbefund nie dazu führen, daß man weniger häufig und genau mikroskopisch untersucht"* (JADASSOHN 1910).

Eine besondere Bedeutung hat die kulturelle Untersuchung der Prostata und der Samenblasen bzw. des Samens für die Frage nach bestehender Infektiosität der Gonorrhöe des Mannes erhalten, da sich gezeigt hat, daß in einer gewissen Anzahl von Fällen die Kultur gerade in diesen Organen G.-K.

aufdeckt, die mikroskopisch nicht zu finden waren. Diese Tatsache bleibt von großer Bedeutung, auch wenn man die erstaunlich großen Zahlen positiver Resultate, zu denen einzelne Untersucher gekommen sind, mit der nötigen Skepsis betrachtet. Es ist wohl kein Zweifel mehr daran möglich, daß diesen Zahlen eine irrtümliche bakteriologische Diagnostik zugrunde liegt; die viel kleineren Prozente aber, zu denen einige Autoren bei augenscheinlich viel vorsichtigerer Beurteilung der Kulturen gekommen sind, haben eine sehr große praktische Wichtigkeit. Namentlich beim Samen stehen ihnen entsprechende mikroskopische Befunde nicht gegenüber. Sehr wichtig ist die kulturelle Untersuchung ferner für die Genitalgonorrhöe der kleinen Mädchen geworden, denn es erhellt aus neueren Arbeiten auch statistisch, was wohl keinem Praktiker unbekannt war, daß eine nicht unbeträchtliche Zahl der als gonorrhoische Vulvovaginitis diagnostizierten Fälle mit G.-K. nichts zu tun haben (vgl. bei ROSCHER).

Es ist nicht zweifelhaft, oben erwähnt, schon in der älteren Literatur betont (WILDBOLZ, LIPSCHÜTZ: akute Gonorrhöe des Mannes, HARMSEN: Vulvovaginitis, GROENOUW: Conjunctivitis, PALDROCK: Gonorrhöe der Frau, EICHHORN: Rectum), und es ist seitdem immer wieder einmal hervorgehoben worden, daß einzelne Stämme auch auf dem bestbewährten, dauernd in Gebrauch befindlichen Nährboden nicht wachsen, trotzdem die G.-K. mikroskopisch, oft sogar leicht, nachzuweisen sind. Diese Tatsache kann aber nur für denjenigen praktisch wichtig erscheinen, welcher glaubt, daß er durch den negativen Kulturausfall an der mikroskopischen Untersuchung sparen könne, oder daß ein negativer kultureller Befund neben dem in gleicher Weise negativen mikroskopischen einen definitiven Beweis für G.-K.-Freiheit liefert. Es ist selbstverständlich, daß, wenn schon bei mikroskopisch positivem Nachweis die Kultur gelegentlich versagt, das noch mehr bei negativem Befund, tatsächlich aber noch vorhandenen sehr spärlichen (oder auch degenerierten?) G.-K. eintreten kann.

Der Standpunkt, den ich hier in großen Zügen vertreten habe, deckt sich, soweit ich sehe, im wesentlichen mit dem einer bedeutenden und immer wachsenden Zahl von Autoren (vgl. SCHOLTZ, SCHUBERT, LEVINTHAL, JACOBSTHAL, DELBANCO und LORENTZ, A. COHN, HAUPTMANN und PHILADELPHY, HARRISON, HERROLD, PALDROCK, v. GUTFELD, BERTOLOTY, BRONZINI usw.).

Eine etwas abweichende Meinung ist jüngst auf Grund von sehr eingehenden Untersuchungen von HÄMEL aus der Würzburger Klinik und von ZIELER selbst vertreten worden. Die Gründe dafür, daß sich in Würzburg die kulturelle Untersuchung der mikroskopischen nicht überlegen gezeigt hat, ja daß ihr wesentlich mehr Fälle entgangen sind als der mikroskopischen, während in Breslau die kulturelle relativ oft positiv war bei negativem mikroskopischen Befund, sind nicht ohne weiteres ersichtlich. Mängel der kulturellen Technik kommen in Würzburg nicht in Frage; die in Breslau nicht durchgeführte Zuckergärungsprobe hat nicht zu einer Vermehrung der positiven Resultate gegenüber Würzburg geführt, wie der von HÄMEL gegebene Vergleich beweist. Es kann aber sehr wohl konzediert werden, daß man in Würzburg ganz besonders ausdauernd und häufig mikroskopisch untersucht hat. Ich würde auf Grund der Literatur annehmen, daß die Breslauer Befunde mehr dem Durchschnitt entsprechen als die Würzburger, daß die letzteren „hyperideal“, also vielleicht kein Maßstab für die allgemeine Praxis sind. Eine so gründliche Durchsicht von Präparaten kostet tatsächlich mehr Zeit als die Kultivierung und schon dementsprechend auch mehr Geld — wenn nicht die Arbeitszeit sehr billig eingeschätzt wird. Dazu kommt, daß auch nach dem Würzburger Material in einer Anzahl von Fällen die Kultur den Nachweis der G.-K. schneller ermöglicht. Wenn es gelegentlich notwendig ist (mit und ohne Provokation) 8—10 Tage lang Präparate zu untersuchen, ehe ein positives Ergebnis erzielt wird, so ist es klar, was eine bei der ersten Untersuchung positive Kultur für die Ersparnis an Zeit und Geld (evtl. Hospitalaufenthalt!) bedeutet. Ja man kann sich sogar fragen, ob nicht die zeitigere Entdeckung der G.-K. durch die Kultur für die weitere Behandlung einen Vorteil bedeuten kann, indem sie ein drohendes Rezidiv gleichsam „abortiv“ erfaßt.

Trotz ihrer relativ wenig günstigen Resultate kommen übrigens auch ZIELER und HÄMEL zu dem Resultat, daß die Kultur ein beachtliches Unterstützungsmittel der mikroskopischen Untersuchung und in zweifelhaften Fällen notwendig ist.

Zusammenfassend kann über die G.-K.-Untersuchung bei Gonorrhöe und allen ihr ähnelnden Zuständen folgendes gesagt werden:

Die mikroskopische Kontrolle muß in *allen* Fällen vorgenommen werden, bei dem geringsten Zweifel, für den weniger Geübten am besten immer mit Gramfärbung (s. S. 9 f.). Durch klinische Gründe (wie z. B. Fehlen makroskopischer Entzündungserscheinungen, Klarheit des Cervicalsekrets) darf man sich nie von dieser Untersuchung abhalten lassen. Man muß immer alle zugänglichen Lokalisationen berücksichtigen (Provokation s. o.). Die Beurteilung der negativen Resultate erheischt ganz besondere Vorsicht. Bei geringstem Verdacht müssen alle Methoden verwendet, nie darf aus einem einzelnen Versager auf Fehlen der G.-K. geschlossen werden. Es ist aber nicht berechtigt, aus der Anwesenheit von Eiterkörperchen positive Schlüsse zu ziehen (s. S. 126). Bei akuten, frisch aufgetretenen Entzündungserscheinungen kann man aus einem mehrfach erhobenen negativen G.-K.-Befund folgern, daß es sich nicht um einen gonorrhoischen Prozeß handelt (vgl. z. B. Koch und Cohn).

Die *praktische Bedeutung der G.-K.-Untersuchung* kann nicht hoch genug gewertet werden. Sie sichert nicht bloß die erste Diagnose; sie orientiert uns auch über die Erfolge unserer Therapie, wobei freilich auf einmalige und speziell auf während oder kurz nach der Behandlung erhobene negative Ergebnisse von Unkundigen oft ein ganz falscher Wert gelegt wird. Sie kann selbst während Operationen den Ausschlag für eine Operationsmethode (Wertheim), und sie muß die Grundlage für die Konstatierung der Heilung der Gonorrhöe geben. Sie allein ermöglicht uns die Unterscheidung von noch gonorrhoischen und postgonorrhoischen Prozessen (Provokation!). Sie allein gibt durch die Aufdeckung der männlichen wie der weiblichen Gonorrhöe eine brauchbare Grundlage für die Gonorrhöeprophylaxe (Ehekonsens, Untersuchung der Infektionsquellen usw.). Richtig angewendet kann daher die G.-K.-Untersuchung unendlich viel zur Bekämpfung der Gonorrhöe beitragen.

Sie kann natürlich auch eine große *forensische Bedeutung* besitzen, über die namentlich in früherer Zeit viel diskutiert worden ist. In erster Linie ist zu betonen, daß negative Befunde und namentlich einmalige negative Befunde keinerlei Bedeutung haben können. Wieweit man eingetrocknete Flecke auf Wäschestücken usw. zur nachträglichen Diagnose verwerten kann, ist oben erörtert. Auch dabei können natürlich bloß positive Befunde eine Bedeutung haben (s. S. 35, 36).

Auf alle anderen Untersuchungsmethoden brauche ich hier nicht einzugehen; Serodiagnose und Cutireaktion werden gesondert besprochen (s. bei Bruck); unser sonstiger diagnostischer Behelf bei der Gonorrhöe muß bei der speziellen Pathologie dargestellt werden. —

Über die *pseudogonorrhoischen Affektionen* möchte ich mich an dieser Stelle nicht ausführlicher äußern, da auch sie ja bei der Differentialdiagnose der einzelnen gonorrhoischen Erkrankungen abgehandelt werden, und das Hauptkapitel, die pseudogonorrhoischen Urethritiden, von Frühwald in diesem Handbuch (Bd. 21, S. 478) ausführlich besprochen ist. Bei einem Überblick über dieses Gebiet ergibt sich, daß es seit der Entdeckung des G.-C. immer umfangreicher geworden ist, und zwar sowohl an den Genitalorganen einschließlich Vulvovaginitis, als auch an den Conjunctivae. Gerade bei den beiden letzterwähnten Lokalisationen wird die Zahl der nicht gonorrhoischen Fälle sehr hoch bewertet.

In erster Linie kommen naturgemäß exogene Infektionen in Frage. Neben den noch unbekannten Erregern der sog. „aseptischen Urethritis" (s. S. 127) sind die allerverschiedensten Mikroorganismen zu nennen: Staphylo- und Streptokokken (daneben evtl. verschiedene Diplokokken, Diplostreptokokken, Strepto-

bacillen, Pneumokokken (vgl. Matzenauer), Coli-, Diphtherie- bzw. Pseudo-
diphtherie-, Influenza-, Tuberkelbacillen und andere Bakterien; Trichomonas
(auch beim Mann!), die fraglichen Einschlußkörperchen (Conjunctiva, aber
auch Genitalorgane), Spirochaeta pallida („syphilitischer Tripper"), das Virus
des Herpes und der Condylomata acuminata, Pilze usw. Manche von diesen
Erregern können auch hämatogen, bzw. nach Ausscheidung durch die Niere
zur Wirkung kommen (außer Pallidae pyogene Kokken, Influenza usw.), ebenso
die Erreger anderer Infektionskrankheiten (Typhus usw.). Verschiedene Mikroben
können Prostatitiden, Epididymitiden und Orchitiden, Salpingitiden usw., aber
auch Cystitis und eitrige Urethritis bedingen.

Es gibt ferner ektogene und endogene chemische (medikamentöse, alimentäre
und durch den Stoffwechsel bedingte — Urate, Phosphate, Oxalate) Reizungen,
es gibt mechanische, die von manchen Autoren immer als sekundär infektiös
angesehen werden. Dazu kommen fortgeleitete Hautentzündungen, Pruritus
(z. B. durch Oxyuren), die Desquamation der Vulva und Vagina bei Neugeborenen und manches andere.

Noch viel umfangreicher ist das Gebiet der Differentialdiagnose der Komplikationen der Gonorrhöe. Berücksichtigt man die große Zahl von Erkrankungen, bei denen der praktische Arzt, der Internist, Pädiater, Chirurg,
Ophthalmologe und Neurologe Gonorrhöe in ernste Erwägung ziehen müssen,
so darf man wohl sagen: so einfach die Großzahl der gonorrhoischen Katarrhe
zu erkennen ist, so ist doch auch die G.-K.-Infektion ein Proteus, der die merk-
würdigsten Irrtümer veranlaßt.

Literatur.

Das folgende Verzeichnis enthält einen großen Teil der Schriften, welche der vorstehenden Darstellung zugrunde liegen, auch solche, welche nicht namentlich angeführt sind.
Es muß ergänzt werden durch die Verzeichnisse im Handbuch der Geschlechtskrankheiten
von Finger, Jadassohn, Ehrmann und Grosz (insbesondere zu meinem Beitrage über
die allgemeine Ätiologie usw.), im Lehrbuch von Buschke und Langer, im Handbuch
der pathogenen Mikroorganismen (1.—3. Aufl.) von Kolle und Wassermann bzw. Kraus
und Uhlenhuth (Beitrag von Koch und Cohn) und durch die in den Einzelbeiträgen im
Bd. 20/1 u. 2 dieses Handbuches vorhandenen Angaben. Eine Anzahl wichtigerer Arbeiten
habe ich zur Bequemlichkeit des Lesers auch in dieser Übersicht zitiert. Für die ältere
Literatur sei besonders noch auf die Baumgartenschen Jahresberichte verwiesen, für die
neuere auf das Zentralblatt für Haut- und Geschlechtskrankheiten und auf die von Sprinz
herausgegebenen Jahresberichte über Haut- und Geschlechtskrankheiten, endlich auf die
nicht besonders aufgeführten Bücher über Geschlechtskrankheiten bzw. Gonorrhöe von
Frieboes, Guiard, E. Hoffmann, Joseph, Lang, Matzenauer, Mulzer, J. Neumann,
Scholtz, Riecke (Gonorrhöe von Bruhns), Schäffer, Zieler und Siebert, v. Zumbusch
u. a. Über die umfangreiche gynäkologische Lehr- und Handbuchliteratur vgl. bei Franz
(in diesem Band).

Abel, R.: Bakteriologisches Taschenbuch, 25. Aufl. Leipzig 1922. — Abraham,
J. Johnston: (a) A lecture on tests for cure of gonorrhoea in women. Lancet 206,
Nr 9, 429—431 (1924). Ref. Zbl. Hautkrkh. 19, 171. (b) Lectures on gonorrhoea in
women and children. London: William Heinemann 1924. Ref. Zbl. Hautkrkh. 25, 372,
373. — Abramson: Vergleichende Untersuchungen über die Blutsenkungsgeschwindigkeit
und die Komplementbindungsreaktion bei Gonorrhöe. Zbl. Hautkrkh. 41, 34. — Adler,
Ernst: Wasserstoffsuperoxyd als Provokationsmittel in der Therapie der Gonorrhöe und
zur Feststellung der Heilung. Dermat. Z. 64, 178—180 (1932). — Åhman, G.: Zur Frage
der gonorrhoischen Allgemeininfektion. Arch. f. Dermat. 39, 323—334 (1897). — Aitoff,
Marguérite: (a) Contribution à l'étude du gonocoque. C. r. Soc. Biol. Paris 99, 461 (1928).
Ref. Zbl. Hautkrkh. 31, 753. (b) De la vaccination locale dans la Gonococcie de la femme.
Presse méd. 1928 II, 1224, 1225. — Alexandresco-Dersca, C. et Demètre-Jonesco:
Thyréoidite suppurée gonococcique à la suite d'une gonococcémie avec rhumatisme poly-
articulaire et érythème noueux gonococcique. Paris méd. 1932, 188, 189. Ref. Zbl. Hautkrkh.
42, 275. — Ambrosoli, G.: Infezione gonococcica e tipi di gonococco. Giorn ital. Dermat.
67, H. 2, 389—397 (1926). Ref. Zbl. Hautkrkh. 21, 516. — Amersbach: Über die Histologie
der Salpingitis gonorrhoica. Beitr. path. Anat. 45, 341 (1909). — Antonelli, Giovanni:

Reumatismo e ascesso peranale da infezione gonococcica a porta di entrata rettale, conseguente a rapporti omosessuali. Policlinico, sez. prat. **43**, 85—90 (1927). Ref. Zbl. Hautkrkh. **23**, 850. — AOKI, M.: (a) On the sinking velocity of blood cells in different dermatoses. Jap. J. of Dermat. **24**, Nr 3, 14, 15 (1924). Ref. Zbl. Hautkrkh. **14**, 178. (b) Über die anatomischen Veränderungen und die bakteriologischen Befunde bei Urethritis gonorrhoica. Kyoto-Ikadaigaku-Zasshi (jap.) **2**, H. 2, 587—596 und deutsche Zusammenfassung S. 42, 43 (1928). Ref. Zbl. Hautkrkh. **28**, 341. — ARNING, ED.: Beiträge zur Klinik der Gonorrhöe und ihrer Komplikationen. Arch. f. Dermat. **113**, 51—72 (1912). — ARONSTAM, N. E.: (a) Gonococcic metastatic joint affections. Amer. Med. **27**, Nr 1, 39—42 (1921). Ref. Zbl. Hautkrkh. **1**, 155. (b) Gonococcic cutaneous affections. Urologic. Rev. **25**, Nr 1, 25, 26 (1921). Ref. Zbl. Hautkrkh. **1**, 194. (c) Immunity and susceptibility in relation to gonorrheal infections. Amer. Med. **28**, Nr 5, 271—273 (1922). Ref. Zbl. Hautkrkh. **8**, 298. — ASCH, PAUL: (a) Gonorrhoische Membranen und Faltenbildungen. Fol. urol. (Lpz.) **1910**, Nr 8. (b) Gonokokkenträger. Z. Urol. **1911**, 714. (c) Die moderne Therapie der Gonorrhöe beim Manne. 3. Aufl. **1930**. (1. Aufl. 1914.) (d) Urétrites gonococciques et non gonococciques. Ann. Mal. vénér. **1931**, 241—256. Ref. Zbl. Hautkrkh. **38**, 681. — ASCH u. ADLER: (a) Die Degenerationsformen der Gonokokken. Münch. med. Wschr. **1915**, 1309, 1310. (b) Der diagnostische Wert der Gonokokkenvaccine, zugleich ein weiterer Beitrag zur Frage der Degenerationsformen der Gonokokken. Münch. med. Wschr. **1916**, 73. — ASCH u. WOLF: (a) Klinische Beobachtungen über Involutionsformen der G.-K. Bonn 1908. (b) Diagnose und Behandlung der Gonorrhöe des Weibes. Münch. med. Wschr. **1922**, Nr 35/36. — ATKIN, E. E.: The significance of serological types of gonococcus. Brit. J. exper. Path. **6**, Nr 5, 235—246 (1925). Ref. Zbl. Hautkrkh. **21**, 516. — AUST: Kokkenbefund bei metastatisch-gonorrhoischer Bindehauterkrankung. Z. Augenheilk. **65**, H. 4/5, 299—301 (1928). Ref. Zbl. Hautkrkh. **29**, 735. — AXENFELD, TH.: Die Augenentzündung der Neugeborenen und der G.-C. Dtsch. med. Wschr. **1904**, 162.

BÄRMANN, GUSTAV: Weiterer Beitrag zur Pathologie der gonorrhoischen Epididymitis. 8. Kongr. dtsch. dermat. Ges., 1905. Ref. Arch. f. Dermat. **77**, 55—75. — BAKER, jr., BENJAMIN M. and EDWARD P. CARTER: Three instances of unusual gonococcal infection. Bull. Hopkins Hosp. **50**, 57—75 (1932). Ref. Zbl. Hautkrkh. **42**, 269. — BALBI, EDOARDO: Il quadro di Arneth nel sangue e nel secreto uretrale dei blenorragici. Riforma med. **41**, 200—203 (1925). Ref. Zbl. Hautkrkh. **19**, 300. — BALOG: Gibt es grampositive G.-K.? Med. Welt **1927**, 672. — BALOZET, L. et E. LEPINAY: Recherche d'un principe bactériophage contre le gonocoque. J. d'Urol., Méd. et Chir. **25**, No 4, 357, 358 (1928). Ref. Zbl. Hautkrkh. **28**, 340 (1929). — BARBAGLIA, VITTORIO: Caratteristiche morfologiche del pus uretrale blennorragico secondo la formula di Arneth. I. Studi sassar. **8**, 181—197 (1930). Ref. Zbl. Hautkrkh. **36**, 684. — BARBELLION, P.: (a) Gonococcisme latent, recherche et traitement. Assoc. franç. d'Urol **1919**, 213. (b) Note complémentaire sur le gonococcisme latent et la vaccination antigon. Assoc. franç. d'Urol. **1920**, 291. (c) La spermoculture. Journées Méd. Bruxelles 1922. (d) Gonococcisme latent et culture du liquide seminal. J. Méd. Paris **1922**, 11. Ref. Zbl. Hautkrkh. **5**, 83. (e) Spermoculture et autovaccination dans la blennorrhagie chron. Assoc. franç. d'Urol. **1924**. (f) Gonocoque et pseudogonocoque. Arch. urol. de la Clin. Necker **5**, 181—254 (1926). Ref. Zbl. Hautkrkh. **22**, 886. (g) Gonocoque latent et spermoculture. J. d'Urol. **24**, 36—49 (1927). Ref. Zbl. Hautkrkh. **26**, 418. (h) Gonocoque et pseudogonocoque. Thèse de Paris **1927**. (i) Diagnosis of the gonococcus by culture. Urologic Rev. **34**, 721—723 (1930). Ref. Zbl. Hautkrkh. **36**, 684. (k) Les microbes qui simulent le gonocoque. Procès-verb. etc. 31. Congr. franç. Urol., Paris, 6.—10. Okt. 1931, p. 288—292. Ref. Zbl. Hautkrkh. **43**, 222 (1933). — BARBELLION et LE FUR: Spermoculture et auto-vaccin dans la blennorrhagie chronique. J. d'Urol. **18**, 514, 515 (1924). Ref. Zbl. Hautkrkh. **17**, 115. — BARNEY, J. DELLINGER: Gonococcal infections of the kidney. J. of Urol. **9**, Nr 1, 79—86 (1923). Ref. Zbl. Hautkrkh. **10**, 470. — BARRALT, R.: Neue Methoden für das Gonokokkenkulturverfahren. Rev. méd. del Rosario de Santa Fé **13**, 287—291 (1923). Ref. Zbl. Hautkrkh. **12**, 86. — BARRETT, C. C.: Keratoderma blennorrhagicum. Report of two cases, gonococcus in the local lesions in one case. Arch. of Dermat. **22**, 627—636 (1930). Ref. Zbl. Hautkrkh. **37**, 140. — BARTOK, IMRE: Der heutige Stand der Pathologie und Therapie der gonorrhoischen Augenerkrankungen. Börgyógy. Szemle (ung.) **2**, 191—194 (1924). Ref. Zbl. Hautkrkh. **16**, 283. — BASCHKIRZEW, N. J.: Vaccinotherapie gonorrhoischer Erkrankungen auf Grund experimenteller Untersuchungen über Vaccination des Blutes in vitro. Z. Urol. **23**, 92—100; **24**, 843—851 (1928). — BAY-SCHMITH: Untersuchungen über Gonorrhöe in Grönland. Ugeskr. Laeg. (dän.) **86**, 97 (1924). — BEAUFOND, F. X. DE: Rhumatisme gonococcique au quatrième jour d'une urétrite aiguë. J. d'Urol. **22**, 60, 61 (1926). Ref. Zbl. Hautkrkh. **22**, 120. — BECKER u. REICHERT: Zur Biologie des Gonococcus und zur Spezifizität des Gonovitans. Dtsch. med. Wschr. **1929**, Nr 9, 369. — BELGODÈRE, G.: (a) La blennorragie des ,,bougres''. Ann. Mal. vénér. **23**, 346—362 (1928). Ref. Zbl. Hautkrkh. **29**, 223. (b) Les chancres blennorragiques. Paris méd. **1930** I, 431—438. Ref. Zbl. Hautkrkh. **35**, 579. — BELONOVSKI, G. D.:

Über die Opsonisation der Medikamente und der Vaccine (speziell der G.-K.-Vaccine). Wien. klin. Wschr. 1929, 1624—1626. — Bender, Julie: Über die Degenerationsformen der Gonokokken und Einlagerungen in den Epithelien des gonorrhoischen Eiters. Dermat. Z. 23, 577—595 (1916). — Bengtson, Bengt Norman: The viability of gonococci in water. Illinois med. J. 47, 296—298 (1925). Ref. Zbl. Hautkrkh. 19, 550. — Benians, T. H. C.: Gonococcal and syphilitic infections of the eye. Brit. J. vener. Dis. 1, 296—305 (1925). Ref. Zbl. Hautkrkh. 19, 556. — Bensaude, Raoul, André Cain et Pierre Oury: Excroissances, végétations et néoplasies du canal anal. Arch. des Mal. Appar. digest. 15, 409—442. Ref. Zbl. Hautkrkh. 18, 444. — Bentzen, R.: Untersuchungen über Gonorrhöe in Grönland. Ugeskr. Laeg. (dän.) 86, 97 (1924). — Berger: (a) Ungewöhnliche Inkubationszeit bei Gonorrhöe. Zbl. Hautkrkh. 16, 371 (1925). (b) Diskussion zu Thelen. Zbl. Hautkrkh. 18, 145, 146 (1926). — Bergeret, P.-M.: Blennorragie et syphilis. Biotropisme gonococcique, par le novarsénobenzol. Arch. Méd. mil. 93, 515—520 (1930). Ref. Zbl. Hautkrkh. 37, 141. — Berro, Carlos M.: Eitrige Conjunctivitis mit Kombination des Loefflerschen Bacillus und des Gonococcus. Arch. lat.-amer. Pediatr. 20, 491—493 (1926). Ref. Zbl. Hautkrkh. 23, 139. — Bertarelli, E.: Intorno all', ,,antivirus gonococcico" e egli pseudoantivirus. Giorn. ital. Dermat. 69, 1477—1479 (1928). Ref. Zbl. Hautkrkh. 31, 521. — Bertoloty, Ricardo: (a) Die Wichtigkeit der ätiologischen Diagnostik des Trippers. Siglo méd. 79, No 3812, 6—8 (1927). Ref. Zbl. Hautkrkh. 23, 848. (b) Die Sekundärinfektionen beim Tripper des Mannes. Actas dermo-sifiliogr. 22, 747—751 (1930). Ref. Zbl. Hautkrkh. 36, 686. (c) Zur cytologischen Diagnostik der gonorrhoischen Harnröhrenverengerungen. Actas dermo-sifiliogr. 23, 22—26 (1930). Ref. Zbl. Hautkrkh. 38, 410. (d) Über den Einfluß des Terrains auf Ansteckung, Inkubation und Verlauf des Trippers. Actas dermo-sifiliogr. 23, 719—722, 730—732 (1931). Ref. Zbl. Hautkrkh. 40, 130. (e) Secondary infection in gonorrhoe. Urologic Rev. 35, 369, 370 (1931). Ref. Zbl. Hautkrkh. 38, 854. (f) Gonorrhoea contracted by buccal coitus. Urologic Rev. 37, 255, 256. Ref. Zbl. Hautkrkh. 45, 406 (1933). — Bertrand, Pierre et F. Carcassonne: Les péritonites aiguës généralisées à gonocoques. Gynéc. et Obstétr. 19, 371—387 (1929). Ref. Zbl. Hautkrkh. 32, 158. — Bertschy, Johann: Zur Erkennung und Feststellung der Heilung des Trippers beim Weibe mit besonderer Berücksichtigung der Reizuntersuchung. Dermat. Wschr. 78, 428, 454 (1924). — Bezançon et Griffon: Culture du gonocoque sur le sang gélosé. C. r. Soc. Biol. Paris 30. Juni 1900, 647. — Bieling: Methoden zur Differenzierung der Streptokokken und Pneumokokken. Zbl. Bakter. Orig. 86, H. 4, 257—266 (1921). — Birkhaug, Konrad E. and Allan L. Parlow: Gonococcal infection of the kidney. Bacteriological and histopathological report of a case of gonococcal hydro-pyonephrosis. J. of Urol. 20, 83—95 (1928). Ref. Zbl. Hautkrkh. 29, 224. — Bitter: Neues zur Technik der Sporen- und Gonokokkenfärbung. Zbl. Bakter. 68, 227 (1913). — Bizzozero, Enzo: Sulla citologia del secreto infiammatorio uretrale. Giorn. ital. Mal. vener. 64, 1005—1014 (1923). Ref. Zbl. Hautkrkh. 10, 469. — Björling, E.: Wann kann man die Gonorrhöe eines Mannes für geheilt erklären? Acta dermato-vener. (Stockh.) 3, 550—557 (1922). Ref. Zbl. Hautkrkh. 10, 208. — Blanc, H.: Les gonobacilloses de l'appareil génital de l'homme. Procèsverb. etc. 32. Congr. franç. Urol. 1932, 325—331. — Bodenstein: Ein Fall von Peritonitis bei der Gonorrhöe des Mannes. Münch. med. Wschr. 1910, Nr 36. Ref. Arch. f. Dermat. 108, 362 (1911). — Bodnar, L.: Gonorrhöe und Wochenbett. Arch. Gynäk. 129, 506—525 (1927). Ref. Zbl. Hautkrkh. 23, 859. — Boeckel, André: Quelques cas de gonococcie génitale latente sans urétrite gonococcique prémonitoire. J. d'Urol. 20, 414, 415 (1925); Méd. Alsace et Lorraine 5, 141—148 (1926); Ref. Zbl. Hautkrkh. 21, 519; Strasbourg méd. 2, 200—204 (1926). Ref. Zbl. Hautkrkh. 22, 120. — Boch, F. de: Einige Bemerkungen über metastatische Gonorrhöe. Geneesk. Tijdschr. Nederl.-Indië 66, 317—336 (1926). Ref. Zbl. Hautkrkh. 22, 121. — Boland, Benedict F. and Williams Cochran: Laboratory study of the gonococcus. Clinical and bacteriological study made of a special group of cases. New England J. Med. 205, 680, 681 (1931). Ref. Zbl. Hautkrkh. 40, 276. — Bonacorsi, Lina: (a) Il gonococco della vulvovaginite infantile. Pediatria 32, 1009—1021 (1924). Ref. Zbl. Hautkrkh. 16, 124. (b) Artrite gonococcica in neonata guarita con autovaccino. Pediatr. prat. 1, 56—58 (1924). Ref. Zbl. Hautkrkh. 19, 556. — Boor, A. K. and Ph. C. Miller jr.: (a) "Nucleoprotein" and non-protein substances isolated from the gonococcus. I. Preparation. Proc. Soc. exper. Biol. a. Med. 28, 1046—1048. Ref. Zbl. Hautkrkh. 41, 523. (b) "Nucleoprotein" and non-protein substances isolated from the gonococcus. II. Immunogical reactions with anti-gonococcus-serum. Proc. Soc. exper. Biol. a. Med. 28, 1048, 1049. Ref. Zbl. Hautkrkh. 41, 524. (c) "Nucleoprotein" and non-protein substances isolated from the gonococcus. III. Immunological reactions with antimeningococcus and antipneumococcus sera. Dep. of Med. Univ. Chicago. Ref. Zbl. Hautkrkh. 41, 524 — Borisovsky, N.: Zur Frage über die Dauer der Inkubationsperiode bei der Gonorrhöe. Venerol. (russ.) 6, 48—52 (1929) u. deutsche Zusammenfassung S. 52. Ref. Zbl. Hautkrkh. 32, 857. — Borodsky, L. u. L. Leites: Spermakultur als diagnostische Methode bei Gonorrhöe. Venerol. (russ.) 1926, 785—790 (1926) u. deutsche Zusammenfassung S. 790. Ref. Zbl. Hautkrkh. 23, 589;

Russk. Vestn. Dermat. 5, 234—248, 362—370 (1927). Ref. Zbl. Hautkrkh. 26, 200. — BOSE, CHARU CHANDRA: A note on the methods of cultivating the gonococcus. Calcutta Med. 7. April 1922. Ref. Zbl. Bakter. 74, 146 (1922). — Boss, A.: Über die (pharmakologische) Provokationsprobe mit Pilocarpin bei der gonorrhoischen Urethritis. Dermat. Wschr. 1930 II, 1055, 1056. — BOULANGER, L.: A propos de la culture du sperme. J. d'Urol. 18, 311—316 (1924). Ref. Zbl. Hautkrkh. 19, 551. — BRANDES, K.: Gonorrhoischer Absceß im Biceps bei gleichzeitigem Fehlen von sonstigen gonorrhoischen Erscheinungen. Dermat. Wschr. 81, 1867—1870 (1925). — BREIGER: Metastatische Augenerkrankungen bei Gonorrhöe. Dermat. Wschr. 83 (1926). — BRENTANO, HERMANN: Ein Fall von Iridocyclitis gonorrhoica im Säuglingsalter, zugleich ein Beitrag zur Frage der kongenitalen Gonorrhöe. Mschr. Kinderheilk. 50, 315—324 (1931). Ref. Zbl. Hautkrkh. 40, 139. — BRIGOTTE, A.: La cystite blennorragique existe-t-elle? Le Scalpel 1930 II, 1100—1105. Ref. Zbl. Hautkrkh. 36, 686. — BRONZINI, MICHELE: La cultura del gonococco quale mezzo diagnostico per le infezioni latenti. Fol. med. (Napoli) 18, 1288—1294 (1932). Ref. Zbl. Hautkrkh. 43, 790. — BROWN, D. KATHLEEN: Vulvo-vaginitis in children. J. vener. Dis. 6, 285—300, 318—322 (1930). Ref. Zbl. Hautkrkh. 37, 780. — BRUCK, C.: Über das Altern von G.-K.-Impfstoffen und über ein verbessertes Arthigon. Klin. Wschr. 2, Nr 22, 1020—1022 (1923). — BRUHNS: Die Gonorrhöe. RIECKES Lehrbuch der Haut- und Geschlechtskrankheiten, 8. Aufl. Jena 1931. — BRUNET, W. M.: When is a man cured who has had gonorrhoea? N.-Y. med. J. a. med. Rec. 118, Nr 5, 297—300 (1923). Ref. Zbl. Hautkrkh. 11, 444 (1924). — BRUNI, ENRICO: La conservazione in colture del meningococco. Ann. Med. nav. e colon 2, 396—398 (1930). Ref. Zbl. Hyg. 1931, Nr 23, 701. — BRUUSGAARD, E. u. TH. THJØTTA: Gonokokkenmeningitis mit Purpura. Norsk Mag. Laegevidensk. 35, Nr 10, 809—818 (1924). Ref. Zbl. Hautkrkh. 16, 114. — BUCURA: (a) Wiederholter Gonokokkennachweis bei einer Frau ohne Krankheitserscheinungen. Wien. klin. Wschr. 1919, 450. (b) Über Infektion und Reinfektion des Weibes mit Gonokokken. Zugleich ein Beitrag zur Ätiologie therapeutischer Mißerfolge der weiblichen Gonorrhöebehandlung. Wien. med. Wschr. 1923, 577—581. Ref. Zbl. Hautkrkh. 8, 486. (c) Besonderheiten der weiblichen Gonorrhöe. Wien. med. Wschr. 1926, 1214—1217. Ref. Zbl. Hautkrkh. 22, 443. (d) Entzündliche Erkrankungen der weiblichen Geschlechtsorgane. Berlin 1930. — BUMM, E.: (a) Der Mikroorganismus der gonorrhoischen Schleimhauterkrankungen ,,Gonococcus NEISSER". 1. u. 2. Aufl. Wiesbaden 1885, 1887. (b) Die gonorrhoischen Erkrankungen der weiblichen Harn- und Geschlechtsorgane. J. VEITS Handbuch der Gynäkologie, Bd. 2. Wiesbaden: J. F. Bergmann 1907. — BURKE, E. T.: Gonorrhoea: Infection by secondary organisms. Lancet 206, Nr 14, 704—706 (1924). Ref. Zbl. Hautkrkh. 13, 300. — BURKE, VICTOR: The Gram stain in the diagnosis of chronic gonorrhoea. J. amer. med. Assoc. 77, Nr 13, 1020—1022 (1921). Ref. Zbl. Hautkrkh. 4, 203. — BURNIER: Les chancres blennorragiques. Ann. Mal. vénér. 14, 68 (1919). Ref. Arch. f. Dermat. 125, 932 (1920). — BUSCH: Cultivation of the Gonococcus. Med. News 72 (1898); Jber. pathog. Mikroorgan. 1898. — BUSCHKE, A.: Über gonorrhoisches Scrotalödem. Arch. f. Dermat. 100, 177—182 (1910). — BUSCHKE, A. u. M. GUMPERT: Können G.-K. grampositiv sein? Med. Welt 1927, 671. — BUSCHKE, A. u. F. HARRY: Färberische Versuche über die Degeneration von Gonokokkenkulturen. Dtsch. med. Wschr. 1922, 1068, 1069. — BUSCHKE, A. u. WERNER JOST: Zur Biologie des gonorrhoischen Eiters. Med. Klin. 1926, 812, 813. — BUSCHKE, A. u. E. LANGER: (a) Über die Lebensdauer und anaerobe Züchtung der Gonokokken. Dtsch. med. Wschr. 1921, Nr 3, 65. (b) Zur Biologie des gonorrhoischen Krankheitsprozesses unter Berücksichtigung des Anaerobiose des Gonococcus und der Frage der experimentellen gonorrhoischen Amyloiderzeugung. 12. Kongr. dtsch. dermat. Ges. Hamburg, 1921. Arch. f. Dermat. 138, 258—278. (c) Lehrbuch der Gonorrhöe. Berlin: Julius Springer 1926. (d) Die Erkrankungen der männlichen Adnexorgane. BUSCHKE-LANGERS Lehrbuch der Gonorrhöe, S. 193. 1926. — BUSCHKE, A. u. LUDW. LOEWENSTEIN: Fragebogen über die Gonorrhöe. Med. Klin. 1929, 1669, 1670, 1703, 1704. Ref. Zbl. Hautkrkh. 33, 252. — BUSCHKE, A. u. M. J. MICHAEL: Zur Kenntnis der hyperkeratotisch-vesiculösen Exantheme bei Gonorrhöe. Arch. f. Dermat. 120, 348—374 (1910). — BUSSALAÏ, L.: La spermocultura e la riattivazione vaccinica nella diagnosi di guarigione della blenorragia. Giorn. ital. Dermat. 66, 1207 (1925). Ref. Zbl. Hautkrkh. 18, 912.

CANINO, R.: Un caso di artrite gonococcica apparentemente primitiva in un neonato. Pediatria Riv. 39, 264—270 (1931). Ref. Zbl. Hautkrkh. 37, 781. — CAROTENUTO, ANTONIO: Un caso di meningite gonococcica. Pediatria Riv. 40, 721—725 (1932). Ref. Zbl. Hautkrkh. 43, 224. — CASPARY, HANS: (a) Gonorrhoica. Med. Klin. 1930 II, 1707—1709. (b) Beitrag zur Feststellung der Heilung der Genitalgonorrhöe. Med. Klin. 1932 I, 188, 189. — CASPER, WOLFGANG: Gonokokkenzüchtung auf Blutwasser-Agar-Kultur. Klin. Wschr. 1929 II, 1576, 1577. — CASPER, W.: Über das Aggresin der G.-K. Arch. f. Dermat. 167, Nr 1, 141—154 (1932). — CATTIER: Traitement de la blennorragie chez l'homme et chez la femme. La blennorragie dans l'armée. Paris 1919. — CEDERBERG, ARMAS: Beitrag zur Kenntnis der Abortivformen der gonorrhoischen Keratodermien.

Acta dermato-vener. (Stockh.) **13**, 43—52 (1932). Ref. Zbl. Hautkrkh. **41**, 819. — CEDER-CREUTZ, AXEL: (a) Zur Kenntnis der Topographie des Plattenepithels der männlichen Urethra im normalen und pathologischen Zustande. Arch. f. Dermat. **79**, 41—50 (1906). (b) Studien über die Bedingungen des positiven oder negativen Ausfalls der Gramfärbung bei einigen Bakterien. Arch. f. Dermat. **93** (1908). (c) Une blennorragie peut-elle se produire autrement que par contagion? Ann. de Dermat. **1928**, 90—100. Ref. Zbl. Hautkrkh. **28**, 340. (d) Om hittils föga beaktade bildningar i det postgonorroiska uretralsekretets skifepitelceller. Finska Läk.sällsk. Hdl. **1915**, 145. (Zit. nach OLIN: Über Lichen ruber planus. Arb. path. Inst. Helsingfors N. F. **7**, H. 3/4, 360.) — CHASIN, M.: Zur Frage der isolierten gonorrhoischen Infektion einer Duplikatur der Urethra. Sibir. Arch. Med. **4**, 745—754 (1929). Ref. Zbl. Hautkrkh. **37**, 140. — CHASKIN, S.: Zur Behandlung und Diagnose der kindlichen Gonorrhöe. Ginek. (russ). **8**, 692—696 (1929) u. deutsche Zusammenfassung S. 697. Ref. Zbl. Hautkrkh. **35**, 326. — CHATENEVER, L.: (a) Die Erythrocytensenkung bei der experimentellen Gonokokkentoxämie bei Kaninchen. Venerol. (russ.) **1926**, 975—988. Ref. Zbl. Hautkrkh. **23**, 850. (b) Zur Frage der Anwendung der FAHRAEUS-Reaktion im Experiment und am Krankenbett. Venerol. (russ.) **7**, 69—72 u. deutsche Zusammenfassung S. 136. Ref. Zbl. Hautkrkh. **35**, 316 (1930). — CHAUFFARD: Myositis blenn. J. des Prat. **1907**, Nr 35. — CHAUFFARD u. FRIESINGER: Pathogenese und pathologische Anatomie der gonorrhoischen Myositis. Arch. internat. Méd. expér. **1909**. Ref. Mh. Dermat. **44**. — CHEVALLIER, PAUL: Le blennorragie latente récente et contagionnante. Hôpital **14**, Nr 178, 638 (1926). Ref. Zbl. Hautkrkh. **22**, 895. — CHIAUDANO, C.: (a) Ricerche sulla coltivazione del gonococco. Giorn. Batter. **1**, 305 (1926). Ref. Zbl. Hautkrkh. **22**, 582. (b) Studi batteriologici nelle affezioni delle vescicole seminali. Giorn. Batter. **1926**, 370—384. Ref. Zbl. Hautkrkh. **23**, 590. — CHRISTELLER, E. u. M. JACOBY: Die pathologische Anatomie der Gonorrhöe der männlichen Urogenitalorgane. BUSCHKE u. LANGERS Lehrbuch. Berlin: Julius Springer 1926. — DE CHRISTMAS: (a) Le gono-coque et sa toxine. Ann. Inst. Pasteur **1897**, 617. (b) Contribution à l'étude du gonocoque et de sa toxine. Ann. Inst. Pasteur **1900**, 331. — CHRYPOV, A. u. U. ETINGOF: Ein Fall von Gonotoxämie. Venerol. (russ.) **1**, 57—60 (1929) u. deutsche Zusammenfassung S. 60. Ref. Zbl. Hautkrkh. **31**, 251. — CHRYSANOVSKY, A. A.: Die bakterielle Flora bei der Gonor-rhöe. Z. Urol. **20**, 115 (1926). Ref. Zbl. Hautkrkh. **20**, 495. — CHWALLA, RUDOLF: (a) Über einen Fall von akuter gelber Leberatrophie nach gonorrhoischer Epididymitis. Wien. klin. Wschr. **1931**, 176, 177. (b) Über gonorrhoische Polyarthritis. Z. Urol. **25**, 171—195 (1931). Ref. Zbl. Hautkrkh. **40**, 133. (c) Zur Frage der Bedeutung der nichtspezifischen Harnröhrensekretion nach Urethralgonorrhöe des Mannes und zur Frage der latenten Gonorrhöe. Arch. f. Dermat. **162**, 694—712 (1932). (d) Todesfall an schwerer beiderseitiger gonorrhoischer Pyelitis. Z. urol. Chir. **34**, 447—449 (1932). Ref. Zbl. Hautkrkh. **42**, 275. — CIANI, MARCO: (a) Sulla flora delle vulvovaginiti delle bambine. Il Dermosifilogr. **5**, 97—144 (1930). Ref. Zbl. Hautkrkh. **34**, 848. (b) Contributo allo studio delle proprietà tintoriali e culturali del gonococco. Boll. Soc. ital. Dermat., sez. reg. **1931**, H. 5, 285, 286. Ref. Zbl. Hautkrkh. **40**, 276. — CLARK, GUY W.: A modified procedure for the preparation of testicular infusion agar. J. Bacter. **5**, 99 (1920). — CLARK, L. T., N. S. FERRY, PARKE, DAVIS and A. H. STEELE: Studies of the properties of a bouillon filtrate of the gonococcus. J. Bacter. **21**, 58 (1931). Ref. Zbl. Hautkrkh. **37**, 546. — CLARK, L. T., N. S. FERRY and A. H. STEELE: Studies on the properties of a bouillon filtrate of the gonococcus. J. of Immun. **21**, 233—243 (1931). Ref. Zbl. Hautkrkh. **40**, 276. — CLARKSON, E. R. TOWNLEY: The standard of cure in gonorrhoea. Brit. med. J. **1921**, Nr 3169, 483—488. Ref. Zbl. Hautkrkh. **3**, 408. — CLAUDIUS: Méthode de coloration à la fois simple et contrastante des microbes. Ann. Inst. Pasteur **11**, 332—335 (1897). — CLODI, E. u. R. I. SCHOPPER: Praeputium clitoridis und Gonokokken. Wien. klin. Wschr. **1922**, 197—199. — COHN, ALFRED: (a) Außergewöhnliche Degenerationsformen des Gonococcus. Klin. Wschr. **1923**, 873, 874. (b) Ein Fall von Rectalgonorrhöe beim Manne infolge Perforation eines gonor-rhoischen Prostataabscesses. Med. Klin. **1924**, 315, 316. (c) Eine latent verlaufende Gonorrhöeinfektion ohne primäre akute Urethritis. Dtsch. med. Wschr. **1926**, 1304. (d) Gibt es eine latent verlaufende Gonorrhöeinfektion ohne primäre akute Urethritis Dtsch. med. Wschr. **1927**, 1938, 1939. (e) Gibt es grampositive G.-K.? Med. Welt **1927**, 672. (f) Dauerkulturen von Gonokokken. Z. Hyg. **108**, 395—397 (1928). (g) Diskussion zu KADISCH. Beitrag zur Lebensdauer des Gonococcus. Zbl. Hautkrkh. **26**, 555 (1928). (h) Zur Biologie des Gonococcus und zur Spezifizität des Gonovitans. Dtsch. med. Wschr. **1929** I, 146, 147. (i) Diskussion zu GJ. GJORGJEVIC, vgl. bei diesem. (k) Ver-impfung von Gonokokken auf Kaninchen. Dermat. Z. **60**, 35—41 (1931). (l) Zur Biologie des Gonococcus. Arch. f. Dermat. **165**, 790—796 (1932). — COHN, ALFR. u. FRITZ SIMON: Der Wert der Kulturmethode für die Klinik der männlichen Gonorrhöe. Arch. f. Dermat. **148**, 166—181 (1924). — COHN, J.: Über die Bedeutung der grampositiven Diplokokken bei chronischer Urethritis und deren Adnexorgane. Z. Urol. **18**, 626 (1924). — COHN, T.: Ein Fall von paraurethraler Gonorrhöe. Dtsch. med. Wschr. **1907**, Nr 1. —

COHN-HÜLSE, WILFRIED: Die Diagnose der kindlichen Genitalgonorrhöe in der ärztlichen Praxis. Kinderärztl. Prax. 2, 389—394 (1931). Ref. Zbl. Hautkrkh. 40, 282. — CONSOLI, D.: Alcune ricerche sulle modificazioni della reazione e del microbismo nel secreto vaginale in rapporto alla presenza del gonococco. Rass. Ostetr. 1927, 579—592. Ref. Zbl. Hautkrkh. 27, 570. — COOK, M. W. and D. D. STAFFORD: A study of the gonococcus and gonococcal infections. J. inf. Dis. 29, 561—576 (1921). Ref. Zbl. Hautkrkh. 4, 292. — COPELLI, M. u. A. GENNARI: Boll. Soc. med. Parma. Ref. Dermat. Wschr. 13, 204 (1919). — COPPOLINO, CARLO: Ein Fall von primärer gonorrhoischer Balanoposthitis bei einem Knaben. Fol. urol. (Lpz). 4, Nr 9 (1910). — COSTA, S. et L. BOYER: Milieu non albumineux pour l'isolement, la culture et la conservation du gonocoque. C. r. Soc. Biol. Paris 87, 856—858 (1922). Ref. Zbl. Hautkrkh. 7, 529. — COSTE, F., E. RIVALIER et F. LAYANI: Nouveau cas de méningite gonococcique. Bull. Soc. méd. Hôp. Paris III. s. 47, 1803—1808 (1931). Ref. Zbl. Hautkrkh. 41, 529. — CRONQUIST, C.: (a) Über Lymphangitis prostato-iliaca. Arch. f. Dermat. 134, 374 (1921). (b) Ein neuer Coccus, unter eigenartigen Umständen auf der Haut angetroffen. Mh. Dermat. 36, 645 (1903). — CROSBIC, ARTHUR H.: Complications occurring in gonorrhoeal urethritis. Boston. med. J. 188, 435—439 (1922). Ref. Zbl. Hautkrkh. 10, 114. — CROSTI, A.: L'iodofilia nel pus blenorragico. Giorn. ital. Mal. vener. pelle 1922, 519—532. Ref. Zbl. Hautkrkh. 6, 214. — CUCCO, GIAN PIETRO: Ricerche sulla dissociazione microbica del gonococco. Giorn. Batter. 9, 306—313 (1932). Ref. Zbl. Hautkrkh. 43, 485. — CUIZZA, TITO: Sulla presenza di cocchi gramnegativi diversi dal gonococco nel tratto genitale femminile. Ann. Ostetr. 52, 158—170. Ref. Zbl. Hautkrkh. 34, 847 (1930). — CULVER, H. B.: Eine Studie über die Bakteriologie der chronischen Prostatitis und Spermatocystitis, mit besonderer Berücksichtigung ihrer Beziehungen zur Arthritis. J. amer. med. Assoc. 1916, 553. Ref. Arch. f. Dermat. 125, 289 (1920). — CUNNINGHAM, JOHN H.: Focal infections with metastatic manifestations, with special reference to gonorrhoeal arthritis. Surg. etc. 32, 501—504 (1921). Ref. Zbl. Hautkrkh. 2, 387. — CZAPLEWSKI, E.: Bemerkungen zur GRAMschen Methode der Bakterienfärbung. Eine zweckmäßige Nachfärbung. Hyg. Rdsch. 1896, Nr 21.

DAIDO, N.: On the clinical significance of the sinking reaction of red corpuscles in the dermatology. Jap. J. of Dermat. 26, 74, 75 (1926). Ref. Zbl. Hautkrkh. 22, 633. — DALSACE, ROB.: Le bactériophage de d'Hérelle, ses applications en thérapeutique urinaire. Thèse de Paris 1925. — DANIN: Über ein neues Hilfsmittel zur Diagnose der weiblichen Gonorrhöe. Münch. med. Wschr. 72, 717—719 (1925). — DARGET: Spermatocystite et épididymite bilatérales gonococciques sans urétrite prémonitoire guéries par l'autovaccination. Soc. franç. Urol. Tome 12, III, p. 92—95. 1923. — DAVID, CH.: (a) L'infection gonococcique latente; les porteurs de germes gonococciques. Ann. Mal. vénér. 20, 20—24 (1925). Ref. Zbl. Hautkrkh. 18, 286. (b) L'infection gonococcique génitale d'emblée chez l'homme sans urétrite blennorragique préalable. l'Hôpital, Januar 1927. (c) Les infections gonococciques génitales d'emblée chez l'homme. Ann. Mal. vénér. 24, 757 (1929). Ref. Zbl. Hautkrkh. 32, 516. — DEBAINS, E.: Bactériologie du gonocoque. J. d'Urol. 16, 412 (1923). Ref. Zbl. Hautkrkh. 12, 422. — DEBIASI, ETTORE: Sulla ricerca del gonococco nei secreti. Diagnosi differenziale dei gonococcosimili. Clin. ostetr. 32, 665—682 (1930). Ref. Zbl. Hautkrkh. 36, 683, 684. — DEICHER, H. u. A. LECHNER: Die Gonokokkensepsis und ihre Diagnose. Med. Klin. 1926, 731—733. — DELBANCO, E. u. Fr. H. LORENTZ: (a) Zur Biologie des Gonococcus und zur Prognose der männlichen Gonorrhöe. Zbl. Hautkrkh. 7, 158 (1923). (b) Zur Biologie des Gonococcus und zur Prognose der männlichen Gonorrhöe. Dermat. Wschr. 77, 1137—1151 (1923). — DEMONCHY: La culture du gonocoque. C. r. Soc. Biol. Paris, 28. Juni 1919. — DEUBER, A.: Percutane Gonokokkeninfektion bei einem vier Wochen alten Säugling. Schweiz. med. Wschr. 57, 156, 157 (1927). Ref. Zbl. Hautkrkh. 24, 308. — DEUTSCH, M.: (a) Die Rolle der Röntgenstrahlen bei latenter Gonorrhöe. Gyógyászat. (ung.) 1922, 415, 416. Ref. Zbl. Hautkrkh. 6, 313. (b) Provokatorische Wirkung der Röntgenstrahlen bei der latenten Gonorrhöe. Z. urol. Chir. 16, 266 (1924). Ref. Zbl. Hautkrkh. 17, 115. (c) 8jährige Erfahrungen über den Nachweis der männlichen Gonorrhöe durch Reizung mit Röntgenstrahlen. Zbl. Hautkrkh. 30, 696, 697 (1929). (d) Bemerkungen zur Arbeit von KARL SZILVÁSI: Über die Morphologie des Gonococcus NEISSER. Börgyógy. Szemle (ung.) 9, 179, 180. Ref. Zbl. Hautkrkh. 41, 523 (1931). (e) Acht Jahre Erfahrung im röntgenologischen Nachweis der Gonorrhöe des Mannes. Börgyógy. Szemle (ung.) 7, 40—43 (1929). Ref. Zbl. Hautkrkh. 32, 519. — DI BELLA, VITO: Su di un caso di oftalmia blennorragica con metastasi alle articolazioni. Pediatria 31, 146—150 (1923). Ref. Zbl. Hautkrkh. 9, 151. — DIETEL, FR.: (a) Zur Bakteriologie der Gonorrhöe. Münch. med. Wschr. 74, Nr 11, 471 (1927). (b) Degenerationsformen der Gonokokken. Dermat. Z. 50, 336—341 (1927). — DIETERICH, O.: Ist die Gonokokkenfärbung nach GRAM zuverlässig? Mschr. Harnkrkh. 2, 17 (1928). Ref. Zbl. Hautkrkh. 28, 86 (1929). — DINKLER, M.: (a) Über den bakteriologischen Befund und die anatomischen Veränderungen bei der Urethritis gonorrhoica des Mannes. Arch. f. Dermat. 26, 195. (b) Zwei Fälle von Ulcus perforans corneae. Arch. Ophthalm. 34, Abt. 3, 21

(1888). — DOBLE, bei LEES, DAVID: Gonococcal arthritis... Zbl. Hautkrkh. **43**, 356—358 (1933). — DOMBRAY, P.: Diagnostic biologique de la gonococcie. Méthode de culture, méthode de fixation de l'alexine, méthode de précipitation. Paris 1927. — DONAY, E.: L'infection gonococcique de la femme. J. Méd. franç., März **1926**. — DOPTER et NICOLLE: Recherches sur les antigènes méningococciques et gonococciques. Ann. Inst. Pasteur. April **1919**. — DÓZSA: Gonorrhoische Infektion einer durch anomale Gifte verursachten hydronephrotischen Niere; Nephrektomie. Z. Urol. **15**, 280, 281 (1921). Ref. Zbl. Hautkrkh. **2**, 388. — DREYER: Über Enterokokkenurethritis. Mschr. f. Urol. **9** (1904). — DROBINSKI, R.: Färbung der Gonokokken. Vrač. Delo (russ.) **11**, 143. Ref. Zbl. Hautkrkh. **27**, 564. — DU BOIS, CH.: Kératoses blennorrhagiques ou dermatites gonococciques. Acta dermato-vener. (Stockh.) **5**, 1—10 (1924). Ref. Zbl. Hautkrkh. **15**, 195. — DUREL: Porteurs de germes. Thèse Paris 1932. — DURUPT: Ce qu'il faut entendre par gonocoque, technique de préparation des autovaccins antigonococciques. J. Méd. franç. **15**, 92—98 (1926). Ref. Zbl. Hautkrkh. **20**, 627. — DURUPT et NOGUÈS: Quelques considérations nouvelles sur le gonocoque latent. J. d'Urol. **23**, 202—209 (1927). Ref. Zbl. **25**, 610.

EBERT, M. H.: Die histologischen Veränderungen nach einmaliger Salvarsanapplikation in der Haut. Arch. f. Dermat. **158**, 365—377 (1929). — EICHHORN: Beiträge zur Kenntnis der Rectalgonorrhöe. Dermat. Z. **1909**, 439; **103**, 541. — EINBECK, EVELINE: Die Bedeutung des weißen Blutbildes für die Diagnostik der Gonorrhöe des weiblichen Genitalapparates. Arch. Gynäk. **146**, 78—87 (1931). Ref. Zbl. Hautkrkh. **39**, 365. — EISNER, ERICH: Gonorrhöe und Nierentuberkulose. Dermat. Z. **63**, 189—191 (1932). Ref. Zbl. Hautkrkh. **42**, 791. — ELSCHNIG: Gonorrhoische Erkrankungen des Auges. Handbuch der Geschlechtskrankheiten Bd. 2. Wien 1912. — ÉMILE-WEIL, P., DUCHON et BERTRAND: Méningite primitive à gonocoques traitée par un auto-lysat-vaccin. Bull. Soc. méd. Hôp. Paris III. s. **47**, 1799—1803 (1931). Ref. Zbl. Hautkrkh. **41**, 267. — ENGERING, P.: Die Lebensfähigkeit des Gonococcus in der Außenwelt. Z. Hyg. **100**, 314 (1923). — ENGWER: Über akute urethritische Prozesse bakterieller (nichtgonorrhoischer) Natur nach abgelaufenem Tripper oder chronischer Gonorrhöe und der Streptobacillus urethrae PFEIFFER in ätiologischer Beziehung zu ihnen. Münch. med. Wschr. **1916**, 1496—1498. — EPLER, ROMAN: Postgonorrhoische Urethritiden beim Manne. Polska Gaz. lek. **1928**, 761—764. Ref. Zbl. Hautkrkh. **29**, 572. — EPSTEIN, E.: Über eosinophile Zellen im blennorrhoischen Sekret der männlichen Urethra. Verh. 65. Verslg Ges. dtsch. Naturforsch. Nürnberg, **1893**, 371. — EPSTEIN, G. S.: (a) Über Gonorrhöepathogenese. Vestn. Chir. (russ.) **1930**, H. 58/60, 382—391. Ref. Zbl. Hautkrkh. **38**, 408. (b) Sur la question de la pathogénie de la blennorragie. J. d'Urol. **29**, 255—269 (1930). Ref. Zbl. Hautkrkh. **35**, 578. — ERICKSON, M. and H. ALBERT: Cultivation of the gonococcus. J. inf. Dis. **30**, 268 (1922). Ref. Zbl. Hautkrkh. **5**, 410. — ETTINGER, ALFRED: Über gonorrhoische Gelenks- und Sehnenscheidenentzündungen. Przegl. dermat. (poln.) **24**, 65—71 (1929). — EUDOKIMOW: Zur Frage der Ursachen einer verlängerten Inkubation bei Gonorrhöe. J. russ. de Mal. cutan. **1909**. Ref. Arch. f. Dermat. **103**, 535 (1910).

FAIN, L.: Zur Frage der Heilbarkeit der Gonorrhöe. Venerol. (russ.) **1925**, 64—69. Ref. Zbl. Hautkrkh. **19**, 819. — FANZ, JOHN A. and LOWRAIN E. McCREA: Anatomicohistol. variations of the posterior urethra influencing its pathology and therapeutics. Urologic Rev. **35**, 409—415 (1931). Ref. Zbl. Hautkrkh. **39**, 587. — FARBER, M.: Zur Frage der gonorrhoischen Geschwüre. Venerol. (russ.) **7**, 24—34 (1930) u. deutsche Zusammenfassung S. 34. Ref. Zbl. Hautkrkh. **38**, 410. — FAURE-BEAULIEU, M.: (a) La septicémie gonococcique au point de vue clinique et thérapeutique. J. Méd. franç. **15**, 99—107 (1926). Ref. Zbl. Hautkrkh. **22**, 893. (b) La septicémie gonococcique prouvée par la constatation du gonocoque dans le sang circulant. Thèse de Paris **1906**. — FAUTH: Eine Modifikation der Färbung nach GRAM. Dtsch. med. Wschr. **1918**, Nr 2. — FEDOSEWICZ, ST. u. EMIL SAWICKI: Anwesenheit von NEISSERSchen Diplokokken im Blute im Verlaufe der Gonorrhöe. Przegl. dermat. (poln.) **26**, 305—316 (1931). Ref. Zbl. Hautkrkh. **41**, 265. — FELKE, H.: (a) Über die unspezifische Urethritis. Zbl. Hautkrkh. **38**, 740 (1931). (b) Das Schicksal phagocytierter Gonokokken. Dermat. Wschr. **1932** I, 617—619. (c) Warum liegen Gonokokken intracellulär? Münch. med. Wschr. **1931** I, 747, 748. (d) Zwischenfälle bei der Go-Lebendvaccination, zugleich ein Beitrag zur Epidemiologie der Gonorrhöe. Med. Klin. **1932** I, 644, 645. (e) Wesen und Wert der Lebendvaccinebehandlung der Gonorrhöe. Dermat. Z. **66**, 168, 175 (1933). — FELKE, H. u. K. v. OETTINGEN: Zur Anatomie, Immunbiologie und Therapie der Cervixgonorrhöe. Dtsch. med. Wschr. **1932** II, 1521—1523. — FERGUSON, BURR: The gonococcus and the phagocyte. Amer. Med. **33**, 632—636 (1927). Ref. Zbl. Hautkrkh. **26**, 420. — FEUK: Myositis gonorrhoica (ossificans?) capitis brev. musc. bicipitis im. Zbl. Hautkrkh. **27**, 742 (1928). — FICKER, M. F.: (a) Handbuch der Hygiene, Bd. 3. Leipzig: S. Hirzel 1913. (b) Färbung von G.-K.-Ausstrichen usw. Handbuch der pathogenen Mikroorganismen von KOLLE, KRAUS u. UHLENHUTH, 3. Aufl., Bd. 9, S. 741. 1929. — FINGER: (a) Zur pathologischen Anatomie der Blennorrhöe der männlichen Sexualorgane. 1. Die chronische Urethralblennorrhöe. Arch. f. Dermat. **1891**, Erg.-H. 1. (b) Beiträge zur pathologischen Anatomie der männlichen Sexualorgane. 2. Die chronische Urethritis posterior und die chronische Prostatitis. Arch. f. Dermat. 1893. — FINGER, A. GHON u. SCHLAGENHAUFER: (a) Beiträge zur Biologie des Gonococcus und zur pathologischen Anatomie des gonorrhoischen Prozesses. Arch. f. Dermat. 28 (1894). (b) Ein weiterer Beitrag zur Biologie des Gonococcus und zur pathologischen Anatomie des gonorrhoischen Prozesses. Arch. f. Dermat. 33 (1894). — FESSLER, ALFRED: Thrombophlebitis der unteren Extremitäten bei Prostatitis gonorrhoica. Wien. med. Wschr. 1932 II, 1552—1555. — FINKELSTEIN, I. A.: Mikrobiologie und Serologie der Gonorrhöe. Venerol. (russ.) 1924, 76—89. Ref. Zbl. Hautkrkh. 15, 114. — FINKELSTEIN, I. A. u. M. I. TIMOCHINA: (a) Zur Morphologie und Biologie des NEISSERschen Gonococcus. Moskov med. Ž. 1925, 3—7. Ref. Zbl. Hautkrkh. 18, 911. (b) Über experimentelle Gonorrhöe. Venerol. (russ.) 1926, 959—961. Ref. Zbl. Hautkrkh. 23, 590. (c) Über die Eigenschaften des Gonokokkenfiltrats. Z. Immun.forsch. 76, 46—53 (1932). (d) Zur Frage der Eigenschaften des Gonokokkenfiltrats. Sovet. Vestn. Venerol. Dermat. (russ.) 1, Nr 7, 43—47 (1932). Ref. Zbl. Hautkrkh. 43, 222 (1933). — FINKENRATH, KURT: Zur Kasuistik der latenten Gonorrhöe. Med. Klin. 1928 II, 1867, 1868. — FIORIO, CATULLO: La spermocultura come mezzo di diagnosi nel gonococcismo latente. Giorn. Batter. 7, 488—494 (1931). Ref. Zbl. Hautkrkh. 40, 421. — FISCHER, MARTIN: Über Arthritis gonorrhoica beim Säugling. Mschr. Kinderheilk. 29, 10—14 (1924). Ref. Zbl. Hautkrkh. 17, 814. — FISCHER, M. u. P. JORDAN: Zur Diagnose der männlichen Gonorrhöe mit Hilfe des Kulturverfahrens. Klin. Wschr. 10, Nr 6, 259—263 (1931). — FLAMM, PAOLO: Localizzazione non comune dell'infezione gonococcica. Giorn. med. Osp. civ. Venezia 1, 178—180 (1927). Ref. Zbl. Hautkrkh. 26, 419. — FLESSA, H.: (a) Über das Plattenkulturverfahren bei chronischer Gonorrhöe. Klin. Wschr. 1928 I, 965. (b) Die Diagnose der chronischen Gonorrhöe durch das Seidenfadenplattenkulturverfahren. Zbl. Hautkrkh. 27, 38 (1928). (c) Die Diagnose der chronischen weiblichen Gonorrhöe durch das Seidenfadenplattenkulturverfahren. Zbl. Gynäk. 52, 1198—1201 (1928). Ref. Zbl. Hautkrkh. 28, 93. — FORKNER, CLAUDE E.: Material from lymph nodes. III. Gonococci from lymphoid tissue in a case of chronic infectious arthritis. Bull. Hopkins Hosp. 43, 257—259 (1928). Ref. Zbl. Hautkrkh. 30, 405. — FOSTER, H. E.: Gonorrheal tonsillitis. J. amer. med. Assoc. 94, 791, 792 (1930). Ref. Zbl. Hautkrkh. 34, 764. — FRÄNKEL, C.: (a) Über das Vorkommen des Meningococcus intracellularis bei eitrigen Entzündungen der Augenbindehaut. Z. Hyg. 31 (1899). (b) Der Gonococcus als Erreger diphtherischer Entzündungen der Augenbindehaut. Hyg. Rdsch. 1898, Nr 7. — FRAMM, WERNER: Primäre Rhinitis gonorrhoica bei einem Neugeborenen. Dtsch. med. Wschr. 1925, 472. — FRANCK, G.: (a) De l'évolution singulière des maladies vénériennes, de la blennorrhagie en particulier au cours de ces dernières années et des problèmes qui en résultent. Zbl. Hautkrkh. 30, 447 (1929). (b) Uréthrites gonococciques et non gonococciques. Ann. Mal. vénér. 26, 20—35, 641—654; 27, 16—30. Ref. Zbl. Hautkrkh. 38, 854 (1931). (c) Urétrites gonococciques et non gonococciques. Rev. méd. Suisse rom. 52, 234—237 (1932). Ref. Zbl. Hautkrkh. 42, 264. (d) Blennorragie gonococcique et non gonococcique. (De la pluralité des germes gonococciques, de la gonoréaction et de la diathermie pour ce qui concerne les porteurs de gonocoques.) Ann. Mal. vénér. 28, 1—10 (1933). Ref. Zbl. Hautkrkh. 44, 597. (e) La gonoréaction et les porteurs de gonocoques. Ann. Mal. vénér. 28, 359—361 (1933). Ref. Zbl. Hautkrkh. 45, 529. — FRANK, WILH.: Ergebnisse einer Statistik über 985 klinisch behandelte Fälle von Frauengonorrhöe. Arch. f. Frauenkde u. Konstit.forsch. 13, 26—34 (1927). Ref. Zbl. Hautkrkh. 24, 306. — FRANZ, K.: Über die Gonorrhöe des Weibes. Z. ärztl. Fortbildg 18, 625—630 (1921). Ref. Zbl. Hautkrkh. 4, 88. — FRANZ, R.: Die Gonorrhöe des Weibes. Wien: Julius Springer 1927. — FRASER, A. REITH: Vulvovaginitis in children: An account of its etiology, symptomatology and management, with a summary of sixty-three cases occurring in South Africa. Brit. J. vener. Dis. 1925, 268—287. Ref. Zbl. Hautkrkh. 19, 555. — FREI, W.: (a) Gonorrhoisches Exanthem und Exanthem bei Arthritis gonorrhoica. Schles. dermat. Ges. 28. Jan. 1922. Zbl. Hautkrkh. 4, 323 (1922). (b) Zwei „Partnerfälle" von Arthritis gonorrhoica. Zbl. Hautkrkh. 20, 743 (1926). (c) Gonorrhöe. Neue deutsche Klinik, Bd. 4, Lief. 17 u. 18, S. 274—349. 1929. — FREY, SIGURD: Über die Entstehung der Nebenhodenentzündungen durch Samenleiterbewegungen. Dermat. Wschr. 1929, 1175—1177, 1205—1210. — FRIGANE: Blennorragie et prostatite suppurée à colibacilles. J. d'Urol. 26, 454 (1928). Ref. Zbl. Hautkrkh. 30, 279. — FRÖHLICH, H. u. P. JORDAN: Die Überlegenheit des kulturellen über den mikroskopischen Nachweis der Gonokokken. Med. Klin. 1932 II, 1163, 1164. — FRÜHWALD: Pseudogonorrhöe. Dieses Handbuch, Bd. 21, S. 479. 1927. — FUCHS, DORA: Ulcera gonorrhoica. Arch. f. Dermat. 138, 281—285 (1922). — FUCHS, H.: Hautallergie bei Gonorrhöe. Arch. f. Dermat. 123, 331—344 (1916). GAJZÁGÓ, DEZSÖ: Über die Lebensdauer der Gonokokken auf lipoiden Nährböden. Magy. orv. Arch. 28, H. 6, 568—571 (1927) u. deutsche Zusammenfassung S. 640. Ref. Zbl. Hautkrkh. 29, 571. — GALLAVARDIN u. DELACHANAL: Akutes angioneurotisches Ödem im Verlauf des Rheumatismus gonorrhoicus. Presse méd. 1912, No 10. Ref. Arch. f. Dermat. 115, 276, 470 (1913). — GALLI-VALERIO u. BORNAND: Der Agar von LEVINTHAL als Nährboden der verschiedenen Bakterien, besonders der Gonokokken. Schweiz. med. Wschr. 1920, Nr 52, 1177. Ref. Arch. f. Dermat. 137, 515 (1921). — Gans, O.: Zur Frage der spezifischen Gonokokkenfärbung. Dermat. Wschr. 69, 491—493 (1919). — Gantenberg, R. u. A. Sandmann: Zur Klinik der gonorrhoischen Gelenkerkrankungen. Dtsch. Arch. klin. Med. 174, 238—249 (1932). Ref. Zbl. Hautkrkh. 44, 234. — Gaté, I., P. I. Michel et I. Charpy: Abcès à gonocoques du fourreau de la verge chez un sujet porteur d'une urétrite blennorragique. Chancrelle sous-jacente. Bull. Soc. franç. Dermat. 38, No 1, 137, 138. Ref. Zbl. Hautkrkh. 37, 772. — Gautier, E.-L. et A. Jaubert: Un cas de rectite gonococcique proliférante et sténosante. Disparition de l'écoulement purulent et des gonocoques sous l'influence de la vaccination. J. d'Urol. 18, 146—149 (1924). Ref. Zbl. Hautkrkh. 16, 115. — Gazzolo, Juan José: Über die Resistenz des Gonococcus in den Kulturen. Argent. med. Verigg urol. Ges., Buenos Aires, Sitzg 24. Sept. 1929. Rev. Especial. méd. 1363—1365 (1929). Ref. Zbl. Hautkrkh. 34, 505. — Gazzolo, Juan J. u. Guillermo Pérez Wright: Zur bakteriologischen Tripperdiagnose. Semana méd. 30, No 51, 1370, 1371. — Geiger, Richard: Über seltene gonorrhoische Komplikationen. Dermat. Z. 59, 223—229 (1930). — Gelbjerg-Hansen: Beitrag zur Klinik der nichtgonorrhoischen akuten Epididymitiden. Zbl. Hautkrkh. 37, 737 (1931). — Geyer, Hanns: Über Rückfälle beim Tripper des Mannes und deren Ursachen. Z. Urol. 23, 560—571 (1929). Ref. Zbl. Hautkrkh. 32, 153. — Gibson, Alexander George: Some of the more remote complications of gonorrhoea. Brit. J. vener. Dis. 4, 249—271 (1928). — Ref. Zbl. Hautkrkh. 29, 573. — Gibson, Norman M. and C. I. Wiley: Observations on the flora of the male genital tract in disease. Med. J. Austral. 1928 II, 433—436. Ref. Zbl. Hautkrkh. 30, 766. — Gieszczykiewicz, M.: (a) Zur Biologie der Gonokokkenkulturen. I. Med. dóswiadcz. i społ. (poln.) 8, 43—80 (1927) u. französische Zusammenfassung S. 77. Ref. Zbl. Hautkrkh. 27, 212. (b) Aus der Biologie der Gonokokkenstämme. II. Med. dóswiadcz. i społ. (poln.) 8, 189—197 (1927) u. französische Zusammenfassung S. 198. Ref. Zbl. Hautkrkh. 27, 712. (c) Über die Methodik und Bedeutung der bakteriologischen und serologischen Untersuchungen bei der Gonorrhöe. Wien. klin. Wschr. 40, 988 (1927). (d) Über die Methodik und Bedeutung der bakteriologischen Untersuchungen bei Gonorrhöe. Polska Gaz. lek. 6, 660 (1927). Ref. Zbl. Hautkrkh. 24, 200. (e) Sur la conservation des souches du gonocoque. C. r. Soc. Biol. Paris 98, 388 (1928). Ref. Zbl. Hautkrkh. 27, 213. (f) Zur Biologie der Gonokokken. III. Die Stellung der Gonorrhöe im bakteriologischen System und ihre Differentialdiagnose. Med. dóswiadcz. i społ. (poln.) 8, 299 (1928) u. französische Zusammenfassung S. 313. Ref. Zbl. Hautkrkh. 30, 766. (g) Über die Züchtung der Gonokokken. Zbl. Bakter. Orig. 108, 356—369 (1928). — Gildemeister, E.: Spezialnährböden für G.-K. Handbuch der pathogenen Mikroorganismen von Kolle, Kraus u. Uhlenhuth. 3. Aufl., Bd. 9, S. 1013. Jena. — Gioseffi, Mauro, e Maria Piazza-Poliak: Una epidemia ospedaliera di vulvovaginite gonococcica. Gazz. Osp. 1929 II, 1663—1669. Ref. Zbl. Hautkrkh. 33, 630. — Giscard: (a) Diagnostic de la guérison de la blennorrhagie. Gonococcisme latent et culture du sperme. Thèse de Toulouse 1923. (b) La culture de gonocoque, son application à la vaccinothérapie et au diagnostic de guérison de la blennorrhagie chez l'homme. J. d'Urol. 1924. Ref. Zbl. Hautkrkh. 12, 324. (c) Technique de la spermoculture. Clinique 20, 89—91 (1925). Ref. Zbl. Hautkrkh. 17, 916. — Gjorgjevic, Gj.: Urethritis gonorrhoica und Urethritis simplex, hervorgerufen durch gramnegative, gramlabile und grampositive Diplokokken. Differenzierung und biologische Eigenschaften. Internat. Dermat.-Kongr. Kopenhagen 1930. Zbl. Hautkrkh. 37, 735 (1931). — Glingar, A.: Gonorrhoea urethrae haemorrhagica. Med. Klin. 1919, Nr 13, 285. Ref. Arch. f. Dermat. 133, 310 (1921). — Glück, A.: (a) Zur Diagnose der weiblichen Urethralgonorrhöe. Wien. klin. Wschr. 1915, Nr 31. (b) Über Degenerationsformen der G.-K. und Einlagerungen in den Epithelien des gonorrhoischen Eiters. Dermat. Z. 23, 577—595. (c) Epithelzelle und Gonococcus. Wien. klin. Wschr. 1917, 71, 72. — Gnocchi, L.: Sopra alcune rare localizzazioni del gonococco alla cute dei genitali maschili. Giorn. ital. Dermat. 67, 374—389 (1926). Ref. Zbl. Hautkrkh. 21, 522. — Göhring, Gerhard: Beiträge zur Morphologie und Biologie des Gonococcus. Arch. Hyg. 108, 307—327 (1932). — Goldberg, B.: Die Differentialdiagnose zwischen Gonorrhöe und Influenza der unteren Harnwege. Dermat. Wschr. 73, 729—736 (1921). — Gordon, A. Knyvett: Gonorrhoea from the medico-legal point of view. Trans. med.-leg. Soc. Lond. 24, 127—138 (1931). Ref. Zbl. Hautkrkh. 39, 360. — Gornes, E.: Zwei Fälle von Gonokokkämie. Bol. Soc. Brasileira Dermat. 193, No 1. Arch. f. Dermat. 119, 545 (1915). — Gory, M. et A. Jaubert: (a) La spermoculture. Presse méd. 36, 388 (1928). Ref. Zbl. Hautkrkh. 27, 564. (b) La spermoculture. Sa technique. Sa valeur diagnostique. J. d'Urol. 25, 324 (1928). Ref. Zbl. Hautkrkh. 29, 222. — Gøthgen, E. W.: Über Gonokokkensepsis. Hosp.tid. (dän.) 66, 573—585 (1923). Ref. Zbl. Hautkrkh. 10, 408. — Gotschlich, G.: Allgemeine Morphologie und Biologie der pathogenen Mikroorganismen. Handbuch der pathogenen Mikroorganismen von Kolle, Kraus, Uhlenhuth, Bd. 1, Teil 1, S. 260. 1929. — Gougerot, H.: Saprophytie der Keime der Geschlechtskrankheiten und ihre

Gefahren. Rev. méd. Seville (span.) 40, 14—18 (1921). Ref. Zbl. Hautkrkh. 2, 190. — GOUGEROT, BURNIER et BLUM: (a) Un cas de chancre blennorragique. Bull. Soc. franç. Dermat. 35, 808, 809 (1928). Ref. Zbl. Hautkrkh. 30, 278. (b) Les «chancres» blennorragiques. Ulcérations gonococciques chancriformes. Arch. dermato-syph. Hôp. St. Louis 1, 201—210 (1929). Ref. Zbl. Hautkrkh. 33, 409. — GRADWOHL, R. B. H.: (a) The diagnosis of gonorrhea by culture. J. amer. med. Assoc. 87, 242 (1926). Ref. Zbl. Hautkrkh. 22, 583. (b) Cultural characteristics of the Neisseria gonorrhoeae. Urologic Rev. 35, 434—442 (1931). Ref. Zbl. Hautkrkh. 40, 130. — GRAZIADEI, GIORGIO: (a) La culture dello sperma. Sua importanza igienica per svelare i „portatori di gonococco" nelle blennorragie dette latenti. Riforma med. 41, 627—629 (1925). Ref. Zbl. Hautkrkh. 18, 725. (b) Osservazioni batteriologiche a proposito della „spermocultura". Ann. di Chir. 36, 429—432 (1926). Ref. Zbl. Hautkrkh. 22, 119. (c) Ricerche biologiche e cultivati nelle blenorragie latenti. Il Dermosifilogr. 2, 485 (1927). Ref. Zbl. Hautkrkh. 26, 319. — GREIJBO, A.: Erythrocytensenkungsreaktion bei der weiblichen Gonorrhöe und ihre Veränderung in Abhängigkeit von der Therapie. Venerol. (russ.) 5, 923—938 (1928) u. deutsche Zusammenfassung S. 938, 939. Ref. Zbl. Hautkrkh. 29, 230. — GRENET, H., LAURENT, DE PFEFFEL et R. LEVENT: Vulvo-vaginite, septicémie, endocardite et méningite à gonocoques. Bull. Soc. Pédiatr. Paris 28, 237—244 (1930). Ref. Zbl. Hautkrkh. 36, 266. — GRESSER, EDWARD BELLAMY and HUGH McREOWN: Gonococcus infection of lacrimal sac as source of reinfection to eyes, nose, and throat. Amer. J. Ophthalm. 12, 581, 582 (1929). Ref. Zbl. Hautkrkh. 32, 390. — GRIFFON: Diagnostic de la blennorragie dès la période d'incubation par culture sur sang gélosé. Ann. Mal. génito-urin. 1907, 261. — GROENOUW: Die Augenentzündung der Neugeborenen in klinischer und bakteriologischer Hinsicht. Graefes Arch. 52, H. 1 (1901). — GROSSI, GIUSEPPE: Su di un caso di otite media purulenta bilaterale da gonococco. Ann. Ostetr. 51, 745—752 (1929). Ref. Zbl. Hautkrkh. 32, 159. — GÜNSBERGER, OSKAR D.: Weitere Beiträge zur Behandlung der Urethritis gonorrhoica. Liječn. Vijesn. (serbo-kroat.) 52, 143 bis 146 (1930) u. deutsche Zusammenfassung 146, 147. Ref. Zbl. Hautkrkh. 35, 317. — GUÉPIN: (a) De la nécessité des cultures pour la recherche du gonocoque. C. r. Acad. Sci. Paris 7. Okt. 1907. (b) Bactériologie clinique des prostatites aiguës et subaiguës. C. r. Acad. Sci. Paris 4. Dez. 1911. (c) Les porteurs de germes blennorragiques. C. r. Acad. Sci. Paris 1914. (d) Les porteurs de germes blennorragiques. Quand et comment peut-ou conclure à la guérison d'une gonococcie? Monit. méd. 16. Nov. et 21. Dez. 1920, 11. Jan. et 1. März 1921. — GUICHARD: Traitement du rhumatisme blennorragique par le sérum antiméningococcique. Ann. Méd. Caen. Nov. 1911. — GUSSEVA-TIJEV, E.: Die Thrombocyten im Blute der an Gonorrhöe kranken Frauen. Ginek. (russ.) 7, 729—742 (1928) u. deutsche Zusammenfassung S. 743. Ref. Zbl. Hautkrkh. 30, 408.

HAAB: Die Mikrokokken der Blennorrh. neonator. Wiesbaden 1881. — HAASE, WERNER: Über Allgemeininfektion bei Gonorrhöe mit zwei klinisch und autoptisch beobachteten Fällen. Zbl. Bakter. Orig. 98, 163—177 (1926). Ref. Zbl. Hautkrkh. 21, 521. — HACH, J. W.: (a) Zur Frage der Züchtung von Gono- und Meningokokken. Münch. med. Wschr. 73, 275 (1926). (b) Über die Kultur von Mikroorganismen in HIBLERschem Hirnbrei. I. Kultur von nicht zu den strengen Anaeroben gehörenden Mikroorganismen. Zbl. Bakter. Orig. 102, 127—143 (1927). — HÄMEL, J.: Die Bedeutung des Kulturverfahrens für die Erkennung des Trippers. Klin. Wschr. 1932 II, 1342—1345. — HAGER, BENJAMIN H.: The clinical value of vital staining. J. Labor. a. clin. Med. 9, 738—742 (1924). Ref. Zbl. Hautkrkh. 15, 261. — HAIG, H. A.: An investigation into the cultural and serological characters of gonococci isolated from cases of gonococcal conjunctivitis. Bull. ophthalm. Soc. Egypt. 22, 86—92, 96 (1929). Ref. Zbl. Hautkrkh. 36, 262 (1929). — HALLÉ: Recherches bactériologiques sur le canal génital de la femme. Ann. Gynéc. Obstétr. 1899. Ref. Zbl. Bakter. 26, 645 (1899). — HAMILTON, W.: Gonorrhoische Vulvo-Vaginitis bei Kindern. J. amer. med. Assoc., 9. April 1910, 1196. Ref. Arch. f. Dermat. 105, 356. — HAMMER, FRIEDR.: (a) Epithelzellen aus Gonorrhöeeiter. Zbl. Hautkrkh. 38, 740 (1931). (b) Eindringen der Leukocyten in das Urethralepithel bei Urethritis. Dermat. Wschr. 1931 II, 1545—1546. — HARNETT, W. L.: The aetiology, diagnosis and treatment of chronic prostatitis and seminal vesiculitis. Brit. J. vener. Dis. 6, 113—140 (1930). — HARRISON, L. W.: Discussion on gonorrhoea and other cervical discharges. Proc. roy. Soc. Med. 25, 819—832 (1932). Ref. Zbl. Hautkrkh. 42, 276. — HARRY, FELIX: Über endogene gonorrhoische Keratoconjunctivitis. Dermat. Z. 39, 137—142 (1923). — HARTMAN, GEORGE W.: The diagnosis and cure of gonorrhoea. A comparative study of smears, cultures and complement fixation methods. California Med. 21, Nr. 7, 303—306 (1923). Ref. Zbl. Hautkrkh. 10, 207 (1923). — HAUPTMANN, W. u. A. PHILADELPHY: (a) Zur Schädigung des Gonococcus durch Kälte. Kulturelle Untersuchungen an gonokokkenhaltigen Sekreten zur Feststellung der Versandfähigkeit. Zbl. Bakter. Orig. 115, 186—195 (1930). Ref. Zbl. Hautkrkh. 34, 252. (b) Über das Kulturverfahren bei der weiblichen Gonorrhöe. Dermat. Wschr. 1931 I, 495—500. — HAUSMANN, TH.: Über die einfachste Gramfärbungsmethode. Berl. klin. Wschr. 1913, Nr 22, 1021. — HECHT, HUGO: Konstitution bei Gonorrhöe. „Milde" Gonorrhöebehandlung. Dermat. Wschr. **1929 II**, 1337—1341. — Heerfordt: Über endogene gonorrhoische Hornhaut- und Hautaffektionen. Graefes Arch. **78**, H. 1. Ref. Arch. f. Dermat. **108**, 361 (1911). — Heiner, Ludw. v.: Zur Frage „Schwankungen im Verlauf der Gonorrhöe". Dermat. Wschr. **1930 II**, 1253—1256. — Hélouin: Quand peut-ou considérer une blennorrhagie comme guérie? Oeuvre méd. **3**, 140—143 (1925). Ref. Zbl. Hautkrkh. **18**, 728. — Helpern, Milton and Max Trubek: Necrotizing arteritis and subacute glomerulo-nephritis in gonococcic endocarditis. Toxic origin of periarteritis nodosa. Arch. of Path. **15**, 35—38 (1933). Ref. Zbl. Hautkrkh. **45**, 130. — Henning, Lydia: Gonorrhoische Hautaffektion beim Säugling. Dermat. Wschr. **1931 I**, 96—98. — Henry, Rob.: De la guérison de la blennorragie. J. Méd. franç. **15**, 121—124 (1926). Ref. Zbl. Hautkrkh. **21**, 530. — Hermanies, John: (a) Gonococcus types I. J. inf. Dis. **28**, 133—142 (1921). Ref. Zbl. Hautkrkh. **1**, 525. (b) Gonococcus types II. J. inf. Dis. **29**, 11—28 (1921). Ref. Zbl. Hautkrkh. **3**, 321. — Herrold, Russel D.: (a) Determination of cure in gonorrhoeal infection of the male. Description of improved methods. J. amer. med. Assoc. **76**, 225—227 (1921). (b) A study of streptococci from postgonorrhoeal prostatitis by a quantitative method of agglutination and absorption. J. inf. Dis. **30**, 80—85 (1922). (c) The successful cultivation of the gonococcus on blood agar plates. J. inf. Dis. **42**, 79 (1928). Ref. Zbl. Hautkrkh. **27**, 563. (d) The interpretation of chronic infections of the prostate and seminal vesicles. A clinical bacteriologic and serologic study. J. amer. med. Assoc. **91**, 557—560 (1928). (e) Laboratory methods for diagnosis of gonorrhoea in the male. J. of Urol. **26**, 379—386 (1931). Ref. Zbl. Hautkrkh. **40**, 131. — Herxheimer, K.: (a) Diskussion zu Schmidt-La Baume. Zbl. Hautkrkh. **43**, 605 (1933). (b) Über die Darstellung der Gonokokken in Gewebsschnitten. Arch. f. Dermat. **130**, 322 bis 324 (1931). — Herz, R.: Über die Gonokokkenfärbung mit Neutralrot. Prag. med. Wschr. **1900**. Ref. Zbl. Bakter. **28**, 711 (1900). — Herzog, H.: Über die Involutionsformen des Gonococcus Neisser und ihre Rolle als intraepitheliale Zellparasiten. Virchows Arch. **212**, H. 2. — Hesse, Max u. Max E. Obermayer: Intracutane Impfung mit lebenden G.-K. Wien. klin. Wschr. **1927**, 613—616. — Hippel, v.: Über ungewöhnlich schwere metastatische gonorrhoische Augenentzündung. Ver. Augenärzte Prov. Sachs., Nov. 1913. — Hirsch, Edwin G.: A simple technic for checking the gram stain. J. amer. med. Assoc. **91**, 246 (1928). Ref. Zbl. Hautkrkh. **30**, 139. — Hirsch, H.: Über die Lebensdauer des Gonococcus im menschlichen Körper. Dtsch. med. Wschr. **50**, 1613 (1924). — Hirschfelder, I. O.: Ein neuer Nährboden für Gonokokken. J. amer. med. Assoc. **1914**, 776. Ref. Arch. f. Dermat. **122**, 132 (1918). — Hoffmann, E.: Diskussion zu Thelen. Cystitis gonorrhoica haemorrhagica ohne bemerkte Urethritis gonorrhoica. Zbl. Hautkrkh. **18**, 145 (1926). — Hogan, John F.: Duration of infectivity of gonorrhea in the male. J. amer. med. Assoc. **84**, 194—196 (1925). Ref. Zbl. Hautkrkh. **17**, 233. — Hombría, M.: Biologische Diagnostik der Gonorrhöe. Actas dermo-sifiliogr. **22**, 70—81, 149—152 (1929). Ref. Zbl. Hautkrkh. **35**, 577. — Horder, Thomas: Metastatic gonorrhoea. Lancet **204**, 1304, 1305, 1313—1315 (1923). Ref. Zbl. Hautkrkh. **10**, 407. — Hübner: Beitrag zur Histologie der normalen Urethra und der chronischen Urethritis des Mannes. Frankf. Z. Path. **2**, H. 4. Ref. Arch. f. Dermat. **96**, 433 (1909). — Huebschmann: Beiträge zur Ätiologie der akuten Glomerulonephritis (Gonokokken- und Meningokokkennephritis). Med. Klin. **1920**, Nr. 51, 1313. — Huth, T.: (a) Beiträge zur Untersuchung der Spermakulturen mit besonderer Berücksichtigung der geheilten Fälle von Gonorrhöe. Orv. Hetil. (ung.) **71**, 1268 (1927). Ref. Zbl. Hautkrkh. **26**, 418. (b) Meine Erfahrungen über die Spermakulturen auf Grund von 390 untersuchten Fällen. Orv. Hetil. (ung.) **1928 II**, 1452. Ref. Zbl. Hautkrkh. **30**, 526. — Hynie, Josef: Streptococcus viridans als Erreger einer Pseudogonorrhöe. Česká Dermat., Šamberger-Festschr. **1931**, 477—480 u. französische Zusammenfassung S. 480, 481. Ref. Zbl. Hautkrkh. **44**, 597.

Ikoma, T.: (a) Die Bedeutung der Reaktion für G.-K.-Nährböden (Citronensäurenährböden). Zbl. Bakter. 1. Orig. **92**, 61—64 (1924). (b) On the reaction of culture media of gonococci. Jap. J. of Dermat. **25**, 76 (1925). Ref. Zbl. Hautkrkh. **19**, 817. — Iljinski, W. P.: (a) Die pathologische Anatomie und Histologie der akuten gonorrhoischen Nebenhodenentzündung. Venerol. (russ.) **1924**, Nr 4, 48—57; Nr 5, 20—27. Ref. Zbl. Hautkrkh. **18**, 725. (b) Die pathologische Anatomie, Histologie und Pathogenese der gonorrhoischen Epididymitis. Z. urol. Chir. **17**, 213—228 (1925). Ref. Zbl. Hautkrkh. **17**, 917. — Ipsen, C.: Über Formbeständigkeit und Wachstumsdauer der Gonokokken. Dermat. Wschr. **79**, 1045, 1097 (1924). — Israeli, Clara: Demonstration of capsule-like appearance in staining gonococci. J. amer. med. Assoc. **76**, 1497, 1498 (1921). — Iwanow, N. S.: (a) Zur Klinik der Vaginitis. Venerol. (russ.) **1924**, 41—46. Ref. Zbl. **16**, 854. (b) The results of a practical inquiry into gonorrhoeal vaginitis. Urologic Rev. **33**, 97—107 (1929). Ref. Zbl. Hautkrkh. **31**, 758. (c) Über Vulvitis gonorrhoica. Arch. Gynäk. **141**, 714 bis 737 (1930). Ref. Zbl. Hautkrkh. **36**, 110. (d) Gonorrhoeal vulvitis. Clinical and laboratory studies. Urologic Rev. **34**, 793—803 (1930). Ref. Zbl. Hautkrkh. **37**, 143. (e) Über gonorrhoische Vaginitis. Arch. Gynäk. **145**, 770—790 (1931). Ref. Zbl. **39**, 116. (f) Der paragenitale Weg der aufsteigenden Gonorrhöeinfektion bei Frauen. Venerol. (russ.) 8, 54—56 (1931) u. deutsche Zusammenfassung S. 84. Ref. Zbl. Hautkrkh. 40, 559. (g) Vulvitis gonorrhoica. Klinische und Laboratoriumsergebnisse. Venerol. (russ.) 8, 76—83 (1931). Ref. Zbl. Hautkrkh. 43, 228. (h) Quelques notions sur la vaginite blennorragique. Gynéc. et Obstétr. 23, 128—143 (1931). Ref. Zbl. Hautkrkh. 38, 686. — IWANOW, N. S., J. FINKELSTEIN u. A. ILJINA: Zur pathologischen Anatomie und Mikrobiologie der gonorrhoischen Vaginitiden. Venerol. (russ.) 1924, 51—59. Ref. Zbl. Hautkrkh. 16, 125.

JABLONSKI, S. u. V. JUDENIČ: Die Mikroflora bei chronischer und postgonorrhoischer Urethritis. Venerol. (russ.) 12, 1553—1560 (1928) u. deutsche Zusammenfassung S. 1560. Ref. Zbl. Hautkrkh. 32, 857. — JACOBSTHAL, E.: Bemerkungen zur mikroskopischen Diagnose der Gonokokken und Meningokokken. Dermat. Wschr. 1929 I, 101—104. — JACOBY, ADOLPH: The unreliability of laboratory aids in the diagnosis of gonorrhea in woman. Amer. J. Obstetr. 23, 729—735 (1932). Ref. Zbl. Hautkrkh. 42, 546. — JACOBY, ARTHUR u. HANS COHN: Meningokokken- oder Gonokokkensepsis? (Heilung nach Injektion von Meningokokkenserum.) Dtsch. med. Wschr. 1927, 320. — JADASSOHN, J.: (a) Venerische Erkrankungen. Handbuch der inneren Krankheiten von EBSTEIN und SCHWALBE, 1. u. 2. Aufl. (b) Allgemeine Ätiologie, Pathologie, Diagnose und Therapie der Gonorrhöe Handbuch der Geschlechtskrankheiten. Wien 1910. (c) Die gonorrhoischen Erkrankungen. LESSER-JADASSOHNS Lehrbuch der Haut- und Geschlechtskrankheiten. Berlin 1927. (d) Feststellung der Heilung der Gonorrhöe (Referat). Arch. f. Dermat. 160, 226—240 (1930). (e) Feststellung der Heilung der Gonorrhöe. Med. Klin. 1931, Nr 17. — JADASSOHN, WERNER u. KARL REHSTEINER: Die Beziehungen der Conjunctivalgonorrhöe zur Genitalgonorrhöe. Klin. Wschr. 1931 II, 1902—1905. — JAMPOLSKI, FANNY: Dtsch. med. Z. 1907; Inaug.-Diss. Bern 1907. — JANCKE: Zelleinschlüsse bei Harnröhrengonorrhöe. Dtsch. med. Wschr. 1910, 987. — JANET, J.: (a) Diagnose und Behandlung der Gonorrhöe beim Mann und bei der Frau. Berlin u. Köln 1931. (b) Alcuni concetti sulla blenorragia cronica. Rinasc. med. 7, 413—414 (1930). Ref. Zbl. Hautkrkh. 36, 686. (c) Réceptivité de l'urètre et de l'utérus. Blennorragie et mariage. Ann. Mal. génito-urin. 1893. (d) On connaît mal le gonocoque. Recueil de mémoires d'urologie médicale et chirurgicale. Paris: Masson & Cie. 1911. (e) Évolution naturelle du gono-coque chez l'homme et chez la femme. J. d'Urol. 1912 II, 715. (f) La valeur de la culture, au point de vue du diagnostic du gonocoque latent. J. d'Urol. 11, 52—54 (1921). Ref. Zbl. Hautkrkh. 2, 386. (g) Considérations générales sur la gonococcie chronique. J. d'Urol. 12, 289 (1921). Ref. Zbl. Hautkrkh. 5, 260. (h) La blennorragie discrète de la femme. Paris méd. 12, 191—194 (1922). Ref. Zbl. Hautkrkh. 5, 187. (i) Suite de la discussion sur la culture de sperme chez les sujets atteints d'urétrite chronique. J. d'Urol. 15, 205 (1923). Ref. Zbl. Hautkrkh. 9, 264. (k) Diagnostic et traitement de la blennorragie chez l'homme et chez la femme. 2e tirage. Paris: Masson & Cie. 1930. — JANET et DEBAINS: (a) Résultats de quelques spermocultures. Assoc. franç. Urol. 1924; J. d'Urol. 18, 515 (1924). Ref. Zbl. Hautkrkh. 17, 916. (b) Les staphylocoques gramnégatifs cause importante d'erreurs dans les spermocultures. J. d'Urol. 19, No 2, 156—158 (1925). Ref. Zbl. Hautkrkh. 17, 594 (1925). — JAUSION, HUBERT: La maladie gonococcique, affection générale; sa pathologie. Presse méd. 34, 1457—1459 (1921). Ref. Zbl. Hautkrkh. 22, 894. — JEANSELME et BLAMOUTIER: Un cas de kératose blennorragique strictement localisée au gland. Bull. Soc. franç. Dermat. 1921, 493—496 (1922). — JENKINS, C. E.: (a) Notes on cultivation of the gonococcus. J. of Path. 24, 160—165 (1921). Ref. Zbl. Hautkrkh. 2, 222. (b) Further note on the cultivation of the gonococcus. J. of Path. 25, 105—108 (1922). Ref. Zbl. Hautkrkh. 5, 411. (c) The serum constituents useful in the cultivation of the gonococcus. . . . J. of Path. 27, 145—150 (1924). Ref. Zbl. Hautkrkh. 14, 393. — JENSEN, WILHELM: (a) Über eine Modifikation der GRAMschen Färbung mit spezieller Rücksicht auf die Gonokokkendiagnose. Hosp.tid. (dän.) 1912, Nr 20, 568—573. Ref. Arch. f. Dermat. 115, 470 (1913). (b) Über eine Modifikation der Gramfärbung, besonders mit Rücksicht auf die G.-K-Diagnose. Berl. klin. Wschr. 1912, Nr 35. — JERSILD: Diskussion zu LOMHOLT: Gonoreaktion und Infektiosität. Zbl. Hautkrkh. 37, 792, 793 (1931). — JESIONEK, A.: Zur Histopathologie der Gonorrhöe. Arch. f. Dermat. 130, 392—404 (1921). — JOACHIMOVITS, R.: (a) Die Hämolyse- und Oxydasereaktion als Mittel zur Differentialdiagnose von Gonokokken, Micrococcus catarrhalis und Meningokokken. Zbl. Bakter. Orig. 125, 240—244 (1932). (b) Wie lange lassen sich Gonokokken in eingetrockneten Vaginal- bzw. Cervicalsekreten mit Sicherheit nachweisen? Zbl. Gynäk. 52, 1780—1782 (1928). (c) Gonorrhöe der weiblichen Genitalorgane. Wien 1933. — JOBST, PÁL: Arthritiden gonorrhoischen Ursprungs. Gyógyászat (ung.) 68, 365, 366 (1928). Ref. Zbl. Hautkrkh. 28, 88. — JÖTTEN, K. W.: (a) Meningokokkeninfektionen. KOLLE, KRAUS, UHLENHUTHS Handbuch der pathogenen Mikroorganismen, Bd. 4, Teil 2, S. 585. 1928. (b) Beziehungen verschiedener Gonokokkenarten zur Schwere der Infektion. Z. Hyg. 92, 9—29 (1921). — JOHNSTON, JAMES, J. and JOHN M. JOHNSTON: Gonococcal and pneumococcal vegetative endocarditis of the pulmonary valve. Amer. J. med. Sci. 177, 843—849 (1929). Ref. Zbl. Hautkrkh. 32,

152. — JORDAN, PAUL: Die Gonokokkenkultur aus eingesandtem Sekret. Dtsch. med. Wschr. **1932** II, 1128, 1129. — JOSEPH, M.: Gibt es grampositive G.-K? Med. Welt **1927**, 672. — JOSSELIN DE JONG, R. DE: Endocarditis gonorrhoica ulcerosa sive maligna. Nederl. Tijdschr. Geneesk. **1932**, 5122—5129. Ref. Zbl. Hautkrkh. **43**, 792. — JOST, JOHANNES: Ein Fall von akuter Gonorrhöe des Mannes mit ungewöhnlichem Verlaufe. Dermat. Wschr. **1932** II, 1294—1296. — JOURDANET, P.: (a) Gonococcie généralisée: uréthrite, congestion pulmonaire, zona, arthrite. Lyon méd. **133**, 48 (1924). Ref. Zbl. Hautkrkh. **12**, 212. (b) Herpès et zona gonococciques. Lyon méd. **139**, 655—660 (1927). Ref. Zbl. Hautkrkh. **25**, 244. — JURAK: Myokarditis diffusa acuta gonorrhoica. Zbl. Hautkrkh. **31**, 567 (1929).

KADISCH, E.: Beitrag zur Lebensdauer des Gonococcus. Zbl. Hautkrkh. **26**, 555 (1928). — KADISCH, E. u. S. W. RUAN: Zur Züchtung und Lebensdauer des Gonococcus. Arch. f. Dermat. **154**, 434 (1928). — KAGANOV, L.: Zur Biologie der Gonokokken. Venerol. (russ.) **6**, 67—72 (1929). Ref. Zbl. Hautkrkh. **33**, 408. — KAHN, A. u. F. JASKOLKO: Endoskopische und bakteriologische Diagnostik der Gonorrhöeaffektionen der Cervix uteri bei Kindern. Venerol. (russ.) **8**, 53—56 (1931). Ref. Zbl. Hautkrkh. **41**, 273. — KANDIBA, L. L.: (a) Zur Biologie des Gonococcus. Kultivierung des Gonococcus. Vrač. Delo (russ.) **1921**, Nr 21/26. 590—592. (b) Über Kulturverfahren mit Gonokokken und deren Mutationsbildung. Z. Hyg. **96**, 347—350 (1922). — KARMIN: Beitrag zur Ätiologie der nichtgonorrhoischen Urethritiden. Münch. med. Wschr. **1917**, Nr 18, 285. Ref. Arch. f. Dermat. **133**, 329 (1921). — KARRO, K.: Gonokokkenzüchtung nach der Methode von TORAHIKO-IKOMA und SACHS-MÜCKE. Vestn. Mikrobiol. (russ.) **5**, 21—23 (1926) u. französische Zusammenfassung S. 106. Ref. Zbl. Hautkrkh. **22**, 582. — KARTAMISCHEV, ANATOL: Eine neue Methode für die Färbung von Gonokokken und DUCREY-UNNA-Streptobacillen. Dermat. Wschr. **85**, 995—997 (1927). — KARTAMYŠEV, A. u. A. DEGTJAR: Die Veränderung der Morphologie des Blutes und des Eiters aus der Urethra bei Gonorrhöe der Männer. Sovet. Vestn. Venerol. i Dermat. (russ.) **1**, Nr 6, 52—55 (1932). Ref. Zbl. Hautkrkh. **42**, 788. — KERL, W.: (a) Exanthema gonorrhoicum. Zbl. Hautkrkh. **30**, 435 (1929). (b) Über gonorrhoische Exantheme. Arch. f. Dermat. **161**, 247—254 (1930). — KESSLER, E. E.: Gonorrheal infection of the kidney pelvis. Report of four cases. Amer. J. Surg., N. s. **17**, 189—193, 246 (1932). Ref. Zbl. Hautkrkh. **42**, 791. — KIEFER: Bakteriologische Studien usw., Beitrag zur Geburtshilfe und Gynäkologie. Festschrift für A. MARTIN 1895. — KIENE: Über die Pathogenese gonorrhoischer Komplikationen. Arch. f. Dermat. **156**, 663—676 (1928). — KIENE, ERNST u. ERNST HAMMERSCHMIDT: Das Verhalten der Senkungsgeschwindigkeit der roten Blutkörperchen bei der Gonorrhöe. Wien. klin. Wschr. **1931** II, 1023—1025.— KILDUFFE, R. A.: (a) Eine neue und haltbare Lösung von Gentianaviolett für die GRAMsche Färbung. J. amer. med. Assoc. **1909**, 2002. (b) Concerning the standard of cure in gonorrhea. J. of Urol. **13**, 121—129 (1925). Ref. Zbl. Hautkrkh. **17**, 915. — KINDBORG: Zur Technik der Gonokokkennachweises. Zbl. Bakter. **80**, 188—190. Ref. Arch. f. Dermat. **125**, 1014. — KINGSBURG, A. NEAVE: Cutaneous gonococcal infection. Brit. med. J. **3345**, 265 (1925). Ref. Zbl. Hautkrkh. **17**, 115. — KINSELLA, R. A., G. O. BROUN and O. GARCIA: Cultivation and isolation of gonococci. J. inf. Dis. **32**, 1—7 (1923). — KITAMURA, S. und M. MOTOHATA: Beiträge zur Kenntnis der Epididymitis gonorrhoica. J. of orient. Med. **16**, Nr 5, deutsche Zusammenfassung **67** (1932). Ref. Zbl. Hautkrkh. **42**, 429. — KITCHEWATZ: Phlébite gonococcique de la veine saphène traitée et guérie par injections du vaccin dans la veine malade. Bull. Soc. franç. Dermat. **1927**, 423—426. Ref. Zbl. Hautkrkh. **25**, 756. — KLAFTEN, E.: Metastase nach Gonokokkämie. Zbl. Gynäk. **50**, 2966, 2967 (1926). Ref. Zbl. Hautkrkh. **22**, 587. — KLAUSNER, E.: (a) Außergeschlechtliche Harnröhrengonorrhöeinfektion beim Manne? Zbl. Hautkrkh. **20**, 855 (1926). (b) Über einen haltbaren Gramfarbstoff für G.-K.-, Pilz- und Spirochätenfärbung. Berl. klin. Wschr. **1913**, Nr 7. — KLEIN, OTTO: Über die Wasserstoffionenkonzentration der männlichen Harnröhre. 1. bis 3. Mitt. Arch. f. Dermat. **163**, 172—176, 392—397, 398 bis 401 (1931). — KLEIN, W.: Gonokokkenzüchtung. Dtsch. med. Wschr. **47**, 286 (1921). — KLINGMÜLLER, V.: Über Wucherungen bei Gonorrhöe. Dtsch. med. Wschr. **1910**, Nr 28. — KLIPPEL, M. et J. RACHET: Abcès superficiels à gonocoques du poignet et de la main consécutifs à une polyarthrite gonococcique. Bull. Soc. méd. Hôp. Paris **38**, 1731—1733 (1922). — KLOSE, H.: Die gonorrhoische Gelenkentzündung, Typen, Verlauf und chirurgische Behandlung. Berl. klin. Wschr. **1919**, Nr 42, 985—987. — KNAUER, HANS: Arthritis und Bursitis gonorrhoica bei einem 7 Tage alten Kinde. Mschr. Kinderheilk. **29**, H. 6, 725 bis 727. Ref. Zbl. Hautkrkh. **17**, 814. — KOCH, J. u. A. COHN: Gonokokkeninfektionen. KOLLE, KRAUS, UHLENHUTHs Handbuch der pathogenen Mikroorganismen, 3. Aufl., Bd. 4. 1927. — KÖNIGSFELD u. SALZMANN: Der Diplococcus crassus als Erreger von Urethritis und Epididymitis. Arch. f. Dermat. **120**, 136—148 (1914). — KOGA, JICHIRO: (a) Studien über die Diplokokken, die den sog. NEISSERschen Gonokokken sehr ähnlich sind (besonders über deren Pathogenität). Trans. jap. path. Soc. **13**, 41 (1923). Ref. Zbl. Hautkrkh. **17**, 234. (b) Studien über den sog. NEISSERschen Diplokokken sehr ähnliche Diplokokken.

Trans. jap. path. Soc. **14**, 211 (1924). Ref. Zbl. Hautkrkh. **21**, 515. (c) Studien betr. der den NEISSERschen Gonokokken ähnlichen Diplokokken. (III. Mitt.) Trans. jap. path. Soc. **15**, 245 (1925); **17**, 234; **21**, 515. Ref. Zbl. Hautkrkh. **23**, 590. (d) Studien über die den NEISSERschen Gonokokken ähnlichen Diplokokken. (IV. Mitt.) Trans. jap. path. Soc. **16**, 118 (1928). Ref. Zbl. Hautkrkh. **29**, 222. — KOLLATH, W.: (a) Vitaminähnliche Substanzen in ihrer Wirkung auf das Wachstum der Influenzabacillen (Bac. PFEIFFER). I. Mitt. Herstellung eines festen vitaminhaltigen Nährbodens und Verhalten der vitaminhaltigen Substanzen in diesem. Zbl. Bakter. I Orig. **93**, 506—519 (1924). (b) Vitaminähnliche Substanzen in ihrer Wirkung auf das Wachstum der Influenzabacillen (Bac. PFEIFFER). II. Mitt. Die Wachstumsbeeinflussung der Influenzabacillen durch fremde Bakterien und ihre Zusammenhänge mit der Biologie der Influenzabacillen. Zbl. Bakter. I Orig. **95**, 158—180 (1925). (c) Vitaminähnliche Substanzen in ihrer Wirkung auf das Wachstum der Influenzabacillen. III. Mitt. Die Rolle des sog. Faktors für die Biologie der Influenzabacillen. Zbl. Bakter. I Orig. **95**, 279—287 (1925). (d) Vitaminsubstanz oder Vitaminwirkung? Zbl. Bakter. I Orig. **100**, 97—144 (1926). — KOLLMANN: Urologisches. Hundertjahrfeier Ges. dtsch. Naturforsch. Leipzig, 21. Sept. 1922. Zbl. Hautkrkh. **7**, 162. — KONRAD, ERIKA: Zur Diagnose der weiblichen Gonorrhöe mit Hilfe des Kulturverfahrens. Klin. Wschr. **1928**, 594—598. — KOPP, R.: Wiederholter Befund von Gonokokken und Influenzabacillen bei einer Pyelitis. Dtsch. med. Wschr. **1926**, 1822. — KOPSCH, FRIEDR. AUGUST: Über das Vorkommen und die Bedeutung der eosinophilen Zellen bei der Gonorrhoea acuta anterior und Gonorrhoea acuta posterior. Inaug.-Diss. Berlin 1927. — KOSTITCH-YOKSITCH, SMILYA A.: Sur l'arthrite blennorragique de nouveau-nés. A propos d'un cas chez un nouveau-né de 12 jours. Rev. franç. Pédiatr. **5**, 221—231 (1929). Ref. Zbl. Hautkrkh. **32**, 160. — KOVÁCS, N.: Eine Vorrichtung zur Gewinnung von Bakterienaufschwemmungen im großen. Zbl. Bakter. I Orig. **122**, 406 bis 408 (1931). — KRANTZ, W.: (a) Ein neues Gonokokken-Kulturverfahren nach KANDIBA. Zbl. Hautkrkh. **8**, 326 (1923). (b) Ein Verfahren zur Gewinnung von Gonokokkendauerkulturen. Dermat. Wschr. **85**, 1252—1255 (1927). — KRATTER: (a) Über die Verwertbarkeit des Gonokokkenbefundes für die gerichtliche Medizin. Berl. klin. Wschr. **1890**, Nr 42. (b) Mitteilung über Formbeständigkeit und Virulenzdauer der Gonokokken. Zbl. Bakter. **16** (1894). — KRAUS, LUDW.: Über die Art und Herkunft der Zellen des Eiters bei Conjunctivitis und Urethritis gonorrhoica auf Grund vergleichender qualitativer Zellenuntersuchung nach ARNETH. Münch. med. Wschr. **1922**, 38—42. — KREDBOVÁ, PAVLA: Keratitis gonorrhoica metastatica. Ofthalm. Sborn. (tschech.) **7**, 238—241 (1932). Ref. Zbl. Hautkrkh. **43**, 800. — KRENZEL, F. u. E. LINDE: Zur Frage über die klinische Untersuchung des reticuloendothelialen Systems bei weiblichen Gonorrhöekranken. Ginek. (russ.) **7**, 545—561 (1928) u. deutsche Zusammenfassung S. 561, 562. Ref. Zbl. Hautkrkh. **30**, 409. — KRENCEL, F. u. O. RATNER: Zur Frage des Zuckerstoffwechsels bei der weiblichen Gonorrhöe. Venerol. (russ.) **7**, 43—52, 53 (1930). Ref. Zbl. Hautkrkh. **38**, 414. — KRIVOSCHEJEW, N. P.: Zur Methodik der Gonokokkenfärbung. Kazan. med. Ž. **18**, 72—83 (1922). Ref. Zbl. Hautkrkh. **7**, 529. — KRÜCKMANN: (a) Gonorrhoische Augenkrankheiten. Lehrbuch von BUSCHKE u. LANGER. Berlin: Julius Springer 1926. (b) Über Iritis infolge von Herderkrankungen im urethralen und oralen Gebiet. Verh. dtsch. Ges. inn. Med. **1930**, 451—460. Ref. Zbl. Hautkrkh. **36**, 267. — KRUSPE: Arthritis gonorrhoica, auffallend kurze Zeit nach der Infektion entstanden. Zbl. Hautkrkh. **22**, 178 (1927). — KÜSTER, E.: Normale Bakterienflora in Mund, Nasenhöhle und Vagina bei Mensch und Tier. KOLLE, KRAUS, UHLENHUTHs Handbuch der pathogenen Mikroorganismen, 3. Aufl., Bd. 6, Teil 1. 1929. — KUNOS, STEPHAN: Über die gonorrhoische Polyneuritis. Dtsch. Z. Nervenheilk. **121**, 213—220 (1931). Ref. Zbl. Hautkrkh. **40**, 697. — KUŠNIR, M.: Zur Histopathologie der Gonorrhöe der weiblichen Urogenitalorgane. Acta gynaec. (Moskva) Lief. 1, 138—184 (1930). Ref. Zbl. Hautkrkh. **39**, 365. — KUTSCHER: Die mikroskopische, bakteriologsche Diagnose der gonorrhoischen Infektion. Berl. klin. Wschr. **1909**, Nr 46. — KUZNITZKY, E.: Über biologische Strahlenwirkung besonders der α-Strahlen. Z. Hyg. **88** (1919).

LAHM, W.: Zur pathologischen Anatomie der Ophthalmoblennorrhöe. Arch. Gynäk. **115**, 611—614 (1922). Ref. Zbl. Hautkrkh. **5**, 85. — LAMBKIN, E. C.: A preliminary note on the employment of certain constituents of the G.-C. in treatment and of other constituents in tests of cure. Brit. J. vener. Dis. **3**, Nr 1, 33—59 (1927); Zbl. Hautkrkh. **24**, 549. — LAMBKIN, E. C. and LYN. DIMOND: The employment of "polarbody" developing strains of the Gonococcus in treatment of gonococcal infection. Brit. med. J. **3476**, 302 bis 305 (1927). Ref. Zbl. Hautkrkh. **25**, 753. — LANDESMAN, A. u. A. EINOCH: Die Reaktion der Erythrocyten-Sedimentierung bei der Gonorrhöe der Frau. Ginek. (russ.) **10**, 410—413 (1931). Ref. Zbl. Hautkrkh. **41**, 821. — LARKIN, JOHN H. u. JELIFFE: Ein Fall von akuter infektiöser Encephalitis, wahrscheinlich auf gonorrhoischer Basis. J. amer. med. Assoc. **1913**, 1391. Ref. Arch. f. Dermat. **117**, 541 (1914). — LARREGLA, SANTIAGO: Die jodophilen Polynukleären bei der Tripperarthritis. Med. ibera **1930** I, 204, 205. Ref. Zbl. Hautkrkh. **34**,

383. — Ławrynowicz, A.: (a) Bemerkungen zur bakteriologischen Diagnose der Tripper-infektionen. Polska Gaz. lek. 4, Nr 45, 959—961 (1925). Ref. Zbl. Hautkrkh. 19, 531 (1926). (b) Der Gonococcus. Ginek. polska 11, 147—185 (1932). — Ławrynowicz, A., M. Sirotinin u. E. Korobkowa: Rückbildungserscheinungen des Gonococcus. Med. dóswiadcz. i społ. (poln.) 2, 359—366 (1924). Ref. Zbl. Hautkrkh. 16, 112. — Lawson, George M. and Reginald J. Smithwick: Gonorrhoeal infection of abdominal wounds following laparo-tomy. Ann. Surg. 90, 243—246 (1929). Ref. Zbl. Hautkrkh. 32, 520. — Leboeuf, F.: Sur les milieux de culture du gonocoque. C. r. Soc. Biol. Paris 90, 768 (1924). Ref. Zbl. Hautkrkh. 14, 392. — Lebreton, P.: (a) La gonococcie est-elle curable ? Rev. Méd. 39, 166 (1922). Ref. Zbl. Hautkrkh. 6, 214. (b) La gonococcie peut-elle être génitale d'emblée ? J. d'Urol. 14, 331 (1922). Ref. Zbl. Hautkrkh. 8, 80. (c) Du gonococcisme latent. Toulouse méd., 15. Mai 1922, 386. (d) Formes cliniques de la gonococcie latente. J. d'Urol. 16, 414 (1923). Assoc. Franç. Urol. Paris, 10.—13. Okt. 1923. Ref. Zbl. Hautkrkh. 12, 325. (e) Néces-sité et valeur de la culture du sperme dans les urétrites chron. Clinique 20, 87 (1925). Ref. Zbl. Hautkrkh. 17, 916. (f) Nouveaux cas de gonococcie génitale d'emblée. J. d'Urol. 26, 467—468 (1928). Ref. Zbl. Hautkrkh. 30, 278. — Ledermann, R. u. Kurt Bendix: Die mikroskopische Technik im Dienste der Dermatologie. Abschnitt: Gonokokken. Zbl. Hautkrkh. 3, 422 (1922). — Leede: Zur Frage der gonorrhoischen Allgemeininfektion. Münch. med. Wschr. 1911, Nr 9. — Lees, David: Gonococcal arthritis. With observations based on a serie of 388 cases. Brit. J. vener. Dis. 8, 79—113, 192—204 (1932). Ref. Zbl. Hautkrkh. 43, 356—358. — Le Fur, René: Infection gonococcique d'un rein déjà atteint d'hydronéphrose aseptique, néphrostomie, guérison. Assoc. franç. Urol. 1904, 753. — Lehmann-Neumann: Atlas und Grundriß der Bakteriologie. 6. Aufl. München 1920. — Leibfried, D. M.: The diagnostic importance of the examination of the semen in gonorrhea. Urologic Rev. 30, 577 (1926). Ref. Zbl. Hautkrkh. 22, 583. — Leites, L., L. Brodskij u. J. Sister: Weitere Beobachtungen über die Spermakultur bei Gonorrhöe. Trudy odessk. dermato-venerol. Inst. 1, 493—500 (Festschr. 1917—1927) u. deutsche Zusammenfassung S. 500, 501. Ref. Zbl. Hautkrkh. 28, 339. — Leites, L. u. G. Levin: Ein Fall später Exacerbation einer gonorrhoischen Urethritis bei einem Kranken mit Urethralstriktur. Odessky med. Ž. 4, 480, 481 (1929) u. deutsche Zusammenfassung S. 482. Ref. Zbl. Hautkrkh. 34, 253. — Leites, L. R. u. D. G. Tulbermann: Cytologie des Eiters bei männ-licher Gonorrhöe. Z. Urol. 26, 111—121 (1932). Ref. Zbl. Hautkrkh. 41, 265. — Le Masson: (a) Traitement des infections génitales à gonocoques par les injections de sérum anti-méningococcique. Soc. Obstétr. 8. Nov. 1909. (b) Note sur l'application du sérum anti-méningococcique de Flexner au traitement de l'infection gonococcique aiguë de la femme. Ann. Gynéc. et Obstétr., Dez. 1909. — Lemierre, A., P. Augier et D. Mahoudeau-Campoyer: Septicémie colibacillaire au cours d'une uréthrite blennorragique. Bull. Soc. méd. Hôp. Paris III s. 47, 1672—1679 (1931). Ref. Zbl. Hautkrkh. 41, 268. — Lépinay: Lymphangite primitive et abscès de la verge à gonocoques sans urétrite. J. d'Urol. 20, 81—83 (1925). Ref. Zbl. Hautkrkh. 18, 726. — Le Soudier et J. Verge: (a) Milieu au blanc d'oeuf pour la culture du gonocoque. C. r. Soc. Biol. Paris 92, 227, 228 (1925). Ref. Zbl. Hautkrkh. 17, 595. (b) Les formes atypiques du gonocoque. C. r. Soc. Biol. Paris 92, 323, 324 (1925). Ref. Zbl. Hautkrkh. 17, 594. (c) La vitalité du gonocoque. Rev. Pathol. comp. et Hyg. gén. 25, 532—535 (1925). Ref. Zbl. Hautkrkh. 18, 910. — Leszczynski, R.: Wieso wird Tripper chronisch ? Polska Gaz. lek. 1, 844—847 (1922). Ref. Zbl. Haut-krkh. 8, 81. — Lesser, E.: Ischias gonorrhoica. Verh. dtsch. Dermat. Ges. 1899. — Lesser, Fr.: Gibt es grampositive G.-K. ? Med. Welt. 1927, 672. — Leven: Zur Frage der Gonorrhöeheilung. Dermat. Wschr. 71, 585—592 (1920). — Levenson, N. u. J. Sister: Cytologie des Eiters und das leukocytäre Blutbild bei der Gonorrhöe der Frau. Ginek. (russ.) 10, 413—417 (1931) u. deutsche Zusammenfassung S. 417. Ref. Zbl. Hautkrkh. 44, 238. — Levinthal, A.: (a) Bakteriologie und Biologie des G.-C. Lehrbuch von Buschke und Lauper. Berlin: Julius Springer 1926. (b) Influenzastudien. Z. Hyg. 86, 1 (1918). — Levy-Lenz: Zur Kasuistik der latenten Gonorrhöe. Med. Klin. 1929 I, 193. — Lévy-Weissmann: La gonococcie latente chez l'homme. J. des Prat. 35, 775, 776 (1921). Ref. Zbl. Hautkrkh. 3, 546. — Lewin, E. M.: Über das Verhalten der Reduktionsformen der G.-K. Arch. f. Dermat. 167, 222—224 (1933). — Lidström, F.: A contribution to the question of the pathogenesis of gonorrhoic keratodermia. Acta dermato-vener. (Stockh.) 10, 457—461 (1929). Ref. Zbl. Hautkrkh. 33, 627. — Liebe: Hautschädigung beim Neugeborenen durch Gonokokken. Dtsch. med. Wschr. 1921, 1590. — Lindau, Arvid: Aortitis gon. ulcerosa. Acta path. scand. (København) 1, 263—275 (1924). Ref. Zbl. Hautkrkh. 17, 918. — Lindenfeld, bei Gibson: Brit. J. vener. Dis. 4, 249—271 (1928). Ref. Zbl. Hautkrkh. 29, 573. — Lindenfeld, L.: Über Meningitis gonorrhoica. Med. Klin. 1922, 176—178. — Lindner: (a) Topographie der parasitären Bindehautkeime. Graefes Arch. 105, 726 (1921). (b) Phagocytose von Gonokokken durch Epithelzellen der Bindehaut. Wien. med. Wschr. 76, 1049 (1926). Ref. Zbl. Hautkrkh. 22, 119. — Lindner, K.: Über die Entstehung der Hornhautgeschwüre bei Gonoblennorrhöe. Liječn. Vijesn. (serbokroat.) 50, 144—147.

Ref. Zbl. Hautkrkh. 28, 350. — LINGELSHEIM, W. v.: Streptokokkeninfektionen. Handbuch der pathogenen Mikroorganismen von KOLLE, KRAUS, UHLENHUTH, Bd. 4, Teil 2, S. 789. 1928. — LIPP: Eine einfache, billige und eindeutige Gramfärbemethode. Münch. med. Wschr. 1917, Nr 41, 1349 (Feldärztl. Beil.) — LLOYD, D.: J. of Path. 21, 113. — LLOYD and COLE: J. of Path. 21, 276 (1916). Zit. nach KOLLATH: Zbl. Bakter. I Orig. 93, 507. — LOEB, HEINRICH: Zum Nachweis der Gonokokken. Dermat. Z. 24, 646 (1917). — LÖHE, H. u. H. ROSENFELD: Klinische und physiologisch-chemische Untersuchungen über die Hyperkeratosenbildung bei Gonorrhöe und bei Psoriasis pustulosa arthropathica. Dermat. Z. 55, 355—374 (1929). — LOEWENSTEIN, W.: Über die Nitritreaktion im Harne. Wien. klin. Wschr. 37, 142 (1924). — LOFARO: Gonorrhöe und G.-C. im Blut. Policlinico sez. chir. 18, 49 (1911). Ref. Brit med. J. 3. Febr. 1912; Arch. f. Dermat. 112, 612 (1912). — LOGHAM, VAN: Gramfärbung. Nederl. Tijdschr. Geneesk. 1932, 2193. — LOJANDER, W.: Untersuchungen über die alimentäre Glykämiereaktion bei einigen Hautkrankheiten. Förh. nord. dermat. För. (schwed.) 1929, 90—93. Ref. Zbl. Hautkrkh. 31, 693. — LÓPEZ UMÉLLEDES, FRANCISCO: Über einen Fall von Hydrarthrose bei Lues und Tripper. Med. ibera 17, No 311, 301—303 (1923). Ref. Zbl. Hautkrkh. 11, 157. — LORCH, H.: Über den Gonokokkennachweis in gerichtlich-medizinischer Beziehung speziell in Hinsicht auf die Diagnosestellung auf Grund der Untersuchung von Sekretflecken. Dermat. Wschr. 1929 II, 1358—1370. — LORENTZ, FR. H.: (a) Gonokokkenzüchtung in verdünnter Luft. Münch. med. Wschr. 1919, Nr 18, 487. Ref. Arch. f. Dermat. 137, 506 (1921). (b) Ein neuer Gonokokkennährboden. Münch. med. Wschr. 1922, 1695, 1696. (c) Hinfälligkeit der Gonokokken. Münch. med. Wschr. 1924, 173. (d) Der Säurezusatz zu Gonokokkennährböden. Zbl. Bakter. Orig. 93, 467—469 (1924). Ref. Zbl. Hautkrkh. 18, 911. — LORENTZ, KARL: Über Meningitis gonorrhoica. Dermat. Wschr. 1929 II, 1305—1312. — LOWSLEY, OSWALD SWINNEY: The rôle of the prostate and seminal vesicles in arthritis; with a discussion of surgical and nonsurgical treatment. N. Y. State J. Med. 113, 641—646 (1921). — LUMBROSO, UGO: (a) Sopra un caso di congiuntivite gonococcica in neonato estratto per taglio cesareo. Atti Congr. Soc. ital. Oftalm. 1932, 816—821. Ref. Zbl. Hautkrkh. 44, 240. (b) Nuova osservazione di congiuntivite gonococcica in neonato estratto con taglio cesareo. Rass. ital. Ottalm. 1, 633—637 (1932). Ref. Zbl. Hautkrkh. 44, 603. — LUMIÈRE,, A. u. J. CHEVROTIER: (a) Über einen neuen Nährboden, der für das Wachstum von Gonokokken hervorragend geeignet ist. J. Méd. Paris 1914, No 2. Ref. Arch. f. Dermat. 122, 139 (1918). (b) Sur la vitalité des cultures de gonocoques. C. r. Acad. Sci. Paris 154, 1820 (1914). (c) Sur la résistance du Gonocoque aux basses températures. C. r. Acad. Sci. Paris 158, 139 (1914). (d) Quelques considérations nouvelles à propos des cultures de gonocoques. C. r. Acad. Sci. Paris 158, 1287 (1914). Ref. Dermat. Wschr. 58, 646, 647. — LUYS, G.: Traité de la blennorrhagie et de ses complications. Paris 1914. MACNAUGHTON, F. G.: A simple emergency medium for the primary growth of the gonococcus. J. of Path. 26, 297 (1923). Ref. Zbl. Hautkrkh. 9, 264. — MADZUGINSKIJ, Z.: Ein Fall von diffuser Gonokokkenperitonitis nach künstlichem Abort. Ginek. (russ.) 9, 265—271 (1930) u. deutsche Zusammenfassung S. 271. Ref. Zbl. Hautkrkh. 37, 144 (1931). — MAIER, E.: Zur Diagnose und Therapie der weiblichen Gonorrhöe. Zbl. Gynäk. 50, 806—810 (1926). — MANZI, LUIGI: I diplococchi Gram-negativi somiglianti al gonococco nella flora batterica vaginale in ginecologia. Riforma med. 44, 916—921 (1928). Ref. Zbl. Hautkrkh. 29, 867. — MARCHIONINI, ALFR.: Kolloidchemische Sediment- und Fluordiagnostik. Münch. med. Wschr. 1927, 21, 22. — MARCEL, I. E.: De la spermoculture. État actuel de la question. Ann. Mal. vénér. 1927, 807—815. — MARGULIS, I.: Zur Frage des Einflusses von Traumen bei Entstehung spätgonorrhoischer Komplikationen. Russk. Vestn. Dermat. 9, 59—66 (1931) u. deutsche Zusammenfassung S. 66. Ref Zbl. Hautkrkh. 38, 409. — MARIANI, G.: Histopathologische Bemerkungen über die gonorrhoische Infektion der Paraurethralgänge. Soc. med. Chir. Pavia 1913. Ref. Arch. f. Dermat. 119 II, 406 (1915). — MARJASSIN, S. u. B. PETSCHERSKI: Cytologie des Prostatasekrets bei gonorrhoischen und postgonorrhoischen Prostatitiden. Z. Urol. 22, 948—955 (1928). Ref. Zbl. Hautkrkh. 30, 768. — MARSELOS, VALÈRE: (a) Méthodes de contrôle de la guérison de la blennorragie. Athènes 1924. (b) La longévité du gonocoque. Progrès méd. Athènes 1925, No 6. (c) Nouveau traitement d'épreuve de la blennorragie. J. d'Urol., März 1927, 237. (d) Über Rezidive und Komplikationen der Gonorrhöe im Anschlusse an Dengue-Fieber. Z. Urol. 24, 246—249 (1930). Ref. Zbl. Hautkrkh. 36, 686. — MARSHALL, A.: The cultivation of the gonococcus. J. of Path. 31, 437 (1928). Ref. Zbl. Hautkrkh. 28, 612. — MARTIN, J.: Métrite des jeunes mariées et culture du sperme du mari. Bull. Soc. Obstétr. Paris 13, 571—573 (1924). Ref. Zbl. Hautkrkh. 16, 125. — MARTIN et ROMIEUR: Sur les inclusions des cellules épithéliales. C. r. Soc. Biol. Paris 1925, 92. — MARUOKA, KIGEN: Kultivierung der Gonokokken. I. Mitt. Jap. J. of Dermat. 27, 37 (1927). Ref. Zbl. Hautkrkh. 27, 563. — MARUOKA, T.: On the formation of the "Knopf" and the "Auswurf" upon the gonococcus colony. Fukuoka-Ikwadaigaku-Zasshi (jap.) 22 (1929) u. englische Zusammenfassung S. 70. Ref. Zbl. Hautkrkh. 34, 383. — MARUTA, YUKIHARU: Über die Differentialfärbungsmethode des Gonococcus.

Jap. J. of Dermat. **29**, 31 (1929). Ref. Zbl. Hautkrkh. **33**, 624. — Marx, Hugo u. Friedrich Woithe: Morphologische Untersuchungen zur Biologie der Bakterien. Zbl. Bakter. I **28**, 1—11, 33—38, 65—69, 97—111 (1900). — Maslovski: Le rôle de la toxine du gonocoque dans les infections gonorrhéiques des organes génitaux internes de la femme. Recherches expérimentales de bactér. Ref. Zbl. Bakter. **27**, 541. — Massini, Rud.: Über Gonokokken-sepsis. Z. klin. Med. **83**, 1—17 (1916). — Matzdorff: Blutbilder bei Gonorrhöe. Zbl. Gynäk. **51**, 1004 (1927). Ref. Zbl. Hautkrkh. **24**, 551. — Matzenauer, R.: Pneumokokken-urethritis. Med. Wschr. **1928**, Nr 25, 941. — Mayer: Akute kryptogenetische Polyarthritis gonorrhoica. Münch. med. Wschr. **1909**, Nr 49. — Mayr, Julius K.: (a) Lassen sich durch Sekretfärbungen mit kolloidalen Farbstoffen prognostische Schlüsse auf die Heilungs-vorgänge bei Gonorrhöe ableiten? Dermat. Wschr. **82**, 222—225 (1926). (b) Über die Beziehungen des Glykogens zur gonorrhoischen Erkrankung. Münch. med. Wschr. **1926**, 1736—1738. (c) Wann ist die Gonorrhöe beim Manne geheilt? Mschr. Harnkrkh. **1**, 104 bis 110 (1927). Ref. Zbl. Hautkrkh. **25**, 152. (d) Die Blutkörperchensenkungsgeschwindigkeit in der Venero-Dermatologie. Zbl. Hautkrkh. **27**, 228 (1928). (e) Bestehen Korrelationen zwischen Körperzustand und Heilungsdauer bei der Gonorrhöe? Münch. med. Wschr. **1929 II**, 2005. (f) Zur Frage der gonorrhoischen Provokation. Dermat. Wschr. **1930 II**, 1445—1447. (g) Zur Frage der gonorrhoischen Provokationen. Zbl. Hautkrkh. **37**, 167, 168 (1931). (h) Schwankungen im Krankheitsbild der männlichen Gonorrhöe. Zbl. Haut-krkh. **39**, 268 (1932). — McKay, Hamilton W. and L. C. Todd: A comparative study of Neisserian infections in the male and female urethrae. South. med. J. **16**, 209—215 (1923). Ref. Zbl. Hautkrkh. **17**, 119. — McKee: A new method of making film preparations to demonstrate the presence of G.-C. Ophthalm. Rec. **21**, Nr 1 (1912). — McLeod, J. W., B. Wheatley and H. V. Phelon: On some of the unexplained difficulties met with in cultivating the gonococcus: The part played by the amino-acids. Brit. J. exper. Path. **8**, 25—37 (1927). Ref. Zbl. Hautkrkh. **25**, 147. — Menge, K.: Die Gonorrhöe des Weibes. Handbuch der Geschlechtskrankheiten von Finger, Jadassohn, Ehrmann u. Grosz. Wien u. Leipzig: Alfred Hölder 1912. — Menge u. Krönig: Bakteriologie des weib-lichen Genitalkanals. Leipzig 1897. — Meoni, L.: Staphylokokkenseptikämie mit Gelenk-lokalisationen infolge Urethritis. Gazz. internat. Sci. med. e chir. **1912**, No 31. Ref. Arch. f. Dermat. **117**, 253 (1914). — Meschcerskij, G.: (a) Ulcus gonorrh. serpig. simpl. Moskau. vener. u. dermat. Ges., 20.—27. Febr. 1910. Ref. Arch. f. Dermat. **102**, 131. (b) Ein Fall von multiplen gonorrhoischen Geschwüren bei einem Manne. J. russe Mal. cutan. **1910**, Nr 6, 336. Ref. Arch. f. Dermat. **109**, 302 (1911). (c) Zur Prognose der Gonorrhöe beim Manne. Russk. Vestn. Dermat. **3**, 28—31 (1925). Ref. Zbl. Hautkrkh. **22**, 895. — Meyer, Séraphin: (a) Contribution à l'étude de la gonococcie génitale d'emblée. Strasbourg méd. **85**, 371—385 (1927). Ref. Zbl. Hautkrkh. **27**, 101. (b) Contribution à l'étude de la gonococcie génitale d'emblée. Thèse de Strasbourg **1928**. — Michael: Unfall-begutachtung der Gonorrhöe. Zbl. Hautkrkh. **34**, 778 (1930). — Michael, M.: Die Kon-servierung schwer haltbarer Bakterienkulturen, insbesondere der G.-K. (Modifikation der Ungermannschen Methode). Zbl. Bakter. I Orig. **86**, 507—510 (1921). — Mierzecki, H.: Eosinophilie, Lymphocytose und beschleunigte Senkungsgeschwindigkeit der Blutkörperchen. Dermat. Wschr. **77**, 1101—1107 (1923); Polska Gaz. lek. **3**, 80 (1924). Ref. Zbl. Hautkrkh. **16**, 450. — Miller, I. W.: Über die histologische Differentialdiagnose der gonorrhoischen Salpingitis. Mschr. Geburtsh. **34**, 211 (1912). Ref. Arch. f. Dermat. **115**, 935 (1913). — Miller, jr., C. Philip and A. Baird Hastings: A synthetic substitute for ascitic fluid in a medium for cultivation of gonococcus. Proc. Soc. exper. Biol. a. Med. **27**, 748—750 (1930). Ref. Zbl. Hautkrkh. **35**, 576. — Miller jr., C. Philip and Ruth Castles: An egg white digest medium for the gonococcus. Proc. Soc. exper. Biol. a. Med. **28**, 123—125 (1930). Ref. Zbl. Hautkrkh. **37**, 268. — Milochevitch, S.: Sur les transformations du gonocoque in vivo. C. r. Soc. Biol. Paris **100**, 70—72 (1929). Ref. Zbl. Hautkrkh. **30**, 404 (1929). — Minerbi, C.: Una caracteristica affinità cromatica del cocco di Neisser. Riforma med. **1914**, 496. Ref. Dermat. Wschr. **59 II**, 969 (1914). — Minet, H.: Une variété de gonocoque. J. d'Urol. **11**, 156—159 (1921). Ref. Zbl. Hautkrkh. **2**, 222. — Miravent, J.-M., R. Quiroga et P. Negroni: (a) Classification sérologique des gonocoques. C. r. Soc. Biol. Paris **95**, 1166—1168 (1926). Ref. Zbl. Hautkrkh. **24**, 550. (b) Serologische Klassifikation der Gonokokken. Rev. Inst. bacter. Buenos Aires **4**, 640—642 (1926). Ref. Zbl. Hautkrkh. **27**, 564. — Mironitschew: Zur vergleichenden Bedeutung der Gramschen und der von V. Jensen vorgeschlagenen Färbemethode zum Nachweis der Gonokokken. Russ. Mschr. **2** (Nov. 1913). Ref. Dermat. Wschr. **1914**, Nr 5, 156. — Miropolski-Seratow: (a) Über gonorrhoische Geschwüre der Haut. J. russ. mal. cutan. **1908**. Ref. Arch. f. Dermat. **96**, 432; Mh. Dermat. **47**, 321 (1908). (b) Zur Kasuistik der blennorrhoischen Metastasen. Russ. Z. Haut- u. ven. Krkh. **1912**. Ref. Dermat. Wschr. **55**, 984 (1912). (c) Fall von ungewöhnlich langer Inkubationsdauer beim Tripper. Russ. Z. Haut- u. ven. Krkh. **1907**; Mh. Dermat. **1908**, 213. — Mitückevič, N.: Über die Bedingungen der Züch-tung des Gonococcus (russ.). J. de Microbiol. **6**, 74 (1928) u. deutsche Zusammenfassung

S. 166. Ref. Zbl. Hautkrkh. **27**, 565. — MIYAHARA, MASAYASU: Schnelle Kultivierungs-methode der Gonokokken. II. Mitt. Jap. J. of Dermat. **27**, 37 (1927). Ref. Zbl. Hautkrkh. **27**, 563. — MKRTŠANZ, A. u. S. ČUGUJEVA: Die Methodik und klinische Bedeutung der Spermakulturen. Venerol. (russ.) **61**, 70 (1929). Ref. Zbl. Hautkrkh. **32**, 151. — MØLLER, HANS ULRIK: Polyarthritis nach Enucleation eines Auges mit gonorrhoischer Conjunctivitis. Hosp.tid. (dän.) **70**, 137—139 (1927). Ref. Zbl. Hautkrkh. **24**, 561. — MOLTSCHANOFF: Über das Gonokokkentoxin und seine Wirkung auf das Nervensystem. Münch. med. Wschr. **1899**, Nr 31. — MONDOR: Les arthrites gon. Paris 1928. — MONDSCHEIN, M.: (a) Über den Einfluß des Trippers auf das Blut und die Herzaktion. Przegl. lek. (poln.) **1914**, Nr 19/20. Ref. Arch. f. Dermat. **122**, 411 (1918). (b) Der Einfluß der Gonorrhöe auf die Blut-beschaffenheit und auf das Herz. Dermat. Wschr. **65**, Nr 43, 983—994 (1917). — MONT-PELLIER: Mode insolite de transmission de gonocoque. Gonococcie cutanée du type inter-triginoïde. Ann. Mal. vénér. **1923**, 815. — MORAN: Un cas d'urétrite à pseudo-gonocoques, quelques réflexions sur la spermoculture. J. d'Urol. **19**, 428 (1925). Ref. Zbl. Hautkrkh. **18**, 912. — MORAX: A propos de la vitalité du gonocoque. Ann. Inst. Pasteur **32**, 471 (1918). — MORELLI, F.: Klinischer Beitrag zum Studium der Lokalisation des Gonococcus in den Hirnhäuten. Riv. Clin. med., 26. Aug. **1911**. Ref. Arch. f. Dermat. **115**, 275 (1913). — MORIMOTO, T.: The cultivation of the gonococcus. Nagasaki Igakkwai Zassi **11**, 536—548 (1933) u. englische Zusammenfassung 548—549. Ref. Zbl. Hautkrkh. **45**, 664. — MORO: Über die Beständigkeit des Gonococcus in der Prostata und die klinischen Folgen der Blennorrhagien. Beitr. klin. Chir. **71**, 2 (1911). — MOUCHET et BRUAS: Localisation articu-laire gonococcique par traumatisme opératoîre. Bull. Soc. Anat. Paris **92**, 448—449 (1922). Ref. Zbl. Hautkrkh. **9**, 70. — MOURADIAN: Les blennorrhagies chroniques d'emblée et les prétendues uréthrites non gonococciques et amicrobiennes. Ann. Mal. vénér. **18**, 132—142 (1923). Ref. Zbl. Hautkrkh. **9**, 264. — MÜHLPFORDT, H.: Wie lange können Gonokokken im Mastdarm virulent bleiben? Z. Urol. **23**, 711 (1929). Ref. Zbl. Hautkrkh. **32**, 857. — MÜLLER, EDUARD: Trauma und Polyarthritis gonorrhoica. Sitzgsber. Ges. Naturwiss. Marburg **62**, 460—470 (1927). Ref. Zbl. Hautkrkh. **27**, 568. — MÜLLER, E. F.: Zur Be-urteilung des gonorrhoischen Eiters. Dermat. Z. **29**, 79—84 (1920). — MULSOW, F. W.: Culture mediums for the gonococcus. J. of inf. Dis. **36**, 419—423 (1925). Ref. Zbl. Hautkrkh. **18**, 285. — MULZER: Diagnose und Therapie der gonorrhoischen Erkrankungen. München: J. F. Bergmann 1924. — MURRAY, R. M.: Zit. nach BUSCHKE u. LANGER. Brit. med. J. **1898**; Arch. f. Dermat. **168** (1933). — MYAMOTO, R.: Ein neuer Nährboden für Gono-kokkenkultur. Jap. J. of Dermat. **21**, 5 (1921). Ref. Zbl. Hautkrkh. **4**, 203.

NAGELL, H. u. E. DANIELSEN: Zur Biologie des Gonococcus. Dermat. Z. **56**, 16—26 (1929). — NAKANO: Histopathologische Studie der Epididymitis gonorrhoica und ihre Behand-lung. Z. Urol. **1913**, H. 7. — NAND LAL: Notes on selective media for gonococcus and pneumococcus. Indian. J. med. Res. **13**, 183—185 (1925). Ref. Zbl. Hautkrkh. **18**, 911. — NANU (MUSCEL), J., D. JONNESCO, J. CLAUDIAN et A. BRULL: Septicémie gon. pure. Presse méd. **1933 I**, 194, 195. Ref. Zbl. Hautkrkh. **45**, 407. — NASTJUKOW: Über Eigelbnährboden zur Züch-tung von Bakterien. Russk. Wratsch. **1894**. — NAVARRO, JUAN C., ENRIQUE A. PUEYRREDÓN u. FELIPE DE ELIZALDE: Gonorrhoische Sepsis mit Lokalisationen in Kehlkopf und Herz. Arch. argent. Pediatr. **1**, 386—392 (1930). Ref. Zbl. Hautkrkh. **37**, 548. — NEISSER, A.: (a) Über eine der Gonorrhöe eigentümliche Mikrococcusform. Zbl. med. Wiss. **1879**, Nr 28. (b) Bedeutung der Gonorrhöe für Diagnose und Therapie. Verh. dtsch. dermat. Ges., Wien **1889**. — NELKEN: Das Problem der chronischen Infektion der Prostata. South. med. J. **1922**, 9. Zit. nach BUSCHKE u. LANGERS Lehrbuch der Gonorrhöe, S. 277. — NEUBERGER: (a) Über Filamentuntersuchungen bei chronischer Gonorrhöe. Verh. 6. Kongr. dtsch. dermat. Ges., Straßburg 1898, 316. (b) Über die Morphologie, das Vorkommen und die Bedeutung der Lymphocyten und uninukleären Leukocyten im gonorrhoischen Urethralsekret nebst Be-merkungen über die sog. Kugelkerne. Virchows Arch. **187**, 309—327 (1907). — NEUBERGER, J. u. J. CNOPF: Über eine besondere Form der neutrophilen Leukocyten im gonorrhoischen Eiter. Arch. f. Dermat. **112**, 595 (1912). — NEUMANN, HANS OTTO: Gonoblennorrhöe bei Kaiserschnittkind. Zbl. Gynäk. **50**, 400—403 (1926). Ref. Zbl. Hautkrkh. **20**, 240. — NICHOLIS, M. F.: A case of gonococcal pynephrosis. Lancet **1931 II**, 130, 131. Ref. Zbl. Hautkrkh. **39**, 118. — NICOLAYSEN: Zur Pathogenität und Giftigkeit des Gonococcus. Zbl. Bakter. **22** (1897). — NICOLETTI, VALERIO: (a) I germi gonococcosimili Riv. sintetica. Boll. Ist. sieroter. milan. **7**, 417—427 (1928). Ref. Zbl. Hautkrkh. **28**, 851. (b) Prove di cultura del gonococces in presenza di gonococchi morti o di estratti dei medesimi. Boll. Ist. sieroter. milan. **7**, 443 (1928). (c) Sull'antivirus del gonococco. Riforma med. **1929 I**, 329. Ref. Zbl. Hautkrkh. **31**, 250. — NIELSEN, LUDW.: Vaginitis gonorrhoica acuta bei Erwachsenen. Verh. dän. dermat. Ges. **1923/24**, 7—9; Hosp.tid. (dän.) **67**, Nr 19 (1924). — NOBL, G.: Metastatisch-gonorrhoische Erkrankungen. Handbuch der Geschlechtskrankheiten von FINGER-JADASSOHN-EHRMANN-GROSZ. Wien u. Leipzig: Alfred Hölder 1911. — NOGUÈS: Guérison spontanée de la blennorragie au cours d'une pyrexie aiguë. Ann. Mal. génito-urin. **1907 II**, 1288. — NOGUÈS et DURUPT: (a) Quelques remarques sur les cultures du

sperme chez les sujets atteints d'urétrite chronique. J. d'Urol. **15**, 133—136 (1923). Ref. Zbl. Hautkrkh. **9**, 69. (b) Études sur le diagnostic du gonococcisme latent. J. d'Urol. **19**, 379—397 (1925). Ref. Zbl. Hautkrkh. **18**, 443.
OBTUŁOWICZ, M. u. J. GOLONKA: Über einige biologische Reaktionen im Blute im Verlaufe der Gonorrhöe. Przegl. dermat. (poln.) **27**, 469—478 (1932) u. deutsche Zusammenfassung 476. Ref. Zbl. Hautkrkh. **44**, 597. — O'CONNOR, E.: The results of gonorrhocal infection of the nervous system. Quart. J. Med. **15**, Nr 57, 69—102 (1921). Ref. Zbl. Hautkrkh. **6**, 398. — OEKONOMOS: Chronische Urethritis d'emblée. Rev. méd. Sevilla **40**, 1—4 (1921). Ref. Zbl. Hautkrkh. **4**, 391. — OELZE, F. W.: Die Gonorrhöe der männlichen Urethra. BUSCHKE u. LANGERS Lehrbuch, S. 121. Berlin:Julius Springer 1926. — OELZE-RHEINBOLDT: Über die Zahl der intra- und extracellulären G.-K. Zbl. Bakter. Orig. **86**, 29 (1921). — OHMORI, D.: Über Hyperplasie und Metaplasie des Epithels bei Entzündungen des Nebenhodens und des Vas deferens. Z. Urol. **15**, 240—262 (1921). — ORLOWSKI, H.: Die Spermokultur der Gonokokken. Z. Urol. **20**, 585 (1926). Ref. Zbl. Hautkrkh. **22**, 119. — ORTIZ PATTO, J.: Die Typenaufspaltung in der Gattung Neisseria. Arch. brasil. Med. **19**, 351—360 (1929). Ref. Zbl. Hautkrkh. **33**, 636. — OSSWALD: Beitrag zur Autovaccinebehandlung bei der Gonorrhöe. Dermat. Z. **36**, 187—199 (1922). — OTTEN, L.: Trockenlymphe. Z. Hyg. **107**, 677—696 (1927). — OWTSCHINNIKOV, N. M.: Zur Frage der Eosinophilie bei der Gonorrhöe. Venerol. (russ.) **1924**, 25—30. Ref. Zbl. Hautkrkh. **18**, 287. — OWTSCHINNIKOV, N. u. E. SSEMENJAKO: Die Veränderungen der Flora bei akuter Urethritis gonorrhoica. Z. Urol. **23**, 202—208 (1929).
PADGETT: Die Einwirkung einer Cystocele auf die Behandlung und Heilung der gonorrhoischen Cystitis. Amer. J. Dermat. Ref. Arch. f. Dermat. **101**, 468. — PALDROCK, A.: (a) Erfahrungen mit Gonokokken. Dermat. Wschr. **68**, 37—42 (1919). (b) Vergleichende Betrachtungen über die Bedeutung der mikroskopischen und bakteriellen Untersuchung bei der Diagnose der Gonokokken. J. russ. mal. cutan. **1908**. Ref. Arch. f. Dermat. **96**, 431. — PANETH, L.: Zur ätiologischen Erforschung der Infektionskrankheiten. Klin. Wschr. **1922**, 1633—1638. — PARMENTER, FREDERIK J., ALVIN G. FOORD and CARL J. LEUTENEGGER: Gonococcal pyelonephritis. J. of Urol. **24**, 359—388 (1930). Ref. Zbl. Hautkrkh. **37**, 268. — PARTSCH u. NAGELL: Gonorrhoische Infektion bei Versuchstieren unter besonderer Berücksichtigung der Gelenkinfektion. Dtsch. med. Wschr. **53**, Nr 20, 835, 836 (1927). — PASCHEN, E. u. E. JENTZ: Ein Beitrag zur spezifischen Ätiologie gonorrhoischer Exantheme. Med. Klin. **18**, 428—433 (1922); Zbl. Hautkrkh. **5**, 260 (1922). — PASCUAL, SALVADOR: Die Pathologie der Blasen-Nieren-Gonorrhöe. Med. ibera **1931 I**, 995—1002. Ref. Zbl. Hautkrkh. **40**, 133. — PASINI, A.: Peritonite e peritonismo blennorragio. Studio clinico. Giorn. ital. Mal. vener. e pelle **62**, 173—186 (1921). Ref. Zbl. Hautkrkh. **2**, 535. — PATTERSON, RAYMOND S.: A study of the laboratory aids to the diagnosis of chronic gonorrhea in women. J. of Immun. **12**, 293—308 (1926). Ref. Zbl. Hautkrkh. **23**, 849. — PAVEL, ST. u. J. UNGAR: (a) Tapiokaagar, ein Nährboden zur Gonokokkenzüchtung. Ref. Zbl. Bakter. **91**, 484 (1928). (b) Tapiokaagar zur Gonokokkenkultur. Čas. lék. česk. **67**, 446—448 (1928). Ref. Zbl. Hautkrkh. **27**, 712. — PAWLOV, U.: Über die Senkung der Erythrocyten bei Haut- und Geschlechtskrankheiten. Russk. Vestn. Dermat. **3**, 680 693 (1925). Ref. Zbl. Hautkrkh. **19**, 382. — PEARCE, L.: A comparison of adult and infant types of G.-C. J. of exper. Med. **21**, 289 (1915). — PEIPER: Ein Fall beginnender Hodengangrän bei eitriger rechtsseitiger Orchitis und Funinculitis. Arch. Schiffs- u. Tropenhyg. **1910**, 347. Ref. Arch. f. Dermat. **108**, 362 (1911). — PEISER, B.: Die gonorrhoischen Allgemeinerkrankungen. BUSCHKE u. LANGERS Lehrbuch der Gonorrhöe, S. 390. 1926. — PELOUZE, P. S.: Gonorrhöal urethritis in the male. An interpretation of the disease based upon the correlated findings from many fields. Med. J. a. Rec. **123**, 7—11 (1926). — PELOUZE, P. S. and SERGIO GONZALEZ: Studies in the hydrogen ion concentration of the urethral fluids during the course of gonorrhea. J. of Urol **22**, 407—419 (1929). Ref. Zbl. Hautkrkh. **33**, 625. — PELOUZE, P. S. and FREDERICK S. SCHOFIELD: The gonophage, a laboratory and clinical study of the bacteriophagic principle elaborated by the gonococcus. J. of Urol. **17**, 407—438 (1927). Ref. Zbl. Hautkrkh. **24**, 705. — PELOUZE, P. S. and L. E. VITERI: A new medium for gonococcus culture. J. amer. med. Assoc. **86**, 684, 685 (1926). Ref. Zbl. Hautkrkh. **22**, 118. — PERRIN, E., J. GATÉ et E. CORAJOD: Fungus du testicule greffé sur une orchi-épidydimite blennorragique. Bull. Soc. franç. Dermat. **40**, No 3, 312—315 (1933). Ref. Zbl. Hautkrkh. **45**, 767. — PERRIN, JEAN: La blennorrhagie est-elle une affection générale? J. d'Urol. **23**, No 6, 496—509; Zbl. Hautkrkh. **25**, 612. — PERVEZ: Le contrôle de la guérison de la blennorragie chronique et latente chez l'homme. Thèse de Bordeaux **1921**. — PETCU, J. u. J. SCHMITZER: Gonorrhoische Polyarthritis mit gonorrhoischer Späturethritis. Spital (rum.) **51**, 464—466 (1931) u. französische Zusammenfassung S. 468. Ref. Zbl. Hautkrkh. **41**, 527. — PETERS, PAUL: Beiträge zur biologischen Diagnose der Gonorrhöe. Arch. f. Dermat. **131**, 329—349 (1921). — PETRI, M. DE: Nota sulla dacrioadenite gonotossica. Lett. oftalm. **9**, 19—33 (1932). Ref. Zbl. Hautkrkh. **41**, 655. — PETTERSON, A.: Ein neuer besonders für die Züchtung von G.-K. geeigneter Gehirnnährboden. Dtsch. med.

Wschr. **1920**, 1385. — PFLANZ: Ein Fall von Sepsis nach Gonorrhöe (Gonokokkensepsis). Med. Klin. **1916**, 827. Ref. Arch. f. Dermat. **125**, 1008 (1920). — PHELON, H. V., J. M. DUTHIC and J. W. M'LEOD: The rapid death of the meningococcus and gonococcus in oxygenated cultures: The part played by the developement of an unduly alkaline reaction. J. of Path. **30**, 133 (1927); Zbl. Hautkrankh. **23**, 848 (1927). — PHIFER, FRANK M. and N. K. FORSTER: A standard for the determination of cure of gonorrhea in the male. Illinois med. J. **44**, 42—47 (1923). Ref. Zbl. Hautkrkh. **13**, 302. — PICK, L.: Über Meningokokken-Spermatocystitis. Berl. klin. Wschr. **1907**, Nr 30, 947—952; Nr 31, 994—998. — PICKER, RUD.: (a) Bakteriologische Studien über den Gonococcus. Wachstum des Gonococcus auf serumfreien Nährböden. — Wert des GRAMschen Verfahrens in der differentiellen Diagnose des Gonococcus. Wien. klin. Wschr. **1906**, 1282—1285. (b) Klinische Studien über den Gonococcus. Wien. klin. Wschr. **1908**, 427—430. — PIEPER, ERNST u. EDITH RETZLAFF: Lebensdauer und Formerhaltung der G.-K. in Flüssigkeiten. Zbl. Bakter. I **118**, 47—50 (1930). — PIERINI, J. u. J. ROSNER: Pseudoschanker bei einem Fall von Gonorrhöe. Rev. argent. Dermatosifilol. **14**, 189 (1931). Ref. Zbl. Hautkrkh. **41**, 267. — PIERINI, LUIS E. u. SIMÓN ROSNER: Tripperschanker. Semana méd. **1930** II, 1598—1600. Ref. Zbl. Hautkrkh. **37**, 548. — PIETKIEWICZ, L.: Gonokokkenkulturen auf Agar von KARWACKI. Med. dóswiadcz. i spot. (poln.) **10**, 421—425 (1929) u. französische Zusammenfassung S. 425. Ref. Zbl. Hautkrkh. **34**, 504. — PINKUS, F.: Gibt es grampositive G.-K.? Med. Welt **1927**, 672. — PISSARY, A. u. H. RENDU: Eitrige gonorrhoische Arthritis einer latenten Prostatitis seit 8 Jahren. Bull. Hôp. **1911**, H. 2, 24. Ref. Arch. f. Dermat. **112**, 313 (1912). — PLANNER, HERBERT u. FRANZ REMENOVSKY: Beitrag zur Kenntnis der Ulzerationen am äußeren weiblichen Genitale. Arch. f. Dermat. **140**, 162—188 (1922). — PLATO: Über Gonokokkenfärbung mit Neutralrot in lebenden Leukocyten. Berl. klin. Wschr. **1899**, Nr 49, 1085. — POEHLMANN, A.: Über das Vorkommen von Leukocyten mit sudanophilem Inhalt im gonorrhoischen Eiter. Klin. Wschr. **1933** I, 819—821. — POHL, K. O.: Über sog. intrauterin erworbene Ophthalmoblennorrhöe. Zbl. Gynäk. **51**, 18—38 (1927); Zbl. Hautkrkh. **25**, 377. — POPCHRISTOFF, P.: Arthritis gonorrhoica der Articulatio cubiti als Locus minoris resistentiae. Dän. dermat. Ges. Kopenhagen, Sitzg v. Jan. 1932. Ref. Zbl. Hautkrkh. **43**, 381. — PORCELLI, R.: Modificazioni culturali, morfologiche e di colorazione del gonococco coltivato in terreni cosidetti vaccinati. (25. riun. Soc. ital. Dermat. e Sifilogr. Milano, 9.—11. Mai 1929.) Giorn. ital. Dermat. **70**, 1255—1257 (1929). — POSNER, C.: Zum Nachweis der Gonokokken im Harn und den Sekreten. Arch. f. Dermat. **131**, 461—464 (1921). — POZZO, ANTONIO: Linfangite dorsale del pene ed ascesso gonococcico. Il Dermosifiliogr. **3**, 40—42 (1928). — PRAZÁK, RICHARD: Die Kultivierung der Gonokokken nach GISCARD. Bratislav. lék. Listy **4**, 105—111 (1924). Ref. Zbl. Hautkrkh. **17**, 234. — PRICE, J. N. O.: The oxydase reaction in the laboratory diagnosis of gonorrhoea. Brit. med. J. **1929**, Nr 3352, 199 (1929). — PRITZI, O.: Arthritis gonorrhoica nach Blennorrhoea neonatorum. Wien. klin. Wschr. **1924**, 1312—1313. — PROCHOWNIK, L.: Gonorrhoische Latenz und latente Gonorrhöe. Mschr. Geburtsh. **50**, 302 (1919). Ref. Arch. f. Dermat. **137**, 519 (1921). — PRODANOV, E.: Über die Eosinophilie des gonorrhoischen Eiters. Venerol. (russ.) **6**, 43—48 (1929) u. deutsche Zusammenfassung S. 49. Ref. Zbl. Hautkrkh. **34**, 253. — *Provokationsmethoden* bei Gonorrhöe (Umfrage). Med. Welt **1927**, 1144, 1275, 1541. — PRUŽANSKIJ, A.: Zur Frage des Kriteriums bei Ausheilung der männlichen Gonorrhoe. Venerol. (russ.) **8**, 56—60 (1931) u. deutsche Zusammenfassung S. 85. Ref. Zbl. Hautkrkh. **40**, 557. — PUGH, WINFIELD SCOTT: Skin complications of gonorrhea. Amer. Med. **36**, 126—127 (1930). Ref. Zbl. Hautkrkh. **35**, 320. — PUTTE, VAN: Academische Proefschrift Utrecht 1924.

RAMSINE, S. et S. MILOCHEVITCH: Formes évolutives du gonocoque. C. r. Soc. Biol. Paris **99**, 1261—1263 (1928). Ref. Zbl. Hautkrkh. **30**, 138 (1929). — RANDALL, O. SAMUEL and THOMAS G. ORR: Suppurative subcutaneous and subfascial gonococcus infections. Amer. J. Surg., N. s. **12**, 117—119 (1931). Ref. Zbl. Hautkrkh. **38**, 682. — RASPI, MARIO: Contributo allo studio delle artriti e osteoperiostiti gonococciche del lattante. Riv. Clin. pediatr. **24**, 793—805 (1926). Ref. Zbl. Hautkrkh. **24**, 308. — RAYNAUD, M., J. MONTPELLIER et P. BOUTIN: Ictère au cours d'une urétrite gonococcique compliquée. Ann. Mal vénér. **19**, 737—740 (1924). Ref. Zbl. Hautkrkh. **16**, 451. — REENSTIERNA, JOHN: Impfversuche an Affen mit dem Gonococcus NEISSER. Arch. f. Dermat. **121**, 286—290 (1916). — REICHERT: Ist Gonovitan eine Gonokokken-Lebendvaccine? Münch. med. Wschr. **1929**, 375. — REIFENSTEIN, B. W.: Two cases of mycotic aneurysm gonococcal and pneumococcal in origin. Amer. J. med. Sci. **168**, 381—388 (1924). Ref. Zbl. Hautkrkh. **16**, 280. — REINS, H.: Hoden- und Nebenhodenabscesse bei akuter Gonorrhöe. Münch. med. Wschr. **1932** I, 627, 628. — REISS, W.: Beitrag zum Studium der jodophilen Substanz in den Leukocyten des gonorrhoischen Eiters. Arch. f. Dermat. **123**, 815—834 (1916). — REMENOVSKY, FRANZ: Zur Frage der gonorrhoischen Lymphangitis. Arch. f. Dermat. **146**, 415—426 (1924). — RENAULT, M. A.: Les complications cardiovasculaires de la blennorrhagie. J. des Prat. **35**, 457, 458 (1921). Ref. Zbl. Hautkrkh. **3**, 503. — REY, CH.: Culture du gonocoque dans le sang circulant. Ann. de Dermat. V. s.

3, 404—418 (1912). (Literatur.) — REYNOLDS, W. S.: Epididymitis, verursacht durch den Bacillus coli. Amer. J. med. Sci., Juli 1913. Ref. Arch. f. Dermat. 119 II, 402 (1915). — RICHARD, M.: Experimentelle Untersuchungen über die ascendierende Epididymitis. Dtsch. Z. Chir. 210, 260—266 (1928). Ref. Zbl. Hautkrkh. 28, 614. — RICHTER, P.: Über die Anwendung des Neutralrot zur Gonokokkenfärbung. Dermat. Z. 7, 179—183 (1900). — RIEBES, ERNST: Zur Tripperfrage. Dermat. Wschr. 1930 I, 551—554. — RIGOBELLO, G.: (a) I terreni al fegato per l'isolamento e cultura del gonococco. Boll. Soc. Biol. sper. 3, 426—428 (1928). Ref. Zbl. Hautkrkh. 29, 570. (b) I terreni al fegato per l'isolamento e culture del gonococco. Boll. Soc. med.-chir. Pavia 42, 565—568 (1928) Ref. Zbl. Hautkrkh. 29, 732. — RILLE, I. H.: Über Orchitis gonorrhoica. Wien. med. Wschr. 1926, 921, 922. Ref. Zbl. Hautkrkh. 21, 520. — RISAK, ERWIN: Zur Klinik der Polyarthritis gonorrhoica. Dtsch. Arch. klin. Med. 168, 257—274 (1930). Ref. Zbl. Hautkrkh. 36, 687. — RISSO: Über Gonokokkenkulturen. 2. internat. dermat. Kongr. Wien 1892, S. 771, 772. — RIVERS: Bull. Hopkins Hosp. 33, 149 (1922). — ROCKWELL, G. E. and McKHANN: The growth of the G.-C. in various gaseous environments. J. inf. Dis. 28, 249 (1921). — RONCHESE, FRANCESCO: Contributo all'istopatologia della blennorragia delle bambine. Policlinico, sez. med. 33, 110—119 (1926). — ROQUES: Parotitis gonorrhoica. Ann. de Dermat. 1910, H. 2, 94. Ref. Arch. f. Dermat. 105, 355 (1910). — ROSSONI, RICCARDO: Un caso di setticemia gonococcica. Policlinico, sez. med. 37, 19—32 (1930). Ref. Zbl. Hautkrkh. 33, 836. — ROST, G.: Beitrag zur Pathologie der Gonorrhöe des männlichen Urogenitalkanals und seiner Adnexe. Z. Urol. 4, 321—352 (1910). — ROSTENBERG, ADOLPH and HENRY SILVER: Keratoderma blennorrhagicum Critical review with a report of a case. Arch. of Dermat. 16, 741—753 (1927). Ref. Zbl. Hautkrkh. 26, 850. — ROTHE: Über die Verwendung verschiedener Zuckernährböden zur Differentialdiagnose der Gonokokken. Zbl. Bakter. Orig. 46, 645—648 (1908). — ROTHER, W.: Die Züchtung der Gonokokken aus Portio und Urethra. Zbl. Gynäk. 48, 1633 (1924). Ref. Zbl. Hautkrkh. 19, 170. — ROTKY, K.: Ein Beitrag zur Infektion mit dem Micrococcus gonorrhoeae (NEISSER). Wien. med. Klin. 1912, 1187—1191. — ROTTER: Wie ascendiert die Gonorrhöe? Arch. Gynäk. 117, 151—154 (1922). — ROUCAYROL, E.: Le diagnostic bactériologique de la guérison des infections urogénitales. J. d'Urol. 17, 19 (1924). Ref. Zbl. Hautkrkh. 12, 326. — ROUCAYROL u. RENAUD-BADET: Beitrag zum Studium der Urethritis. J. d'Urol. 30 II, H. 12, 835. u. Ref. Arch. f. Dermat. 115, 658 (1913). — ROUTIER: Orchite blennorrhagique suppurée; présence du gonocoque dans le pus. Méd. moderne, 17. Juli 1895. Ref. Ann. Mal. génito-urin. 1895, 935. — ROYSTON, GRANDISON D.: Gonococcus arthritis in pregnancy. Amer. J. Obstetr. 5, 512—519 u. 554—555 (1913). Ref. Zbl. Hautkrkh. 10, 209. — RUGE: Gibt es grampositive G.-K.? Med. Welt 1927, 672. — RUGGLES: Congenital abnormalities of the penis and their influence upon the acquisition and course of gonorrhoe. Med. Rec. 1909. Arch. f. Dermat. 96, 434 (1909). — RUTSTEIN, G.: Lagerung der Gonokokken im Sekret der männlichen Harnröhre. Venerol. (russ.) 1925, 99. Ref. Zbl. Hautkrkh. 20, 373. — RUYS, CHARLOTTE: Variabilität der G.-K. und Diagnosestellung der Vulvovaginitis gonorrhoica infantum. Zbl. Bakter. I Orig. 127, 280—289 (1933).

SAALFELD, U.: Über eine Kombination von nichtgonorrhoischer und gonorrhoischer Urethritis. Dermat. Wschr. 77, 839—841 (1923). — SABOURAUD et NOIRÉ: Milieu rendant facile la culture du gonocoque. Ann. de Dermat. 1913, 438, 439. — SACHS, ALBERT: A medium for the primary isolation and subsequent subculture of gonococci, pneumococci and other delicate organisms. J. Army med. Corps 52, 452—454 (1929). Ref. Zbl. Hautkrkh. 31, 753. — SACHS, J., L. SALUTZKIJ u. J. ŠIŠOV: Kritische Betrachtungen über die Heilbarkeit der Gonorrhöe. Gonorrhöe und Familie. Venerol. (russ.) 1925, 111. Ref. Zbl. Hautkrkh. 19, 819. — SACHS-MÜKE: Die Gonokokkenkultur durch Zellaufschließung. Zbl. Bakter. Orig. 89, 260—263 (1923). — SACQUÉPÉE, E.: Septicémie gonococcique avec infection streptococcique et localisations pulmonaires pneumococciques intercurrentes; traitement par sérothérapie antigonococcique. Bull. Soc. méd. Hôp. Paris 38, 493—500 (1922). — SAELHOF, CLARENCE C.: (a) Acquired tolerance of gonococci in culture to mercurochrome 220 soluble. J. amer. med. Assoc. 84, 1267, 1268 (1926). Ref. Zbl. Hautkrkh. 18, 285. (b) Chronic urethritis: Isolation of the gonococcus and pleomorphism of secondary invaders simulating the gonococcus. Illinois med. J. 49, 512—514 (1925). Ref. Zbl. Hautkrkh. 23, 589. — SÄNGER: Zum Problem und zur Behandlung der weiblichen Gonorrhöe. Zbl. Hautkrkh. 37, 590, 591 (1931). — SAIGRAJEFF, M.: Immunität bei Gonorrhöe. Venerol. (russ.) 1927, 951 u. deutsche Zusammenfassung S. 959. Ref. Zbl. Hautkrkh. 26, 748. — SAIGRAJEFF M., u. E. LINDE: (a) Das Inkubationsstadium der Gonorrhöe. Venerol. (russ.) 1926, 1415. Ref. Zbl. Hautkrkh. 21, 518. — (b) Inkubationsperiode bei Gonorrhöe. Dermat. Wschr. 86, 695—703 (1928). — SAINI, U.: Ricerche sulle proprietà, morfologiche, colturali e biologiche del gonococco. Giorn. Batter. 2, 726 (1927). Ref. Zbl. Hautkrkh. 27, 213. — SÁINZ DE AJA, E. ÁLVAREZ u. J. ONTAÑON: Serpiginismus auf Gonokokken beruhend. Actas dermo-sifiliogr. 20, 233—236 (1928). Ref. Zbl. Hautkrkh. 29, 372. — SAKS, J. u. J. PORUDOMINSKIJ: Zur Klinik der unbehandelten Gonorrhöe. Russk. Vestn.

Dermat. 1, 29—37 (1932). Ref. Zbl. Hautkrkh. 42, 266. — SALUTZKY, H.: Über Orchitis purulenta gonorrhoischen Ursprungs. Arch. f. Dermat. 150, 300—303 (1926). — SANDER LARSEN, S.: Ein Fall von Iritis bei chronischer Gonokokkensepsis. Ugeskr. Laeg. (dän.) 86, Nr 14, 294—296 (1924); Hosp. tid. (dän.) 67, Nr 14, 6—7 (1924). Ref. Zbl. Hautkrkh. 16, 115. — SCALTRITTI, A.: Sur la bactériolyse du gonocoque. Ann. Inst. Pasteur 39, 865 (1925). Ref. Zbl. Hautkrkh. 20, 102. — SCHÄFFER, JEAN: (a) Gonokokken. Erg. Path. 3, 131—150 (1896). (b) Beitrag zur Frage der Gonorrhöetoxine. Fortschr. Med. 1896, Nr 5; 1897, Nr 21. — SCHALL, E.: Gonorrhoischer Lidabsceß und tödliche Meningitis nach Gono-Blennorrhöe eines Neugeborenen. Klin. Mbl. Augenheilk. 69, 597—600 (1922). Ref. Zbl. Hautkrkh. 8, 304. — SCHERBER, G.: (a) Balanitis. Dieses Handbuch, Bd. 21, S. 274, 373. 1927. (b) Der Verlauf der gonorrhoischen Infektion beim Manne und ihre Behandlung. Wien. med. Wschr. 1930 II, 1379—1385, 1419—1421, 1492—1497, 1514—1517; 1931 I, 94—97, 127, 128, 192—194, 437—439, 471—473, 502—506, 536—541, 572—574. Ref. Zbl. Hautkrkh. 40, 279. (c) Der Verlauf der gonorrhoischen Infektion beim Manne. Wien 1931. — SCHERESCHEWSKY, J.: Feststellung der Heilung der Gonorrhöe. Zbl. Hautkrkh. 31, 442—444 (1929). — SCHILLER: Gibt es grampositive G.-K.? Med. Welt 1927, 672. — SCHINDLER: Die Pathogenese und Therapie der gonorrhoischen Epididymitis. Dermat. Zbl. 16 (1913). — SCHIPERSKAJA: Zur Frage der jodophilen Körnung der Zellen des gonorrhoischen Eiters. J. russ. mal. int 1909. Ref. Arch. f. Dermat. 104, 379 (1910). — SCHISCHOW, J. u. J. SAKSIN: Die konstitutionellen Faktoren und der Verlauf der gonorrhoischen Entzündungen der Geschlechtsdrüsen. Z. Urol. 21, 269—274 (1927). Ref. Zbl. Hautkrkh. 24, 704. — SCHLAGENHAUFER, F.: Endocarditis gonorrhoica. Pericarditis gonorrhoica. Über die eine Gonorrhöe komplizierenden Phlebitiden. Handbuch der Geschlechtskrankheiten von FINGER-JADASSOHN-EHRMANN-GROSZ. Wien u. Leipzig: Alfred Hölder 1911. — SCHLASBERG, H. J.: Zur Kenntnis der Rezidive der Gonorrhöe bei kleinen Mädchen. Acta dermato-vener. (Stockh.) 3, H. 3/4, 387—398 (1922). Ref. Zbl. Hautkrkh. 11, 367. — SCHMIDT, H.: Zur Frage der Einwirkung von Kochsalzlösung auf Bakterien. Zbl. Bakter. I 91, 510—512 (1924). Ref. Zbl. Hautkrkh. 14, 393. — SCHMIDT-LA BAUME: (a) Diskussion zu GERSTMANN. Kritisches über Go.-Behandlung mit Gonokokken-Lebendvaccine (Gonovitan). Zbl. Hautkrkh. 29, 17 (1929). (b) Zur Differenzierung virulenter und avirulenter Gonokokkenstämme. Zbl. Hautkrkh. 36, 541 (1931). (c) Epididymitis und Orchitis abscedens bei Gonorrhöe. Zbl. Hautkrkh. 40, 295 (1932). (d) Gonorrhöehautmetastasen (abortive Go.-Sepsis, Monarthritis gonorrhoica). Zbl. Hautkrkh. 43, 604, 605 (1933). — SCHMIDT-LA BAUME u. H. FONROBERT: Über Versuche zur Erzeugung von Bakteriophagen gegen Gonokokken. Zbl. Bakter. Orig. 112, 379—381 (1929). — SCHMITZ, HANS: Über Einschlüsse in den Harnröhrenepithelien bei chronischer Urethritis. Dermat. Z. 52, 116—118 (1928). — SCHOFIELD, F. S.: The effects of temperature on the viability of the gonococcus. J. of Urol. 17, Nr 6, 581 (1927). Ref. Zbl. Hautkrkh. 25, 149. — SCHOLTZ, W.: (a) Vorlesungen über die Pathologie und Therapie der Gonorrhöe. 1904. (b) Beiträge zur Biologie des Gonococcus. Arch. f. Dermat. 49, H. 1. (c) Gonorrhoea acuta et chronica anterior et posterior. Handbuch der Geschlechtskrankheiten von FINGER, JADASSOHN, EHRMANN, GROSZ, Bd. 1. 1910. (d) Über die Feststellung der Heilung der Gonorrhöe. Dtsch. med. Wschr. 1918, 32. (e) Ref. Arch. f. Dermat. 133, 322 (1921). (e) Sepsis und Haut- und Geschlechtskrankheiten. Dtsch. med. Wschr. 1926, 1215, 1216. (f) Können G.-K. grampositiv sein? Med. Welt 1927, 671. (g) Über Gonorrhöebehandlung und Gonorrhöeheilung. Dtsch. med. Wschr. 1929 II, 1287—1289. — SCHROEDER, R.: (a) Lehrbuch der Gynäkologie, S. 196—259. Leipzig: F. C. W. Vogel 1926. (b) Gonorrhöe. VEIT-STÖCKELS Handbuch der Gynäkologie, 3. Aufl., Bd. 1, H. 2. 1928. (c) Endometritis. Neue Deutsche Klinik, Bd. 3, S. 165. 1929. (d) Die Anatomie der chronischen Cervixgonorrhöe. Zbl. Gynäk. 1931, 3429—3438. (e) Grundsätzliches zur Behandlung der Cervixgonorrhöe. Dermat. Wschr. 92, Nr 2, 757—764 (1931). — SCHUBERT, MARTIN: (a) Über einen Fall von gonorrhoischer Gelenkmetastase nach Trauma. Dermat. Z. 44, 20—23 (1925). (b) Zur mikroskopischen und kulturellen Diagnose der Gonorrhöe. Dermat. Z. 63, 221 bis 229 (1932). (c) Über Gonokokkennährböden. Dermat. Wschr. 94 I, 386—390 (1932). — SCHUH, MAX: Über Blut- und Sekretuntersuchungen auf eosinophile Zellen und basophile Leukocyten (Mastzellen) bei Gonorrhoikern. Arch. f. Dermat. 109, 101. — SCHUMACHER, J.: (a) Über den Einfluß reduzierender Substanzen auf den Sauerstoffgehalt der Gonokokken. Dermat. Wschr. 61, Nr 45/46, 1035—1040, 1054—1060 (1915). (b) Über ein spezifisches Verhalten des Gonococcus. Berl. dermat. Ges. 10. Jan. 1922. Ref. Zbl. Hautkrkh. 4, 249. (c) Der chemische Aufbau des Gonococcus. Dermat. Wschr. 75, 1174 bis 1180 (1922). (d) Über die färberische Unterscheidung der Bakterien vermittels der Viktoriablau-Pyroninmethode. Zbl. Bakter. Orig. 94, 397—400 (1925). — SCHUSTEROV, G.: Zur Frage der gonorrhoischen Allgemeininfektionen. Venerol. (russ.) 39—43 (1929) u. französische Zusammenfassung S. 43. Ref. Zbl. Hautkrkh. 34, 255. — SCOMAZZONI, T.: (a) La blennorragia dei genitali nelle bambine. Studio clinico-istologico. Giorn. ital Mal. vener. e pelle 63, 3—22 (1922). Ref. Zbl. Hautkrkh. 5, 188. (b) Contributo alla conoscenza della proctite ulcerosa gonococcica. Giorn. ital. Mal. vener. e pelle **64**, 409—427 (1923). (c) Contributoall'istopatologia delle alterazioni cervicali nella blennorragia delle bambine. Giorn. ital. Mal. vener. e pelle **65**, 1833—1843 (1924). Ref. Zbl. Hautkrkh. **18**, 632. — SCOTT, G. D.: Subdiaphragmatic gonorrheal abscess. J. amer. med. Assoc. **96**, 1681, 1682 (1931). Ref. Zbl. Hautkrkh. **39**, 115. — SCUDDER, SARA A.: A comparative study of the value of stained smears and cultures in the diagnosis of gonorrheal vulvo-vaginitis. J. of Urol. **14**, Nr 5, 429—440 (1925). Ref. Zbl. Hautkrkh. **19**, 822. — SECHI, ÉLIO: (a) Sulla resistenza del gonococco isolato dall'individuo sottoposto allo cura acridinica (tripaflavina). Giorn. ital. Dermat. **71**, 2080—2089 (1930). Ref. Zbl. Hautkrkh. **37**, 547 (b) Sulla resistenza in vitro del gonococco. Giorn. ital. Dermat. **1930**, 1708—1732. Ref. Zbl. Hautkrkh. **36**, 688 (1931). (c) Sulle reciproche influenze dei comuni germi della flora uretrale e del gonococco. Giorn. ital. Dermat. **72**, 483—491 (1931). Ref. Zbl. Hautkrkh. **38**, 853. (d) Sulle pretese mutazioni tintoriali del gonococco. Giorn. ital. Dermat. **72**, 1045—1059 (1931). Ref. Zbl. Hautkrkh. **39**, 731. (e) Sulla conservazione del gonococco. Atti Soc. Sci. med. e nat. Cagliari **33**, 219—229 (1931). Ref. Zbl. Hautkrkh. **41**, 653. — SEGAWA, N.: (a) Über das Wachstum von Gonokokken auf gewöhnlichem Agarnährboden. Zbl. Bakter. **124**, 261—263 (1932). Ref. Zbl. Hautkrkh. **42**, 429. (b) Über die immunisatorische Einteilung der Gonokokken. Zbl. Bakter. I Grig. **124**, 264, 265 (1932). — SELENEFF, A.: (a) Ein Fall von akutem Tripper mit zweiwöchiger Inkubation und hauptsächlicher Lokalisation in den Epithelien. J. russ. mal. cutan. **1909**. Ref. Arch. f. Dermat. **103**, 535. (b) Über die gonorrhoischen Veränderungen der Samenfäden und über das Vorkommen von Gonokokken in ihnen. J. russ. mal. cutan. **1909**. Ref. Arch. f. Dermat. **105**, 354. (c) Über die Zusammensetzung des Samens; Orchitis desquamativa gonorrhoica. Russ. Z. Haut- u. Geschlechtskrkh., Juni **1913**, 472. Ref. Arch. f. Dermat. **117**, 606 (1914). — SÉMÉNIAKO, EUGÈNE: Lésions inflammatoires suppurées de la prostate d'après les matériaux de la clinique urologique de la première université de Moscou. J. d'Urol. **32**, 20—42 (1931). Ref. Zbl. Hautkrkh. **39**, 732. — SERRA, ALBERTO: Beitrag zum Studium des gonorrhoischen Ulcus. Ann. Mal. vénér. **1912**, No 3, 161. Ref. Arch. f. Dermat. **112**, 896 (1912). — SEYDERHELM: Die Prüfung der Vitalität isolierter Zellen mittels kolloidaler Farbstoffe. Dtsch. med. Wschr. **1925**, Nr 5, 180. — SFONDRINI, ANTON-AMBROGIO: Peritonite acuta, primitiva, gonococcica, generalizzata. Riv. Clin. med. **29**, 85—87 (1921). Ref. Zbl. Hautkrkh. **3**, 197. — SHEA, DANIEL E.: The seminal vesicles in arthritis. With a discussion of the symptomatology and the surgical and nonsurgical treatment. J. amer. med. Assoc. **82**, 274—280 (1924). Ref. Zbl. Hautkrkh. **12**, 430. — SHEARMAN, C. H.: Criteria of cure in gonorrhoea. Med. J. Austral. **1929** II, 541. Ref. Zbl. Hautkrkh. **34**, 255. — SIDORENKO, P. J. u. S. L. SCHIRWINDT: Die Flora des Harnkanals von Kranken, die keine Gonorrhöe durchgemacht, und die Flora bei der chronischen Gonorrhöe. Z. Urol. **20**, 115 (1926). Ref. Zbl. Hautkrkh. **20**, 495. — SIEBERT, C.: Morphologie und Biologie des G.-K. ARZT u. ZIELER, Die Haut- und Geschlechtskrankheiten, Lief. 3, Bd. 5, S. 1. Berlin u. Wien: Urban & Schwarzenberg 1933. — SIEMENS, H. W.: Vergleichende Untersuchungen über die Wirksamkeit verschiedener Provokationsmethoden bei der Gonorrhöe. Münch. med. Wschr. **1927**, 1912—1914. — SIERAKOWSKI, S.: (a) Microméthode appliquée au diagnostic de la blennorragie. C. r. Soc. Biol. Paris **92**, 803—805 (1925). Ref. Zbl. Hautkrkh. **17**, 915. (b) Einige Bemerkungen und Untersuchungen über Gonorrhöe. Ginek. polska **7**, 347—350 (1928) u. französische Zusammenfassung S. 351. Ref. Zbl. Hautkrkh. **28**, 851. — SIESTROP, J. G.: Ein neuer Nährboden, der besonders für die Züchtung von Gonokokken geeignet ist. Nederl. Tijdschr. Geneesk. **1930** I, 19—22. Ref. Zbl. Hautkrkh. **34**, 763. — SILBERSTEIN, S.: Zur Sicherung der Gonorrhöediagnose in der allgemeinen Praxis durch die Komplementbindungsreaktion und das Kulturverfahren. Dermat. Z. **60**, 464—469 (1931). Ref. Zbl. Hautkrkh. **38**, 680. — SIMMONS, R. R.: Gonococcal infections of the kidney. Report of a case with traumatic rupture. J. of Urol. **7**, 113—123 (1922). — SISK, IRA R. and JOHN B. WEAR: Gonococcal infections of the kidney, ureter and bladder. J. of Urol. **23**, 639—659 (1930). Ref. Zbl. Hautkrkh. **35**, 579. — SJÖBERG, ALB.: Beitrag zur Kenntnis der Histologie der gonorrhoischen Salpingitiden, besonders betreffs des Vorkommens von Plasmazellen. Acta gynecol scand. **3**, 134—156 (1924). Ref. Zbl. Hautkrkh. **16**, 283. — SMITH: Eine Vereinfachung der Gramfärbung. J. amer. med. Assoc., zit. nach LEDERMANN. Zbl. Hautkrkh. **3**, 422 (1922). — SMITH, E. J. u. I. H. LARKIN: Ein Fall von akuter Encephalitis, vielleicht auf gonorrhoischer Grundlage. J. nerv. Dis. **40**, Nr 6 (1913). Ref. Arch. f. Dermat. **117**, 771 (1914). — SMITH, JOSEPH W. and BERT CROSS: A note on the mass cultivation of gonococci for vaccine. J. Labor. a. clin. Med. **11**, 999 (1926). Ref. Zbl. Hautkrkh. **21**, 775. — SOCIN, CH.: Zur Genese der Gonokokkensepsis. Berl. klin. Wschr. **1916**, Nr 21. — SOEKEN, GERTRUD: Über die Beteiligung der inneren Genitalien an der kindlichen Gonorrhöe. Zbl. Gynäk. **50**, 2188—2194 (1926). Ref. Zbl. Hautkrkh. **22**, 128. — SORDELLI, A., I. M. MIRAVENT, P. NEGRONI: (a) Die Kultivierung des Gonococcus. Einzelheiten über Nährböden. Rev. Inst. bacter. Buenos Aires **4**, 636 u. deutsche Zusammenfassung (1926) S. 639. Ref. Zbl. Hautkrkh. **27**, 563. (b) Culture du gonocoque. Quelques détails sur certains milieux d'élection. C. r. Soc. Biol. Paris **95**,

1164 (1926). Ref. Zbl. Hautkrkh. **23**, 589. — Sosa, Hector: Technische Einzelheiten zur Isolierung des Gonococcus bei akuten Urethritiden. Rev. Soc. argent. Biol. **6**, 678—681 (1930). Ref. Zbl. Hautkrkh. **38**, 406. — Sowade, H.: Zur Kenntnis der akzessorischen Gänge am Penis. Arch. f. Dermat. **132**, 250—253 (1921). — Spanier, F. L.: Mucinagar als Nährboden für Gonokokkenzüchtung. Schweiz. med. Wschr. **1928 II**, 1034. Ref. Zbl. Hautkrkh. **30**, 138. — Spicca, G.: Sulla pretesa gram-positività del gonococco. Riforma med. **1930 II**, 1582—1586. Ref. Zbl. Hautkrkh. **37**, 770. — Spitzer, Ernest: Welches sind die bei der Heilung der Gonorrhöe wirksamen Kräfte und gibt es eine Spontanheilung? Wien. med. Wschr. **1930 I**, 830—832. Ref. Zbl. Hautkrkh. **35**, 580. — Spray, Rob. Spalding: A useful medium for cultivation of the gonococcus and allied organisms. J. Labor. a. clin. Med. **15**, 179—180 (1929). Ref. Zbl. Hautkrkh. **33**, 408. — Sselkow, E. A.: Die Beteiligung des reticuloendothelialen Systems an dem akuten Gonorrhöeprozeß. Z. Urol. **25**, 48—60 (1931). Ref. Zbl. Hautkrkh. **38**, 408. — Ssidorenko, P.: Die Bakterienflora der männlichen Urethra bei akuter und chronischer Gonorrhöe. Die Autovaccinetherapie dieser Erkrankungen. Venerol. (russ.) **1925**, 97. Ref. Zbl. Hautkrkh. **21**, 516. — Stadnichenko, A. M. S.: Thirty strains of gram positive cocci isolated from cases of genito-urinary infections. J. Bacter. **17**, 303 (1929). Ref. Zbl. Hautkrkh. **32**, 150. — Stein, Irving F., M. L. Leventhal and Harry Sered: Cervicovaginitis. A study of 296 consecutive cases. Amer. J. Dis. Childr. **37**, 1203—1211 (1929). — Steinschneider: Über die Procasche Färbung. Hyg. Rdsch. **23**, Nr 1. — Stern, Margarete: (a) Versuch einer serologischen Differenzierung von G.-K. und Nicht-G.-K. Arch. f. Dermat. **163**, 601—609 (1931). (b) Versuche über die Mäusetoxizität der G.-K.-Kulturen aus verschiedenen Gonorrhöefällen. Arch. f. Dermat. **166**, 113—116 (1932). — Stickel: Die Gonorrhöe des Weibes. Buschke u. Langers Lehrbuch. Berlin: Julius Springer 1926. — Strandberg: Gonorrhoische Arthritis mit Fistelbildung und gonokokkenhaltigem Sekret im Fistelgang. Dermat. Ges. Stockholm, Sitzg 21. Okt. 1925. Ref. Zbl. Hautkrkh. **22**, 325. — Strandberg, James: Beitrag zur Kenntnis des sog. Tripperrheumatismus. Arch. f. Dermat. **107**, 177—196 (1911). — Strempel, R.: Zur Kultur des Gonococcus. Dtsch. med. Wschr. **50**, 1574 (1924). — Strominger, L.: Phlegmon périnéphrétique gonococcique. J. d'Urol. **17**, 139 (1924). Ref. Zbl. Hautkrkh. **13**, 91. — Stühmer, A.: (a) Zur Kritik der Gonorrhöeprovokation. Zbl. Hautkrkh. **33**, 315 (1930). (b) Der klinische Verlauf der Rectalgonorrhöe. Dermat. Z. **32**, 12—24 (1921). (c) Zur Kritik der Gonorrhöeprovokation. Dtsch. med. Wschr. **1930 II**, 1203—1206. — Stümpke: Prognose und Therapie der Geschlechtskrankheiten im Kindesalter. Berlin: Hermann Meußer 1919. — Suchy, S.: Einfluß von Infektionskrankheiten auf andere Prozesse. Med. Klin. **18**, 1092 (1932). — Süchting, Otto: Über einen Fall von intrauterin erworbener Ophthalmogonorrhöe der Neugeborenen mit doppelseitiger Hornhautbeteiligung. Z. Augenheilk. **72**, 32—36 (1930). Ref. Zbl. Hautkrkh. **36**, 698. — Suranyi, L.: Lipoide Nährböden zur Züchtung von Bakterien. Zbl. Bakter. I Orig. **105**, 303 (1928). — Sutter, Ernst: Über gonorrhoische Allgemeininfektion. Z. klin. Med. **87**, 81—102 (1919). — Szilvási, G.: (a) Über die Morphologie des Gonococcus Neisser. Börgyógy. Szemle (ung.) **9**, 159—163 (1931). Ref. Zbl. Hautkrkh. **41**, 264. (b) Die Züchtung des Gonococcus. II. Mitt. Börgyógy. Szemle (ung.) **10**, 26—30 (1932). Ref. Zbl. Hautkrkh. **41**, 654. (c) Neuere Feststellungen über die verschiedenen Gonococcusformen. Börgyógy. Szemle (ung.) **10**, 73—78 (1932). Ref. Zbl. Hautkrkh. **44**, 596. (d) Über das Leben des Gonococcus. Börgyógy. Szemle (ung.) **11**, 1—7 (1933). Ref. Zbl. Hautkrkh. **45**, 128. (e) Über die Gestaltungsformen des Neisserschen Gonococcus. Dermat. Wschr. **1932 I**, 204—207. (f) Der Nährboden des Gonococcus. Dermat. Wschr. **1932 II**, 243, 244. (g) Die Züchtung der Gonokokken. Dermat. Wschr. **1932 II**, 245, 246. (h) Neuere Feststellungen über die verschiedenen Gonokokkenformen. Dermat. Wschr. **1932 II**, 1228 bis 1233. (i) Neue Daten über die Biologie und Morphologie der G.-K. Dermat. Wschr. **1933 I**, 291—305.

Tanimura, Ch.: (a) Zur Untersuchung von gonorrhoischem Eiter. Jap. J. of Dermat. **22**, 1031 (1922). Ref. Zbl. Hautkrkh. **9**, 264. (b) Study of the pus of gonorrhoea. Jap. J. of Dermat. **23**, 7 (1923). Ref. Zbl. Hautkrkh. **10**, 207 (1924). — Tarantelli, Eugenio: (a) Sull'antivirus del gonococco. Riforma med. **1929 I**, 108—110. Ref. Zbl. Hautkrkh. **30**, 767. (b) Formula di Arneth e formula leucocitaria nel sangue e nel pus urethrale di soggetti affetti da blennorragia. Riforma med. **1930 I**, 359—363. Ref. Zbl. Hautkrkh. **34**, 845. — Temesvary, Nikolaus: Vergleichende Untersuchungen zur Gonorrhöediagnostik. Dtsch. med. Wschr. **1927**, 1426, 1427. — Thaler, H.: Zur Frage der Immunität bei der Gonokokkeninfektion. Wien. med. Wschr. **1925**, 1070—1075. Ref. Zbl. Hautkrkh. **19**, 170. — Thayer, W. S.: On the cardiac complications of gonorrhoea. Bull. Hopkins Hosp. **33**, 361—372 (1922). Ref. Zbl. Hautkrkh. **8**, 299. — Thelen: Cystitis gonorrhoica haemorrhagica ohne bemerkte Urethritis gonorrhoica. Zbl. Hautkrkh. **18**, 146 (1926). — Theodore, J. H.: Human placenta as an enriching medium for the gonococcus. Indian. med. Gaz. **62**, 444 (1927). Ref. Zbl. Hautkrkh. **25**, 752. — Thim, Josef R.: (a) Über einen Fall von Vogelaugenblennorrhöe. Z. Hyg. **92**, 115—118 (1921). Ref. Zbl. Hautkrkh. **1**, 369.

(b) Über die morphologische Verschiedenheit der Epitheleinschlüsse und Protozoen bei der Einschlußblennorrhöe und Urethritis protozoica. Klin. Mbl. Augenheilk. **89**, 189—193 (1932). Ref. Zbl. Hautkrkh. **43**, 799. (c) Neue Blennorrhöeforschungsergebnisse. Wien. med. Wschr. **1919**, 51. Ref. Arch. f. Dermat. **137**, 520 (1921). — THOMASSON, A. H.: Chronic gonorrheal prostatitis, a possible aetiological factor in certain inflammations of the eye — with report of cases. Arch. of Ophthalm. **52**, 546—553 (1923). Ref. Zbl. Hautkrkh. **12**, 423. — THOMSEN, OLUF et ERIK VOLLMOND: (a) Essai d'un groupement des gonocoques par types. C. r. Soc. Biol. Paris **84**, 326 (1921). Ref. Zbl. Hautkrkh. **1**, 155. (b) Attempt at a differentiation of gonococcus types. Acta med. scand. (Stockh.) **57**, 77—94 (1922). Ref. Zbl. Hautkrkh. **7**, 358. — TIMOCHINA, M.: Über die Wahl des Nährbodens für den Gonococcus. Venerol. (russ.) **1**, 26—32 (1932). Ref. Zbl. Hautkrkh. **43**, 355. — TIMOFEJEW, P.: Klassifizierung der gonorrhoischen Arthritis. Venerol. (russ.) **1926**, 259—272. Ref. Zbl. Hautkrkh. **21**, 521. — TOMMASI e BARBIERI: Contributio alla conoscenza della anatomia patologica delle vulvo-vaginitis blennorragiche. 17. riunione Soc. ital. Dermat. e Sifil. Bologna, 5.—7. Juni 1920, p. 569—586. 1921. Ref. Zbl. Hautkrkh. **5**, 414. — TORREY, JOHN C. and GEORGE P. BUCKELL: (a) Cultural methods for the gonococcus. J. inf. Dis. **31**, 125—147 (1922). Ref. Zbl. Hautkrkh. **7**, 230. (b) A serological study of the gonococcus group. J. of Immun. **7**, 305—359 (1922). Ref. Zbl. Hautkrkh. **12**, 422. — TORREY, JOHN C., M. A. WILSON and GEORGE P. BUCKELL: Comparative value, from standpoint of public health, of smears, cultures and complement fixation in the diagnosis of chronic gonorrhea in woman. J. inf. Dis. **31**, 148—158 (1922). Ref. Zbl. Hautkrkh. **7**, 430. — TOURAINE, E. LORTAT-JACOB et CH. RIBADEAU-DUMAS: Acidité des muqueuses génitales. Bull. Soc. franç. Dermat. **40**, No 4, 541—544 (1933). Ref. Zbl. Hautkrkh. **45**, 749. — TOUTON, K.: (a) Die Gonorrhöe im Gewebe der BARTHOLINIschen Drüse. Arch. f. Dermat. **25** (1893). — (b) Diskussion zu BUSCHKE u. LANGER. 12. Kongr. dtsch. dermat. Ges. Arch. f. Dermat. **138**, 279 (1921). (c) Über Folliculitis praeputialis et paraurethralis gonorrhoica (Urethritis externa OEDMANSSON). Arch. f. Dermat. **21**, 15—36 (1889). (d) Der Gonococcus und seine Beziehungen zu den blennorrhoischen Erkrankungen. Berl. klin. Wschr. **1894**, 486, 515, 543. — TRACHTENBERG, S.: Über offene Formen der chronischen Gonorrhöe bei Frauen. Venerol. (russ.) **8**, Nr 10, 74—75 (1931). Ref. Zbl. Hautkrkh. **41**, 272. — TREMITERRA, SALVATORE: Valore diagnostico della reazione leucopenica di d'Amato nella blennorragia della donna. Atti Soc. ital. Ostetr. **28**, 170—176 (1930). Ref. Zbl. Hautkrkh. **42**, 431. — TRIFU, V.: Latente Gonorrhöe. Spital. (rum.) **45**, 384—386 (1925). Ref. Zbl. Hautkrkh. **20**, 237. — TSCHERNOGUBOW: Zur Frage der sog. gonorrhoischen Follikulitiden. Russ. Z. Haut- u. Geschl.krkh. **1911**, 173. Ref. Arch. f. Dermat. **112**, 726 (1912). — TSUDA, HIROMICHI: Neuer spezifischer Gonokokkennährboden ohne rohes Eiweiß. Zbl. Bakter. Orig. **121**, 506—512 (1931). — TULLOCH, W. J.: (a) Elaboration of a method, suitable for conducting complement fixation tests in gonorrhoea. J. Army med. Corps **41**, 334, 335 (1923). (b) Serological classification of gonococci. J. State Med. **31**, 501—507 (1923). Ref. Zbl. Hautkrkh. **16**, 848. — TUROLT, M.: Latente Gonorrhöe. Zbl. Gynäk. **49**, 652, 653 (1925). Ref. Zbl. Hautkrkh. **17**, 602.

UCHIDA, SHIGEO: (a) Über die Dopa- und Oxydasereaktionen von verschiedenem, besonders gonorrhoischem Eiter. Okayama-Igakkai-Zasshi (jap.) **41**, 2661—2672 (1929). Ref. Zbl. Hautkrkh. **33**, 251. (b) Über die Peroxydasereaktion von Eiterzellen. Okayama-Igakkai-Zasshi (jap.) **43**, 638—661 (1931) u. deutsche Zusammenfassung S. 662—663. Ref. Zbl. Hautkrkh. **38**, 681. — UHMA: Die Schnellfärbung des NEISSERschen Diplococcus in frischen, nicht fixierten Präparaten. Arch. f. Dermat. **50**, H. 2. — UNGERMANN, E.: Eine einfache Methode zur Gewinnung von Dauerkulturen empfindlicher Bakterienarten und zur Erhaltung der Virulenz tierpathogener Keime. Arb. Reichsgesdh.amt **51**, 180 (1919). — URBAHN: Die Gonokokkenkulturen und ihre diagnostische Bedeutung. Münch. med. Wschr. **1903**, 1529. — UTIONKOFF, M. D.: Ein anaerober Gonococcus. Zur Methodik der Dauerkultur der Gonokokken. Moskov. med. Ž. **1**, 9 (1924). Ref. Zbl. Hautkrkh. **12**, 86.

VAIJSER, M.: Ein Fall von Infektion der Haut durch Gonokokken. Russk. Vestn. Dermat. **6**, 1041, 1042 (1928). Ref. Zbl. Hautkrkh. **30**, 140. — VALENTIN, IRMGARD EDITH: Über Ursachen der Rezidive bei kindlicher Gonorrhöe. Dtsch. med. Wschr. **1921**, 628—630. — VALVERDE (auch VALDERDE gedruckt), B.: (a) Quelques considérations sur certaines urétrites latentes d'emblée caractérisées par de graves troubles génitaux. Rev. sud-amér. Méd. (Paris) **1**, 155—162 (1930). Ref. Zbl. Hautkrkh. **34**, 385. (b) La culture du sperme et l'autovaccination dans le diagnostic de la blennorrhagie chronique. Ann. Mal. vénér. **20**, No 6, 427—441 (1925). · Ref. Zbl. Hautkrkh. **18**, 442 (1926). — VAN DEN BERGH: Über das Verhalten des Gonococcus zur GRAMschen Methode. Zbl. Bakter. **1896**. — VÉDFY, GÉZA: Klinische Beiträge zur Pathogenese und Therapie der gonorrhoischen Epididymitis. Orv. Hetil. (ung.) **1928** II, 1175—1180. Ref. Zbl. Hautkrkh. **30**, 143. — VELASCO BLANCO, LEON and NESTOR MORALES VILLAZON: The treatment of gonorrheal vulvovaginitis in infants by means of vaccines. Amer. J. Dis. Childr. **23**, 805—811 (1926). Ref. Zbl. Hautkrkh. **23**, 597. — VERCELLINO, L.: (a) Sui cosi detti Kugelkerne nella secrezione uretrale.

Giorn. ital. Dermat. **68**, 1471—1472 (1927). Ref. Zbl. Hautkrkh. **26**, 107. (b) Sui cosidetti "Kugelkerne" nel secreto uretrale. Il Dermosifilogr. **3**, 220—226 (1928). Ref. Zbl. Hautkrkh. **28**, 87. — VERDERAME, PH.: Beiträge zum Befund gramnegativer Diplokokken auf der menschlichen Bindehaut. Zbl. Bakter. I Orig. **54**, H. 1, 523—546 (1910). — VERROTTI, G.: Del gonococcismo latente. Rinesc. med. **4**, 99—101 (1927). Ref. Zbl. Hautkrkh. **24**, 556. — VIANA, ODORICO: (a) La blennorragia nella donna. Manuale ad uso dei medici e degli studenti. Profazione di P. LODOVICO BOSELLINI. (Coll. manuali d. ,,Policlinico", Nr 37.) Roma: Luigi Pozzi 1930. Ref. Zbl. Hautkrkh. **43**, 487. (b) La blennorragia nella donna. 28. Congr. ann. Roma, 19.—22. Dez. 1929. Atti Soc. ital. Ostetr. **28**, 3—169 (1930). Ref. Zbl. Hautkrkh. **43**, 797. — VILÉN, ARTUR F.: De la gonorrhée génitale acquise par les nouveau-nés au moment de l'accouchement. Acta dermato-vener. (Stockh.) **13**, 315—346 (1932). Ref. Zbl. Hautkrkh. **43**, 798. — VOHWINKEL, K. H.: Über die Beurteilung und klinische Verwertbarkeit der Blutkörperchensenkungsgeschwindigkeit. Dermat. Z. **55**, 261—273 (1929). — VUJTĚCH, KAREL: Dacryadenitis gonorrhoica bilateralis bei Gonoblennorrhoea adultorum bilateralis. Čas. lék. česk. **1929 I**, 122—124 u. englische Zusammenfassung S. 124. Ref. Zbl. Hautkrkh. **31**, 762.

WAELSCH, LUDWIG: Über chronische, nicht gonorrhoische Urethritis. Arch. f. Dermat. **123**, 1089—1105 (1916). — WÄTJEN: Über die Histologie der eitrigen Salpingitis und ihre Beziehung zur Frage der Ätiologie. Beitr. path. Anat. **59**, 418—452 (1914). — WAGNER, G. A.: Gonorrhöe des weiblichen Geschlechtsapparats. HALBAN und L. SEITZ' Biologie und Pathologie des Weibes, Bd. 5/1, S. 391—514. Berlin u. Wien 1926. — WAHL, A. v.: Die Erreger der chronischen Urethritis. Dtsch. med. Wsch. **1911**, Nr 24. — WAHLBERG, KURT: Über Arthritis gonorrhoica beim Säugling. Münch. med. Wschr. **1925**, 770, 771. — WALDSTEIN: Zur Histologie der Conjunctivitis gonorrhoica. Graefes Arch. **72**, 274. Ref. Arch. f. Dermat. **103**, 537. — WARREN: Group agglutination of the gonococcus. J. of Path. **24**, 424 (1921). — WARREN, STAFFORD L. and KARL M. WILSON: The treatment of gonococcal infections by artificial (general) hyperthermia. A preliminary report. Amer. J. Obstetr. **24**, 592—598 u. 782—785 (1932). Ref. Zbl. Hautkrkh. **44**, 237. — WASSERMANN, A.: (a) Über Gonokokkenkultur und Gonokokkengift. Berl. klin. Wschr. **1897**, 685—687. (b) Weitere Mitteilungen über Gonokokkenkultur und Gonokokkengift. Z. Hyg. **27**, 298—314 (1898). — WEINBEIN, HEINRICH L.: Cytological study of gonorrheal pus. Amer. J. Surg., N. s. **8**, 75—80 (1930). Ref. Zbl. Hautkrkh. **34**, 383. — WEIMANN, M.: Über eine seltene Form der gonorrhoischen Infektion. (Ein Beitrag zur Frage der Lebensfähigkeit der Gonokokken.) Z. Med.beamte **38**, 47, 877 (1925). Ref. Zbl. Hautkrkh. **19**, 817. — WEINRICH, M.: Über die Färbbarkeit des Gonococcus und sein Verhalten zur GRAMschen Methode. Zbl. Bakter. **24**, Nr 6/7, 258 (1898). — WEISSENBACH, R. J., G. BASCH, A. FÈGE, J. MARTINEAU et J. P. BRISSET: Abcès sous-cutané gonococcique de l'avant-bras, cliniquement primitif, à evolution subaigne. Bull. Soc. franç. Dermat. **38**, 1347—1351 (1931). Ref. Zbl. Hautkrkh. **40**, 696. — WEITZ: Ein Fall von rapid verlaufender Gonokokkämie mit akuter Leberatrophie. Med. Klin. **1912**, Nr 5. Ref. Arch. f. Dermat. **115**, 274 (1913). — WEITZEL, LOUIS: Épididymite e funiculite suppurées d'origine gonococcique. Presse méd. **1929 II**, 1544, 1545. Ref. Zbl. Hautkrkh. **34**, 846. — WENGER, P.: Die Bedeutung der konstitutionellen Anomalie des Harn- bzw. Sexualorgans für die schwer verlaufende Gonorrhöe des Mannes. Dermat. Wschr. **1928 II**, 1159—1164. — WERNER, ALEXANDER: Isolierte Balanoposthitis mit Komplikationen. Dtsch. med. Wschr. **1926**, Nr 25, 1046. — WERTHEIM, E.: (a) Über das Verhalten des Gonococcus auf künstlichen Nährböden. Arch. f. Dermat. **51**, H. 1. (b) Zur Kenntnis der Gonorrhöe beim Weibe. Wien. klin. Wschr. **1890**. (c) Reinzüchtung der Gonokokken durch Plattenkultur. Dtsch. med. Wschr. **1891**. — WESTPHALEN, HANS: Ein Fall von Polyneuritis gonorrhoica. Dermat. Wschr. **78**, 130—139 (1924). — WETHMAR: Demonstration eines neuen Nährbodens (,,Blut-Röst-Platte"). Zbl. Bakter. Orig. **110**, 190 (1929). — WHEELER, GEORGE W. and NELSON W. CORNELL: Gonococcal bacteremia in a woman, with apparent cure by surgical intervention. J. amer. med. Assoc. **94**, 1568—1570 (1930). — WHITE, CHARLES and H. G. WINTER: Recent advances in the treatment of gonorrhoea. J. Army med. Corps **53**, 250—261 (1929). Ref. Zbl. Hautkrkh. **33**, 257. — WHITE, EDW. WILLIAM and A. J. HOLM: Some observations concerning the treatment of gonorrhea and complications. J. of Urol. **22**, 478—489 (1929). Ref. Zbl. Hautkrkh. **33**, 837. — WICHMANN, P. u. F. SCHLUNK: Bakteriologische Befunde bei chronischer Gonorrhöe unter besonderer Berücksichtigung der grampositiven Diplokokken und ihrer klinischen Bewertung. Dtsch. med. Wschr. **1925**, 266—268. — WIELAND, KURT: Gonorrhöeinfektion eines Säuglings. Schweiz. med. Wschr. **1927**, 278, 279. Ref. Zbl. Hautkrkh. **23**, 862. — WIENER, EMIL: Zur Kenntnis der Gonokokkensepsis. Dtsch. med. Wschr. **1924**, 468. — WIESNER, K.: Über einen Fall von gonorrhoischer Epididymitis und Omphalitis bei einem 3 Monate alten Säugling. Z. Kinderheilk. **48**, 305—309 (1929). Ref. Zbl. Hautkrkh. **32**, 288. — WILDBOLZ, H.: Der Gonococcus. v. WINKELs Handbuch der Geburtshilfe, Bd. 3/2. Wiesbaden 1906. — WILLCOX: Diskussion zu THOMAS HORDER, Metastatic gonorrhoea. Lancet **204**, 1304, 1305, 1313—1315 (1923). Ref. Zbl. Hautkrkh. **10**, 407. — WILLIAMSON,

Th. v.: The indications for individual treatment of gonorrhoea. With special reference to the resistance or fastness of the gonococcus germicides. J. of Urol. **10**, 311—319 (1923). Ref. Zbl. Hautkrkh. **14**, 121. — Willis, V. N. B.: Gonorrhoea and its sequelae in the male. Med. J. Austral. **1**, 539—545 (1926). Ref. Zbl. Hautkrkh. **22**, 123. — Winkler, M.: Beiträge zu der Frage der paraurethralen gonorrhoischen Erkrankung. Mber. Urol. **10**, 513—519 (1905). — Wirz: (a) Zur bakteriologischen Diagnostik der Gonorrhöe. Zbl. Hautkrkh. **37**, 166 (1931). (b) Diskussion zu Sänger. Zbl. Hautkrkh. **37**, 591 (1931). (c) Gonokokkenträger. Münch. med. Wschr. **1932 I**, 3—6. (d) Arthritis gonorrhoica tarda. Ein Beitrag zur Kenntnis der schleichend verlaufenden arthritischen und periarthritischen Krankheiten. Münch. med. Wschr. **1933 I**, 335, 336. — Wischer, H.: Zwei Fälle ungewöhnlicher Komplikationen bei Gonorrhöe (gonorrhoischer Hautabsceß — gonorrhoische Periostitis). Arch. f. Dermat. **113**, 1201—1214 (1912). — Wischnewsky, A.: Über den Einfluß des Prostatasekretes auf die Phagocytose. Russ. Wratsch. **1910**, Nr 12. Ref. Arch. f. Dermat. **112**, 56 (1912). — Wittenberg, Joseph, Max Lederer and Mollie Mollov: Studies in phagocytosis. I. Effect of endotoxin on phagocytosis of gonococci. J. of Immun. **24**, 135—140 (1933). Ref. Zbl. Hautkrkh. **45**, 129. — Wittwer, K.: Ein Fall von Parotitis postoperativa gonorrhoica. Zbl. Gynäk. **47**, 1631—1634 (1923). Ref. Zbl. Hautkrkh. **11**, 178. — Wolff: Über Involutionsformen des Gonococcus Neisser und ihre Bedeutung für die Praxis. Dermat. Zbl. **21**, Nr 3, 34—38. — Wolff, Friedr.: (a) Beitrag zur Biologie des Gonococcus. Med. Klin. **1926**, 1610—1624. (b) Erfahrungen mit Gonokokkenlebendvaccine und Gonovitan. Dtsch. med. Wschr. **1928**, 1632—1634. — Wordley, E.: An unusual vaginal infection in a young married woman. Lancet **1929 II**, 1035, 1036. Ref. Zbl. Hautkrkh. **34**, 128. — Wossidlo, H.: Die Gonorrhöe des Mannes und ihre Komplikationen. 2. Aufl. Leipzig: Georg Thieme 1908. — Wyeth, C. A.: Gonorrhoe from a pathological standpoint. N. Y. State J. Med., 21. Juni **1913**. — Wynkoop, E. J. and Edgar O. Boggs. : Recent studies of gonococcus vaginitis of infants. N. Y. State J. Med. **26**, 894 (1926). Ref. Zbl. Hautkrkh. **22**, 446.

Xylander: Zwei Fälle von Ulcus gonorrhoicum serpiginosum beim Manne. Dtsch. med. Wschr. **1909**, Nr 37. Ref. Arch. f. Dermat. **103**, 540 (1910).

Zalewski, Jerzy: Über Wesen und klinischen Wert der biologischen Gonorrhöereaktionen. Med. dóswiadcz. i społ (poln.) **4** (1931). Ref. Zbl. Hautkrkh. **37**, 548. — Zieler, K.: (a) Zieler-Jacobys Lehrbuch und Atlas der Haut- und Geschlechtskrankheiten, S. 545. Berlin u. Wien 1924. (b) Die Wirkungsweise der modernen Gonorrhöetherapie. Münch. med. Wschr. **1907**, Nr 7. (c) Die allgemeinen Grundlagen der modernen Behandlung des Trippers. Z. Urol. **19**, 4—18 (1925). Ref. Zbl. Hautkrkh. **17**, 235. (d) Zur Frage der Heilung des Trippers. Wien. med. Wschr. **76**, 949—951 (1926). Ref. Zbl. Hautkrkh. **21**, 772. (e) Der Tripper des Mannes. Mitt. dtsch. Ges. Bekämpfg Geschl.krkh. **30**, 49—60 (1932). Ref. Zbl. Hautkrkh. **42**, 268. — Zill, Ludw.: Zur Frage der Heilbarkeit der weiblichen Gonorrhöe. Münch. med. Wschr. **1921**, 1183—1185. — Zimmer, Alfred: Zur Kenntnis der gonorrhoischen Niereninfektionen. Wien. klin. Wschr. **39**, 1179, 1180 (1926). Ref. Zbl. Hautkrkh. **22**, 587. — Zollschau, J.: Why is gonorrhea carried so frequently into marriage? Verh. 2. internat. Kongr. Sex.forsch. **1931**, 550—552. Ref. Zbl. Hautkrkh. **42**, 266. — Zumbusch, L. v.: Können G.-K. grampositiv sein? Med. Welt **1927**, 671. — Zupnik, L.: Die Beziehungen der Meningokokken zu den Gonokokken. Berl. klin. Wschr. **1906**, 1672—1675.

Immunität bei Gonorrhöe.

Von

C. BRUCK - Altona.

I. Natürliche angeborene Immunität.

Die Lehre von der ausschließlichen Infektiosität der Gonokokken gerade für den Menschen besteht auch heute noch zu Recht. Trotz aller Versuche, eine *echte Infektion irgendeines Versuchstieres* zu erreichen, ist dieses Ziel vorläufig *nicht* erreicht, und wir müssen daher immer noch eine *nur gerade dem Menschen fehlende natürliche angeborene Immunität* der bisher geprüften Tiere annehmen. Natürlich muß man bei den Versuchen, durch Gonokokken Krankheitserscheinungen beim Tiere zu erzeugen, scharf unterscheiden zwischen solchen, bei denen *lokalisiert bleibende, absterbende oder tote Gonokokken* durch Produktion von Giftstoffen gewisse pathogene Wirkungen auslösen, und zwischen solchen Versuchen, bei denen die Erreger am Leben bleiben, *sich vermehren* und eine *echte, fortschreitende* Infektion setzen. Dieser zweiten Reihe von Versuchen ist es jedenfalls bisher nicht gelungen, ein dem Verlaufe der menschlichen Gonorrhöe entsprechendes Krankheitsbild an den Schleimhäuten irgendeines Versuchstieres zu erzeugen. Selbst die an *anthropoiden Affen* von C. BRUCK (1906) und später von REENSTJERNA an Makaken und Pavianen angestellten Versuche verliefen vollkommen negativ, und es gelang weder an der Urethra noch an der Conjunctiva echte Infektionen zu erzielen.

Die älteren Angaben über gelungene Infektionen sind ziemlich spärlich. So beschrieb WERTHEIM eine bei weißen Mäusen, denen Gonokokken und Serumagar interperitoneal verimpft worden waren, entstehende akute Peritonitis, bei der sich noch bis zum 5. Tage Gonokokken nachweisen ließen. MASLAKOWSKY, MOSKALEW, HALLE und VEILLON sahen ebenfalls bei weißen Mäusen umschriebene Peritonitiden mit lokaler Gonokokkenvermehrung. HELLER will bei jungen Kaninchen schwere, bis 5 Wochen dauernde Ophthalmoblennorrhöe erzielt haben. HEWES berichtet von einer artifiziell erzeugten Genitalblennorrhöe bei einer Hündin, COLOMBINI und SORRENTINO von echten gonorrhoischen Gelenkentzündungen bei Hunden und Kaninchen.

DEBRÉ und PARAF wollen durch Impfungen in die vordere Augenkammer von Kaninchen schwere gonorrhoische Panophthalmie, durch intradurale Injektionen bei Makaken gonorrhoische Cerebrospinalmeningitis erzeugt haben, die durch Injektion von Antigonokokkenserum heilbar gewesen sein soll.

Demgegenüber liegt in der Literatur über *negative Inokulationsversuche* mit fehlender oder nur schnell vorübergehender Gonokokkenvermehrung eine große Anzahl von Mitteilungen vor (NEISSER, LEISTIKOW, KRAUSE, BUMM, STEINSCHNEIDER, FINGER, GHON und SCHLAGENHAUFER, NICOLAYSEN, RAYMOND, HEIMANN, GROSZ und KRAUS, CHARRIER, SCHOLTZ, SCHÄFFER, DE CHRISTMAS, MORAX, JADASSOHN, DEYCKE u. a.).

SCHOLTZ fand nach *intraperitonealer* Injektion großer Dosen nur noch nach 20 Stunden lebende Gonokokken und glaubt, den durch diese Dosen gesetzten Temperatursturz zur Erklärung für die vorübergehende Vermehrung der Gonokokken im Körper heranziehen zu dürfen.

Auch WILDBOLZ konstatierte nach intraperitonealer Injektion eine nur vorübergehende Vermehrung; nach 3—4 Tagen war jedoch die Bauchhöhle wieder frei von Gonokokken.

Bei *subcutaner* Impfung entsteht keine Entzündung (STEINSCHNEIDER und SCHÄFFER, REALE u. a.); allenfalls werden sterile Abscesse beobachtet (MASLAKOWSKY).

Nach *intravenöser* Injektion konnten von POMPEANI nur noch nach 48 Stunden Gonokokken im Blute gefunden werden.

Nach Injektion lebender Gonokokken in die *vordere Augenkammer* des Kaninchens entsteht eine Eiterung, die jedoch schon nach 3 Tagen steril ist (BRUCK, MEIROWSKY).

Bei *intrapleuraler* Einverleibung entwickelt sich zwar eine serofibrinöse Pleuritis. Gonokokken können aber gar nicht oder nur ganz vorübergehend nachgewiesen werden (JUNDELL, PIZZINI).

Ebenso resultatlos verlaufen Impfungen auf das *Endokard* (F. MEYER), *Perikard* (JUNDELL) und die *Meningen* (VAN STEENBERGHE und GRYSEZ).

BUSCHKE und LANGER zeigten, ähnlich wie früher NICOLAYSEN, FINGER, GHON und SCHLAGENHAUFER, daß bei subcutaner Impfung auf Mäuse die Gonokokken auch in die Blutbahn übergehen, daß diese aus dem Herzblut gezüchteten Kulturen intraperitoneal weiter verimpft werden können, und daß auch 2—3 Monate lang anaerob gehaltene Gonokokken intraperitoneal verimpft toxisch wirken. Eine Virulenzsteigerung ließ sich aber durch Tierpassagen nicht erzielen.

BARRALT impfte Meerschweinchen auf die Conjunctiva, die Urethra und intrakardial ohne Erfolg. Nach Injektion in den *Hoden* entstand nach 4 Tagen eine Orchitis mit positivem Gonokokkenbefund.

Einen besonders breiten Raum unter den experimentellen Infektionsversuchen mit Gonokokken nehmen diejenigen ein, die eine *experimentelle Bindehaut-Blennorrhöe* zum Ziele haben. Insbesondere haben KOROBKOW sowie BORIJN und SERISORIN im Anschluß an die erwähnten Erfahrungen von DEBRÉ und PARAF über gelungene Schleimhautinfektionen bei Kaninchen nach einer *Vorbehandlung mit Ochsengalle* berichtet. Positive Resultate bei diesen Infektionen hatten OSSIPOWA und UCHIN, die sogar durch Kaninchenpassage eine Virulenzsteigerung der Gonokokken erzielen konnten, so daß eine vorherige Gallensensibilisierung unnötig wurde. KALININ und FAHLBERG berichten über positive Resultate in einem Drittel der Fälle an den Bindehäuten von Kaninchen, während die versuchten Infektionen der Vagina und der Urethra erfolglos verliefen. JOST erzielte bei Hunden keine Infektionen, nur Vaginalinfektionen *neugeborener* Hündinnen verliefen positiv. Ebenso fanden PRIBIJLEV und PAVLOVA die Heranziehung *ganz junger Tiere* für eine gelungene Kanincheninfektion unerläßlich. ALISOV und FAJBIC halten die *Störung im Wärmehaushalt* der Tiere durch künstliche Temperaturherabsetzung zu einem Gelingen der Infektionen für notwendig. Auch SCHERESCHEWSKY berichtet über gelungene Schleimhautinfektionen beim Kaninchen. STERNBERG und seine Mitarbeiter sind andererseits der Ansicht, daß die Infektion in hohem Grade von einer *Veränderung des Chemismus der Gewebe* und dieser seinerseits wiederum *von der inneren Sekretion* abhängig ist.

Die genannten Autoren haben den Nachweis gesucht, ob die lokalen Immunitätsverhältnisse von den endokrinen Drüsen abhängig sind, bzw. ob durch eine Änderung der von ihnen so genannten endokrinen Formel die Immunität bestimmter Gewebe geändert wird. Dazu wurden 16 normale und 16 kastrierte Mäuse vaginal mit Gonokokken geimpft. Nach 7 bis 8 Tagen fanden sich bei allen 32 Tieren Gonokokken im Vaginalsekret; die normalen Mäuse waren jedoch vollkommen gesund und verloren ihre Gonokokken in etwa 2 Monaten, während die kastrierten einen schwerkranken Eindruck machten, zu 25% eingingen und positive Gonokokkenbefunde wesentlich länger (bis zu 11 Monaten) aufwiesen. Den Effekt der Kastrierung auf die Empfänglichkeit mit Gonokokken erklärt STERNBERG folgendermaßen: In der normalen Vagina findet sich reichlich Glykogen, aus dem durch die Einwirkung von Bakterien und Fermenten Milchsäure frei wird, die eine Vermehrung der Gonokokken verhindert. Durch die Kastrierung wird der Glykogengehalt herabgesetzt, die Reaktion alkalisch und damit werden die Wachstumsbedingungen für Gonokokken verbessert (vgl. bei FRANZ).

Demgegenüber liegt jedoch *eine große Reihe* von Untersuchungen vor, die eine Möglichkeit der künstlichen Infektion von Tierschleimhäuten mit oder ohne Vorbehandlung von Galle *bestreiten. Wohl könne man durch die Gallenvorbehandlung eine eitrige Entzündung erzeugen, die Gonokokken selbst seien aber schon nach wenigen Tagen wieder verschwunden und von einer echten experi-*

mentellen Schleimhautgonorrhöe könne daher nicht die Rede sein. (NEDUMOV und JUDLNIC, PARTSCH und NAGEL, SCHRADER, PECNIKOV und ZELISCEVA, TIMO-CHINA und FINKELSTEIN, BURTSCHER und LAUTER, RIGOBELLO.) Bezüglich der sog. experimentellen Augenblennorrhöe des Kaninchens sei insbesondere noch auf die völlig negativen, eingehenden und sorgfältigen Untersuchungen von BURSUK und von RETZLAFF verwiesen.

Neuerdings hat wieder A. COHN, wie schon früher BRUCK und MEIROWSKY (s. o.) künstliche Infektionen der *vorderen Augenkammer* beim Kaninchen versucht. Er betont jedoch selbst, daß die hierdurch allenfalls mögliche, vorübergehende Infektion als Modell bei der experimentellen Gonorrhöeforschung kaum verwertet werden könne.

Wenn somit eine, der menschlichen Gonorrhöe analoge und regelmäßig verlaufende Infektion eines Versuchstieres mit Gonokokken trotz der erwähnten vielfachen Versuche und Modifikationen der Technik *nicht erzielt* wurde, und wenn wir also vorläufig an einer *gerade nur dem Menschen fehlenden natürlichen Immunität* gegen Gonorrhöe festhalten müssen, so ist es doch nicht ausgeschlossen, daß auch die Übertragung des Trippers auf den Tierkörper nur eine Frage der Technik ist. Ähnliches haben wir ja in der Entwicklung der experimentellen Syphilisforschung erlebt. Mit der Entdeckung der künstlichen Übertragung der Gonorrhöe würde jedoch eine neue Epoche der Gonorrhöeforschung beginnen, die ungemein wichtige Fragen, insbesondere solche der Immunitätsverhältnisse, der Immuno- und Chemotherapie einer experimentellen Bearbeitung zugänglich machen würde.

Worauf die *natürliche Immunität der Tiere,* insbesondere der Schleimhäute gegenüber dem Gonococcus beruht, läßt sich mit Sicherheit nicht sagen. Daß rein anatomische Gründe ausschlaggebend sind, ist nicht gut anzunehmen. Für *humorale Einflüsse* sind nur sehr spärliche Anhaltspunkte vorhanden (erhöhte Bakteriolyse von tierischen Seren, SCALTRITTI; Nachweis von Antikörpern gegen Gonokokken im normalen Pferdeserum, BUCURA und SCHWARZ). Möglicherweise spielt die bei den meisten Tieren vorhandene erhöhte *Körpertemperatur* eine gewisse Rolle. In diesem Sinne würden auch die oben erwähnten Ergebnisse von ALISOV und FAJBIC über die Möglichkeit einer experimentellen Infektion durch künstliche Herabsetzung der Körpertemperatur sprechen. Allerdings stehen diese Versuche im Widerspruch zu früheren analogen, von BRUCK an *Affen* angestellten Experimenten. Auch ist durch neuere bakteriologische Feststellungen die früher allgemein angenommene Anschauung von der großen Thermolabilität des Gonococcus ins Wanken geraten (s. S. 33). Ausschlaggebend für die natürliche Immunität der Tiere dürfte wohl eben die eigenartige Affinität des Gonococcus *gerade für das menschliche Eiweiß* sein, die sich ja auch kulturell dadurch äußert, daß dieser Erreger auf allen *menschliches* Eiweiß enthaltenden Nährböden leicht zu züchten ist, während sein Wachstum auf Tiereiweißnährböden gar nicht oder nur unter besonderen technischen Maßnahmen zu erzielen ist.

Eine *natürliche angeborene Immunität einzelner Menschen* gegenüber der Gonorrhöe *gibt es nicht.* Vereinzelte Angaben der älteren Literatur, die im entgegengesetzten Sinne zu sprechen scheinen (WELANDER, EPSTEIN u. a.; s. auch S. 79, 80) können die Beweiskraft der tausendfachen klinischen Erfahrung und der früher zahlreich vorgenommenen und stets von positivem Erfolge begleiteten artifiziellen Infektionen am Menschen nicht erschüttern. Auch die von SAIGRAJEFF und CHASIN gemachten Beobachtungen können, falls sie sich nicht durch Zufälligkeiten oder besondere anatomische Verhältnisse erklären, allenfalls im Sinne einer *erworbenen* Immunität, jedoch *nicht* für eine *natürliche angeborene* sprechen.

Saigrajeff deutet als angeborene Immunität folgende Beobachtung: 2 junge Männer verkehren mit ein und derselben Frau, welche an einer Gonorrhöe mit reichlichen Gonokokken leidet. Der eine erkrankt an akuter Gonorrhöe, der andere erkrankt nicht, heiratet die Frau, die sich nicht behandeln läßt, und bleibt trotzdem während einer 8monatigen Beobachtung gesund.

Vielleicht kann man als „*lokale Immunität*" die verschieden große *Empfänglichkeit einzelner Organe* bzw. Schleimhäute gegenüber dem Gonococcus und die Rolle, die das Lebensalter hierbei spielt, bezeichnen (vgl. hierzu Jadassohn, S. 71f.). Wir wissen, daß z. B. die Urethral- und Rectalschleimhaut zu jeder Zeit, die Vagina und Conjunctiva vor allem *im Kindesalter* hochempfänglich sind.

Bei *Erwachsenen* pflegen Erkrankungen der Vagina nur nach Kastrationen und im Greisenalter beobachtet zu werden, während nach den Feststellungen von W. Jadassohn und Rehsteiner die gonorrhoische Conjunctivitis beim Erwachsenen *nach dem 50. Lebensjahre* relativ häufiger wird.

Ferner gehört eine Erkrankung der Blasen- und Mundschleimhaut zu den großen Seltenheiten. Daß für die Erklärung dieser verschiedenen Empfänglichkeit der Schleimhäute in erster Linie histologische Differenzen in Betracht kommen, besonders die Erscheinung, daß sich Plattenepithel gegenüber dem Gonococcus widerstandsfähiger erweist als Zylinderepithel, dürfte zweifellos sein. Allerdings muß man wohl auch noch an andere Ursachen denken. So hat schon J. Jadassohn hervorgehoben, daß die Widerstandsfähigkeit durch äußere Umstände rasch geändert werden kann (gonorrhoische Cystitis bei Urinretention, Vaginitis bei Maceration des Epithels) und auch die experimentellen Versuche von Sternberg und seinen Mitarbeitern über die Bedeutung einer *Chemismusänderung* der einzelnen Gewebe sprechen in diesem Sinne.

Wenn somit das Vorkommen einer *angeborenen Immunität* einzelner Individuen gegenüber dem Gonococcus im allgemeinen in Abrede gestellt werden muß, so ist eine *individuelle Disposition gewisser Individuen* zur gonorrhoischen Infektion nicht zu verkennen. Allerdings sind die disponierenden Momente in der weitaus größten Zahl der Fälle nachweislich ganz äußerlicher Natur und haben mit etwaigen Immunitätsvorgängen nicht das Geringste zu tun (langdauernder und wiederholter Coitus, weites Orificium, langes Praeputium, Größe des Penis, enge Vagina, Quantität des eindringenden Virus usw.). Anders liegen die Verhältnisse schon bei der sicher vorhandenen *Disposition* einzelner Individuen zu *gonorrhoischen Metastasen.*

Jadassohn sagt hierüber:

„Die individuelle Disposition spielt unzweifelhaft eine große Rolle bei den metastatischen Gonorrhöen. Das geht schon daraus hervor, daß sehr oft der gleiche Patient bei wiederholten Gonorrhöen immer wieder metastatisch erkrankt (in einem Drittel der Fälle Rezidive, Stewart), und zwar sehr oft sogar immer wieder in gleicher oder sehr ähnlicher Weise. In demselben Sinne scheinen die einzelnen Fälle zu sprechen, in denen Blutsverwandte z. B. an gonorrhoischem Rheumatismus litten, was natürlich auch als zufällige Koinzidenz gedeutet werden kann, aber immerhin auffallend ist. Natürlich können in dieser Beziehung nur solche Fälle verwertet werden, in denen nicht die gleichen Gonokokkenstämme in Frage kommen, also nicht die metastatischen Gonorrhöen bei Mutter und Kind, für die neben der gleichen Disposition auch die Möglichkeit bestimmter Eigentümlichkeiten des Gonokokkenstammes zur Erklärung herangezogen werden kann.

Worin diese individuelle Disposition begründet ist, können wir nicht sagen. Entweder sie beruht darauf, daß nur bei einzelnen Menschen die Gonokokken ins Blut gelangen (z. B. auf Grund einer speziellen Schwäche der Gefäßwandungen oder auch bei bestimmter anatomischer Disposition, wie nach Finger einer besonders oberflächlichen Lage der Capillaren und der Urethra posterior) und daher bei ihnen immer wieder Metastasen auftreten. Oder wir müßten annehmen, daß die Gonokokken häufig ins Blut eingeschleppt, von den meisten Individuen aber überwunden werden, während einzelne an einzelnen Stellen ihres Organismus eine geringe Widerstandsfähigkeit haben" (s. hierzu S. 109).

Wenn man also mit J. Jadassohn diejenigen Fälle ausschließt, die durch einen und denselben Gonokokkenstamm hervorgerufen worden sind, dessen erhöhte Virulenz vielleicht zur Erklärung für das gehäufte Auftreten der Metastasen genügen kann (JÖTTEN; s. hierzu allerdings die neueren biologischen Versuche von M. STERN), so bleiben doch noch immer Fälle übrig (wiederholte Metastasen bei wiederholten Gonorrhöen, Metastasen mit verschiedenen Stämmen infizierter Brüder, besondere Komplikationsneigung blonder Individuen — BERTOLOTY), deren individuelle Disposition vielleicht durch anatomische Momente befriedigend erklärt werden können (oberflächliche Lage der Urethralschleimhautcapillaren — FINGER), die aber immerhin an Unterschiede *biologischer* Natur denken lassen (TOMMASOLI, WOHL). Auch die neueren Erfahrungen von HOPF über das Auftreten und Ausbleiben komplementbindender Substanzen im Verlaufe komplikationsloser und komplizierter Gonorrhöen sprechen in diesem Sinne (s. Abschnitt *Serodiagnose*).

In diesem Zusammenhange müssen auch die insbesondere von SAIGRAJEFF und LINDE gemachten Studien über die mehr oder weniger lange *Inkubationsperiode* bei Gonorrhöe erwähnt werden, die zu dem Resultate führten, daß die Toxizität der Gonokokken keinen Einfluß hierauf hat, und daß neben anderen verschiedenartigen Ursachen *die örtliche und allgemeine Konstitution des Organismus* von ausschlaggebender Bedeutung ist (s. S. 68 f.).

Weiter gehört hierher die Frage, *ob es eine latent verlaufende Gonorrhöeinfektion ohne primäre akute Urethritis gibt,* also das, was man als „stumme" *Infektion* zu bezeichnen pflegt. A. COHN hat neuerdings die älteren Erfahrungen von LEVRETON, PASCHEN, JENTZ, BRANDES, BUCURA und MOURADIAN durch Mitteilung zweier Fälle seiner eigenen Beobachtung ergänzt. Wenn auch die Beweiskraft derartiger Einzelbeobachtungen angesichts der vielen Fehlerquellen, die sie zu beeinflussen vermögen, keine allzu hohe ist, so muß man wohl immerhin wie A. COHN mit der Möglichkeit rechnen, daß *ebenso wie Syphilisinfektionen ohne Primäraffekt stumme Gonorrhöeinfektionen ohne primäre Urethritis vorkommen können.*

II. Erworbene Immunität.

Ebensowenig wie eine angeborene Immunität des Menschen gegenüber der Gonorrhöe gibt es eine echte *erworbene* Immunität. Sowohl durch zahlreiche Experimente (FINGER, GHON und SCHLAGENHAUFER) als durch die tägliche klinische Erfahrung wissen wir, daß

1. das *Überstehen* einer Gonorrhöe niemals vor einer *Neu*infektion schützt, 2. eine *Schleimhaut*gonorrhöe von einer *Metastasierung* gefolgt sein kann, 3. eine *bestehende* oder *geheilte* Gonokokken-Allgemeininfektion *nicht* vor einer *Neu*erkrankung irgendeiner Schleimhaut schützt, und 4. eine *Neuinfektion trotz* einer *noch bestehenden* Gonorrhöe möglich ist *(Superinfektion).*

Es läßt sich also weder eine dauernde noch auch eine temporäre erworbene Immunität nach Überstehen oder im Verlaufe der Erkrankung nachweisen.

Und doch dürfen zwei klinische Erscheinungen nicht übersehen werden, die das Vorkommen von *vielleicht rudimentären Immunitätsvorgängen im Verlaufe der Gonorrhöe nahelegen.*

Zunächst gehört hierher die häufig zu machende Erfahrung, daß das Auftreten einer Epididymitis von einem Rückgange und einem zeitweisen Verschwinden der Urethralerscheinungen gefolgt sein kann. Wenn man hierfür das Fieber oder „eine Ableitung" als Erklärung heranziehen zu müssen glaubte, so ist es doch naheliegender, mit J. JADASSOHN an die Wirkung größerer Mengen von Antikörpern zu glauben, die nach der Entstehung umfangreicher abgeschlossener Krankheitsherde in stärkerem Maße gebildet werden können, als dies gemeinhin bei einfachen Schleimhauterkrankungen der Fall ist (siehe neuerdings auch J. MAYR). Mit dieser theoretischen Annahme stehen die Erfahrungen bei der Serodiagnose (s. diese) bzw. über das Auftreten komplementbindender Substanzen im Blute in gutem Einklang. Auf die Bedeutung dieser Substanzen als Symptome und Indicatoren einer spezielleren Immunität des erkrankten Körpergewebes haben früher schon Baumann und Heimann u. a. hingewiesen, und neuerdings hat G. Hopf nach fortlaufenden Untersuchungen den häufigen Parallelismus zwischen dem Auftreten spezifischer Amboceptoren und dem mehr oder weniger schweren Verlaufe der Gonorrhöe betont. Auch die zuerst von Bruck, Thaler und von Saigrajeff gemachten Beobachtungen, daß nach Ausbildung und Resorption eines größeren periurethralen Infiltrats eine noch bestehende Schleimhautgonorrhöe rasch ohne jede lokale Behandlung ausheilen kann, sprechen für Immunitätsvorgänge, die vielleicht nur unter seltenen, besonders günstigen Bedingungen zustande kommen können.

Saigrajeff sieht in dieser Immunisierung der Nachbarschaft durch einen virulenten Herd eine *erworbene lokale, „nicht sterile“ Immunität.* Er impfte 6 Patienten, deren Urethralgonorrhöe bereits ausgeheilt war, die aber noch ein gonokokkenhaltiges, paraurethrales Infiltrat hatten, mit ihren eigenen Gonokokken auf die Urethra. Diese Impfung verursachte entweder nur eine schwache Entzündung mit Gonokokkenausfluß, die in 24 Stunden von selbst ausheilte, oder eine etwas stärkere Entzündung, die jedoch ebenfalls nach 1—2 Spülungen restlos verschwand.

Ähnliche Beobachtungen machte Chasin, der auf Grund von Überimpfungsresultaten gonorrhoisch infizierter Gänge auf die Urethra ebenfalls zu dem Schluß kommt, daß sich in manchen Fällen infolge nahe gelegener Gonorrhöeherde lokale Immunitätsvorgänge an der Harnröhrenschleimhaut geltend machen können und daß bei isolierter gonorrhoischer Infektion eines Blindsackes eine prophylaktische Behandlung der normalen Urethra zu entbehren ist (?).

Mit dieser Annahme des *Vorkommens einer lokalen erworbenen Immunität* stehen die neuen Versuche von Engelmann und Grundmann in gutem Einklange, die bei Cutireaktionen mit dem Impfstoff *Compligon ein Freibleiben der primären Impfstellen* beobachten konnten (s. unter *Hautreaktionen bei Gonorrhöe*).

Die zweite vielleicht ebenfalls auf *abortiven Immunitätsvorgängen* beruhende Erscheinung ist das *spontane Abklingen bzw. das Chronischwerden der Urethralgonorrhöe.* Diese Fragen sind in eingehender Weise von Jadassohn bearbeitet worden. Was zunächst den spontanen Rückgang, das Milderwerden der akuten Gonorrhöe betrifft, so kann man wohl nicht mehr sagen, als daß teils eine Virulenzabnahme der Erreger, teils eine Gewöhnung der Schleimhaut an die Gonokokken eintreten dürfte. Ob hierbei die von Felke neuerdings genauer studierte *Phagocytose* (über die älteren Versuche und Ansichten über Phagocytose siehe Jadassohn, Handbuch 1910 und diesen Band, S. 61 f.) der *Leukocyten* und die von ihm sog. „latente Immunität“ oder die von Hammer betonte Einwanderung von Leukocyten in *Epithelzellen* oder der möglicherweise als färberisch erfaßter Abwehrvorgang zu deutende *sudanophile Leukocyteninhalt* (Pöhlmann) eine Rolle spielt, ist noch ungewiß. Jedenfalls kann man wohl rein celluläre und anatomische Veränderungen, z. B. die Metaplasie des Zylinderepithels in geschichtetes Plattenepithel nicht als die alleinige Erklärung ansehen. Auch der zuweilen zu beobachtende mildere Verlauf wiederholter Gonorrhöen (Jadassohn, Pizzini) spricht für eine vielleicht rudimentäre biologische Umstimmung der Schleimhaut.

Die Frage, *ob es überhaupt eine Spontanheilung der Gonorrhöe gibt,* muß hier erwähnt werden. Diese Frage ist neuerdings im Anschluß an die Ausführungen von Spitzer eingehender diskutiert worden. Im allgemeinen wird wohl mit Spitzer *die Möglichkeit einer Spontanheilung* zugegeben, wenn dieses Ereignis unter den üblichen äußeren Verhältnissen auch verhältnismäßig selten einzutreten pflegt. Auch MÜLLER, VOLK und OPPENHEIM betonen die *Möglichkeit einer Spontanheilung der Gonorrhöe* (s. S. 99 f.). F. WINKLER erinnert an die bereits vor Jahrzehnten gemachten Versuche von KRAFFT-EBING, und FREUDER an diejenigen von SIGMUND, die eine Heilungsmöglichkeit der Gonorrhöe ohne jede Behandlung beweisen. *Unseres Erachtens* würde die Beobachtung einer Spontanheilung der Gonorrhöe gar nicht so sehr selten sein, *wenn ihrem Eintritt nicht zwei Hindernisse im Wege stünden:* Einmal die Tatsache, daß die meisten Erkrankten dank der weitreichenden Aufklärung die *Möglichkeit* einer Spontanheilung *nicht abwarten,* sondern sich *behandeln* lassen, und auf der anderen Seite der Umstand, daß eine *Selbstheilung nur unter ganz besonders günstigen äußeren Umständen* vor sich zu gehen scheint. Hierzu dürfte vor allem *absolute Ruhe und Fernhaltung aller Schädlichkeiten* gehören. In dieser Beziehung wird wohl jeder Kliniker nicht so selten die Beobachtung gemacht haben, daß insbesondere *weibliche Gonorrhöen spontan ausheilen können.* Daß bei dem Vorhandensein eines Optimums an äußeren Bedingungen *auch männliche Gonorrhöen* selbst heilen können, scheint durch Beobachtungen in *Militärlazaretten,* in denen eben die im übrigen praktisch unmöglichen Vorbedingungen erfüllt werden können, erwiesen worden zu sein (MENZER u. a.).

Bei der *chronisch gewordenen Gonorrhöe* wurden die Immunitätsverhältnisse zuerst von FINGER, GHON und SCHLAGENHAUFER studiert. Sie impften je 2 Fälle von chronischer gonokokkenführender und von chronischer gonokokkenfreier Blennorrhöe im Einverständnis des Kranken mit Gonokokkenreinkultur. In allen 4 Fällen entwickelte sich nach 48stündiger Inkubation eine typisch verlaufende *akute* Blennorrhöe mit reichlichen, auch durch Kultur wieder nachgewiesenen Gonokokken.

WERTHEIM inokulierte eine *chronische* Blennorrhöe 7mal mit dem von diesem Fall gezüchteten Gonokokken, ohne eine Änderung des klinischen Bildes zu beobachten. Auf einer normalen Urethra jedoch erzeugte derselbe Stamm wieder eine *akute* Gonorrhöe. Wurde nun von *dieser* Gonorrhöe eine Reinkultur angelegt und dieser Passagestamm auf den Patienten mit chronischer Gonorrhöe *zurückgeimpft,* so entstand *auch bei dem chronischen Gonorrhoiker* wieder ein *akuter* Tripper. WERTHEIM glaubt also, daß die Schleimhaut im Verlaufe der Gonorrhöe gegen den *homologen Stamm* immun wird, daß aber dieser homologe Stamm durch *einfache Passage* über eine normale Schleimhaut so an Virulenz zunimmt, daß er *auch für die chronisch kranke Schleimhaut wieder pathogen* wird, sich also nun verhält wie ein heterologer Stamm.

Im Gegensatz hierzu hat JADASSOHN nachgewiesen, daß zwar *ein Teil* der chronischen Gonorrhöen sich analog dem WERTHEIMschen Falle verhält, daß aber auch chronische Blennorrhöen vorkommen, bei denen eine Superinfektion *nicht nur nicht mit dem homologen, sondern auch nicht mit heterologen Stämmen gelingt.* Während also WERTHEIM nur ein *partielles Refraktärsein* der chronisch kranken Mucosa gegen den eigenen Erreger annimmt, glaubt JADASSOHN an eine Umstimmung der Schleimhaut, die etwa analog ist dem Verhalten der Haut bei noch Syphilitischen, ein Zustand, der nur dann als Immunität bezeichnet werden kann, wenn man unter diesen Begriff auch die veränderte Reaktionsfähigkeit bei noch bestehender Krankheit (Allergie) subsummieren will.

Diese Immunität bzw. Allergie der Schleimhaut bei chronischer Gonorrhöe äußert sich klinisch in verschiedenen Beobachtungen besonders *in der Ehe von Gonorrhoikern* (NEISSER, FINGER, JADASSOHN, SCHOLTZ u. a.).

„Der Mann heiratet mit einer alten noch gonokokkenführenden chronischen Urethritis. Seine Urethra ist gegen diese Gonokokken immun. Dieselben erzeugen keine Exacerbationen mehr. Aber für das Weib sind diese Gonokokken virulent, erzeugen bei demselben eine Blennorrhöe. Durch die Übertragung auf den neuen Nährboden erhalten diese Gonokokken nun wieder auch für den Mann neue Virulenz, derselbe retroinfiziert sich von seiner Frau.

Bald akklimatisieren sich die Gonokokken auf dem neuen Terrain der Frau und nun sind Mann und Weib für einander nicht mehr infektiös. Kommt aber in diese Ehe ein Dritter, sei es Mann oder Weib, so wird er von den Gonokokken des Mannes oder Weibes wieder eine Blennorrhöe akquirieren" (FINGER).

Allerdings ist, wie schon erwähnt, JADASSOHN der Ansicht, daß die Widerstandsfähigkeit der Urethralschleimhaut bei chronischen Gonorrhoikern häufiger als angenommen wird, so groß ist, daß eine Superinfektion auch mit dem über einen lebenden neuen Nährboden gegangenen homologen Stamm nicht zustande kommt, so daß also ein chronischer Gonorrhoiker seine Ehefrau infiziert, diese eine akute Gonorrhöe davonträgt und *trotzdem* der Mann von ihr *nicht* superinfiziert wird.

Jedenfalls ist aber diese „Umstimmung" der Schleimhaut im Sinne des Refraktärseins eine sehr passagere und wechselnde, und es gibt klinische Beispiele genug, die beweisen, daß die vollkommene Empfänglichkeit der Mucosa sehr schnell einer vorübergehenden Immunität folgen kann. Zum Beispiel wenn Gonokokken aus irgendeiner Drüse (Prostata) wieder auf die Urethra, auf der sie lange Zeit nur vegetiert und sich latent verhalten hatten, gelangen und wieder ganz frische gonorrhoische Erscheinungen auslösen (JADASSOHN).

Worauf die Immunitätsvorgänge bei chronischer Blennorrhöe *beruhen,* ist noch völlig unklar. Sind wir doch auch bei anderen bedeutend klarer liegenden lokalen Immunitätsprozessen über das eigentliche Wesen bzw. die Vorgänge, die sich an den umgestimmten Zellen abspielen, nicht im mindesten orientiert. Wir können nur im Sinne der EHRLICHschen Anschauung eine Veränderung des Receptorenapparates der Schleimhautzellen annehmen. Daß solche Veränderungen vorhanden sind, dafür sprechen auch die *histologischen Untersuchungen.* So zeigten BUMM, JADASSOHN, P. COHN, daß das normale Zylinderepithel bei der chronischen Gonorrhöe metaplasierte Pflasterepithelinseln umschließen kann, die allein von Gonokokken infiziert sind, während die Zylinderepithelpartien stets frei bleiben. Möglicherweise hat JADASSOHN recht, wenn er glaubt, daß dieser Immunitätsprozeß durch eine allzu energische Lokalbehandlung eher unterdrückt als gefördert wird.

„Unter den lange dauernden Gonorrhöen gibt es zweierlei Formen: Solche, bei denen ein wirklich chronischer Verlauf d. h. andauernd geringe Entzündungserscheinungen vorhanden sind, und solche, bei denen es sich immer wieder nur um akut rezidivierende Prozesse handelt. Am besten können wir diese Formen an der männlichen Harnröhre beobachten. Nun hat sich mir ergeben, daß gerade die viel lokal behandelten Fälle diejenigen sind, bei denen immer wieder akute Rezidive auftreten, während die eigentlich chronischen Fälle weniger lokal behandelt sind. Es kann sehr wohl sein, daß bei den ersteren, bei denen die Gonokokken immer wieder abgetötet und in ihrer Vegetation gehindert werden, die das Terrain umstimmenden Wirkungen viel weniger zur Geltung kommen als bei den letzteren. Auch GUIARD hat betont, daß der ‚Gonococcisme latent' bei Mann und Frau in der Ehe besonders zu finden ist, wenn die Gonorrhöe spontan oder wenigstens ohne lokale Behandlung scheinbar geheilt ist."

[Über Immunkörper gegenüber Gonokokken siehe die Abschnitte „Serodiagnose der Gonorrhöe" und „Immunotherapie".]

Literatur.

(Ältere Literatur siehe C. BRUCK: Immunität bei Gonokokkeninfektionen im Handbuch der pathogenen Mikroorganismen von KOLLE-WASSERMANN, 3. Aufl., Bd. 4. 1927.)

ALISOV u. FAJBIC: Experimentelle Blennorrhöe am Kaninchenauge. Vrač. Delo (russ.) **1928**; Z. Bakter. **112** (1929). Ref. Zbl. Hautkrkh. **30**, 405; **32**, 855. — BERTOLOTY, R.: Einfluß des Terrains auf Ansteckung, Inkubation und Verlauf des Trippers. Actas dermo-sifilogr. **1931**. Ref. Zbl. Hautkrkh. **40**, 130. — BUCURA u. SCHWARZ: Beitrag zur Serologie der Gonorrhöe. Wien. klin. Wschr. **1930**, 1405. Ref. Zbl. Hautkrkh. **36**, H. 9/10. — BURSUK: Kaninchenblennorrhöe. Klin. Mbl. Augenheilk. **1928**. Ref. Zbl. Hautkrkh. **30**, 765. — BURTSCHER u. LAUTER: Kaninchenblennorrhöe. Zbl. Bakter. **1928**. Ref. Zbl. Hautkrkh. **29**, 751.

CHASIN: Ref. Zbl. Hautkrkh. **37**, 140. — COHN, A.: (a) Gibt es eine latent verlaufende Gonorrhöeinfektion ohne primäre Urethritis? Dtsch. med. Wschr. **1927**, 1938. Ref. Zbl. Hautkrkh. **26**, 848. (b) Experimentelle Kaninchenblennorrhöe. Dermat. Z. **60**, 35 (1930). Ref. Zbl. Hautkrkh. **37**, 139.

ENGEL u. GRUNDMANN: Lokale Immunität. Berl. dermat. Ges. **1933**. Ref. Zbl. Hautkrkh. **44**, 347.

FELKE: (a) Phagocytose der Gonokokken. Dermat. Wschr. **1932**, 617. Ref. Zbl. Hautkrkh. **42**, 264. (b) Immunbiologie der Gonokokken. Ref. Dermat. Wschr. **1933**, 1080.

HAMMER: Einwanderung von Leukocyten in Epithelien. Ver. südwestdtsch. Dermat. **1931**; Dermat. Wschr. **1931**, 1545. Ref. Zbl. Hautkrkh. **38**, 740. — HOPF, G.: Antikörper und Metastasierung bei Gonorrhöe. Med. Klin. **1931**, 1066. Ref. Zbl. Hautkrkh. **39**, 360.

JADASSOHN, J.: Handbuch der Geschlechtskrankheiten, herausgeg. von FINGER, JADASSOHN u. a., S. 324. Wien 1910. — JADASSOHN, W. u. REHSTEINER: Beziehungen der conjunctivalen zur Genitalgonorrhöe. Klin. Wschr. **1931**, 1902. — JOST: Experimentelle Gonorrhöe. Arch. Tierheilk. **1927**. Ref. Zbl. Hautkrkh. **24**, 548.

KALININ u. FAHLBERG: Experimentelle Kaninchenblennorrhöe. Z. Bakter. **1927**. Ref. Zbl. Hautkrkh. **24**, 701.

MAYR, J.: Nebenhodenentzündung und Dauer der Gonorrhöe. Wien. med. Wschr. **1933**, 658. Ref. Zbl. Hautkrkh. **46**, 130.

NEDUMOV u. JUDLNIC: Vrač. Delo (russ.) **1927**. Ref. Zbl. Hautkrkh. **26**, 748.

OSSIPOVA u. UCHIN: Experimentelle Kaninchenblennorrhöe. Vestn. Mikrobiol. (russ.) **1927**. Ref. Zbl. Hautkrkh. **24**, 547.

PARTSCH u. NAGEL: Gonorrhoische Infektion bei Versuchstieren unter besonderer Berücksichtigung der Gelenkinfektion. Dtsch. med. Wschr. **1927**, 835. Ref. Zbl. Hautkrkh. **24**, 701. — PECNIKOV u. ZELISCEVA: Experimentelle Kaninchenblennorrhöe. Venerol. (russ.) **1927**. Ref. Zbl. Hautkrkh. **24**, 701. — PÖHLMANN: Vorkommen von Leukocyten mit sudanophilem Inhalt im gonorrhoischen Eiter. Klin. Wschr. **1933**, 819. — PRIBIJLEV u. PAVLOVA: Experimentelle Kaninchenblennorrhöe. J. de Microbiol. **1927**. Ref. Zbl. Hautkrkh. **24**, 701.

RETZLAFF, K.: Experimentelle Kaninchenblennorrhöe. Z. Bakter. **1929**. Ref. Zbl. Hautkrkh. **32**, 856. — RIGOBELLO: Experimentelle Kaninchenblennorrhöe. Boll. Soc. med.-chir. Pavia **1928**. Ref. Zbl. Hautkrkh. **1929**, 222.

SAIGRAJEFF: (a) Immunität bei Gonorrhöe. Venerol. (russ.) **1927**. Ref. Zbl. Hautkrkh. **26**, 748. (b) L'immun. de la blénnorrhée. J. d'Urol. **28** (1929). Ref. Zbl. Hautkrkh. **33**, 626. — SAIGRAJEFF u. LINDE: Inkubationsperiode bei Gonorrhöe. Dermat. Wschr. **1928**, 695. Ref. Zbl. Hautkrkh. **28**, 87. — SCHERESCHEWSKY: Kaninchenblennorrhöe. Kongr. Dermat. Königsberg 1921. Ref. Zbl. Hautkrkh. **31**, 450. — SCHRADER: Kaninchenblennorrhöe. Dtsch. med. Wschr. **1927**, 1467. Ref. Zbl. Hautkrkh. **26**, 417. — SPITZER: (a) Gibt es eine Spontanheilung bei Gonorrhöe? Wien. dermat. Ges. 1930. Ref. Zbl. Hautkrkh. **37**, 548 (s. auch Diskussion: WINKLER, MÜLLER, OPPENHEIM, FREUDER, VOLK). (b) Wien. med. Wschr. **1930**, 830. Ref. Zbl. Hautkrkh. **35**, 580. — STERN, MARG.: Versuche über Mäusetoxizität von Gonokokkenkulturen. Arch. f. Dermat. **166**, 113 (1932). Ref. Zbl. Hautkrkh. **43**, 484. — STERNBERG, SCEDROVITSKIY u. RABINOVIC: Experimentelle Gonorrhöe bei Tieren mit veränderter Konstitution. Z. Gynäk. **1928**. Ref. Zbl. Hautkrkh. **27**, 711; **28**, 850.

TIMOCHINA u. FINKELSTEIN: Kaninchenblennorrrhöe. Kongr. Urol. (Rußl.) 1926. Ref. Zbl. Hautkrkh. **24**, 760.

Serodiagnose der Gonorrhöe.

Von

C. Bruck - Altona.

Mit 1 Abbildung.

I. Entdeckung und Entwicklung.

Die Versuche, *spezifische* Stoffe gegen Gonokokken, die sich im Blute bilden können, zu *diagnostischen* Zwecken zu verwerten, reichen schon jahrzehntelang zurück.

1. Agglutination.

Daß durch Vorbehandlung von Tieren mit Gonokokken das Auftreten von spezifischen Agglutininen im Blutserum erzielt werden kann, ist schon seit langem durch die Untersuchungen von Bruck (Kaninchen), Wildbolz (Meerschweinchen), Bruckner und Christéanu (Pferde), Vannod (Nucleoproteidantiserum) bewiesen worden.

Das Phänomen der Agglutination ist zunächst zur biologischen *Differenzierung* zwischen Gonokokken und Meningokokken einerseits und zur *Unterscheidung verschiedener Gonokokkentypen* andererseits verwendet worden. So zeigten Zupnik, Ruppel und Vannod, daß mit agglutinierenden Gonokokkenantiseren zwar Staphylo- und Streptokokken, nicht aber die Meningokokken von den Gonokokken differenziert werden können, und daß umgekehrt Meningokokkenantiseren auch Gonokokken agglutinieren. Demgegenüber hatten Dopter und Koch günstigere Resultate (siehe neuerdings hierüber: Segawa).

Was die *Differenzierung* verschiedener *Gonokokkentypen* anbelangt, so konnten durch einfache Agglutinationsprüfung Thomsen und Vollmond, Cook und Stafford Unterschiede nicht erkennen. Auch 23 von Warren geprüfte, allerdings längere Zeit fortgezüchtete Stämme verhielten sich agglutinatorisch gleich. Demgegenüber unterscheiden Autoren, die für ihre Versuche die Methode der Agglutinin*absorption* anwendeten, *verschiedene* Typen. So fand Jötten 4 verschiedene Gonokokkengruppen. Hermanies beobachtete unter 85 Stämmen 6 verschiedene Typen, von denen 2 sehr häufig vorkamen und 4 sehr selten sind. Sein Typus II ließ sich durch das Bindungsverfahren wieder in 4 Untergruppen (A—D) zerlegen. Torrey und Buckell fanden zwar keine durchgreifenden biologischen Differenzen zwischen Gonokokken, die von akuten, chronischen oder komplizierten Fällen bzw. von Vulvovaginitis stammten, konnten aber im übrigen unter sämtlichen Gonokokken 3 verschiedene Typen (reguläre, irreguläre und intermediäre) unterscheiden. Tulloch glaubt, daß nur *eine* praktisch wichtige *Hauptgruppe* existiert, während die Untergruppen selten und bedeutungslos sind. Unter 100 Stämmen fand er 72 verwandte, der Hauptgruppe zugehörige, während von den 28 übrigen Stämmen sich wiederum bei 20 eine Gruppenzugehörigkeit nachweisen ließ (vgl. hierzu S. 90).

Praktisch sind diese Untersuchungen jedenfalls deshalb von Bedeutung, weil sie zeigen, daß sowohl für diagnostische als auch für therapeutische Zwecke *die Auswahl des Gonokokkenantigens* nicht gleichgültig ist. Ein monovalentes Antigen kann, wenn es zufällig einem selteneren Gonokokkentypus entstammt,

bei einem durch einen Vertreter der Hauptgruppe hervorgerufenen Gonorrhöe-
fall diagnostisch und therapeutisch versagen und umgekehrt. Die Verwendung
möglichst polyvalenter Antigene ist daher dringend erforderlich.

*Für die praktische Serodiagnose beim Menschen hat die Agglutination nur
geringe Bedeutung.* Gelegentlichem positiven Agglutininbefund im menschlichen
Serum (WILDBOLZ, BÄRMANN) stehen negative Resultate (BRUCK, JUNDELL,
SCHOLTZ, FINKELSTEIN und GERSCHUN, JENKINS) gegenüber. FEY fand unter
33 Gonorrhöeseren, die gegen 22 verschiedene Stämme ausgewertet wurden,
nur 5 ganz negative Reaktionen. Die übrigen reagierten mit einem oder mehreren
Stämmen positiv, gegen den eigenen Stamm meist am stärksten.

HERROLD fällt 2 ccm Serum mit 1,2 ccm gesättigter Ammonsulfatlösung,
löst den Niederschlag in physiologischer Kochsalzlösung wieder auf und prüft
diese Globulinlösung auf Agglutination. Die Methode soll sich ihm gut bewährt
haben und soll sogar bessere Resultate als die Komplementbindung ergeben.

Versuche, die ich selbst bezüglich des Agglutiningehaltes von Gonorrhöeseren anstellte,
und zu denen ich auch das Zentrifugierverfahren (GAETHGENS) heranzog, befriedigten
ebensowenig wie meine früheren Versuche.

Auch DURUPT glaubt, daß die Agglutinationsprüfung nicht genügende Sicherheit
gewährt. Als positiv verwertbar hält er nur einen Titer von über 1 : 100 und empfiehlt
die Modifikation von PORGES, bei der die Bakterienaufschwemmung in physiologischer
Kochsalzlösung unter Zusatz von Normalsalzsäure 1 : 200 vorher 5 Minuten im Wasserbad
gehalten wird. Ebenso hatten BOLAND und COCHRAN die besten Agglutinationsresultate
bei einer Temperatur von 55°.

2. Präcipitation.

Wenn auch BRUCKNER und CHRISTÉANU sowie TORREY eine spezifische
Fällung zwischen Gonokokken-Immunseren und Gonokokkenextrakten nachweisen konnten, so fanden sie doch im Serum menschlicher Gonorrhoiker niemals
spezifische Präcipitine. Auch die von SCHÜRMANN angegebene Thermo-Präcipitinreaktion hat sich nach FRIEDBERGER und HAGEN sowie nach GALLEY
als unbrauchbar erwiesen. Nicht besser erging es der Methode von ROBINSON
und MEADER (nachgeprüft von KELLEY und von MOENCH), die Extrakte aus
gonorrhoischem Eiter anwenden und derjenigen von DUJARRIC DE LA RIVIERE
und ROUX (alkoholischer, mit Benzoeharz versetzter Gonokokkenextrakt).

Man kann also wohl sagen, daß *weder der spezifischen Agglutination noch der
spezifischen Präcipitation bis heute ein praktisches Interesse zukommt.*

3. Komplementablenkung.

Eine Wendung für die praktische Serodiagnose brachten erst die Versuche
von WASSERMANN und BRUCK (1905 und 1906), die zunächst an Meningokokken,
später bei Tuberkulose und bei Syphilis zeigen konnten, daß das im Jahre 1901
von BORDET und GENGOU entdeckte Phänomen der Komplementablenkung
*durch einen besonderen Ausbau der Technik zu einer klinischen Methode von
außerordentlicher Bedeutung wird. Diese Versuche bilden somit den Grundstein
für die Serodiagnose der verschiedensten Infektionskrankheiten.*

Daß spezifisch komplementbindende Substanzen auch gegenüber Gonokokken auftreten können, wurde von BRUCK zuerst an Tieren nachgewiesen,
die mit abgetöteten Gonokokken vorbehandelt worden waren. Dabei zeigte
sich, daß die Agglutination und die Komplementbindung durchaus nicht immer
parallel gehen (s. a. WATABIKI).

Beim gonorrhoisch erkrankten Menschen wurde die von WASSERMANN und
BRUCK angegebene Technik der Komplementablenkungsreaktion zuerst von
MÜLLER und OPPENHEIM (Wien) bei einem Falle von Arthritis gonorrhoica
mit positivem Erfolge angewendet (1906). Unabhängig hiervon war BRUCK

(die Mitteilung hierüber erschien 5 Wochen später als die von MÜLLER-OPPEN-HEIM) zu einem gleichen Resultate gelangt, indem er eine positive Komplement-bindungsreaktion bei zwei von 6 Kranken mit sicher gonorrhoischen Adnex-leiden und bei einem Kranken feststellen konnte, der zum 4. Male Gonorrhöe hatte und der bei den letzten 3 Infektionen an komplizierenden Iridozyklitiden und Epididymitiden gelitten hatte.

Wenn somit durch die Beobachtungen von MÜLLER-OPPENHEIM und BRUCK die Tatsache vom Auftreten komplementbindender Substanzen im Verlaufe der Gonorrhöe festgestellt war, so konnte sich diese Methode für die praktische Diagnose trotz zahlloser Versuche nur ganz allmählich und, man kann wohl sagen, erst im Laufe von etwa 20 Jahren durchsetzen. Bezüglich der Literatur sei auf die Monographie von BRUCK: Immunität bei Gonokokkeninfektionen, Handbuch der pathogenen Mikroorganismen, herausgegeben von KOLLE, KRAUS und UHLENHUTH, 3. Aufl., Bd. 4, 1927, sowie auf das außerordentlich sorgfältige Ergebnisreferat von KRISTJANSEN (Kopenhagen)[1] verwiesen. Über die neueste Literatur, die dort noch keine Berücksichtigung gefunden hat, s. Literatur-verzeichnis.

KRISTJANSEN teilt die Entwicklung der Serodiagnose der Gonorrhöe in 3 Epochen ein: eine erste von 1906 bis 1915, in der die Methode erst ausgebaut, aber noch nicht endgültig festgelegt wurde, eine zweite von 1916 bis 1923, in der hauptsächlich nur von amerikanischen Autoren über diese Frage gearbeitet wurde, und eine dritte von 1924 ab, in der die Komplementbindungsreaktion bei Gonorrhöe sich allmählich auch in Europa durchsetzte. Ich möchte hier betonen, daß es in dieser 3. Epoche in Deutschland in erster Linie die unab-lässigen Bemühungen und technischen Vervollkommnungen seitens ALFRED COHNs waren, die das Interesse für diese Frage neu belebten.

Ein weiterer Fortschritt wurde durch MEINICKE mit der Einführung der von ihm angegebenen Fällungsreaktion erzielt, die er für die Zwecke der Gonorrhöe-Serodiagnose umgestaltete (1931). Nach den bisher vorliegenden Erfahrungen verfügen wir nunmehr über zwei, *anscheinend ihrem Wesen und ihren Resultaten nach verschiedene Methoden, die für die praktische Sero-diagnose der Gonorrhöe von Bedeutung sein dürften.* Eine dritte Möglichkeit wird durch die Einführung der *Immuno-Ballungsreaktion* durch R. MÜLLER eröffnet.

II. Technik der Komplementbindungsreaktion bei Gonorrhöe.

Die meisten Autoren benutzen, von kleinen Modifikationen abgesehen, die ursprünglichen Vorschriften von WASSERMANN und BRUCK (inaktives Serum, austitrierter Kaninchen-Hammelblut-Amboceptor, dosierte Komplementmenge) Weniger dagegen haben sich die Aktivverfahren von SKUTETZKY, RUBINSTEIN, HECHT, MONTPELLIER und LACROIX, BRUCK, BEHRMANN und ROSENBERG durch-gesetzt. Einzelne Autoren (z. B. KADISCH) lehnen diese Verfahren wegen zu hoher Unspezifität ab. Andere (z. B. NEWLES) betonen die größere Empfindlich-keit der Aktivmethoden.

Die schwierigste Frage, die auch zweifellos die Entwicklung der Serodiagnose bei Gonorrhöe wesentlich verzögert hat, ist diejenige nach der Beschaffung eines einheitlichen und möglichst stabilen *Antigens.* Da die käuflichen Vaccinen sich im allgemeinen als Antigen für Komplementbindungszwecke nicht bewährt haben, stellten sich die meisten Autoren eigene Gonokokken-Suspensionen oder Extrakte, meist solche polyvalenter Art, selbst her. Als Suspensions- bzw. Extrak-tionsmittel werden die verschiedensten Medien benutzt [Carbolkochsalzlösung,

---

[1] KRISTJANSEN: Zbl. Hautkrkh. **41**, 161—190 (1932).

Alkohol-Äther, Aceton, Antiformin, Lecithinlösung (KASAKOFF), Cholesterinlösung (JACOBSOHN und SCHWARZ)]. Auch werden thermische und mechanische Verfahren wie Trocknen (THJØTTA und WAALER), Gefrieren, Erhitzen (YAKOMOTO) und Filtrieren angewendet. Über vergleichende Untersuchungen mit verschiedenen Antigenen s. BRÜHL und ZELISCHTSCHEWA. Neuerdings wird von WITEBSKY ein Gonokokkenantigen empfohlen, das durch Extraktion in 50% Alkohol unter Lecithinzusatz hergestellt wird (I. G. Farben, Behringwerke). Von besonderer Bedeutung scheint auch die Frage der Abgrenzung einzelner Gonokokken*typen* (JÖTTEN, TULLOCH, TORREY, THOMSON und VOLLMOND, COOK und STAFFORD, A. COHN, ADKIN u. a.) zu sein. Es ist von Wichtigkeit, die „prävalierenden" Gonokokkenstämme zur Antigengewinnung heranzuziehen, und es kann dabei nach den Untersuchungen von A. COHN die Reaktionsbreite eines einstämmigen Gonokokkenantigens fast die gleiche sein wie die des mehrstämmigen. Auch ist das Alter der Gonokokkenstämme ohne Bedeutung für die Brauchbarkeit des Antigens. Die Reaktionsbreite wird mittelst Agglutination oder Absättigungsverfahren ermittelt. Doch ist für die Praxis diese Untersuchung meist überflüssig, wenn man willkürlich 6—12 Stämme zur Herstellung des Antigens heranzieht.

Einen wesentlichen Fortschritt hat ein nach diesen Grundsätzen von A. COHN angegebenes Antigen gebracht, das in seiner Wirkung ziemlich einheitlich und bis zu einem gewissen Grade auch längere Zeit haltbar ist (siehe unten).

1. Inaktivtechnik (nach ALFRED COHN).

a) Antigen. 6—12 auf LEVINTHALschem Koch-Blutagar 48 oder 72 Stunden lang gebrütete Gonokokkenkulturen werden durch Zuckervergärung und durch Agglutination identifiziert, und jede Kochblutagarplatte wird mittelst Lupe und evtl. durch mikroskopische Kontrolle auf absolute Reinheit geprüft. Sind irgendwelche abgrenzbare Verunreinigungen vorhanden, so werden diese herausgeschnitten; Kulturen, die sehr verunreinigt sind, kommen zur Antigenbereitung nicht in Betracht. Die Reinkultur wird mit je 5 ccm physiologischer Kochsalzlösung pro Platte vorsichtig abgeschwemmt. Es muß bei festsitzenden Kolonien oder Kolonierasen besonders darauf geachtet werden, daß bei ihrer Loslösung mit der Öse keine Agarteilchen mitgerissen werden, da hierdurch die Spezifität der Reaktion beeinträchtigt werden könnte. Die Gonokokkenaufschwemmung wird in braune Flaschen von 1 Liter Gehalt, die vor Gebrauch im Heißluftschrank sterilisiert sind, überpipettiert und mit 0,5% Phenol konserviert. Die gefüllten Flaschen werden für 2—3 Monate im Eisschrank aufbewahrt; die Flüssigkeit ist von Zeit zu Zeit aufzuschütteln.

Nach dieser Zeit erfolgt die Einstellung des Antigens. Um eine gleichmäßige Gonokokkensuspension zu haben, muß der Flascheninhalt vor jedem Gebrauch geschüttelt werden. Auch empfiehlt es sich, um Verunreinigungen zu vermeiden, nach Entfernung des Glasverschlusses die Flaschenöffnung abzuflammen.

Die Technik der Antigeneinstellung erfolgt in der Weise, daß die Gonokokkenaufschwemmung in fallenden Mengen von 0,1—0,025 mit einem sicher gonorrhöepositiven und einem normalen Menschenserum sowie mit einer NaCl-Kontrolle angesetzt wird. In Anlehnung an die Methodik von G. BLUMENTHAL zur Einstellung der Luesextrakte wird als Titer des Antigens diejenige Höchstmenge gewählt, die mit dem positiven Serum eine ++++ und mit dem negativen Kontrollserum eine glatt negative Reaktion ergibt. In der Regel zeigt bei dieser Dosis das Röhrchen der Antigenkochsalzkontrolle ebenfalls glatte Hämolyse. Sollte dies aber nicht der Fall sein, so bedarf diese Erscheinung keiner besonderen Berücksichtigung, da die eigenhemmende Eigenschaft des Antigens durch den Zusatz des Serums wieder aufgehoben wird. Der Titer der so gewonnenen Antigene liegt in der Regel zwischen 0,03 und 0,06, auf ein Viertel Dosis berechnet.

Zur Titerbestimmung darf nur menschliches Serum genommen werden, da Tierseren (Kaninchen, Meerschweinchen) unspezifisch reagieren. Im allgemeinen hält sich der Titer ohne sonderliche Schwankungen durchschnittlich bis zu einem Jahr auf gleicher Höhe. Mitunter jedoch beobachtet man, daß in den ersten Monaten nach erfolgter Einstellung die antigene Kraft an Stärke zunimmt, um dann allmählich wieder etwas nachzulassen.

Die Gonokokkenantigene zur Serodiagnose der Gonorrhöe werden nach A. COHN in der „Labopharma" Dr. Laboschin G.m.b.H., Charlottenburg 5, hergestellt und können von dort bezogen werden.

b) Das Patientenserum. Das zu untersuchende Blut wird vom Kranken in gleicher Weise und in gleicher Menge wie zur Wa.R. abgenommen. Das nach Zentrifugieren erhaltene Serum wird eine halbe Stunde bei 56⁰ inaktiviert und am besten nach 24 Stunden verarbeitet. *Sera, die älter als 3 Tage sind, können unspezifische Hemmungen zeigen; desgleichen solche, die von Kranken stammen, die vorher mit spezifischem Vaccin behandelt worden sind.*

Nach Schwarz eignet sich bei der Untersuchung von Frauen das der Portio entnommene Blut besser als das Armvenenblut. Marquardt konnte dies bestätigen.

c) Der Komplementbindungsversuch. Die Ausführung der Komplementbindungsreaktion unterscheidet sich in nichts von der Wa.R. Jedoch ist der Zeitpunkt des Ablesens der Resultate bei der Komplementbindungsreaktion ein anderer als beim Wa.

Das Komplement wird in einer Verdünnung von 1 : 10, das Hammelblut in einer solchen von 1 : 20 angewandt. Die Gebrauchsdosis des Amboceptors wird entweder gemäß der staatlichen Vorschrift für die Wa.R. oder nach der Methode, die G. Blumenthal für die Komplementbindung des Echinococcus[1] angegeben hat, bestimmt, und zwar nach folgender Regel:

„Die Gebrauchsdosis des Amboceptors ist die Dosis, die nach 20 Minuten löst, sie muß mindestens das Vierfache des nach einer Stunde gefundenen Titers betragen."

Setzt man die Wa.R. und die Gonokokkenkomplementbindung gleichzeitig an, so beobachtet man, daß nach Zusetzen des hämolytischen Systems die Wa.R. in der Regel eher löst als die Gonorrhöereaktion. Im Gegensatz zur Wa.R. lösen die schwachen Hemmungen (+ und ++) der Gonorrhöereaktion jedoch weiter nach, so daß bei einem beliebigen, zu späten Ablesen die schwach positiven serologischen Ergebnisse verloren gehen. Infolgedessen muß in dem Augenblick abgelesen werden, in dem die negativen wie doppelten Serumkontrollen gerade eben gelöst sind. Je nach der Güte des Komplements und der Güte des Amboceptors geschieht dies in 20 Minuten oder seltener binnen einer Stunde nach erfolgtem Zusetzen des hämolytischen Systems.

d) Die Reaktionsstärke. Entsprechend der Wa.R. wird die Reaktionsstärke der Sera bei der Komplementbindungsreaktion je nach ihrem Trübungsgrad mit + bis ++++ als schwach bis stark positiv bezeichnet. Bei fehlender Gonorrhöeanamnese sind die schwachen Hemmungen + und ++ als zweifelhaft bzw. verdächtig anzusehen.

2. Inaktivtechnik mit Compligon (siehe Retzlaff).

Compligon (Pieper und Wolffenstein) zur Serodiagnose ist ein Antigen, das die Toxine der Gonokokken gelöst enthält, außerordentlich spezifisch, polyvalent, dauerhaft und konstant in der Wirkung ist und ein vollkommen analoges Arbeiten wie mit den Extrakten zur Wa.R. erlaubt.

Man erhält Compligon durch Züchten von Gonokokken in einem geeigneten flüssigen Nährmedium bis zum Absterben. Das Nährsubstrat enthält also neben den durch den Gonokokkenzerfall freiwerdenden Toxinen auch noch die Stoffwechselprodukte der lebenden Bakterien. Das gekochte Präparat ist bei Zimmertemperatur unbegrenzt haltbar. Dementsprechend büßt es durch monatelanges Lagern nicht an Wirksamkeit ein. Fast sämtliche Extrakte können in derselben Gebrauchsdosis angewendet werden. Das Optimum liegt meist bei einer Gebrauchsdosis von 1 : 6.

Die Technik ist dieselbe wie die bei der Wa.R., inaktives Patientenserum, austitrierter Kaninchen-Hammelblut-Amboceptor und Meerschweinchenkomplement. Das letztere wird in einer Verdünnung 1 : 10, das Hammelblut in einer solchen von 1 : 20 benutzt. Alle Untersuchungen und Vorversuche werden im elektrischen Wasserbad bei 37⁰ ausgeführt. Die Gebrauchsdosis des Amboceptors ist dann diejenige Dosis, die nach 10 Minuten löst, sie muß mindestens das Vierfache des nach einer halben Stunde gefundenen Titers betragen. Die Untersuchungen lassen sich ebensogut auch im Brutschrank ausführen, erfordern dann aber die doppelte Zeit.

---

[1] Blumenthal, G.: Berlin. klin. Wschr. **1921**, 1067.

Der Hauptversuch wird stets mit 3 verschiedenen Antigenen angesetzt. Das Serum kann in der Verdünnung 1 : 5, das Antigen in der Verdünnung 1 : 6 benutzt werden. Dieses Antigen hat beim Gebrauch den Vorzug, völlig gleichmäßig mischbar zu sein, da es keine groben Formelemente enthält. Ferner zeichnet es sich durch seine Stabilität besonders aus, was sich in der absoluten Konstanz des Titers bemerkbar macht. Deshalb ist es nicht nötig, das Antigen immer wieder zu titrieren. Alle Gonotoxine erweisen sich monatelang haltbar und unverändert in der antigenen Kraft; auch über ein Jahr gelagertes Gonotoxin war nicht schwächer geworden. Gonotoxin, das $^{1}/_{4}$ Jahr bei 60° gehalten, konnte noch in der Verdünnung 1 : 4 benutzt werden, während es vorher in der Stärke 1 : 5 gebraucht wurde.

Versuchsanordnung.

	Serum-kontrolle	Extr. 1	Extr. 2	Extr. 3
Röhrchen Nr.	I	II	III	IV
Ser. inaktiv, 0,25 + 1 ccm phys. NaCl-Lsg. .	0,5	0,25	0,25	0,25
Gonotoxin, 1 + 5 ccm phys. NaCl-Lsg. . . .	0,25	0,25	0,25	0,25
Komplement 1 : 10.	0,25	0,25	0,25	0,25
$^{1}/_{2}$ Stunde Wasserbad oder 1 Stunde Brutschrank				
Hämolytisches System	0,5	0,5	0,5	0,5
$^{1}/_{2}$ Stunde Wasserbad oder 1 Stunde Brutschrank				

Die Ablesung erfolgt, sobald die Serumkontrollen und die Antigenkontrollen komplett gelöst sind. Das ist meist $^{1}/_{2}$ Stunde nach Zusetzen des hämolytischen Systems der Fall. Die Gonorrhöekomplementbindung ist stets gleichzeitig mit der Wa.R fertig.

Die Stärke der Komplementbindungsreaktion wird mit +, ++, +++, ++++ bezeichnet. Dabei werden ++++ und +++ als positiv, ++ und + als zweifelhaft bewertet.

3. Inaktivtechnik nach MARTIN KRISTENSEN (Kopenhagen).

Die Methode hat ihr besonderes Charakteristikum durch die Anwendung eines genau ausgebildeten Standardisierungssystems und durch die gleichzeitige Ausführung mit Gonokokken- und Meningokokkenantigen. (Die Einzelheiten sind deutsch im Archiv für Dermatologie und Syphilis, Bd. 164, S. 246. 1931, veröffentlicht.) Die Methode arbeitet sehr exakt. Die Resultate sind besonders fein abgestuft. (Nach vergleichenden Untersuchungen mit der Breslauer Klinik ergab sich eine sehr gute Übereinstimmung.)

4. Aktivtechnik nach BRUCK, BEHRMANN und ROSENBERG.

Diese von uns 1926 angegebene Methode haben wir auch bis heute für unsere fortlaufenden Versuche beibehalten. Die Methode hat gegenüber der Inaktiv-technik wegen ihrer Einfachheit (Fortfall des Meerschweinchenkomplements und Hammelblutamboceptors) so große Vorteile, daß sie für den klinischen Betrieb zum mindesten als orientierende Methode mehr herangezogen werden sollte, als dies bisher der Fall ist. Es ist zuzugeben, daß die Aktivuntersuchung zuweilen negativ verläuft, während die Inaktivmethode ein positives Resultat zeitigt. Andererseits gibt es aber zahlreiche Fälle, die nur von der Aktivmethode erfaßt zu werden scheinen. Auch ist nach unsern Erfahrungen die Gefahr der unspe-zifischen Ausfälle nicht größer als bei den Inaktivmethoden (BRUCK und BEHR-MANN: 1,3%; ZELEWSKI: 3,75%). Als Antigen für diese Methode haben wir meist das COHNsche Labopharmapräparat, in letzter Zeit auch das Compligon benutzt, und zwar beides in der Dosierung 1 : 10 und 1 : 20. Die Technik ergibt sich ohne weiteres aus der nachstehenden Tabelle:

	I	II	III	IV
Serum aktiv 12–24 Stunden nach der Entnahme	0,5	0,5	0,5	0,25
Physiologische Kochsalzlösung	—	0,5	1,0	1,25
Antigen 1 : 10 phys. NaCl verdünnt	1,0	0,5	—	—
1 Stunde Brutschrank (37⁰)				
Hammelblut 1% Suspension.	1,0	1,0	1,0	1,0
Resultat bei Gon. (positives Resultat) . . .	++++	++++	0	0
Bei negativem Resultat.	0	0	0	0

Die Ablesung erfolgt nach $^1/_2$stündigem Aufenthalt im Brutschrank. (Man kann natürlich auch den Versuch *in halben Mengen* ansetzen.)

III. Wesen, Spezifität, Vorkommen und Dauer der Komplementbindungsreaktion.

Die Komplementbindungsreaktion bei Gonorrhöe beruht auf einem spezifischen gegen den Krankheitserreger gerichteten Vorgang. Wenn Antikörper (Amboceptoren), die im Verlaufe des gonorrhoischen Prozesses im Blutserum auftreten oder auch durch Vaccinationen bei Menschen und Tieren erzeugt werden können, mit Gonokokkensubstanzen (Suspensionen, Extrakten oder Endotoxinen) zusammentreffen, so findet eine Komplementbindung (Ausbleiben der Hämolyse) und damit eine positive Reaktion statt. Man muß sich diese Tatsache vergegenwärtigen, da meines Erachtens zu häufig unberechtigte Analogieschlüsse zwischen den Komplementbindungsreaktionen bei der Lues und der Gonorrhöe gezogen werden. Bei der ersteren handelt es sich nach unsern heutigen Kenntnissen im wesentlichen um eine Reaktion zwischen Serumbestandteilen und Lipoidverbindungen (Extrakten aus syphilitischen, aber auch aus normalen Organen). Der ebenfalls vorhandene spezifisch gegen die Spirochäten gerichtete Faktor tritt an Wichtigkeit zurück. Die Komplementbindungsreaktion, die Fällungs- und Trübungsreaktionen bei Syphilis zeigen also eine für die Krankheit charakteristische Zustandsveränderung des Blutserums an und lassen sich daher auch mit Antigenen anstellen, die frei von den spezifischen Erregern oder deren Substanzen sind.

Die Komplementbindungsreaktion bei Gonorrhöe dagegen beruht auf der Bildung *echter Antikörper gegen Gonokokken*. Daher auch keine Möglichkeit der Anstellung dieser Reaktionen ohne Vorhandensein eines geeigneten Gonokokkenantigens. Die Komplementbindungsreaktion bei Gonorrhöe steht somit ihrem Wesen nach z. B. der Gruber-Widalschen Reaktion beim Typhus viel näher als der Wa.R. Diese Tatsache ist nicht nur theoretisch, sondern auch für die praktische Verwertbarkeit beider Reaktionen von Bedeutung. Die positive Reaktion bei Lues ist nach unsern heutigen Kenntnissen stets eine Krankheitserscheinung, ein Symptom, dessen Auftreten etwas Unerwünschtes darstellt, das durch unsere Therapie baldmöglichst wieder beseitigt werden soll, und dessen anhaltendes Verschwinden die eingetretene Heilung anzeigen dürfte. Bei der Gonorrhöe dagegen handelt es sich um einen direkt gegen den Erreger gerichteten Immunitätsvorgang des befallenen Organismus. Man könnte daher wohl die Auffassung vertreten (s. später), daß der Eintritt der positiven Reaktion bei Gonorrhöe ein günstiger, therapeutisch zu erstrebender Faktor ist, und daß wie die Gruber-Widalsche Reaktion beim Typhus auch die im Blute auftretenden spezifischen Immunkörper gegen Gonokokken die klinische Heilung noch lange Zeit überdauern können. Schon aus dieser kurzen Gegenüberstellung kann man ersehen, *daß Analogieschlüsse aus unseren Erfahrungen über die Wa.R. auf die klinische Verwertbarkeit der Gonorrhöereaktion nicht ohne weiteres gezogen werden können.* Auch in der Frage der *Spezifität* ist der Unterschied durchgreifend. Bei der Wa.R. als einer nur für Lues *charakteristischen,* aber nicht allein spirochätenspezifischen Reaktion kann eine ganze Reihe von Krankheitszuständen (Lepra, Scharlach, Malaria, Tuberkulose, Narkose, Agone usw.) unter Umständen ganz analoge Reaktionen geben, wie dies bei Lues der Fall zu sein pflegt. Bei der Gonorrhöereaktion als einem bakterienspezifischen Phänomen kann man nur dann unspezifische Ausschläge erwarten, wenn das zu untersuchende Serum zufällig Antikörper gegen andere, den Gonokokken artverwandte Kokkenarten beherbergt.

So ist ein Mitreagieren von *Meningokokkenseren* bei Benutzung von Gonokokkenantigen und umgekehrt beobachtet (SCHWARTZ und McNEILL, ARKWRIGHT, KOLMER BROWN, A. COHN, SYFFERT). Ähnliches scheint zuweilen bei Infektionen vorzukommen, die durch den *Micrococcus catarrhalis* hervorgerufen werden (PRICE, MASCALL, W. NEVILLE). JAUSION beobachtete einen unspezifischen Ausfall bei einem Falle von *Erythema nodosum.* Die von RUBINSTEIN und GAURAND, sowie von MARLAND gemachten Beobachtungen, daß positive Luetikerseren in einem hohen Prozentsatz (30—36,5%) auch mit Gonokokkenantigenen positive Reaktionen ergeben, hat sich — wenigstens in diesem Umfange — nicht bestätigt. So sah SCHULZE dieses Phänomen nur in 10% seiner Fälle, BAJ nur in 2% und KRISTJANSEN, NEVLER, RYSS und ERSOV fanden die Reaktion bei Lues und Malaria stets negativ. Auch nach PACKALEN sind Wa.R. und Gonorrhöenreaktion voneinander unabhängig. Immerhin wird man beim positiven Ausfall der Gonorrhöereaktion bei Wa.R.-positiven Seren vorsichtig sein müssen (s. auch MAURIZIO, POEHLMANN, SCHREUS u. a.). Neuerdings betont WITEBSKY den auffallend häufig positiven Ausfall der Gonorrhöereaktion bei *Tuberkulösen.*

Über die *Unspezifizität der Gonorrhöereaktion* im allgemeinen schwanken die Angaben in ziemlich weiten Grenzen. So hatte SCHULZE bei nichtgonorrhoischen Hautkranken 100% negative Resultate. OSMOND sah unter 1000 Kontrollen nur 3 anscheinend unspezifische Ausfälle, NEVLER, RYSS und ERSOV geben eine Unspezifizität von 1,8% an, PROCHASKA 2,5%, MORILLO fand bei einwandfrei gesunden Frauen 3,36% positive, KARYSEVA bei Gesunden stets negative Reaktionen. ZALEVSKI hatte mit der BRUCKschen Aktivuntersuchung 3,75% unspezifische Resultate. FESSLER meldet mit der Inaktivtechnik 5,7% Fehlergebnisse, HOPF 4%, BLUMENTHAL 5%, IZWOJNICKA und ZAWODZINSKI 5,4%. NISHIO dagegen konnte bei seinen Untersuchungen niemals unspezifische Ausfälle beobachten. Eine weit höhere Unspezifizität von 14% hatte KUTKA. ENGELHARDT und SUMMENT sahen in 16% ihrer Fälle mittelstarke Hemmungen, die als positiv gewertet werden müssen und infolgedessen die Deutung der bei gonorrhoischen Erkrankungen erzielten Befunde erschweren.

Wenn man bedenkt, wie schwer es oft ist, eine noch bestehende oder früher vorhanden gewesene Gonorrhöe anamnestisch, klinisch oder bakteriologisch nachzuweisen, so wird man mit der Annahme unspezifischer Ausfälle vorsichtig sein und in jedem derartigen Falle zum mindesten eine Wiederholung der Reaktion anstellen müssen. Im allgemeinen ist aber die große Mehrzahl der Autoren darüber einig, *daß die Spezifität der Komplementbindungsreaktion für klinische Zwecke eine genügend hohe ist* (s. hierüber auch die Kliniker MULZER, SCHÖNFELD, SCHOLTZ, ZIELER u. a.).

Ähnlich wie bei der Lues, so fällt in der Regel das *erste Auftreten* der Komplementbindungsreaktion bei Gonorrhöe *in die 2.—3. Krankheitswoche.* Die

Angaben über diesen Zeitpunkt schwanken nach beiden Seiten. So beobachteten Cohn und Gräfenberg schon zuweilen in der ersten Woche (einmal am 4. Tage), Lailey und Cruikshank sowie A. Cohn am häufigsten in der 2. Woche, Klöppel in der Regel nicht vor der 3. Woche positive Reaktionen. Nishio sah die positive Reaktion frühestens am 13., spätestens am 28. Tage post infectionem auftreten. Nevler, Ryss und Ersov sahen in den ersten 2 Wochen komplikationsloser Urethritis nur 9,1%, bis zur 4. Woche aber schon 27,3% positive Reaktionen.

In Übereinstimmung mit v. Mohr betont Osswald, daß die Komplementbindung 2—3 Wochen nach der Infektion mit dem Stamm des Patienten als Antigen positiv wird, sonst aber sehr unzuverlässig ist — was für die Differenz der Stämme spreche.

Scholtz und Dörffel konstatierten das Auftreten positiver Reaktionen je nach Verwendung bestimmter Antigene in der 1. Woche in 6—12%, in der 2.

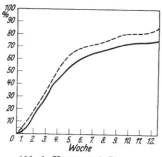

in 14—16%, bis zum Ende der 4. Woche 26 bis 32% und in der 5.—8. Woche 18—22%.

Die *Kurve nach* Scholtz *und* Dörffel zeigt in anschaulicher Weise die Zunahme der positiven Reaktionen mit der Dauer der Erkrankung (Abb. 1).

Es geht hieraus bereits hervor, daß insbesondere bei *komplikationslosem* Verlaufe eine positive Reaktion *überhaupt nicht* aufzutreten braucht (nach Hopf bei akuter unkomplizierter Gonorrhöe des Mannes etwa 50%).

Abb. 1. Kurve nach Scholtz und Dörffel.

Auch über das *Vorkommen der Reaktion bei den einzelnen Erscheinungsformen des Trippers* sowohl beim Mann als bei der Frau schwanken naturgemäß die Angaben innerhalb weiter Grenzen. Im allgemeinen dürfte man wohl das *richtige Mittel* wählen, wenn man mit Engelhardt und Summent für *offene, unkomplizierte Prozesse etwa 20% und für geschlossene Prozesse etwa 75% positive Reaktionen annimmt.* Bei Eintritt der Gonokokken *in die Blutbahn und im Entstehen von metastatischen Gelenk-, Sehnenscheiden-, Augen- und Herzerkrankungen dürfte das positive Ergebnis 80—100% erreichen.*

Es sind hier in nachfolgender Zusammenstellung die wichtigsten *zahlenmäßigen Feststellungen* über das Auftreten der Komplementbindungsreaktion bei den einzelnen Erscheinungsformen der Gonorrhöe (in Prozentzahlen) wiedergegeben.

Über die *Dauer der positiven Reaktion* im Verlaufe einer gonorrhoischen Erkrankung bzw. *nach eingetretener Heilung* sind die Meinungen noch sehr geteilt. Nach Priestley, Cohn und Gräfenberg und anderen verschwindet die positive Reaktion nach Ablauf des Krankheitsprozesses sehr schnell. Lalley und Cruikshank fanden sie noch 3—4 Wochen später. Schwartz in 40% der Fälle noch nach 8 Monaten, Osmond noch 1 Jahr und Fischer noch mehrere Jahre nach klinischer Heilung positiv. Nach unsern Erfahrungen erfolgt *meist* mit Eintritt der Heilung ein Abklingen der Reaktion, *wenn wir auch in einigen Fällen noch 1—2 Jahre nach anscheinend eingetretener völliger Heilung positive Resultate beobachten konnten.*

Scholtz und Dörffel fanden, daß nach Abschluß der Behandlung und negativ ausgefallenen Provokationen bei chronischen und komplizierten Gonorrhöen 40% der Kranken positiv reagieren. Weitere in dieser Richtung geführte Nachuntersuchungen lassen sie zu dem Schluß kommen, daß die Komplementreaktion besonders bei Komplikationen nicht selten *nach vollständiger Ausheilung* der Gonorrhöe *noch viele Monate, ja selbst Jahre,* positiv bleiben

	SCHWARTZ u. McNEILL	LENARTO-WICZ	THOMAS-IVY	BRÜNAUER-MÜLLER-OPPENHEIM	A. COHN	SCHOLTZ u. DÖRFFEL	ENGELHARDT u. SUMMENT	NEVLER
Männliche Gonorrhöe.								
Urethr. akut	0	0	9,0	28,9—48,9	40	59	} 17—20	} 9--27
Urethr. chron.	100	60,4	33	31,4	60	77		
Epididymitis	66	52	87	56,2	} 80—100	81		
Prostatitis	68	—	52	70,6		—	} 75—88	} 90,9
Spermatocystitis	—	—	—	—	—	—		
Para-ureth.Proz.	—	—	—	—	—	—		
Cowperitis	—	—	—	—	—	—	—	—

Weibliche Gonorrhöe.

	LENARTOWICZ	KOLMER-BROWN	TORREY	FREUDENTHAL u. HEYMANN	FERACO
Akute Gonorrhöe	—	—	} 50 69,5	} 19	—
Chron. Gonorrhöe	—	—			} 91
Adnexitis	83,3	66,6	—	68	
Bartholinitis	25	—	—	20	—

Vulvovaginitis kleiner Mädchen.

KOLMER-BROWN 50, WARDEN 66, IRONS-NICOL 46, NOVOTELNOVA 33, COHN-ROSOVSKY 62,2, FESSLER 62.

Arthritis gonorrhoica.

SCHWARTZ-McNEILL 94—100, LENARTOWICZ 80, KILDUFFE 80—100, THOMAS-IVY, BRÜNAUER-MÜLLER-OPPENHEIM, A. COHN, CROSTY, KUNEWÄLDER, THORN, ENGELHARDT-SUMMENT je 100%.

kann. Auch HOPF kommt zu dieser Ansicht und glaubt deshalb, daß die Auswertung des Antikörpertiters nützlich wäre, um das allmähliche Absinken der Reaktion genauer kontrollieren zu können. Nach GENNER, ANTONS und BOAS wird die Reaktion gewöhnlich innerhalb 6 Monaten bis zwei Jahren negativ, etwas schneller bei Epididymitis als bei Arthritis. Sie kann sich aber unter Umständen auch noch weit länger positiv halten.

Nach den Feststellungen der meisten Autoren und der Kliniker (s. insbesondere SCHOLTZ, SCHÖNFELD, ZIELER) dürfte es daher *feststehen, daß die Komplementbindungsreaktion auch nach eingetretener Heilung noch längere Zeit, evtl. sogar jahre- und jahrzehntelang positiv bleiben kann* (s. hierzu das über das Wesen der Reaktion Gesagte).

IV. Praktische Verwertungsmöglichkeit der Komplementbindungsreaktion.

1. Für die Diagnose.

Angesichts der genügenden Spezifität (s. diese) und der relativ hohen Konstanz der Reaktion, insbesondere bei Komplikationen der Gonorrhöe, dürfte *der hohe diagnostische Wert heute zweifelfrei feststehen.* Natürlich muß man sich angesichts der bei der Wa.R. gemachten praktischen Erfahrungen von Anfang an darüber klar sein, daß keine biologische Reaktion mit einer mathematischen Sicherheit arbeitet, und daß daher immer mit der Möglichkeit von unspezifischen Ausschlägen gerechnet werden muß. Weiterhin muß man sich stets vor Augen halten, daß eine positive Reaktion des Blutserums immer nur eine allgemeine

Diagnose, niemals aber eine Organdiagnose ermöglicht, mit anderen Worten:
daß trotz positiver Reaktion z. B. eine fragliche Gelenk- oder Adnexaffektion
nicht unbedingt gonorrhoischer Natur zu sein braucht. Und schließlich, daß
eine negative Reaktion nicht gegen Gonorrhöe zu sprechen braucht. Daraus
ergibt sich weiter, daß wir bei schwach positiven Reaktionen und auch bei
solchen einwandfrei positiven oder negativen Ausfällen, die jedoch mit dem
klinischen oder bakteriologischen Befund in Widerspruch stehen, eine *mehrfache Wiederholung* der diagnostischen Untersuchungen vorzunehmen haben, wie
wir dies ja auch bei der Luesdiagnose zu tun gewohnt sind. Darüber hinaus muß
bei der Serodiagnose der Gonorrhöe auch der etwaige *Einfluß einer Vaccinations-
behandlung* berücksichtigt werden. Wie bereits bei der Besprechung des Wesens
der Reaktion erwähnt, hat schon BRUCK nachgewiesen, daß sowohl bei Tieren
als bei Menschen, die mit Gonokokkenvaccine oder -extrakten vorbehandelt
werden, positive Reaktionen erzielt werden können. Diese Tatsache ist dann
von allen Autoren, die hierüber Untersuchungen angestellt haben, bestätigt
worden. So fand z. B. SCHÖNFELD unter 146 Personen, die mit verschieden
hohen Einzel- und Gesamtdosen, verschieden häufig, intravenös oder intracutan (einige nur einmal), mit Arthigon oder Gonoyatren behandelt worden
waren, nur in 34% der Fälle eine negative Reaktion; in 14% war eine fragliche
und in 52% der Fälle eine positive Reaktion entstanden. A. COHN, der die Frage
der Vaccinierung von Nichtgonorrhoikern und deren Einfluß auf die Komplementbindungsreaktion prüfte, erzeugte in 2 Fällen eine schwach positive, in
2 anderen eine stark positive Reaktion. Die Reaktionen wurden frühestens
nach 26 Tagen und längstens nach 3 Monaten wieder negativ. Es steht also
fest, daß die Vaccination sowohl beim Gesunden als beim Kranken eine positive
Reaktion erzeugen kann, und man muß sich daher, wenn es sich um diagnostische
Feststellungen handelt, immer vergewissern, ob etwa in dem betreffenden Falle
eine Behandlung mit Gonokokkenimpfstoffen vorausgegangen ist (nach RETZ-
LOFF darf die Vaccination nicht weniger als 4—6 Wochen zurückliegen, nach
ZIELER 9 Monate). Aus demselben Grunde ist es auch nötig, etwa beabsichtigte
Provokationen durch Gonokokkenvaccine bis nach der Ausführung der sero-
diagnostischen Untersuchungen zu verschieben.

Unter Berücksichtigung der erwähnten Einschränkungen ist also die Komplementbindungsreaktion bei Gonorrhöe *ein* sehr nützliches Glied in der Kette
unserer diagnostischen Methoden, das allein allerdings nur mit Vorsicht verwendbar ist und höchstens als *Mahnzeichen* zu besonders gründlicher und wiederholter Untersuchung gewertet werden kann, das jedoch in Übereinstimmung
mit der Anamnese oder dem klinischen Befund selbst bei Versagen der bakteriologischen Prüfung zu einem sehr *wichtigen diagnostischen Faktor* werden kann.
(zumal bei im Laufe einer Erkrankung regelmäßig *wiederholten* Untersuchungen
[KADISCH]).

*Die Serodiagnose ist daher in erster Linie für diejenigen Fälle von großer Be-
deutung, deren klinischer Befund eine gonorrhoische Ätiologie möglich erscheinen
läßt, während die Anamnese oder der bakteriologische Befund versagt.* Es sind
dies also vor allem unklare Erkrankungen der männlichen und weiblichen Adnexe,
der Gelenke, sowie der inneren Organe.

Für die Diagnose der *männlichen Gonorrhöe* wird die Komplementbindungsreaktion nur in seltenen Fällen notwendig werden, da beim unkomplizierten
Tripper und dessen Komplikationen der mikroskopische Nachweis von Gonokokken in den meisten Fällen gelingen und genügen wird. Immerhin wird es
auch hier zuweilen Fälle geben, in denen die Serodiagnose im Verein mit der
Anamnese, dem klinischen Befunde und evtl. mit der Cutireaktion (siehe diese)
auf die richtige Fährte führt. Es kommen hier insbesondere jene chronischen,

oft als „*unspezifisch*" angesehenen *Urethralkatarrhe* mit immer negativem Gono-kokkenbefund trotz aller Provokationen, sowie ferner *chronische Prostatitiden und Epididymitiden* in Betracht. So hat z. B. OPPENHEIM auch auf die Verwert-barkeit der Komplementreaktion für die Differentialdiagnose zwischen chroni-scher Epididymitis gonorrhoica und der tuberkulösen Nebenhodenentzündung hingewiesen.

Wesentlich häufiger wird man bei der *weiblichen* Gonorrhöe, insbesondere bei den Adnexerkrankungen die Serodiagnose heranziehen müssen (PATTERSON, MAYER, HECHT, OPPENHEIM, BRÜHL, SZWOJNICKA und ZAWODZINSKI, FERACO u. a.); vgl. auch FRANZ).

SIEGERT und SCHULTZE, die an einem Material von über 200 Fällen den Wert der Kom-plementbindungsreaktion für die Diagnose der weiblichen Gonorrhöe prüften, fanden in 10% trotz positiven Gonokokkennachweises ein negatives serologisches Resultat. Im allgemeinen lieferte die Komplementbindungsreaktion nur in 75% richtige und klinisch verwertbare Resultate. Sie kann also nur *mit Vorsicht* als beweiskräftig angesehen werden *und die bakteriologische Untersuchung keinesfalls ersetzen.*

Nach HARILD ist die Komplementbindungsreaktion für die Beurteilung der *Salpingitis* von Bedeutung. Bei seinem größeren Material zeigte die Gonokokkenreaktion, daß 90% der Fälle gonorrhoischen Ursprungs sind. Im allgemeinen ist die Stärke der Reaktion pro-portional mit dem Entzündungsgrad. Nach der Entfernung der Adnexe nimmt die Stärke ab. Die Reaktion wird aber nur sehr langsam negativ. Für die Ansteckungsgefahr und die Prognose dürfte die Reaktion keine größere Bedeutung haben.

BENECH und DOMBRAY halten nach ihren Untersuchungen die Gonorrhöe-Serodiagnose bei *Prostituierten* der bakteriologischen Untersuchung gegenüber für überlegen und glauben, wie schon früher TORREY, WILSON und BUCKELL, daß ihre regelmäßige Durchführung für die Bekämpfung der Erkrankung von *großer sozialer Bedeutung* sein würde.

JOHN zeigte bei seinen an der Essener Untersuchungsstellen systematisch durchgeführten Kontrollen der Komplementbindungsreaktion bei 206 beobachteten *Frauen mit häufig wechselndem Geschlechtsverkehr,* daß bei der Entscheidung von Fragen, die auf Grund von bakteriologischen Befunden allein nicht zu beantworten sind, der Ausfall der Untersuchung eine wesentliche, in vielen Fällen eine ausschlaggebende Rolle spielt. Bei sinngemäßer Anwendung und systematischer Durchführung fällt dieser Reaktion daher in *volkshygienischer Hinsicht eine wichtige Stellung zu.* Sie hilft, diagnostisch schwierige Fälle besser zu erkennen, gonorrhöekranke Dirnen früherer Heilbehandlung zuzuführen, die Zahl der Infektionen dadurch zu vermindern und die Zahl der wirklich Geheilten besser zu erkennen.

Die Bedeutung der Komplementablenkung für die Fragen der Gonorrhöe im *Puerperium* hat LÉVY-SOLAL, PARAF und PARIENTE, sowie besonders BRAND-STRUP an mehreren 1000 Fällen studiert. Er fand auf diese Weise, daß etwa 15—20% aller Patientinnen an Gonorrhöe leiden und er glaubt, daß die erwei-terten serodiagnostischen Möglichkeiten in Verbindung mit einer wirkungsvollen Therapie *der Wochenbettmorbidität wirksam entgegenarbeiten* könnten.

Für die Diagnose der *Vulvovaginitis* kleiner Mädchen dürfte die Serodiagnose im allgemeinen entbehrlich sein, da hier die bakteriologische Untersuchung bei genügender Ausdauer wohl stets zu einem klaren Resultat führt. Immerhin sei auf die Arbeiten von WILSON, FORBES und SCHWARTZ hingewiesen, die eine Überlegenheit des Ausfalles der Komplementbindungsreaktion selbst dem Kulturverfahren gegenüber fanden. Jedenfalls dürfte, worauf schon MCNEILL hingewiesen hat, auch die infantile Vulvovaginitis nach dem Ausfall der sero-logischen Untersuchungen oft mehr als eine reine lokale Infektion sein. Über Komplementbindungsreaktionen bei Vulvovaginitis siehe ferner SHARP, KOLMER und BROWN, WARDEN, IRONS und NICOLL, COHN-GRÄFENBERG, SHERMAN-NORTON, NOVOTELNOVA, COHN-ROSOVSKY, FESSLER.

Die größte Bedeutung hat die Komplementbindungsreaktion zweifellos für die Diagnose von *Gelenkerkrankungen* unbekannter Pathogenese, zumal hier sowohl die Anamnese wie der bakteriologische Befund nicht selten völlig im

Stich läßt. Außer den bereits oben aufgeführten Untersuchungen über das
Vorkommen der Komplementbindungsreaktion bei Arthritis gonorrhoica seien
noch folgende neuere Untersuchungen erwähnt. So fand HOBÖLL unter 230
Patienten mit Gelenkentzündungen sämtliche Fälle von gonorrhoischer Arthritis
positiv, während unter 200 anderen Gelenkleidenden nur 4 schwache oder
zweifelhafte Reaktionen beobachtet werden konnten (siehe auch SCHULTZER).
Auch LÉRI, URBAIN, LIÈVRE und WEILL fanden die Bedeutung der Reaktion
bei 109 Fällen von Rheumatismus und Gelenkentzündungen bestätigt. So
konnten sie unter 22 Fällen die praktische Bedeutung der Serodiagnose konstatieren, da die betreffenden Kranken bezüglich der Ätiologie ihrer Gelenk-
affektion anfänglich nicht ohne weiteres als Gonorrhoiker erkannt worden
waren. STRAUCH beschreibt den Fall eines zur Begutachtung wegen seiner
Kriegsdienstbeschädigung eingelieferten Patienten, der an einem chronischen
Rheumatismus zahlreicher Gelenke litt. Im Verlaufe der Untersuchung ergab
sich eine positive Komplementbindungsreaktion auf Gonorrhöe und in der
Anamnese war ein Harnröhrenkatarrh festzustellen, der 13 Jahre zurücklag,
der aber unter Berücksichtigung der Komplementbindung als gonorrhoisch
gedeutet werden mußte. An Hand dieses Falles weist STRAUCH darauf hin, daß
einerseits für die Diagnosestellung in differentialdiagnostisch unklaren Fällen die
Komplementbindung als wichtig anzusehen ist, und daß sie auch für die *Einleitung des Rentenverfahrens* in entsprechenden Fällen herangezogen werden muß.

GENNER, ANTONS und BOAS untersuchten gonorrhoische Arthritiden jede
2. Woche während der Dauer von 2 Jahren. Sie fanden, daß die großen Gelenke,
z. B. Kniegelenk, eine weit stärkere Reaktion als die kleinen Gelenke gaben.
Je stärker die Reaktion ist, um so länger dauert sie. Die Gonokokkenreaktion
ergab ein mit der Klinik recht kongruentes Bild.

NAGELL konnte unter 22 unklaren Arthritisfällen 20mal serologisch die
Ätiologie klarstellen.

HERRMANN und RUFF berichten über 120 Fälle diagnostisch genügend gesicherter
Gelenkerkrankungen verschiedener Ätiologie.
Bei allen floriden gonorrhoischen Arthritiden fand sich stark positiver Ausfall der
Reaktion, 1 ausgeheilter, ankylosierter Fall war negativ. Unter 23 Fällen von Gelenktuber-
kulose war die Reaktion 2mal positiv, hingegen unter 3 septischen Arthritiden, 1 Arthritis
urica, 3 Arthropathia deformans, 3 Arthropathia tabetica, 4 Osteochondritis dissecans,
27 Fällen rein statischer Gelenkleiden, 10 tuberkulösen Spondylitiden sowie 2 typhösen
Spondylitiden, *kein* einwandfrei positiver Ausfall der Reaktion vorhanden. Unter 5 luischen
Arthritiden fand sich die Reaktion 2mal stark positiv, bei 22 Gelenkbinnenverletzungen
(Meniscus, Gelenkmaus usw.) nur einmal schwach positiv. Bei 11 Fällen von chronischer,
nichtspezifischer Infektarthritis nur einmal stark positiv. Nach diesen Erfahrungen kann
der Ausfall der Komplementbindungsreaktion bei *Gelenkerkrankungen praktisch oft ausschlaggebend zugunsten der Annahme einer gonorrhoischen Ätiologie in die Waagschale geworfen
werden* (s. auch SCHRADER-FABER, WIRZ).

Von besonderem Interesse sind auch die Versuche, neben dem Blutserum
auch die *Gelenkflüssigkeit* bei Ergüssen auf ihren Gehalt an komplementbindenden Substanzen zu untersuchen.
KLING und PINKUS geben über ihre in dieser Richtung angestellten Versuche folgendes an:
Die Synovialflüssigkeit wurde bei hoher Tourenzahl klar zentrifugiert und die überstehende klare Flüssigkeit vom Sediment abpipettiert. Nach etwa $1/2$stündiger Inaktivierung
wurde zu 0,1 ccm Synovialflüssigkeit 0,1 ccm 1 : 10 verdünntes Gonokokkenantigen zugesetzt sowie im Vorversuch ermittelte Komplementmenge und 0,5 ccm physiologische
Kochsalzlösung. Die Röhrchen wurden im Wasserbad 1 Stunde bei 37° gehalten und dann
in den Eisschrank für etwa 3 Stunden gestellt. Nach dieser Zeit wurde das hämolytische
System zugesetzt und das Ergebnis nach 1stündigem Brutschrankaufenthalt abgelesen. —
Von 36 akuten Gelenkerkrankungen reagierte die Synovialflüssigkeit 8mal positiv, während
dagegen nur 3 von 70 chronischen Gelenkfällen eine positive Seroreaktion zeigten. Die
positiv reagierenden Gelenkflüssigkeiten waren folgenden Gelenken entnommen: Knie- (7),

Ellbogen- (2), Schulter- (1) und Fußgelenk (1). — Es wurde gleichzeitig bei den Versuchen die Wa.R. angesetzt. Sie war in 16 Fällen positiv, von diesen hatten 13 eine engative Gonokokken - Komplementbindungsreaktion. Von den 3 gonorrhöe-positiv reagierenden Gelenkflüssigkeiten entstammten 2 Patienten mit einer alten Syphilis, aber frischer gonorrhoischer Infektion. Da auch bei den andern durch Kulturen ätiologisch anderweitig gesicherten Gelenkerkrankungen die Gonorrhöe-Komplementbindungsreaktion negativ ausfiel, wird die Reaktion als in hohem Maße spezifisch bezeichnet. — In 4 Fällen reagierten Blut- und Synovialflüssigkeit gleich stark positiv mit der Komplementbindungsreaktion. In 3 Fällen hatte die Gelenkflüssigkeit eine nur schwach positive Reaktion, während die Sera vollkommene Hämolyse ergaben. Daher spricht die stark positive Reaktion nicht nur für das Vorhandensein einer Gonorrhöe, sondern zeigt im Gegensatz zur Blutreaktion gleichzeitig den Herd der Erkrankung an.

HERRMANN und RUFF untersuchten 6 Gelenkpunktate mit der Inaktivtechnik. 2 gonorrhoische Punktate ergaben stark positive, 2 tuberkulöse sowie ein Meniscuserguß einen völlig negativen Ausfall. Ein 6. stark positiver Fall war klinisch zunächst nicht eindeutig, im Punktat wurden Tuberkulosebacillen nach Meerschweinchenverimpfung *in der Kultur Gonokokken nachgewiesen*.

Es würde also unter Umständen gelingen, durch eine derartige Methodik in besonderen Fällen von zweifelhaften Gelenkinfektionen eine *serologische Lokaldiagnose* zu stellen.

Über die Verwertbarkeit der Gonorrhöereaktion in der *Ophthalmologie* siehe die Untersuchungen von PEARCE, CERVERA-REINOSO, OPPENHEIM, EDMUND. Letzterer weist insbesondere darauf hin, daß man bei systematischer Untersuchung aller Fälle von Iridocyclitis mit der Gonorrhöereaktion eine weit größere Anzahl von gonorrhoischen Erkrankungen findet, als man dies früher angenommen hatte. Da für den Augenarzt eine Genitaluntersuchung immer schwierig, eine Blutuntersuchung jedoch leicht durchführbar sei, ist die Feststellung dieser Tatsache von größter Wichtigkeit.

Auf die Brauchbarkeit der Reaktion für die Diagnose gonorrhoischer *Endocarditis* und *Sepsis* haben DEICHER und LECHNER, HECHT hingewiesen.

In der *Dermatologie* kann die Reaktion unter Umständen die Differentialdiagnose zwischen gonorrhoischen *Hyperkeratosen* und Hautaffektionen anderer Ätiologie erleichtern (ROSENFELD).

Anhangsweise sei erwähnt, daß hin und wieder die Komplementbindungsreaktion auch zum Nachweise von Gonokokkenantigenen *in pathologischen Se- und Excreten* herangezogen worden ist. So prüften SMITH und STONE *Extrakte aus Cervical- und Vaginalsekret* mit Hilfe eines Antigonokokken-Pferdeserums. Unter 47 Fällen wurden 35 positive gefunden, doch ließen sich nur in 12 Fällen Gonokokken nachweisen. Nach Ansicht der Verfasser ist diese Reaktion von großem Werte.

SCHWARZ fand unter 41 Fällen, deren Cervicalsekret er auf Antikörper untersuchte, nur 4 Fälle einer ganz geringen Hemmung, von deren Spezifität er nicht überzeugt ist. Bemerkenswert ist, daß 15 dieser Fälle ausgiebig mit Gonokokkenvaccine vorbehandelt waren und trotzdem im Cervixsekret ein negatives Resultat zeigten, obwohl das Blutserum bei ihnen hochpositiv war. Antigengehalt des Sekretes konnte SCHWARZ nur in 14 unter 21 Fällen nachweisen.

Ähnliche Versuche stellte LISSOVSKAJA *mit Urin von Gonorrhoikern* als Antigen an, ohne jedoch beweisende Resultate erzielen zu können. Diese Versuche wurden von LEITES und ISRAELSON wieder aufgenommen. Die Eigenhemmung des Harns wurde dabei durch Zusatz von Soda beseitigt. Die Untersuchung des Urins Gesunder und an nicht-gonorrhoischen Infektionen Leidender wurde in 92,5% der Fälle negativ, die Urine von Gonorrhoikern dagegen bei akuten Fällen in fast 99%, bei chronischen Fällen in 76% positiv gefunden. Auch diese Versuche dürften weitere Nachprüfungen erfordern. Die bisher hierüber angestellten Versuche von SCHAPIRO, SIENKIEWITZ und von OVCINNIKOV und SEMENIAKO sind in ihren Resultaten noch nicht eindeutig.

In der *Lumbalflüssigkeit* fand GADRAT unter 13 seropositiven Gonorrhoikern 9mal positive Reaktion. Bei 2 alten Gonorrhoikern waren Blut- und Lumbalflüssigkeit gleichzeitig positiv. Histologische und chemische Veränderungen des Liquors ließen sich nicht nachweisen.

Die Komplementbindungsreaktion hat M. STERN zur *biologischen Differenzierung von Gonokokkenstämmen* verwertet.

2. Für die Prognose.

Die *prognostische Bedeutung* der Seroreaktion wird nicht einheitlich beurteilt. CORBUS sieht in ihr einen guten Wegweiser für den Erfolg einer spezifischen Behandlung. Auch nach KLÖPPEL, BAUMANN, HEYMANN u. a. soll eine spontan oder durch Vaccinierung bedingte positive Reaktion ein *günstiges* Zeichen für den Verlauf der Erkrankung sein. FUNK sah Urethritisfälle mit negativ bleibender Reaktion schneller verlaufen als die seropositiven Fälle. HOPF sah bei komplizierter Gonorrhöe die Stärke der Reaktion absolut parallel der Akuität und Stärke der Infektion gehend. In den sehr wenigen Fällen, in denen die Reaktion trotz bestehender akuter Komplikation *schwach* oder *negativ* blieb, konnte regelmäßig eine *auffallend schlechte Heilungstendenz* beobachtet werden. Nach A. COHN läßt die Serodiagnose hinsichtlich einer prognostischen Beurteilung keine bindenden Schlüsse zu. Ähnlich äußern sich KWIATKOWSKY und LEGEZYNSKI sowie ENGELHARDT und SUMMENT, CHWALLA u. a. SCHÖNFELD sieht in dem Negativwerden einer positiven Komplementbindungsreaktion während der Behandlung ein günstiges, in dem Wiederpositivwerden einer negativen ein schlechtes Zeichen. Wir selbst möchten nach unseren Erfahrungen betonen, daß eine negative Reaktion im Verlaufe einer komplikationslosen Erkrankung keine besonderen Schlüsse zuläßt, und daß auch eine positivwerdende Reaktion durchaus nicht immer bevorstehende Komplikationen anzeigt. Das Auftreten positiver Reaktionen kann bedeuten, daß der Krankheitsprozeß an Ausdehnung und an Tiefe zunimmt, es kann aber auch ein günstiges Zeichen dafür sein, daß der betreffende Organismus auf das Eindringen der Erreger leicht mit der Bildung von Antikörpern antwortet (s. auch BISCHOFF). Dagegen können wir die *schlechte prognostische* Bedeutung einer *trotz* stärkerer *Komplikationen negativ* bleibenden Reaktion in Übereinstimmung mit HOPF bestätigen. Es dürfte diese Erscheinung eben die mangelhafte Abwehrfähigkeit des betreffenden Organismus anzeigen, eine Erscheinung, wie wir sie bei vielen Infektionskrankheiten, unter anderm auch bei der malignen Form der Syphilis kennen.

NAGELL verwendete die Komplementbindungsreaktion als Wertmesser für aktive Immunisierungen mit verschiedenen Vaccinepräparaten. Ein Unterschied in der Antikörperbildung zwischen Lebendvaccinen und den üblichen abgetöteten Impfstoffen konnte nicht nachgewiesen werden. BUCURA und auch SCHÖNFELD billigen dem Ausfall der Reaktion eine große Bedeutung für die Frage zu, ob man eine Vaccinationstherapie einleiten soll. Sie sehen in einer positiven Reaktion auch die Indikation für die Vaccinebehandlung komplikationsloser Tripperfälle bei Männern und Frauen.

3. Verwertbarkeit für die Beurteilung der Heilung.

Von besonderer Wichtigkeit ist die etwaige Verwertbarkeit der Serodiagnose *für die Frage der Heilung* einer Gonorrhöe. Daß ein negativer Ausfall nicht beweisend sein kann, ist nach dem oben Gesagten ohne weiteres verständlich, da unter Umständen die Reaktion in unkomplizierten, aber zuweilen auch in komplizierten Fällen, dauernd negativ bleiben kann. Immerhin wird ein nach Abschluß der Behandlung und einem günstigen klinischen und bakteriologischen

Befund zu verzeichnendes Umschlagen der Reaktion von positiv in negativ als ein günstiges Zeichen zu bewerten sein. Auch beim *Heiratskonsens* wird ein *negatives Resultat*, das mit dem Ergebnis unserer übrigen Untersuchungsmethoden übereinstimmt, zu begrüßen sein und die Sicherheit unseres Urteils erhöhen. Allerdings müßte man berücksichtigen, daß z. B. nach FRANCK die Mehrzahl chronischer „Gonokokkenträger" negativ reagiert (unter 45 Fällen nur 4 positiv reagierende).

Dagegen herrscht über die Verwertbarkeit einer *positiven Reaktion* keine einheitliche Auffassung. Es hängt dies damit zusammen, daß die Erfahrungen über die Frage verschieden sind, wielange eine positive Reaktion etwa die Erkrankung überdauern kann (siehe oben). So glauben z. B. KWIATOVSKY und LEGEZYNSKI an ein relativ schnelles Verschwinden der komplementbindenden Substanzen nach eingetretener Heilung, und sie sehen daher eine persistierende positive Reaktion als einen Beweis noch bestehender Krankheit an, zumal sie bei den nach anscheinender Heilung positiv bleibenden Fällen Rezidive auftreten sahen (vgl. FREUDENTHAL, JADASSOHN). Auch HEINER glaubt, daß eine noch 3 Monate nach eingetretener klinischer Heilung unverändert bleibende starke Reaktion auf das Vorhandensein eines latenten gonorrhoischen Herdes hinweist. Ähnliche Auffassungen äußern HECHT, PETSCHNIKOW und ZELISCHEWA sowie von HOENER und RETZLAFF.

Mit Rücksicht auf die Erfahrung, daß die Reaktion auch nach eingetretener klinischer und bakteriologischer Heilung noch längere Zeit positiv bleiben kann, beurteilen dagegen die meisten Autoren die Verwertbarkeit positiver Ergebnisse im Sinne des noch Vorhandenseins latenter Herde wesentlich skeptischer. So glauben BRUCK, BEHRMANN und ROSENBERG sowie A. COHN, daß die positive Reaktion trotz anscheinender Heilung *nicht* immer *noch bestehende* Erkrankung bedeuten müsse. Sie sei aber stets und insbesondere bei der Erteilung des Heiratskonsenses ein *Warnungssignal*, das zu besonders sorgfältiger und wiederholter bakteriologischer Untersuchung auffordert. Ähnlich äußern sich SCHOLTZ und DÖRFFEL:

„Die Reaktion hat einen bedingten Wert auch für die Feststellung der Heilung. Bleibt die Reaktion positiv, obwohl der klinische Befund für Heilung spricht, und trotz Provokation keine Gonokokken zu finden sind, so wird man zurückhaltend sein, nochmalige Provokation verlangen und vor allem nach einigen Wochen die Serumreaktion nochmals anstellen. .... Ein Schwanken der Reaktion scheint bei einmal positiv gewordenen Gonorrhöefällen nur selten vorzukommen."

SCHÖNFELD äußert sich folgendermaßen:

„Eine positive Reaktion, die eine abgeschlossene Behandlung mit negativer Provokation länger als 3 Monate überdauert, ist verdächtig auf ein Weiterbestehen des Trippers und verlangt eine nochmalige Provokation mit sorgfältiger mikroskopischer Untersuchung. Eine endgültige Entscheidung über Heilung oder Nichtheilung hängt nicht von der Reaktion, sondern von dem mikroskopischen Befunde ab. Eine negative Reaktion mit gleichzeitiger klinischer Heilung spricht für die Ausheilung des Trippers. Auch hier liegt die Entscheidung bei der mikroskopischen Untersuchung. Demgemäß kann ein Heiratskonsens trotz einer positiven Reaktion bei dem negativen Ergebnis der andern Methoden gegeben werden" (s. auch OPPENHEIM, CHWALLA u. a.).

Auch anläßlich des Dermatologischen Kongresses Königsberg 1929 äußerte sich sowohl der Referent JADASSOHN wie die meisten Redner in demselben vorsichtigen Sinne. Auch neuere Arbeiten wie die von FREUDENTHAL und HEYMANN, ENGELHARDT und SUMMENT, FRÖHLICH und JORDAN sowie ZIELER sprechen sich in demselben Sinne aus.

HOPF verspricht sich gerade für die Feststellung der Heilung bessere Resultate von einer *Auswertung* des Antikörpertiters.

V. Serodiagnose der Gonorrhöe nach Meinicke.

Einen Fortschritt in der Technik der Serodiagnose bei Gonorrhöe brachte die Entdeckung Meinickes (1931), daß sich die von ihm angegebene Fällungsreaktion bei Syphilis zu einer Immunitätsreaktion auch bei Gonorrhöe umgestalten läßt. Das Prinzip dieser Reaktion ist, daß bei der Bindung von Gonokokkenantigen mit seinem Antikörper in einer gleichzeitig zugesetzten Lipoidlösung eine Ausfällung eintritt. Der Indicator bei dieser Reaktion ist also nicht, wie bei der Komplementbindungsreaktion, das hämolytische System, sondern die Ausflockung eines von Meinicke angegebenen Tolubalsam-Lipoidgemisches. (Näheres hierüber s. Serodiagnose der Syphilis.)

Technik der Reaktion (gekürzt nach Marquardt).

Die *Vorbereitung des Antigens* ist folgende: Das zum Versuch bestimmte Gonokokkenantigen wird 2 Tage je 8 Stunden im Schüttelapparat mit Glasperlen geschüttelt und am 3. Tage ausgeschleudert. Die gewonnene klare Flüssigkeit ist gebrauchsfertig.

Ansetzen des Versuches. Von dem klaren Gonokokkenantigen gibt man 0,3 ccm in ein Reagensglas und fügt 9,7 ccm einer 3,5%igen Kochsalzlösung mit einem Sodagehalt von 0,02% hinzu. Mit dieser so vorbereiteten Gonokokkenantigen-Kochsalzlösung wird der MKR-Extrakt der Syphilisreaktion im Verhältnis von 1 ccm Extrakt und 10 ccm Gonokokkenantigen-Kochsalzlösung nach vorherigem Erwärmen beider Lösungen auf 55—56° verdünnt und diese Mischung sofort noch einmal für 2 Minuten zum Nachreifen in das Wasserbad bei 56° zurückgestellt. Nach der Reifung werden dann zu 0,2 ccm aktivem Serum 0,5 ccm dieser vorbehandelten Extraktverdünnung hinzugegeben und die Röhrchen — gut eignen sich schmale Röhrchen von 8 mm lichter Weite und 85 mm Länge — 20 Minuten bei 2000 Umdrehungen ausgeschleudert. Die danach überstehende klare Flüssigkeit wird abgegossen und die Gläser mit der Öffnung nach unten in einem Reagensglasständer aufgestellt.

Als Kontrolle verwendet man für jedes Serum ein in derselben Weise vorbereitetes Röhrchen ohne Gonokokkenantigenzusatz. — Bei dem neuen von Meinicke angegebenen Extrakt, der mit Viktoriablau gefärbt ist, fällt im Kontrollröhrchen der Sodazusatz fort.

Ablesen des Versuches. Die erste Ablesung erfolgt sofort nach dem Umdrehen der Röhrchen, die endgültige Ablesung 20 Minuten später. Bei gewöhnlichen Seren läuft der Bodensatz an der Wand des Röhrchens herunter, bei Seren von Tripperkranken bleibt er unverändert knopfförmig in der Kuppe stehen. Bei schwach positiven Ausfällen verbreitert sich der Bodensatz allmählich etwas oder die Kuppe wird gelegentlich zackig, ohne aber auszulaufen.

Meinicke fand, daß seine neue Methode nicht vollkommen übereinstimmt mit den Ergebnissen der Komplementbindung und daß die Zahl der Ausbeute an positiven Reaktionen bei sicheren Gonorrhöefällen durch eine Kombination beider Methoden besonders groß ist. Nachprüfungen dieser Reaktion erfolgten zuerst von Bruck und Behrmann, die mit Labopharmaantigen, später mit Compligon arbeiteten. Bruck und Behrmann fanden, daß die Meinickesche Klärungsreaktion der Komplementbindung an Schärfe (62% gegen 45,3%) und Spezifität (0,75 gegen 1,3%) überlegen ist. So wurden 31% Seren durch die Meinickesche Klärungsreaktion als positiv erfaßt, die bei der Komplementbindung negativ reagierten. Umgekehrt zeigte die Komplementbindung nur 15% positive Seren, die mit der Meinickeschen Klärungsreaktion negativ reagierten. Wie die Komplementbindungsreaktion kann auch die Meinickesche Klärungsreaktion bei Gonorrhöe die Krankheit lange Zeit überdauern. Diese Befunde schwächen den diagnostischen und prognostischen Wert ab, zum mindesten solange, als nicht der Nachweis geführt werden kann, daß bei solchen die Krankheit überdauernden Reaktionen nicht eben doch noch latente, unseren bisherigen Untersuchungsmethoden nicht zugängliche gonorrhoische Herde vorhanden sind.

Immerhin stellt diese neue, durch Meinicke begründete, *einfach auszuführende und eindeutig abzulesende Methode* eine *wertvolle Bereicherung unserer serologischen Untersuchungstechnik* dar, um so mehr, als die *Meinickesche Klärungsreaktion und die Komplementbindung bei Gonorrhöe sich oft in nützlicher Weise ergänzen.*

Auch MARQUARDT fand, daß bei sicheren Tripperfällen sowohl bei Männern wie bei Frauen die MEINICKEsche Klärungsreaktion häufiger positive Ausschläge gibt als die Komplementbindungsreaktion und daß die Ausfälle beider Reaktionen sich nicht immer decken. Auch bei Tripperverdacht ist der Ausfall der MEINICKEschen Klärungsreaktion besonders bei Frauen häufiger positiv, jedoch scheint eine Unspezifität der MEINICKEschen Klärungsreaktion häufiger vorzukommen als bei der Komplementbindungsreaktion. Bei Syphilisfällen mit positiver MEINICKEscher Klärungsreaktion ist die Gonorrhöereaktion nach MEINICKE wegen der dabei auftretenden Eigenfällung in der jetzigen Versuchsanordnung nicht brauchbar.

AKIYAMA und seine Mitarbeiter prüften die Komplementbindungsreaktion und die Präcipitationsmethode vergleichend. Gonorrhoiker ergaben in 75,6% der Fälle positive Komplementbindungsreaktion und in 83,5% der Fälle positive Präcipitation. Bei den Kontrollen ergab die Komplementbindungsreaktion keine, die MEINICKEsche Klärungsreaktion 8% unspezifische Resultate.

SCHLESMANN untersuchte 1000 Seren ebenfalls vergleichsweise mit der Komplementbindungsreaktion und mit der MEINICKEschen Klärungsreaktion. Beide Reaktionen bewährten sich als brauchbare, hinreichend spezifische Verfahren. Die MEINICKEsche Klärungsreaktion wies größere Empfindlichkeit auf, zeigte jedoch auch erhöhte Unspezifität. Auch SCHLESMANN betont die Brauchbarkeit und Leistungsfähigkeit des *Compligons* (SCHERING) als Antigen. Die Komplementbindungsreaktion und die MEINICKEsche Klärungsreaktion kontrollieren einander in wirksamster Weise, und es ist daher am empfehlenswertesten, beide Verfahren nebeneinander anzuwenden.

H. BOAS und OIGAARD, sowie DEVOTO hatten ähnliche günstige Resultate.

Auch nach NAGELL kann die Reichweite der Reaktion durch Benutzung von Compligon erhöht werden. Allerdings ist auch die Unspezifizität höher, als die der Komplementbindungsreaktion.

Zusammenfassend kann man also sagen, *daß die* MEINICKE-*Reaktion bei Gonorrhöe eine wertvolle Ergänzung der Komplementbindungsreaktion darstellt.*

VI. Serodiagnose der Gonorrhöe mit der Ballungsreaktion nach RUDOLF MÜLLER.

Das Gonoballungsantigen wird so hergestellt, daß zur Verdünnung des bei der Luesballungsreaktion gebrauchten Ballungsreagens statt einfacher Kochsalzlösung Gonokokkenvaccine genommen wird. Bei der Reaktion mit Gonorrhoikerserum entsteht nach kurzer Zeit ein frei schwebender Ballen von ähnlichem Aussehen wie bei der MÜLLER-Ballungsreaktion mit Luesseren. Nach den bisherigen Erfahrungen MÜLLERS ist die Reaktion genügend spezifisch. Die Resultate sind nicht völlig parallel den mit den bei der Komplementbindungsreaktion erhaltenen. Vor allem ist die Ballungsreaktion vorläufig weniger empfindlich. Theoretisch und praktisch wichtig ist die Feststellung, daß das Gonoballungsantigen auch bei Luesseren stärker wirkt als das reine Ballungsantigen. Die MÜLLER-Ballungsreaktion wurde an 250 Seren von KLEIN und WILEVÁ geprüft. Bei der akuten männlichen Urethritis war die Reaktion in der 1. Woche in 45%, in der 2. in 72%, in der 3. in 78% und in der 4. in 67% positiv. Zwei Fälle von Bindehautgonorrhöe bei Säuglingen ergaben ein negatives Resultat. Bei den chronischen Fällen war das Ergebnis: männliche Urethritis 71%, Arthritis 100%, Parametritis 83%, Prostatitis 60%, Epididymitis 80%, gonorrhoischer Fluor 66%. Bei den Fällen, in denen es sich um eine gleichzeitig vorhandene Lues handelte, war das Ergebnis stets positiv. *Bei bestehender Lues ist die Reaktion also nicht zu verwerten, dagegen dürfte sie bei luesfreien Fällen von Wert sein* (s. auch CHIALE).

VII. Andere Methoden.

Der Vollständigkeit halber sei noch erwähnt, daß das sog. *Guttadiaphot-Verfahren* sowie die Bestimmung der *Blutkörperchensenkungsgeschwindigkeit* keine serodiagnostische Bedeutung im Sinne der Erforschung der Krankheits-ätiologie bei Gonorrhöe haben. Günstigstenfalls gewähren diese Verfahren einen gewissen Einblick *in den klinischen Verlauf* der Erkrankung (Mohrmann und Blut, Stenzel).

Nach Obtulowicz und Golonka ist die *Blutkörperchensenkungsgeschwindigkeit* ein empfindliches, jedoch nur bei der Abwesenheit anderer entzündlicher Prozesse *prognostisch wichtiges* Symptom. Das plötzliche *Ansteigen* der Reaktion gilt als ein Zeichen der *Verschlimmerung* des Krankheitsprozesses und läßt mit Bestimmtheit darauf schließen, daß nach 2—3 Tagen eine Komplikation eintritt. Nach dem Abklingen der akuten Erscheinungen kehrt die Senkungsgeschwindigkeit der roten Blutkörperchen zur Norm zurück und beträgt im Falle der Genesung die Höhe von 2—4 mm. Ein über 6 mm hinausgehendes Fallen der roten Blutkörperchen deutet auf einen noch aktiven Prozeß hin, der jederzeit rezidivieren kann. Nach den genannten Autoren gilt auch die *Eosinophilie des Blutes,* die 3—6 Wochen nach der Infektion eintritt und manchmal bis 25% ansteigen kann, bei *schwacher* Komplementbindungsreaktion und *niedrigen Werten* der Senkungsgeschwindigkeit als ein *prognostisch sehr günstiges* Zeichen. Bei schwer verlaufender komplizierter Gonorrhöe tritt fast keine Eosinophilie auf. An Stelle derselben beobachtet man eine starke *Lymphocytose,* die immer als ein *prognostisch ungünstiges* Symptom anzusehen ist. *Danach würden also negative Komplementbindungsreaktion, normale Blutkörperchensenkungsgeschwindigkeit und normale Eosinophilie die Feststellung der Gonorrhöeheilung erleichtern.*

Auch nach Kunze gibt die Blutkörperchensenkungsgeschwindigkeit für die Prognose und Differentialdiagnose wichtige Anhaltspunkte. Jedenfalls scheint die Kurve der Blutkörperchensenkungsgeschwindigkeit und des Gonokokkenbefundes im Verlaufe der Erkrankung ziemlich gleichmäßig abzufallen, während die positive Komplementbindungsreaktion noch längere Zeit, manchmal sogar jahrelang, positiv bleiben kann. Nach Kunze spreche daher eine positive Komplementbindungsreaktion *nicht* gegen eine Heilung, und man könne, wenn die genaue bakteriologische Untersuchung ein stets negatives Ergebnis gezeitigt hat und die Blutkörperchensenkungsgeschwindigkeit gleichzeitig normal geworden ist, trotz Fortbestehens der positiven Komplementbindungsreaktion eine Heilungserklärung aussprechen (vgl. auch Jadassohn, S. 102).

Literatur.

(Ein ausführliches Literaturverzeichnis über alle die Serodiagnose der Gonorrhöe betreffenden Arbeiten findet sich in der Monographie von C. Bruck, Immunität bei Gonokokkeninfektionen, Handbuch der pathogenen Mikroorganismen (Kolle-Wassermann), herausgegeben von Kolle, Kraus und Uhlenhuth, Bd. 4, 1927, und in dem Ergebnisreferat von Aage Kristjansen, Zbl. Hautkrkh. 41, S. 161, das die Arbeiten bis einschließlich 1930 umfaßt. *In dem folgenden Verzeichnis sind daher nur neuere Veröffentlichungen, soweit sie an den beiden genannten Stellen nicht berücksichtigt sind, aufgeführt.*)

Akiyama, Sato u. Murata: Serologische Untersuchungen bei Gonorrhöe. Jap. J. of Dermat. **1933.** Ref. Zbl. Hautkrkh. **45,** 528.

Baj, Luigi: (a) Klinische und immunbiologische Untersuchungen über die Gonorrhöereaktion. Atti Congr. naz. Microbiol. **1931,** 408—409. Ref. Zbl. Hautkrkh. **40,** 695. (b) Richerche sul comportamento della gonodiviazione nelle affezioni articolari. Giorn. Batter. **7,** 337—343 (1931). Ref. Zbl. Hautkrkh. **40,** H. 3/4. — Balbi, Bruhns, Kadisch, A. Cohn, Frieboes, Nagell, Memmesheimer, Poehlmann, Schreus, Stein, Strempel: Zu welchen Folgerungen berechtigt der Ausfall der Komplementbindungsreaktion in bezug auf Erkennung, Verlauf und Heilung des gonorrhoischen Krankheitsprozesses? Dermat. Wschr. **1932,** 984—992. — Balen, Garcia José: Die Komplementbindungsreaktion in der Diagnostik der gonorrhoischen Infektionen. Archi vos Cardiol. **12,** 327—337 (1931). Ref. Zbl. Hautkrkh. **40,** 3—4. — Barbellon: Valeur actuel de la gonoréaction. J. d'Urol. **35,** 97 (1933). Ref. Zbl. Hautkrkh. **45,** 664. — Bilbao, R.: Komplementbindungsreaktion mit Gonokokkenantigen. An. Acad. méd.-quir. españ. **17,** 467—477 (1930). Ref. Zbl. Hautkrkh. **40,** 695. — Bischoff, A.: Komplementbindungsreaktion bei Gonorrhöe. Dermat. Wschr. **1931,** 1997—2007. — Blumenthal, Franz: Klinische Bedeutung der Serodiagnostik bei Gonorrhöe. Dtsch. med. Wschr. **1930,** 1033—1035. — Boas, H. u. Øigaard: Meinickesche Reaktion bei Gonorrhöe. Hosp.tid. (dän.) **1933.** Ref. Zbl. Hautkrkh. **45,** 405. —

Boland u. Cochran: Gonorrhöe-Agglutination. New England J. Med. 1931. Ref. Zbl. Hautkrkh. 40, 276. — Brandstrup, E.: Komplementbindungsreaktion der Gonorrhöe im Puerperium. Acta obstetr. scand. (Stockh.) 12, 125—149 (1932). Ref. Zbl. Hautkrkh. 43, H. 3/4. — Bruck, Carl: Bemerkungen zu den Ausführungen von M. Oppenheim über die Entwicklung der Komplementbindungsreaktion bei Gonorrhöe. Arch. f. Dermat. 163, 435 (1931). Ref. Zbl. Hautkrkh. 38, H. 5/6. — Bruck, Carl u. K. Behrmann: Die Meinicke-Klärungsreaktion als Immunitätsreaktion bei Gonorrhöe. Klin. Wschr. 1932, 1230. — Brühl, N.: Komplementbindungsreaktion bei Gonorrhöe mit besonderer Berücksichtigung der Extrakte. Inaug.-Diss. Marburg 1932. Ref. Zbl. Hautkrkh. 42, 790.

Canoz: Valeur pratique. Bull. méd. 1933. Ref. Zbl. Hautkrkh. 44, 599. — Chiale: Neue serodiagnostische Methode bei Gonorrhöe. Soz. ital. Dermat. 1933. Ref. Zbl. Hautkrkh. 46, 129. — Chwalla, R.: Über den praktischen Wert der Komplementbindungsreaktion in der Klinik der Gonorrhöe des Mannes. Wien. klin. Wschr. 1933, Nr 6/7. — Cohn, Alfred u. F. Rosowsky: Serodiagnose der Kindergonorrhöe. Dtsch. med. Wschr. 1931, 1540. — Colombo u. Reversi: Gonoreaktion in der klinischen Praxis. Riforma med. 1932, 746. Ref. Zbl. Hautkrkh. 42, 266.

Devoto: Meinicke-Klärungsreaktion bei Gonorrhöe. Soc. ital. Dermat. 1933. Ref. Zbl. Hautkrkh. 46, 129. — Durupt: Agglutination. Ref. Zbl. Hautkrkh. 20, 627.

Edmund: Gonokokkenkomplementbindungsreaktion und Iridocyclitis gonorrhoica. Acta ophthalm. (København) 10 (1932). Ref. Zbl. Hautkrkh. 42, 542. — Engelhardt, W. u. P. Summent: Unsere Erfahrungen mit der Komplementbindungsreaktion bei gonorrhoischen Erkrankungen. Arch. f. Dermat. 162, 240 (1930). Ref. Zbl. Hautkrkh. 37, 268.

Feraco, G.: Komplementbindungsreaktion bei chronischer Gonorrhöe der Frauen. Arch. Ostetr. 39, 137 (1932). Ref. Zbl. Hautkrkh. 43, 797. — Fessler, A.: Diagnose und Therapie der Vulvovaginitis. Wien. klin. Wschr. 1932, 1064. — Finucci, V.: Serodiagnose der Blennorrhöeinfektion. Giorn. Batter. 7, 471—476 (1931). Ref. Zbl. Hautkrkh. 40, 140. — Franck, G.: Gonoreaktion et porteurs de gonocoques. Ann. Mal. vénér. 1933. Ref. Zbl. Hautkrkh. 44, 597; 45, 529. — Fröhlich u. Jordan: Persistierende Komplementbindung und Heilung der Gonorrhöe. Arch. f. Dermat. 165, 542—551 (1932). Ref. Zbl. Hautkrkh. 42, 790.

Gadrat: Komplementbindung im Liquor. Bull. soc. Dermat. 1933. Ref. Zbl. Hautkrkh. 45, 272. — Genner, Antons u. Boas: (a) Über den Verlauf der Komplementbindung bei der Gonorrhöe des Mannes. Hosp.tid. (dän.) 1932, 299. (b) Komplementbindung bei gonorrhoischen Gelenkerkrankungen der Frauen. Hosp.tid. (dän.) 1932, 517. Ref. Zbl. Hautkrkh. 42, 274. (c) Komplementbindung bei der gonorrhoischen Infektion von Frauen. Hosp.tid. (dän.) 1932, 633. Ref. Zbl. Hautkrkh. 42, 546. — Griner: Komplementbindungsreaktion zur Ermittlung der weiblichen Gonorrhöe in der gynäkologischen Krankenhausabteilung. Ginek. (russ.) 1932, Nr 11. Ref. Zbl. Hautkrkh. 43, 486.

Harild: Komplementbindungsreaktion bei Salpingitis. Acta chir. scand. (Stockholm) 1933. Ref. Zbl. Hautkrkh. 45, 130. — Herrmann, Ruff u. Fischer: Diagnose der Gelenkserkrankungen durch Blutkörperchensenkung und Komplementbindungsreaktion. Prensa méd. argent. 1933; u. Semana méd. (span.) 1933. Ref. Zbl. Hautkrkh. 46, 128. — Hoböll: Komplementbindungsreaktion bei medizinischen Gelenkleiden. Acta path. scand. (København) 7 (1930). Ref. Zbl. Hautkrkh. 37, 547. — Hoder, Fr.: Komplementbindungsreaktion bei Gonorrhöe. Münch. med. Wschr. 1930, 1093. — Hopf, G.: Komplementbindungsreaktion bei Gonorrhöe. Med. Klin. 1930, 970.

Izwojnicka, L. u. T. Zawodzinski: Die diagnostische Verwertbarkeit der Komplementbindungsreaktion bei der Gonorrhöe der Frau. Gynéc. et Obstétr. 23 (1931). Ref. Zbl. Hautkrkh. 40, 695.

Jacobsohn u. Schwarz: Ein neues Antigen für die Gonorrhöereaktion. Wien. klin. Wschr. 1932, 306. — John, F.: Komplementbindungsreaktion bei Frauen mit häufig wechselndem Geschlechtsverkehr. Dermat. Z. 67, 156 (1933).

Kadisch, E.: Bedeutung und Wertung der Komplementbindungsreaktion. Dermat. Z. 67, 129 (1933). — Karysewa: (a) Diagnostische Bedeutung der Gonokokkenreaktion der Frau und des Kindes. Vrač. Delo (russ.) 30 (1930). Ref. Zbl. Hautkrkh. 37, 143. (b) Arch. f. Dermat. 161 (1930). Ref. Zbl. Hautkrkh. 35, H. 9/10. — Kasakoff u. Tschugujewa: Lipoide Antigen in der Serodiagnostik der Gonorrhöe. Dermat. Z. 64, 162 (1932). — Klein, Fr. u. Wildowa: Müllersche Ballungsreaktion bei Gonorrhöe. Česká. Dermat. 1933. Ref. Zbl. Hautkrkh. 45, 665. — Kling and Pinkus: The gonococcus complement-fixation test in synovial fluid. J. Labor. a. clin. Med. 17, 39—43 (1931). Ref. Zbl. Hautkrkh. 40, H. 3/4. — Kristjansen, Aage: Komplementbindungsreaktion bei Gonorrhöe. Arch. f. Dermat. 164 (1931). Ref. Zbl. Hautkrkh. 40, H. 7/8. — Kunze, A.: Blutkörperchensenkungsgeschwindigkeit und Komplementbindung bei Gonorrhöe. Dermat. Wschr. 1933, 402. — Kutka: Seroreaktion bei Gonorrhöe. Ceská Dermat. 1932. Ref. Zbl. Hautkrkh. 41, H. 13.

Leites u. Israelson: Über die Gonokokkenantigenbestimmung im Harn. Z. Urol.
25 (1931). Ref. Zbl. Hautkrkh. 38, 407. — Léri, Urbain, Lièvre u. Weill: Anwendung
der Gonokokkenreaktion in der Diagnose des subakuten und chronischen Rheumatismus.
Bull. Soc. méd. Hôp. Paris 1930. Ref. Zbl. Hautkrkh. 36, 404. — Lewin: Zur Technik
der Komplementbindungsreaktion bei Gonorrhöe. Arch. f. Dermat. 163 (1931). Ref. Zbl.
Hautkrkh. 38, H. 9/10. — Lomholt: Bemerkungen über die Komplementbindungsreaktion
und ihre Anwendung in der Praxis. Nord. med. Tidschr. 1932. Ref. Zbl. Hautkrkh. 41,
H. 3/4.
    McNeill: Gereinigtes Gonokokkeneiweißantigen für die Komplementbindung. Proc.
Soc. exper. Biol. a. Med. 1932. Ref. Zbl. Hautkrkh. 42, 789. — Marquardt, F.: Kom-
plementbindungs- und Flockungsreaktion beim Tripper. Dermat. Wschr. 95, Nr 50 (1932). —
Mascall: Deutliche übergreifende Gonokokkenreaktionen. Brit. med. J. 1931, Nr 3691.
Ref. Zbl. Hautkrkh. 40, 131. — Maurizio: Wert der Komplementbindungsreaktion bei
Gonorrhöe. Monit. ostetr. 1930. Ref. Zbl. Hautkrkh. 37, 140. — Meersseman u. Zeude:
Komplementbindungsreaktion bei Gonorrhöe. Lyon méd. 1931. Ref. Zbl. Hautkrkh. 41, 266.
Meinicke, E.: Die Meinicke-Klärungsreaktion als Immunitätsreaktion. Klin. Wschr.
1931, 1757. — Menck: Serodiagnose der Gonorrhöe mit Hilfe der Technik nach Schulz-
Schubert. Klin. Wschr. 1931, 1359. — Moench: Wert der Präcipitinreaktion bei Gonor-
rhöe. Urologic. Rev. 1931. Ref. Zbl. Hautkrkh. 38, H. 9/10. — Mohrmann, B. u. F. Blut:
Was leistet Guttadiaphot. Dtsch. med. Wschr. 1929, 225. — Morillo: Diagnostische
Wichtigkeit der Komplementbindungsreaktion bei Gonorrhöe. Progr. Clínica 1930. Ref.
Zbl. Hautkrkh. 36, H. 9/10. — Müller, R.: Ballungsreaktion bei Gonorrhöe. Wien. dermat.
Ges. 1931. Ref. Zbl. Hautkrkh. 41, 291. — Mulzer, P.: Die Feststellung der endgültigen
Heilung der Gonorrhöe usw. Med. Welt 1932, 771. Ref. Zbl. Hautkrkh. 42, 429.
    Nagell: (a) Gonorrhöereaktion und ihre Bedeutung für die Praxis. Münch. med.
Wschr. 1932, 1983. (b) Serologie der Gonorrhöe. Arch. f. Dermat. 169, 212 (1933). —
Nagell u. Gerlach: Differentialdiagnose der Gelenkaffektionen. Dtsch. Z. Chir. 1932.
Ref. Zbl. Hautkrkh. 44, 234. — Nevler, Ryss u. Ersov: Gonorrhöe und die Komplement-
bindungsreaktion. Venerol. (russ.) 1930. Ref. Zbl. Hautkrkh. 28, H. 9/10. — Newler:
Aktivmethode der Serodiagnose bei Gonorrhöe. Z. Immun.forsch. 77 (1932). Ref. Zbl.
Hautkrkh. 44, 233. — Nishio: Komplementbindungsreaktion bei Gonorrhöe. Jap. J.
of Dermat. 1932. Ref. Zbl. Hautkrkh. 42, 266. — Novotelnova und Bibinova: Komplementbindungsreaktion der Gonorrhöe im Kindesalter. Russk. Vestn. Dermat. 1930. Ref.
Zbl. Hautkrkh. 37, 270.
    Obrtel: Gonoreaktion. Česká Dermat. 12. Ref. Zbl. Hautkrkh. 41, 267. — Obtulo-
wicz u. Golonka: Über biologische Reaktionen bei Gonorrhöe. Przegl. dermat. (poln.)
1932. Ref. Zbl. Hautkrkh. 44, 597. — Oppenheim: (a) Bemerkungen zu Engelhardt und
Summent. Arch. f. Dermat. 163 (1931). Ref. Zbl. Hautkrkh. 38, H. 5/6. (b) Schlußwort
zu Brucks Bemerkungen. Arch. f. Dermat. 163 (1931).
    Packalen: Hat eine positive Wa.R. Einfluß auf die Komplementbindungsreaktion bei
Gonorrhöe. Actas Soc. Medic. fenn. Duodecim. 1932. Ref. Zbl. Hautkrkh. 43, H. 5/6. —
Peyrot: Vernes-Resorcinflockung bei Gonorrhöe. Arch. inst. proph. 1931. Ref. Zbl.
Hautkrkh. 39, 588. — Poehlmann: Komplementbindungsreaktion bei Gonorrhöe. Zbl.
Hautkrkh. 37, 167. — Pollak: Csas. lék. česk. 1932. Ref. Zbl. Hautkrkh. 45, 528. —
Price: Komplementbindungsreaktion bei Gonorrhöe. Brit. med. J. 1931. Ref. Zbl. Haut-
krkh. 38, 407. — Prochazka: Neue Beweise für die diagnostische Bedeutung der Gonor-
rhöereaktion. Česká Dermat. 1932. Ref. Zbl. Hautkrkh. 43, 797.
    Retzlaff, E.: Komplementbindungsreaktion bei Gonorrhöe mit Compligon. Klin.
Wschr. 1932, Nr 50. — Ruff u. Fischer: Komplementbindungsreaktion bei Gonorrhöe.
Prensa méd argent. 18. Ref. Zbl. Hautkrkh. 41, 266.
    Sakamoto, N.: Über die Impedinerscheinung bei der Komplementbindungsreaktion
mit dem Arthigon. Acta dermat. (Kioto) 19, 101—103 (1932). Ref. Zbl. Hautkrkh. 42,
543. — Scarpa, A.: Über den diagnostischen Wert der Gonokokkenvaccine bei der Gonorrhöe. Giorn. Med. mil. 80, 669—681 (1932). Ref. Zbl. Hautkrkh. 43, 790. — Schlesmann:
Komplementbindungsreaktion und Meinicke-Reaktion. Dermat. Wschr. 1933, Nr 23, 791.
Scholtz u. Dörffel: Der Wert der Komplementbindungsreaktion für die Diagnose der
Gonorrhöe und zur Feststellung der Heilung. Med. Welt 1930, Nr 36. — Schönfeld, W.:
(a) Zur Serologie des Trippers und ihrer praktischen Brauchbarkeit. Med. Welt 1930, Nr 49.
(b) Die Rolle der Serologie, besonders bei der Erkennung von Syphilis und Tripper durch
den praktischen Arzt. Med. Welt 1931, Nr 45. — Schönfeld, W. u. Marquardt: Beitrag
zu zwei Immunitätsreaktionen des Trippers. Dermat. Z. 60, 385. — Schrader u. Faber:
Arthritis gon. tarda? Münch. med. Wschr. 1933, 1043. — Schulte-Tigges: Zur Frage der
Gonokokkenkomplementbindung bei Lungentuberkulose und anderen Krankheiten. Tuberkulose 12, 10—11 (1932). Ref. Zbl. Hautkrkh. 41, H. 3/4. — Schultzer, Paul: Gonokokken-
Komplementbindung bei Gelenkleiden. Ugeskr. Laeg. (dän.) 1931 I, 311—312. Ref. Zbl.
Hautkrkh. 38, 854. — Schulze, Karl: Erfahrungen über die Komplementbindungs-

reaktion bei der Gonorrhöe. Diss. Tübingen 1931. Ref. Zbl. Hautkrkh. **40**, H. 3/4. — SCHWARZ, JULIUS: (a) Unterschiede im Ausfall der Serodiagnose auf Gonorrhöe je nach dem Orte der Blutentnahme. Zbl. Gynäk. **1931**, 592—595. Ref. Zbl. Hautkrkh. **37**, 771. — (b) Antikörper im Cervikalsekret. Zbl. Gynäk. **1933**. Ref. Zbl. Hautkrkh. **45**, 531. — SCHYTTE: Komplementbindungsreaktion bei Gonorrhöe. Acta scand. (Stockholm) **1932**. Ref. Zbl. Hautkrkh. **44**, 598. — SEGAWA: Immunolog. Beziehung der Gonokokken für den Meningokokken. Zbl. Bakter. Orig. I **124** (1932). Ref. Zbl. Hautkrkh. **46**, 521. — SETTE, N.: Die Komplementablenkung bei Gonorrhöe. Rinasc. med. **9**, 58—60 (1932). Ref. Zbl. Hautkrkh. **41**, H. 3/4. — SICHER u. WIEDMANN: Experimentelle Untersuchungen über die Elektrolytschwelle des Serums als ein diagnostisches Hilfsmittel bei gonorrhoischen Adnexerkrankungen. Wien. klin. Wschr. **1932** II, 876—877. Ref. Zbl. Hautkrkh. **42**, 543. — SIEGERT u. SCHULTZE: Komplementbindungsreaktion bei weiblicher Gonorrhöe. Z. Geburtsh. 105, H. 1. — SILBERSTEIN, S.: Zur Sicherung der Gonorrhöediagnose in der allgemeinen Praxis durch die Komplementbindungsreaktion und das Kulturverfahren. Dermat. Z. **60**, 464—469 (1931). Ref. Zbl. Hautkrkh. **38**, H. 9/10. — STENZEL, K.: Guttadiaphot bei Gonorrhöe. Arch. f. Dermat. **32**, 857. — STERN, M.: Versuch einer serologischen Differenzierung von Gonokokken und Nichtgonokokken. Arch. f. Dermat. **163**, 601—609 (1931). Ref. Zbl. Hautkrkh. **40**, H. 7/8. STRAUCH, A.: Der Wert der Serumdiagnose der Gonorrhöe bei der Beurteilung von Gelenkaffektionen. Ärztl. Sachverst.ztg **37**, 353—356 (1931). Ref. Zbl. Hautkrkh. **40**, 695.

THJØTTA, TH. u. WAALER: Über Herstellung und Aufbewahrung bakterieller Antigene, besonders des Gonokokkenantigens durch Trocknung. Vorl. Mitt. Norsk Mag. Laegevidensk. **93**, 275—279 (1932). Ref. Zbl. Hautkrkh. **41**, H. 13.

URBAIN, A.: Die Gonokokken-Komplementbindungsreaktion, ihre Anwendung zur Diagnostik des Rheumatismus. Ann. Mal. vénér. **27**, 614—619 (1932). Ref. Zbl. Hautkrkh. **43**, H. 3/4.

WIRZ: Arthr. gon. tarda? Münch. med. Wschr. **1933**, 1045. — WITEBSKY, J.: Ein neues Gonokokkenantigen. Klin. Wschr. **1933**, Nr 37, 1455.

ZALEVSKI, J.: Über Wesen und klinischen Wert der biologischen Gonorrhöereaktionen. Über Cholesterinämie bei Gonorrhöe. Medycyna (poln.) **1931**, Nr 4. Ref. Zbl. Hautkrkh. **37**, 548. — ZELISCHTSCHEWA, A.: Vergleichende Schätzung der Antigene in der Reaktion BORDET-GENGOU bei Gonorrhöe. Dermat. Z. **61**, 248—254 (1931). Ref. Zbl. Hautkrkh. **39**, H. 1/2 u. **46**, 263. — ZIELER, K.: Der Tripper des Mannes. Mitt. dtsch. Ges. Bekämpfg Geschl.krkh. **30**, 49—60 (1932). Ref. Zbl. Hautkrkh. **42**, 268. — ZIELER, K.: Weshalb entspricht dem Rückgang der Syphilis kein Rückgang des Trippers? Dtsch. med. Wschr. **1933**, 79.

Hautreaktionen bei Gonorrhöe.

Von

C. BRUCK - Altona.

Die Tatsache, daß Gonorrhoiker auf cutane Impfungen mit abgetöteten Gonokokken Hautreaktionen zeigen können, wurde zum ersten Male von BRUCK (1909) festgestellt. Da jedoch häufiger unspezifische Reaktionen auch bei Nichtgonorrhoikern auftraten und andererseits auch bei sicheren Gonorrhöen die Reaktion öfters ausblieb, glaubte BRUCK ihr eine größere praktische Bedeutung nicht beimessen zu dürfen. Zu ähnlichen Schlüssen kamen SAKAGUCHI und WATABIKI, SOMMER, LEDERER, DIMITRIEW, GIORGIS, während KÖHLER, FINKELSTEIN und GERSCHUN, EISING, LONDON, IRONS, DECASTRO, ARONSTAM, die meist intracutane Injektionen mit stärkeren Vaccinen vornahmen, die Cutireaktion bei Gonorrhöe für aussichtsreicher halten.

Klärend für die Erscheinung der Inkonstanz der Cutireaktionen wirkten die Untersuchungen von BRANDWEINER und HOCH, die zeigten, daß *einzelne* Gonokokkenstämme sich bezüglich ihrer hautreaktionsauslösenden Wirkung *ganz verschieden* verhalten können, und daß der *autogene* Stamm *kräftigere* Reaktionen zu erzeugen pflegt als ein heterogener. Seit dieser Erkenntnis wird wohl allgemein mit möglichst *polyvalenten* Impfstoffen gearbeitet. Trotzdem sind die Urteile über den Wert der intracutanen Methode mit abgetöteten Kulturgonokokken auch in der Folgezeit nicht einheitlich. Während CHERRY und DI PALMA, COOK und STAFFORD, MUCCI und HERROLD (BERKEFELD-Filtrate von 7 Tage auf flüssigem Nährboden gewachsenen Gonokokken), LEVIN und FINK die praktische Verwertbarkeit der Reaktionen ablehnen oder gering einschätzen, äußern sich A. NEISSER, sowie FUCHS (mit gesättigtem Antigen), H. KÖHLER (mit besonders keimreicher Vaccine) sowie BORIJN und SCHERISORINA günstiger. Nach FUCHS, der die Reaktion etwa vom 6. Tage post infectionem entstehen und einige Zeit nach eingetretener Heilung verschwinden sah, soll sie (durch eine Veränderung im Sinne des Negativwerdens) es ermöglichen, *Nachkrankheiten* der Gonorrhöe von *echten* gonorrhoischen Prozessen zu *unterscheiden*.

Einen neuen Weg beging PETERS (auf Veranlassung BRUCKs). Da die Versuche mit Gonokokkenstämmen, die über künstliche Nährböden gegangen waren, zu ungleichmäßige und unzuverlässige Resultate ergeben hatten, gewann PETERS eine Testflüssigkeit von virulenten Körpergonokokken, indem er stark gonokokkenhaltigen Eiter mit halbprozentiger Carbolsäure ausspülte und 24 Stunden stehen ließ, wonach sämtliche Gonokokken abgetötet waren. 0,2 ccm dieser Vaccine intracutan injiziert, ergab bei Gonorrhoikern fünfpfennig- bis fünfmarkstückgroße Reaktionen, während bei Nichtgonorrhoikern höchstens hirsekorngroße Rötungen entstanden. Bei noch bestehender Gonorrhöe fand PETERS etwa 88% positive, unter den Kontrollfällen etwa 90% negative Reaktionen. Bei Fällen, die früher einmal eine Gonorrhöe gehabt hatten, war noch häufig positive Reaktion zu konstatieren. Bei Frauen und Kindern erwies sich die Methode als nicht verwertbar, da anscheinend wegen der Empfindlichkeit der weiblichen und kindlichen Haut schon bei Gesunden Reaktionen entstehen, die einen positiven Ausfall vortäuschen können. (Über die Reaktionsfähigkeit der Haut *Neugeborener* s. unten KOBAK und GREENGARD.)

OVCINNIKOV und SISOV glauben trotz häufigerer unspezifischer Resultate die Intracutanmethode empfehlen zu können.

Besonders bei gonorrhoischen Arthritiden spricht ihr TOVARU einen nicht geringen differentialdiagnostischen Wert zu. Auch OSSIPOWA, die mit intracutanen Injektionen sehr starker Verdünnungen (1 : 10 — 30 Millionen) arbeitete, hält die Intradermoreaktion für eine wertvolle diagnostische Methode, die auch als Kontrolle für den Ablauf der Krankheit und die Feststellung der Genesung dienen könne. Mit *Gonokokkenfiltraten* nach der Methode von DICK arbeiteten LEJBFREJD, SUTKOVA und TUCHSNID. Wichtig ist ihre Angabe, daß bei frischen Gonorrhöen mit positivem Gonokokkenbefund stets ein Ausbleiben der Cutireaktion beobachtet wurde.

A. COHN prüfte 5—7tägige Gonokokkenserum-Bouillonkulturen, die durch BERKEFELD-Filter *filtriert* worden waren, intradermal bei Kaninchen. 24 Stunden später wurde dasselbe Kulturfiltrat intravenös nachgeprüft. Bei den vorbehandelten Kaninchen wurde in 20% eine stark positive Hautreaktion mit Nekrosenbildung verzeichnet. Wurde zu den intradermalen Injektionen eine gleiche Menge entsprechenden Immunserums zugesetzt, so wurde in einigen Fällen die Reaktion aufgehoben.

Wenig zufrieden dagegen äußern sich wieder ALESSANDRINI und MATARESE, die mit verschiedenen polyvalenten, selbsthergestellten Vaccinen und mit einem italienischen Handelspräparat „Gonolimas" arbeiteten. Sie billigen der Intradermareaktion wegen ihrer Inkonstanz und Unspezifität keinen klinischen Wert zu.

DEMONCHY und BENOIST prüften Gonokokken-Glycerinemulsionen, Autolysate und Aufschwemmungen in Magnesium-Sulfatlösungen. Diese Autoren sind der Ansicht, daß die Reaktion zwar nicht diagnostisch verwertet werden könne, aber einen Wert für die Prognose habe insofern, als eine positive Reaktion eine Verschlimmerung und Ausbreitung des Leidens anzeigen soll.

Demgegenüber äußern sich STREMPEL und LOUIS sowie BUSCHKE und JOSEPH über die praktische Verwertbarkeit skeptisch. Die Abgrenzung der Intradermoreaktion, deren Maximum 3—6 Stunden nach der Injektion einzutreten pflegt, gegenüber derjenigen von nichtgonorrhoischen Individuen sei dem subjektiven Ermessen zu sehr unterworfen.

FREI betont, daß man immer wieder den Eindruck erhält, daß im Grunde etwas Brauchbares an der Methode ist, daß jedoch die spezifische Komponente infolge einer unspezifischen cutanen Reizwirkung nicht einwandfrei zur Geltung käme. FREI hat daher versucht, nach dem Vorgange von RAMON ein sog. *Gonokokkenanatoxin* durch Einwirkung von Formalin und Wärme herzustellen. Dieses Anatoxinverfahren hat sich jedoch nicht bewährt.

Von ähnlichen Gesichtspunkten, nämlich einer Entgiftung der spezifischen Komponente, und von der Ansicht von AVERY und HEIDELBERGER ausgehend, daß der virulente Keim erst durch seinen Gehalt an typenspezifischem *Kohlehydrat* als Krankheitserreger charakterisiert ist, trennte CASPER den Eiweißanteil der Gonokokken von ihrem Kohlehydratanteil und kommt nach seinen Versuchen zu dem Resultat, daß *spezifische Hautreaktionen nur mit den spezifischen eiweißfreien Kohlehydraten* zu erzielen sind. Allerdings scheint die Herstellung der dazu notwendigen Hautteste schwierig und kostspielig. Eine Nachprüfung dieser Methode steht noch aus.

Sidorenko und Sirvindt sahen in 100% der akuten Fälle positive Reaktionen, während sie bei den chronischen und latenten Formen häufig versagte.

Benoist sah die Cutireaktion frühestens am 6. Tage, meist in der 2. Woche positiv und nach Ablauf der 3. Woche wieder verschwinden. Er glaubt den diagnostischen Wert nicht besonders hoch schätzen zu sollen, ihr dagegen eine gewisse prognostische Bedeutung beimessen zu dürfen.

Schönfeld und Marquardt verwendeten ähnlich wie dies Peters getan hatte, nicht Kulturgonokokken, sondern *Körpergonokokken*. Sie billigen dieser Methode eine gewisse Spezifizität zu, die sich durch positive Reaktionen nach 72 Stunden äußert. Eine positive Intracutanreaktion ging oft mit der Komplementbindungsreaktion parallel.

Von neueren Untersuchern beobachtete Barzilai unter 138 Fällen von gonorrhoischen Erkrankungen starke Cutireaktionen beim Gebrauch selbst hergestellter frischer Gonokokkenvaccine, wogegen Handelsvaccinen nur unzuverlässige Resultate ergaben. Insbesondere zur Erkennung weiblicher Adnexerkrankungen erwies sich die Reaktion als wertvoll.

Gaté und Naméi glauben ebenfalls an eine gewisse Spezifität der Hautreaktionen, die zuweilen erst nach 48 Stunden auftreten oder maximal werden. Nur papulöse Reaktionen sind beweisend und gerade die frühzeitig auftretenden flüchtigen oder erythematösen Reaktionen sind höchstwahrscheinlich der Grund dafür, daß von manchen Autoren die Spezifität der Reaktion geleugnet wird.

Von Interesse ist ferner eine Angabe von Kobak und Greengard, daß die *Haut des Neugeborenen* im Gegensatze zu derjenigen älterer Kinder und von Erwachsenen auf Gonokokkenvaccinen *gar nicht* oder *nur schwach reagieren*. Sie führen diese Anergie auf einen in der frühesten Jugend unterentwickelten Mechanismus für Hautreaktionen zurück.

Gänzlich ablehnend über den Wert der Cutireaktion bei Gonorrhöe äußern sich wieder Laepple, Lévine und Fink sowie Baccialli und Antoni.

Eine neue Note in die Frage der Cutireaktion bei Gonorrhöe brachten die Untersuchungen von Engel und Grundmann, sowie von Wolffenstein, die das von Wolffenstein und Pieper in die Therapie eingeführte lösliche Gonotoxin „Compligon" zu Zwecken der Cutireaktion verwendeten. (Näheres über Compligon s. Abschnitt „Serodiagnose" und „Immunotherapie".)

Die *Spezifität* des Compligon und die Spezifität der Hautreaktion bei Gonorrhoikern, die eine *echte* und *übertragbare Allergie* darstellt, haben die genannten Autoren insbesondere durch folgende Feststellungen erwiesen:

1. Compligon, das mit positiv reagierendem Gonorrhoikerserum vorbehandelt wird, löst eine positive Hautreaktion nicht aus. Es hat also eine Bindung zwischen Antigen und Antikörper stattgefunden.

2. Sowohl beim gesunden Menschen als auch beim Kaninchen läßt sich durch Compligoninjektionen eine positive Komplementbindungsreaktion gegenüber Gonokokkenantigen erzielen, während dies z. B. mit Staphylokokken oder Colitoxin nicht möglich ist.

3. Positiver Ausfall des Praussnitz-Küstnerschen Übertragungsversuches.

Engel und Grundmann kommen zu dem Resultat, daß die Intracutanreaktion mit Compligon im wesentlichen nur Aufschlüsse über die im Verlauf der Gonorrhöe auftretenden Immunitätsvorgänge gibt und somit eine gewisse *prognostische Bedeutung* hat. Was die diagnostische Seite anbelangt, so ist die Compligonreaktion nicht in allen Fällen von sicherer Gonorrhöe positiv und auch manchmal unspezifisch bei Gesunden. Immerhin kann man wohl annehmen, daß eine positive Reaktion in der Regel anzeigt, daß eine Gonorrhöe vorliegt oder vorgelegen hat. Bemerkenswert ist ferner der zuweilen negative Ausfall der Reaktion gerade bei schweren gonorrhoischen Fernkomplikationen, also der Nachweis einer anergischen Phase und die Beobachtung, daß die Erstimpfstelle bei wiederholten Inokulationen immer schwächer zu reagieren pflegt, also lokale Immunitätsvorgänge stattzufinden scheinen.

Engel und Grundmann beobachteten nämlich einen Fall, in dem es bei einer zweiten Injektion mit Compligon 14 Tage nach der Vornahme der ersten Injektion zu einem universellen urtikariellen Exanthem kam. Nur die erste Injektionsstelle blieb frei hiervon. Auch bei weiteren Cutireaktionen zeigte sich in den meisten Fällen eine *Abschwächung* an der ersten Impfstelle. Es darf hieraus gefolgert werden, daß durch die erste Impfung eine derartige örtliche Vermehrung von Antikörpern eintritt, daß es bei der nachträglichen Zufuhr neuen Antigens zu *partiellen Absättigungen* kommt.

Unabhängig von Engel und Grundmann hat in der Stroth an meiner Klinik die Cutireaktion mit Compligon geprüft. Nach unbefriedigenden Versuchen mit cutaner und intracutaner Applikation wurde folgende Technik gewählt: Es wurden am Vorderarm mit einem scharfen Skalpell 3 parallele, etwa 1 cm lange Skarifikationen ausgeführt und in diese unverdünntes Compligon mit einem Glasstab eingerieben. Die Resultate von in der Stroth decken sich im wesentlichen mit denen von Engel und Grundmann.

Schließlich hat Neuer eine *Cutireaktion mit Salbe* angegeben, die aus einer entsprechend eingeengten polyvalenten Bouillonkultur hergestellt wird (*Blenotest*: Staatl. serotherapeutisches Institut in Wien). Eine positive Reaktion ist durch entzündliche Rötung und kleine Pustelbildung an der Impfstelle gekennzeichnet und ist nach 24 Stunden auf dem Höhepunkte der Entwicklung, um nach 3 Tagen völlig abgeklungen zu sein. Allgemeine oder Herdreaktionen wurden nicht beobachtet. Von 64 Fällen mit Genitalerkrankungen reagierten 36, von 5 Arthritiden 3 positiv. Die Ergebnisse deckten sich vollkommen mit denen der Komplementablenkung, während im Ausstrichpräparat nur in 12 bzw. 2 Fällen Gonokokken nachweisbar waren. Nicht ganz so günstige, aber doch ermutigende Resultate hatte Ornstein. Loewy dagegen findet die Blenotestreaktion unbrauchbar, da sie bei sicherer Gonorrhöe in 50% der Fälle versagte und auch häufig unspezifische Ausschläge zeigte.

Anschließend an die „Salbenreaktion" sei auch an eine Mitteilung von Ziemann (1912) erinnert, der gute Resultate mit einer Ophthalmoreaktion durch Einträufelung von Gonokokkenvaccine auf die Conjunctiva beschrieben hat. Eine Nachprüfung von Sommer konnte diese Angaben jedoch nicht bestätigen. Auch Compligon erwies sich nach unseren Erfahrungen für die Ophthalmoreaktion als ungeeignet.

Zusammenfassend können wir also sagen, daß trotz der reichlichen über die Cutireaktion angestellten Versuche, trotz der Heranziehung der verschiedensten Antigene und trotz der Anwendung der verschiedenartigsten Technik *ein endgültiges Urteil über den praktischen Wert dieser Methode bisher noch nicht möglich ist.* Zwar dürfte *mit Sicherheit* feststehen, daß eine *besondere Empfindlichkeit der Haut gegenüber Gonokokkenantigenen im Verlaufe gonorrhoischer Prozesse entstehen kann.* Die Spezifizität dieser Erscheinung und damit ihre bedingungslose praktische Verwertung wird aber durch zwei Faktoren bis zu einem gewissen Grade *eingeschränkt:* auf der einen Seite dadurch, daß die menschliche Haut im Verlaufe gonorrhoischer Prozesse (wie vielleicht auch im Verlaufe entzündlicher Vorgänge überhaupt) eine gesteigerte Reaktionsbereitschaft *gegenüber allen möglichen „Testen" (nicht nur solchen spezifischer Natur)* zu haben scheint, und auf der anderen Seite dadurch, daß die Gonokokkenleibessubstanz oder ihre Stoffwechselprodukte bzw. Toxine auch auf der Haut *gesunder* Individuen, die niemals eine gonorrhoische Infektion hatten oder zur Zeit der Prüfung haben, *entzündliche Reaktionen in gewissem Grade* auslösen können. Insbesondere gilt dies für die an sich schon für Hautteste empfindliche Haut von jungen Frauen und von Kindern. Die Schwierigkeit für alle Cutireaktionen bei Gonorrhöe besteht also darin, daß man das zu verwendende spezifische Hauttest so abstimmen muß, daß es auf der Haut Gesunder gar keine oder nur eine sehr mäßige entzündliche Reaktion auslöst, dagegen auf der Haut von Gonorrhoikern in einem möglichst hohen Prozentsatz deutliche und gegenüber den Kontrollen leicht ablesbare Reaktionen auslöst. *Gerade diese Schwierigkeit ist aber bisher noch nicht restlos behoben.* Ob die von Casper versuchte Enteiweißung der Gonokokkensubstanz und die Verwendung ihres Kohlehydratanteiles zu Zwecken des Hauttestes eine Verbesserung bedeutet, müssen erst weitere Versuche zeigen. Als geeignetsten Impfstoff möchten wir vorläufig das Compligon (Chemische Fabrik Schering-Kahlbaum, A. G., Berlin) betrachten, schon deshalb, weil es sich bei diesem Präparat um ein bakterienfreies Produkt handelt, dessen Antigennatur *lange Zeit unverändert* bleibt, und das hierdurch gerade für vergleichende Untersuchungen vor selbst hergestellten und käuflichen Vaccinen Vorzüge haben dürfte.

Wenn somit auch die Akten über die Cutireaktion noch nicht endgültig abgeschlossen sind, so kann man wohl doch unter Berücksichtigung der obigen Einwendungen feststellen, daß die Erfahrungen der meisten Autoren und auch unsere eigenen im Sinn einer gewissen *Verwendungsmöglichkeit der Reaktion für die Diagnose* sprechen. Das ist nicht so zu verstehen, als ob der positive oder negative Ausfall der Reaktion allein schon als Beweis angesehen werden, sondern nur so, daß der Ausfall der Cutireaktion *ein* Glied in der Kette sonstiger diagnostischer Beweise darstellen kann. Es wird sich dies weniger auf einfache Schleimhauterkrankungen beziehen als vielmehr auf jene häufigen Fälle von Hoden-, Prostata-, weiblichen Adnexerkrankungen, Arthritiden usw., bei denen eine bakteriologische Klärung so oft versagt. Wenn beispielsweise eine fragliche Arthritis, deren Anamnese und klinischer Befund nicht gegen ihre gonorrhoische Ätiologie spricht, trotz negativen Gonokokkenbefundes eine positive Komplementbindung und Meinicke-Klärungsreaktion (siehe diese) aufweist und nun bei der Hauttestprüfung auch noch eine starke positive Cutireaktion zeigt, so werden wir den Ausfall dieser Reaktion, wenn auch nicht als schlüssigen Beweis, so doch als wertvollen Fingerzeig begrüßen.

So folgert z. B. Scomazzoni aus dem Nachweis starker Cutireaktionen bei gonorrhoischen Keratodermien auf den allergischen Charakter dieser Hauterscheinungen.

Andererseits kann auch der negative Ausfall der Cutireaktion im Verein mit dem negativen Ausfall unserer sonstigen diagnostischen Methoden unsere Ansicht bestärken, die gonorrhoische Natur für den betreffenden Fall auszuschließen.

Wenn somit die Verwertbarkeit der Cutireaktion für die Zwecke der Diagnose schon eine sehr beschränkte ist, so kommt eine Heranziehung *für prognostische* und *therapeutische* Fragen wohl heute *noch nicht in Betracht*. Allenfalls könnte man bei der Erteilung des Heiratskonsenses eine stark positive Cutireaktion neben einwandfrei positiven serologischen Reaktionen trotz fehlenden Gonokokkenbefundes als ein Mahnzeichen mehr ansehen, mit der Konsenserteilung vorsichtig zu sein und die bakteriologische Untersuchung noch öfter zu wiederholen. Ist dies jedoch genügend geschehen, so hat man auf Grund einer positiven Cutireaktion wohl ebensowenig das Recht, die Heiratserlaubnis zu versagen, wie allein auf Grund positiver Serumreaktionen. Denn, wenn dies auch wohl nicht die Regel sein dürfte, so muß man doch mit der Möglichkeit rechnen, daß die Verhältnisse ähnlich liegen wie bei den Serumreaktionen, und daß die sich in der Cutireaktion äußernde Hautallergie den Krankheitsprozeß kürzere oder sogar längere Zeit überdauern kann.

Literatur.

ALLESSANDRINI u. MATARESE: Intradermoreaktion bei Gonorrhöe. Policlinico **1928**, 1199. Ref. Zbl. Hautkrkh. **28**, 613. — ARONSTAM: J. amer. med. Assoc. **50** (1908).

BACCIALLI u. ANTONI: Zum Studium des diagnostischen Wertes des Cutivaccination bei Gonokokkenadnexitis. Atti Soc. ital. Ostetr. **1930**. Ref. Zbl. Hautkrkh. **42**, 274. — BARZILAI: Wert der Intradermoreaktion bei der weiblichen Gonorrhöe. Atti Soc. ital. Ostetr. **1930**. Ref. Zbl. Hautkrkh. **43**, 797. — BENOIST, F.: L'allergie gonococcique. Ann. Méd. **28**, 174—198. Ref. Zbl. Hautkrkh. **36**, 5—6. — BORIJN u. SCHERISORINA: Diagnostik der Gonorrhöe mit intracutaner Gonokokkeninjektion. Rev. de Microbiol. **1925**. Ref. Zbl. Hautkrkh. **17**, 917; **19**, 550. — BRANDWEINER u. HOCH: Mitteilungen über Gonorrhöe. Wien. klin. Wschr. **1913**, Nr 22 u. 32. — BRUCK, CARL: (a) Über spezifische Immunkörper gegen Gonokokken. Dtsch. med. Wschr. **1906**, Nr 34. (b) Pathologie der Gonorrhöe. LUBARSCH-OSTERTAG 1912. — BUSCHKE u. JOSEPH: Med. Klin. **1929**, 1312.

CASPER, W.: Spezifische Cutireaktionen an Gonorrhoikern mit spezifischen eiweißfreien Substanzen aus Gonokokken. Klin. Wschr. **1930**, 2154—2158. Ref. Zbl. Hautkrkh. **34**, 774; **36**, H. 9/10. — CHERRY u. DI PALMA: Diagnose der chronischen weiblichen Gonorrhöe unter Berücksichtigung der Cutanreaktion und der Komplementbindungsreaktion. Rev. españ. Urol. **1923**. Ref. Zbl. Hautkrkh. **8**, 426. — COHN, A.: Lokale Hautreaktivität mit Gonokokkenkulturfiltraten. Klin. Wschr. **1931**, 452. Ref. Zbl. Hautkrkh. **38**, 853. — COOK u. STAFFORD: Studie über den Gonococcus und Gonokokkeninfektion. J. inf. Dis. **1921**. Ref. Zbl. Hautkrkh. **4**, 292.

DECASTRO: Zur Bestimmung des diagnostischen Wertes der Antigonokokkenvaccinen. Gaz. internaz. med.-chir. **1914**. Ref. Dermat. Wschr. **1915**, 762. — DEMONCHY et BENOIST: J. méd. Hôp. Paris **1928**. Ref. Zbl. Hautkrkh. **30**, 140. — DIMITRIEW: Hautreaktion bei Gonorrhöe. Vrač. Gaz. **1913**. Ref. Dermat. Z. **1914**.

EISING: Gonokokkenvaccine zur Diagnose gonorrhoischer Blenorrhöen. Med. Rec. **1912**. Ref. Dermat. Wschr. **1913**, H. 2. — ENGEL, C. u. H. GRUNDMANN: (a) Hautreaktionsprüfungen bei Gonorrhöe. Klin. Wschr. **1932**, 1526, 1527. Ref. Zbl. Hautkrkh. **42**, 566. (b) Dermat. Wschr. **96**, 194 (1933). (c) Lokale Immunitätserscheinungen bei der gonorrhoischen Cutireaktion. Klin. Wschr. **1933**, Nr 13, 503. Ref. Zbl. Hautkrkh. **45**, 665.

FINKELSTEIN u. GERSCHUN: Zur Serologie der gonorrhoischen Erkrankungen. Berl. klin. Wschr. **1913**, Nr 39. — FREI, W.: Einige moderne diagnostische und therapeutische Verfahren bei Gonorrhöe. Dtsch. med. Wschr. **1929**, Nr 49/50. — FUCHS: Hautallergie bei Gonorrhöe. Arch. f. Dermat. **23** (1918).

GATÉ u. NAMEI: Gonorrhöecutireaktion. Bull. Soc. Biol. Paris **40** (1933). Ref. Zbl. Hautkrkh. **45**, 274. — GIORGIS: Intradermoreaktion bei Blenorrhöe. Gaz. Exped. **1912**. Ref. Dermat. Wschr. **1913**, Nr 19.

HERROLD: (a) Hautreaktion mit Gonokokkenfiltraten. J. amer. med. Assoc. **1925**. Ref. Zbl. Hautkrkh. **17**, 114. (b) Arch. of Path. **1926**. Ref. Zbl. Hautkrkh. **22**, 891.

IRONS: Cutanreaktion bei Gonorrhöe. J. amer. med. Assoc. **1912**, 931.

KOBAK u. GREENGARD: Cutireaktion bei Müttern und Kindern. Proc. Soc. exper. Biol. a. Méd. **1932**. Ref. Zbl. Hautkrkh. **45**, 129. — KÖHLER, H.: Die Gonorrhöediagnose durch intracutane Arthigoninjektionen. Dtsch. med. Wschr. **1925**, 1368.

LAEPPLE, H.: Hautreaktion mit Gonokokkenvaccine. Inaug.-Diss. Köln 1931. Ref. Zbl. Hautkrkh. **40**, H. 3/4. — LEDERER: Gonokokkenvaccine als diagnostisches Hilfsmittel. Wien. med. Wschr. **1912**, Nr 40. — LEJBFREJD, SUTKOVA u. TUCHSNID: Intracutanreaktion bei Gonorrhöe. Ref. Zbl. Hautkrkh. **27**, 712. — LEVINE u. FINK: Ann. Mal. vénér. **27**, 645 (1932). Ref. Zbl. Hautkrkh. **43**, H. 7/8. — LEVINE, FINK u. BIKOVSKY: Über den immunologischen Wert der HERROLDschen Reaktion. Ann. Mal. vénér. **27**, 657 (1932). Ref. Zbl. Hautkrkh. **43**, H. 7/8. — LOEWY, ERNA: Nachprüfung des Blenotest, einer Hautreaktion zum Nachweis gonorrhoischer Tiefenerkrankungen. Wien. klin. Wschr. **1932**, 1352. — LONDON: Amer. J. Surg. **1912**. Ref. Dermat. Wschr. **1913**, Nr 41.

MUCCI: Untersuchungen über den diagnostischen Wert der Intracutanreaktion bei Blennorrhöe. Giorn. ital. Dermat. **66** (1925). Ref. Dermat. Wschr. **1926**, 828. Giorn ital. Dermat. **1927**, 596, 600. Ref. Zbl. Hautkrkh. **25**, 150.

NAMEI: Diagnostischer Wert der Cutireaktion. Lyon 1932. Ref. Zbl. Hautkrkh. **44**, 598. — NEUER, J.: Eine Hautreaktion zum Nachweis gonorrhoischer Tiefenerkrankungen. Wien. klin. Wschr. **1932**, 398. Ref. Zbl. Hautkrkh. **42**, 265. — NEUER, J. u. ORNSTEIN: Wien. klin. Wschr. **1932**, 1592.

ORNSTEIN, F.: Blenotestreaktion. Wien. klin. Wschr. **1932**, 1536. — OSSIPOWA: Dermat. Wschr. **1927**, 1059. Ref. Zbl. Hautkrkh. **26**, 319. — OVCINNIKOV u. SISOV: Intracutanreaktion bei Gonorrhöe. Venerol. (russ.) **1926**, 940. Ref. Zbl. Hautkrkh. **23**, 591.

PETERS: Beiträge zur biologischen Diagnose der Gonorrhöe. Arch. f. Dermat. **131** (1921).

SAKAGUCHI u. WATABIKI: Cutanreaktionen bei Gonorrhöekranken. Dermat. Wschr. **1912**, Nr 25. — SCARPA: Diagnostischer Wert der Gonokokkenvaccine. Giorn. med. mil. **1932**. Ref. Zbl. Hautkrkh. **43**, 790. — SCHÖNFELD, W. u. MARQUARDT: Beiträge zu zwei Immunitätsreaktionen des Trippers. Dermat. Z. **60**, 385 (1931). Ref. Zbl. Hautkrkh. **39**, H. 1/2. — SCOMAZZONI: Über Keratodermie blen. Giorn. ital. Dermat. **1931**. Ref. Zbl. Hautkrkh. **38**, 855. — SIDORENKO u. SIRVINDT: Die Intracutanreaktion bei Gonorrhöe. Venerol. (russ.) **7**, Nr 3. Ref. Zbl. Hautkrkh. **35**, H. 7/8. — SOMMER, A.: Die biologische Diagnose der Gonorrhöe. Arch. f. Dermat. **118** (1913). — STREMPEL u. LOUIS: Intradermoreaktionen bei Gonorrhöe. Kongr. dtsch. dermat. Ges. Königsberg 1929. Ref. Zbl. Hautkrkh. **31**, 450. — STROTH, H. IN DER: Cutireaktion mit Compligon bei Gonorrhoikern. Klin. Wschr. **1933**.

TOVARU: Intracutanreaktion für die Diagnose gonorrhoischer Gelenkerkrankungen. Spital. (rum.) **1926**, Nr 12. Ref. Zbl. Hautkrkh. **24**, 550.

WOLFFENSTEIN: Berl. dermat. Ges., 12. Juli 1932. Ref. Zbl. Hautkrkh. **42**, 566.

ZIEMANN: Gonokokkenvaccine als eventuelles diagnostisches Hilfsmittel. Berl. klin. Wschr. **1912**, Nr 40.

Allgemeinbehandlung bei Gonorrhöe.

(Immunotherapie, unspezifische Reizkörpertherapie, Chemotherapie, perorale Therapie, Diätetik und Hygiene.)

Von

C. BRUCK - Altona.

I. Immunotherapie bei Gonorrhöe.

1. Serumtherapie (passive Immunisierung).

Ob es möglich ist, durch Vorbehandlung von Tieren mit Gonokokken *Heil*stoffe gegen Gonorrhöe zu erzeugen, und ob man somit überhaupt von einer *spezifischen Serum*therapie der Gonorrhöe sprechen kann, ist *durchaus ungewiß*. Wie wir bei Besprechung der Serodiagnose gesehen haben, gelingt es zwar, durch aktive Immunisierung von Tieren und Menschen mit Leichtigkeit komplementbindende Substanzen, also spezifische Antikörper von Amboceptorencharakter zu erzeugen, es ist aber sehr wenig wahrscheinlich, daß diese Substanzen mit gonokokkentötenden Stoffen identisch sind oder daß ihr Auftreten auch nur für die gleichzeitige Entstehung derartiger Faktoren spricht.

Auch die bisher vorliegenden Versuche zur theoretischen Begründung einer spezifischen Serumtherapie bei Gonorrhöe sind nicht sehr beweisend.

Die ältesten Versuche, spezifische Antikörper zu erzeugen, zielen auf die Darstellung von *Antitoxinen* gegen das Gonokokkengift hin. Den grundlegenden Untersuchungen, aber in dieser Beziehung sowohl am Menschen und am Tiere, völlig negativen Resultaten von WASSERMANN, WERTHEIM u. a. folgten Angaben von MENDES und CALVINO, die mit Toxinen immunisierten und mit dem Serum eine passive Immunisierung erreichen zu können behaupteten. Ihnen schließt sich DE CHRISTMAS mit ausgedehnten Versuchen an, über die SCHOLTZ folgendermaßen berichtet:

Zur Immunisierung verwandte DE CHRISTMAS ältere, durch Filtrierpapier oder Filter von Infusorienerde filtrierte Kulturen auf flüssigen Nährböden. Da aber in der üblichen Ascitesbouillon im Verhältnis 1 : 3 nur wenig Toxin gebildet wird, suchte DE CHRISTMAS durch Veränderung des Nährbodens die Toxinproduktion zu erhöhen. Am meisten Toxin wurde in einer peptonfreien, dabei stark eiweißhaltigen Bouillon (75% Ascites, 25% Bouillon) gebildet. Die Wirksamkeit des Toxins wurde an jungen Meerschweinchen mittels intracerebraler Injektion festgestellt. Als Dosis letalis minima für Meerschweinchen von 250 bis 300 g wurden 1/250—1/500 ccm der oben beschriebenen Kulturflüssigkeit festgestellt. Die betreffende Toxinmenge wurde stets durch physiologische Kochsalzlösung auf 0,05 ccm aufgefüllt und nur 2—3 mm tief in die Gehirnmasse einer Hemisphäre injiziert. Bei intracerebraler Injektion des Giftes blieben die Meerschweinchen 4—5 Stunden zunächst ganz munter; dann stellten sich krampfhafte Zuckungen und Lähmungserscheinungen ein und innerhalb 12—24 Stunden gingen die Tiere zugrunde.

Die Immunisierungen gegen dieses Toxin wurden hauptsächlich an Ziegen vorgenommen, denen große Toxinmengen in steigender Dosis subcutan injiziert wurden. Nach monatelanger Vorbehandlung zeigte das Serum der so behandelten Tiere ziemlich erhebliche antitoxische Kraft. Bei vorheriger Mischung des Serums mit dem Toxin wurde eine vollständige

Neutralisation einer mehrfach tödlichen Dosis erzielt. Im Maximum vermochten 0,5 ccm Serum die 5000fach tödliche Dosis unwirksam zu machen. Auch bei der Injektion des Serums in die eine Gehirnhemisphäre und gleichzeitiger oder einige Stunden darauf folgender Einspritzungen der doppelt tödlichen Dosis des Giftes in die andere Hirnhälfte gelang es, die Tiere vor dem Tode zu retten. Allerdings waren hierzu weit größere Serumdosen notwendig. Bei gleichzeitiger Injektion von Serum und Gift in die beiden Gehirnhemisphären vermochten 0,05 Serum gegen die doppelt tödliche Dosis, bei intravenöser Einspritzung des Serums 20 Stunden vor Einverleibung des Giftes 1 ccm Serum gegen 0,01 ccm Toxin zu schützen. Nie gelang es durch Injektion großer Serummengen bei bereits ausgebrochenen Krankheitserscheinungen einen heilenden Einfluß auszuüben. Ferner war die Immunität der Tiere nach Seruminjektionen nur außerordentlich vorübergehend und 48 Stunden nach der Serumeinspritzung bereits wieder erloschen.

Eine aktive Immunität beim Meerschweinchen durch intracerebrale Giftinjektion konnte de Christmas nur sehr schwer erzielen, da es schwierig war, eine krankmachende, aber nicht tödliche Giftdosis zu finden. Gelang es aber, so erwiesen sich solche Tiere im ganzen Gehirn als stark immunisiert.

Das Gonokokkentoxin wurde weiterhin von Vannod studiert. 20tägige Gonokokkenkulturen in de Christmasscher Bouillon wiesen bei Kaninchen ein Maximum von Giftwirkung auf. Die Toxinwirkung der verschiedenen Kulturen war jedoch sehr unregelmäßig. Vannod stellte ferner aus Gonokokken ein Nucleoproteid her, von dem 0,5 g Kaninchen tötete. Durch Vorbehandlung von Kaninchen ließ sich ein Serum erzielen, das eine, wenn auch geringe, so doch deutliche antitoxische Wirkung aufwies.

Funck gewann ein Gonokokkengift durch Eindickung von Gonokokkenascitesbouillon, mit Hilfe dessen er bei Pferden ein Antitoxin erzielt haben will.

Nach Torrey ist das Gonokokkentoxin ein Endotoxin, in dessen Bildung verschiedene Stämme sich verschieden verhalten. Eine Immunisierung von Meerschweinchen gelingt nicht; im Gegenteil tritt eher eine Überempfindlichkeit ein. Bei intraperitonealer Injektion lebender Kulturen dagegen tritt neben einer aktiven Phagocytose ein bakteriolytischer Prozeß auf, und es gelingt daher, durch intraperitoneal injizierte lebende Gonokokken einen gewissen Schutz zu erreichen, wobei wahrscheinlich neben der Antitoxinwirkung spezifisch bakteriolytische Vorgänge eine Rolle spielen.

Bruckner, Christéanu und Ciuca sahen eine Schutz- und Heilkraft eines Antigonokokkenserums bei experimenteller Gonokokkensepsis beim Tiere. Debre und Paraf konnten durch Injektion einiger Tropfen Serum die Entstehung einer gonorrhoischen Panophthalmie beim Kaninchen unterdrücken. Auch der Ausbruch einer gonorrhoischen Meningitis konnte bei Affen verhindert werden. Jötten schützte durch Injektion eines Kaninchenimmunserums Mäuse vor der 24 Stunden später erfolgenden tödlichen Infektion. Ähnliche Versuche machte Reenstierna, der mit Hilfe eines Antigonokokkenserums Meerschweinchen vor der intraperitonealen Infektion bewahrte. Haig fand, daß dem Versuchstier mindestens 8000 Millionen Gonokokken intraperitoneal injiziert werden müssen, ehe von einer ausgeprochen bactericiden Kraft etwas festgestellt werden könne.

Abgesehen von der später noch zu besprechenden Frage, wieviel bei derartigen Versuchen auf eine spezifische Komponente und wieviel auf unspezifische Reizwirkung kommt, muß man die Schwierigkeit und Unzuverlässigkeit aller bisherigen sog. gonorrhoischen Tierinfektionen in Betracht ziehen, die bindende Schlüsse über die Möglichkeit oder Existenz schützender oder heilender „Antigonokokkensera" noch nicht zulassen.

Jedenfalls zeigen die experimentellen Versuche von Bruck, Jundell und Leplay, daß Antigonokokkenseren trotz hohen Agglutinin- und Komplementbindungsgehaltes sowohl in vitro als im Pfeifferschen Versuch jede abtötende Wirkung auf Gonokokken vermissen lassen. Wenn also überhaupt ein spezifischer Effekt anzunehmen ist, könnte man am ehesten noch an eine antitoxische Wirkung denken (Reenstierna).

Trotz dieser theoretischen Bedenken ist die Serumtherapie bei Gonorrhöe praktisch häufig angewendet worden.

Wir können mit Tanton und Granier 4 Gruppen solcher Versuche unterscheiden:

a) Behandlung mit „spezifischem" (?) Antiserum. Die häufigste Prüfung dürfte das *amerikanische Serum der Firma Parke, Davis u. Co.*, das nach Angaben von Torrey und Rogers durch intraperitoneale Immunisierung unkastrierter Hammel gewonnen wird, gefunden haben:

Mehr oder weniger gute Erfolge sahen hiermit Torrey, Rogers, Swinburne, Gibney, Gayler, Perrez-Miro, Porter, Uhle-Mc Kinney, Krist, Warfield, Leshnew, Schmidt, Schiele und Dörbeck, Stelwagon, Ballenger, Lydston, Orton, Chetwood, Horwitz, Abdulow, Polubogatoff, Corbus, Gramenitzky, Dunavant, Herbst, Solowjeff, Baumann, Chassaignac, Rosenthal, Thoma, Myers, Plummer.

Unbefriedigt äußern sich Bruck, Butler und Long, Fletchner.

Mit dem Serum *des Berner Staatl. Seruminstituts* hatte Vannod günstige Resultate, während sich Eichhorst und Waeber ungünstig äußern.

Französische Seren sind das von Nicoll (s. Ivens, Cruveilhier, Dupuys und Dutemps), das von Blaizot (s. Maringer, Offret), sowie das von Stérian, das durch Vorbehandlung von Pferden mit gonorrhoischem Eiter von etwa 20 verschiedenen Fällen gewonnen wird (s. Stérian, Morax, Mawas, Marion, Clerc-Percochard, Merklen und Minvielle, Sédan, Le Fur).

Andere Antigonokokkenseren prüften: Murell, Colombo, Dembskaja, Define Christmas, Garcia-Serra, Walker, Olinescu, Reenstierna (Intravenöse Vorbehandlung von Ziegen mit lebenden Gonokokken. Ausführliche Literaturangaben!).

Neuere *intravenöse* Versuche liegen vor von Arène, Peyri und Campos, sowie von Szilvasi.

Die Versuche Linsers, der bei Fällen von schwerer Gonokokkensepsis und Epididymitis *Gesunde* mit abgetöteten Gonokokken behandelte und dann das so gewonnene Immunserum bei den Kranken verwendete, wonach Heilung eintrat, haben, soweit wir sehen, noch keine Nachprüfung gefunden.

Neuerdings behauptet Lusztig durch Vorbehandlung von *Ratten* ein auch klinisch wirksames Serum erhalten zu haben.

Fast alle Autoren, die sich mit der Serumtherapie der Gonorrhöe beschäftigten, sahen Erfolge *nur bei den Komplikationen* (Arthritis, Conjunctivitis, Epididymitis, Prostatitis, Adnexitis), die sich in einem Rückgange der klinischen Erscheinungen äußerten, *während die Gonokokken selbst und die unkomplizierten Schleimhautgonorrhöen der Urethra und der Cervix ganz unbeeinflußt blieben.* Nur vereinzelte Autoren (z. B. Cruveilhier und Maringer) behaupten auch bei der akuten Gonorrhöe Erfolge gesehen zu haben.

Die Injektionen erfolgten in Dosen von 2—10—30 cm und in Abständen von 3—4 Tagen subcutan, neuerdings wird mehr die intravenöse Injektion vorgezogen. Manche Autoren glauben von *lokalen Seruminjektionen* Gutes gesehen zu haben (Tuben: Ivens. Scheide: Douglas. Gelenke: Oettinger, Deguignand, Le Fur. Abscesse: Léri und Luton. Subconjunctival: Rosica. Epiconjunctival: Colombo).

Fast allgemein werden starke *Nebenerscheinungen*, besonders Fieber, Lokalsymptome und Exantheme (6 bis zu 50%) angegeben, weshalb sich neuerdings wieder Wiedmann durchaus ablehnend über die Serumbehandlung äußert und Ivens besonders bei intravenösen Injektionen zu desensibilisierenden Vorinjektionen kleiner Mengen rät!

b) Behandlung mit „paraspezifischen" Seren. Paraspezifische Seren sind solche, die gegen Erreger gerichtet sind, die dem Gonococcus *artverwandt* sind. Es handelt sich also in erster Linie um *Antimeningokokkenseren*. Während Asch keine befriedigenden Erfolge sah, empfehlen Pissavy und Chauvet, Dopter, Hogge, Heresco und Ceallic, Heresco und Strominger, Ceallic, Salle diese Therapie. Citron sah einen günstigen Einfluß bei einem Falle von Sepsis, Lortat und Bucqoy besonders bei Epididymitis.

c) Behandlung mit Eigenserum und Eigenblut. Über günstige Erfolge mit *Autoserum* berichten Weill, Schachmann (Erwachsene 15 ccm, Neugeborene 0,5 ccm subcutan; Erfolge insbesondere bei Blenn. neonat.), de Bella (5 bis 6 Injektionen von 10—30 ccm inaktivem Serum; Erfolge bei Arthritis), Quenay (2—4 ccm alle 2 Tage), Jeandelize und Bretagne (subconjunctival bei Blenn. neonat.), Pierangele (3—4 Injektionen à 10—25 ccm inaktives Serum alle 4 Tage), Domingo (intravenös bei weiblicher Gonorrhöe).

Klöppel, Pastor u. a. gehen dabei so vor, daß der Kranke vor der Behandlung mit Eigenserum erst mit Gonokokkenvaccine aktiv immunisiert wird.

Behandlung *mit Eigenblut* nach dem Vorgange von Nourney rühmen Saigrajeff (3—5 ccm jeden 4. Tag intramuskulär oder subcutan), ferner Robinson, Bussalai und Devoto, Steiner, Egervary (Beobachtungen an 475 Fällen).

Die Eigenblut*umspritzung* entzündeter gonorrhoischer Drüsen nach dem Vorgange der Furunkelumspritzung (Läwen) dürfte ihrem Wesen nach zu den *lokal*therapeutischen Methoden gehören.

Auch Exsudate und sonstige Körperflüssigkeiten wurden zu Injektionszwecken verwendet. So sahen Maillot, Lop, Ballenger und Omar-Elder auffallende Erfolge durch Aspiration von Gelenkexsudaten und Reinjektion von etwa 30 ccm subcutan. Ähnliches berichtet Weill über die Wirkung aspirierter und reinjizierter Hydrocelenflüssigkeit bei Epididymitis. Lozanno sah sogar einen Fall von Nebenhodenentzündung durch Injektion der Lumbalflüssigkeit zurückgehen!

d) Behandlung mit „paradoxen" Seren. Hier handelt es sich um therapeutische Versuche mit Seren, die *nicht artspezifisch* gegen Gonokokken, sondern gegen irgendwelche andere Mikroorganismen gerichtet sind, z. B. um Anwendung von Antistreptokokkenseren (Soltan, Fenvick und Parkinson), Diphtherieseren usw. Diese Versuche fallen wohl ohne weiteres in das Gebiet der sog. unspezifischen Reiztherapie (s. diese).

Überblicken wir die Resultate der Serumtherapie bei Gonorrhöe, so läßt sich nicht verkennen, daß sowohl durch die Anwendung von Antigonokokkenseren, Antimeningokokkenseren, als durch Eigenseren und Eigenblut gewisse gonorrhoische Komplikationen, vor allem Arthritis, Epididymitis und Conjunctivitis günstig beeinflußt werden können. *Eine besondere Überlegenheit der spezifisch gegen Gonokokken abgestimmten Seren läßt sich jedoch nicht feststellen, und so muß die Frage weiter offen bleiben, ob wir überhaupt berechtigt sind, von einer spezifischen Serumtherapie der Gonorrhöe zu sprechen. Wahrscheinlicher ist, daß die berichteten Erfolge sämtlich in das Gebiet der unspezifischen parenteralen Reiztherapie gehören.*

2. Vaccinetherapie der Gonorrhöe (aktive Immunisierung).

Die ersten Versuche, die Behandlung mit abgetöteten Gonokokken bei Gonorrhöe und ihren Komplikationen anzuwenden, knüpfen an die Wrightsche Opsoninlehre an und wurden von amerikanischen Autoren (Butler-Long, Churchill-Loper, Aronstam, Ballenger, Irons, Linnear) angestellt. Diese Versuche hielten sich noch streng an die Wrightsche Lehre und an die Bestimmung des sog. *opsonischen Index*.

Eine praktische Bedeutung und eine weitgehende Nutzanwendung erfuhr die Vaccinetherapie der Gonorrhöe erst 1909, als C. BRUCK diese Behandlungsmethode in Europa einführte und darauf hinwies, daß es durchaus unangebracht ist, gerade bei gonorrhoischen Erkrankungen den opsonischen Index zur Grundlage des therapeutischen Handelns zu machen. Bei keiner Krankheit ist die Phagocytose so bekannt wie bei der Gonorrhöe. Wir wissen, daß durch sie nicht das Geringste im Sinne der Abtötung des Virus bewirkt wird (s. neuerdings auch FELKE), und es erscheint daher durchaus unlogisch, wenn man diesen Prozeß, der bei der Gonorrhöe an sich schon auf ein Maximum gesteigert ist, noch vermehren und zur Grundlage der spezifischen Behandlung machen will. BRUCK *empfahl daher, die Opsoninlehre für die Vaccinationstherapie der Gonorrhöe völlig fallen zu lassen und sich nur an die Lehren der aktiven Immunisierung zu halten,* d. h. die Behandlung mit kleinen Mengen zu beginnen und allein unter Berücksichtigung des klinischen Befindens und der *Fieberreaktionen* sowohl die Behandlungsintervalle als die Einzel- und Gesamtdosen der Vaccine zu bestimmen.

Unter Berücksichtigung dieser Gesichtspunkte und nach den Erfahrungen mit der von BRUCK eingeführten ersten polyvalenten Vaccine *Arthigon hat die aktive Immunotherapie bei Gonorrhöe eine allgemeine und außergewöhnliche Verbreitung gefunden.*

Deutsche Gonokokkenvaccinen. *Arthigon* nach BRUCK (Chem. Fabrik Schering-Kahlbaum) zahlreiche schonend abgetötete Kulturstämme in Urotropinlösung. 1 ccm = 100 Millionen, extrastark 1 ccm = 1 Milliarde.

Ampullenpackungen und Flaschen zu 6 ccm.

Compligon (Chem. Fabrik Schering-Kahlbaum) nach WOLFFENSTEIN und PIEPER keimfreies Präparat aus flüssigen Gonokokkenkulturen, von besonders langer Haltbarkeit. Ampullen.

Gonargin (I.G.). — *Gonovaccin* (Merck). — *Gonoyatren* (I.G.). — *Resantin* (Kalle) — *Vaccigon* (Sächs. Ser. W.) u. a.

Ausländische Gonokokkenvaccinen: England: PARKE-DAVIS.

Amerika: BORROUGH-WELCOME, *Phylokogen* (KRETSCHMAR, HOLLIDAY).

Österreich: Vaccine des *Wiener* Seruminstituts (RIEGER).

Schweiz: Vaccine des *Berner* Seruminstituts.

Frankreich: Siehe Zusammenstellung von GRIMBERG. NICOLLE-*Vaccine* DMÉGON (NICOLLE, BLAIZOT, DEMBSKAJA, MÜLLER-BENDER, DUHOT, REENSTIERNA, REMLINGER, BONAMOUR-TERISSE, CRUVEILHIER, LIVON, ELEWAUT). BESREDKA: atoxische sensibilisierte Vaccine (CRUVEILHIER, SZILY, GUENOD-PERREL, BROUGHTON, ALCOCK, TZANCK). TUNIS-Vaccine (GUENOD-PAREL). Vaccine colloidale (NEGRO-SECCHI). DEMONCHY-Vaccine (DEMONCHY, LAUCON-DEMONCHY, WISHENGRAD), „Clasine" (JAUSION).

Belgien: Gonovaccin (HERMANNS und v. BRANDEN). Eucratol (LE CLERC-DANDOY, GILBERT, MARINESCU).

Italien: COPELLIS atoxische Vaccine (COPELLI, RIVA). CENTANIS *Stomosine* (VALLISNIERI, TOMMASSINI, PAPAGNO, SABA). BRUSCHETTINIS Vaccine (MORINI, SPINA). TORCELLIS Vaccine.

Spanien: Haptinogen Gono MENDEZ (DASSO, GRET und PAPARINI).

Rußland: Staatl. Venerol *Moskau* (TIMOFEJEW).

Japan: *Impedin* (SAKOMOTO).

An sonstigen Vaccinepräparaten seien erwähnt: Alkalivaccine (THOMSEN), Formalinvaccine (COSTA), Divaccin (GLIENER), Urotropinvaccine (SÁINZ DE AJA, PILSCHIK, GORSCHKOW), Mischvaccine (BOEHM, LE FUR, SCHUMACHER und KLIEWE). Trockenvaccine (BUSCHKE und LANGER), Glycerolvaccine (CLOCK, OAKLEY, BEARD), Kältevaccine (AKATSU), Jodvaccine (JAJA).

Einen breiten Raum in der Vaccinebehandlung des letzten Jahrzehntes spielte die Frage der *Auto- und Lebendvaccine.*

Autovaccine: HECHT, JÖTTEN, WAGNER, ZADOK, v. SZILY, VALVEDE, MAILLÉ und BÖCKELL, KUSUNOKI, LEBRETON, OSSWALD, GRIPEKOVEN, CHEVRIER, BOECKEL und BILZER, TANSARD, DURUPT, ADLER-RASZ, v. BARDE, SSIDORENKO, KLÖPPEL, KROPP.

Lebendvaccine: LÖSER, WOLFF, BECK, BLUT, EDEL, FELKE, BAUMANN-HEIMANN, NAUJOKS, FELKE und v. OETTINGEN, FRIEBOES, FRIEBOES und NAGELL, HEYN, JADASSOHN, JOACHIMOVITS, SCHRÖDER, ZIELER. HUSSEL. Genaue Literatur siehe FELKE[1].

Vaccine direkt aus dem gonorrhoischen Eiter und aus den Urinsedimenten (So und YAMAMOTO, PETERS, HECHT, ORSOS, v. BERDE, KÜHBACHER, LITWACK und SCHISTER, GONZALEZ, BERNAL).

Bezüglich der Autovaccine ist eine wesentliche Überlegenheit gegenüber einer guten polyvalenten Handelsvaccine nicht anzuerkennen, abgesehen davon, daß die Anlegung einer Autovaccine natürlich nicht in allen Fällen möglich ist.

Die von A. LÖSER eingeführte *Lebendvaccinebehandlung* benutzt 24 bis 48 Stunden bebrütete, möglichst frische (nicht jünger als 5 und nicht älter als 20 Tage) Gonokokkenstämme. Möglichst soll der eigene Stamm *(Autolebendvaccine)* oder ein Gemisch von Stämmen verwendet werden, die nur von *unkomplizierten* Gonorrhöen abgeimpft worden sind. Die Kulturen werden in je 5 ccm physiologischer Kochsalzlösung abgeschwemmt, die Abschwemmungen gemischt in Dosen von 0,5—1,0 injiziert. Vorher erfolgt natürlich eine Prüfung auf bakteriologische Reinheit. Nach WOLFF soll die Vaccine im subcutanen Gewebe fächerartig verteilt werden. FELKE empfiehlt dagegen mit einer dünnen, mindestens 6 cm langen Nadel vorzugehen und kontinuierlich zu injizieren. Am besten bewährt sich die Vorderseite des Oberschenkels als Injektionsstelle. An der Injektionsstelle entsteht nach 24 Stunden eine ziemlich schmerzhafte Schwellung und Rötung von handtellergroßer Ausdehnung, die in den weiteren 12 Stunden zuzunehmen pflegt und dann allmählich nach tagelangem Bestehen unter livider Verfärbung abheilt. Zuweilen entsteht am Ende der ersten Woche ein kleiner Absceß, der jedoch nach Stichincision prompt auszuheilen pflegt. Nach FELKE läßt sich diese Absceßbildung durch Verwendung von *frischen Eigenstämmen* fast immer vermeiden. Da nach AHMANN zu Metastasen führende Stämme sowie „Gewebsaffine"-Gonokokken (FELKE) vorkommen, kann es bei der Verwendung derartiger Stämme zur Lebendvaccination leicht zu Komplikationen wie gehäuften *Abscessen, Myositis, serpiginösen Geschwüren* (FELKE) kommen, und es muß daher, falls nicht eine Eigenvaccine verwendet werden kann, *unter allen Umständen* nur ein Gemisch von Stämmen gewählt werden, die *von unkomplizierten Gonorrhöen stammen.* Im allgemeinen werden nicht mehr als 2 Injektionen von Lebendvaccine in Abständen von 8—10 Tagen ausgeführt.

Während ein Teil der Autoren (LÖSER, WOLFF, EDEL, FELKE u. a.) die Methode als verhältnismäßig ungefährlich und sogar ambulant durchführbar hält und eine Überlegenheit insbesondere bei langdauernden Cervix- und Adnexerkrankungen sowie Arthritiden betonen, erheben sich gewichtige Stimmen (JADASSOHN, BUSCHKE, ZIELER u. a.), die vor der Methode warnen und sie ablehnen, da *die Vorteile gegenüber den Resultaten mit abgetöteter Vaccine fraglich und jedenfalls nicht so erheblich sind, daß ein mit jeder Verwendung von Lebenderregern verbundenes Gefahrrisiko mit in Kauf genommen werden könnte.*

Das als Gonokokkenlebendvaccine in den Handel kommende *Gonovitan* (WOLFF, FEILCHENFELD, KOLLINER u. a.) kann nach den Untersuchungen maßgebender Forscher als eine

---

[1] FELKE: Dermat. Z. **66**, 168 (1933).

solche nicht anerkannt werden (FRIEBOES, NAGELL, FELKE u. a.). Jedenfalls dürften die in diesem Präparat enthaltenen Keime keine Gonokokken sein, und die mit ihm zu erzielenden therapeutischen Wirkungen sind wohl auf eine einfache unspezifische Reizwirkung zurückzuführen.

Die *Wirksamkeit eines Gonokokkenvaccinepräparates* ist abhängig von seiner Keimzahl, seiner Polyvalenz, der Art der Abtötung der Erreger und von seiner Haltbarkeit. Außer diesen Faktoren ist aber auch die Art der Applikation, die Dosierung und vor allem die Reaktionsfähigkeit des Kranken von ausschlaggebender Bedeutung für den therapeutischen Erfolg.

Die Wahl eines besonderen Präparates ist weniger wichtig als die klinische Erfahrung, bei einem gegebenen Fall die richtige Dosierung und die Steigerung der Einzeldosen zu bestimmen. *Der einzige objektive Maßstab für Dosierung und Injektionsintervalle ist die genaue Beobachtung der Temperaturkurven* (über die Temperatur nach Vaccineinjektion siehe HUSTIN). Ich habe von jeher auf dem Standpunkt gestanden, daß diejenigen Fälle *am besten* zu beeinflussen sind, bei denen durch die einzelnen Injektionen *kräftige Temperaturausschläge* erzielt werden können, wobei ich den Fieberanstieg lediglich als den Ausdruck der Reaktionsfähigkeit des betreffenden Organismus und nicht das Fieber an sich als Heilfaktor betrachtet habe. Ein anderer objektiver Anhaltspunkt für Dosierung und Intervalle steht uns nicht zur Verfügung. Die Bestimmung des opsonischen Index ist wohl völlig verlassen worden, und auch die Heranziehung der Komplementbindungsreaktion führt immunotherapeutisch bisher noch nicht viel weiter (siehe Abschnitt Komplementbindung bei Gonorrhöe).

Die von MULZER und KEINING propagierte „*maximale Fiebertherapie*" mit Gonoyatren (Näheres siehe S. 211), wobei regelmäßige Intervalle eingehalten und möglichst Temperaturen über 40° erzielt werden sollen, schließt sich den obigen Gedankengängen an. Sie dürfte jedoch über das Maß des Notwendigen hinausgehen (siehe auch WOLTERECK) und sich infolge der starken Einwirkung auf das Gesamtbefinden nur für klinische Behandlung eignen.

Die *Wirkungsweise der Vaccine* dürfte ähnlich wie die Tuberkulinwirkung auf der Erzeugung einer Lokalreaktion der erkrankten Partien beruhen, die zu einer vermehrten Gonokokkenausschwemmung sowie zu einer Hyperämie der gonorrhoisch erkrankten Herde führen und sich in lokalen Reaktionen (Schmerzen, Schwellungen) und allgemeinen Temperaturanstiegen äußern kann. SCHINDLER führt die Wirkungslosigkeit der Vaccine auf Schleimhautprozesse darauf zurück, daß nur in abgekapselten Herden durch zerfallende Gonokokken Antigene produziert werden und Receptorbildung erzeugt wird, während es hierzu auf der Schleimhaut nicht kommt, weil die Gonokokken zu rasch mit Eiter und Urin weggeschwemmt werden.

Die meisten Autoren stehen wohl auf dem Standpunkt, daß die Wirkung der Gonokokkenvaccine in erster Linie einem spezifischen Faktor zu verdanken ist, daß es also zu einem *Zusammenwirken zwischen spezifischem Antigen und spezifischem Zellreceptor kommt*. Immerhin kann *gleichzeitig* auch eine *unspezifische* Komponente im Sinne der unspezifischen Reiztherapie (siehe diese) in Frage kommen. Allerdings haben wir nach jahrzehntelangen Erfahrungen durchaus den Eindruck, daß *die therapeutische Wirkung spezifischer Vaccinen weit regelmäßiger und sicherer ist als die unspezifischer Reizkörper*. Es ist ja auch verständlich, daß die *Sicherheit*, mit der die für den therapeutischen Erfolg unerläßlichen Herdreaktionen erzielt werden, bei Anwendung des *spezifisch* abgestimmten Reizes eine *weit größere* sein muß als bei Anwendung eines unspezifischen. Denn das spezifische Antigen wird eben im erkrankten Gewebe *stets* den auf ihn eingepaßten Antikörper (sessile Receptoren im Sinne EHRLICHs) finden, der es an den Ort der beabsichtigten Reizwirkung hinzieht, *während es mehr oder weniger vom Zufall abhängen wird, ob das unspezifische Präparat dank seiner omnicellulären Wirkung auch in dem Locus minoris resistentiae des Krankheitsherdes eine erhöhte Reizwirkung hervorbringt.* Wir können ja diese Verhältnisse beim Lupus ohne weiteres mit dem Auge verfolgen. Wir können Lupusherde *zuweilen* auch nach Injektionen der verschiedensten Substanzen lokal reagieren sehen, aber diese Reaktionen reichen an Regelmäßigkeit und Stärke keineswegs an die durch das spezifische Antigen *Tuberkulin* zu erzielenden heran. Ganz ähnlich dürften die Verhältnisse bei den gonorrhoischen Prozessen liegen. *Wollen wir hier therapeutische Effekte durch Herdreaktionen erzielen, so werden wir sie — wenn überhaupt — sicherer und stärker durch spezifische als durch unspezifische Reize erreichen.* Von diesen Gesichtspunkten aus, für deren Richtigkeit auch die praktischen Erfahrungen sprechen, steht für uns *als Unterstützungsmittel für die Lokaltherapie* bei gonorrhoischen Prozessen die Behandlung mit *spezifischer Gonokokkenvaccine an erster Stelle.*

Über Theorie der Gonokokkenvaccinewirkung siehe auch D'Arellano, Jaubert und Goy, Ponini u. a. Über die *morphologischen Blutveränderungen* im Anschluß an Gonokokkenvaccineinjektionen gehen die Untersuchungen von Brasch sowie von Marjassin und Peterski Aufschluß. Nach Brasch kommt es nach intravenösen Arthigoninjektionen bei Gonorrhoikern nach dem Schüttelfrost zuerst zu relativer Leukopenie, dann zu mehr oder minder ausgesprochener Leukocytose. Nach dem Schüttelfrost ist jedesmal eine allmähliche, im Durchschnitt nach $4^1/_2$ Stunden die Höhe erreichende, mächtige Zunahme der polymorphkernige Neutrophilen festzustellen, während die Zahl der Lymphocyten um ein Beträchtliches sinkt. Die übrigen Zellformen des weißen Blutbildes verschwinden fast ganz. 27 Stunden nach der Injektion sind meist wieder normale Verhältnisse eingetreten.

Dagegen sahen Marjassin und Peterski in $^3/_4$ der untersuchten Fälle von gonorrhoischen Komplikationen, die klinisch günstig verliefen, 2—3 Stunden nach der Injektion von Gonokokkenvaccine eine Leukopenie auftreten, die nach 5—8 Stunden in eine Leukocytenvermehrung um 75—100% der Ausgangswerte überging und erst nach 4—5 Tagen zur Norm abfiel. In Fällen mit schwerem Verlauf dauerte die Leukopenieperiode 24—36 Stunden und die folgende Leukocytenvermehrung war stärker (150%). Bei großen Vaccinegaben und Verkürzung des Injektionsintervalls war der Fall der Leukocytenkurve gleich demjenigen bei den ungünstigen Fällen und auch der therapeutische Effekt blieb aus. Nach Milch- und Eigenblutinjektionen wurde zwar auch eine gewisse Leukocytose, aber nicht so regelmäßige Blutveränderungen wie nach spezifischen Vaccinen gefunden. *Hiernach wäre also die Blutuntersuchung geeignet, über den Grad der Abwehrkräfte des Körpers Aufschluß zu geben und über die Größe der erforderlichen Einzeldosis und des notwendigen Intervalls zu orientieren.*

Bei Kaninchen tritt nach E. und M. Lewin 6 Stunden nach intravenösen Infektionen eine vorübergehende Abnahme der Lymphocyten und Pseudoeosinophilen auf. Nach 24 Stunden ist das Blutbild wieder normal.

Sammelvaccinen, Mischvaccinen, Automischvaccinen, Chemovaccinen.

Tausch bezeichnet als „Mischvaccine" eine Mischung, die aus gleichen Teilen Gonargin, Arthigon extra stark und Vaccigon besteht. Sie hat sich ihm wirksamer erwiesen als die Anwendung der einzelnen Mischungskomponenten. Loeb, der diese Behandlungsidee schon früher in Anlehnung an Nicolle (siehe Démégon) erprobt hat, betont mit Recht, daß man diese Präparate besser als „Sammelvaccine" bezeichnen sollte, da der Name Mischvaccine bereits für ein Gemenge verschiedenartiger Kokkenarten (Bucura) vergeben sei. Caesar glaubt, daß die Tauschschen Resultate lediglich durch die große Keimzahl und die Häufigkeit der Injektionen bedingt sind. Eine wissenschaftliche Grundlage für dieses Verfahren fehle. Es tritt bei dieser Therapie beinahe in jedem Falle sofort eine starke Leukopenie ein, die durch jede weitere Dose verstärkt wird. Das Verfahren sei unbiologisch und komme auf brutalste Massierung heraus. Bei vollkommener Bettruhe könne man zwar durch diese Überdosierungen und Knochenmarkschädigungen infolge überstarker Reize Heilresultate erzwingen, aber nur unter großen Gesundheitsschädigungen. CAESAR ebenso wie LAUBSCHER und LABHARDT *lehnen daher dieses Verfahren ab.* GOTTLIEB dagegen tritt für die Methode ein.

Automischvaccine (KERSTEN, BUCURA). Gegen die Verwendung von *Misch*vaccine, Gono- + Typhusvaccine (GRÜNFELD), Gono- + Streptokokkenvaccine (BUCURA), Automischvaccine (KERSTEN) sowie gegen die Kombinationen von Vaccine + Milch (RALLI, TANSARD, RUMPEL, LEJTES, LITVAK und MOTORNOW, ODENTHAL und KOHL) oder Vaccine + Terpentin (KAUFMANN) ist nichts einzuwenden. *Man muß jedoch berücksichtigen, daß die Handelspräparate (Arthigon, Gonoyatren usw.) ohnehin schon neben den spezifischen Faktoren unspezifische Reizkomponenten enthalten!*

Die Überlegenheit sog. *Chemovaccinen,* d. h. die Kombination von Gonokokkenaufschwemmungen und chemotherapeutisch wirkenden Präparaten, wie z. B. Gonokokken + Urotropin (Arthigon), Gonokokken + Jod (Gonoyatren), Gonokokken + Acridinfarbstoffe usw. erhellt auch durch die experimentellen Versuche von BASKIRZEV. Dieser fand, daß die Immunisierung des Blutes mittels einer Kombination aus chemischen Substanzen und spezifischen Gonokokkenvaccinen einen Einfluß auf die Veränderungen der bactericiden Kräfte des Blutes ausübt. Diese Immunisierung unterscheidet sich grundsätzlich von der Immunisierung mittels des Gonokokkenvaccins ohne chemische Substanzen. Je nach der Konzentration der chemischen Substanzen in den Vaccinen steigt die bactericide Kraft des Blutes und verringert die Schwankungen der negativen und positiven Vaccinewirkungen, welche letzten Endes von der Anzahl der einverleibten abgetöteten Gonokokken abhängt. Bei der Anwendung der Chemovaccine und der Vaccine ohne chemische Verbindung scheint die Dosis mit einer mittleren Anzahl getöteter Gonokokken die richtigste zu sein. Die rationelle Dosis der chemischen Vaccine sowie der einfachen spezifischen Vaccine ist streng individuell nicht nur bezüglich des Blutes verschiedener Personen, sondern bezüglich des Blutes bei derselben Person im kranken und gesunden Zustande. Höchstwahrscheinlich steht das in Verbindung mit einer ungleichen Resistenz verschiedener Organismen im Kampfe gegen die aufgenommene Infektion. Die stärkere bactericide Wirkung des Blutes durch die Immunisierung mit spezifischen Chemovaccinen im Vergleich mit der Immunisierung mit gewöhnlichen Vaccinen ist zu erklären nicht nur durch die bactericiden Eigenschaften der chemischen Substanzen selbst und durch eine größere und positivere Chemotaxis dieser Substanzen zu den Krankheitserregern, sondern sie ist auf eine besondere stimulierende Wirkung dieser chemischen Agentien auf die Blutzellen in vitro und auf die verstärkte Resorptionsfähigkeit des reticulo-endothelialen Systems zurückzuführen.

Was die *Applikationsweise der Gonokokkenvaccine* betrifft, so hat sich im allgemeinen die *intravenöse* Injektion der subcutanen und intramuskulären als überlegen erwiesen (BRUCK und SOMMER, KYRLE und MUCHA, BARDACH, WISCHER, ORLOVSKI, FALCHI, PIERANGELI, TOMMASI, MONDSCHEIN, SCHUMACHER, SAYNISCH, GÖTZE, HELLER, FISCHL, STÜMPKE, ROHR, BOETERS, ROST u. a.).

Cutane Impfungen (SCHMIDT-LABAUME, DUHOT, WICHMANN, WELLMANN) und *intradermale* Behandlungen (BARFURTH, PETERS, GOLDENBERG, METZGER, CORBUS) werden verschieden beurteilt.

Subcutan anzuwenden ist der als *Compligon* bezeichnete, von Piper und Wolffenstein angegebene spezifische Gonokokkenimpfstoff (siehe auch Abschnitt Serodiagnose und Cutireaktion). Die Herstellung geschieht so, daß Gonokokken in flüssigen Nährböden bis zum Absterben gezüchtet werden und daß dann die Flüssigkeit von den Bakterienleibern abzentrifugiert und auf 100° im Wasserbade erhitzt wird. Diese Abkochung erfolgt auf Grund der Lehren von Torikata und seiner Schule, daß alle bekannten Vaccinen „Impedin" enthalten, d. h. einen Abwehrstoff gegen die Immunkräfte des erkrankten Organismus, und daß dieses Impedin durch Kochen unwirksam gemacht werden kann. Diese Impedintheorie bedarf zwar noch weiterer genauerer Prüfungen. Jedenfalls ist aber das Compligon ein auch nach längerer Lagerung ziemlich konstantes Präparat (Wolffenstein und Piper, Engel, Finkelstein, Lange, Retzlaff).

Compligon soll nur subcutan angewendet werden, intravenös erzeugt es schon in sehr geringen Dosen starke Temperaturreaktionen (eigene Versuche).

Eine anderen Vaccinepräparaten, insbesondere der intravenöser Arthigontherapie überlegene Wirkung des Compligons haben wir nicht konstatieren können. Jedoch dürfte das Präparat in solchen Fällen, in denen man von intravenösen Injektionen aus irgendwelchen Gründen Abstand nehmen muß, gut verwertbar sein.

Ausgehend von dem Bestreben, die Vereinigung zwischen Antigen (Vaccine) und Zellreceptor (Erkrankungsherd) möglichst zu erleichtern und damit die Wirkungsstärke der Immunobehandlung zu erhöhen, hat man auch versucht, die *Vaccine nicht unter die Haut oder in die Blutbahn zu injizieren, sondern sie möglichst nahe an den Krankheitsherd heranzubringen.* So hat man die Vaccine direkt unter die Urethralschleimhaut, neben periurethrale Infiltrate, in den Nebenhoden, die Portio und in die erkrankten Gelenke injiziert. Insbesondere die lokale Immunobehandlung der Portio nach dem Vorgang von Bucura hat größere Beachtung gefunden (Basset, Bucura, Audry und Vien, Cetroni, Chevallier, Schulmann und Noricard, Chevallier, Noricard und Pauchard, Craincianu, Delcourt, Delcrez und Lambert, Delater, Le Fur, Guitate, Hofstätter, Kerl, Langer und Proppe, Lvov, Mello, Pinetti, Pincloux, Wiedmann).

Im allgemeinen wird über günstige Erfahrungen mit dieser Methode berichtet, wenn es auch nicht an ablehnenden Stimmen fehlt (Dimitrin und Stanescu, Schwarz, Barbellion).

Die lokale Portio- und Urethralbehandlung mit Vaccine wird wohl vorläufig besser *nur klinisch* und *nur in geeigneten* Fällen durchgeführt, während gegen Versuche einer lokalen Vaccinetherapie bei Nebenhoden- und Gelenkerkrankungen auch in der allgemeinen Praxis nichts einzuwenden wäre. Allerdings sind die bisher vorliegenden therapeutischen Resultate der Lokalvaccinetherapie bei Epididymitis (Chevallier und seine Mitarbeiter) noch nicht sehr beweisend, und Delcrez und Lambert betonen, daß man bei gonorrhoischen Adnexitiden, Arthritiden und Synovitiden mit der üblichen intravenösen Behandlung das gleiche erreichen kann wie mit der lokalen Injektion.

Eine *lokale Umstimmung* der Urethralschleimhaut bei akuter Gonorrhöe durch mehrfach täglich mit der Tripperspritze vorgenommene Injektionen von Vaccine (Compligon 1:4 Trypaflavinlösung $^1/_{10}$ pro Mille) haben Guth und Wolfram versucht. Ihre Resultate lauten günstig, bedürfen aber noch weiterer Nachprüfung.

Die Darreichung von *Vaccine per os* (*Edovaccin*, Fornet, und *Rhéantine*, Kleefeld) ist schon theoretisch so zweifelhaft, daß man wohl etwaigen Erfolgen größten Zweifel entgegensetzen muß (siehe auch Wolff, Hermann und v. d. Branden).

Für die weitaus meisten Fälle kommt, wie oben ausgeführt, die *intravenöse* Zufuhr der Vaccine in Betracht.

Für die Arthigonbehandlung empfehle ich folgende Vorschrift: Man beginne bei fieberfreien Fällen und erwachsenen Männern mit 0,1 = 10 Millionen Keimen und steige, je nach der Temperaturreaktion, in mehrtägigen Intervallen auf 0,2—0,5—1,0 intravenös. Mehr als 1,0 braucht man nur ausnahmsweise zu geben. Bei Fiebernden, Frauen und Kindern beginne man mit 0,05 = 5 Millionen intravenös und steige, je nach der Reaktion, auf 0,1—0,2—0,5—1,0. Mehr als 5—6 Injektionen sind selten nötig.

Bei intramuskulären Injektionen wähle man die jeweilige Dose doppelt so hoch als die intravenöse.

Für die *Compligonbehandlung* werden im allgemeinen subcutane Injektionen am Oberarm oder Oberschenkel empfohlen. Man beginnt mit 0,5 ccm und steigt in Intervallen von 3—4 Tagen um 0,5—1,0 bis zur Höchstdosis von 2—3 ccm. Im allgemeinen dürften 7—10 Einspritzungen notwendig sein.

Wie Zieler schon früher auf die zuweilen bessere therapeutische Wirksamkeit hoher Vaccinedosen aufmerksam gemacht hat, haben Mulzer, Keining und Hopf das Prinzip der *maximalen Vaccine-Fiebertherapie* wieder aufgenommen. Diese Autoren unterscheiden bei der Einwirkung von Reizen auf die Körperreaktion zwischen einer Schwellenreizphase, einer Provokationsphase und einer panergischen Phase. Die maximale Fiebertherapie soll ähnlich wie die Impfmalaria die panergische Phase auswerten und in ihren therapeutischen Erfolgen der Therapie mit kleineren Vaccinedosen überlegen sein. Die Periodizität der Fieberbewegung und die Höhe des Fiebers war um so besser, je schlagartiger die einzelnen Injektionen aufeinander folgten und die Anspruchsfähigkeit des Körpers gegenüber der Vaccine schien auf diese Weise besser erhalten zu bleiben als nach langen Injektionspausen, die eine Gewöhnung und die Gefahr überstarker Reaktionen erzeugen können. Für die praktische Durchführung der maximalen Vaccinetherapie empfehlen Mulzer und Keining das Gonoyatren bzw. Gonoyatren stark. Es werden Vaccinedosen von 150 Millionen bis zu 8 Milliarden Keimen gewählt und während einer Kur etwa 15 Millarden injiziert. Es werden Temperaturen von 39—40,5° erstrebt und bei den ersten 3—5 Injektionen der Quoditianatyp der Malaria, bei den weiteren Injektionen der Tertianatyp nachgeahmt (siehe S. 207).

Die *therapeutischen Erfolge der Vaccinebehandlung* betreffen in erster Linie die gonorrhoischen *Komplikationen,* und zwar etwa in der Reihenfolge: Arthritis (neuere Arbeiten: Botez und Roibas, Karrenberg, Mirsagatow und Fedotov, Mondor, Peyri und Campos, Wiedmann), Myositis, Tendovaginitis, Epididymitis, Prostatitis, Adnexitis (neuere Arbeiten: Bignami, Buschke und Joseph, Clara, Gottlieb), Ophthalmoblennorrhöe (Manoli).

Die Beeinflussungsmöglichkeit der Cervicalgonorrhöe und der Vulvovaginitis wird verschieden beurteilt (neuere Arbeiten: Bucura, Bublicenko, Fessler, Schroeder, Terwilliger, Zieler). Die Gonorrhöe der Urethralschleimhaut ist, abgesehen von Fällen von Infiltraten, peri- und paraurethralen Abscessen, nicht zu beeinflussen. Demonchy und Laucon behaupten neuerdings wieder Erfolge auch bei *akuter* Schleimhautgonorrhöe gesehen zu haben. Nachprüfungen von Wishengrad konnten diese Angaben jedoch nicht bestätigen (siehe ferner Sobolev, Lejbfrejd, Tuchschmid und Golotina).

Die *Nebenerscheinungen* bei Vaccinebehandlung sind im allgemeinen gering. Nach *subcutanen* und *intramuskulären* Injektionen werden zuweilen mehr oder weniger starke Lokalreaktionen an der Injektionsstelle beobachtet, deren Intensität nach der Auswahl des Vaccinepräparates wechselt und die nach kurzer Zeit wieder zurückgehen. Während z. B. abgetötete Vaccinen, wie

Arthigon, Gonargin usw. keine oder nur ganz unbedeutende Einstichreaktionen auslösen, sind dieselben bei Verwendung von Compligon stärker und können bei der Verwendung von Lebendvaccine ihren Höhepunkt erreichen, der sich zuweilen bis zu kleineren Phlegmonen und Abscessen steigern kann.

Auch die Nebenwirkungen und Gefahren der seit Jahrzehnten in ausgedehntem Maße angewandten *intravenösen* Vaccinebehandlung können im allgemeinen als gering bezeichnet werden. Nach der intravenösen Injektion kann und soll (s. oben) ein Temperaturanstieg einsetzen, der mit Schüttelfrost und oft mit Kopfschmerzen, seltener mit Erbrechen verbunden ist, Erscheinungen, die meist schon nach wenigen Stunden vorüber gehen. Außerdem kann im Anschluß an eine Vaccinereaktion eine Lokalreaktion des erkrankten Herdes stattfinden, die nach dem, was wir über die Wirkungsweise der Vaccine gesagt haben, an sich erstrebenswert ist und gerade für die Heilung notwendig sein dürfte. *Es ist jedoch Aufgabe des Therapeuten, durch Wahl der einzelnen Vaccinedosen und der Intervalle diese etwa auftretenden lokalen Reaktionen so zu zügeln, daß sie nicht etwa Schaden anrichten können,* denn wenn solche Reaktionen an bedenklicheren spezifischen Herden z. B. bei gonorrhoischer Salpingitis in zu starkem Maße hervorgerufen werden, können sie gegebenenfalls gefährlich werden (Rost).

Die sonstigen in der Literatur bekannt gewordenen Nebenerscheinungen und Zufälle bei der Vaccinebehandlung hat Blümmers gesammelt und durch einige eigene Beobachtungen vermehrt. Im wesentlichen bestehen diese Zufälle in Kollapsen, Krampfanfällen, vorübergehenden psychischen Depressionen, vorübergehenden Seh- und Gehörstörungen, Nierenreizungen und vor allem in Kreislaufstörungen. Die nach Vaccinebehandlung angeblich beobachteten vereinzelten Todesfälle (z. B. Lilienstein bei einem Herzsarkom) haben einer ernsthaften Kritik nicht standhalten können. Wenn man berücksichtigt, wie häufig die intravenöse Vaccinebehandlung in praxi durchgeführt wird, so wird man sich nicht wundern können, daß zuweilen Nebenerscheinungen beobachtet werden, die unwillkürlich der Vaccineinjektion zur Last gelegt werden, während sie tatsächlich oft rein zufälliger Natur sind. Immerhin haben wir seit der Begründung der Vaccinetherapie alle herz- und kreislaufkranken Personen von intravenösen Injektionen ausgeschlossen. Und wenn wir auch selbst in 30 Jahren trotz zehntausender Injektionen, keinen irgendwie bedenklichen Zwischenfall sahen, so besteht die Ansicht von Blümmers doch zu vollem Recht, daß die intravenöse Vaccineinjektion kein völlig indifferenter Eingriff ist und daß man daher bei der Auswahl der Patienten vorsichtig sein soll. Es empfiehlt sich daher *außer bei Kranken mit Störungen der Kreislauf- und Atmungsorgane auch Personen in stärker reduziertem Allgemeinzustande, Kachektische, Anämische, Nierenkranke, Diabetiker, Basedowkranke, Epileptiker und Personen mit starken vegetativen Stigmata sowie bei Verdacht auf Status thymico-lymphaticus von der Anwendung* **intravenöser** *Vaccinetherapie auszuschließen und sie gegebenenfalls nur mit subcutanen bzw. intramuskulären Injektionen zu behandeln.*

Die *diagnostische* Verwertbarkeit von Gonokokkenvaccinen wurde zum Teil bereits in den Abschnitten Serodiagnose und Hautreaktionen bei Gonorrhöe behandelt.

Auch die nach *subcutanen* und *intravenösen* Injektionen von spezifischer Vaccine auftretenden *Reaktionen* hat man zu diagnostischen Zwecken verwendet. Diese Reaktionen können sich in dreierlei Formen äußern: 1. In einer einige Stunden nach der Injektion einsetzenden Lokalreaktion des Krankheitsherdes (Schwellungen und Rötungen sowie erhöhte Schmerzhaftigkeit bei Epididymitis, Arthritis, verstärkte Adnexbeschwerden usw.). 2. In dem Auftreten erhöhter *Körpertemperatur* in zuweilen charakteristischer Form. 3. In der im Anschluß an die Injektion einsetzenden *vermehrten Gonokokkenausschwemmung (Provokation)*.

Für die Verwertbarkeit der *Temperaturreaktion* im Anschluß an Vaccineinjektionen gibt Bruck folgende Vorschriften: Bei Männern 0,1, bei Frauen 0,05 Arthigon intravenös. Injektion vormittags, zweistündige Temperaturmessung. In der Regel erfolgt bereits nach wenigen Stunden ein mit leichten Kopfschmerzen einhergehender Temperaturanstieg. Häufig steigt die Temperatur schnell an, fällt dann wieder innerhalb weniger Stunden, und nun tritt ein rasch vorübergehender erneuter Temperaturanstieg ein, der dann kritisch abfällt (Doppelzacke). Bei Nichtgonorrhoikern kommt es entweder nicht zu einer Reaktion oder zu Temperaturerhöhungen bis 1,5°. Anstiege von 1,5—2,0° und darüber sprechen nach Bruck und Sommer mit großer Wahrscheinlichkeit für das Bestehen gonorrhoischer Prozesse.

Für die *provokatorische* Verwertung von Vaccineinjektionen empfiehlt Bruck die intravenöse Injektion von 0,5 ccm Arthigon bei Männern und 0,3 ccm bei Frauen (vorausgesetzt, daß in dem betreffenden Falle keine therapeutische Vaccineapplikation vorhergegangen ist). Die Sekrete werden nun 3 Tage lang mikroskopisch kontrolliert und bei negativem Befund erfolgt am vierten Tag eine weitere Provokation mit der doppelten Dose und wiederum dreitägige mikroskopische Kontrolle. Bei Fällen, die schon therapeutisch mit Vaccine behandelt sind, empfiehlt es sich, zu Provokationszwecken beim Abschluß der Behandlung solche Vaccinedosen zu wählen, die *über* den zuletzt therapeutisch verabfolgten liegen.

Die Versuche, die *Bakteriophagenlehre* d'Herelles auf den Gonococcus in Anwendung zu bringen und der Therapie nutzbar zu machen, sind noch in den ersten Anfängen und scheinen nicht viel Erfolge zu versprechen (Pelouze und Schofield, Schmidt-la Baume und Fonrobert).

Lewin, der nach der Methode Besredka 3 Wochen gezüchtete Gonokokken-Bouillonkulturen filtrierte und eine Stunde bei 56° erwärmte, fand *keine Antiviruseigenschaften* dieser Filtrate und hält sie daher zu therapeutischen Zwecken für ungeeignet.

II. Unspezifische Reizkörperbehandlung der Gonorrhöe.

Unter *Reizkörperbehandlung* versteht man die *parenterale* Einverleibung gewisser Substanzen, die auf den Organismus einen Reiz ausüben sollen, der seinerseits eine schnellere Abheilung von Krankheitsprozessen, insbesondere solcher entzündlicher Natur bezweckt. Wir haben schon bei Besprechung der spezifischen Vaccinebehandlung gesehen, daß das Wesen dieser Therapie möglicherweise auf der Setzung eines Reizes im gonorrhoischen Entzündungsherd beruht, dem sowohl eine vermehrte Gonokokkenausschwemmung als ein histologischer Heilungsvorgang folgen kann. Während jedoch bei der Vaccinetherapie das Zustandekommen dieses Heilungsreizes durch das Zusammenwirken zwischen spezifischem Antigen und spezifischem Antikörper bzw. sessilem Zellreceptor verständlich erscheint, ist der Wirkungsmechanismus der unspezifischen Reizkörperbehandlung noch in ziemliches Dunkel gehüllt. Auch die experimentellen Versuche, die zur Klärung dieser Fragen in Verfolg der Arbeiten von Luithlen, Saxl und Donath, Chiari und Januschke, insbesondere von Scholtz, Silberstein und Seglado angestellt worden sind (Prüfung des Verlaufes der Senfölconjunctivitis beim Kaninchen und Beeinflussung derselben durch Reiztherapie sowie histologischer Ablauf der Entzündungsvorgänge im Schaefferschen Fadenversuch), haben eine Lösung nicht erbringen können und geben höchstens einen Beweis dafür, daß die *Wirkung der Reizkörpertherapie außerordentlich überschätzt wird* (Scholtz). Es bleibt somit nur die rein empirische Feststellung übrig, daß nach der parenteralen Einführung von Reizkörpern, ähnlich wie bei der Vaccinebehandlung, *zuweilen* eine (evtl. mit vermehrter Gonokokkenausschwemmung verbundene) Herdreaktion und eine therapeutisch günstige Beeinflussung gonorrhoischer Komplikationen zu beobachten ist. Ob man diese Erscheinung auf eine allgemeine Leistungssteigerung und Protoplasmaaktivierung, auf die erhöhte Reaktionsfähigkeit entzündlicher Zellkomplexe, auf eine Antikörperstimulierung zurückführen will, bleibt noch zu klären. Eins dürfte aber sicher sein, daß nämlich das zuweilen bei der parenteralen Reizkörpertherapie auftretende *Fieber an sich nicht* das therapeutisch Ausschlaggebende ist, sondern daß es nur als ein Symptom der allgemeinen Organismusumstimmung gewertet werden kann. Denn man kann therapeutische Resultate ebensowohl mit fieberfreien als mit fiebererzeugenden Reizkörpermethoden erzielen, ohne daß uns der Unterschied des Erfolges hoch zu sein scheint.

Nichtsdestoweniger können wir die bisherigen Versuche einer unspezifischen Reizkörpertherapie bei gonorrhoischen Prozessen in solche einteilen, die mit Präparaten angestellt werden, welche in der Regel kein oder nur geringes Fieber erzeugen, und in solche mit Methoden, die *bewußt möglichst intensive Temperatursteigerungen* beabsichtigen.

1. Unspezifische Reizmethoden, die kein oder nur gelegentliches Fieber erzeugen.

a) Eiweißsubstanzen usw. (*Eigenserum und Eigenblut* siehe unter Immunotherapie): *Milch* intramuskulär (Schmidt), *Aolan* intramuskulär und cutan (E. F. Müller), *Kaseosan, Yatrencasein* u. dgl. (Weinzierl, Rosendahl, Ralli, Br. Bloch, Bonnet und Pétouraud, Szekely, Riek, Rumpel, Tansard, Odenthal und Kohl, Hagen, Mainzer, Lichter, Gaudy und Quintard, H. Loeb, Pospelow, Muskat, Franco, Perutz u. a.). *Novoprotein* intravenös (Berndt). *Milchbakterien* subcutan (Patzschke und Hartmann). *Typhusvaccine*, Ulcus molle-vaccine „Dmelcos" usw. (Pawlos, Richetfils und Farquet). Natr. nucleinicum intramuskulär und intravenös.

Von den Eiweißsubstanzen, die eine unspezifische Reizwirkung ausüben sollen, hat zweifellos die *kurz gekochte Kuhmilch* die häufigste Anwendung gefunden, während ihre sterilen Ersatzpräparate (Aolan usw.) sich im allgemeinen für die Gonorrhöebehandlung nicht als besonders wirksam erwiesen haben. Allerdings muß man bei der Anwendung von Kuhmilch im Gegensatz zu dem meist reaktionslos vertragenen Aolan usw. kräftigere lokale und Allgemeinreaktionen in vielen Fällen mit in Kauf nehmen. Auch muß bei dieser Therapie stets an eine entweder schon vorhandene oder entstehende *Überempfindlichkeit* gegen Milcheiweiß gedacht werden (Schreiner u. a.).

Gaudy und Quintard geben 10 ccm frisch aufgekochter Milch ohne die Rahmschicht subcutan in die Außenseite der Hüfte. Während der nächsten 3—4 Stunden muß der Patient das Bett hüten und große Mengen heißer Getränke zu sich nehmen. Einige Stunden nach der Injektion Schüttelfrost und Temperaturanstieg bis 39—40°, dann starker Schweißausbruch und starke Müdigkeit. Dieser Zustand hält etwa 10 Stunden an. An der Einstichstelle diffuse Rötung und ziemliche Schmerzen während der ersten Tage. Ist eine zweite Injektion nötig, so spritzt man zur Vermeidung des anaphylaktischen Shocks vorher einige Tropfen Milch intracutan. Mit dieser Methode wurden bei *gonorrhoischen Komplikationen* gute Resultate beobachtet.

Franco sah eine günstige Wirkung bei *Epididymitiden* nach intramuskulären Injektionen von 5 ccm jeden zweiten Tag.

Nach Dosen von 10 ccm bei Kindern und bis zu 20 ccm bei Erwachsenen erzielte MUSKAT gute Erfolge bei *Ophthalmien*. LOEB verabfolgt Dosen von 8—12 ccm an 4 aufeinanderfolgenden Tagen, worauf eine dreitägige Pause und dann 2 weitere Injektionen folgen. Bei dieser Methode ist die Anaphylaxiegefahr gering und der therapeutische Erfolg, insbesondere bei der *weiblichen* Gonorrhöe, ein guter (siehe auch LICHTER).

Abgesehen von der Behandlung der *Augen*blennorrhöe ist wohl heute die Milchtherapie bei gonorrhoischen Prozessen zugunsten der spezifischen Vaccinebehandlung und der reinen Fiebertherapie (PYRIFER) in den Hintergrund getreten. Über die Wirkungsweise der Proteinkörpertherapie siehe WEICHARD, ARNOLDI, ARLOING, R. MÜLLER u. a., über den Wirkungsmechanismus intraperitonealer Milchinjektionen bei Ratten siehe BUSCHKE und CASPER.

b) Terpentin intramuskulär: *Olobintin, Terpichin* usw. (KLINGMÜLLER, HIRSCH, ROHRBACH, MANO, WREN, TANNENBAUM, LOEB, F. MEYER, HERZOG u. a.).

Schon früher sind durch Terpentinöl Fixationsabscesse zur Beeinflussung gonorrhoischer Prozesse versucht worden (z. B. JIANU).

Nach KLINGMÜLLER verlangt die Terpentintherapie in erster Linie ein einwandfreies Terpentin in einem einwandfreien Lösungsmittel, wie es in dem Handelspräparat *Olobintin* gewährleistet wird. Die Injektionen hiermit sind meist schmerz- und reaktionslos. Meist werden subcutane oder intramuskuläre Injektionen von 1—5 ccm gegeben. Nach KLINGMÜLLER verläuft die neben der Lokalbehandlung mit Terpentin behandelte Gonorrhöe milder und reaktionsloser.

Im allgemeinen werden die Resultate der Terpentinbehandlung günstig beurteilt. Manche Autoren dagegen lehnen diese Methode für die Gonorrhöetherapie als unzuverlässig ab (MULZER).

c) Traubenzucker intravenös (SCHOLTZ und RICHTER, WEITGASSER u. a.).

d) Kalkpräparate intravenös: FEKETE, CARTIA (Calc. Sandoz täglich oder jeden 2. Tag intramuskulär oder intravenös; insbesondere bei Epididymitis und Adnexitis), RUPEL (10 ccm 5—10%iges Calc. chlor. intravenös).

e) Alkohol intramuskulär (SPIETHOFF): 0,1—0,3 absol. Alkohol aufgefüllt auf 1 ccm H_2O. Intragluteal.

f) Schwefelpräparate (Schwefelöl, Ichthyol, Sufrogel usw.) intramuskulär: BORY, DJAKOV, DU BOIS, RAJKA und GYULA. CASTOLDI: Ichthyol 3 ccm 2%ige Lösung jeden 2. Tag intramuskulär.

2. Fiebererzeugende Methoden.

Diese Versuche knüpfen wohl ursprungsmäßig an frühere, übrigens sehr zweifelhafte Empfehlungen an, die Gonokokken durch *möglichst heiße Bäder* und Schwitzprozeduren und durch Erzeugung von Körpertemperaturen, die über 40° liegen, in vivo zum Absterben zu bringen (WEISS, SCHOLTZ u. a.). Diese Methoden ihrerseits gründeten sich wieder auf die inzwischen bakteriologisch widerlegte Anschauung, daß der Gonococcus abnorm hitzempfindlich sei und höhere Temperaturen nicht aushalten könne. Daneben mag wohl bei der Einführung einer „Fiebertherapie" der Gonorrhöe der Wunsch mitgesprochen haben, jene oben näher geschilderte Reizkörpertherapie auf ein Maximum zu steigern.

Den stärksten Ausdruck dieser Bestrebungen stellt die Einführung der *Impfmalariabehandlung* in die Gonorrhöetherapie dar. In Anbetracht der günstigen Erfolge bei der Paralyse glaubte man diese Methode auch bei renitenten Gonorrhöefällen anwenden zu sollen. Abgesehen davon, daß beachtenswerte Stimmen laut werden, die vor einer Unterschätzung der Gefahren auch der Impfmalaria warnen (Martini), muß man wohl sagen, daß nicht jeder leichten Herzens bei einer Erkrankung wie der Gonorrhöe zu einer so heroischen Heilmethode greifen wird, zumal dieselbe natürlich eine klinische Aufnahme erfordert und die Schleimhautgonokokken dabei ohne entsprechende Lokalbehandlung ebensowenig vernichtet werden als bei anderen Allgemeinmethoden. Immerhin findet sich über die Malariatherapie der Gonorrhöe bereits eine ansehnliche Literatur, die teilweise ihrer Anwendung in geeigneten Fällen das Wort redet (Lenzmann, Spiethoff, Frieboes, Bering, Hanow, Heuck, Hofmann, Lenz, Langhans, Kumer, Nast und Riebe, Werther und Köster, Schmidla, Marras, Fabian, Skerba, Mucha und Rieger, Hasagawa, Berggreen u. a.).

Mucha und Rieger (daselbst ausführliches Literaturverzeichnis) kommen auf Grund ihrer Erfahrungen bei weiblicher Gonorrhöe zu dem Eindruck, daß zwar eine gewisse Wirksamkeit der Malariabehandlung nicht geleugnet werden kann (etwa 70% Heilungen), daß man aber durch weniger eingreifende Verfahren, z. B. die Vaccinebehandlung, in den meisten Fällen dasselbe erreichen kann. Außerdem wird mit Recht betont, daß ein Teil der Malariapatienten später an Lues erkranken kann, und daß durch die bereits überstandene Impfmalaria eine etwaige Malariabehandlung luischer Komplikationen in Frage gestellt wird, da die Impfmalaria bekanntlich bei einer Wiederholung am selben Patienten nicht annähernd die gleichen Erfolge in bezug auf Höhe und Zahl der Anfälle liefert wie bei der ersten Anwendung.

Im allgemeinen werden also nur *ganz erfahrene* Malariatherapeuten diese Methode bei *besonders verzweifelt gelagerten* Fällen, insbesondere weiblichen Adnexerkrankungen heranziehen.

Übrigens ist es eigenartig, daß Marras, Ronnefeld (in Liberia) und neuerdings Mirakjane (in Japan) bei Gonorrhoikern, die gleichzeitig an einer *natürlichen* Malariainfektion litten, konstatieren mußten, daß die Gonorrhöe durch die Malariaanfälle *eher einen schwereren* Verlauf nahm.

Einen Versuch zur Behandlung der männlichen und weiblichen Gonorrhöe durch Impfung mit den europäischen *Recurrensspirochäten* haben Frei sowie Batunin, Wainstein und Dertschinski gemacht. Frei sah unter 14 mit Recurrens und gleichzeitiger Lokaltherapie behandelten komplizierten männlichen Gonorrhöen 13 rezidivfrei ausheilen. Zu den Vorteilen dieser Methode gegenüber der Malariatherapie gehören die Konstanz und die leichte Beschaffungsmöglichkeit des Impfmaterials, der mildere Ablauf der Reaktionen und damit das zufriedenstellende Gesamtbefinden des Kranken nach Ablauf der Kur sowie die Sicherheit, mit der die Infektion durch Salvarsan zu coupieren ist.

In dem Bestreben, die Benutzung pathogener Erreger zu den Zwecken der Fiebertherapie zu vermeiden, hat man versucht, *apathogene fiebererzeugende Saprophytenaufschwemmungen* zu verwenden. Die Benutzung des aus lebenden Keimen hergestellten *Saprovitan* (Vohwinkel) hat sich jedoch ebenfalls als nicht unbedenklich erwiesen und so ist man dazu übergegangen, in größerem Maßstab das aus Bakterieneiweißstoffen gewisser Saprophyten hergestellte *keimfreie Pyrifer* zur Behandlung der Gonorrhöe heranzuziehen (Backmann, Janson, Stümpke, Speierer, Hämel, Dietel, Grütz, Schönfeld, Bauer, Kromayer, Arras, Steffens, Förster u. a.); siehe auch die Rundfrage der Dermat. Wschr. Bd. 92, Nr. 23 (1931) und die Antworten von Bruck, Frei, Grütz, Kerl, Meirowsky, Schönfeld.

Pyrifer kommt in Stärken von 50—5000 „Einheiten" pro Kubikzentimeter (Stärke 1—7) in den Handel. Die Injektion erfolgt intravenös, da nach intra-

muskulären Injektionen meist keine oder keine genügende Temperatursteigerung
eintritt. Im allgemeinen ist eine regelmäßige Steigerung der Dosis um 50 bis
75% nötig, doch halten sich die meisten Autoren nicht an ein besonderes Schema,
sondern bemessen die Dosen nach der Reaktion auf die vorhergegangene, wie
wir dies bei der Vaccinetherapie zu tun pflegen. Mit großer Regelmäßigkeit
tritt nach der Pyriferreaktion im Verlauf von 1—2 Stunden ein Temperaturanstieg auf meist 40° mit Schüttelfrost ein, der meist nach 6—10 Stunden,
zuweilen aber auch erst später wieder zur Norm absinkt. Während des Fiebers
wird über Kopfschmerzen, Gliederschmerzen und Übelkeit geklagt. Oft tritt
Erbrechen auf. Nach der Reaktion fühlen sich die Kranken wieder wohl. In
der Regel wiederholt man die künstliche Fiebererzeugung nach dem Typ der
Tertiana jeden dritten Tag. Es sollen mindestens 6—7, meist aber 12—20
(HÄMEL) Injektionen gemacht werden.

Die *Erfolge* werden sowohl bei chronischen männlichen als bei hartnäckigen
Cervixgonorrhöen als *günstig* angesehen, und man kann wohl sagen, *daß, wenn
man überhaupt eine radikale Fieberbehandlung vornehmen zu müssen glaubt, die
Malariakur durch die Pyriferkur ersetzt werden kann.* Dabei muß man jedoch
immer berücksichtigen, daß auch die Pyriferbehandlung immer einen *recht erheblichen Eingriff* darstellt und das Allgemeinbefinden und das Körpergewicht bei
längerer Durchführung nicht unbeeinflußt läßt, daß ferner trotz der Pyriferkur die
örtliche Behandlung des betreffenden gonorrhoischen Prozesses nötig ist und
schließlich, daß bei Komplikationen, bei Adnexitis, große Vorsicht geboten ist,
da man bei solchen Prozessen während der radikalen Fieberbehandlung *unliebsame* Exacerbationen erleben kann. Bei *kindlicher Vulvovaginitis* ist Pyriferbehandlung wirkungslos (ROMINGER und SZEGÖ). — Bei frischer, oberflächlicher
Anterior-Gonorrhöe sahen GRÜNEBERG und LIEBMANN durch eine systematische
Fiebertherapie mit Pyrifer und gleichzeitiger Lokalbehandlung eine wesentliche
Verkürzung der Krankheitsdauer. Spezifische Vaccinepräparate scheinen bei
diesen Fällen keinen Vorteil vor dem unspezifischen Pyrifer zu besitzen, während
bei subakuten und chronischen Gonorrhöen, Prostatitis und Infiltratbildung
die spezifische Vaccinetherapie der unspezifischen Fieberbehandlung überlegen ist.
Über Erfahrungen mit *Pyrotropin*, einem anderen bakteriogenen Eiweißpräparat
siehe FEILCHENFELD (auch ausführliche Literatur!).

Zusammenfassend stehen wir daher auf dem Standpunkte, daß *bei einzelnen
renitenten* Fällen ein *Versuch* mit der gekennzeichneten *unspezifischen* Reizkörperbehandlung im allgemeinen und mit der *Fieberbehandlung* im besonderen
gerechtfertigt ist, *daß aber für das Gros der Fälle und die Behandlung der gonorrhoischen Komplikationen die nur mittlere Reaktionen auslösende spezifische
Vaccinebehandlung die Methode der Wahl bleiben muß.*

III. Chemotherapeutische Versuche bei Gonorrhöe.

Wenn wir unter „*Chemotherapie*" ein Heilverfahren verstehen, das mit Hilfe
chemischer Stoffe auf dem Blutwege die *Schädigung* und *Abtötung* pathogener
Mikroorganismen erreicht, und wenn wir als Beispiel für chemotherapeutische
Methoden die Chinin- und Salvarsanwirkung im Auge haben, so müssen wir
zunächst zugestehen, *daß es eine Chemotherapie der Gonorrhöe noch nicht gibt.*
Denn alles das, was bisher auf diesem Gebiete geleistet worden ist, ist nicht
mehr als tastende und rein empirische Versuche, deren Resultate teils völlig
negativ sind, teils eine sichere Beurteilung nicht zulassen. Und doch hat man
verständlicherweise immer wieder versucht, auch bei der Gonorrhöe chemotherapeutische Wege zu finden, um auf diese Weise an die durch lokale Methoden

nicht erreichbaren Gonokokkennester heranzukommen. Gerade die Beseitigung dieser Herde ist ja der schwierigste Punkt sowohl bei der männlichen als bei der weiblichen Gonorrhöe, zumal die Immunotherapie und unspezifische Reizbehandlung, wie wir gesehen haben, nicht selten im Stich läßt.

Bei Beurteilung der Gründe, warum die Chemotherapie der Gonorrhöe noch nicht über ein erstes Versuchsstadium hinausgekommen ist, muß man 3 Punkte berücksichtigen: 1. Wir verfügen bisher, wenn man von den Pneumokokkenversuchen von Morgenroth (Optochin) absieht, die in ihrer klinischen Nutzanwendung ebenfalls nicht einheitlich beurteilt werden, *auch bei anderen bakteriellen Infektionen über keine chemotherapeutische Methode*, sondern die Erfolge der Chemotherapie beschränken sich vorläufig lediglich auf Infektionen, die durch *Protozoen* bzw. ihnen nahestehende Mikroorganismen *(Spirochäten)* erzeugt werden.

2. Eine *systematische* Forschung über chemotherapeutische Möglichkeiten bei Gonorrhöe ist deshalb besonders schwierig, *weil uns der Tierversuch bei dieser Erkrankung völlig im Stich läßt*, bzw. weil es bisher keine Methode gibt, um experimentell beim Tiere eine der menschlichen Gonorrhöe analoge Erkrankung zu erzeugen. Aus diesem Grunde sind wir völlig auf *rein empirische* Erfahrungen beim kranken Menschen angewiesen, die naturgemäß nur auf Grund sehr vorsichtiger und durchaus begrenzter Versuche gesammelt werden können.

3. Auch bei diesen unter 2. aufgeführten chemotherapeutischen Versuchen bei Gonorrhöe ist ein großes Hemmnis vorhanden: Viele Autoren stehen nämlich auf dem Standpunkt, daß man bei der Gonorrhöe günstigstenfalls die *im Gewebe* liegenden Erreger angreifen kann, an die *Schleimhautgonokokken* auf dem Blutwege aber nicht herankommt. Sie behandeln daher „kombiniert", d. h. auf dem Blutwege *und* mit *lokalen* Methoden. Diese Einstellung halten wir für irrig und die Lösung der betreffenden Fragen nur erschwerend. *Wenn ein Präparat als ein Chemotherapeuticum anerkannt werden soll, muß seine Wirkung auf alle in den menschlichen Körper eingedrungenen Erreger, also auch auf die sog. „Schleimhautgonokokken" nachgewiesen werden,* die ja ebenfalls ständig von den Körpersäften umspült werden. Auch bei der Salvarsanwirkung können wir ja keinen Unterschied auf tiefe und oberflächliche Spirochäten konstatieren, sondern wir verfolgen mit Bewunderung das Verschwinden auch *auf nässenden* Papeln und oberflächlichen Schleimhauterscheinungen.

Es ist daher durchaus unzweckmäßig, chemotherapeutische Versuche bei Gonorrhöe durch gleichzeitige lokale Methoden unterstützen zu wollen. Auf diese Weise raubt man sich jeden objektiven Maßstab, und alle solche Publikationen sind wertlos. Eine Lokaltherapie im Verlauf solcher Versuche wäre *erst dann* zu rechtfertigen, wenn der *chemotherapeutische* Effekt der *nur* auf dem Blutwege zugeführten Substanz schon *feststeht.*

Nach diesen Ausführungen brauchen wir nur die wichtigsten *bisherigen chemotherapeutischen Versuche* kurz zu registrieren:

1. Silber. Die recht zahlreichen älteren Versuche, kolloidale Silberverbindungen auf dem Blutwege zu verwenden, haben sicher bewiesen, daß von einer chemotherapeutischen Wirkung nicht gesprochen werden kann. Wenn überhaupt therapeutische Wirkungen (besonders bei abgeschlossenen Herden, Epididymitis, Arthritis, Adnexitis usw.) beobachtet wurden, so müssen sie wohl mit Sicherheit auf das Konto der *unspezifischen Reizwirkung* gebucht werden.

Und doch ist man immer wieder versucht, das *Silber* zu chemotherapeutischen Versuchen heranzuziehen, da es die *einzige Substanz* ist, die in der *Lokal*therapie eine *wirklich spezifisch gonokokkocide Wirkung* zeigt. Wenn man sieht, daß Silberverbindungen noch in starken Verdünnungen (Silbernitrat etwa bis 1 : 5000, Acykal bis etwa 1 : 20 000) prompt zu einem Verschwinden der

Gonokokken auf der behandelten Schleimhaut führen können, so fragt man sich, ob man diese elektive Wirkung einzelner Ag-Präparate nicht auch chemotherapeutisch nutzbar machen kann.

In diesem Bestreben habe ich zunächst versucht, *Acykal* in einer 1%igen Lösung bis zu Dosen von 5 ccm (= 0,05) *intravenös* zu prüfen. Resultat: Keine Nebenerscheinungen, aber auch *kein Einfluß auf Gonokokken*. Eine höhere Dosierung verbietet sich durch die Cyankomponente dieser Verbindung.

Hegonon in 1%iger Lösung intravenös injiziert zeitigte auffallende schlafauslösende Wirkung, *auf die Gonokokken war es wirkungslos*.

In neuerer Zeit habe ich noch eingehende Versuche mit einer selbst hergestellten *Lösung von Argentum nitricum* (10%) *in einer Lösung von Natrium thiosulf.* (10%) (1:10, filtrieren), also einer *Argentumthiosulfatverbindung*, gemacht. Wir haben von dieser gut verträglichen, wasserklaren Lösung täglich intravenös Dosen von 10—20 ccm entsprechend *einem Argentum nitricum-Gehalt von 0,1—0,2!* gegeben. Trotz 6—10 derartiger Injektionen war ein eindeutiger Effekt auf die Gonokokken nicht zu konstatieren.

Man kann wohl also sagen, daß *eine chemotherapeutische Wirkung* sowohl der *rein kolloidalen als der krystalloiden, molekular dispers gelösten Silberverbindungen bisher nicht zu verzeichnen* ist. Trotzdem möchten wir es nicht für ganz nutzlos halten, auf dem beschrittenen Wege der Prüfung von Silberverbindungen weiterzugehen!

2. Andere Metalle. Hier seien die Versuche mit *Chromquecksilber* (REDEWILL, POTTER und GARRISON, BARBELLI, SURR und MONTANARO, MARCOZZI, mit *Quecksilberoxycyanat* (KULLENS), *Quecksilbercyanür* (BOURGEOIS) mit *Gold* (Solganal, ENGEL, VONKENNEL), mit *Thorium* (MARSAN), *Cupr. sulfur.* (OLÁH), *Natriumwismuttartrat* (HORTA), *Mangan* (McDONAGH) erwähnt.

3. Diverses. *Urotropin* (MIHALOVICI, MARCOZZI, KWIATKOWSKI). *Jodnatrium* (WRIGHT: 20 ccm 20%iger Lösung intravenös bei Epididymitis, RODRIGUEZ). PREGL-*Lösung* (SCHREINER), *Yatren* (HERBECK). *Natrium salicylicum* (O. SACHS, 5—20 ccm 20%ig intravenös). *Natrium thiosulfuricum* (DOMBRAY und GRIMAUD: 5—20 ccm 20%ig täglich intravenös).

Arsenpräparate: Neosalvarsan (DUHOT, LÉVY-BING, MARCHIONINI u. a.). *Sulfarsanol* (CLUSELLAS, RAWLINS, CHIAPPINI, BERNSTEIN, GIRARD und TRIGHER, RAMIREZ PEDILLA). *Enesol* (BOUVEYREN). *Kakodyl* (ACHARD).

4. Farbstoffe. Methylenblau, Methylenblausilber *(Argochrom)* (BRUCK). Fluorescein - Natrium, Uraninsilber *(Uranoblen)* (BRUCK) ohne Wirkung auf Gonokokken.

Acridinfarbstoffe. Eingehendere klinische Versuche mit *Trypaflavin, Sanoflavin* und *Argoflavin* wurden schon im Jahre 1920 von BRUCK sowie PATZSCHKE und E. WASSERMANN gemacht. BRUCK gab *Trypaflavin* (2%ig steigend 10 bis 40 ccm intravenös täglich. = 10 Injektionen). Keine Nebenerscheinungen, kein Einfluß auf Gonokokken. *Sanoflavin* täglich zweimal je 0,25 : 50. Kein Erfolg. *Argoflavin* täglich zweimal 0,25 : 50 intravenös 7 Injektionen. Starke Venenverhärtungen. Kein Einfluß.

Ebensowenig ermutigend waren die Resultate von AHLSWEDE und von SKUTETZKY, der zudem noch mit Acykal lokal behandelte.

Trotzdem betonten (1926) wieder JAUSION, DIOT, VAUCEL und VOUREXAKIS die geradezu hervorragende Wirkung intravenöser Trypaflavin (= „Gonacrin")-injektionen. Diese Autoren empfehlen dreimal wöchentlich 5 ccm einer 2%igen Lösung und geben 15—30, ja selbst 40 Injektionen. Im Anschluß an diese Mitteilungen hat dann nochmals eine weitere klinische Prüfung von Acridinfarbstoffen stattgefunden (OPPENHEIM und FREUND: *Trypaflavin* und *Argoflavin*, BUSCHKE und LÖWENSTEIN: *Gonoflavin*, ein Derivat des Trypaflavin,

$2^1/_2$—5 ccm 2%ig intravenös jeden zweiten bis dritten Tag. Karrenberg, Nagell und Langhans, Vonkennel, Balog, Burmeister, Engelhardt, Konrad, Kromayer, Langer, Dressler, Sylvester, Engelhardt und Gemmer, Oppenheim und Fessler, Scudero und di Leonardo, Maccari, Gaviati, Jausion, Becker und Médioni, Kistjakovskij, Paradis, Rivelloni, Karysewa, Ciambellotti, Couvert (Pymecral - Acridin - Pyridium - Methylenblau), Robba, K. Edel, Colombino, Pogany, Falkenstein (Flavidin = As-Acridin), Reisner, Elfond u. a.

Trotz der zahlreichen klinischen Versuche ist ihre positive Ausbeute sehr spärlich. *Nur wenige Autoren äußern sich optimistisch, viele vollkommen ablehnend und die meisten sehr skeptisch.* Nur wenige halten noch an reiner Acridinbehandlung fest, sondern empfehlen wie Oppenheim und Fessler *nur noch eine Kombination mit lokaler Silberbehandlung* und eine Indikationsbeschränkung auf *chronische Rezidivfälle.* Auch Buschke und Löwenstein, die besonders bei frischen Anteriorfällen einen günstigen und komplikationslosen Verlauf nach Gonoflavininfektionen sahen, aber bei Epididymitis, älteren Infektionen besonders des Posteriorteiles und der Adnexe neben zuweilen unbestreitbaren Vorteilen zahlreiche Versager hatten, äußern sich dahin, daß eine *Kombination* von Gonoflavin *mit lokaler Therapie* in Zukunft die Resultate verbessern könne; sie lehnen es jedoch ab, in der Acridinbehandlung etwa ein spezifisches Chemotherapeuticum gegenüber dem Gonococcus zu erblicken und glauben höchstens eine Nährbodenverschlechterung und damit eine *Entwicklungshemmung des Erregers* auf dem Blutwege erzielen zu können. Mit dieser Auffassung ist aber entsprechend unseren obigen Ausführungen die Frage der ,,chemotherapeutischen" Wirkung der Acridinpräparate erledigt, zumal die nicht seltenen *Nebenerscheinungen,* insbesondere die Photosensibilisierung der Haut Beachtung verdienen (siehe hierüber besonders Ciambelotti, Morimoto, Chauvin, Strandberg, George, Skowron und Pawlas, Jausion, Pecker und Médioni).

Zusammenfassend können wir also sagen, daß der Nachweis der Möglichkeit einer Chemotherapie der Gonorrhöe noch nicht geführt werden konnte.

Keines der bisher geprüften Präparate läßt einwandfreie chemotherapeutische Wirkung, d. h. zweifellosen Einfluß auf den Gonococcus im kranken Organismus bei subcutaner, intramuskulärer oder intravenöser Darreichung erkennen. Gelegentliche klinische Erfolge (leichterer Verlauf, Urinklärungen usw.) müssen wohl mit einer unspezifischen Reizkörperwirkung erklärt werden, und Erfolge, die unter gleichzeitiger lokaler Behandlung beobachtet werden, sind überhaupt nicht zu verwerten.

Allgemeines über Chemotherapie bei Gonorrhöe siehe auch Arton, Ciani, Barbellion, Jaja. Über Kombinationen von Fieber und Farbstoffbehandlung siehe Pawlas, Schultze-Wolters u. a.

Trotz der Schwierigkeiten, die somit einer wirksamen Chemotherapie der Gonorrhöe entgegenstehen, sollten die Versuche weiter fortgesetzt werden, denn auch der kleinste wirkliche Lichtblick auf diesem Gebiete wäre aufs innigste zu begrüßen!

IV. Perorale Therapie, allgemeine Diätetik und Hygiene bei Gonorrhöe.

Wenn wir schon im vorigen Kapitel gesehen haben, daß es ein mit Sicherheit als chemotherapeutisch anzusehendes Präparat bei Gonorrhöe nicht gibt, so müssen wir uns bei Besprechung der *peroralen* Therapie erst recht darüber klar sein, daß dieser Behandlungsmethode nur *eine rein symptomatische* und *unterstützende* Wirkung zukommt, da *nicht ein einziges der innerlich empfohlenen Mittel irgendeine Wirkung auf den Gonococcus selbst ausübt.*

Damit tritt die Bedeutung dieser Therapie gegenüber der Lokalbehandlung natürlich sehr in den Hintergrund. Wenn sie auch zuweilen zur Bekämpfung einzelner klinischer Symptome mit Erfolg angewendet werden kann, so wird man in der Mehrzahl der Fälle auch ohne eine perorale Therapie auskommen können. Trotzdem betonen z. B. HABERMANN und HOPF mit Recht, daß ihre Verordnung zuweilen psychologisch nützlich ist, da der Laie einer Behandlung „von innen heraus" große Bedeutung beimißt. Nur soll man in solchen Fällen den Patienten immer darauf aufmerksam machen, daß die Lokalbehandlung die Hauptsache bleibt und die perorale Therapie nur eine unterstützende Wirkung hat. Tut man dies nicht, so kann eine Überschätzung durch den Kranken leicht zu einer Vernachlässigung der lokalen Methoden führen und weitere ärztliche Behandlung überflüssig erscheinen lassen.

Ihrer *Wirkung* nach lassen sich die *peroralen* Mittel etwa in folgende Gruppen einteilen:

1. *Präparate, die diuretisch wirken und die Urinreaktion beeinflussen.*

Hierher gehören vor allem die *Teeaufgüsse,* insbesondere der *Bärentraubenblättertee* und die *Mineralwässer* (Fachinger, Wildunger usw.). Der *Bärentraubenblättertee* (Folia uvae ursi) hat durch Spaltung des Arbutins in Pyrogallol und Hydrochinon auch eine leicht adstringierende und desinfizierende Wirkung:

1 Eßlöffel Tee auf 1—2 Tassen Wasser oder Decoct. fol. uv. urs. 15:150,0, S. simpl. 25,0. D.S. zweistündig 1 Eßlöffel.

Ersatzpräparate, bei denen jedoch die diuretische Wirkung der Flüssigkeitsmenge wegfällt, sind *Extr. uv. urs. fluid., Fluidcystol, Uvalysat* (BÜRGER).

Die nach der Einnahme größerer Flüssigkeitsmengen einsetzende Diurese sowie eine etwaige leichte Alkalisierung des Urins kann nämlich im akuten Stadium bei stärkerer Reizerscheinung sowohl der Urethra anterior als posterior nützlich sein, da bei häufiger Urinentleerung eine Ausschwemmung der meist stark gonokokkenhaltigen Sekrete und ein gewisser Schutz vor der Reizwirkung stark sauren Urins auf die Schleimhaut erzielt wird. In *chronischen* Fällen, in denen weder stärkere Entzündungssymptome noch stärkere Sekretionen vorhanden sind, muß aber eine solche Urinverdünnung und Entsäuerung als *eher nachteilig* bezeichnet werden, da einem stark sauren Urin vielmehr eine gonokokkenschädigende Wirkung zukommt. Wir pflegen daher in solchen Fällen eher eine möglichst *starke Säuerung* durch Pepsin, Salzsäure, Phosphorsäure, Ammoniumchlorid, Acifakt, Acitrop usw. zu erzielen.

2. *Präparate, die schmerzlindernd und antiphlogistisch auf die entzündete Schleimhaut wirken.* Hier sind die *Balsamica* zu nennen. Nach JADASSOHN hat die Anschauung, daß die Balsamica die Gonokokken der Harnröhre schädigen, trotz mannigfacher Versuche eine wirklich beweisende experimentelle Bestätigung nicht erfahren (SCHÄFFER, STEINSCHNEIDER, VALENTINE, SCHINDLER und SIEBERT). Ob deren Wirkung auf einem Übergang von Spaltungsprodukten in den Urin beruht, und diese Stoffe dann durch Überspülen der entzündeten Schleimhaut wirken, ob sie durch die Drüsen der Harnröhre oder auf dem Blutwege zur Wirkung gelangen, ist nicht sicher. Zweifellos ist aber, daß sie stärkere Schmerzen und vor allem den *quälenden Tenesmus* bei beginnender *Urethritis posterior günstig* beeinflussen und deshalb zuweilen gut zu verwenden sind (anästhesierende, epithelschrumpfende, adstringierende Wirkung, VIETH). Nach NOTTHAFFT sind die Balsamica für den größten Teil der Tripperfälle entbehrlich, zumal für die akuten und chronischen unkomplizierten Gonorrhöen der vorderen Harnröhre und für die chronische Erkrankung der hinteren Harnröhre. Bei Urethritis posterior bzw. bei akuten gonorrhoischen Blasenkatarrhen kommt ihnen insofern eine beruhigende Wirkung zu, als die subjektiven Symptome in kürzerer Zeit verschwinden und die Blutung und die Sekretion günstig beeinflußt

wird. Auf die Prostata- und Samenblasenerkrankungen haben die Balsamica
nur insofern Einfluß, als sie den Prozeß in der hinteren Harnröhre beruhigen
und daher ein Fortschreiten verhindern. Ein Einfluß bei Epididymitis fehlt
vollkommen. Wie Notthafft mit Recht betont, ist angesichts des sehr beschränkten Wertes aller Balsamica auch der hohe Preis der Mittel und die Tatsache zu berücksichtigen, daß alle Muttersubstanzen dieser Präparate aus dem
Ausland stammen.

Kopaivbalsam und *seine Präparate (Blenosan)* dürften wegen der häufiger
zu beobachtenden Nebenerscheinungen (Exantheme) kaum mehr gebraucht
werden.

Oleum santali (3mal täglich 15 Tropfen nach dem Essen oder besser in Gelatinekapseln à 0,5). *Cubebae* (0,5—5,0 mehrmals täglich als Pulver; 3mal täglich
eine Messerspitze in Oblaten). *Kawa-Kawa* (30—60 Tropfen auf 1 Glas Wasser).
Folia Bucco (1—3 g, meist in Form von Handelspräparaten, siehe unten).

Handelspräparate: Allosan (Allophansäureester des Sandelöl; 3mal täglich
1—2 g). *Arhovin* (Diphenylamin, Thymol und Benzoesäureester; 3—6mal täglich 1 Kapsel). *Blenal* (Kohlensäureester des Sandelöls, 3mal täglich 15 Tropfen
oder 3mal 2 Kapseln). *Blenosan* (Kopaivbalsam in Geluduratkapseln). *Buccosperin* (Mischung von Bucco, Folia uvae ursi, Acetyl-Salicylsäure, Salol,
Hexamethylentetramin, Kopaivbalsam, Campher und Papaverin; 4 Stück
täglich). *Buccotropin* (Tabletten aus Bucco, Hexamethylentetramin usw.;
3—6 Stück pro Tag), *Gonosan* (Kavasantal, 3—5mal täglich 2 Stück). *Gonocystol* (Kawasantal, 3mal täglich 2 Stück). *Gonaromat* (Mischung von Sandelöl
mit ätherischen Ölen in Kapseln). *Gonocin* (Kawa, Pichi, Cannal. ind. uv. urs.
Salol; 3mal täglich 3 Tabletten). *Gonorol* (Sandelöl). *Novogosan* (Kawapräparat
und Terpene, 3mal täglich 2 Kapseln). *Santyl* (Santalol-Salicylsäureester,
3mal täglich 25—50 Tropfen in Milch oder 4mal täglich 2 Kapseln nach dem
Esssen). *Terugon* (Kawa-Kawa, Pichi und Kamillen; 3mal täglich 3—4 Tabletten
nach dem Essen). *Thyresol* (Santalyl-Methyläther, 3—4mal täglich 0,5 in Milch
oder Kapseln à 0,25). *Urogosan* (Mischung von Hexamethylentetramin mit
Gonosan 1 : 2, täglich 3—5mal 1—3 Kapseln) und *viele andere.*

3. Eine dritte Gruppe soll durch *Abgabe desinfizierender Substanzen* in den
Urin wirken. Hier sind zuerst *Salol*, das sich im Harn in Salicylsäure und
Phenol spaltet und das *Urotropin* und seine Abkömmlinge zu nennen.

Urotropin = Hexamethylentetramin und seine Derivate, die man auch vielfach
in Form von 40%igem Urotropin und als Cylotropin intravenös verabfolgt,
wirken wahrscheinlich dadurch, daß im Urin Formaldehyd abgespalten wird
und daß diese schwache Formaldehydlösung eine leicht adstringierende und
desinfektorische Wirkung ausübt. Da die Formaldehydabspaltung eine saure
Reaktion des Urins erfordert, suchen die meisten Abkömmlinge des Hexa-
methylentetramins durch Bindungen oder Mischungen eine möglichst starke
Säuerung des Urins zu erreichen. (*Acidolamin, Allotropin, Amphotropin,
Borovertin, Buccosperin, Helmitol, Hetralin, Hexacystol, Hexal, Neohexal, Rhoda-
form, Saliformin, Urobenyl, Uromed, Uronovan* u. a.)

Man muß jedoch bei der Verabfolgung des Urotropin und seiner Derivate
in Betracht ziehen, daß gerade durch die starke Urinsäuerung und Formaldehydabspaltung eine *gewisse Reizwirkung* der Schleimhäute zustande kommt
und daß die genannten Präparate lediglich eine Wirkung bei *Misch*infektionen, insbesondere auf Colibacillen, ausüben, *die Gonokokken jedoch selbst
unbeeinflußt lassen.* Man wird also vor jeder Anwendung dieser Präparate erst
abwägen müssen, ob in dem betreffenden Falle der Nachteil einer etwaigen
Reizwirkung nicht größer ist als der Vorteil einer therapeutischen Wirkung auf
Mischbakterien.

STERNBACH hat insbesondere bei Staphylokokken-Mischinfektionen der Gonorrhöe günstige Resultate mit einer internen *Spirocid*behandlung (täglich 2 Tabletten à 0,25 eine Stunde vor dem Frühstück) gesehen. Die therapeutische Wirkung des Spirocids soll sich jedoch nur auf Staphylokokken-, nicht aber auf Streptokokken- und Coli-Mischinfektionen erstrecken.

ŠAMBERGER hat nach dem Vorgange BIERS bei Schnupfen auch gonorrhoische Entzündungen *mit homöopathischen Dosen von Jod-Jodkaliumlösung* (1 mg Jod mit 1 cg Jodkali) behandelt. Günstige Resultate wurden bei Arthritis und Epididymitis beobachtet. Bisherige Nachprüfungen und eigene Versuche konnten keinerlei Resultat konstatieren.

Beachtenswert sind die in neuerer Zeit mit *Pyridium* und insbesondere mit *Neotropin* (SCHERING-KAHLBAUM) gemachten Erfahrungen. *Pyridium,* das salzsaure Salz von Phenylazodiaminopyridin, ist mit Erfolg insbesondere bei gonorrhoischen und nichtgonorrhoischen Cystitiden gegeben worden. Wenn auch von einzelnen Autoren ein Einfluß auf die Gonokokken selbst angenommen wird, so liegt der Hauptwert der Pyridiumbehandlung wohl mehr in der *Bekämpfung von Mischinfektionen.* Jedenfalls wird bei Pyridiumbehandlung aber nicht selten eine *Reizwirkung* auf Magen-Darmkanal und Niere konstatiert. HIJMANS VAN DEN BERGH und REVERS beobachteten zuweilen *Sulfhämoglobinämien.* Sie warnen daher, während der Pyridiumbehandlung Bitterwasser und schwefelhaltige Medikamente zu geben.

Besser eingeführt hat sich die Pyridiumbehandlung in Form des *Neotropins* (SCHERING-KAHLBAUM) (3mal täglich 1—2 Dragees). Neotropin hat sich bei Bakteriurie, akuter und chronischer Cystitis sowie Pyelitis und bei gonorrhoischen Erkrankungen als zuweilen wirksames Mittel bewährt. Es ist in seiner Wirkung vom Aciditätsgrade des Urins unabhängig und kann sowohl im sauren als alkalischen Urin keimschädigend wirken. Allerdings betrifft diese Wirkung in weit höherem Grade Mischbakterien als die Gonokokken. Jedenfalls haben wir einen Einfluß auf die letzteren nicht feststellen können. Dagegen sind Nebenerscheinungen bei der Neotropinbehandlung selten, und man hat im Gegenteil oft den Eindruck, daß das Präparat bei akuten Reizerscheinungen, insbesondere von seiten der Blase und der hinteren Harnröhre reizlindernd wirkt. Praktisch wichtig ist, daß man vor der Neotropinbehandlung die Patienten von der auftretenden Urinverfärbung in Kenntnis setzt, weil die Kranken sonst bei der schnell einsetzenden blutroten Urinverfärbung eine Blasenblutung annehmen und unnötig erschrecken. Auch muß beachtet werden, daß der im Urin ausgeschiedene Farbstoff die Wäsche verfärbt. Man muß daher den Patienten raten, während der Behandlung das Orificium durch eine Wattevorlage zu schützen.

4. Beachtenswert ist die von SCHINDLER eingeführte *Atropinbehandlung,* die durch ihre *antiperistaltische* Wirkung eine Ruhigstellung der befallenen Organe bewirken und damit einer Weiterverbreitung des Prozesses vorbeugen soll. Besonders bei der akuten Posterior, bei drohender Epididymitis sowie bei Cervical- und Adnexgonorrhöen ist diese Behandlung gut zu verwerten (3mal täglich $^1/_2$ mg oder früh und abends ein Suppositorium mit 1 mg). Auch Papaverin und die neueren spasmolytischen Präparate *Eupaco, Papavydrin, Octin* usw. sind hier nützlich.

5. Eine *Beruhigung des Nervensystems,* insbesondere bei schmerzhaften Erektionen u. dgl. sollen Brom, Campher und Lupulin bewirken. Eine überzeugende Wirkung haben wir von ihnen nicht gesehen. Viel zweckmäßiger verordnet man in solchen Fällen Narkotica in kleinen Dosen, besonders *Luminaletten, Veramon* usw. LANGER empfiehlt das *Praejaculin.*

Bezüglich der *Diät* dürfte es in den meisten Fällen genügen, den Patienten eine möglichst reizlose Kost zu empfehlen, die von stark gesalzenen und gepfefferten Speisen absieht. Weitere Einschränkungen sind meist überflüssig. Auf die Notwendigkeit der Beseitigung einer etwa bestehenden oder einsetzenden Obstipation muß in jedem Falle hingewiesen werden. Vegetabilische Abführmittel sind hierbei den klinischen vorzuziehen, um nicht etwa eine zu starke Urinentsäuerung zu setzen (s. oben).

Ein vollkommenes *Alkoholverbot* ist unnötig. Von der Zufuhr kleiner Mengen Rotwein haben wir nie etwas Schädliches gesehen. Dagegen sind Moselweine, Sekt, Liköre und Biere ganz zu vermeiden, da sie zweifellos zu einer Reizsteigerung der Schleimhaut führen und so Komplikationen bewirken können. Übrigens dürften hieran mehr *ausgeschiedene aromatische Substanzen als der Alkohol selbst beteiligt sein,* da, wie uns eigene Versuche zeigten, *intravenöse* Alkoholdosen relativ *großer* Portionen (10—20 ccm 10%iger Lösung reinen Äthylalkohols) *keine* oder *nur sehr unbedeutende Reizwirkungen* auf der Schleimhaut zeigten.

Für die *allgemeine Hygiene des Trippers* dürfte es genügen, darauf hinzuweisen, daß *körperliche Ruhe* von einer *oft ausschlaggebenden* und meist unterschätzten Bedeutung für den Ablauf einer Gonorrhöe ist. Es gibt zweifellos Fälle, besonders von weiblicher Gonorrhöe, die bei Einhaltung strengster Bettruhe ohne jede andere Therapie ausheilen. Da aber diese Forderung in der Praxis unerreichbar ist, so mache man den Patienten wenigstens darauf aufmerksam, daß *stärkere körperliche Anstrengung,* insbesondere *ruckartige* Bewegungen *strenge zu meiden* sind. So sieht man nach längeren Bahnfahrten, Motorradtouren, nach Auf- und Abspringen von Straßenbahnen, Heben und Tragen schwerer Gegenstände, Tanzen, Sportbetätigungen usw. häufig Komplikationen.

Hält sich der Patient ruhig und ist er zuverlässig, so kann man unseres Erachtens auf das Anlegen *eines Suspensoriums* verzichten und es erst dann empfehlen, wenn eine Epididymitis beginnt oder schon ausgebildet ist. Das prinzipielle Tragen von Suspensorien hat deshalb seine Schattenseiten, weil diese Behilfsmittel zuweilen nicht gut sitzen und dann unzweckmäßige Druckerscheinungen und etwaige Sekretverhaltungen und Rückstauungen bewirken können. Man empfehle also jedenfalls die Wahl eines *zweckmäßigen* Suspensoriums (z. B. das Teufelsche) und das *genaue Anpassen bei einem bewährten Bandagisten.*

Daß jeder Gonorrhöekranke über die Infektiosität seiner Absonderungen (Augeninfektionen!) und die Unzulässigkeit sexueller Betätigung belehrt werden muß, ist in Deutschland durch Reichsgesetz geregelt, und es kann daher hier auf die entsprechenden Bestimmungen und Merkblätter verwiesen werden.

Literatur.

Allgemeinbehandlung der Gonorrhöe. Immunotherapie bei Gonorrhöe.

(Die zahlreichen *älteren Arbeiten* über Immunotherapie der Gonorrhöe (bis 1926) siehe Bruck, Immunität bei Gonokokkeninfektionen im Handbuch der pathogenen Mikroorganismen von Kolle, Kraus und Uhlenhuth, 3. Aufl., Bd. 4. 1927; herausgegeben von Gustav Fischer und Urban u. Schwarzenberg; ferner Jahresberichte über Haut- und Geschlechtskrankheiten, herausgegeben von Sprinz, Bd. 1 u. f. Berlin: Julius Springer.)

Neuere Arbeiten.

Abraham, E.: Behandlung der chronischen Adnexgonorrhöe mit Gonovitan. Med. Klin. **1932**, 1108. Ref. Zbl. Hautkrkh. **43**, H. 3/4. — Alisov u. Fajbic: Zur speziellen Gonorrhöetherapie. Venerol. (russ.) **1930**. Ref. Zbl. Hautkrkh. **37**, 550. — d'Arellano: Vaccintherapie. Versuch einer Erklärung. J. d'Urol. **1930**. Ref. Zbl. Hautkrkh. **37**, 142. —

ARÈNE: Behandlung des gonorrhoischen Rheumatismus mit intravenöser Injektion von anti-gonorrhoischem Serum. Arch. Méd. mil. **1932**. Ref. Zbl. Hautkrkh. **42**, 795. — AUDRY u. VIEN: Vaccininjektion in die Cervix. Bull. Soc. franç. Dermat. **1930**. Ref. Zbl. Hautkrkh. **37**, 144.

BARBELLION: (a) Anscheinende Unwirksamkeit der Gonovaccine. Congr. franç. Urol. **1931**. Ref. Zbl. Hautkrkh. **42**, 794. (b) Vaccinebehandlung durch die Eintrittspforte. Congr. franç. Urol. **1932**. Ref. Zbl. Hautkrkh. **45**, 412. — BASKIRZEW: (a) Venerol. (russ.) **1929**. Ref. Zbl. Hautkrkh. **32**, 155. (b) Vaccinotherapie auf Grund experimenteller Untersuchungen über Vaccination des Blutes in vitro. J. of Urol. **1930**. Ref. Zbl. Hautkrkh. **37**, 776. — BASS, A.: Antivirusbehandlung bei Gonokokkeninfektion. Presse méd. **1930**. Ref. Zbl. Hautkrkh. **36**, H. 5/6. — BASSET u. POINCLOUX: Regionale Vaccinebehandlung bei Gelenkerkrankungen. Bull. Soc. Chir. Paris **1930**. Ref. Zbl. Hautkrkh. **36**, H. 1/2. — BAUMANN u. HEIMANN: Frisch-vaccine. Dermat. Wschr. 77, H. 47/48. — BECK: Eigenlebendvaccine. Dtsch. med. Wschr. **1930**, 784. — BERON: Behandlung gonorrhoischer Gelenkerkrankungen mit menschlichem Immun-serum. Dermat. Z. **53**, 33 (1928). — BIGNAMI: Vaccinetherapie bei gonorrhoischer Adnexitis. Atti Soc. ital. Ostetr. **1930**. Ref. Zbl. Hautkrkh. **42**, 277. — BLÜMMERS: Gefahren intra-venöser Anwendung von Gonokokkenvaccinen. Dermat. Wschr. **1929**, Nr 31. — BLUT: Lebendvaccine. Med. Klin. **1928**, 40. — BOTEZ, NOICA u. ROIBAS: Vaccinebehandlung der Arthritis gonorrhoica. Spital (rum.) **1932**. Ref. Zbl. Hautkrkh. **41**, H. 7/8. — BRUCK, C.: Über die angebliche Gefährlichkeit intravenöser Gonovaccineinjektion. Dermat. Wschr. **90**, 316 (1930). — BRUNTHALER: Vaccine bei akutem Gelenkrheumatismus. Med. Klin. **1923**, 45. — BUBLICENKO: (a) Vaccinetherapie der weiblichen Sexualorgane. Zbl. Gynäk. **1931**, 1728. Ref. Zbl. Hautkrkh. **38**, 687. (b) Ginek. (russ.) 10 (1931). Ref. Zbl. Hautkrkh. **40**, 558. — BUCURA, C.: (a) Richtlinien. Wien. med. Wschr. **1928**, Nr 30, 32; Ref. Zbl. Haut-krkh. **1**, H. 8. (b) Blenovaccine und Mischvaccine. Wien. klin. Wschr. **1932**, 989. Ref. Zbl. Hautkrkh. **43**, H. 3/4. (c) Automischvaccinen. Wien. klin. Wschr. 141 (1933). Ref. Zbl. Hautkrkh. **45**, 409. (d) Vaccinebehandlung in der Gynäkologie. Wien. klin. Wschr. **1933**, 821. Ref. Zbl. Hautkrkh. **46**, 265. — BUSCHKE, A. u. A. JOSEPH: Fortschritte in der Behandlung der weiblichen Gonorrhöe. Fortschr. Ther. **1930**, 747. Ref. Zbl. Hautkrkh. **37**, 554.

CAESAR, V.: Behandlung der weiblichen Gonorrhöe mit Mischvaccine. Zbl. Gynäk. **1931**, 276. — CETRONI, M. B.: Lokale Immuntherapie der weiblichen Gonorrhöe. Atti Soc. ital. Ostetr. **1930**. Ref. Zbl. Hautkrkh. **42**, 277. — CHEVALIER, MAURICARD et PAUCHARD: Ann. Mal. vénér. **1932**. Ref. Zbl. Hautkrkh. **42**, 544. — CHEVALIER, SCHULMANN u. MORI-CARD: Behandlung der Gonorrhöe durch Injektion von Vaccine in die Schleimhaut. Giorn. ital. Dermat. **1932**. Ref. Zbl. Hautkrkh. **41**, 13. — CHRIST, G.: Vaccination als Zusatz-behandlung der Gonorrhöe. Med. Welt **1932**, 780. Ref. Zbl. Hautkrkh. **42**, 430. — CLARA, O.: Behandlung der weiblichen Gonorrhöe mit Mischvaccine. Dermat. Z. **1931**, H. 15—19. Ref. Zbl. Hautkrkh. **40**, 138. — CORBUS, B. C.: (a) Intradermale Immunisierung. J. of Urol. **1931**. Ref. Zbl. Hautkrkh. **42**, 272. (b) J. amer. med. Assoc. **1932**. Ref. Zbl. Hautkrkh. **41**, H. 9/10. — CRAINICIANU u. PAVELESCU: Lokale Vaccintherapie. Gynek. (rum.) **1932**. Ref. Zbl. Hautkrkh. **41**, 272.

DELCOURT BERNARD: Intravenöse und lokale Vaccintherapie. C. r. Soc. Biol. Paris **1931**. Ref. Zbl. Hautkrkh. **40**, 701. — DELCREZ u. L AMBERT: (a) Vaccinebehandlung durch Eintrittspforte. Presse méd. **1932**. Ref. Zbl. Hautkrkh. **43**, H. 3/4. (b) J. Chir. belg. **1932**. Ref. Zbl. Hautkrkh. **42**, 431. — DEMONCHY: Vaccinebehandlung der akuten Gonorrhöe. Presse méd. **1921**. — DIETEL: Neue Gesichtspunkte der Gonorrhöetherapie. Dtsch. med. Wschr. **1925**, Nr 47. — DIMITRIN u. STANESCU: Vaccinebehandlung durch Eintrittspforte. Spital (rum.) **1931**. Ref. Zbl. Hautkrkh. **40**, 138.

EDEL, W.: Gonokokken-Lebendvaccine. Dermat. Z. **64**, 167 (1932). Ref. Zbl. Haut-krkh. **42**, 794. — EGERVARY, T.: Eigenbluttherapie. Orv. Hetil. (ung.) **1930**. Ref. Zbl. Hautkrkh. **36**, H. 1/2. — ENGEL, C.: Neue Behandlung der gonorrhoischen Arthritis (Com-pligon). Münch. med. Wschr. **1932**, 1679. Ref. Zbl. Hautkrkh. **44**, 236.

FEILCHENFELD, R.: Behandlung mit Gonovitan. Med. Klin. **1932**, 781. Ref. Zbl. Haut-krkh. **42**, 794. — FELKE, H.: (a) Lebendvaccinebehandlung. Dermat. Z. **66**, H. 3, 168. (b) Zwischenfälle hierbei. Med. klin. **1932**, 644. Ref. Zbl. Hautkrkh. **42**, 277. (c) Schicksal phagocytierter Gonokokken. Dermat. Wschr. **1932**, 617. Ref. Zbl. Hautkrkh. **42**, 264. — FELKE, H. u. OETTINGEN: Dtsch. med. Wschr. **1932**, 39. — FESSLER, A.: (a) Diagnose und Therapie der Vulvovaginitis. Wien. klin. Wschr. **1932**, 1064. (b) Therapie der weiblichen Gonorrhöe. Med. Klin. **1929**, 21. — FINKELSTEIN u. TIMOCHINA: Eigenschaften der Gono-kokkenfiltrate. Z. Immun.forsch. 76 (1932). Ref. Zbl. Hautkrkh. **43**, H. 3/4. — FRIEBOES: Neueste Vaccinationsversuche. Med. Klin. **1931**. Ref. Zbl. Hautkrkh. **39**, H. 5/6. — FRIEBOES u. NAGELL: Med. Welt **1930**, 43.

GARCIA: Vaccinetherapie. Actas dermat. sifiliogr. **1933**. Ref. Zbl. Hautkrkh. **45**, 530. — GERGELY, G.: Gonovitan. Zbl. Gynäk. **1931**, 595. Ref. Zbl. Hautkrkh. **37**, 778. —

Gonzalez Bernal: Autovaccine. Ecos españ. Dermat. **1931**. Ref. Zbl. Hautkrkh. **41**, H. 13.
Gottlieb, H.: Mischvaccine. Zbl. Gynäk. **1929**. Ref. Zbl. Hautkrkh. **42**, 432. — Grün-
feld, E.: Ein neuer Weg zur Behandlung der Gonorrhöe. Dermat. Wschr. **1931**, 1550.
Ref. Zbl. Hautkrkh. **40**, 136. — Guitarte: Behandlung mit spezifischer Impfung durch
Eintrittspforte. Semana méd. **1932**, 409. — Guth u. Wolfram: Lokale Umstimmung
bei akuter Gonorrhöe. Wien. klin. Wschr. **31**, 973 (1933).

Haig: Ref. Zbl. Hautkrkh. **36**, 262. — Heyn: Lebendvaccine. Mschr. Geburtsh. **1930**. —
Hofstätter: Regionäre Vaccination. Arch. Gynäk. **145**, Ref. Zbl. Hautkrkh. **39**, H. 1/2. —
Hopf, G.: Antikörperbildung und Metastasierung bei Gonorrhöe. Med. Klin. **1931**. Ref.
Zbl. Hautkrkh. **39**, H. 5/6. — Hussel: Lebendmischvaccine. Diss. München 1932. Ref.
Zbl. Hautkrkh. **46**, 264. — Hustin, A.: Temperaturveränderung nach Gonokokkenvaccine.
Presse méd. **1933**. Ref. Zbl. Hautkrkh. **45**, 529.

Jadassohn, J.: (a) Med. Klin. **1931**, 17. (b) Therapie der Gonorrhöe. Ther. Gegenw.
1926, H. 1. — Jaubert u. Goy: Vaccinetherapie. J. d'Urol. **31**. Ref. Zbl. Hautkrkh. **38**,
856. — Joachimovits: Gonorrhöe der weiblichen Genitalien. Wien 1933.

Karrenberg u. Möller: Behandlung serofibrinöser Arthritis. Ther. Gegenw. **1928**,
H. 7. — Kaufmann: Terpentinvaccine. Dermat. Z., Juni 1925. — Keining u. Hopf:
Neue Gesichtspunkte usw. Ref. Zbl. Hautkrkh. **38**, 578. — Kerl, W.: Gelenkaffektionen
bei venerischen Erkrankungen. Wien. klin. Wschr. **1932**. Ref. Zbl. Hautkrkh. **43**, H. 3/4. —
Kersten: Automischvaccine. Wien. klin. Wschr. **1933**, 140. Ref. Dermat. Wschr. **97**,
1053 (1933). — Kolliner: Gonovitan. Dermat. Z. **1932**, 883. — Kübelstein: Gonovitan.
Dtsch. med. Wschr. **1929**, 28.

Langer, E.: Behandlung mit Compligon. Med. Klin. **1932**. Ref. Zbl. Hautkrkh. **43**,
H. 3/4. — Langer u. Proppe: Lokale Vaccination. Dtsch. med. Wschr. **1932**. Ref. Zbl.
Hautkrkh. **44**, 236. — Laubscher, W.: Mischvaccine. Zbl. Gynäk. **1932**. Ref. Zbl. Hautkrkh. **42**, 797. — Laucon u. Demonchy: Vaccinebehandlung der akuten Gonorrhöe. Progrès
méd. **42**. — Lejtes, Litvak u. Motornow: Milch und Vaccine. Odessk. med. Ž. **1930**.
Ref. Zbl. Hautkrkh. **36**, H. 9/10. — Levinthal: Gonovitan. Dtsch. med. Wschr. **1930**,
754. Ref. Zbl. Hautkrkh. **36**, H. 1/2. — Lewin: Gonokokkenantivirus. Dermat. Wschr.
1933, 128. Ref. Zbl. Hautkrkh. **44**, 599. — Lewin, E. u. M.: Weißes Blutbild bei experimenteller Gonokokkeninfektion. Dermat. Wschr. **1933**, 1170. — Lilienstein: Dermat.
Wschr. **89**, 1985 (1929). — Linser, Paul: „Vacciniertes" Serum. Münch. med. Wschr.
1933, 1841. — Litvak u. Schister: Autopyourovaccine. Dermat. Wschr. **1931**, 1735.
Ref. Zbl. Hautkrkh. **40**, 699. — Loeser, A.: (a) Lebendvaccine. Zbl. Gynäk. **1930**, Nr 3.
(b) Lebendvaccine. Med. Klin. **1931**, 796. Ref. Zbl. Hautkrkh. **40**, 700. (c) Lebendvaccine.
Med. Klin. **1931**, 410. Ref. Zbl. Hautkrkh. **37**, 777. — Lortat u. Bucquoy: Behandlung mit
Antimeningokokkenserum. Ann. de Dermat. **1930**. Ref. Zbl. Hautkrkh. **36**, H. 1/2. —
Luttenberger: Compligon. Med. Klin. **1933**, 748. Ref. Zbl. Hautkrkh. **46**, 388. — Lusztig:
Herstellung eines Gonokokkenimmunserums. Zbl. Bakter. **128**, 88 (1933). Ref. Zbl. Haut-
krkh. **45**, 788.

Mandelstamm u. Teverowsky: Vaccinediagnose und -therapie. Zbl. Gynäk. **1933**.
Ref. Zbl. Hautkrkh. **45**, 412. — Manoli, L.: Vaccinetherapie der gonorrhoischen Conjuncti-
vitis. Saggi Oftalm. **1930**. Ref. Zbl. Hautkrkh. **35**, H. 9/10. — Marjassin u. Pescherski:
Morphologische Blutveränderungen usw. Z. Urol. **23**, 266 (1929). Ref. Zbl. Hautkrkh.
32, 389. — Mello, G.: Regionäre Vaccinebehandlung. Morut. ostetr. ginec. **1932**. Ref.
Zbl. Hautkrkh. **43**, H. 5/6. — Metzger u. Fisson: Behandlung entzündlicher Adnexerkran-
kungen durch intradermales Vaccin. Gynéc. et Ostétr. **1930**. Ref. Zbl. Hautkrkh. **37**, 553. —
Meyer, L.: Sammelvaccine. Dermat. Wschr. **1930**, 1486. Ref. Zbl. Hautkrkh. **36**, H. 1/2. —
Mirsagatow u. Fedotow: Behandlung akut gonorrhoischer Arthritis. Venerol. (russ.)
1931. Ref. Zbl. Hautkrkh. **41**, H. 7/8. — Mondor, H.: Behandlung akut gonorrhoischer
Arthritis. Paris méd. **1931**. Ref. Zbl. Hautkrkh. **39**, H. 1/2. — Mulzer, P. u. Keining:
Maximale Fiebertherapie. Dtsch. med. Wschr. **1931**, 481. Ref. Zbl. Hautkrkh. **31**, 446;
34, 118; **38**, H. 9/10. —

Naujoks: Frischvaccine. Mschr. Geburtsh. **1924**. Ref. Zbl. Hautkrkh. **15**, H. 3/4.

Odenthal u. Kohl: Vaccine und Milch. Dermat. Z. **42**, 6.

Papagno, M.: Stomosinetherapie. Lett. oftalm. **1931**. Ref. Zbl. Hautkrkh. **40**, 140. —
Pelouze u. Schofield: Bakteriophagen bei Gonorrhöe. J. of Urol. **1927**. Ref. Zbl. Haut-
krkh. **24**, 705. — Peyri, A. u. Campos: (a) Intravenöse Therapie bei Arthritis. Rev. méd.
Barcelona **1930**. Ref. Zbl. Hautkrkh. **37**, 549. (b) Actas dermo-sifiliogr. **1930**. Ref. Zbl.
Hautkrkh. **37**, 775. — Pieper u. Wolffenstein: Med. Welt **1933**, 1140. — Pinetti, P.:
Lokale Vaccinetherapie. Giorn. ital. Dermat. **1932**. Ref. Zbl. Hautkrkh. **42**, 277. — Poin-
cloux, P.: Regionale Vaccinetherapie durch die Eintrittspforte. Paris méd. **1930**. Ref.
Zbl. Hautkrkh. **37**, 553. — Pomini, F.: Vaccinetherapie. Rass. Ostetr. **1931**. Ref. Zbl.
Hautkrkh. **38**, 687.

RETZLAFF, K.: Compligonbehandlung. Zbl. Gynäk. **1932**. Ref. Zbl. Hautkrkh. **40**, 700. — RIEGER, O.: Gonorrhöevaccine des Wiener Seruminstitutes. Wien. klin. Wschr. **1930**, 1082. Ref. Zbl. Hautkrkh. **36**, H. 3/4. — RUMPEL: Gonorrhöevaccine und Milch. Dermat. Z. **1924**, 335.

SABA: Stomosine. Ref. Zbl. Hautkrkh. **27**, 575. — SAKOMOTO, N.: (a) Prüfung des Arthigon im Lichte des Impedin. Arch. jap. Chir. **1931**. Ref. Zbl. Hautkrkh. **40**, 136. (b) Acta dermat. (Kioto) **1932**. Ref. Zbl. Hautkrkh. **42**, 543. — SCHMIDT-LA BAUME u. FONROBERT: Bakteriophagen bei Gonorrhöe. Zbl. Bakter. **112** (1929). Ref. Zbl. Hautkrkh. **32**, 151. — SCHOLTZ: Gonorrhöebehandlung. Dtsch. med. Wschr. **1929**, Nr 31. — SCHRÖDER, R.: Grundsätzliches usw. Dermat. Wschr. **1931**, 757. Ref. Zbl. Hautkrkh. **38**, 686. — SCHWARTZ, A.: Gonorrhöearthritis regionär behandelt. Bull. Soc. Chir. Paris **1932**. Ref. Zbl. Hautkrkh. **40**, H. 5/6. — SCHWARZ, J.: Regionäre Vaccinebehandlung. Wien. klin. Wschr. **1932**, 916. Ref. Zbl. Hautkrkh. **42**, 798. — SEGAWA, N.: Immunisatorische Einteilung der Gonorrhöe. Zbl. Bakter. **1932**. Ref. Zbl. Hautkrkh. **42**, 542. — SOBOLEW, LEJBFREJD, TUCHSCHMID u. GOLOTINA: Immuntherapie der akuten Gonorrhöe. Vrač. Delo (russ.) **1929**. Ref. Zbl. Hautkrkh. **36**, H. 9/10. — SPEIERER, C.: Heutiger Stand der Gonorrhöebehandlung. Münch. med. Wschr. **1932**, 1322. — STÉRIAN, E.: Serumbehandlung. Spital (rum.) **1932**. Ref. Zbl. Hautkrkh. **43**, H. 3/4. — SZILVASI, G.: (a) Serumbehandlung. Gyógyászat (ung.) **1931**. Ref. Zbl. Hautkrkh. **38**, H. 9/10. (b) Wien. med. Wschr. **1931**. Ref. Zbl. Hautkrkh. **38**, 857.

TACHEZY, R.: Lebendvaccine. Rozkl. Chir. a Gynaek. (tschech.) **1932**. Ref. Zbl. Hautkrkh. **42**, 431. — TARDO, G. V.: Polyval. Autofiltr. Atti Soc. ital. Urol. **31**, Ref. Zbl. Hautkrkh. **38**, 856. — TAUSCH, B.: Mischvaccine. Dtsch. Gynäk. **1930**, 2129. Ref. Zbl. Hautkrkh. **36**, H. 1/2. — TERWILLIGER, W. G.: Vaccinbehandlung der Vulvovaginitis. Canad. med. Assoc. **1931**. Ref. Zbl. Hautkrkh. **40**, H. 3/4. — THIERS, CECCALDI u. BOUYSSET: Serumtherapie. Lyon. méd. **1930**.

WOLFF, F.: (a) Lebendvaccine. Dtsch. med. Wschr. **1928**, 39; Arch. Gynäk. **132**. (b) Zbl. Gynäk. **1928**, 11. (c) Gonovitan. Dtsch. med. Wschr. **1930**, 753. — WOLFFENSTEIN, W. u. E. PIEPER: Spezifische Gonorrhöebehandlung mit löslichem Gonotoxin. Klin. Wschr. **1931**, 354. Ref. Zbl. Hautkrkh. **37**, 776. — WOLTERECK, K.: Behandlung der Adnexitis. Zbl. Gynäk. **1931**, 2117. Ref. Zbl. Hautkrkh. **39**, H. 11/12. — WIEDMANN, A.: (a) Serumtherapie. Wien. med. Wschr. **1930**, 1400. Ref. Zbl. Hautkrkh. **36**, H. 9/10. (b) Vaccinebehandlung der Arthritis gonorrhoica. Wien. klin. Wschr. **1932**, 111. Ref. Zbl. Hautkrkh. **41**, H. 7/8. — WISHENGRAD, M.: Demonchy-Vaccine bei akuter Gonorrhöe. Urologic Rev. **37** (1933). Ref. Zbl. Hautkrkh. **1933**.

ZIELER, K.: Behandlung des Trippers der Gebärmutter. Dtsch. med. Wschr. **1928**, Nr 1.

Unspezifische Reizkörperbehandlung der Gonorrhöe.
(Vollständige Literatur siehe Jber. Hautkrkh., herausgeg. von SPRINZ, Bd. 1 f.)

ARNOLDI, W.: Grundlagen der parenteralen Eiweißtherapie. Z. f. ges. exper. Med. **1924**. Ref. Zbl. Hautkrkh. **15**, 172. — ARRAS, E. G.: Fieberbehandlung. Inaug.-Diss. Erlangen 1931. Ref. Zbl. Hautkrkh. **42**, 594.

BACKMANN, M.: Fieberbehandlung. Inaug.-Diss. München 1930. Ref. Zbl. Hautkrkh. **40**, 138. — BATUNIN, WAINSTEIN u. DERTSCHINSKI: Recurrensbehandlung. Dermat. Wschr. **1929**, 1518. — BAUER, C.: Pyrifer. Dermat. Wschr. **1931**, 1968. Ref. Zbl. Hautkrkh. **40**, 699. — BERGGREEN: 5 Jahre Malariabehandlung chronischer Gonorrhöe. Dermat. Wschr. **97**, 1603 (1933). — BERNDT, F.: Proteinkörpertherapie. Med. Welt **1932**, 782. Ref. Zbl. Hautkrkh. **42**, 431. — BONNET et PÉTOURAUD: Lyon méd. **1925**. Ref. Zbl. Hautkrkh. **16**, H. 12/13. — BRUCK, C., W. FREI, O. GRÜTZ, W. KERL, E. MEIROWSKY u. W. SCHÖNFELD: Indikation und Erfolge der Fiebertherapie bei Gonorröe. Dermat. Wschr. **1931**, 842. — BUSCHKE u. CASPER: Mechanismus der Milchinjektion. Klin. Wschr. **1933**, 1611.

CARTIA, B.: Kalktherapie des Trippers. Reforma méd. **1931**. Ref. Zbl. Hautkrkh. **42**, 431. — CASTOLDI: Ichthyol, Kalk, Eigenblut. Actas dermo-sifiliogr. **1930**. Ref. Zbl. Hautkrkh. **35**, 583.

DJAKOV: Schwefelmilchölinjektion. Venerol. (russ.) **1931**. Ref. Zbl. Hautkrkh. **40**, H. 5/6. — DIETEL, F.: Pyrifer. Med. Klin. **1931**, 622. Ref. Zbl. Hautkrkh. **40**, 137. — DU BOIS: Schweiz. med. Wschr. **1920**.

FABIAN, A.: Malariabehandlung. Česká Dermat. **1930**. Ref. Zbl. Hautkrkh. **36**, H. 5/6. — FEILCHENFELD: Fieberbehandlung. Dermat. Wschr. **1933**, 1471. — FEKETE: Kalktherapie. Mschr. Geburtsh. **1924**. Ref. Zbl. Hautkrkh. **16**, H. 6/7. — FOERSTER, R.: Fieberbehandlung. Münch. med. Wschr. **1931**, 945. Ref. Zbl. Hautkrkh. **41**, H. 3/4. — FRANCO: Milchbehandlung. Giorn. Med. mil. **1930**. Ref. Zbl. Hautkrkh. **35**, 583. — FREI, W.: Einige moderne Verfahren usw. Dtsch. med. Wschr. **1929**, 2055.

Gaudy u. Quintard: Milchtherapie. Le Scalpel **1930**. Ref. Zbl. Hautkrkh. **35**, 583.
Grünberg, Th. u. G. Liebmann: Fiebertherapie bei akuter Gonorrhöe des Mannes. Münch.
med. Wschr. **1933**, 1820.

Hagen: Milchtherapie. Dermat. Wschr. **1925**, 30. — Hämel, J.: Pyrifer. Dermat. Z.
1931, 404. Ref. Zbl. Hautkrkh. **38**, H. 5/6. — Hanow: Malaria und Pyrifer. Dermat. Z.
63, 173 (1932). — Hasegawa, Murata u. Usui: Malariabehandlung. Jap. J. of Dermat.
1933. Ref. Zbl. Hautkrkh. **45**, 275. — Herzog: Olobintin. Med. Klin. **1933**, 851. Ref.
Zbl. Hautkrkh. **46**, 264. — Heuck: Malaria. Dermat. Z. **53**, 756 (1928). Ref. Zbl. Hautkrkh. **28**, 92. — Hirsch: Terpichin. Dtsch. med. Wschr. **1925**, Nr 12. — Hofmann, M.:
Malaria. Dermat. Z. **49**, 357 (1927). — Huber, O.: Milchinjektion. Klin. Mbl. Augenheilk.
1924, 472. Ref. Zbl. Hautkrkh. **15**, 171.

Janson: Pyrifer. Med. Welt **1930**, Nr 13. — Jianu: Fixationsabscesse. Ref. Zbl.
Hautkrkh. **12**, 325.

Klingmüller, V.: Terpentinbehandlung. Dtsch. med. Wschr. **1923**, 669. — Kromayer, E.: Pyrifer. Dermat. Wschr. **1931**, Nr 40. — Kumer: Ref. Zbl. Hautkrkh. **37**, 735.

Lenzmann: Malaria. Dtsch. med. Wschr. **1926**, 1608. — Lichter, A.: Milchbehandlung.
Fortschr. Ther. **1932**, 374. Ref. Zbl. Hautkrkh. **43**, H. 3/4. — Loeb, H.: (a) Milchbehandlung.
Fortschr. Ther. **1931**, 564. Ref. Zbl. Hautkrkh. **40**, H. 3/4. (b) Ref. Zbl. Hautkrkh.
41, 557.

Mainzer, F.: Milchbehandlung. Med. J. **134**. Ref. Zbl. Hautkrkh. **40**, 702. — Mano:
Terpentin. Jap. J. Dermat. **1924**. Ref. Zbl. Hautkrkh. **16**, H. 1/2. — Marras, A.: Malaria.
Giorn. ital. Dermat. **1932**. Ref. Zbl. Hautkrkh. **41**, H. 9/10. — Meyer, F.: Terpentinbehandlung. Med. Klin. **1924**, 1112. Ref. Zbl. Hautkrkh. **15**, 170. — Mirakjane: Einfluß natürlicher Malaria auf Tripperverlauf. Sov. Vest. ven. **1933** (russ.). Ref. Zbl. Hautkrkh.
46, 133. — Mucha u. Rieger: Malaria. Wien. klin. Wschr. **1933**, 713. — Müller, R.:
Reiztherapie und Gonorrhöe. Wien. med. Wschr. **1926**. Ref. Zbl. Hautkrkh. **22**, 696. —
Muskat: Milchbehandlung bei Ophthalmie. Amer. J. Ophthalm. **1928**. Ref. Zbl. Hautkrkh. **29**, 230.

Nast, O. u. W. Riebe: Malariatherapie. Dermat. Z. **1931**, 427. Ref. Zbl. Hautkrkh.
38, H. 5/6.

Odenthal u. Kohl: Milchtherapie. Dermat. Z. **42**, Nr 6.

Pawlas: Fiebertherapie. Dermat. Wschr. **1932**, 1438. Ref. Zbl. Hautkrkh. **44**, 600. —
Patzschke u. Hartmann: Milchbakterien. Münch. med. Wschr. **1924**, Nr 12. — Perutz:
Eiweißbehandlung. Wien. klin. Wschr. **1906**, 1849; **1924**, 1953. — Pospelow: Milch-
therapie. Dermat. Wschr. **1924**, 980. Ref. Zbl. Hautkrkh. **15**, 171.

Quintard: s. Gaudy.

Ralli: Milchbehandlung. Paris méd. **1925**. Ref. Zbl. Hautkrkh. **16**, H. 12/13. —
Rayka u. Gyula: Ref. Zbl. Gynäk. **1927**. — Richeftils u. Facquet: Dmelcosvaccine.
Progrès méd. **1933**. Ref. Dermat. Wschr. **97**, 1054 (1933). — Riek: Z. Gynäk. **1923**, 48. —
Rohrbach, R.: Terpentin. Dtsch. med. Wschr. **1923**, 790. — Rominger u. Szegö: Pyrifer.
Ärztl. Prax **1932**. Ref. Zbl. Hautkrkh. **43**, H. 3/4. — Ronnefeld: Dermat. Wschr. **94**,
717 (1932). — Rosendahl: Milchbehandlung. Med. Rev. **1924**. Ref. Zbl. Hautkrkh. **16**,
H. 3/4. — Rumpel: Milchbehandlung. Dermat. Z. **1924**. — Rupel: Kalkbehandlung.
Amer. J. med. Sci. **1929**. Ref. Zbl. Hautkrkh. **30**, 144.

Scherber, G.: Malaria. Wien. klin. Wschr. **40**, 83; Ref. Zbl. Hautkrkh. **26**,
421. — Schmidla, W.: Malaria. Inaug.-Diss. Rostock 1931. Ref. Zbl. Hautkrkh. **41**, H. 3/4. —
Scholtz, W.: Proteinkörpertherapie. Dtsch. med. Wschr. **1927**, Nr 41. — Scholtz, W. u.
Richter: Traubenzuckerbehandlung. Klin. Wschr. **1922**, 36. — Schreiner: Überempfindlichkeit nach Milchinjektion. Wien. klin. Wschr. **1923**, 591. Ref. Zbl. Hautkrkh. **16**, 123. — Speierer, C.: Pyrifer. Dermat. Wschr. **1931**, 13. Ref. Zbl. Hautkrkh.
37, 550. — Spiethoff, B.: Alkohol in der Reiztherapie. Münch. med. Wschr. **1924**, 773. —
Steffens, B.: Fieber. Inaug.-Diss. Marburg 1931. Ref. Zbl. Hautkrkh. **41**., H. 3/4. —
Stümpke, G.: Pyrifer. Klin. Wschr. **1930**, 1857. — Szekely: Milchbehandlung. Dtsch.
med. Wschr. **1924**, 44.

Tansard: Milchbehandlung. Presse méd. **1924**. Ref. Zbl. Hautkrkh. **13**, H. 5/6.

Vohwinkel: Saprovitan. Münch. med. Wschr. **1928**, 2097.

Weichardt, W.: Theoretische Grundlagen der Proteinkörpertherapie. Wien. klin.
Wschr. **1924**, 707, 732. — Weinzierl: Milchbehandlung. Med. Klin. **1924**, 23. — Weit-
gasser: Traubenzucker. Med. Klin. **1924**, 4. — Werther, J. u. H. Köster: (a) Malaria-
therapie. Dermat. Wschr. **1931**, 1893. (b) Saprovitan. Arch. f. Psychiatr. **79**. Ref. Zbl.
Hautkrkh. **25**, 154. — Wren u. Tannenbaum: Terpentinbehandlung. Surg. etc. **1924**.
Ref. Zbl. Hautkrkh. **16**, H. 1/2.

Ylanan: Kalkbehandlung. J. Philippine Islands med. Assoc. **1929**. Ref. Zbl. Hautkrkh.
31, 757.

Chemotherapeutische Versuche bei Gonorrhöe.

(Vollständige Literatur siehe Jber. Hautkrkh., herausgegeben von SPRINZ, Bd. 1 u. f. Berlin: Julius Springer.)

ACHARD: Ref. Zbl. Hautkrkh. 15, 262. — AHLSWEDE: Urologic. Rev. 1921, 340. — ARTOM: Giorn. ital. Dermat. 1932. Ref. Zbl. Hautkrkh. 41, 13.

BALOG: Dermat. Wschr. 1928. — BARBELLION: Ref. Zbl. Hautkrkh. 35, 582. — BERNSTEIN: Ref. Zbl. Hautkrkh. 22, 586. — BONVEYRON: Arch. f. Dermat. 125, 940. — BOURGEOIS: Arch. proph. 1933. Ref. Zbl. Hautkrkh. 45, 667. — BRUCK, C.: Dermat. Wschr., 1920. Nr 45. — BURMEISTER: Klin. Wschr. 1928, Nr 5. — BUSCHKE u. LÖWENSTEIN: Dtsch. med. Wschr. 1928.

CHAUVIN: J. d'Urol. 1932. Ref. Zbl. Hautkrkh. 42, 793. — CHIAPPINI: Ref. Zbl. Hautkrkh. 14, 261. — CIAMBELLOTI: Giorn. ital. Dermat. 1932. Ref. Zbl. Hautkrkh. 41, H. 9/10. — CIANI: Ref. Zbl. Hautkrkh. 41, H. 9/10. — CLUSELLAS: Ref. Zbl. Hautkrkh. 15, 265. — COLOMBINO: Proc. verb. congr. franç. Urol. 1931. Ref. Zbl. Hautkrkh. 42, 792. — COUVERT: Boll. Soc. ital. Dermat. 1932. Ref. Zbl. Hautkrkh. 43, H. 3/4.

DOMBRAY u. GRIMAUD: Bull. Soc. franç. 1924. Ref. Zbl. Hautkrkh. 16, 120.

EDEL, K.: Nederl. Tijdsch. Geneesk. 1932. Ref. Zbl. Hautkrkh. 42, 792. — ELFOND: Urologic Rev. 1932. Ref. Zbl. Hautkrkh. 45, 667. — ENGEL, C.: Münch. med. Wschr. 1932. 1679. Ref. Zbl. Hautkrkh. 44, 236. — ENGELHARDT: Dermat. Wschr. 1929. — ENGELHARDT u. GEMMER: Dermat. Wschr. 1930, 1782. Ref. Zbl. Hautkrkh. 36, H. 9/10.

FALKENSTEIN, F.: Dermat. Wschr. 1932, 1785. — FREUND, F.: Zbl. Hautkrkh. 1927, 754.

GAVIATI: Giorn. ital. Dermat. 1932. Ref. Zbl. Hautkrkh. 41, H. 9/10. — GEORGE: J. belg. Urol. 1931. Ref. Zbl. Hautkrkh. 39, H. 11/12. — GIRARD u. TRIGHER: Ref. Zbl. Hautkrkh. 21, 772.

HERBECK: Münch. med. Wschr. 1922, 399. — HORTA: Ann. ven. 1927. Ref. Zbl. Hautkrkh. 10, 37.

JAJA: Giorn. ital. Dermat. 1932. Ref. Zbl. Hautkrkh. 36, H. 1/2; 41, 9/10. — JAUSION, DIOT, VAUCEL et VAUREXASIS: Bull. Acad. Méd. 1925; Presse méd. 1926. — JAUSION, PECKER et MÉDIONI: Bull. Soc. méd. Hôp. Paris 1931. Ref. Zbl. Hautkrkh. 38, H. 5/6.

KARRENBERG: Med. Klin. 1928, Nr 24. — KARYSEWA: Sow. Vestn. Dermat. 1931. Ref. Zbl. Hautkrkh. 39, H. 5/6. — KISTJAKOVSKIJ: Vrač. Delo (russ.) 1929. Ref. Zbl. Hautkrkh. 36, H. 9/10. — KONRAD: Urologic. Rev. 1928. Ref. Zbl. Hautkrkh. 1928. — KROMAYER: Dermat. Wschr. 1928. — KULLENS: J. belg. Urol. 1931. Ref. Zbl. Hautkrkh. 41, H. 7/8. — KWIATKOWSKI: Przegl. Dermat. (poln.) 1929. Ref. Zbl. Hautkrkh. 30, 406.

LANGER, E. u. DRESSLER: Med. Klin. 1928, Nr 24. — LEVY-BING: Ref. Arch. f. Dermat. 117, 941.

MACCARI: Giorn. ital. Dermat. 1932. Ref. Zbl. Hautkrkh. 41, H. 9/10. — McDONAGH: Brit. J. Dermat. 1923. Ref. Zbl. Hautkrkh. 12, 84. — MARCHIONINI, A.: Z. Urol. 20 (1926). — MARCOZZI: Giorn. ital. Dermat. 1932. Ref. Zbl. Hautkrkh. 41, H. 9/10. — MARSAN: Bull. med. 1932. Ref. Zbl. Hautkrkh. 41, H. 7/8. — MAYR: Dermat. Wschr. 1930. — MIHALOVICI: Z. Urol. 1932. Ref. Zbl. Hautkrkh. 43, 793. — MORIMOTO: Acta dermat. Kioto. Ref. Zbl. Hautkrkh. 40, 136.

NAGELL u. LANGHANS: Münch. med. Wschr. 1928.

OLÁH: Ref. Zbl. Hautkrkh. 31, 758. — OPPENHEIM, M. u. FREUND: Wien. med. Wschr. 1928, Nr 37. — OPPENHEIM u. FESSLER: Med. Klin. 1931, Nr 18.

PARADIS: Arch. Mal. Reins 1930. Ref. Zbl. Hautkrkh. 36, H. 9/10. — PATZSCHKE u. E. WASSERMANN: Dermat. Wschr. 1920, Nr 34. — PAWLAS: Dermat. Wschr. 1932, 1438. — POGANY: Börgyógy. Szemle (ung.) 1932. Ref. Zbl. Hautkrkh. 43, 793.

RAMIREZ PEDILLA: Ref. Zbl. Hautkrkh. 34, 386. — RAWLINS: Lancet 1929. Ref. Zbl. Hautkrkh. 16, 624. — REDEWILL, POTTER u. GARRISON: Ref. Zbl. Hautkrkh. 34, 256. — REISNER: Z. Geburtsh. 93. — RIVELLONI: Giorn. ital. Dermat. 1932. Ref. Zbl. Hautkrkh. 41, H. 9/10. — ROBBA: Giorn. ital. Dermat. 1932. Ref. Zbl. Hautkrkh. 42, 793. — RODRIGUEZ: Ref. Zbl. Hautkrkh. 22, 287.

SACHS, O.: Z. Urol. 1927. Ref. Zbl. Hautkrkh. 27, 716. — SAMBERGER: Dermat. Wschr. 1932, 333. Ref. Zbl. Hautkrkh. 41, H. 7/8. — SCHREINER: Dermat. Z. 104 (1924). — SCHULTZE-WOLTERS: Dermat. Z. 228 (1933). — SCUDERO e DI LEONARDO: Giorn. ital. Dermat. 73. Ref. Zbl. Hautkrkh. 42, 793. — SKOWRON u. PAWLAS: Bull. internat. Acad. pol. 1931. Ref. Zbl. Hautkrkh. 42, 793. — SKUTETZKY: Wien. klin. Wschr. 1925, 910. — STRANDBERG: Sv. Läkartidn. 1931. Ref. Zbl. Hautkrkh. 40, H. 5/6. — SPURR y MONTANARO: Rev. especial (span.) 1931. Ref. Zbl. Hautkrkh. 40, 136.

VONKENNEL: Dermat. Wschr. 1929.

WRIGHT: Jodnatrium. Ref. Zbl. Hautkrkh. 10, 472.

Perorale Therapie, allgemeine Diätetik und Hygiene bei Gonorrhöe

(Ausführliche Hinweise auf die einzelnen peroralen Präparate siehe Jber. Hautkrkh., herausgegeben von Sprinz, Bd. 1 f. Berlin: Julius Springer.

Dirrigl: Neotropin. Münch. med. Wschr. **1932**, 1401.

Halle: Pyridium. Ther. Gegenw. **1931**. Ref. Zbl. Hautkrkh. **38**, 413. — Hijmans van den Bergh u. Revers: Pyridium. Dtsch. med. Wschr. **1931**, 706.

Langer: Praejakulin. Med. Klin. **1931**, 1150.

Neuberg: Neotropin. Med. Klin. **1930**, 1602. — Notthafft: Zur Balsam- und innerlichen Desinfizientientherapie bei akutem Tripper. Arch. f. Dermat. **131**, 265 (1922).

Orlowski: Pyridium. Z. Urol. **1930**. Ref. Zbl. Hautkrkh. **36**, 406.

Samberger: Jod in hom. Dos. Dermat. Wschr. **1932**, 353. Ref. Zbl. Hautkrkh. **41**, 525. — Scholtz, W.: Über den Wert der inneren Behandlung der Gonorrhöe. Dtsch. med. Wschr. **1922**, 43. — Sponheimer: Neotropin. Fortschr. Ther. **1933**, 59. — Sternbach: (a) Neotropin. Z. Urol. **26**, 286. (b) Spirocid. Wien. klin. Wschr. **1926**. Ref. Zbl. Hautkrkh. **21**, 733.

Wagner: Pyridium. Wien. med. Wschr. **1929**, 1600. Ref. Zbl. Hautkrkh. **34**, 258. — Walther: Pyridium. Z. Urol. **1929**, 859. Ref. Zbl. Hautkrkh. **33**, 256. — Warner: Neotropin. Vox med. (Berl.) **1932**. — Weil: Pyridium. Ther. Gegenw. **1930**. Ref. Zbl. Hautkrkh. **37**, 270.

Die allgemeinen Grundlagen der lokalen Behandlung der Schleimhautgonorrhöe des Mannes.

Von

ALFRED PERUTZ - Wien.

Der Besprechung der *allgemeinen Prinzipien der lokalen Behandlung der Schleimhautgonorrhöe* liegt die Darstellung zugrunde, welche J. JADASSOHN vor fast einem Vierteljahrhundert im ersten Band des Handbuches der Geschlechtskrankheiten von FINGER, JADASSOHN, EHRMANN und GROSZ gegeben hat[1]. Nachfolgende Darstellung wird sich daher im wesentlichen an diesen Beitrag halten und ihn durch die wichtigsten Forschungsergebnisse der letzten Jahrzehnte ergänzen. Bezüglich der Quellenangaben von Arbeiten und Untersuchungen, die bis zum Jahre 1925 veröffentlicht wurden, verweise ich auf meine bei Urban & Schwarzenberg (Berlin-Wien) 1925, erschienene Monographie: *„Die medikamentöse Behandlung der Harnröhrengonorrhöe des Mannes und deren pharmakologische Grundlagen"*, ferner auf das ausgezeichnete *„Lehrbuch der Gonorrhöe"* von BUSCHKE und LANGER (Berlin: Julius Springer 1926) und auf mein kleines Büchlein *„Die Harnröhrengonorrhöe des Mannes und ihre Komplikationen"* (Berlin-Wien: Julius Springer 1931). Von ausländischen, mir geläufigen zusammenfassenden Darstellungen erwähne ich das Buch von J. JANET: *„Diagnostic et Traitement de la Blennorrhagie chez l'homme et chez la femme"* (Paris: Masson & Co. 1929), das auch in einer von P. ASCH besorgten Übersetzung (Berlin und Köln: A. Marcus & E. Weber 1931) vorliegt, und das die Behandlungsarten namentlich der französischen Schule in klarer Weise wiedergibt.

Es sollen hier nur die *allgemeinen Prinzipien* und die *theoretischen Grundlagen* der örtlichen Behandlung der Schleimhautgonorrhöe wiedergegeben werden. Die spezielle Beschreibung der Therapie erfolgt in den anderen Kapiteln. In meinem Beitrag findet auch die perorale Behandlung, die Immuno- und Chemotherapie, sowie die allgemeine Diätetik und Hygiene *keine* Berücksichtigung, so daß mein Thema sich in der allgemeinen Darstellung und in der Pharmakologie der für die Spritz- und Spültherapie herangezogenen Heilmittel erschöpft.

Die Schwierigkeit der Gonorrhöeforschung liegt darin, daß es uns bisher noch nicht gelungen ist, ein Versuchstier mit Gonokokken zu infizieren. Man ist deshalb, namentlich bezüglich therapeutischer Untersuchungen, auf die

---

[1] Aus äußeren, von dem Verfasser unabhängigen Gründen war eine die gesamte, unendlich große Literatur berücksichtigende Darstellung, die zudem zu viel Raum beansprucht hätte, nicht möglich. Ich habe mich vor allem auf die Prinzipien bezogen, die der Behandlung der Harnröhrengonorrhöe des Mannes zugrunde liegen, die wohl am genauesten durchgearbeitet sind, und auf welche sich die Praxis der lokalen Behandlung der Schleimhautgonorrhöe überhaupt stützt.

Es liegt in der Natur der Sache, daß in den speziellen Kapiteln dieses Handbuches die hier erörterten allgemeinen Fragen ebenfalls, wenngleich von anderen Gesichtspunkten aus, besprochen werden.

oft recht subjektiv gefärbten Berichte über Beobachtungen am Menschen angewiesen. Und auch hier können verschiedene Momente das objektive Bild trüben.

So konnte Jötten zeigen, daß die Gonokokkenstämme in ihrer *Virulenz
verschieden* sein können (vgl. die Beiträge von Jadassohn und Bruck). Dann
kann der Organismus verschiedentlich auf die Ansteckung antworten: Einerseits können ganz geringfügige entzündliche Erscheinungen auftreten und
dadurch eine Verringerung der *mechanischen Ausscheidung* der Gonokokken
veranlassen, ferner kann es zu einer *geringgradigen Leukocytose* kommen.
Joumans hält die chemotaktische Wirkung der Arzneimittel auf die Leukocyten für besonders wichtig. Ferner spielen die Veränderungen der Schleimhaut, dann die Vorgänge der *lokalen* und *allgemeinen Immunität*, auf die
Jadassohn einen besonderen Wert legt, andererseits die *individuellen* Verhältnisse der Schleimhaut selbst eine große Rolle.

Diese hier erwähnten Faktoren können das Bild wesentlich trüben, das man
bei der klinischen Auswertung eines Antigonorrhoicums gewinnt. Daher sind
Berichte über Erfolge, die nur an einem kleinen Krankenmaterial gewonnen
wurden, mit einer gewissen Vorsicht zu werten, und nur Reihenuntersuchungen
sowohl bezüglich Zahl als auch Dauer der Beobachtung sind als brauchbar zu
bezeichnen. Ich erinnere an die Erfahrungen, die man mit dem Silberpräparat-
Reargon machte: Ursprünglich Begeisterung über dieses neue Mittel, Hoff-
nung, die Gonorrhöe innerhalb Tagen ausheilen zu können, nachher das resig-
nierte Bekennen, daß dieses Präparat zwar ein recht brauchbares Antigonorrhoicum sei, daß es aber keineswegs den kühnen Erwartungen entspreche, die
man anfangs gehegt hatte.

Es sei schon an dieser Stelle auf eine Erscheinung verwiesen, die, im Zusammenhang mit der klinischen Wertung eines Heilmittels stehend, dessen
Bild verwischen kann, auf eine Erscheinung, die bei der Behandlung eines großen
Krankenmaterials nicht allzu selten beobachtet wird, und die man gelegentlich
dem verwendeten Mittel in die Schuhe schiebt: Der Kranke verträgt entweder
sofort oder erst nach einiger Zeit nicht oder nicht mehr die örtliche Behandlung
seiner Schleimhaut. Es kann sich dabei um den Zustand der physikalischen,
besser gesagt *mechanischen Allergie* der Schleimhaut handeln: Jedes Spritzen,
Spülen oder jede Einführung eines Instrumentes ruft einen entzündlichen
Prozeß der Harnröhrenschleimhaut hervor. Diese Überempfindlichkeit entspricht der an der Haut beobachteten physikalischen Allergie, z. B. durch
Gerstenstaub (Urbach).

Ferner kann eine *Überempfindlichkeit* gegen das eingeführte Medikament
vorliegen, eine *echte Schleimhautallergie*, die angeboren oder erworben sein kann.
Solche Beobachtungen finden mehrfach in der Literatur Erwähnung: Yamada
berichtet, daß ein Kranker 10 Minuten nach der Injektion eines Silber-Eiweiß-
präparates Rötung des ganzen Körpers, Kopfkongestionen und Tachykardie
bekam. Nach jeder neuerlichen Einspritzung trat derselbe Krankheitszustand
wieder auf. Yano sah nach der sechsten urethralen Einspritzung von Kollargol
Schwellung der Harnröhren-, Nasen-, Mund- und Rachenschleimhaut und
starke Sekretion aus den Augen auftreten. Die Erscheinungen kehrten immer
wieder zurück, wenn der Kranke Kollargol länger als 5 Minuten in seiner
Harnröhre behielt. Auch Hashimoto und Suzuki berichten über einen Fall
von Idiosynkrasie gegen eine Silber-Eiweißlösung. Ferner sah Hashimoto ein
plötzliches Ödem der Haut des Penis nach Anwendung eines japanischen Silber-
Eiweißpräparates auftreten. Dieses Ödem kam aber nicht zum Vorschein, wenn
der Kranke Protargol verwendete.

Diese, merkwürdigerweise nur von japanischen Autoren verzeichneten,
Beobachtungen beziehen sich sowohl auf Kollargol als auch auf Silber-Eiweiß-

verbindungen. Es könnte in Erwägung gezogen werden, ob die von YANO beschriebene Überempfindlichkeit gegen Kollargol nicht auf eine *antigene Wirkung der kolloidalen Silberlösung* zurückzuführen sei. HIFT, der eine Dermatitis nach intravenöser Einspritzung von Électrargol CLIN bei allen daraufhin untersuchten Fällen auftreten sah und fand, daß sich der Organismus gegen das kolloidale Silber in gesetzmäßiger Weise sensibilisieren läßt, so daß er in einem gewissen zeitlichen Intervall nach einer ersten Injektion auf eine Reinjektion mit typischen Hautveränderungen reagierte, nahm ursprünglich ebenfalls eine nichtproteinogene Allergie an. Später allerdings mußte er, da sich mit dem Schutzkolloid allein die gleichen Reaktionen erzeugen ließen, und dieses Schutzkolloid Stickstoff in abiureter Form enthielt, die ursprüngliche Annahme fallenlassen und die Überempfindlichkeit auf das Schutzkolloid zurückführen. Ebenso konnte PERUTZ bei einem Kranken mit Lupus erythematodes acutus nach einer intravenösen Kollargoleinspritzung schwere allergische Erscheinungen beobachten, die aber auch dann eintraten, wenn er statt des kolloidalen Silbers Spuren von Pferdeserum einspritzte.

Wir können somit sagen, daß die Kollargolüberempfindlichkeit der Harnröhre in die Gruppe der *proteinogenen Allergien* einzureihen ist. Das gleiche gilt für die übrigen erwähnten Fälle von Überempfindlichkeit gegen Silber-Eiweißpräparate, die ja das Silber, an verschiedene Proteine gebunden, enthalten. So ist nach MANNICH und GOLLASCH der Eiweißkörper des Protargols eine Albumose, die Tryptophan enthält, während beim Ersatzpräparat Argentum proteinicum ein tryptophanfreier Eiweißkörper, wahrscheinlich Leim, und nicht, wie beim Protargol, Fleischeiweiß zur Herstellung verwendet wird.

Bevor wir zur Besprechung der allgemeinen Gonorrhöetherapie übergehen wollen, mögen einige Bemerkungen über die *Physiologie des Genitales* vorausgeschickt werden.

Das männliche Genitale besteht aus einer Anzahl physiologisch zusammenhängender, anatomisch oft getrennt liegender Organteile und Organsysteme: Die glattmuskeligen Anteile des Genitales, das Nervensystem mit den dazugehörigen peripheren Ganglienzellen, die verschiedenen Drüsen, die innersekretorischen Organe und die Schleimhaut. PERUTZ und seine Mitarbeiter KOFLER, TAIGNER sowie MERDLER gingen daran, das physiologische und pharmakologische Verhalten des männlichen Genitales bzw. seiner einzelnen Teile zu untersuchen. Ihre wesentlichen Untersuchungsergebnisse seien hier kurz angeführt:

Am Samenstrang (PERUTZ und TAIGNER) sowie an den Samenbläschen (PERUTZ und KOFLER) der Ratte konnte zunächst festgestellt werden, daß diese beiden Organteile wie alle übrigen vom Willen unabhängig innervierten Organe *autonom* vom *Sympathicus (Nervus hypogastricus)* und vom *Parasympathicus (Nervus pelvicus)* versorgt werden, doch besteht für diese beiden Teile des vegetativen Nervensystems *kein Antagonismus.* Pharmakologisch ist *kein* Gegensatz zwischen der sympathicomimetischen *Adrenalingruppe* und der vagotropen *Pilocarpinreihe* vorhanden. Die Samenblasen und der Samenstrang verhalten sich somit pharmakologisch wie die Speichel- und Schweißdrüsen und reagieren ebenso wie die Urethraldrüsen, die sowohl durch Adrenalin als auch durch Pilocarpin zur Sekretion angeregt werden können (PERUTZ). Das Vas deferens und die Vesiculae seminales werden im Tierversuch sowohl „überlebend" als auch „in situ" durch Pilocarpin und durch Adrenalin zu Kontraktionen angeregt (PERUTZ und TAIGNER, PERUTZ und MERDLER) und durch Papaverin (PERUTZ und TAIGNER, D. J. MACHT) gelähmt. Während *Adrenalin und Pilocarpin* auf das *autonome Nervensystem* einwirken, ist der Angriffspunkt des *Papaverins* die *glatte Muskulatur.* Diese Befunde wurden von RABBENO beim Hund und von

BÖNNINGHAUS beim überlebenden Samenstrang des Menschen bestätigt. Auch FUJITA und SUGIMURA sowie IWAKI, ferner TSULUKIDZE und SIMKOW konnten tierexperimentell ähnliche Befunde erheben und fanden als Zeichen der Reizwirkung eine Längsverkürzung mit Dickenzunahme des Samenleiters. Die Kontraktionen begannen am urethralen Ende. FUJITA konnte am menschlichen Samenleiter denselben Befund erheben.

Die *muskellähmende* Wirkung des Papaverins auf die glattmuskeligen Organteile des männlichen Genitales ist, wie PERUTZ hervorhebt, für die *Therapie* von Bedeutung. Die Untersuchungen von OPPENHEIM und LÖW konnten nämlich entgegen den älteren Annahmen der lymphogenen Entstehungsursache der Nebenhodenentzündung zeigen, daß der Samenstrang für die Pathogenese der gonorrhoischen Epididymitis eine wichtige Rolle spielt, insofern, als durch Peristaltik und Antiperistaltik Virus von der hinteren Harnröhre in die Nebenhoden kommt. Nun beobachteten PERUTZ und MERDLER durch faradische Reizung des Hypogastricus des Meerschweinchens und durch direkte elektrische Reizung des Samenstranges zwar immer eine Peristaltik, aber *niemals* antiperistaltische Kontraktionen. Diese traten nur dann auf, wenn sich die normal ausgelöste peristaltische Welle an einem *Hindernis* brach, wodurch dann von dieser Stelle aus eine Bewegung in entgegengesetzter Richtung erfolgte. Aus diesen Versuchen schloß PERUTZ, daß *normalerweise* der Samenstrang nur *peristaltische* Bewegungen ausführt, daß aber eine *Antiperistaltik* nur dann erfolgt, wenn sich die peristaltische *Welle an einem Hindernis bricht.* Wird nun der Samenstrang durch entsprechende Mengen Papaverin in seinen muskulären Teilen gelähmt, so kann dadurch das Auftreten einer Peristaltik bzw. Antiperistaltik verhindert werden. Diese Beobachtung ist für die Prophylaxe der Epididymitis von Bedeutung. Klinisch konnte von einer Reihe von Untersuchern festgestellt werden, daß das Opiumalkaloid Papaverin, bzw. seine synthetischen Ersatzpräparate bei einer Urethritis totalis das Auftreten einer Nebenhodenentzündung verhindern *können.*

Von klinisch-pharmakologischem Interesse waren die Untersuchungen von PERUTZ und MERDLER über den *Einfluß der Wasserstoffionenkonzentration* [1] auf die Bewegungen des Samenstrangs. Sie konnten zeigen, daß bei einem p_H von über 7, also bei *Alkalisierung,* eine starke *Erregung und Kontraktion,* bei einem p_H von weniger als 7, also bei *Säuerung,* eine *Erschlaffung* der glattmuskeligen Organteile des Genitales erfolgt. Vom pathophysiologischen Standpunkte aus bedeuten diese Befunde, daß das alkalisch reagierende Sperma den Ductus deferens zu Kontraktionen und Peristaltik anregt und so die Ausstoßung des Spermas fördert, daß aber andererseits bei Vermehrung der Wasserstoffionen, wie sie bei jeder Entzündung auftritt (SCHADE), also bei lokaler Azidose, die saure Reaktion imstande ist, die Reize der glatten Muskulatur im Sinne einer Peristaltik und Antiperistaltik abzuschwächen und — als Selbstschutz des Organismus, bzw. des Organs — die Bedingungen für das Auftreten einer durch Antiperistaltik bedingten Epididymitis zu erschweren (PERUTZ).

Weiters zeigten die Untersuchungen von PERUTZ und MERDLER, daß das Genitale in engem *nervös-reflektorischen Zusammenhange* mit dem übrigen Organismus steht. Es bestehen zunächst reflektorische Nervenbeziehungen verschiedener muskulärer Abschnitte des Genitales *untereinander.* So erzeugt Reizung des Samenstranges eine reflektorische Erregung der Samenblase und umgekehrt Reizung der Samenblase eine Erregung des Samenstranges. Aber auch von entfernt liegenden Organen konnten PERUTZ und MERDLER

---

[1] Über die Wasserstoffionenkonzentration vgl. PERUTZ: Pharmakologie der Haut. Dieses Handbuch Bd. V/1.

reflektorische Erregungen auf das Genitale auslösen: Reizung der Nasenschleimhaut oder des Halsvagus veranlaßte eine starke Erregung des Samenstranges.

Die verschiedenen Darmabschnitte zeigten bezüglich reflektorischer Reizung des Genitales ein unterschiedliches Verhalten: Während vom *Magen* oder vom *Dickdarm* aus *keine* Reizungen zu erzielen waren, bewirkten Reizungen des *Dünndarmes* und des *Mastdarmes* reflektorische Erregungen der glattmuskeligen Genitalteile. Aus diesen Befunden ergibt sich die Forderung, bei Gonorrhoikern nur diejenigen *Abführmittel* zu verwenden, deren Angriffspunkt der *Dickdarm* ist und Dünndarm- und Mastdarmlaxantien zu meiden.

Die *endourethralen Drüsen* (LITTRE- und COWPERsche Drüsen) sind nach den Untersuchungen von PERUTZ als *echte* Drüsen zu bezeichnen, die durch Reizung sekretorischer Nerven erregt werden können und sich pharmakologisch wie die Speichel- und Schweißdrüsen insofern verhalten, als sowohl Adrenalin als auch Pilocarpin eine Sekretion hervorrufen. Letztere Beobachtung veranlaßte PERUTZ, *Pilocarpin* als *Provokationsmittel* zur Feststellung der Heilung namentlich bei Erkrankungen der urethralen Drüsen vorzuschlagen. Mit dieser Methode erzielten DIMITREV, O. KLEIN, BOSS, CHYLEWSKI, OHYA und MORIMOTO u. a. günstige Resultate.

Bezüglich neuerer physiologischer Untersuchungen über die Schleimhaut der männlichen Harnröhre ist auf eine Untersuchung über die *Wasserstoffionenkonzentration* der Harnröhrenschleimhaut hinzuweisen, die auf meine Veranlassung mein Assistent O. KLEIN durchführte. Er konnte zeigen, daß die aktuelle Reaktion der Harnröhre derjenigen der menschlichen Haut entspricht und bei einem $p_H = 5$, also im Gebiet des *Sauren* liegt. Die Harnröhrenschleimhaut ist ebenso wie die Haut (PERUTZ und LUSTIG) sehr gut *gepuffert* und hält mit Zähigkeit an der ihr zukommenden individuellen Wasserstoffionenkonzentration fest. Dagegen ist die Reaktion der durch Pilocarpinreizung gewonnenen Sekrete der Endourethraldrüsen *alkalisch*. Es besteht somit *ein Wasserstoffionenkonzentrationsgefälle von der Schleimhautoberfläche gegen die tieferen Schichten*. Wir haben auch für die Harnröhrenschleimhaut dieselben Verhältnisse, wie sie MARCHIONINI und SCHADE für die Haut nachgewiesen haben.

Die Bedeutung dieser Befunde liegt darin, daß das Wasserstoffionenkonzentrationsgefälle *eine* der Ursachen ist, weshalb die Gonokokken von der Oberfläche in die Tiefe wandern (PERUTZ). Die Gonokokken sind Mikroorganismen, deren Wachstumsoptimum bei alkalischer Reaktion liegt (z. B. WHITE und WINTER: $p_H = 7,2$, MORIMOTO: $p_H = 7,6$. PEIPER und RETZHAFT: $p_H = 7,2$ bis 7,4, PORCELLI: $p_H = 7,2$ u. a., vgl. hierzu bei JADASSOHN). Da in der Harnröhrenschleimhaut eine saure Reaktion herrscht, gehen die Gonokokken in diejenigen Teile, die alkalisch reagieren, und befallen die endourethralen Drüsen, die alkalisches eiweißhaltiges Sekret enthalten. Andererseits werden während des Coitus alkalische Sekrete aus den Urethraldrüsen, der Prostata und den Samenbläschen entleert. Diese alkalischen Sekrete begünstigen die Infektion und das Haften der Keime. Schwindet nun die alkalische Reaktion durch Wirkung der Puffer und macht sie der normalen sauren Platz, dann dringen die Gonokokken zu den Orten mit alkalischer Reaktion vor, sie wandern in die Drüsen ein. Auch FELKE zog das Verhalten der Wasserstoffionenkonzentration für die Erklärung des intracellulären Vorkommens der Gonokokken heran. Da der gonorrhoische Eiter ein $p_H = 5,6$ hat, im Protoplasma der Leukocyten eine alkalische Reaktion vorherrscht, so lagern sich die Gonokokken intracellulär. —

Nach diesen kurzen physiologisch-pharmakologischen Vorbemerkungen soll zum eigentlichen Thema übergegangen werden. JADASSOHN stellte zu Beginn seiner Besprechung über die allgemeine Gonorrhöetherapie den Satz auf, daß der Tripper eine Krankheit ist, welche in manchen Fällen *spontan* innerhalb einer relativ kurzen Zeit (einiger Wochen) zur restlosen Heilung führt. Diese Heilung wird dadurch veranlaßt, daß der Organismus „über Mittel verfügt, welche an sich genügen, um die Gonokokkeninfektion zu überwinden". Von älteren Autoren sei auf v. Zeissl hingewiesen, der meinte, daß die meisten Tripper ohne Injektionen oder innerlichen Gebrauch von Medikamenten innerhalb 4—6 Wochen schwinden würden, wenn sich die Kranken strenger Ruhe befleißigen, sich mit einer reizlosen Diät begnügen und dabei täglich mehrere Stunden kalte Umschläge auf die Geschlechtsteile und das Perineum machen würden. Auch Riecke hält die Möglichkeit einer Spontanheilung für gegeben, wenn nicht durch irgendwelche Reizungen der normale Ablauf der Erkrankung gestört wird. Er stellt den Satz auf, daß eine akute unkomplizierte Gonorrhöe durch Diät, Hygiene und innerliche Mittel geheilt werden könne, daß aber die Praxis des täglichen Lebens es ratsamer erscheinen läßt, eine örtliche Behandlung einzuleiten. Zieler nimmt die Möglichkeit einer Spontanheilung durch die „Schutzmittel des Organismus" ebenfalls an, stellt aber demgegenüber fest, daß eben diese Schutzmittel nicht genügen, um einer gonorrhoischen Ansteckung Herr zu werden. Scholtz glaubt, daß eine Gonorrhöe auch ohne Behandlung heilen kann, und bezeichnet es als erste Aufgabe, die natürlichen Heilungsvorgänge zu unterstützen.

Interessant sind die Berichte einiger Autoren über Gonorrhöe in denjenigen Ländern, in welchen die Krankheit entweder selten vorkommt oder mangelhaft oder gar nicht behandelt wird. So berichtet Bay-Schmith aus Grönland — die Krankheit wird in diesem Lande sehr selten beobachtet —, daß die Gonorrhöe kaum Beschwerden macht, was er auf die reizlose Diät zurückführt. In Orten aber mit europäischen Eßgewohnheiten und namentlich dort, wo dem Alkoholgenuß gefrönt wird, verläuft der Tripper nicht anders als in Europa. Saks und Porudominskij berichten über die Resultate einer Expedition in die Mongolei bei den Burjäten. Das Geschlechtsleben dieser Nomaden ist „anarchistisch": Sowohl vor als auch während der Ehe verkehren Männer wie Frauen mit sehr vielen Partnern. Sie halten sich vom Geschlechtsverkehr auch dann nicht zurück, wenn sie eine akute Urethritis haben; daher ist die Gonorrhöe sehr verbreitet. Eine Lokalbehandlung der Gonorrhöe kennen die Burjäten nicht. Trotzdem angenommen werden müßte, daß die meisten Männer sich mit Gonorrhöe infiziert haben, fanden Saks und Porudominskij unter 663 untersuchten Männern 126 gesund und 371 mit chronischer Gonorrhöe behaftet. Auch Ronnefeldt konnte bei seinen Untersuchungen in West-Liberia feststellen, daß die Infektion bei den westafrikanischen Eingeborenen viel milder als in Europa verläuft und Spontanheilungen vorkommen können. Ronnefeldt meint, daß anscheinend die Virulenz der Gonokokken schwächer und die Heilkraft der Eingeborenen kräftiger entwickelt sei.

Die Beobachtungen einer Spontanheilung des Trippers bilden die Grundlagen der „*exspektativen Therapie*", jenes Verfahrens, das den *Krankheitsprozeß sich selbst überläßt* und versucht, ausschließlich alle schädigenden Momente fernzuhalten, was allerdings nur unter besonders günstigen Bedingungen gelingen kann (Jadassohn).

Wenn wir die eben erwähnten Berichte und Beobachtungen über Spontanheilung ins Auge fassen und uns die Frage vorlegen, ob eine exspektative Therapie als ernst zu nehmendes Verfahren aufzufassen sei, das mit Regelmäßigkeit herangezogen werden soll, so müssen wir sagen, daß wir diese Frage weder absolut verneinen noch unbedingt bejahen dürfen. Die Resultate der abwartenden Methode — von einer „Therapie" im engeren Sinne kann dabei nicht gesprochen werden — sind viel zu sehr dem Zufall unterworfen, um jedem heilungsuchenden Kranken empfohlen werden zu können. Abgesehen davon, daß ein Kranker mit einer Gonorrhöe der vorderen Harnröhre heute kaum in der Lage sein dürfte, sich durch einige Wochen durch absolute Bettruhe dem Beruf und der Arbeit zu entziehen, werden wir kaum die Verantwortung übernehmen können, durch exspektative Maßnahmen die relativ rasch heilende akute Gonorrhöe chronisch werden zu lassen. Andererseits haben wir strenge Anzeigen dafür, *wann* wir eine Lokalbehandlung *nicht* durchführen dürfen, und wann wir nur abwartende Maßnahmen, die die „Abwehrkräfte des Organismus" direkt oder indirekt unterstützen, heranziehen sollen. Die Erfahrungen der meisten modernen Autoren, die sich mit der Gonorrhöetherapie befassen, gehen dahin, *nach Tunlichkeit*, wenn also keine Kontraindikationen vorhanden sind, *mit der topischen Behandlung der Harnröhrengonorrhöe zu beginnen.*

Wenn wir die *innerliche* Behandlung der Gonorrhöe und die Einverleibung von *Vaccinen* als *exspektative* Therapie betrachten, dann können wir allerdings das Indikationsgebiet dieses Verfahrens erweitern. Ein Teil dieser Behandlungsarten ist imstande, diejenigen Faktoren, die wir unter dem Namen „Schutzkräfte des Organismus" zusammenfassen, im günstigen Sinne zu beeinflussen. Wenn die spezifische Vaccination und die parenterale Einverleibung unspezifisch wirkender Substanzen auf die Immunkörperbildung einwirkt, so entfaltet ein Großteil derjenigen Medikamente, die man als „*interne Antigonorrhoica*" bezeichnet, eine Wirkung, die die Heilungsvorgänge des erkrankten Organs unterstützt. Diese letztere Gruppe von Medikamenten hat *keinen* oder wenigstens keinen *direkten* Einfluß auf die *Erreger*; sie können bestenfalls „*terrainverschlechternd*" wirken, was zur Folge haben kann, daß das Wachstum der Gonokokken beeinträchtigt wird. In diese Gruppe von Substanzen fallen die sog. *Harndesinfizientien*, Heilmittel, welche durch Abspaltung von Phenol, Salicylsäure oder Formaldehyd wirken. Auch die innerlich einzunehmenden Farbstoffpräparate, wie das Pyridium, ein Kondensationsprodukt von α- und β-Phenylazodiaminopyridinhydrochlorid (R. STERN, WALTHER, WOLBARST, NEUBURGER, BAUEREISEN, F. MÜLLER u. a.), wirken in ähnlichem Sinne. Auch ein Teil der in der Gonorrhöetherapie üblichen Teearten wirkt als *Harndesinfizientiens*. So enthält die *Bärentraube* (Folia uvae ursi) das Glykosid *Arbutin*, das bei seiner Spaltung Zucker und als Aglykon *Hydrochinon* liefert. Andere Drogen *(Herba herniariae* und *Radix ononidis)* enthalten hauptsächlich *Saponin* und wirken wahrscheinlich dadurch diuretisch (L. KOFLER, PERUTZ).

Eine zweite Gruppe dieser Medikamente ist befähigt, auf die *Symptome der Entzündung* Einfluß zu nehmen, ohne aber die Entzündungsursache zu bekämpfen. Es sind dies „*Symptomatica*" im wahrsten Sinne des Wortes. In diese Gruppe gehören die *ätherischen Öle, Balsame und Harzsubstanzen*, die zwar eine verschiedene chemische Konstitution haben, aber bezüglich ihrer Wirkung auf den Entzündungsvorgang, bzw. auf Teilsymptome desselben einen gleichen oder zumindest ähnlichen Effekt ausüben. Sie wirken, wie dies die Untersuchungen von VALENTIN, SCHINDLER und SIEBERT und namentlich die Befunde von R. O. STEIN gezeigt haben, *nicht gonokokkizid*. Dagegen weisen sie Eigenschaften auf, die klinisch beobachtet und experimentell erhärtet wurden, die sie befähigen als Symptomatica herangezogen zu werden: Sie wirken sekretionshemmend (WINTERNITZ, PERUTZ und KOFLER), krampflösend — der Angriffspunkt der ätherischen Öle ist nicht wie beim Papaverin die glatte Muskulatur, sondern nach PERUTZ und KOFLER das autonome Ganglienzellsystem („Enteric-System") —, anästhesierend (LEWIN, GOLDSCHEIDER, VIETH, PERUTZ und KOFLER, SCHOLTZ, DEUSSEN u. a.) und wahrscheinlich auch diuretisch. Von den Teearten enthalten die Radix Levistici das d-Terpineol, die Folia Bucco das l-Menthon und das Diosphenol (letzterem schreibt man die diuretische und entzündungswidrige Wirkung zu) und die Baccae (Fructus) Juniperi das α-Pinen, das Camphen, das Terpineol und andere ätherische Öle.

Die dritte Hauptgruppe sind die von Perutz als „antigonorrhoische Prophylaktica" bezeichneten Substanzen, zumeist Alkaloide, welche die Eigenschaft haben, durch Lähmung der glatten Muskulatur die Ausbreitung des gonorrhoischen Prozesses von der Harnröhre auf die Adnexe zu verhindern und zu verhüten. Sie beeinflussen nur indirekt den Krankheitsprozeß, stützen den Organismus in seinem Bestreben, die Erkrankung nicht fortschreiten zu lassen, indem sie durch ihre muskellähmende Wirkung die Propagation verhüten und durch Ruhigstellung des erkrankten Organs vielleicht in diesem Sinne symptomatisch wirken. In die Gruppe dieser Substanzen gehört vor allem das Papaverin (Perutz und Taigner) und seine synthetischen Ersatzpräparate, ferner das Pyramidon, das auf die glattmuskeligen Teile des Genitales eine ähnliche Wirkung entfaltet (Perutz und Lasch), dann das Atropin (Schindler), das allerdings kein Muskellähmungsmittel ist, sondern auf den Parasympathicus einwirkt, und der Monobromcampher, der ebenfalls durch periphere Wirkung eine Lähmung des Samenstrangs veranlaßt, die aber ebenfalls nicht muskulär bedingt ist, sondern durch Einwirkung auf das autonome Ganglienzellensystem und auch zentral zustande kommt (Perutz).

Wenn man also, wie erwähnt, den Begriff der exspektativen Therapie erweitert und darunter diejenige Behandlungsart versteht, die bei Verzicht auf lokale Schleimhautbehandlung und bei Vernachlässigung der spezifisch auf die Gonokokken eingestellten lokalen oder intravenös zugeführten bactericiden Medikamente die physiologischen und biologischen Abwehrmaßnahmen des Organismus im stützenden Sinne beeinflußt (wobei neben den hier summarisch aufgezählten Medikamenten noch diätetische und hygienische Maßnahmen eine wesentliche Rolle spielen), so kann man ein klinisch und experimentell wohl fundiertes Indikationsgebiet für ein zuwartendes Verhalten bei der Gonorrhöebehandlung aufstellen, das wesentliche und wichtige Aufgaben zu erfüllen hat und dann herangezogen werden soll und muß, wenn aus bestimmten Gründen Kontraindikationen gegen eine örtliche Behandlung der Schleimhaut vorliegen.

Wir kommen nun zur Besprechung der Prinzipien der lokalen Behandlung der Schleimhautgonorrhöe. Die systematische Lokaltherapie des Trippers, wie sie heute allgemein üblich ist, verdanken wir hauptsächlich den Arbeiten von Neisser, Jadassohn, Finger, Zieler, Janet und deren Schulen. Es war das große Verdienst dieser Autoren, die Gonorrhöebehandlung auf wissenschaftliche Grundlage gestellt und die Erfahrungen der Klinik den theoretischen Ergebnissen angeglichen zu haben. Wenn früher, namentlich in der vorbakteriologischen Zeit, sich Vertreter zweier Richtungen, der symptomatischen und der kausalen Behandlung, gegenüberstanden — die einen forderten eine rein symptomatische Behandlung, ähnlich der exspektativen Methode und bekämpften nur die Symptome, Schmerzen und entzündlichen Erscheinungen durch Umschläge, Bäder und weitere antiphlogistische Maßnahmen, während die anderen die kausale Therapie in den Vordergrund stellten —, so haben nunmehr diejenigen Autoren, welche eine antiseptische Therapie betreiben, das Feld behauptet. Auch wenn wir zugeben müssen, daß die topische Behandlung der Gonorrhöe im Sinne einer methodischen antibakteriellen Therapie noch lange nicht die ideale Behandlungsart ist, so liefert sie immerhin so beachtenswerte Resultate, daß sie so lange noch beibehalten werden soll, bis eine andere Behandlungsart, die mit noch besseren Erfolgen arbeitet, sie ablöst. Gerade gewisse Erfolge der Chemotherapie scheinen darauf hinzuweisen, daß es uns vielleicht einmal gelingen wird, durch Lokalbehandlung der Harnröhre und gleichzeitige intravenöse Behandlung mittels ätiotrop angreifender Heilmittel die Gonorrhöe von zwei Seiten anzugreifen und so ihrer ganz Herr zu werden. Gegen die allgemein übliche Behandlung wendet sich mit viel Dialektik und Temperament BALOG, der, sich auf die ausgezeichneten Untersuchungen PICKERs stützend, manche Übelstände, aber auch viel Gutes verwirft und das Kind mit dem Bade ausschüttet.

Als *Lokalbehandlung der Gonorrhöe* bezeichnen wir das Bestreben, durch Applikation bactericider Stoffe auf die Schleimhaut die daselbst befindlichen Gonokokken zu vernichten und eine Heilung zu erzielen. „Das Prinzip ist: Nicht auf einmal — weil das leider meist unmöglich ist —, sondern durch eine oft und regelmäßig wiederholte antiseptische Beeinflussung der Ursache der Gonorrhöe die Gonokokken definitiv zu zerstören und dabei die Gewebe möglichst wenig zu lädieren." Das Bestreben der antibakteriellen Behandlung muß demnach darauf gerichtet sein, bei möglichster Schonung des Gewebes die Keime zu vernichten. Sicherlich gelingt es durch entsprechende antibakterielle Mittel meist schnell, die auf der Schleimhautoberfläche sich befindenden Mikroorganismen zu vernichten. Aber ebenso sicher ist es, daß bei der größten Zahl der Fälle eine nur auf einige Tage sich erstreckende, nur die Gonokokken der Oberfläche angreifende Behandlung es zur Folge hat, daß bei Aussetzen der Therapie neuerlich Gonokokken im Sekret erscheinen. Die Behandlung darf daher nicht mit dem ersten Schwinden der Gonokokken unterbrochen werden. Dies ist auch sehr erklärlich: Zu Anfang der Erkrankung liegen die Gonokokken auf der Oberfläche. WALKER konnte zeigen, daß sich die Gonokokken innerhalb der ersten Stunden nur auf der Oberfläche des Epithels verbreiten und hierauf längs der Lymphbahnen in die Tiefe eindringen. Es wurde schon oben darauf hingewiesen, daß das Wachstumsoptimum für Gonokokken bei einem schwach alkalischen p_H liegt. Nun hat das p_H der normalen Harnröhrenschleimhaut als Resultante der Zellsekretion, der Drüsensekretion und der Urinberieselung ein p_H, das zwischen 5,2 und 6,3 liegt (O. KLEIN). Das gonorrhoische Sekret hat, ebenso wie der Furunkeleiter (SCHADE), eine Wasserstoffionenkonzentration, die im Bereich des Sauren liegt (O. KLEIN). Da nun in der Harnröhre ein Wasserstoffionenkonzentrationsgefälle von der sauren gegen die alkalische Seite hin besteht, ist es ohne weiteres klar, daß die Gonokokken auch aus diesem Grunde Orte aufsuchen, deren p_H ihrem Wachstumsoptimum entspricht. Sie gehen nun in die Tiefe des Epithels, in die Krypten und LITTREschen Drüsen, ja sogar ins Bindegewebe. Die Ursache, warum trotz steigender Sekretion alkalischen Endourethraldrüsensekretes die Harnröhrenschleimhaut eine saure Reaktion zeigt, liegt darin, daß das Harnröhrensekret, ähnlich wie das Blut oder die Hautoberfläche sehr gut gepuffert ist, wodurch verhindert wird, daß die Schleimhaut alkalische Werte annimmt.

Es ist eine viel erörterte Frage, wie tief unsere Desinfektionsmittel in die Gewebe eindringen können und ob sie überhaupt imstande sind, in manche Schlupfwinkel der Harnröhrenschleimhaut überhaupt zu gelangen. Die tägliche klinische Erfahrung lehrt, daß bei systematisch betriebener, regelmäßig und lange durchgeführter Behandlung die Gonokokken teils direkt durch unsere Medikamente, teils indirekt (vielleicht durch die „Schutzstoffe" des Organismus) zugrunde gehen und eine Heilung eintritt.

Welche Forderungen haben wir an ein brauchbares Antigonorhoicum zu stellen? NEISSER stellte drei Punkte auf: *Bactericidie, Tiefenwirkung, Gewebsindifferenz*, Forderungen, die wir auch heute voll anerkennen. Im Vordergrund der bei der lokalen Gonorrhöetherapie verwendeten Substanzen stehen die

Silberpräparate, die, als Lösungen in die Harnröhre eingeführt, die gonorrhoisch erkrankte Schleimhaut beeinflussen sollen. Wenn wir den Einfluß der lokalen Mittel als Einteilungsprinzip heranziehen, so können wir zwei Hauptgruppen einander gegenüberstellen: Die *bactericid* wirkenden *Antigonorrhoica (Desinficientia)* und die *Adstringentia.*

Die *Desinficientia* sind befähigt, mehr oder minder rasch die Gonokokken abzutöten. Eine chemische Definition der *Adstringentia* zu geben ist zur Zeit nicht möglich. Einzig ihr biologisches Verhalten liegt der Zusammenfassung in eine gemeinsame Gruppe zugrunde (Perutz und Taigner). Man versteht unter *Adstringentia* Stoffe, welche mit den albuminoiden Bestandteilen von Zellen unlösliche Verbindungen eingehen. Das sichtbare Zeichen dieser Wirkung besteht darin, daß sie auf Wundflächen oder Schleimhäuten ein Häutchen bilden, das ist eine durch Koagulation entstandene Niederschlagsmembran. Dadurch wird die Zelloberfläche verdichtet und übernimmt die Rolle einer Schutzdecke. Hand in Hand mit dieser Wirkung geht eine Abschließung der Drüsen vor sich, wobei die Drüsenzellen selbst verändert und sekretionsunfähig werden (Schütz). Gleichzeitig findet eine Beeinflussung der Gefäße im Sinne einer Kontraktion statt, wodurch der entgegengesetzte Zustand der Entzündung — Abnahme der Schwellung und Hyperämie — hervorgerufen wird. Heubner meint, daß die Wirkung der Adstringentia nicht in dem einfach als ,,Eiweißfällung'' angenommenen Begriff liegt, sondern daß die Adstringentia Substanzen sind, welche den kolloidalen Zustand der Zellen zu verändern imstande sind. *Obwohl sie selbst auf der Oberfläche haften bleiben, beeinflussen sie die physikalisch-chemischen Eigenschaften des Zellinnern.*

In der Gonorrhöetherapie werden zwei Arten von Adstringentien verwendet: Die *Silberadstringentia,* bei denen neben der adstringierenden Wirkung die desinfizierende Silberkomponente eine wesentliche Rolle spielt, und die *reinen Adstringentien,* wie Zincum sulfuricum, bei denen es hauptsächlich auf die adstringierende Wirkung ankommt.

Wenden wir uns nun zunächst der Besprechung der *Einwirkung der verschiedenen Medikamente auf die Gonokokken* zu. Die Antigonorrhoica sind Desinfizientia, also Substanzen, welche eine Keimfreiheit hervorrufen sollen. Die Desinfektionsmittel, namentlich die Schwermetallsalze, sind Protoplasmagifte. Ihre Desinfektionskraft hängt vom *Dissoziationsgrad* und *nicht nur* vom *Gehalt* an Schwermetallen ab (s. später). Wird die Dissoziation zurückgedrängt (z. B. durch Hinzufügen eines gleichnamigen Ions [etwa bei Silbernitrat der Zusatz von NO_3-Ionen]), so wird die Desinfektionswirkung viel geringer. Ebenso erfolgt ein ,,Zurückdrängen'' des Ions durch Zusätze, welche mit Metallionen komplexe Salze bilden. Die Desinfektionskraft der Metallsalze haftet an den freien Metallionen. Für die Eiweiß-Silberverbindungen wiesen von Neergaard, sowie Sollmann und Pilcher darauf hin, daß ihr antiseptischer Effekt durch ihre aktiven oder inaktiven, zur Wirkung gelangenden Ionen bedingt ist. Aber auch die *Dielektrizitätskonstante* [1] des Lösungsmittels spielt für die Desinfektionskraft eine große

---

[1] Zwei entgegengesetzt elektrisch geladene Metallplatten ziehen sich mit einer *meßbaren Kraft* gegenseitig an. Diese Anziehungskraft wird *verringert,* wenn man zwischen diese Platten einen *isolierten Körper (Dielectricum)* einschaltet. Man nennt denjenigen Faktor *Dielektrizitätskonstante,* mit welchem die *verminderte Anziehungskraft multipliziert werden muß, um die ursprüngliche Anziehungskraft wieder zu erhalten.* Wasser hat die weitaus *größte* Dielektrizitätskonstante (80): *Die Anziehungskraft zweier entgegengesetzt geladener Ionen eines Elektrolyten wird durch Wasser auf* $1/80$ *heruntergedrückt.* Daher haben Elektrolyte in wässerigen Lösungen die *stärkste elektrolytische Dissoziation.* In Flüssigkeiten von kleiner Dielektrizitätskonstante kann sie ganz aufgehoben sein, weil die kinetische Energie der Wärmebewegung nicht ausreicht, die Anziehungskraft zwischen den Ionen zu verhindern (zitiert nach Matula-Oppenheimer).

Rolle. So konnten JOACHIMOGLU und HELLENBRAND zeigen, daß Sublimat, in Flüssigkeiten mit anderen Dielektrizitätskonstanten (Benzol, Äthyläther, Chloroform) gelöst, keine antiseptische Wirkung auf Milzbrandsporen ausübt, während es in Lösungen von Nitrobenzol oder Glycerin (hohe Dielektrizitätskonstante) deutlich keimtötend ist. Da nun nach NERNST und THOMSON die Ionisierung mit der Dielektrizitätskonstante parallel geht, ist dieser Befund von JOACHIMOGLU und HELLENBRAND dahin zu erklären, daß in Glycerin und Nitrobenzol, entsprechend der hohen Dielektrizitätskonstante dieser beiden Flüssigkeiten, ein großer Teil des Sublimats in Ionen gespalten ist und dementsprechend bactericid wirkt. METZGER untersuchte die Beziehungen der antiseptischen Wirkung des Silbernitrats zur Dielektrizitätskonstante. Er konnte feststellen, daß ein Parallelismus zwischen Desinfektionswirkung des Silbernitrats und der Dielektrizitätskonstante des Lösungsmittels und ein ebensolcher zwischen Löslichkeit und der Dielektrizitätskonstante besteht.

Die Eigenschaften der Schwermetalle, mit Eiweiß Metallalbuminate zu bilden, beeinträchtigt ihre Desinfektionskraft. Bekannt sind die Untersuchungen von BEHRING, der zeigen konnte, daß Sublimat in rein wässeriger Lösung in Verdünnung 1 : 500 000, in Bouillon bei 1 : 40 000, im Blutserum erst in einer Konzentration von unter 1 : 2000 Milzbrandbacillen abzutöten vermag.

Die *Mechanik der Desinfektionswirkung* auf Mikroorganismen kann entweder ein *rein chemischer Vorgang* sein: Das Schwermetallion geht mit dem Eiweiß eine chemische Verbindung ein oder aber die Einwirkung erfolgt nach den *physikalischen Gesetzen der Verteilung* oder sie geht *physikalisch-chemisch* vor sich: Es erfolgt durch Oberflächenwirkung eine *adsorptive Anreicherung des Desinficiens am Bacterium.* Der Vorgang der adsorptiven Anreicherung ist für die Therapie insofern von Bedeutung, als Adsorptionswirkungen dadurch gekennzeichnet sind, daß sie nach SCHADE in *verdünnten* Lösungen mit *relativ höchstem Betrag* zur Ausbildung kommen. Dies erklärt uns die spezifisch-desinfizierende Wirkung auch stark verdünnter Silbersalzlösungen, wie wir sie bei der Irrigationsbehandlung verwenden, auf die Gonokokken.

Daß eine Desinfektion nicht *restlos gelingt*, d. h. daß statt Abtötung nur eine *Entwicklungshemmung* erfolgt, ist dadurch zu erklären, daß bei der *Entwicklungshemmung* die Reaktion zwischen Mikroorganismus und Desinficiens *reversibel* ist, bei der *Abtötung irreversibel* bleibt. Nach BECHHOLD erfolgt die Abtötung dann, wenn die Einwirkung des Desinficiens lange genug dauert, um anderweitige Lebensprozesse zu vernichten.

Aus dem hier allgemein über Desinficientia Gesagten ergibt sich, daß die Wirkung unserer Silberantigonorrhoica eine Funktion ihrer *Ionisierbarkeit* ist und *nicht nur* vom Gehalt eines Präparates an Silber abhängt. Je mehr Silber sich in ionogener Form abspalten kann, um so besser und intensiver ist die Wirkung. Dabei muß noch eine Komponente, auf die PILCHER und SOLLMANN hinweisen, ins Auge gefaßt werden, nämlich die Wirkung der Silberionen auf das Eiweiß. Das Eiweiß erfüllt die Aufgabe eines Schutzkolloids, bewirkt eine feinere Verteilung des Silberchlorids und eine leichtere Löslichkeit des Silbers.

Mit der Theorie der Silbersalzwirkung hat sich vornehmlich K. v. NEERGAARD befaßt, dem wir grundlegende Arbeiten auf diesem Gebiet verdanken. Da, wie oben erwähnt, durch die Untersuchungen von KOENIG, PAUL und SPIRO gezeigt wurde, daß die Wirkung der Schwermetalle auf die Bakterien eine Ionenwirkung ist, ging VON NEERGAARD daran, die Frage zu entscheiden, ob auch im *Organismus* die desinfizierende Wirkung der Silbersalze durch *freie Ionen* bedingt sei. Er bestimmte zunächst auf potentiometrischem Wege[1] die Silberionenkonzentration. Auf Grund dieser potentiometrischen Titration, die es somit gestattet, die quantitative Bestimmung des echt gelösten Silbers und seines Ionisationsgrades, d. h. seines Gehaltes an freien chemisch aktiven Silberionen in Gegenwart von kolloidem Silber vorzunehmen, konnte von Neergaard zeigen, daß die früher als schwach angenommene Dissoziation des Silbers in den Silber-Eiweißverbindungen auf Adsorption des Silbers an Eiweiß bzw. Eiweißspaltprodukten zurückzuführen sei. Es ergab sich nun folgende Tabelle, wobei die Konzentration so gewählt wurde, daß in allen Lösungen sich gleich viel Gesamtsilber (0,005 n = 0,054% Ag) befand.

Präparat	Kolloidales Ag %	Molekular gelöstes Ag %	Ionisiertes Ag %	Komplex gebundenes Ag %
Silbernitrat	0	100	95	—
Albargin	3	97	64	—
Protargol	35	65	28	—
Syrgol	57	43	7,6	—
Hegonon	70	30	8	—
Choleval	96	4	1	—
Elektrargol	100	—	0,004	—
Kollargol	100	—	0,0003	—
Argentamin	—	—	0,0003	100
Neo-Silbersalvarsan .	—	—	$6,10^{-17}$ n	100
Silbersalvarsan . . .	—	—	$1 \cdot 3,10^{-18}$ n	100

Da im Körper die Zahl der freien Silberionen durch den Chlorionengehalt bestimmt ist, ist sie sehr klein ($^1/_{10\,000}$ mg pro Liter). von Neergaard konnte nun zeigen, daß auch Silberkomplexsalze bactericid wirken, wenn, wie beim Natriumsilberchlorid ($NaCl \cdot AgCl$), das dynamische Gleichgewicht zwischen Komplexverbindung und Stärke der Adsorptionskräfte dies gestattet. Die Löslichkeit des $NaAgCl_2$ ist so groß, daß sie zur bactericiden Wirkung genügt. Sie beträgt 1 mg pro Liter. Die lösliche Silbermenge wird durch die Adsorptionsverbindung des Silbers mit dem Albumin der Bluteiweißkörper vergrößert. Diese Bindung ist reversibel. Es steht also auch dieses Silber für die desinfizierende Wirkung zur Verfügung.

Die Untersuchungen von Neergaards bewiesen, daß die Löslichkeit des Silbers größer ist, als für die bactericide Wirkung notwendig ist. Die zur Gonorrhöetherapie verwendeten Silber-Eiweißpräparate bestehen aus einer Mischung von kolloidalem Silber und molekular gelösten, gut dissoziierten, dialysablen Silberverbindungen. Diese echt gelösten Silberverbindungen bilden bei Gegenwart von NaCl quantitativ sofort metallisches Silber und erst nach einiger Zeit kolloidales Chlorsilber. Infolge der dispersitätserhöhenden Wirkung der Schutzkolloide wird das Chlorsilber nicht sichtbar für das Auge ausgefällt. von Neergaard führte den Nachweis der Chlorsilberbildung durch Leitfähigkeits- und osmotische Druckbestimmungen. Durch diese Untersuchungen, die die Löslichkeitsverhältnisse und die Bactericidie des Chlorsilbers bestimmten, wird die Gonorrhöetherapie mit Silberpräparaten dem Verständnis nähergebracht. Die Löslichkeit nimmt mit steigender Temperatur, durch Schutzkolloide und durch Komplexsalzbildung zu. Das Chlorsilber hat eine stark entwicklungshemmende

---

[1] Messung der Silberionen durch Bestimmung der elektromotorischen Kraft einer galvanischen Kette, die aus zwei Silberelektroden besteht, von denen die eine in eine Silberlösung bekannter Konzentration, die andere in die zu messende Silberlösung taucht.

und geringere desinfizierende Wirkung. Bezüglich Diffusionsvermögen konnte VON NEERGAARD feststellen, daß Silberverbindungen viel langsamer als NaCl diffundieren. An Gallerten konnte er dartun, daß beim Zusammentreffen mit Kochsalz alle dissoziierbaren Silberlösungen zu Chlorsilber ausgefällt werden, und daß ihr weiteres Tieferdringen durch das entstehende Chlorsilber blockiert wird.

Da durch VON NEERGAARD gezeigt wurde, daß die Wirkung der Silberpräparate bei urethraler Verabfolgung in einem bestimmten Verhältnis zu ihrem Ionisierungsgrad stehen, andererseits Targesin und Reargon eine bactericide Wirkung entfalten, obwohl ihr Ionisierungsgrad ganz unerheblich ist, untersuchten JACOBSOHN und LANGER die *oligodynamische Wirkung* und fanden, daß auch letztere in einem Verhältnis zur bactericiden Wirkung steht. KOLTHOFF und TOMIČEK untersuchten den Zustand des Silbers im Protargol und Kollargol. Sie fanden, daß Kollargol hauptsächlich aus metallischem Silber besteht, das durch ein Schutzkolloid in Lösung gehalten wird. Nur ein kleiner Teil (weniger als 1%) sei in ionogener Form vorhanden. Beim Protargol sei das Silber nicht in metallischem Zustande, sondern als komplexe Verbindung vorhanden. Eine Protargollösung hat zwischen $P_{Ag} = 2{,}8$—$4{,}0$ eine gute Pufferwirkung für Silberionen.

Aus diesen Untersuchungen ergibt sich zusammenfassend, daß die Wirkung eines Silberpräparates nicht nur von seinem Silbergehalt, sondern auch von seiner elektrolytischen Dissoziationsfähigkeit abhängig ist. Die Silberverbindungen wirken nur dann schädigend auf Bakterien, wenn genügend Silberionen von den Bakterien adsorbiert werden. Sowohl Silbernitrat als auch die organischen Silberverbindungen wirken nur bactericid durch ihre Eigenschaft, freie Silberionen abzuspalten. Die therapeutisch verwendeten Silberverbindungen treffen in dem organischen Medium, in welchem sich die Mikroorganismen befinden, mit Natriumchlorid und Eiweißkörpern zusammen. Es entsteht nun Chlorsilber, viel rascher als die Silberionen in das Gewebe eindringen und auf die Bakterien einwirken können. Chlorsilber und Natriumsilberchlorid dienen als Depots von nicht dissoziiertem Silber, aus welchem sich wieder Silberionen abspalten können, die ihrerseits wiederum von Bakterien und Geweben adsorbiert werden können. Andererseits blockieren das entstandene Chlorsilber und Natriumsilberchlorid die weitere Diffusion von Silberionen in tiefere Gewebsschichten. *Es ist demnach jede Therapie mit Silberverbindungen eine Chlorsilbertherapie.* Die Löslichkeit des Chlorsilbers im organischen Medium ist das Entscheidende für das Eindringen der Silberionen in die Gewebe.

Als weitere Folge ergibt sich daraus, daß *Lösungen verschiedener Silberpräparate mit gleicher Silberionenkonzentration ungefähr die gleiche bactericide Wirkung entfalten* müssen. Diese Annahme wurde durch Versuche von KNUD MøLLER zum größten Teil bestätigt. Da eine Protargollösung 25mal stärker als eine Silbernitratlösung sein muß, damit dieselbe Silberionenkonzentration erzielt werde, brauchte MøLLER bei seinen Abtötungsversuchen mit Staphylokokken unter den gleichen Versuchsbedingungen eine 0,1%ige Silbernitratlösung, während er Protargol in 3%- und Argyrol in 20%iger Lösung verwenden mußte.

Aber neben der Silberionenkonzentration spielen noch andere physikalisch-chemische Faktoren für die therapeutische und pharmakodynamische Wirksamkeit der Silberpräparate eine Rolle. Da die für die urethrale Einspritzung verwendeten Silberverbindungen in wässeriger Lösung eingespritzt werden, kommt der *Dielektrizitätskonstante* des Lösungsmittels keine Bedeutung zu, wohl aber übt die Oberflächenspannung einen gewissen Einfluß aus. KADISCH und SCHLOCKERMANN nehmen an, daß Flüssigkeiten mit niederer *Oberflächen-*

spannung besser in die Schleimhautbuchten eindringen können. Eine Verminderung der Oberflächenspannung erzielten sie durch Zusatz von taurocholsaurem Natrium. Mit dieser Lösung konnte im Reagensglasversuch keinerlei Wirkung erzielt werden, wohl aber trat bei Versuchspersonen eine Potenzierung der Wirkung von Albargin- oder Rivanollösungen ein. Auf diesem Prinzip ist auch das Necaron aufgebaut.

Ein weiterer physikalisch-chemischer Faktor ist der *Einfluß der Wasserstoffionenkonzentration* auf die bactericide Wirkung von Silberlösungen. Löwe und Lange fanden, daß Targesin bei einem $p_H = 5$ — diese Wasserstoffionenkonzentration entspricht nach den Untersuchungen meines Assistenten O. Klein der aktuellen Reaktion des gonorrhoischen Eiters — schwach eiweißfällend, Protargol etwas stärker koagulierend wirkt, während Reargon keine Fällung hervorruft. Von $p_H = 6$ an nach der alkalischen Seite erfolgt bei keinem der drei Präparate eine Fällung. Bei der potentiometrischen Silberionenbestimmung — Löwe und Lange verwendeten als Test die Messung des hemmenden Einflusses auf die Hefegärung — zeigte sich Protargol 25mal wirksamer als Targesin und 80mal wirksamer als Reargon.

In einer größeren Untersuchungsreihe prüfte Ryti den Einfluß des p_H auf das Desinfektionsvermögen der Silberpräparate. Zur Prüfung der bacterciden Kraft von Silberlösungen benützte sie einen Stamm von Staphylococcus pyogenes aureus auf Agar. Die Variationen der Wasserstoffionenkonzentrationen erhielt sie durch Pufferlösungen und arbeitete nach der Indikatorenmethode von Michaelis. Ryti fand, daß die Desinfektionskraft des Kollargols in alkalischer Lösung größer ist und daß sie mit steigendem p_H zunimmt. Ebenso wirkt Argochrom stärker in alkalischer als in saurer Lösung, und zwar um so stärker, je alkalischer die Lösung ist. Auch die desinfizierende Wirkung des Silbernitrats nimmt mit steigendem p_H zu. Dagegen scheinen Protargol und Argentamin völlig unabhängig von der Wasserstoffionenkonzentration zu sein. Albargin desinfiziert in alkalischer, neutraler und saurer Lösung gleich gut. Argonin wird durch Zusatz von NH_3 stark keimtötend. Beim Argyrol nimmt die keimtötende Wirkung mit der Erhöhung des p_H zu.

Auch Erkkilä führte Desinfektionsversuche mit Staphylococcus pyogenes aureus in Pufferlösungen von $p_H = 9$ durch. Diese Versuche zeigten, daß Choleval, Hegonon, Syrgol und Targesin am besten in alkalischer Lösung desinfizieren, Acykal und Necaron am besten in schwach saurer und in alkalischer Lösung, während die Desinfektionskraft des Ichthargans in keiner Weise vom p_H der Lösungsflüssigkeit abhängig ist.

Ausgehend von den früher erwähnten Untersuchungen über die Wasserstoffionenkonzentration der männlichen Harnröhre (O. Klein, Perutz) und der Erscheinung, daß die Gonokokken die sauren Reaktionen meiden und in die Harnröhrendrüsen, die eine alkalische aktuelle Reaktion aufweisen, eindringen, versuchte Reiss durch Alkalisierung der Harnröhrenschleimhaut gewissermaßen eine „Rückkehr der Gonokokken aus den tieferen Schleimhautschichten nach der Oberfläche zu veranlassen", er wollte das p_H der Harnröhre durch Einführung alkalischer Silberverbindungen nach der alkalischen Seite bringen. Er verwendete ammoniakalische Silberoxydverbindungen, wie ammoniakalisches Silberoxyd $[Ag_2O \cdot (NH_3)_2]$, citronensaures Ammoniaksilberoxyd $[C_6H_5O_7Ag_3(NH_3)_2]$, kohlensaures Ammoniaksilberoxyd $[(NH_3)_2Ag_2CO_3]$ und andere ähnliche Silbersalze. Diese Verbindungen hatten eine entsprechend hohe Hydroxylionenkonzentration und reizten die menschliche Harnröhrenschleimhaut nicht. Die Behandlung mit diesen alkalischen Silberverbindungen ergab an der Krakauer Klinik sehr schöne Erfolge, und zwar wurde sehr schnell eine bedeutende Verminderung des Ausflusses und Gonokokkenfreiheit innerhalb 1—5 Tagen erzielt. Auch die Eiterkörperchen schwanden sehr rasch. Dagegen hatten Harnröhreneinspritzungen von alkalischen Lösungen der bisher üblichen Silberverbindungen keinen größeren Erfolg.

Es wurden bisher die allgemeinen Gesichtspunkte der desinfizierenden Wirkung von Silberverbindungen besprochen, wobei auf ihr physikalisch-chemisches Verhalten besonderes Gewicht gelegt wurde. Diese interessanten und mühevollen Arbeiten haben die Pharmakodynamik der Antigonorrhoica unserem Verständnis nähergebracht und uns vor allem den experimentellen Beweis geliefert, daß die von verschiedenen Seiten mehrfach klinisch beobachtete Erscheinung der ungefähren Gleichwertigkeit der Silberlösungen (SCHOLTZ, ZIELER, GEYER u. a.) zu Recht besteht. Wurde somit im vorstehenden der Mechanismus der Wirkung von Silberverbindungen erörtert, so soll nun berichtet werden, *wie sich die Antigonorrhoica den Gonokokken* gegenüber verhalten. Die älteren Untersuchungen beschränkten sich zunächst darauf, das *Verhalten der Gonokokken im Sekret* zu prüfen (Literatur bei FRIEDHEIM). Es ist klar, daß diese Methode nur ganz unzulängliche Resultate ergibt. Aber sie zeigt immerhin die Überlegenheit der Silberpräparate anderen Mitteln gegenüber. Als sich später die Kultivierung der Gonokokken verhältnismäßig einfach gestaltete, ging man daran, die Wirkung der Gonokokkenheilmittel im *Kulturverfahren* zu analysieren. Die ersten diesbezüglichen Versuche wurden von FINGER, GHON und SCHLAGENHAUFER, sowie von STEINSCHNEIDER und SCHÄFFER vorgenommen. STEINSCHNEIDER und SCHÄFFER machten an Gonokokkenaufschwemmungen in verdünntem menschlichen Blutserum bei Zusatz der zu untersuchenden Mittel Versuche und prüften das Kokkenwachstum bzw. das Absterben nach bestimmten Zeitabschnitten. FINGER und seine Mitarbeiter stellten ihre Versuche so an, daß sie die zu prüfenden Lösungen 2 Minuten auf Serumagar einwirken ließen. In der nachfolgenden Zeit wurde von einer Reihe von Autoren (Literatur bei J. JADASSOHN, vgl. SCHOLTZ und DÖRFFEL) eine ganze Anzahl älterer und neu auftauchender Substanzen in ihrer Wirkung auf Gonokokkenkulturen untersucht. Dabei muß aber der berechtigte Einwand JADASSOHNs in Betracht gezogen werden, daß die von verschiedenen Untersuchern an verschiedenen Stämmen — so fand PALDROCK, daß ältere Kulturen weniger widerstandsfähig sind — auf nicht vollständig übereinstimmenden Nährböden angestellten Versuche nicht unmittelbar miteinander verglichen werden dürfen. Von neueren Arbeiten sei auf die von OELZE hingewiesen, der fast sämtliche Metalle auf ihre gonokokkizide Wirkung prüfte und fand, daß diese Eigenschaft nur dem Cadmium, Zink, Quecksilber, Thallium, Vanadium, Kobalt, Molybdän, Wolfram, Silber, Kupfer und Gold zukommt, während Magnesium, Aluminium, Indium, Cer, Tantal, Eisen, Nickel, Mangan, Chrom, Zinn, Blei, Wismut, Platin, Iridium, Rhodium, Palladium, Osmium und Ruthenium wirkungslos waren. Von den wirksamen Mitteln hatten aber nur Silber, Quecksilber, Cadmium und Zink einen erheblich abtötenden Einfluß. SCHOLTZ verwendete folgendes Verfahren: Er instillierte tripperkranken Männern die zu prüfenden Silbersalzlösungen. Nach 20—30 Minuten wurden mittels einer Öse oder eines kleinen Löffels die oberflächlichen Lagen des Epithels abgeschabt und das so gewonnene Material mikroskopisch untersucht und kulturell verarbeitet. Aus diesen Versuchen ergab sich, daß die Silbersalzlösungen nur die oberflächlich auf der Schleimhaut gelegenen Gonokokken abtöten, während die in den tieferen Schichten angesiedelten Erreger höchstens im Sinne einer Wachstumshemmung beeinflußt wurden. In letzter Zeit beschäftigte sich P. MANDL mit vergleichenden Untersuchungen über die gonokokkizide Wirkung der gebräuchlichen Silbersalze im Nährbodenverschlechterungsversuch. Das Ergebnis seiner Versuche gibt nachstehende Tabelle 1 wieder:

Tabelle 1. Nährbodenverschlechterungsversuch nach P. Mandl (Wien. klin. Wschr. 1932, Nr. 29, 919).

Name der 1%igen Lösungen	I 10 ccm Agar + 3 ccm Ascites + von den 1%igen Lösungen 0,16 ccm Konz. 0,012% Platten		II 0,32 ccm Konz. 0,024% Platten		III 0,48 ccm Konz. 0,036% Platten		IV 5 ccm Agar + 1,5 ccm Ascites + von den 1%igen Lösungen 0,5 ccm Konz. 0,072% Schrägagar		V 0,08 ccm Lösungen mit phys. NaCl-Lösung verdünnt Konz. 0,012% Schrägagar	
	Gonokokken Stamm I	Gonokokken Stamm II	Gonokokken Stamm I	Gonokokken Stamm II	Gonokokken Stamm I	Gonokokken Stamm II	Gonokokken Stamm I	Streptokokken	Gonokokken Stamm I	Gonokokken Stamm II
Transargan	0 0 0 / 0 0 0	0 0 0 / 0 0 0	0 0 0 0 / 0 0 0 0	0 0 0 0 / 0 0 0 0			0 0 0 0 / 0 0 0 0	0 0 0 0 / 0 0 0 0	0 0 0 0 / 0 0 0 0	± ± + + / 0 0 0 0
Azykal										+ + + / 0 0 0 0
Argentamin	1.W. 0000 / 2.W. — / 0 0 0	0 0 0 0 / 0 0 0	0 0 0 0 / 0 0 0 0	0 0 0 0 / 0 0 0 0			0 0 0 0 / 0 0 0 0	0 0 0 0 / 0 0 0 0	0 0 0 0 / 0 0 0 0	0 0 0 0 / 0 0 0 0
Albargin			0 0 0 0 / 0 0 0 0	0 0 0 0 / 0 0 0 0			0 0 0 0 / 0 0 0 0	0 0 0 0 / 0 0 0 0	0 0 0 0 / 0 ± + +	± + + + / 0 0 0 0
Hegonon				0 0 + + / 1 lapp. Kol.			0 0 + + / 1 Kol. rein.		0 ± + + / 1 lapp. Kol.	0 ± + + / ± + ± +
Agesulf			0 0 0 0 / 0 + 0	0 0 0 0 / 0 0 0 0	0000 W. +	0000 W.	0 0 0 0 / 0 0 0 0	0 0 0 0	0 + ± + / groß. lapp. Kol.	0 ± + + / + + + +
Targesin					1. ± ± + + / 2. ±	1. + + / 2.	0 0 0 + / 1 Kol.	0 + + +	0 + + + / ± + + +	± + + + / + + + +
Protargol-Granulat				0 0 + + / 1 lapp. Kol.		±		+ + + +	+ + + + / 0 + + +	± + ± + / + + + +
Neoreargon			0 0 0 0 / 0 0 0 0	0 0 0 0 / 0 0 0 0			0 0 0 0 / 0 0 0 0	0 0 0 0	0 + + + / ± + + +	+ + + ± / + ± + +
Reargon				0 0 + + / 1 lapp. Kol.		±		+ + + +	0 + + + / 1 lapp. Kol.	± ± + + / + + + +
Choleval			0 0 0 / 0 0 0	0 0 0 0	0 0 0 0	0 0 0 0	0 0 0 0	0 0 0 0	0 0 0 0	0 + ± 0 / + + ± +
Protargol	Gon.-St.	Gon.-St.	0 0 0 / Gon.-St.	0 0 0 / Gon.-St.	0 0 0 0 Gon.-St.	0 0 0 0 Gon.-St.				
Kontrollen	±	±	±	±	±	±	±	±	±	±

Zum Vergleich sei noch Tabelle 2 wiedergegeben, die der Monographie von PERUTZ entnommen wurde:

Tabelle 2. (Nach A. PERUTZ: Die medikamentöse Behandlung der Harnröhrengonorrhöe des Mannes, S. 120.)

Name des Mittels	Konzen-tration	Einwirkung durch	Untersucht von
Albargin	3%	10 Sek.: Gonokokken abgetötet	BLOKUSEWSKI
	4%	5 Sek.: Gonokokken abgetötet	
Acykal	bis 1:10 000	10 Min.: Vollständige Abtötung	BRUCK
Choleval	1%	30 Min.: BECHHOLD-EHRLICHSche Agar-methode mit Staphylo-kokken	BERNHARD
Targesin	1:200	Keimtötend	STEINBISS
Lösung von Chlorsilber in Cyankali	1:500	Tötet in kurzer Zeit Staphylokokken	ZUMBUSCH
Mercurochrom	1:16 000	20 Min.: Tötet Gono-kokken	YOUNG, WHITE und SWARTZ
Ichthargan	1:800	1 Min.: Bacterium coli	
	1:1000	1 Min.: Gonokokken getötet	AUFRECHT

Die Kulturverfahren- und Nährbodenverschlechterungsversuche haben für die Therapie der menschlichen Gonorrhöe nur einen *bedingten Wert* (JADASSOHN, OELZE). Es hat sich bei diesen Untersuchungen gezeigt, daß viele Substanzen, welche in kürzester Zeit Kulturen zum Absterben bringen, *keine* Einwirkung auf die Gonokokken des *menschlichen* Harnröhrentrippers ausüben.

Ein neuer Weg, die Wirkung chemischer Mittel auf Gonokokken zu prüfen, wurde von JÖTTEN und PASCH beschritten. JÖTTEN konnte feststellen, daß weiße Mäuse nach intraperitonealer Einspritzung toxischer Gonokokkenstämme innerhalb 24 Stunden unter dem Bilde typischer Vergiftungserscheinungen zugrunde gehen. Der Tod der Mäuse ist aber nicht auf eine Infektion mit Gono-kokken, sondern auf eine bei dem Gonokokkenzerfall eintretende Giftwirkung zurückzuführen. Zunächst stellten JÖTTEN und PASCH die für die Intraperitoneal-einspritzung der Mäuse wirkende Dosis maxima tolerata fest. Hierauf vermengten sie die ermittelte Konzentration des Medikamentes mit drei Ösen toxischer Gonokokkenkultur und spritzten dieses Gemisch intraperitoneal weißen Mäusen ein. Um auch das Verhalten der zu untersuchenden Mittel in vitro festzustellen, brachten sie diese Aufschwemmung für $1^1/_2$—7 Stunden in den Brutschrank und strichen nach Ablauf verschiedener Einwirkungszeiten je eine Öse des Auf-schwemmungsgemisches auf Kaninchenblutagarplatten aus. Sie fanden, daß Albargin, Hegonon und Argonin schon in einer Dosis von 0,000 001 g auf Gono-kokken einwirken, während sie für Choleval als Wert 0,0001 g fanden. Sehr gute Resultate lieferten auch die Quecksilberpräparate. Von den Farbstoffen waren Trypaflavin und Argoflavin am wirksamsten.

Zu ganz anderen Ergebnissen aber kamen JÖTTEN und PASCH bei Verwertung ihrer Mäuseversuche. „Selbst mit der Einspritzung der sonst so glänzend wirken-den Silberpräparate waren die Tiere nicht gegen die Giftwirkung zu schützen. Die vorherige Mischung von Gonokokken mit Silberpräparaten und ein drei-stündiger Brutschrankaufenthalt bei 37° vor der Injektion führte *keine Ent-giftung* der Gonokokken herbei; infolgedessen gingen alle Tiere ebenso wie die

Kontrollen unter den typischen Vergiftungserscheinungen ein. Es schien im Gegenteil, als ob die Einwirkung des Silbers sowohl in vivo wie in vitro zu einer erheblich intensiveren Aufschließung der Gonokokken führte, wodurch die Endotoxine eher frei wurden als bei den unbehandelten, weshalb die Versuchstiere der intensiveren Giftwirkung meist eher erlagen als die Kontrollmäuse." Jötten und Pasch nahmen an, daß, da bei Applikation von Silberverbindungen die Tiere eingingen, nach intraperitonealer Einverleibung von Trypaflavin und Sublimat aber am Leben blieben, den Silberverbindungen eine *entgiftende Wirkung fehle*.

Zu erwähnen ist noch, daß Marg. Stern in Anlehnung an Jötten sowie an Schmidt-Labaume, ob eine verschiedene Toxizität der Gonokokkenkulturen zu beobachten sei, fand, daß eine große *Verschiedenheit der Toxizität*, aber *kein Parallelismus zwischen Toxizität und Schwere der Erkrankung* besteht.

Pilcher und Sollmann prüften den Wert der Silbersalze durch die Methode der Aufhebung der Hefegärung von Zucker (Dreser).

Jahiwara stellte einen für die Praxis gedachten Index der zur Tötung der Gonokokken nötigen und der die Urethralschleimhaut noch nicht reizenden Konzentration auf.

Auch Cohn und Abraham untersuchten die Wirkung chemischer Mittel auf die Gonokokken im Tierversuch: Eine mit Gonokokken bewachsene Kulturplatte (Levinthal) wurde mit physiologischer Kochsalzlösung (3 ccm) abgeschwemmt. Von dieser Aufschwemmung erhielten die Versuchstiere je 0,3 ccm intraperitoneal. Die Behandlung erfolgte gleichzeitig, indem je 0,5 ccm des Heilmittels in abgestuften Konzentrationen ebenfalls intraperitoneal eingespritzt wurden. Nach 3 Stunden wurden die Tiere getötet. Hierauf wurde aus dem Peritoneum mit dem Glasspatel auf Kochblutagar abgeimpft und das Wachstum auf den Platten nach 24 Stunden Aufenthalt im Brutschrank beurteilt. Cohn und Abraham untersuchten drei Gruppen von Substanzen: *Silbersalze, Chinaalkaloide* und *Acridiniumverbindungen*. Während die abtötende Konzentration der Silbersalze bei 1:200 lag, war die der Chinaalkaloide und seiner Derivate 1:500. Azykal zeigte eine solche bei 1:20000, Vuzin und Vuzinotoxin bei 1:2000. Besonders stark zeigte sich die Desinfektionskraft der Acridine auf die Gonokokken. Während die abtötende Konzentration des Rivanols etwa 1:6—10000 betrug, hatte die des Trypaflavins eine solche von 1:40000. Frische Gonokokkenstämme waren leichter zu beeinflussen als ältere.

Wurde durch diese Arbeiten zu ermitteln getrachtet, ob und auf welchem Wege die Antigonorrhoica auf die Gonokokken einwirken, so war eine zweite Frage zu beantworten, wie *tief* diese Substanzen einzudringen imstande sind. Schäffer war der erste, der sich mit der Tiefenwirkung der Medikamente befaßte. Er sowie die späteren Untersucher Pezzoli, Schiftan und Aufrecht, Cronquist, Langer und Jacobsohn u. a. arbeiteten am toten Material, während Finger, Calderone (Urethralschleimhaut von Hunden), Lohnstein (Harnröhre von Kaninchen), Wildbolz (Conjunctiva und Urethra von Kaninchen), Dreser (durchsichtige Schwanzflosse kleiner Fische) am lebenden Tiere Gewebsuntersuchungen anstellten. Perutz und Taigner zogen zur Prüfung der Tiefenwirkung das Verhalten der Antigonorrhoica gegenüber roten Blutkörperchen heran. Kobert konnte nämlich bei Untersuchungen von Gerbstoffen feststellen, daß sich die Wirkung des Adstringens dahin äußert, daß eine Aufschwemmung von roten Blutkörperchen agglutiniert wird. Perutz und Taigner fanden, daß bei einigen der von ihnen untersuchten Silberverbindungen teils nach erfolgter Agglutination, teils ohne daß eine solche stattgefunden hätte, eine Hämolyse auftrat. Sie schlossen daraus, daß die hämolytische Wirkung einiger Präparate in einer gewissen Relation zu ihrer klinisch festgestellten

Tiefenwirkung steht. Im allgemeinen scheint ein Präparat eine um so stärkere Tiefenwirkung zu besitzen, als es einerseits möglichst spät und erst in möglichst starker Konzentration zur Agglutination führt, und andererseits, wenn die Hämolyse möglichst früh und in möglichst geringer Konzentration des angewendeten Präparates eintritt (Perutz und Taigner). Auf Grund ihrer Untersuchungen teilten diese Autoren die Antigonorrhoica in *Silberdesinficientia* (mit starker Tiefenwirkung: Protargol, Argonin, Hegonon usw.), in *Silberadstringentia* (Argentamin, Ichthargan, Silbernitrat usw.) und in *reine Adstringentia* (Zinksulfat, Kupfersulfat usw.) ein.

Die Frage nach der Tiefenwirkung der Antigonorrhoica ist ein Problem, das von verschiedenen Autoren zu lösen versucht wurde, das aber andererseits auch verschieden eingeschätzt wurde. Während einige Autoren die „Tiefenwirkung" aller unserer Mittel nicht besonders hoch werten, darf sie, wie dies Jadassohn betont, nicht einfach geleugnet werden. Für das Eindringen unserer Medikamente in tiefere Gewebselemente spielt eine Reihe von Faktoren eine wesentliche Rolle, die kaum durch *eine* Untersuchungsmethode und gar am toten Gewebe geklärt werden kann. Wesentliche Bedeutung kommt der physikalischen Chemie zu. Die früher eingehend erörterten Untersuchungen von von Neergaard zeigten, daß die Wirkung der Silbersalze von der elektrolytischen Dissoziation abhängig ist. Schumacher betonte, daß die Wirksamkeit der therapeutisch üblichen Silberpräparate ungefähr ihrem Ionisationsgrade parallel geht. Nun treten die freien Silberionen sowohl mit dem Kochsalz als auch mit den Eiweißkörpern in Bindung, und es entstehen nach Schumacher Tripelverbindungen in Form von Metallnucleinchlornatrium. Diese Verbindungen blockieren zunächst das weitere Eindringen in die Tiefe, erst allmählich spaltet sich aus diesem Silberchlornatrium der Eiweißkomplex des ionisierten Silbers ab, das tiefer eindringen kann. Langer und Jacobsohn konnten an histologischen Präparaten männlicher Harnröhren zeigen, daß entsprechend der Reaktion zwischen chemischem Agens und Eiweiß sowie NaCl des Gewebes eine Reaktionszone auftritt, die entsprechend dem Ionisierungsvermögen des betreffenden Silbersalzes am breitesten beim Silbernitrat, dann schmäler beim Albargin und in abfallendem Maße beim Protargol und Choleval nachzuweisen war. Die kolloidalen Präparate Targesin und Reargon zeigten ein ganz anderes Bild als die ionisierten Silbersalze. Sie konnten keine chemische Reaktion zwischen Lösung und Gewebe feststellen, sondern bei ungeschädigtem Epithel nur streifenförmige, braungelbe Klumpen und Schollen, die den Zellen der Mucosa und Submucosa aufgelagert waren. Nach Porosz entsteht aus dem AgNO₃ Chlorsilber, Argentumoxalbumin und Xanthoprotein.

Bertoloty und Herraiz untersuchten die Diffusionsgeschwindigkeit. Es zeigte sich, daß Pikrinsäure, Sublimat, Natriumsilberthiosulfat, Silberpermanganat und Silbernitrat am stärksten, am wenigsten Albargin, Ichthyol und Protargol diffundieren. Andererseits fanden diese Autoren in ihren Bindungsversuchen zwischen Mittel und Kulturgonokokken, daß die Gonokokken vom

Silbernitrat	48,80%	Albargin	16%
Natriumsilberthiosulfat	45%	Kaliumpermanganat	14%
Trypaflavin	37,5%	Protargol	13%
Sublimat	30%	Ichthyol	10,5%
Silberpermanganat	20%	Neoreargon	9%
Choleval	16%	Argyrol	8%

fixieren.

Lomholt nimmt an, daß die Art der Einwirkung auf die Schleimhaut bei allen Schwermetallen gleich sei. Er schreibt den Haupttheilwert der oberflächlichen Ätzwirkung zu. Auch Haxthausen kann keine sicheren Grundlagen finden für die Überlegenheit organischer Silberverbindungen dem Argentum nitricum gegenüber.

Im engen Zusammenhang mit der Diffusionsfähigkeit steht die Eigenschaft der Antigonorrhoica *adstringierend* zu wirken, oder, wie dies die Untersuchungen an roten Blutkörperchen gezeigt haben, in das Zellinnere einzudringen. Erwähnenswert sind die Arbeiten von Haxthausen, der experimentell an Gallerten mit Silbernitrat arbeitete. Entgegen der Annahme, daß $AgNO_3$ wegen seiner Ausfällbarkeit mit NaCl nur eine Oberflächenwirkung besitze, fand er, daß Argentum nitricum die größte Penetrationskraft hat, und zwar liegt das Maximum bei einer Verdünnung von 1 : 6400—1 : 12 800. Choleval und Permanganat stehen an Penetrationskraft nach. Nach der Ansicht von Unna und Golodetz zeigen diejenigen Präparate eine starke Tiefenwirkung, die leicht löslich und stark oxydierend sind: Die Hauptfaktoren der Tiefenwirkung der Silberpräparate sind die Ionisierbarkeit, die Wasserlöslichkeit und die oxypolare Verwandtschaft zum reduzierenden Gewebseiweiß.

Neben diesen hier erwähnten Erscheinungen spielt dann noch der *Zustand der Entzündung* eine Rolle. Je stärker das entzündliche Infiltrat ist, um so schwerer wird das betreffende Medikament in die tieferen Gewebsschichten eindringen können.

Auch die *Gefäßweite* ist von Wichtigkeit. Langer und Peiser führen die adstringierende Wirkung des Targesins nicht auf Eiweißfällung, sondern auf den *gefäßverengernden Einfluß* zurück. Abramowski empfahl sogar, um eine örtliche Anämie zu erzeugen, *Scopolamin, Atropin* oder *Adrenalin lokal* zu verabfolgen; Skutetzky will für diese Zwecke den Silberlösungen *Adrenalin* zusetzen. Es sind dies aber Vorschläge, die, soweit ich die Literatur überblicke, kaum Widerhall gefunden haben. Sie scheinen mir übrigens auch im Gegensatz zu den Beobachtungen von Adlersberg und Perutz über die Resorptionsfähigkeit von Hautquaddeln zu stehen: Eine Beschleunigung der Resorption erfolgt durch gefäßerweiternde, eine Verzögerung durch gefäßverengernde Maßnahmen. Nur Pituitrin, das ein fast spezifisch die Gewebe beeinflussendes Mittel ist, wirkt trotz Gefäßverengung resorptionsfördernd.

Wir haben somit, worauf ja auch Siebert hinweist, für die Tiefenwirkung sowohl pharmakologische und physikalisch-chemische als auch mechanische Faktoren zu berücksichtigen. Bei allen diesen Untersuchungen wurde immer das Kochsalz, bzw. die Chlorionen und ganz allgemein wurden auch „die Eiweißkörper" berücksichtigt, doch dürften möglicherweise auch die Kohlehydrate, sicherlich aber die Fette und Lipoide, sowie die anderen Elektrolyte eine Rolle spielen. Ich fand nur eine diesbezügliche Untersuchung von Miller, Philipp, Hastings und Castles, die den Einfluß von anorganischen Salzen auf die Vermehrung der Gonokokken berücksichtigten. Sie stellten fest, daß Na und K selbst in höherer Konzentration nicht schädigend einwirken, während Ca und Mg das Wachstum dieser Mikroorganismen hemmt, wenn die Salzkonzentrationen 30 Millimol pro Liter übersteigen. Citrate und Oxalate vermochten den wachstumshemmenden Einfluß des Calciums, aber nicht den des Magnesiums aufzuheben. Die Chloride waren durch Nitrate oder Sulfate ersetzbar, ohne daß die Gonokokkenvermehrung geschädigt wurde.

Wenn wir die bisher mitgeteilten Befunde über die Pharmakodynamik der Silberverbindungen zusammenfassen und kritisch besprechen wollen, so müssen wir zunächst feststellen, daß ihre Wirkungsweise und ihre Tiefenwirkung eng miteinander zusammenhängen. Die Pharmakologie der Silbersalze und das, was man als „Tiefenwirkung" bezeichnet, sind Vorgänge, die man sich in ihren Mechanismen wesentlich einfacher vorstellt. Sie fallen zum größten Teil in das

große Gebiet jener Erscheinungen, die man als „*Permeabilitätsproblem*" zusammenfaßt.

Wenden wir uns zunächst der *Pharmakologie der Silberverbindungen* zu. Ihre
Desinfektionskraft ist durch das *dissoziierte Silberion*, ihre *Desinfektionswirkung*
durch eine *adsorptive Anreicherung des Desinficiens an das Bacterium* bedingt.
Die Adsorption des Silbers auf die Gonokokken ist stärker als auf das Gewebe,
so daß eine adsorptive Anreicherung des Silbers auch aus verdünnten Lösungen
am Bacterium erfolgt. Die diesbezüglichen zahlenmäßigen Belege wurden von
BERTOLOTY und HERRAIZ erbracht. Da die Wirkung sowohl des Silbernitrates
als auch der organischen Silberverbindungen vom Ionisierungsgrad des Silbers
abhängt, spielen diejenigen Faktoren eine Rolle, welche die Ionisierbarkeit in
förderndem oder hemmendem Sinne beeinflussen. Dies gilt namentlich für die
Wasserstoffionenkonzentration. Und tatsächlich konnten sowohl ELSA RYTI
als auch ERKKILÄ die Abhängigkeit des Desinfektionsvermögens der einzelnen
Silberverbindungen vom p_H feststellen.

Die zweite Frage, die hier zusammenfassend aus den früher mitgeteilten
Befunden erörtert werden soll, ist die sog. *Tiefenwirkung*. Als Tiefenwirkung
stellen wir uns das Eindringen des Medikamentes von der Oberfläche der Harnröhrenschleimhaut in die tiefer gelegenen Gewebselemente vor. Wie einfach
dieser Vorgang auf den ersten Blick erscheint, so mannigfache Schwierigkeiten
stellen sich aber auf, wenn man ihn zu analysieren versucht. Das *Eindringen
eines Medikamentes* in die Zellen hat — dies sei zunächst festgestellt — nichts
mit *Resorption* zu tun. Fassen wir als Resorption die Eindringung einer Substanz
durch *aktive* Beteiligung der Zellen auf, wobei die Zelle diese Substanz, wenn
sie entweder lipoid- oder wasserlöslich ist, ins Innere aufnimmt oder, wenn sie
unlöslich ist, in eine lösliche Form oder, wenn sie kolloid ist, in einen dialysablen
Zustand überführt, wobei aber *immer eine aktive Zelltätigkeit vorliegt*, so kann
für das Eindringen einer Lösung in eine Schleimhaut, die, wie die Mucosa der
Harnröhre, nicht die Aufgabe zu erfüllen hat oder nicht die Fähigkeit besitzt,
in dem oben angegebenen Sinne Stoffe zu verarbeiten, entweder eine *Imbibition* oder eine *Permeation* vorliegen. Beim ersten Vorgang tritt die eingedrungene Flüssigkeit, entsprechend dem Vorgang der Quellung, in chemische
oder in physikalisch-chemische (capillare oder molekulare Imbibition) Beziehung
zum Gewebe, bei letzteren fehlen diese Erscheinungen. Während bei der *Resorption aktive* Zellvorgänge im Spiele sind, sind die *Triebkräfte* bei der Imbibition und Permeation hauptsächlich das *Diffusionsgefälle* und der *osmotische
Druck*. Das Eindringen der Flüssigkeit geht *passiv ohne aktive* Zelltätigkeit
vor sich.

Für das wasserlösliche Silbernitrat, ein Krystalloid, ist das Eindringen in
die Zelle ohne weiters verständlich. Schwieriger gestaltet sich die Frage nach
dem weiteren Schicksal des $AgNO_3$. Als Elektrolyt ist es in Ag- und NO_3-Ionen
dissoziiert. Das *Anion* geht mit den Kationen der Zellflüssigkeit Verbindungen
ein. POROSZ nimmt an, daß das Anion NO_3 mit dem Eiweiß eine xanthoprotein-
artige Bindung eingeht, eine Annahme, die unwahrscheinlich ist und wofür
jeder Beweis fehlt. Eher dürfte dabei Natrium- und Kaliumnitrat entstehen.

Anders das Verhalten des *Kations* Silber. Mit den Chloranionen der Zellen
und Zellflüssigkeit bildet es das *unlösliche Silberchlorid*. Dieses AgCl bildet
eine Fällungsschicht, die das weitere Eindringen des Silbernitrates bzw. des
Silberions blockiert. Manche Autoren (VON NEERGAARD, SCHUMACHER) nehmen
ein „*Natriumchlorsilber*" an. Demgegenüber muß aber vom chemischen Standpunkte aus festgestellt werden, daß eine derartige Silberverbindung bisher noch
nicht dargestellt wurde. Wohl wäre ein Doppelsalz $NaCl \cdot AgCl$ denkbar, doch
ist diese Verbindung nur als Krystall möglich, da sie in Lösungen gleich wieder

in ihre einzelnen Ionen dissoziiert. Da sich beim Zusammentreffen verschiedener Ionen immer nur die wasserunlöslichste Verbindung bildet, z. B.

$$AgNO_3 + NaCl \rightleftarrows AgCl + NaNO_3,$$

wobei AgCl als unlösliche Verbindung ausfällt, dürfte im Organismus ebenfalls das wasserunlösliche Chlorsilber entstehen, das jedoch bei Anwesenheit verschiedener Kolloide (Eiweiß) in *semikolloidaler Lösung* für die Wirkung erhalten bleibt, d. h. das entsprechende Silberchlorid fällt nicht direkt aus, sondern wird in einer eiweißhaltigen Flüssigkeit kolloidal gelöst. Man kann sich leicht davon überzeugen, wenn man einer Eiweiß-Kochsalzlösung Silbernitrat zusetzt. Das entstandene AgCl fällt nicht wie in einem wässerigen Medium als voluminöser Niederschlag aus, sondern bleibt kolloidal gelöst. Aus diesem Silberchlorideiweiß kann das Silber langsam wieder zur Wirkung kommen.

Der Chlorsilberniederschlag, der das Eindringen weiteren Silbernitrats in tiefere Zellagen blockiert und die Ätzwirkung hervorruft, war, wie erwähnt, Veranlassung, Silberverbindungen herzustellen, denen keine Ätzwirkung und dadurch größere Permeabilitätsfähigkeit zukommen soll. Als es Carey Lea gelang, kolloidales Silber herzustellen, und Credé über ausgezeichnete Erfolge mit der Silberhydrosoltherapie berichtete (1896), ging man daran, sich mit der biologischen Wirkung der anorganischen Hydrosole zu beschäftigen (französische Literatur bei Stodel). Die umfassenden Untersuchungen von Ascoli und Izar, Filippi, Preti u. a. ergaben, daß die Wirkung anorganischer Hydrosole in ihren Haupterscheinungsformen die gleiche ist wie die der entsprechenden Salze bzw. komplexer Metallsalze. Salze mit dem betreffenden Kation haben in geeigneter, meist sehr niedriger Dosierung eine ähnliche Wirkung wie die Hydrosole selbst. Diese Versuche wurden von Portig sowie von Gros und O'Connor bestätigt. Paul konnte zeigen, daß kolloidale Silberpräparate in wässeriger Lösung stets Ag-Ionen abspalten. Auch bei dem kolloiden AgCl und AgJ ist die Wirkung den Ag-Ionen zuzuschreiben. Die groß angelegten obenerwähnten Untersuchungen von Neergaard sowie von Sollmann und Pilcher haben entsprechend den Befunden von Ascoli, Izar, Paul u. a. gezeigt, daß auch bei den Silber-Eiweißantigonorrhoicis die Wirkung durch das Silberion bedingt ist.

Die meisten in der Gonorrhöetherapie herangezogenen Silber-Eiweißverbindungen sind *Kolloide* und zeichnen sich durch eine „Tiefenwirkung" aus. Es ergibt sich nun ein *Widerspruch* zwischen unseren theoretischen Anschauungen und den klinischen Beobachtungen, den zu lösen nachfolgende Zeilen versuchen sollen (vgl. Perutz und Halpern).

Im Gegensatz zu den Krystalloiden, die echte Lösungen geben, bilden die Kolloide „Pseudolösungen". Graham charakterisierte bekanntlich den Unterschied zwischen diesen beiden Körpern dahin, daß *Krystalloide durch tierische Membranen diffundieren*, während *Kolloide kein Diffusionsvermögen* zeigen. Es ergibt sich nun die Frage, wieso die *kolloiden Silber-Proteinverbindungen*, die adialysabel sind, eine *größere Tiefenwirkung als die leicht diffundierenden Krystalloide* haben. Das krystalloide Silbernitrat dringt leicht in Zellen ein, verschorft das Zelleiweiß, es entsteht AgCl, das einem weiteren Eindringen eine Schranke setzt, bis sich aus dem AgCl wieder wirksames Silber gebildet hat, das tiefer eindringt und wiederum eine Silberchloridmembran bildet. Für das Silbernitrat ist das Eindringen in die Zelle verständlich. Die Kraft, welche die Permeation dieses Silbersalzes ermöglichen, ist zunächst der *osmotische Druck*. Auch das Donnan*sche Membrangleichgewichtsgesetz* (siehe für die Dermatologie Perutz und A. E. Klein) kann zur Erklärung herangezogen werden: Es diffundiert aus der Zelle in die Flüssigkeit soviel Cl, bis ein Gleichgewichtszustand $\dfrac{Cl\ innen}{Cl\ außen}$ eintritt, wobei eine Abhängigkeit dieses Quotienten von der Wasserstoffionenkonzentration (bei zunehmenden OH-Ionen Verkleinerung des Quotienten) besteht. Einem tieferen Eindringen des wasserlöslichen Silbernitrates wird aber nicht nur durch die mehr-minder dichte Chlorsilberfällungsmembran entgegengearbeitet. Wie später auseinandergesetzt werden soll, muß, ebenso wie für die Haut, auch für die Harnröhrenschleimhaut, bei der ebenfalls ein Wasserstoffionenkonzentrationsgefälle vom Sauren ins Alkalische besteht, eine *Grenzschicht* angenommen werden, die an der einen Seite sauer, an der anderen alkalisch ist. Das p_H dieser Übergangsschicht entspricht dem *isoelektrischen Punkt der Eiweißkörper*, an dem sie also maximal entladen sind. Bei dieser Wasserstoffionenkonzentration ist die Quellbarkeit äußerst gering. Sie kann daher nicht Wasser und wasserlösliche Substanzen aufnehmen und verhindert durch das fehlende Quellungsvermögen das weitere Eindringen wasserlöslicher Substanzen.

Anders bei den *kolloiden Silberproteinen.* Man müßte eigentlich annehmen, daß diese adialysablen Kolloide *überhaupt* nicht in die Tiefe eindringen können, da sie tierische Membranen *nicht* passieren. Die Beantwortung dieses Widerspruches hängt mit dem *Permeabilitätsproblem* (zusammenfassende Darstellung bei GELLHORN) eng zusammen.

Zunächst soll darauf hingewiesen werden, daß ein großer Unterschied zwischen einer toten und einer lebenden Membran besteht. Die lebende Membran läßt ganz andere Stoffe durchtreten als die künstlichen Filter im Laboratorium, die durch mehr oder minder gelungene Modelle das Leben nachzuahmen versuchen. MANSFELD bezeichnet zwei Membraneigenschaften als für lebende Membranen charakteristisch: die *irreziproke Permeabilität* und die *selektive Permeabilität.* Die irreziproke Permeabilität, von COHNHEIM zuerst beobachtet, neuerlich in ausgezeichneten Untersuchungen von WERTHEIMER zum Studium der *Hautpermeabilität* bei der überlebenden Froschhaut herangezogen, besteht darin, daß infolge Verschiedenartigkeit der Membrankolloide an der Innen- und Außenseite (der überlebenden Froschhaut) Unterschiede der Durchlässigkeit an der Innen- und Außenseite bestehen, so daß bestimmte Stoffe die Froschhaut nur in *einer* Richtung durchwandern. Die Erscheinung der *Seitigkeit einer Membran* ist deshalb von allgemeiner Bedeutung, weil sie nicht nur auf die Froschhaut beschränkt ist, sondern sich auch beispielsweise am Darm wiederfindet, wie dies MOND an der Farbstoffpermeabilität am Dünndarm des Frosches gezeigt hat. Die *selektive* Permeabilität ist dadurch gekennzeichnet, daß nur *bestimmte* Stoffe die tierische Membran durchwandern können.

Da keine systematischen Untersuchungen über die *Permeabilität der Harnröhrenschleimhaut*[1] vorliegen, können wir zur Klärung der Frage, *ob Kolloide lebende Zellen* passieren können, die experimentellen Untersuchungen über die *Hautresorption* heranziehen. So wies MARGHERITA TRAUBE-MENGARINI nach, daß das Stratum corneum für Wasser und wässerige Lösungen glatt durchgängig ist. Wie aber histologische Untersuchungen zeigten, macht die Durchgängigkeit für Wasser am Stratum granulosum und lucidum halt. Die Ursache dieser Undurchlässigkeit liegt in einer plötzlichen *Änderung der aktuellen Reaktion,* wie dies von SCHMIDTMANN, die mit Hilfe des Mikromanipulators Farbindicatoren

---

[1] Mit Ausnahme vereinzelter Berichte über das Eindringen von zur Anästhesierung der Harnröhrenschleimhaut verwendeter Substanzen in den Organismus finde ich in der Literatur nur eine Untersuchung von SCHÖNFELD und W. MÜLLER, die fanden, daß *Tuberkulin* und *Pilocarpin* (10 ccm einer 5%igen Lösung) durch die *unversehrte Schleimhaut aufgenommen* werden können. Über die Permeabilität der *Harnblase* berichtet COHNHEIM (1901), der fand, daß nur nach Schädigung des Epithels die Blasenschleimhaut für Wasser, Zucker und gelöste Stoffe durchlässig ist. Dagegen zeigten SHOJI sowie HOU, daß die unversehrten Blasenepithelien für Wasser, NaCl und Harnstoff durchgängig sind. Nur ist die Menge der resorbierten Substanz, sofern die verwendeten Konzentrationen den physiologischen Werten entsprechen, sehr gering. Aus den Versuchen von HOU geht hervor, daß aus einer 2,5%igen Harnstofflösung innerhalb 6 Stunden etwa 6% hindurchgehen.

in die Zellen einführte, ferner von Schade und Marchionini, Marchionini, Perutz und Lustig gezeigt wurde. Die Reaktion der obersten Hautschichten ist stark sauer und an der Grenze zwischen verhorntem und unverhorntem Epithel liegt eine Grenzfläche, die an der einen Seite sauer, an der anderen neutral oder alkalisch ist. *Diese Übergangsschicht stellt nun die Schranke des Wassereintritts dar,* was damit zusammenhängt, daß hier die Wasserstoffionenkonzentration der quellbaren Eiweiße ihrem isoelektrischem Punkt entspricht, sie also hier entladen sind. Dadurch ist ihre Quellbarkeit Null, was nach Rothman die Undurchgängigkeit für Wasser erklären kann. Durch die Eigenschaften einer Membran, die später noch erörtert werden sollen, namentlich durch den Verteilungskoeffizienten Lipoid : Wasser wird das Eindringen gewisser Körper in die Haut geregelt, obwohl so ausgesprochene Beziehungen, wie zwischen Lipoidlöslichkeit und Narkose nach den Untersuchungen von Schwenkenbecher nicht zu beobachten sind. Im Vergleich zu den Elektrolyten werden die lipoidlöslichen Substanzen von der Haut besonders leicht resorbiert. Über die Permeation lipoidunlöslicher Nichtelektrolyte wissen wir durch die Untersuchungen von Przylecki an der Froschhaut, daß Alanin, Glycerin, Pepton und alle Zuckerarten resorbiert werden. Es spielen demnach sowohl der Nichtelekrolytcharakter als auch die Lipoidlöslichkeit bei der Hautpermeation eine große Rolle. Lipoidlösliche Substanzen dringen leicht durch die Zellen. Sie können, wenn sie wasserlöslich sind, aus ihrer wässerigen Lösung entrissen werden, während lipoidunlösliche Körper nur gemeinsam mit dem Wasser durchdringen können, wobei die Quellung der Zellkolloide, wie dies schon Durig richtig erkannte, eine wesentliche Rolle spielt.

Die hier erwähnten Untersuchungen über die Hautresorption, die, wie ich glaube, mutatis mutantis, auch für die *Schleimhaut der Harnröhre* vergleichsweise herangezogen werden können, sollten zunächst zeigen, daß beträchtliche Unterschiede zwischen toten und lebenden Membranen bestehen. Diese Untersuchungen stehen wiederum in Zusammenhang mit den Forschungen über die *Zellmembran,* die für das Permeabilitätsproblem von entscheidender Bedeutung sind. Die Eigenschaften der Membran sind insofern wichtig, als ihr Lösungsvermögen für die Permeation maßgebend ist, da die diffundierende Substanz entweder in der Masse der Membran oder im Komplex Flüssigkeit-Membran löslich sein muß. Nach der Meyer-Overtonschen Theorie *(Lipoidtheorie)* ist der Verteilungskoeffizient Lipoid : Wasser für das Eindringen von Substanzen ausschlaggebend, da „die Grenzschicht des Zellprotoplasmas von einer fettartigen Substanz, und zwar von einem Gemisch von Lecithin-Cholesterin imprägniert ist und das schnellere oder langsamere Eindringen der einzelnen Verbindungen in die Zelle von ihrer Löslichkeit in diesem Lecithin-Cholesteringemisch oder vielmehr von ihrem Teilungskoeffizienten zwischen Wasser und diesem Gemisch abhängig ist". Doch wurde namentlich bei Untersuchungen über die Vitalfärbung gezeigt (Ruhland, Höber u. a.), daß einzelne Farbstoffe (Methylgrün, Thionin, Methylenazur usw.) trotz Unlöslichkeit in Cholesterin-Benzol in lebende Zellen eindringen können. Nirenstein verwendete daher statt des Öles ein Gemisch von Öl, Ölsäure und als fettlösliches Alkali das Diamylamin, und da ergab sich, daß in der Nirensteinschen Flüssigkeit auch die früher erwähnten Farbstoffe löslich sind. Kolloide Farbstoffe können in die Zelle eindringen, sofern sie in diesem Gemisch löslich sind.

Die Bestimmung des Verteilungskoeffizienten Öl : Wasser oder des Nirensteinschen Gemisches ist sicherlich nur *ein* Faktor. Gellhorn betont, daß sich die Lipoidtheorie deshalb nicht immer durchführen läßt, weil die Natur der Lipoide in den Zellgrenzschichten nicht genügend bekannt ist, und weil der Einwand gemacht werden muß, daß die als Modell der Zellgrenzschichtlipoide verwendete Flüssigkeiten sich anders verhalten als die natürlichen Phosphatide der Plasmahaut. TRAUBE stellte eine *Adsorptionstheorie* der Permeabilität auf: Der Haftdruck der Grenzfläche Wasser-Plasmahaut ist für die Permeationsgeschwindigkeit maßgebend. GELLHORN ist der Ansicht, daß die Adsorptionstheorie in Verbindung mit der Annahme einer kolloiden Phosphatid-Eiweißgrenzschicht den Mechanismus der Permeabilitätsänderung erklärt, wobei eine Schwierigkeit nur insofern besteht, als die Adsorption zwar imstande ist, je nach ihrem Grade die Permeationsgeschwindigkeit zu beschleunigen, aber keineswegs ausschließt, daß nichtadsorbierbare Stoffe dennoch permeieren.

Wenn wir nach diesem Exkurs zu der eingangs aufgeworfenen Frage zurückkehren wollen, wieso adialysable kolloide Silberverbindungen die Plasmaschicht durchwandern können, so müssen wir noch Folgendes erwähnen. Die Plasmahaut ist nach unseren heutigen Anschauungen eine kolloide Schicht, an deren Aufbau Phosphatide und Eiweißkörper beteiligt sind. Dadurch ist eine Veränderbarkeit der Permeabilität unter verschiedenen physiologischen und pathologischen Verhältnissen gegeben. „Durch die engen Beziehungen, die zwischen Gelen und feinsten Niederschlagsmembranen festgestellt sind, ist es erklärlich, daß an einer derartigen Plasmahaut einerseits der Oberflächenaktivität der Stoffe, andererseits der Größe des Molekularplasmas eine wesentliche Bedeutung für die Permeationsgeschwindigkeit zukommt" (GELLHORN).

Wir haben bisher erwähnt, daß Kolloide tierische Membranen nicht passieren. Nun ist das insofern nicht ganz zutreffend, als schon GRAHAM bei seinen Untersuchungen über die Diffusion verschiedener Lösungen durch tierische Membranen feststellte, daß das Diffusionsvermögen bei Krystalloiden am größten, bei Kolloiden am kleinsten ist, Kolloide demnach schwer und sehr langsam, aber trotzdem diffundieren können (zitiert nach CASSUTO). Der wesentliche Unterschied zwischen Krystalloiden und Kolloiden liegt in ihrer Teilchengröße. Wir dürfen uns die Trennung Kolloide-Krystalloide nicht scharf vorstellen, sondern als fließende Übergänge:

> ionisiert → molekular dispers → kolloid
> kleinste Teilchen   größte Teilchen

Die in der Gonorrhöetherapie verwendeten Silber-Eiweißverbindungen enthalten nicht das *genuine Eiweiß* mit sehr großem Molekül, sondern nur *Eiweißspaltprodukte* von wesentlich kleinerer Teilchengröße. So ist der Eiweißkörper des Argonins Casein, der des Protargols eine Protalbumose, der des Hegonons ebenfalls eine Albumose, der des Albargins eine Gelatose usw. Diese Eiweißspaltprodukte können mit ihrer geringeren Teilchengröße durch das Epithel eindringen. Versuche von GELLHORN über die Farbstoffpermeabilität tierischer Membranen lassen erkennen, daß der Molekülgröße des Farbstoffes eine wesentliche Bedeutung für die Permeabilität zukommt. Wir haben ähnliche Verhältnisse wie bei der Resorption von Eiweißkörpern durch den Darm. Allerdings können von der Darmschleimhaut auch genuine Eiweißkörper ungespalten eindringen. So konnte MESSERLI an THIERRY-VELLAschen Fisteln zeigen, daß nicht nur Pepton, sondern auch genuines Eiweiß resorbiert wird. Im Säuglingsalter erfolgt stets eine Resorption verfütterten Eiweißes, wie durch entsprechende Präcipitinreaktionen nachgewiesen wurde, wiewohl MANSFELD der Meinung ist, daß es sich dabei um unvollkommene Verdauung nahrungsfremder Eiweißstoffe handle. Andererseits konnte WALZER durch Überempfindlichkeitsreaktionen zeigen, daß der erwachsene gesunde Mensch genuines Nahrungseiweiß ungespalten aufnehmen kann. Auch durch den Dickdarm wird Eiweiß resorbiert, wie dies BECKER an der rectalen Applikation von Diphtherieserum zeigte.

Im Gegensatz zur Darmresorption erfolgt naturgemäß von der Harnröhrenschleimhaut *keine Umprägung der Eiweißkörper*. Aber trotzdem ist die Annahme absolut berechtigt, daß der *langsame Eintritt von Silber-Eiweißverbindungen trotz der kolloidalen Natur dieser Substanzen möglich und stärker ist als der Eintritt des krystalloiden Silbers*, das durch verschiedenste Substanzen gefällt und am tieferen Eindringen gehindert wird.

Ist somit auch theoretisch die Möglichkeit gegeben, daß die Silber-Eiweiß-verbindungen die erste Zellage permeieren, so spalten sie ganz langsam ionales Silber ab, das wiederum die Plasmaschicht der tieferen Zellen verändert und das weitere Eindringen der Silber-Eiweißverbindung ermöglicht, während bei der raschen Ionisation des Silbernitrates eine trennende Grenzfällungsschicht entsteht, die das weitere Vordringen dieses Salzes erschwert.

Ein weiterer Faktor, welcher die Permeation kolloider Silberverbindungen gegenüber nichtlöslichen Salzen ermöglicht, ist die *Wasserstoffionenkonzentration*. Der Eintritt von Kolloiden ist bei höherem Alkaligehalt erleichtert, da bei steigendem p_H die Oberflächenspannung der Zellen erniedrigt ist. Da in den tieferen Zellagen das p_H ins Alkalische umschlägt, ist in diesen Zellschichten die *Oberflächenspannung niedriger*, so daß dadurch der Eintritt von Kolloiden ermöglicht wird. Und tatsächlich sehen wir, daß durch Zusatz von Substanzen, welche durch ihre Wirkung auf den Haftdruck die Permeabilität von Zellmembranen zu steigern vermögen, wie Gallensäuren oder gallensaure Salze (dieses Prinzip wurde für das Choleval und Necaron herangezogen) auch klinisch eine Tiefenwirkung zu erzielen ist.

Wenn wir für die Elektrolyte das Diffusionsgefälle und die Osmose als diejenigen Faktoren bezeichnet haben, welche das Eindringen einer wasserlöslichen Substanz in das Zellinnere veranlassen, so müssen wir für kolloidale Körper den *kolloidosmotischen Druck* als *Triebkraft* der Permeation annehmen.

Wir sehen somit, daß der *Widerspruch, adialysable kolloide* Silber-Eiweiß-verbindungen haben eine *Tiefenwirkung*, nur ein *scheinbarer* ist. Wenn wir diese hier erörterten Faktoren zusammenfassen wollen, so können wir sagen, daß für das Eindringen einer Substanz die Membraneigenschaften der Zelle von Wichtigkeit sind. Die Phosphatid-Eiweißnatur der Zellgrenzschicht ist für die Löslichkeit maßgebend, andererseits verleiht sie der Plasmahaut Eigenschaften eines Ultrafilters mit Veränderbarkeit der Permeabilität. Dadurch ist kolloidalen Substanzen kleinerer Teilchengröße der Durchtritt ermöglicht. Während das krystalloide Silbernitrat als wasserlösliches Salz leicht eindringt, aber durch Bildung einer Silberchloridfällungsschicht zunächst am tieferen Eindringen aufgehalten wird, kommen die Silberhydrosole zwar langsamer in die Zelle; es wird ihnen aber, da nur geringe Mengen Silberionen abgespalten werden, der weitere Durchtritt nicht verwehrt. Im Gegenteil, durch die Zunahme der Hydroxylionen ist die Oberflächenspannung in den tieferen Zellagen geringer, was zur Folge hat, daß die Kolloide leichter eindringen können. Beim Silbernitrat dagegen erfolgt das Eindringen in die Tiefe, bis das entstandene AgCl ein weiteres Vordringen verhindert. Es wird soviel AgCl gebildet, bzw. soviel Cl-Ionen permeieren die Zelle, wie dem Donnanschen Membrangleichgewichts-gesetz entspricht. Wird nun das Chlorsilber abgestoßen, so vermag das Silbernitrat wieder in tiefere Zellagen einzudringen, und zwar solange, wie die neu entstandene AgCl-Fällungsschicht das weitere Vordringen hindert.

Wir können somit vom theoretischen Standpunkt die klinischen Beobachtungen wohl begründen: Das Silbernitrat wirkt zunächst oberflächlich und reizt durch Schorfbildung (AgCl), kann aber, wie dies von einer Anzahl Autoren stets behauptet wird, auch eine Tiefenwirkung entfalten. Die kolloiden Silberverbindungen sind wesentlich reizloser und dringen rascher in die Tiefe. Das Wirksame der krystalloiden und kolloiden Silberpräparate ist das zur Abspaltung gelangende Silberion. Durch diese Eigenschaft ist erklärlich, daß die

allgemein angenommene Ansicht der ungefähren Gleichwertigkeit der Silberpräparate ihre Richtigkeit hat und daß nur kleine klinische Nuancen ihren unterschiedlichen Wert ausmachen.

Wir sehen somit, daß eine ganze Reihe von Faktoren vorhanden ist, welche
in Modellversuchen, wie besonders an Gallerten, an nichtlebenden Organteilen
oder nichterkrankten Schleimhäuten, nicht zum Ausdruck kommen, die aber
für das Eindringen der Silbersalze in tiefere Gewebspartien von Wichtigkeit sind.

Die Eigenschaft des Silbernitrates, Eiweißkörper zu fällen und von Chloriden
niedergeschlagen zu werden, veranlaßte die präparative pharmazeutische Chemie,
Silberverbindungen herzustellen, welche einerseits Eiweißkörper nicht fällen,
andererseits durch Chloride nicht niedergeschlagen werden. Als einfachster Weg
ergab sich die Koppelung des Silbers mit organischen Säuren. Dieser Idee
entstammen das citronensaure Silber (Itrol), das milchsaure Silber (Aktol), das
essigsaure Silber usw. Die geringere Löslichkeit dieser Substanzen, ihre ätzende
Eigenschaft und letzten Endes die Auffindung klinisch wirksamer Verbindungen
brachten diese Körper bald in Vergessenheit.

Eine scheinbar neue Ära verdankte man dem Fortschritt der physikalischen
Chemie, der es gelang, kolloidale Lösungen des Silbers herzustellen (Literatur
bei J. Voigt). Es wurden zunächst die von verschiedenen Fabriken hergestellten
kolloidalen Silberlösungen (Kollargol, Elektrokollargol u. ähnl.) verwendet, bis
sich die Erkenntnis Bahn brach, daß nicht die feine Verteilung des Silbers, sondern
die Eigenschaft, Silberionen abzuspalten, das Wirksame dieser Medikamente ist.

Auch der Vorschlag, wasserlösliche Silberhalogensalze herzustellen, die durch
Halogenalkalien nicht gefällt werden — es entstand eine Mischung des kolloidalen Halogensilbers mit Gelatine, wobei letztere als Schutzkolloid diente—, hatte
keine praktisch brauchbaren Ergebnisse. Um eine „Tiefenwirkung" zu erhalten,
wurde vorgeschlagen, Silberphosphat in Äthylendiamin zu lösen. Dieses Präparat
— das Äthylendiaminsilberphosphat (Argentamin) — wurde von Schäffer
auf Grund seiner starken gonokokkentötenden Eigenschaften und seiner erheblichen Tiefenwirkung empfohlen und übertrifft in diesen beiden Richtungen das
Argentum nitricum. Es gibt auch mit Eiweiß keine Fällung, doch entsteht bei
Zusatz einer Kochsalzlösung eine Trübung. Allerdings spaltet es wenig ionisiertes Silber ab. Klinisch eignet es sich eher zur Behandlung chronischer Fälle
(Buschke, Jadassohn), allerdings entfaltet es eine nicht unerhebliche Reizwirkung, so daß es zugunsten jener Präparate ins Hintertreffen kam, die auf
den naheliegenden Gedanken aufgebaut waren, zur Entfaltung einer reizlosen
Tiefenwirkung mit Eiweiß kombiniert zu werden. So entstand das Argonin,
das dargestellt wurde, indem Caseinnatrium mit salpetersaurem Silber versetzt
und die Lösung mit Alkohol ausgefällt wurde.

Nun wurde ein anderer Weg vorgeschlagen, um leicht lösliche Silberverbindungen herzustellen: Es wurde die unlösliche Silberproteinverbindung mit
Albumoselösung behandelt. Aus der so erhaltenen Verbindung kann Silber durch
Salzsäure nicht abgespalten werden. Argonin, eines unserer brauchbarsten Antigonorrhoica, das Jadassohn erstmalig verwendete, wird leider nicht mehr hergestellt. Zu anderen Silbereiweißverbindungen kann man gelangen, wenn man eine
Peptonlösung mit feuchtem Silberoxyd schüttelt und dann die Silberpepton-
verbindung mit Protalbumose digeriert. Das so gewonnene Produkt ist das
Protargol, das von Neisser in die Therapie eingeführt wurde. Trotz zahlreicher,
seit der Einführung (1897) dieser Substanzen hergestellter Silberverbindungen
hat es seine dominierende Stellung in der Lokalbehandlung zu behaupten gewußt.
Es ist hier nicht der Ort, die ausgezeichneten Eigenschaften dieses Präparates
zu erwähnen, es sei nur darauf verwiesen, daß dieses Präparat, das 8,3% Silber
enthält, nach von Neergaard 28% ionisiertes Silber abgibt. Allerdings machen

Sollmann und Pilcher darauf aufmerksam, daß Lösungen kolloidaler Silberverbindungen beim Aufbewahren fortschreitende Veränderungen ihrer antiseptischen Wirksamkeit zeigen. Auch Protargollösungen werden mit der Zeit
ärmer an ionisiertem Silber und daher weniger wirksam.

Die Vorzüge, welche das Protargol aufweist, waren Veranlassung, eine Reihe
von Ersatzpräparaten herzustellen, die unter dem Namen *Argentum proteinicum*
bekannt sind. Von einigen Autoren werden sie als dem Protargol gleichwertig
bezeichnet (Oppenheim, Junghans), doch zeigten chemische Untersuchungen,
daß beträchtliche Unterschiede vorhanden sind, die gestatten, Protargol an Stelle
des Argentum proteinicum, nicht aber umgekehrt zu verwenden (Utz). So wies
Oelze in Dunkelfelduntersuchungen nach, daß Protargol einen feineren Dispersionsgrad als die Ersatzpräparate besitzt. Mannich und Gollasch zeigten,
daß die Protargolalbumose Tryptophan enthält, während bei den Ersatzpräparaten ein tryptophanfreier Eiweißstoff, wahrscheinlich Leim, zur Herstellung
verwendet wird. Dragenesco, Lissievici und Weinberg-Sachetti zeigten,
daß Protargol und seine Ersatzpräparate sowohl einen verschiedenen Silbergehalt als auch einen verschiedenen Alkaligehalt aufweisen. So neutralisiert

Protargol Bayer . . . . . . 0,60 ccm n/10 H_2SO_4
Protargol Bayer . . . . . 0,567 ccm n/10 H_2SO_4
Argentum proteinicum Riedel 1,994 ccm n/10 H_2SO_4

Durch Einwirkung von ammoniakalischer Silberlösung auf Albumose wurde
ein Präparat *(Hegonon)* hergestellt, das sich leicht in Wasser mit alkalischer
Reaktion löst, weder Eiweiß koaguliert, noch durch Kochsalzlösungen gefällt
wird und etwa 7% organisch gebundenes Silber enthält. Es wurde von Klingmüller in die Therapie eingeführt. Weitere Beobachtungen stammen von
Stümpke, Lüth u. a.

Die Beobachtung Löhleins, daß gonorrhoische Augenerkrankungen Neugeborener bei gleichzeitig bestehendem Icterus neonatorum einen auffallend
günstigen Verlauf nehmen, war Veranlassung, gallensaure Silbersalze als Antigonorrhoica zu verwenden (Dufaux); doch kann glykocholsaures Silber wegen
seiner geringen Löslichkeit und leichten Zersetzlichkeit nicht als solches verwertet werden. Läßt man nun Hexamethylentetraminlösung auf Silberglyko-
cholat einwirken, so erhält man eine leicht lösliche Verbindung. *Choleval* ist
ein kolloidales Silberpräparat mit gallensaurem Natrium als Schutzkolloid.
Sein Silbergehalt beträgt 10%; es dissoziierte 1% Silberionen (Neergaard).
Das französische Präparat *Telargent* — ebenfalls eine Verbindung des kolloidalen
Silbers mit gallensauren Salzen — dürfte mit dem Choleval identisch sein.

Ein anderes Präparat, bei welchem das Silber nicht in salzartiger, sondern
in organischer Bindung enthalten ist, ist das *Albargin*, das dargestellt wurde,
indem man die aus dialysierter Gelatine gewonnene neutrale Gelaktose in
wässeriger Lösung mit Silbernitrat versetzt und das so erhaltene Reaktions-
produkt trocknet.

Ichthargan, von Leistikow in die Therapie eingeführt, ist ein thiohydro-
carbinsulfosaures Silber. Es enthält 30% Silber. Die Veranlassung, die Doppelverbindung von Ichthyol und Argentum nitricum (d. i. das Ichthargan) herzustellen, war die Beobachtung von J. Jadassohn, daß eine 1—5%ige *Ichthyol*-
lösung die Gonokokken ziemlich schnell zum Verschwinden bringt. Dabei wird
die eitrige Sekretion relativ rasch in eine dünnflüssige, seröse umgewandelt.
Das Ichthargan wurde von einer Reihe von Autoren (Lohnstein, Goldberg,
Schourp, Scholtz u. a.) als sehr brauchbares Antigonorrhoicum empfohlen.

Auch in letzter Zeit wurden einige Silberverbindungen hergestellt. So wurden
Silber-Eiweißverbindungen an Tanninester gekuppelt. Ein solches Präparat ist
das *Targesin*, eine komplexe kolloidale Diazetyltannin-Silber-Eiweißverbindung

(Siebert und Cohn), das von einer Reihe von Autoren als stark bactericides, reizloses, sekretionseinschränkendes, die Behandlung wesentlich abkürzendes Antigonorrhoicum bezeichnet wird (Pinczower, Steinbiss, Langer und Peiser, Harry, Schlenzka, Kärcher, Krechel, Mühlhoff, Stroscher, Mohrmann, Frei, Langer, Perutz u. a.). Wie die Untersuchungen von Jacobsohn und Langer sowie von Oelze zeigten, geht Targesin sowie das später zu besprechende Reargon keine chemische Reaktion mit dem Gewebe ein, sondern dringt in kleinsten Teilen ins Gewebe, auch in die Littreschen Drüsen ein. Das Benetzungsvermögen des Targesins ist sehr groß.

Transargan, ein Thioschwefelsäureabkömmling mit 32% Silbergehalt, ist ein Präparat, welches nach Rosenthal und Zellner leicht in die subepithelialen Schichten der Harnröhre eindringt und bei Harnröhreninfiltraten besonders wirksam ist. Frei hält es für dem Targesin, Albargin und Argentamin gleichwertig, Aebly dem später zu besprechenden Azykal. Auch Thoma betont seine gute Einwirkung auf Infiltrate. Während Argentum nitricum oberflächlich exfoliativ wirkt, dringt Transargan in die Tiefe (Stehrer). Das italienische „*Argentotiosolfato sodico*" (Marcozzi) entspricht dem Transargan und enthält viermal soviel Silber wie Protargol.

Bruck führte ein organisches Silbersalz, das Doppelsalz Silbercyanid-Cyankalium, das *Azykal*, das 54% Silber enthält, in die Therapie ein. Nach der Perutz-Taignerschen Methode gibt eine Azykallösung 1 : 300 nach einer halben Stunde eine komplette Hämolyse, während eine Agglutination selbst in 1%iger Lösung nicht auftritt (Bruck). Rajka, Dreyer, Friedländer, Löwensohn, Uchida u. a. bestätigen die guten Erfahrungen, die Bruck mit dieser Substanz erzielte.

v. Zumbusch schlug vor, an Stelle kolloidaler Silberpräparate molekular disperse Silberlösungen zu verwenden, und zog eine Lösung von Chlorsilber in Cyankalium heran. Diese Lösung hat dieselbe Penetrationskraft wie das Argentum nitricum. Später ließ v. Zumbusch fabrikmäßig ein Silbercyankalium-Kaliumcholat *(Necaron)* herstellen, das leicht wasserlöslich, reizlos und stark bactericid ist. Die Kombination mit der Cholsäure bewirkt eine Herabsetzung der Oberflächenspannung, die, wie früher erwähnt, das Eindringen in die Tiefe begünstigt. Daneben kommt noch der Gallensäure eine entzündungshemmende Wirkung zu. Über dieses Präparat berichtete u. a. Halász.

Ein ganz eigenartiges Präparat ist das von Klausner und Wiechowski angegebene *Reargon*. Es ist eine Glykosid-Silber-Eiweißkombination. Lenz berichtete, daß Antrachinonglykoside, die in mehreren pflanzlichen Abführdrogen als wirksame Bestandteile enthalten sind, die Eigenschaft haben, die Schleimhaut sehr stark zu imbibieren. Wiechowski, der eine Methode zur Darstellung dieser Glykoside fand, stellte nun gemeinsam mit Klausner ein Silberantrachinonglykosid dar und empfahl es als Antigonorrhoicum. Die Antrachinonglykosidkomponente[1] veranlaßt die auch klinisch feststellbare analgetische und stark entzündungshemmende Eigenschaft. Die stark bactericide Eigenschaft ist durch die in wässerigen Lösungen dissoziierenden Silberionen bedingt. Das Präparat enthält rund 6% Silber und 63% Antrachinonglykoside.

---

[1] Die dickdarmerregenden Abführmittel (Rheum, Senna, Cassia, Frangula, Rhamnus, Aloe) (Oxymethylantrachinon- oder Emodindrogen) enthalten als wirksame Substanzen

Derivate des Dioxyantrachinon , die zum Teil an Zucker glykosidisch gebunden sind. Zu erwähnen sei, daß auch das Chrysarobin neben Anthrasolen Antrachinon enthält.

Dem *Neo-Reargon* soll, da es ungefähr 14% Silber enthält, eine wesentlich höher gonokokkentötende Kraft zukommen. Die ursprünglichen Berichte, daß es möglich sei, die Gonorrhöe mit diesem Präparat innerhalb weniger Tage zur Abheilung zu bringen, haben sich nicht bestätigt. Wohl ist es ein sehr brauchbares, namentlich für Abortivkuren heranzuziehendes Präparat (JOSEPH, ULLMANN, GRONNER, DUHOT, PATTIRADJAWANE, LEVI, PAWLAS, GAVIATI, HECHT, WAGNER, MONIS, PORTNER, OSTWALD, RIEM, PERUTZ u. a.), dem zwei wichtige Eigenschaften nachgerühmt werden können: Es wirkt schmerzstillend und beseitigt sehr rasch den Ausfluß. Auf die Gonokokken übt es klinisch eine merkwürdige Wirkung aus: Die Mikroorganismen verschwinden sehr rasch, um, wenn die Behandlung nicht fortgesetzt wird, nach 8—10 Tagen wieder zu erscheinen. Dieses rasche Verschwinden der Gonokokken gab zu den verfrühten Hoffnungen Anlaß, die Gonorrhöe innerhalb kurzer Zeit zu heilen. Obwohl Reargon unleugbar gute Eigenschaften aufweist, muß auf eine recht unangenehme Nebenwirkung verwiesen werden, nämlich auf die Entstehung von *Blasensteinen* (LISSNER, MERGELSBERG, MÜHLPFORDT, STEINHÄUSER). So beobachtete MÜHLPFORDT, daß 2 Stunden nach einer einzigen Guyoninstillation von 5 ccm 10%iger Reargonlösung 25 Körnchen durch den Urin entleert wurden. OELZE, der sich experimentell mit dieser Frage beschäftigte, fand, daß Salzsäurezusatz bei einer Reargonlösung Konglomeratbildung veranlaßt. Er konnte so in vitro die Steinbildung nachahmen. Er nimmt als Ursache die saure Reaktion des Urins an.

Agesulf ist eine Verbindung des Silbers mit Sulfosalicylsäure. Letztere Säure soll den Eintritt und die Strömungsgeschwindigkeit von Flüssigkeiten beschleunigen (STRAUSS, ELSÄSSER u. a.).

Von den im Auslande verwendeten Silberpräparaten sei die Silber-Eiweißverbindung (10—12% Silberoxyd) *Argirin* (PICCARDI, SARTI), das *Silberpermanganat* (GALLOIS), das *Argyrol* (KERIN, JANET, ASCH, GEORGE, TISSOT und THÉVENARD), das *Silberazetat* (MIGAMOTO), das *Colargin*, ein 10% Silber enthaltendes Silberpeptonat in organischer Kombination mit Galle (PICCARDI) und das *Neosilvol* (HAMILTON) erwähnt.

Es wurde immer wieder versucht, an Stelle der Silberpräparate *andere Metalle* zur Gonorrhöebehandlung heranzuziehen, ganz besonders deswegen, weil sich im Kulturversuch zeigte, daß verschiedene Substanzen gonokokkentötend wirken. So wies OELZE die in vitro-Überlegenheit des Quecksilbers dem Silber gegenüber nach, doch konnte sich selten (z. B. das diparaoxyphenylaminopropionsaure Quecksilber *Merlusan* von MATZENAUER und BUCHTALA) eine solche Quecksilberverbindung durchsetzen.

Das in Amerika verwendete *Mercurochrom*, ein Doppelnatriumsalz des Dibromohydromercurifluorescin scheint eine Ausnahme zu bilden (JOUNG, WHITE und SWARTZ, LACKUM und HAGER, WHITMAN, AFLEN, BRAASCH und BUMPUS, CHARGIN, SECKEL und STONE, REDEWELL, POTTER und GARRISON, SPURR und MONTANARO, NAUMANN u. a.). Allerdings ist das „Mercurochrom 220 löslich" kein chemisch reines Präparat. Es enthält Gemische von Verbindungen, darunter auch höher mercurierte Produkte, ferner Dibromfluorescin, Dibromdihydrooxymercurifluorescin, Natriumacetat usw. Die Zusammensetzung ist außerordentlichen Schwankungen unterworfen, und diese als Verunreinigung wirkenden Körper verändern den therapeutischen Effekt und die Toxizität des Präparates. Nach MACHO und HARDEN scheint die Wirkung um so besser und die Toxizität um so geringer zu sein, je weniger von den genannten Nebenprodukten im Mercurochrom enthalten sind.

Auch *Wismutsalze* [*Bismut. subnitr.*, *Dermatol* (Bismutum subgallicum), *Airol* (Bismutum oxyjodogallicum)] wurden als Antigonorrhoica empfohlen (LANDT).

In die Gruppe der *reinen Adstringentia*, denen die Aufgabe zufällt, die Bestrebungen des Organismus zu unterstützen, eine Restitutio ad integrum der von Gonokokken befreiten Harnröhrenschleimhaut herbeizuführen, gehört das *Zink* [*Zincum sulfuricum, Zincum sulfocarbolicum* (ZINSSER), *Zincum sozojodolicum*], das *Resorcin*, das *Kupfersulfat*, das *Bleiacetat* und als wichtigstes das *Kaliumpermanganat*. Letzteres Präparat wurde bekanntlich von JANET zur Durchführung der Irrigationsbehandlung warm empfohlen.

Eine große Bedeutung scheint den *chemotherapeutischen Bestrebungen* zuzukommen, auf intravenösem Wege Substanzen dem Krankheitsherd zuzuführen. Da einzelne dieser Körper auch für die lokale Behandlung der Schleimhautgonorrhöe empfohlen wurden, sollen sie hier kurz besprochen werden. Es sind dies Farbstoffabkömmlinge der *Acridiniumreihe* [1]. Das am längsten bekannte Acridin, das von HOFFMANN gefundene Chrysanilin, wurde aus der Fuchsinschmelze isoliert. Das Nitrat wurde als *Phosphin* in den Handel gebracht.

Wegen der chemischen Ähnlichkeit von Chinolin und Acridin wurde Phosphin von TAPPEINER auf seine protozoentötende Eigenschaften untersucht. MANNABERG gab es ohne Erfolg bei Malaria. Auch Versuche von P. EHRLICH an experimentellen Trypanosen verliefen negativ, bis BENDA eine brauchbare Synthese für das Diaminoacridiummethylchlorid angab und EHRLICH dessen trypanozide Wirksamkeit fand. Dieses Präparat erhielt den Namen *Trypaflavin*. BROWNING und SHIGA machten auf die stark bactericide Kraft dieses Präparates aufmerksam. MORGENROTH fand im Äthoxydiaminoacridin *(Rivanol)* ein weiteres stark bactericides Derivat der Acridiniumreihe. KARTAMISCHEW und LEWITH beobachteten bei der Rivanolbehandlung ein Schwinden der Gonokokken nach durchschnittlich 10—12 Tagen. Zu erwähnen ist noch, daß TAPPEINER und JODLBAUER schon 1900 auf die photodynamische Wirkung des Acridins hingewiesen haben, und daß von diesen Untersuchungen die Erkennung der Bedeutung der photodynamischen Sensibilisatoren als Krankheitsursache (z. B. bei dem Hydroa aestivale) ihren Ausgang nahmen.

---

[1] Zur chemischen Konstitution der Acridinfarbstoffe sei Folgendes bemerkt. Das Anthracen gehört in die Gruppe der kondensierten carbocyclischen Ringe. Während das Benzol einen Ring hat und das Naphthalin sich aus zwei ineinanderverwachsenen Benzolringen aufbaut, besteht das Anthracen aus drei Ringen. Beim Pyridin ist im Benzolring der dreiwertige —CH-Rest durch ein dreiwertiges $\equiv$ N ersetzt: . Das Chinolin ist durch Kondensation eines Benzolringes mit einem Pyridin entstanden . Das Acridin, die Muttersubstanz der Acridinderivate, ist ein Pyridin, das auf jeder Seite mit einem Benzolkern kondensiert ist . Werden im Acridin zwei C durch je eine Aminogruppe substituiert und dem N eine Chlor- und eine Methylgruppe eingeführt, so entsteht das Trypaflavin

Es ist hier nicht der Ort, auf die Pharmakologie des Trypaflavins näher einzugehen, es sei auf die zusammenfassende Darstellung von V. Fischl und H. Schlossberger verwiesen. Es möge nur das bezüglich Gonorrhöe Wissenswerte kurz mitgeteilt werden. Vorausgeschickt sei, daß Trypaflavin, das 3,6-Diaminoacridiniummethylchlorid, bzw. dessen Monochlorhydrat, verschiedene Namen hat: *Flavin, Acriflavin, Gonoflavin.* Das deutsche Trypaflavin ist mit dem französischen *Gonacrin* und mit dem japanischen *Isravin* (Shimomura und Ito) identisch. Baer und Klein (1918) sowie Davis und Harrel (1919) waren die ersten, die Trypaflavin lokal verwendeten. Dann zogen es Bruck, Patzschke und Wassermann sowie Zieler als intravenöse Behandlungsart der Gonorrhöe und ihrer Komplikationen heran. Nach Barbellini hat Trypaflavin und Gonacrin einen 600fach bacterieden Wert gegenüber Protargol. Auch Walther hielt dieses Präparat für besser als die Silbersalze. Diese Ansicht vertreten auch Kiene und Obermayer. Trypaflavin ist noch in Lösungen 1 : 30 000 auf Gonokokken wirksam (Jausion, Vaucel und Diot). Nicoletti stellte Agglutinationsversuche bei Gonokokken, Meningokokken und beim Micrococcus catarrhalis mit Trypaflavin an. Die Agglutination trat inkonstant auf, so daß Nicoletti die therapeutische Wirksamkeit des Trypaflavins schwer deuten konnte. Demgegenüber wird von einer Reihe von Autoren ein Einfluß auf die Gonokokken abgelehnt (Bruck, Ahlswede u. a.). Nach Kadisch und Schlockermann ist die lokale Trypaflavintherapie der Silbersalzbehandlung nicht überlegen. Auch bei gleichzeitiger intravenöser, lokaler und peroraler Trypaflavinanwendung sind nach Vonkennel die Heilungsaussichten nicht besser als bei anderen bewährten Behandlungsmethoden. Dagegen empfahlen Maccari, Jaja, Oppenheim und Fessler u. a. die *Kombination* der intravenösen mit der Lokaltherapie. Skutetzky empfahl die *Kombination von intravenösen Trypaflavineinspritzungen mit lokaler Silbersalzanwendung* (Azykal). Der Hauptwert dieser Methode liegt nach Skutetzky darin, daß ein Teil des Trypaflavins sofort nach der Injektion durch die Nieren ausgeschieden wird, der Rest aber im Körper gespeichert und so langsam zur Ausscheidung gelangt, so daß im Harn auch nach dem Aussetzen der Injektionen noch tagelang das Trypaflavin ausgeschieden wird. Dadurch ist dauernd auch während der Injektionspausen eine Bespülung der Schleimhaut mit trypaflavinhaltigem Harn gewährleistet. Die Erfahrungen von Skutetzky, namentlich die Verhinderung von Komplikationen, wurden von Engelhardt und Gemmer bestätigt.

In der Italienischen Dermatologischen Gesellschaft in Genua (1932) wurde eine Aussprache über die Chemotherapie der Gonorrhöe gehalten, an der sich die namhaftesten italienischen Forscher (Tommasi, Capelli, Del Vivo, Leidi, Marcozzi, Radaeli und Gaviati) beteiligten. Montesano faßte ihre Ergebnisse folgendermaßen zusammen: Die experimentellen und klinischen Untersuchungen berechtigen noch nicht dazu, der Acridiniumtherapie den Wert einer spezifischen, gegen die Gonokokken gerichteten Chemotherapie zuzusprechen, auch wenn sie bei lokaler und intravenöser Anwendung eine gewisse antiparasitäre Wirkung hat. Erfolge erzielt man bei akuten und subakuten Formen der Gonorrhöe, soweit diese die Urethra, Prostata, Blase, die Nierenbecken und die Nieren befallen hat, ebenso in den Fällen von Septicämie. Weniger erfolgreich erweisen sich die Komplikationen seitens des Nebenhodens. Die Wirkung der Acridintherapie nimmt mit dem Absinken der Akuität des Prozesses ab. Wenn nur die vordere Harnröhre ergriffen ist, soll die Trypaflavinbehandlung nicht herangezogen werden. Da die Acridintherapie nicht frei von Gefahren ist, soll sie sich nur auf die früher erwähnten Indikationen beschränken.

Nitta untersuchte eine Reihe verschiedener Farbstoffe auf ihre bactericide Wirkung gegen Gonokokken sowohl im Reagensglasversuch als auch in der

Bauchhöhle der weißen Maus (Methode A. Cohn und Abraham). Am wirksamsten erwiesen sich ihm die *Acridiniumfarbstoffe*. Völlig wirkungslos waren die Pyrazolonfarben, die Monoazo- und Diazofarben, die Anthraoxyphthaleine, die Diphenylmethanfarben, die Thiobenzylfarben, die Chinoralinfarbstoffe, die Induline und die Schwefelfarben. Schwach wirksam waren die Oxyphthaleine, die Oxazinfarben, die Eurhodinfarben, die Rosinduline und die Isorosinduline. Einzelne Vertreter der Triphenylmethanfarben und der Benzosafranine waren ebenfalls wirksam. Bei letzteren zeigten sich deutliche Unterschiede in der bactericiden Wirkung in vitro und in vivo.

In die Farbstofftherapie gehört, obwohl die Wirkungsweise ganz anders als bei den Acridiniumfarbstoffen ist, die Behandlung der Gonorrhöe mit *Pellidol*, die von Holzbach angegeben wurde. Pellidol ist ein Diazetylaminoazotoluol und gehört in die Gruppe der Azofarbstoffe R.N. = N.R. B. Fischer konnte nämlich zeigen, daß Scharlachrot (Aminoazotoluol-β-Naphthol) am Kaninchenohr atypische Epithelwucherungen hervorruft. Auch beim Menschen wirkt es epithelisierend (Hayward). Ebenso wie Scharlachrot wirkt Pellidol (Schmieden, Decker, Bauthin u. a.). Es sei hier nebenbei erwähnt, daß einzelne dieser Azofarbstoffe wie Chrysoidin (Ehrlich, Weber, Neave), Naganarot (Benzopurpurin) (Nicolle und Mesnil, Ehrlich und Hata), Trypanrot (Ehrlich und Shiga), Afridolblau (Nicolle und Mesnil), Trypanblau (Ehrlich, Nicolle und Mesnil) stark trypanozide Eigenschaften entfalten. Holzbach ging nun von der Voraussetzung aus, bei der Gonorrhöe durch Medikamente eine lokale Leistungssteigerung, eine Anregung der Reaktion des Gewebes zu veranlassen, indem er das Epithelwachstum anregen und die bakteriotrope Behandlung durch eine „organotrope" ersetzen wollte. Mit dieser Behandlung hatten Geyer sowie Buschke und Langer, die mit einem wasserlöslichen Pellidol arbeiteten, gute Erfolge.

Auch die *Arsenobenzole* (Salvarsanpräparate) wurden als Antigonorrhoica herangezogen. So sah Scholtz nach lokaler Einspritzung eines *Neo-Silbersalvarsans* die Gonokokken „schon nach der zweiten Injektion dauernd scheiden". Auch Mouradian beobachtete nach lokaler Behandlung der Harnröhre mit Salvarsan ein rasches Verschwinden der Gonokokken.

Teils um die Toxine zu adsorbieren, teils um eine Tiefenwirkung zu erzielen, verwendeten Oppenheim und Lekisch, sowie Ullmann und Hartmann Aufschwemmungen von *Tierkohle* mit Silbersalzen (Argentum proteinicum oder Argentum nitricum).

Erwähnt sei noch, daß Šamberger, nach dem Vorgange Biers beim Schnupfen, die Arthritis gonorrhoica und die Nebenhodenentzündung mit *homoepathischen Joddosen* mit gutem Erfolge behandelte, während die akute Gonorrhöe der vorderen Harnröhre unbeeinflußt blieb.

Zur Lokalbehandlung der Schleimhautgonorrhöe werden die Antigonorrhica entweder in konzentrierter Lösung eingespritzt oder es werden Spülungen mit verdünnteren Lösungen vorgenommen. Die französische Schule Janets bevorzugt die *Irrigationsmethode*. So verwirft Mau die Spritzbehandlung. Auch Barbellini empfiehlt die großen Spülungen mit Kaliumpermanganat. Bruck, ein Anhänger der Janetschen Spülungen, gab eine Spülspritze an.

Bezüglich *Wahl* der einzelnen bei der Gonorrhöetherapie anzuwendenden Medikamente sei, allgemein gesprochen, kurz darauf verwiesen, daß zunächst diejenigen Antigonorrhoica herangezogen werden sollen, die als „Silberdesinficientia" bezeichnet wurden. Hierauf geht man zu den „Silberadstringentia" über, um zum Schluß mit den reinen „Adstringentia" die Behandlung abzuschließen. Wie schon einleitend betont, unterscheiden sich die einzelnen Präparate durch kleine Nuancen ihrer Wirksamkeit. Ohne ein Werturteil über die

Antigonorrhoica abgeben zu wollen, sei daran erinnert, daß einzelne dieser Substanzen stärker entzündungserregend sind, andere, auch in stärkeren Konzentrationen, sehr gut vertragen werden. Nach diesen Gesichtspunkten hat sich nicht nur die Wahl des einzelnen Medikamentes, sondern auch seine *Konzentration* zu richten.

Wie Jadassohn, Neisser u. a. betonen, kommt es *außer auf die Konzentration* auch auf die *Dauer der einzelnen Injektion oder Irrigation* an. So berichtete Jadassohn über die besondere Wirkung *lang dauernder Injektionen* mit Argonin.

Auch die *Häufigkeit* der einzelnen Einspritzungen spielt eine nicht unwesentliche Rolle. „Je kürzer die Pausen sind, um so weniger werden dank der entwicklungsschädigenden Nachwirkung der Medikamente die Gonokokken zu frischem Auswachsen gelangen können. Je stärker die Spannung des Gewebes ist, um so mehr wird das erkrankte Gewebe komprimiert“ (Jadassohn).

Die heute allgemein übliche Behandlung der Gonorrhöe setzt mit der Therapie ein, wenn die Krankheit schon ausgebrochen ist. Es ist klar, daß sich Bestrebungen geltend machten, den Ausbruch des Trippers zu verhüten oder ihn in seinen allerersten Anfängen zu coupieren.

Das Verfahren, welches versucht, in diesen ersten Stadien der Gonorrhöe der Krankheit Herr zu werden und den Verlauf der Infektion zu coupieren, wird als *Abortivbehandlung* bezeichnet. Wir müssen dabei zwei Maßnahmen trennen: die *Prophylaxe* und die *Abortivbehandlung im engeren Sinne*.

Es ist leicht erklärlich, daß zu einer Zeit, in welcher die Krankheitserreger nur in geringer Anzahl vorhanden sind und zunächst oberflächlich im Meatus liegen, durch entsprechende Maßnahmen (Instillationen, Spülungen usw.) eine Abtötung der Keime immerhin möglich ist. Dies aber kann nur ganz kurze Zeit nach dem verdächtigen Beischlaf gelingen. In einem späteren Zeitpunkt, also schon nach einigen Stunden, sind die Aussichten einer erfolgreichen Prophylaxe als recht gering zu bezeichnen; im Gegenteil, da man hochkonzentrierte Silberlösungen zu diesem Zweck einführt, die nicht nur die Keime abtöten, sondern auch das Gewebe angreifen, können Reizerscheinungen zurückbleiben, die einerseits eine Infektion vortäuschen, andererseits aber, wenn nicht alle Keime vernichtet wurden, nicht verhindern können, daß sich Gonokokken im geschädigten Gewebe einnisten und von hier aus die Harnröhre weiter infizieren.

Auch die *Abortivbehandlung* — nach Jadassohn versteht man darunter die schnelle und definitive Beseitigung (Coupierung) der Gonorrhöe in der Initialperiode — hat neben begeisterten Anhängern dieses Verfahrens nicht allgemeinen Anklang gefunden. Es wird nämlich sehr häufig behauptet, daß bei Mißlingen einer Abortivkur sich der Tripper verschlechtert und die Gonorrhöe einen bösartigen Charakter annimmt.

Der Gedanke, den Tripper schon in seinen ersten Anfängen zu coupieren, ist schon alt und wurde beispielsweise schon von Ricord herangezogen. Doch erst nach Entdeckung der Gonokokken hat man sich mit dieser Frage wissenschaftlich beschäftigt. Während Buschke sowie Finger eine Abortivkur im allgemeinen für nicht sehr aussichtsreich halten, sind eine große Anzahl von Autoren (z. B. Scholtz, Blaschko u. a.) der Ansicht, daß genügend Aussichten für eine erfolgreiche Abortivkur nur während des mukösen Stadiums der Gonorrhöe bestehen. Neisser, der ursprünglich kein Anhänger dieses Verfahrens war, empfahl später diese Behandlungsart für die im Feld stehenden Truppen. Klingmüller sah trotz gelegentlicher guter Erfolge oft Versager und Posteriorerkrankungen. Auch Little John und Caspar sind absolute Gegner dieser Methode.

Es muß zunächst darauf hingewiesen werden, daß sich nicht *jeder* Fall für die Abortivkur eignet. LILIENTHAL und COHN stellen folgende Forderungen für eine Abortivkur auf, denen sich eine Anzahl von Autoren anschließt:

1. Die Infektion darf höchstens 8 Tage alt sein, dagegen dürfen die klinischen Erscheinungen nicht mehr als 48 Stunden bestehen.

2. Die Gonokokken sollen hauptsächlich extracellulär liegen.

3. Es dürfen keine sonstigen Komplikationen vorhanden sein.

Als weitere Forderungen werden ferner aufgestellt:

1. Starke Entzündungserscheinungen am Orificium und Ödem des Penis und des Praeputiums dürfen nicht vorhanden sein (LESZCZYNSKI, CRONQUIST, v. FELEKY, KARO, GJORGJEVIC, ZIELER).

2. Der Ausfluß darf höchstens schleimig-eitrig, nicht aber rein eitrig sein (HOFFMANN, SCHOLTZ, WILDBOLZ u. a.).

3. Der Harn soll noch klar sein und nur Flocken enthalten (SPINDLER, CRONQUIST, LILIENTHAL und COHN, SCHARFF, ZIELER).

4. Der seit der Infektion verstrichene Zeitraum soll möglichst kurz sein (R. O. STEIN nimmt als Termin 24—48 Stunden an, ZIELER, LION, OPPENHEIM, BLASCHKO u. a. höchstens 3 Tage).

Beschränkt man die Abortivkur nur auf solche Kranke, bei denen diese Forderungen erfüllt sind, dann ist der Erfolg ein recht guter (z. B. nach SCHOLTZ 75% Heilung). Andere Autoren haben allerdings viel geringere Erfolge zu verzeichnen.

Die Verfahren, welche zur Abortivbehandlung herangezogen werden, kann man in *chemische* und *mechanische* Methoden einteilen. Die chemischen beruhen darauf, daß man hochprozentige Silberlösung in die Harnröhre einführt, die mechanischen, daß man auf instrumentellem Wege die Gonokokken zu beseitigen trachtet. Fast alle Silberpräparate werden zur Abortivkur in entsprechend hoher Konzentration eingeführt. Recht beliebt ist das von BLASCHKO angegebene Albargin, ferner wird Protargol und Reargon für die Abortivkur verwendet.

Die instrumentellen Verfahren werden heute kaum mehr geübt. Wichtiger sind diejenigen Methoden, welche die Elimination der Gonokokken mittels Spülungen veranlassen.

Es ergibt sich nun die Frage, ob eine mißlungene Abortivkur ungünstig auf den weiteren Verlauf der Erkrankung einwirkt. Während einige Autoren diese Frage verneinen, wurde doch von anderen Beobachtern auf die Gefahren bei Versagern während dieser Behandlungsart hingewiesen. Von Komplikationen, die dabei auftreten können, werden Schmerzen, Blutungen, Entwicklung von Posteriorbeteiligung und Strikturen nach Abortivbehandlung berichtet (KLINGMÜLLER, SCHOLTZ, ASCH, FUCHS, v. ZEISSL).

Zum Schlusse noch einige Worte über die *chirurgische Behandlung der Gonorrhöe*. Ich verweise dabei auf die äußerst lesenswerte Darstellung dieses Gebietes, die v. LICHTENBERG in BUSCHKE-LANGERS „Lehrbuch der Gonorrhöe" gegeben hat und auf den Beitrag von BOEMINGHAUS in diesem Handbuch (Bd. XX/2, S. 128 f.). Veranlassung zu chirurgischen Eingriffen sind nach v. LICHTENBERG zunächst gegeben bei akuten, das Leben bedrohenden Zuständen, wie sie bei septischer Samenbläscheneiterung, bei Entzündung eines kryptorchen Hodens, bei Eiterung im kleinen Becken usw. vorkommen, dann bei akuten Abszeßbildungen der LITTRE- und COWPERschen Drüsen, ferner nach Fistelbildung infolge Durchbruchs von Drüsenabscessen zur Körperoberfläche oder in das Rectum und die Harnwege, ferner bei Spätfolgen gonorrhoischer Infektionen (Harnröhrenstrikturen, periurethrale Phlegmone, bei Urinstauung u. ähnl.), durch Prostataerkrankungen, schließlich bei metastatischen Erkrankungen (gonorrhoischen Schleimbeutelentzündungen, periartikulären Eiterungen, Sehnenscheidenentzündung usw.). Bei enger Harnröhrenmündung ist eine Meatotomie vorzunehmen. v. Lichtenberg empfiehlt, gonorrhoisch infizierte akzessorische Gänge nach Möglichkeit zu exstirpieren. Auch sollen alle Fisteln chirurgisch entfernt werden. Bezüglich Strikturbehandlung und chirurgischer Therapie der Prostataerkrankung sei auf die entsprechenden chirurgisch-urologischen Darstellungen (im Handbuch der Urologie) verwiesen.

Literatur.

Abramowski: Gedanken über das Problem der Gonorrhöebehandlung. Fortschr. Med. 1927, 45. — Adlersberg u. Perutz: Experimentelle Untersuchungen über die intracutane Quaddelprobe. Arch. f. exper. Path. 150 (1930). — Aebly: Gonorrhöetherapie mit komplexen Silbersalzen. Dermat. Wschr. 1926, 83. — Ahlswede: Urologic Rev. 1921. — Allen: J. amer. med. Assoc. 87 (1926). — Ascoli: Über die biologische Wirkung anorganischer Hydrosole und Salze. Z. Chem. 5 (1909). — Ascoli u. Izar: Physiopathologische Wirkung kolloider Metalle auf den Menschen. Biochem. Z. 1905, 5. — Aufrecht: Dtsch. med. Wschr. 1900, 31.

Baer u. Klein: Trypaflavin, ein metallfreies Antigonorrhoikum. Münch. med. Wschr. 1918, 35. — Balog: (a) Betrachtungen über die Gonorrhöe des Mannes. Med. Klin. 1926, 7. (b) Diagnose und Therapie der Gonorrhöe des Mannes. Z. Urol. 26 (1932). — Barbellion: (a) Etat actuel de la chimiothérapie appliquée à l'urologie. J. d'Urol. 1930, 24. (b) Essais thérapeutiques dans la blennorragie aigue. J. d'Urol. 1930, 30. — Bauereisen: Zbl. Gynäk. 1930, 40. — Bay-Schmith: Presse méd. 1925, 13. — Bernhard: Zbl. Bakter. 1920, 85. — Bertoloty u. Herraiz: Auswertung einer örtlichen arzneilichen Behandlungsmethode bei Gonorrhöe. Actas dermo-sifiliogr. 1932, 24. — Blokusewski: Dermat. Zbl. 1903, 1. — Boss: Über die Provokationsprobe mit Pilocarpin. Dermat. Wschr. 1930 II. — Braasch and Bumpus: J. of Urol. 1926, 15. — Bruck: (a) Zur intravenösen Behandlung gonorrhoischer Prozesse mit Trypaflavin. Dermat. Wschr. 1920, 71. (b) Klin. Wschr. 1923, 10. (c) Spülspritze statt Injektionsspritze. Dtsch. med. Wschr. 1930, 1. — Buschke u. Langer: (a) Behandlung der Gonorrhöe mit Pellidol. Münch. med. Wschr. 1925, 43. (b) Lehrbuch der Gonorrhöe. Berlin: Julius Springer 1926.

Calderone: Giorn. ital. Dermat. 1905. — Cassuto: Der kolloide Zustand der Materie. Deutsche Übersetzung von Matula. Dresden u. Leipzig: Theodor Steinkopff 1913. — Chargin, Seckel and Stone: A comparation tive study of cases treated with mercurochrome and protargol. Long Island med. J. 1926, 20. — Chylewski: Pilocarpin als provozierendes Mittel bei Gonorrhöe. Przegl. dermat. (poln.) 26 (1931). — Cohn u. Abraham: Wirkung chemischer Mittel auf die Gonokokken im Tierversuch. Dermat. Z. 52 (1928). — Cohnheim: (a) Über Dünndarmresorption. Z. Biol. 36 (1898). (b) Die Undurchlässigkeit der Wand der Harnblase. Z. Biol. 41 (1901). — Credé: Silber in chirurgischer und bakteriologischer Beziehung. Apoth.Ztg 1896, 11. — Cronquist: Versuche zur Erzielung einer Tiefenwirkung der Albarginlösung. Ther. Mh. 1909, 4.

Davis et Harrel: L'acriflavine dans le traitement de la blennorragie. J. d'Urol. 1919. — Decker: Die Scharlachrotsalbe und ihre Modifikation. Med. Klin. 1912, 49. — Deussen: Dermat. Wschr. 1921, 40. — Dmitriev: Pilocarpinanwendung als Provokationsmittel. Russk. Vestn. Dermat. 4 (1926). — Donnan: Theorie der Membrangleichgewichte. Z. Elektrochem. 1911, 17. — Dragenesco, Lissievici et Weinberg-Sachetti: Recherches analytiques sur le protargol. J. Pharmacie 8 (1930). — Dreser: Arch. internat. Pharmacodynamic 1908. — Duhot: Etude clinique sur le traitement de la blenorragie. Rev. belge Urol. 7 (1924). — Durig: Wasserhaushalt und Organfunktion. Pflügers Arch. 1901, 85.

Ehrlich u. Hata: Die experimentelle Chemotherapie der Spirillosen. Berlin: Julius Springer 1910. — Elsässer: Behandlung der Gonorrhöe mit Ägesulf. Dermat. Wschr. 1932 II. — Engelhardt u. Dahlem: Die Chemotherapie der Gonorrhöe. Dermat. Wschr. 1930 I. — Engelhardt u. Gemmer: Kombinierte Trypaflavin-Silbersalzbehandlung. Dermat. Wschr. 1930 II. — Erkkilä: Die Anwendung der Wasserstoffionenkonzentration auf die Desinfektionsfähigkeit gewisser Silberpräparate. Duodecim (Helsingfors) 48 (1932).

Felke: Warum liegen Gonokokken intracellulär? Münch. med. Wschr. 1931 I. — Finger: Die Blennorrhöe der Sexualorgane und ihre Komplikationen. Leipzig u. Wien: Franz Deuticke 1905. — Finger, Ghon u. Schlagenhaufer: Beiträge zur Biologie des Gonococcus. Arch. f. Dermat. 1894. — Fischer: Grundprobleme der Geschwulstlehre. Frankf. Z. Path. 11 (1912). — Fischl, V. u. Schlossberger: Handbuch der Chemotherapie. Leipzig: Fischer 1932. — Frei: Prinzipien der Gonorrhöebehandlung. Fortschr. Ther. 6 (1930). — Friedheim: Zur Injektionsbehandlung der akuten Gonorrhöe. Arch. f. Dermat.

1889. — FRIEDLÄNDER: Fortschritte in der Gonorrhöebehandlung. Wien. med. Wschr. **1924,** 74. — FUJITA: Einige Zusatzversuche am ausgeschnittenen Menschensamenleiter. Tohoku J. exper. Med. **1930,** 16. — FUJITA u. SUGIMURA: Zur Physiologie der Samenleiterbewegungen. Tohoku J. exper. Med. **1929,** 19.

GALLOIS: J. Méd. Paris **1921,** 5. — GAVIATI: Il reargon nella terapia della blennorragia. Giorn. ital. Dermat. **66** (1925). — GELLHORN: Das Permeabilitätsproblem. Berlin: Julius Springer 1929. — GEORGE: Le traitement de la blennorragie aigue par l'argyrol. Le Scalpel **1929** I. — GEYER: Vergleichende Untersuchungen über die Brauchbarkeit verschiedener Tripperheilmittel. Z. Urol. **26** (1932). — GOLDSCHEIDER: Mh. Dermat. **1886.** — GRONNER: Behandlung des Trippers mit Neoreargon. Med. Klin. **23** (1927). — GROS u. O'CONNOR: Einige Beobachtungen bei kolloidalen Metallen. Arch. f. exper. Path. **64** (1911).

HALÁSZ: Die Behandlung der akuten Gonorrhöe mit Necaron. Dermat. Wschr. **1926,** 82. — HAMILTON: J. Labor. a. clin. Med. **9** (1924). — HARRY: Erfahrungen mit Targesin. Münch. med. Wschr. **1924,** 71. — HASHIMOTO: A case of anaphylaxis against silver protein. Jap. J. of Dermat. **1925,** 3. — HASHIMOTO u. SUZUKI: Ein Fall von Idiosynkrasie gegen die Eiweißbestandteile der Proteinsilberlösung. Jap. J. of Dermat. **1926,** 26. — HAXTHAUSEN: (a) Über Tiefenwirkung von AgNO$_3$. Ugeskr. Laeg. (dän.) **87** (1925). (b) On the penetration of various antigonorrhoics. Forh. nord. dermat. For. **1925.** (c) Soll das Silbernitrat wieder eine führende Stellung in der Gonorrhöebehandlung einnehmen? Ugeskr. Laeg. (dän.) **90** (1928). — HAYWARD: Klinische Erfahrungen über die Anwendung der Scharlachrotfarbstoffe. Münch. med. Wschr. **1909,** 36. — HECHT: Über Reargon. Dtsch. med. Wschr. **1925,** 51. — HEUBNER: Dermat. Wschr. **1924,** 19. — HIFT: (a) Über nichtproteinogene Allergie. Wien. klin. Wschr. **1913,** 39. (b) Über nichtproteinogene Allergie. Wien. klin. Wschr. **1913,** 41. — HÖBER: Die Durchlässigkeit der Zellen für Farbstoffe. Biochem. Z. **20** (1909). — HOLZBACH: Neue Wege bei der Behandlung der Gonorrhöe. Münch. med. Wschr. **1925,** 31. — HORSTERS: Med. Klin. **1931,** 22. — HOU: On the permeability of the bladder epithelium to water. J. Biophysics **1** (1925).

IWAKI: Zur Physiologie der Samenleiterbewegungen. Tohoku J. exper. Med. **1930,** 16. — IZAR: Über Metallhydrosole und ihre Wirkung. Ther. Gegenw. **146** (1909).

JACOBSOHN u. LANGER: Experimentelle Untersuchungen über Silberpräparate. Klin. Wschr. **1924,** 3. — JADASSOHN: Handbuch der Geschlechtskrankheiten von FINGER-JADASSOHN-EHRMANN-GROSS, Bd. 1. Wien u. Leipzig: Alfred Hölder 1910. — JAJA: Chimioterapia della infezione gonococcica. Giorn. ital. Dermat. **73** (1932). — JANET: Diagnostic et traitement de la blennorrhagie. Paris: Masson & Cie. 1929. — JANET-ASCH: Diagnose und Behandlung der Gonorrhöe beim Manne und bei der Frau. Berlin u. Köln: Marcus und Weber 1931. — JAUSION et PECKER: La pilocarpine pour la cure des blennorragiens. C. r. Soc. Biol. Paris **96** (1927). — JAUSION, VAUCEL et DIOT: L'acridinothérapie des affections gonococciques. Presse méd. **34** (1926). — JOACHIMOGLU u. HELLENBRAND: Über die antiseptische Wirkung des Sublimats in Lösungsmitteln verschiedener Dielektrizitätskonstanten. Klin. Wschr. **1923,** 51. — JÖTTEN u. PASCH: Die Wirkung chemischer Mittel auf Gonokokken in vitro und vivo. Z. Hyg. **98** (1922). — JOSEPH: Behandlung der Gonorrhöe mit Reargon. Dtsch. med. Wschr. **1924,** 11. — JUNGHANS: Dtsch. med. Wschr. **1912,** 38.

KADISCH u. SCHLOCKERMANN: Zur Lokaltherapie der Gonorrhöe speziell mit Rivanol. Med. Klin. **1930** II. — KÄRCHER: Behandlung der Gonorrhöe mit Targesin. Dermat. Wschr. **1925,** 86. — KARTAMISCHEW u. LEVITH: Zur Rivanoltherapie der männlichen Gonorrhöe. Dermat. Wschr. **1925,** 80. — KIENE u. OBERMAYER: Die Lokalbehandlung der Gonorrhöe mit Trypaflavin. Dermat. Wschr. **1927,** 37. — KLAUSNER: (a) Dermat. Wschr. **1924,** 1. (b) Über die lokale Behandlung der Harnröhrengonorrhöe mit Silberglykosiden. Dtsch. med. Wschr. **1925,** 22. — KLEIN: (a) Die pharmakologische Provokationsprobe bei Urethritis. Dermat. Wschr. **1929** II. (b) Über die Wasserstoffionenkonzentration der männlichen Harnröhre. Arch. f. Dermat. **163** (1931). — KLINGMÜLLER: Münch. med. Wschr. **1910,** 32. — KOLTHOFF u. TOMIČEK: Der Zustand des Silbers in Protargol und Kollargol. Rec. Trav. chim. Pays-Bas et Belg. (Amsterd.) **44** (1925). — KRECHEL: Targesin bei der Behandlung der männlichen Gonorrhöe. Münch. med. Wschr. **1926,** 46.

LACKUM and HAGER: J. amer. med. Assoc. **81** (1923). — LANDT: Über Wismutbehandlung der Gonorrhöe. Dermat. Wschr. **1925,** 80. — LANGER: Milde oder forcierte Gonorrhöebehandlung. Münch. med. Wschr. **1931** I. — LANGER u. JACOBSOHN: Vorweisung histologischer Präparate von Querschnitten männlicher Harnröhren. Zbl. Hautkrkh. **14** (1924). — LANGER u. PEISER: Über neuere kolloidale Silberpräparate. Dtsch. med. Wschr. **1924,** 50. — LENZ: 3. Tagg dtsch. pharm. Ges. Leipzig 1922. — LEVI: Il reargon nella cura dell'uretrite. Giorn. ital. dermat. **66** (1925). — LEWIN: Berl. klin. Wschr. **1887.** — LICHNER: Reargon-Blasensteine. Dtsch. med. Wschr. **1924,** 42. — v. LICHTENBERG: Die Chirurgie der Gonorrhöe. BUSCHKE-LANGERS Lehrbuch der Gonorrhöe. Berlin: Julius Springer 1926. — LÖWE u. LANGE: Zur Pharmakologie der Silbergerbstoffpräparate. Klin. Wschr. **1925,** 4. — LÖWENSOHN: Zur Praxis der Gonorrhöebehandlung. Münch. med. Wschr. **1925,** 22. — LOHNSTEIN: Mh. Urol. **1904.** — LOMHOLT: Zur Tiefenwirkung der Silberpräparate bei der

Gonorrhöebehandlung. Arch. f. Dermat. **165** (1932). — Lüth: Die Therapie der Gonorrhöe mit Hegonon. Dtsch. med. Wschr. **1917**, 45.

Maccari: L'esperienza della clinica di Siena in materia di acridinoterapia. Giorn. ital. Dermat. **73** (1932). — Macht and Harden: J. of Pharmacol. **32** (1928). — Man: Treatment of acute gonococcus urethritis in the male. N. Y. State J. Med. **26** (1926). — Mandl: Untersuchungen über die gonococcide Wirkung der Silbersalze. Wien. klin. Wschr. **1932** II, 918. — Mannich u. Gollasch: Über die Albumosekomponente des Argentum proteinicum. Arch. Pharm. **265** (1927). — Mansfeld: (a) Über Anpassung der Verdauung an die Nahrung. Dtsch. med. Wschr. **1928**, 36. (b) Enterale und parenterale Resorption. Verh. Ges. Verdgskrkh., 11. Tagg Wien **1932**. Leipzig: Georg Thieme 1933. — Marchionini: Untersuchungen über die Wasserstoffionenkonzentration der Haut. Arch. f. Dermat. **158** (1929). — Marcozzi: L'argento-tiosolfato sodico nella terapia dell'uretrite. Arch. ital. Dermat. **4** (1928). — Matula-Oppenheimer: Lehrbuch der Chemie, 2. Aufl. Leipzig: Georg Thieme 1928. — Mesnil et Nicolle: Ann. Inst. Pasteur. **20** (1906); **21** (1907). — Messerli: Biochem. Z. **54** (1913). — Metzger: Beziehungen des antiseptischen Wirkung des Silbernitrates zur Dielektrizitätskonstante. Arch. f. exper. Path. **111** (1926). — Migamoto: Jap. Z. Dermat. **1919**. — Miller, Philipp, Hastings and Castles: The influence of inorganic salts of the multiplication of gonococcus. J. Bacter. **24** (1932). — Møller: Über die Wirkungsweise bactericider Silberverbindungen. Hosp.tid. (dän.) **1928**, 71. — Mohrmann: Stellung des Targesins in der Gonorrhöetherapie. Dtsch. med. Wschr. **1928**, 54. — Mond: Untersuchungen am isolierten Dünndarm des Frosches. Pflügers Arch. **206** (1924). — Monis: Reargon bei Behandlung der Gonorrhöe. Polska Gaz. lek. **3** (1924). — Montesano: Discussione generale sul tema: Chimioterapia della infezione gonococcica. Giorn. ital. Dermat. **73** (1932). — Morimoto: The cultivation of the gonococcus. Nagasaki Igak. Zassi (jap.) **11** (1933). — Motornov: Pilocarpin als Provokationsmittel der Gonorrhöe. Trudy odessk. dermato-venerol. Inst. **1** (1927). — Mouradian: Le traitement des urétrites par les arséno-benzénes. Ann. Mal. vénér. **22** (1927). — Mühlhoff: Targesin bei der Gonorrhöe des Mannes. Ther. Gegenw. **60** (1927). — Mühlpfordt: Steinbildung nach einer einzigen Reargoneinspritzung. Münch. med. Wschr. **1927**, 74. — Müller, F.: Münch. med. Wschr. **1921**, 6.

Naumann: Behandlung der Gonorrhöe mit Mercurochrom. Arch. f. Dermat. **158** (1929). von Neergaard: (a) Zur wissenschaftlichen Grundlage der Silbertherapie. Schweiz. med. Wschr. **1925**, 55. (b) Experimentelles zur intravenösen Silbertherapie. Arch. f. exper. Path. **107** (1925). (c) Ein Beitrag zur Theorie der Silbersalzwirkung. Dermat. Z. **43** (1925). — Neisser: Dermat. Zbl. **1** (1897). — Neuberg: Med. Klin. **43** (1930). — Neuburger: Münch. med. Wschr. **1930**, 24. — Nicoletti: Sull'agglutinazione dei germi del genere Neisseria da parte della tripaflavina. Giorn. ital. Dermat. **73** (1932). — Niessing: Fortschr. Ther. **15** (1931). — Nirenstein: Über das Wesen der Vitalfärbung. Pflügers Arch. **179** (1920). — Nitta: Die Wirkung von Farbstoffen auf Gonokokken in vitro und in vivo. Z. Hyg. **111** (1930).

Oelze: (a) Über die physiologischen Grundlagen der Wirkung kolloider Metalle auf Gonokokkenkulturen. Z. exper. Path. u. Ther. **18** (1916). (b) Physikalisch-chemische und klinische Untersuchungen über Targesin. Dtsch. med. Wschr. **1925**, 27. (c) Physikalisch-chemische Untersuchungen über Targesin und andere Silberpräparate. Dtsch. med. Wschr. **1925**, 51. — Ohya et Morimoto: Méthode de provocation pharmaceutique de l'urèthre dans la blennorrhagie chronique. Acta dermat. Kioto **18** (1931). — Oppenheim: Med. Klin. **32** (1911). — Oppenheim u. Fessler: Med. Klinik **1918**, 31. — Oppenheim u. Lekisch: Wien. med. Wschr. **1919**, 30. — Ostwald: Reargon bei akuter Gonorrhöe. Dermat. Wschr. **1924**, 79.

Paldrock: Die Wirkung der gebräuchlichen Antiblennorrhoica auf Gonokokken. Dermat. Z., Nov. **1905**. — Pattiradjawane: Reargontherapie der akuten Urethritis. Geneesk. Tijdschr. Nederl.-Indië **65** (1925). — Patzschke u. Wassermann: Über die intravenöse Anwendung des Argoflavin. Dermat. Wschr. **1920**, 71. — Pawlas: Zur Behandlung der Gonorrhöe mit Reargon. Polska Gaz. lek. **4** (1925). — Perutz: Beiträge zur experimentellen Pharmakologie des männlichen Genitales. I.—XII. Mitt. (a) Klin. Wschr. **1923**, 48. (b) Med. Klin. **11** (1923). (c) Moderne Gonorrhöebehandlung. Wien: Moritz Perles 1924. (d) Die medikamentöse Behandlung der Harnröhrengonorrhöe des Mannes und deren pharmakologische Grundlagen. Wien u. Berlin: Urban & Schwarzenberg 1925. (e) Behandlung der männlichen Harnröhrengonorrhöe. Wien. klin. Wschr. **1927**, 40. (f) Spezielle Fragen in der Gonorrhoetherapie. Wien. klin. Wschr. **1928**, 41. (g) Pharmakologie der Haut. Jadassohns Handbuch der Haut- und Geschlechtskrankheiten, Bd. V/1. Berlin: Julius Springer 1930. (h) Die Harnröhrengonorrhöe des Mannes und ihre Komplikationen. Wien u. Berlin: Julius Springer 1931. — Perutz u. Halpern: Über die „Tiefenwirkung" der Antigonorrhoica. Med. Klinik 1934. — Perutz u. A. E. Klein: Beiträge zur Pathophysiologie akut entzündlicher Dermatosen. III. Das Donnansche Gesetz. Arch. f. Dermat. **1932**. — Perutz u. Kofler: Beiträge zur experimentellen Pharmakologie des männlichen Genitales. (a) Dermat. Z. **34** (1922). (b) Arch. f. Dermat. **142** (1923). — PERUTZ u. LASCH: Über die muskellähmende Wirkung des Pyramidons auf das männliche Genitale. Arch. f. Dermat. **1926**. — PERUTZ u. LUSTIG: Die Wasserstoffionenkonzentration der Haut. Arch. f. Dermat. **163** (1931). — PERUTZ u. MERDLER: Beiträge zur experimentellen Pharmakologie des männlichen Genitales. (a) Arch. f. Dermat. **148** (1924). (b) Dermat. Wschr. **1924**, 43. (c) Dermat. Wschr. **1925**, 5. — PERUTZ u. TAIGNER: (a) Beitrag zur experimentellen Pharmakologie des männlichen Genitales. Arch. f. Dermat. **131** (1921). (b) Wien. med. Wschr. **1920**, 30. (c) Dermat. Wschr. **1922**, 20. — PEZZOLI: Zur Histologie des gonorrhoischen Eiters. Arch. f. Dermat. **34** (1896). — PICCARDI: (a) Giorn. ital. Mal. vener. pelle **1919**. (b) La colargina nella cura della blennorragia. Giorn. ital. Dermat. **68** (1927). — PICKER: (a) Die topische Diagnose der chronischen Gonorrhöe des Mannes. Berlin: Oskar Coblentz 1909. (b) Ohne Antiseptica behandelte und geheilte Gonorrhöefälle. Z. Urol. **10** (1916). (c) Studien zur Pathologie der männlichen Gonorrhöe. Verh. dtsch. Ges. Urol. Berlin **1909**. — PIEPER u. RETZLAFF: Lebensdauer und Formerhaltung der Gonokokken. Zbl. Bakter. **1930 I**. — PILCHER and SOLLMANN: The antiseptic efficiency of silver compounds in saline fluids. J. of Pharmac. **23** (1924). — PINCZOWER: Über Wirkung des Targesins. Fortschr. Med. **43** (1925). — PORCELLI: Giorn. ital. Mal. vener. pelle **63** (1922). — POROSZ: Biologische Gonorrhöebehandlung. Z. Urol. **20** (1926). — PORTIG: Über Kollargol. Inaug.-Diss. Leipzig 1909. — PORTNER: Reargon in der Gonorrhöetherapie. Dtsch. med. Wschr. **1924**, 50. — PRZYLECKI: L'absorption cutanée chez les amphibiens. Arch. internat. Physiol. **20** (1922); **23** (1924).

RAJKA: Behandlung der Gonorrhöe mit Azykal. Z. Urol. **19** (1925). — REDEWILL, POTTER and GARRISON: Mercurochrom in the treatment of urethritis. J. of Urol. **16** (1926). — REISS: Versuch zur Steigerung der therapeutischen Wirksamkeit der bei Behandlung der Harnröhrengonorrhöe der Männer angewendeten Mittel. Przegl. dermat. (poln.) **27** (1932). — RIECKE: Venerische Krankheiten. SCHWALBE: Diagnostische und therapeutische Irrtümer. Leipzig 1922. — RIEM: Reargon. Dtsch. med. Wschr. **1924**, 50. — RONNEFELDT: Die Gonorrhöe in West-Liberia. Dermat. Wschr. **1932 I**. ROSENTHAL u. ZELTNER: Über Transargan. Dermat. Wschr. **1926**, 82. — ROTHMAN: Resorption durch die Haut. BETHES Handbuch der normalen und pathologischen Physiologie, Bd. 4. Berlin: Julius Springer 1929. — RUHLAND: Die Bedeutung der Kolloidnatur wässeriger Farbstofflösungen für ihr Eindringen in lebende Zellen. Ber. dtsch. bot. Ges. **26** (1908). — RYTI: Über den Einfluß der Wasserstoffionenkonzentration auf das Desinfektionsvermögen der Silberpräparate. Acta Soc. Medic. fenn. Duodecim **7** (1926).

SAKS u. PORUDOMINSKIJ: Zur Klinik der unbehandelten Gonorrhöe. Sovet Vestn. Vener. **1** (1932). — ŠAMBERGER: Behandlung der Gonorrhöe mit homöopathischen Dosen von Jod. Dermat. Wschr. **1932 I**. — SARTI: Giorn. d'igene **7** (1922). — SCHADE: Die Entzündung. Zbl. Bakter. **33** (1923). — SCHADE u. MARCHIONINI: Zur physikalischen Chemie der Hautoberfläche. Arch. f. Dermat. **154** (1928). — SCHÄFFER: (a) Über Desinfektionsversuche an Gonokokken. Fortschr. Med. **5** (1896). (b) Über den Desinfektionswert des Argentamin. Z. Hyg. **18** (1897). — SCHINDLER u. SIEBERT: Dtsch. med. Wschr. **1906**. — SCHLEZZKA: Zur Anwendung des Targesins. Klin. Wschr. **1925**, 4. — SCHMIDT-LABAUME: Zur Differenzierung virulenter und avirulenter Gonokokkenstämme. Zbl. Hautkrkh. **36** (1931). — SCHMIDTMANN: Über intracelluläre Wasserstoffionenkonzentration. Z. exper. Med. **57** (1927). — SCHMIEDEN: Epithelwachstum unter Einwirkung von Scharlachrot. Zbl. Chir. **1908**, 153. — SCHÖNFELD u. W. MÜLLER: Klinische Beobachtungen über die Resorptionsfähigkeit der Harnröhren- und Blasenschleimhaut beim Menschen. Münch. med. Wschr. **1925**, 72. — SCHOLTZ: (a) Dtsch. med. Wschr. **1922**, 43. (b) Über Gonorrhöebehandlung und Gonorrhöeheilung. Dtsch. med. Wschr. **1929 II**. (c) Ist die Auswahl eines bestimmten Silberpräparates unter den Mitteln der Gonorrhöetherapie im Laufe der Behandlung von nachweisbarer Bedeutung? Dermat. Wschr. **1930 II**. — SCHÜTZ: Arch. f. exper. Path. **1890**. — SCHUMACHER, J.: Über die Wirkung der Silbersalze auf die Zelle. Med. Klin. **18** (1922). — SCHWENKENBECHER: Das Absorptionsvermögen der Haut. Arch. f. Physiol. **121** (1904). — SHIMOMURA u. ITO: Über die keimtötende Wirkung der Farbenpräparate der Acridinreihe. Acta dermat. (Kioto) **18** (1931). — SHOJI: On the permeability of epithelial layer of the bladder to water and salts. J. of Physiol. **54** (1920). — SIEBERT: Von der Tiefenwirkung in der Gonorrhöetherapie. Klin. Wschr. **1927**, 6. — SIEBERT u. COHN: Theoretisches und Klinisches über Targesin. Z. Urol. **20** (1926). — SKUTETZKY: Ein neuer Weg der Gonorrhöebbehandlung. Wien. klin. Wschr. **1925**, 33. — SOLLMANN and PILCHER: (a) Does the colloidal silver become available as antiseptic? J. Labor. a. clin. Med. **10** (1924). (b) Organic protein. J. Labor. a. clin. Med. **10** (1924). — SPURR y MONTANARO: Semana méd. **1931**, 1198. — STATHAM: Brit. med. J. **1928 I**. — STEHRER: Die Verwendung des Transargans bei der Behandlung der Gonorrhöe. Wien. med. Wschr. **1929 II**. — STEIN, R. O.: (a) Gonorrhöetherapie und Gonokokkennachweis. Wien. klin. Wschr. **1908**, 3. (b) Die moderne Therapie der männlichen Gonorrhöe. Wien. med. Wschr. **1928**, 78. (c) Geschlechtskrankheiten, 2. Aufl. München: J. F. Lehmann 1932. — STEINBISS:

Dermat. Wschr. **1923**, 42. — STEINHÄUSER: Reargon-Blasenstein. Münch. med. Wschr. **1925**, 92. — STERN: Klin. Wschr. **1929**, 1. — STERN, MARG: Versuche über die Mäusetoxizität von Gonokokkenkulturen. Arch. f. Dermat. **166** (1932). — STEINSCHNEIDER u. SCHÄFFER: (a) Über die Widerstandsfähigkeit der Gonokokken gegen Desinfizientia. Verh. 6. Kongr. dtsch. dermat. Ges. Breslau **1894**. (b) Zur Biologie der Gonokokken. Berl. klin. Wschr. **1895**, 45. — STODEL: Les colloides en biologie. Rev. scient. **1905**. — STRAUSS: Agesulf in der Gonorrhöepraxis. Dermat. Wschr. **1931** II. — STROSCHER: Zur Therapie der männlichen Gonorrhöe mit Targesin. Dermat. Z. **53** (1928). — STÜMPKE: Diagnostische und therapeutische Beobachtungen über Gonorrhöe. Med. Klin. **1924**, 2.

THOMA: Erfahrungen mit Transargan. Dtsch. med. Wschr. **1926**, 52. — TISSOT et THÉVENARD: A propos du traitement de la blennorragie par l'argyrol. J. d'Urol. **25** (1928). — TRAUBE-MENGARINI: Über die Permeabilität der Haut. Arch. f. Anat. Erg.-Bd. 1 (1892). — TSULUKIDZE u. SIMKOW: Z. urol. Chir. **14** (1923).

UCHIDA: On the effect of Azykal. Jap. J. of Dermat. **26** (1926). — UHLMANN u. HARTMANN: Prinzipielles zur Frage der Gonorrhöetherapie. Arch. f. Dermat. **151** (1926). — ULLMANN: Über Reargon. Wien. klin. Wschr. **1924**, 16. — UTZ: Argent. protein. Pharmaz. Ztg **1924**, 63.

VALENTIN: Der Einfluß des Ol. santali auf das Bakterienwachstum. Arch. f. Dermat. **32** (1895). — VERESS u. GOLDBERGER: Über den Wert des Trypaflavins. Dermat. Wschr. **1931** II. — VIETH: Med. Klin. **1906**. — VOIGT: Das kolloidale Silber. In „Kolloidforschung in einzelnen Darstellungen" von ZSIGMONDY, Bd. 8. Leipzig: Akad. Verlagsges. 1929. — VONKENNEL: Die Acridintherapie bei Gonorrhöe. Dermat. Wschr. **1929** II.

WAGNER: Frühbehandlung der Urethralgonorrhöe des Mannes. Münch. med. Wschr. **1925**, 72. — WALTHER: (a) Modern treatment of gonorrhoea. New Orleans med. J. **31** (1928). (b) Erfahrungen mit Farbstoffpräparaten. Z. Urol. **23** (1929). — WALZER: J. of Immun. **14** (1927). — WARNER: Med. Welt **1930**, 39. — WEIL: Über die Anwendung des Pyridiums bei Gonorrhöe. Ther. Gegenw. **1930**, 71. — WERTHEIMER: (a) Über irreziproke Permeabilität. Mitt. I—XII. Pflügers Arch. **199, 200, 201** (1923); **203, 206** (1924); **209** (1925); **211, 213** (1926). (b) Die Verwendung isolierter lebender Membranen zum Studium der Permeabilität. Handbuch der biologischen Arbeitsmethoden, 1927. — WHITE and WINTER: Recent advances in the treatment of gonorrhoea. J. Army med. Corps **53** (1929). — WHITMAN: J. amer. med. Assoc. **82** (1924). — WIECHOWSKI: Verh. dtsch. pharmaz. Ges. Freiburg **1921**. — WILDBOLZ: Bakterienstudium über den Gonococcus. Arch. f. Dermat. **1902**. — WINTERNITZ: Arch. f. exper. Path. **46** (1901). — WOLBARST: Oral therapy of gonorrhoea. Med. J. a. Rec. **128** (1928).

YAMADA: A case of anaphylactoid attacks after an urethral injection of silver protein. Jap. J. of Dermat. **25** (1925). — YANO: On a case of idiosyncrasy against silver preparation. Jap. J. of Dermat. **25** (1925). — YOUNG, WHITE and SWARTZ: J. of Urol. **5** (1921).

ZEISSL: Behandlung des männlichen Harnröhrentrippers. Wien u. Berlin: Urban & Schwarzenberg 1902. — ZIELER: (a) Münch. med. Wschr. **1907**, 2. (b) Die Wirkungsweise der modernen Gonorrhöetherapie. Münch. med. Wschr. **1907**, 7. (c) Behandlung des Trippers des Mannes. Mitt. dtsch. Ges. Bekämpfg Geschl.krkh. **30** (1932). — ZINSSER: Münch. med. Wschr. **1922**, 27. — ZUMBUSCH: (a) Münch. med. Wschr. **1923**, 20. (b) Cyansilbercholat zur Gonorrhöebehandlung. Wien. med. Wschr. **1925**, 6.

Gonorrhoea acuta et chronica anterior et posterior[1].

Von

W. Scholtz und J. Dörffel - Königsberg i. Pr.

Mit 53 Abbildungen.

I. Gonorrhoea anterior acuta.

1. Einteilung der Erkrankung in Gonorrhoea acuta und chronica und in Gonorrhoea anterior und posterior.
Anatomische Bemerkungen.

Die Gonorrhöe des Mannes wird klinisch allgemein nach ihrem *Verlauf* in eine Gonorrhoea acuta und Gonorrhoea chronica und nach ihrer *Lokalisation* in eine Gonorrhoea anterior und posterior eingeteilt. Auch wir folgen dieser Einteilung.

Was speziell die Unterscheidung einer akuten und chronischen Gonorrhöe betrifft, so ist diese zweifellos berechtigt, wenn sich auch die Grenze zwischen der akuten und chronischen Gonorrhöe natürlich nicht scharf ziehen läßt, sondern die akute Form allmählich in die chronische übergeht, und sehr häufig der eine Autor schon von einer chronischen Gonorrhöe sprechen wird, wo der andere noch eine akute Gonorrhöe annimmt. Entscheidend für die Einteilung ist natürlich nicht nur die Dauer der Erkrankung, sondern wesentlich der *klinische Zustand*. Das Charakteristische für die *chronische* Gonorrhöe ist klinisch der starke Rückgang, ja das fast völlige Versiegen der entzündlichen Erscheinungen, speziell des Ausflusses infolge Nachlaß der Gonokokkenwucherung — die Gonokokken vegetieren gewissermaßen nur noch — und *anatomisch* die Beschränkung des Krankheitsprozesses auf einzelne Herde der Urethralschleimhaut. *Dabei muß aber daran festgehalten werden, daß nur dann von einer chronischen Gonorrhöe gesprochen wird, wenn wirklich noch Gonokokken vorhanden sind, also die geringen entzündlichen Erscheinungen tatsächlich noch durch Gonokokken bedingt werden.* Dieser Standpunkt wird leider nicht von allen Autoren geteilt, und noch vor 25 Jahren haben gelegentlich einer Umfrage über den Begriff

---

[1] Bei den massenhaften kasuistischen Mitteilungen, die sowohl über Untersuchungsmethoden (z. B. Komplementbindungsreaktion), wie besonders über Behandlungsarten und einzelne Medikamente bei Gonorrhöe erschienen sind, ist es natürlich ganz unmöglich. aber auch ganz unnötig, die ganze seit 1910 erschienene Literatur zu besprechen und im Literaturverzeichnis aufzunehmen. Wir beschränken uns daher auf die Erwähnung aller irgendwie wichtigen Arbeiten und geben bei der Darstellung einzelner Untersuchungsmethoden und Präparate im allgemeinen nur einige Beispiele, durch welche ihre verschiedene Beurteilung beleuchtet wird.

Im übrigen ist die Literatur bis 1925 sehr eingehend in den Lehrbüchern von Buschke-Langer und Perutz berücksichtigt worden.

Zur leichteren Auffindung der in Frage kommenden Literaturstellen ist im Text bei dem betreffenden Autor gewöhnlich die Jahreszahl angegeben, wenigstens soweit im Literaturverzeichnis die Originalstelle aufgeführt ist. Bei russischer, polnischer, tschechischer, ungarischer und spanischer Literatur und bei wenig bekannten Zeitschriften ist im Literaturverzeichnis die Referatstelle im Zentralblatt angeführt. (Literatur zu Kapitel I—V, S. 449.)

der chronischen Gonorrhöe Finger und Nagelschmidt die chronische Gonorrhöe anders definiert und viel weiter gefaßt. Diese Autoren verstehen unter chronischer Gonorrhöe *jede chronische Harnröhrenentzündung, welche sich im Anschluß an eine Gonorrhöe entwickelt hat.* Es bleibt dabei unberücksichtigt, ob die Gonokokken noch tatsächlich vorhanden sind, oder ob sie bereits vollständig geschwunden sind und die entzündlichen Erscheinungen durch andere Momente verursacht werden. Diese Definition der chronischen Gonorrhöe halten wir vor allem deswegen für unzweckmäßig, weil dabei kein Unterschied gemacht wird zwischen den noch durch Gonokokken bedingten und daher übertragbaren Formen, welche allein den Namen chronische Gonorrhöe verdienen, und jenen nicht mehr übertragbaren Nachkatarrhen, welche wir mit Neisser, Jadassohn, Wolters und vielen anderen Autoren als postgonorrhoische Urethritiden bezeichnen. Wir kommen darauf bei der Besprechung der chronischen Gonorrhöe zurück.

Nach der *Lokalisation* der Erkrankung in der Harnröhre unterscheidet man fast allgemein und mit Recht eine Gonorrhoea anterior und posterior, je nachdem die Erkrankung nur die sog. Pars anterior oder auch die Pars posterior urethrae ergriffen hat.

Da diese Einteilung der Gonorrhöe in eine Gonorrhoea anterior und posterior nicht allseitig anerkannt wird, für die Diagnose und Therapie der Gonorrhöe aber von größter Bedeutung ist, so werden wir die dieser Einteilung zugrunde liegenden anatomischen und physiologischen Verhältnisse gleich hier eingehend besprechen.

Die Unterscheidung einer Urethritis anterior und posterior stammt ursprünglich von französischen Autoren (Diday, Guyon) und wurde 1883 von Ultzmann in seiner Arbeit über Pyurie akzeptiert. Finger gebührt dann in erster Linie das Verdienst, diese Lehre ausgebaut und durch klinische und anatomische Untersuchungen sowie verschiedene Experimente eingehend begründet zu haben.

Finger war es in manchen Fällen von Gonorrhöe aufgefallen, daß bei der Zwei-Gläser-probe zwar des *Morgens* die zweite Portion des Urins intensiv durch gonorrhoischen Eiter getrübt war, dagegen am *Tage*, bei kürzeren Urinpausen, die zweite Urinportion bei demselben Patienten klar erschien. Mußte nach der damaligen Auffassung die Trübung der zweiten Portion des Morgenurins auf eine Cystitis bezogen werden, so war das Verhalten des Urins am Tage hiermit nicht vereinbar. Finger akzeptierte daher die Lehre von Ultzmann, nach welcher Eiter, der sich in der Pars posterior bildet, nicht nach vorne abfließt, sondern in die Blase regurgitiert, und nahm an, daß in den oben erwähnten Fällen die Trübung der zweiten Urinportion am Morgen durch derartigen regurgitierten Eiter bedingt werde, während bei kürzeren Urinpausen die spärliche in der Pars posterior sezernierte Eitermenge nicht in die Blase regurgitiere, sondern sich in der Pars posterior sammle und mit dem ersten Urinstrahl entfernt werde.

Er stellte daraufhin folgende drei typischen Krankheitsbilder auf:

1. Die *Urethritis anterior*, die Erkrankung reicht nur bis zum Bulbus: erster Urin trüb, zweiter stets klar.

2. Die *Urethritis posterior*, die Gonorrhöe hat sich über die ganze Urethra bis zum Ostium vesicae ausgedehnt: erster Urin stets trüb, zweiter wechselnd, wenn trüb, so doch die Trübung geringer als im ersten Urin. Oft am Tage der zweite Urin bald trüb, bald klar. Selbstverständlich kann bei reichlicher Sekretion der zweite Urin kontinuierlich trüb, bei geringer Sekretion kontinuierlich klar sein. Letzteres ist häufig zur Zeit rezenter akuter *Epididymitis* der Fall, da dann die Sekretion meist sehr herabgesetzt ist. Wartet man aber die Exacerbation ab, welche die Besserung der Epididymitis zu begleiten pflegt, so kann man in der Regel das Auftreten der Trübung in der zweiten Portion konstatieren.

3. Die *Urethrocystitis posterior:* Ausdehnung des Prozesses auf die Blase, selten auf die ganze, meist nur auf die dem Ostium vesicae angrenzenden Partien. Beide Portionen Urin stets trüb, die Trübung der zweiten Portion intensiver, die letzten Tropfen Urin oft rein eitrig, da der in der Blase in reichlicher Menge produzierte Eiter sedimentiert.

Diese von Finger begründete Lehre der Gonorrhoea anterior und posterior hat bei den meisten Autoren Anklang gefunden, ist aber von manchen, besonders M. v. Zeissl. nachdrücklich bekämpft worden. Ehe wir auf die Argumente, die für und gegen diese Lehre beigebracht worden sind, näher eingehen, ist es erforderlich, zunächst die in Betracht kommenden anatomischen Verhältnisse klarzulegen.

Auch *anatomisch* ist die Einteilung der Urethra in eine *Pars anterior* und *Pars posterior* begründet, indem der Bau und speziell die muskulöse Umhüllung der beiden genannten Teile wesentlich verschieden sind (Abb. 1).

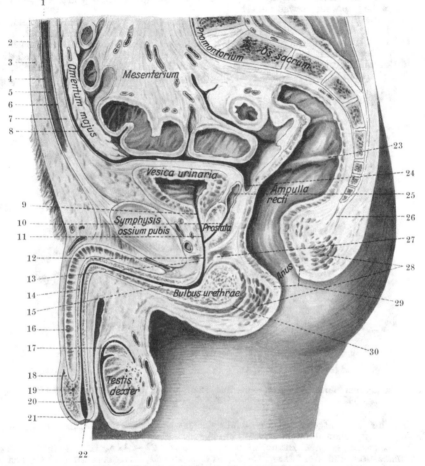

Abb. 1. Medianschnitt durch das männliche Becken.

1 M. rectus abdominis. 2 Haut. 3 Tela subcutanea. 4 Vorderes Blatt oder Rectusscheide. 5 Hinteres Blatt. 6 Tela subperitonealis. 7, 8 Peritoneum parietale. 9 Pars intramuralis urethrae. 10 Ductus ejaculatorius. 11, 12 Pars prostatica urethrae. 13 Pars membranacea urethrae. 14 Corpus cavernosum urethrae. 15 Pars cavernosa urethrae. 16 Corpus cavernosum penis. 17 Caput epididymis. 18 Corona glandis. 19 Glans penis. 20 Fossa navicularis. 21 Praeputium penis. 22 Orificium urethrae ext. 23 Plica transversalis recti (KOHLRAUSCHI). 24 Excavatio rectovesicalis. 25 Ampulla ductus deferentis. 26 Lig. anococcygeum. 27 Glandula bulbourethralis (COWPERI). 28 M. sphincter ani ext. 29 M. sphincter ani int. 30 M. bulbo-cavernosus. (Nach WALDEYER.)

Die *Pars anterior* umfaßt die Pars cavernosa und Pars bulbosa, die Pars posterior die Pars membranacea, prostatica und intramuralis der Anatomen.

Die Grenze zwischen der vorderen und hinteren Harnröhre bildet topographisch der im Diaphragma urethrae gelegene Isthmus urethrae.

Die Pars cavernosa sive spongiosa ist bekanntlich der allseitig von Schwellkörpergewebe umgebene Teil der Urethra. Der größte Teil dieses Abschnittes ist dabei frei beweglich und im nicht erigierten Zustande herabhängend (Pars pendula), während der hinterste Teil an der Symphyse durch straffes Gewebe fixiert ist und daher von WALDEYER als Pars fixa bezeichnet wird.

Die Pars bulbosa ist nur noch nach unten von dem Bulbus des Corpus cavernosum urethrae umgeben, während die obere Wand hier frei von Schwellgewebe und daher von WALDEYER auch als Pars nuda bezeichnet worden ist.

An dem *hinteren Harnröhrenabschnitt* liegt die Pars membranacea unmittelbar über dem Diaphragma urogenitale und ist durch dieses am Beckenboden fixiert, während die allseitig von Prostatagewebe umgebene Pars prostatica und die kurze in der Blasenwand gelegene Pars intramuralis wieder beweglich ist und nach dem Füllungszustand von Blase und Mastdarm ihre Lage jeweilig etwas ändert.

Durch die Fixation des hintersten Teils der Pars cavernosa an der Symphyse bildet die Urethra im gewöhnlichen Zustande einen nach unten konkaven Bogen, an den sich ein um den unteren Teil der Symphyse verlaufender, nach oben konkaver zweiter Bogen anschließt. CASPER ist der Ansicht (Lehrbuch der Urologie bei Urban und Schwarzenberg), daß dieser zweite Bogen ein Drittel eines Kreises von 6 cm Radius um die Symphyse beschreibt, aber der Bogen ändert sich etwas je nach Füllung von Blase und Rectum.

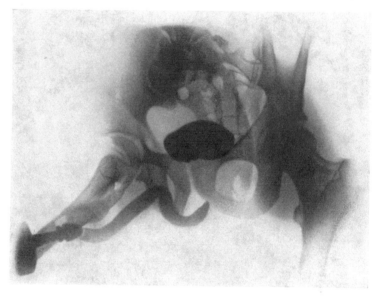

Abb. 2. Röntgenaufnahme von Harnröhre und Blase (stark mit Borsäurelösung gefüllt) nach Einspritzung von Jodipin.

Mit Hilfe der Röntgenphotographie läßt sich jetzt die Lage der Urethra am Lebenden sehr leicht und schön darstellen (vgl. Abb. 2).

Die Länge der gesamten Harnröhre beträgt etwa 18—22—24 cm; HENLE gibt 20—22 cm an, OBERLÄNDER und KOLLMANN 20—23, FINGER 18—21, ZUCKERKANDL und CASPER als mittlere Länge 18—22, als große Länge 24 cm. Davon entfallen auf die Pars anterior nach CASPER 13—14 cm, während die Länge der Pars posterior und ihrer Teile etwas verschieden angegeben werden; für die Pars membranacea von HENLE 2—2,5, von CASPER 2 cm, von ZUCKERKANDL und CORNING 1 cm, für die Pars prostatica von CORNING 4 cm, von HENLE 2,5—2,8, von ZUCKERKANDL 2—2,5, von CASPER 2—3 cm und für die Pars intramuralis von ZUCKERKANDL 0,5 cm.

Danach schwanken also die Angaben über die Gesamtlänge der Pars posterior zwischen 4—6,5 cm. Nach den klinischen Untersuchungen am Lebenden (DIDAYsche Spülung) sind schon 4 cm für die Länge der posterior als reichlich anzusehen.

Bei Messungen im Röntgenbild fanden wir durchschnittlich folgende Maße: Pars anterior 18—20 cm, Pars posterior knapp 4 cm.

Der für den Kliniker wesentlichste Unterschied im Bau der Pars anterior und der Pars posterior wird, wie schon hervorgehoben, durch die verschiedene Umhüllung dieser Teile bedingt.

Der vordere Harnröhrenabschnitt ist fast allseitig durch Schwellgewebe umgeben und seine Wand durch Einlagerung von reichlichem, weichen, elastischen Gewebe äußerst dehnbar und leicht entfaltbar. Dieser Teil enthält nur um den Bulbus und den hinteren Teil der Pars cavernosa etwas Muskulatur, so daß WALDEYER von einer Mucosa elastica sprach. Die Pars posterior ist dagegen in ein reiches Muskellager eingehüllt und daher sehr treffend von FINGER als Pars muscularis bezeichnet worden.

Dabei kann man eine innere Längslage und eine äußere Ringlage von glatter Muskulatur unterscheiden (WALDEYER, ZUCKERKANDL u. a.).

Die Längsfaserschicht der glatten Muskulatur ist speziell nach der Darstellung von ZUCKERKANDL an der ganzen Pars posterior ziemlich gleichmäßig entwickelt, während die Ringlage durch die Entwicklung der Prostata eine Unterbrechung erfahren hat. In der Pars prostatica selbst ist sie nur spärlich vorhanden, an der Pars membranacea und an der der Blase zugewandten Fläche der Prostata erscheint sie aber als stärkeres ringförmiges Muskellager.

Das an die Blase angrenzende und von deren Muskulatur nicht scharf abgesetzte Lager ringförmiger Muskelfasern schließt die Blase in der Norm gegen die Harnröhre ab und wird gewöhnlich als innerer Schließmuskel, *Sphincter vesicae internus*, bezeichnet, während WALDEYER dieses Muskellager in anatomischem Sinne als Lissosphincter urethrae beschrieben hat.

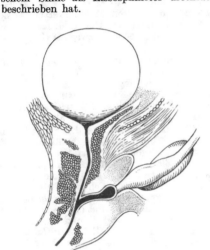
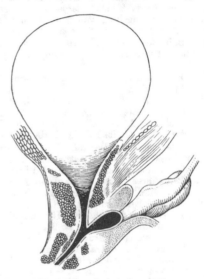

Abb. 3. Blase bei mittlerer Füllung. Abb. 4. Blase bei starker Füllung.
Nach FINGER (FINGER, Lehrbuch).

Zu dieser glatten Muskulatur kommt an der Pars membranacea noch eine ziemlich dicke, quergestreifte Muskellage hinzu, welche die Harnröhre ebenfalls schleifenförmig umzieht und von FINGER als. *Compressor partis membranaceae* oder kurzweg als *Compressor urethrae* bezeichnet wird. Von ZUCKERKANDL wird dieser Muskel im Handbuch der Urologie als Musculus sphincter urethrae membranaceae, von WALDEYER als Rhabdosphincter beschrieben.

Während über den anatomischen Bau des muskulösen Apparates der Pars posterior in allen wesentlichen Punkten Übereinstimmung herrscht, gehen die Ansichten über die *physiologischen Funktionen* dieses ganzen muskulösen Apparates noch immer erheblich auseinander.

Dabei sind wesentlich drei Punkte strittig:

1. In welcher Weise der Abschluß der Blase gegen die Harnröhre hergestellt wird. Hier wird besonders die Frage diskutiert, ob der Sphincter internus diesen Abschluß stets allein besorgt und hierzu ausreicht, oder ob bei zunehmender Füllung der Blase der Compressor urethrae diesen Abschluß übernimmt und dann die Pars posterior mehr oder weniger in die Blase einbezogen wird, so daß ein trichterförmiger Blasenhals entsteht (FINGER, Lehrbuch, Abb. 3 u. 4).

2. Gehen die Meinungen darüber auseinander, ob durch den Compressor urethrae der hintere Teil der Urethra gegen den vorderen auch in der Weise abgeschlossen ist, daß Flüssigkeit im allgemeinen nicht aus dem vorderen Teil in den hinteren zu gelangen vermag.

3. Ist strittig, ob Eiter, welcher sich in der Pars posterior entwickelt, in die Pars anterior abfließt und schließlich am Orificium externum erscheint, oder ob der in der Pars posterior sezernierte Eiter in die Blase regurgitiert.

Finger stellt in seinem bekannten Lehrbuch „Die Blennorrhöe der Sexual-organe" die Bedeutung und Funktion des Muskelapparates der Pars posterior folgendermaßen dar:

„Pars prostatica und membranacea befinden sich für gewöhnlich in einem Zustande tonischer Kontraktion.

„Dieselbe wird, allen übereinstimmenden Schilderungen zufolge, zunächst von einer breiten Schicht glatter Muskelfasern eingeschlossen, die aus einer inneren Schicht longi-tudinaler, einer äußeren Schicht zirkulärer Fasern bestehen. Nach außen von dieser folgt nun eine *breite Schicht quergestreifter Fasern*, deren einzelne Züge zuinnerst die Urethra kreisförmig umgeben, während die äußern Fasern über und unter der Urethra transversal von einer zur anderen Seite herüberziehen, und wieder andere vom M. transversus perinei profundus kommende Fasern die Urethra schlingenförmig umgeben. Diesen Muskelapparat bezeichnet man als Musculus compressor partis membranaceae oder kurzweg als *Compressor urethrae.*"

Durch neuere Untersuchungen von Heiss ist allerdings festgestellt worden, daß der Abschluß zwischen Blase und Harnröhre überhaupt nicht allein durch Muskelkontraktion (Sphincter internus) hergestellt wird, sondern daß dabei Füllung und Entleerung des an der Übergangsstelle zwischen Blase und Harnröhre befindlichen Venenplexus eine erheb-liche Rolle spielt. Derselbe wölbt sich bei Füllung innerhalb der Blase über die Harnröhren-mündung und schließt dadurch die Blase ventilartig gegen die Harnröhre ab.

In leerem Zustande stellt die Harnblase nach Finger jedenfalls eine durch den Tonus ihrer Muskulatur prall kontrahierte Kugel dar, deren Schleimhaut sich berührt, so daß dieselbe kein oder nur ein minimales Lumen darbietet. Auch die Pars prostatica hat infolge des Tonus ihrer glatten Muskulatur kein Lumen. Die Blase hängt an der Pars prostatica wie an einem Stiele, die Grenze zwischen Harnblase und Harnröhre ist eine scharfe. Finger fährt dann folgendermaßen fort: „An dieser Konfiguration ändert sich im Beginne auch nichts, wenn sich die Blase mit Urin zu füllen beginnt. Die Pars prostatica bleibt geschlossen, die Blase dehnt sich in dem Maße, als Urin eintritt, allmählich mehr und mehr kugelförmig aus, wobei der Innendruck der in der Blase angesammelten Flüssigkeit und der tonische Druck der sich zu kontrahieren strebenden Blasenmuskulatur sich das Gleichgewicht halten. Unter diesem tonischen allseitigen Drucke der Blasenmuskulatur stehend, wird die in der Blase angesammelte Flüssigkeit stets gegen das Orificium urethrae gedrängt, noch aber ist der Tonus des Sphincter prostaticus internus sowie des elastischen Ringes am Ostium vesicale hinreichend, diesen Druck zu überwinden. In dem Maße aber, als die Füllung der Blase zunimmt, steigert sich auch der auf das Ostium vesicale von der Flüssigkeit ausgeübte Druck und wird endlich so bedeutend, daß er zunächst die Elastizität des Ostium vesicale, dann aber den Tonus des Sphincter prostaticus internus überwindet, diesen ausdehnt, und nun die Flüssigkeit in den hinteren Teil der Pars prostatica einzutreten beginnt. Die bisher scharfe Grenze zwischen Blase und Harnröhre ist in diesem Augenblicke aufgehoben, der Übergang ein allmählicher, ein ‚Blasenhals' ist geschaffen."

„Dieser Augenblick des Eintrittes der ersten Tropfen Urin in die Pars prostatica ist auch der Moment, in dem wir den ersten Harndrang verspüren. *Ausgelöst wird dieser Harn-drang durch den Reiz, den der Urin auf die Schleimhaut der Pars prostatica ausübt.* Es liegt absolut keine Veranlassung vor, und weder die Untersuchung der Blasenwand mit Sonde und Elektrizität noch Erfahrungen an Kranken, insbesondere Krebs- und Steinkranken, berechtigen uns zur Annahme, daß der Harndrang von irgendeinem Punkte der Blase ausgelöst werden könne. Dagegen weisen alle physiologischen und klinischen Erfahrungen darauf hin, daß die Pars prostatica, in beliebiger Weise gereizt, das Gefühl des Harndranges vermittle. So wissen wir, daß die Einführung von Bougies in die Harnröhre bei Passieren derselben durch die Pars prostatica heftigen Harndrang hervorruft. Alle Erkrankungen der Prostata sind von dem quälendsten Harndrang begleitet. Einkeilung kleiner Steine, die lange Zeit anstandslos in der Blase lagen, in die Pars prostatica erzeugt heftigen Harn-drang, der sofort schwindet, wenn der Stein in die Blase zurückgeschoben wird. Dasselbe gilt vom Blasenkrebs, der, solange die Blase allein beteiligt ist, keinen Drang erzeugt, sofort aber kontinuierlichen Harndrang bedingt, wenn sich das Neoplasma von der Blase in die Pars prostatica fortsetzt. Untersuchung der Prostata, auch der normalen, per anum und Druck auf dieselbe erzeugt beim Untersuchten das Gefühl des Harndranges. Instillation weniger Tropfen Lapislösung, Berühren und Kauterisieren der Pars prostatica durch das Endoskop erzeugt stets heftigen, oft länger dauernden Harndrang."

„Diesen ersten Harndrang, der durch Reiz der ersten wenigen Tropfen Urin, die in die Pars prostatica eindringen, bedingt ist, vermögen wir naturgemäß zu überwinden, indem wir die unserem Willensimpuls zugängliche quergestreifte Muskulatur des Sphincter vesicae externus und Kompressor innervieren. Steigert sich mit der Vermehrung der Urinmenge auch der Drang, dann tritt zur Überwindung desselben die ganze Dammuskulatur in Aktion und Urethra wie Rectum werden krampfhaft geschlossen."

„Aller sich nun weiter ansammelnde Urin wird sich nun nicht mehr in der Blase allein, sondern auch in der zu ihrer Vergrößerung beigezogenen Pars prostatica ansammeln, *die Blase immer mehr und mehr die Birnform annehmen*. Der Druck, unter dem die Flüssigkeit in der Blase steht, wird aber mit deren Menge zunehmen, der zunehmende Reiz, den die Pars prostatica erleidet, steigert den Harndrang.

„*Durch diese Einbeziehung der Pars prostatica in die Blase wird aber die Harnröhre bei voller Blase um ein wesentliches Stück kürzer als bei leerer Blase, eine Tatsache, die ich experimentell feststellte*. Führt man bei einem Individuum, das noch keinen Harndrang fühlt, einen elastischen Katheter in die Harnröhre, bis die ersten Tropfen Urins aus demselben zu kommen beginnen, mißt die Länge des in der Urethra liegenden Katheterstückes und nimmt nun an demselben Individuum dieselbe Prozedur bei voller Blase und schon bestehendem Harndrange vor, so kann man stets konstatieren, daß im zweiten Falle der Katheter um 2—3 cm weniger tief eingeführt zu werden braucht, bis der Urin zu fließen beginnt, die Harnröhre also de facto bei voller Blase um so viel kürzer ist. Wiederholte solche Versuche, die ich natürlich an Gesunden vornahm, ergeben die Länge des in der Harnröhre liegenden Katheterstückes bei mäßig gefüllter Blase, noch nicht bestehendem Harndrang auf 18—21 cm, die Länge desselben bei sehr voller Blase, starkem Harndrang dagegen auf 16—19 cm, ließen also stets diese Differenz konstatieren. Während also bei leerer oder nur mäßig gefüllter Blase der Sphincter prostaticus internus die Blase abschließt, fällt bei voller Blase diese Funktion dem vereinigten Sphincter prostaticus externus und Compressor partis membranaceae zu. Die Erkenntnis, daß der Sphincter internus nicht kontinuierlich die Blase abschließt, sondern nur bei leerer und mäßig voller Blase, während bei voller Blase derselbe dem Drucke des Blaseninhaltes nicht zu widerstehen vermag und nun der Sphincter externus und Kompressor die Aufgabe der Verschlusses der Blase übernimmt, wurde von mehreren Seiten betont und ist heute auch vielseitig akzeptiert. Schon HYRTL sagt bei Besprechung des Pißaktes: ‚Bei dieser Zunahme der Spannung des Detrusor muß ein Moment kommen, wo die Wirkungsgröße desselben jener des Sphincter gleich ist. Bevor dieser Moment sich einstellt, weiß der Organismus nichts vom Bedürfnis zu harnen. Erst wenn der Detrusor und Sphincter sich das Gleichgewicht zu halten vermögen, tritt die Schwere des Harnes in ihr Recht und der Beginn des Eindringens desselben in die Harnröhre ruft nun die Zusammenziehung jenes später noch näher zu betrachtenden Muskels hervor, welcher die Harnröhre, und zwar die Pars membranacea komprimiert: des Compressor urethrae. Dieser hält jetzt durch Zusammendrücken des häutigen Teiles der Harnröhre den Harn allein noch zurück" (FINGER, Lehrbuch S. 34—37. 1906).

Weiter führt FINGER zur Stütze seiner Ansicht ANTAL, ULTZMANN und ESMARCH an, welche im wesentlichen den gleichen Standpunkt wie FINGER einnehmen. Schließlich weist er auf Experimente von BORN hin. BORN hat bei Tieren und an Leichen Gipsbrei durch den Ureter in die leere Blase injiziert und erstarren lassen. Injizierte er nur wenig unter geringem Druck, dann blieb der Sphincter internus geschlossen und der Gipsabguß der Blase hatte Eiform; injizierte er größere Mengen unter höherem Druck, so drang der Gipsbrei auch in die Pars prostatica und der Abguß hatte die Form einer Birne, deren spitzer Teil der erweiterten Pars prostatica entsprach.

Endlich hat FINGER von OPPENHEIM und Löw die Form der Blase in mäßig und stark gefülltem Zustande durch Röntgenaufnahmen feststellen lassen und glaubte dabei ebenfalls bei stark gefüllter Blase Trichterform konstatieren zu können. Durch alle diese Untersuchungen hält FINGER folgende drei Tatsachen für klar bewiesen:

1. Die Tatsache, daß der Sphincter externus, was Widerstandskraft betrifft, über den Sphincter internus wesentlich überwiegt, indem er dem Andrang des Urins, dem der Sphincter internus nachzugeben genötigt war, zu widerstehen vermag.

2. Die Tatsache, daß bei voller Blase, vom Moment an, wo der Harndrang fühlbar zu werden beginnt, der Harn nicht nur in der Blase, sondern auch in der zu ihrer Vergrößerung beigezogenen Pars prostatica sich ansammelt, die Blase also dann mehr und mehr Birnform annimmt.

3. Die Tatsache, daß sich in der Pars prostatica spezifisch empfindende sensible Nervenendigungen befinden, die unter physiologischen Verhältnissen durch den Druck des in die Pars prostatica eindringenden Urins, unter pathologischen Verhältnissen in verschiedener Art (mechanisch, chemisch, entzündlich) gereizt, das Gefühl des Harndranges vermitteln.

In den meisten Punkten besteht die Auffassung von Finger unserer Ansicht nach jetzt noch zu Recht. Nur muß betont werden, daß eine ausgesprochene Trichterbildung besonders nach den neueren Röntgendarstellungen (Atlas von Joseph, Holzknecht und Zeiss, Boemighaus, Langer [Röntgendiagnostik der männlichen Harnröhre], Puhl, Schmidt, Odischara, Langer und Wittkowski und auch nach unseren eigenen Untersuchungen) höchstens beim Auftreten *stärkeren* Harndranges und dann bei der Urinentleerung zustande kommt und in der Regel die ganze Pars posterior geschlossen ist und sich scharf, stielartig gegen die Blase absetzt. Auch die Abb. 2, die eine von uns hergestellte Röntgenaufnahme bei stark gefüllter Blase wiedergibt, zeigt dies in überzeugender Weise, ebenso, daß dabei die Pars posterior fest geschlossen ist und nur ein enges, spaltförmiges Lumen erkennen läßt.

Von weit größerer praktischer Bedeutung für die Diagnose und Therapie der Gonorrhöe ist es aber, daß infolge des Muskelapparates der Pars posterior *nach Ansicht der meisten Autoren Flüssigkeiten, welche in die Harnröhre injiziert werden, nur in die Pars anterior, also bis zum Compressor urethrae gelangen und nicht in die Pars posterior eindringen*, und ebenso Instrumente, welche man in die Harnröhre einführt, an dieser Stelle auf einen mehr oder weniger starken Widerstand stoßen.

Nach Finger wird die Grenze zwischen der Pars anterior und posterior der Urethra wesentlich durch den Musculus compressor partis membranaceae bedingt, und durch reflektorische Kontraktion dieses Muskels wird bei Einspritzung selbst von reizloser Flüssigkeit in die Harnröhre das Eindringen in die Pars posterior verhindert. Selbstverständlich wird diese reflektorische Kontraktion des Kompressors noch intensiver sein, wenn die Injektionsflüssigkeit auf die Schleimhaut reizend wirkt, wie dies bei allen Antigonorrhoicis der Fall ist, und wenn andererseits die Schleimhautpartien, die von den Injektionsflüssigkeiten getroffen werden, sich infolge von Entzündung im Zustand von erhöhter Reizbarkeit befinden.

Infolge dieser Kontraktion des Kompressors dringt also Flüssigkeit, welche bei der Behandlung der akuten Gonorrhöe mittels der Tripperspritze in die Harnröhre injiziert wird, im allgemeinen nur bis zum Bulbus, und die Pars posterior wird auf diese Weise nicht getroffen. Finger *weist darauf hin, daß diese Lehre ziemlich allgemein anerkannt ist und bereits Anfang und Mitte des 19. Jahrhunderts von* Magaud (1817), Baumes (1840), Behrend (1848), Hölder (1851), Sigmund (1855) *und* Diday (1859) *vertreten wurde.*

Von der Richtigkeit dieser Tatsache kann man sich zudem jederzeit in ganz einfacher Weise dadurch überzeugen, daß nach Einspritzung von 10—12 ccm Flüssigkeit in die Harnröhre die ganze Menge in der Regel wieder ausfließt, sofern man Bulbus und Harnröhre von hinten nach vorne gut ausstreicht.

Als Beweis für die Richtigkeit seiner Auffassung führt Finger schließlich die Versuche von Feleki an.

Feleki brachte einmal mittels des Endoskops pulverisiertes Methylenblau in die Pars posterior und ließ der Versuchsperson dann in der gewöhnlichen Weise Wasser in die Harnröhre injizieren. Dabei lief die Injektionsflüssigkeit in 35 Fällen stets farblos ab.

Noch beweisender war folgender Versuch von Feleki.

Er ließ in 20 Fällen konzentrierte Zuckerlösung in die Urethra injizieren, wischte dann im Endoskop den Bulbus und die Pars pendula aus und ließ den Patienten urinieren. Es zeigte sich, daß der Urin in keinem einzigen Falle Zucker enthielt, mithin die Zuckerlösung nicht in die Pars posterior eingedrungen sein konnte.

Ferner behauptet FINGER, daß der Compressor urethrae nicht nur das Eindringen von Flüssigkeit aus dem vorderen in den hinteren Harnröhrenabschnitt unmöglich macht, sondern auch umgekehrt verhindert, daß *Flüssigkeit, welche sich in der Pars posterior befindet oder bildet, sich nach vorne ergießen kann. Kommen solche Flüssigkeiten zur Entleerung, so geht diese nicht durch die Pars anterior nach außen, sondern vielmehr nach rückwärts in die Blase vor sich.*

Blut und Eiter, die sich in der Pars posterior bilden, und ebenso Flüssigkeiten, die wir in die Pars posterior injizieren, regurgitieren also in die Blase. Diese Lehre von dem Regurgitieren von Eiter usw. in die Blase ist bereits von DIDAY (1839) aufgestellt und später von ULTZMANN (1882) auf deutschen Boden verpflanzt worden.

FINGER führt zum Beweis für diese Lehre zunächst den Versuch von DIDAY an. Dieser führte einen dünnen Katheter in die mäßig gefüllte Blase so weit ein, daß der Urin gerade aus dem Katheter zu fließen begann; darauf zog er den Katheter so weit vor, bis das Abfließen des Urins aufhörte, und injizierte nun durch den Katheter etwa 100 ccm einer warmen, völlig reizlosen Flüssigkeit, unter gleichzeitigem langsamen Herausziehen des Katheters.

Solange sich das Auge des Katheters in der Pars posterior, also hinter dem Compressor urethrae befindet, fließt die Flüssigkeit nicht etwa neben dem Katheter vorn aus der Harnröhre ab, sondern ergießt sich in die Blase, und erst wenn das Katheterauge vor den Compressor urethrae zu liegen kommt, fließt das Spülwasser vorne aus der Harnröhre ab.

Das gleiche hat JAMIN bei Injektionen mittels der GUYONschen Spritze gezeigt, und CASPER hat durch seine Versuche bewiesen, daß selbst wenige Tropfen, welche man in dieser Weise in die Pars posterior injiziert, sofort nach der Blase abfließen und die Pars posterior überhaupt keine Kapazität besitzt. CASPER injizierte einige wenige Tropfen Blutlaugensalzes in die Pars posterior und ließ den Patienten dann in drei Portionen urinieren. Wäre das Blutlaugensalz in der Pars posterior liegen geblieben und nicht nach der Blase abgeflossen, so hätte es mit dem ersten Teil des Urins völlig entleert werden und die zweite und dritte Urinportion hätten frei von Blutlaugensalz sein müssen. Dieses war aber nicht der Fall, sondern auch in der zweiten und dritten Portion ließ sich durch Zusatz von Eisenchlorid (Berlinerblaureaktion) Blutlaugensalz nachweisen, und nach der Farbennuance zu schließen, schien sich in jeder der drei Portionen eine annähernd gleiche Menge von Blutlaugensalz zu befinden. Die wenigen injizierten Tropfen mußten also fast vollständig in die Blase abgeflossen sein.

Folgende Punkte der von FINGER ausgearbeiteten Lehre der Zweiteilung der Harnröhre bestehen also auch heute zu Recht:

1. Die Urethra wird durch den Musculus compressor partis membranaceae in zwei verschiedene Teile, die Pars anterior und posterior, geschieden.

2. Flüssigkeit, welche in die Harnröhre injiziert wird, vermag infolge von reflektorischer Kontraktion des Kompressors unter gewöhnlichen Verhältnissen nur bis zum Bulbus zu dringen.

3. Flüssigkeit, welche in die Pars posterior mittels Katheters injiziert, oder Eiter, der dort sezerniert wird, fließen nicht durch die Pars anterior nach vorne ab, sondern regurgitieren in die Blase.

Diese von FINGER vertretene und propagierte Lehre hat im allgemeinen Anerkennung gefunden. Der für die Diagnose der Gonorrhoea posterior besonders wichtige dritte Punkt, wonach Flüssigkeit, die in die Pars posterior eingespritzt wird oder sich dort bildet (Eiter), nach der Blase regurgitiert, ist uns durch den von HEISS festgestellten Venenplexus, der als Ventilverschluß von der Blase nach der Harnröhre zu wirkt, jetzt weit plausibler geworden. Am meisten ist die Einbeziehung der Pars posterior in die Blase bei stärkerer Füllung derselben (als Blasenhals) angezweifelt worden (s. u.).

Neisser, Lesser, Posner, Jadassohn, Schäffer, Buschke, Oelze in dem Lehrbuch von Buschke und Langer, u. v. a. stehen im wesentlichen auf diesem Standpunkt, und auch Scholtz hat in seinen Lehrbüchern der Gonorrhöe und der Haut- und Geschlechtskrankheiten in der Hauptsache die gleiche Anschauung vertreten.

Posner spricht sich in seiner Diagnostik der Harnkrankheiten, S. 12. Berlin 1902, folgendermaßen aus: ,,Das Grundexperiment, welches die Berechtigung der Einteilung der Harnröhre in Pars anterior und Pars posterior immer wieder leicht belegen kann, besteht in der Einspritzung von Flüssigkeit in die Harnröhre. Setzt man vorne eine gewöhnliche mit Flüssigkeit gefüllte Spritze auf und injiziert mit nicht zu starker Gewalt, aber mit ziemlich plötzlichem Druck, so kann man sich überzeugen, daß 8—12 ccm einfließen — die Harnröhre dehnt sich dabei stark aus, nach hinten zu in die Blase fließt aber nichts, nach Abnahme der Spritze läuft vielmehr das ganze Quantum wieder ab. Führt man einen Katheter in die Harnröhre, bis man einen leichten Widerstand verspürt, und injiziert nun, so fließt alles am Orificium externum zwischen Katheter und Harnröhrenwand heraus; überwindet man den Widerstand und schiebt den Katheter um etwa 1 cm tiefer, so erscheint vorne kein Tropfen mehr, alles strömt vielmehr nach hinten — aber wiederum wird man erstaunt sein, nach Abnahme der Spritze nichts aus dem Katheter herauskommen zu sehen; erst wenn man abermals etwa 4 cm tiefer eingeschoben hat, strömt durch den Katheter die Injektionsflüssigkeit ab.‘‘

,,Es ergibt sich also die praktische Folgerung, daß Sekrete, die in der nach vorne zu belegenen Partie der Harnröhre abgesondert werden, nach außen abfließen — daß also alle spontan am Orificium externum erscheinenden Ausflüsse auf eine Affektion der Urethra anterior hindeuten. Sekrete, die jenseits dieses Sphincters produziert werden, fließen nicht nach vorne ab, es sei denn, daß die Sphincterenmuskulatur durch starkes Pressen, durch Ejakulation, durch den unmittelbar voraufgehenden Miktionsakt selbst, außer Tätigkeit gesetzt ist. Darüber, ob diese Sekrete der hinteren Harnröhre bzw. ihrer Anhangsorgane sich dann lediglich in derselben sammeln oder sogar, unter Überwindung des Sphincter internus, in die Blase fließen können, sind die Meinungen noch geteilt. Wir glauben, daß jedenfalls Fälle vorkommen, in denen eine Flüssigkeitssäule Blase und Urethra posterior erfüllt. Bei sehr intensivem Harndrang ist dies gewiß oft der Fall, wenn auch vielleicht nicht so regelmäßig, wie man eine Zeitlang glaubte; die bei Urethritis posterior abgesonderten Mengen von Sekret sind aber, wie es scheint, meist so gering und von so zäher Beschaffenheit, daß ihr Übertritt in die Blase nicht stattfindet, sie vielmehr zunächst, d. h. bis zum nächsten Urinieren, an Ort und Stelle liegen bleiben.‘‘

Diese Auffassung möchten wir bezweifeln, glauben vielmehr, daß die Trübung der zweiten Urinportion im Verlaufe einer Gonorrhöe meist durch Regurgitieren in der Pars posterior gebildeten Eiters in die Blase zustande kommt. Wir kommen darauf bei der Besprechung der Diagnose der Gonorrhoea posterior noch zurück.

Jadassohn schreibt im Handbuch der praktischen Medizin von Ebstein und Schwalbe im 3. Bd., S. 620:

,,Bei der akuten wie bei der chronischen Gonorrhöe der männlichen Harnröhre ist die Sonderung einer Urethritis anterior und Urethritis posterior notwendig. Die beiden Harnröhrenabschnitte, deren Scheidung vom physiologischen wie vom pathologischen Standpunkt aus berechtigt ist, sind durch den sog. Musculus compressor urethrae, der am Anfangsteil der Pars membranacea (im Durchschnitt 16 cm hinter dem Orificium externum) beginnt, voneinander getrennt. Flüssigkeiten, welche ohne einen besonders starken Druck in die vordere Harnröhre gebracht werden, dringen bei normaler Muskelfunktion nicht bzw. nur bei einem Bruchteil der Männer in die Urethra posterior ein, sondern dehnen die Wand der Urethra anterior aus und fließen vorne wieder ab. Flüssigkeiten dagegen, welche in das Lumen der Urethra posterior deponiert werden, fließen in die Blase ab. Die Urethra anterior kann wegen ihres tonischen Muskelabschlusses nach hinten durch Flüssigkeit entfaltet werden — sie kann 10—20 ccm fassen —, die Urethra posterior, welche durch Instrumente stark dehnbar ist, kann durch Flüssigkeit nicht gedehnt werden, weil diese nach der Blase ablaufen. Diese Anschauung bleibt auch zu Recht bestehen, wenn, wie die Untersuchungen Rehfischs u. a. zu beweisen scheinen, der Sphincter internus vesicae unter gewöhnlichen Umständen den Harn in der Blase zurückhält. Dieser Muskel schließt dann die Blase gegen die Urethra, nicht aber die Urethra gegen die Blase ab.‘‘

Die schon erwähnten Feststellungen von Heiss haben uns diese Art des Abschlusses zwischen Blase und Harnröhre erst ganz verständlich gemacht.

Von anderen Autoren, besonders M. v. ZEISSL, aber auch von MATZENAUER (Lehrbuch) ist diese Lehre energisch bekämpft worden. M. v. ZEISSL faßt die gesamte Harnröhre als ein einheitliches Rohr auf, welches gegen die Blase nur durch den anatomisch zur Blase gehörigen Sphincter internus vesicae abgeschlossen wird. Nur dieser vermag den Urin in der Blase zurückzuhalten. Flüssigkeit, welche in die Harnröhre injiziert wird, dringt nach M. v. ZEISSL auch bei vorsichtigem Vorgehen ohne weiteres bis zum Sphincter internus, und Eiter oder Blut aus der Pars posterior regurgitieren nicht in die Blase, sondern fließen durch die Harnröhre nach vorne ab und erscheinen als Ausflüsse an der Harnröhrenmündung.

In seinem Lehrbuch der venerischen Krankheiten hat v. ZEISSL seine Anschauungen ausführlich niedergelegt und begründet. Diese Ansicht von v. ZEISSL ist aber ganz verlassen worden, so daß wir uns nicht näher mit ihr zu befassen brauchen. Immerhin bleibt es das Verdienst von v. ZEISSL, der FINGERschen Lehre von der Trichterbildung der Blase nachdrücklich entgegengetreten zu sein.

Ferner sei noch betont, daß v. ZEISSL die Entstehung des Harndranges nicht wie FINGER in die Pars prostatica, sondern in die Blase selbst verlegt. Er weist darauf hin, daß REHFISCH sowie v. FRANKL-HOCHWART und OTTO ZUCKERKANDL experimentell festgestellt haben, daß selbst starke Reize der Pars prostatica nicht immer Harndrang auslösen *müssen*. In der Tat sind die Versuche von FRANKL-HOCHWART und O. ZUCKERKANDL recht beweisend.

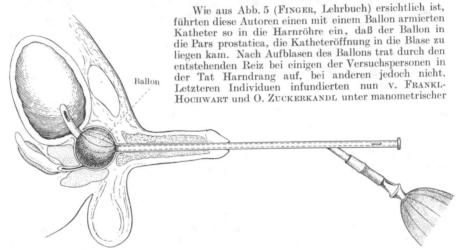

Wie aus Abb. 5 (FINGER, Lehrbuch) ersichtlich ist, führten diese Autoren einen mit einem Ballon armierten Katheter so in die Harnröhre ein, daß der Ballon in die Pars prostatica, die Katheteröffnung in die Blase zu liegen kam. Nach Aufblasen des Ballons trat durch den entstehenden Reiz bei einigen der Versuchspersonen in der Tat Harndrang auf, bei anderen jedoch nicht. Letzteren Individuen infundierten nun v. FRANKL-HOCHWART und O. ZUCKERKANDL unter manometrischer

Abb. 5. (Aus FINGER, Lehrbuch.)

Messung warme Borsäure. Bei Füllung von 300—500 g trat der Harndrang heftig auf, obwohl die Pars prostatica nicht zugänglich war. Nun ließen sie den Ballon zusammenschrumpfen und infundierten bei freiem prostatischen Teil; der Harndrang trat genau so früh auf, aber auch nie früher als zur Zeit, da der prostatische Teil unzugänglich war.

Ein weiterer gewichtiger Beweis gegen die FINGERsche Theorie wurde von FRANKL-HOCHWART und O. ZUCKERKANDL dadurch erbracht, daß sie bei spinalen Erkrankungen, wo der Harndrang normal war, das Fehlen der Sensibilität der Schleimhaut des prostatischen Teiles der Harnröhre nachwiesen, und andererseits sahen sie Fälle, wo die Sensibilität im prostatischen Teile der Harnröhrenschleimhaut normal war und trotzdem Harndrang ausblieb.

ZEISSL nimmt daher mit GUYON an, daß der Harndrang durch die Dehnung der Blasenwand hervorgerufen wird und zum Bewußtsein kommt. Hierfür sprechen auch die Untersuchungen von FRANKL-HOCHWART und O. ZUCKERKANDL, durch welche nachgewiesen wurde, daß der Harndrang bei ein und demselben Individuum immer bei gleich hohem intravesikalen Druck auftritt. Dabei wird nach den Untersuchungen von REHFISCH und v. ZEISSL nicht etwa der Sphinkter durch den sich kontrahierenden Detrusor infolge des zunehmenden Druckes eröffnet, sondern bei Kontraktion des Detrusor erschlafft *reflektorisch* der Sphincter und allein infolge dieser reflektorischen Eröffnung des Sphincters geht die Harnentleerung vor sich. Durch Versuche mittels elektrischer Nervenreizung hat v. ZEISSL nachgewiesen, daß es der N. erigens ist, auf dessen Intention die Erschlaffung des Sphincters eintritt.

In den soeben besprochenen Punkten, Trichterbildung der Pars posterior und Auslösung des Harndranges von der Pars posterior aus, bedarf also die von

Finger vertretene Ansicht auf Grund der Untersuchungen von Jadassohn und Dreysel, O. Zuckerkandl und v. Frankl-Hochwart sowie von M. v. Zeissl selbst wohl sicher einer Korrektur. Besonders nach den Röntgenphotographien kann gar kein Zweifel herrschen, daß eine ausgesprochene Trichterbildung im allgemeinen nicht zustande kommt, und ein Zurückhalten des Urins allein durch den Compressor urethrae kann höchstens bei imperiösem Harndrang für kurze Zeit stattfinden. Wir kämen also zu dem Schluß, daß durch die Füllung der Blase und die damit verbundene Spannung der Detrusor zur Kontraktion angeregt wird und dabei gleichzeitig eine Entspannung des Sphincter internus erfolgt. Dieses Wechselspiel zwischen Detrusor und Sphincter bedingt wohl die ersten leichten Empfindungen von Harndrang, der uns normalerweise veranlaßt, den Harn zu entleeren. Geschieht dieses nicht, so dringt wahrscheinlich bei zunehmender Blasenfüllung der Urin in die Pars posterior, diese wird mehr oder weniger in die Blase einbezogen und der Urin nur noch durch starke reflektorische Kontraktionen des Sphincter externus zurückgehalten. In diesem Zustand besteht aber nicht mehr normaler Harndrang, sondern bereits starkes Harndrängen, und dieses wird offenbar durch die Füllung und Spannung der Pars posterior ausgelöst. Dementsprechend wird auch Harndrang, der durch Reizung der Pars posterior, z. B. bei Einspritzungen von Argentum nitricum-Lösung oder bei akuter gonorrhoischer Entzündung ausgelöst wird, in der Regel als krampfhaft drängend empfunden.

Die *Darstellung der Harnröhre und Blase im Röntgenbild* — wobei die Aufnahmen einmal während der Einspritzung von Kontrastflüssigkeit durch die Harnröhre in die leere und gefüllte Blase in Form einer Janetschen Spülung vorgenommen wurden und dann beim Ausurinieren der Kontrastflüssigkeit — haben jedenfalls folgendes einwandfrei ergeben: 1. Auch bei starker Füllung der Blase hängt diese als rundliches Gebilde an der Harnröhre, etwa wie der Apfel am Stiel. 2. Bei der Harnentleerung wird die Pars posterior etwas verkürzt und die Blase nimmt unten eine mehr ovale bis konische Form an. 3. Bei Injektion von Kontrastflüssigkeit durch die Harnröhre bis in die Blase füllt sich nur die Pars anterior ad maximum, während die *Pars posterior auch während des Einspritzens nur einen schmalen Spalt bildet* (Abb. 2). In der Ruhe (nach der Urinentleerung oder nach Einhalten der Einspritzung) schließt sich die Pars posterior sofort wieder *vollständig*, so daß kaum eine Spur des Kontrastmittels in der Pars posterior bleibt, und *keinerlei Schatten* mehr zu sehen ist.

Nach den äußerst sorgfältigen präparatorischen Untersuchungen von Heiss wird der Abschluß und Verschluß der Blase gegen die Harnröhre nicht nur durch den ringförmigen Sphincter internus (Sphincter trigonalis von Kalischer) gebildet, sondern ein aus der äußeren Blasenmuskulatur stammendes, die Harnröhre schleifenförmig umgreifendes Muskelbündel (*Sphincter vesicae internus* von Heiss) spielt dabei eine bedeutsame Rolle. *Der Verschlußapparat wird aber erst vervollständigt durch ein schwellkörperartiges Venenpolster, welches sich über die Harnröhrenmündung legt und sie auf diese Weise völlig abdichtet.* Ein einfacher ringförmiger Muskel wäre dazu nach Heiss kaum befähigt. Die Öffnung dieses Verschlußapparates kommt dann nach Heiss in der Weise zustande, daß die Harnröhrenmündung durch einen besonderen Muskelzug, der von Heiss als *Retractor uvulae* bezeichnet wird, aus der Umklammerung der Schleifenmuskulatur herausgezogen und das abdichtende Venenpolster fortgezogen wird, bzw. die Venen dabei entleert werden.

Die *Wandungen der Harnröhre* sind äußerst dehnbar und im Zustand der Ruhe werden sie durch den Druck des umgebenden elastischen und kavernösen Gewebes stark zusammengefaltet und legen sich dicht aneinander, so daß nur ein ganz enger schlitz- oder sternförmiger zentraler Spalt bestehen bleibt. In diesem Zustand besteht also kein eigentliches Lumen. Unter dem Kaliber der Harnröhre wird der Durchmesser des maximal erweiterten Lumens verstanden. Je nach der verschiedenen Dehnbarkeit und der verschiedenen

Weichheit und Zartheit der Harnröhrenwandung und des umgebenden Gewebes entstehen dabei in den einzelnen Harnröhrenabschnitten auf dem Querschnitt verschiedene Bilder, die wir dem Auge durch die endoskopische Untersuchung zugänglich machen können. Bei gesunder Harnröhre wird in der Gegend der Glans ein sagittaler Spalt, an der Übergangsstelle zur Pars cavernosa ein T-förmiger, in der Pars cavernosa ein sternförmiger und in der Pars membranacea und prostatica ein umgekehrt Y-förmiger, bogen- oder halbmondförmiger Spalt gebildet.

Unter pathologischen Verhältnissen, speziell bei chronischer, infiltrierender Entzündung, wodurch die Dehnbarkeit und weiche Beschaffenheit der Harnröhrenwandung herabgesetzt wird, ändert sich natürlich die Form des Spaltes und Zahl und Beschaffenheit der Falten, wodurch die Feststellung bestimmter entzündlicher Vorgänge bei der endoskopischen Untersuchung ermöglicht wird. Wir kommen hierauf bei der Besprechung der Urethroskopie noch zurück.

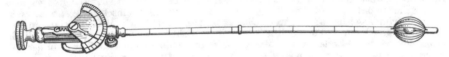

Abb. 6. Urethrometer. (Nach OTIS.)

Die Dehnbarkeit der Urethra wird mit dem Urethrometer nach OTIS (Abb. 6) gemessen und ergibt in den einzelnen Harnröhrenabschnitten folgende Maße: Am engsten ist das Orificium externum (8 mm oder 24 Charriere); die Fossa navicularis ist ampullenartig erweitert (30—35 Ch.), und hinter der Fossa ist nach KOLLMANN und OBERLÄNDER wieder eine enge Stelle, die oft noch enger ist als die des externen Orificiums. Die Pars cavernosa hat ungefähr die Weite von 30—35 Ch. und geht in den weitesten Abschnitt der Harnröhre, den

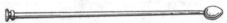

Abb. 7. Elastisches, geknöpftes Bougie. (Aus BUSCHKE-LANGER.)

Bulbus, über, an dem eine Dehnbarkeit von 40—50 Ch. besteht. An der Übergangsstelle des Bulbus in die Pars membranacea ist der enge Isthmus urethrae. Die Dehnbarkeit der Pars membranacea ist etwas umstritten, ZUCKERKANDL gibt sie mit 30, FINGER mit 26—27 Ch., KOLLMANN und OBERLÄNDER sogar mit 35—40 Ch. an. Die Pars prostatica kann bis auf 40—50 Ch. gedehnt werden. Auch das Orificium internum ist, wie CHRISTELLER und JACOBY im Lehrbuch von BUSCHKE-LANGER betonen, sehr dehnbar, nach ZUCKERKANDL bis auf 20 mm, und stellt nicht, wie OBERLÄNDER, KOLLMANN und ALBARRAN angeben, eine letzte Verengerung der Urethra dar.

Stärkere Verringerungen der Dehnbarkeit lassen sich gewöhnlich schon mit der Knopfsonde (Abb. 7) feststellen, und das Urethrometer wird dazu in der Praxis kaum gebraucht. Beim Einführen der Knopfsonde oder von Bougies wird eine stärkere Verengerung 1—1½ cm hinter dem Orificium urethrae häufig dadurch vorgetäuscht, daß sich hier an der oberen Wand eine schräg nach vorn gerichtete halbmondförmige Schleimhautfalte, die sog. GUÉRINsche Falte oder Valvula fossae urethralis findet, die bei stärkerer Entwicklung der Einführung der Sonde oft einen erheblichen Widerstand entgegensetzt. Die durch die GUÉRINsche Falte gebildete Tasche entspricht einer besonders stark entwickelten MORGAGNIschen Lacune (s. unten).

Die *Falten*, in die sich die Harnröhrenwand normalerweise legt, sind besonders durch v. LICHTENBERG eingehend untersucht worden. Neben Hauptfalten und Hauptrinnen, die parallel dem Verlauf der Urethra durch die ganze Pars cavernosa ziehen, beschreibt er verschieden stark ausgebildete, teils längs, teils schräg verlaufende Nebenfalten, die von den Hauptfalten ausgehen, und außerdem noch unregelmäßig angeordnete, leistenartige Bildungen an der Schleimhaut.

Das *Epithel der Harnröhre* ist nicht nur in den einzelnen Abschnitten verschieden, sondern es bestehen auch, wie besonders Ebner und Cederkreuz betont haben, nicht unerhebliche individuelle Unterschiede. Hierauf ist es wohl auch zurückzuführen, daß das Harnröhrenepithel von den einzelnen Autoren vielfach verschieden beschrieben wird. Die Art des Epithelbelages der Schleimhaut spielt aber für die Entwicklung und den Verlauf der gonorrhoischen Infektion eine erhebliche Rolle, so daß auf diese hier etwas näher eingegangen werden muß.

In der *Fossa navicularis* wird übereinstimmend mehrschichtiges Plattenepithel gefunden, während die *Pars cavernosa* zweifellos im wesentlichen Zylinderepithel trägt, die Dicke der Epithelschicht aber recht verschieden angegeben wird. Waldeyer gibt geschichtetes Zylinderepithel, v. Lichtenberg, ebenso wie Kaufmann, einschichtiges, aber mehrreihiges Zylinderepithel an, während Zuckerkandl ähnlich wie Herzog von ,,in zwei Schichten gereihtem Zylinderepithel" spricht. Nicht unwichtig für den Verlauf der Gonorrhöe ist die besonders von Cederkreuz festgestellte Tatsache, daß auch in der Pars cavernosa mehr oder weniger ausgedehnte Streifen- und flächenförmige Inseln von Plattenepithel (als Überbleibsel aus der Embryonalzeit) nicht selten vorkommen.

In der *Pars posterior* ändert sich dann wieder die Epithelbekleidung, indem hier allmählich das Zylinderepithel der Pars cavernosa aufhört und nach Waldeyer auf der oberen Wand einem Übergangsepithel, an der unteren Wand einem geschichteten Plattenepithel Platz macht. Letzteres setzt sich auch auf den Bulbus noch etwas fort.

Die *Tunica mucosa* selbst wird aus dichtem Bindegewebe mit reichlich eingelagerten elastischen Fasern gebildet, unter der die eigentliche Submucosa liegt.

Neben dem Epithelbelag sind auch die *drüsigen Anhangsgebilde* der Schleimhaut für den Verlauf der gonorrhoischen Erkrankung von großer Bedeutung, so daß auch diese hier kurz geschildert werden müssen.

Die Anhangsgebilde der vorderen Harnröhre lassen sich einteilen in:

1. Morgagnische *Lacunen oder Krypten*. Sie stellen schräg verlaufende, blindsackartige Einstülpungen der Schleimhaut von derselben Struktur wie diese dar. Sie sitzen hauptsächlich in der oberen Wand und sind mit ihrer Öffnung meist nach vorne gerichtet. Vielfach münden einige Littresche Schleimdrüsen in sie ein. Henle sah bis zu 20 solcher zu einer Tasche gehörende Drüsen.

2. *Glandulae urethrales*, Littresche *Drüsen*. Dieses sind kleine, acinöse, schleimabsondernde Drüsen mit Zylinderepithel. Sie sind mit Ausnahme der vorderen 2—3 cm in der ganzen Harnröhre zu finden. Ihre Mündungen sind im normalen Zustande besonders endoskopisch kaum zu sehen, treten aber bei Entzündung als rote Punkte oder mit Schleim oder Eiter gefüllte follikelartige Bildungen hervor.

Einzelne dieser Drüsen sind bisweilen stark entwickelt, reichen dann bis ins kavernöse Gewebe und liegen manchmal gangartig der Urethralwand an.

3. *Geschlossene Follikel*. Es sind das Blindsäcke, die als rudimentäre Littresche Drüsen aufgefaßt werden und im Endoskop als kleine punktförmige, leicht glasige Gebilde sichtbar sind. Auch sie können offenbar gonorrhoisch erkranken.

4. *Glandulae bulbo-urethrales*, Cowpersche *Drüsen*. Sie sind paarig angelegt und liegen im Triangulum urogenitale, in dem Musculus transversus perinei profundus und im Sphincter urethrae membranaceae eingebettet. Ihre Größe entspricht annähernd einer Erbse, ihre Form ist kugelig bis gelappt, ihr Drüsenaufbau ist tubuloalveolär (v. Lichtenberg). Die Acini gehen in Kanäle über, die zusammen einen Ausführungsgang bilden; diese Ausführungsgänge durchbrechen das Trigonum urogenitale, nähern sich dem Bulbus urethrae (Portio retrobulbaris), durchlaufen das kavernöse Gewebe des Bulbus (Portio spongiosa) und ziehen zum Schlusse dicht unter der Harnröhrenschleimhaut (Portio submucosa) zu ihrer Mündungsstelle, die sich an der unteren Wand des hinteren Drittels der Pars cavernosa urethrae befindet.

Auch in die Ausführungsgänge dieser Drüse und in das Drüsengewebe selbst können die Gonokokken eindringen und dadurch schwer zugängliche Komplikationen schaffen.

Als Anhangsgebilde der *hinteren* Harnröhrenwand kommen folgende in Betracht:

Die in der vorderen Harnröhre zahlreichen Schleimdrüsen werden in der Pars posterior urethrae viel spärlicher, dagegen münden hier einige größere Drüsen.

An der hinteren Wand der Pars prostatica wölbt sich eine längliche, 3 mm hohe Erhebung, der *Colliculus seminalis* (Caput gallinaginis, Schnepfenkopf) vor. Histologisch besteht der Colliculus aus elastischem Gewebe, glatten Muskelfasern und zum Teil auch aus Gewebe von kavernösem Charakter. Der Samenhügel wird von einer Schleimhaut überzogen, die Buchten und Grübchen aufweist. Der Colliculus enthält außerdem noch den Sinus prostaticus (Rest der Müllerschen Gänge). Zu beiden Seiten des Colliculus sind Vertiefungen. In diese münden die Ductus prostatici, die aus den Seitenlappen der Prostata kommen. Die Prostata selbst und die Samenblasen werden später in dem Kapitel „Komplikationen der Gonorrhöe" beschrieben werden.

Die Ductus ejaculatorii entstehen an beiden Seiten an der Basis der Prostata aus der Vereinigung des unteren Endes der Ampulle des Ductus deferens mit dem Ductus excretorius des Samenbläschens. Sie verlaufen als enge Kanäle nach unten und vorn und münden auf der Höhe des Colliculus seminalis mit je einer schlitzförmigen Öffnung in der Urethra.

2. Klinik der Gonorrhoea acuta anterior.

a) Infektion und Inkubation.

Wie bereits bei der Besprechung der Ätiologie dargelegt wurde, ist die Gonorrhöe eine Infektionskrankheit und ihr Erreger der von Neisser im Jahre 1879 entdeckte Gonococcus. Die Übertragung kommt also ausschließlich durch die Übertragung von Gonokokken zustande und Urethralgonorrhöen aus anderen Ursachen, wie sie von Laien mit Vorliebe angenommen werden, gibt es nicht.

Wohl kommen zuweilen Eiterausflüsse aus der Harnröhre vor, welche nicht durch Gonokokken, sondern durch andere Ursachen hervorgerufen werden. Aber das sind eben keine Gonorrhöen, sondern Urethritiden anderer Art. Wir kommen auf diese bei Besprechung der Diagnose noch zurück.

Beim Mann kommt die gonorrhoische Infektion so gut wie ausschließlich durch den geschlechtlichen Verkehr mit einem gonorrhöekranken Weibe zustande, indem in das bei der Erektion leicht klaffende Orificium etwas gonorrhoisches Sekret gelangt. Wenn man bei Konfrontationen bisweilen bei der infizierenden Frau keine sicheren klinischen Symptome von Gonorrhöe und auch keine Gonokokken nachweisen kann, so liegt dies bekanntlich daran, daß bei der Frau die Gonorrhöe nicht selten äußerst chronisch, ja fast latent verläuft, die klinischen Symptome in solchen Fällen nahezu fehlen, und Gonokokken ebenfalls nur sehr schwer zu finden sind. Auch kommt es bisweilen vor, daß mehrere Männer kurz hintereinander mit einem gonorrhoisch erkrankten Weibe verkehren und dabei vielleicht nur einer infiziert wird, denn die Gonokokken müssen bei spärlichem Vorhandensein natürlich nicht jedesmal notwendigerweise übertragen werden.

Auch gibt es mancherlei Umstände, welche die *Infektion begünstigen* bzw. erschweren können. So ist natürlich bei protrahiertem Coitus, z. B. im angetrunkenen Zustande, die Möglichkeit, daß gonorrhoisches Sekret übertragen wird, größer als bei kurz dauernder Kohabitation. Ebenso begünstigt ein weites, leicht klaffendes Orificium die Infektion, ein enges erschwert sie.

Ferner können durch Urinieren kurz nach dem Coitus sowie durch Waschen des Gliedes schon übertragene Gonokokken wieder beseitigt und die Infektion verhindert werden. Sicherlich schwankt auch die *Empfänglichkeit* der Urethralschleimhaut individuell und zeitlich in gewissen Grenzen, so daß bei Übertragung nur weniger Gonokokken diese unter Umständen zugrunde gehen, und daher keine Infektion zustande kommt. Auch in dieser Hinsicht mögen lang dauernde Erektionen und protrahierter Coitus die Infektion vielleicht begünstigen, indem durch die lang dauernde Hyperämie und die sog. Urorrhoea ex libidine die Empfänglichkeit der Schleimhaut gesteigert wird. Auf alle diese Verhältnisse ist es zurückzuführen, daß, wie erwähnt, bisweilen ein Mann von einer Frau infiziert wird, während ein anderer, welcher bald darauf mit demselben Weibe geschlechtlich verkehrt, verschont bleibt.

Die Tatsache, daß nicht selten ein Mann längere Zeit straflos mit einem Mädchen verkehren kann und dann plötzlich von dieser eine Gonorrhöe akquiriert, ohne daß jene in der Zwischenzeit gonorrhoisch infiziert worden wäre, ist dagegen im allgemeinen so zu erklären, daß das betreffende Weib zwar gonorrhoisch infiziert ist, die Erkrankung sich aber in einem chronischen Zustande befindet, die Gonokokken in den Sekreten außerordentlich spärlich sind und daher nur gelegentlich übertragen werden. Ein Mann kann mit einem solchen Mädchen daher oft lange verkehren, ohne sich gonorrhoisch zu infizieren, bis einmal entweder zufällig doch einige der vorhandenen Gonokokken auf die Urethra des Mannes gelangen, oder die Gonorrhöe der Frau aus irgendeinem Grunde (z. B. bei der Periode) exacerbiert, die Gonokokken wieder üppiger wuchern und nun natürlich auch auf den Mann beim Coitus übertragen werden.

Wir nehmen also nach den klinischen Beobachtungen an, daß die Empfänglichkeit der Harnröhrenschleimhaut gegenüber den Gonokokken beim Menschen eine fast allgemeine und auch bei dem einzelnen Menschen keinen *erheblichen* zeitlichen Schwankungen unterworfen ist; die allerdings wenig zahlreichen Ergebnisse künstlicher Übertragungen von gonorrhoischem Eiter oder Gonokokkenkulturen stehen hiermit durchaus im Einklang.

Gonorrhoische Infektionen auf anderen Wegen als durch den geschlechtlichen Verkehr sind beim Manne, wie schon erwähnt, außerordentlich selten und stellen geradezu Kuriosa dar. So hat ein Arzt unter dem Pseudonym Aquila über eine gonorrhoische Infektion von sich selbst berichtet, welche offenbar in der Weise zustande gekommen war, daß von einem gonorrhoischen Patienten, der kurz vorher von dem betreffenden Arzt untersucht wurde, Gonokokken durch die Hände auf die eigene Harnröhre übertragen wurden. Auch Infektionen durch Kleidungsstücke, welche mit gonorrhoischem Eiter beschmutzt sind, dürften nur ausnahmsweise vorkommen. Daß derartige Übertragungen tatsächlich außerordentlich selten sind, ist wesentlich darauf zurückzuführen, daß die Gonokokken, wie z. B. schon Schäffer nachgewiesen hat, beim Eintrocknen von gonorrhoischem Eiter auf Wäsche außerordentlich schnell zugrunde gehen.

Infektionen durch sonstige Gebrauchsgegenstände, Klosetts, Bäder u. dgl. sind bei Erwachsenen in zuverlässiger Weise überhaupt kaum beobachtet worden, während bei Kindern, besonders kleinen Mädchen, Übertragungen durch Benutzung des gleichen Bades oder Badeschwamms gar nicht so selten vorkommen und auf diesem Wege oft genug förmliche Hausendemien zustande gekommen sind.

Nach neueren Untersuchungen, besonders von Ibsen, Engerling, wie Kadisch und Ruan, ist die Lebensdauer von Gonokokken besonders auf feuchten Gegenständen allerdings erheblich länger. Engerling fand, daß die Lebensdauer der Gonokokken im Wasser bei 22° bis zu 14 Stunden vorhielt, bei infizierten Schwämmen sogar 17—19 Stunden, an feuchte Seifenläppchen dagegen nur 3—4 Stunden. Kadisch und Ruan fanden in Schwammstückchen und auf feuchten Leinenläppchen bei Zimmertemperatur noch nach 24 Stunden, bei Bruttemperatur noch nach 48 Stunden lebende Gonokokken und Ibsen im Badeschwamm sogar noch nach 62 Stunden.

Interessant ist auch die Mitteilung von Lawrynowicz, daß er Gonokokken aus Eiter bereits nach $^3/_4$ Stunden nicht mehr züchten konnte, während die Kulturen aus mit Eiter beschmutzten Badeschwämmen noch nach 24 Stunden angingen.

Bei Infektion von *Knaben* scheint Päderastie und gegenseitige Masturbation eine Rolle zu spielen (Olders, Sharb u. a.); oft läßt sich der Infektionsmodus aber nicht feststellen. Infektionen, die von scheinbar gesunden Personen ausgehen, sind möglicherweise bisweilen auch damit zu erklären, daß es wirklich echte *Gonokokkenträger* gibt, d. h. Menschen, welche infolge allgemeiner oder lokaler Immunität [z. B. DAVID, FRANCK, PETEN und SCHMITZ, SILBERSTEIN, CORNAZ, WIRZ, NALDERDE und SHEARMANN, auch WERNER (1926), BÖCKEL (1927), COHN (1926)] Gonokokken auf den Genitalschleimhäuten beherbergen oder nach erfolgter Heilung noch beherbergen, ohne selbst irgendwelche Krankheitserscheinungen zu zeigen [z. B. BUSCHKE-LEVINTHAL (1926), BALOG (1933)].

In den letzten Jahren ist vielfach auch wieder eine *Virulenzabschwächung* der Gonokokken, besonders in chronischen Tripperfällen behauptet worden, wie das schon früher von vielen Gynäkologen angenommen wurde. Derart schwach virulente Gonokokken werden natürlich bei Übertragung weniger leicht haften, sondern leicht zugrunde gehen, ohne zur Infektion zu führen (z. B. ARNSTAM 1922, WILLIAMSON 1923, BENTZEN, BAY-SCHMIDT 1924, BERLOTTI, CEDERKREUTZ 1928, SPITZER 1930). Wir kommen bei der Besprechung des gesamten Verlaufs der Erkrankung und im Kapitel chronische Gonorrhöe hierauf noch zurück.

In der Fossa navicularis bleiben die übertragenen Gonokokken offenbar zunächst ganz oberflächlich liegen, so daß sie noch mehrere Stunden nach der Infektion antiseptischen Mitteln leicht zugänglich sind. Wir betonen dies besonders deswegen, weil es für gewisse prophylaktische Schutzmaßregeln von Bedeutung ist. In den nächsten Tagen breitet sich dann die Gonokokkenwucherung von der Fossa navicularis langsam auf der Urethralschleimhaut aus, die Gonokokken dringen ziemlich schnell zwischen die Schichten des Zylinderepithels ein, und die Schleimhaut antwortet bald mit entzündlichen Reaktionserscheinungen.

Zwischen der Infektion und dem Auftreten der ersten klinischen Symptome liegt dabei, wie bei anderen Infektionskrankheiten, ein *Inkubationsstadium*, welches gewöhnlich zwischen 2—8 Tagen schwankt. Nach einer Aufstellung von FINGER über 479 Fälle nach den Statistiken von EISEMANN (1830), HACKER (1850), HÖLDER (1851) ergibt sich als Dauer der Inkubation:

Tage	Fälle	Tage	Fälle	Tage	Fälle
1	11	8	12	19	2
2	59	9	12	20	1
3	126	10	23	30	1
4	62	11	6	unbestimmt	9
5	49	12	8		479
6	10	13	6		
7	63	14	19		

BOWISOVSKIJ (1930) fand unter 103 Fällen einmal eine Inkubationszeit von 2 Wochen, einmal von 27 und einmal von 30 Tagen und meint, daß die Inkubationsdauer wesentlich vom Zustand der Schleimhaut abhängt.

Eine größere Zusammenstellung, bei der auch die Konstitution der Kranken berücksichtigt wurde, ergab prozentual folgende Inkubationszeiten:

	FINGER (200 Fälle)	LANZ (200 Fälle)	SAIGRAJEFF und LINDE (230 Fälle)
1. Tag	2,3	1,8	1,4
2. ,,	12,3	7	15,5
3. ,,	26,3	28	44
4. ,,	12,9	28	13,3
5. ,,	10,2	8,7	9,5
6. ,,	2,0	2,5	2,0
7. ,,	13,1	1,8	8,5
8—13. Tag	13	12	2,3
14—21. ,,	5	3,5	3,3
3—4 Wochen	—	1,8	—
über 4 ,,	—	5,3	—

Nach *Konstitution* (Kretschmer) fand Saigrajeff folgende Inkubationszeiten:

	Astheniker	Athletiker	Pykniker
1. Tag	2,7	4	—
2. ,,	2,7	12	7,8
3. ,,	39	24	27
4. ,,	28	24	20
5. ,,	10,8	12	15,8
6. ,,	4,5	6	7,8
7. ,,	7,2	12	10,4
8—13. ,,	4,5	6	4,6
14. ,,			3,9

Schischow (1927) fand den günstigsten Verlauf beim muskulären Typ
Sigauds, einen weniger günstigen beim cerebralen und den schlechtesten besonders bei Komplikationen bei den Digestiven.

Bei künstlichen Impfungen, wie sie von Warlomont, Vetsch, Pauli, Welander, Bumm, Anfuso, Wertheim, Finger, Ghon und Schlangenhaufer vorgenommen worden sind, betrug die Inkubationsdauer 2—3 Tage; auch klinisch
erscheinen die ersten Symptome (leichter, schleimiger Ausfluß) meist zu
dieser Zeit.

Da bei der Infektion gelegentlich des geschlechtlichen Verkehrs natürlich nur
Spuren gonorrhoischen Eiters und mithin nur wenig Gonokokken übertragen
werden, die Giftstoffe der Gonokokken aber erst in größerer Menge auf die
Schleimhaut entzündungserregend wirken, wie wir aus den Versuchen von
Kraus und Gross, Schäffer, Scholtz und Christmas wissen, so müssen sich
übertragene Gonokokken natürlich erst stärker vermehren, ehe die ersten
Entzündungserscheinungen auftreten. Auch müssen die Gonokokken wohl
erst über die Fossa navicularis hinausgewuchert und in das Zylinderepithel der
Schleimhaut eingedrungen sein, ehe nennenswerter Ausfluß auftritt. So erklärt
sich das Inkubationsstadium ohne weiteres.

Wie aus obiger Statistik ersichtlich ist, beträgt das Inkubationsstadium,
d. h. die Zeit von der Infektion bis zu dem Zeitpunkt, an welchem der Patient
die ersten objektiven Krankheitserscheinungen (beginnenden Ausfluß) an sich
bemerkt, meist 2—3—5 Tage. Selten ist die Inkubation kürzer als 2 oder länger
als 8 Tage, und eine derartig ungewöhnlich kurze oder lange Inkubationsdauer
wird noch dazu häufig nur vorgetäuscht.

Bei abnorm kurzer Inkubation ist die Sachlage oft folgende: Der Kranke
hatte sich bereits einige oder mehrere Tage früher infiziert, aber infolge milden
Verlaufs hatte er die ersten Krankheitserscheinungen nicht beachtet. Bei einem
folgenden Coitus flammt dann die Entzündung rasch auf und gleich am folgenden Tage bemerkt der Patient die Krankheitserscheinungen. Recht kurze
Inkubationsdauer scheint auch dann nicht selten vorzuliegen, wenn es sich
nur um eine Exacerbation einer chronischen Gonorrhöe handelt. Derartige
Exacerbationen stellen sich recht häufig, bereits 1—2 Tage nach dem veran-
lassenden Moment, ein. Der Grund hierfür liegt wahrscheinlich darin, daß bei
solchen chronischen Gonorrhöen die Gonokokken in den tieferen Teilen und an
verschiedenen Stellen der Pars pendula sitzen, ihre Vermehrung daher rascher
erfolgt, und die entzündliche Reaktion der Schleimhaut schneller zustande
kommt.

Weiter hat Arnshaus schon 1922 darauf hingewiesen, daß die Inkubationsdauer nicht nur von der Virulenz der übertragenen Gonokokken, sondern auch

von dem Zustand bzw. der Zugänglichkeit der Schleimhaut abhängig ist, und die Inkubation bei wiederholter Infektion kürzer zu sein pflegt. Hogar (1923) hat wiederum gefunden, daß die Inkubation bei schon bestehender unspezifischer Urethritis oft besonders lang ist. Schließlich glaubt Saigrajeff (1928), daß die Inkubation bei schwächlichen Personen und bei Menschen über 25 Jahren sowie Geistesarbeitern meist länger als üblich ist.

Eine ungewöhnlich *lange* Inkubationsdauer wird bisweilen auch dadurch vorgetäuscht, daß der Patient die zunächst nur geringen Entzündungserscheinungen nicht beachtet, nach einem Exzeß in Baccho oder einer starken körperlichen Anstrengung die Entzündungserscheinungen aber plötzlich zunehmen und nun erst vom Patienten bemerkt werden. Ausnahmsweise kann es auch vorkommen, daß zunächst ein kleiner paraurethraler Gang allein gonorrhoisch infiziert wird, und die Harnröhre anfänglich verschont bleibt. Die Infektion des paraurethralen Ganges wird vom Patienten zunächst nicht beachtet, und erst wenn später auch die Harnröhre erkrankt, wird die Ansteckung von dem Kranken wahrgenommen. Jadassohn, Fabry, Horvath, Reichmann sowie Chamberlain und Mühlpfordt, Feleki, Lanz, Linger, Bandler, Pezzoli, Chasin, Becker, Földes, Balog, Venturi Dobinski, Voss und Bruhns u. a. haben gonorrhoische Infektion eines neben dem Orificium urethrae gelegenen Ganges ohne gleichzeitige Infektion der Harnröhre beobachtet.

Gonorrhöen mit abnorm langer Inkubationsdauer sind in den letzten Jahren speziell von Dreyer und Joseph (15 Tage), Nothafft (12 und 19 Tage), Schourp (14 Tage), Solger (29 Tage) und schließlich von Kahan (62 Tage) mitgeteilt worden. Auch Dreyer und Joseph sowie Oelze erklären dabei die lange Inkubationsdauer in ähnlicher Weise, wie wir das oben getan haben.

b) Gesamtverlauf und Faktoren, die ihn beeinflussen. Ausbreitung des infektiösen Prozesses in der Harnröhre.

Im großen und ganzen verläuft die Gonorrhöe bei den verschiedenen Menschen, ja selbst bei den verschiedenen Altersklassen, ziemlich gleichmäßig. Die Schwere der Erkrankung hängt wesentlich davon ab, in welcher Weise und mit welcher Schnelligkeit sich der infektiöse Prozeß auf der Harnröhre ausbreitet und von dort auf die benachbarten Organe übergreift. In der Regel bleibt der Gonococcus auch reiner Schleimhautparasit. Ein Eindringen in die Lymph- und Blutgefäße ist selten, oder derartig eingedrungene Gonokokken gehen, gewöhnlich wenigstens, rasch zugrunde, so daß Metastasen bekanntlich nur etwa in 2% der Fälle auftreten. Er erscheint uns sehr unwahrscheinlich, daß die Befunde von Fedosewicz (1932), der bei Komplikationen in etwa der Hälfte der Fälle und selbst bei reiner Gonorrhoea anterior in etwa $^1/_4$ der Fälle Gonokokken kulturell im Blute nachgewiesen haben will, zutreffen.

Immerhin spricht manches dafür, daß der Gesamtverlauf der Erkrankung und speziell der Verlauf während des akuten Stadiums auch von der Virulenz der Gonokokken und von dem Zustand des Organismus im ganzen und der Urethralschleimhaut im besonderen in gewissem Grade abhängt.

Auf *Virulenzschwankungen* wurde bereits bei der Besprechung der Infektion und Inkubation hingewiesen. Stümpke und ebenso Heiner (1930) glauben in den letzten Jahren eine Zunahme der Virulenz der Gonokokken, jedenfalls eine Zunahme der Komplikationen, insbesondere der periurethralen Infiltrate beobachtet zu haben, und Felke ist wie Stümpke der Ansicht, daß es gewebsaffine Gonokokkenstämme gibt, mithin auch die Infektionsquelle von Bedeutung ist.

Auch auf Grund kultureller und biologischer Besonderheiten glauben ja manche Autoren, verschiedene Gonokokkenstämme unterscheiden zu können und zu müssen. Besonders Jötten (1921) hat hierfür sehr überzeugende Untersuchungen beigebracht, und auch in den folgenden Jahren sind besonders auf Grund der Komplementbindungsreaktion vielfach verschiedene Gonokokkenstämme unterschieden worden. Hier sind zu nennen Tulloch, Rubinstein (3 Gonokokkengruppen), Miravent (4 Stämme) und Frank, der — ähnlich wie Cederkreuz und Schanz — sogar meint, daß sich der Gonococcus so verändern könne, daß er dann nur noch unspezifische Urethritiden bedinge. Andererseits sollen nach Frank und ebenso nach Koga auch andere Kokken als charakteristische Gonokokken echten Tripper hervorrufen können. Dagegen konnte Segawa (1932) durch biologische Untersuchungen keine sicheren Varianten von Gonokokken nachweisen.

Bei diesen biologischen Mutationen sollen die Gonokokken auch ihr tinktorielles Verhalten ändern. Näheres ist darüber im allgemeinen Teil nachzulesen. Wir selbst kommen hierauf bei Besprechung der chronischen Gonorrhöe noch zurück.

Andere Autoren, insbesondere Le Fur (1925), Wenger (1928), J. Mayr (1929), Meirowski (1930), Purcell, Pugh haben die Bedeutung der *Abwehrkräfte des Organismus* betont und bei Sinken des Körpergewichtes (J. Mayr) oder Organminderwertigkeit (Schischow 1927, Merschcerski 1927, Saigra-jeff 1928) einen schweren Verlauf der Gonorrhöe beobachtet. Ferner haben Purcell, Pugh, Sternberg (1928) und Beutel (1928) auch auf den Zustand der Schleimhaut als bedeutungsvollen Faktor für den Verlauf der Erkrankung hingewiesen. Hierher gehört auch die Ansicht von Sainz de Aja, der den leichteren Verlauf der Gonorrhöe bei Knaben (Geft und Krom 1927) mit dem noch fehlenden aktiven Sexualleben zu erklären versucht.

Auch das sei schon hier erwähnt, daß manche biologische Reaktionen einen gewissen prognostischen Wert zu haben scheinen. So sind bei ungenügender Antikörperbildung (Dörffel 1933) und ebenso bei fehlender Senkungsgeschwindigkeit der Erythrocyten (Kiene 1931, Fohwinkel 1928) Rezidive und chronischer Verlauf verhältnismäßig häufig, während stärkere Rechtsverschiebung des Blutbildes prognostisch günstig (Balbi 1926), reichliches Auftreten großer Lymphocyten (Matzdorf 1927) prognostisch ungünstig sein soll.

Daß der Verlauf auch bei *enger Harnröhrenmündung* und ebenso bei Hypospadie ungünstig zu sein pflegt (häufige Komplikationen und Chronischwerden), wurde bereits oben betont. Seck und Semenjako haben kürzlich wieder darauf hingewiesen.

Im übrigen pflegt der Verlauf besonders im Höhestadium ziemlich gleichmäßig zu sein und Abweichungen kommen hauptsächlich in der Richtung vor, daß sich die Dauer des Höhestadiums nicht wie gewöhnlich auf etwa drei Wochen beschränkt, sondern sich über mehr Wochen ausdehnt. In solchen Fällen pflegt die in der Norm langsam zunehmende Besserung durch Verschlechterungen mit erneuter Zunahme der Eiterung und der entzündlichen Erscheinungen unterbrochen zu werden. Ein derartiges Aufflammen der Entzündung kommt besonders im Anschluß an Exzesse aller Art, nach Pollutionen sowie nach körperlichen Anstrengungen, besonders Reiten, Radfahren u. dgl. vor.

Ein protrahierter Verlauf wird relativ häufig auch bei dekrepiden, skrophulösen Individuen sowie bei anämischen und kachektischen oder durch Krankheit geschwächten Personen beobachtet, und ebenso wirken Erkrankungen des Magen-Darmkanals ungünstig auf den Ablauf der Gonorrhöe ein.

Andererseits tritt unter gewissen Verhältnissen, besonders bei fieberhaften Erkrankungen, bisweilen ein auffallender Rückgang der Eiterung und der Gonokokkenwucherung ein.

Wir sehen in solchen Fällen den Ausfluß oft völlig verschwinden, und in dem spärlichen Sekret, welches sich durch Ausdrücken der Harnröhre oder durch Eingehen mit der Platinöse aus derselben gewinnen läßt, lassen sich Gonokokken nur mühsam oder garnicht mehr nachweisen.

Manchmal geht eine solche Besserung in vollständige Heilung der Krankheit über, meist ist dieses aber nicht der Fall, sondern nach Rückgang des Fiebers tritt wieder Ausfluß mit reichlichen Gonokokken auf.

So berichtete HYMANSON über einen 18jährigen Patienten mit Gonorrhöe, bei welchem der Ausfluß mit dem Auftreten einer Pneumonie verschwand, um am 11. Tage, als die Pneumonie in Lösung übergegangen war, wieder aufzutreten. Ebenso hat GOLDBERG eine chronisch-gonorrhoische Cystitis bei einem 23jährigen Manne beobachtet, welche während einer Influenza wirklich heilte. Ähnliche Beobachtungen hat QUINCKE mitgeteilt. ABUTKOW sah in 4 Fällen im Anschluß an hohe Temperatursteigerungen den gonorrhoischen Ausfluß sistieren. Allerdings war bei den Kranken von ABUTKOW das Fieber offenbar durch die Gonorrhöe selbst bedingt, und solche Fälle sind möglicherweise anders zu erklären wie die zuerst erwähnten. Tatsächlich ist es ja gar nichts Ungewöhnliches, daß mit dem Auftreten gonorrhoischer Komplikationen (Arthritis, Endokarditis, Epididymitis und auch Prostatitis parenchymatosa) der Ausfluß aufhörte, um bei deren beginnender Heilung wieder zu erscheinen. Besonders häufig wird dies allerdings bei Komplikationen beobachtet, welche mit hohem Fieber einhergehen, aber auch bei nahezu fieberlosen Epididymitiden ist diese Erscheinung nicht selten.

Verschwindet der Ausfluß unter nichtgonorrhoischen fieberhaften Erkrankungen, so ist die Erklärung hierfür in erster Linie in den hohen Temperaturen zu suchen, die für die Weiterentwicklung der Gonokokken ungünstig sind. Bekanntlich gedeiht der Gonococcus in den Kulturen bereits bei einer Temperatur von 38,5⁰ nicht mehr, und durch Temperaturen von 40⁰ wird er ziemlich rasch abgetötet.

Auf Grund dieser Beobachtung hat man auch den Versuch gemacht, den Tripper durch künstliche Erhöhung der Körpertemperatur mittels heißer Vollbäder abortiv zu heilen (WEISS, SCHOLTZ), und in den letzten Jahren ist man ja sogar dazu übergegangen, die Gonorrhöe nicht nur durch Injektion fiebererregender Mittel (Milch, Arthigon und besonders Pyrifer), sondern auch durch Malariainfektion zu behandeln. Wir kommen hierauf bei der Besprechung der Therapie noch zurück.

Sistiert der Ausfluß bei Auftreten fieberhafter *gonorrhoischer* Komplikationen, so ist natürlich auch hier die hohe Temperatur als ursächlicher Faktor in erster Linie zu berücksichtigen. So konnte SCHOLTZ schon 1899 bei einem Patienten mit subcutanen gonorrhoischen Abscessen beobachten, wie bald nach dem Fieberanstieg sowohl in der Urethra wie in den Hautabscessen die Gonokokkenwucherung nachließ.

Zweifellos ist aber das Fieber allein nicht der einzige Grund für den Rückgang des Ausflusses beim Auftreten gonorrhoischer Komplikationen, da sich diese Erscheinung, wie schon erwähnt, bisweilen auch beim Auftreten fieberloser Epididymitiden einstellt.

Dieser Ansicht ist auch CASPER, welcher ebenfalls bei Epididymitis mit Fieber den Ausfluß bisweilen unverändert bestehen bleiben, bei fieberloser Epididymitis dagegen manchmal verschwinden sah. Am nächstliegenden ist die Annahme, daß in solchen Fällen durch erhöhte Resorption von Gonokokkengiften vorübergehend eine stärkere Bildung bactericider Gegengifte angeregt wird, wodurch eine Wucherung der Gonokokken unmöglich wird. Daß bei der Entwicklung von Gonokokken in abgeschlossenen Höhlen, wie bei der gonorrhoischen Arthritis und Epididymitis, natürlich weit mehr Giftstoffe als aus der Harnröhre resorbiert werden, ist ja selbstverständlich.

Durch Auswertung des Serums mittels des Komplementbindungsverfahrens konnten wir uns in den letzten Jahren selbst davon überzeugen, daß der Gehalt des Serums an Antikörpern gerade beim Vorliegen von Komplikationen (Epididymitiden) meist sehr hoch ist.

Schon ehe sich deutlicher Ausfluß zeigt, pflegen sich die *ersten klinischen Erscheinungen* der Infektion durch ein leichtes Prickeln und Brennen, besonders beim Urinieren, in der Urethra bemerkbar zu machen. Bald darauf beginnt sich auch das Orificium leicht zu röten, und durch Druck läßt sich etwas schleimigeitriges Sekret exprimieren. Dieses Stadium wird gewöhnlich als das muköse beschrieben. Finger nennt es das Stadium prodromorum. Nun steigern sich die entzündlichen Erscheinungen sehr rasch, und die schleimige Sekretion geht meist schon in 1—2 Tagen in profuse Eiterung über. Der Eiter quillt dann bei Tag und Nacht in Form von dicken, gelben oder gelbgrünlichen Tropfen hervor, und auch nach dem Urinieren pflegt sich schon innerhalb von $1/_4$ bis $1/_2$ Stunde wieder etwas Eiter angesammelt zu haben (Stadium floritionis).

Mikroskopisch ergibt sich, daß der Eiter jetzt fast nur aus polymorphkernigen Leukocyten besteht, und die Gonokokken größtenteils intracellulär gelagert sind. Doch wird hierauf erst in einem besonderen Abschnitt „Mikroskopischer Befund des Harnröhrensekretes" näher eingegangen werden.

Auch die sichtbaren entzündlichen Erscheinungen am Penis, speziell am Orificium urethrae, nehmen gewöhnlich in gleicher Weise zu. Die Harnröhrenmündung erscheint gerötet und die hyperämische geschwollene Schleimhaut drängt sich nicht selten aus dem Orificium hervor — sie ist ektropioniert. Auch die Harnröhre in toto erscheint bei der Palpation bisweilen deutlich geschwollen und ist druckempfindlich. Bei dem Urinieren empfindet der Patient infolge des Hindurchfließens des Urins durch die geschwellte entzündete Harnröhre fast stets mehr oder weniger intensives Brennen.

Bisweilen besteht auch dauernd ein unangenehmes Brennen und Stechen; vor allen Dingen treten aber fast stets bei Erektionen infolge der Dehnung der geschwollenen Schleimhaut heftige Schmerzen auf.

All diese Erscheinungen steigern sich gewöhnlich noch bis in die zweite Woche hin, um im Laufe der dritten Woche dann langsam nachzulassen. Auch die eitrige Sekretion pflegt im Laufe der dritten Woche geringer zu werden und im Laufe der 4. bis 6. Woche allmählich einem mehr dünnflüssigen, später mehr schleimigen Ausfluß Platz zu machen. Meist läßt sich von der 6. bis 7. Woche ab nur noch morgens etwas schleimig-eitriges Sekret auspressen, oder dieses erscheint im Urin in Form von Fäden und Flocken — sog. Tripperfäden.

Nicht selten bleibt aber der Ausfluß viele Wochen lang recht intensiv, und das eben geschilderte *Terminalstadium* tritt erst nach Monaten ein.

Gewöhnlich ist freilich der Verlauf bei spontan verlaufenden Gonorrhöen nicht so regelmäßig, und die entzündlichen Erscheinungen klingen nicht so gleichmäßig ab wie eben beschrieben, sondern die eintretende Besserung wird durch Verschlechterungen mit stärkerem Ausfluß — Exacerbationen — unterbrochen. Dadurch kann sich der Prozeß oft viele Monate hinziehen.

Abweichungen von dem eben kurz geschilderten Verlauf kommen einmal in der Weise vor, daß alle Erscheinungen von vornherein sehr milde auftreten und sich dauernd in mäßigen Grenzen halten. In solchen Fällen kann die ganze Krankheit unter günstigen hygienisch-diätetischen Verhältnissen — Hospitalaufenthalt und Bettruhe — nach Finger in 2—3 Wochen spontan völlig ausheilen. Manche Autoren (z. B. Merschcersky 1927) haben allerdings bei schleichendem Beginn gerade einen sehr protrahierten Verlauf festgestellt.

Dem stehen dann Fälle mit außerordentlich hochgradigen Entzündungserscheinungen — sog. perakute Gonorrhöen — gegenüber.

Alles in allem sind die entzündlichen Erscheinungen und die subjektiven Beschwerden der Kranken in den einzelnen Fällen ganz außerordentlich verschieden.

Eine erhebliche Veränderung erfährt das ganze Krankheitsbild oft beim Übergang des Prozesses von der Pars anterior auf die Pars posterior; hierauf wird aber erst bei der Besprechung der Gonorrhoea posterior einzugehen sein.

Ehe wir nun auf die Symptomatologie im einzelnen näher eingehen, ist es erforderlich, zunächst die **Ausbreitung des gonorrhoischen Prozesses in der Urethra** näher zu besprechen.

Wie schon oben erwähnt, bleiben die in die Fossa navicularis übertragenen Gonokokken hier zunächst relativ oberflächlich liegen und breiten sich auf dem Plattenepithel hauptsächlich oberflächlich aus, während sie in das Epithellager selbst nur schwer einzudringen vermögen. Das festgefügte Plattenepithel setzt der Invasion von Gonokokken offenbar einen recht erheblichen Widerstand entgegen; diese vermögen aber immerhin entgegen der früheren Ansicht von BUMM auch in Plattenepithel einzudringen, wie besonders die Untersuchungen von TOUTON, JADASSOHN, DINKLER u. a. an paraurethralen Gängen und am Auge ergeben haben.

Sobald die Gonokokkenwucherung jedoch das geschichtete Zylinderepithel der Pars pendula erreicht, ändern sich die pathologischen Verhältnisse erheblich. Die Gonokokken dringen schnell überall zwischen die Zellen des Zylinderepithels ein, umspinnen diese gewissermaßen und gelangen sicherlich schon innerhalb von 3—4 Tagen bis in die unterste Zellage, ja bis ins subepitheliale Bindegewebe, wie besonders FINGER, GHON und SCHLANGENHAUFER sowie JACOBY nachgewiesen haben. Die Schleimhaut antwortet mit entzündlichen Reizerscheinungen, und durch einen lebhaften Exsudationsstrom und reichliche Auswanderung weißer Blutkörperchen werden die Epithelien gelockert, auseinandergeworfen und zum Teil abgestoßen (Abb. 9). All diese pathologischen Vorgänge haben ihre eingehende Würdigung bereits in dem Abschnitt über die pathologische Anatomie der Gonorrhöe gefunden, und es soll hier nur auf die Art der Ausbreitung des gonorrhoischen Prozesses hingewiesen werden.

Diese erfolgt einmal in der Weise, daß die Gonokokkenwucherung flächenhaft auf der Schleimhautfläche fortschreitet und sie gewissermaßen mit einem Gonokokkenrasen überzieht. Dabei setzen sich die Gonokokken, wie FINGER nachgewiesen hat, besonders in den Follikeln und Ausführungsgängen der LITTRESCHEN Drüsen, die auch nach PEZZOLI und SCHOLTZ, PICKER und BALOG wohl stets miterkranken, fest und wuchern hier besonders reichlich.

Diese Art der Ausbreitung des gonorrhoischen Prozesses durch flächenhaftes Weiterwuchern der Gonokokken von der Fossa navicularis bis zum Bulbus wird in den Lehrbüchern (FINGER) in erster Linie berücksichtigt, doch dürfte sie nach Ansicht von SCHOLTZ nicht die einzige, ja nicht einmal die wesentlichste Art der Ausbreitung der Gonorrhöe innerhalb der Pars anterior darstellen. Die Pars anterior ist im Ruhezustand durch die Einlagerung von elastischem Gewebe in Falten zusammengelegt, so daß nur ein spaltförmiges Lumen bleibt. Eiter, der sich an irgendeiner Stelle bildet, wird sich also innerhalb des Lumens verteilen bzw. nach dem Punkt des geringsten Widerstandes abfließen.

Bei aufrechter Haltung des Körpers wird der Eiter allerdings wesentlich nach vorne abfließen; im Liegen und besonders bei Erektionen ist hierzu aber keinerlei Grund vorhanden und der Eiter wird sich dann hauptsächlich nach dem Bulbus zu ausbreiten. Ferner wird sich bei engem, verklebtem Orificium der Eiter stauen und dann natürlich auch nach dem Bulbus zu verteilen. Daher verläuft der Tripper bei Personen mit engem Orificium im allgemeinen auch ungünstiger als bei weiter Harnröhrenmündung, worauf 1932 auch Seck und Semenjako wieder hingewiesen haben.

Auf diese Weise werden immer neue Schleimhautpartien infiziert werden und dadurch kann unter ungünstigen Bedingungen (sehr profuse Eiterung, enges Orificium, häufige Erektionen usw.) naturgemäß schon innerhalb weniger Tage die ganze Pars anterior bis zum Schließmuskel erkranken. Würde sich der gonorrhoische Prozeß nur in der gewöhnlich beschriebenen Weise durch flächenhaftes Fortschreiten der Gonokokkenwucherung ausbreiten, so müßte das Fortschreiten der Erkrankung nach dem Bulbus zu viel langsamer und regelmäßiger stattfinden, und es wäre zu erwarten, daß dieser erst ziemlich spät und im allgemeinen nach einer bestimmten Zeit, etwa der dritten Woche, erkranken würde. Dieses trifft aber durchaus nicht zu, wie schon daraus hervorgeht, daß der Prozeß zu ganz verschiedenen Zeiten, gar nicht so selten schon innerhalb der ersten Woche, auf die Pars posterior übergreift.

Für den Verlauf und die Behandlung der akuten Gonorrhöe ist es von großer Wichtigkeit, daß wir uns über die Art der Ausbreitung des Prozesses im klaren sind, denn die erste Aufgabe der Behandlung ist es, die weitere Ausbreitung der Erkrankung zu hemmen.

Aber auch für die Frage des Übergreifens der Gonorrhöe auf die Pars posterior ist die Vorstellung, welche wir uns über die Art des Fortgangs des Prozesses in der Pars anterior machen, von Bedeutung. Finger hat bekanntlich die Lehre aufgestellt, daß der Compressor urethrae eine Barriere für die Ausbreitung des gonorrhoischen Prozesses nach hinten darstellt. Die Ursache hierfür sieht Finger allerdings nicht in mechanischen Verhältnissen, sondern sucht dies folgendermaßen zu erklären:

„Was die anatomischen Ursachen betrifft, die es bedingen, daß die Urethritis in einem Teile der Fälle an der Junctura bulbo-membranacea Halt macht und nicht auf die Pars membranacea übergeht, daß in einer zweiten Gruppe von Fällen die Urethritis ebenso an dem Sphincter prostaticus internus anhält und nicht auf die Blase übergeht, in einer dritten Gruppe von Fällen endlich auch die Blase miterkrankt, so sind dieselben in dem Verhalten der Gonokokken zur Schleimhaut sowie in dem *anatomischen Bau der Schleimhaut* der verschiedenen eben genannten Abschnitte der Urethra zu suchen. Die Gonokokken, wenn sie sich auch auf der ganzen Schleimhaut festsetzen, haben doch die ausgesprochene Tendenz, sich in den drüsigen Adnexen derselben einzunisten und festzusetzen, hier ihre Hauptvermehrungsherde zu bilden. Von Follikel zu Follikel übergehend, haben sie die Tendenz, sich auf der Schleimhaut auszubreiten so lange, als diese Follikel birgt, und Halt zu machen, wenn sie an eine follikelarme Stelle kommen. Nun finden wir in der Pars pendula zahlreiche solche Follikel, Taschen und Drüsen, die an Zahl und Größe gegen den Bulbus zunehmen und deren größte und letzte die Cowpersche Drüse ist. Die Pars membranacea hat keine Follikel, ist drüsenfrei, während sich in der Pars prostatica an und um das Caput gallinaginis wieder zahlreiche Drüsen, die Glandulae prostaticae, finden, wohingegen die tiefere Partie der Pars prostatica, der Blasenhals, wieder drüsenfrei ist. Dies ist der Grund, weshalb die Gonorrhöe in vielen Fällen dort, wo die Drüsen aufhören, also an der Junctura bulbo-membranacea und am Sphincter prostaticus internus Halt macht, und es eines besonderen Anstoßes bedarf, die Gonokokken über die drüsenfreien Schleimhautpartien hinüberzubringen."

Finger fährt dann fort:

„Zweifellos ist die Urethritis posterior häufig. Nichtsdestoweniger haben wir die volle Berechtigung, sie als *Komplikation* zu bezeichnen, weil de facto das Symptomenbild der Urethritis anterior bei Hinzutreten einer Urethritis posterior durch eine ganze Reihe neuer, bisher nicht dagewesener bedeutungsvoller Symptome bereichert, kompliziert wird, weil anderseits die Urethritis posterior die Brücke, das Zwischenglied für eine ganze Reihe anderer Komplikationen bildet."

Andere Autoren, wie M. v. Zeissl, Róna, Feleki, Lanz, Heisler, v. Düring, Oberländer und Kollmann, Matzenauer, M. Carle u. a. sind der Auffassung, daß der Sphincter externus einen Schutzwall gegen das Fortschreiten der Infektion darstelle, entschieden entgegengetreten und haben darauf hingewiesen, daß die Pars posterior nicht nur überhaupt in der großen Mehrzahl der Fälle, sondern häufig auch schon innerhalb der ersten Woche erkrankt. Unter solchen Verhältnissen könne man die Erkrankung der Posterior nicht, wie FINGER, als Komplikation auffassen, sondern der Übergang auf die Pars posterior gehöre zum normalen Verlauf.

So fand RÓNA mittels der Zweigläserprobe in 62% der Fälle von akuter Gonorrhöe eine Beteiligung der Pars posterior und spricht sich dahin aus, daß diese selbst bei Bettruhe regelmäßig erkranke, sobald der Prozeß erst den Bulbus erreicht habe.

HEISLER fand in RÓNAs Poliklinik, daß von 50 Patienten mit Urethritis posterior 20% diese bereits in der ersten Woche, 34% in der zweiten und 14% in der dritten Woche akquirierten. LANZ gibt die Häufigkeit der Urethritis posterior bei erstmaliger Gonorrhöe auf 80% an; nach ihm tritt diese in 20% der Fälle schon in der ersten und in 30% in der zweiten Woche auf.

JADASSOHN hat bei Anwendung seiner Irrigationsmethode gefunden, daß die Pars posterior bei über 4 Wochen alten Gonorrhöen nur in 12% der Fälle unbeteiligt ist, und LETZEL fand schließlich bei erstmaligen Erkrankungen 7—10 Wochen nach der Infektion die Pars posterior nur noch in 7,5% der Fälle verschont.

WILLIS (1926) meint sogar, daß die Pars posterior in 99% der Fälle miterkrankt sei und daß ein Übergreifen der Erkrankung auf die Pars posterior, ja auch auf die Samenblasen nicht als Komplikation angesehen werden könne.

Es kann mithin tatsächlich keinem Zweifel unterliegen, daß bei *spontanem* Verlauf der Gonorrhöe in der großen Mehrzahl der Fälle der Widerstand, welchen der Sphincter dem Fortschreiten der Erkrankung entgegensetzt, früher oder später überwunden und die Pars posterior dann ebenfalls infiziert wird.

Erinnern wir uns aber der Art der Ausbreitung des gonorrhoischen Prozesses, welche unserer Ansicht nach wesentlich durch Verbreitung des gonorrhoischen Eiters auf der Schleimhaut zustande kommt, so werden wir in dem Schließmuskel schon aus rein mechanischen Gründen eine Barriere gegen das Fortschreiten der Gonorrhöe erblicken.

Wie oben besprochen, befindet sich die Pars posterior dauernd im Zustand tonischer Kontraktion, und Flüssigkeit aus der Pars anterior dringt nicht in die Pars posterior. Der Eiter, welcher sich in der Pars pendula und im Bulbus bildet, gelangt also nicht in die Pars posterior, und ein Übergreifen des Prozesses auf den hinteren Urethralabschnitt kann nur durch ein Fortschreiten der Gonokokkenwucherung auf der Schleimhautoberfläche eintreten. Aber auch diese findet offenbar an dem Schließmuskel ein gewisses Hindernis. Wie FINGER auseinandergesetzt hat, dürfte ein solches besonders in dem Bau der Schleimhaut der Pars posterior gegeben sein.

FINGER hat, wie schon erwähnt, darauf hingewiesen, daß die Schleimhaut der Pars posterior an Follikeln und Drüsen weit ärmer als die Pars anterior ist, und dadurch die Gonokokken in der Pars posterior schwerer Fuß zu fassen vermögen. FELEKI hat diese Anschauung von FINGER zwar zurückgewiesen und behauptet, daß die Follikel und Drüsen für das Haften der Infektion nicht in Betracht kämen. Wir selbst halten es aber doch für sicher, daß die Ansicht von FINGER wenigstens in gewissem Grade zu Recht besteht. Es ist sehr wohl möglich, daß gelegentlich Gonokokken aus der Pars anterior in die Pars posterior gelangen, auf der follikelarmen Schleimhaut aber nicht zu haften vermögen, sondern wieder eliminiert werden. Dafür sprechen einmal Beobachtungen von gonorrhoischer Epididymitis ohne nachweisbare Erkrankung der Pars posterior (JADASSOHN), und auch die häufig recht schnelle Heilung der Urethritis posterior nur unter diätetisch-hygienischen Maßnahmen zeigt deutlich, wie leicht die Schleimhaut der hinteren Harnröhre schon eingenistete Gonokokken wieder zu beseitigen vermag.

Für uns unterliegt es gar keinem Zweifel, daß der Sphincter externus eine gewisse Barriere für die Ausbreitung des gonorrhoischen Prozesses darstellt, und wenn diese Barriere bei spontanem Verlauf der Gonorrhö oft, bei unzweckmäßigem Verhalten der Patienten in der Regel überschritten wird, so beweist das nur, daß dieser Schutz kein absoluter, sondern ein relativer ist. Auch Christeller und Jakoby haben dieser Auffassung zugestimmt.

Mag aber der Sphincter externus bei *spontanem* Verlauf der Gonorrhö auch keine allzu große Rolle als Schutzwall spielen, da es schließlich doch meist zu einem Übergreifen der Erkrankung auf die Pars posterior kommt, so ist diese Barriere bei rechtzeitigem Einsetzen der Therapie von um so größerer Bedeutung, da es die erste Aufgabe der Behandlung ist, ein Übergreifen der Erkrankung auf die Pars posterior zu verhindern.

Diese Aufgabe der Therapie ist aber deswegen so wichtig, weil erst von der Urethritis posterior die bedeutungsvollsten Komplikationen ausgehen, und auch die Behandlung nach Erkrankung der hinteren Harnröhre prinzipielle Änderungen erfahren muß. *Praktisch* ist es nach alledem jedenfalls durchaus zweckmäßig und berechtigt, die Urethritis posterior als eine Komplikation anzusehen.

Ganz abgelehnt muß die Vorstellung werden, daß die Ausbreitung der Erkrankung innerhalb der Harnröhre und auch auf die Nebenorgane auf dem Wege der Lymphbahnen erfolge (Riebes). Darauf hat auch Walker (1927) auf Grund experimenteller Untersuchungen hingewiesen.

c) Verlauf im einzelnen und klinische Symptome.

Um die Besprechung des Verlaufes und der Symptome der Gonorrhoea anterior acuta möglichst übersichtlich zu gestalten, ist eine gewisse Einteilung des Stoffes wünschenswert.

Eine getrennte Abhandlung der einzelnen Symptome (entzündliche Erscheinungen, Sekretion, subjektive Symptome, Allgemeinerscheinungen) erscheint uns jedoch nicht zweckmäßig und wir werden daher die Besprechung des Krankheitsbildes nur nach dem Stadium der Erkrankung gesondert vornehmen. In dieser Beziehung können wir, ohne in den Fehler des Schematisierens zu verfallen, drei Stadien der Erkrankung festhalten: 1. das muköse oder Initialstadium; 2. das Höhe- oder Blütestadium (Stadium floritionis) und 3. das Endstadium (Terminalstadium).

Ferner können wir nach der Intensität der entzündlichen Erscheinungen drei Formen der Erkrankung aufstellen, wobei wir uns aber stets bewußt sein müssen, daß diese drei Formen natürlich nicht scharf gegeneinander abgegrenzt sind, sondern durchaus ineinander übergehen. Diese drei Formen wären: 1. Subakute Form, milder Verlauf mit sehr geringen entzündlichen Erscheinungen, 2. die gewöhnliche akute Form und 3. eine perakute Form mit ungewöhnlich heftigen entzündlichen Erscheinungen.

Auch diese Einteilung werden wir der Übersicht wegen bei der Besprechung der einzelnen Stadien berücksichtigen.

Muköses oder Initialstadium. Die ersten Erscheinungen der Gonorrhoea anterior zeigen sich, wie schon oben erwähnt, meist 3 Tage nach der Infektion. Der Patient empfindet, besonders beim Urinieren, gewöhnlich ein leichtes Prickeln oder Brennen in der Harnröhre und aus dem Orificium läßt sich auf Druck ein kleiner Tropfen schleimigen, glasigen Sekrets auspressen. Das Orificium selbst ist in diesem Stadium sehr häufig leicht verklebt, da die geringe Menge schleimigen Sekrets an der Urethralöffnung eintrocknet. Läßt der Patient Urin, so wird das in der Harnröhre abgesonderte Sekret natürlich mit dem ersten Urinstrahl herausgespült und mischt sich dem ersten

Urin bei. Aber das schleimige Sekret löst sich nicht, wie reiner Eiter, in dem Urin auf und trübt denselben, sondern das Sekret erscheint im Urin in Form kürzerer Flocken oder längerer Fäden (Urinfilamente).

Die *subjektiven* Erscheinungen sind in diesem Stadium gewöhnlich recht gering oder fehlen auch ganz. In der Regel empfindet der Patient nur ein leichtes Prickeln und Brennen oder nur ein gewisses Wärmegefühl beim Urinieren, und nur bisweilen wird schon in diesem Stadium beim Urinieren und bei Erektionen über stärkere Schmerzen geklagt.

Allgemeinerscheinungen in Form von nervöser Unruhe, schlechtem Schlaf, Gefühl von Mattigkeit und deprimierter Stimmung machen sich in diesem Stadium der Erkrankung eigentlich nur bei nervösen Patienten geltend und sind sicherlich auf den entzündlichen Reizzustand der Harnröhre, aber nicht auf den Infektionserreger selbst (Gonokokkentoxine) zurückzuführen, denn wir beobachten bei nervösen Personen genau dieselben Erscheinungen bei nicht-gonorrhoischen Urethritiden oder artifiziellen Reizungen der Harnröhre.

Sehr häufig stellen sich aber bereits in diesem Stadium ausgesprochene sexuelle Reizerscheinungen ein. Diese bestehen in häufigen, anhaltenden Erektionen, besonders bei Nacht, und erhöhtem Geschlechtstrieb. Die Erektionen pflegen in diesem Stadium gewöhnlich noch nicht schmerzhaft zu sein, und so lassen sich die Patienten nicht selten zu sexuellen Exzessen verleiten, die dann gewöhnlich von akutem Ausbruch des Trippers gefolgt sind.

Mikroskopisch besteht das Sekret in diesem Stadium vorzugsweise aus Schleim, daneben finden sich mehr oder weniger reichlich große plattenförmige, meist polygonale Epithelien und polynucleäre Leukocyten in kleiner oder schon ziemlich großer Menge. Gonokokken lassen sich in dem Sekret in der Regel ohne Schwierigkeiten mikroskopisch nachweisen. Sie liegen teilweise mehr isoliert im Schleim, teilweise bedecken sie in dichter regelmäßiger Anordnung — wie Pflastersteine — die Epithelien. Speziell die Lagerung auf den Epithelien ist dabei außerordentlich charakteristisch, wie später bei der Besprechung der Diagnose noch erörtert werden wird. Bisweilen sind in diesem Stadium die Gonokokken aber noch außerordentlich spärlich, so daß ihr Nachweis in den Präparaten manchmal selbst bei großer Mühe nicht gelingt. Wir haben selbst derartige Fälle beobachtet.

Gewöhnlich geht dieses muköse oder Initialstadium der Gonorrhöe schon nach 1—2 Tagen in das eitrige Stadium über, seltener hält es mehrere Tage an, und noch seltener bleibt während des ganzen Verlaufes der Krankheit die Sekretion gering und wesentlich schleimig. Immerhin kommen solche mild oder subakut verlaufende Fälle bisweilen vor, und sie sind deswegen von Bedeutung, da sie bisweilen diagnostische Schwierigkeiten bereiten können. Die Beschwerden und auch die sichtbaren entzündlichen Erscheinungen sind in solchen Fällen meist sehr unbedeutend, und die Sekretion ist so gering, daß sich nur bei Druck ein schleimig-eitriger Tropfen ausdrücken läßt. Auch wird der Urin nicht durch Eiterbeimengung diffus getrübt, sondern das schleimige Sekret mischt sich dem Urin nur in Form von Flocken und Fäden bei. Bei spontanem Verlauf kann dieser Zustand wochenlang fast unverändert bestehen bleiben. Die klinischen Erscheinungen gleichen also in solchen Fällen in hohem Maße denen, wie wir sie bei nicht gonorrhoischen Urethritiden zu sehen gewohnt sind, und Gonokokken sind bei derartig subakut verlaufenden Gonorrhöen oft nur spärlich vorhanden, so daß ihr Nachweis nicht in jedem Präparat ohne weiteres gelingt. Man muß sich also in solchen Fällen hüten, bei fehlenden Gonokokken ohne weiteres eine nicht gonorrhoische Urethritis zu diagnostizieren.

Ein derartiger milder oder von vornherein chronischer Verlauf scheint weniger durch eine geringe Virulenz der Gonokokken, als durch eine besondere

Konstitution und vor allem geringe Empfänglichkeit der Schleimhaut bedingt zu werden. Darauf wurde schon bei der Besprechung des Gesamtverlaufes hingewiesen.

Höhestadium (Stadium floritionis). Wie schon erwähnt, geht das muköse Stadium meist recht schnell in das eitrige oder Höhestadium über. Die Sekretion nimmt rasch zu, der Ausfluß wird dick und rein eitrig, sein Aussehen ist zunächst mehr gelblich, später — Ende der ersten, Anfang der zweiten Krankheitswoche — oft gelblich-grünlich.

Die Eiterabsonderung ist dabei so stark, daß es in der Regel nicht mehr zu einer Eintrocknung des Sekrets am Orificium und damit zu einer Verklebung desselben kommt, sondern der Eiter quillt fast ununterbrochen Tag und Nacht ganz langsam und tropfweise aus der Urethralmündung hervor und hinterläßt in der Wäsche schmutzig-gelbliche, sie steifende Flecken. Dabei tritt in der Nacht gewöhnlich eine Vermehrung der eitrigen Absonderung ein. Des Morgens ist die vorhandene Eitermenge schon wegen der langen Urinpause natürlich besonders reichlich, aber auch wenn der Patient nachts einige Male Urin gelassen hat, ist des Morgens eine vermehrte Sekretion meist unverkennbar.

Es ist also keine Frage, daß die Eiterabsonderung des Nachts etwas zu exacerbieren pflegt. Zum Teil werden diese Exacerbationen durch die Bettwärme und durch häufige und anhaltende Erektionen veranlaßt, zum Teil werden sie wohl auch durch einen stärkeren Blutandrang zu den Beckenorganen während des Schlafes bedingt.

Hierfür spricht auch die Tatsache, daß bei Gonorrhoikern, welche dauernd das Bett hüten, diese Exacerbationen während der Nacht und Remissionen während des Tages nicht oder wenigstens nicht so deutlich in Erscheinung zu treten pflegen.

Die *subjektiven* Erscheinungen nehmen im Höhestadium der Erkrankung in etwa gleichem Grade wie die entzündlichen Symptome zu. Allerdings ist die Empfindlichkeit der Harnröhre bei den einzelnen Patienten, wie schon erwähnt, außerordentlich verschieden.

Während der Acme des Prozesses sind nicht selten auch spontan dumpfe oder schneidende Schmerzen vorhanden, die besonders nach der Glans und nach dem Damm lokalisiert werden.

Beim Urinieren sind die Schmerzen speziell bei stärkerer Schwellung der Schleimhaut nicht selten so groß, daß der Patient dieses nach Möglichkeit hinausschiebt und den Urin nur sehr vorsichtig und langsam, ohne Anspannung der Bauchpresse und oft nur in gebückter Stellung läßt. Bisweilen wird der Harn, infolge reflektorischer Kontraktion des Sphinkters, nur tropfweise entleert; zu vollständiger Harnverhaltung kommt es aber nur höchst selten.

Immerhin sind von einigen Autoren „*Blasenlähmungen*" im Verlauf der akuten Gonorrhoea anterior mitgeteilt worden. So beschreiben Görl und Voigt (1924) eine solche, die schon 1—2 Wochen nach der Infektion auftrat. Sie ging mit starkem Harndrang einher und die Katheteruntersuchung ergab einen Resturin von etwa $1/2$ Liter. Nach dessen Entleerung schwanden die Beschwerden mit einem Schlage.

Auch ein Fall von spontaner Blasenruptur bei akutem Tripper ist jüngst beschrieben worden.

Vor allen Dingen pflegen sich im Höhestadium der Erkrankung ziemlich oft gehäufte und langdauernde Erektionen einzustellen. Diese sind in diesem Stadium der Krankheit in der Regel mehr oder weniger schmerzhaft und besonders bei starker Schwellung der Schleimhaut oft außerordentlich quälend.

Die Schmerzen werden dabei durch die Zerrung und Dehnung der entzündeten Schleimhaut hervorgerufen, welche infolge der Schwellung der Ausdehnung des Penis nicht vollkommen zu folgen vermag. Aus gleichem Grunde nimmt der Penis im erigierten Zustande bisweilen eine leicht nach unten gekrümmte Form an. Dieser Zustand wird als *Chorda venerea* bezeichnet. Nach MILTON, KÖLLIKER, HAHN, COCK soll es sich dabei übrigens nicht um einen rein passiven Vorgang, bedingt durch die Elastizitätsverminderung der Schleimhaut der Urethra handeln, sondern derselbe soll durch einen Krampf der Längsfasern der glatten Muskulatur im submukösen Gewebe der Urethra hervorgerufen werden. Über eine eigenartige, höchst brüske Art und Weise, sich des Symptoms der Chorda und der damit verbundenen Schmerzen zu entledigen, wird nach FINGER bereits von ABU OSEIBA 940 berichtet und diese wird auch heutzutage noch ausnahmsweise beobachtet. Es handelt sich um das sog. Brechen der Chorda. Der Kranke legt den Penis auf eine harte Unterlage und sucht ihm durch einen kräftigen Faustschlag gerade zu richten. Es ist selbstverständlich, daß durch eine derartige gewaltsame Einwirkung oft starke Zerreißungen der Urethra mit heftigen Blutungen zustande kommen, und sich hieran schwere Entzündungen der Corpora cavernosa anschließen können, mindestens aber nach der Verheilung narbige Strikturen der Urethra entstehen müssen. PAUL, JULLIEN, VOILLEMIER, DUFAUX, VILLENEUVE haben über derartige schwere Fälle berichtet.

Während dieses Brechen der Chorda immerhin ein Kuriosum darstellt, kommen leichte Blutungen bei derartig stark geschwellter Schleimhaut sowohl beim Auftreten heftiger Erektionen als auch im Anschluß an Pollutionen nicht gar so selten vor. Es wird dann blutiges Sperma, bzw. blutiger Eiter entleert, ein Zustand, der vulgär als *russischer Tripper* bezeichnet wird.

Ob KASSAQUE (1925) recht hat, daß die Gonorrhöe gegenüber früheren Zeiten jetzt milder und weniger schmerzhaft verlaufe, so daß der französische Name *chaude pisse* nicht mehr zutreffe, mag dahingestellt bleiben.

Eine gewisse Virulenzänderung und damit eine Änderung des klinischen Verlaufs glauben allerdings WILLIAMSON, BAY-SCHMIDT sowie BENTZEN (1923) bei einer durch Einschleppung 1914 explosionsartig auftretenden Tripperepidemie in Grönland beobachtet zu haben. Und zwar trat nach etwa 8 Jahren eine Milderung des Verlaufs und nach einigen weiteren Jahren wieder ein vermehrtes Auftreten von Komplikationen auf. Auch HEINER (1930) glaubt in den letzten Jahren Zunahme von Komplikationen und Extreme im Verlauf festgestellt zu haben.

Die *Allgemeinerscheinungen* sind auch während des akuten Stadiums der Gonorrhöe im ganzen nur unbedeutend und werden wesentlich durch die Schmerzen und die Störungen der Nachtruhe bedingt. Schon die Schmerzhaftigkeit beim Urinieren bringt nervöse Patienten, wie schon oben bemerkt, oft sehr herunter.

In noch höherem Grade beeinträchtigen die häufigen schmerzhaften Erektionen und die dadurch bedingte Schlaflosigkeit das Allgemeinbefinden.

Nicht selten sind auch leichte Fiebererscheinungen vorhanden, doch steigt die Temperatur gewöhnlich nicht über 38⁰. Es ist sehr wahrscheinlich, daß diese leichten Temperatursteigerungen durch Resorption von Giftstoffen der Gonokokken bedingt werden. Schon ältere Versuche von SCHÄFFER und STEINSCHNEIDER und vor allem die moderne Gonokokkenvaccinetherapie haben ja gezeigt, daß subcutan und besonders intravenös injizierte Gonokokkentoxine tatsächlich hohe Temperatursteigerungen veranlassen können, und es ist bekannt, daß die Urethra besonders im entzündeten Zustande ein starkes Absorptionsvermögen besitzt.

Die *Ausbreitung*, welche der Prozeß in der Pars anterior genommen hat, läßt sich durch die Betrachtung des Urins recht gut beurteilen.

Läßt der Patient in zwei Portionen Urin, so wird der in der Pars anterior befindliche Eiter natürlich mit dem ersten Urinstrahl fortgespült. Der Eiter mischt sich dem ersten Urin bei, löst sich in ihm gleichmäßig auf und trübt ihn dadurch in diffuser Weise. Die Trübung wird natürlich um so stärker sein, je intensiver die Eiterung und je ausgebreiteter der Prozeß ist. Nicht selten beobachtet man bei frisch infizierten Patienten aber ziemlich erheblichen Ausfluß und ist nach leichtem Ausdrücken des Eiters aus der Harnröhre dann überrascht, die erste Urinportion trotzdem nur relativ wenig getrübt zu finden. Dieser Befund beweist dann, daß die Eiterung auf den vordersten Abschnitt der Pars anterior beschränkt ist. Umgekehrt beobachten wir bisweilen, speziell bei älteren Gonorrhöefällen, nur sehr geringen Ausfluß, der Urin erscheint aber doch ziemlich stark getrübt. Dieser Befund spricht dann umgekehrt dafür, daß die Erkrankung über die ganze Pars anterior ausgebreitet und die Pars bulbosa am stärksten ergriffen ist.

Die *zweite Urinportion* ist bei reiner Gonorrhoea anterior frei von Eiter, da der erste Harnstrahl — wenigstens bei kräftigem Urinieren — allen Eiter aus der Harnröhre weggespült hat. Die zweite Urinprobe ist bei der Zweigläserprobe dementsprechend klar, sofern keine Trübung des gesamten Urins durch andere Ursachen (Phosphaturie, Cystitis, Bakteriurie) vorliegt. Wir kommen hierauf bei Besprechung der Gonorrhoea posterior noch ausführlich zurück.

Läßt man den Urin stehen, so setzt sich der Eiter nach einigen Stunden großenteils auf den Boden des Gefäßes ab. Nicht selten ist dabei im Beginn des eitrigen Stadiums eine dicke Eiterschicht und darüber eine durch Schleimbeimengung mehr wolkig getrübte Schicht deutlich zu unterscheiden, während sich später nur noch reiner Eiter absetzt.

Ausnahmsweise kommt es infolge sehr lebhafter Entzündung und Exsudation neben der Eiterung zur Bildung richtiger Croupmembranen in der Urethra, die dann mit dem Urin als häutige diphtheroide Ausgüsse aus der Urethra entleert werden. Pitha erwähnt einen derartigen Fall, wo durch die dicken croupösen Auflagerungen die Harnröhre völlig verlegt wurde und es zu totaler Ischurie kam. Um ähnliche Beobachtungen handelt es sich wohl auch bei den Mitteilungen von v. Dumreicher, Grünfeld und H. v. Zeissl. Mit diesen Fällen, die wirklich den Namen croupöse Urethritis verdienen, darf die besonders im chronischen Stadium der Gonorrhöe nicht selten auftretende Urethritis membranacea keinesfalls verwechselt werden. Bei letzterer entleeren sich mit dem Urin rein epitheliale, dünne, röhrenförmige Membranen und Fetzen, welche, wie die mikroskopische Untersuchung ergibt, nur aus schichtweise übereinandergelagerten Platten von Pflasterepithel bestehen. Es handelt sich in solchen Fällen also gewissermaßen um eine Abschälung der Schleimhaut, die fast ohne alle entzündliche Erscheinungen vor sich geht. Eine derartige Abstoßung von Epithelmembranen beobachtet man übrigens nicht nur bei der chronischen, sondern auch in den späteren Stadien der akuten Gonorrhöe, besonders im Anschluß an Injektionen oder Spülungen mit starken Höllensteinlösungen. Hierbei schwärzen sich die Membranen am Licht und mikroskopisch zeigen sie sich dicht bedeckt mit schwarzen Körnchen (Argyrie der Harnröhre).

Ein solcher Fall ist z. B. von Feleki beschrieben worden, und wir selbst haben wiederholt diese Erscheinung beobachtet. Aber auch durch andere Injektionen kommt gelegentlich eine solche Urethritis membranacea zustande. So wurde nach einer Mitteilung von Fürbringer einmal durch Injektion der bekannten Ricordschen Bleiemulsion und ein zweites Mal durch konzentrierte

Eisenchloridlösung eine Urethritis membranacea veranlaßt. Auch nach Alumnol-injektionen bilden sich bisweilen solche Membranen.

In gleichem Maße wie der Ausfluß pflegen mit Eintritt des Höhestadiums auch die übrigen entzündlichen Symptome zuzunehmen.

Vergleichen wir freilich die einzelnen Gonorrhöefälle während der Acme miteinander, so entspricht die Stärke des Ausflusses durchaus nicht immer dem Grad der entzündlichen Erscheinungen. Wir sehen Patienten mit starkem Ausfluß, bei denen andere entzündliche Symptome, Rötung und Schwellung des Orificiums und der Glans fast völlig fehlen, während bei anderen Kranken trotz geringen Ausflusses die Schleimhaut am Orificium infolge der Schwellung stark ektropioniert, der ganze Penis geschwollen und die Harnröhre äußerst druckempfindlich ist. Im einzelnen Falle pflegen jedoch Stärke des Ausflusses und Intensität der übrigen entzündlichen Erscheinungen ziemlich gleichen Schritt zu halten.

Bei milde verlaufenden Gonorrhöen fehlen auch im Höhestadium sichtbare entzündliche Erscheinungen — vom Ausfluß abgesehen — häufig fast vollkommen, oder es ist nur eine unbedeutende Röte am Orificium vorhanden. Bei dem Gros der Fälle ist zur Zeit der Acme die Harnröhrenmündung meist intensiv gerötet, die Harnröhre ist auf Druck besonders in der Nähe der Fossa navicularis stark empfindlich, die Schleimhaut stark geschwollen, und diese Schwellung verrät sich am Orificium oft durch ein Hervordrängen der Schleimhaut aus der Harnröhrenmündung; die Schleimhaut ist ektropioniert. Auch die Glans, ja der ganze Penis pflegt zu dieser Zeit leicht geschwollen zu sein, und auch ein geringes Ödem des Praeputiums ist im Höhestadium ziemlich häufig.

Infolge der Schwellung der Schleimhaut ist der *Urinstrahl* gewöhnlich dünn und geteilt; auch wird der Urin nur in schwachem Strahle entleert, teils weil infolge der Schwellung der Schleimhaut das Harnröhrenlumen verengt ist, teils weil infolge der Schmerzhaftigkeit beim Urinieren die Bauchpresse vom Patienten nicht in Tätigkeit gesetzt wird. Ja, bei empfindlichen Patienten und hochgradigen Entzündungserscheinungen kommt es bisweilen infolge des Reizes, den der Urin auf der Harnröhrenschleimhaut hervorruft, zu reflektorischer Kontraktion des Sphincter internus und damit schon nach den ersten Urintropfen zur Unterbrechung der Harnentleerung.

In der großen Mehrzahl der Fälle halten sich die Entzündungserscheinungen innerhalb der beschriebenen Grenzen, und nur höchstens 10% aller Gonorrhöe-fälle erreichen diese höheren Grade, so daß wir von *perakutem Verlaufe* sprechen können.

Das Ektropium der Schleimhaut am Orificium ist dann hochgradiger und die ektropionierte Schleimhaut blutet leicht und wird erodiert. Glans und Penis sind stärker geschwollen, so daß sich dieser in halb erigiertem Zustande befindet, und am Praeputium stellt sich oft ein starkes entzündliches Ödem ein.

Mit Ablauf der 3. Woche pflegen die entzündlichen Erscheinungen und der Ausfluß langsam etwas nachzulassen und etwa in der 6.—7. Woche beginnt das Sekret allmählich wieder mehr schleimig-eitrigen Charakter anzunehmen. Es beginnt das sogenannte

Terminalstadium oder Endstadium der Gonorrhöe. Der Ausfluß wird immer schleimiger und es läßt sich gewöhnlich nur noch morgens ein kleiner Tropfen Sekret auf Druck entleeren. Die Sekretion ist zähschleimig geworden, das Sekret bleibt an den Wandungen und zwischen den Falten der Harnröhre kleben und wird erst mit dem Urinstrahl in Form von kleinen und größeren Flocken entleert. Dies sind die sogenannten *Tripperfäden oder Urinfilamente.* Auch die subjektiven Erscheinungen verschwinden, und selbst bei Erektion pflegen kaum mehr Schmerzen vorhanden zu sein. Sich selbst überlassen geht dies Stadium dann in den Zustand der chronischen Gonorrhöe über, und zu spontaner Ausheilung kommt es im Verlauf der nächsten Monate nur selten.

Das Terminalstadium verläuft aber selten in gleichmäßiger Form, sondern die fortschreitende Besserung wird gewöhnlich durch wiederholte Verschlechterung (Exacerbation) unterbrochen. Auch die *Gonokokken*, die im Terminalstadium immer spärlicher werden und oft nur noch schwer zu finden sind, werden bei Auftreten derartiger Exacerbationen wieder reichlicher.

Solche Verschlechterungen treten hauptsächlich im Anschluß an Pollutionen sowie nach Exzessen aller Art oder körperlichen Anstrengungen, besonders Radfahren, Reiten u. dgl. auf. Die Eiterung nimmt dann meist schon am Tage nach Einwirken der betreffenden Schädlichkeit erheblich zu, läßt aber in der Regel bei zweckmäßigem Verhalten des Patienten bereits nach einigen Tagen wieder deutlich nach.

In dieser Weise kann der normale Verlauf der Erkrankung öfters unterbrochen werden und, statt zur völligen Heilung zu gelangen, tritt die Erkrankung nach Wochen oder Monaten schließlich ins chronische Stadium. Hierauf wird später (Abschnitt: Chronische Gonorrhöe) noch eingegangen werden.

Ausbreitung auf die Pars posterior oder lokale Komplikationen können natürlich auch noch im Stadium decrementi eintreten und schließen sich dann meist an die eben erwähnten Exacerbationen an; im ganzen entwickeln sie sich aber weit seltener als während der Acme; am häufigsten entstehen im Terminalstadium noch paraurethrale Infiltrate.

Wie schon erwähnt, ist der *Gonokokkennachweis* in diesem Stadium oft nicht leicht zu erbringen. Ganz besonders gilt das von dem exprimierbaren Sekret, während man in den eitrigen Stellen der Urinfilamente die Keime häufiger findet. Auch die Untersuchung des mit der Knopfsonde nach v. Crippa gewonnenen Sekrets wird hier empfohlen. Wir kommen auf diese Untersuchungen und den Nachweis der Gonokokken bei der Besprechung der chronischen Gonorrhöe noch zurück.

Ehe wir nun *Besonderheiten und Komplikationen* im Verlauf der akuten Gonorrhöe näher erörtern, wollen wir an dieser Stelle zunächst den

Mikroskopischen Befund des Harnröhrensekrets

eingehender besprechen [1].

Mit dem Eintritt des floriden Krankheitsstadiums ändert sich die mikroskopische Beschaffenheit des Harnröhrensekretes nicht unerheblich. Während im mukösen Stadium die Eiterkörperchen noch ziemlich zurücktraten, und Schleim und Epithelien vorherrschten, besteht im Höhestadium entsprechend dem klinischen Befunde der Ausfluß mikroskopisch fast ausschließlich aus polynukleären Leukocyten. Schleim ist kaum mehr vorhanden und von Epithelien finden sich nur noch kleinere ovale und kubische einkernige Übergangsepithelien, während die großen plattenförmigen Zellen meist vollständig fehlen.

Barballia (1931) hat besonders darauf aufmerksam gemacht, daß in den ersten Tagen nach der Erkrankung im Blut wie im Eiter eine Deviation nach links und mit dem Rückgang der Erscheinungen insbesondere im Eiter eine Deviation nach rechts zu finden ist. Auch Balbi (1926) hält das Auftreten einer stärkeren Rechtsverschiebung für ein prognostisch günstiges Symptom. Kartamysef (1932) fand das Blutbild bei Gonorrhöe nicht verändert, während sich im Eiter mit dem Rückgang der akuten Erscheinungen die Lymphocyten vermehrten.

---

[1] Es liegt in der Natur der Sache, daß hier Fragen besprochen werden, welche schon im allgemeinen Teil erörtert worden sind. Die beiden Darstellungen ergänzen sich, da Auffassung und benutztes Material nicht vollständig übereinstimmen.

Schon den älteren Autoren wie LOHNSTEIN, NEISSER, JANOWSKI, EPSTEIN, POSNER und LEWIN, v. ZELENEFF, JOSEPH und POLANO sowie PEZZOLI und BETTMANN war eine fast regelmäßige *Vermehrung der eosinophilen* Zellen aufgefallen.

Nach den Untersuchungen von LOHNSTEIN und PEZZOLI, welche BETTMANN im wesentlichen bestätigte, sind die eosinophilen Zellen in den ersten 2 Wochen nur spärlich vorhanden, nehmen aber später zu und finden sich besonders reichlich beim Auftreten einer Urethritis posterior. Ferner wies PEZZOLI nach, daß die eosinophilen Zellen in dem Sekret der Schleimhautoberfläche reichlicher, in dem mittels der v. CRIPPASchen Methode gewonnenen Sekret der LITTREschen Drüsen spärlicher vorhanden sind.

Auch nach POSNERS Untersuchungen nimmt die Zahl der eosinophilen Zellen im Trippersekret mit der Dauer der Erkrankung zu. Zahlreiches Auftreten von eosinophilen Zellen spricht nach POSNER dafür, daß es sich um eine echte Gonorrhöe handelt und sich der Fall in der 4.—6. Woche post infectionem befindet.

Von neueren Autoren wie OWTSCHINNIKOW (1924), MIERZECKI (1925), HODANOV (1930) und LEITES (1932) ist die Eosinophilie im Eiter bestätigt worden, die am stärksten in der 3. Woche zu sein pflegt. HODANOV fand in der 3.—4. Woche 25%, bei verschleppten Fällen aber noch 12%.

Ebenso ist das Vorkommen von *Mastzellen* von LOHNSTEIN, JOSEPH und POLANO besonders nach der 2.—3. Woche beschrieben worden.

Eine besondere Bedeutung dürfte ungekörnten *mononucleären Zellen* zukommen, auf deren Vorhandensein bereits PAPPENHEIM hingewiesen hat. Er fand sie in den ersten Wochen spärlich, später reichlicher.

Zu ihrer Darstellung benutzt man nach PAPPENHEIM am besten folgendes Farbengemisch: Methylgrün (GRUBLER) 0,15, Pyronin 0,25, Alkohol (96%ig) 2,5, Glycerin 20,0, Carbolwasser (0,5%ig) 100,0. Färbung 3—5 Minuten lang.

Ein Teil dieser Zellen entspricht den großen mononucleären Leukocyten und Übergangsformen EHRLICHS, ein anderer Teil stellt typische Lymphocyten dar; zwischen beiden finden sich alle möglichen Übergangsformen. Da in chronischen Fällen der Prozentsatz der Lymphocyten im Vergleich zu dem der polynucleären Leukocyten im Trippersekret ein weit höherer als im Blute ist, nimmt PAPPENHEIM an, daß es sich bei den Lymphocyten nicht um eine Emigration aus der Blutbahn, sondern um eine lokale Produktion derselben handelt, hervorgerufen durch eine regenerative Reaktion des gereizten Gewebes der Harnröhre.

Das Auftreten und vor allem die Zahl der mononucleären Leukocyten ist nach PAPPENHEIM als diagnostisches Merkmal für die größere oder geringere Chronizität der Gonorrhöe zu verwerten.

Von neueren Autoren hat zunächst WEHRBEIN (1930) darauf hingewiesen, daß das Vorkommen der aus dem retikulo-endothelialen Apparat stammenden mononucleären Zellen ein Zeichen der Abwehr sei.

Derselben Ansicht ist auch SELKOV (1931). Nach ihm beginnen bereits am 3. Tage die Histo-Monocyten aufzutreten. Nach einigen Tagen Umwandlung der Histocyten in Monocyten. Die Histocyten speichern und verdauen die Gonokokken bis auf ein Residualkörperchen. Aus diesen sollen sich Endotoxine bilden und darin soll dann das Auftreten von Eosinophilie seine Ursache haben.

Weiter haben BUSCHKE und JOST (1926) ebenso wie vorher schon J. MAYR eingehende Studien über die Biologie des gonorrhoischen Eiters mit Hilfe des *Verfahrens von* SEYDERHELM gemacht. SEYDERHELM hatte festgestellt, daß sich mit kolloidalem Farbstoff wie Kongorot und Trypanblau frische Eiterzellen nur zum kleinen Teil, ältere, offenbar abgestorbene dagegen sämtliche färben.

Mit einer Modifikation der SEYDERHELMschen Methode fanden BUSCHKE und JOST dann, daß sich das Plasma abgestorbener Leukocyten gut färbt und

die Gonokokken dann nicht mehr deutlich erkennbar sind, ferner, daß die
Epithelien vielfach ungefärbt waren, während die auf ihnen lagernden Gono-
kokken gut tingiert waren.   Hiernach muß man daran denken, daß den
Epithelien keine absolut passive Rolle bei Abwehr der Gonokokken zukommt.

Außerdem ist von Uschida (1930/31) festgestellt worden, daß der gonorrhoische Eiter *positive Dopa- und Peroxydasereaktion* gibt und hiermit myeloische
Zellen nachgewiesen werden.

Weiter sind im gonorrhoischen Eiter von Larregla (1930) *jodophile Zellen*,
und von Poehlmann (1933) mit der Methode von Sehrt (1927) *sudanophile*
Granula in den Leukocyten beschrieben worden. Ob diesem Befund eine praktische Bedeutung zukommt, steht noch dahin. Sehrt ist der Ansicht, daß die
sudanophilen Granula mit den Oxydasegranula identisch sind, welche den histologischen Ausdruck der Zellatmung darstellen.

An den polynucleären Leukocyten finden sich bereits in den ersten Tagen
der Entzündung leichte *Degenerationserscheinungen* — schollige Glykogen-
reaktionen im Protoplasma (Zelleneff) — und besonders ausgesprochene
Vacuolenbildung. Eine diagnostische Bedeutung kommt denselben nach den
Untersuchungen von Posner jedoch nicht zu, zumal dieser die gleichen Veränderungen an den Eiterkörperchen auch bei nicht gonorrhoischer Urethritis
fand und die Vakuolenbildung in den späteren Stadien des Trippers vollständig
fehlen kann. Ob die Vakuolenbildung das Endstadium einer Phagocytose, die
sich an einem Gonokokkenpaar abspielt, darstellt, hält Posner für zweifelhaft.

Ferner fällt im Eiter frischer wie älterer Gonorrhöefälle häufig eine eigenartige Art runder, intensiv gefärbter Kugeln auf, sog. *Kugelkerne* oder Pyknosen.
Auch diese sind nach Posner für Gonorrhöe nicht charakteristisch, sondern
kommen auch in nicht gonorrhoischen Urethritiden vor. Nach neueren Untersuchungen von Vercellino sollen sie sogar für nicht gonorrhoische Urethritiden
besonders charakteristisch sein.

Schließlich finden sich nach den Untersuchungen von Fanny Jampolski
im gonorrhoischen Eiter Epithelzellen mit Ernstschen *Keratingranula.* Auch
diese Zellen scheinen nach F. Jampolski in den ersten 1—2 Wochen meist nur
spärlich vorhanden zu sein oder gar zu fehlen, während sie in den späteren
Stadien regelmäßig leicht zu finden sind. Im allgemeinen nahm die Anzahl der
granulierten Zellen während der ersten Zeit der Behandlung zu, um dann später
wieder abzunehmen; in einigen Fällen verschwanden sie nach Aussetzung der
Behandlung und Abheilung der Gonorrhöe ganz, während sie bisweilen auch
nach der Heilung in allerdings geringerer Anzahl zu konstatieren waren. Besonders reichlich waren die Zellen in dem mittelst der Knopfsonde nach v. Crippa
gewonnenen Sekret, was nach der genannten Autorin leicht erklärlich ist, da
ja durch dieses Verfahren die oberflächlichen Zellagen des Schleimhautepithels
mechanisch entfernt werden. Die Fäden des Spülwassers verhielten sich meist
wie das Sekret. Als Färbung verwandte Fanny Jampolski fast ausschließlich
die Gramsche Methode mit den von MacLeod angegebenen Zeiten: Gramsche
Lösung (Anilinwasser-Gentianaviolett), frisch bereitet, oder Czaplewskische
Lösung (Karbol-Gentianaviolett) 3 Minuten, Lugolsche Jod-Jodkaliumlösung
2 Minuten, Alkohol absolutus, bis keine Farbwolken mehr abgehen. Nachfärben mit 1%iger wässeriger Safraninlösung. Bei einigen Versuchen, die Einwirkungsdauer der einzelnen Lösungen abzukürzen, zeigte es sich, daß die
Färbung gar nicht oder nur unzureichend eintrat.

F. Jampolski bringt die Epithelzellen mit Ernstschen Keratingranula mit
der Metaplasie des Schleimhautepithels in Verbindung und betrachtet sie als
die ersten Ansätze beginnender Verhornung, denn nach den Untersuchungen

von ERNST, RAUSCH und MACLEOD sind die ERNSTschen Granula als verhornte (reduzierte) Stacheln der Epithelzellen zu betrachten.

Jedenfalls ist es interessant, daß sich stellenweise schon so frühzeitig Ansätze zur Xerose der Schleimhaut bei Gonorrhöe finden.

Gonokokken sind im Höhestadium der Erkrankung gewöhnlich in so großer Menge im Eiter enthalten, daß sie bei der mikroskopischen Untersuchung der Präparate meist in jedem Gesichtsfeld reichlich zu finden sind. Immerhin ist zu beachten, daß sie im Eiter nicht immer gleichmäßig verteilt sind, sondern in dem einen Präparat reichlicher, in dem anderen spärlicher vorhanden sein können. Ein richtiges Bild über die im Sekret enthaltene Menge von Gonokokken gewinnt man daher bisweilen nur bei Durchmusterung mehrerer Präparate.

Die Gonokokken finden sich dabei in der Regel größtenteils innerhalb von Leukocyten. Fast stets sind dabei in den einzelnen Leukocyten gleich eine größere Anzahl Kokken enthalten, was wohl darauf beruht, daß die Gonokokken auch außerhalb der Zellen im allgemeinen nicht isoliert, sondern in Häufchen liegen und daher bei der Phagocytose rasch ein ganzes Häufchen in den Zelleib aufgenommen wird. Oft sind die Eiterkörperchen geradezu mit Gonokokken vollgepfropft; META ÖLZE hat bis zu 122 Gonokokken in einem Leukocyten gezählt.

Von einer Einwanderung der Gonokokken in die Eiterkörperchen kann man jedenfalls nicht sprechen, da dem Gonococcus jede Eigenbewegung fehlt. Man könnte höchstens ein Hineinwuchern der Gonokokken in die Eiterkörperchen für möglich halten, doch sind für diese Annahmen keinerlei Grundlagen vorhanden.

Für eine echte *Phagocytose* sprechen schon folgende Beobachtungen:

1. Setzt man frischem menschlichem Eiter etwas Ascitesbouillon und Gonokokken zu, so beobachtet man unseren Untersuchungen zufolge ziemlich rasch eine Aufnahme der Gonokokken durch die Leukocyten.

2. Aufschwemmung lebender wie toter Gonokokken, welche man in die Bauchhöhle von Meerschweinchen nach vorheriger Anregung einer Leukocytose injiziert, werden innerhalb von kurzer Zeit, oft schon nach wenigen Minuten, fast sämtlich von den Eiterkörperchen aufgefressen.

Auffallend bleibt es, daß sich Gonokokken und Eiterzellen gegenseitig so wenig schädigen; das morphologische wie das biologische Verhalten der Gonokokken und Leukocyten wird durch die Phagocytose kaum alteriert.

Auch für eine Vermehrung der Gonokokken innerhalb der Eiterkörperchen, wie das von BUMM, KIEFER, HENKE, JADASSOHN u. a. angenommen wurde, sprechen keinerlei zwingende Gründe. Es wäre jedenfalls auffallend, wenn bei einer starken intracellulären Vermehrung der Gonokokken die Eiterkörperchen so wenig geschädigt würden, wie dieses in der Tat der Fall ist.

Die Tatsache, daß die Eiterkörperchen mit Gonokokken geradezu vollgepfropft sind, ist auch kein Grund zur Annahme einer Vermehrung innerhalb der Zelle, denn NEUFELD konnte bei Phagocytoseversuchen in vitro ganz allgemein zeigen, daß sich die Leukocyten bis an die Grenze ihres Fassungsvermögens vollfressen können.

Auch LEVINTHAL betont in BUSCHKEs Lehrbuch (1926), daß eine intracelluläre Vermehrung mit dem Wesen der Phagocytose schwer vereinbar sei.

Doch sei darauf hingewiesen, daß in den letzten Jahren FELKE (1931) wieder nachdrücklich für die intracelluläre Vermehrung der Gonokokken eingetreten ist, da das alkalische Protoplasma für Entwicklung der Keime günstiger als der saure Eiter von 5,6 p_H sei. Daher sei auch extracelluläre Lagerung im *schleimigen* Sekret wegen dessen alkalischer Reaktion viel häufiger. Diese Beweisführung ist aber nicht ganz stichhaltig. Einmal ist die Reaktion der entzündlichen

Harnröhre nach den sorgfältigen Feststellungen von Pelouze (1929), Owoschi-
nikow (1929) und Lambkin und auch Klein (1931) viel weniger sauer (etwa
7 p$_H$) als Felke annimmt, und dann ist für Phagocytose im zähen Schleim
natürlich viel weniger Raum als in flüssigem Exsudat.

Dagegen kann an dem Weiterleben der intracellulär gelagerten Gonokokken
nicht gezweifelt werden, wie das auch die Bebrütungsversuche von Felke
(1932) jüngst wieder gezeigt haben.

Die *direkte Bedeutung der Phagocytose* für den Verlauf der Gonorrhöe ist
kaum allzu hoch anzuschlagen und wohl nur darin zu sehen, daß durch diese
eine große Anzahl Gonokokken gewissermaßen gefangen gehalten und dadurch
für den Organismus und die Ausbreitung des Prozesses unschädlich gemacht
wird, wenn auch eine direkte Vernichtung der Infektionserreger höchstens in
beschränktem Maße eintritt.

Wenn auch nicht bestritten werden soll, daß an den intracellulären Gonokokken — aber
auch an den extracellulären — stellenweise leichte Degenerationserscheinungen nachweisbar
sind, wie das besonders von Levinthal hervorgehoben worden ist (kleine, wie angefressene
Kokken, bläschenförmige, ringförmige und schattenartige Gebilde), so ist diese Schädigung
der intracellulären Gonokokken doch sicherlich keine erhebliche, und unserer Ansicht nach
ist es für den gonorrhoischen Eiter ganz besonders charakteristisch und für die Gonokokkendiagnose im Eiterpräparat wichtig, daß sich Eiterzellen und Gonokokken gegenseitig so
außerordentlich wenig schädigen. Wir finden das in dem Maße bei keiner anderen Phagocytose. Für gewöhnlich werden entweder die aufgenommenen Bakterien durch die Phagocytose stark geschädigt, sie erscheinen degeneriert und schlecht färbbar, oder die Eiterzellen
leiden, zerfallen oder verlieren ihr Tinktionsvermögen. Demgegenüber färben sich die intracellulär gelegenen Gonokokken bei frischer Entnahme des Eiters aus der Harnröhre ganz
außerordentlich schön und intensiv, und ihre bekannte, charakteristische Kaffeebohnenform tritt besonders klar hervor. Ebenso behalten die Eiterzellen, selbst wenn sie mit
Gonokokken direkt vollgepfropft sind, ihre Form und ihr Tinktionsvermögen meist völlig
bei. Wenn in den Ausstrichpräparaten die mit Gonokokken beladenen Leukocyten oft
geplatzt erscheinen, so wird das meist rein mechanisch durch das Ausstreichen des Eiters
hervorgerufen und im hängenden Tropfen (Neutralrotfärbung) findet man derartige Zellen
kaum. Überhaupt läßt sich die intracelluläre Lagerung der Gonokokken besonders schön
im hängenden Tropfen bei vitaler Färbung mittels Neutralrot nach Plato beobachten.
Man benutzt hierzu eine 1%ige Neutralrotlösung in physiologischer Kochsalzlösung und
setzt hiervon ein wenig dem gonorrhoischen Eiter hinzu. Von dieser Mischung wird dann
ein hängender Tropfen oder ein Deckglaspräparat angefertigt und mit Immersion, am
besten auf heizbarem Objekttisch bei 37° untersucht.

Die in Leukocyten eingeschlossenen Gonokokken färben sich dabei innerhalb des Granuloplasmas sehr schön und distinkt, während die extracellulären Gonokokken ebenso wie die
im Hyaloplasma gelegenen nicht tingiert werden.

Auch bei dieser Untersuchung zeigt sich, daß die Gonokokken enthaltenden Leukocyten größtenteils keine besonderen Schädigungen aufweisen und noch lebensfähig sind,
denn nur unter diesen Bedingungen färben sich intracelluläre Bakterien innerhalb des
Granuloplasmas gut, während sie im randständigen Hyaloplasma entfärbt werden.

Ebenso spricht die gleichmäßige Färbung und wohlerhaltene Form der intracellulären
Gonokokken bei vitaler Färbung gegen eine stärkere Schädigung der eingeschlossenen
Gonokokken, da Degenerationserscheinungen an phagocytierten Bakterien hierbei außer-
ordentlich deutlich hervortreten.

Die geringe Schädigung der Leukocyten ist großenteils wohl damit zu erklären, daß
auch nach neueren Untersuchungen von Storer (1930) die Gonokokken kein Toxin sezernieren. Die Giftstoffe werden erst mit dem Absterben der Gonokokken frei, und diese
bleiben in den Eiterkörperchen offenbar lange lebensfähig und ungeschädigt.

Zweifellos kommt die Aufnahme der Gonokokken in die Eiterzellen erst
wesentlich auf der Schleimhautoberfläche zustande, während innerhalb des
Epithels die Gonokokken frei zwischen und auf den Epithelien liegen und sich
im submukösen Bindegewebe ebenfalls mehr freie als intracellulär gelagerte
Gonokokken finden. Jedenfalls spielen die Leukocyten bei der Herausbeförde-
rung der Gonokokken aus dem Gewebe zweifellos *keine* so große Rolle, wie das
speziell von Bockhard angenommen worden ist. Daß die Aufnahme der Gonokokken in die Leukocyten vornehmlich erst in dem freien Sekret auf der Ober-

fläche der Schleimhaut statthat, ist besonders durch die Untersuchungen von ORCEL, GUIARD, V. CRIPPA, PEZZOLI, LANZ, HERZ und SCHOLTZ festgestellt worden. Diese Autoren wiesen nach, daß in dem Eiter, welchen man bei sehr akuten Gonorrhöen kurz nach dem Urinieren, also nach Entfernung des außerhalb des Gewebes in der Harnröhre befindlichen Eiters durch starkes Auspressen der Harnröhre oder sanftes Abschaben von derselben gewinnen kann, die Gonokokken fast ausschließlich frei in Häufchen zwischen den Eiterkörperchen oder in Rasen auf den Epithelien gefunden werden (Abb. 8).

Ausschließlich findet die Phagocytose der Gonokokken allerdings nicht auf der Schleimhautoberfläche statt, sondern auch die in das submuköse Bindegewebe eingedrungenen Keime werden zum Teil von den Leukocyten aufgenommen, wie man an Schnittpräparaten gut nachweisen kann (Abb. 9). Inwieweit die Stärke der Phagocytose im gonorrhoischen Eiter von einer mehr oder weniger starken Entwicklung von Opsoninen und Agressinen im Blute der Kranken abhängt,

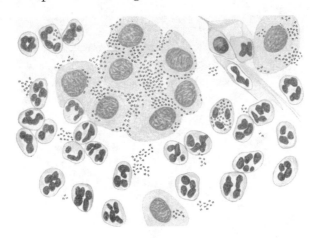

Abb. 8. Gonorrhoisches Sekret aus der Harnröhre, durch leichtes Abschaben mit der Platinöse gewonnen.

steht noch nicht fest, doch dürften die Gonokokken zu solchen Bakterien gehören, für deren Phagocytose derartige spezifische Abwehrstoffe keine erhebliche Rolle spielen; dementsprechend können aus dem Grade der Phagocytose, also dem Verhältnis der Zahl der intracellulären Gonokokken zu dem der extracellulären keine weitgehenden Schlüsse weder in bezug auf den lokalen Prozeß noch in bezug auf die Gefahr einer Allgemeininfektion gezogen werden. Die tägliche Beobachtung an Tripperfällen mit einerseits fast ausschließlich phagocytierten und mit andererseits reichlich extracellulären Gonokokken bestätigt diese Anschauung, und es kann höchstens zugegeben werden, daß Tripperfälle mit reichlich extracellulären Gonokokken prognostisch ein *wenig* vorsichtiger zu beurteilen sind und *etwas* mehr zur Ausbreitung auf die Pars posterior tendieren. Aber das wird schon dadurch genügend erklärt, daß bei extracellulären Gonokokken schon rein mechanisch größere Gelegenheit zur Ausbreitung der Infektion gegeben ist als bei phagocytierten. Jedenfalls sind die Beobachtungen von PODRES und DOBRY, welche bei 45 Gonorrhöefällen mit nur wenig extracellulären Gonokokken nur einmal eine Komplikation auftreten sahen, dagegen bei 14 Fällen mit einer mäßig reichlichen Anzahl extracellulärer Gonokokken viermal und unter 18 Fällen mit sehr reichlich freiliegenden Kokken 17mal, klinisch von keiner Seite bestätigt worden (JADASSOHN, LENZ und SCHOLTZ).

Jadassohn hat sogar die Vermutung ausgesprochen, daß *intracelluläre* Lagerung der Gonokokken in solchem Sekret, welches nach dem Urinieren durch starkes Ausdrücken der Harnröhre gewonnen wurde, eher ein prognostisch ungünstiges Zeichen sei, da es auf noch bestehende stärkere Infektion des Bindegewebes hinweise, in welchem sich die Gonokokken größtenteils intracellulär gelagert fänden (?). Der schlechtere Verlauf der von Dobry mitgeteilten Fälle mit extracellulären Gonokokken, ist wohl einfach damit zu erklären, daß Dobry

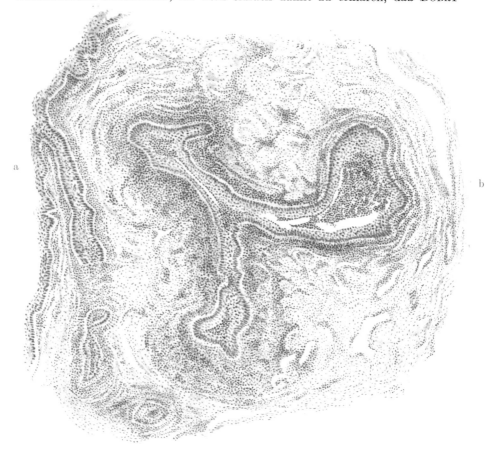

Abb. 9. Akute gonorrhoische Urethritis anterior, entzündete Drüse. a Urethralschleimhaut; b Drüsenquerschnitt. Arbeiter, 33 Jahre alt, Infektion vor 5 Wochen, Tod an Lungenembolie.
(Nach Christeller und Jacoby aus Buschke-Langer: Gonorrhöe.)

Fälle mit freiliegenden Gonokokken als ein noli me tangere ansah und nicht behandelte, während die übrigen Tripperfälle einer rationellen Therapie unterworfen wurden.

Theoretisch wäre ein schlechterer Verlauf der Tripperfälle mit vielen extracellulären Gonokokken immerhin denkbar, da die Leukocyten nur dann imstande sind zu phagocytieren, wenn die im Körper befindlichen Bakterien durch die streng spezifischen Opsonine zur Phagocytose vorbereitet und die Leukocyten zur Freßtätigkeit angeregt werden. Viel extracelluläre Gonokokken könnten also für das Fehlen kräftiger Abwehrvorgänge im Organismus sprechen (Levinthal).

Zum Schluß sei noch erwähnt, daß Hammer (1932) im abheilenden Stadium oft Leukocyten in Epithelzellen gefunden haben will.

d) Besonderheiten und Komplikationen der Gonorrhoea acuta anterior.

α) Entzündliche Phimose, Paraphimose und Balanitis.

Kommt es während des akuten Stadiums bei verhältnismäßig enger Präputialöffnung zu einer stärkeren Entzündung mit ödematöser Schwellung des Präputiums, so wird ein Zurückstreifen der Vorhaut bisweilen unmöglich. Es entsteht eine *entzündliche Phimose*.

Ein derartiges Ödem kann offenbar auf verschiedene Art bedingt sein. Einmal kann es sich um einfache Fortleitung der Entzündung von der Schleimhaut aus handeln. Ferner kann durch Eiterstauung im Präputialsack mit sekundärer Entwicklung von Bakterien aller Art eine Balanitis mit Ödem entstehen, und endlich ist es nach manchen Beobachtungen sehr wohl möglich oder sogar wahrscheinlich, daß eine solche Schwellung auch durch das Eindringen von Gonokokken in das Gewebe des Präputiums zustande kommen kann. Eine entzündliche Phimose ist nicht nur für den Patienten höchst unangenehm, sondern bereitet auch der Diagnose und besonders der Therapie große Schwierigkeiten.

Infolge der Verengerung der Präputialöffnung verteilt und staut sich nämlich der aus der Urethra ausfließende Eiter in dem Präputialsack, und in dem stagnierenden Eiter entwickeln sich gewöhnlich Bakterien aller Art. Entnimmt man nun ohne weitere Kautelen den aus der Präputialöffnung ausfließenden Eiter und untersucht ihn mikroskopisch, so sind unter den massenhaften Bakterien der verschiedensten Art spärlich vorhandene Gonokokken oft schwer zu finden, und die Diagnose Gonorrhöe kann auf Grund der mikroskopischen Untersuchung nicht ohne weiteres gestellt werden. In welcher Weise in solchen Fällen vorgegangen werden muß (Ausspülung des Präputialsackes), wird bei Besprechung der Diagnose noch ausführlich erörtert werden.

Bezüglich der Therapie besteht bei entzündlicher Phimose die Schwierigkeit darin, daß eine Injektionsbehandlung durch den Patienten selbst gewöhnlich nicht durchführbar ist. Auch hierauf werden wir später zurückkommen.

Ähnliche Schwierigkeiten in bezug auf Diagnose und Therapie bestehen übrigens auch bei angeborener Phimose. Auch hier kommt es häufig zur Stagnation des Eiters in dem Präputialsack und auch hier ist eine Injektionsbehandlung nicht möglich.

Häufig stellen sich bei entzündlicher wie bei angeborener Phimose noch weitere Komplikationen ein. Der stagnierende Eiter zersetzt sich infolge der Bakterienentwicklung und übt dadurch auf die Haut des inneren Präputialblattes und der Glans einen Reiz aus. Dadurch kommt es zu Entzündung, zu Maceration und Erosionen dieser Hautpartien, kurz zu einem Zustand, der als *Balanitis* bezeichnet wird. Die entzündeten Hautflächen sondern nun ihrerseits ebenfalls Eiter ab, und dieser Eiter mischt sich dem aus der Urethra stammenden Eiter bei. Auch hierauf werden wir bei Besprechung der Diagnose und Therapie noch zurückzukommen haben.

Ob es eine echte gonorrhoische Balanitis gibt, wie FARBER (1932) glaubt, ist doch noch zweifelhaft.

Seltener ereignet es sich, daß die schon normalerweise enge oder ödematöse geschwollene Vorhaut über die Glans zurückgezogen wird und später nicht mehr über die entzündete und geschwollene Glans hinweg in ihre normale Lage gebracht werden kann. Es entsteht eine entzündliche *Paraphimose*. Der verengte Präputialring umschließt fest die Corona glandis, und das ödematöse Praeputium bildet dahinter einen dicken, ringförmigen Wulst.

Gerade bei Gonorrhöe kommt es infolge der schon vorher bestehenden starken Entzündung der Teile in solchen Fällen besonders leicht zu Gangrän des Schnürringes oder selbst der Glans. Das Nähere hierüber ist in den Kapiteln über Balanitis und Paraphimose nachzulesen. Nur darauf sei noch hingewiesen, daß durch eine derartige Paraphimose der Verlauf der Gonorrhöe auch insofern ungünstig beeinflußt wird, als die Urethra durch den Schnürring ebenfalls komprimiert wird, der Eiter sich hinter demselben stauen muß und dadurch eine schnelle Ausbreitung des gonorrhoischen Prozesses zustande kommt.

β) Lymphangitis gonorrhoica.

Nicht ganz selten kommt es, besonders bei sehr akuten gonorrhoischen Entzündungen der Harnröhre, zu einem Eindringen der Gonokokken in die Lymphgefäße und dadurch zu einer Lymphangitis im Bereich des Penis. Klinisch findet man am häufigsten nur eine gänsekiel- bis reichlich bleistiftdicke, strangförmige Schwellung am Rücken des Penis, doch kann die Entzündung der Lymphgefäße auch im Sulcus coronarius bzw. in der Umgebung des Frenulum beginnen. Es finden sich dann beiderseits im Sulcus ähnlich entzündete Lymphstränge, die sich auf dem Rücken des Gliedes in dem beschriebenen Strang vereinen. Die Haut über diesen mäßig stark druckempfindlichen Strängen ist intensiv gerötet, aber nur selten mit dem Lymphstrang selbst verlötet. Auch in der Umgebung ist die Haut meist ödematös geschwollen. Recht häufig findet sich außer den geschilderten Lymphsträngen eine mehr akut entzündliche Infiltration der Haut, deren Ursache Buschke in einer Entzündung kleinster Lymphgefäße sieht. Ferner bilden sich im Verlauf des Lymphstranges nicht selten plattenförmige Infiltrate oder runde, weiche Knoten, sog. Bubonuli. Letztere können bisweilen auch vereitern und durchbrechen. Der ganze Prozeß kann mit mehr oder weniger hohem Fieber, selbst Schüttelfrost einhergehen. Eine weitere Verbreitung auf die benachbarten Lymphdrüsen, also die Inguinaldrüsen, kommt vor, ist aber nicht gerade häufig. Eine Vereiterung der Inguinaldrüsen stellt sich jedenfalls nur recht selten ein.

Samek hat 1930 schließlich eine Lymphstauung am ganzen Penis als Folge einer gonorrhoischen Lymphangitis beschrieben.

Daß die Erkrankung, wenigstens in der Regel, durch das Eindringen und Weiterwuchern von Gonokokken zustande kommt, ist u. a. von Scholtz durch das Kulturverfahren bei einem Bubonulus, von Dreyer durch Färbung, von Nobl durch Nachweis der Gonokokken im Schnitt einwandfrei festgestellt worden.

In den Lymphdrüsen konnten bei Lymphangitis gonorrhoica von Colombini und Mysing, von Hansteen, Massa, Sowinski, Oppenheim und A. Cohn (1927) Gonokokken nachgewiesen werden.

Beachtenswert ist, daß nicht selten eine ähnliche lymphangitische Schwellung der Haut auch am Scrotum vorkommt. Auch hier sind in der ödematösen Scrotalhaut (Tanago und Garcia, Buschke) kleine Lymphstränge fühlbar.

Ob auch gonorrhoische Entzündungen der Drüsen im kleinen Becken vorkommen, wie das Pasini in zwei Fällen von Epididymitis und Funiculitis mit heftigen Schmerzen in der Unterbauchseite glaubte annehmen zu müssen, ist noch zweifelhaft.

Auf die von Cronquist und Langer eingehend beschriebene Lymphangitis prostato-iliaca wird im Kapitel Prostatitis eingegangen werden. Selbstverständlich können sich im Anschluß an eine solche Lymphangitis auch metastatische Erscheinungen besonders an den Gelenken entwickeln. Ein solcher Fall ist von Schultz beschrieben worden. Die Lymphangitis war dabei ohne nachweisbare Schleimhautgonorrhöe entstanden. Auch Lepinay (1925) hat eine Lymphangitis gonorrhoica mit Fistelbildung, aber ohne Urethralgonorrhöe beobachtet.

Die pathologisch-anatomischen Vorgänge bei der Lymphangitis gonorrhoica entsprechen, besonders nach den Untersuchungen von NOBL, ganz denen einer gewöhnlichen Lymphangitis, also Eiteranhäufung in den Lymphgefäßen selbst, entzündliche Veränderung der Lymphgefäßintima, endlich Infiltration der Adventitia und des umgebenden Bindegewebes.

An metastatische Gonokokkenherde pflegt sich eine Lymphangitis nur höchst selten anzuschließen. Ein derartiger Fall ist jüngst von JACOBITZ mitgeteilt worden.

Im Gegensatz zum Manne sind Erkrankungen der Lymphgefäße bei der Frau äußerst selten. Solche Fälle sind von LABORDE und REMENOWSKY beschrieben worden.

Ob es besondere lymphotrope Gonokokkenstämme gibt, wie das REMENOWSKI auf Grund einer Lymphangitis gonorrhoica bei einem Mann und der von ihm infizierten Ehefrau annimmt, erscheint uns doch recht zweifelhaft. Wichtig ist dagegen, daß durch eine gonorrhoische Lymphangitis, besonders wenn sie mit einer Hautinfiltration und Erosion am Penis verbunden ist, ein Primäraffekt vorgetäuscht werden kann, worauf früher bereits RILLE und in letzter Zeit E. HOFFMANN hingewiesen haben. Denkt man in einem solchen Falle überhaupt an Gonorrhöe, so wird die Klärung der Diagnose kaum jemals Schwierigkeiten bereiten, da die gonorrhoischen Lymphstränge und Lymphdrüsen weniger hart und dabei empfindlicher als bei Lues sind. In zweifelhaften Fällen wird der Spirochätennachweis die Entscheidung bringen.

Ähnliche Fälle sind auch von GOUGEROT (1929), PIERINI (1931) und BELGO-DÈRE (1930) beschrieben worden. Ein primäraffektähnliches Infiltrat kann nach OELZE auch durch gonorrhoische Entzündung der seitlich vom Frenulum gelegenen TYSONschen Drüsen entstehen.

Lymphdrüsenschwellungen geringen Grades stellen sich im Verlauf des Höhestadiums der Gonorrhöe gar nicht so selten auch ohne gleichzeitige Lymphangitis ein. In solchen Fällen handelt es sich vermutlich nicht immer um ein Eindringen von Gonokokken oder deren Giftstoffe, sondern auch andere pyogene Bakterien und Giftstoffe, welche aus der entzündeten Urethra in die erweiterten Lymphspalten eindringen, können die Veranlassung für derartige Lymphdrüsenschwellungen abgeben. Sowohl die im Verlaufe der Gonorrhöe auftretende Lymphangitis wie Lymphadenitis pflegen bei Schonung und Ruhe des Patienten und Anlegen feuchter Verbände fast ausnahmslos schnell zurückzugehen und abzuheilen. Vereiterte Bubonuli heilen rasch nach Spaltung und Ausräumen mit dem scharfen Löffel, und auch bei den wenigen bisher beobachteten Abszedierungen gonorrhoisch infizierter Inguinaldrüsen ist die Heilung nach Incision und Tamponade stets prompt erfolgt.

γ) Infektion der LITTREschen Drüsen und paraurethralen Gänge. Paraurethrale Infiltrate.

Schon während des Höhestadiums wird nicht selten eine Schwellung der LITTREschen Drüsen und MORGAGNIschen Lacunen beobachtet. Diese sind dann als kleinstecknadelkopfgroße bis hirsekorngroße Knötchen im Verlaufe der Harnröhre an deren unterer Wand zu fühlen. Besonders bei perakuten Gonorrhöen sind diese Knötchen bisweilen recht deutlich nachweisbar und erscheinen nach FINGER in sehr akuten Fällen oft in ganzen Reihen rosenkranzartig angeordnet.

Zweifellos ist die Infektion der LITTREschen Drüsen etwas sehr Gewöhnliches und spielt für den Verlauf der Gonorrhöe eine große Rolle. Die LITTREschen Drüsen, die MORGAGNIschen Taschen und ähnliche Krypten und kleine Divertikel der Harnröhre stellen im wesentlichen die Schlupfwinkel für die Gonokokken

dar (Finger, Picker, Lesczinski, Janet, Scholtz, Balog, Leiber u. a.).
Auch Greenberg hat das 1928 wieder betont und darauf hingewiesen, daß
solche Schlupfwinkel bei Hypospadie besonders häufig sind.

Aber Balog (1928 u. 1932) dürfte doch etwas zu weit gehen, wenn er meint,
daß das ganze Krankheitsbild und der Krankheitsverlauf der Gonorrhoea
anterior von der Infektion der Littreschen Drüsen völlig beherrscht wird
und die Gonorrhöe als Erkrankung der Drüsen der Harnröhrenschleimhaut
und der Samenwege zu definieren sei.

Der Nachweis derartig erkrankter Littrescher Drüsen ist für die Prognose
und Behandlung der betreffenden Gonorrhöe nicht ohne Bedeutung. Wir müssen
in solchen Fällen annehmen, daß die Gonokokken ziemlich tief in die Drüsenausführungsgänge eingedrungen sind und von Medikamenten schwer erreicht
werden können. Die Behandlung ist daher länger als gewöhnlich und nach
Abklingen der akuten Erscheinungen möglichst intensiv durchzuführen. Andererseits ist die Prognose in solchen Fällen auch deswegen vorsichtig zu stellen, weil
sich aus derart infizierten Littreschen Drüsen leicht paraurethrale Infiltrate
mit ihren Folgen entwickeln können.

Nach Finger läßt sich die Erkrankung der Morgagnischen Lacunen und
Littreschen Drüsen außer durch die Palpation auch noch mittels der von
v. Crippa und Pezzoli ausgearbeiteten Methode nachweisen. Das Verfahren
ist dabei folgendes: Man läßt den Patienten zunächst urinieren, um hierdurch
die Hauptmasse des Eiters aus der Urethra zu entfernen, und reinigt dann noch
weiterhin die Pars anterior entweder durch wiederholte Injektionen mit der
Tripperspritze oder man führt einen dünnen elastischen Katheter bis zum Bulbus
ein und spült die Harnröhre nun mittels der Handspritze mit warmem Wasser
gründlich rückläufig aus, bis das Spülwasser dauernd absolut klar und flockenfrei abfließt. Auch Janetsche Spülungen mit Borwasser kann man dazu
anwenden.

Ist auf diese Weise die Schleimhaut von allem anhaftenden Sekret nach
Möglichkeit gereinigt, dann führt man eine Knopfsonde Charrière Nr. 16—20
in die Urethra ein, legt den Penis der Bauchwand an und übt nun mit der flachen
Hand einen gleichmäßigen Druck auf die ganze Urethra aus, während man
gleichzeitig die Knopfsonde einige Male vom Orificium bis in den Bulbus einführt
und wieder zurückzieht. Auf diese Weise sollen die Littreschen Drüsen und
Morgagnischen Taschen ausgedrückt und der in ihnen enthaltene Eiter mit der
Knopfsonde nach vorne geschafft werden.

Wir können nicht zugeben, daß dieses die Harnröhre recht angreifende
Verfahren im akuten Stadium der Gonorrhöe erlaubt ist und ein brauchbares
Resultat ergibt, da sich im akuten Stadium auch nach gründlicher Reinigung
der Urethra bei starkem Druck stets noch etwas Eiter auspressen läßt. Dieser
stammt aber sicher nicht oder nicht nur aus den Urethraldrüsen, sondern aus
der Tiefe der geschwollenen und gelockerten Schleimhaut. Zur Untersuchung
bei chronischer Gonorrhöe auf Gonokokken und zur Provokation ist das Verfahren dagegen brauchbar, wie später noch erörtert werden wird.

Ähnlich wie die Schleimdrüsen im Inneren der Harnröhre werden auch die
seitlich vom Frenulum gelegenen Tysonschen Drüsen gonorrhoisch infiziert.
Beim Übersehen dieser Schlupfwinkel können von hier Rezidive ausgehen, und
bei Ausbreitung der Infektion in die Umgebung der Drüsen können sich kleine
Knoten und Abscesse bilden.

Eine weitere nicht seltene Komplikation besonders im floriden Stadium
der Gonorrhöe bilden *paraurethrale Infiltrate*. Sie beginnen gewöhnlich als
etwa hirsekorngroße, in der Wand der Urethra gelegene Knötchen, vergrößern sich meist ziemlich schnell und können etwa die Größe eines Kirsch-

kernes erreichen. Sie sind dann der Harnröhrenwand mehr angelagert, mit ihr fest verschmolzen und erstrecken sich bis ins kavernöse Gewebe. Diese paraurethralen Infiltrate stellen im allgemeinen derbe, empfindliche Knötchen dar, die gewöhnlich nur langsam resorbiert werden und nicht selten ein kleines, derbes, unempfindliches Knötchen hinterlassen.

Solche paraurethrale Infiltrate gehen auch von gonorrhoisch infizierten LITTREschen Drüsen und MORGAGNIschen Lakunen aus. Verkleben derartig gonorrhoisch erkrankte Follikel oder werden sie abgeknickt oder abgeschnürt, so sammelt sich der Eiter im Ausführungsgang an, und es bildet sich zunächst durch Erweiterung des Ausführungsganges ein sog. *Pseudoabsceß*. Sterben nun die Gonokokken nicht rasch ab, so dringen sie bald durch die geschädigte Membran des Ausführungsganges in das umgebende Gewebe ein, und es entsteht ein richtiger kleiner Absceß. Auch dieser kann nach Durchbruch nach der Harnröhre leicht ausheilen, die Gonokokken gehen zugrunde, und die Rückbildung erfolgt unter Bildung schrumpfenden Bindegewebes und dementsprechend einer kleinen knotenartigen Verdickung. Solche Fälle hat SELLEI als Folliculitis fibrosa urethrae beschrieben. Schon hierdurch können leichte Verengerungen der Harnröhre, sog. weite Strikturen, entstehen. Schreitet der Prozeß aber stürmischer weiter, so breitet sich die Eiterung mehr im cavernösen Gewebe selbst aus, und es kommt zu einer eitrigen *Cavernitis*. Klinisch bilden sich in diesen Fällen erbsen- bis kirschgroße Knötchen, die dann gewöhnlich nach außen oder auch nach außen und innen durchbrechen und in letzterem Falle leicht zu Harnröhrenfisteln führen können. Gewöhnlich kann man sich durch mikroskopische Untersuchung davon überzeugen, daß es sich selbst bei größeren Absceßbildungen um reine gonorrhoische Eiterung handelt. Aber natürlich können auch Mischinfektionen entstehen. Gewöhnlich ist es auffallend, wie rasch die Abscesse nach Durchbrechen oder Eröffnung nach außen ausheilen, doch geschieht das natürlich immer unter stärkerer Narbenbildung, und dadurch können dann nicht nur stärkere Strikturen entstehen, sondern es kann auch die Ausdehnungsfähigkeit des Corpus cavernosum an den erkrankten Partien beeinträchtigt werden, so daß bei Erektion Abknickungen eintreten. Entwickelt sich dabei eine stärkere Wucherung von narbigem Bindegewebe, so entstehen Knoten wie bei der Induratio penis plastica.

Einen sehr eigenartigen paraurethralen Absceß an der Unterseite des Penis hat 1927 SCHÖNHOFF beschrieben. Die röntgenologische Darstellung desselben ergab, daß er aus einem verzweigten Netz von Gängen und Hohlräumen hervorgegangen war.

Subjektiv machen derartige größere Infiltrate und Abscesse natürlich ganz besonders bei eintretender Erektion starke Beschwerden, und die Absceßbildung ist häufig von Fieber mäßigen Grades begleitet.

Den Ausgang nehmen derartige paraurethrale Infiltrate nicht nur von LITTREschen Drüsen, sondern anch von kleinen, in der Harnröhre vorhandenen Taschen und Gängen. Auf die Anlage und Häufigkeit derartiger von der Schleimhaut ausgehender blinder Gänge ist besonders von JANET und MÖLLER hingewiesen worden. Für den Verlauf der Gonorrhoea anterior sind diese paraurethralen Infiltrate deswegen von großer Bedeutung, weil sie Schlupfwinkel darstellen, in denen sich die Gonokokken festsetzen, und aus denen sie trotz aller Therapie oft schwer zu beseitigen sind. Von MÖLLER ist aus diesem Grunde sogar die Excision solcher Infiltrate vorgeschlagen und auch mit gutem Erfolg durchgeführt worden.

Aber auch wenn klinisch eine Erkrankung der LITTREschen Drüsen nicht nachweisbar ist, spielt die Infektion schon der Ausführungsgänge dieser Drüsen und der MORGAGNIschen Taschen, wie BALOG (1925) hervorgehoben hat, für den Verlauf der Gonorrhöe zweifellos eine große Rolle, denn gerade hier dürften die Gonokokken unseren antiseptischen Lösungen schwer zugänglich sein. Dabei dürfte Balog durchaus Recht haben, daß eine derartige Entzündung der Littreschen Drüsen zum regelmäßigen Verlauf der Gonorrhöe gehört und schon verhältnismäßig rasch zustande kommt.

Neben den Ausführungsgängen der Schleimhautdrüsen und Morgagnischen Taschen kommen aber auch etwas größere Taschen in der Harnröhre als *Schleimhautdivertikel* vor, die natürlich ebenso schwer zugängliche Schlupfwinkel für die Gonokokken darstellen. Le Fur hat schon 1896 eine große Anzahl derartiger Mißbildungen beschrieben und Chauvin (1927) neben Divertikeln und paraurethralen Gängen Fälle mit völlig doppelt ausgebildeter oder gegabelter Harnröhre beobachtet. Mit Hilfe der Röntgenphotographie sind derartige Divertikel nach Einspritzen von Kontrastmitteln, wie Jodipin, Umbrenal oder 5—12%igem Jodnatrium (Frühwald 1930) oder Thorotrast-Heyden (Anders 1931) sehr gut darstellbar, wie das bereits 1924 Aleixo gezeigt hat und später von Brunette (1931) sowie Lewin (1930), Bolheim (1930) und Langer in seinem Buch Röntgendiagnostik der Urethra sehr schön dargestellt worden ist.

Infektion paraurethraler Gänge sind z. B. von Chauvin (1927), Okawa (1933), McKay (1929) beschrieben, isolierte Infektionen von Hensch, Becker (1924), Mühlfordt (1924), Levikoj (1929), Trabucco (1929), Földers, Balog, Venturi (1932), Drobinski (1932) und Nikoletti (1931), von Chasin (1930) u. a. beobachtet worden. Die Gänge waren röntgenologisch (Nikoletti, Trabucco) ebenfalls gut darstellbar. Interessant ist die Beobachtung von Chasin, daß bei 2 Kranken mit paraurethraler Gonorrhöe die *Urethra* absichtlich nicht infiziert werden konnte. Durch die gebildeten Antikörper war offenbar eine Immunisierung der Urethra eingetreten.

Eigenartige gonokokkenhaltige Divertikel sind auch von Gazelow, Aleixo u. a. beschrieben und von Janet in seinem Lehrbuch (1930) schematisch abgebildet worden.

Daß sich Gonokokken in solchen Gängen jahrelang halten können, ohne nennenswerte Erscheinungen zu machen und ohne zur Infektion der Harnröhre zu führen, zeigen z. B. Beobachtungen von Margulis (1931), der viele Jahre nach der Infektion im Anschluß an einen Stoß ein Wiederaufflackern der Entzündung des paraurethralen Ganges mit reichlichen Gonokokken beschrieben hat.

Heimer (1930) ist der Ansicht, daß besonders die periurethralen Infiltrate in den letzten Jahren erheblich zugenommen haben, und dies durch eine Virulenzsteigerung der Gonorrhöe zu erklären ist.

Diesen Divertikeln schließen sich die paraurethralen Gänge, welche teils von der Harnröhre ausgehen, teils sich außerhalb der Harnröhre finden, unmittelbar an, zumal die Entstehung all dieser Taschen und Gänge auf Entwicklungsstörungen bei der Bildung der Harnröhre beruhen. Soweit paraurethrale Gänge von der Harnröhre selbst ausgehen oder in sie einmünden, lassen sie sich durch das Röntgenverfahren meist gut darstellen. Die sich außerhalb der Harnröhre befindenden Gänge gehen einmal von den Lippen des Orificiums aus und erstrecken sich parallel der Urethra in das Gewebe der Glans hinein, wo sie dann blind zu endigen pflegen, oder sie beginnen in der Gegend des Frenulum und verlaufen parallel der Harnröhre innerhalb der Raphe auf der Unterseite des Penis. Sie enden dann entweder blind oder münden weiter hinten nach außen, seltener nach innen in die Urethra. Bisweilen nehmen die Gänge auch erst in der Raphe der Penishaut ihren Ausgang. Im entzündeten Zustand stellen die in der Raphe verlaufenden Gänge bis zu federkieldicke und bis zu 10 cm lange Stränge dar. Die am Orificium gelegenen gonorrhoisch infizierten Gänge sind dagegen entweder nur an der Innenseite der Lippen des Orificiums als gerötete Punkte sichtbar, aus denen sich bei Druck eine Spur Eiter entleert, oder es entstehen aus ihnen derbe, schmerzhafte Knoten, welche im Gewebe der Glans seitlich vom Orificium zu fühlen sind. Diese Knoten pflegen nicht selten zu erweichen und nach innen oder außen durchzubrechen. Hervorgehoben sei noch, daß besonders bei Epi- und Hypospadie an der unteren Harnröhrenwand kleine, parallel zur Harnröhre oder schräg nach hinten verlaufende Gänge ziemlich häufig vorkommen. Alle paraurethralen Gänge haben für den Verlauf der Urethralgonorrhöe dadurch eine große Bedeutung, daß sie Schlupfwinkel für die Gonokokken darstellen, die bei der Behandlung leicht übersehen werden, und von denen die Urethra dann reinfiziert werden kann.

Auch vermögen die Gonokokken von paraurethralen Gängen aus sicherlich verhältnismäßig leicht in die Lymph- und Blutgefäße einzudringen. Tatsächlich ist von OPPENHEIM ein Fall von gonorrhoischer Lymphdrüsenentzündung im Anschluß an isolierte gonorrhoische Infektion eines paraurethralen Ganges beschrieben worden.

An dieser Stelle sei auch auf die nicht seltene *Papillomatose* der Harnröhrenschleimhaut hingewiesen, durch welche die Ausheilung der Gonorrhöe außerordentlich erschwert wird. Solche Fälle sind z. B. schon 1922 von E. FRANK und 1925 von BERNADOTT beschrieben worden, und wir selbst haben wiederholt eine derartige Papillomatose beobachtet. Handelt es sich nur um wenige Papillome im vordersten Teil der Harnröhre, so lassen sie sich leicht durch Kaustik oder Ätzung entfernen; erstrecken sich die Wucherungen aber über die ganze Harnröhrenschleimhaut, so ist ihre Entfernung schwierig (Strikturgefahr) und die Gonokokken verschwinden trotz Verwendung der verschiedensten Einspritzungen und Spü-

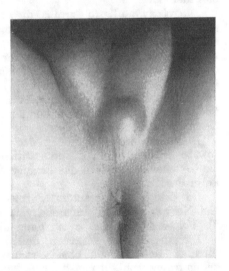

Abb. 10. Akute abscendierende Cowperitis vor dem Durchbruch. (Sammlung BUSCHKE.)

lungen nicht dauernd, so daß intravenöse Injektionen von Traubenzucker, Trypaflavin u. dgl. sowie Fieber- oder Malariabehandlung und Vaccinetherapie zur Unterstützung herangezogen werden müssen.

Als weitere Komplikation der Gonorrhoea anterior ist schließlich noch die

Entzündung der COWPERschen Drüse

zu erwähnen. Die Ausgänge dieser Drüse münden bekanntlich im Bulbus, und eine Erkrankung der Drüse kann daher erst eintreten, wenn sich der gonorrhoische Prozeß bis zum Bulbus ausgebreitet hat. Dementsprechend geben auch FOURNIER und ENGLISCH als häufigste Zeit des Eintretens dieser Komplikationen die 3.—4. Krankheitswoche an. Die Erkrankung macht sich objektiv vor allem durch das Auftreten eines bohnen- bis pflaumengroßen Knotens bemerkbar, welcher etwa in der Mitte des Dammes neben der Mittellinie gelegen ist (Abb. 10). Die *subjektiven* Erscheinungen bestehen in Druck und Schmerzen am Damm, welche sich beim Urinieren und Stuhlgang und besonders beim Gehen steigern. Meist tritt die Erkrankung nur einseitig auf, und zwar häufiger links als rechts.

Zur *Anatomie der Drüse* sei kurz folgendes vorausgeschickt. Die Cowperschen Drüsen, die am Damm im Trigonum urogenitale liegen und von Bündeln des Musculus transversus perinei profundus umschlossen werden, sind zusammengesetzte alveolar-tubuläre Drüsen. Sie münden in den Bulbus. Dabei hält v. Lichtenberg die kanalartigen Gebilde, welche gewöhnlich als Ausführungsgänge bezeichnet werden, für sezernierende Drüsenteile, die den beengten räumlichen Verhältnissen entsprechend so lang und dünn beschaffen sind. Die Cowperdrüse ist paarig angelegt, bisweilen nur einseitig, und weist selten noch einen median gelegenen dritten Drüsenanteil auf.

Die Erkrankung der Cowperschen Drüse dürfte sich im wesentlichen in ähnlichen Formen abspielen, wie das bei der viel besser gekannten und studierten gonorrhoischen Erkrankung der Prostata der Fall ist. Man kann also auch bei der Cowperitis von einer katarrhalischen, einer follikulären, einer parenchymatösen und einer periglandulären Form sprechen (Buschke-Langer). Dabei sind diese Formen aber nicht scharf voneinander geschieden, sondern gehen ineinander über.

Die relativ häufigste Form ist die *katarrhalische,* bei der nur die Ausführungsgänge der Drüsen durch Einwanderung von Gonokokken erkrankt sind, und es sich nur um eine leicht eitrige katarrhalische Entzündung des den Gang auskleidenden Epithels handelt. Eine derartige Infektion der Ausführungsgänge der Cowperdrüse wird wohl meist eintreten, sobald sich der infektiöse Prozeß bis zum Bulbus ausgebreitet hat.

Das katarrhalische Stadium kann aber auch in die *follikuläre Form der Cowperitis* übergehen. Dann kommt zu der oberflächlichen Entzündung mit Desquamation stärkere Eiterung mit *Sekretstauung* im Ausführungsgang hinzu.

Durch weiteres Vordringen der Gonokokken in das eigentliche Drüsengewebe entsteht dann die interstitielle *parenchymatöse Cowperitis,* und wenn die Gonokokken auch in das umgebende Gewebe eindringen, die *periglanduläre* Form der Cowperitis.

Die beiden letztgenannten Formen können zur Vereiterung, Abszedierung und Nekrose des Drüsenparenchyms und des umgebenden Gewebes führen. Als Folgeerscheinungen treten dann nicht selten Fisteln auf.

Die Ansicht von Waelsch, daß die Cowperitis gewöhnlich als *akute* Entzündung verlaufe und eine verhältnismäßig seltene Erkrankung darstelle, teilten früher wohl die meisten Kliniker. Doch ist in den letzten Jahren — auch auf Grund pathologischer Untersuchungen — das häufige Vorkommen speziell chronischer Cowperitis vielfach betont worden. Hier sind zu nennen Picker, Mühlpfordt (1923), Lescinski, Pasteau, Smirnow, Escaud (1925), Leyberg (1930), Sklarz (1928), v. Lichtenberg, Buschke-Langer, A. Lewin, Schichow, Riem, Schmutte u. a. Um nur einige Zahlen zu nennen, so fand Mühlpfordt unter 47 Fällen 7mal, also in 15% eine Erkrankung der Cowperdrüse. Leszinski konnte bei 44 Leichen 16mal pathologische Veränderungen an der Cowperschen Drüse nachweisen. Schichow und Smirnow fanden unter 200 Fällen 25mal Erkrankungen dieser Drüsen, während Riem unter 18 zum Teil komplizierten Gonorrhöefällen 3mal vorher unbeobachtete, aber sichere Entzündung der Cowperschen Drüse mit deutlicher, derber Schwellung palpieren konnte.

Die obengenannten Autoren betonen daher mit Recht, daß bei jedem Tripperkranken — ebenso wie auf Littreitis — auch stets auf das Vorliegen einer Cowperitis untersucht werden müsse und daß die Hartnäckigkeit mancher chronischer Tripperfälle auf Cowperitis zurückzuführen sei.

Was nun die einzelnen Formen der Cowperitis betrifft, so ist bei der *katarrhalischen Form* klinisch kein palpatorischer Befund zu erheben, und es bestehen meist auch keine nennenswerten Beschwerden (Leyberg 1930). Höchstens wird über leichtes Ziehen und Druck am Damm geklagt; bei solchen Klagen ist also stets auch an Cowperitis zu denken.

Die *Diagnose* kann bei der katarrhalischen Form also nur mit Wahrscheinlichkeit aus dem durch Expression der Drüse gewonnenen Sekret gestellt werden.
Zu dem Zweck muß die Harnröhre erst von allem anhaftenden Sekret gesäubert
werden, sei es durch kräftiges Urinieren, sei es — besser — mittels Durchspülung der Harnröhre nach JANET. Die Expression wird dann am besten bei
noch etwas gefüllter Blase bimanuell in der Weise ausgeführt, daß die Drüse
mit der einen Hand vom Damm aus und mit der anderen mittels des bis nahe
zum unteren Rande der Prostata in das Rectum eingeführten Zeigefingers
komprimiert und massiert wird. Mehr oder weniger eitriges und gonokokkenhaltiges Sekret bzw. eiterhaltige Flüssigkeit bei der Entleerung der Blase spricht
für Cowperitis.

Ferner finden sich bei der Entleerung des Urins in drei Portionen (Dreigläserprobe) auch bei der katarrhalischen Cowperitis oft dünne längere Fädchen
im Urin in der dritten Urinportion. Dieselben stammen aus den langen Ausführungsgängen der Drüse und werden am Schluß des Urinlassens durch den
Druck der Dammuskulatur ausgepreßt.

Auch bei der *follikulären* Form ist der *objektive* Befund oft gering, immerhin
läßt sich bei bimanueller Untersuchung gewöhnlich eine leichte knötchenartige
Verdickung nachweisen, die auf Druck meist äußerst schmerzhaft ist. Aber
auch spontan wird bei dieser Form oft über heftige, nach dem After und den
Oberschenkeln ausstrahlende Schmerzen geklagt, die bisweilen neuralgischen
Charakter haben können (SKLARZ 1928).

Kommt es zur eigentlichen Drüsenerkrankung, zur *Cowperitis parenchymatosa,* dann werden diese Symptome wesentlich stärker, so daß selbst das Gehen
und Sitzen sehr erschwert sein kann. Die Defäkation und die Harnentleerung
werden dem Patienten oft zur Qual (Verhaltung wird vorgetäuscht). Dies
ist besonders der Fall, wenn eine Abszedierung und Einschmelzung des erkrankten
Drüsengewebes statthat. Jetzt sind auch die objektiven Erscheinungen ganz
deutlich.

Meist sieht man schon ohne weiteres am Damm eine mehr diffuse Schwellung
oder einen deutlichen Knoten (Abb. 10). Bei bimanueller Palpation von Damm
und Rectum fühlt man kurz vor dem unteren Prostatarande, zwischen hinterem
Scrotalrand und Afteröffnung, in der Regel seitwärts von der Medianlinie sehr
deutlich einen mehr oder weniger scharf umschriebenen bohnen- bis pflaumengroßen Knoten, der auf Druck äußerst schmerzhaft zu sein pflegt.

Gewöhnlich erkrankt nur eine Drüse, und zwar meist die linke, was nach
ENGLISCH darauf zurückzuführen ist, daß die rechte Drüse oft fehlt oder schlecht
entwickelt ist und weiter darauf, daß der linke Ausführungsgang etwas weiter
nach vorne in den Bulbus urethrae mündet als der rechte. In diesem Stadium
erfolgt nur noch selten Ausheilung unter Resorption, sondern es tritt unter
Fieber meist Vereiterung mit späterem Durchbruch nach dem Damm oder der
Urethra, selten nach dem Rectum ein (z. B. RIEM 1929).

Verbindet sich mit der parenchymatösen Cowperitis noch eine *Pericowperitis,*
so entsteht natürlich eine noch umfangreichere, mehr diffuse Schwellung am
Damm und nach Vereiterung ein umfangreicher Abszeß; nach Durchbruch
und Entleerung des Abscesses tritt gewöhnlich ziemlich rasch Heilung ein.
Seltener bleiben längere Zeit *Fisteln* zurück. Je nach den verschiedenen Durch-
bruchsstellen kann man dabei mit ENGLISCH folgende Fistelarten unterscheiden:

Fistula glandulae urethralis — perinealis — rectalis — urethro-perinealis —
urethro-rectalis — perineo-rectalis — urethro-perineo-rectalis.

Chronische Cowperitis. Eingangs erwähnten wir, daß BUSCHKE-LANGER,
MÜHLPFORDT, LESCZINSKY, SKLARZ, RIEM u. a. die Cowperitis für relativ
häufig halten. Damit ist vor allem auch die chronische Form der Cowperitis,

die bisher in den alten Lehrbüchern ziemlich vernachlässigt wurde, gemeint. Nur Picker hat darauf hingewiesen, daß die chronische Cowperitis nicht so selten ist und für manche Fälle von chronischer, nicht ausheilender Gonorrhöe große Bedeutung hat.

Die chronische Form kann sich dabei aus der akuten entwickeln oder gleich von Anfang an ganz schleichend verlaufen.

Subjektive Symptome. Ähnlich wie bei einer chronischen Prostatitis sind diese bei der chronischen Cowperitis oft minimal und bestehen — besonders beim Sitzen — in einem dumpfen, manchmal stechenden Druckschmerz in der Dammgegend, der nur bei ausgedehnter Cowperitis chronica bis zum Rectum und der medialen Oberschenkelfläche ausstrahlt. Leichte Stuhl- und Harnbeschwerden vervollständigen das Bild der subjektiven Symptome.

Objektive Symptome. Bei ganz chronischem Verlauf ohne Exacerbationen sind die objektiven Erscheinungen ebenfalls äußerst gering. Immerhin ist bei hartnäckiger Urethritis mit immer wieder auftretenden Gonokokken stets auch an eine chronische Cowperitis als veranlassendes Moment zu denken. Nach Sklarz (1928) sind aus der Cowperschen Drüse stammende Fäden meist frei von Epithelien, aber oft mit haufenförmigen Gonokokken durchsetzt. Der Ausfluß der Patienten ist häufig wässerig. Auch längere Fädchen in der letzten Urinportion bei der Dreigläserprobe weisen oft auf chronische Cowperitis hin.

Denkt man bei derartigen geringen Erscheinungen überhaupt an eine Cowperitis, so läßt sich die Diagnose durch Palpation meist rasch sichern. Man wird bei chronischer Cowperitis oft einen erbsen- bis bohnengroßen Knoten oder wenigstens ein kleines, etwa linsengroßes, hartes Knötchen fühlen können, mit glatter, manchmal auch etwas höckeriger Oberfläche. Auf Druck ist es etwas schmerzhaft.

Auch durch die *endoskopische Untersuchung* läßt sich die Diagnose (s. später) bisweilen sichern. Entweder sind die Drüsenmündungen deutlich gerötet, oder es tritt bei Druck mit dem Urethroskop sogar etwas gonokokkenhaltiger Eiter aus der Drüsenmündung, was natürlich besonders beweisend ist.

Eine derartige Cowperitis unterhält natürlich lange eine Urethritis anterior. Oft genug wird auch eine erneute gonorrhoische Infektion von hier ausgehen.

v. Lichtenberg macht darauf aufmerksam, daß derartig chronisch-entzündliche Prozesse an der Mündungsstelle der Cowperschen Drüse auch an der Entwicklung einer Striktur mit schuld sein können. Eine Beobachtung von Riem vermag das gut zu illustrieren. Ein 23jähriger junger Patient hatte vor 7 Jahren eine Gonorrhöe gehabt, die angeblich geheilt war. In der Folgezeit traten immer wieder Rezidive auf. Als Ursache konnte eine chronische Cowperitis mit fistulösem Durchbruch ins Rectum eruiert werden. Ferner können von einer chronischen Cowperitis bisweilen auch *neuralgische Beschwerden* (Schmerzen beim Stuhlgang, bei längerem Stehen und Sitzen und schließlich anfallsweise auftretende Stiche im Enddarm) ausgelöst werden. Sklarz führt eine Krankengeschichte an, wo ein derartiger Patient fälschlicherweise als Hysteriker bezeichnet wurde. Erst die eingehende rectale Untersuchung klärte den Fall als chronische Cowperitis auf. Vor 4 Jahren hatte Patient eine Gonorrhöe durchgemacht, und jetzt wurde eine fast bohnengroße, sehr schmerzhafte rechtsseitige Cowperitis festgestellt.

Leichtere Formen der Cowperitis pflegen sich langsam, aber völlig zurückzubilden. Wiederholte Kontrolle (Exprimat) ist nötig zur Sicherung der Heilung.

Bei Verschluß des Ausführungsganges (narbig oder entzündlich) können sich auch bei der chronischen Form sog. *„Pseudoabscesse"* durch Sekretstauung bilden. In diesen Abscessen halten sich, wie Buschke und Langer nachweisen konnten, Gonokokken unter anaeroben Verhältnissen latent virulent. Bei

Eröffnung des Ausführungsganges, z. B. auf Traumen hin, können Rezidive in der Urethra entstehen.

Nach ENGLISCH, FENWICK, WAELSCH u. a. können in ähnlicher Weise durch Verschluß des Ausführungsganges ein- und mehrkammerige *Cystenbildungen* hervorgerufen werden, die bohnen- bis pflaumengroß sein können. Unter 262 Leichen Erwachsener fanden ENGLISCH und FENWICK 6mal derartige Cysten.

Endlich wird der Verlauf der chronischen Cowperitis oft von akuten Exacerbationen unterbrochen. Solche akuten Verschlimmerungen werden besonders im Anschluß an Traumen, Reiten und Tanzen beobachtet. Die Erscheinungen sind dann natürlich ganz wie bei einer akuten Cowperitis, Absceßbildung mit Perforation nach der Harnröhre, dem Darm und Damm und nachfolgender Fistelbildung können sich anschließen.

Nicht jede akute oder chronische Entzündung der COWPERschen Drüse muß durch Gonokokken bedingt sein, sondern es können ganz ähnliche Erkrankungen auch durch Infektion mit anderen Bakterien hervorgerufen werden. So fand LEBRETOW unter 7 Fällen von Cowperitis 4mal Gonokokken, 2mal daneben auch Staphylokokken und 3mal nur Staphylokokken.

Diagnose und Behandlung der Cowperitis werden in den Kapiteln Diagnose und Behandlung der Gonorrhöe noch eingehend besprochen werden.

e) Prognose der Gonorrhoea anterior acuta.

Die Gefahren der Gonorrhöe bestehen bekanntlich im Auftreten genitaler und extragenitaler Komplikationen und im Übergang des akuten Stadiums in das chronische. Im ganzen werden die extragenitalen Komplikationen auf etwa 2% veranschlagt, während die Angaben über die Häufigkeit der lokalen Komplikationen, besonders Prostatitis, Epididymitis, Strikturen außerordentlich verschieden hoch angegeben wird. Die Häufigkeit dieser Komplikationen richtet sich eben ganz nach dem Stadium, in welchem die Kranken zur Behandlung kommen und nach der Sorgfalt, mit der sie die Behandlung durchführen. Solange die Erkrankung auf die Pars anterior beschränkt ist und die Infektion noch frisch ist, wird die Prognose daher eine ganz andere sein wie in den Fällen, in denen der Krankheitsprozeß bereits auf die Pars posterior übergegangen ist.

An dieser Stelle haben wir nur die *Prognose der Gonorrhoea anterior acuta* zu besprechen. Dieselbe ist quoad vitam im ganzen eine durchaus gute. Aber auch bezüglich der Heilung des lokalen Krankheitsprozesses und der Dauer der Erkrankung kann die Prognose bei frühzeitigem Beginn der Behandlung durchaus günstig gestellt werden, da unter dieser Voraussetzung in der großen Mehrzahl der Fälle nach 4—5—6 Wochen glatte und völlige Heilung einzutreten pflegt.

In einem kleinen Prozentsatz der Erkrankungen tritt zwar auch bei frühzeitig eingeleiteter und gut durchgeführter Behandlung nach Aussetzen derselben ein Rezidiv ein, aber nach unserer Erfahrung kommt das unter der oben erwähnten Voraussetzung doch nur etwa in 10% der Fälle vor. Natürlich ist auch bei frühzeitiger und gut durchgeführter Behandlung ein glatter Verlauf ohne Komplikationen und ohne Übergreifen auf die Pars posterior nicht völlig gewährleistet, aber im ganzen treten Komplikationen bei richtiger Behandlung doch nur ziemlich selten auf.

Wenn FINGER also in seinem Lehrbuch bezüglich der Prognose der Gonorrhöe sagte, auch heute gelte noch vollauf der bekannte Ausspruch RICORDS: „Une chaudepisse commence; Dieu le sait, quand elle finira", so können wir dem durchaus nicht zustimmen.

Ganz anders ist freilich die Prognose bei spontanem Verlauf der Gonorrhöe ohne jede Behandlung und ohne jede Schonung von seiten des Patienten. Dann kommt es, wie schon die Statistiken von Rona, Jadassohn, Leztel u. a. gezeigt haben, einmal in der großen Mehrzahl der Fälle — 90% und mehr — zum Übergreifen des Prozesses auf die Pars posterior mit allen ihren Folgen; es treten dann viel häufiger die oben erwähnten Komplikationen auf, und schließlich pflegt sich unter diesen Umständen auch ein chronischer Verlauf recht häufig einzustellen.

Besonders die sorgfältigen Feststellungen von Zieler, Birnbaum und Förbing (1928) haben gezeigt, daß wesentlich bei fehlender oder ungenügender Behandlung Komplikationen aufzutreten pflegen. Wenn Willis (1926) also angibt, daß in 99% aller Tripperfälle die Pars posterior mitbefallen werde, so kann sich das nur auf solche vernachlässigte Fälle beziehen.

Verläuft trotz sorgfältiger und frühzeitiger Behandlung die Gonorrhöe einmal ungünstig und chronisch, so ist der Grund hierfür teils in der Konstitution des Kranken, teils aber auch in besonderen anatomischen oder biologischen Verhältnissen der Urethra zu suchen, durch welche eine Entwicklung verborgener Mikrobennester begünstigt wird. Hierauf wurde bereits in den Kapiteln über den Gesamtverlauf hingewiesen. Dort wurde betont, daß die Gonorrhöe bei anämischen, durch Krankheit geschwächten und dekrepiden Individuen bisweilen ungünstiger verläuft, so daß in solchen Fällen die Prognose mit einiger Reserve zu stellen ist. Das gleiche gilt für Personen, welche sich infolge ihres Berufes nicht genügend schonen können oder wollen. Aus diesem Grunde kommt es besonders bei Soldaten, Offizieren und Reisenden relativ häufig zu Komplikationen, Rezidiven und chronischem Verlauf.

Schließlich erheischen manche sichtbaren anatomischen Verhältnisse eine gewisse Vorsicht in der Prognosenstellung. Bei sehr engem Orificium breitet sich die Erkrankung, wie schon oben erwähnt, oft leichter und schneller nach hinten aus; Hypospadie erschwert nicht nur die Behandlung, sondern bei einer derartig anormalen Harnröhrenbildung finden sich auch häufiger als sonst am Orificium und in der Urethra selbst paraurethrale Gänge, die Schlupfwinkel für die Gonokokken und damit die Ursache für einen sehr hartnäckigen Verlauf bilden können.

Im Gegensatz zu Finger und von Merschcerskij (1927) können wir nicht finden, daß die Prognose von Gonorrhöen, welche in typischer Weise mit kurzer Inkubation, akut einsetzen, besser ist als diejenige von Fällen mit längerer Inkubation und subakutem Verlauf. Dagegen haben auch wir den Eindruck, daß spätere Infektionen besonders bezüglich des chronischen Verlaufs eine etwas schlechtere Prognose geben als eine erstmalige Gonorrhöe.

Daß die extra- bzw. intracelluläre Lagerung der Gonokokken keine zuverlässigen prognostischen Schlüsse gestattet, wurde bereits oben erörtert. Das gleiche gilt nach Ölze bezüglich des Gehaltes des Eiters an eosinophilen Zellen. Bettmann hat gleich Hankin der Vermutung Ausdruck gegeben, daß das Auftreten reichlicher eosinophiler Zellen im Trippereiter im Beginn der Gonorrhöe und beim Auftreten von Komplikationen, besonders von Urethritis posterior, als ein Zeichen des erfolgreichen Kampfes des Organismus gegen die Infektion aufgefaßt werden könne. Das Ausbleiben dieser Eosinophilie würde hiernach prognostisch ungünstig zu beurteilen sein. Da neuere Beobachtungen, z. B. beim Asthma, sehr dafür sprechen, daß die Eosinophilie ein Zeichen eingetretener Allergie darstellt, wäre eine Nachprüfung der Bettmannschen Angaben sehr erwünscht. Oelze hält die Eosinophilie allerdings prognostisch für bedeutungslos.

Über den prognostischen Wert der *Komplementbindungsreaktion* des veränderten *Blutbildes* (Rechtsverschiebung günstig) und der *Senkungsbeschleunigung* der Erythrocyten wurde schon bei der Besprechung des Gesamtverlaufs das Nötige gesagt.

Lebensgefährliche Ereignisse sind bei reiner Gonorrhoea anterior ganz außerordentlich selten. In dieser Hinsicht sind einige Male schwere Blutungen infolge von Brechens einer Chorda oder beim Coitus während der Acme beobachtet worden.

Gonorrhoische Metastasen sind bei reiner Gonorrhoea anterior außerordentlich selten, sie kommen vorzugsweise bei Urethritis posterior vor.

Die prognostisch wichtigste Komplikation stellt bei reiner Gonorrhoea anterior noch immer die Gefahr des Eintretens einer *Striktur* dar. Die große Mehrzahl der Strikturen entwickelt sich allerdings aus chronischen Gonorrhöen; im akuten Stadium kommen dieselben hauptsächlich im Anschluß an größere paraurethrale Infiltrate und Abscesse und gröbere Schleimhautrisse zustande.

Schließlich sei noch erwähnt, daß die Prognose der Gonorrhöe kleiner Knaben nicht wesentlich von derjenigen bei Erwachsenen abweicht und die Erkrankung eher günstiger verläuft. Es geht dies besonders aus den Mitteilungen von GEFT (1928) und KROM (1928) sowie den Zusammenstellungen von SHARB (1927) über 45, von ZABLUDOWSKAJA über 96 und WOLBART über 22 Fälle von Knabengonorrhöen deutlich hervor.

Bei frühzeitiger und sorgfältiger Behandlung ist die Prognose bei der Gonorrhoea acuta anterior also recht gut, bei fehlender oder ungenügender Behandlung dagegen in gewissem Sinne schlecht. Andererseits muß doch betont werden, daß die Erkrankung besonders bei kräftiger Konstitution und vernünftigem Verhalten der Kranken bisweilen auch ohne Behandlung ausheilen *kann*, ohne daß es zu einem Übergreifen auf die Pars posterior zu kommen braucht.

II. Gonorrhoea acuta posterior (sive totalis).

Art und Zeit der Entstehung, begünstigende Momente. Die Lehre von der Gonorrhoea posterior, wie sie wesentlich von FINGER auf Grund der im ersten Kapitel eingehend besprochenen Zweiteilung der Harnröhre begründet worden ist, hat im allgemeinen auch weiterhin Billigung gefunden und mit Ausnahme der Mitteilungen von RIEBES und von FRÜHWALD sind in den letzten 20 Jahren kaum Arbeiten erschienen, die zu dieser Frage Stellung nehmen und die Lehre von FINGER ablehnen. Auch die bekannteren Lehrbücher der letzten 10 Jahre (SCHOLTZ, BUSCHKE-LANGER, RIECKE, E. HOFFMANN, MULZER, PERUTZ, FRIEBOES, v. ZUMBUSCH, JADASSOHN, Handbuch der Urologie) haben sich übereinstimmend auf den Boden der FINGERschen Lehre gestellt. Nur die Einbeziehung der Pars posterior in Form eines Trichters in die Blase bei stärkerer Füllung derselben wird schon auf Grund der röntgenologischen Darstellung fast allgemein abgelehnt. v. ZUMBUSCH ist wohl der einzige, der an dieser Auffassung noch festhält. Auf die FRÜHWALDsche Arbeit werden wir weiter unten einzugehen haben.

Wir haben bereits oben S. 294 hervorgehoben, daß unserer Meinung nach die Anschauung, wonach der Schließmuskel einen gewissen Schutzwall, eine Art Barriere gegen die Ausbreitung des gonorrhoischen Prozesses nach hinten bietet, zu Recht besteht. Und wenn diese Barriere bei *spontanem* Verlauf der Gonorrhöe auch recht häufig überschritten wird, so beweist dies doch nur, daß der Schutz des Schließmuskels kein absoluter, sondern nur ein *relativer* ist.

In der Pars anterior kann sich der gonorrhoische Prozeß durch Verbreitung des Eiters schnell über große Flächen der Schleimhaut ausdehnen. Die Pars

posterior kann dagegen im allgemeinen nur dadurch infiziert werden, daß die
flächenhaft auf der Schleimhautoberfläche fortschreitende Gonokokkenwucherung
den Schließmuskel überschreitet. Aber auch diesem Fortschreiten der Gonokokkenwucherung dürfte der Sphincter externus einen gewissen Widerstand
entgegensetzen; hat doch Cohn z. B. gezeigt, daß die Pars posterior stets keimfrei ist, während die Pars anterior bekanntlich Bakterien der verschiedensten
Art beherbergt. Also schon unter normalen Verhältnissen zeigt sich der Schutz,
welchen der Schließmuskel gegen das Eindringen von Keimen in die Pars
posterior bildet.

Weiterhin vermögen die Gonokokken nach der Ansicht von Finger, wie
schon oben auseinandergesetzt, auf der Schleimhaut der Pars posterior nicht
so leicht und fest Fuß zu fassen wie in der Pars anterior, und diese Lehre von

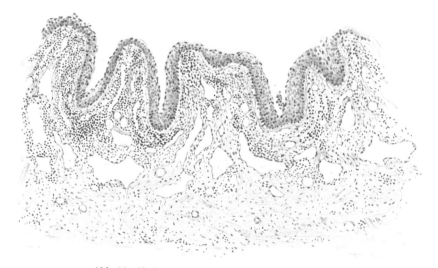

Abb. 11. Akute gonorrhoische Urethritis posterior.
Das Epithel zeigt Leukocyten, teils auf der Durchwanderung, teils in Gruppen der Oberfläche auf-
gelagert. In der Submucosa sind die Blutgefäße stark erweitert (Inhalt ausgefallen). Zwischen ihnen
entzündliche Zellinfiltrate.   Gefrierschnitt, Hämatoxylin-Eosin.   Zeiß-Objektiv AA, Okular 4.
Aus der Sammlung des Rudolf-Virchow-Krankenhauses Berlin. Franz R., Arbeiter, 33 Jahre alt,
Infektion vor 5 Wochen, Tod an Lungenembolie nach Beckenvenenthrombose am 28. 9. 1923.
(Nach Christeller und Jakoby aus Buschke-Langer: Gonorrhöe.)

Finger möchten wir auf Grund klinischer Beobachtungen und auch der wenigen
histologischen Untersuchungen, die vorliegen (Abb. 11), als wohl begründet
bezeichnen. In der Tat beschränkt sich ja die Gonorrhöe bei Bettruhe des
Patienten auch bei spontanem Verlauf gar nicht so selten auf die Pars anterior,
und der Schließmuskel wird gewöhnlich erst bei begünstigenden Gelegenheiten
(körperliche Anstrengungen, Erektionen, Coitus und Exzesse aller Art) überschritten. Solche den Übergang der Gonorrhöe auf die Pars posterior begünstigende Momente fernzuhalten, ist daher auch eine der ersten Aufgaben der
Therapie.

Mit dem Übergreifen der Gonorrhöe auf den hinteren Urethralabschnitt
tritt in dem *klinischen* Bilde häufig sofort eine erhebliche Änderung ein. Nicht
selten fehlen aber auch alle subjektiven Erscheinungen, und nur das *Verhalten
des Urins* bei der Zweigläserprobe oder bei der Spülmethode zeigt den Eintritt
der Gonorrhoea posterior an.

Die Zeit, zu welcher sich die gonorrhoische Entzündung auf die Pars posterior
fortsetzen kann, schwankt in ziemlich weiten Grenzen, und auch über den Zeit-

punkt des häufigsten Auftretens der Urethritis posterior gehen die Ansichten ziemlich weit auseinander. Zweifellos kann sich unter besonders ungünstigen Umständen die Erkrankung schon wenige Tage nach der Infektion auf die Pars posterior ausdehnen und noch im chronischen Stadium, besonders im Anschluß an Exacerbationen, kann dieser Übergang stattfinden.

Nach FINGER stellt sich die Urethritis posterior in der Regel nicht vor Beginn der dritten Woche ein; ein viel früheres Auftreten hält FINGER kaum für möglich, da die Ausbreitung der Gonokokken über die gesamte Harnröhrenschleimhaut nur in Form eines zusammenhängenden Rasens durch periphere Apposition immer neuer Sprößlinge stattfinde und auf diese Weise unmöglich in einer Woche eine Fläche von 16 cm überzogen werden könne. Wir haben schon wiederholt darauf hingewiesen, daß diese Form der Ausbreitung der Gonorrhöe sicherlich nicht die einzige und wesentliche ist, und damit verliert diese hypothetische Ausführung FINGERs ihre Bedeutung.

HEISSLER konstatierte schon vor einigen Jahrzehnten an der Klinik RÓNAs bei der Untersuchung von 50 Fällen das Auftreten der Urethritis posterior

in der 1. Woche nach der Infektion in 20%
,, ,, 2. ,, ,, ,, ,, ,, 34%
,, ,, 3. ,, ,, ,, ,, ,, 14%
,, ,, 4. ,, ,, ,, ,, ,, 20%

LANZ fand, daß die Gonorrhoea posterior bei erstmalig Infizierten in 20% der Fälle schon in der ersten und in 30% in der zweiten Krankheitswoche auftrat.

Spätere Untersuchungen haben hier nichts wesentlich Neues gebracht.

Bezüglich der Häufigkeit der Gonorrhoea posterior haben wir bereits S. 295 ausführlich Angaben gemacht. Früher konnte man die Häufigkeit der Urethritis posterior bei poliklinischem Material durchschnittlich auf mindestens 70% aller Fälle veranschlagen, heute ist diese Häufigkeit unserer Erfahrung nach entschieden geringer geworden, und zwar einmal, weil unsere Therapie Fortschritte gemacht hat, vor allem aber, weil die Gonorrhöekranken infolge der vielfachen Aufklärung und Hinweise auf die Gefahren des Trippers jetzt entschieden frühzeitiger zur Behandlung kommen als früher, und durch rechtzeitiges Eingreifen der Behandlung diese Komplikation dann meist vermieden wird. Dieser Ansicht ist auch JADASSOHN, der in seinem Lehrbuch angibt, daß *bei fehlender* Behandlung die Infektion in 80—90% auf die Pars posterior übergreife, während das sonst viel seltener sei.

Wenn McCARLE meint, daß es stets zu Erkrankung der hinteren Harnröhre komme, und OELZE angibt, daß die Infektion in 90% der Fälle den Schließmuskel überschreite, so können diese Autoren eben nur Tripperkranke im Sinne haben, die ihr Leiden stark vernachlässigen. Bei frühzeitiger und sorgfältiger Behandlung ist ein Übergreifen des Prozesses auf die Pars posterior entschieden ziemlich selten und schon deshalb praktisch zweckmäßig als Komplikation zu werten.

Wir haben schon oben erwähnt, daß bei der Ausbreitung der Erkrankung auf die Posterior begünstigende Umstände eine große Rolle spielen. Man teilt diese allgemein in äußere und innere ein. Die inneren Veranlassungen sind in der Konstitution des Patienten selbst zu suchen. So pflegt nach FINGER bei kachektischen, an chronischen Erkrankungen, Tuberkulose, Skrofulose und Syphilis leidenden Personen eine Gonorrhoea posterior in der Regel spontan, und zwar stets erst um die dritte Woche der Erkrankung aufzutreten. In gleicher Weise neigen nach FINGER grazile, blonde, überhaupt zu Katarrhen disponierte Individuen zur Entwicklung einer Urethritis posterior und bei Personen, welche einmal eine Gonorrhoea posterior durchgemacht haben, soll sich der Tripper bei einer neuen Infektion stets wieder auf den hinteren Urethralabschnitt ausdehnen.

Finger gibt an, daß in allen konstitutionell bedingten Fällen die Fortsetzung der Erkrankung auf die Pars posterior sich unmittelbar an die erste Acme anschließt, also in der dritten Woche erfolgt, und sich die Urethritis in der Regel schleichend, ohne merkliche subjektive Symptome entwickelt. Stelle sich dagegen die Urethritis posterior im Anschluß an äußere Veranlassungen, also speziell nach Exzessen in Baccho et Venere, nach scharfen Speisen, nach alkoholischen Getränken, nach Pollutionen, nach übermäßigen körperlichen Bewegungen und Anstrengungen oder nach ungeschickt ausgeführten reizenden Injektionen und instrumentellen Eingriffen ein, so pflege sie brüsk unter auffallenden subjektiven Empfindungen einzusetzen.

Unserer Ansicht nach mißt Finger der Bedeutung der Konstitution für das Auftreten einer Urethitis posterior überhaupt eine zu große Bedeutung bei, und wir können nicht zugeben, daß die Disposition hierfür bei den einzelnen Personen so groß ist, daß sie bei jeder gonorrhoischen Infektion unfehlbar eine Gonorrhoea posterior bekommen, wie Finger behauptet.

Bei frühzeitiger und sorgfältiger Behandlung vermögen wir auch bei derartig disponierten Kranken den Eintritt einer Gonorrhoea posterior meist zu verhindern.

Ebensowenig können wir finden, daß bei solchen Personen, welche infolge ihrer Konstitution zu einer Urethritis posterior disponiert sind, diese immer oder auch nur vorwiegend schleichend einsetzt, während im Anschluß an äußere Schädlichkeiten die Erkrankung des hinteren Urethralabschnittes in der Regel brüsk erfolge. Auch findet sich in der Literatur kaum eine Bestätigung der Angaben Fingers. Jadassohn beschränkt sich in seinem Aufsatz in der „Deutschen Klinik" darauf, zu sagen: im allgemeinen habe er den Eindruck erhalten, daß in den ersten Wochen der akuten Gonorrhöe die Urethritis posterior oft mit subjektiven Symptomen und Trübung der zweiten Urinportion einsetzt, später aber sich häufig ohne diese Symptome entwickelt. Dem können wir zustimmen.

1. Verlauf und Symptome.

Meist erreicht die Erkrankung in der hinteren Harnröhre schon in wenigen Tagen ihren Höhepunkt und nimmt dann in der Regel einen mehr subakuten schleichenden Verlauf. Seltener heilt die Erkrankung so schnell wie sie gekommen ist wieder ab oder setzt von vornherein subakut oder chronisch ein.

Die klinischen, speziell die subjektiven Erscheinungen der Gonorrhoea posterior sind nun außerordentlich verschieden. Manche Patienten — unserer Erfahrung nach fast die Hälfte aller Erkrankten — merken von dem Auftreten der Urethritis posterior überhaupt nichts oder empfinden nur einen etwas vermehrten, nicht schmerzhaften Harndrang, während die übrigen nicht nur durch sehr häufigen, sondern auch sehr schmerzhaften Harndrang gequält werden. Derselbe ist bisweilen fast dauernd vorhanden und macht sich besonders am Schlusse des Urinierens oft in höchst schmerzhafter Weise geltend. Derartige Patienten müssen häufig fast alle 5—10 Minuten urinieren, entleeren dabei aber stets nur kleine Mengen Urin, und auch durch die Entleerung der Blase wird der Harndrang nicht vermindert. Derselbe hängt eben gar nicht vom Füllungsgrad der Blase ab, sondern wird allein durch den Reiz der Schleimhautentzündung der Pars posterior ausgelöst und durch das Durchfließen des Urins über die entzündete Schleimhaut noch vermehrt.

Es ist bereits weiter oben ausgeführt worden, daß Harndrang zweifellos durch Reizung der Pars posterior bedingt werden kann, und speziell durch die Versuche von FRANKL-HOCHWART und OTTO ZUCKERKANDL ist exakt festgestellt worden, daß bei manchen Individuen bei mechanischer Reizung der Pars posterior sehr heftiger Harndrang auftritt, während bei anderen durch den gleichen Reiz keinerlei Harndrang ausgelöst wird.

Auch bei der GUYONschen Instillation von Argentum nitricum in die Pars posterior beobachten wir ja, daß der Harndrang, der durch diesen chemischen Reiz ausgelöst wird, bei den einzelnen Individuen außerordentlich verschieden stark ist. Auf dieser individuell sehr verschiedenen Empfindlichkeit der Pars posterior ist es wohl in der Hauptsache zurückzuführen, daß selbst in akuten Fällen von Urethritis posterior der Harndrang bald äußerst stark, bald nur schwach ist und bald ganz fehlt.

Bisweilen sind die Entzündungen und Empfindlichkeiten der Pars posterior so groß, daß sich die Muskulatur beim Hindurchfließen der ersten Tropfen Urin reflektorisch krampfhaft zusammenzieht und der Urinstrahl dadurch unterbrochen wird. Erst wenn nach einigen Sekunden oder wenigen Minuten die krampfhafte Kontraktion nachläßt, kann der Urinakt wieder fortgesetzt werden. Es werden dann immer nur wenige Tropfen Urin entleert und der Patient wird fast dauernd von Harndrang geplagt.

In noch schwereren, aber immerhin selteneren Fällen ist schließlich jede Urinentleerung dem Patienten unmöglich, und es tritt vollständige Harnverhaltung ein. Zum Teil ist dieselbe wohl auch auf hochgradige Schwellung der Schleimhaut, hauptsächlich aber auf krampfhafte Kontraktion der Muskulatur zurückzuführen. Meist besteht übrigens bei vollständiger Urinretention bei Gonorrhoea posterior eine Prostatitis, durch welche die Harnverhaltung mitbedingt wird. In leichten Fällen pflegt dagegen weder schmerzhafter noch besonders häufig auftretender Harndrang vorhanden zu sein, und nur die Beobachtung, daß sich der Urindrang bei stärkerer Füllung der Blase jedesmal gleich in unwiderstehlicher — imperiöser — Weise geltend macht, weist auf eine Urethritis posterior hin.

Ein weiteres höchst charakteristisches Symptom der Urethritis posterior ist die sog. *terminale Hämaturie,* welche sich fast stets mit stärkerem Harndrang kombiniert findet. Es werden dabei am Schlusse der Miktion einige wenige Tropfen Blut entleert, und diese Blutung ist zweifellos auf die starke reflektorische Kontraktion der Pars posterior zurückzuführen, wodurch aus der geschwollenen hyperämischen Schleimhaut das Blut gewissermaßen direkt ausgepreßt wird.

FINGER erklärt das Zustandekommen dieser Hämaturie genauer in folgender Weise: „Durch die tonische Kontraktion der Muskulatur der Pars posterior befindet sich die Schleimhaut derselben in relativ anämischem Zustande. Läßt nun bei der Harnentleerung diese Kontraktion nach, so wird das Blut in die entzündete Schleimhaut in erhöhtem Maße einströmen, und durch den Druck der am Schlusse der Miktion folgenden krampfhaften Kontraktion der Sphincteren wird die geschwellte, stark hyperämische Schleimhaut natürlich leicht zur Blutung gebracht werden." Jedenfalls kann aber darüber kein Zweifel existieren, daß die Blutung tatsächlich aus der Pars posterior und nicht aus der Blase stammt. Hierfür spricht schon die Beobachtung, daß bei typischer terminaler Hämaturie der Urin selbst frei von Blut ist und nur am Schlusse des Urinierens einige Tropfen reinen Blutes ausgepreßt werden. Infolge der tonischen Kontraktion der Muskulatur der Pars posterior steht dann die Blutung sofort wieder, es fließt kein Blut in die Blase, sondern es bildet sich höchstens ein kleines wurmförmiges Blutkoagulum, welches bei der nächsten Miktion mit dem ersten Urinstrahl entleert wird.

HOROWITZ hat den Beweis, daß die Blutung tatsächlich aus der Pars posterior und nicht aus der Blase stammt, noch durch folgenden Versuch erbracht: Er führte bei Patienten mit Hämaturie bei Entleerung der letzten Tropfen Urin einen elastischen Katheter in die Blase und stellte dabei fest, daß kein Blut aus der Blase heraustropft.

Bisweilen kann neben der terminalen Hämaturie allerdings auch eine diffuse Blutbeimengung zum ganzen Urin vorhanden sein. Es blutet dann die stark entzündete hyperämische Harnröhrenschleimhaut schon durch die Dehnung beim Beginn der Harnentleerung (wohl erhaltene Erythrocyten!), oder das Blut stammt aus der Blase bzw. den höheren Harnwegen (Erythrocyten schon etwas ausgelaugt oder Stechapfelformen!).

Neben diesen Erscheinungen von Harndrang, terminaler Hämaturie und Harnverhaltung sind bei der Urethritis posterior nicht selten noch andere mehr oder weniger ausgeprägte Symptome vorhanden. Einmal klagen die Patienten oft über ein juckendes Gefühl oder über schmerzhaften Druck am Damm und im After, und ferner stellen sich bei vielen Patienten häufige schmerzhafte, manchmal leicht blutige Pollutionen ein, während die quälenden Erektionen bei Urethritis posterior meist nicht so hochgradig wie bei akuter Gonorrhoea anterior sind. Dazu gesellen sich nicht selten abendliche Temperatursteigerungen über 38°, und selbst höheres Fieber bis zu 40° wird beobachtet. Besteht quälender Harndrang, wird hierdurch und durch häufige Pollutionen die Nachtruhe gestört und fiebern die Kranken, so kommen sie durch all dies natürlich rasch herunter und machen oft den Eindruck von Schwerkranken.

Besonders bei stärkerem Harndrang enthält der Urin nicht gar so selten etwas Albumen. Auf die nähere Besprechung dieser Albuminurie kommen wir weiter unten noch zurück. Entwickelt sich die Gonorrhöe akut und stürmisch, so läßt der Ausfluß aus der vorderen Harnröhre und die Gonokokkenwucherung in der Anterior oft erheblich nach (Jadassohn).

Zu diesen Symptomen, welche in weiten Grenzen schwanken können, kommt bei Urethritis posterior nun ein außerordentlich charakteristisches *Verhalten des Urins bei der Zweigläserprobe oder der Spülmethode* hinzu, auf welches sich die Diagnose daher auch wesentlich stützt.

Es ist schon mehrfach hervorgehoben worden, daß Eiter, der sich in der Pars posterior in etwas größerer Menge bildet, in die Blase regurgitiert und den Urin in toto trübt. Bei frischer akuter Urethritis posterior ist aber die Eiterbildung fast stets so reichlich, daß wenigstens bei längerer Urinpause der Eiter nach der Blase abfließt und daher ist bei *frischer* Urethritis posterior wenigstens des Morgens die zweite Urinportion fast immer durch Beimischung von gonorrhoischem Eiter getrübt.

Die Lehre von dem Regurgitieren des Eiters aus der Pars posterior in die Blase ist in jüngster Zeit wieder von Riebes und besonders von Frühwald (1931) angegriffen worden. Riebes stützt sich wesentlich auf die Beobachtung, daß das Prostatasekret bei Expression der Prostata vom Rectum aus nach vorne abflösse, und sagt dann: „auf Grund solcher Beobachtungen ist es mir durchaus nicht sicher, daß der Eiter aus der hinteren Harnröhre in die Blase abfließt". In dieser Beziehung genügt es darauf hinzuweisen, daß durch die Art der Expression und durch den Reiz, den dieselbe setzt (Patienten haben eine Art Gefühl von Harndrang), das teilweise Abfließen des Prostatasekrets und auch der Samenflüssigkeit nach vorne eine genügende Erklärung findet. Zudem pflegt in beiden Fällen ein Teil der exprimierten Flüssigkeit auch in die Blase abzufließen. Hierauf wurde schon im ersten Kapitel hingewiesen. Frühwald hält die alte Lehre von v. Zeissl für richtig und behauptet, daß ein zweiter trüber Urin nur für eine Entzündung der Blase bzw. des Blasenhalses spräche. Das Resultat seiner Untersuchungen faßt er folgendermaßen zusammen:

1. Ein Regurgitieren des Eiters aus der hinteren Harnröhre in die Blase findet bei Tripper nicht statt.

2. Bei jedem Tripper der hinteren Harnröhre kommt es zu einer Entzündung des Blasenhalses, die den Eiter in die Blase absondert. Je nach der Intensität dieser Entzündung und der Länge der Urinpause wird der Blasenurin und die zweite Urinportion klar oder trüb ausfallen.

3. Die von M. v. Zeissl verfochtene Ansicht, daß die Trübung der zweiten Urinportion durch eine Cystitis bedingt sei, ist damit wieder hergestellt.

Wir können die Darstellung von Frühwald aber nicht für beweisend halten.

Bei Anstellen der Zweigläserprobe ist die Trübung des ersten Urins gewöhnlich noch stärker als die des zweiten, da sich dem ersten auch noch der in der Harnröhre befindliche Eiter beimengt. Nur wenn zu einer mehr chronischen Gonorrhoea anterior mit wesentlich zähschleimiger Sekretion eine akute Gonorrhoea posterior hinzutritt, werden beide Urinportionen etwa gleichmäßig getrübt sein; das zähe Sekret aus der Anterior löst sich dann nicht im Urin auf, sondern mischt sich der ersten Urinportion nur in Form von Fäden und Flocken bei.

Bei *kürzerer Urinpause* kann bei Urethritis posterior die zweite Urinportion allerdings bisweilen klar sein, da sich in so kurzer Zeit nicht genügend Eiter bildet, um in die Blase zu regurgitieren. Gerade dieser Wechsel zwischen klarem zweiten Urin bei kurzer Urinpause und trübem bei langer Urinpause ist für die Urethritis posterior recht charakteristisch und für die Differentialdiagnose einer wirklichen Cystitis gegenüber bisweilen wertvoll.

Wie weit überhaupt von einer Cystitis gonorrhoica gesprochen werden kann, welche Symptome für eine wirkliche Erkrankung der Blase sprachen und auf welche Weise die Diagnose gesichert werden kann (Cystoskopie), ist in dem Abschnitt „gonorrhoische Erkrankung der Blase und Niere" nachzulesen.

Bisweilen setzt die Urethritis posterior von vornherein subakut ein, und es wird nur wenig zähes, schleimiges Sekret gebildet, welches nicht in die Blase regurgitiert, sondern an der Harnröhrenwandung haften bleibt. Es wird dann natürlich ebenso wie das Sekret aus der Anterior mit dem ersten Urinstrahl entleert werden. Der zweite Urin ist dann klar.

Vor allem findet sich das Sekret aus der hinteren Harnröhre aber in Form von zähen Flocken und Fädchen in der *ersten* Urinportion und die zweite erscheint klar, sobald die Urethritis posterior ihr Höhestadium überschritten hat und infolgedessen die Sekretion spärlicher und mehr schleimig-eitrig geworden ist. Auch hier bleibt dieses schleimige Sekret an den Wandungen der Pars posterior haften und vermag natürlich nicht in die Blase abzufließen, sondern wird mit dem ersten Urinstrahl entleert. *Flocken und Fäden im ersten Urin können also sowohl aus dem vorderen wie aus dem hinteren Harnröhrenabschnitt stammen.* Aus diesem Grunde muß beim Vorhandensein solcher Filamente in der ersten Urinportion zur Feststellung ihrer Herkunft die Irrigationsprobe angewandt werden (s. Abschnitt Diagnose).

Ähnlich wie in der Pars anterior setzt sich der gonorrhoische Prozeß auch in der Pars posterior auf die Follikel und Drüsenausführungsgänge fort. Im ganzen ist jedoch die Pars posterior relativ arm an derartigen Follikeln, und als wesentlichste Schlupfwinkel, in denen sich die Gonokokken einnisten können, kommen die Ausführungsgänge der Prostata und des Vas deferens in Frage. Die Infektion der Ausführungsgänge der Prostata läßt sich klinisch leicht dadurch feststellen, daß man nach dem Urinieren die Prostata vom Rectum aus exprimiert und das so gewonnene Sekret auf Eiterkörperchen und Gonokokken untersucht. Schwieriger und weniger zuverlässig ist die Miterkrankung der Ausmündungen des Vas deferens durch Expression der Samenblasen nachzuweisen.

Die Erkrankung der Ausführungsgänge der Prostata beschreibt Finger als Prostatitis glandularis catarrhalis. Nach ihm, Frank und Porosz findet sich diese Prostatitis catarrhalis bei jeder Urethritis posterior und ist mithin auch gar nicht als Komplikation zu bezeichnen. Aus diesem Grunde halte ich auch eine Erwähnung dieser Form von *Prostatitis* schon an dieser Stelle für geboten. Das hat jüngst (1931) auch Heiner u. a. wieder betont.

Jadassohn und Gassmann geben zwar ebenfalls die Häufigkeit der Prostatitis glandularis zu, bestreiten aber, daß dieselbe, wie Frank angibt, eine regelmäßige Begleiterscheinung der Urethritis posterior sei. Diese Autoren betonen mit Recht, daß der nach dem Urinieren vom Rectum aus exprimierte Eiter nicht immer aus der Prostata stammt, sondern bei akuter Entzündung der Schleimhaut aus dieser selbst ausgedrückt werden könne, wie dies auch bei der Pars anterior im akuten Stadium leicht möglich ist.

Spült man nach Gassmann in solchen Fällen die Pars posterior mittels einer schwachen Argentumlösung kräftig rein, so erhält man bisweilen durch die nachfolgende Expression kein eitriges Sekret mehr. Immerhin ist diese Form der Prostatitis ganz außerordentlich häufig, wie auch von Neisser, Lesser, Buschke, Casper u. v. a. zugeben wird, und bei der Diagnose und Behandlung der Urethritis posterior ist hierauf stets zu achten.

Nicht ganz selten besteht bei der Gonorrhoea posterior eine mehr oder weniger starke *Albuminurie*. Geringe Beimengungen von Eiweiß sind bei reichlichem Eitergehalt des Urins meist nur hierdurch bedingt; bisweilen erhält der zweite Urin bei mäßigem Eitergehalt aber so erhebliche Mengen Albumen (bis $2^0/_{00}$ und mehr), daß an dem Vorkommen einer echten renalen Albuminurie bei Gonorrhoea posterior nicht zu zweifeln ist.

Finger behauptet allerdings, daß der frisch gelassene und filtrierte Urin bei Urethritis posterior selbst bei reichlichem Eitergehalt überhaupt kein Eiweiß enthält, trotzdem müssen wir wohl daran festhalten, daß wenigstens bei reichlichem Eitergehalt und nach langer Urinpause Eiweiß aus den Eiterkörperchen ausgelaugt werden und in den Urin übergehen kann.

Erreicht der Eiweißgehalt also nur einen solchen Grad, als der Menge der Eiterkörperchen im Urin entsprechen könnte — nach Goldberg übersteigt die Eiweißmenge des Urins bei 50 000 Leukocyten im Kubikmillimeter nie $1^0/_{00}$ —, sinkt und steigt er in gleicher Weise mit dem Eitergehalt und sind keine Zylinder zu finden, so liegt eine wahre renale Albuminurie offenbar nicht vor, sondern es ist eine Albuminuria spuria anzunehmen. Auch ohne Sedimentuntersuchung kann die Donnésche Eiterprobe manchmal zur Klärung der Sachlage beitragen. Ergibt sich reicher Eitergehalt bei geringen Eiweißmengen (unter $1^0/_{00}$), so ist echte Albuminurie wenig wahrscheinlich und umgekehrt.

Aber immer bleiben dann noch Fälle übrig, wo nach der Höhe des Eiweißgehaltes im Vergleich zum Eitergehalt des Urins an einer echten Albuminurie nicht zu zweifeln ist. Bisweilen macht dieselbe an sich keinerlei klinische Erscheinungen, bisweilen bestehen leichte Fieberbewegungen oder selbst höheres intermittierendes Fieber, und manchmal klagen die Kranken über ausgesprochene Schmerzen in der Nierengegend.

Diese Albuminurie hat eine verschiedene Erklärung gefunden. Ultzmann und mit ihm Finger sehen in dem Harndrang das ursächliche Moment, und es ist tatsächlich richtig, daß gerade bei bestehendem heftigen Harndrang relativ häufig Albuminurie vorhanden ist und mit Aufhören des Harndranges nicht selten schwindet.

Finger und Ultzmann nehmen an, daß sich die Krämpfe der glatten Muskulatur der Pars posterior auf das Trigonum Lieutaudii fortsetzen und es dadurch zur krampfhaften Kontraktion der Uretherenmündung und hierdurch zur Rückstauung des Urins bis in das Nierenbecken kommt. Durch diese Rückstauung des Urins soll dann eine Pyelitis und Nephritis hervorgerufen werden. Als Beweis für die Richtigkeit dieser Auffassung hebt FINGER hervor, daß die Albuminurie durch Darreichung von Narkoticis beseitigt wird und nach Aufhören der Wirkung dieser Mittel wieder eintritt.

GOLDBERG ist dieser Ansicht entgegengetreten und hält die Nephritis bei Gonorrhöe in der Regel für eine metastatische, seltener für eine ascendierende, per continuum fortgeleitete; v. ZEISSL erklärt in seinem Lehrbuch die Albuminurie bei Gonorrhöe stets als eine Folge einer fortgeleiteten Nephritis. Hiergegen spricht aber nicht nur das Fehlen von Zylindern, sondern auch das meist rasche Verschwinden des Albumens mit Nachlaß des Harndrangs und Heilung der Gonorrhoea posterior.

Nach den Berechnungen von BALZER, GÉRAUD und GOLDBERG findet sich Albuminurie bei Gonorrhoea acuta posterior in 10—14%.

Die *Bedeutung der Gonorrhoea posterior* liegt vor allen Dingen in der Gefahr folgenschwerer Komplikationen, deren Vermeidung wir nicht einmal sehr in der Hand haben. Die wesentlichsten Komplikationen der Urethritis posterior bilden natürlich Prostatitis und Epididymitis, die in gesonderten Kapiteln besprochen werden sollen. Aber auch extragenitale Metastasen treten, wie schon oben erwähnt, vorzugsweise beim Bestehen einer Urethritis posterior auf.

2. Die Prognose der Gonorrhoea posterior

muß immer mit Vorsicht gestellt werden, zumal die erwähnten Komplikationen oft schwere, bisweilen selbst lebensgefährliche Erkrankungen darstellen und wichtige Folgen wie Impotenz, Strikturen, Neurasthenie nach sich ziehen können.

Auch zu Metastasen und sogar gonorrhoischer Sepsis kommt es im Anschluß an eine Gonorrhoea posterior häufiger als nach reiner Gonorrhoea anterior.

Treten dagegen keine lokalen Komplikationen auf, so pflegt die Urethritis posterior auch bei spontanem Verlauf schließlich auszuheilen und geht bei weitem nicht so leicht und häufig wie die Urethritis anterior in das chronische Stadium über. Auch Strikturen entwickeln sich im Anschluß an komplizierte oder unkomplizierte Gonorrhoea posterior nur höchst selten.

III. Diagnose der Gonorrhoea anterior und posterior.

Bezüglich der Diagnose ist bei der Gonorrhöe stets zweierlei festzustellen, erstens die gonorrhoische Natur des Prozesses und zweitens der Sitz der Erkrankung.

Bezüglich des ersten Punktes ist zu erwähnen, daß auf Grund der klinischen Erscheinungen die gonorrhoische Natur der Erkrankung nicht mit absoluter Sicherheit zu erkennen ist, sondern dieser Nachweis nur durch die mikroskopischen Untersuchungen erbracht werden kann.

Wohl handelt es sich bei stark eitrigen Harnröhrenausflüssen, welche wenige Tage nach einem Coitus auftreten, fast regelmäßig um eine Gonorrhöe, in seltenen Fällen kommen jedoch ganz ähnliche Harnröhrenausflüsse nichtgonorrhoischer Natur vor, und bei subakut einsetzenden oder im Initial- bzw. Terminalstadium befindlichen Gonorrhöen kann eine Verwechslung mit einer nicht gonorrhoischen Urethritis auf Grund der klinischen Erscheinungen weit leichter und häufiger stattfinden.

Hier genügt es diejenigen Urethritiden, welche besonders differentialdiagnostisch in Frage kommen können, kurz zusammenzustellen.

1. *Abakterielle nicht übertragbare* Urethritiden, die offenbar auf konstitutioneller Grundlage (z. B. Gicht, Diabetes) beruhen, oder auf den Genuß mancher Nahrungsmittel und Medikamente zurückzuführen sind (z. B. Sellerie, Spargel, junges Bier, Canthariden, Jodkali, Xylol, Thuja usw.).

2. *Abakterielle* offenbar *übertragbare* Urethritiden. Sie treten meist 5—14 Tage nach einem sexuellen Verkehr auf und können einer Gonorrhöe sehr ähnlich sehen (Jadassohn).

3. *Bakterielle* Urethritiden durch die verschiedensten Mikroben, wie Staphylokokken und Streptokokken, Micrococcus catarrhalis, Colibacillen, Pseudodiphtheriebacillen und wohl auch echte Diphtheriebacillen u. dgl. Derartige Urethritiden scheinen manchmal auch übertragbar zu sein.

4. Mykotische Urethritiden (Sproß-, Soor- und Schimmelpilze).

5. Urethritiden durch Protozoen, besonders Flagellaten, die manchmal auch übertragbar zu sein scheinen. Dem anzureihen sind dann die noch wenig geklärten Einschlußurethritiden.

6. Artifizielle Urethritiden durch exogene Reizung und Ausscheidung abnormer Harnbestandteile.

Artifizielle oder traumatische Urethritiden werden außer durch Einführung von Katheter und Bougies oder sonstigen Fremdkörpern besonders durch Einspritzung oder Einträufelung reizender Flüssigkeiten hervorgerufen. Der Verdacht auf Tripper besteht besonders in den Fällen, in denen nach einem Coitus prophylaktisch eine derartige Einspritzung oder Einträufelung — etwa mit einer starken Protargollösung — gemacht wurde.

Häufig ist die Sache so, daß der Patient kurz nach dem Coitus eine Einträufelung lege artis vorgenommen hatte und infolge derselben am nächsten Morgen ein leichtes Brennen verspürte. Aus Furcht, es könnte dies das Anzeichen einer beginnenden Gonorrhöe sein, wiederholt der betreffende Mann im Laufe des Tages die Einträufelung noch ein- oder zweimal, und es entwickelt sich nun infolge davon eine Urethritis mit leichter schleimig-eitriger Sekretion.

Mechanische Urethritiden werden gelegentlich auch einmal infolge starken Radfahrens, Masturbation u. dgl. beobachtet.

In allen Fällen von Urethritis durch mechanische oder chemische Reizung ergibt sich die Natur der Erkrankung meist schon aus der Art des klinischen Verlaufs, da sich der Beginn rasch an die Schädlichkeit anschließt und nach Fortfall derselben die entzündlichen Erscheinungen in der Regel rasch wieder nachlassen. Natürlich ist aber eine sofortige Diagnose stets erwünscht, und diese läßt sich nur durch eine mikroskopische Untersuchung der Sekrete stellen.

Ferner werden gelegentlich leichte Urethritiden durch *Ausscheidungen corpusculärer Formelemente* mit dem Harn, z. B. Urate, Phosphate, harnsaure Salze beobachtet.

Endlich können *umschriebene Entzündungen der Harnröhrenschleimhaut* wie Herpes urethralis, Lichen ruber, luetische Veränderungen, Ulcera mollia, Polypen und Papillome, ja selbst Tuberkulose Harnröhrenausflüsse bedingen, die auch einmal mit Gonorrhöe verwechselt werden können.

Bezüglich aller Einzelheiten der nichtgonorrhoischen Urethritis oder Pseudogonorrhöe und der Literatur hierüber muß auf den Artikel von Frühwald in diesem Handbuch (Bd. XXI) verwiesen werden.

Jedenfalls ergibt sich auch aus diesen kurzen Hinweisen, *daß die Diagnose Gonorrhöe tatsächlich stets durch den Gonokokkennachweis gesichert werden muß.*

Die *Gonokokken* finden sich bei *florider* Gonorrhöe fast stets so reichlich im Eiter, und die *Kaffeebohnenform* sowie die *intracelluläre Lagerung* ist so deutlich ausgesprochen, daß meist ein Blick ins Mikroskop genügt, um die Diagnose zu stellen. Auch darauf wurde schon hingewiesen, daß die Gonokokkendiagnose im Eiterpräparat dadurch sehr erleichtert wird, daß sich Leukocyten und intracelluläre Gonokokken gegenseitig so wenig schädigen und beide ihre Form und Färbbarkeit in ausgezeichneter Weise bewahren, während z. B. bei der Phagocytose von Staphylokokken sowohl die Eiterkörperchen wie die eingeschlossenen Kokken deutliche degenerative Veränderungen (Form, Färbbarkeit) erkennen lassen. Im akuten Stadium mit typischem mikroskopischen Bild und entsprechendem klinischen Befund ist daher beim Manne die Diagnose ohne weiteres mit Sicherheit zu stellen. Alle Einzelheiten über die Morphologie und Biologie des Gonococcus sind in dem Artikel von JADASSOHN über allgemeine Ätiologie und Pathologie nachzulesen. Aber schon die Entnahme des Untersuchungsmaterials kann auf das mikroskopische Bild von großem Einfluß sein.

In Sekreten, welche man sich bei tripperkranken Männern und Frauen, die kurz vor der Untersuchung uriniert haben, dadurch verschafft, daß man die Harnröhre stark ausdrückt oder mit der Platinöse oder einem kleinen Hornlöffel in die Harnröhre eingeht und Material von der Urethra vorsichtig abschabt, findet man gewöhnlich wenig oder gar keine intracelluläre, wohl aber viele freie, in Häufchen und oft auch isoliert liegende Gonokokken sowie reichlich mit Gonokokken bedeckte Epithelzellen. Es rührt dies daher, daß die Gonokokken, wie wir schon sahen, erst auf der freien Schleimhautoberfläche von den Leukocyten aufgenommen werden, in der Tiefe der Schleimhaut, besonders innerhalb des Epithels aber meist außerhalb der Eiterzellen liegen. Durch das erwähnte Entnahmeverfahren gewinnt man aber wesentlich die innerhalb der Epithelschicht befindlichen Gonokokken.

In diagnostischer Beziehung ist dieser Befund nicht unwichtig, denn wenn der Patient entweder aus Unkenntnis oder um sein Leiden zu verheimlichen (Prostituierte) kurz vor der Untersuchung uriniert hat, so sind wir oft gezwungen, uns dadurch etwas Untersuchungsmaterial zu verschaffen, daß wir mit der Platinöse oder einem kleinen Löffel in die Harnröhre eingehen und etwas Sekret mit Epithelien von ihr abstreifen.

Im *akuten* Stadium sind übrigens die Gonokokken so zahlreich, daß hier nicht nur der positive, sondern auch der negative Befund bei genauer Durchmusterung *einiger* Präparate entscheidend ist. Befindet sich die Gonorrhöe dagegen noch im ersten Beginn, im schleimig-eitrigen Stadium, oder ist sie schon einige Wochen alt und hat die Eiterung bereits wieder erheblich nachgelassen, so sind die Gonokokken oft recht spärlich und nicht immer leicht zu finden. In solchen Fällen ist daher ein negativer Befund nicht ohne weiteres entscheidend und erst bei wiederholter, peinlicher Untersuchung und Provokation im positiven Sinne zu verwerten.

Auch wenn der Patient sich bereits Injektionen gemacht hat, ist der negative Befund nicht beweisend, und es ist in solchen Fällen notwendig, für einen oder einige Tage jede Behandlung auszusetzen, bis die Diagnose durch die mikroskopische Untersuchung gesichert ist.

Alles Nähere über den mikroskopischen Nachweis der Gonokokken im Eiterpräparat sowie alle Einzelheiten, auf welche sich dabei die Diagnose „Gonococcus" stützt, ist in dem Kapitel über die Ätiologie der Gonorrhöe nachzulesen. Dort sind auch die verschiedenen Tinktionsmethoden eingehend besprochen worden, und wir können uns hier darauf beschränken, das Praktisch-Wichtigste kurz hervorzuheben.

Zunächst ist es für die Praxis durchaus genügend und empfehlenswert, die Eiterausstriche auf dem *Objektträger* und nicht auf dem Deckgläschen vorzunehmen. Dieses Verfahren ist wegen seiner Einfachheit schon von BUMM und NEISSER empfohlen worden. Wir gehen dabei in der Weise vor, daß wir mit der Platinöse oder einem Streichholz eine Spur des Ausflusses abnehmen und dünn auf einem Ende des Objektträgers verstreichen. Das so hergestellte Präparat läßt man lufttrocken werden, zieht es dreimal durch die Flamme des Bunsenbrenners und läßt nun den Farbstoff aus einem Tropfglase oder einer Pipette auf die Schichtseite in ausreichender Menge auftropfen. Nach genügender Einwirkung wird das Präparat mit der Spritzflasche abgespült, zwischen Fließ-papier getrocknet und nach vollständigem Trocknen (evtl. über der Flamme) in der Weise mikroskopisch untersucht, daß man, *ohne ein Deckglas aufzulegen*, direkt auf die Schichtseite einen Tropfen Immersionsöl gibt und nun ohne weiteres das Präparat einstellt. Auf diese Weise geht die Gonokokkenuntersuchung außerordentlich schnell vonstatten und läßt sich bequem bei jeder Konsultation durchführen.

Als Farblösung benutzt man in der Praxis am besten Löfflers Methylen-blau, da hierdurch die Gonokokken schon nach einer Einwirkung von 5—10 Sekunden intensiv gefärbt werden und sehr klar hervortreten.

Die verschiedenen besonderen Färbeverfahren, welche für den Gonokokkennachweis empfohlen sind, haben keine *spezifische* Bedeutung und keinen großen praktischen Wert. Für Demonstrationszwecke ist die Färbung mit *Methylgrün-Pyronin nach* Pappenheim recht geeignet. Man läßt die Farbflüssigkeit 2—3 Minuten einwirken und behandelt dann wie üblich weiter. Die *rotgefärbten* Gonokokken treten in solchen Präparaten neben den hellblauen Kernen außerordentlich schön hervor und fallen sehr in die Augen.

Auch bei Methylenblau-Eosinfärbung treten die Gonokokken neben den Zellelementen sehr deutlich hervor. Kartamischew (1927) empfiehlt dazu folgende Färbung: Vorfärben mit 1%igem Methylenblau, dann 3—5 Sekunden mit 0,08$^0/_{00}$ HCl-Lösung entfärben und mit 2%iger wäßriger Eosinlösung kurz entfärben. Für die Praxis bieten diese Färbungen im großen ganzen keine erheblichen Vorteile, da sie teils zu umständlich, teils recht diffizil sind, so daß nur bei genauem Einhalten der vorgeschriebenen Technik gute Färbungen erzielt werden. Höchstens können diese speziellen Färbemethoden zum Nachweis sehr vereinzelter Gonokokken im Initialstadium oder bei subakuten Gonorrhöen empfohlen werden, da, wie gesagt, die Gonokokken bei diesen Färbungen meist sehr in die Augen fallen. Das Nähere hierüber ist in dem Kapitel „Ätiologie" nachzulesen.

Weit größere Bedeutung auch für die Diagnose der akuten Gonorrhöe hat dagegen die *Färbung nach* Gram, weil sie ein sehr wichtiges differential-dia-gnostisches Kriterium zwischen Gonokokken und anderen Kokken darstellt. Im allgemeinen werden ja im *akuten* Stadium auch bei der Färbung der Präparate mit Methylenblau keine Zweifel über die Natur der betreffenden Kokken be-stehen, da Form und Lagerung der Gonokokken in diesem Stadium so außer-ordentlich charakteristisch sind; immerhin kommen bisweilen Fälle vor, wo eine Identifizierung der betreffenden Kokken als Gonokokken auch noch durch die Gramsche Färbung erwünscht ist. Das trifft z. B. bei forensischen Fällen zu, oder wenn die Gonokokken ausnahmsweise recht spärlich vorhanden oder fast ausschließlich extracellulär gelagert sind. Letzteres kommt, wie schon oben erwähnt, bisweilen vor und speziell bei eben einsetzenden Rezidiven ist es gar nicht so selten. Einen weit größeren Wert als in akuten Fällen hat die Gram-sche Färbung aber bei der chronischen Gonorrhöe, wo ziemlich häufig vereinzelte Kokken nur durch diese Färbung als Gonokokken verifiziert werden können.

Das Nähere über die Technik der Gramschen Färbung ist in dem Kapitel von Jadassohn über allgemeine Ätiologie nachzulesen. Hier sei nur darauf hingewiesen, daß für die Praxis unbedingt die Anwendung von Carbol-Gentiana-violett (10 Teile konzentrierter alkoholischer Gentianaviolettlösung auf 100 Teile 2$^1/_2$%igen Carbolwassers) zu empfehlen ist. Diese Lösung färbt auch nach der Ansicht von Jadassohn ebenso zuverlässig wie Anilin-Gentianaviolett, hält sich aber zum Unterschied von letzterem wochenlang gebrauchsfähig. Im übrigen nehmen wir auch die Gramsche Färbung stets auf dem Objektträger vor und färben in der Regel mit 1 : 20 verdünnten 1%igen Fuchsinlösung nach.

Der diagnostische Wert der GRAMschen Färbung kann in akuten Fällen der Gonorrhoea anterior geradezu als ausschlaggebend bezeichnet werden, zumal nach den Untersuchungen von STEINSCHNEIDER und GALEWSKI nur in 4,7% der Fälle in der Harnröhre Diplokokken vorkommen, welche sich bei Anwendung der GRAMschen Methode entfärben. Aber auch diese können kaum mit Gonokokken verwechselt werden, da sie in der Größe von denselben wesentlich abweichen und nicht die typische Kaffeebohnenform zeigen. Bei extragenitalen Affektionen, bei der Gonorrhöe der Cervix, ja auch bei *chronischen* Urethralgonorrhöen ist die GRAMsche Färbung allerdings nicht ganz so ausschlaggebend. Wir kommen darauf später noch zurück.

Bezüglich der *Form der Gonokokken* genügt es, nochmals darauf hinzuweisen, daß die charakteristische Kaffeebohnenform in Eiterpräparaten akuter Gonorrhöen stets außerordentlich deutlich ist und bei den intracellulär gelagerten besonders schön hervortritt. Bezüglich der Größe der Kokken möchten wir nur hervorheben, daß für diagnostische Zwecke in der Praxis mit Messungen natürlich nicht viel anzufangen ist. Dagegen ist es empfehlenswert, in unsicheren Fällen das fragliche Kokkenpräparat unmittelbar mit einem sicheren Gonokokkenpräparat zu vergleichen; dadurch bekommt man fast instinktiv einen sicheren Eindruck über die Natur der Kokken des zur Diagnose stehenden Präparates.

Erhebliche Schwierigkeiten für die Diagnose können beim Vorhandensein einer entzündlichen Phimose entstehen. In solchen Fällen sehen wir aus der Öffnung des entzündeten und geschwollenen Praeputiums dicken Eiter hervortreten, können aber nicht ohne weiteres entscheiden, ob dieser aus der Harnröhre oder dem Präputialsack stammt. Aber auch die mikroskopische Untersuchung des ausfließenden Eiters bringt hier nicht immer sofort die Entscheidung, da sich der gonorrhoische Eiter bei enger Phimose im Präputialsack staut, zersetzt und sich in ihm masenhaft Bakterien entwickeln.

Kommt nun eine heftige Balanitis mit stärkerer Eiterbildung im Präputialsack selbst hinzu, so wird die Diagnose noch schwieriger. Bei der mikroskopischen Untersuchung finden wir dann gewöhnlich nur zerfallene Eiterkörperchen und große Mengen Bakterien der verschiedensten Art, unter denen Gonokokken selbst mit Hilfe der GRAMschen Färbung nicht immer sicher herauszufinden sind.

In solchen Fällen muß man erst den Präputialsack mittels einer Spritze mit einem spitzen Ansatz gründlich reinspülen und hierauf das Sekret, welches man durch Ausdrücken der Urethra oder durch Sedimentieren des jetzt gelassenen Urins gewinnt, untersuchen.

Aber es genügt nicht auf Grund der klinischen Erscheinungen und durch mikroskopische Untersuchung des Ausflusses die Diagnose „Gonorrhöe" zu stellen, sondern es ist weiterhin unbedingt erforderlich, den *Sitz der Erkrankung* festzustellen, da die Prognosenstellung hiervon weitgehend abhängt, und vor allem unsere Therapie vorwiegend eine lokale ist und daher dem Orte der Erkrankung genau angepaßt sein muß.

In dieser Beziehung kommt besonders die Lokalisation des gonorrhoischen Prozesses in Frage, und da ist es vor allen Dingen wichtig nachzuweisen, ob die Erkrankung nur auf den vorderen Harnröhrenabschnitt beschränkt ist oder bereits die Pars posterior ergriffen hat, mit anderen Worten, ob nur eine Gonorrhoea anterior oder auch eine Gonorrhoea posterior, also eine Gonorrhoea totalis vorliegt.

Wie schon aus den klinischen Darstellungen hervorgeht, kommen in der Pars anterior an besonderen Lokalisationen des gonorrhoischen Prozesses folgende in Betracht:

1. *paraurethrale gonorrhoisch infiltrierte* Gänge,
2. *gonorrhoisch erkrankte* Littresche *Drüse, paraurethrale Infiltrate und Abscesse,*
3. *Erkrankung der* Cowperschen *Drüse.*

Die Diagnose *paraurethraler Gänge* ist natürlich sehr einfach, sofern man an ihr Vorkommen denkt und darauf untersucht. Wo sie hauptsächlich sitzen, wurde bereits oben angegeben. Praktisch ist es immer das wichtigste, kleine, an den *Labien* mündende Gänge festzustellen, denn von diesen gehen beim Übersehen derselben sehr häufig Rezidive aus. Oft genug sieht man nur einen unscheinbaren roten Punkt und erst auf stärkeren Druck tritt eine Spur eitrigen, meist gonokokkenhaltigen Sekrets hervor. Um keiner Verwechslung mit Sekret aus der Harnröhre anheimzufallen, ist es natürlich notwendig, die Untersuchung unmittelbar nach erfolgter Urinentleerung und damit Reinigung der Harnröhre vorzunehmen.

Nicht selten ist die Umgebung solcher kleinen Gänge etwas verdickt und geschwollen, so daß schon das auf das Vorhandensein derartiger Gänge hinweist.

Entzündete Littresche *Drüsen* sind als kleine stecknadelkopf- bis hirsekorngroße Knötchen an der Unterseite des Penis längs der Harnröhre zu fühlen, sofern die Entzündung etwas in die Umgebung der Drüse übergegriffen hat. Auch endoskopisch treten solche stärker entzündlichen Drüsen oft deutlich als kleine gerötete und geschwollene Punkte hervor.

Der Nachweis derartig stärker entzündeter Littrescher Drüsen ist für die Prognose und Behandlung sehr wichtig, denn sie stellen Schlupfwinkel der Gonokokken dar, in denen diese verhältnismäßig schwer vernichtet werden können. Aber auch wenn keine derartigen stärker entzündeten Littre-Drüsen mit Knötchenbildung festzustellen sind, pflegt fast mit jeder Gonorrhöe eine Entzündung der Littreschen Drüsen verbunden zu sein. Wie schon früher erwähnt wurde, ist das schon von Finger, Scholtz, Picker, Balog u. a. nachdrücklich betont worden. Auch diese leichte Form des Littreitis scheint nicht selten der Grund für den hartnäckigen Verlauf, für wiederholte Rezidive und für Entwicklung einer chronischen Gonorrhöe zu sein. Daher soll man wenigstens in solchen Tripperfällen, bei denen die Gonokokken nicht schwinden wollen oder immer wieder von neuem auftreten, nach Abklingen der akuten Erscheinungen eine endoskopische Untersuchung vornehmen und die Stärke und den Umfang der Mitbeteiligung der Littreschen Drüsen und der Morgagni-Taschen feststellen und die entsprechende Behandlung danach einrichten (Spülungen, und Spüldehnungen, nötigenfalls Verödung stärkerer Follikel im Endoskop). Näheres ist hierüber in dem Kapitel endoskopische Untersuchung und Behandlung nachzulesen. Hier genügt es darauf hinzuweisen, daß kleine rote, oft etwas geschwollene Punkte, und vor allen Dingen deutliche follikuläre Eiterpünktchen oder Krypten, aus denen bei Druck mit dem Endoskop ein wenig Eiter hervorquillt, eine stärkere Beteiligung der Littreschen Drüsen anzeigen.

Paraurethrale und periurethrale Infiltrate, d. h. hirsekorn- bis erbsen- bis kirschkerngroße, der Harnröhre anliegende oder sie umgebende Knoten, können bei einiger Aufmerksamkeit nicht übersehen werden, zumal Beschwerden, besonders Schmerzen bei Erektion, bisweilen auch leichte Abknickungen des Gliedes bei Erektionen ohne weiteres auf die Erkrankung hinweisen. Eher können diagnostische Schwierigkeiten bei größeren, evtl. schon nach außen durchgebrochenen paraurethralen Abscessen bestehen. Furunkulöse Entzündungen, Bubonuli nach Ulcus molle, Gummen, auch tuberkulöse Affektionen können ein ähnliches Krankheitsbild bedingen. Wichtig ist es auch festzustellen, ob derartig größere Abscesse tatsächlich aus paraurethralen Infiltraten hervorgegangen und dann mit der Harnröhre breit verlötet sind oder sie umgreifen, oder ob die Knoten aus äußeren paraurethralen Gängen an der Raphe hervorgegangen und dann natürlich oberflächlich und nach Eröffnung für die Ausheilung der urethralen Gonorrhöe selbst ohne Bedeutung sind.

Die Diagnose der *Cowperitis* ist im allgemeinen leicht. Schon in dem klinischen Abschnitt sind alle Symptome der Erkrankung ausführlich geschildert worden, aus denen die Diagnosenstellung ohne weiteres erhellt.

Bei stärkerer Entzündung der Drüse läßt sich am Damm ein seitlich, meist links von der Mittellinie gelegener druckempfindlicher Knoten gewöhnlich deutlich abtasten, der die Entscheidung meist schon ohne weiteres erlaubt. Bei umfangreicher Schwellung und Absceßbildung am Damm kann auch eine von der Prostata fortgeleitete Eiterung in Frage kommen, was durch die rectale Untersuchung meist rasch geklärt wird. Bei geringfügiger und besonders bei mehr chronischer Entzündung ist oft nur ein kleines Knötchen zu fühlen, und bei mehr katarrhalischer Erkrankung des Ausführungsganges der Drüse (Cowperitis catarrhalis) ist der palpatorische Befund ganz negativ. Die Diagnose kann dann nur durch Untersuchung des exprimierten Drüsensekretes auf Eiterkörperchen und Gonokokken gestellt werden. Gonokokken sind freilich durchaus nicht immer nachweisbar.

Auf die Bedeutung gerade der bimanuellen Untersuchung, welche die Diagnose häufig erst ermöglicht, ist im klinischen Teil auch schon hingewiesen worden. Es genügt daher hier zu betonen, daß man sich bei Untersuchung des exprimierten Drüsensekretes vor Verwechslung mit Prostatasekret hüten muß. Der massierende Finger darf also nicht bis über die Prostata, sondern höchstens bis an den Rand derselben eingeführt werden. Die Fingerkuppe liegt der Drüse ungefähr auf, wenn die Fingerspitze etwa $1/2$—1 cm von dem Prostatarand entfernt ist.

Das meist spärliche Sekret erscheint dabei gewöhnlich nicht ohne weiteres an der Harnröhrenmündung, sondern man gewinnt es oft erst durch Urinieren.

Um das Sekret der Cowperschen Drüse rein zu erhalten, muß die Harnröhre vor der Massage natürlich durch Urinieren von Sekret gereinigt werden. Der Kranke entleert den Urin dabei in 2 Portionen und behält dabei noch etwas in der Blase. Ist der zweite Urin klar, so genügt das; ist er infolge einer Gonorrhoea totalis oder Cystitis eitrig getrübt, so muß er ganz entleert, die Harnröhre und Blase mit Borwasser noch weiter rein gespült und die Blase am Schluß etwas mit Borwasser gefüllt werden, damit der Kranke nach der Massage harnen kann.

Auch bei der Cowperitis ist die Diagnose der gonorrhoischen Natur der Entzündung ganz wie bei der Prostatitis durch den Gonokokkennachweis zu erhärten, da auch andere bakterielle Entzündungen und Abzcedierungen, z. B. durch Staphylokokken und Streptokokken, durch Colibacillen oder Tuberkelbacillen (PAPIN und VARLADIS) vorkommen.

1. Diagnose der Gonorrhoea posterior sive totalis.

Aus der Schilderung des klinischen Verlaufs ging schon hervor, wie wichtig es in prognostischer und therapeutischer Hinsicht ist, zwischen Gonorrhoea anterior und Gonorrhoea posterior zu unterscheiden. Beim Vorliegen einer Gonorrhoea posterior handelt es sich natürlich so gut wie immer um eine Gonorrhoea totalis, da die Pars anterior ja immer miterkrankt sein wird. Wohl nur bei chronischer Gonorrhoea posterior wird es einmal vorkommen, daß die Pars anterior bereits geheilt ist und geheilt bleibt, obwohl die Pars posterior noch erkrankt ist, und dadurch beim Urinieren natürlich immer mal wieder spärliche Gonokokken auf die Schleimhaut des vorderen Harnröhrenabschnittes gelangen.

Die Diagnose einer Miterkrankung der Pars posterior muß in jedem einzelnen Falle stets mit großer Sorgfalt gestellt werden.

Oft ermöglichen schon die *klinischen Symptome* (Harndrang, terminale Hämaturie, Fieber) die Diagnose oder Wahrscheinlichkeitsdiagnose einer Ausbreitung der Erkrankung auf die Pars posterior; aber auch in solchen Fällen ist zur Sicherung der Diagnose stets noch die *Zweigläserprobe,* auf die wir gleich zu sprechen kommen, anzuwenden. Nicht selten entwickelt sich die Gonorrhoea posterior aber ganz symptomlos und ist dann nur aus dem Urinbefund zu diagnostizieren.

Wir haben bereits oben (S. 273) ausführlich dargelegt, warum wir gleich Neisser, Jadassohn, Finger, Posner, Caspar, Ultzmann, Lesser, Buschke und Langer, Oelze, Perutz u. a. im Gegensatz zu Fürbringer, v. Zeissl und neuerdings Riebes und Frühwald an der bekannten Zweiteilung der Harnröhre festhalten, und es als erwiesen ansehen, daß Eiter, der sich in etwas größerer Menge in der Pars posterior bildet, nicht nach vorn abfließt, sondern sich nach rückwärts in die Blase ergießt.

Wenn also eine Entzündung der Pars posterior mit starker Eiterbildung vorhanden ist, so gelangt dieser Eiter in die Blase und trübt den in ihr enthaltenen Urin in toto. Hierauf beruht die diagnostisch wichtige Zweigläserprobe nach Thompson: Läßt der Patient in zwei Portionen Urin, so ist bei Gonorrhoea anterior nur der erste Urin durch Eiterbeimengung getrübt, der zweite dagegen klar, da ja bei Urethritis anterior nur in der Pars anterior Eiter enthalten ist und dieser mit dem ersten Urinstrahl fortgespült wird. Anders bei der Gonorrhoea posterior.

Hier ist im *allgemeinen* auch die zweite Urinportion durch Eiterbeimengung getrübt, weil eben der in der Pars posterior gebildete Eiter in die Blase regurgitiert.

Dabei ist aber die Trübung des ersten Urins im floriden Stadium noch intensiver als die des zweiten, weil sich jenem auch noch der in der Harnröhre selbst enthaltene Eiter beimengt.

Ist also der erste Urin trüb, der zweite klar, so diagnostizieren wir im *allgemeinen* eine Gonorrhoea anterior. Ist dagegen auch die zweite Urinportion durch gonorrhoischen Eiter getrübt, und zwar schwächer als die erste, so liegt unserer Auffassung nach in der Regel eine Urethritis posterior vor, denn eine gonorrhoische Cystitis, die natürlich auch eine Trübung des zweiten Urins bedingen würde, kommt nur selten vor.

Nicht immer ist aber die Zweigläserprobe für die Diagnose ausreichend und ihr Ausfall beweisend. Es kann nämlich die zweite Urinportion klar sein und doch eine Urethritis posterior vorliegen.

Zunächst kann die zweite Urinportion klar, d. h. frei von gonorrhoischem Eiter sein, obwohl die Pars posterior schon infiziert ist, die eitrige Entzündung der Schleimhaut sich aber noch nicht recht entwickelt hat, d. h. also, solange es sich noch um das Inkubationsstadium oder auch Initialstadium handelt (Janet). Aber auch nach Eintritt stärkerer eitriger Entzündung kann als noch der Fall sein, wenn der Patient relativ kurze Zeit, etwa 1 Stunde vor der Untersuchung, seinen Urin entleert hatte. Ist die Eiterung in der Pars posterior dann nicht sehr intensiv, so wird sich in dieser kurzen Zeit in der Pars posterior nicht so viel Sekret ansammeln, daß es in die Blase regurgitiert; der zweite Urin wird dann klar sein, trotzdem eine Urethritis posterior vorliegt. Es gilt daher auch als Regel, die Zweigläserprobe stets *nach längerer Urinpause* vorzunehmen.

In anderen häufigeren Fällen bleibt trotz Bestehens einer Urethritis posterior die zweite Urinportion auch bei längerer Urinpause klar, weil der Entzündungsprozeß in der Posterior subakut oder chronisch ist, und das wenige schleimig-eitrige, zähe Sekret natürlich nicht in die Blase „fließen" kann, sondern an den Harnröhrenwandungen haften bleibt und mit dem ersten Urinstrahl entleert wird.

Ganz das Gleiche beobachten wir ja auch bei der subakuten und chronischen Form der Urethritis anterior. Auch hier fließt das schleimig-eitrige Sekret nicht spontan nach außen ab, sondern wird in Form von Fäden und Flocken mit dem ersten Urinstrahl entleert. Aus diesen Gründen genügt die Zweigläserprobe bei zweiter klarer Urinportion in diagnostischer Beziehung nicht völlig und muß bisweilen durch die besonders von JADASSOHN ausgearbeitete *Irrigationsmethode* ersetzt werden.

Dieselbe beruht im Prinzip darauf, daß zunächst die vordere Harnröhre durch künstliche Ausspülung von allem Sekret befreit wird, und der Patient dann erst Urin läßt.

Eiterbeimengungen, Flocken und Fäden, die sich dann in der ersten Urinportion bei klarem zweiten Urin befinden, stammen aus der Pars posterior und beweisen die mehr subakute oder chronische Erkrankung dieses Harnröhrenabschnittes.

Am einfachsten nimmt man die Ausspülung der Pars anterior in der Weise vor, daß man mit einer Hand- oder mit der gewöhnlichen Tripperspritze etwa 6—8 ccm recht warmes Wasser kräftig in die Harnröhre einspritzt und sofort wieder ausfließen läßt. Es ist zweckmäßig ziemlich heißes Wasser (40—43°) zu benutzen und etwas kräftig, gewissermaßen ruckweise zu injizieren, damit die Urethra gut ausgedehnt wird und sich die Sekretmassen von der Harnröhrenwandung gut lösen, vor allem aber, damit sich der Schließmuskel durch den mechanischen und thermischen Reiz kräftig bei den Einspritzungen kontrahiert und nichts von der Lösung in die Pars posterior dringen kann. Man wiederholt die Injektionen in dieser Weise mehrmals, bis die eingespritzte Flüssigkeit vollständig klar und flockenfrei abfließt. Nach JADASSOHN genügt diese Art der Ausspülung vollständig, und wir selbst können dieses durchaus bestätigen. Um die Lösung des Sekretes zu erleichtern, setzen wir dem Spülwasser gerne Wasserstoffsuperoxyd im Verhältnis 1 : 10 zu.

Sehr gut gelingt die Reinigung der Urethra anterior in der Weise, daß man einen dünnen elastischen Katheter (etwa Nr. 14) bis zum Bulbus einführt und nun mit der Handspritze kräftig ausspült, bis das Spülwasser völlig klar abfließt.

Diese Art der Irrigation kann man auch sehr zweckmäßig mit einem kurzen Irrigationskatheter mit mehreren großen Öffnungen vornehmen.

Bei diesen Irrigationen mit Katheter ist es recht zweckmäßig, das Orificium urethrae hie und da einen Augenblick zu komprimieren, so daß sich die Pars anterior völlig mit Flüssigkeit füllt und ausdehnt und auf diese Weise gut reingespült wird (s. JANET, SCHOLTZ). Finden sich nach einer derartigen Ausspülung ein oder zwei ganz kleine Fäden im Urin, so ist auf einen solch unbedeutenden Befund hin die Diagnose Urethritis posterior allerdings nicht zu stellen, da, wie auch FINGER und SCHÄFFER betont haben, vereinzelte kleine Flöckchen auch nach gründlicher Irrigation der Anterior in ihr zurückbleiben können und erst mit dem Urinstrahl entleert werden.

Gegen die Zuverlässigkeit der Irrigationsmethode sind von einigen Autoren Bedenken erhoben worden, die unserer Erfahrung nach allerdings als unbegründet zu betrachten sind. Speziell LOHNSTEIN hat hervorgehoben, daß bei Ausführung der Irrigationsprobe Spülflüssigkeit durch den Schließmuskel in die Pars posterior dringen kann und dabei auch Sekretflocken hierhin gelangen können. Dadurch würde bisweilen eine Urethritis posterior vorgetäuscht. LOHNSTEIN glaubt, den Beweis für seine Behauptung durch folgende Modifikation der JADASSOHNschen Methode erbracht zu haben: zunächst wird die Pars posterior mittels Ferrocyankalilösung in der üblichen Weise gründlich ausgespült, nun folgt Nachspülung mit destilliertem Wasser, bis eine hiervon entnommene Probe auf Zusatz von Eisenchlorid keine Berlinerblaureaktion mehr ergibt.

Hierauf entleert der Patient erst den Urin, der nunmehr mit Eisenchlorid auf das Vorhandensein von Ferrocyankali geprüft wurde. Gab der Urin dann die Berlinerblaureaktion, so war hiermit natürlich erwiesen, daß bei der Spülung etwas von der Ferrocyankalilösung in die Blase gelangt war. Finden sich in solchem Falle gleichzeitig Fäden im Urin, so können diese nach der Ansicht von Lohnstein bei der Spülung mit der Ferrocyankalilösung aus der Anterior in die Blase gelangt sein. Unter 94 Beobachtungen konnte Lohnstein 37mal das Eindringen von Ferrocyankalilösung in die Blase konstatieren.

Unter diesen 37 Fällen waren 9mal Fäden in der zweiten Urinportion enthalten, deren Herkunft also nicht mit Sicherheit zu ermitteln war. Für besonders ungeeignet hält Lohnstein die Jadassohnsche Methode im akuten Stadium der Gonorrhöe, da gerade hier nach Lohnstein der Sphincter externus oft unzuverlässig funktioniert.

Im Gegensatz zu Lohnstein sind Koch und Schäffer jedoch auf Grund ihrer Untersuchungen zu dem Resultat gelangt, daß die Irrigationsmethode bei richtiger Ausführung (nicht zu großem Druck) durchaus zuverlässige Resultate ergibt und hinter der Lohnsteinschen Methode kaum zurückstehe. Schäffer fand speziell, daß bei richtiger Ausführung nur etwa in 7% der Fälle Flüssigkeit in die Blase dringt. Bei zu hoch hängendem Irrigator geschieht dies allerdings häufiger, bei einer Höhe von 1,60 m schon in 35%.

Um die Zuverlässigkeit der Irrigationsmethode zu erproben und ihr für bestimmte Fälle eine noch größere Sicherheit zu verleihen, hat Schäffer vor der Ausspülung eine Farblösung, z. B. Carbolfuchsin in die Anterior injiziert, um auf diese Weise die hier befindlichen Flocken zu färben.

Schäffer konnte dabei feststellen, daß durch die Irrigation nicht immer sämtliches Sekret aus der Anterior entfernt wird, da bisweilen noch kleine rote Flöckchen mit der ersten Urinportion entleert werden.

Ebenso ist Goldenberg der Ansicht Lohnsteins entschieden entgegengetreten. Er fand, daß nur bei Ausspülung mittels des Nélatonkatheters und bei horizontaler Lagerung des Patienten, wie sie von Lohnstein vorgenommen wurde, bisweilen kleine Mengen der Spülflüssigkeit in die Blase gelangen, während bei Ausspülung der Patienten im Stehen mittels eines geknöpften Katheters mit vier seitlichen Öffnungen am Ende oder bei Ausspülung mit einem Irrigator und konischem Ansatz unter 100 Fällen niemals ein Eindringen auch nur minimaler Mengen von Spülflüssigkeit in die Blase beobachtet werden konnte. Goldenberg glaubt daher, daß die Resultate Lohnsteins auf die von ihm angewandte Technik zurückzuführen sind.

Für die Praxis empfehlen wir gleich Jadassohn die Ausspülung der Anterior nur mit der *Tripperspritze* vorzunehmen, da dieses vollständig ausreichend ist und sehr zuverlässige Resultate gibt.

Eine andere Methode, bei der Zweigläserprobe die aus der Pars anterior und posterior stammenden Fäden zu sondern, ist von Kromayer und Sehrwald angegeben worden. Diese injizieren eine 1%ige Methylenblaulösung, bzw. eine $1/4$%ige Pyoktaninlösung in die Harnröhre, lassen sie etwa 5 Minuten einwirken und dann in zwei Gefäße urinieren. Gefärbte Flocken stammen aus der Anterior, ungefärbte aus der Posterior.

In der Praxis wird dieses etwas unsaubere Verfahren nur selten angewandt. Auch soll nach den Untersuchungen von Schäffer durch capillare Attraktion bisweilen eine Spur von der Farblösung in die Pars posterior gelangen und dort befindliche Flocken färben können.

Will man in zweifelhaften Fällen zur Sicherheit eine Flockenfärbung durch Farbeinspritzung in die Anterior vornehmen, so sollte man dieses Verfahren nach dem Vorgang von Schäffer stets mit der Irrigationsmethode verbinden; ungefärbte Flocken im Urin stammen dann stets aus der Pars posterior.

Die durch Einspritzung von Farblösung tingierten Flocken der Anterior lassen sich übrigens meist sehr gut ohne Fixation direkt unter dem Deckglase mikroskopieren, da die Zellen und intracellulären Gonokokken gewöhnlich recht gut tingiert sind.

Für die Praxis empfiehlt Jadassohn, bei der Diagnose Gonorrhoea anterior oder Gonorrhoea posterior in folgender Weise vorzugehen:

Bei jeder Untersuchung muß der Patient nach Harndrang befragt und bei jeder die Zweigläserprobe vorgenommen werden; nach Ablauf der ersten 2—3 Wochen muß auch bei negativem Erfolge der Zweigläserprobe mindestens einmal wöchentlich durch die Ausspülmethode festgestellt werden, daß eine Urethritis posterior nicht besteht.

Unserer Ansicht nach beweist rein eitrige Trübung des ersten Urins *ohne jede Flockenbeimengung* und klarer zweiter Urin bei längerer Urinpause (5—6 Stunden) — vom Inkubationsstadium abgesehen — stets das Freisein der Pars posterior, und es genügt in solchen Fällen die Zweigläserprobe für die Diagnose vollauf. Ist nämlich die Entzündung in der Pars posterior noch so akut, daß reiner, sich im Urin auflösender Eiter gebildet wird, so kommt es bei längerer Urinpause auch stets zum Regurgitieren des Eiters in die Blase. Es kommen unserer Erfahrung nach nur höchst selten Fälle von Gonorrhoea posterior vor, wo nach gründlicher, vorsichtiger Ausspülung der Anterior die erste Urinportion etwas trübe, die zweite klar ist, was der Fall sein müßte, wenn sich nennenswerte Mengen *reinen* Eiters in der Pars posterior ansammeln könnten, ohne dabei in die Blase zu regurgitieren. Auf die Einwendungen, die RIEBES und besonders FRÜHWALD gegen die Zweigläserprobe und die Lehre vom Regurgitieren des Eiters aus der Pars posterior in die Blase erhoben haben, sind wir schon oben genügend eingegangen, so daß wir hier nicht nochmal darauf zurückzukommen brauchen. Die *Irrigationsmethode* braucht unserer Ansicht nach also nur angewandt werden, wenn *Flocken oder Fäden im Urin* vorhanden sind. Finden sich solche Sekretflocken bei der Zweigläserprobe, so können sie auch bei langer Urinpause aus der Posterior stammen, da derartiges zähes Sekret natürlich nicht in die Blase abfließt.

Fassen wir alles noch einmal kurz zusammen, so dürfte bei langer Urinpause und rein eitriger Trübung des ersten Urins klarer zweiter Urin das Freisein der Pars posterior beweisen, während beim Vorhandensein von Fäden und Flocken im Urin die Irrigationsmethode angewandt werden muß.

Auch in anderer Beziehung kann die Zweigläserprobe noch zu Täuschung Veranlassung geben. Einmal kann eine Trübung beider Urinportionen vorliegen, welche jedoch nicht durch Beimischung gonorrhoischen Eiters, sondern durch andere Momente bedingt ist. Zunächst kommt in dieser Beziehung eine Beimengung von Bakterien und von ausgefallenen phosphorsauren Salzen (Erdphosphaten) in Frage, d. h. es handelt sich um eine *Bakteriurie* bzw. *Phosphaturie.*

Im ersteren selteneren Falle ist die Diagnose durch die Untersuchung eines Tropfen Urins unter dem Deckglase sofort zu stellen, denn es wimmelt unter dem Mikroskop von Bakterien der betreffenden Art.

Auch verrät sich eine Bakteriurie dem geschulten Auge schon durch das Aussehen des Urins. Beim Umschütteln wirbelt nämlich ähnlich wie in einer Bakterienkultur eine staubartige Wolke in dem Glase auf.

Ebenso ist eine durch Erdphosphate hervorgerufene Trübung häufig schon an dem eigenartigen milchigen Aussehen des Urins und dem schnellen Absetzen der Phosphate auf dem Boden des Glases zu erkennen. Sofort klargestellt wird die Sachlage durch den Zusatz einer kleinen Menge von Essigsäure zum Urin, wobei sich Erdphosphate unter leichtem Aufschäumen sofort lösen und der Urin klar wird.

Eine Täuschung durch Erdphosphate kann um so leichter eintreten, als Phosphaturie bei Gonorrhoikern ziemlich häufig ist, und bei Gonorrhoea anterior mit gleichzeitiger Phosphaturie die erste Urinportion infolge Beimengung des gonorrhoischen Eiters natürlich auch stärker als die zweite getrübt zu sein pflegt. Übrigens kann auch bei reiner Phosphaturie die erste Portion des Urins stärker als die zweite getrübt sein. Es ist dies teilweise wohl darauf zurückzuführen, daß sich dem ersten Urinstrahl oft etwas alkalisches Harnröhren- oder Prostatasekret beimengt (OPPENHEIM), teilweise vielleicht auch dadurch, daß sich die schweren Phosphate auf dem Boden der Blase absetzen. Da sich das

Orificium internum vesicae aber nahe dem Blasenboden befindet, werden derartige abgesetzte Trübungen natürlich in der Hauptsache mit der ersten Urinportion entleert.

Aus all diesen Gründen gilt es als Regel, beim Vorhandensein einer Trübung der zweiten Urinportion, dieser zunächst stets etwas Essigsäure zuzusetzen und erst, wenn hierdurch keine Klärung eintritt, zur weiteren Untersuchung zu schreiten.

Endlich kann eine Trübung des ersten und zweiten Urins durch eine *Spermatorrhöe* bedingt sein, wobei die Spermatozoen ebenfalls nach der Blase regurgitieren und den ganzen Blasenurin etwas trüben. Nicht selten ist dabei die zweite Urinportion sogar stärker, ja bisweilen allein getrübt, weil erst bei der Miktion, speziell am Ende der Urinentleerung, eine Spermabeimischung zum Urin erfolgt (Janet).

Daß eine Urintrübung durch *Eiter* bedingt ist, kann auch ohne mikroskopische Untersuchung durch die Donnésche Probe nachgewiesen werden, die folgendermaßen ausgeführt wird:

Man setzt zu 5—6 ccm Urin in einem Reagensgläschen 8—10 Tropfen konzentrierte Kalilauge zu. Sind Eiterkörperchen vorhanden, so lösen sich diese auf, und es entsteht eine gallertige Flüssigkeit, in der die beim Umschütteln sich entwickelnden Luftblasen nicht oder nur schwer aufsteigen können. Die Probe sagt aber natürlich nichts darüber aus, welcher Art der nachgewiesene Eiter ist.

Ist durch die angegebenen Methoden festgestellt worden, daß eine durch *Eiterung* bedingte Trübung der zweiten Urinportion vorliegt, so ist zur einwandfreien Diagnose „Gonorrhoea posterior" natürlich noch der Nachweis zu erbringen, daß der Eiter *gonorrhoischer* Natur ist. Das hat selbstverständlich durch mikroskopische Untersuchung des Sediments zu geschehen. Der *Nachweis der Gonokokken* in dem durch Eiter getrübten zweiten Urin findet am einfachsten in der Weise statt, daß man den Urin zentrifugiert und das Sediment in der üblichen Weise auf dem Objektträger ausstreicht und färbt. Zu bemerken ist nur, daß bei gleichzeitiger Trübung des Urins durch Erdphosphate diese am besten vorher durch Zusatz von Essigsäure zum Urin aufgelöst werden, während man harnsaure Salze aus den fixierten Präparaten mit warmem Wasser auswäscht.

Hat man keine Zentrifuge zur Verfügung, so kann man das Material zur Untersuchung auch in der Weise aus dem Urin gewinnen, daß man denselben filtriert und den Rückstand aus dem Filter zur Anfertigung der Präparate verwendet.

Flocken und Fäden werden zur Untersuchung aus dem Urin mit der Platinöse herausgefischt und ebenfalls auf dem Objektträger dünn ausgestrichen.

Die Präparate, die man auf diese Weise von einer Urethritis posterior gewinnt, fallen häufig nicht ganz so schön aus wie Präparate des Harnröhrenausflusses. Besonders bei Präparaten, welche aus Urinsediment hergestellt wurden, sind die Leukocyten nicht selten mehr oder weniger zerfallen und die intracelluläre Lagerung und Form der Gonokokken tritt bisweilen weniger gut hervor, so daß gerade bei solchen Untersuchungen die Gramsche Färbung oft sehr wichtig ist. Dazu kommt noch, daß sich im Urinsediment bei Cystitis manchmal ebenfalls intracellulär gelagerte Kokken finden, die oft nur durch die Gramsche Färbung von Gonokokken mit Sicherheit zu unterscheiden sind.

Auch bei der Untersuchung des Urinsedimentes auf Gonokokken leistet die Kulturmethode bisweilen mehr als die mikroskopische Untersuchung. Daß die Kultur hier aber doch verhältnismäßig oft, selbst bei positivem mikroskopischen Gonokokkenbefund, versagt, liegt wohl daran, daß die Gonokokken im Harn verhältnismäßig leicht und schnell absterben.

Schwieriger ist die Diagnose der Urethritis posterior beim Vorhandensein einer *Cystitis*. Die klinischen Symptome können hierbei außerordentlich ähnlich sein, und die Trübung der zweiten Urinportion wird hier ebenfalls durch Eiterbeimengung hervorgerufen. Liegt eine reine Cystitis ohne eine Urethritis vor, so ist freilich der erste und zweite Urin gleich stark getrübt, während bei Urethritis posterior, wie oben auseinandergesetzt wurde, in der Regel die Trübung der ersten Urinportion stärker, die der zweiten schwächer ist. Gar nicht selten besteht aber neben der Cystitis eine Urethritis, und auch beim Vorhandensein einer Gonorrhöe kommt eine nichtgonorrhoische Cystitis gelegentlich vor. Ein weiteres klinisches Merkmal für die Diagnose einer Cystitis bildet dann die Tatsache, daß bei Cystitis auch bei kurzen Urinpausen der zweite Urin stets trübe erscheint, während es für die Urethritis posterior charakteristisch ist, daß bei kurzen Urinpausen der zweite Urin oft klar oder nahezu klar, bei längeren dagegen getrübt ist.

Neben der Zweigläserprobe ist auch eine *Dreigläserprobe* zur feineren Diagnostizierung der Gonorrhoea posterior und besonders einer Mitbeteiligung der Blase und der Prostata empfohlen worden. Der Kranke entleert den Urin dabei unmittelbar hintereinander in 3 Portionen, d. h. in drei Gläser. Die gesonderte Untersuchung der letzten — dritten — Urinportion, speziell der letzten Spritzer erlaubt nämlich mit einiger Wahrscheinlichkeit gewisse Schlüsse zu ziehen.

Bei reiner Gonorrhoea posterior pflegt die zweite und dritte Urinportion eine etwa gleich starke Trübung zu zeigen. Bei stärkerer Cystitis ist das bei längeren Urinpausen oft anders. Hier wird der an den Wandungen befindliche Urin mit dem letzten Urinspritzer bei völliger Kontraktion der Blase entleert. Daher ist die letzte (dritte) Urinportion oft noch etwas stärker als die zweite Urinportion getrübt, da der an der Blasenwandung haftende Eiter bei Schluß der Urinentleerung mit ausgepreßt wird. Ein solcher Befund spricht also für eine Erkrankung der Blase und gegen eine einfache Gonorrhoea posterior. Aber natürlich kann in solchen Fällen neben der Cystitis auch noch eine Urethritis posterior vorliegen. Ergibt die mikroskopische Untersuchung des Sediments, daß die Trübung nur durch gonorrhoischen Eiter bedingt ist, so werden wir Urethrocystitis gonorrhoica zu diagnostizieren haben.

FRÜHWALD, der an ein Regurgitieren des Eiters aus der Pars posterior in die Blase nicht glaubt, hält bei Trübung der zweiten Urinportion immer eine Cystitis für vorliegend. Tatsächlich kann es nach cystoskopischen Untersuchungen keinem Zweifel unterliegen, daß eine gewisse Mitbeteiligung der Blase, besonders der Gegend des Trigonum Lieutaudi bei Gonorrhoea posterior nicht ganz selten vorkommt, aber ebenso sicher ist es, daß das bei weitem kein regelmäßiges Ereignis ist und sich eine ausgedehntere Cystitis gonorrhoica höchst selten entwickelt. Näheres im Artikel „Gonorrhöe der Blase und Nieren".

Ferner kommt es am Schluß des Urinlassens durch die Kontraktion der Muskulatur des Dammes, besonders des Musculus ischiocavernosus, bulbocavernosus, sowie der glatten Muskulatur der Pars prostatica zu einer gewissen Auspressung der Schleimhaut und der Ausführungsgänge der drüsigen Anhangsgebilde, besonders der COWPERschen Drüse und der Prostata.

Eiterflöckchen, die aus den feinen Ausführungsgängen der Prostata stammen, pflegen dabei sehr klein und kommaförmig zu sein, während Filamente aus den Ausführungsgängen der COWPERschen Drüse feine, etwas längere Fädchen darstellen.

Dadurch ist manchmal wenigstens eine Wahrscheinlichkeitsdiagnose möglich. Unter anderem empfehlen BOYD (1924) und ZIELER (1925) die Dreigläserprobe. Natürlich kann man die Dreigläserprobe auch mit der Irrigationsmethode verbinden. Filamente, die sich nach sorgfältiger Ausspülung der Pars anterior dann in der ersten Urinportion finden, stammen wesentlich von der Oberfläche der Pars posterior, während Flöckchen in der dritten Urinportion bei flockenreiner zweiter Portion aus den Ausführungsgängen der Cowperschen Drüse, der Prostata oder aus den Ductus ejaculatorii ausgepreßt sein dürften. Gewisse Anhaltspunkte über die Beteiligung der genannten Drüsenausführungsgänge vermag diese Form der „Dreigläserprobe" also wohl zu geben, in der Hauptsache ist aber die so häufige Prostatitis catarrhalis durch Untersuchung des Prostatasekretes zu ermitteln, welches man durch Expression der Drüse vom Darm aus gewinnt. Der Kranke läßt dabei erst in zwei Gläser Urin, behält aber ein wenig Urin in der Blase. Weist eine Trübung der zweiten Urinportion auf eine Gonorrhoea posterior hin, oder enthält die erste Flocken, welche möglicherweise aus der Pars posterior stammen und auf eine subakute-chronische Urethritis posterior zurückzuführen sind, so muß nunmehr geklärt werden, ob die Prostata besonders in Form der Prostatitis catarrhalis mitbeteiligt ist. Zu diesem Zweck wird aus der Prostata durch Massage etwas Sekret exprimiert. Zum Teil erscheint das allerdings am Orificium externum und kann direkt untersucht werden. Ist es aber sehr spärlich oder zäh, so wird das nicht der Fall sein, und es muß daher durch Entleerung des letzten Urins herausgespült und dann durch Sedimentierung gewonnen werden. Ist die zweite Urinportion schon an und für sich durch gonorrhoischen Eiter getrübt, so würde die Untersuchung des Sedimentes nichts für eine Mitbeteiligung der Prostata beweisen. Dafür muß bei trübem zweitem Urin vor der Prostataexpression anders verfahren werden. Der Patient entleert in solchem Falle auch den Resturin, Blase und Harnröhre werden darauf mit Katheter oder nach der Janetschen Methode mit warmer Borsäurelösung sauber gespült und darauf die Blase mit etwas Borsäurelösung gefüllt. Nunmehr wird die Massage vorgenommen und durch Entleerung der Blase das Sekret gewonnen.

Wolbarst verbindet die Jadassohnsche Irrigationsmethode der Anterior immer gleich mit einer diagnostischen Ausspülung der Blase und hat diese Methode als *Fünfgläserprobe* beschrieben.

Oelze, welcher diese Fünfgläserprobe sehr empfiehlt, beschreibt sie im Lehrbuch von Buschke-Langer folgendermaßen:

„Dem Patienten, welcher mehrere Stunden, am besten die Nacht hindurch, nicht uriniert hat, wird zunächst die vordere Harnröhre ausgespült. Man verwendet 1—2%ige Borsäurelösung, die Lösung soll kühl sein, denn eine körperwarme Lösung überwindet zu leicht den Widerstand des Sphincter externus. Die Spülung kann bequem mit Hilfe des tiefgestellten Irrigators geschehen, evtl. mit Janetschem Rücklaufspüler, doch kann man auch eine große Spritze oder einen weichen Katheter verwenden; man muß sich natürlich hüten, damit hinter den Schließmuskel zu gelangen. Wie immer man die Spülung auch ausführen mag, in jedem Falle muß die vordere Harnröhre auch wirklich von allen Excreten befreit werden. Es ist zu empfehlen, die vordere Harnröhre während der Spülung lang zu ziehen, den Wasserstrahl bald von der einen, bald von der anderen Seite eintreten zu lassen, auch ist es gut, während die Spülflüssigkeit sich in der Harnröhre befindet, diese leicht zu drücken. Man sammelt nun das abfließende Spülwasser im Glase 1, häufig ist dessen Inhalt ganz getrübt, mit dicken schweren Filamenten durchsetzt; man nimmt dann ein zweites Glas für den Rest der Spülung und überzeugt sich in jedem Falle, daß das Spülwasser klar abläuft. In vielen Fällen enthält die vordere Harnröhre nur wenig geformte Elemente, dann genügt ein Glas, und das zweite Glas dient nur zur Kontrolle. Aus diesen Gläsern ist mit Sicherheit das Vorhandensein von Filamenten oder Eiteransammlung im Bereiche der Urethra anterior festzustellen oder auszuschließen. Im zweiten Stadium der Untersuchung erkunden wir den Zustand der Blase. Ein weicher Nélaton-Katheter von etwa 16—18⁰ Charr. wird eingeführt; dringt er glatt bis in die Blase vor, so ist eine erhebliche Striktur nicht vorhanden. Ob nicht doch eine streckenweise Induration vorliegt, muß auf andere Weise festgestellt werden. Wir prüfen nun, ob der Urin glasklar abläuft; ist dies der Fall, dann entfernen wir den Katheter wieder, nachdem etwa 30 ccm entleert worden sind. Wir wissen dann, daß eine im weiteren Verlauf der Untersuchung auftretende Trübung nicht aus der Blase, bzw. Niere stammen kann. Wenn jedoch der Blaseninhalt trüb oder mit Membranen durchsetzt erscheint, wird der gesamte Inhalt abgelassen und so lange mit körperwarmer Lösung nachgespült, bis eine Probe klar abläuft. Der Katheter wird sodann entfernt, wobei man nicht vergißt, ihn so lange zuzuhalten, bis er die Urethra verlassen hat. Wir sind nun über den Zustand der Urethra anterior und Blase aufgeklärt, und beide sind vollkommen ausgewaschen. Jetzt uriniert der Patient in ein viertes Glas, am besten ein Spitzglas; diese Probe klärt uns nun über den Zustand der Urethra posterior auf, es finden sich häufig Flocken oder sonstige pathologische Befunde. Oft ist ihre Anzahl nur gering, so daß sie sofort vom Urin, bzw. Spülwasser entleert werden; wenn sie reichlich vorhanden sind, kann man noch ein weiteres Glas benutzen, in jedem Falle muß bei Beendigung dieser Probe der Urin klar abfließen."

Auch Shina u. a. halten die Fünfgläserprobe für wichtig.

Wie schon erwähnt wurde, muß bei Erkrankung der Posterior stets der Zustand der Prostata berücksichtigt werden.

Die *Prostatitis* gonorrhoica wird aber ebenso wie die Epididymitis und Spermatocystitis in einem besonderen Abschnitt ,,Komplikationen der Gonorrhoea posterior" von Dörffel besprochen werden. Hier genügt, nochmals darauf hinzuweisen, daß eine Ausbreitung der Infektion auf die Ausführungsgänge der Prostata (*Prostatitis catarrhalis*) mindestens ein sehr gewöhnliches Ereignis bei Gonorrhoea posterior ist und daher stets auf das Vorliegen dieser Komplikation untersucht werden muß. Dies ist um so wichtiger, als eine entzündliche Schwellung des Organs oder subjektive Erscheinungen bei der einfachen katarrhalischen Form der Prostatitis nicht vorhanden zu sein pflegen, und die Diagnose nur aus der mikroskopischen Untersuchung des vom Rectum aus exprimierten Sekrets auf Gonokokken und Eiterkörperchen gestellt werden kann.

Aber nicht nur die Ausführungsgänge der Prostata und ebenso diejenigen der Cowperschen Drüse können in dieser Weise erkranken und dadurch wichtige Schlupfwinkel für die Gonokokken bilden, sondern das gleiche dürfte für die *Ductus ejaculatorii* zutreffen. Der in den letzten 10 Jahren so häufig erhobene Gonokokkennachweis in den Samenblasen spricht zweifellos hierfür.

Franz und Lowrain haben 1931 wieder nachdrücklich auf die Bedeutung der Ausführungsgänge von Prostata und Samenblase hingewiesen.

Schließlich ist bezüglich der Diagnose Gonorrhoea posterior noch zu bemerken, daß bisweilen bei der Zweigläserprobe eine leichte Trübung der zweiten Urinportion durch Schleim und Eiter bestehen oder durch die Irrigationsmethode das Vorhandensein von Flocken in der Pars posterior nachgewiesen werden kann, ohne daß eine wirkliche gonorrhoische Infektion der Pars posterior vorliegt. Wodurch hierbei die Entzündung der Pars posterior bedingt wird, ist noch nicht ganz klar.

Jadassohn, der 1892 zuerst auf diese nicht spezifische Urethritis posterior hingewiesen hat, spricht sich in seiner Ichthyolarbeit über die Pathogenese derselben folgendermaßen aus: ,,Daß Entzündungsprozesse sich über die Stelle hinaus fortsetzen, an welcher der ursprüngliche ,Reiz' eingewirkt hat, das ist eine sehr alltägliche Erfahrung — wir sehen das bei bakteriellen Entzündungen der Haut, Furunkeln usw. ganz ebenso wie bei chemischen Reizungen derselben.

Bei den ersteren ist man geneigt, diese fortgeleitete Entzündung eine kollaterale zu nennen, und gewiß wird vielen der Gedanke wohl möglich erscheinen, daß hier die Stoffwechselprodukte der Bakterien in vom Zentrum nach der Peripherie sinkender Konzentration die Gefäße der Umgebung entzündlich beeinflussen. Bei den durch chemische Reize bedingten Dermatiden und Ekzemen, welche in der Tat, auch nach völliger Entfernung des schädlichen Agens, peripherisch weiterkriechen, ist diese Erklärung weniger möglich — hier hat man nervöse und alle möglichen anderen Einflüsse supponiert, ohne daß für irgendeinen derselben ein Beweis erbracht wäre.

Bei der nichtgonorrhoischen Entzündung der Urethra posterior kann man an ihre *Entstehung als kollaterale Entzündung durch Stoffwechselprodukte der Gonokokken darum kaum glauben*, weil es viel wahrscheinlicher ist, daß diese Toxine direkt in das umgebende Gewebe der Urethra anterior diffundieren, wie man denn auch in sehr akuten Fällen eine Rötung und Schwellung der Haut des ganzen Penis beobachtet. *Hier also scheint mir die Analogie mit dem Fortkriechen der Ekzeme näherliegend.*"

Finger befindet sich mithin in einem Irrtum, wenn er in seinem Lehrbuch sagt: „Jadassohn ist der Ansicht, es entsteht in diesen Fällen die Urethritis posterior nur durch Fortschleppung von Toxinen des Gonococcus in die Pars posterior auf dem Wege der Zirkulation."

Finger weist ferner darauf hin, daß sich ein ganz analoger Prozeß in der Blase und Pars posterior abspielen kann, indem die Gonokokken nur bis zum Caput gallinaginis eindringen, die Zone entzündlicher Hyperämie aber in die Blase hineinragt.

In diagnostischer Hinsicht kann eine *echte* Gonorrhoea posterior leichten Grades von einer *unspezifischen* Urethritis posterior natürlich auch nur durch den Gonokokkennachweis unterschieden werden. Ferner kann es keinem Zweifel unterliegen, daß *gelegentlich* auch durch andere Bakterien als Gonokokken, durch Phosphate u. dgl. eine Schleimhautentzündung der Pars posterior entstehen kann. An eine derartige bakterielle Urethritis kann sich bisweilen auch eine Epididymitis anschließen. Näheres hierüber findet sich in den betreffenden Kapiteln (Pseudogonorrhöe, Epididymitis).

2. Therapie der akuten Gonorrhoea anterior und posterior.

Die verschiedenen Wege, welche bei der Behandlung der akuten Gonorrhöe eingeschlagen worden sind, können wir nur dann richtig beurteilen, wenn wir uns die wesentlichsten pathologischen Vorgänge bei der akuten Gonorrhöe klarmachen und festzustellen suchen, auf welche Weise die Spontanheilung der Gonorrhöe zustande kommt.

In allen Einzelheiten muß dabei auf den Artikel von Jadassohn „Allgemeine Ätiologie und Pathologie der Gonorrhöe" und auf die Beiträge von Bruck und Perutz in diesem Bande hingewiesen, hier kann nur auf einige prinzipiell wichtige Punkte kurz eingegangen werden. Die anatomisch-histologischen Untersuchungen, auf denen unsere Kenntnisse über die Gonokokkenwucherung im Gewebe und die pathologischen Veränderungen der frisch erkrankten Schleimhaut beruhen, sind dabei sehr spärlich, und vielfach handelt es sich dabei um besondere Verhältnisse. Dabei sind wir nur außerordentlich selten in der Lage, die anatomischen Veränderungen an der Urethralschleimhaut während des Höhestadiums der Erkrankung zu studieren. In den wenigen Fällen, in denen von Finger, Ghon und Schlagenhaufer u. a. die frisch erkrankte Schleimhaut histologisch untersucht werden konnte, handelt es sich um abnorme Verhältnisse (Infektion moribunder Patienten, Tod durch gonorrhoische Metastasen oder interkurrente Krankheiten, Untersuchung paraurethraler Gänge usw.), so daß die gewonnenen Resultate nicht ohne weiteres auf die Urethralgonorrhöe übertragen werden können. Sehr schöne und instruktive histologische Präparate der gonorrhoisch erkrankten Schleimhaut der Pars anterior und posterior verdanken wir Buschke (s. Abb. 9 und 11).

Immerhin kann es als zweifellos gelten, daß die Gonokokken die wenigen Epithellagen der Harnröhrenschleimhaut schon in den ersten Tagen der Erkrankung schnell durchdringen und in der Regel auch in die *oberflächlichen* Lagen des submukösen Bindegewebes gelangen.

Der Gonococcus ist also nicht nur reiner Schleimhautparasit, sondern vermag auch im Bindegewebe zu wuchern.

Freilich ist die Entwicklung der Gonokokken im *Bindegewebe* der Urethra offenbar nur dort möglich, wo die Schleimhaut mehr oder weniger vom Epithel entblößt ist, und ein wirkliches Eindringen in das Bindegewebe und die Lymphgefäße an epithelbekleideten Schleimhautpartien findet wohl nicht statt.

Dagegen ist es speziell nach den Untersuchungen von FINGER, PICKER, BALOG u. a. zweifellos, daß sich die Gonokokken besonders in den LITTRESChen Drüsen und MORGAGNISchen Taschen festsetzen, wo sie von antiseptisch wirkenden Medikamenten nur schwer erreicht werden können. In die eigentlichen Drüsenacini dringen die Gonokokken nach FINGER zwar nur selten ein, und es entstehen dann wohl meist paraurethrale Infiltrate; im allgemeinen beschränkt sich die Gonokokkenwucherung auf die *Ausführungsgänge* der Drüsen, aber schon die engen, meist schräg zum Harnröhrenlumen verlaufenden Drüsenmündungen stellen recht schwer zugängliche Schlupfwinkel für die Gonokokken dar.

Welche Vorgänge in günstigen Fällen schließlich zur **Spontanheilung der Gonorrhöe** zu führen vermögen, und welche Abwehrkräfte der Organismus als Ganzes und die Schleimhaut im besonderen dabei entfalten, ist noch sehr wenig bekannt. Ein Nachlassen der Virulenz der Gonokokken ist bei der Heilung der Gonorrhöe kaum von Bedeutung, denn auch Gonokokkenübertragungen von Tripperfällen im Endstadium, ja sogar von chronischen Gonorrhöen pflegen wieder zu einer akuten Gonorrhöe zu führen. Aber auch Immunitätsvorgänge im Gesamtorganismus spielen bei unkomplizierter Gonorrhöe offenbar keine nennenswerte Rolle für die Ausheilung.

Zwar ist durch die Arbeiten der letzten 10 Jahre, an denen wir uns selbst lebhaft beteiligt haben, einwandfrei festgestellt worden, daß schon im akuten Stadium der Krankheit die Bildung gewisser spezifischer Antikörper einsetzt (Komplementbindungsreaktion), aber auf die Wucherung der Gonokokken in den oberen Schleimhautschichten scheinen diese Vorgänge keinen nennenswerten Einfluß zu haben. Die Gonokokken wuchern nämlich ebenso üppig auf und in der Schleimhaut bei fehlender oder schwacher Antikörperbildung (negative oder schwache Komplementbindungsreaktion) wie bei starker (Komplementbindungsreaktion noch 1 : 1000 und darüber positiv), und die Gonokokkenwucherung, d. h. der Gonokokkengehalt des ausfließenden Eiters wird auch durch kräftige, zu verstärkter Komplementbindungsreaktion führende Behandlung mit Gonokokkenvaccine nicht nachweisbar beeinflußt. Immerhin sprechen manche klinischen Beobachtungen dafür, daß die Bildung der mit der Komplementbindungsreaktion nachweisbaren Antistoffe für den Verlauf der Erkrankung doch nicht gleichgültig ist. Gerade nach unseren eigenen Untersuchungen scheinen bei Tripperfällen mit fehlender oder schwacher Komplementbindungsreaktion Rezidive und Komplikationen etwas häufiger als bei denen mit kräftiger Komplementbindungsreaktion zu sein. Nach DÖRFFEL zeigt sich das besonders deutlich bei Auswertung der Stärke der Komplementbindungsreaktion mittels steigender Serumverdünnungen. Es ist möglich, ja wahrscheinlich, daß die Abwehrstoffe auf die im Bindegewebe und den LITTREschen Drüsen sitzenden Gonokokken stärker einzuwirken vermögen, als auf die auf und im Schleimhautepithel wuchernden. In den letzten Jahren (1930 und 1931) haben sich auch PICKER, BALOG, ARELANO etwa in diesem Sinne ausgesprochen.

Die Beobachtung, daß bei einer akut einsetzenden Gonorrhoea posterior und besonders einer Epididymitis — wobei die Komplementbindungsreaktion gewöhnlich auch stark anstieg — die Gonokokkenwucherung und die Eiterabsonderung in der Regel so stark zurückgehen, scheint ja wieder dafür zu sprechen, daß starke Antikörperbildung auch bei oberflächlicher Gonokokkenwucherung die Eiterabsonderung zu hemmen vermag.

In dieser Beziehung sind noch sorgfältige Beobachtungen und Untersuchungen mit der Komplementbindungsreaktion unter Auswertung des Serums notwendig, ehe wir uns zuversichtlicher aussprechen können.

Der allmähliche Rückgang der Gonokokkenwucherung und unter günstigen Umständen die gänzliche Ausheilung der Gonorrhöe könnte auch auf einer allmählich einsetzenden bakteriophagen Wirkung beruhen. Diese Frage ist unter anderem von Walozett, Pelouze (1927), Fonrobert (1924) experimentell geprüft worden, ohne daß der Nachweis von Bakteriophagen gegen Gonokokken gelang.

Pelouze glaubt dabei bakteriophage Stoffe gefunden zu haben, die noch in einer Verdünnung von 1 : 1 Million wachstumshemmend wirken und, in die Urethra eingespritzt, starken Ausfluß hervorrufen sollen, während Walozett und Fonrobert der Nachweis von Bakteriophagen nicht gelang.

Zunächst können die *entzündlichen Erscheinungen an sich* einen heilenden Einfluß auf die Gonorrhöe haben. Es liegen in dieser Beziehung verschiedene Möglichkeiten vor. Einmal kann die mit der Entzündung verbundene Hyperämie die Heilung in der Weise beeinflussen, wie das von Bier für lokale Infektionen ganz im allgemeinen behauptet und wahrscheinlich gemacht worden ist. Wir halten eine solche oder wenigstens eine ähnlich heilende Wirkung der Entzündung bei der Gonorrhöe sehr wohl für möglich, obwohl die verschiedenen *therapeutischen* Versuche mit Stauung bei der akuten Gonorrhöe meiner Ansicht nach bis jetzt als verfehlt zu betrachten sind.

Ferner kann die entzündliche Exsudation, speziell die Eiterung, möglicherweise die *Elimination der Gonokokken* aus der Schleimhaut rein *mechanisch* befördern. Wir selbst glauben freilich nicht, daß dieser rein mechanische Effekt der Exsudation und Eiterung irgendwelche nennenswerte Rolle spielt; bezüglich der Phagocytose wurde das bereits früher betont.

Wieweit die Leukocytose und die damit verbundene Phagocytose für die Heilung von Bedeutung sind, steht auch noch dahin. Im allgemeinen pflegt man besonders in der Eiterung ja eine zweckmäßige Abwehrmaßnahme zu erblicken und sucht sie daher bei der lokalen Behandlung (Injektionsbehandlung) durch Wahl zweckmäßiger Präparate (z. B. Silbersalze) zu erhalten. Auch wir sind der Ansicht, daß gerade der Zerfall der Leukocyten und damit das Freiwerden von bactericiden Stoffen aus ihnen für die Heilungsvorgänge Bedeutung hat. Bei der Behandlung mit Silbersalzen pflegen wir Gonokokken in der Regel nicht mehr zu finden, wenn die Leukocyten stark zerfallen (Silbereiter), während bei wohlerhaltenen Eiterkörperchen gewöhnlich auch noch Gonokokken nachweisbar sind. Wir kommen hierauf bei Besprechung der Injektionsbehandlung mit Silbersalzen noch zurück. Sehr wesentlich sind auch die Veränderungen am Epithel der Schleimhaut, wie sie sich im Verlauf der Gonorrhöe allmählich ausbilden; besonders die bekannte *Metaplasie des Schleimhautepithels* spielt für die Heilung der Gonorrhöe eine nicht unbedeutende Rolle. Sofern es sich bei dieser Metaplasie des Epithels um Umwandlung des Zylinderepithels in Plattenepithel handelt, ist der heilende Einfluß dieses Vorganges einigermaßen verständlich. Wir wissen nämlich aus den Untersuchungen an gonorrhoisch infizierten Gängen, welche in der Regel Plattenepithel tragen, sowie aus Untersuchungen an chronisch erkrankten Schleimhäuten, an denen eine derartige Metaplasie stellenweise stattgefunden hatte, daß Plattenepithel zwar durchaus *nicht immun* gegen Gonorrhöe ist und die Gonokokken von solchem Epithel durchaus nicht leicht durch Epithelabstoßung eliminiert werden, daß aber *Plattenepithel und solches metaplasiertes Epithel dem Eindringen der Gonokokken in die tieferen Epithellagen und besonders ins Bindegewebe einen weit größeren Widerstand als Zylinderepithel entgegensetzt.*

Ferner ist von BUMM durch Untersuchungen an der Uterusschleimhaut festgestellt worden, daß *regeneriertes Zylinderepithel den Gonokokken gegenüber vollständig immun sein kann*. BUMM fand bei Fällen von chronischer Uterusgonorrhöe an den metaplasierten Stellen des Schleimhautepithels reichlich Gonokokken, während sich dazwischen Schleimhautpartien mit völlig normalem Zylinderepithel fanden, die absolut frei von Gonokokken waren. Worauf diese eigentümliche *Zellimmunität* beruht, ist noch völlig unaufgeklärt; und ob sie sich auch bei der Urethralgonorrhöe regelmäßig findet, und in welchem Umfang dies zutrifft, ist unbekannt.

Trotzdem halten wir es gleich JADASSOHN für zweifellos, daß diese *Zellimmunität* bei der Heilung der Gonorrhöe eine Rolle spielt, ja vielleicht das wichtigste Moment darstellt (vgl. hierzu die Artikel von JADASSOHN und von BRUCK).

In dem schon erwähnten Aufsatz in der Deutschen Klinik spricht sich JADASSOHN in bezug auf diese Frage folgendermaßen aus: ,,Das wichtigste dabei (für die Heilung) scheint mir die Ausbildung der lokalen Immunität zu sein, welche durch das Wachstum der Gonokokken in und auf dem Gewebe zustande kommt. Ist diese Immunität vorhanden, so können die Gonokokken sich nicht mehr vermehren und werden dann wohl wie Fremdkörper eliminiert; dann kann das Organ — vorausgesetzt, daß nicht bleibende anatomische Veränderungen gesetzt sind — zur Norm zurückkehren. Die Immunität scheint schneller zustande zu kommen, wenn die Gonokokken in einem abgeschlossenen Raume wachsen (wobei sie evtl. auch noch durch ihre eigenen Stoffwechselprodukte geschädigt werden können).

Sie scheint sehr schnell verloren zu gehen, wenn die Zellen dem Einfluß der Gonokokken bzw. ihrer Toxine ganz entzogen werden; denn wir wissen, daß auch eine relativ frische postgonorrhoische Erkrankung nicht vor Reinfektion schützt. Es ist das ein allgemein-pathologisch sehr interessantes, näherer Erforschung aber nur schwer zugängliches Verhalten.

Alle anderen Vorgänge beim gonorrhoischen Prozeß — Exsudation, Phagocytose, Metaplasie — scheinen mir von untergeordneter Bedeutung zu sein.''

Ob eine Verschlechterung der Schleimhaut als Nährboden außer durch die besprochene Metaplasie des Epithels und die Zellimmunität noch durch andere Ursachen, z. B. wie in der Kultur durch Anhäufung von Stoffwechselprodukten oder der Entwicklung von Bakteriophagen bedingt werden kann, erscheint auch uns für die Urethralgonorrhöe sehr zweifelhaft, während bei gonorrhoischen Prozessen in geschlossenen Höhlen, wie auch JADASSOHN betont, wohl gerade durch diese Anhäufung von Stoffwechselprodukten ein ziemlich rasches Absterben der Gonokokken zustande kommt.

Dagegen ist es zweifellos, daß bei lang dauernder Urethralgonorrhöe tatsächlich eine ausgesprochene Verschlechterung des Nährbodens zustande kommt. Das zeigt schon die geringe Wucherung der Gonokokken in solchen Fällen, und noch deutlicher beweist es die Tatsache, daß auch Superinfektionen mit Gonokokken fremder Provenienz bei chronischen Gonorrhöen manchmal überhaupt nicht haften oder wenigstens milder — abortiv — verlaufen. Näheres hierüber findet sich in diesem Band in den Arbeiten von JADASSOHN und BRUCK.

Jedenfalls sehen wir, daß die zur Spontan- oder Naturheilung führenden Vorgänge noch sehr wenig geklärt sind. Wenn also viele Autoren, wie K. MÜLLER (1926), MAN (1926), SAIGRAJEFF und WOLBARS (1928) an sich mit Recht immer wieder darauf hinwiesen, wie wichtig es sei, die allgemeinen und lokalen natürlichen Abwehrkräfte des Organismus ja nicht zu stören, sondern möglichst zu heben, so ist praktisch vorläufig damit nicht viel anzufangen.

3. Allgemeine Prinzipien der Gonorrhöebehandlung.

Als Hauptziel der Behandlung der akuten Gonorrhöe haben schon NEISSER und JADASSOHN angegeben: Die möglichst schnelle, sichere und vollständige Beseitigung des Krankheitsprozesses und seiner Erreger, die Verhütung von

Komplikationen und die Verhinderung des Chronischwerdens. Hierin wird wohl jeder Arzt diesen Autoren beistimmen. Wie aber dieses Ziel zu erreichen ist, darin gehen die Ansichten noch immer auseinander.

Jadassohn unterscheidet bezüglich der verschiedenen therapeutischen Bestrebungen folgende drei Gruppen:

1. Die *rein symptomatische Therapie*, d. h. solche Methoden, durch welche wesentlich die klinischen Symptome der Erkrankung, besonders die eitrige Entzündung und die Schmerzen bekämpft werden, ohne daß berücksichtigt wird, ob diese Symptome eine Bedeutung im Sinne von Heilwirkungen haben können oder nicht, und wie eine derartige Behandlung auf die Ursache der Erkrankung einwirkt.

2. Die *exspektative Behandlung*, bei der die natürlichen Heilbestrebungen des Organismus möglichst vollkommen zur Wirkung kommen sollen. Hierbei beschränkt man sich darauf, alles, was die natürlichen Heilbestrebungen stören könnte, fernzuhalten, oder man sucht dieselben noch zu verstärken.

3. Solche Methoden, welche eine mehr oder weniger unmittelbare Einwirkung auf die Ursache der Gonorrhöe anstreben, durch Tötung oder Entwicklungshemmung der Gonokokken oder durch Verschlechterung des „Terrains" — *antibakterielle Therapie* (vgl. hierzu auch Perutz).

Die rein *symptomatische Behandlung*, wie sie hier von Jadassohn präzisiert wird, entspricht natürlich nicht mehr unseren modernen ärztlichen Anschauungen, und in dieser Form wird sie wohl kaum noch ein Arzt vertreten.

Es ist ja ganz selbstverständlich, daß wir auch bei der Gonorrhöe die Pflicht haben, nötigenfalls auch die Symptome zu bekämpfen, aber im ganzen erfordern bei der Gonorrhöe doch nur die Schmerzen gelegentlich derartige palliative Maßnahmen, und bei unkomplizierter Gonorrhöe erreichen die Beschwerden nur recht selten eine derartige Stärke.

Solange man über das Wesen der Gonorrhöe noch gar nicht orientiert war, suchte man in der Tat durch Injektion von Adstringentien rein symptomatisch die wesentlichste Erscheinung der Krankheit, nämlich den Ausfluß, zu bekämpfen. Wenn aber heutzutage noch der eine oder andere Arzt derartige reine Adstringentien wie Plumbum aceticum, Zincum sulfuricum, Tannin u. dgl. zu Einspritzungen verordnet, so tut er das natürlich nicht, um nur den Ausfluß rein symptomatisch zu unterdrücken, sondern weil er die Überzeugung hat, daß diese Mittel den Verlauf der Gonorrhöe günstig beeinflussen.

A priori ist ein günstiger Einfluß solcher rein adstringierend wirkender Mittel auch nicht unmöglich, wobei es ja gleichgültig ist, auf welchem Wege dieser günstige Einfluß zustande kommt, sei es durch Beeinflussung der Zirkulationsverhältnisse, sei es durch Verschlechterung des Nährbodens den Gonokokken gegenüber oder dergleichen. Das entscheidende Wort hätte hier immer die klinische Erfahrung zu sprechen.

Das *zweite* Prinzip, die rein exspektative Therapie, wird in der von Jadassohn gegebenen Definition auch heute noch bei der Behandlung der meisten Krankheiten die Richtschnur für unsere ärztlichen Verordnungen geben müssen.

Und auch bei der Gonorrhöe werden wir selbstverständlich bestrebt sein, die natürlichen Heilungsbestrebungen des Organismus möglichst vollkommen zur Wirkung kommen zu lassen und alles hintanzuhalten, was dieselben stören könnte.

Purcell, Pelouze, Saigrajeff (1925), Man (1926), Wegner (1928), Scholtz (1929) und Dörffel (1933) haben in neuerer Zeit auf die Bedeutung der natürlichen Heilbestrebungen des Organismus auch beim Tripper wieder hingewiesen.

Aber einmal zeigt eben der spontane Verlauf des Trippers, daß diese natürlichen Heilbestrebungen des Organismus bei der Gonorrhöe recht ungenügend sind, indem es selbst unter günstigen Verhältnissen meist zur Ausbreitung des Prozesses auf die Pars posterior und häufig zu Komplikationen kommt; und ferner gestatten es die sozialen Verhältnisse usw. bei der Natur des Leidens in der Praxis gewöhnlich nicht, die natürlichen Heilbestrebungen vollständig zur Wirkung kommen zu lassen und alle Schädlichkeiten fernzuhalten. Die Heilbestrebungen des Organismus zu verstärken, wie dies bei manchen anderen Infektionskrankheiten, z. B. der Diphtherie durch die Serumtherapie möglich ist, vermögen wir bei der Gonorrhöe zur Zeit nur in sehr beschränktem Maße (Vaccinetherapie, Heilfieber und Malariabehandlung). So werden wir denn förmlich auf einen anderen Weg gedrängt, und das ist bei der Natur und Lokalisation des Leidens natürlich die lokale *antibakterielle Therapie.*

Wenn dieselbe heutzutage auch noch nichts Ideales leistet, so zeigt doch der Siegeszug, den diese Behandlungsweise in den letzten Jahrzehnten genommen hat, deutlich genug, daß wir hiermit auf dem richtigen Wege sind oder es mindestens zur Zeit keine bessere Behandlungsweise gibt.

Aber auch bei Anwendung der antibakteriellen Methode werden wir gelegentlich palliative Maßnahmen nicht verabsäumen und natürlich neben der rein antibakteriellen Behandlung im Sinne der exspektativen Methode alles tun, um auch die natürlichen Heilbestrebungen auszunutzen und alle Schädlichkeiten fernzuhalten.

4. Allgemeine therapeutische Maßnahmen.

Zunächst haben wir die Aufgabe, alles fernzuhalten, was den Verlauf der Erkrankung in ungünstigem Sinne beeinflussen kann. In dieser Beziehung kommen im wesentlichen hygienisch-diätetische und antiphlogistische Maßnahmen in Betracht.

Zunächst muß alles vermieden werden, womit stärkere Erschütterungen und Blutüberfüllung der Genitalien und Beckenorgane irgendwie verbunden sind. Hierher gehören anstrengende Leibesübungen überhaupt. Ganz besonders sind zu verbieten Reiten, Tennis, Turnen, Fahren auf schlechten Wegen und Wagen, aber auch größere Spaziergänge und Märsche sind schädlich und daher zu vermeiden. Der Stuhlgang soll regelmäßig und leicht sein, und schwer verdauliche, den Darm reizende Speisen und Getränke sind zu verbieten. Der Patient soll also eine möglichst blande, reizlose und etwas knappe Diät beobachten und vor allem keine stärkeren Gewürze und stimulierenden Speisen wie Paprikapfeffer, Pfeffer und Salz, Zimt, Spargel, Hummer, Hering u. dgl. genießen. Bereits S. 330 wurde darauf hingewiesen, daß manche derartigen Speisen vielleicht einen direkten reizenden Einfluß auf die Harnröhrenschleimhaut ausüben und dadurch die Entzündung noch zu steigern vermögen.

Bei diesen allgemeinen Maßnahmen ist auch die Konstitution des Kranken zu berücksichtigen. So hat SAIGRAJEFF (1925) darauf hingewiesen, daß die genannten Maßnahmen bei Personen mit digestivem bzw. pyknischem Habitus besonders wichtig sind, um einer stärkeren Blutfülle in den Beckenorganen entgegenzuwirken.

Ferner wurde bereits erwähnt, daß der Tripper bei Skrofulösen und bei blonden, sich schlecht pigmentierenden Personen, ja auch bei ungewohnter Frosteinwirkung (JAUSION 1926) schlechter verlaufen soll, als bei muskulösem Habitus und stark pigmentierten Menschen, besonders Negern [LE FUR, PUGH, SCHISCHOW (1925) und JAUSION (1926)].

Auch dies wird man berücksichtigen müssen und bei den stärker gefährdeten Kranken die allgemeine wie lokale Behandlung ganz besonders sorgsam durchführen. Ähnliches gilt für ältere Personen und für Tripperfälle mit schleichendem Beginn, bei denen die Erkrankung nach Metscherski ebenfalls ungünstiger verlaufen soll.

Fast allgemein betont wird auch das Verbot alkoholischer Getränke, und es ist auch gar nicht daran zu zweifeln, daß speziell stärkerer Alkoholgenuß oft recht schädlich auf die Erkrankung einwirkt.

Vielfach wird aber doch wohl die Gefahr des Alkoholgenusses für den Verlauf der Gonorrhöe etwas übertrieben. Wir stehen mit Finger auf dem Standpunkte, daß bei Personen, welche an Alkoholgenuß gewöhnt sind, ein bis zwei kleine Glas Bier oder etwas Rotwein kaum schaden. Finger erwähnt in seinem Lehrbuche, er habe die Erfahrung gemacht, daß nach längerer völliger Enthaltsamkeit auch geringe Mengen Alkohol schaden, der Nachteil dagegen gering ist, wenn der Patient von Beginn an seine Gonorrhöe gewissermaßen an ein mäßiges Quantum Alkohol gewöhnt, dieses aber dann nicht überschreitet.

Wir können dem im wesentlichen beistimmen. Wenn auch kaum daran zu zweifeln ist, daß manche alkoholischen Getränke, einige Biersorten und moussierende Weinsorten ähnlich wie die oben erwähnten Speisen bisweilen direkt reizend auf die Urethralschleimhaut wirken können, so sind doch die mit dem Alkohol zusammenhängenden *indirekten* Schädigungen gewöhnlich die Hauptsache. Wir meinen damit das lange Aufbleiben, das Sitzen in den Kneipen, der hierauf folgende schlechte Schlaf und vor allem die nach dem Alkoholgenuß oder dem Kneipabend in der Nacht gehäuft auftretenden Erektionen.

Viele Autoren warnen auch nachdrücklich vor Kohlensäure führenden Getränken, wie Sodawasser, Selters, Apollinaris, Gießhübler u. dgl., sowie vor alkalischen Mineralwässern, da hierdurch das Auftreten einer Cystitis begünstigt werde. Wir können nicht finden, daß speziell letzteres in der Praxis zutrifft, und glauben, daß mehr theoretische Vorstellungen diesen Gedanken aufkommen ließen.

Andere Autoren, wie in den letzten Jahren wieder Wolbarst (1928) und Lambkin, empfehlen gerade alkalische Getränke.

Nach Lambkin (1927) ist auch die Reaktion der Schleimhaut für die Gonokokkenwucherung und die Wirkung lokal angewandter Medikamente von Bedeutung. Während die P_H-Reaktion der normalen Harnröhrenschleimhaut 7,6 beträgt, ist die des Gonokokkeneiters nach Felke 5,6. Dabei wird die Reaktion in beiden Fällen durch das Darüberfließen des sauren Urins bei der Harnentleerung etwas beeinflußt. Diese Beeinflussung ist aber bei der entzündeten Harnröhrenschleimhaut geringer. Das Optimum für das Gonokokkenwachstum liegt bei 7,6, so daß schon danach die Reaktion der Schleimhaut nicht ohne Bedeutung ist. Das Wichtigste ist aber, daß die abtötende Wirkung der Silbersalze nach Lambkin bei 7,2—7,4 P_H am größten ist. Um diese Reaktion der Schleimhaut herzustellen, empfiehlt Lambkin, täglich bis zu 50 g alkalisches Natronphosphat in Wasser zu nehmen.

Im übrigen halten wir es im allgemeinen für zweckmäßig, daß der Patient etwas reichlich Flüssigkeit zu sich nimmt und häufig uriniert, damit auf diese Weise der infektiöse Eiter oft aus der Urethra entfernt wird. Das wird auch von anderen Autoren nachdrücklich empfohlen. Häufiges ausgiebiges Urinieren ist dann besonders wichtig, wenn es infolge hochgradiger Eiterung oder anatomischer Verhältnisse (enges Orificium, Hypospadie) leicht zur Stauung und Ausbreitung des Eiters nach hinten kommen kann. Auf den schlechteren Verlauf der Gonorrhöe und das oft rasche Übergreifen auf die Pars posterior beim Vorliegen eines engen Orificiums haben wir in den letzten Jahren wieder nachdrücklichst hingewiesen.

Von diesem Prinzip, die Harnröhre durch reichlichen Flüssigkeitsgenuß recht häufig durchspülen zu lassen, gehen wir nur dann ab, wenn die Schmerzen beim Urinieren ausnahmsweise außerordentlich groß sind.

In solchen seltenen Fällen sowie bei sehr heftigen Entzündungserscheinungen, Lymphangitis, Ödem des Praeputiums, stärkerer Beteiligung der LITTRESchen Drüsen, ist *Bettruhe* durchaus zu verlangen und sind antiphlogistische Maßnahmen angezeigt. Dabei empfehlen sich weniger feuchte Verbände, da sie bisweilen zu Erektionen reizen, als kühle Kompressen, evtl. mit Eisbeutel.

Besondere Beachtung erfordert der *Schlaf*, zumal dieser, wie schon erwähnt, sehr häufig durch quälende Erektionen unterbrochen wird. Es gilt daher auch ganz besonders diese zu bekämpfen, was durchaus nicht immer leicht ist.

Man sorge für regelmäßige Stuhlentleerung, am besten am Abend, und lasse, wenn nötig, Einläufe machen; man empfehle ein hartes, kühles Nachtlager und scheue sich durchaus nicht, die Schlaflosigkeit und sexuelle Reizbarkeit durch Sedativa und Anaphrodisiaca zu bekämpfen.

Recht gut wirkt in dieser Beziehung *Brom* und *Antipyrin* zusammen; wir verschreiben gewöhnlich:

Antipyrin 5,0, Kal. bromat. 15,0, Aq. dest. ad 150,0

und lassen hiervon vor dem Schlafen 1—2 Eßlöffel in Wasser oder Selter nehmen. Auch *Lupulin* und *Campher* sind viel empfohlen worden.

Lupulin gibt man abends 0,3—0,5 in Pulverform, Campher verordnet man ebenfalls zu 0,1—0,2 als Pulver oder man verschreibt ihn als Klysma:

Camphor. trit. 0,5, Vitell. ovi unius Extract. Opii 0,05, Aq. dest. 100,0. M. f. emulsio. D. S. Zum Klysma (RABOW)

oder zusammen mit Lupulin in Pillenform:

Rp. Lupulini 1,0, Camphor. 0,1, Extract. Lupuli q. s. f. pil. X. S. 6 Pillen täglich (FINGER).

Ebenso kann Bromcampher oder Bromcampher und Lupulin zusammen verordnet werden:

Rp. Camphor. bromat. 0,11, Sach. alb. 0,3. M. f. pulv. D. t. Dos. X. 3mal täglich 1 Pulver.
Rp. Natr. bromat. 10,0—15,0, Camphor. trit., Lupulin āā 0,5—1,5. M. f. pulv. Div. in Dos. X. S. früh und abends 1 Pulver (FINGER).

In neuerer Zeit sind zur Bekämpfung von Erektionen von GESELL (1927), CIBA, v. HUTH u. a. auch das spasmolytische Papaverin und Papavydrin, eine Kombination von Papaverin und Eumydrin (1 mg) und Präjakulin in Form von Suppositorien empfohlen worden.

Auch den balsamischen Mitteln, besonders der Kawa-Kawa, sind antaphrodisierende Eigenschaften zugeschrieben worden. Wir kommen darauf noch zurück.

Genügen diese Mittel nicht, so scheue man sich nicht, *Morphium* (0,005 bis 0,01) oder Heroin (0,002) mehrere Tage hintereinander zu geben. Handelt es sich wesentlich um unruhigen Schlaf, so sind hauptsächlich die verschiedenen Brompräparate (SANDOWsches Brausebrom-Salz, Bromural usw.) sowie die eigentlichen Schlafmittel Sulfonal, Recvaletten, Gelonida somnifera oder Veronal am Platze.

Empfehlenswert ist bei der akuten Gonorrhöe auch das Tragen eines *Suspensoriums*, obwohl der Wert dieser Maßnahme bei unkomplizierter Gonorrhoea anterior vielfach von Laien und auch Ärzten etwas überschätzt wird.

Dasselbe hat die Aufgabe, die äußeren Genitalien zu heben und zu fixieren, und dadurch vor schädlichem Stoß und Druck zu bewahren. Dieser Zweck wird nur von wirklich gut sitzenden Suspensorien, welche durch Leib- und Schenkelriemen fixiert werden, erfüllt. Auch soll das Suspensorium nirgends drücken, damit hierdurch die Genitalien nicht gereizt werden und keine Ekzeme entstehen; die Harnröhre darf durch den Rand des Suspensoriums nicht komprimiert werden.

Als besonders gut und zweckmäßig ist das Neissersche und das ihm ähnliche Langlebertsche Suspensorium bekannt, und überall, wo es darauf ankommt, die Genitalien wirklich gut zu fixieren, also bei Urethritis posterior und Epididymitis, gebrauchen wir nur dieses Suspensorium.

Für die unkomplizierte Gonorrhoea anterior genügen meiner Ansicht nach dagegen auch leichtere Suspensorien aus porösem Stoff, wie z. B. die Duplexform des „Teufel"-Suspensoriums (Abb. 12), da das Tragen solcher Suspensorien angenehmer ist und die Scrotalhaut weniger leicht gereizt wird.

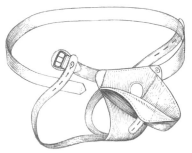

Abb. 12. Suspensorium.

Direkt warnen möchte ich vor Suspensorien mit Beutel aus impermeablen Stoff, da hierdurch ziemlich leicht Scrotalekzeme entstehen.

An dem Duplexsuspensorium ist besonders angenehm die äußere Klappe, welche auch den Penis in geeigneter Lage hält und die Wäsche vor Beschmutzung schützt.

Auch das sog. Neissersche Suspensorium wird jetzt gewöhnlich mit einer derartigen Klappe geliefert. Von Heymann ist ein Suspensorium mit auswechselbarem Beutel, von Schreuss (1927) ein solches mit verstellbarem Beutel angegeben worden.

5. Innere Behandlung der akuten Gonorrhöe.

Von jeher hat man versucht, den Tripper durch innerlich — per os — gegebene Medikamente zu heilen oder wenigstens den Verlauf günstiger zu beeinflussen, insbesondere einer Ausbreitung des infektiösen Prozesses auf die Pars posterior vorzubeugen. Von jeher sind von innerlich gegebenen Medikamenten Balsamica in erster Linie empfohlen worden, und in den letzten Jahrzehnten hat sich hieran auch nicht viel geändert. Wohl ist hier und da ein neues Medikament aufgetaucht, aber meist bald wieder in Vergessenheit geraten.

Neu ist bei der inneren Behandlung der Gonorrhöe dagegen die Zuführung von Medikamenten durch subcutane und besonders *intravenöse Injektionen* hinzugekommen. Auch hierbei handelt es sich zunächst um Medikamente, welche in den Urin übergehen oder von der Harnröhrenschleimhaut ausgeschieden werden und offenbar auf diesem Wege ganz ähnlich wie die alten innerlich gegebenen Medikamente auf die gonorrhoisch erkrankte Schleimhaut einzuwirken vermögen.

Dagegen wirkt die moderne Reiztherapie (parenterale Einspritzung von Milch, Aolan und allen möglichen eiweißhaltigen Stoffen) hauptsächlich durch Erzeugung von Fieber und durch Anregung der Abwehrkräfte der Organe (vermehrte Bildung von Antistoffen), aber auch durch örtliche Verstärkung der Leukocytose. In ähnlicher Weise wirkt auch die Behandlung mit Gonovaccine, d. h. Gonokokkentoxinen, obwohl hier mindestens eine spezifische Wirkungskomponente hinzukommt.

Wir werden uns im folgenden also beschäftigen:

1. mit den per os gegebenen Medikamenten,

2. subcutan oder intravenös eingespritzten chemischen Stoffen,

3. der Vaccine- und Reizkörpertherapie der Gonorrhöe.

4. Im Anschluß daran werden wir die Fieber- und Malariabehandlung besprechen.

a) Behandlung durch Einnahme von Medikamenten. Wie schon erwähnt wurde, sind hier in erster Linie die balsamischen Harze, vor allen Dingen der Copaivbalsam und das Sandelholzöl und dessen Derivate, sowie die Kawa-Kawa zu nennen, in zweiter Linie Kubeben, Salol, Urotropin, Buccopräparate, das Arrhovin, der Bärentraubenblättertee und ähnliche Drogen.

Alle diese Medikamente haben, seit Einführung einer rationellen Therapie, sehr an Bedeutung verloren. Immerhin sind sie in den letzten 2 Jahrzehnten infolge Darstellung fast geschmack- und geruchloser Extrakte, unterstützt durch eine außerordentlich lebhafte Reklame, wieder mehr in Aufnahme gekommen.

Auf welchem Wege die Wirkung der innerlich gegebenen Medikamente erfolgt, ist noch nicht völlig sichergestellt, und gerade deswegen wird der therapeutische Wert dieser Mittel wesentlich nach den klinischen Erfolgen zu beurteilen sein; die verschiedenen experimentellen Untersuchungen, speziell über die bactericide Wirkung des Urins von Personen, welche Balsamica genommen haben, können hier nicht irgendwie entscheidend sein.

Von fast allen Autoren wird die innere Behandlung mit den genannten Mitteln als eine rein lokale aufgefaßt.

Es gehen nämlich bestimmte Spaltungsprodukte in den Urin über, und dadurch soll der Urin die Eigenschaft erhalten, beim Urinieren durch Benetzung der gonorrhoisch erkrankten Schleimhaut auf diese günstig zu wirken. FINGER bespricht daher die innere Behandlung der Gonorrhöe direkt in dem Kapitel über lokale Therapie.

Als Beweis für diese Annahme werden fast überall die Beobachtungen von RICORD und ROQUETTE angeführt, welche einmal beobachteten, daß bei gonorrhoisch erkrankten Patienten mit Harnröhrenfisteln auf Behandlung mit Copaivbalsam die Gonorrhöe des hinter der Fistel gelegenen Harnröhrenteils abheilte, während in dem vor der Fistel gelegenen, nicht vom Urin bespülten Teile der Tripper fortbestand.

Ebenso haben diese Autoren sowie DIDAY den Urin von Patienten, die Copaivbalsam genommen hatten, als Injektionsmittel bei Gonorrhoikern scheinbar mit gutem Erfolge benutzt.

Auch auf Grund experimenteller Untersuchungen ist von SCHMIEDEBERG und später wieder von SAALFELD und PIORKOWSKI eine bactericide Wirkung der Balsamica, speziell des Gonosans behauptet worden.

Nach den Untersuchungen dieser Autoren tötet Urin von Personen, welche Gonosan in größeren Mengen genommen haben, Gonokokkenkulturen innerhalb von 5 Minuten ab. Des weiteren ergab sich, daß ein solcher Harn, in den Brutschrank gebracht, nach drei Tagen keine Fäulnis zeigte, während bei einem normalen Kontrollharn diese schon nach 24 Stunden auftrat.

Demgegenüber konnte VALENTINE bei Versuchen, die er schon im Jahre 1895 mit Sandelholzöl-Urin anstellte, *keine* entwicklungshemmenden Eigenschaften von solchem Urin Gonokokken gegenüber nachweisen. Ebenso wurde von SCHINDLER und SIEBERT aus der NEISSERschen Klinik in überzeugender Weise festgestellt, daß speziell Gonosanurin eine nennenswerte bactericide Kraft und nährbodenverschlechternde Eigenschaften nicht besitze.

SCHINDLER und SIEBERT berichten über ihre Versuche folgendermaßen: „Wir nehmen 3 Tage je 10 Kapseln Gonosan und setzen zu 1 ccm einer dünnen Gonokokkenanschwemmung in Asciteswasser 1 ccm Gonosanurin des letzten Tages zu. Die Abimpfungen erfolgten nach 1, 2, 3, 4, 5, 10, 15, 30, 60 Minuten auf Ascitesagar. Zur Kontrolle wurden in gleichen Zeiten und in gleicher Menge — stets zwei Ösen — aus reiner Asciteswasseraufschwemmung auf Ascitesagar überimpft. In keiner Weise zeigte sich ein Unterschied in den Kulturen; die aus dem Gonosanurin stammenden wachsen ebenso kräftig und üppig wie die aus dem Asciteswasser. Selbstverständlich wurde wie auch bei den folgenden Versuchen stets durch Überimpfung auf gewöhnlichem Agar sowie mikroskopisch festgestellt, daß absolute Reinkulturen von Gonokokken vorlagen.

Wir haben ferner, um dem Gonosanurin noch günstigere Bedingungen zu schaffen, Urin-Ascitesagar herstellen lassen, und zwar aus zwei Teilen Agar, $1/_2$ Ascites, einerseits mit $1/_2$ Normalurin, andererseits mit $1/_2$ Gonosanurin. Gonokokkenkulturen, zu gleicher Zeit auf diese Nährböden überimpft, wuchsen ohne Unterschied gleich kräftig und üppig. Also auch bei so langer Berührung mit dem Gonosan im Nährboden trat nicht die mindeste Hemmung des Wachstums auf, viel weniger eine Abtötung."

Den gleichen, negativen Erfolg zeitigte der Versuch, wenn der Ascitesagarnährboden längere Zeit mit dem Gonosanurin bespült und dann die Gonokokkenreinkulturen überimpft wurden. Auch Stein konnte mit Gonosanharn überschichtete Gonokokkenkulturen noch nach 2 Stunden überimpfen.

Es ist selbstverständlich, daß die negativen Resultate von Valentine, Schindler und Siebert bezüglich der desinfizierenden Eigenschaften des Sandelholzöl- und Gonosanurins beweisender sind als diejenigen von Saalfeld und Piorkowski, da Wachstum der Gonokokken bei kleinen Fehlern der Technik sehr leicht einmal ausbleiben kann.

Klinisch macht sich die angeblich antiseptische Wirkung der Balsamica jedenfalls nur außerordentlich wenig bemerkbar, da auch bei langem Gebrauch derselben die Gonokokken in den Sekreten gewöhnlich nicht verschwinden und nur etwas spärlicher zu werden pflegen.

Wir dürfen es nach all dem als feststehend betrachten, daß nennenswerte desinfizierende Eigenschaften einem solchen Urin nicht zukommen und die klinische Wirkung des Balsamica wesentlich auf anderen Ursachen beruhen muß.

Andererseits ist es unserer Ansicht nach doch noch zweifelhaft, ob die klinische Wirkung *nur* darauf zurückzuführen ist, daß die Schleimhaut von dem balsamische Harze enthaltenden Urin bespült wird. Scholtz hat bereits 1903 in seinem Lehrbuch der Gonorrhöe darauf hingewiesen, daß die Wirkung der inneren Gonorrhoica möglicherweise darauf beruht, daß die betreffenden Stoffe im Säftestrom zirkulieren und vielleicht auch durch die Drüsen der Urethralschleimhaut ausgeschieden werden. Auch Kaufmann (und ähnlich Winternitz) ist dieser Ansicht und hat mit Recht betont, daß die wenigen Experimente und Beobachtungen von Ricord, Roquette, H. v. Zeissl der Kritik kaum standhalten dürften und leider in unberechtigter Weise verallgemeinert worden sind. Auch Frank hat hervorgehoben, daß die bekannten drei Beobachtungen von Ricord an gonorrhoischen Patienten mit Urethralfisteln auch eine andere Deutung zulassen. Seiner Ansicht nach ist der wirkliche Grund für die Art der Ausheilung der Gonorrhöe in den Ricordschen Fällen darin zu suchen, daß gerade der vordere Teil der Harnröhrenschleimhaut besonders reich an Morgagnischen Taschen und Littreschen Drüsen ist, wodurch bei den Patienten Ricords die Ausheilung der Gonorrhöe gerade in dem vorderen Teil der Urethra erschwert wurde.

Neben dem zweifelhaften *bactericiden* Einfluß der Balsamica werden von fast allen Autoren sowohl beim Copaivbalsam wie bei den Sandelölpräparaten und der Kawa-Kawa noch folgende Eigenschaften hervorgehoben: erstens wirken die Balsamica, am meisten die Kawa-Kawa, bei der Gonorrhöe *schmerzlindernd*; dies äußert sich klinisch besonders darin, daß die Schmerzen beim Urinieren gewöhnlich schon nach 1—2—3 Tagen erheblich nachlassen. Diese anästhesierenden Eigenschaften der Balsamica sind auch experimentell bereits früher von Lewin und Goldscheider, von Vieth und später vor allem von Schübel experimentell festgestellt worden und können auch unserer Erfahrung nach nicht bezweifelt werden.

Mit der schmerzstillenden „narkotisierenden" Wirkung (Schübel) der Balsamica hängt ihre spasmolytische, den Tonus der glatten Muskulatur lähmende Wirkung auf das engste zusammen. Diese krampflösende Wirkung macht sich bei Tenesmen der Pars posterior oft in sehr deutlicher und willkommener Weise bemerkbar (WERTHER). Daher finden die Balsamica auch bei akuter Gonorrhoea posterior vorzugsweise Verwendung und haben hier tatsächlich oft ausgezeichneten Erfolg.

Zweitens besitzen die Balsamica sekretionsbeschränkende Eigenschaften, die klinisch zwar nicht stets, aber doch meist in unzweideutiger Weise bei der Gonorrhöe zutage treten. Auch SAAR, SCHINDLER und SIEBERT aus der NEISSERschen Klinik sowie NEISSER selbst geben dies zu, obwohl sie im ganzen die Balsamica ablehnen.

Für das Santyl konnte VIETH die adstringierende — eiweißfällende — Wirkung auch experimentell demonstrieren, indem er nachwies, daß es schon in sehr verdünnten Lösungen bei schwach saurer Reaktion Eiweiß ausfällt. Auch PERUTZ und KOFLER (1923) konnten die sekretionshemmende Wirkung der Balsamica am Frosch demonstrieren.

WINTERNITZ glaubt, daß die antiexsudative Wirkung der Balsamica eine allgemeine, vom Blut ausgehende ist.

Neben dieser adstringierenden Wirkung stellte VIETH noch eine eigenartige durch SANTYL hervorgerufene *Epithelschrumpfung* fest. Er beschreibt diese folgendermaßen:

„Bringt man eine minimale Menge Sandelöl auf das Auge, so fängt alsbald an verschiedenen Punkten das Epithel an, kleine Einsenkungen zu zeigen, und nach wenigen Minuten macht das ganze Auge den Eindruck eines Siebes, indem es mit zahlreichen, etwa 1 mm großen Einstülpungen völlig bedeckt ist. Hand in Hand mit dieser Einschrumpfung geht die Anästhesie und verschwindet auch nach etwa 2 Stunden wieder damit. Genau die gleiche Erscheinung wird bei den anderen Terpenalkoholen Amyrol, Menthol usw. gesehen, desgleichen bei dem unverseiften Kawaharz."

Auch SAVINI hat 1912 die austrocknende Wirkung der Balsamica betont.

Von verschiedenen Autoren wird den Balsamica auch noch eine *anaphrodisierende Wirkung* beigelegt. Dieselbe ist besonders für das Kawa-Kawa und das Gonosan (eine Lösung von Kawa-Kawa in Sandelholzöl) von BOSS, SAALFELD und ZECHMEISTER hervorgehoben, aber auch beim Santyl von LILIENTHAL beobachtet worden. Andere Autoren wie SAAR, SCHINDLER und SIEBERT haben von dieser Wirkung nichts gesehen. Jedenfalls ist der Einfluß der Balsamica in dieser Beziehung auch unserer Erfahrung nach nur unbedeutend und unsicher.

Endlich besitzen die Balsamica nach WINTERNITZ eine diuretische Wirkung, die aber sicher nicht sehr bedeutend ist.

Nach diesen allgemeinen Erörterungen über die Wirkung der inneren Antigonorrhoica, speziell der Balsamica brauchen wir nur noch kurz auf die einzelnen Präparate einzugehen. Eine sehr eingehende pharmakologische Schilderung aller dieser Präparate verdanken wir PERUTZ (medikamentöse Behandlung der Harnröhrengonorrhöe des Mannes, 1925).

Das älteste Präparat ist der *Copaivbalsam,* welcher bereits zu RICORDS Zeiten ausgedehnte Anwendung fand. Der Copaivbalsam wird als Harz von verschiedenen Leguminosen der Spezies Copaiphera, speziell der Copaiphera officinalis gewonnen und stellt eine dickflüssige, braungelbe, ölige Masse dar. Nach den Untersuchungen von WEICKHARDT ist der wirksame Bestandteil des Balsams die Copaivsäure, welche sich im Körper mit den Alkalien des Blutes verbindet und als copaivsaures Natron oder Kali mit dem Urin ausgeschieden wird. Setzt man zu solch einem Urin Salpetersäure oder eine andere starke Mineralsäure, so entsteht ein dicker, flockiger Niederschlag, der, wie schon oben erwähnt, leicht mit Eiweiß verwechselt werden kann, sich zum Unterschied von diesem aber in Alkohol löst.

Am meisten tritt bei Verwendung des Copaivbalsams die sekretionsbeschränkende Wirkung zutage. Wegen seines ekelhaften Geschmackes ist von jeher versucht worden, diesen durch verschiedene Geschmackskorrigenzien zu decken.

So verschrieb Ricord:

Balsam. Copaiv., Syrup. diacodii, Syrup. tolutani āā 30,0, Aq. Menthae 60,0, Aq. Naphae 10,0, Gummi arab. q. s. f. Emulsio. S. 3—9 Eßlöffel täglich (Lehrbuch Finger).

Weitere Rezepte derartiger Mixturen hier anzugeben erübrigt sich, da wir heutzutage den Copaivbalsam nur noch in Kapseln verordnen. Man gibt 4 bis 8 derartige Kapseln zu 0,3—0,5. Empfehlenswert ist aber nur das Blennosan in Geloduratkapseln, die sich erst im Dünndarm lösen und den Magen daher nicht reizen. Auch Exantheme, die sonst nach Copaivbalsam nicht selten sind, treten nach Blennosan nur höchst selten auf. Kallmann hat es 1927 wieder warm empfohlen.

Nachdem in Deutschland im Jahre 1887 in erster Linie durch Posner das ostindische *Sandelholzöl*, Oleum ligni Santali, eingeführt worden ist, hat die Verordnung von reinem Copaivbalsam fast völlig aufgehört, und erst als Blennosan hat er wieder Eingang gefunden.

Das Santalöl wird durch Destillation aus dem Holz von Santalum album, einem in Ostindien kultivierten Baum gewonnen. Es stellt eine durchsichtige gelbliche, ölige Flüssigkeit von eigenartigem, stechenden Geruch und Geschmack dar. In dem deutschen Arzneibuch werden folgende Konstante von ihm verlangt:

a) ein Siedepunkt von 300⁰, b) ein spezifisches Gewicht von 0,975—0,985, c) Löslichkeit in 5 Teilen 70% Alkohol.

Sein wichtigster Bestandteil ist das *Santalol*, chemisch ein Sesquiterpenalkohol von der Formel $C_{15}H_{26}O$.

Ein chemisch reines Sandelholzöl soll nach Boss einen Santalolgehalt von 93—98% haben.

Das ostindische Sandelholzöl ruft weit seltener als Copaivbalsam Magen-Darmstörungen, Exantheme u. dgl. hervor. Viele Autoren wie Meyerhardt und Riehl führen diese unangenehmen Nebenwirkungen beim Sandelholzöl zudem auf Verfälschungen des Öls mit westindischem Sandelöl, Cedernöl usw., die nicht selten sind, zurück.

Außer von Posner wurde es besonders von Meyer, Linhardt, Rosenberg, J. Boch, Meyerhardt warm empfohlen.

Aber auch das *Sandelholzöl*, selbst in reinster Form, reizt bisweilen den Magen-Darmkanal, ruft Aufstoßen und Übelkeit hervor und gibt der Exspirationsluft einen eigenartigen Geruch. Immerhin wird es in der großen Mehrzahl der Fälle gut und anstandslos vertragen. Man gibt es entweder in Tropfen in heißer Milch, 3—4mal täglich 15 Tropfen, oder besser in Gelatine- oder Glutoidkapseln, 3—4mal täglich zwei Kapseln zu 0,3—0,5.

Glutoid- und *Geloduratkapseln* haben den Vorteil, daß sie den Magen unverdaut passieren und erst im Darm gelöst werden. Bisweilen gehen sie allerdings unverdaut ab. Barbellion (1930) hat subcutane Injektionen mit Santalal empfohlen.

Copaivbalsam wie Sandelholzöl rufen — allerdings nur in sehr seltenen Fällen — *Nierenreizungen* hervor und sollen daher bei Nephritis nie gegeben werden. Übrigens entstehen bei der Koch- und Salpetersäureprobe des Urins ebenso wie nach Verordnung von Copaivbalsam auch nach Gebrauch von Sandelholzöl bisweilen Niederschläge, die aber in der Regel nicht aus Eiweiß, sondern aus *Harzsäure* bestehen. Die Unterscheidung zwischen Eiweiß und Harzsäuren findet durch reichlichen Zusatz von Alkohol zu der betreffenden Probe statt, wobei Harzsäuren in Lösung gehen, Eiweiß ungelöst bleibt.

Viel besser als das eigentliche Santalöl wird vom Magen sein Salicylsäureester, *Santyl* genannt, (von Vieth 1905 eingeführt) vertragen. Leichte Nierenreizungen und Nierenschmerzen kommen bisweilen wie nach Copaivbalsam vor (Wälsch, Bottstein). Untersucht man in solchen Fällen den Urin nach Heller, so darf man allerdings ausfallende Harzsäuren nicht für Eiweiß halten (siehe vorher). Man gibt von Santyl 3mal täglich 15—25 Tropfen in heißer Milch. Klinisch entspricht seine Wirkung durchaus dem reinen Santalöl.

Salosantal (WERLER) ist ein Kombinationsprodukt von Salol und Santalöl, das 33% des Öls enthält (3mal täglich 10—20 Tropfen oder 2 Kapseln). *Gonosan*, von Boss eingeführt und sehr beliebt, enthält 80% reines ostindisches Santalöl und 20% α- und β- Kawa-Kawa-Harz, ist also als eine sehr zweckmäßige Kombination zu bezeichnen (SAALFELD, ZECHMEISTER, SCHMIDT, SCHOLTZ, RENAULT, DEUTSCH, MERZBACH, BERING, ZEISSL, CITRON). Man gibt 6—8 Kapseln täglich. Andere Santalölpräparate sind Allosan, Thyresol und Gonocystol.

1927 hat schließlich FREISCMHIDT eine Kombination von Ol. Santali, Ol. Chamomillae, Ol. Cinamoni und Ol. Menth. pip. unter dem Namen *Gonaromat* empfohlen.

Matico und ebenso Arrhovin sind nahezu verschwunden. Viel Anklang hat in den letzten 2 Jahrzehnten dagegen wieder das Kawaharz (Kawa-Kawa) gefunden, besonders nachdem LEWIN und DREUSSEN (1921) sowie SCHÜBEL (1924) seine starken narkotisierenden Eigenschaften experimentell festgestellt haben.

Es wurde von VIETH eingeführt und besteht aus 10% Harzsäuren und 90% Resenen. Es wird aus der Wurzel von piper methysticum extrahiert, welche in ihrer Heimat (Polynesien) schon lange als wirksames Antigonorrhoicum benutzt wird. Das in der Wurzel enthaltene Harz zerfällt in ein α- und β-Harz, die beide in ähnlicher Weise wirken.

Die Wirkung der Kawa-Kawa entspricht im wesentlichen der der anderen Balsamica, doch tritt die anästhesierende Wirkung nach den Untersuchungen von LEWIN und GOLDSCHEIDER und den Angaben von Boss und ZECHMEISTER, DREUSSEN und SCHÜBEL ganz besonders hervor.

Man verordnet nur noch das Extractum fluidum von Kawa-Kawa; dieses stellt eine dunkelbraune Flüssigkeit dar, von welcher man nach FINGER 15 bis 30 Tropfen nach jeder Mahlzeit nehmen läßt. Das Fluidextrakt ist frei von schädlichen Nebenwirkungen und hat keinen besonders unangenehmen Geschmack. Heute wird Kawa-Kawa wesentlich in Verbindung mit anderen ätherischen Ölen in Kapseln genommen. Gonosan wurde schon oben erwähnt. Andere Präparate sind *Blenaphrosin* und *Gonoktein*, Novogasan = Kawaharz mit Terpenen (BÖHMER 1926) sowie die von TROZZEW (1925) unter dem Namen Uvacava empfohlene Kombination von Kawa mit Fol. uvae urs. und Salol.

Auch *Pichi-Pichi-Extrakt* (3mal 1 Eßlöffel) ist allein (DREUSSEN 1922) oder in Kombination mit Ol. Chamomillae und Kawa von SCHAFTEN (1920) und LIPSCHITZ (1922) als *Terogen* empfohlen worden.

Man hat auf verschiedene Weise versucht, die Wirksamkeit der Balsamica durch Kombination mit anderen Medikamenten und untereinander zu erhöhen. Die Vereinigung von Salol und Sandelholzöl ist unter dem Namen *Salosantal (Oleum Salosantali)* besonders von WERLER empfohlen und ihr eine größere antiseptische Kraft zugeschrieben worden. Das Mittel enthält $33^{1}/_{3}$% Salol und wird entweder in Tropfen zu dreimal täglich 10—20 Tropfen oder in Kapseln, dreimal täglich 2 Kapseln zu 0,5, verordnet.

Über die Verbindung von Sandelholzöl mit Kawa-Kawa ist schon oben berichtet.

Jedenfalls kann das Gonosan noch als eines der besten inneren Antigonorrhoica gelten und die Kombination von Kawa-Kawa und Sandelholzöl als eine glückliche bezeichnet werden. Die meisten Autoren wenden die Balsamica wesentlich als unterstützende Mittel neben der lokalen Behandlung im akuten Stadium der Gonorrhoea anterior und bei der frischen Gonorrhoea posterior an.

Nur Boss und SAALFELD sind der Ansicht, daß die Balsamica, speziell Gonosan, auch *allein* gewöhnlich ebensoviel wie eine gute Injektionsbehandlung leisten, und die alleinige Anwendung der letzterwähnten, in der Mehrzahl der Fälle vollständige Heilung der Gonorrhöe innerhalb weniger Wochen herbeiführe. Kapp hat 1927 wieder die gleiche Ansicht geäußert. Unserer Erfahrung nach haben die genannten Mittel, speziell das Gonosan, erheblichen Wert nur bei frischer akuter Urethritis posterior, da sich bei ihrer Anwendung tatsächlich gar nicht so selten der zweite Urin rasch klärt. Immerhin haben wir doch auch bei *akuter Gonorrhoea anterior* oft den Eindruck gehabt, daß es die *Heilung begünstigt* und speziell der Ausbreitung des gonorrhoischen Prozesses *bis zu einem gewissen Grad* entgegenwirkt.

Speziell bei sehr akuter Entzündung sind seine adstringierenden und schmerzstillenden Eigenschaften gerade für eine energische Durchführung der Lokalbehandlung oft recht erwünscht.

Wir lassen es daher außer bei frischer Urethritis posterior auch beim Beginn der Behandlung einer akuten Gonorrhoea anterior nehmen. Natürlich leistet die Injektionsbehandlung mit unseren modernen Silbersalzen der Gonokokkenwucherung gegenüber ungleich mehr als die Balsamica, aber bisweilen verschwinden die Gonokokken unter Protargolbehandlung u. dgl. nicht so schnell und prompt wie gewöhnlich, und in solchen Fällen dürfte es doch vorteilhaft sein, wenn man von vornherein auch durch innere Behandlung der Ausbreitung des Prozesses entgegengewirkt hat.

In den letzten Jahren ist von Tropper (1925) eine Kombination von Kawa mit Fol. uvae ursi und Salol unter dem Namen *Uvakawa* und von Böhmer (1925), Jähnke (1925) eine Kombination von Kawa und Terpenen als *Novogasan* empfohlen worden. Endlich hat Kropp (1925) ein Terpentinpräparat *Olyptol* gelobt.

Weniger Anklang gefunden hat im allgemeinen die Verordnung von Cubeben, welche in Indien ein Volksmittel darstellen und von Crawford in Europa als Antigonorrhoicum eingeführt wurden.

Die Cubeben sind die *Früchte* von Piper methysticum und werden entweder als Pulver dreimal täglich 1,0—3,0 in Oblaten gegeben, oder man verschreibt das ätherische Extrakt der Cubeben, Cubebin, dreimal täglich 0,2—0,3. Auch Kombination von Cubeben mit Perubalsam waren früher recht beliebt. So verordnete Siegmund nach Finger recht häufig:

Rp. Pulv. Cubeb., Bals. Copaiv. āā 3,0, Extract. Gentian. q. s. f. pil. N. XXX. S. 6—8 Pillen täglich.

Von weiteren inneren Medikamenten, die früher zeitweise angewandt, jetzt aber so gut wie verlassen worden sind, seien noch erwähnt: der Gurjunbalsam (pro Tag 4 : 50 als Infus.), das Matico, das Terpentinöl, das Oleum aether. pini und schließlich Kreosot.

Endlich seien hier auch die *Buccosperin*-Tabletten der letzten Jahre genannt, die aus Extr. Bucco, Fol. uv. urs., Salol, Benzoesäure, Salicylsäure, Hexamethylentetramin, Campher, ätherischen Ölen bestehen.

Vielfach versucht und heute noch teilweise angewandt und gelobt werden besonders bei frischer Urethritis posterior die Salicylpräparate, besonders das *Salol* (Sahli, Girard, Joseph, Buschke), ferner auch *Methylenblau*, während die wirkungsvollsten Harnantiseptica, Urotropin und seine Derivate, bei Gonorrhöe unserer Ansicht nach kaum einen Einfluß haben.

Urotropin und *Hexamethylentetramin* und *Cystopurin* haben in den letzten Jahren auch per os wieder etwas mehr Anwendung gefunden, seit man nach intravenöser Injektion bemerkenswerte Heilwirkungen auf den gonorrhoischen Prozeß gesehen zu haben glaubt. Auf diese Art der Urotropinanwendung kommen wir bei der Erörterung intravenöser Injektionen chemotherapeutischer Präparate noch zu sprechen.

Ganz kurz brauchen wir nur die Verordnung verschiedener *Teeaufgüsse* (Fol. bucco, Herba Herniariae, Fol. uv. ursi) bei Gonorrhöe zu besprechen.

Die *Folia bucco (Herba Herniariae)* werden in ihrer Heimat Südafrika viel von den Eingeborenen bei Harnaffektionen angewandt, während sie bei uns nach RUGE hauptsächlich deswegen nur selten zur Verwendung kommen, weil sich die Droge schlecht hält. Mit Rücksicht hierauf ist jüngst von RUGE der eigentliche wirksame Bestandteil, das *Diosmal,* aus den Blättern extrahiert und von FÜRST als Gonorrhöemittel *neben der lokalen Behandlung* empfohlen worden. Man ordiniert es in Form von Pillen oder Gelatinekapseln in Gaben von 0,15—0,6.

Die von der Firma Mielck in Hamburg dargestellten Pillen enthalten 0,15, die Kapseln 0,3—0,5 Diosmal. Hervorgehoben wird von FÜRST die diuretische Wirkung des Präparates. Das schon erwähnte *Buccosperin* enthält ebenfalls Buccoextrakt. Auch die Wirkung des bekannten Bärentraubenblättertees (Folia uvae ursi) ist zweifellos vorwiegend eine diuretische, daneben vielleicht auch eine leicht adstringierende. Man verschreibt am besten die Teeblätter selbst und läßt vom Patienten morgens von etwa 1—2 Eßlöffel Teeblätter einen Liter Tee aufbrühen und diesen im Laufe des Tages trinken. Damit die wirksamen Stoffe aus den Teeblättern ordentlich extrahiert werden, läßt man den Tee am besten einige Minuten lang kochen. Auch kann man Folia uvae ursi und Herba Herniarae zu gleichen Teilen zusammen zum Teeaufguß verschreiben. Ich selbst verordne den Bärentraubenblättertee wesentlich im Sinne eines zweckmäßigen diuretischen Getränkes.

Auch das in den letzten Jahren viel empfohlene *Uvalysat* (POLLAND, LUCKERT, LUCKE (1926) sowie SCHUBERT 1927) und *Uvakawa* (TROPPER 1925), eine Kombination von Kawa mit Fol. uvae ursi und Salol seien an dieser Stelle erwähnt. Man gibt 3mal 30 Tropfen und erreicht damit oft Sekretionsabnahme. Endlich hat HUTH eine Kombination von Pavaverin mit Fol. uvae ursi als Chronopurin angegeben, ORLOWSKI (1926) hat Versuche mit Tuja auch in homöopathischen Dosen angestellt und verschiedene Autoren wie WOLLBARST, DEAKIN, COJAN, GRAY (1931) haben Pyridium 3mal 1—2 Tabletten zu 0,1 g empfohlen.

In Deutschland wird ein Pyridium unter dem Namen Neotropin hergestellt (3 mal 2 Dragées), welches nach SPRINZ mit Urotropin kombiniert bei Urethritis posterior ausgezeichnet wirkt.

Sucht man auf Grund des Vorstehenden zu einem allgemeinen Urteil über die interne Behandlung der Gonorrhöe zu kommen, so wird dasselbe dahingehen, daß die genannten Mittel, speziell die Balsamica, zweifellos auf die Schmerzen und Entzündungserscheinungen lindernd und mildernd zu wirken vermögen, offenbar aber auch auf noch nicht völlig klargestellte Weise der Gonokokkenwucherung und der Ausbreitung des gonorrhoischen Prozesses in geringem Grade entgegenzuwirken vermögen.

Ihr Hauptanwendungsgebiet ist die Urethritis posterior, in geringerem Grade die akute und besonders perakute Gonorrhoea anterior. Man wird besonders dann zu diesen Mitteln seine Zuflucht nehmen, wenn aus irgendwelchen Gründen (sehr starke entzündliche Erscheinungen, akute Komplikationen) von der lokalen Behandlung Abstand genommen werden muß. In etwa gleicher Weise bewertet FINGER die interne Therapie, und auch JADASSOHN steht auf ähnlichem Standpunkte, während NEISSER und BUSCHKE sich etwas ablehnender der inneren Behandlung gegenüber verhalten. Zwar glaubt NEISSER, daß die internen Mittel „in vielen Fällen die Heilung beschleunigen, den Krankheitsverlauf milder und leichter gestalten, vielleicht sogar Komplikationen vorbeugen", aber er fürchtet die Anwendung der Balsamica aus einem, wie er sagt, taktischen

Grunde. Gerade der durch sie erzielte Nutzen: Nachlassen der Beschwerden und der störenden und auffälligen Eiterung birgt nach Neisser die Gefahr, daß die Laien, namentlich solche, die sich nicht ärztlich behandeln lassen, aber auch diejenigen Ärzte, welche den Gonokokkenstatus nicht mikroskopisch kontrollieren, zu der irrigen Meinung verführt werden, mit dem Nachlassen der störenden Symptome sei auch die Krankheit geschwunden.

Jedenfalls bekämpft Neisser mit Recht aus diesen Gründen die *übermäßigen Anpreisungen* der inneren Mittel, sofern bei ihrer Empfehlung die Notwendigkeit, jede Gonorrhöe auch lokal zu behandeln, geleugnet wird, da er eine hygienische Gefahr in der Verdrängung der Lokaltherapie durch die dem Publikum viel bequemere, aber durchaus ungenügende Methode der inneren Behandlung erblickt.

Ferner gibt man auch bei reiner Gonorrhoea acuta vielfach *Atropin* oder *Belladonnapräparate* intern, oder man wendet diese Medikamente, ebenso wie Papaverin und Pavavydrin, als Suppositorien an. Auf diese Weise soll der muskulöse Apparat der Pars posterior ruhiggestellt werden, um auch hierdurch einer Ausbreitung auf die Pars posterior entgegenzuwirken.

Gegen die Anwendung der genannten Medikamente in diesem Sinne läßt sich nichts einwenden, aber ihren Hauptwert haben sie erst nach eingetretener Infektion der Pars posterior. Wir werden diese Medikation daher erst bei der Besprechung der Behandlung der Gonorrhoea posterior näher erörtern.

In den letzten 10 Jahren hat man vielfach versucht, dem Körper durch *subcutane oder besonders intravenöse Injektionen Medikamente* einzuverleiben, die rasch durch den Urin ausgeschieden werden und durch das Überrieseln der erkrankten Harnröhrenschleimhaut bei der Entleerung des Harns auf die Schleimhaut und die Gonokokken einwirken sollen. Außerdem hat man dabei an die Möglichkeit gedacht, daß derartige Medikamente durch die Schleimhaut selbst ausgeschieden werden und auf diese Weise auch in der Tiefe der Schleimhaut zur Wirkung kommen können.

Medikamente dieser Art sind vor allen Dingen die *Acridinfarbstoffe:* Acriflavin, Trypaflavin, Gonakrin u. a. Aber auch *Merkurochrom* und *Urotropin* und Salvarsanpräparate sind in diesem Sinne vielfach angewandt worden. Auch die Wirkung intravenöser Injektionen *hypertonischer Traubenzuckerlösungen* ist wohl auf Beeinflussung der Harnröhrenschleimhaut durch die veränderten osmotischen Bedingungen nach der Traubenzuckerzufuhr zurückzuführen. *Acriflavin* und *Gonakrin* sind hauptsächlich im Ausland, *Trypaflavin* in Deutschland angewandt worden. Dabei haben diese Behandlungsmethoden im Ausland, besonders in Amerika und England eine weit größere Verbreitung als in Deutschland gefunden.

Die wesentliche Anwendungsform ist dabei immer die intravenöse, und zwar pflegt man von einer 2%igen Lösung Trypaflavin 5—10 ccm jeden 2.—3. Tag einzuspritzen. Wie schon oben erwähnt, nimmt man an, daß die genannten Präparate im wesentlichen dadurch wirken, daß sie die in der Schleimhaut wuchernden Gonokokken unmittelbar beeinflussen bzw. abtöten, und zwar teils dadurch, daß die Präparate durch den Urin ausgeschieden werden und bei der Urinentleerung die Schleimhaut benetzen, teils dadurch, daß sie vom Blut aus die Schleimhaut durchtränken und von ihr ausgeschieden werden (Skutezky 1929). Infolgedessen lag es nahe, die Präparate nicht nur intravenös zu geben, sondern auch durch Einspritzung in die Harnröhre auf die Schleimhaut einwirken zu lassen. Eigentümlicherweise sind die Erfolge der lokalen Behandlung mit Acriflavin und Trypaflavin (s. später) aber nicht übermäßig groß, so daß schon aus diesem Grunde angenommen werden darf, daß die Wirkung nicht allein auf dem Übergang der Medikamente in den Urin und der Ausscheidung durch die Schleimhaut selbst beruht, sondern daß auch bei diesen

Präparaten wie bei allen intravenös verabfolgten Medikamenten — sei es Urotropin, Milchpräparate, Olobintin oder Traubenzucker — der Organismus einen Stoß erhält und dadurch im Gang befindliche Abwehrmaßnahmen (Bildung von Antikörpern, aber vielleicht auch Schleimhautveränderungen) stärker angeregt werden. Die Wirkung dieser therapeutischen Maßnahmen würde dann prinzipiell eine ähnliche sein. Diese Ansicht vertreten auch REDEWILL (1926) und JAJA. Die Akten hierüber sind durchaus noch nicht geschlossen.

Die vorliegenden *experimentellen* Untersuchungen über die Wirkung der Acridinderivate beziehen sich wesentlich auf Abtötungsversuche den Gonokokken gegenüber und auf Feststellungen über Speicherung und Ausscheidung durch die Schleimhaut. So haben nach v. VERESS und GOLDBERGER (1931), O. NEUFELD, SCHIEMANN und BAUMGARTEN gefunden, daß Gonokokken schon durch eine Trypaflavinlösung 1 : 300 000 vernichtet werden und ihr Wachstum bei einer Verdünnung von 1 : 30 000 000 gehemmt wird. Auch PARADIS stellt fest, daß Trypaflavin Gonokokken in vitro in einer Verdünnung von 1 : 300 000 abzutöten vermag, während das in gleicher Zeit durch eine Protargollösung 1 : 50 noch nicht erreicht wurde. BARBELLION gibt an, daß Gonakrin 600fach stärker bactericid wirke als Protargol. Nimmt man dazu, daß nach TOBBY Trypaflavin in den Schleimhäuten gespeichert werden soll, so ist es eigentlich erstaunlich, daß die Wirkung intravenöser Einspritzungen von Trypaflavin auf die Gonorrhöe keine weit größere ist. ENGELHARDT (1930) prüfte den Einfluß intravenöser Gonoflavininjektionen auf die Gonokokken am Menschen selbst und fand, daß nach 25tägiger Behandlung die Gonokokken nur noch halb so häufig kulturell angingen als vorher. Auch SECCHI (1930) glaubt, daß Trypaflavin unmittelbar abtötend auf die Gonokokken wirkt. SKUTEZKY (1929) stellte, wie schon erwähnt, fest, daß intravenös eingespritztes Trypaflavin auch durch die Schleimhäute diffundiert, und SKROWONN fand, daß das Trypaflavin auch in die Samenblasen übergeht, ohne eine dauernde Schädigung an ihnen herbeizuführen, so daß man auch eine außerordentlich gute Sterilisierung der gonorrhoisch infizierten Samenblasen annehmen müßte. Ähnliches hätte von der Beeinflussung der Prostatitis und Epididymitis zu gelten.

Was die klinische Wirkung intravenöser Injektionen von Acridinfarbstoffen betrifft, so ist es erstaunlich, wie verschieden sie beurteilt wird.

Eine sehr große Zahl von Autoren — ich nenne für das Acridin nur VONKENNEL (1929), GINELLA (1930), BARBELLION (1930), COLOMBINO (1933), für das Trypaflavin KRISTJAKOWSKI, SKUTEZKY (1929), ENGELHARDT (1930), SECCHI, OPPENHEIM (1931), ROBBA, DAVIATI, BOYD (1931), MAKARI (1933) — berichten über sehr gute Erfolge der intravenösen Behandlung. ROBBA empfiehlt es mit JANET-Spülungen kombiniert besonders zur Abortivheilung. OPPENHEIM macht dabei immer erst eine Probeinjektion von 0,05 und dann 8—10 Einspritzungen von 0,1 Trypaflavin. Die meisten Autoren kombinieren die intravenösen Injektionen dabei mit örtlicher Behandlung, aber einige erzielten auch durch intravenöse Einspritzungen allein vollständige Heilung, so z. B. KRISTJAKOWSKI bei 22 Männern durch eine Serie Injektionen von 5 ccm der 2%igen Trypaflavinlösung. Auch v. VERESS und GOLDBERGER (1931), die Trypaflavin hauptsächlich in Form von JANETschen Spülungen zur Abortivbehandlung empfehlen (s. dort), sahen in hartnäckigen Tripperfällen nach intravenösen Injektionen sehr gute Erfolge. CHRISTOFOVICI behandelt ebenfalls kombiniert intravenös (jeden 2. Tag 2%ige Lösung) und gleichzeitig lokal mit Trypaflavinspülungen 1 : 4000 und erzielte in 6—45 Tagen Heilung.

RAELI hatte dagegen nur bei akuter Gonorrhöe gute Resultate, aber nicht bei chronischer. DE FAVENTO und SCUDERO fanden Acridin nur wenig wirksam, und JAJA, KIANI, MARCOZZI, EDEL, ENGELHARDT, SAKS, POKORNY sahen von intravenösen Trypaflavininjektionen keine besonderen Erfolge.

Weiter berichten über gute Wirkung von Trypaflavin und Gonoflavin KASPER (1928), der auch feststellte, daß Gonokokken von einer Lösung 1 : 10 000 in 5 Minuten abgetötet wurden, ferner MARCOZZI (1927), welcher fand, daß das Trypaflavin auch in die Sekrete der Talg-, Schweiß- und Tränendrüsen übergeht und 6—8 Stunden nach der intravenösen

Injektion zu einer nicht unbedeutenden mononucleären Leukocytose führt. Sylvester (1928) sah ebenfalls bei täglicher Injektion von 5 ccm einer 2% Lösung Heilung der akuten Gonorrhöe innerhalb von 3 Wochen, Mucci beobachtete nur bei akuter Gonorrhöe gute Erfolge, während Balog (1928) gerade bei chronischer Gonorrhöe durch 20—25 Trypaflavininjektionen allein Heilung erreichte. Kromayer (1928) empfahl Trypaflavin besonders für Gonorrhoea posterior, Langer (1928) betont, wie übrigens die meisten anderen Autoren, die Notwendigkeit gleichzeitiger lokaler Behandlung. Dagegen warnen Karrenberg (1928), ebenso Nagell, Langhans und Scutter nachdrücklich vor der Behandlung mit Trypaflavin, da es wenig nütze und gefährlich sei. Cauvert (1927) sah sehr gute Wirkung sowohl bei Gonorrhoea anterior wie posterior, fand das Präparat dagegen bei Komplikationen unwirksam. Er verlangt gleichzeitig lokale Behandlung.

Bertillon empfiehlt ebenso wie Jausion Gonakrin besonders für die akute Gonorrhöe; er macht dabei 25 Injektionen und erzielt damit auch abortiv Heilung. Marcozzi (1927) erklärt die gute Wirkung damit, daß das Medikament einerseits in die Gewebe übergehe und anderseits durch den Urin ausgeschieden werde und dadurch auf die Gonokokken wirke. Es sei eine antiseptische Irrigation von innen. Jausion (1926) erklärt die Gonakrinwirkung zum Teil durch allgemeine Beeinflussung des Körpers, indem fluorescierende Stoffe in der Haut auftreten und das Licht nun besonders anregend auf den Körper wirkt. Daher sei der Erfolg meist schlecht bei Kranken, die dem Licht wenig ausgesetzt würden, oder bei denen keine Pigmentierung eintritt, wie besonders bei Blonden. Der alte Satz, daß bei Blonden die Gonorrhöe schlechter verlaufe, bewährt sich auch hier wieder.

Bei diesen immerhin unsicheren Erfolgen mit intravenös eingespritzten Acridinfarbstoffen kann man diese Behandlung nur für besondere Fälle, insbesondere bei sehr hartnäckigem Verlauf und Komplikationen empfehlen, denn sie ist durchaus nicht harmlos, und von den verschiedensten Autoren sind schwere Zwischen-, ja Todesfälle beobachtet worden. So haben Benart und Lilienstein Todesfälle, Auge und Treuherz schwere Kollapse nach intravenöser Trypaflavininjektion mitgeteilt. Weiter beschreiben George, Murray und Cullinan schwere Hepatitis und einen schweren Kollaps nach Acridin. Standberg (1932), Lenz und Liengme (1929) halten das Trypaflavin ebenfalls für gefährlich und warnen vor seiner Anwendung. Der gleichen Ansicht sind Ciambellotti, Maccani, di Vigni (1926), Melun (1927) bezüglich der Acridininjektion. Derselbe Standpunkt wurde auch gelegentlich einer Diskussion in der italienischen dermatologischen Gesellschaft 1930 eingenommen. Endlich spricht sich Jaja dahin aus, daß es *eine wirksame intravenöse Chemotherapie überhaupt noch nicht gibt*.

Bezüglich der Anwendung wurde schon oben darauf hingewiesen, daß meist jeden 2. Tag 5—10 ccm der 2% Lösung sowohl vom Trypaflavin wie auch vom Acridin und Gonakrin eingespritzt werden und im ganzen bis zu 10, 15, 30 Injektionen gemacht worden sind. Vielfach sind durch intravenöse Injektionen allein Heilungen beobachtet worden, z. B. Paradis, Kristjakowski. Ginella hält es dabei für wichtig, daß die richtige Zeit für die Acridinbehandlung gewählt wird; das sei der 15—35. Tag nach Ausbruch der Krankheit.

Die meisten Autoren sind aber zur kombinierten Behandlung übergegangen, indem neben den intravenösen Injektionen gleichzeitig Harnröhreneinspritzungen von Silberpräparaten und besonders Janetsche Spülungen mit übermangansaurem Kali vorgenommen wurden. Vonkennel (1929) hat eine kombinierte Maximalbehandlung in der Weise versucht, daß er jeden 2. Tag intravenös Acridin injizierte, oral Rivanolkapseln 0,055 nehmen und gleichzeitig 3mal täglich 5—10 Minuten eine Rivanollösung 1 : 1000—1 : 5000 injizieren ließ. Er hat damit aber auch keine besseren Resultate als mit einfachen Silberpräparaten gesehen.

Nach den einleitenden allgemeinen Bemerkungen über die Wirkung intravenös injizierter Medikamente und der ausführlichen Besprechung der Behandlung mit Acridinpräparaten können wir die Behandlung mit verschiedenen anderen intravenös angewandten Medikamenten sehr kurz abhandeln.

Ganz die gleichen Vorstellungen wie bei der intravenösen Behandlung mit Acridinpräparaten hat man bei der intravenösen *Urotropinanwendung*. Urotropin spaltet bekanntlich im sauren Urin Formaldehyd ab und wirkt dadurch auf Bakterien im Urin oft ausgesprochen bactericid. Bei Bakteriurien tritt das aufs deutlichste in Erscheinung. Bei Cystitiden, bei denen die Bakterien in der Blasenschleimhaut selbst sitzen, ist diese Wirkung meist schon viel unsicherer und undeutlicher. Auf Bakterien, die wie Gonokokken in der Schleimhaut der *Harnröhre* sitzen, ist beim Hindurchfließen des Urins (im Gegensatz zu den Acridinen) eine nennenswerte Beeinflussung nur durch Benetzung der Schleimhaut kaum zu erwarten. Zur Abspaltung von Formaldehyd kann es in dem alkalischen Schleimhautgewebe selbst ja nicht kommen. Daran ändert auch die intravenöse Einverleibung nichts. Immerhin hat natürlich auch hier die klinische Beobachtung den Entscheid zu bringen.

Nach BASCHKIRZEV (1930) werden Gonokokken von Urotropin erst in einer Konzentration von 1 : 1200 abgetötet, während das beim Trypaflavin schon bei einer Verdünnung von 1 : 1 Million der Fall sei. Durch intravenöse Injektion von 5—10 ccm 40%iger Urotropinlösung wird diese bactericide Konzentration aber natürlich nicht im entferntesten erreicht. SIROTA (1931) glaubt, daß Urotropin bei gleichzeitiger Spülbehandlung nach JANET die Heilung befördert, während z. B. ZIBORDI (1927) nur bei Arthritis und Blasenerkrankung einen Effekt sah, nicht aber bei akuter und chronischer Urethralgonorrhöe und FRONSTEIN (1926) überhaupt keine Heilwirkung sah. Auch KWIATKOWSKI führt die guten Resultate von SIROTA bei frischer Gonorrhöe nur auf die gleichzeitigen Spülungen mit Kal. permang. zurück und glaubt das Medikament nur für Gonorrhoea posterior empfehlen zu können.

Soweit Urotropininjektionen die Heilung der Gonorrhöe tatsächlich unterstützen, dürfte das unserer Ansicht nach wohl mehr auf die oben erwähnte allgemeine Reizwirkung solcher Injektionen auf den Organismus als auf Übergang bactericider Stoffe in den Urin und in die Schleimhaut zurückzuführen sein.

Ähnliches gilt wohl auch von intravenösen *Merkurochrom-* (220) -Injektionen, die seit einigen Jahren besonders in Amerika auf die Empfehlung von WHITMAN hin vielfach angewandt worden sind, während sie in Deutschland kaum Eingang gefunden haben. REDEWILL (1926) hat empfohlen, 3mal wöchentlich 10—20 ccm 1%ige Merkurochromlösung in 50% Traubenzucker intravenös zu injizieren. Er glaubt damit eine Abkürzung der Krankheitsdauer um das Doppelte bis Vierfache erreicht zu haben. Auch glaubt er diesen Erfolg weniger auf Übergang bactericider Stoffe als auf verstärkte Bildung von Antikörpern zurückführen zu müssen. Natürlich muß es hier zweifelhaft bleiben, wieviel von der Wirkung auf Konto der Merkurochroms, wieviel auf das des Traubenzuckers zu setzen ist. WHITMAN (1924) berichtete über verblüffende Erfolge. Er injizierte 3—4mal 2—5 mg pro Kilo Körpergewicht, so daß eine heftige Allgemeinreaktion mit Fieber und Stomatitis entsteht. ADAMS (1924) erwies sich eine Injektion von 30 ccm 1%iger Lösung bei einer schweren Salpingitis als lebensrettend, während LAVANDERA (1924) die Behandlung wirkungslos fand.

CHARGIN und ebenso DAVIS hatten weniger gute Resultate. Auch die örtliche Anwendung enttäuschte. Intravenöse *Traubenzuckerinjektionen* wurden zuerst 1922 von SCHOLTZ und RICHTER empfohlen: Jeden 2.—3. Tag 20—30 ccm 50%iger Traubenzuckerlösung und daneben 1—2$\frac{1}{2}$%ige Protargolösung in die Harnröhre. Heilung durchschnittlich in 3 Wochen, gegen 4 Wochen bei alleiniger Protargolbehandlung. Wegen der häufigen Thrombosen verwenden wir jetzt nur noch 25%ige Traubenzuckerlösung. Auch bildet diese immerhin etwas umständliche und etwas eingreifende Behandlung bei uns nicht etwa die Regelbehandlung des Trippers, sondern wir beschränken sie auf besondere Fälle. MINDER (1924) hat mit dieser Behandlung ähnlich gute Resultate erzielt, ebenso SCHOLTZ (1923), SAMACHOWSKIS (Heilung spätestens in 3 Wochen) und FABIAN, während Mariani (1923) glaubt, daß Traubenzuckerinjektionen ebensowenig wie Farbstoffe helfen.

Auch intravenöse Injektionen mit *Natrium salicylicum* sind in den letzten 10 Jahren vielfach empfohlen worden. Schon Covisa (1912) hat bei gonorrhoischen Infektionen subcutane Injektionen mit Natrium salicylicum mit Erfolg angewandt. Orlov (1927) und Sachs berichten weiter über gute Wirkung intravenöser Injektionen von etwa 15 ccm einer 20% Natrium salicylicum-Lösung auf Gonorrhöe und glauben, daß auch hier die Wirkung auf Übergang des Heilmittels in den Urin zu erklären sei.

Weiter sind *intravenöse Kalkinjektionen* in den letzten Jahren vielfach für die Gonorrhöebehandlung empfohlen worden. Vilencuk sah vor allen Dingen Milderung der Reizerscheinungen, während Cartia (1931) bei Urethralgonorrhöe keine erhebliche Wirkung feststellte. Schließlich hat Möller (1929) auch *subcutane Kamilloseptinjektionen* (2—4 g) für Gonorrhoea posterior empfohlen und dabei gute Wirkungen auf die Reizerscheinungen gesehen. Jausion empfiehlt neben Gonakrin auch Methylenblau und Pyridin intravenös, Fouquiau Methylphenolserum, Russell Harnstoffpräparate. Endlich hat Jaja darauf hingewiesen, daß er der Ansicht ist, daß intramuskuläre und intravenöse Injektionen aller Art (Gold, Quecksilber, Schwefel, Silber, Glucose, Formaldehyd, Argoflavin und Trypaflavin) nur unterstützend wirken und allein wirkungslos sind.

Auch intravenöse *Salvarsaninjektionen* sind vielfach bei Gonorrhöe versucht und als unterstützendes Mittel empfohlen worden. Loeb (1929) berichtete über gute Erfolge intravenöser Salvarsaninjektionen bei Harnröhrengonorrhöe, aber nicht bei Komplikationen, während Ramirez (1930) von etwa täglich vorgenommenen Injektionen von 0,06—0,36 Sulfarsenol (6 Einspritzungen) gerade bei Epididymitis gute Wirkung sah. Bergerett (1930) konnte dagegen keine sichere Heilwirkung von Salvarsan intravenös feststellen. Auch wir haben bei Luetikern mit gleichzeitigem Tripper bei der Behandlung mit Salvarsanschlägen ohne gleichzeitige Lokalbehandlung keinen Einfluß auf die Gonokokkenwucherung feststellen können.

Daß dagegen die *lokale* Anwendung von Salvarsanpräparaten (Scholtz) gute Wirkung ausüben kann, werden wir bei der Besprechung der lokalen Behandlung noch zu erörtern haben.

Im Anschluß an die Salvarsanbehandlung sei darauf hingewiesen, daß Fournier auch intramuskuläre *Goldnatriuminjektionen* als unterstützende Heilmittel empfohlen hat.

Auf die Behandlung der Gonorrhöe mit Injektion *eiweißhaltiger Stoffe,* insbesondere Milch, Aolan u. dgl. braucht hier nicht näher eingegangen zu werden. Diese Behandlung hat sich, ebenso wie die vielfach angewandten *Injektionen* mit Terpentinpräparaten (Klingmüller 1918), besonders Terpichin (Karo 1919), Olobintin (Kohrbach 1923) und Olyptol (Karo 1926), ganz wesentlich bei Komplikationen bewährt und wird bei deren Besprechung ausführlich erörtert werden. Bei unkomplizierter Urethralgonorrhöe hat man von diesen Präparaten keine erhebliche Wirkung feststellen können.

Auf die Präparate, durch die man wesentlich *Fieber* erregen will, also vor allen Dingen Pyrifer, Saprovitan — auch Milch gehört wieder hierher — kommen wir bei der Besprechung der Fieberbehandlung der Gonorrhöe noch zurück.

Wir wenden uns jetzt zunächst zur Behandlung der Gonorrhöe mit *Gonokokkenvaccine.* Auch bei dieser Behandlung treten vielfach Fiebersteigerungen auf, und die Wirkung der Vaccine ist zum Teil auch hierauf zurückzuführen.

Im wesentlichen strebt man aber mit der Vaccinebehandlung eine *spezifische* Therapie zur Bildung und Verstärkung spezifischer Abwehrstoffe an. Um welche

Stoffe es sich dabei handelt, ist noch immer ungewiß. Neben Antikörpern in des Wortes weitester Bedeutung kommen hier vielleicht auch noch Stoffe in Frage, die die Phagocytose in stärkerem Maße anregen bzw. die Gonokokken für die Phagocytose vorbereiten. Das Nähere hierüber ist im allgemeinen Teil nachzulesen (s. BRUCK).

Schon vor über 20 Jahren wurde bald nach Einführung des *Arthigon* von BRUCK und der Vaccine von REITER vielfach über erfolgreiche Behandlung nicht nur gonorrhoischer Komplikationen, sondern auch des einfachen Harnröhrentrippers mit diesen Impfstoffen berichtet (z. B. 1911 HAGEN, JAKOWLAV und JASNITZKI, HANSTEEN, 1912: HUTNER und SCHWENK, DORN, JAKOWLAV und JASNITZKI), aber eine größere Verbreitung hat diese Behandlung doch erst in den letzten 10 Jahren gefunden (vgl. BRUCK: Immunität).

Trotzdem gehen noch heute die Ansichten über den Wert dieser Behandlung, besonders bei umkompliziertem Tripper sehr auseinander. Auch besteht keine Einigkeit über die Vorzüge und Nachteile der einzelnen Impfstoffe (polyvalente Vaccine, Autovaccine, Lebendvaccine), und es existiert noch keine einigermaßen festes Behandlungsschema. Schon daraus ist zu ersehen, wie wenig sicher die Erfolge bei einfachem Harnröhrentripper offenbar sind. Andererseits geht aus unseren einleitenden Ausführungen doch hervor, daß es durchaus berechtigt ist und nicht aussichtslos sein dürfte, diese spezifische Behandlung des Trippers immer mehr auszubauen.

Wir wissen jetzt, daß auch im akuten Stadium der Gonorrhöe Antistoffe gebildet werden, und die Entwicklung derselben meist schon in der 2.—3., manchmal bereits in der ersten Woche nach Ausbruch der ersten Krankheitserscheinungen *einsetzt*. Insbesondere durch die Auswertung der Antikörperbildung durch Serumverdünnungen, die wir selbst (DÖRFFEL) in ausgedehntem Maße ausgeführt haben, kann man das Ansteigen des Antikörpergehalts im Serum mit der fortschreitenden Entwicklung der Krankheit und später das Abfallen mit dem Rückgang der Krankheitserscheinungen oder nach erfolgter Heilung sehr schön kurvenmäßig darstellen.

Viele Autoren und auch wir selbst glauben nun, daß die zunehmende Komplementbindungsreaktion ein Zeichen für die einsetzende Heilbestrebung des Organismus ist, und starke Komplementbindungsreaktion daher eine günstige, Fehlen derselben eine ungünstige Prognose gestattet. Allerdings darf ein Ausbleiben positiver Komplementbindungsreaktion dann nicht ohne weiteres als ein ungünstiges Zeichen gewertet werden, wenn der Patient frühzeitig mit noch völlig negativer Komplementbindungsreaktion in Behandlung kommt und die Gonokokken nach Einleiten der Kur rasch endgültig verschwinden. Unter dieser Bedingung braucht es natürlich nicht zur Entwicklung von Abwehrstoffen zu kommen, denn die Gonokokkenwucherung in der Schleimhaut ist hierfür zu unbedeutend. In solchen Fällen *kann* also das Ausbleiben einer positiven Komplementbindungsreaktion sogar günstig aufgefaßt werden.

Wie dem aber auch sei, man neigt jetzt fast allgemein zu der Auffassung, daß die Bildung derartiger Abwehrstoffe für den Verlauf und die Ausheilung der Gonorrhöe günstig ist. Das Hauptstreben bei der Vaccinebehandlung ist es also, die Bildung von Abwehrstoffen stärker anzuregen. Über diesem Bestreben dürfen wir aber nicht vergessen, daß alle verwendeten Gonokokkenvaccinen doch nicht nur die Bildung von spezifischen Abwehrstoffen zu begünstigen vermögen, sondern auch noch auf anderem Wege die Krankheit beeinflussen können. Einmal kann das begleitende Fieber eine Heilwirkung entfalten, und ferner wirken die Vaccine auch unspezifisch als parenterale Eiweißtherapie, also ähnlich einer Milchinjektion.

In diesem Zusammenhang sei darauf hingewiesen, daß der Gonococcus nach J. Schumacher aus verschiedenen Stoffen besteht, die für die Vaccinetherapie verschiedenen Wert besitzen dürften. Weiter, daß die Wirkung der Impfstoffe sich nach Costa auch örtlich in der Urethra in einer vermehrten Leukocytose bemerkbar macht, weiter, daß nach Baschkirzev (1929) das Blut in vitro verschiedenen Gonokokkenstämmen gegenüber verschieden starke Bactericidie zeigt und nach Vaccinebehandlung bei kleinen Dosen ein negativer, bei größeren ein positiver und dann wieder ein negativer Effekt zu erkennen ist. Die optimale Dosis ist dazu individuell und zeitlich verschieden. Endlich glauben manche Autoren, wie Jötten (vgl. S. 290), daß es verschiedene Gonokokkenstämme gibt, und daß die daraus hergestellten Vaccine bei den einzelnen Kranken je nach dem Gonokokkenstamm, der zur Infektion geführt hat, eine verschiedene therapeutische Wirkung entfalten. Wesentlich deshalb sind auch polyvalente Vaccine oder Autovaccine zur Behandlung empfohlen worden. Aber alles ist dabei noch ungewiß und wenig geklärt. Vielleicht bringen uns Untersuchungen über die Zunahme der Komplementbindungsreaktion nach verschiedenartiger Vaccinebehandlung da etwas weiter.

Man wendet die verschiedenen Gonokokkenimpfstoffe vorzugsweise intravenös, aber auch subcutan und bisweilen intracutan an. Die Zahl der im Handel befindlichen Präparate ist eine sehr große. Fast allgemein handelt es sich dabei um Mischvaccine aus verschiedenen Gonokokkenstämmen, d. h. sog. *polyvalente Vaccine*. Daneben werden auch *Autovaccine* empfohlen, d. h. Impfstoffe, die man sich aus den vom Kranken selbst gewonnenen Gonokokken durch Kultur herstellt. Weiter sind auch *Vaccine gemischt mit Staphylokokken* und anderen Bakterien hergestellt worden. Endlich hat man *Lebendvaccine* benutzt, und zwar teils aus vollvirulenten Gonokokken, teils, wie im Gonovitan, aus abgeschwächten (?).

Ein wirklich durchgreifender Unterschied dürfte auch nach unseren eigenen Untersuchungen der Wirkung der verschiedenen Impfstoffe nicht zukommen. Nur muß zugegeben werden, daß die Lebendvaccine (Loeser) eine etwas stärkere Heilwirkung hat. Auf die verschiedenen Impfstoffe und die Art ihrer Herstellung brauchen wir an dieser Stelle nicht näher einzugehen, sondern können auf das Kapitel „allgemeine Therapie" verweisen.

Im allgemeinen wird die Vaccinebehandlung gegenwärtig so durchgeführt, daß man alle 3—5 Tage eine Injektion vornimmt und die Dosis dabei in der Weise steigert, daß immer eine mehr oder weniger starke Reaktion in Form von allgemeinem Krankheitsgefühl und Fieber auftritt. In den letzten Jahren hat man bei der Behandlung meist den intravenösen Weg gewählt, weil die Reaktionen danach viel stärker als nach subcutanen zu sein pflegen. Aber auch die subcutane und intracutane sowie percutane Applikation wird angewandt.

Intravenös beginnt man besonders bei dem am meisten benutzten Arthigon mit 0,05—0,1 und steigt allmählich meist unter Vergrößerung der Dosis um 0,1 bis auf 1—2 ccm und selbst mehr. Subcutan kann man die Anfangsdosis etwas größer wählen und bis auf mehrere Kubikzentimeter Impfstoff steigen. Im allgemeinen werden die Impfstoffe, besonders Arthigon und Gonovitan, gut vertragen, und das auftretende Fieber pflegt nach wenigen Stunden zurückzugehen. Aber es sind gelegentlich auch recht unangenehme Störungen (Blumers 1929), schwere Kollapse und sogar Todesfälle beobachtet worden (v. Veress 1931, Glümmers 1929). Den von Lilienthal mitgeteilten Exitus nach Arthigoninjektion will Bruck allerdings nicht anerkennen.

Gute Erfolge hatte auch Littvag (1931) mit einer Art Autovaccine aus eitergetrübtem Urin. Er versetzt 1 ccm eitrigen Urin mit 1,0 Urotropin, verreibt, füllt auf 10 ccm mit Wasser auf und injiziert davon alle 3—5 Tage $^1/_2$—3 ccm. Ein ähnliches Vorgehen ist auch von Orso und Damske empfohlen worden.

Loeb (1927) betont, daß intramuskuläre Einspritzungen von Gonokokkenvaccinen ebensogut wie intravenöse wirkten.

Wegen der unsicheren Wirkung der gebräuchlichsten Impfstoffe (Arthigon, Gonargin) gerade auf den Harnröhrentripper hat man besonders in Deutschland eine stärkere Heilwirkung durch subcutane Einspritzung *lebender Gonokokkenaufschwemmungen* zu erzielen versucht. Zwei Präparate werden dabei wesentlich angewandt, die *Lebendvaccine* von Loeser und das *Gonovitan* der Sächsischen Serumwerke. Die Loesersche *Lebendvaccine* besteht aus vollvirulenten Gonokokken und ist hauptsächlich bei hartnäckiger weiblicher Gonorrhöe angewandt und studiert worden. Nach den dabei erzielten Erfolgen (Loeser 1929 und 1931, Schröder 1931, Christ 1932) kann kaum daran gezweifelt werden, daß diese Vaccine weit wirksamer als Vaccine aus abgetöteten Kulturen ist und mit ihr recht gute Resultate erzielt werden können. Aber bei den unangenehmen und schmerzhaften Erscheinungen an der Impfstelle (nicht selten phlegmonöse Entzündungen und kleinere Abscesse) hat sich diese Behandlung bei dem einfachen Harnröhrentripper bisher noch nicht einbürgern können. Man spritzt den Impfstoff — die Hälfte der Aufschwemmung einer höchstens 8—10 Tage alten Kultur — in der Art unter die Haut ein, daß man von der Einstichstelle fächerförmig in immer neue periphere Hautstellen vorgeht und den Impfstoff auf diese Weise auf ein etwas größeres Hautgebiet verteilt. Die Injektion wird nach 5—7 Tagen noch einmal wiederholt.

Loeser stellt sich dabei vor, daß die eingespritzten Gonokokken noch tagelang leben, mit den Geweben kämpfen und dadurch reichlich heilende Abwehrstoffe gebildet werden.

Mehr Anklang hat das *Gonovitan* der Sächsischen Serumwerke in Deutschland gefunden, obwohl der Gonokokkencharakter der dabei verwandten Kulturen von verschiedenen Forschern (A. Cohn 1928/29 und Nagell (1928) bestritten und damit die *spezifische* Wirkung des Impfstoffes angezweifelt worden ist.

Die im Gonovitan enthaltenen Kokken unterscheiden sich schon morphologisch und zum Teil auch tinktoriell etwas von echten Gonokokken, und vor allem bestehen kulturell bezüglich des Wachstums und der Gärfähigkeit nicht unerhebliche Abweichungen. Nach A. Cohn und Nagell soll es sich bei diesen Gonovitankokken hauptsächlich um den Micrococcus catarrhalis handeln. Wolff (1928 und 1930), Becker (1929) und Reichert (1930) behaupten demgegenüber, daß die Gonovitankokken Abkömmlinge echter Gonokokkenkulturen seien, die nur durch das zum Zweck der Virulenzabschwächung angewandte Kulturverfahren gewisse Veränderungen eingegangen seien.

Wenn es uns selbst gleich Nagell auch zweifelhaft ist, ob sich der Gonococcus in der Kultur und ebenso bei chronischen Gonorrhöefällen so weitgehend verändern kann, wie es von vielen Autoren behauptet wird (Wachstum auf gewöhnlichen Nährböden, grampositives Verhalten bei der Färbung), so spricht doch das *biologische* Verhalten der Gonovitankokken mindestens für eine nahe Verwandtschaft mit echten Gonokokken. Worauf es bei diagnostischen Reaktionen und der therapeutischen Eignung wesentlich ankommt, ist doch der Umstand, ob die betreffenden Kokken gleiche *biologische* Reaktionen wie echte Gonokokken auszulösen vermögen. Das muß bezüglich der Gonovitankokken nach unseren Erfahrungen aber weitgehend bejaht werden, denn Gonovitan gibt — ähnlich wie Extrakte von Meningokokken — mit dem Serum von Tripperkranken gleich zuverlässige, wenn auch etwas schwächere Komplementbindungsreaktionen wie mit echter Gonokokkenvaccine. Staphylokokkenextrakte sind dagegen hierfür unbrauchbar. Es besteht also kein Grund, dem Gonovitan von vornherein ablehnend gegenüberzustehen.

Auf die *klinischen Erfolge*, die mit den verschiedenen Gonokokkenvaccinen erzielt worden sind, brauchen wir nach diesen allgemeinen Ausführungen nur kurz einzugehen, zumal sich Empfehlung und Ablehnung immer wiederholen.

Von älteren Autoren, welche die Vaccinebehandlung im allgemeinen und besonders auch für reinen Harnröhrentripper empfehlen, seien genannt: Lange (1922), Le Clare, die polyvalente Vaccine bevorzugen; Porelli, der glaubt, daß die Wirksamkeit davon abhänge, bei welcher p_H-Konzentration die verwandten Gonokokken gewachsen seien (am besten 7,4—7,6), Tulloch, der ebenfalls einen Einfluß des Nährbodens für die Wirksamkeit der Vaccine festgestellt zu haben glaubt, Lebreton (1921), Hecht (1922), Osswald, die Autovaccine bevorzugen. Buschke hat eine Trockenvaccine von guter Wirkung hergestellt, die aber wegen Schmerzhaftigkeit nicht weiter zu verwenden war. Le Fur wandte Mischvaccine aus Gonokokken, Staphylokokken und Pseudodiphtheriebacillen oder aus einer Mischung der aus dem Patienteneiter gewachsenen Bakterien an. Ferner sei hier erwähnt, daß Schmidt-La Baume (1922) Ponndorff-Impfungen (Einreibung von 5 Tropfen Arthigon extrastark in die skarifizierte Haut) empfohlen hat, von deren Wirksamkeit sich Wellmann (1922) bei Versuchen an 260 Kranken nicht überzeugen konnte. Kajka empfiehlt Gonoyatren und Knopp (1925) frische Autovaccine.

Auch die Versuche von Schachmann (1922), die Gonorrhöe durch Einspritzung von *Autoserum* (2—3 Injektionen zu $^1/_2$—$1^1/_2$ ccm unter die Bauchhaut), seien hier noch angeführt.

In den letzten Jahren wurde die Vaccinetherapie weiter empfohlen von L. Meyer (1930) [Sammelvaccine aus Arthigon-extra-stark, Gonargin und Vaccigon zu gleichen Teilen] und Wolfenstein (1931), der ähnlich wie Karyschewa (1929) ein bakterienfreies Vaccinefiltrat anwendet, welches der besten Autovaccine überlegen sein soll. Ein derartiges Präparat ist auch das Compligon.

Weiter haben über gute Erfolge berichtet: Demoncly und Lancon, Darget (1927), L. Meyer (Arthigon extra stark plus Gonargin plus Vaccigon āā) intramuskulär, Scudero und Jaubert (1931), der Vaccine auch für Abortivheilung empfiehlt. Verschiedene Autoren, darunter auch Balog, betonen, daß die Vaccine zwar die auf der Schleimhaut wuchernden Gonokokken nicht zu beeinflussen vermöge, wohl aber die in den Littreschen Drüsen befindlichen. D'Arelano 1930 bezweifelt das allerdings und sah nur Wirkung auf ganz geschlossene Gonokokkenherde (Epididymitis), und Barbellion (1933) lehnt jede Vaccinetherapie als unwirksam ab.

Die letzten Jahre brachten dann vor allen Dingen auch wertvolle klinische Arbeiten über die Anwendung und Wirkung von *Lebendvaccine*.

Wolff benutzte Lebendvaccine bereits 1927; auf die heftigen Reaktionen an der Einstichstelle wies er selbst schon hin. Er spritzte 500 Millionen bis 12 Milliarden Keime ein und empfahl das Verfahren nur für chronische weibliche Gonorrhöe. Lebendvaccine ist weiter von Christ (1932), Schröder (1931), Frieboes (1931) und 1931 nochmals von Loeser empfohlen worden, während Buschke, Schönfeld und Sarecki (1931) sie abgelehnt haben. Frieboes gibt Lebendvaccine auch bei hartnäckigen Fällen männlicher Gonorrhöe; er spritzt $^1/_2$—1 ccm der Gonokokkenkulturen in Ascitesbouillon fächerförmig subcutan in den Oberarm. Er erzielte in 70% Heilung und beobachtete in 7% Abscesse an der Injektionsstelle.

Das lokal und allgemein sehr viel besser verträgliche, dafür aber auch nicht so wirksame *Gonovitan* hat neben Wolff und Becker und Reichert, Blut (1928), Edel (1932) besonders bei chronischer männlicher Gonorrhöe (50 bis 120 Millionen Keime alle 8 Tage intramuskulär, im ganzen 3 Injektionen) sowie Feilchenfeld (1932) empfohlen.

Endlich sind in den letzten Jahren noch einige besondere Behandlungsmethoden mit Gonokokkenvaccine veröffentlicht worden, die nicht unerwähnt bleiben dürfen. So wurden *intradermale Impfungen neben intracutanen Einreibungen* nach Ponndorff (Schmidt-La Baume) von Corbus (1931) empfohlen, aber von Herold abgelehnt, und Hesse spritzte direkt den Gonokokkeneiter intracutan ein, sah davon aber keinen Nutzen. Die bei der Frau jetzt vielfach geübte Behandlung mit lokalen paraurethralen Injektionen mit Gonokokkenvaccine dürften beim Manne nicht in Frage kommen.

Dagegen sahen Lampkin (1927) u. a. Heilerfolge durch intraurethrale Injektionen mit Gonokokkenvaccine. Hierauf kommen wir bei der lokalen Behandlung der Harnröhrengonorrhöe noch zurück.

Endlich sei noch erwähnt, daß Littweg (1931) und ähnlich Orso ,,als besonders einfach" Injektionen mit dem eitergetrübten und durch Urotropinbehandlung sterilisierten Patientenurin gemacht hat.

Zum Schluß sei noch auf die Empfehlung der *Sterianserums* (Immunserum von Tieren) in Frankreich durch Sterian (1927), Le Fur und anderen Autoren hingewiesen.

Wie schon früher erwähnt, ist der Gonococcus gegen Temperaturen sehr empfindlich (vgl. hierzu S. 291), und es lag daher nahe, eine *Heilung der Gonorrhöe durch künstliche Erhöhung der Körpertemperatur* des Menschen zu erzielen. Die ersten diesbezüglichen Versuche gehen auf O. WEISS und SCHOLTZ zurück. WEISS zeigte, daß man durch heiße Bäder von 41 und selbst 43⁰ die Körpertemperatur auf 40—41⁰ zu erhöhen vermag; er konnte auch feststellen, daß dadurch eine sehr beträchtliche Heilwirkung besonders auf frische Tripperfälle erzielt werden konnte. SCHOLTZ hat diese Versuche dann in ausgedehntem Maße an Gonorrhöekranken durchgeführt und konnte die Angaben von WEISS durchaus bestätigen; allerdings gelang es gewöhnlich nur den Verlauf der Erkrankung etwas abzukürzen, und Abortivheilungen kamen nur selten zustande. Auch mußte stets gleichzeitig eine lokale Behandlung durchgeführt werden, um diese Resultate zu erzielen. Die heißen Bäder selbst wurden gewöhnlich auf 20 Minuten bis ½ Stunde ausgedehnt und dabei Temperaturen von 39—40,5⁰ erzielt. Als Regelbehandlung kam die Methode aber nicht in Frage, da die Bäder selbst bei Kühlung des Kopfes meist mit großen Beschwerden verbunden waren und mehrere Male starke Kollapse beobachtet wurden.

Die Behandlung mit heißen Bädern ist mit etwa gleichem Erfolg dann auch von anderen Autoren — wir nennen ENGWER (1919), SCHOTTEN, WERTHER, ZANGENMEISTER (hartnäckige, weibliche Gonorrhöe, besonders Komplikationen) durchgeführt worden. Wegen der starken Beschwerden hat man sich auch auf heiße Halbbäder (HECHT 1918) und auf Sitzbäder von 43—45⁰ (DUNKER 1917) zu beschränken versucht, wodurch ebenfalls die Körpertemperatur, besonders die Temperatur in der Harnröhre um 1½—2⁰, ja noch mehr heraufgetrieben werden kann. Diese Behandlung erwies sich aber doch als weniger wirksam.

Echte Fieberbehandlung hat erst wieder stärkeren Eingang gefunden, nachdem man zuverlässigere Fiebermittel hergestellt hatte. *Saprovitan*, mit dem WERTHER (1927) von 21 Kranken 12 heilen konnte, erwies sich doch als etwas gefährlich und ist wohl allgemein verlassen worden. Milchinjektionen (KRAUS 1917, GANDY, PILLET 1923) und Proteinkörper, besonders Novoprotein (BERNT 1932) sind in ihrer Fieberwirkung unsicher und vermögen auf reine Urethralgonorrhöe tatsächlich keine Heilwirkung zu entfalten. Dagegen erwies sich *Pyrifer* als ein ganz ausgezeichnetes Mittel (s. S. 291).

Pyriferinjektionen, beginnend mit 10—25 Einheiten und langsam steigend auf 300 bis 500 Einheiten und selbst noch mehr, rufen bei fast allen Menschen nach wenigen Stunden außerordentlich prompt eine Fiebersteigerung hervor, die bis zu 40⁰ und darüber geht und einige Stunden anhält. Nach 6 Stunden ist gewöhnlich die Temperatur wieder zur Norm zurückgekehrt. Hierin beruht ein gewisser Nachteil, und neuerdings wurde von DREYER und WEINBERG (1932) ein *Anästhesulf* genanntes Schwefelpräparat empfohlen, bei dem die Fieberwirkung etwas länger anhalten soll. Wir selbst haben mit dem Mittel weder länger dauernde Temperatursteigerungen noch bessere Wirkungen erzielt, und es erwies sich dabei doch als sehr schmerzhaft.

Pyrifer injiziert man gewöhnlich jeden 2. Tag intravenös und ruft in dieser Weise ähnlich wie bei der Malariabehandlung 10—12 Fieberanstiege hervor. Das Mittel greift sehr wenig an, die Patienten verlieren bei einiger Pflege kaum an Körpergewicht.

Bei Komplikationen ist die Pyriferbehandlung von *unbestrittenem* Wert. Bei Urethralgonorrhöe ist der Einfluß aber nur ein sehr bedingter. Wir selbst haben die Wirkung zu verstärken versucht, indem wir 3 Tage hintereinander Fieberanfälle hervorriefen, dann 3 Tage pausierten und die Fieberbehandlung in dieser Weise noch 2—3mal wiederholten. Wir glauben auch, daß besonders hartnäckige Fälle bei gleichzeitiger energischer lokaler Behandlung etwas rascher und zuverlässiger abheilen, aber der Einfluß der Fieberbehandlung erscheint uns doch bei unkomplizierter Urethralgonorrhöe so gering, daß wir sie jetzt nur in besonderen Fällen als unterstützendes Mittel zur lokalen Behandlung hinzunehmen.

Außer von Werther ist die Fieberbehandlung mit Pyrifer unter anderen von Bachmann (1930) empfohlen worden, der gleichzeitig vor Saprovitan warnt, ferner sehr nachdrücklich von Dietel (1931), weiter von Bauer (1931), der durch 10—12 Injektionen hartnäckige Fälle in 80% zu heilen vermochte, ebenso von Steffens (1931), von Arras (1932)
(keine Abkürzung der Behandlungsdauer), von Speierer (1931) (besonders hartnäckige
chronische Fälle), von Schönfeld (1931) und bei Frauen von Hämel und besonders von
Janson (1930). Auch Förster (1931) und Schmittler (1931) sahen deutliche Heilwirkungen, zogen aber die Behandlung durch Impfmalaria den Pyriferinjektionen vor.
Mulzer und Keining (1929 und 1931) empfahlen ebenfalls eine maximale Fieberbehandlung, ziehen dafür aber das Gonoyatren extra stark (Behring-Werke) vor. Gute Wirkungen
sahen sie wesentlich bei Herderkrankung, nur geringe bei reiner Schleimhautgonorrhöe.
Als Maßstab für die Wirksamkeit betrachten sie das Ansteigen des Antikörpertiters.
Woltereck erzielte mit der Mulzerschen Behandlung keine besseren Resultate.
    Stümpke (1930) beobachtete mehr Mißerfolge als Erfolge. In einer Umfrage über die
Wirkung der Fiebertherapie lehnt Bruck sowohl Pyrifer wie Malariabehandlung ab.

Man hat die Gonorrhöe aber nicht nur durch allgemeine Temperatursteigerungen zu beeinflussen versucht, sondern auch durch Erhöhung der *Temperatur
der Urethralschleimhaut* allein, insbesondere durch Diathermie. Hierauf werden
wir bei der Besprechung der lokalen Behandlung zurückkommen.

Wir haben die Fiebertherapie in ihren verschiedenen Formen und ihre
Anwendung besprochen, ohne dabei scharf zu scheiden, ob es sich um einen
unkomplizierten frischen Harnröhrentripper oder eine hartnäckige oder komplizierte Trippererkrankung handelt. Wir haben auch gesehen, daß die Fiebertherapie nur als unterstützendes Mittel in Frage kommt und daneben stets
noch eine lokale Behandlung durchgeführt werden muß. Die Behandlung
beschleunigt die Heilung nur und macht die übrigen therapeutischen Maßnahmen sicherer und erfolgreicher.

Zum Schluß soll nochmals betont werden, daß alle Autoren auf dem Standpunkt stehen, daß die Fieberbehandlung nicht etwa die Regelbehandlung für
den Tripper darstellt, sondern nur für besonders gelagerte, hartnäckige Fälle mit
immer wieder auftretenden Gonokokken oder Rezidiven und für schwer heilbare Komplikationen in Frage kommt. Man muß sich bewußt sein, daß die
Fieberbehandlung erhebliche Anforderungen an den Organismus stellt und nicht
als absolut gefahrlos gelten kann. Schwere Kollapse und selbst vereinzelte
Todesfälle sind nach den gewöhnlich so gut vertragenen Pyriferinjektionen veröffentlicht worden (Dietel, Speierer, Jansow, Arras).

Was von der Fieberbehandlung mit Pyrifer gesagt wurde, gilt noch mehr
von der *Malariabehandlung*. Auf die Technik brauchen wir nicht einzugehen,
da sie die gleiche wie bei der Luesbehandlung ist. Auch bei der Gonorrhöe
läßt man es zu 10—12 Fieberanstiegen kommen und coupiert dann mit Chinin.
Die Heilresultate dürften wohl etwas besser als mit Pyrifer sein, aber die Kur
ist auch noch angreifender und ihre Gefahren etwas größer als beim Pyrifer.
Dementsprechend sind die Indikationen noch strenger als bei der Pyriferbehandlung zu stellen. Im übrigen gelten die gleichen Grundsätze wie beim
Pyrifer, und auch die Malariabehandlung ist stets mit lokaler Behandlung zu
kombinieren.

Die folgenden Autoren haben die Malariabehandlung angewandt und sie für geeignete
Fälle empfohlen. Werther (1927), der die Malariabehandlung den anderen Formen der
Heilfieberbehandlung, insbesondere dem Saprovitan vorzieht. In einer zweiten Mitteilung
berichtet Werther, daß er in 96% der Fälle in 31 Tagen mit 12 Anfällen Heilung erzielt
habe. Er verbindet sie stets gleichzeitig mit Lokalbehandlung. Auch Kumer, Lenz (1926),
Heuck und Schober, Lenzmann (1926), Fabian, Beyer (1928) und vor allen Dingen
Spiethoff (1927/28) haben Malariakuren angewandt. Fabian erzielte unter 25 Fällen 24mal
Heilung. Beyer weist darauf hin, daß in den ersten Tagen bis 25% mononucleäre Zellen
unter Verminderung der Lymphocyten im Blut auftreten. Heuck hatte nur 4 Versager,
und zwar 10% bei alleiniger Malariabehandlung, 2,4% bei gleichzeitiger Lokalbehandlung.
Er ruft 8—11 Fieberanfälle hervor und behandelt dann noch weitere 2—3 Wochen nur lokal.
Die Gesamtdauer betrug 2 Monate. Spiethoff betont die Notwendigkeit gleichzeitiger

Lokalbehandlung, da die Malariabehandlung nur die Gewebsgonokokken beeinflußt. Er erstrebt in 16 Tagen 8 Anfälle und erzielt wesentlich eine Abkürzung der Behandlung.

Dagegen beobachtet ARRAS (1932) weder bei Kranken mit spontaner Malaria noch bei künstlicher Impfung einen günstigen Einfluß auf die Gonorrhöe. Ebenso bezeichnet LENZ (1927) die Malariabehandlung bei gleichzeitiger Lokalbehandlung als unsicher. Er erzielte bei männlicher Gonorrhöe 80% Heilungen. Den Einfluß der Malaria erblickt er in der erhöhten Temperatur und in einer Steigerung der Zellaktivität. SCHERBER (1927) meint, daß Malariabehandlung wohl die Heilung unterstützt, immerhin sah er bisweilen Versager, selbst nach 11 Fieberanfällen bis 40⁰. MULZER (1931) zieht Gonoyatrenbehandlung vor und FREI (1931) spricht sich zurückhaltend aus. Endlich hat BATUNIN (1929/30) *Recurrens*behandlung bei Gonorrhöe versucht, erzielte aber keine erheblichen Heileffekte. Von 15 Männern wurde nur einer gonokokkenfrei.

IV. Lokale Behandlung des Trippers.

Ideen und Ziele. Da es zuverlässige innere Heilmittel gegen den Tripper früher nicht gab und auch heute noch kaum gibt, hat man naturgemäß schon seit Jahrhunderten versucht, auf den Erkrankungsprozeß unmittelbar örtlich einzuwirken. Der anatomische Bau der männlichen Harnröhre lud zu Einspritzungen von geeigneten flüssigen Medikamenten ja geradezu ein.

Solange man über die Ursache der Erkrankung nichts Positives wußte, versuchte man einfach die Entzündungserscheinungen und die Eiterung durch Einspritzung adstringierender Flüssigkeiten, wie Zincum sulf., Plumbum acet., Tannin u. dgl., zu mäßigen und zu bekämpfen. Die Erfolge dieser Behandlung waren in *dieser* Hinsicht auch gar nicht schlecht, aber die endgültige Ausheilung der Erkrankung wurde dadurch nur wenig begünstigt, und Rückfälle waren auch nach vielwöchentlicher Behandlung beinahe die Regel.

Einen großen Fortschritt bedeutete es daher, als besonders durch NEISSER die *antibakterielle Behandlung mit Silberlösungen* eingeführt wurde. Es zeigte sich nämlich, daß durch Einwirkung dieser Lösungen die Gonokokkenwucherung auf der Schleimhaut ohne stärkere Schädigung und Reizung derselben rasch zum Stillstand gebracht werden konnte. Damit war aber schon viel erreicht, denn unsere erste Aufgabe ist es bei jeder infektiösen Erkrankung und besonders bei der Gonorrhöe, die Infektion auf ihren Herd zu beschränken und ihrer weiteren Ausbreitung — bei der Gonorrhöe besonders ein Übergreifen auf die Pars posterior — vorzubeugen. Es erwies sich aber auch, daß bei sorgfältiger und *systematischer* Durchführung dieser antiseptischen Behandlung mit Silbersalzen der Tripper wenigstens beim Manne in der Mehrzahl der Fälle in 4—6 Wochen zur Ausheilung gebracht werden konnte, und Rezidive nur in etwa 10% der Fälle auftraten.

Die weitere, sehr umfangreiche experimentelle und klinische Forschung hat die Behandlung mit Silberverbindungen, wie sie von NEISSER (besonders durch die Empfehlung des Protargols) eingeführt war, nicht wesentlich zu verbessern oder umzugestalten vermocht. Besonders haben andere Medikamente, speziell Metallösungen, bisher die Silberlösungen nicht zu ersetzen vermocht. Das hat seinen Grund vor allem darin, daß wenigstens viele Silberlösungen auf der Schleimhaut verhältnismäßig gut vertragen werden und die Gonokokken in den verwendbaren Lösungen dabei stark abzutöten vermögen. Das gilt ganz besonders für die kolloidalen Silberlösungen.

Ganz in Einklang hiermit stehen die Resultate neuerer Untersuchungen von OELZE (1926), der die Kolloide der verschiedensten Metalle auf Gonokokkenkulturen einwirken ließ und dabei fand, daß die meisten dieser Kolloide den Gonokokken gegenüber unwirksam waren und wesentlich Quecksilber, Silber, Kupfer und Gold eine ausgesprochene Wirkung entfalteten. Die Wirkung war

beim Quecksilber am stärksten, dann folgte gleich das Silber. Aber Quecksilberpräparate sind in der Harnröhre nur in stark verdünnten Lösungen anwendbar, so daß sie praktisch den Silberlösungen nachstehen.

Die klinische Beobachtung ergab aber auch sehr deutlich, daß durch die
Silberlösungen eine rasche Abtötung der Gonokokken nur *auf* der Schleimhaut
und vielleicht in den oberflächlichsten Zellagen stattfindet, daß dagegen in der
Tiefe der Schleimhaut, in den oberflächlichen Bindegewebslagen und vor allen
Dingen in den Krypten der Schleimhaut (Morgagnische Taschen) und in den
Ausführungsgängen der Littreschen Drüsen die Gonokokken von den Silberlösungen nicht genügend erreicht werden und leben bleiben. Infolgedessen muß
man die Behandlung in systematischer Weise immer eine längere Zeit, etwa
3 Wochen lang, nach vollkommenem Verschwinden der Gonokokken, weiter
durchführen, wenn man einigermaßen sicher sein will, daß schließlich alle Gonokokken auch in den Schlupfwinkeln durch die ständige Einwirkung der Silberlösungen und sicherlich auch durch den Reaktionsvorgang in der Schleimhaut
zugrunde gegangen sind.

Die verschiedensten Autoren, besonders Neisser und seine Schüler, haben
sich daher immer bemüht, Silberlösungen herzustellen, die imstande wären,
auch in die Tiefe der Schleimhaut und in die Drüsenmündungen einzudringen
und dort die Gonokokken abzutöten. Alles in allem ist auf diesem Wege nicht
viel erreicht worden, und heute steht man etwa auf dem Standpunkt, daß
sowohl die Tiefenwirkung wie auch der klinische Erfolg bei echten Silberlösungen
(Argentum nitricum) letzten Endes etwa gleich groß ist wie bei kolloidalen
Lösungen, z. B. Protargol.

Die Tiefenwirkung der Silbersalze werden wir noch später eingehend
besprechen. Hier genügt dieser kurze Hinweis.

Je mehr der oben geschilderte Weg versagte, um so mehr war man in den
letzten Jahren bestrebt, die lokale Gonorrhöebehandlung auch auf anderem
Wege erfolgreicher zu gestalten. Ganz kurz sei nur auf Versuche von Ruete
und Weckesser hingewiesen, die versuchten, durch Einstreuung eines fein
gepulverten Silberpräparates in die Harnröhre eine oligodynamische Wirkung
in die Tiefe der Schleimhaut zu erzielen, ähnlich wie diese Wirkung an jeder
Bakterienplatte, auf die man an einer Stelle etwas von dem Silberpulver streut,
in einem Umkreis von mehreren Millimetern deutlich in Erscheinung tritt.

Auch Baumgart (1925) hat Versuche mit Silberpuder gemacht.

Die wesentlichsten Versuche haben sich neuerdings der Schleimhaut selbst
zugewandt. So hat Scholtz in verschiedenen Arbeiten immer wieder darauf
hingewiesen, daß der unter Einwirkung der Silberlösung sich bildende *Silbereiter* vielleicht eine bedeutsame Rolle bei der Heilung der Gonorrhöe spielt,
und er legt auf Bildung dieses Eiters — d. h. eines aus stark zerfallenen
Leukocyten bestehenden Eiters — während der Behandlung großen Wert.

Auch von anderen Autoren ist die Bedeutung der Leukocytose für die Heilung
vielfach betont worden, und daher pflegt man auch die Lösungen zu den Einspritzungen so stark zu machen, daß durch sie eine mäßige Exsudation und
Eiterbildung unterhalten wird.

Die therapeutischen Versuche mit Pellidol von Holzbach, Buschke und
Langer und Oelze (1925) hatten die Schaffung eines gesunden, möglichst gegen
Gonorrhöe immunen Epithels zum Ziele. Diese Bestrebungen gehen von der
Feststellung Bumms aus, daß sich in Cervix und Uterus mit fortschreitender
Abheilung der Gonorrhöe wenigstens stellenweise immunes Zylinderepithel
bildet. In der Harnröhre ist das wohl sicher ähnlich. Daneben kommt es
noch zur Umbildung von Zylinderepithel in metaplasiertes, mehr platten-
förmiges Epithel, welches für Gonokokkenwucherung ungünstig ist. Pellidol

regt nun die Bildung von Epithelzellen an und wurde in diesem Sinne angewandt, und zwar mit gewissem Erfolg. Wir kommen darauf bei der Besprechung der Behandlung mit Adstringentien noch zurück.

Endlich hat man die natürlichen *Abwehrkräfte* der Schleimhaut auch noch durch *örtliche Applikation von Gonokokkenvaccine* zu steigern versucht. Zu diesem Zwecke wurden verschiedene Vaccine in die Harnröhre eingespritzt und eine Zeit darin gelassen.

Ob hierbei — aber auch durch Erzeugung der stärkeren Eiterung bei der Silbertherapie (Silbereiter!) — vielleicht eine Bakteriophagenwirkung zustande kommt, muß dahingestellt bleiben. Wie schon früher erwähnt, glaubt PELOUZE (1927) Bakteriophagen gegen Gonokokken nachgewiesen zu haben, während WALOZETT, SCHMIDT-LA BAUME und FONROBERT keine Bakteriophagen finden konnten (s. S. 346).

Die lokale Behandlung mit Einspritzungen pflegt man auch vielfach mit den vorher geschilderten inneren Behandlungsmethoden zu kombinieren. Das gilt sowohl von der Einnahme von Medikamenten, speziell Balsamica, als auch von den oben geschilderten intravenösen Injektionen, die gewissermaßen von innen her auf die Harnröhrenschleimhaut einwirken sollen. Auch die Verbindung von intravenösen Traubenzuckerinjektionen mit lokaler Einspritzung von Silberpräparaten gehört hierher.

Eine von SCHREINER angeregte Behandlungsform muß noch besonders erwähnt werden.

SCHREINER (1924) ist von der Idee der Lupusbehandlung PFANSTIELS ausgegangen. Dieser versuchte den Lupus schonend und tiefgehend dadurch zu beeinflussen, daß er innerlich Jodkali gab und äußerlich auf die kranke Stelle Perhydrol aufpinselte, so daß sich im Gewebe Jod in statu nascendi entwickelte. In ähnlicher Weise gab nun SCHREINER Chinin intern und spritzte PREGLsche Jodlösung in die Harnröhre ein. Dabei hatte er aber keinen Erfolg. Er gab dann PREGLsche Lösung intravenös und spritzte lokal eine Kalomelsuspension ein oder spülte die Harnröhre mit 0,1—0,5 pro Mill. Hydrarg. oxycyanat. Das wirkte recht günstig.

Es erscheint uns gar nicht unmöglich, daß dieser Weg ausbaufähig ist und erfolgreich sein wird.

Nach diesen allgemeinen Bemerkungen über die Wirkung von Einspritzungen brauchen wir auf die spezielle Behandlung mit Adstringentien nur noch kurz einzugehen.

Behandlung mit Adstringentien. Am meisten werden benutzt:

Zinc. sulf. $\frac{1}{4}$—$\frac{1}{2}$%, Plumb. acet. in gleicher Konzentration sowie Zinc. sulf. und Plumb. acet. āā $\frac{1}{4}$%, Tannin in gleicher Konzentration, Zinc. sulfo-carbolic. 0,25—0,5 : 200, Cupr. sulf. 0,1—0,5 : 200, Bismut subnitr. 1—2% (Suspension, schütteln).

Die alte „RICORDsche Einspritzung" lautete:

Sulfatis zinci 1,0, Plumb. acet. 2,0, Aq. rosar. 200,0, Tct. Catech., Laudani āā 4,0. S. Aufschütteln!

Das Wismut kann man auch mit dem gleichzeitig adstringierenden und antiseptisch wirkenden Argent. nitr. kombinieren:

Rp. Bismut. subnitr. 5,0, Sol. argent. nitr. (0,1 : 600) 200,0, Glycerini 20,0. S. Aufschütteln!

Als neues wesentlich adstringierend wirkendes Medikament sei auch noch das Gonsulpon (GEYER 1932) genannt.

Endlich ist noch das Kal. permang. zu erwähnen, welches in einer Konzentration von 1 : 10 000 bis 1 : 1000 auch heute noch zu Injektionen und besonders zu Spülungen viel angewandt wird und sich klinisch dabei sehr bewährt hat. Das Präparat nimmt deshalb eine Sonderstellung ein, weil es weder rein adstringierend noch in vitro direkt stark bactericid wirkt und dabei doch meist zu einem raschen Verschwinden der Gonokokken und häufig auch zu einer

glatten Ausheilung des Trippers führt. Dabei spielt, neben einer guten Durchtränkung der Schleimhaut mit dem Medikament und einer dadurch wohl
bedingten „Nährbodenverschlechterung", die Entwicklung einer fast rein serösen,
fleischwasserähnlichen Exsudation unter starkem Zurücktreten der Leukocytose
wohl sicher eine wichtige Rolle. Auch die oxydierende Wirkung des Kal. permang. ist sicher nicht belanglos.

Für Spülungen ist Kal. permangan. besonders von Janet empfohlen worden,
und es ist hierfür auch heute noch das bevorzugte Mittel.

Auch Janet glaubt, daß die gute Wirkung des Präparates speziell der Gonokokkenwucherung gegenüber auf die *starke seröse Durchtränkung* der Schleimhaut zurückzuführen
sei, indem durch reichliche Zuführung von Alexinen eine Abtötung der Gonokokken zustande-
käme. Dagegen meint Aulnay, daß die Schleimhaut durch eine derartige seröse Durchtränkung eher zu einem *besseren* Nährboden für die Gonokokken werden müsse, und rät
daher, gleich Guiard recht schwache Lösungen zu verwenden, welche eine derartige seröse
Durchtränkung der Schleimhaut nicht hervorrufen.

Von anderer Seite, speziell von Neisser, ist die Hauptwirkung der Spülbehandlung
nach Janet auf das *mechanische Moment* zurückgeführt worden.

Nun ist zwar gar nicht daran zu zweifeln, daß Spülungen mit Kal. permang. auch
in hohem Grade mechanisch wirken, aber auch hiervon abgesehen besitzt das übermangansaure Kali zweifellos ganz gute antigonorrhoische Eigenschaften.

Man kann es in dieser Beziehung wohl am besten mit dem Ichthyol vergleichen, von dem
Jadassohn sagt, daß die Gonokokken ihm gegenüber eine „spezifische Schwäche" zu haben
scheinen, ohne daß man genau sagen könne, worauf dieses zurückzuführen sei.

Wie schon oben ausgeführt wurde, mäßigen die genannten Medikamente
besonders in schwacher Konzentration die Entzündung und Eiterung gewöhnlich
in deutlicher Weise und sind daher in *perakuten* Gonorrhöefällen für die
ersten Tage, besonders neben einem passenden, milden bactericiden Mittel,
etwa Ichthargan 0,1 : 200, durchaus zweckmäßig. Bei gewöhnlichen akuten
Gonorrhöen wenden wir sie aber nicht an, da wir in der Eiterung eine
zweckmäßige Abwehrmaßnahme der Schleimhaut gegen die Infektion sehen.

Im Terminalstadium, wenn die Gonokokkenwucherung stark nachgelassen
hat und der Ausfluß bereits epithelial zu werden beginnt, dürfte die Anwendung
von Adstringentien besonders neben antiseptischen Mitteln wieder insofern
zweckmäßig sein, als die Metaplasie und Restitution des Epithels durch Anwendung der Adstringentien begünstigt wird, was für die endgültige Heilung der
Gonorrhöe von Bedeutung sein dürfte.

Mit Recht ist diese Beeinflussung des Schleimhautepithels in letzter Zeit
wieder mehr betont worden. Wir nennen in dieser Beziehung besonders
Thimm und Oelze, die auf die stark austrocknende Wirkung der Wismutinjektionen hingewiesen haben.

Eine ähnliche Idee verfolgten Holzbach sowie Buschke und Langer bei
der Behandlung der Gonorrhöe mit *Pellidol*. Wie schon S. 372 erwähnt
wurde, wirkt Pellidol anregend auf die Epithelisierung, und Holzbach konnte
feststellen, daß unter seiner Einwirkung das Schleimhautepithel sich stark
verdickt. Die genannten Autoren strebten bei der Pellidolbehandlung also eine
verstärkte Regeneration eines gesunden, möglichst immunen Epithels an.
Holzbach wandte Pellidol in Form von 5%igen Stäbchen an, während Buschke
und Langer eine wässerige Lösung benutzten. Auch Kogoj erzielte mit Pellidol
befriedigende Resultate, während andere Autoren keine Wirkung sahen, sodaß
sich die Pellidolbehandlung bisher noch keinen festen Platz in der Gonorrhöetherapie erobert hat.

Auch können wir uns der Einsicht nicht verschließen, daß manche
reinen Adstringentien, unserer Erfahrung nach speziell das Kal. permang.,
auch dadurch der Gonokokkenwucherung erfolgreich entgegenwirken können,
daß sie den Nährboden für die Gonokokken gewissermaßen verschlechtern oder
umstimmen.

Wir werden also auf Grund bakteriologischer Untersuchungen im Reagensglas adstringierende und antiseptische Mittel bei der Behandlung der Gonorrhöe nicht *zu schroff* einander gegenüberstellen dürfen, so wertvoll jene Versuche zur Klärung unseres therapeutischen Vorgehens auch sein mögen. Das Entscheidende muß immer die *klinische Beobachtung* bleiben.

Wir wenden uns nun der sogenannten antibakteriellen Behandlung, vor allem mit Silberpräparaten zu.

Antibakterielle Behandlung (Grundsätze). Wenn man auch Abtötungsversuche in vitro nicht ohne weiteres auf die lebende entzündete Schleimhaut übertragen kann und hier neben der unmittelbar desinfizierenden Kraft des betreffenden Medikaments noch andere, durch diese Medikamente ausgelöste Faktoren mitwirken, so geben die in vitro gewonnenen Desinfektionsresultate doch immerhin gewisse Anhaltspunkte für die Beurteilung der in Frage stehenden Medikamente.

Dabei muß man natürlich immer diejenigen Konzentrationen miteinander vergleichen, in denen das Medikament therapeutisch in der Harnröhre anwendbar ist. Also man kann nicht etwa eine 1%ige Protargollösung mit einer 1%igen Höllensteinlösung oder 1%igen Sublimatlösung vergleichen, sondern die 1%ige Protargollösung entspricht etwa einer Höllensteinlösung von 1 : 3000 und einer Sublimatlösung von 1 : 10000: die nachfolgende Tabelle ist in dieser Weise aufgestellt.

Daraus ergibt sich, daß tatsächlich die Silbersalze, besonders Argent. nitr., Argentamin, Argonin und Protargol gegenüber dem Sublimat, dem Kal. permang. und den verschiedenen Adstringentien recht günstig dastehen. Von ausgesprochenen Desinfizientien gibt die Carbolsäure und vor allen Dingen das Hydrarg. oxycyanat. ebenfalls außerordentlich gute Resultate.

Von neueren Desinfizientien seien dann noch folgende aufgeführt: *Reagon, Targesin, Transargan, Choleval, Acykal.*

Auf die sehr kräftig abtötende Wirkung des *Trypaflavins* und *Merkurochroms* wurde bereits bei der Besprechung der intravenösen Gonorrhöetherapie hingewiesen. Aber trotz dieser kräftigen bactericiden Wirkung bei guter Verträglichkeit haben sich diese Präparate klinisch zur *lokalen* Behandlung wenig bewährt.

Aus alledem ergibt sich schon, daß die verschiedenen Präparate doch nicht *allein* nach ihrer bactericiden Wirkung in der für die Harnröhre verträglichen Konzentration gewertet werden dürfen, denn therapeutisch werden die Silbersalze, insbesondere Protargol, Argent. nitr., Targesin weit mehr geschätzt, als z. B. Hydrarg. oxycyanat., Carbollösung, Rivanol, Trypaflavin, Merkurochrom u. dgl. Ferner hat sich das Kal. permang. trotz seiner geringen bactericiden Wirkung klinisch besonders in Form von Spülungen sehr bewährt.

Besonders bei den Silbersalzen spielt nach SCHOLTZ ihre Wirkungen auf das entzündliche Schleimhautgewebe und auf die Leukocyten eine wichtige Rolle. In neuerer Zeit ist auf die Bedeutung der Beeinflussung des Schleimhautgewebes auch von anderen Autoren vielfach hingewiesen worden (HOLZBACH, BUSCHKE-LANGER, OELZE).

Für die gute Wirkung der Silbersalze gegenüber den alten adstringierenden Behandlungsarten spricht jedenfalls schon die Tatsache, daß fast alle Ärzte und besonders *alle* Kliniker zu der Verwendung der Silbersalze übergegangen sind, und ebenso die Tatsache, daß man seit Einführung der modernen Gonorrhöetherapie nur noch selten so schwere Tripperfälle und soviel Komplikationen und postgonorrhoische Strikturen sieht, wie das noch in den achtziger Jahren der Fall war, und wie man es noch in den Lehrbüchern jener Zeit beschrieben findet.

Abtötungsversuche an Gonokokkenkulturen.
I. Ältere Medikamente nach Untersuchungen von Schäffer *und* Steinschneider.

Name des Mittels	Konzentration	Einwirkung durch	
		5 Minuten	10 Minuten
Argentum nitricum	1 : 200	0	0
	1 : 400	0	0
	1 : 800	0	0
	1 : 1000	0	0
	1 : 2000	ziemlich reichlich	spärlich
	1 : 3000	reichlich	ziemlich reichlich
	1 : 4000	reichlich	ziemlich reichlich
Argentamin	1 : 2000	0	0
	1 : 3000	einige Kolonien	0
	1 : 4000	einige Kolonien	0
Argonin	$1\frac{1}{2}\%$	spärliche Kolonien	0
Protargol	$\frac{1}{4}\%$	ziemlich reichlich	einzelne Kolonien
	1%	spärlich	0
Sublimat	1 : 10 000	einige Kolonien	1—2 Kolonien
	1 : 20 000	einige Kolonien	4—5 Kolonien
	1 : 40 000	reichlich	reichlich
Sublimat mit Kochsalz 1 : 10	1 : 10 000	reichlich	reichlich
	1 : 20 000	reichlich	reichlich
	1 : 40 000	reichlich	reichlich
Hydrargyrum oxycyanatum	1 : 3000	0	0
Carbolsäure	1%	0	0
	$2\frac{1}{2}\%$	einige Kolonien	0
	5%	einige Kolonien	0
Kalium hypermanganicum	1 : 1000	reichlich	reichlich
	1 : 2000	reichlich	reichlich
	1 : 4000	reichlich	reichlich
Borsäure	1%	reichlich	reichlich
	2%	reichlich	reichlich
	3%	reichlich	reichlich
Ammonium sulfoichthyolicum	1%	mehrere Kolonien	1 Kolonie
	2%	2—3 Kolonien	0
	4%	0	0
Zincum sulfuricum	1 : 400	reichlich	reichlich
	1 : 800	reichlich	reichlich
	1 : 1000	reichlich	reichlich
Zincum sulfocarbolicum	1 : 400	reichlich	reichlich
	1 : 800	reichlich	reichlich
	1 : 1000	reichlich	reichlich
Acidum tannicum	$\frac{1}{2}\%$	reichlich	reichlich
	1%	reichlich	reichlich
	2%	reichlich	reichlich
Resorcin	2%	ziemlich reichlich	wenig
	3%	ziemlich reichlich	2 Kolonien
	4%	wenig	0
Alumnol	1%	reichlich	reichlich
	2%	reichlich	reichlich
	3%	ziemlich reichlich	ziemlich reichlich

II. Neuere Medikamente (Lehrbuch von PERUTZ).

Name des Mittels	Konzentration	Einwirkung	Resultat auf Gonokokken	Untersucht von
Albargin	3% 4%	10 Sek. 5 Sek.	abgetötet abgetötet	BLOKUSEWSKI BLOKUSEWSKI
Acycal	bis 1 : 10 000	10 Min.	abgetötet	BRUCK
Targesin	1 : 200		keimtötend	STEINBISS
Merkurochrom	1 : 16 000	20 Min.	abgetötet	YOUNG, WHITE und SWARTZ
Ichthargan	1 : 1000	1 Min.	abgetötet	AUFRECHT
Choleval	1%	30 Min.	Staphylokokken auf Agar abgetötet	BERNHARD

Das Prinzip der wesentlich von NEISSER inaugurierten antiseptischen Behandlung ist von JADASSOHN in folgenden Worten kurz und klar zum Ausdruck gebracht worden: *„Vernichtung der Gonokokken an allen Punkten, an denen ihre Anwesenheit bewiesen oder sicher anzunehmen ist, mit möglichst geringer oder ohne alle Schädigung der Schleimhaut (evtl. sogar mit günstiger Beeinflussung der entzündlichen Veränderungen)."*

Wie weit erreichen wir mit unseren modernen Mitteln, speziell den Silbersalzen, dieses Ziel? Nun, wir erreichen stets sehr schnell — innerhalb weniger Tage — eine *Abtötung* der *oberflächlich* auf der Schleimhaut wachsenden Gonokokken und eine dauernde Unterdrückung der oberflächlichen Gonokokkenwucherung; wir erreichen dagegen nicht eine Abtötung der in Schlupfwinkeln (tiefere Schleimhautschichten, Drüsen und Taschen der Urethra) verborgenen Gonokokken.

Daß dem so ist, das beweist die bakteriologische Untersuchung der Sekrete. Wir finden bei geschickter Anwendung der Silbersalze oft schon nach 1 bis 2 Tagen, jedenfalls aber meist nach 3—4 Tagen keine Gonokokken mehr im Ausfluß, und bei richtiger Durchführung der Behandlung treten diese auch nicht wieder auf. Hören wir aber nach Verschwinden der Gonokokken zu früh (etwa vor 3 Wochen) mit der Behandlung auf, so erscheinen meist von neuem Gonokokken im Sekret, ein deutlicher Beweis dafür, daß bezüglich der Abtötung dieser verborgenen Gonokokken auch die modernen Silbersalze noch recht Unzulängliches leisten.

Aus diesem Grunde muß bei ausgebildeter Gonorrhöe die antibakterielle Behandlung auch stets *systematisch oder methodisch durchgeführt werden*, damit durch eine lange und regelmäßig wiederholte antiseptische Beeinflussung die Gonokokken doch schließlich definitiv vernichtet und die Gewebe dabei möglichst wenig lädiert werden.

Ist demnach die antibakterielle Behandlung auch noch weit davon entfernt, ideal genannt zu werden, so leistet sie gerade bei der akuten Gonorrhöe durch die Unterdrückung der oberflächlichen Gonokokkenwucherung schon ganz außerordentlich Gutes. Sie bekämpft das Fortschreiten des gonorrhoischen Prozesses und sie verhindert dadurch die Ausbreitung in der Fläche und eine weitere Infektion von Drüsen und sonstigen Schlupfwinkeln. Es kommt daher bei frühzeitiger methodischer Behandlung nur selten zur Erkrankung der Pars posterior, und Komplikationen werden mit großer Wahrscheinlichkeit vermieden.

Die antiseptischen Medikamente kann man nun in verschiedener Weise auf die Schleimhaut applizieren. Die beiden wesentlichsten *Methoden der*

Anwendung sind die der Einspritzung des Medikaments in Lösungen mittels der bekannten Tripperspritze und die Durchspülung der Harnröhre mit medikamentösen Flüssigkeiten. Auf einige andere Applikationen, die eine länger dauernde Einwirkung des Medikamentes ermöglichen sollen (Einführung des Medikamentes in Pulverform, in Form gelatinöser oder salbenartiger Konsistenz oder durch eine Art Tamponade der Urethra) werden wir später noch eingehen.

1. Behandlung der Gonorrhoea anterior.

Injektionsbehandlung. Dabei stellt die Injektionsbehandlung in Deutschland zweifellos die Universalmethode dar, während in Frankreich unter dem Einfluß von Janet die Spülungen viel mehr als bei uns angewandt werden und im Krankenhaus fast die Regelbehandlung bilden (Janet, Lehrbuch 1930). Die Vorteile der Injektionsbehandlung sind aber doch unverkennbar. Nur die

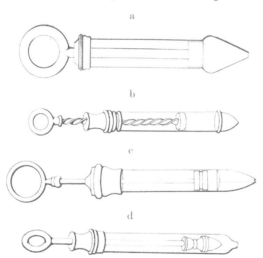

Einspritzungen mit der Tripperspritze können vom Patienten selbst leicht und bequem durchgeführt werden, sie sind auch die *mildeste* Art der Behandlung und können so gut wie ausnahmslos schon im Beginn der Erkrankung und während ihres Höhestadiums angewandt werden. Natürlich müssen die Einspritzungen vorsichtig und sachgemäß ausgeführt werden, und es muß eine gute Spritze von richtiger Größe, gutem Gang und zweckmäßigem Ansatz benutzt werden (Abb. 13).

Es ist empfehlenswert, stets eine Spritze von 12—15 ccm Inhalt zu verschreiben, da das Fassungsvermögen der Urethra nicht selten bis zu 15 ccm

Abb. 13 a—d. Injektionsspritzen.

beträgt. Ebenso selbstverständlich ist es aber, daß im einzelnen Falle nur so viel von der Lösung injiziert werden soll, wie die Harnröhre bequem zu fassen vermag. Diese soll bei der Injektion zwar vollständig entfaltet werden, aber eine gewaltsame übermäßige Füllung ist weder notwendig noch zweckmäßig. Da das Fassungsvermögen der Urethra individuell nicht unerheblich schwankt und im akuten entzündlichen Stadium einerseits durch die Schwellung der Schleimhaut, andererseits durch die Herabsetzung der Elastizität, bzw. die Schmerzhaftigkeit der Dehnung gegen die Norm verringert ist, ist selbstverständlich *stets bei Beginn der Behandlung das Fassungsvermögen festzustellen* und dem Patienten nicht nur zu zeigen *wie*, sondern auch *wieviel* er injizieren soll.

Die *Kapazität der normalen Urethra* ist in größeren Versuchsreihen von Dreysel, Löb, Goldberg und Kiss festgestellt worden. Dreysel fand bei 80 cm Druckhöhe im Durchschnitt 7,8 ccm, bei 130 cm Druckhöhe 10,65 ccm und bei Injektionen 11,80 ccm Fassungsvermögen. Nach den Untersuchungen von Löb und Goldberg schwankt die Kapazität zwischen 6—17 ccm. Kiss prüfte speziell das Fassungsvermögen der Urethra während des akuten, subakuten und chronischen Stadiums der Gonorrhöe im Vergleich zu derjenigen nach Ablauf der Erkrankung und sah dabei ziemlich erhebliche Unterschiede.

Im *akuten und subakuten Stadium* vermochte die Harnröhre im Durchschnitt nur 6—8 ccm aufzunehmen, *nach Heilung* der Erkrankung unter gleichen Bedingungen, speziell bei gleichem Druck (150 cm), im Mittel 10—12 ccm.

KISS behauptet, daß diese Unterschiede auf einer *relativen Insuffizienz* des Sphincter während des Bestehens einer Gonorrhöe infolge Entzündung des Schließmuskelapparates beruhen. Diese Annahme ist speziell von STRAUSS (aus der Poliklinik v. FELEKI) bekämpft worden. STRAUSS meint, daß bei einem nicht zu hohen Druck von einer derartigen Insuffizienz nicht die Rede sein könne und die erkrankte Urethra im Durchschnitt auch etwa 10 ccm fasse.

In neuerer Zeit hat HAXTHAUSEN die Kapazität auf meist 12 ccm angegeben, selten betrage sie weniger, und sie gehe der Körpergröße durchaus nicht parallel. GLINGAR fand 1927 das Fassungsvermögen der Urethra bei akuter Gonorrhöe anfänglich 6—7, im späteren Stadium 10—12 ccm.

Sehr empfehlenswert ist es ferner, jedesmal mindestens 2mal hintereinander, bei prolongierten Injektionen 3—4mal hintereinander injizieren zu lassen. Die erste Spritze soll dabei wesentlich zur Reinigung der Urethra und ganz oberflächlichen Desinfektion der Schleimhaut dienen, während die zweite die Hauptwirkung, besonders in die Tiefe entfalten soll. Man läßt daher zuerst nur ein geringeres Quantum, etwa eine halbe Spritze injizieren und nur kurze Zeit, etwa eine halbe Minute, zurückhalten.

LOMHOLT hat sogar sogenannte Kurzspritzen empfohlen, d. h. der Patient behält die Injektionsflüssigkeit nur eine Minute in der Harnröhre und wiederholt dann die Einspritzung in dieser Form mehrmals. LOMHOLT ist auf Grund seiner Untersuchungen zu der Überzeugung gelangt, daß sich die eingespritzte Flüssigkeit, besonders wenn es sich um Silberlösungen handelt, durch Vermischen mit eitrigem Sekret und serösem Exsudat sehr rasch zersetze und unwirksam werde. Aus diesem Grund empfiehlt er im Gegensatz zu prolongierter Injektion diese *Kurzspritzen*.

Auf die Art des Ansatzes und die Form der Spritze braucht nur ganz kurz eingegangen zu werden. Die Ansätze sollen bekanntlich entweder kegelförmig oder olivenförmig sein. Dabei ist natürlich die Form des Orificiums zu berücksichtigen, speziell bei enger Harnröhrenöffnung sind nur kegelförmige Ansätze brauchbar. Der *Gang der Spritze* soll gleichmäßig und leicht sein; das wird vor allen Dingen durch einen gleichmäßigen Guß der Glasröhre und einen guten Stempel erreicht.

Die unter dem Namen „NEISSERsche Spritze" bekannte Form (Abb. 13 a) entspricht in dieser Hinsicht allen Anforderungen; Spritzen mit schraubenartiger Stempelstange, wie sie von OCKART empfohlen werden sind (Abb. 13 b), halten wir für vollständig überflüssig und nicht einmal für zweckmäßig. Endlich sei noch kurz erwähnt, daß die Spritze keinen *toten Raum* enthalten soll. Der konische Ansatz hat daher entweder nur eine zentrale Bohrung, oder der Stempel ist der konischen Aushöhlung entsprechend gearbeitet, wie das Abb. 13 c und 13 d zeigen.

Die verschiedenen sonstigen Spritzen, die angegeben worden sind (z. B. eine von LEKISCH (1922), die Überdruck in der Harnröhre verhindern soll, und eine von HAXTHAUSEN) bieten keine größeren Vorteile und haben sich kaum eingebürgert.

Auch die einfachen Injektionen wirken selbstverständlich in geringem Maße *rein mechanisch*. Die Schleimhaut wird durch die Einspritzung vollständig entfaltet und gereinigt. Gleichzeitig wird auf sie ein Druck ausgeübt, sie wird anämisch und nach Wegfall des Druckes wird sich eine reaktive Hyperämie einstellen. So ist es nicht verwunderlich, daß durch Injektionen selbst bei Verwendung ganz indifferenter Lösungen wie Wasser, physiologischer oder hypertonischer Kochsalzlösung *bisweilen* ein gewisser Effekt, ja selbst Heilung erzielt werden kann, wie dies z. B. von Kiss, Schleich, Jooss und Juwadscheff und in den letzten Jahren wieder von Vertun (1925) hervorgehoben worden ist. Kiss spricht dabei von „mechanischer Antisepsis". Immerhin bleibt diese *mechanische* Wirkung der Injektionen hinter der *antiseptischen* bei Verwendung von Silbersalzen weit zurück, und letztere stellt gerade bei der Behandlung mit Einspritzungen das Ausschlaggebende dar.

Über die *Häufigkeit* der täglich vorzunehmenden Injektionen ist viel debattiert worden. Während Neisser im Interesse einer bequemen Durchführung und allgemeinen Verbreitung der Injektionsbehandlung bestrebt war, die Zahl der täglich vorzunehmenden Injektionen möglichst einzuschränken und auch mit Rücksicht hierauf *prolongierte* Injektionen empfahl, sind v. Zeissl und besonders Unna für häufig wiederholte, dafür aber kürzer dauernde Einspritzungen eingetreten. Unna läßt zweistündlich injizieren und den Patienten sogar in der Nacht mindestens einmal zur Vornahme der Einspritzung wecken. Auf die Behandlung mit *Kurzspritzen nach* Lomholt wurde schon hingewiesen.

Gleich Buschke sind auch wir der Ansicht, daß nächtliche Injektionen im allgemeinen nicht zweckmäßig sind, da der Schaden durch die Unterbrechung der Nachtruhe und den dann meist unruhigen Schlaf größer als der Nutzen einer solchen Injektion sein dürfte. Wacht der Kranke von selbst auf und muß urinieren, dann lassen wir allerdings auch nachts eine kurze Einspritzung (1 Minute) machen.

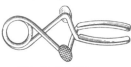

Abb. 14. Penisklemme. (Nach Strauss.)

Im übrigen bevorzugen wir, wo es angängig ist, häufigere Injektionen von mittlerer Dauer (4—5—6 Einspritzungen zu 4—5—10 Minuten) und lassen nur in jenen Fällen, wo der Patient aus äußeren Gründen nur 2—3 Injektionen täglich vornehmen kann, ein- oder zweimal prolongiert spritzen. Buschke befolgt das gleiche Prinzip. In letzter Zeit haben wir auch vielfach die Kurzspritzen nach Lomholt angewandt und uns von der sehr guten Wirkung derselben überzeugen können.

Auf die prolongierten Injektionen, die von Neisser hauptsächlich für die Behandlung mit Protargol empfohlen worden sind, um ein stärkeres Eindringen des Medikamentes zu erreichen und mit nur 2—3 Injektionen täglich auszukommen, werden wir bei Besprechung der Protargolbehandlung noch zurückkommen. Hier sei nur darauf hingewiesen, daß es dem Kranken oft schwer fällt, die Harnröhrenmündung 30 Minuten lang (3 mal 10 Minuten hintereinander) zusammenzudrücken. Gerade für prolongierte Injektionen sind daher vielfach Verschlußklemmen (Abb. 14), Verschlußklappen (Leopold 1911) und Kollodiumverschlüsse empfohlen worden. Noch jüngst (1929) ist von Badrian eine nichtrostende Penisklemme angegeben worden.

Spülmethoden. Bei allen Spülungen beruht das Wesentliche in bezug auf ihre therapeutische Wirkung darin, daß zu der medikamentösen Wirkung eine *mechanische* hinzukommt; letztere scheint sogar bisweilen wichtiger als erstere zu sein. Infolgedessen treten bei Verwendung von Spülungen die Differenzen in der Wirkung der verschiedenen Medikamente auch lange nicht so deutlich hervor wie bei Injektionen.

Als einfachste Art der Spülung, welche der Wirkung gewöhnlicher Injektionen ganz außerordentlich nahesteht, sei gleich hier das *oft hintereinander ausgeführte Injizieren* mit der Tripperspritze erwähnt. Der Patient spritzt ein, läßt die Flüssigkeit sofort wieder heraus und wiederholt dieses mehrere Male hintereinander.

Gerade diese Form der Spülungen ist von Kutner etwas modifiziert und als „*Druckspülung*" empfohlen worden. Dabei wird die Flüssigkeit mehr stoß- oder ruckweise injiziert, wodurch sich der Schließmuskel stark kontrahiert und eine energische mechanische Wirkung erzielt wird. Derartige Druckspülungen kann man sowohl in der angedeuteten Art mit der Tripperspritze oder nach KUTNER am besten in folgender Weise vornehmen:

Man führt einen kurzen Urethral-Nélaton-Katheter etwa 4 cm in die Harnröhre ein und nimmt dann die Harnröhrenspülung mittels einer Handdruckspritze, welche etwa 100—150 g Inhalt hat, in folgenden drei Phasen vor:

1. Leichtes Komprimieren der Urethra um den Nélaton;
2. kurze und schnelle (gleichsam „ruckartige") Injektionen einer kleinen Menge unter energischem Druck (Zurückprallen der Flüssigkeit vom Sphincter);
3. Aufhören des Injektionsdruckes und infolge des Öffnens des Verschlusses der Urethra „Abfluß der Flüssigkeit".

Irrigationen ohne Katheter, wie sie besonders von JANET in die Therapie eingeführt worden sind, werden mittels des Irrigators oder der großen Handspritze unter Anwendung olivenförmiger Spülansätze vorgenommen (Abb. 16).

Will man nur die Pars anterior unter Benutzung des Irrigators und eines olivenförmigen Glasansatzes ausspülen, so setzt man letzteren zunächst auf das Orificium urethrae auf und öffnet nun den Hahn des Irrigators, so daß die Flüssigkeit in die Pars anterior urethrae einströmt. Sobald die Harnröhre prall gefüllt ist, komprimiert man den Schlauch oberhalb der Glasröhre mit den Fingern und entfernt gleichzeitig den Ansatz ein wenig vom Orificium, so daß die Spülflüssigkeit wieder aus der Harnröhre heraus in ein untergehaltenes Gefäß abläuft. Nun setzt man die Glasolive wieder an, läßt von neuem Flüssigkeit in die Harnröhre einfließen, komprimiert dann wieder und läßt abfließen usw. Man wiederholt das viele Male rasch hintereinander, bis auf diese Weise etwa ¼—1 Liter Flüssigkeit durch die Pars anterior hindurchgespült worden ist.

Dabei darf man die Druckhöhe nicht zu hoch nehmen — JANET empfiehlt höchstens 60 cm —, damit der Schließmuskel dem Drucke nicht nachgibt. In ganz entsprechender Weise kann eine derartige Spülung natürlich auch mit der Handspritze, die mit einem olivenförmigen Ansatz armiert wird, ausgeführt werden. Dabei ist es in nicht mehr ganz

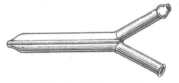

Abb. 15. Rücklaufspüler.

akuten Fällen zweckmäßig, nach Art der KUTNERschen Druckspülungen die Flüssigkeit etwas stoßweise in die Harnröhre zu injizieren, damit sich der Schließmuskel reflektorisch kräftig kontrahiert und die Spülflüssigkeit nicht in die Pars posterior eindringt.

Um das lästige An- und Absetzen der Olive zu vermeiden, sind von MAJOCCHI, MIBELLI, NOBL, SPITZER, BERGER u. a. besondere *Spülansätze* angegeben worden. Dieselben beruhen schließlich alle auf dem Prinzip, daß das Ansatzrohr durch eine mittlere Scheidewand in zwei Röhren in der Weise geteilt ist, daß die Spülflüssigkeit durch den oberen Teil in die Harnröhre einströmt und durch den unteren wieder abfließt (Abb. 15).

Benutzt man derartige Ansätze ohne weitere Vorkehrungen, so bewegt sich die Flüssigkeit fast gar nicht in der Harnröhre, von einem wirklichen Fließen und Spülen kann zweifellos keine Rede sein, sondern die Flüssigkeit nimmt natürlich den nächsten Weg und fließt hinter dem Ansatz von der Zuflußöffnung direkt nach der Ausflußöffnung.

Zwar meint SPITZER, daß die Flüssigkeit bei einer derartigen Spülung in genügender Weise durch die Harnröhre ströme und behauptet, daß man das Strömen der Flüssigkeit am Bulbus fühlen könne. Diese Ansicht von SPITZER ist jedoch nicht zutreffend.

Man kann auf sehr einfache Weise zeigen, daß bei Verwendung eines derartigen Ansatzes die *Flüssigkeit vollständig in der Harnröhre stagniert.* Man braucht nur eine dünne Methylenblaulösung vorher in die Urethra einzuspritzen und dann — während die Urethra gefüllt bleibt — den Ansatz auf das Orificium aufzusetzen und die Spülflüssigkeit nun laufen zu lassen. Das Spülwasser fließt dann vollständig ungefärbt ab und die Farblösung bleibt ruhig in der Harnröhre zurück.

Eine leidliche Spülung kommt erst zustande, wenn man die Zuflußröhre in kurzen Pausen einen Augenblick komprimiert, so daß sich die Urethra einigermaßen entleert, und die Flüssigkeit dann von neuem kräftig in die Harnröhre einströmt.

Am wirksamsten wird die Irrigation aber sowohl bei Benutzung solcher Ansätze wie bei Spülung mit einer einfachen Glasolive, wenn man nach JANETs Vorschlag nach Unterbrechung des Zuflusses einen leichten Druck auf das Perineum von unten nach oben ausübt und hierdurch auch die Flüssigkeit aus dem Bulbus vollständig entleert.

Andere Spülmethoden der Harnröhre ohne Katheter sind von SASSARI, STRAUSS (1930) und BRUCK (1930) angegeben worden, haben aber offenbar keine weitere Verbreitung gefunden. SASSARI verwendet zur Irrigation einen kleinen Gummiballon mit olivenförmigem Ansatze. Der Ballon wird mit der medikamentösen Flüssigkeit gefüllt, dann die Spritze an das Orificium angesetzt und durch einen Druck auf den Ballon genügend Flüssigkeit injiziert. Bei Nachlaß des Druckes strömt die Flüssigkeit dann in den Ballon wieder zurück und durch mehrmalige Wiederholung kann auf diese Weise eine ganz zweckmäßige Spülung der Urethra bewirkt werden. Der Apparat ähnelt also der für einfache Injektionen in die Urethra bestimmten Spritze von Balmanno Squire.

Janetsche Spülung. Spülungen der Harnröhre und Blase nach Art der „Janetschen Irrigationen" sind zwar bereits früher von Dolbeau, Lavaux und Bertholle angewandt worden, aber erst infolge Janets wiederholter Empfehlung ist diese Methode für die Behandlung der Gonorrhöe außerordentlich populär geworden und wird auch bei alleiniger Erkrankung der Pars anterior jetzt vielfach benützt.

Janet hat zur Behandlung der Gonorrhöe mit diesen Spülungen speziell das übermangansaure Kali empfohlen, und gerade dadurch hat die Methode solche Verbreitung gefunden, weil bei Verwendung von Kal. permang. diese Spülungen von der Urethra nicht nur sehr gut vertragen werden, sondern in der Tat auch therapeutisch recht wirksam sind.

Dazu kommt, daß die Lösung außerordentlich billig ist und jederzeit rasch hergestellt werden kann. Ursprünglich wurde die Methode von Janet speziell zur Abortivbehandlung der Gonorrhöe empfohlen. Später hat sie Janet aber auch für die Behandlung der akuten, subakuten und chronischen Gonorrhöe ausgearbeitet, und gerade hierfür hat die Methode großen Anklang gefunden.

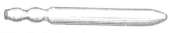

Abb. 16. Spülansatz. (Nach Janet.)

Während Janet früher in jedem Falle auch bei alleiniger Erkrankung der Pars anterior die gesamte Harnröhre und Blase durchspülte, beschränkt er heute die Spülung auf die Pars anterior, wenn diese allein erkrankt ist.

Diese Spülung der vorderen Harnröhre führt Janet mit einem Irrigator und olivenförmigen Glasansatz (Abb. 16) in der soeben geschilderten Weise aus.

Den Irrigator hängt er dabei so hoch, daß sich sein unterer Rand 60 cm über dem Tische befindet. Er wiederholt die Füllung der Harnröhre stets 3—4mal hintereinander, ohne die Kanüle ganz vom Orificium zu entfernen, sondern lüftet sie immer nur leicht, so daß die Spülflüssigkeit gewöhnlich nur teilweise ausfließt.

Erst wenn dieses 3—4mal wiederholt ist, entfernt er die Kanüle ganz und entleert durch leichten Druck auf das Perineum die Urethra vollständig. In dieser Weise spült Janet einen ganzen Liter durch die Urethra.

Ist dagegen auch die Pars posterior erkrankt, oder besteht auch nur ein Verdacht der Erkrankung des hinteren Urethralabschnittes, so spült Janet die ganze Harnröhre und Blase, und speziell diese Art der Spülung wird in praxi fast allgemein als „Janetsche Spülung" bezeichnet. Sie wird von sehr vielen Ärzten auch bei reiner Gonorrhoea anterior angewandt, und wir selbst bedienen uns bei Gonorrhöe der Pars anterior, sofern wir Irrigationen für angebracht halten, ebenfalls fast stets dieser Art der Spülung, da wir ihre Wirkung für energischer als eine alleinige Irrigation der Pars anterior halten.

Die Spülung der ganzen Harnröhre samt Blase wird nach Janet folgendermaßen vorgenommen: Das Irrigatorgefäß befindet sich 1—1,20 m über dem Tische. Ehe man die Glasolive auf das Orificium ansetzt, komprimiert man dicht über dem Glasansatz den Gummischlauch und öffnet nun den Hahn des Irrigators. Nachdem die Glasolive fest auf das Orificium aufgesetzt ist, öffnet man allmählich die den Schlauch komprimierenden Finger und läßt die Flüssigkeit zunächst ganz langsam unter Vermeidung eines stärkeren Druckes in die Urethra einfließen. Nun lenkt man die Aufmerksamkeit des Patienten ab, spricht mit ihm oder läßt ihn bei offenem Munde ruhig atmen, so daß die Bauchmuskulatur möglichst vollständig erschlafft, und läßt nun den vollen Druck der Flüssigkeit einwirken.

Strömt die Flüssigkeit noch nicht in die Blase ein, so fordert man den Patienten auf, er möge schlucken oder versuchen zu urinieren.

Bisweilen versteht der Patient im Anfang den Sphincter und die Bauchmuskulatur nicht in der richtigen Weise zu entspannen, und die Spülung gelingt dann nicht sofort. Bei einiger Geduld und bei Wiederholung kommt man aber schließlich bei jedem Patienten zum Ziel. Ein Cocainisieren der Harnröhre, wie es JANET vornimmt (Injektion 5 ccm einer $^1/_4\%$igen Cocainlösung) halte ich für durchaus entbehrlich.

Die Menge der durchzuspülenden Flüssigkeit macht JANET von der *Kapazität der Blase* abhängig, d. h. er spült so lange, bis der Patient das Gefühl der vollen Blase hat. Dann läßt er sofort urinieren. Auch wir legen hierauf Wert, damit die Spülflüssigkeit unzersetzt nochmals durch die Harnröhre hindurchströmt. JANET benutzt zu seinen Irrigationen meist den Irrigator und nimmt in der Regel jedesmal nur *eine* Spülung vor. Gleich anderen Autoren benutzen wir zu den Spülungen in der Regel die JANETsche Handspritze zu 100—150 ccm mit Metallstempel und olivenförmigen Gummiansatz. Diese hat vor dem Irrigator den

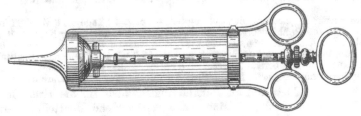

Abb. 17. Große Spülspritze nach JANET.

Vorteil, daß man den Druck je nach der Intensität des Einströmens noch besser als mit dem Irrigator regulieren kann (Abb. 17).

LOHNSTEIN hat einen kleinen Apparat angegeben, durch welchen der Irrigatoransatz am Orificium befestigt werden kann, LEKISCH (1922) einen Ansatz, durch den Überdruck vermindert werden soll, STRAUSS (1930) ein trichterartiges Schutzschild gegen Verspritzen der Spüllösung und BRUCK (1930) empfiehlt zur Selbstirrigation eine besondere Spritze mit Gummiballon.

Bezüglich der Häufigkeit der Spülungen und der Stärke der angewandten Lösungen hat JANET seinen Standpunkt in den letzten 30 Jahren nicht mehr geändert (Lehrbuch 1930). Im Jahre 1904 beschrieb er die Durchführung seiner Spülbehandlung folgendermaßen:

„Während der ersten 3—4 Tage einer akuten Gonorrhöe der vorderen Harnröhre werden die Spülungen zweimal täglich vorgenommen. Allmählich lasse ich dann größere Pausen eintreten, so daß die Spülungen nur alle 18, 24, 36 oder alle 48 Stunden einmal stattfinden. Von 18 auf 24 Stunden gehe ich dann über, wenn die diffuse Trübung des ersten Urins verschwindet, von 36 auf 48 Stunden, wenn der Ausfluß nicht mehr eitrig ist.

Tritt während der Behandlung eine Infektion der Pars posterior ein, was selten geschieht, wenn man die Spülungen bereits in Pausen von 24 Stunden und *darüber* vornehmen konnte, so muß man sofort mit Spülungen des gesamten Harnröhre beginnen, und zwar müssen diese täglich zweimal vorgenommen werden, genau wie am Anfang, als man nur die Pars anterior allein behandelte. Nach einigen Tagen wird dann gewöhnlich der Urin wieder klarer; von diesem Zeitpunkt ab kann man dann die hinteren Spülungen sistieren und sich wieder mit denen der Pars anterior allein begnügen. Ist eine akute Gonorrhöe der vorderen Harnröhre in ihrem ersten Beginn, fehlen aber größere Entzündungserscheinungen, so verwende ich zu den Spülungen $^1/_2$ Liter einer $2^0/_{00}$igen Lösung von Kali hypermanganicum, lasse derselben aber unmittelbar eine Spülung mit $^1/_2$ Liter Borsäurelösung folgen. Bei dieser Dosis bleibe ich während der ganzen Behandlungsdauer stehen, vorausgesetzt, daß sich nicht Zeichen von Intoleranz einstellen. Glaube ich gegen das Ende der Behandlung hin die Heilung gesichert, so mache ich Pausen von 36—48 Stunden, gehe aber zugleich mit der Konzentration auf 0,35—0,25 pro Mille herab, und zwar ohne darauf eine Borspülung folgen zu lassen. Stellt sich während der Behandlung eine Infektion der Pars posterior ein, oder bestand dieselbe schon zuvor, so verwende ich nur schwache Konzentrationen in der Stärke von 0,1—0,25 pro Mille, wenn die Flüssigkeit schwer in die Blase dringt. Geschieht letzteres leicht, so nehme ich Dosen von 0,5—1 pro Mille. Hier muß dann aber stets eine Borspülung folgen.

Bekomme ich einen Patienten mit bedeutenden, akut entzündlichen Erscheinungen in Behandlung, so verwende ich nur sehr schwache Lösungen von 0,1—0,25 pro Mille, und zwar spüle ich dann ausschließlich nur die Pars anterior, selbst in den Fällen, wo die Pars posterior miterkrankt ist. Zu Waschungen der gesamten Harnröhre gehe ich erst dann über, wenn die akut entzündlichen Schwellungszustände der Pars anterior geschwunden sind und dieselbe weniger empfindlich geworden ist. Nach Ablauf von 8 Tagen kann man zumeist die gewöhnlichen Konzentrationsgrade anwenden.

Ist das akute Stadium vorüber, so genügt es, wenn täglich einmal eine Waschung mit mittleren Dosen von 0,35—0,75 pro Mille vorgenommen wird. Diese Art der Behandlung führt am leichtesten und schnellsten zum Ziele.

Zur Herstellung der einzelnen Lösungen bediene ich mich einer Stammlösung in der Konzentration von 1 : 100. Diese hat den Vorteil, daß sich die Zentigramme nach den Kubikzentimetern mit einem Meßzylinder abmessen lassen; jeder Kubikzentimeter enthält ein Zentigramm der Stammlösung. Die Temperatur der Spülflüssigkeit soll bei allen Waschungen der vorderen Harnröhre oder der gesamten Harnröhre und Blase 38—40° C betragen.

Die Dauer einer so geleiteten Behandlung beträgt etwa 12 Tage bis 3 Wochen in Fällen, bei welchen man die Spülungen schon im ersten Anfangsstadium der Krankheit beginnt, 1 Monat bis 6 Wochen in solchen, wo der Patient in einem ausgesprochenen akut entzündlichen Stadium in die Behandlung eintritt, und 9—15 Tage bei denjenigen Erkrankungen, welche das akute Stadium bereits überschritten haben. Fälle, wo es sich um extra-urethrale Erkrankungsherde handelt, erfordern natürlich eine viel längere Behandlungsdauer"[1].

Als Abortivverfahren und als Behandlungsmethode für die *akute* Gonorrhöe hat das Janetsche Verfahren eine recht verschiedene Beurteilung erfahren. Eine ziemlich große Anzahl Autoren wie Feleki, Pedersen, Taylor, Szorotschinski verwirft die Janetschen Spülungen während des Höhestadiums der Krankheit, da sie ziemlich häufig einen zu starken Reiz ausüben, und in der Tat muß man im akuten Stadium mit den Spülungen außerordentlich vorsichtig sein. Auch wir wenden das Verfahren *während des Höhestadiums fast nie* sofort an, sondern behandeln *stets erst einige Tage mit Injektionen* von Silbersalzen, ehe wir mit Janetschen Spülungen beginnen. Als Regelbehandlung kann sie keinesfalls angesehen werden. Für ambulante Patienten ist sie umständlich und teuer und leistet für die meisten frischen Gonorrhöefälle unserer Erfahrung nach kaum mehr, als die Injektionsbehandlung mit der Tripperspritze. Die eigentliche Domäne für die Spülbehandlung bilden hartnäckige, verschleppte und mehr chronische Gonorrhöefälle, in denen die Erkrankung der Littreschen Drüsen ausgesprochener zu sein pflegt. Hier ist die Behandlung mit Spülungen und besonders mit Spüldehnungen (s. später) so wichtig, weil die Gonokokken in der Tiefe der Drüsengänge von einfach eingespritzten Medikamenten schwer erreicht werden, während das bei Spülungen, bei denen das Sekret aus den Drüsengängen größtenteils herausgespült wird, in viel stärkerem Maße der Fall ist. Auch sind so häufige Spülungen, wie sie Janet fordert, in der Praxis schwer durchzuführen. Wir beschränken uns daher gleich den meisten Fachärzten gewöhnlich darauf, diese Spülungen neben regelmäßigen Injektionen (4—5mal täglich) täglich einmal, mit zunehmender Besserung nur noch jeden zweiten und schließlich jeden dritten Tag vorzunehmen.

Die *Spülungen mit Katheter* werden am einfachsten in der Art vorgenommen, daß ein gewöhnlicher Nélaton- oder elastischer Katheter (etwa Nr. 14—17) bis in den Bulbus eingeführt und nun mittels des Irrigators oder besser einer

[1] Zbl. Krkh. Harn- u. Sexualorg. **15**, H. 5 (1904).

Handspritze von 150 ccm Inhalt die Urethra mit etwa $^1/_2$—1 Liter der medikamentösen Flüssigkeit rückläufig durchspült wird. Diese Spülungen sind besonders von DIDAY empfohlen worden.

Der Druck wird dabei zweckmäßigerweise etwas hoch gewählt; bei Verwendung des Irrigators nehme ich reichlich 2 m Druckhöhe, damit die mechanische Wirkung eine genügende ist.

An Stelle der gewöhnlichen Katheter sind für solche Spülungen auch siebartig durchlochte empfohlen worden. Diese bieten aber keinerlei Vorteile, im Gegenteil ist meiner Ansicht nach die mechanische Wirkung eine viel geringere. Sie werden auch von anderen Autoren nur noch wenig benutzt. Erwähnt sei auch der Spülkatheter von LANGLEBERT und GUYON; er endet in einer Olive, aus welcher die eingespritzte Flüssigkeit aus kleinen Löchern seitlich bzw. rückläufig herausspritzt, wodurch eine recht intensive und dabei einigermaßen lokalisierte Behandlung der Pars anterior ermöglicht werden soll. Der Apparat von BURKHARDT ist dem Injektionskatheter von LANGLEBERT in der Wirkung sehr ähnlich. Ferner hat LANZ einen doppelläufigen Spülkatheter empfohlen, welcher aus zwei konzentrischen Röhren besteht, von denen die innere als Zuflußrohr, die äußere zum Abfluß dient. Letztere trägt nach allen vier Seiten breite Schlitze, durch welche die Schleimhaut in das Innere des Abflußrohres hineinragt und auf diese Weise von der ablaufenden Flüssigkeit bespült wird. Weitere Spülkatheter wurden noch von ZÜLZER und LOHNSTEIN, SCHÜTZE, RÖHRICH u. a. angegeben.

Was nun die **Durchführung der Behandlung und die Wahl des Medikamentes** betrifft, so genügt es, Folgendes zu sagen.

Vor allen Dingen ist die Intensität der Behandlung, wie schon früher erwähnt wurde, stets den klinischen Erscheinungen und dem mikroskopischen Befunde der Morgenpräparate anzupassen. Dabei gilt im allgemeinen der Grundsatz, daß die *Intensität der Behandlung der Stärke der Entzündungserscheinungen ungefähr umgekehrt proportional sein soll*. Man beginnt die Behandlung daher am besten mit schwachen Konzentrationen der besprochenen Medikamente und steigt dann ganz allmählich, gewissermaßen unmerklich, in der Intensität der Behandlung, indem man in den ersten Tagen zunächst die Dauer und dann auch die Zahl der Injektionen erhöht und später in den Konzentrationen des angewandten Medikamentes steigt. Bei sehr starken Entzündungserscheinungen verwendet man im Anfang milde und erst später intensiver wirkende Medikamente. Das gleiche gilt von den Methoden der Behandlung.

Bei *starken Entzündungserscheinungen* und starker eitriger Sekretion lassen wir also die ersten zwei Tage neben innerer Behandlung mit Balsamicis nur 3mal täglich, vom 3. Tage ab 4mal täglich Injektionen etwa mit Ichthargan 0,1 : 200, bei starker Empfindlichkeit des Patienten 0,1 : 250, vornehmen und dabei nur 5—6 ccm einspritzen. Nach Möglichkeit (Schmerzhaftigkeit ist maßgebend) lassen wir jedesmal gleich zweimal hintereinander injizieren, dafür aber die Lösung im Anfang nur etwa 1 Minute lang einwirken. In den nächsten Tagen steigen wir dann auf vier- und bald auf fünfmalige tägliche Behandlung und lassen das Medikament allmählich immer länger einwirken. Wir kommen dabei schon am dritten Tage bei jeder einzelnen Behandlung auf eine Einwirkungsdauer von 4—5 Minuten und in den nächsten Tagen auf 6—10 Minuten, morgens und abends sogar auf 12—15 Minuten. Das geschieht aber immer in der Weise, daß diese Einwirkungsdauer auf zwei, oder sogar auf drei unmittelbar hintereinanderfolgende Injektionen verteilt wird. Wir nähern uns also etwas der Methode von LOMHOLT, nur glauben wir vorläufig doch noch, daß der therapeutische Effekt bei einer Einwirkung der Einspritzung von 4—5 Minuten größer als bei einer solchen von nur 1 Minute ist. Auch mit der Menge der eingespritzten Flüssigkeit steigt man möglichst bald. Meist können schon nach 3—4tägiger Behandlung etwa 10, später sogar 12 ccm ohne Beschwerden eingespritzt werden. Doch soll man gerade da nicht forcieren, sondern sich ganz von dem Gefühl des Kranken leiten lassen. Nach Rückgang der anfänglichen, starken Entzündungserscheinungen kann man dann auch zu stärker wirkenden Medikamenten wie Protargol und Albargin übergehen. Man wird das stets tun, wenn die Gonokokken unter der Behandlung mit Ichthargan oder Targesin nicht völlig verschwunden sind. Bei Tripperfällen mit weniger starken Entzündungserscheinungen pflegen wir die Behandlung gleich mit $^1/_3$ oder $^1/_4$%iger Protargol- oder Albarginlösung zu beginnen und steigern die Intensität der Behandlung dann von Tag zu Tag sowohl hinsichtlich der Zahl der Injektionen wie der Konzentration des angewandten Medikamentes. Letztere erhöht man am besten — fast unmerklich — in der Weise, daß man noch vor Verbrauch der ersten Lösung eine fast doppelt so starke zweite Lösung verschreibt und von dieser Tag für Tag etwa soviel in die erste Flasche hinzugießen läßt, als im Laufe eines Tages verspritzt wird. Beim Protargol steigen wir dabei gern in der zweiten Woche schon auf eine 1%ige und in der dritten und vierten allmählich auf eine 2—2$^1/_2$%ige Lösung. Im übrigen richten wir uns bei Erhöhung der Konzentration der Lösungen wesentlich nach der Stärke der Sekretion. Die Behandlung soll immer so intensiv sein, daß etwas Sekretion erhalten bleibt und wenigstens morgens ein Tropfen Eiter (Silbereiter) aus der Urethra leicht ausgedrückt werden kann.

Gleichzeitig lasse ich innerhalb der *zweiten* Woche die Dauer der Einspritzung auf 6—8—10 Minuten verlängern.

Innerhalb der *vierten* Woche gehen wir meist allmählich zu Argentum nitricum über und erhöhen dessen Konzentration von 0,1 : 400 langsam auf 0,1 : 300.

Ende der vierten oder in der *fünften* Woche wird die Zahl der Injektionen allmählich wieder auf 2—3 erniedrigt, so daß im allgemeinen nach 4—5 Wochen die Behandlung abgeschlossen ist.

Verschwinden ausnahmsweise die Gonokokken unter der angeführten Behandlung, selbst bei schneller Steigerung der Konzentration, nicht innerhalb der ersten 7—8 Tage aus den Morgenpräparaten und nützt auch eine drei- bis viermalige Injektion zu 1—2 Minuten bei jeder einzelnen Behandlung nichts (Kurzspritzen nach Lomholt), so gehen wir meist sofort zu Injektionen von Argentum nitricum 0,1 : 500 bis 0,1 : 400 über und haben dabei nur selten einen Mißerfolg erlebt. Natürlich ist gerade in solchen hartnäckigeren Fällen genau darauf zu achten, daß der gonokokkenhaltige Eiter tatsächlich aus der Urethra selbst und nicht etwa aus einem paraurethralen Gang an den Labien der Urethra stammt. Schwinden die Gonokokken auch unter der eingeschlagenen Argentumtherapie nicht aus den Morgenpräparaten, so pflegen wir höchstens noch Albargin oder *ein* ähnliches Silberpräparat (Choleval, Targesin) zu versuchen und gehen dann, wenn irgendmöglich, zur Spülbehandlung über. Neben den Spülungen werden die Injektionen aber fortgesetzt und nur ihre Zahl an den Spültagen etwas beschränkt. Auch Fieberbehandlung mit Pyrifer kann im Krankenhaus in solchen Fällen bei sonst gesunden Personen hinzugenommen werden, und bei etwas älteren Tripperfällen mit negativer oder nur schwach positiver Komplementbindungsreaktion kann man in solchen Fällen versuchen, die Bildung von Antikörpern durch subcutane oder intravenöse Arthigoninjektionen anzuregen.

Als Spülbehandlung bevorzugen wir im allgemeinen die Janetsche *Spülung*, und zwar spülen wir die *ganze* Urethra samt Blase mit etwa 300—600 ccm. Im Beginn der Spülungen verwenden wir nur 300 ccm und füllen die Blase nur einmal, während wir später ähnlich wie Janet mit 500—700 ccm in der Weise spülen, daß wir zunächst etwa 300 ccm in die Blase einlaufen lassen, dann ausurinieren lassen und dies darauf nochmals wiederholen. Gewöhnlich benutzen wir zu den Spülungen die Janetsche Spritze (Abb. 17).

Gleich JANET und den meisten Autoren, die sich mit der Spülmethode näher befaßt haben, benutzen wir vorzugsweise Kal. permang. in einer Konzentration von 1 : 4000 bis 1 : 6000. Je leichter sich die Spülung ausführen läßt, um so schneller wird in der Intensität der Spülungen, d. h. sowohl in der Konzentration der Lösung wie in der Menge der Spülflüssigkeit, gestiegen.

Verschwinden unter den Spülungen mit Kal. permang. die Gonokokken — wie gewöhnlich — prompt, d. h. nach 1—2 Spülungen, so pflegen wir bei Kal. permang. zu bleiben, da es von der Blase und Urethra außerordentlich gut vertragen wird. Nur steigen wir in der Konzentration der Lösungen auf 1 : 3000 bis 1 : 2000. Haben die Spülungen mit Kal. permang. keinen genügenden Erfolg, so kann man einen Versuch mit Spülungen mit Arg. nitr. 1 : 5000 bis 1 : 4000 machen oder man benutzt eine Mischung von Kal. permang. + Arg. nitr. (Arg. nitr. etwa 1 : 6000 und Kal. permang. 1 : 4000). Im Anfang, solange noch Gonokokken nachweisbar sind, spült man möglichst jeden Tag, und erst, wenn Gonokokken in den Morgenpräparaten dauernd fehlen, werden die Spülungen nur noch jeden 2.—3. Tag vorgenommen.

Neben den Spülungen wird, wie bereits bemerkt, die Injektionsbehandlung unverändert fortgeführt, und dabei Protargol, Albargin oder Argentum nitricum verwendet.

Bei *jeder Injektionsbehandlung* müssen die Einspritzungen natürlich möglichst gleichmäßig auf den Tag verteilt werden, doch ist den äußeren Verhältnissen des Kranken dabei genügend Rechnung zu tragen.

Die *erste* Einspritzung wird jedenfalls frühmorgens gleich nach dem Aufstehen, die *letzte* abends vor dem Schlafengehen vorgenommen. Die übrigen Injektionen verteilt man möglichst gleichmäßig auf den Tag, richtet sich dabei aber nach der Beschäftigung des Kranken. Gewöhnlich wird sich am leichtesten vor Tisch und vor Beginn der Nachmittagsarbeit sowie nach deren Schluß eine Injektion durchführen lassen.

Folgt auf eine Einspritzung eine längere Pause — wie gewöhnlich auf die erste Injektion am Morgen — so gibt man dieser eine etwas längere Dauer, um auf diese Weise eine etwas nachhaltigere Wirkung zu erzielen. Ist die Pause zwischen zwei Einspritzungen relativ kurz (gewöhnlich mittags), so wird jede Injektion etwas kürzer bemessen.

(Über die Nachtinjektionen UNNAs s. o.)

Auf die Anwendung prolongierter Injektionen nach NEISSER gehen wir erst bei der Besprechung des Protargols ein.

Schon NEISSER und JADASSOHN waren sich darüber klar, daß es auch mit den Silberlösungen nur gelingt, die auf der Harnröhrenschleimhaut und in den oberen Zellschichten des Epithels wuchernden Gonokokken durch Injektionen abzutöten, während die in der Submucosa und der Tiefe der Ausführungsgänge der LITTREschen Drüsen u. dgl. sitzenden Gonokokken von den eingespritzten Medikamenten nicht genügend erreicht werden und daher leben bleiben.

Man war von jeher bestrebt, die „Tiefenwirkung" der Medikamente zu erhöhen. Ein Weg dazu war schon die Spülbehandlung, durch die auf Grund ihrer mechanischen Wirkung (Wegschwemmen von Sekret und lockeren Zellkonglomeraten von der Schleimhautoberfläche und besonders aus allen Krypten und Drüsenmündungen) ein tieferes Eindringen der Medikamente zweifellos ermöglicht wird.

Weiter suchte man nach Medikamenten, die auf Grund ihres chemischen Baues befähigt waren, tiefer in das Gewebe einzudringen. Diesem Bestreben, besonders NEISSERs und seiner Schule, verdanken wir ja die kolloidalen Silbereiweißpräparate, auf die wir gleich noch näher zu sprechen kommen werden. Ein dritter Weg war der, möglichst reizlose derartige Silbereiweißpräparate zu

finden, die eine recht lange Einwirkung auf die Schleimhaut und damit wahrscheinlich ein stärkeres Eindringen auch in die lebende Schleimhaut ermög-
lichten. Ein solches Präparat glaubte Neisser in dem Protargol gefunden zu
haben und er schlug vor, dieses in Form prolongierter Injektionen anzuwenden,
um eine größere Tiefenwirkung zu erzielen. Diese prolongierten Injektionen
ließ Neisser in der Weise ausführen, daß der Patient mehrmals hintereinander
5—10 Minuten lang einspritzt, bis eine 30 Minuten während Einwirkungsdauer
erzielt ist. Je reichlicher die Sekretion ist, desto häufiger läßt man die Injektion wechseln.

Neisser empfahl in seiner ersten Publikation, täglich 3 Injektionen mit Protargol
vornehmen zu lassen, und zwar außer einer prolongierten zu 30 Minuten noch zwei kurze
Einspritzungen zu je 5 Minuten, und wenn die Gonokokken nach einigen Tagen verschwunden sind, sich auf eine einmalige prolongierte Injektion zu beschränken, evtl. die beiden
anderen Injektionen mit adstringierenden Flüssigkeiten ausführen zu lassen. *Den
wesentlichsten Fortschritt erblickte* Neisser *bei dieser Behandlungsmethode einmal in der zu
erwartenden, größeren Tiefenwirkung bei der prolongierten Injektion und ferner in der großen
Bequemlichkeit dieser Behandlung für den Patienten,* indem dieser anfangs nur dreimal,
später evtl. nur einmal täglich zu injizieren braucht. Seine klinischen Erfahrungen faßte
Neisser dahin zusammen, daß er niemals so gleichbleibend gute und sichere, auch schnell
eintretende Erfolge gesehen habe, wie seit der Benutzung des Protargols. In gleicher Weise
sprach sich Neisser später auf dem 6. Dermatologenkongreß über das Protargol aus.

Die *Ausführung* der prolongierten Injektionen geschieht am besten in der
Weise, daß man die Einspritzung direkt hintereinander 3—4mal wiederholt
und jede einzelne Injektion 6—8 Minuten lang einwirken läßt. Ein öfterer
Wechsel der Injektionsflüssigkeit ist schon deswegen empfehlenswert, weil sich
die Lösungen sonst in der Urethra zum Teil zersetzen. Ferner gibt der Schließmuskel bei längerer Dauer der einzelnen Injektionen leicht nach, wodurch die
Wirkung der Injektion naturgemäß verringert wird.

Schließlich vermag der Patient die Urethra gar nicht 20—30 Minuten lang
zu komprimieren, da die Finger sehr bald erlahmen. Die von verschiedenen
Autoren angegebenen Penisklemmen (Abb. 14) halten wir aber nicht für zweckmäßig, da die betreffende Stelle der Urethra ziemlich erheblich gedrückt und
infolgedessen leicht lädiert wird, und sich die meisten Apparate andererseits
nicht so anlegen lassen, daß die injizierte Flüssigkeit bis in den vordersten Teil
der Harnröhre dringen kann.

Ob durch derartig prolongierte Injektionen wirklich ein erheblich stärkeres
Eindringen oder eine erheblich stärkere Durchtränkung der Schleimhaut mit
dem Medikament zustande kommt als durch kürzer dauernde Injektionen,
speziell durch die Kurzspritzen nach Lomholt, ist sehr schwer zu entscheiden. Für
eine recht starke Durchtränkung spricht immerhin die Feststellung von Scholtz,
daß nach einer derartigen prolongierten Einspritzung mit einer starken Protargollösung in die Harnröhre eines Tripperkranken in dem sezernierten Eiter
noch nach 24 Stunden Silberreste nachgewiesen werden können. Da aber die
Frage der Tiefenwirkung, besonders bei der Auswahl der Silberpräparate eine
große Rolle spielt, wird sie erst bei Besprechung der einzelnen Silberpräparate
und der sonstigen Medikamente besprochen werden.

Antiseptische Medikamente zur Gonorrhöebehandlung. Überblicken wir die
ziemlich zahlreichen Antiseptica, besonders die Silberverbindungen, die zur
Behandlung der Gonorrhöe empfohlen worden sind, so ist es nicht möglich,
ein vollständig objektives Urteil über die Vorteile und Nachteile der einzelnen
Präparate abzugeben. Dazu sind die einzelnen Publikationen zu widersprechend und zu subjektiv gefärbt. Wir selbst glauben, und Neisser war
wohl derselben Ansicht, daß man besonders *mit den verschiedenen, organischen
Verbindungen der Silbersalze etwa gleich gute Resultate bei der Behandlung der
Gonorrhöe erzielen kann,* und es in dieser Beziehung weit mehr auf Art und

Geschick der Behandlung und persönliche Erfahrung, als auf die Sorte des verwandten Silberpräparates ankommt.

So auch NEISSER in der „Med. Klinik": „Ich habe nie behauptet, daß das Protargol das allerbeste Trippermittel sei, sondern nur, daß es ein sehr gutes ist. Es gibt überhaupt kein ‚bestes' Mittel; es ist viel wichtiger, daß jeder lernt, eines der guten Medikamente mit Beherrschung der Technik gut anzuwenden. Das ‚wie' spielt mindestens eine ebenso große Rolle wie das ‚was' bei der Behandlung."

Man hat den Wert der verschiedenen Medikamente bei der lokalen Behandlung des Trippers wesentlich nach ihrer bactericiden Fähigkeit einzuschätzen versucht. Das ist zweifellos nicht richtig. Ganz abgesehen davon, daß Reagensglasversuche und Versuche an unbelebtem Material oder Leichengewebe, ja selbst an lebenden gesunden Tieren nicht ohne weiteres auf die erkrankte Harnröhrenschleimhaut des Menschen übertragen werden dürfen, so besitzen gerade die Silbersalze neben ihren bactericiden Eigenschaften auch noch ausgesprochene Wirkungen auf das Gewebe der Schleimhaut und die Art der Eiterung. Das ist schon immer von SCHOLTZ in seinen Arbeiten und Lehrbüchern betont worden. Einmal hat er darauf hingewiesen, daß besonders das Argentum nitricum die Neubildung und Metaplasie des Schleimhautepithels offenbar weitgehend begünstigt und daß durch die Silbersalze eine eigenartige, aus stark zerfallenen Leukocyten bestehende, eitrige Absonderung der Schleimhaut angeregt wird. SCHOLTZ nennt diesen Eiter „Silbereiter". Auch JOUMANS (1913), HECHT, PERUTZ, PAUL (1922) und LEVEN (1930) betonen die Bedeutung der Leukocytose für den Heilungsvorgang.

In den letzten Jahren ist dann besonders von GÜNSBERGER, HOLZBACH, BUSCHKE und LANGER, VERBUN (1925), OELZE und NEERGAARD (1925) die Bedeutung des Gewebes und besonders des Epithels hervorgehoben worden. BUMM hatte bekanntlich auf die Bildung immunen Zylinderepithels hingewiesen (vgl. S. 347) und daraufhin schon damals den Ausspruch getan: „Wenn eine Gonorrhöe heilt, so heilt sie durch die Reaktion der Gewebe." Die oben genannten Autoren haben die Bildung derartigen immunen Zylinderepithels durch Scharlachrot- und besonders Pellidolbehandlung anzuregen versucht (s. o.). Sie wollten, wie sie sich ausdrücken, nicht die Gonokokken abtöten, sondern den lokalen Gewebswiderstand erhöhen, d. h. epithelotrop behandeln. Die Erfolge der Pellidolbehandlung sind aber bei den männlichen Gonorrhöen bisher sehr verschieden gewesen, wie BUSCHKE und LANGER selbst betonen (s. auch S. 374).

Wir müssen nun noch kurz die Vorteile und Nachteile der verschiedenen Silberpräparate besprechen.

Klinisch hat sich von allen Präparaten das Protargol zweifellos am meisten bewährt.

Protargol ist eine Silberproteinverbindung, die 1897 von NEISSER in die Therapie der Gonorrhöe eingeführt wurde. Es ist ein Protein-Silberpräparat mit 8,3% Silber in organischer Bindung, das sich in Wasser bis zu 50% löst. Die Lösung wird nach GOLDMANN am zweckmäßigsten in der Weise bereitet, daß man das Protargol mit wenig kaltem Wasser zu einem gleichmäßigen Brei verrührt und dann erst weitere Mengen kalten Wassers zusetzt. Ein Erwärmen der Lösung ist unbedingt zu vermeiden. Eine warm bereitete Lösung reizt oft (CHRZELITZER 1910). Für die Lösung des Protargols sollte daher dem Rezept immer die Vorschrift beigefügt werden: „Recenter et frigide para!" (PERUTZ).

Protargol hat seinen Platz jetzt bald 40 Jahre behauptet; es ist daher auch völlig unnötig, die gute klinische Wirkung des Protargols noch mit einer größeren Zahl Autorennamen zu belegen. Abgelehnt wurde es auch nur im Anfang von wenigen Autoren, speziell BEHREND, der auf dem 3. Dermatologenkongreß NEISSER gegenüber für die Behandlung mit Adstringentien besonders mit Alaun eintrat. Auch ist über die Art seiner Anwendung bereits oben das Nötige gesagt worden. Bezüglich der Tiefenwirkung des Protargols sei noch auf die Untersuchungen von WILDBOLZ verwiesen, der durch Versuche am lebenden

Kaninchen feststellte, daß das Protargol bis in die Endläppchen der Littreschen Drüsen einzudringen vermag.

Bei akuter Gonorrhöe wird Protargol meist in einer Konzentration von $^1/_4$—1% angewandt, doch werden allmählich auch erheblich stärkere Lösungen $1^1/_2$—$2^1/_2$, ja bis 3% anstandslos vertragen. Wir gehen zu diesen stärkeren Konzentrationen besonders dann über, wenn die schwächeren keine rechte Eiterung mehr hervorrufen. Es wurde schon erwähnt, daß wir gleich Finger in der Eiterproduktion, besonders der Bildung von Silbereiter, ein heilendes Prinzip sehen. Außer in einfachen, wässerigen Lösungen ist Protargol von Gaviati in 50%iger Zuckerlösung angewandt worden und von Huhner (1921) in physiologischer Kochsalzlösung, da es dann auch in 2%iger Konzentration wenig reizen soll. Ferner haben Linser und ebenso Weber *Protargolgelatine* mit gutem Erfolg eingespritzt (Rp. Protargol. 10,0, Gelatin. alb. 45,0, Aq. dest. ad 200,0). Die Lösung wird erwärmt, morgens und abends eingespritzt und möglichst lange in der Harnröhre belassen.

Alle für Protargol empfohlenen *Ersatzpräparate* sind nach Gross 1911), Utz (1924), Oelze (1925), Mannich (1926) und Heid (1933) dem Protargol nicht gleichwertig. Das gilt besonders auch von dem von Oppenheim (1911) und Junghanns (1912) eingeführten *Argentum proteinicum* mit 8,21% Silber. Das Protargol unterscheidet sich von diesen Präparaten nicht nur durch seinen sehr konstanten Silber- und Feuchtigkeitsgehalt und seine viel größere Haltbarkeit, sondern vor allem durch seinen feineren Verteilungsgrad. Protargollösungen passieren daher Ultrafilter unverändert, während die Ersatzpräparate nach Durchgang durch das Filter ungefärbt erscheinen. Das ist besonders von Neergaard (1925) festgestellt worden, der noch besonders betont, daß die nur in geringer Menge vorhandenen Ultramikronen schon vom Glase stark adsorbiert werden, so daß sich in der Lösung selbst stets nur wenig Submikronen befinden. Interessant ist schließlich eine Feststellung von Harrison (1926), daß von den beiden amerikanischen Argentum proteinicum-Präparaten das „mite" mit 8% Silber stärker wirkt als das „forte" mit 22% Silber, da das erstere in Lösungen stärker ionisiert ist.

Um die Löslichkeit des Protargols und damit die Herstellung der Lösungen in Krankenanstalten zu erleichtern, ist vor einigen Jahren von der I.G. Farben A.G. ein Protargol-Granulat in den Handel gebracht worden, welches nach den Beobachtungen von Heuck, mitgeteilt von Köber (1928) und Neuhöffer (1927), dem Protargol gleichwertig sein soll. Oppenheim und Lekisch haben später (1919) auch eine Suspension von Tierkohle in Argentum proteinicum vorgeschlagen, um eine länger dauernde Einwirkung des Protargols zu erreichen.

Dem Protargol sehr nahe stehen *Largin*, eine Silber-Eiweißverbindung mit einem Silbergehalt von 11,1, *Argonin* — eine Verbindung von Argentum nitricum und Casein, schon 1895 von Röhmann und Liebrecht eingeführt —, Itrol, Actol, Novargan, Syrgol, die aber nicht mehr viel Verwendung finden.

Ein weiteres, organisch gebundenes, Silberpräparat ist das *Albargin*. Es enthält ungefähr 15% Silber und wird zu Injektionen in Verdünnungen von 0,1—0,3—0,5 : 200,0, zu Spülungen 1 : 4000 bis 1 : 1000 angewandt. Es ist schon über 30 Jahre in Anwendung und erfreut sich weitgehendster Anerkennung. Auch wir wenden es viel an und halten es für gleichwertig mit Protargol. Besonders verschreiben wir Albargin gern, wenn die Gonokokken unter Protargolbehandlung ausnahmsweise nicht prompt verschwinden. Es ist in der Anwendung vielleicht noch milder als Protargol.

Das Präparat wurde 1901 von Bornemann eingeführt und wurde dann von Auerbach (1902), Welander (1903), Chrzelitzer (1901), Zeissl (1902) mit gutem Erfolg angewandt. Wegen seines niedrigen Preises eignet es sich auch zu großen Spülungen, wozu es von Joseph und Bornemann sehr empfohlen worden ist. Pick, der es in $^1/_4$—1%igen Lösungen anwendet, hielt es für das beste Silberpräparat. Aber auch spätere Autoren, wie Kromayer (1907), Cronquist (1909), der es durch Natrium nitricum verstärkte, Nathan (1910), K. v. Hofmann (1914), Seybert (1919) und Praetorius (1920), welche die Albargintabletten als besonders zweckmäßig und haltbar empfahlen, haben das Medikament immer wieder gelobt. In den letzten Jahren ist es wieder von Klövekorn (1931) empfohlen und von Hayn und Beyer (1931) als bestes

Antigonorrhoicum bezeichnet worden. Auch zu Abortivkuren soll es sich nach BLASCHKO (1902), JOSEPH (1920) u. a. sehr eignen.

Von den Franzosen wird wesentlich auf die Empfehlung von JANET (1932, Lehrbuch 1930) neben den Spülungen mit Kal. permang. vornehmlich für große Betriebe oder hartnäckige Fälle *Argyrol* in Lösung und in Form von Stiften, $^1/_2$—5%ig, empfohlen. Besonders zur Abortivkur soll es sich in 20%iger Lösung gut bewährt haben (GEORGE, GANDY, D'HAENENS (1929). SINETH lehnt das Medikament allerdings ab.

Von weiteren Silberpräparaten seien dann noch erwähnt: *Agesulf* $^1/_2$—3%ig, (STRAUSS 1931) und *Argolaval*, eine Verbindung von Silber mit Hexamethylentetramin. ZELTER und SCHLÜTER (1927) haben das Mittel in 1—5%iger Konzentration wegen stark baktericider und gleichzeitig oxydierender Eigenschaften empfohlen, und auch CASPER (1929) lobt es.

Endlich ist vor einigen Jahren von KISSMEYER (1929/30) *Citragan* auf Grund der guten Diffusion in die Schleimhaut gerühmt worden. Er läßt das Präparat 5mal täglich 10 Minuten lang einspritzen und beobachtet in nahezu 50% Heilung innerhalb 30 Tagen.

Hegonon ist ebenfalls ein Silbereiweißpräparat, welches bezüglich seines Silbergehaltes (7%), seiner baktericiden Kraft und klinischen Wirkung dem Protargol weitgehend entspricht. Wir halten es für nicht schlechter und für nicht besser als Protargol, während es KLINGMÜLLER (1910), der es in die Therapie eingeführt hat, dem Protargol noch vorziehen möchte. Es wird ebenfalls zu Injektionen in $^1/_4$—1%iger Lösung, zu Spülungen 1 : 4000 bis 1 : 2000 (BÖHM 1913) angewandt und zeichnet sich durch große Reizlosigkeit aus (GARIN 1912).

Auch NOTTHAFT (1915) und später wieder BRUCK (1923) und STÜMPKE (1924) sind für das Präparat warm eingetreten. Zu Abortivkuren ist es von WEISS (1912), LILIENTHAL und COHN (1913) und LÜTH (1917) mit Erfolg verwendet worden. Endlich hat es in neuester Zeit wieder SCHREUSS (1932) empfohlen.

Eine besondere Behandlung mit Silbersalzen, die sog. *Uranoblen-* oder *Caviblen*behandlung, hat 1913 BRUCK empfohlen. Er brachte das betreffende Präparat, bei dem Uranin dem Silbersalz gewissermaßen als Leitschiene zum Eindringen in das Gewebe dienen sollte, in feine Gelatinehülsen, die als Stäbchen in die Harnröhre eingeführt wurden, um dort eine Dauerwirkung zu erzielen.

Das Verfahren hat sich aber trotz anfänglicher Empfehlung durch GLÜCK (1913), MONDSCHEIN (1914) und SOMMER (1915) nicht eingeführt, da im akuten Stadium der Gonorrhöe auch die Einführung derartiger erweichender Stäbchen leicht unerwünschte Reizungen machte.

Das *Choleval*, eine Verbindung von kolloidalem Silber und gallensaurem Natrium, ist von BERNHARD (1920), besonders wegen der starken Tiefenwirkung, die es entfalten soll, empfohlen worden. Auch nach MORINI soll es eine stärkere Tiefenwirkung als andere Silberpräparate haben. Das Präparat enthält 10% Silber und wird zu Injektionen in einer Konzentration von 1 : 600 bis 1%, zu Spülungen 1 : 1000 bis 1 : 500 angewandt. Zur Abortivbehandlung haben es POLLAND (1919), SORRENTINO (1920) in 5%iger Lösung mit Erfolg angewandt. Auch DEISSNER (1916), STÜHMER (1917), UNGER (1919), GUTMANN (1919) und GOLDBERG (1920), DOHI und HASHIMOTO (1920) und viele andere haben es gelobt. Ein besonderer Vorteil des Medikamentes soll nach DYFAUX (1916), FRIEBOES (1916/17) und MEYER (1917) in seiner durch die Gallensäuren bedingten *zellauflösenden Wirkung* liegen, wodurch das Sekret rasch schleimig wird. Auch ULLMANN (1929) bestätigt dies. PIERANGELI (1927) hatte mit $^1/_2$%igem Choleval in 50%iger Zuckerlösung gute Erfolge. Besonders zur Abortivbehandlung und Prophylaxe (SCHERESCHEWSKI 1922), aber auch als Beginn bei der Behandlung vorgeschrittener Tripperfälle, ist eine $2^{1}/_{2}$%ige Choleval-Emulsion in elastischen Spritzkapseln zu 5 g empfohlen worden.

Das von Escottier (1932) eingeführte *Telargent* dürfte mit Choleval identisch sein.

Ein sehr interessantes Präparat ist das *Reargon*, welches von Klausner und Wiechowski (1924) hergestellt und in die Therapie eingeführt wurde.

Es ist eine Glykosid-Silbergalaktose, die trotz ihres außergewöhnlich hohen Silbergehaltes (etwa 80%) die Schleimhaut sehr wenig reizt und vor allem durch die Verbindung mit dem Glykosid die Fähigkeit einer starken Imbibition der Schleimhaut haben soll, ganz wie das schon früher für die als Abführmittel vielfach gebrauchten Anthrachinon-Glykoside festgestellt worden war.

Das Präparat hat eine außerordentlich verschiedene Beurteilung erfahren. Besonderes Aufsehen erregte es auch dadurch, daß über zahlreiche Abortivheilungen berichtet wurde.

Schon Klausner und Wiechowski, die das Reargon eingeführt haben, empfahlen es zur Abortivbehandlung. Joseph (1924) erreichte bis zum 3. Tage nach der Infektion mit 5%iger Lösung, die alle 1—2 Stunden, auch nachts, eingespritzt wurde, stets (abortive) Heilung und gibt es bei allen Fällen von akuter und chronischer Gonorrhöe. Auch Haus und Zimmer (1924) hatten mit Reargon bei Abortivbehandlung gute Erfolge, ebenso Hirsch (5%ige Lösungen). Hecht (1925), Wagner (1925) und Steiner (1925) loben es für Abortiv- und Schnellbehandlung.

Ullmann und ebenso Popper (1924) hatten günstige Erfolge. Langer und Peiser (1924) betonen das gute Eindringen des Präparates in die Schleimhautkrypten und empfehlen es, ebenso wie Riem (1924), wegen der Reizlosigkeit für das erste Stadium der Gonorrhöe.

Auch Sedee und Lommen rühmen das Präparat. Freund (1924) konnte von 41 Kranken 20 in 17 Tagen heilen, beobachtete aber öfter Reizerscheinungen. v. Polony (1924) sah nach scheinbaren Heilungen ziemlich oft Rezidive. Klindert findet (1924) im Reargon keinen Vorzug. Auch Hesse und Weitgasser (1924), Fischer, Kohn, Ostwald, Monis (1924), Portner (1925), Köhler (1924), Nagell (1924), Hecht (1925) waren vom Reargon auch als Abortivum nicht befriedigt. Löwe und Lange fanden schließlich, daß Protargol gegen Hefegärung 80mal wirksamer als Reargon sei, und Oelze (1925) betont die schlechte Benetzbarkeit der Schleimhaut mit diesem Mittel.

Ausschlaggebend für die fast völlige Abkehr vom Reargon waren aber Beobachtungen über *Bildung von Reargonsteinen in der Blase* nach Behandlung mit dem Präparat, über die schon 1924 Lissner, 1925 Wiener und Oelze, Steinhäuser und 1927 Mühlpfordt berichteten. Mühlpfordt stellte fest, daß schon zwei Stunden nach der Injektion durch Ausfallen des Medikamentes bei der Mischung mit dem Urin eine feine Körnchenbildung in der Blase zustande kommt, die dann zur Bildung größerer Steine führen kann.

Ein weiteres Präparat, welches sehr viel Freunde gewonnen hat, ist das von Siebert und Cohn (1923) eingeführte *Targesin*. Es ist eine Diacetyltanninsilbereiweißverbindung mit einem Silbergehalt von 6%. Sein Vorteil vor Protargol soll darin bestehen, daß es bei guter, bactericider Wirkung (1 : 200) durch seinen Tanningehalt gleichzeitig entzündungshemmend wirken soll. Es wird daher auch wesentlich für das akute Stadium empfohlen. Bei *sehr starker* Entzündung und Eiterung kann das auch nach unserer Ansicht nützlich sein, während wir sonst durch Steigerung der Konzentration der Protargollösungen gerade eine *dauernde*, eitrige Sekretion in Form des Silbereiters unterhalten wollen. Auch kommen uns kaum Tripperfälle vor, bei denen eine $^{1}/_{4}$%ige Protargollösung oder Ichthargan 0,1 : 200 nicht anstandslos vertragen würden.

Targesin wird zu Injektionen in 1—3%iger Lösung, für Spülungen 1 : 1000 angewandt und sonst wie Protargol verordnet.

Es ist in der Literatur fast gleichmäßig gut beurteilt worden. Nach Siebert und Cohn (1923) haben Steinbiss (1923) und Saalfeld (1924), sowie Langer und Peiser (1924) über gute Erfolge berichtet. Sklarek (1925) empfiehlt es für Schnellheilungen, ebenso Ostwald (1924), Lippert (1925) und Wiener (1925), der bis zu 8%ige Lösungen anwandte, zur Abortivbehandlung; sie betonen, wie auch Rosenthal (1926) und Langer (1931), seine Tiefenwirkung. Auch HARRY (1924) und OELZE (1925), SCHMIDT (1925), MATTHISON (1925), SCHAPIRO (1925), POLLAND (1926), KLÖPPEL (1926) loben das Targesin und seine Reizlosigkeit. SIEBERT (1926) hebt besonders seine gute Benetzung der Schleimhaut und sein Eindringungsvermögen in die LITTRESCHEN Drüsen hervor. Dabei sieht er (1928) ein starkes Eindringen des Silbers bei Targesinanwendung in die Gewebe durch die Dunkelfärbung des Gewebes als erwiesen an, die aber nach HINZELMANN und ZELTNER (1928) vielleicht nur durch das Eindringen der Gerbsäure bedingt ist. Gute Erfahrungen machten mit Targesin auch HUNWALD, KRECHEL (1926), HAGEN (1927), wiederum SIEBERT (1927), der es für das beste Heilmittel gegen Tripper hält, und MOHRMANN (1928). STROSCHNER (1928), LÖWE und LANGE (1925) stellten am Froschauge eine deutliche *gefäßdichtende Wirkung* des Targesins fest, fanden aber, daß Protargol gegen Hefegärung 25mal wirksamer war.

Nur HIRSCH (1925) lehnt Targesin wegen seines Gerbsäuregehaltes ab. MATTHISON (1925) empfiehlt besonders bei Gonorrhoea posterior Spülungen mit Targesin, und SCHLENZKA (1925) hat zur Behandlung der Gonorrhoea posterior Instillationen mit Targesinschleim angegeben: Targesin 2,0—5,0, Tragant. 1,5, Spirit. 3,0, Aq. dest. ad 100,0.

Transargan, mit 32% Silber, wurde von HINZELMANN und ZELTNER in die Therapie eingeführt und wesentlich wegen seiner außergewöhnlich guten *Tiefenwirkung* empfohlen, welche die Verfasser an der Blasenschleimhaut des Kaninchens histochemisch festgestellt zu haben glaubten. Die von HINZELMANN und ZELTNER demonstrierten Präparate waren in der Tat sehr auffallend, haben eine Nachprüfung und Bestätigung, soweit wir sehen, aber nicht erfahren. Wir selbst haben sie in einigen orientierenden Versuchen nicht bestätigen können.

Klinisch wird wie beim Targesin seine Reizlosigkeit bei guter, bactericider Wirkung hervorgehoben (POLLAND 1930). Es wird in einer Konzentration von $^1/_4$—1%iger Lösung zu Injektionen und 1 : 10 000 (LEWINSKI 1926) zu Spülungen empfohlen.

Günstige Berichte über Transargan, das sich nicht sehr eingeführt hat, liegen vor von THOMA (1926), der in 3 Wochen Heilung sah, FREUDENTHAL (1928) und STEHR (1929), welche die Tiefenwirkung betonen, dann von HAAS und PIOVATY (1931), von POLLAND (1930), der es gut bactericid und reizlos fand, und von KOWALLEK (1932), der den billigen Preis von Transargan hervorhebt. NISCHKE (1928) sah keine Vorzüge.

Ein gewisses Aufsehen hat auch das *Acykal,* von BRUCK (1923) eingeführt, gemacht. Es ist ein Silbercyanid-Cyankalium-Doppelsalz mit 54% Silber und erfreut sich besonders wegen seines niedrigen Preises und seiner Sauberkeit (es macht keine Flecken in die Wäsche) nicht geringer Beliebtheit.

Es wird zu Injektionen in Verdünnungen von 0,02—0,06 auf 200,0 und zu Spülungen 1 : 10 000 angewandt und soll nach den Untersuchungen von BRUCK, RAJKA (1924) und KOLLER (1924) eine außerordentliche Tiefenwirkung haben.

Klinisch haben es FRIEDLÄNDER (1924), LOEWENSOHN (1925), SKUTETZKY (1925) — dieser in Verbindung mit intravenösen Trypaflavininjektionen — sowie DREYER (1925) empfohlen, während HABERMANN (1925) keinen befriedigenden Schwund der Gonokokken feststellte und HINZELMANN (1927) ihm nur eine oberflächliche Wirkung zuschreibt. Vorsicht ist bei Verschreibung der Tabletten nötig, da das Präparat innerlich genommen wegen seines Cyankaligehaltes giftig ist.

Ein dem Acykal ähnliches bzw. identisches Präparat ist auch von v. ZUMBUSCH (1925) und dann von KALACZ unter dem Namen *Necaron* empfohlen worden, und auch Argent. Kal. cyanat. (PHILIPSON 1931), sowie *Argil* (SZENTE-GEISLER und SELLEI, RAJKA 1 : 10 000 bis 1 : 2500) sind mit Acykal identisch.

Sehr gute Dienste leistet besonders im akuten oder perakuten Stadium das *Ichthargan*, eine Doppelverbindung von Ichthyol und Argentum nitricum mit 30% Argentum. Es löst sich leicht in Wasser und Glycerin und wird in schwachen Lösungen weder durch Kochsalz noch durch Eiweiß gefällt. Von AUFRECHT ist festgestellt worden, daß es noch in einer Verdünnung von 1 : 10 000 auf Gonokokken nach 4 Minuten abtötend wirkt und in dieser Beziehung selbst Argentum nitricum übertrifft. Auch die Tiefenwirkung soll bei der Prüfung mit Leberstücken eine viel beträchtlichere als die von Höllenstein sein.

In der Therapie ist es zuerst von Leistikow (1900) eingeführt worden, welcher als besonderen Vorteil des Ichthargans vor allen anderen Silberverbindungen hervorhebt, daß das neue Präparat die milde und sekretionsbeschränkende Wirkung des Ichthyols mit der energisch bacterïciden Kraft des Silbers vereinigt. Leistikow empfiehlt das Ichthargan in einer Stärke von 0,02—0,2%, besonders auch in Form prolongierter Injektionen.

Gelobt wird das Ichthargan als Antigonorrhoicum auch von Lohnstein, Schourp, Eberson, Fürst, Goldberg, Saalfeld, Taenzer, Duhot u. a. Goldberg gebraucht das Medikament in weit stärkeren Lösungen als Leistikow, indem er schnell auf Konzentrationen bis zu 1 : 500 steigt. Auch zu Spülungen empfiehlt Goldberg, gleich Lohnstein, das Ichthargan in einer Stärke von 1 : 5000 bis 1 : 2000. Es eignet sich hierzu in der Tat recht gut, da sein Preis verhältnismäßig niedrig ist. Auch wir verwenden das Präparat sehr gern.

Im Anschluß an Ichthargan sei auch noch an reines *Ichthyol* (1—5%ig) erinnert. Jadassohn hatte es auf Grund seiner guten antigonorrhoischen und entzündungswidrigen Eigenschaften empfohlen. Obwohl seine bactericide Kraft nicht besonders hoch ist, ist es doch als ein gutes Antigonorrhoicum zu bezeichnen, da die Gonokokken unter Behandlung mit Ichthyol ziemlich schnell und meist dauernd aus den Sekreten verschwinden. Dabei hat es die Eigenschaft, die eitrige Sekretion relativ schnell in eine dünnflüssige, mehr seröse und später stark epitheliale zu verwandeln, worauf seine gute Wirkung zum Teil beruhen mag. Zur Behandlung der Urethralgonorrhöe des Mannes ist das Ichthyol u. a. noch von Lohnstein, Manganotti, Canova und Nobel empfohlen worden. Später ist es durch die modernen Silberpräparate fast ganz verdrängt worden, so daß wir uns nicht mehr näher mit ihm zu beschäftigen brauchen.

Einige andere organische Silberpräparate, die keine nennenswerte Verbreitung gefunden haben, seien nur noch mit dem Namen erwähnt: *Arginin* (Piccardi 1919), *Silberpermanganat* (Gallois 1921), *Argyrol* (Kerin), *Neosilvol* (Hamilton 1925), *Sophol* mit 22% Silber (Zade 1924), *Akineton* (Pal 1921, Macht 1919 und Stromann 1925). Auf das *Argyrol* kommen wir bei der Besprechung der Abortivbehandlung noch zurück, da es dabei hauptsächlich und mit großem Erfolg angewandt worden ist. *Argentamin* (Äthylendiaminsilberphosphat), von Schäffer wegen seiner starken bacterïciden Kraft in die Therapie eingeführt und zu Einspritzungen in Konzentrationen von 1 : 5000 bis 1 : 2000 besonders für hartnäckige Tripperfälle empfohlen, wird wegen seiner stark reizenden Eigenschaften nur noch selten angewandt.

Das *Argentum nitricum* nimmt unter den Silberpräparaten eine Sonderstellung ein, weil es das einzige vollständig ionisierte Präparat ist. Während die Protargolbehandlung nach der Empfehlung durch Neisser die Anwendung der bis dahin sehr geschätzten Höllensteinlösungen (Ricord, Neisser) stark zurückgedrängt hatte, hat man sich in den letzten Jahren wieder mehr von der Wirksamkeit dieses Medikamentes überzeugt. In dem Bestreben, die Heilung des Trippers zu beschleunigen, hatte man vielfach immer stärkere Lösungen von Argentum nitricum angewandt und dabei dann recht oft unerwünschte Reizungen beobachtet. Dazu hielt Neisser das Präparat auf Grund theoretischer Vorstellungen für wenig geeignet, da er glaubte, daß es durch die Bindungen an Eiweiß (Bildung von Silberalbuminat) und an Kochsalz (Bildung von Chlorsilber) in der Harnröhre rasch unwirksam werde und sich vor allem den Weg in die Tiefe dabei selbst verlege.

Neuere Untersuchungen über die Wirkung der Silbersalze und die Möglichkeit ihres Eindringens in das lebende Gewebe, besonders von Neergaard (1923 und 1925), Haxthausen, Jakobsohn (1924), Langer, Möller, Mezger (1926), Schlee (1924), Nellmeier (1930), Bertolotty (1932) und Porrosz (1926) haben jedoch gezeigt, daß die Verhältnisse im Gewebe sehr kompliziert liegen. Der Ionisationsgrad spielt für die bactericide Kraft der Präparate und die Möglichkeit der Tiefenwirkung eine große Rolle. Gerade in dieser Beziehung steht das Silbernitrat in sehr starken Verdünnungen (1 : 6000), also in Konzentrationen, wie es therapeutisch angewandt wird, sehr günstig da, denn in so starker Verdünnung wird es durch Kochsalz und Eiweiß wenig gefällt. Auch das entstehende Chlorsilber spielt für die Wirkung der injizierten Silberpräparate eine große Rolle.

Überhaupt ist der Unterschied in der Wirkung des Argentum nitricum einerseits und des Protargols und ähnlicher, kolloidaler Silberpräparate andererseits kein so prinzipieller, wie man früher annehm.

Die folgende, von NEERGAARD (1923) aufgestellte Ionisationstabelle zeigt, daß auch viele der maskierten Silbereiweißpräparate eine erhebliche Menge von molekular gelöstem und ionisiertem Silber enthalten:

Präparat	Kolloidales Silber %	Molekular-gelöstes Ag %	Ionisiertes Ag %	Komplex-gebundenes Ag %
Silbernitrat	0	100	95	—
Albargin	3	97	64	—
Protargol	35	65	28	—
Choleval	96	4	1	—

Die therapeutische Wirkung der Silbersalze scheint aber nach NEERGAARD nicht nur von ihrem Dissoziationsgrad, sondern in noch höherem Grade von ihrer Diffusionsgeschwindigkeit abzuhängen. Freilich sind dabei die Verhältnisse im Gewebe bei Einspritzungen in die Harnröhre außerordentlich verwickelt und noch gar nicht klar zu übersehen.

Immerhin erlaubt die folgende Untersuchungstabelle von NEERGAARD interessante Einblicke:

Wässerige Lösung über 10% NaCl-freie Gelatine	Konzen-tration %	Ag-Gehalt %	Diffusionsweg	
			29 Stunden mm	74 Stunden mm
1. AgNO₃	0,24	0,15	7,3	8,0
2. Protargol	1,84	0,15	3,7	4,3
3. Kollargol	0,2	0,15	0,0	—
4. Syrgol	—	0,15	0	

Rein kolloidale Silberpräparate (Kollargol und auch Syrgol) diffundieren also gar nicht. Die Möglichkeit des Eindringens in die Gewebe ist also von der Menge des dissozierten Silbers abhängig. Trotz ihres geringeren Gehaltes an ionisiertem Silber besitzen die maskierten Silbereiweißpräparate, speziell das Protargol, vor dem ganz ionisierten Argentum nitricum aber doch gewisse Vorteile. Sie werden von der Schleimhaut nicht nur in viel höheren Konzentrationen vertragen, sondern sie spalten immer neue Ionen ab, sobald das zunächst frei gelöste Argentum durch Kochsalzdiffusion unwirksam geworden ist.

Da aber entsprechende Versuche zeigten, daß bei Einspritzung von Silberlösungen in die Harnröhre das Kochsalz aus den Geweben viel rascher heraus diffundiert als das Silber hinein, so ergab sich, daß letzten Endes das entstehende, fein disperse *Chlorsilber* für die Tiefenwirkung das Entscheidende sein müsse. *In die tieferen Gewebsschichten kann das Silber nach* NEERGAARD *wahrscheinlich nur als kolloides oder molekular gelöstes Chlorsilber gelangen.* Dieses wirkt dann teils bactericid, teils entwicklungshemmend. Daß die angebliche Unlöslichkeit des Chlorsilbers nicht besteht, sondern daß es in genügender Menge noch löslich und diffusionsfähig ist, hat BECHHOLD (1919) experimentell nachgewiesen.

Zu dieser desinfizierenden Wirkung des entstehenden Chlorsilbers kommt dann aber auch nach NEERGAARD noch eine die Zelltätigkeit anregende Gewebs-

wirkung der Silbersalze hinzu. Dabei führt Argentum nitricum mehr zu Hyperplasie und Abstoßung des Epithels, Protargol mehr zu submuköser Infiltration.

Nach diesen Versuchen kann Chlorsilber therapeutisch durchaus nicht als
unwirksam ˙betrachtet werden. Mithin ist es auch nicht sicher, ob die Ansicht
von Lomholt zu Recht besteht, daß bei länger dauernder Injektion (über
1 Minute) das eingespritzte Mittel, gleichgültig, ob Protargol oder Argentum
nitricum, schon nach 1 Minute deshalb unwirksam wird, weil nach seinen
Versuchen nach dieser Zeit alles Silber der Injektionsflüssigkeit durch Hinein-
diffundieren von Gewebsflüssigkeit in Chlorsilber umgewandelt ist.

Die Behandlung mit schwachen Höllensteinlösungen erscheint also theoretisch
jetzt gut begründet und hatte sich auch klinisch schon immer gut bewährt.
In Mißkredit kam das Silbernitrat ja wesentlich wegen der Reizungen bei Anwendung stärkerer Lösungen. Scholtz ist schon im Handbuch der Geschlechtskrankheiten von Finger, Jadassohn, Ehrmann und Grosz (1910) nachdrücklich für das Argentum nitricum eingetreten.

Er schreibt dort Bd. I, S. 520: ,,In den Konzentrationen, in denen Höllenstein
bei der akuten Gonorrhöe angewandt wird, spielt die eiweißfällende Wirkung
keine große Rolle und ich kann auch nicht zugeben, daß es in *schwachen* Konzentrationen (1:6000 bis 1:4000) die Harnröhre *erheblich* stärker reizt als die
organischen Silberverbindungen in den üblichen Konzentrationen. *Dabei ist
der Höllenstein in der angegebenen Stärke bei der akuten Gonorrhöe ein ganz vor-
zügliches Heilmittel, welches alles in allem der Wirkung von Protargol, Albargin
usw. bei der akuten Gonorrhöe ziemlich nahe kommt und auf welches man gar nicht
so selten bei unzulänglicher Wirkung der genannten Mittel zurückkommen muß``.*

Es ist in der Tat oft überraschend, wie sich in hartnäckigen Fällen von
akuter Gonorrhöe nach Anwendung von Argentum nitricum das Bild mit einem
Schlage ändert und die Gonokokken verschwinden, welche vorher Protargol und
Albargin usw. getrotzt hatten. Wir wenden infolgedessen das Argentum nitricum
jetzt wieder etwas häufiger als früher an, und gehen meist ganz oder teilweise
zu ihm über, wenn nach Anwendung von Protargol, Albargin u. dgl. die
Gonokokken nicht innerhalb der ersten 4—5 Tage verschwinden.

Ebenso verordnen wir meist schon Ende der zweiten oder Anfang der dritten
Behandlungswoche neben organischen Silbersalzen Höllenstein und im Laufe
oder Ende der 3. Woche lassen wir die organischen Silbersalze ganz fort oder
beschränken uns auf Argentum nitricum allein. Dieses Vorgehen hat sich uns
klinisch recht bewährt und wir hatten immer den Eindruck, daß die Metaplasie
und Restitution der Schleimhaut unter Höllensteinanwendung am schnellsten
und gleichmäßigsten erfolgt und Rezidive seltener auftreten.

Bei der akuten Gonorrhöe wendet man es zu Injektionen, anfänglich in
Konzentrationen von 1:4000 bis 1:5000, ja noch schwächer an, später steigt
man in der Konzentration auf 1:2000 bis 1:1000. Da es in frischen Fällen
schon in einer Konzentration von 1:4000 die Schleimhaut oft ziemlich stark
reizt, werden ihm in akuten Fällen fast allgemein die genannten, organischen
Silberverbindungen vorgezogen.

Spülungen pflegt man während des *Höhestadiums* der Erkrankung mit
Argentum nitricum nur selten vorzunehmen, da es hierbei die Schleimhaut
in der Tat etwas stark reizt. Im subakuten und chronischen Stadium sind dagegen, speziell in verschleppten, hartnäckigen Fällen Spülungen mit Höllensteinlösungen recht empfehlenswert.

Außerordentlich verbreitet und wirksam ist dagegen die Anwendung des
Argentum nitricum bei *Urethritis posterior*. Fast von allen Autoren wird es
hierbei zu Instillationen in Konzentrationen von $^1/_5$%—1%—2% den organischen Silbersalzen vorgezogen; nur bei sehr starker Entzündung der Pars posterior

leiten manche Autoren die lokale Behandlung zunächst mit Protargol, Albargin, Targesin oder Ichthargan ein und gehen dann erst zum Argentum nitricum über.

Um nur einige Autoren anzuführen, welche das Argentum nitricum bei Behandlung der Gonorrhoea posterior allen anderen Medikamenten vorziehen, seien hier genannt NEISSER, JADASSOHN, FINGER, LESSER, BUSCHKE, SCHÄFFER, JOSEPH, LEDERMANN, WOSSIDLO, LOHNSTEIN. Das Argentum nitricum hat sich hierbei außerordentlich bewährt und auch theoretisch ist seine Überlegenheit über die übrigen Silbersalze, wie das auch SCHOLTZ in seinem Lehrbuch ausgeführt hat, wohl verständlich. Einmal verläuft der gonorrhoische Prozeß in der Pars posterior im ganzen doch oberflächlicher als in der Pars anterior und dann hat das Argentum nitricum gerade in stärkeren Konzentrationen, die hier anwendbar sind, auch eine ziemlich erhebliche Tiefen- und Dauerwirkung. Gerade der Umstand, daß das Argentum nitricum mit den Gewebsflüssigkeiten Niederschläge bildet, scheint uns für die Behandlung der Urethritis posterior günstig zu sein, da durch das in und auf der Schleimhaut ausgefallene Chlorsilber und Silberalbumin den Gonokokken gegenüber entschieden eine stärkere und länger anhaltende, entwicklungshemmende, bzw. nährbodenverschlechternde Wirkung ausgeübt wird als durch die Spuren von Protargol usw., welche bei einer bloßen Überrieselung der Schleimhaut zurückbleiben.

Diese nährbodenverschlechternde Wirkung des Argentum nitricum ist bei der Behandlung der Pars posterior aber deswegen so wertvoll, weil die hintere Harnröhre im allgemeinen täglich ja nur einmal vom Arzt mit Instillationen oder Spülungen behandelt werden kann.

Schließlich ist der Umstand, daß das Argentum nitricum durch den Urin ausgefällt wird, insofern vorteilhaft, weil die in die Pars posterior eingespritzten Lösungen ja in die Blase fließen und die Blasenschleimhaut leicht reizen würden, wenn sie nicht durch den Urin dort unschädlich gemacht würden. Dies kommt besonders bei den konzentrierten Instillationen mit GUYONschem Capillarkatheter in Betracht und es ist daher empfehlenswert, den Patienten nicht allen Urin vor der Injektion entleeren zu lassen.

Außer den Silbersalzen finden nur wenige andere bactericid wirkende Medikamente bei der Behandlung der Gonorrhöe heute Verwendung. Auf das *Ichthyol* wurde schon im Anschluß an die Besprechung des Ichthargans eingegangen und die besonderen Eigenschaften des *Kal. permang.* wurden gelegentlich der Besprechung der Spülbehandlung nach JANET genügend gewürdigt. Auf die lokale Anwendung der *Acridinfarbstoffe*, insbesondere des *Trypaflavins*, und ebenso auf die Brauchbarkeit des *Rivanols* wurde bereits im Anschluß an die Besprechung der intravenösen Anwendung dieser Medikamente kurz eingegangen. Dort wurde erwähnt, daß diese Medikamente keine gleichmäßigen und befriedigenden Resultate ergeben haben. BAER und KLEIN nahmen mit Trypaflavin 1 : 4000 bis 1 : 1000 JANETsche Spülungen vor, WATSON (1919), TOKUNAGA (1920) und WOOD (1923) berichten über gute Erfolge mit Akriflavin (Spülungen 1 : 4000) und PHILIPPS (1921) fand es den Silberpräparaten überlegen. Nach NITTA (1930) zeigen Acridinfarbstoffe die stärkste, bactericide Wirkung Gonokokken gegenüber. Trotzdem erübrigt sich eine eingehendere Besprechung, weil sich diese Medikamente trotz ihrer hohen, bactericiden Kraft und ganz guten Verträglichkeit von seiten der Harnröhrenschleimhaut nicht besonders bewährt haben.

Rivanol, das hier auch noch erwähnt sei, ist von BIBERSTEIN, KARTAMISCHEW und LEWITH (1925) ohne besonders guten Erfolg lokal zu Injektionen (1 : 3000 bis 1 : 1000) und zu Spülungen 1 : 5000 angewandt worden, obwohl es nach MORGENROTH noch in Verdünnung 1 : 40000 stark bactericid wirkt.

Wir brauchen also nur noch auf das *Hydrargyrum oxycyanatum* eingehen, welches zuerst von NEISSER, dann von BUSCHKE und JADASSOHN in einer Stärke

von 1 : 8000 bis 1 : 4000 besonders für die Behandlung hartnäckiger Gonorrhöefälle zu Injektionen und besonders zu Spülungen empfohlen worden ist. J. Schumacher spricht dem Medikament jeden Wert ab. Da bei den Spülungen nach
Janet Kal. permang. immer mehr Anwendung gefunden hat und sich dabei
auch glänzend bewährt, ist das Hydrarg. oxycyanatum allmählich immer mehr
zurückgedrängt worden.

Matzenauer und Buchtala empfehlen 1913 das *Merlusan* (52% Queck-
silbergehalt) in 0,5%iger Lösung, mit der auch Mondschein (1914) und Schröder
(1922) überraschende Erfolge hatten. Dann hat man von dem Präparat kaum
mehr etwas gehört.

Young, White und Swartz (1924) führten das *Merkurochrom* ein, das bei
großer, bactericider Kraft (eine Lösung von 1 : 16000 tötet Gonokokken in
20 Minuten) auch eine große Tiefenwirkung entfalten soll.

Es wird bei akuter Gonorrhöe in $1/4$—$1/2$%iger Lösung, bei chronischer sogar
in 2%iger Lösung angewandt. Young und Rupel wollen damit in 70% der
Fälle in 8 Tagen Heilung erzielt haben. Auch Neumann (1929) berichtet über
sehr gute Erfolge mit Injektionen ($1/2$%ige) und Spülungen. Es wäre wirklich
erstaunlich, wenn das Präparat nicht einen raschen Siegeszug durch die Welt
angetreten hätte, wenn die Angaben der obigen Autoren zuträfen.

Auch *Arsenobenzol*präparate wurden zur lokalen Therapie empfohlen.
Scholtz (1924) und Scholtz und Richter (1926) erzielten mit einem alten, von
der Firma abgesetzten Silbersalvarsanpräparat ausgezeichnete Resultate und
Schnellheilungen, die mit frischem, im Handel befindlichen Silber- und Neosalvarsan in dem Maße nicht wieder erreicht werden konnten. Immerhin haben
später auch noch andere Autoren (Bagnoni 1931, Spülungen 0,1—0,4 pro Mill.,
ferner Braun 1920, Heuck 1922, Hoffmann und Mergelsberg 1924) recht
gute Resultate mit intraurethralen Einspritzungen von Arsenobenzolpräparaten
gesehen. Vor allem hat aber Mouradian (1927) über ausgezeichnete Erfolge mit
intraurethralen Neosalsarsaninjektionen (Novarsenobenzol Billon) berichtet.
Er läßt 3 Tage lang täglich einmal 2—4—5 ccm einer Lösung 0,4—0,6, dann
1 : 4,0 und zuletzt 0,9 : 5,0 einspritzen und die Lösung $1/2$—1 Stunde zurückhalten. Es folgen zwei Tage Wismutinjektionen und dann wird der Turnus
noch einmal, bei älteren Fällen zweimal wiederholt. Also in der Regel Heilung
nach 10—15 Tagen.

Gonsulpon, ein Gerbstoff der Naphtholdisulfonsäure von Ramel und Geyer (1932)
empfohlen und dann mit viel Reklame in die Welt gesetzt, ist nach unserer eigenen
Erfahrung doch nur wie andere brauchbare Adstringentien zu werten.

Kurz erwähnt seien dann noch der Versuch von Adler (1932), die Gonorrhöe mit
3%igen Lösungen des offizinellen 10%igen *Wasserstoffsuperoxyds* (5—8 Tage lang 2mal
tägl. 2—3 Minuten einspritzen) zu heilen, ferner die heroischen Versuche von stark reizenden
Ätherinjektionen (eine Injektion nach einer Woche wiederholen) von Urdopillata und
endlich die Versuche von Monis (1928) und Duffke (1929), eine Heilung des Trippers
durch Entwicklung von *Formalin- und Joddämpfen* in der Harnröhre zu erreichen. Monis
hatte bei hartnäckigen chronischen Gonorrhöen bei 4—5 Tage langer Behandlung von
10 Minuten bei 40—50° mit Formalindämpfen sehr gute, Duffke mit Jod- und Formalindämpfen nur zweifelhafte Resultate, während Drobinski (1928) und Stein (1929) vor
dieser Behandlung wohl mit Recht warnen. Auch die Empfehlung einer Art Ozontherapie
durch Hochfrequenzströme von Morgenstern sei an dieser Stelle noch erwähnt.

Verlauf während der lokalen Behandlung. Durch die vorausgegangenen
Ausführungen ist gezeigt worden, daß für die Tripperbehandlung eine sehr
große Anzahl der verschiedensten Medikamente und besonders verschiedene
Silberpräparate empfohlen worden sind und immer wieder neue Präparate
auf den Markt geworfen werden und bei den Ärzten Anklang finden. Nur
zu oft scheint durch Einführung eines neuen Mittels ein Fortschritt in der
Therapie der Gonorrhöe erreicht zu sein, der später der Kritik nicht stand-

hält. Worauf beruht diese verschiedene Beurteilung, und welches ist denn nun das beste Heilmittel für den Tripper? Scholtz hat schon wiederholt darauf hingewiesen — und auch Rolly hat dies jüngst wieder getan —, daß die verschiedenen Heilmittel gegen Gonorrhöe, insbesondere die gebräuchlichen Silberpräparate, wie etwa Protargol, Albargin, Hegonon, Targesin, Ichthargan und auch Argentum nitricum alle als etwa gleichwertig betrachtet werden können. Der Arzt wird immer mit demjenigen Mittel die besten Resultate erzielen, dessen medikamentöse Eigenschaften und Anwendung er am besten kennt und am sorgfältigsten studiert hat. Nicht das Präparat ist das ausschlaggebende für die Tripperheilung, sondern die Art der Anwendung und natürlich auch die Sorgfalt der Durchführung der Behandlung durch den Patienten (s. o.). Darauf ist es auch zurückzuführen, daß viele Ärzte mit einem neuen Heilmittel, welches sie erproben und dann natürlich gewöhnlich besonders sorgfältig anwenden, und dessen Anwendung durch den Patienten sie intensiv überwachen, zunächst scheinbar bessere Resultate als mit altbewährten haben.

Für den Arzt ist es immer am besten, wenn er sich auf wenige Medikamente beschränkt, deren Eigenschaft und Wirksamkeit er besonders gut kennt. Ein Wechsel in den Präparaten ist allerdings oft notwendig und nicht selten zweckmäßig; aber ein häufiger Wechsel, wie ihn Almkvist, Hecht (1922) und Perutz (1923) vorgeschlagen haben, weil sich die Gonokokken und das Gewebe an die Präparate allmählich gewöhnen sollen, erscheint uns nicht richtig und nicht begründet. Wie schon oben ausgeführt wurde, soll die Behandlung immer vorsichtig mit nur halben Spritzen 5—6 ccm, kürzerer Injektionszeit und niederen Konzentrationen beginnen und dann von Tag zu Tag vorsichtig die Zeit der Einwirkung und die Konzentration des Heilmittels sowie die Menge der Flüssigkeit gesteigert werden. Die Intensität der Behandlung soll (s. o.) der Intensität der Entzündungserscheinungen und Eiterung umgekehrt proportional sein (Jadassohn). Läßt die Letztere stark nach, so soll die Konzentration des Mittels unserer Ansicht nach immer so gesteigert werden, daß dauernd eine mäßig starke Eiterung durch das Mittel selbst unterhalten wird. Auch Joumans (1913), Hecht, Perutz und Paul (1922) betonen die Wichtigkeit, das Schleimhautgewebe zur Leukocytenbildung und Phagocytose anzuregen. Unter allen Umständen ist es zweckmäßig, das Medikament bei jedesmaliger Anwendung mehrmals zu wechseln, indem der Kranke die Einspritzungsflüssigkeit aus der Harnröhre herausläßt, wieder von neuem einspritzt und das am besten noch einmal wiederholt. Über prolongierte Injektionen nach Neisser und Kurzspritzen nach Lomholt ist bereits oben alles Nötige gesagt worden.

Unter gut geleiteter Injektionstherapie mit Silberlösungen pflegen die Gonokokken schon nach 2—3 Tagen aus den Präparaten zu verschwinden und oft genug ist das schon nach 24 Stunden der Fall. Die Silberlösungen vermögen eben die Gonokokkenwucherung auf der Oberfläche der Schleimhaut außerordentlich rasch und gut zum Schwinden zu bringen. Eine so schnelle Beseitigung der Gonokokken gelingt aber *nur auf der Oberfläche* der Schleimhaut; in der Tiefe der Schleimhaut, wahrscheinlich besonders in den Littreschen Drüsen und Morgagnischen Taschen, kommt durch die Einwirkung der Silberpräparate die Gonokokkenwucherung zwar auch zu einem gewissen Stillstand — sonst müßte man ja wenigstens hier und da spärliche Mengen von Gonokokken im Harnröhrensekret finden — aber abgetötet werden sie in diesen Schlupfwinkeln nicht, sondern sie bleiben dort leben und entwicklungsfähig. Der Gonokokkennachweis in den Präparaten während der Behandlung gibt daher nur einen *relativen* Maßstab für die Dauer der Behandlung ab. Sind in den Präparaten länger als üblich Gonokokken nachweisbar oder zeigen sie sich gelegentlich wieder in den Sekreten, so ist die Behandlung natürlich länger, als es der Norm entspricht, durchzuführen. Aber auch wenn die Gonokokken schon nach wenigen Tagen *dauernd* aus den Sekreten verschwinden, muß die Behandlung doch immer eine bestimmte Zeit, gewöhnlich 4—5 Wochen, systematisch durchgeführt werden, ehe man mit vollständiger Heilung rechnen kann.

Es ist eben durch die Erfahrung festgestellt, daß man auch in günstig verlaufenden Fällen die Behandlung so lange fortsetzen muß, um einigermaßen sicher zu sein, daß *alle* Gonokokken, auch die in schwer zugänglichen Schlupfwinkeln sitzenden, unter der systematischen Einwirkung der Antiseptica schließlich zugrunde gegangen sind.

Jede Gonorrhöe, die unter antiseptischer Behandlung wirklich geheilt ist, also nach Aussetzen derselben nicht rezidiviert, ist natürlich in der Regel *zu lange* behandelt worden, denn man wird nicht zufällig gerade in dem Moment die Behandlung aussetzen, in dem auch der letzte Gonococcus abgetötet ist. Wann letzteres der Fall ist, wissen wir nie ganz sicher. Die Untersuchung der Präparate auf Gonokokken gibt bei *negativem* Ausfall nur einen *ungefähren* Maßstab hierfür ab und es muß die klinische Erfahrung hier wesentlich mitsprechen. *Diese aber besagt, daß eine Gonorrhöe mit großer Wahrscheinlichkeit als geheilt angesehen werden kann, wenn bei glattem klinischen Verlauf die Gonokokken unter der antiseptischen Behandlung spätestens innerhalb der ersten Behandlungswoche verschwanden und während der weiteren 3—4wöchentlichen systematischen Durchführung der Therapie nie wieder in den Morgenpräparaten nachweisbar waren.*

Waren Gonokokken längere Zeit zu finden oder traten sie während der Behandlung zwischendurch wieder auf, so muß die Therapie so lange durchgeführt werden, bis die Morgenpräparate mindestens 2—3 Wochen lang hintereinander frei von Gonokokken waren.

Hört man mit der Behandlung eher auf, als hier angegeben wurde, so wird man natürlich in einem Teile der Fälle bereits Heilung erzielt haben, aber die Zahl der Rezidive wird relativ groß sein. Hält man sich an die oben angegebenen Zeiten, so wird man nur selten Rezidive, höchstens in etwa 10% der Fälle, erhalten.

Wurden neben der gewöhnlichen Injektionstherapie noch regelmäßig Spülungen angewandt und verschwanden die Gonokokken dabei sehr schnell dauernd aus den Präparaten, so kann man schon nach etwas kürzerer Behandlungszeit, nach etwa 3—4wöchentlicher Behandlung, ziemlich sicher auf Heilung rechnen.

Verschwanden die Gonokokken zwar rasch dauernd aus den Präparaten, wies aber das *Vorhandensein infiltrierter* Littrescher *Drüsen* oder kleiner, paraurethraler Infiltrate darauf hin, daß sich die Gonokokken stellenweise in der Tiefe der Schleimhaut stärker eingenistet haben, so sind nicht nur nach Möglichkeit intensiver wirkende Behandlungsmethoden zu wählen, sondern auch die Dauer der Behandlung muß gegen die Norm etwas verlängert werden.

Wird das Sekret rasch stärker epithelial, so ist das immer ein für die Heilung günstiges Zeichen, welches die Behandlungszeit etwas abzukürzen erlaubt; damit ist aber nicht gesagt, daß beim Ausbleiben stärkerer epithelialer Desquamation unter Protargol- oder Argentuminjektionen die Behandlung gegen die oben angegebenen Zeiten erheblich verlängert werden müßten.

Bei Untersuchung der Morgenpräparate ist stets darauf zu achten, ob bereits aus zerfallenen Eiterkörperchen bestehender „*Silbereiter*" abgesondert wird oder der Eiter noch größtenteils aus schön erhaltenen Leukocyten besteht, da letzteres immer dafür spricht, daß Gonokokken noch vorhanden sind.

Sehr wertvolle Hinweise auf den Beginn der Abheilung und besonders die erfolgte Ausheilung gibt uns die *Komplementbindungsreaktion*. Wie von vielen

Autoren und besonders auch von uns festgestellt wurde, wird die Komplement-bindungsreaktion auch im akuten Stadium der Gonorrhöe in der Regel in der 3.—4. Woche positiv, sofern die Behandlung nicht sehr frühzeitig einsetzt und es infolge rascher Unterdrückung der Gonokokkenwucherung nicht zu genügender Antikörperbildung und daher nicht zu einem positiven Ausfall der Komplementbindungsreaktion kommt. Hat man also im Laufe der 3. Behand-lungswoche festgestellt, daß die Komplementbindungsreaktion positiv ist, und beobachtet dann Ende der 4. oder Anfang der 5. Woche unmittelbar vor Aus-setzen der Behandlung ein Negativwerden oder mit Hilfe der Auswertungs-bestimmung einen *Rückgang in der Stärke der Reaktion,* so spricht das (besonders der ganz negative Ausfall) nach unseren eigenen Untersuchungen in sehr hohem Maße für erfolgte Heilung. Läßt sich vor dem beabsichtigten Aussetzen der Behandlung dagegen ein Rückgang in der Stärke der Reaktion durch Aus-wertung mit fallenden Serummengen nicht feststellen, so wird man besser noch etwas länger behandeln, da es dann weniger wahrscheinlich ist, daß die Heilung wirklich schon eingetreten ist. In ähnlicher Weise haben sich auch HOPF (1930), JORDAN und FRÖHLICH (1932) und KADISCH (1933) ausgesprochen.

Beweisend ist ein Gleichbleiben der Reaktionsstärke gegen Ende der Behand-lung allerdings nicht in dem Sinne, daß die Heilung noch nicht eingetreten sein kann, denn wir wissen, daß die Reaktion *manchmal* verhältnismäßig lange, nicht selten wochenlang nach erfolgter Ausheilung in etwa gleicher Stärke bestehen bleiben kann.

Handelt es sich um eine Gonorrhöe, bei welcher von Anfang an nur sehr geringe Entzündungserscheinungen und spärliche Sekretion vorhanden waren (subakut einsetzende Tripperfälle), so ist es zweckmäßig, mit der Intensität der Behandlung etwas schneller zu steigen. Es soll auch in solchen Fällen durch die Behandlung immer eine leichte Sekretion erhalten werden, da wir dieser einen heilenden Einfluß zuschreiben. Das ist schon oben betont worden.

Im übrigen ist bei diesen Kranken der Behandlungsplan ganz der gleiche wie soeben geschildert. Derartige Fälle erlauben unserer Erfahrung nach höchstens deshalb eine geringe Abkürzung der Zeit der Behandlung, weil sie intensiver gestaltet werden kann.

Es wurde ja bereits früher betont, daß manche Autoren die Prognose bei derartig schleichend verlaufenden Tripperfällen sogar schlechter als für gewöhn-liche akute stellen.

Umgekehrt zieht sich die Behandlung bei Gonorrhöefällen mit sehr starken Entzündungserscheinungen, sog. perakuten Gonorrhöen, wesentlich deswegen etwas länger hin, weil man hier im Anfang auf eine sehr milde Behandlung angewiesen ist.

Bei Ödem des Präputiums, Schwellung der Glans und des ganzen Penis und sanguinolentem Ausfluß sind Injektionen im Anfang entweder ganz zu unter-lassen oder nur vom Arzt selbst in ganz vorsichtiger Weise auszuführen. Man beschränkt sich in solchen Fällen also im wesentlichen auf interne Behandlung und antiphlogistische Maßnahmen.

Bettruhe mit knapper Diät und kühle Kompressen mit einem leichten Eis-beutel auf den Penis beseitigen bei gleichzeitiger innerer Behandlung meist innerhalb weniger Tage die geschilderten Zustände, so daß die lokale Behandlung dann in gewohnter Weise einsetzen kann.

Gestaltete sich eine Gonorrhöe im weiteren Verlauf insofern *hartnäckig,* als die Gonokokken intermittierend wiederholt von neuem in einzelnen Präparaten auftreten, und erwies sich hiergegen ein Wechsel des Medikaments und Hinzu-nahme von Spülungen als erfolglos, so haben wir uns zunächst zu bemühen, *die Ursache für das Versagen* der üblichen Therapie festzustellen. Diese kann

bisweilen schon auf der Konstitution des Kranken beruhen, worauf bereits
früher hingewiesen wurde. Bei schwächlichen Patienten wird man also durch
roborierende Maßnahmen und Anregung der Zirkulation in den Beckenorganen
die ungenügende Abwehr des Organismus zu beheben suchen (s. S. 288).
Auch milde Lichtbäder u. dgl. können in diesem Sinne versucht werden.
Weiter kann der schlechte Verlauf der Erkrankung, auch bei kräftiger
Konstitution, auf einer ungenügenden Bildung spezifischer Antistoffe beruhen.
Das können wir heute durch die Komplementbindungsreaktion feststellen und
in solchen Fällen durch Arthigoninjektionen, evtl. Milcheinspritzungen oder
Fiebermittel die Antikörperbildung anregen. Daß durch Arthigoninjektionen
eine Antikörperproduktion zustandekommen kann, ist ja allgemein bekannt.
Wir selbst glauben, daß sie am leichtesten und zuverlässigsten bei täglichen
Einspritzungen in Gang kommt. Immerhin darf man sich von solchen Maß-
nahmen nicht zu viel versprechen. Die Konstitution ist bekanntermaßen kaum

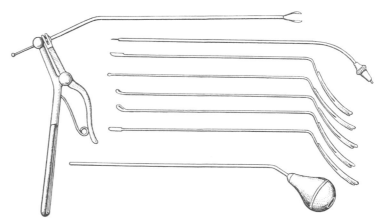

Abb. 18. Behandlungsinstrumente für die Urethroskopie. (Nach Glingar.)

zu beeinflussen, und die Arthigonbehandlung versagt bei Kranken, die an sich
keine Antistoffe bilden, ebenfalls recht häufig.

Im allgemeinen beruht die Ursache für den ungünstigen Verlauf bzw. für
das Rezidivieren aber nicht auf besonderen Allgemeinzuständen, sondern
auf der *Bildung schwer zugänglicher, kleiner Krankheitsherde in der Urethra*
selbst. Vorzugsweise sitzen diese in den Morgagnischen Krypten und in den
Ausführungsgängen der Littreschen oder der Cowperschen Drüsen. Bisweilen
handelt es sich auch um paraurethrale Gänge oder um Divertikel in der
Harnröhre. Man wird also sehr sorgfältig auf das Vorhandensein solcher
Herde untersuchen und dabei auch das Endoskop heranziehen. Ergibt dieses
dann das Vorhandensein derartiger Schlupfwinkel, so wird man in erster Linie
durch Janetsche Spülungen, und wenn auch diese keinen Erfolg haben, durch
Spüldehnungen mit den Apparaten von Kollmann, Frank oder Wossidlo
die Gonokokken in diesen Schlupfwinkeln zu fassen versuchen. Auf die
Technik der Spüldehnungen wird bei der Besprechung der chronischen Gonorrhöe
noch näher eingegangen werden.

Auch Anwendung des sehr einfachen zweiteiligen Sruweschen Dehners und
Massage auf dem Dittelstift mit nachfolgender Spülung ist für derartige hart-
näckigen Fälle empfohlen worden und wird sich naturgemäß besonders beim
Vorliegen einer ausgesprochenen mehr torpiden Erkrankung der Littreschen
Drüsen eignen (z. B. Schwarz 1928).

Ferner ist *Röntgen-* und *Radium*behandlung von manchen Autoren empfohlen worden; wir werden darauf erst im Kapitel „Chronische Gonorrhöe" eingehen.

Hat man im Endoskop derartige Schlupfwinkel festgestellt, so kann man sie mittels Elektrolyse oder Galvanokaustik zerstören. Die Technik der *Elektrolyse* mittels der KOLLMANNschen elektrischen Nadel beschrieb LEWIN folgendermaßen:

Die elektrolytische Nadel wird mit dem negativen Pol, der positive Pol mit einer Plattenelektrode eines konstanten Stromes verbunden. Die erkrankte Urethraldrüse wird mit dem Urethroskop eingestellt, und die mit dem negativen Pole verbundene elektrische Nadel durch den urethroskopischen Tubus neben dem Lichtträger eingeführt, bis ihre Spitze in den Drüsenausführungsgang eingedrungen ist. Nun läßt man den Strom langsam eintreten, bis eine Stromstärke von 1,5—2,5 MA erreicht ist. Nach 1—2 Minuten wird der Strom unterbrochen und die Nadel wieder herausgezogen. Beobachtet man die Drüsenöffnung während der Elektrolyse, so sieht man um die Nadelspitze herum kleine, weiße, schaumige Bläschen, deren Entwicklung sich auch für das Gehör durch ein leicht knisterndes Geräusch bemerkbar macht. Die Dauer der Elektrolyse soll 2 Minuten nicht überschreiten.

Die auf die elektrolytische Zerstörung der Drüsen folgende Reaktion ist meist eine sehr geringe.

Auch mit Galvanokaustik kann man erkrankte Lakunen und LITTRESCHE Drüsen veröden und Papillome zerstören, bei deren Vorhandensein der Verlauf ebenfalls ein recht hartnäckiger zu sein pflegt. Die Ausführung der Galvanokaustik geschieht einfach in der Weise, daß der Galvanokauter nach Einstellung der betreffenden Drüse oder des Polyps im Urethroskop so eingeführt wird, daß er die betreffende Stelle berührt und dann durch Schließen des Stromes zum Glühen gebracht wird. Von KOLLMANN ist auch ein kleines,

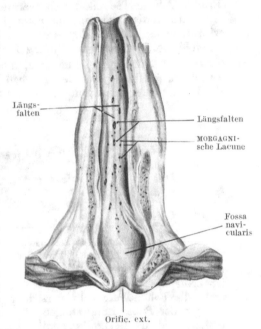

Abb. 19.
Längsschnitt durch die Pars pendula urethrae.

endourethrales Messer angegeben worden, um verstopfte MORGAGNIsche Lacunen und kleine follikuläre Abscesse oder Cysten zu spalten. Ferner kann man auch mittels einer feinen, mit einem Gummiball verbundenen Kanüle in derartige Krypten oder Divertikel nach Einstellung im Endoskop ein geeignetes Medikament, am besten 2—5%ige Höllensteinlösung, einspritzen (Abb. 18).

Oft sitzen derartig erkrankte MORGAGNIsche Lakunen und LITTRESCHE Drüsen sehr versteckt zwischen den Falten der Harnröhrenschleimhaut und sind dann schwer zu erreichen. Schon aus Abb. 19 ist das zu ersehen, und noch deutlicher ist es durch die Harnröhrenmodelle gezeigt worden, welche HERZOG (1904) und LICHTENBERG (1906) auf Grund von Serienschnitten der Harnröhre hergestellt hat (Abb. 20). In derartige verzweigte Drüsenschläuche, kleinere und größere innere paraurethrale Gänge und Divertikel vermögen in die Harnröhre eingespritzte Medikamente natürlich nicht einzudringen, und auch der instrumentellen Behandlung sind sie kaum zugänglich.

Schon aus diesem Grunde sind derartig hartnäckige, verschleppte oder rezidivierende Fälle immer erheblich länger zu behandeln (6—8—10 Wochen), als das bei einer frischen Gonorrhöe notwendig ist. Ferner ist es auch zweckmäßig, zur Unterstützung der Ausheilung eine Fiebertherapie mit Pyrifer einzuleiten, und unter Umständen kann sogar eine Malariakur vorgenommen werden.

Endlich hat man bei solchen Formen auch versucht, durch *örtliches Erhitzen des Schleimhautgewebes* die Gonokokken abzutöten oder zu ihrer Abtötung beizutragen. Zu diesem Zweck hat man zunächst heiße Spülungen und Heizsonden benutzt, die aber gewöhnlich keine tiefgehende Erwärmung herbeizuführen vermögen. Dann ist hierfür vor allen Dingen die Durchwärmung des Gewebes mittels *Diathermie* empfohlen und kürzlich auch Erwärmung durch *Kurzwellen* versucht worden (Nagell 1933 ohne Erfolg, Gumpert 1933 mit Erfolg). Auf die Technik der Diathermiebehandlung und die dafür konstruierten Apparate werden wir erst im Kapitel chronische Gonorrhöe eingehen. Dort wird auch noch die Iontophorese, die für hartnäckige und verschleppte Fälle empfohlen worden ist, Erwähnung finden.

Die Behandlung von kleineren, nicht erweichten *para- und periurethralen Infiltraten* geschieht nach den gleichen Prinzipien, wie das für die Erkrankung der Littreschen Drüsen und Morgagnischen Taschen eben angegeben worden

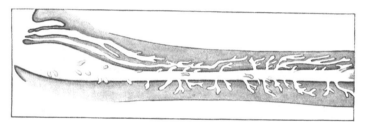

Abb. 20. Rekonstruktion der Urethra eines etwa zweijährigen Knaben nach einem Plattenmodell aus Schnittserien, nach dem Original von J. Herzog: Arch. f. Anatomie usw. Bd. 63. 1904.

ist. Nur wird man hier entsprechend dem Umfang der entzündlichen Infiltrate die Behandlung sehr vorsichtig beginnen und nur langsam in der Intensität der Behandlung steigen. Besonders bewährt hat sich hier die Iontophorese und die Behandlung mit Diathermie.

Erkrankungen der Cowperschen *Drüse* sind prinzipiell in ähnlicher Weise zu behandeln, wie das für die Erkrankung der Littreschen Drüsen und paraurethralen Infiltrate angegeben worden ist. Das gilt wenigstens für die Formen der Cowperitis, bei denen die Entzündung und Infiltration des Drüsengewebes und seiner Umgebung nicht sehr umfangreich ist und zunächst keine Tendenz zur Erweichung besteht, also für kleine Knotenbildungen bis zu reichlich Erbsengröße und besonders für die chronischen Formen.

Bei frischen Entzündungen mit starker Schmerzhaftigkeit, starker Schwellung des umgebenden Gewebes oder schon beginnender Erweichung kommt zunächst nur antiphlogistische Behandlung in Frage, d. h. bei sehr starker Schmerzhaftigkeit ein Eisbeutel auf den Damm oder ein feuchter Verband. Möglichst bald geht man dann zur Hitzebehandlung über. Man richtet sich dabei ganz nach dem Grad der Entzündungserscheinungen und vor allen Dingen nach den subjektiven Entzündungserscheinungen des Kranken. Läßt unter Hitzebehandlung (heiße Breiumschläge mit elektrischem Heizkissen) die Schmerzhaftigkeit nach oder nimmt sie wenigstens nicht zu, so ist Hitzebehandlung für den Ablauf der Erkrankung das Günstigste. Es tritt entweder noch Resorption des entzündlichen Infiltrates ein, oder die Einschmelzung geht wenigstens rasch vor sich und der Absceß grenzt sich in der Regel gut ab, so daß nach Incision des sich nach dem Damm vorwölbenden Abscesses meist rasche Heilung eintritt. Auch Diathermie kann im Stadium der Infiltration und beginnenden Abszedierung versucht werden.

Entwickelt sich ausnahmsweise eine umfangreiche Entzündung von phlegmonösem Charakter, so ist dieselbe wie jede andere Phlegmone zunächst konservativ zu behandeln. Mit Incision wartet man möglichst bis zur Bildung deutlicher Fluktuation.

Auch gonorrhoisch infizierte paraurethrale Gänge (Abb. 21) sind natürlich sorgfältig zu beseitigen, da von ihnen sonst nach Aussetzen der Behandlung der Harnröhre, meist schon nach einigen Tagen, bisweilen auch erst nach 1—2—3 Wochen, Reinfektionen der Harnröhre erfolgen. Man zerstört derartige Gänge je nach ihrem Sitz entweder durch vorsichtige Einführung eines mit Argentum nitricum armierten dünnen Silber-, Kupfer- oder Platindrahtes oder durch Injektion einiger Tropfen 1—5%iger Höllensteinlösung, oder man beseitigt sie durch Elektrolyse, Spaltung mit nachfolgender Ätzung oder vollständiger Excision.

Abortivbehandlung. Wir gebrauchen die Bezeichnung „Abortivbehandlung" mit JADASSOHN nur in dem Sinne, daß darunter die schnelle und definitive Beseitigung — Coupierung — der Gonorrhöe in der Initialperiode verstanden wird, nicht in dem Sinne NEISSERs, welcher früher jede antiseptische Behandlung, welche möglichst frühzeitig beginnt, als abortiv bezeichnet hat.

Über die Vorteile und die Wirksamkeit solcher Abortivbehandlung bei Gonorrhöe gehen die Ansichten noch recht auseinander. Daß sie möglich ist und innerhalb der ersten Tage nach der Infektion recht häufig

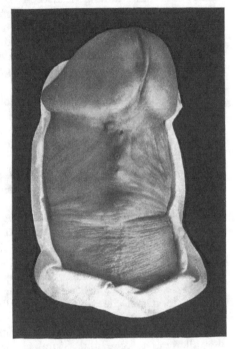

Abb. 21.
Gonorrhoisch infizierte paraurethrale Gänge.
(Aus LESSER-JADASSOHN: Lehrbuch der Haut-
und Geschlechtskrankheiten, 14. Aufl., Bd. 2.)

gelingt, darüber kann gar kein Zweifel walten, und wir können uns BUSCHKE nicht anschließen, wenn er früher bei Besprechung der Pathologie und Therapie der Gonorrhöe in bezug auf die Abortivbehandlung sagt:

„Ich möchte hier hervorheben, daß es eine Abortivbehandlung der Gonorrhöe nicht gibt und wahrscheinlich auch nicht geben wird. Weder durch die eben geschilderte Behandlung (Spülungen nach JANET), noch durch die Einspritzung sehr starker Argentumlösungen ist es möglich, den Krankheitsprozeß zu coupieren. Das Studium des gonorrhoischen Krankheitsprozesses ergibt aber auch ohne weiteres die Aussichtslosigkeit einer solchen Abortivmethode, wenn man bedenkt, wie außerordentlich schnell die Gonokokken ins Gewebe vordringen, und daß es unmöglich ist, alle Krankheitserreger in kürzester Frist zu vernichten, ohne die Gewebe selbst zu zerstören." In seinem Lehrbuch hat BUSCHKE 1926 allerdings diesen seinen Standpunkt ein wenig gemildert.

Die Idee der Abortivkur ist übrigens schon ziemlich alt, und bereits von RICORD wurde sie vielfach geübt und eifrig verfochten. Nach den Angaben von FELEKI wurde die Abortivbehandlung damals folgendermaßen ausgeführt:

Dem Kranken wird nach Entleerung des Harns mittels Glasspritze eine konzentrierte Lapislösung (0,5—1,0 : 30,0) injiziert. Nach 1—2 Minuten wird das Medikament herausgelassen und eine Kochsalzlösung eingespritzt. Der Patient bleibt mehrere Tage zu Bett, bekommt kalte Umschläge und hält eine strenge Diät inne. Am Tage nach der Einspritzung tritt dann eine reichliche eitrige, mit Blut untermengte Sekretion ein, die jedoch nach einigen Tagen eine minimale wird, worauf die beschriebene Prozedur wiederholt werden muß. Es soll bei diesem Verfahren in den meisten Fällen binnen 2 Wochen vollkommene Heilung eintreten.

Bei Vornahme dieser Kur ging man in der damaligen vorbakteriologischen Zeit nach Finger von dem Prinzip aus, daß eine Entzündung um so schneller ablaufe, je akuter sie auftrete, und man suchte daher durch Injektion reizender Mittel die Entzündung künstlich zu steigern. Als entzündungserregendes Medikament wurde vorzugsweise Argentum nitricum in 2%iger Lösung und stärker verwendet. Auch damals schon galt es als Prinzip, die Abortivkur möglichst früh vorzunehmen. Zwar wurde auf diese Weise nach Finger in etwa 40—50% der Fälle rasche Heilung erzielt, aber recht häufig kam es infolge der Abortivkur zu so heftigen Erscheinungen, daß die Methode bald wieder in Vergessenheit geriet.

Erst nach der Entdeckung des Gonococcus und Vornahme der bekannten Desinfektionsversuche an Gonokokken lebte die Frage der Abortivbehandlung der Gonorrhöe wieder auf, zumal man früher annahm, daß der Gonococcus wesentlich *auf* der Schleimhaut wuchere, mithin unseren Desinfizientien leicht zugänglich sein müsse.

Die späteren Forschungen über die pathologische Anatomie (Abb. 9, S. 308) zeigten freilich, daß der Gonococcus kein reiner Epithelparasit ist, sondern schon innerhalb von wenigen Tagen bis in die tieferen Lagen des Cylinderepithels, ja bis ins subepitheliale Gewebe dringt und nur auf dem Plattenepithel der Fossa navicularis relativ oberflächlich wuchert.

Nach Fingers Ansicht ist daher die Voraussetzung für eine erfolgreiche Abortivkur, daß sich zur Zeit derselben noch keine Gonokokken an Stellen angesiedelt haben, die das Desinfiziens nicht erreicht, nur selten gegeben; das um so mehr, als sich schon in der Fossa navicularis einige Schleimdrüsen finden, in denen die Gonokokken selbst als Schleimhautparasiten dem Desinfiziens nicht mehr zugänglich seien. Daher hält Finger Abortivversuche im allgemeinen nicht für sehr aussichtsreich und einen Erfolg höchstens innerhalb der allerersten Tage und Stunden für möglich, solange eben nur merkbare klinische Symptome vorhanden sind — leichtes Kitzeln und geringe schleimige Sekretion, in der mikroskopisch neben einigen Eiterkörperchen und Gonokokken wesentlich Plattenepithelien nachweisbar sind.

Dem hat sich Balog (1931) ganz angeschlossen. Allerdings wird die Abortivkur durch Injektionen von Desinfizientien mißlingen, wenn Gonokokken schon in die *Tiefe* größerer Krypten oder Gänge eingedrungen sind, da sie hier höchstens durch Hitzebehandlung (Fieber oder Diathermie) oder durch vom Blut aus wirkende Substanzen (Acridinfarbstoffe, Merkurochrom) erreicht und abgetötet werden können. Aber es ist eine Übertreibung von Balog, wenn er annimmt, daß ein *derartiges* Eindringen der Gonokokken in die Tiefe die Regel sei. In die Ausführungsgänge der Littreschen Drüsen vermögen Silbersalze aber offenbar einzudringen. Bei der Besprechung der Tiefenwirkung der Medikamente ist das näher ausgeführt worden.

Sollte es zutreffen, daß die Gonokokken auch in die Lymphbahnen sehr rasch einzudringen vermögen, wie Walker (1927) im Gegensatz zu Finger, Gohn und Schlagenhaufer (1894) annimmt, so würden die Aussichten der Abortivbehandlung auch dadurch sehr beeinträchtigt werden.

Jedenfalls ist es richtig, und alle Autoren betonen es, daß genügende *Aussicht für eine erfolgreiche Abortivkur nur während des mukösen Stadiums* besteht.

Die Ansichten gehen nur darüber etwas auseinander, ob die Indikationen für eine Abortivkur ausschließlich von den klinischen Erscheinungen (makroskopisch: schleimige Sekretion, mikroskopisch: neben Eiterkörperchen und Gonokokken mehr oder weniger reichlich Plattenepithelien und Schleim) ohne wesentliche Berücksichtigung des Termins der Infektion abhängig zu machen ist, oder ob auch die Zeit, welche seit der Infektion verstrichen ist, mit ausschlaggebend sein soll. Der ersteren Ansicht sind vor allen Dingen WELANDER, ZENZES, AHLSTRÖM, DIDAY und FELEKI. In neuerer Zeit hat auch A. COHN (1927) den Standpunkt vertreten, daß die Inkubationsdauer für das Resultat ohne Belang sei, aber genügende Aussicht auf Erfolg nur bestehe, wenn die ersten klinischen Erscheinungen nicht über 24 Stunden alt sind, während nach SAEZ (1924) die Abortivkur bis zu 2 Tagen nach der Infektion gelingen soll.

Nach ENGELBRECHT sind sogar die Fälle mit langer Inkubation für die Abortivbehandlung besonders günstig. Demgegenüber betont BLASCHKO, daß die Abortivkur nicht nur bei profuser Eiterung, sondern auch bei längerer Inkubation und schleichend beginnenden Fällen wenig Aussicht auf Erfolg bietet. BLASCHKO empfiehlt daher die Abortivkur wesentlich innerhalb der *ersten 3—4 Tage* nach der Infektion, sofern das Sekret noch serös-schleimig ist und in ihm mikroskopisch noch *reichlich Epithelien* und nur spärlich Gonokokken zu finden sind. Ähnlicher Ansicht sind BLOCK, FUCHS und viele andere.

Beschränkt man die Abortivkur auf solche Fälle, so ist das Resultat insofern tatsächlich ein gutes, als sie in etwa 75% der Fälle von Erfolg gekrönt ist.

FINGER nimmt die Abortivkur gar nicht mehr vor, da er bei Fehlschlagen derselben öfters einen schweren Verlauf der Gonorrhöe beobachtet hat. Wir selbst haben dieses nicht gerade häufig gesehen, müssen es aber für einige Fälle zugeben und wenden wie früher JADASSOHN die Abortivkur im ganzen nur selten an. ROSENTHAL (1921) meint dagegen, daß die Abortivbehandlung viel zu selten benutzt werde.

Auch KOPP, WOSSIDLO, CASPER haben bisweilen Schaden infolge von Abortivkuren gesehen, während BLASCHKO die Frage, ob die von ihm vorgeschlagene Abortivkur mit 4%iger Protargollösung in den Fällen, wo sie mißlingt, auf den weiteren Verlauf der Erkrankung ungünstig einwirkt, mit einem glatten „Nein" beantwortet.

Auf die Gefahren der Abortivbehandlung hat auch FUCHS (1922) wieder hingewiesen; er sah Strikturen nach Anwendung einer 4%igen (!) Albarginlösung.

Ferner hat JANET (1921) schwere Entzündungen nach Benutzung älterer Argyrollösungen gesehen. Die Argyrollösung muß immer frisch und kalt zubereitet werden. Zur Vorsicht raten auch LUYS (1922), CARLE (1924), MULZER (1926) und JAMES COHN (1927).

Freilich ist es auch unserer Erfahrung nach zweifellos, daß bei Verwendung von Protargol in 3—4%iger Lösung zu Abortivkurven weit seltener stärkere Gewebsschädigungen auftreten als nach Benutzung der früher üblichen 2%igen Argentumlösung.

An der Technik der Abortivbehandlung hat sich in den letzten 20 Jahren nicht viel geändert.

Auswischen des vordersten Teiles der Urethra mit 2—3%iger Höllensteinlösung war schon früher (WELANDER 1887, KOPP 1900) beliebt. Ebenso Austupfungen im Endoskop mit 3—5%iger Höllensteinlösung (FUNK, BETTMANN, FELEKI). 1927 hat LUTZ wieder folgendes Verfahren empfohlen: 2—3maliges

Auswischen der Harnröhre 2—3 cm tief mit 3%iger Höllensteinlösung, dann noch einige Tage Injektionen mit $^1/_2$%iger Protargollösung. Lippmann hat 1927 zur Abortivbehandlung Injektionen mit 3%iger Protargollösung oder Spülungen mit Argentum nitricum 1 : 3000 empfohlen. Die meisten Autoren, auch Welander, sind später zu *Injektionen von* 2$^1/_2$—3—4%*igem Protargol* übergegangen. Aber auch mit Albargin in 1—2%iger Lösung sind sehr gute Resultate erzielt worden (Blaschko, Fuchs).

Balog empfiehlt 1933 als Abortivkur eine etappenweise Desinfektion der Harnröhre durch Albarginspülungen 1 : 1000.

Das Verfahren von Block und seine Resultate seien kurz angeführt. Er läßt die ersten 2—3 Tage eine 3%ige, am 4. und 5. Tage eine 4—5%ige Protargollösung einmal täglich injizieren und 5 Minuten einwirken. Damit hat er in den ersten 2 Tagen post infectionem in 100%, am 3. und 4. Tage in 70%, am 5. Tage in 50% der Fälle Heilung erzielt, während bei denjenigen Kranken, welche erst nach dem 5. Tage in Behandlung kamen, die Abortivkur meist mißlang.

Daß die neueren organischen Silberpräparate, besonders *Reargon, Targesin und Transargan, aber auch Choleval* (Geloduratoliven, d. h. Spritzkapseln mit 5 g 2$^1/_2$%iger Cholevalemulsion [Schereschewsky 1922, Mulzer 1926]) vielfach in Form von Injektionen zur Abortivbehandlung empfohlen worden sind und sich wegen ihrer großen Reizlosigkeit auch gut dazu eignen, ist schon bei der Besprechung dieser Medikamente erwähnt worden. Ullmann (1926) meint sogar, daß Targesin die besten Resultate gebe, wenn anfänglich eine 5%ige Lösung 3mal täglich 5 Minuten lang injiziert und dann noch 8 Tage lang fallend eine 2$^1/_2$—$^1/_2$%ige Lösung gebraucht werde.

In Frankreich hat unter dem Einfluß von Janet die aus Amerika stammende Abortivbehandlung mit 20%*iger Argyrollösung* viel Anklang gefunden (Kastrolima, Luys, Janet 1930). Janet nimmt die Abortivbehandlung nur vor, wenn nicht mehr als 48 Stunden seit Auftreten der ersten klinischen Erscheinungen verstrichen und wenn keine entzündlichen Erscheinungen am Orificium sichtbar sind. Ein kleiner Eitertropfen ist dagegen keine Kontraindikation.

Er geht dabei folgendermaßen vor: 10 ccm 20%ige Argyrollösung werden frisch und kalt gelöst (alte Lösungen reizen!) und davon 5 ccm eingespritzt und 5 Minuten (bei eintretendem Schmerz etwas kürzer) zurückgehalten. Der Rest von 5 ccm wird nach 12stündiger Pause ebenso eingespritzt. Bis zu dieser zweiten Injektion soll nicht uriniert werden (nichts trinken!). Zwischen der zweiten und der am nächsten Morgen folgenden dritten Einspritzung kann der Urin einmal entleert und ein Glas Wasser getrunken werden.

In dieser Weise werden an 3 Tagen 6 Injektionen gemacht und damit wird die Abortivkur abgeschlossen. Es ist wichtig, daß die Harnröhrenmündung ganz vorne zusammengedrückt wird, und der Patient während der Injektion durch leichtes Lüften der Finger hier und da einen Tropfen Injektionsflüssigkeit ausfließen läßt, damit auch die Fossa navicularis mit Argyrol benetzt wird.

Beim Mißlingen der Kur, was selten ist, geht Janet sofort zu Spülungen der Anterior mit Kalium permanganicum-Lösung über. Die Abortivkuren mit Kalium permanganicum-Spülungen nimmt Janet nicht mehr vor.

Bei Anwendung schwacher Lösungen ($^1/_4$—$^1/_3$$^0/_{00}$), wie sie von der Urethra gut vertragen werden, war bei täglich zweimaliger Spülung doch eine Behandlung von 14 Tagen nötig, und Benutzung stärkerer Lösungen, etwa 1$^0/_{00}$ und 1 : 500 abwechselnd, hatte lang dauernde Nachkatarrhe im Gefolge.

Carle (1924) hält dagegen die Kurzbehandlung mit Janetschen Spülungen von mindestens 15 Tagen Dauer für die beste „Abortivkur".

Über recht gute Erfolge mit 20%iger Argyrollösung — 80% Abortiv-heilungen — berichtet z. B. auch GROLLET und MASSIA-PILLON.

BALLENGER und ELDER (1914) haben an Stelle der 20%igen Argyrollösung nur 5%ige angewandt und sie durch Verschluß des Orificiums mit Kollodium-watte mindestens 6 Stunden einwirken lassen. Diese Behandlung wurde 5 Tage lang einmal täglich durchgeführt und ergab bei 650 Kranken in 90% Heilung. Auch MERSEREAU und BAYLY (1921) haben das Verfahren des „Einsiegelns" mit gleich gutem Erfolg angewandt.

Naturgemäß sind auch die stark bactericid wirkenden *Acridinstoffe* zur Abortivbehandlung herangezogen worden und besonders von den Amerikanern wurden sie viel angewandt (SCHEFFELAAR 1926). So hatte BOYD (1931) mit Injektionen 1:1000 ausgezeichnete Erfolge, und VERESS und GOLDBERGER (1931) erzielten mit Trypaflavininjektionen oft noch Heilung am zweiten Krankheits-tage bei stark eitrigem Ausfluß. Diese Autoren lassen der Trypaflavininjektion eine JANETsche Spülung (1:300) vorausgehen und benutzen zur Einspritzung dann eine $^3/_4$%ige Lösung, die sie 3—5 Minuten einwirken lassen. Über die Wirkung der lokal angewandten Arsenobenzolbehandlung ist bei der Behand-lung der akuten Gonorrhöe schon das Notwendigste gesagt worden.

Auch intravenöse Injektionen mit Acridinfarbstoffen und mit Merkuro-chrom sind zur Abortivbehandlung vielfach angewandt worden und wurden zur Unterstützung der Lokalbehandlung herangezogen. So injiziert CHRISTOFOVICI (1932) jeden zweiten Tag intravenös Trypaflavin und macht außerdem JANETsche Spülungen 1:4000. Er erzielte auf diese Weise oft Heilung in etwa 6 Tagen.

Ähnlich konnten SCHOLTZ und MÜLLER und RICHTER die Behandlungszeit durch intravenöse Traubenzuckerinjektionen abkürzen. CARLE nimmt schließ-lich zur lokalen Abortivbehandlung immer Vaccineinjektionen hinzu.

Diese kombinierte Abortivbehandlung — auch durch Hinzunahme von Fieberkuren — dürfte sicher noch ausbaufähig sein. Das Gleiche gilt von der Abortivbehandlung durch örtliche Gewebserhitzung, besonders durch Diathermie und Iontophorese.

Das Nötigste über diese Behandlungsmethoden wurde aber schon im Kapitel „Behandlung der akuten Gonorrhöe" gesagt bzw. wird bei der Besprechung der Behandlung der chronischen Gonorrhöe (Diathermie, Kurzwellenbehand-lung, Iontophorese) noch kurz besprochen werden.

2. Behandlung der Gonorrhoea posterior acuta.

Die Behandlung der Gonorrhoea posterior hat in den letzten 20 Jahren keine nennenswerte oder gar prinzipielle Änderung erfahren. Nur die Behand-lung mit großen JANETschen Spülungen mit Kal. permang. hat sich auch in Deutschland immer mehr als Universalmethode der lokalen Posterior-behandlung eingebürgert. Die bei der Behandlung der Gonorrhoea anterior beschriebenen intravenösen Injektionen, die Vaccinetherapie sowie die Fieber- und Malariabehandlung werden in hartnäckigen Fällen von Gonorrhoea posterior gelegentlich ebenfalls in Frage kommen.

Im ganzen spielen sie hier aber nicht die Rolle wie bei der Gonorrhöe der Pars anterior, weil die Gonorrhoea posterior überhaupt selten so hartnäckig und so schwer heilbar ist, daß so eingreifende und nie völlig gefahrlose Methoden wie intravenöse Trypaflavininjektionen oder Fieber- und Malariabehandlung öfter in Frage kämen. Vaccinetherapie pflegt dagegen bei Gonorrhoea posterior eine gute Wirkung zu haben und daher öfter angewandt zu werden.

Wie schon im klinischen Teil betont wurde, heilt die Gonorrhoea posterior bei vernünftigem Verhalten des Patienten, besonders bei Bettruhe, ziemlich oft ohne alle weitere Therapie innerhalb von 8—14 Tagen vollständig ab. Offenbar bildet die Schleimhaut der hinteren Harnröhre für die Gonokokken keinen besonders guten Nährboden, und die Gonokokken vermögen in ihr nicht so festen Fuß zu fassen wie in der Pars anterior.

Wie schon oben erwähnt, dürfte das wenigstens zum Teil auf den *Bau der Schleimhaut,* besonders das mehr plattenförmige Epithel und das Fehlen der kleinen Urethraldrüsen zurückzuführen sein. Daß die Gonokokken in der Pars posterior tatsächlich nicht besonders günstige Wachstumsverhältnisse finden, dafür spricht auch das Vorkommen von gonorrhoischer Epididymitis (Jadassohn) und Prostatitis ohne nachweisbare Erkrankung der Pars posterior. Das ist kaum anders zu erklären, als daß die Gonokokken zwar in die Pars posterior hineingelangt und von dort in die Ductus ejaculatorii und prostatici eingedrungen sind, aber auf der Schleimhaut der Pars posterior selbst sich nicht genügend haben halten können und durch den Urinstrahl usw. wieder eliminiert worden sind.

Die Auffassung von Riebes, daß es sich dabei um Verschleppung auf dem Lymphwege handeln könne, erscheint nach unseren klinischen Kenntnissen und dem anatomischen Verlauf der Lymphwege wenig wahrscheinlich.

Bei dieser Lage der Dinge ist es nicht wunderbar, daß zur Behandlung der Gonorrhoea posterior vielfach Maßnahmen genügen, die wir für die Behandlung der Pars anterior im allgemeinen als unzureichend betrachten müssen. So heilt, wie schon erwähnt, die Gonorrhoea posterior nicht selten schon unter allgemein hygienisch-diätetischen Maßnahmen, speziell bei Bettruhe und reichlichem zweckmäßigen Getränk wie Milch, Zitronenlimonade, schwachem Tee, ferner den bekannten Dekokten von Semin. lini, Folia uvae ursi und Herb. herniar. oder Wildunger Wasser und ähnlichen diuretisch wirkenden Getränken. Auch alkalische, nicht stärker mussierende Mineralwässer wie Wildunger, Vichy und Fachinger halten wir im Gegensatz zu Wossidlo für zweckmäßige Getränke bei Gonorrhoea posterior. Daß hierdurch das Auftreten einer alkalischen Cystitis durch Sekundärinfektion begünstigt wird, erscheint uns unwahrscheinlich. Einige neuere Autoren [Lambkin (1927) und Wolbarst (1928)] haben gerade Alkalisierung des Urins empfohlen, um eine für die Heilung besonders günstige p_H-Reaktion der Urethralschleimhaut herzustellen.

Auch die bereits bei der Behandlung der Gonorrhoea anterior besprochenen *internen Antigonorrhoica,* also die *Balsamica* — unter ihnen besonders Blennosankapseln und für Kranke, welche Kapseln schlecht schlucken können, Santyl — wirken auf den gonorrhoischen Prozeß in der Pars posterior entschieden in stärkerem Maße und zuverlässiger ein als in der Pars anterior.

Schon aus all diesen Gründen ist es empfehlenswert, besonders bei akuten Erscheinungen von seiten der Pars posterior, sich im Anfang der Behandlung auf die kurz skizzierten allgemeinen hygienisch-diätetischen Maßnahmen und die interne Behandlung zu beschränken.

Die von Schindler auf Grund von Tierexperimenten eingeführte *Atropinbehandlung* bei Gonorrhoea posterior hat weite Verbreitung gefunden. Schindler erstrebt damit eine Ruhigstellung der Organe, speziell Vermeidung antiperistaltischer Bewegungen des Vas deferens, um hierdurch das Auftreten von Epididymitis möglichst zu vermeiden und einen glatten Ablauf der Gonorrhoea posterior zu begünstigen.

Auch Langer (1931), Perutz und Taigner sind von dem Nutzen der Atropinbehandlung überzeugt, halten aber daneben noch Sedativa für nötig. Auch das von Chapira empfohlene Präjakulin halten sie für zweckmäßig.

An Stelle von Atropin, welches zum Teil innerlich (3mal täglich $^1/_4$ mg), meist aber in Form von Suppositorien verordnet wird, werden in den letzten

Jahren auch vielfach Bellafolin-Suppositorien und Papaverin (PAL 1913, POHL 1914, TAIGNER 1920, PERUTZ) und Papavydrin teils intern (Tabletten), teils ebenfalls in Form von Suppositorien als Spasmolytica verschrieben. Diese Autoren konnten die lähmende Wirkung des Papaverins auf die glatte Muskulatur auch im Tierexperiment bestätigen und halten die Wirkung für sicherer als die von Atropin.

Nach PERUTZ kann man Papaverin und Atropin auch in folgender Weise kombinieren:

Rp. Extract. belladonn. 0,02, Papaverin. mur. 0,08, Butyr. cacao q. s. f. tal. dos. suppos. Nr. XII. S. früh und abends 1 Suppositorium.

Bei sehr starkem Harndrang kann man Atropin mit Morphium zusammen verordnen:

Rp. Morph. muriat. 0,03, Extract. belladonn. 0,05, Butyr. cacao 5,0. Mf. Suppos. Nr. III.

Vor allen Dingen verlange man bei starkem schmerzhaften Harndrang Bettruhe; auch heiße Sitzbäder tun hier oft außerordentlich gute Dienste. Fast immer verordnet man reichliches Getränk, vor allen Dingen Dekokt von Folia uvae ursi, da dieses meist auf die eitrige Absonderung und auf den Harndrang günstig wirkt. Auch durch Kawa-Kawa und Gonosan wird der Harndrang bisweilen gemildert.

Bei sehr quälendem Harndrang bringt eine Morphiuminjektion dem Kranken nicht nur Ruhe, sondern ist auch zur Förderung der Heilung und zur Vorbeugung gegen Entwicklung von Epididymitis durchaus am Platze.

Komplette Harnverhaltung, die auf Morphium und Sitzbänder nicht weicht, kommt bei Gonorrhoea posterior ohne Prostatitis kaum vor. Gegebenenfalls wäre die Entleerung der Blase mit einem schwachen, recht glatten, elastischen Seidenkatheter (Nr. 12—14) nötig. Die Anwendung des Nélaton ist in solchen Fällen nicht ratsam, weil seine Einführung bei derartigem Tenesmus der Pars posterior meist nicht gelingen dürfte und stärker reizt.

Aber auch bei weniger starkem Harndrang ist Bettruhe bei Gonorrhoea posterior für die ersten Tage immer zu empfehlen.

Kann der Patient das Bett nicht hüten, so soll er wenigstens vieles Gehen, Reiten, Radfahren u. dgl. unter allen Umständen unterlassen, und die Genitalien sollen durch ein geeignetes Suspensorium nach Möglichkeit ruhig gestellt werden. All das ist bei Erkrankung der Pars posterior weit wichtiger als bei der Pars anterior, weil bekanntermaßen mit dem Auftreten einer Gonorrhoea posterior den häufigsten und bedeutendsten Komplikationen der Gonorrhöe, nämlich der Epididymitis und Prostatitis Tür und Tor geöffnet sind und durch die genannten äußeren Schädlichkeiten ihr Auftreten zweifellos in hohem Maße gefördert wird. Auch Erektionen wirken in dieser Hinsicht begünstigend, und das gleiche gilt von brüsken Untersuchungen vom Damm oder vom Rectum aus, sowie von einer frühzeitigen, lokalen, reizenden Therapie.

Die Untersuchungen von SCHINDLER, OPPENHEIM und LÖW und PERUTZ haben uns verstehen gelehrt, warum die aufgeführten Schädlichkeiten das Auftreten von Epididymitis nicht selten fördern. Diese Autoren wiesen nach, daß bei Reizung der Posterior auf elektrischem, chemischen oder mechanischen Wege antiperistaltische Bewegungen im Vas deferens auftreten, durch welche natürlich Gonokokken aus der Pars posterior leicht nach dem Nebenhoden verschleppt werden können.

Wenn diese Lehre auch von S. FREY (1929) auf Grund erneuter experimenteller Untersuchungen bestritten worden ist (s. bei Epididymitis), die klinischen Beobachtungen sprechen doch durchaus für die Anschauung von SCHINDLER.

Aus diesem Grunde, und weil bei interner und allgemein hygienisch-diätetischer Behandlung allein häufig genug rasche Besserung und schließlich Heilung der Gonorrhoea posterior einzutreten pflegt, raten wir, wie gesagt, in den ersten Tagen nach Entwicklung einer Gonorrhoea posterior sich auf die interne Behandlung usw. zu beschränken und jede lokale Therapie zu unterlassen. Erst wenn unter dieser Behandlung keine Besserung eintritt, hat nach einigen Tagen die örtliche Behandlung zu beginnen. Wir kommen darauf gleich zurück.

Noch zurückhaltender sei man mit der lokalen Therapie bei allen stürmischen Erscheinungen wie starkem Harndrang, terminaler Hämaturie u. dgl.

Die *terminale Hämaturie* ist, wie S. 325 erwähnt, nur ein Zeichen hochgradiger Entzündung und erfordert daher zwar ein recht vorsichtiges Vorgehen, aber keine besondere lokale Therapie. Kertesz empfiehlt Urinieren in halbliegender Stellung. Vor allem ist Bekämpfung des Harndrangs wichtig, da durch diesen die Hämaturie sehr begünstigt wird. Sollte die Blutung ausnahmsweise nach der Harnentleerung länger andauern, so würden wir eine Injektion weniger Tropfen Adrenalinlösung 1:1000 oder einer Mischung von Adrenalinlösung und 2%iger Novocainlösung in die Pars posterior empfehlen.

Die *lokale Behandlung* der Urethritis posterior unterscheidet sich von derjenigen der Urethritis anterior zunächst schon ganz wesentlich dadurch, daß sie im allgemeinen nicht vom Patienten selbst durchgeführt werden kann, sondern vom Arzt vorgenommen werden muß.

Bereits früher ist ausführlich dargelegt worden, daß Medikamente, in üblicher Weise in die Harnröhre injiziert, in der Regel nur bis zum Schließmuskel gelangen und nicht in die Pars posterior dringen. Nur in einer Minderzahl der Fälle, und zwar wesentlich bei prolongierten Injektionen gibt der Schließmuskel nach, und es gelangt etwas von der medikamentösen Flüssigkeit in den hinteren Urethralabschnitt. Aber auch in solchen Fällen wird man diesem Eindringen der Lösung in die Pars posterior keinen großen therapeutischen Wert beimessen können, da es sich dabei ja nur um ein unbedeutendes Überrieseln der Schleimhaut mit schwachem Medikament handelt.

In wirklich wirksamer Weise kann man die Urethritis posterior lokal nur behandeln, indem man entweder ein Instrument in die Pars posterior einführt und durch dieses Medikamente injiziert (Guyon, Ultzmann, Diday), oder indem man durch zunehmenden Druck den Schließmuskel künstlich sprengt und nun durch die ganze Harnröhre und Blase größere Mengen medikamentöser Flüssigkeit hindurchspült. Beide Methoden sind mit einem mehr oder weniger großen Reiz der Schleimhaut der hinteren Harnröhre verbunden. Da aber durch einen derartigen Reiz, wie oben auseinandergesetzt wurde, das Auftreten von Epididymitis und Prostatitis begünstigt werden kann, ist es ratsam, bei akuteren Erscheinungen und stärkerer Eitersekretion (stark getrübter zweiter Urin) nicht sofort mit der lokalen Therapie zu beginnen, sondern sich zunächst auf interne und hygienisch-diätetische Behandlung zu beschränken.

Früher war die üblichste Methode der lokalen Behandlung der Pars posterior wohl die *Instillation medikamentöser Lösungen mittels des Guyonschen Capillarkatheters*. Dessen Einführung macht gewöhnlich wenig Beschwerden und ruft auch in der Pars posterior nur einen geringen Reiz hervor. Bei empfindlichen Patienten, und solange die Entzündung der Anterior noch ziemlich akut ist, anästhesiert man zweckmäßig die Anterior vorher durch Injektionen von 2—3 ccm 1%iger Novocainlösung. Auch die *Medikamente* müssen im Anfang der Behandlung natürlich milde und schwach sein, und erst allmählich geht man zu stärkeren Konzentrationen über.

Da die Urethra posterior, wie bereits früher auseinandergesetzt wurde, kein eigentliches Lumen hat, so wird sie bei der Guyonschen Instillation und auch bei den übrigen noch zu besprechenden Behandlungsmethoden nur in leichter Weise von dem Medikament überrieselt und kommt nicht wie die Anterior bei Injektionen längere Zeit mit ihm in Berührung.

Selbst eine Entfaltung der Schleimhaut, die in der Anterior bei Injektionen so leicht und gut möglich ist, kann in der Pars posterior nur in ungenügender Weise erreicht werden. Es gelingt dies einmal durch Anwendung kräftiger Durchspülung, wie z. B. bei der JANETschen Irrigation, oder durch Einführung eines die Harnröhre stärker entfaltenden Instruments, wie bei der Irrigation nach DIDAY und ULTZMANN. Bei der GUYONschen Instillation wird eine derartige Entfaltung der Schleimhaut nur in geringem Maße durch den Katheterknopf erzielt, und es ist daher auch zweckmäßig, den Katheter während der Injektion langsam vom Sphincter externus nach dem Sphincter internus vorzuschieben, damit alle Stellen der Schleimhaut entfaltet und möglichst gleichmäßig von dem Medikament getroffen werden.

Da es sich speziell bei der GUYONschen Instillation nur um eine Überrieselung der Schleimhaut handelt, können, ja müssen die antigonorrhoischen Medikamente in weit stärkerer Konzentration als in der Pars anterior angewandt werden. Im großen ganzen kann man sagen, je geringere Mengen instilliert werden, um so stärker muß die Konzentration sein. Im Anfang der Behandlung nach GUYON ist es zweckmäßig, etwas größere Mengen des Medikaments, etwa 5—10—20 ccm zu injizieren, während später im subakuten und chronischen Stadium besser kleinere Mengen, dafür aber stärkere Konzentrationen angewandt werden.

Als Medikamente kommen bei der GUYONschen Instillation eigentlich nur die schon früher erwähnten *Silbersalze* in Betracht. Am meisten bewährt hat sich dabei das *Argentum nitricum*. Diese Tatsache ist allgemein anerkannt und durch die Erfahrung über allen Zweifel erhaben.

Auch *theoretisch* ist die Überlegenheit des Argentum nitricum über die übrigen Silbersalze hier wohl verständlich. Der gonorrhoische Prozeß verläuft in der Pars posterior entschieden oberflächlicher als in der Pars anterior, und die mangelhafte Tiefenwirkung des Argentum nitricum kommt daher bei der Behandlung der Gonorrhoea posterior nicht so sehr in Betracht. Zudem können wir den Höllenstein in relativ starker Konzentration (bis zu 2%) anwenden, in welcher auch Argentum nitricum eine erhebliche Tiefenwirkung zu entfalten vermag, wie die Versuche von FINGER, CASPER und WILDBOLZ an der Harnröhrenschleimhaut von Hunden gezeigt haben. Der Umstand, daß das Argentum mit den Gewebsflüssigkeiten Niederschläge bildet, ist für die Behandlung der Urethritis posterior wahrscheinlich sogar günstig, da durch das in und auf der Schleimhaut ausgefallene Chlorsilber und Silberalbuminat den Gonokokken gegenüber entschieden eine länger anhaltende entwicklungshemmende bzw. nährbodenverschlechternde Wirkung ausgeübt wird.

Bei frischerer Urethritis posterior mit stärkeren Reizerscheinungen beginnen wir die Behandlung mit dem milden Targesin oder Protargol in 1—2%iger Lösung oder mit Argentum nitricum in einer Konzentration von nur 1:600 bis 1:500, während wir bei geringeren Entzündungserscheinungen und Fehlen von Harndrang $^1/_5$—$^1/_4$%ige Höllensteinlösungen anwenden und dann langsam, aber stetig bis zu 1%igen Lösungen steigen.

In hartnäckigen subakuten und chronischen Fällen gehen wir schließlich auf 2%ige Lösungen über. Die Blase lassen wir vor der Injektion stärkerer Lösungen nie völlig entleeren, damit sie durch das Argentum nicht gereizt, sondern dieses durch den Kochsalzgehalt des Urins sofort niedergeschlagen wird.

Zur Instillation benutzen wir gewöhnlich eine einfache Spritze mit spitzem Ansatz und nur bei stärkeren Konzentrationen, wo die tropfenweise Entleerung des Medikaments wirklich einen Zweck hat, die GUYONsche Spritze. Letztere

zeichnet sich bekanntlich dadurch aus, daß die Stempelstange durch ein Schrau-
bengewinde läuft und dadurch der Kolben nur ganz langsam durch Umdrehen
vorgeschraubt werden kann (Abb. 22).

Neben Argentum nitricum kommen besonders Protargol und Targesin in
3%iger Lösung in Betracht.

Weniger schonend als milde Guyonsche Instillationen sind die Spülungen
nach Diday.

Hier kommt es vor allen Dingen auf die richtige Lage der Öffnung im Anfangsteil der Pars posterior an. Denn da die eingespritzte Flüssigkeit natürlich in
die Blase fließt, wird die Schleimhaut nur bei dieser Lage der Katheterspitze
in toto bespült. Man verwendet zu der Spülung entweder einen mittelstarken
Seidenkatheter oder einen Nélaton (Nr. 14—17), welcher, mit Glycerin schlüpfrig
gemacht, mit leichter Hand bis kurz über den Schließmuskel eingeführt wird.
Fühlt man, speziell bei Verwendung eines Nélaton, den Schließmuskel nicht
deutlich, so führt man den Katheter zunächst bis in die Blase ein, d. h. bis
Urin aus dem Katheter tröpfelt, und zieht langsam zurück, bis das Ausfließen

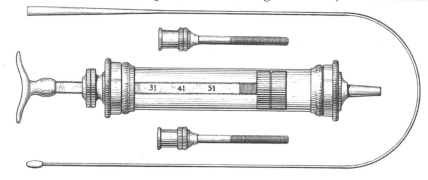

Abb. 22. Guyonsches Instrument.

des Urins aufhört. Jetzt befindet sich das Öhr in der Pars posterior gerade
vor dem Sphincter internus. Zieht man nun den Katheter noch weitere 3—4 cm
vor, so befindet es sich im Anfangsteil der Pars posterior, dicht hinter dem
Sphincter externus, da die Länge des hinteren Harnröhrenabschnittes durchschnittlich 4 cm beträgt.

Nun setzt man an den Katheter eine Handspritze zu 100—150 cm — am
geeignetsten sind die Janetschen Spritzen — und spült eine oder mehrere
Spritzen durch die Pars posterior hindurch. Dabei ist es zweckmäßig, den
Katheter allmählich während des Spülens etwas zu drehen, damit das Öhr mit
allen Seiten der Harnröhrenwandung in Berührung kommt.

Als *Medikament* verwendet man auch hier meist *Argentum nitricum* und
nur bei stärkerer Entzündung und empfindlichen Patienten würde Albargin,
Ichthargan, Protargol (teuer!) und Kal. permang. in Frage kommen. Die
Stärke der Medikamente richtet sich auch bei dieser Behandlung einmal nach
dem Grade der Entzündung und ferner nach der Menge der angewandten
Flüssigkeit. Je geringere Mengen man verwendet, um so stärker nimmt man die
Konzentration, um so mehr prävaliert die medikamentöse Wirkung vor der
mechanischen. Injiziert man also nur 50—100 ccm, so verwendet man z. B.
eine $^1/_5$—$^1/_{10}$%ige Argentumlösung und erzielt dann einen ähnlichen Effekt wie
mit einer Guyonschen Injektion. Spült man hingegen $^1/_4$—$^1/_2$ Liter durch die
Posterior, so nimmt man eine Argentumlösung von 1 : 4000 bis 1 : 1000, und die
Spülung kommt nun in ihrer Wirkung den Janetschen sehr nahe.

Bei Anwendung starker Argentumlösungen auch zur DIDAYschen Spülung ist es zweckmäßig, etwas Urin in der Blase zu lassen, damit die Höllensteinlösung durch den Urin ausgefällt wird und die Blasenschleimhaut nicht reizen kann. Bei Verwendung größerer Flüssigkeitsmengen entleert man die Blase vollständig und läßt die Flüssigkeit entweder sofort nach der Spülung oder schon während der Spülung neben dem Katheter ausurinieren, so daß die Lösung hierbei nochmals zur Wirkung gelangt.

Am Schlusse wird der Katheter spülend herausgezogen bzw. die Pars anterior noch besonders gespült.

Der ULTZMANNsche *Apparat* dient teils zu Injektionen, teils zu Spülungen der hinteren Harnröhre. Er besteht aus einem 16 cm langen Metallkatheter (14—16 Charrière) mit mittlerer Krümmung, welcher an der Spitze eine feine Öffnung trägt (Abb. 23) oder am vorderen Ende seitlich siebartig durchbohrt ist, während sich am anderen Ende ein Ansatz befindet, welcher mit einer Handspritze oder einer kleinen Injektionsspritze in Verbindung gebracht werden kann. Der Katheter wird so weit in die Harnröhre eingeführt, daß das vordere Ende eventuell mit den siebartigen Öffnungen gerade im Anfangsteil der Pars posterior liegt. Der Schaft des Instrumentes bildet dann mit der Horizontale einen stumpfen Winkel von 120—130⁰. Wenn man schon das ULTZMANNsche Instrument verwendet, so ist es richtiger, diesen siebartigen

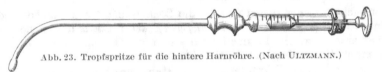

Abb. 23. Tropfspritze für die hintere Harnröhre. (Nach ULTZMANN.)

Ansatz zu benutzen, da durch ihn der bespülte Teil der Pars posterior wenigstens gut entfaltet wird.

Verwendet man die kleine Injektionsspritze und spritzt nur wenige Kubikzentimeter starker Argentumlösung ein, so ist die Wirkung ganz ähnlich wie bei der GUYONschen Injektion, nur infolge der stärkeren Entfaltung der Schleimhaut etwas intensiver.

Spült man größere Mengen schwacher Lösung durch den ULTZMANNschen Katheter, so unterscheidet sich die Wirkung natürlich kaum von der Spülung nach DIDAY.

Jedenfalls ist die Anwendung des ULTZMANNschen Katheters nur für *hartnäckige,* chronische und subakute Fälle zu empfehlen, da das starre Instrument bei der Einführung die entzündliche Schleimhaut ziemlich stark reizt und oft kleine Blutungen hervorruft. Zarter und dabei in der Wirkung ähnlich sind die nach dem Muster des ULTZMANNschen Modells hergestellten Seidenkatheter.

Bezüglich der *Medikamente* gilt für die Injektion und Irrigation nach ULTZMANN genau das Gleiche, was bei der Injektionsmethode nach GUYON und der Spülung nach DIDAY besprochen wurde.

Wie schon anfangs erwähnt, hat die Behandlung mit Spülungen nach JANET immer mehr Verbreitung gefunden. In der Tat ist die Spülung bei vorsichtigem Vorgehen und Anwendung schwacher Lösungen von Kal. permang. (1 : 6000 bis 1 : 8000) und bei leichtem Nachgeben des Sphincters so milde, daß man mit dieser Behandlung sofort beginnen kann, sofern die klinischen Erscheinungen nicht zu stürmisch sind. Das ist auch der Standpunkt von JANET.

Die Technik dieser Spülung ist bereits S. 382 ausführlich erörtert worden, so daß wir darauf verweisen können, und auch bezüglich ihrer Wirkung gilt bei der Urethritis posterior das Gleiche, was bei der Urethritis anterior S. 387 besprochen wurde.

Bei frischer Gonorrhoea posterior und Harndrang sollte die Spülung nach Janet aber nur dann verwendet werden, wenn der Schließmuskel sehr leicht nachgibt und die Spülung ohne alle Beschwerden ausführbar ist, sonst ist die Guyonsche Instillation vorzuziehen. Auch dürfen zunächst nur ganz milde Medikamente — neben dem Kal. permang. Protargol $1/_6$—$1/_4$%ig und besonders Albargin 1 : 3000 bis 1 : 1000 usw. — verwendet werden. Argentum ist bei den ersten Spülungen zu vermeiden, da es selbst in schwachen Konzentrationen, (1 : 6000) ziemlich oft stärkeren Harndrang hervorruft.

Alles in allem können die Indikationen für die Spülungen nach Janet nicht schematisch gegeben werden, sondern sind individuell zu gestalten und im einzelnen Falle wesentlich davon abhängig zu machen, ob der Schließmuskel leicht nachgibt und die Spülung von Schmerzen weder begleitet noch gefolgt ist, oder ob die Spülung nur schwer gelingt und sich selbst bei Verwendung milder Medikamente Schmerzen und Harndrang einstellen. In ersterem Falle stellt die Janetsche Spülung eine außerordentlich schonende lokale Behandlung dar und kann selbst bei ganz akuter Urethritis posterior verbunden mit stärkerem Harndrang erfolgreich Anwendung finden, in letzterem ist sie höchstens bei hartnäckigen subakuten und chronischen Fällen am Platze.

Vor allem ist die Janetsche Spülung natürlich angezeigt bei *gleichzeitiger hartnäckiger Urethritis anterior und posterior.*

Von nicht geringer Bedeutung für die Behandlung der Gonorrhoea posterior ist eine *Miterkrankung der Ausführungsgänge der Prostata* und sicherlich auch der Ductus ejaculatorii, die nicht eben selten zu sein scheint und daher kaum als Komplikation betrachtet werden kann.

Die gonorrhoische Erkrankung der Ausführungsgänge der Prostata ist von Finger als *Prostatitis catarrhalis* beschrieben worden und entspricht in ihrer Bedeutung etwa der gonorrhoischen Infektion der Littreschen Drüsen in der Pars anterior. Die Drüse selbst ist an der Erkrankung gar nicht beteiligt. Für die Therapie der Urethritis posterior ist diese Prostatitis catarrhalis aber von großer Wichtigkeit. Die Art des therapeutischen Vorgehens (Expression mit nachfolgender Janetscher Spülung oder Guyonscher Instillation) wird im Kapitel „Prostatitis" besprochen werden.

Manche Autoren wie Finger, Posner, Wossidlo stehen jeder lokalen Behandlung der Pars anterior, solange die Pars posterior erkrankt ist, mehr oder weniger ablehnend gegenüber und nehmen diese erst wieder auf, nachdem die Gonorrhöe im hinteren Urethralabschnitt vollkommen geheilt ist oder wenigstens die akuten Erscheinungen geschwunden sind. Die genannten Autoren sind dabei der Ansicht, daß eine Behandlung der Gonorrhoea anterior zu dieser Zeit für den Verlauf der Gonorrhoea posterior schädlich ist. Nun ist sicherlich nicht zu bezweifeln, daß *stärkere* Reizungen der Schleimhaut der vorderen Harnröhre tatsächlich Entzündungsprozesse im hinteren Urethralabschnitt anzufachen bzw. deren Abheilung ungünstig zu beeinflussen vermögen. Aus diesem Grunde muß auch die Behandlung der Pars anterior bei gleichzeitigem Bestehen einer Urethritis posterior *milde* sein. Sie aber ganz zu unterlassen, dazu liegt kein Grund vor, und die klinische Erfahrung zeigt auch deutlich, daß eine derartige milde Behandlung der Pars anterior für die Gonorrhoea posterior nie schädlich ist. Diese Ansicht ist auch von Neisser, Jadassohn, Schäffer und von neueren Autoren von Buschke und Langer sowie Zieler u. a. nachdrücklich vertreten worden.

Diese Autoren setzen die lokale Behandlung der vorderen Harnröhre, ebenso wir selbst, nur dann aus, *wenn die Erscheinungen der Urethritis posterior außerordentlich stürmisch sind und das ganze Krankheitsbild beherrschen.* In solchen

Fällen kommt zunächst überhaupt keine lokale Behandlung zur Anwendung, da dann, wie schon oben betont wurde, jede örtliche Behandlung des hinteren Urethralabschnittes kontraindiziert ist.

Sobald aber der Harndrang nachläßt, die terminale Hämaturie schwindet und mit der lokalen Behandlung der Urethritis posterior begonnen wird, ist auch die der vorderen Harnröhre wieder aufzunehmen. Nicht selten wirken dabei die Injektionen in die Anterior gleichzeitig in milder Weise auf die Pars posterior ein, da bei Gonorrhoea posterior der Schließmuskel relativ oft insuffizient ist (KLINGMÜLLER u. a.) und infolgedessen kleine Mengen der injizierten Lösung in die Pars posterior eindringen.

Zum Schluß muß aber nochmals betont werden, daß man sich bei Feststellung der Heilung der Gonorrhoea posterior nie auf einen klaren zweiten Urin verlassen darf, sondern stets mittels der Irrigationsprobe auf das sorgfältigste festgestellt werden muß, daß wirklich keinerlei Sekret in der Pars posterior sezerniert wird. Finden sich bei der Spülmethode Fäden und kleine kommaartige Flocken, die aus der Pars posterior stammen müssen, so ist eine wiederholte sehr sorgfältige mikroskopische und möglichst auch kulturelle Untersuchung dieser Fäden und des exprimierten Prostata- und Samenblasensekretes nötig, ehe die Heilung ausgesprochen werden darf. Nach den Untersuchungen der letzten 10 Jahre sind auch bei sehr günstigem klinischen Befund nicht selten, um nicht zu sagen recht häufig, Gonokokken besonders im Sekret der Samenblasen kulturell gefunden worden. In den Kapiteln ,,chronische Gonorrhöe‘‘, ,,Prostatitis‘‘ und ,,Spermatocystitis‘‘ findet sich Weiteres hierüber.

V. Chronische Gonorrhöe.

1. Wesen und Symptome der chronischen Gonorrhöe.

Bereits bei der Besprechung der akuten Gonorrhöe wurde darauf hingewiesen, daß diese besonders bei fehlender oder ungenügender Therapie recht häufig nicht innerhalb von 4—6—8 Wochen ausheilt, sondern sich monate-, ja selbst jahrelang hinzieht, also chronisch werden kann. Trotzdem ist es schwer, sich präzise darüber auszusprechen, was als chronische Gonorrhöe zu bezeichnen ist. Gänzlich verfehlt wäre es, wollte man von chronischer Gonorrhöe reden, sobald die Erkrankung längere Zeit als gewöhnlich, also mehr als 6—8 Wochen bestanden hat. Wollte man den Begriff der chronischen Gonorrhöe in dieser Weise rein *zeitlich* fassen, so würden unter der Bezeichnung der chronischen Gonorrhöe ganz verschiedene Krankheitsbilder zusammengefaßt werden und eine Verständigung bei Gebrauch dieses Namens sehr erschwert sein.

Häufig zieht sich eine Gonorrhöe z. B. dadurch in die Länge, daß — nach scheinbar glattem Verlauf — nach Aufhören der Behandlung ein oder mehrere Rezidive eintreten, die aber immer mit ganz akuten Erscheinungen einsetzen. In diesem Falle spricht man am besten von *rezidivierender Gonorrhöe*. In anderen Fällen ist an der langen Dauer der Erkrankung eine Komplikation wie Epididymitis, Prostatitis oder ein paraurethraler Abszeß schuld. Hier wird die Heilung dadurch verzögert, daß die *Komplikation* an sich eine längere Zeit zur Heilung erfordert; in solchen Fällen würden wir von komplizierter Gonorrhöe zu sprechen haben. Schließlich kann bei einer Gonorrhöe das akute Stadium mehrere Wochen lang anhalten und sich dadurch die ganze Erkrankung in die Länge ziehen. Dann läßt der Ausfluß und die Gonokokkenwucherung entweder überhaupt nicht nach, oder die akuten Entzündungserscheinungen schwanken doch nur in geringem Maße, so daß leichte Besserungen und Verschlechterungen einander schnell folgen. Derartige Zustände kommen eigentlich nur bei nicht oder ungenügend behandelten Gonorrhöefällen vor und sind als *akute, protrahiert verlaufende Gonorrhöen* zu bezeichnen (Scholtz, Lehrbuch).

Unter *chronischer Urethritis* dürfen wir dagegen nur jene Zustände zusammenfassen, wo im Anschlusse an eine akute Gonorrhöe lange Zeit *geringe Entzündungserscheinungen zurückbleiben, die in gleicher Weise fortbestehen und nur hie und da — speziell nach Exzessen — durch meist rasch vorübergehende Exacerbationen unterbrochen werden.* In solchen Fällen sind stärkere Entzündungserscheinungen und deutlicher Ausfluß für gewöhnlich überhaupt nicht mehr vorhanden, die Harnröhrenmündung zeigt in der Regel bloß eine leichte Verklebung durch eingetrocknetes Sekret, oder es tritt nur noch auf Druck, besonders morgens, ein kleines Tröpfchen grauweißliches, schleimig-eitriges Sekret aus dem Orificium hervor. In der Hauptsache macht sich die chronische Entzündung und Sekretion der Harnröhre in dem Gehalt des Urins an schleimigen oder schleimig-eitrigen Fäden und Flocken, sog. ,,Tripperfäden", bemerkbar.

Aber nicht jede chronische Entzündung der Harnröhre, welche nach Ablauf des akuten Stadiums der Gonorrhöe zurückbleibt und sich in dem Gehalt des Urins an schleimigen und schleimig-eitrigen Filamenten kundtut oder in einer Verklebung des Orificium am Morgen durch eingetrocknetes Sekret oder in dem sog. Morgentropfen in Erscheinung tritt, darf als chronische Gonorrhöe bezeichnet werden.

Im Gegenteil, wir müssen scharf unterscheiden zwischen *echter chronischer Gonorrhöe,* d. h. *chronischer Harnröhrenentzündung bedingt durch Anwesenheit von Gonokokken in und auf der Schleimhaut, und chronischen Urethritiden, die nicht mehr durch Gonokokken hervorgerufen, sondern durch andere Ursachen veranlaßt werden.*

Derartige chronische, nicht gonorrhoische Harnröhrenentzündungen bleiben aber nicht selten nach akuten Gonorrhöen, besonders wenn sie protrahiert verlaufen oder wiederholt rezidiviert sind, zurück und sind am zweckmäßigsten als *postgonorrhoische Urethritiden* (Neisser) zu bezeichnen.

Diese Scheidung zwischen chronischer Gonorrhöe und postgonorrhoischer Urethritis hat nicht nur theoretischen Wert, sondern ist auch praktisch von größter Bedeutung. Die chronische Gonorrhöe ist noch ansteckend und kann besonders im Anschluß an Exacerbationen zu den verschiedensten Komplikationen Anlaß geben; sie ist also für die Träger selbst und besonders für ihre Frauen gefährlich und muß unbedingt geheilt werden.

Bei der postgonorrhoischen Urethritis bestehen derartige Gefahren nicht. Zwar kann im Anschluß an eine solche *gelegentlich* auch einmal eine nichtgonorrhoische Epididymitis auftreten, aber im ganzen ist das doch höchst selten, und von der Möglichkeit einer Übertragung derartiger *chronischer* Urethritiden vom Manne auf die Frau wissen wir überhaupt nichts Sicheres. Aber selbst wenn *gelegentlich* derartige Übertragungen vorkommen sollten — die Möglichkeit ist nicht ganz ausgeschlossen —, so haben diese doch nicht im entferntesten die Bedeutung wie die Übertragung einer chronischen Gonorrhöe.

Scholtz hat dementsprechend die chronische Gonorrhöe folgendermaßen definiert: *Unter chronischer Gonorrhöe verstehen wir jene nach einem Tripper zurückbleibenden und im großen und ganzen ziemlich unverändert bestehen bleibenden Harnröhrenentzündungen, welche sich nur noch im Vorhandensein von Urinfilamenten, in leichter Verklebung der Harnröhrenmündung des Morgens oder gelegentlich in einem schleimig-eitrigen Sekrettropfen bemerkbar machen,* **aber noch auf der Anwesenheit von Gonokokken beruhen** (Scholtz, Lehrbuch).

Die Tatsache, daß die Differentialdiagnose zwischen chronischer Gonorrhöe und postgonorrhoischer Urethritis auf Grund des Gonokokkenbefundes, der hier hauptsächlich ausschlaggebend ist, oft sehr schwer zu stellen ist und trotz größter Sorgfalt und Gewissenhaftigkeit diagnostische Irrtümer, wenn auch nur höchst selten, vorkommen, kann die Bedeutung und die Notwendigkeit, beide Affektionen scharf voneinander zu trennen, nicht beeinträchtigen.

Dieser Standpunkt bezüglich der chronischen Gonorrhöe ist zuerst von NEISSER präzisiert und wiederholt nachdrücklich verteidigt worden. Der Anschauung von NEISSER haben sich allmählich die meisten Autoren wie JADASSOHN, LESSER, BUMM, CASPER, BUSCHKE, SCHÄFFER, JOSEPH, WOLTERS, OELZE u. a. angeschlossen.

Einige hervorragende Forscher wie FINGER, OBERLÄNDER, v. ZEISSL, WOSSIDLO haben sehr lange an der alten Definition der chronischen Gonorrhöe festgehalten, wonach *jeder nach einer Gonorrhöe zurückbleibende Katarrh* der Harnröhrenschleimhaut als chronische Gonorrhöe aufgefaßt und bezeichnet wird.

Früher, vor Entdeckung des Gonococcus, war dieser Standpunkt verständlich, denn außer dem Gonokokkennachweis gibt es eben kein Mittel, die beiden Affektionen voneinander zu scheiden. Jetzt sind wir durch die Entdeckung des Gonococcus in den Stand gesetzt, die chronische Gonorrhöe von der postgonorrhoischen Urethritis zu trennen, und müssen uns auch bemühen, das zu tun.

FINGER spricht sich auch in der letzten Auflage seines Lehrbuches bezüglich der chronischen Gonorrhöe noch immer folgendermaßen aus:
„Die akute Urethritis macht ein muko-purulentes und muköses Terminalstadium durch, welches der Heilung vorausgeht. Dieses Stadium kann sich aber in die Länge ziehen, sich äternisieren, und wir bezeichnen diesen sich in Permanenz erklärenden Symptomenkomplex des Terminalstadiums der akuten Blennorrhöe dann als chronische Blennorrhöe.“ Er definiert danach die chronische Blennorrhöe als „Äternisieren des muko-purulenten Terminalstadiums der akuten Urethritis in einer circumscripten Partie der Urethra bei Abheilung desselben in der übrigen Urethra“.

Ähnlich bezeichnete v. ZEISSL die chronische Gonorrhöe „als persistentes muköses Rückbildungsstadium des Harnröhrentrippers, bei welchem jedoch das schleimige und epithelhaltige Sekret spärlicher und nur zeitweise, namentlich des Morgens in kleinen Quantitäten in der Harnröhrenmündung bemerkbar wird“.

Auch die Definition von WOSSIDLO lautete ähnlich: „Geht das Endstadium der akuten chronischen Urethritis mit seiner schleimig-eitrigen Sekretion nicht in Heilung über, zieht es sich vielmehr in die Länge und erklärt sich schließlich in Permanenz, so bleiben lokalisierte Entzündungsherde zurück, die eine starke Tendenz haben, sich weiter zu entwickeln. Die gonorrhoische Urethritis ist chronisch geworden.“

„Als Zeitpunkt, zu dem die akute Gonorrhöe chronisch zu werden pflegt, kann im allgemeinen die 6.—8. Woche post infectionem angenommen werden.“

Auch OBERLÄNDER und KOLLMANN standen im wesentlichen auf dem gleichen Standpunkt. Eine *präzise* Definition der chronischen Gonorrhöe findet sich in der ausführlichen Monographie dieser Autoren überhaupt nicht, und bei der Abgrenzung des Begriffes „chronische Gonorrhöe“ werden bald die klinischen Symptome, bald die pathologisch-anatomischen Veränderungen an der Schleimhaut, bald die Infektiosität des Prozesses herangezogen.

Folgende Sätze der genannten Monographie seien hier wiedergegeben: „Nur so viel möchten wir jetzt erwähnen, daß die Erkrankung unbehandelt jahrelang ihre *Infektionsfähigkeit* beibehält, in ein, wie es OBERLÄNDER genannt hat, vollkommen *latentes Stadium* tritt, unter Umständen *gar keine Symptome macht, sich tatsächlich nur urethroskopisch nachweisen läßt und trotzdem infizierend wirkt.*

Sie verliert nur in den bei weitem seltensten Fällen durch eine Naturheilung ihre Übertragungsfähigkeit.“

OBERLÄNDER hat sich dann bemüht, das durch endoskopische Untersuchung der Harnröhre gewonnene Bild — besonders herdförmige pathologische Veränderungen — für die Diagnose und Definition der chronischen Gonorrhöe heranzuziehen. Zweifellos ist es richtig, daß die chronische Gonorrhöe zum Unterschied von den diffusen gleichmäßigen Entzündungen der Harnröhrenschleimhaut im akuten Stadium mehr in Form herdförmiger entzündlicher Veränderungen auftritt. Solche herdförmigen Veränderungen werden also immer verdächtig auf Gonorrhöe sein. Aber sie können naturgemäß auch nach völliger Abheilung der Gonorrhöe als unspezifische Erkrankung zurückbleiben, und es ist unmöglich, durch endoskopische Untersuchung zu entscheiden, ob derartige Krankheitsherde noch gonorrhoisch oder postgonorrhoisch sind.

Wir haben jetzt aber die Möglichkeit, nicht nur durch den oft sehr schwierig zu erbringenden Gonokokkennachweis die Natur einer chronischen Harnröhrenentzündung zu ergründen, sondern wir besitzen auch in der Komplementbindungsreaktion ein sehr wertvolles diagnostisches Hilfsmittel. Zwar ist weder der positive noch der negative Ausfall der Reaktion absolut beweisend, da auch bei Bestehen einer chronischen Gonorrhöe die Reaktion in 5—10% der Fälle *negativ* ausfallen und andererseits *positive* Reaktion die Heilung, wie wir schon früher sahen, überdauern kann. Immerhin wird negativer Ausfall mit großer Wahrscheinlichkeit (90%) gegen das Fortbestehen der Gonorrhöe sprechen, positiver Ausfall in hohem Maße dafür.

Wenn wir nunmehr nach der oben gegebenen Definition die *Diagnose der chronischen Gonorrhöe* besprechen, so ist, wie schon erwähnt, das Schwierigste und Wichtigste die *Differentialdiagnose zwischen chronischer Gonorrhöe und postgonorrhoischer Urethritis*. Zweifellos ist von den nach einer Gonorrhöe zurückbleibenden chronischen Harnröhrenentzündungen nur ein sehr kleiner Teil noch durch Gonokokken bedingt, also nur in einem *kleinen* Teil dieser Fälle handelt es sich um wirkliche chronische Gonorrhöe. Hieran muß entgegen der Ansicht von Verrotti, daß ein postgonorrhoischer Katarrh meist ein Zeichen eines latenten Gonokokkismus sei, festgehalten werden. Der Beweis hierfür ist durch die zahllosen Untersuchungen und Beobachtungen von Neisser und seinen Schülern, von Jadassohn, Brauser und Scholtz selbst erbracht worden.

Brauser untersuchte wahllos 300 nicht geschlechtskranke Patienten der Medizinischen Klinik in München und konnte bei 163 dieser Kranken — also mehr als 50% — auf Grund des Vorkommens leukocytenhaltiger Filamente im Morgenurin eine mehr oder weniger ausgesprochene Urethritis nachweisen. Scholtz hat wahllos den Urin von mehr als 100 hautkranken poliklinischen Patienten, welche mindestens seit einem Jahr keine frische Gonorrhöe gehabt hatten, auf das Vorhandensein von Filamenten untersucht und dabei in über 20% der Fälle *leukocytenhaltige* Filamente in größerer Menge gefunden. Dieser Prozentsatz ist sicher noch zu klein, da die Patienten häufig nur wenige Stunden Urin gehalten hatten und in der Regel nur einmal untersucht werden konnten.

Handelte es sich in solchen Fällen, wie Finger und die übrigen oben genannten Autoren annehmen, um chronische, infektiöse Gonorrhöen, so müßte nach Brauser etwa jeder zweite, nach unseren Untersuchungen mindestens jeder 4.—5. Mann seine Frau später gonorrhoisch infizieren. Davon ist natürlich gar keine Rede, sondern nur in relativ seltenen Fällen erweist sich eine solche Urethritis noch als infektiös im Sinne einer Gonorrhöe. Auch wenn man nur verheiratete Männer untersucht, findet man häufig leukocytenhaltige Urinfilamente und hört von einer gonorrhoischen Infektion der betreffenden Ehefrauen doch nur höchst selten etwas.

Auch aus der bekannten retrospektiven Gonorrhöestatistik von Erb geht deutlich hervor, daß Männer, welche früher eine Gonorrhöe gehabt haben, doch nur höchst selten ihre Frauen infizieren, obwohl bekanntermaßen leichte chronische Urethritiden bei derartigen Männern recht häufig zurückbleiben.

Dasselbe beweisen schließlich vor allem die Hunderte von Ehestandskandidaten, welche Neisser, Jadassohn, Touton, Buschke, Schäffer, Scholtz u. a. beim Vorhandensein eitriger Filamente haben heiraten lassen, ohne daß wir mit Ausnahme ganz vereinzelter Fälle gonorrhoische Infektion der Ehefrauen beobachtet haben.

Alles dieses beweist schlagend, daß es sich in Fällen von chronischer Harn-röhrenentzündung bei früheren Gonorrhoikern nur relativ selten um echte chronische Gonorrhöen, sondern in der großen Mehrzahl der Fälle um postgonorrhoische Ure-thritiden handelt.

So wichtig es war, daß in den 70er Jahren von NOEGGERATH endlich auf die Gefahren der chronischen Gonorrhöe nachdrücklich hingewiesen wurde, und so groß sein Verdienst in dieser Beziehung gewesen ist, so hat er bei seinen Angaben über die Häufigkeit der chronischen infektiösen Urethritis im Sinne einer Gonorrhöe doch weit über das Ziel hinausgeschossen.

Prozentual ist die Häufigkeit chronischer Gonorrhöen im Verhältnis zu postgonorrhoischer Urethritis schwer anzugehen. SCHOLTZ hat auf Grund ein-gehender bakteriologischer Untersuchungen den Prozentsatz, in dem chronische Harnröhrenentzündungen nach Gonorrhöe noch durch Gonokokken bedingt sind, auf höchstens 10% veranschlagt. Nach CASPER beläuft sich die Häufigkeit der chronischen Gonorrhöe sogar nur auf 5—6% aller chronischen Harnröhren-entzündungen nach Gonorrhöe.

Selbstverständlich trifft dieser Prozentsatz nur zu, wenn man die chronische Urethritis so definiert, wie wir das eben getan haben. Bezeichnet man dagegen jede Harnröhrenentzündung, welche bereits länger als 6 Wochen dauert, ohne Rücksicht auf die klinischen Symptome als „chronisch", so wird man unter solchen Fällen weit häufiger echte Gonorrhöen finden.

Naturgemäß spielt dieser Prozentsatz überhaupt keine so große Rolle, sondern der Schwerpunkt der Frage liegt darin, ob es möglich ist, auf Grund objektiver Untersuchungsmethoden die wenigen Fälle chronischer Gonorrhöe aus der großen Masse der chronischen Urethritiden herauszufinden; mit anderen Worten, ob die Differentialdiagnose zwischen chronischer Gonorrhöe und chronischer postgonorrhoischer Urethritis mit genügender Sicherheit gestellt werden kann.

2. Differentialdiagnose zwischen chronischer Gonorrhöe und postgonorrhoischer Urethritis.

Durch die *urethroskopische Untersuchung* ist dieses, wie wir bereits oben erwähnten, natürlich nicht oder nur sehr bedingt möglich, da sich die patho-logisch-anatomischen wie die makroskopisch sichtbaren Veränderungen an der Schleimhaut bei chronischer Gonorrhöe und nicht gonorrhoischer chronischer Urethritis nicht oder nicht genügend voneinander unterscheiden.

Etwa das Gleiche gilt von den *klinischen Erscheinungen.* Auch sie sind bei chronischer Gonorrhöe und bei nicht gonorrhoischen chronischen Urethritiden im wesentlichen die gleichen, und man ist nicht in der Lage, auf Grund der klini-schen Erscheinungen auch nur mit Wahrscheinlichkeit die Diagnose „chronische Gonorrhöe" oder „postgonorrhoische Urethritis" zu stellen.

Wohl sprechen in den einzelnen Fällen die klinischen Erscheinungen und der ganze Verlauf bisweilen mehr für eine chronische Gonorrhöe, bisweilen für eine banale Urethritis, aber *beweisen* läßt sich daraus absolut nichts. NEISSER, LESSER, JADASSOHN und SCHOLTZ haben wiederholt darauf hingewiesen.

Finden sich im Urin z. B. nur wenige, wesentlich schleimige und epitheliale Fäden mit nur geringer Leukocytenbeimischung, ist der Zustand im allgemeinen immer der gleiche und treten nur selten unbedeutende Exacerbationen auf, so spricht dieses mehr für nicht infektiöse Urethritis. Ist der Eitergehalt der Fäden reichlicher, oder finden sich bei der mikroskopischen Untersuchung in dem Sekret bzw. in den Fäden stärkere Leukocytenanhäufungen (Durch-musterung des Präparates mit schwachem Trockensystem), läßt sich des

Morgens gewöhnlich etwas Sekret ausdrücken und treten öfters nach Exzessen stärkere Exacerbationen auf, so ist der Zustand schon suspekter. Besonders verdächtig sind derartige Fälle, wenn während einer Verschlimmerung im Eiter keinerlei Bakterien zu finden sind, also die Exacerbation nicht mit einer vorübergehenden stärkeren Bakterienwucherung erklärt werden kann, wie sie bei nicht gonorrhoischen Urethritiden nicht selten vorkommt.

Die *Differentialdiagnose* zwischen chronischer Gonorrhöe und chronischer postgonorrhoischer Urethritis kann demnach *nur auf Grund des Gonokokkennachweises* gestellt werden. Daß dieser gewöhnlich schwer gelingt, liegt wesentlich daran, daß die Gonokokken nicht mehr üppig auf der Schleimhaut wuchern, sondern nur noch an einzelnen Stellen gewissermaßen vegetieren. Diese herdweise Ansiedlung des Gonococcus bei chronischer Gonorrhöe war bereits durch die anatomischen Untersuchungen von Finger und Neelson sowie durch die endoskopischen Befunde von Oberländer wahrscheinlich gemacht und ist späterhin besonders durch Untersuchungen von Bumm bewiesen worden.

Aber auch an den erkrankten Herden ist die Gonokokkenwucherung bei der chronischen Gonorrhöe in der Regel eine geringe, so daß sich dem Sekret nur sehr wenig Gonokokken beimischen.

Auch wird der Nachweis und die Identifizierung der Gonokokken bei chronischer Gonorrhöe bisweilen dadurch *etwas erschwert*, daß sich die Gonokokken in den Präparaten weniger gut als bei akuter Gonorrhöe tingieren, oder die Färbung nach Gram. Wertheim, Heimann und Wossidlo haben dieser schlechten Färbbarkeit eine große Bedeutung beigelegt. Nach Ansicht von Neisser, Jadassohn und Scholtz dürfte sie aber keine besondere Rolle spielen, denn die Gonokokken, welche man in Präparaten von chronischer Gonorrhöe findet, sind in der Regel ebensogut wie bei akuter Gonorrhöe tingiert, und nur selten sieht man einzelne schlecht gefärbte Exemplare.

Bereits in dem Abschnitt „mikroskopische Untersuchung der gonorrhoischen Sekrete" sind wir auf die Morphologie und die färberische Darstellung der Gonokokken eingegangen. Darauf, und vor allem auf die Besprechung von Jadassohn (Allgemeine Ätiologie) muß bezüglich aller Einzelheiten verwiesen werden. Hier genügt die Bemerkung, daß u. a. Finkelstein (1925) und le Sondier (1925) die Degenerationsformen der Gonokokken für übertragbar und für besonders resistent halten. Auch Koga (1924), Helonin (1926) und Dietel (1927) haben verschiedenartige Degenerationsformen von Gonokokken beschrieben. Der Behauptung verschiedener Autoren, daß die Gonokokken im chronischen Stadium vielfach mehr oder weniger grampositiv würden (Lavrynowier 1926. Dietrich 1928, Milchewitsch 1931, Frank 1932) ist dagegen, wie wir glauben mit Recht, von Porcelli (1929), Nagell (1929), Buschke (1929), Spicca (1930), A. Cohn (1932) nachdrücklich widersprochen worden. Auch daß der Micrococcus catarrhalis, wie Flesch (1929) glaubt, durch Virulenzänderung eine echte Gonorrhöe erzeugen könne, ist mehr als unwahrscheinlich, zumal mit ihm nach den Feststellungen von Iliver (1932) — allerdings im Gegensatz zu den Angaben von Mascal (1931) — keine positive Komplementbindungsreaktion erzielt werden kann. Wir dürfen also daran festhalten, daß der mikroskopische Nachweis der Gonokokken im chronischen Stadium nur wegen der geringen Menge und dem versteckten Sitz, aber nicht aus morphologischen und tinktorellen Gründen so schwierig ist. Freilich muß die Gramsche Färbung sorgfältig ausgeführt werden (dünne Ausstriche!). Wir kommen hierauf und auf den Nachweis durch die Kultur bei Besprechung der Diagnose noch zurück.

Unter keinen Umständen bildet diese schlechte Färbbarkeit eines kleinen Teiles der Gonokokken bei chronischer Gonorrhöe für den diagnostischen Nachweis unüberwindliche Schwierigkeiten, denn die Provokationsverfahren, welche wir zum Zwecke des Gonokokkennachweises anwenden, sollen hauptsächlich eine stärkere Entwicklung der Gonokokken herbeiführen. Sobald aber eine derartige stärkere Entwicklung eingetreten ist, färben sich die Kokken unter allen Umständen genau so gut wie bei akuter Gonorrhöe.

Die *Ursache* für die geringe Wucherung der Gonokokken bei chronischer Gonorrhöe muß teils in einer Veränderung der Schleimhaut, gewissermaßen einer Verschlechterung des Nährbodens, teils in einer Abnahme der Wachstumsenergie der Gonokokken gesucht werden. Durch beides zusammen kommt es dann zu einer gewissen „*Anpassung*" zwischen Schleimhaut und Gonokokken, die sich einmal darin äußert, daß die Gonokokken auf der Schleimhaut nicht mehr stärker wuchern, und andererseits darin, daß die entzündlichen Reaktionserscheinungen von seiten der Schleimhaut auch im Verhältnis zu der Menge der Gonokokken häufig nur gering sind.

Wieweit dabei auch eine Immunisierung des Körpers eine Rolle spielt, muß dahingestellt bleiben. Durch die Komplementbindungsreaktion wissen wir ja, daß im chronischen Stadium der Gonorrhöe in der Regel Abwehrstoffe (Antistoffe gegen Gonokokkenantigen) gebildet werden. Es ist sehr wohl möglich, daß das Vorhandensein derartiger Stoffe gerade auf die im Gewebe, speziell auf die in den LITTREschen Drüsen sitzenden Gonokokken einen Einfluß ausübt.

Allerdings kann dieser nicht erheblich sein, denn durch provokatorische, auf den Nährboden nur vorübergehend wirkende Einflüsse (künstliche, mechanische, chemische Provokation, Coitus u. dgl.) kommt es ja oft zu stark vermehrter Gonokokkenwucherung und zum Wiederaufflammen der entzündlichen Erscheinungen. Immerhin spricht das starke Nachlassen der Gonokokkenwucherung nach Eintreten einer Epididymitis doch in dem Sinne, daß bei starker Produktion von Antistoffen die Gonokokkenwucherung wenigstens vorübergehend stark gehemmt wird.

Ein sehr wesentlicher Grund für das spärliche Vorkommen und den schwierigen Nachweis der Gonokokken im chronischen Stadium dürfte nach der Ansicht von ISUMANS (1913) und nach den Untersuchungen von BUSCHKE und LANGER in folgendem ruhen: Die Gonokokken finden sich im chronischen Stadium offenbar häufig in kleinen, ganz abgeschlossenen Herden, sind damit auch von dem Sauerstoff der Luft abgeschlossen und leben unter dem Einfluß des umgebenden Gewebes, welches den Sauerstoff gierig an sich reißt, unter anaeroben Verhältnissen.

UNGERMANN, BUSCHKE und LANGER u. a. konnten nun zeigen, daß Gonokokken unter anaeroben Verhältnissen auch in der Kultur, ohne deutlich weiter zu wuchern, sich doch monatelang lebensfähig halten können, während die Kolonien auf der Oberfläche des Nährbodens nach Einstellen des Wachstums bald zugrunde gehen.

Es ist sehr wohl möglich, daß diese Verhältnisse auch in der Harnröhre eine bedeutende Rolle spielen. Bricht ein derart abgekapselter Herd unter dem Einfluß einer stärkeren Reizung (Provokation, Coitus) auf und gelangen die Gonokokken auf diese Weise an die Oberfläche, so beginnen sie wieder in stärkerem Maße zu wuchern und es treten die bekannten Exacerbationen auf.

Daneben kommt es im chronischen Stadium aber sicher auch zu einer Herabsetzung der Empfänglichkeit der Schleimhaut, die zweifellos wesentlich auf Veränderung des Schleimhautepithels zurückzuführen ist. An den noch erkrankten Herden hat sich während des chronischen Verlaufs metaplasiertes, oft sogar recht derbes Plattenepithel gebildet, welches einen schlechten Nährboden für die Gonokokken darstellen dürfte, während diejenigen Schleimhautpartien, an denen der Prozeß abgeheilt ist und sich bereits wieder normales Cylinderepithel gebildet hat, nach den Untersuchungen von BUMM Gonokokken

gegenüber völlig immun zu sein scheinen. Sobald die Gonorrhöe völlig ausgeheilt ist, also nirgends mehr Gonokokken auf der Schleimhaut vegetieren,
scheint diese Immunität des Cylinderepithels der Schleimhaut übrigens sehr
schnell wieder zu verschwinden.

Daß die ungenügende Gonokokkenwucherung auch auf derartige morphologische Veränderungen der Schleimhaut und auch auf gewisse Immunitätsverhältnisse zurückzuführen ist, dafür sprechen auch die Experimente von
Wertheim, Finger und besonders Jadassohn. Diese Autoren haben nämlich
gezeigt, daß es bei Verimpfung von Gonokokken anderer Provenienz auf chronisch gonorrhoisch erkrankte Schleimhäute in der Regel zwar zu einer gewissen
Wucherung der verimpften Gonokokken und damit zu vermehrter Sekretion
kommt, daß das Wachstum der überimpften Gonokokken dabei aber weit
schwächer ist als bei Überimpfung auf eine gesunde Schleimhaut.

Zu einer echten, dauernden Virulenzabnahme der Gonokokken kommt es
dagegen bei chronischer Gonorrhöe zweifellos nicht, denn verimpft man das
Sekret von chronischen Gonorrhöen auf die normale Urethra, so resultiert
nicht etwa eine chronische, sondern regelmäßig eine akute Gonorrhöe. Nicht
nur das Impfexperiment, sondern auch die tägliche Erfahrung beweisen dieses,
denn die meisten akuten Gonorrhöen stammen natürlich von chronischen
Fällen ab.

An dieser Auffassung muß festgehalten werden, trotz der gegenteiligen
Ansicht mancher Gynäkologen wie Sänger und Schwartz.

Diese Autoren haben bekanntlich die Behauptung aufgestellt, daß eine
chronische Gonorrhöe des Mannes, auf die Frau übertragen, zu einer von vornherein chronisch verlaufenden Gonorrhöe führe.

Mit Recht haben aber besonders Neisser und Bumm darauf aufmerksam
gemacht, daß in solchen Fällen ein chronischer Verlauf bei der Frau wohl nur
vorgetäuscht werde, da bei chronischer Gonorrhöe des Mannes in der Regel
erst bei der Ejakulation infektiöses Sekret entleert und nun natürlich zunächst
auf die Cervix übertragen wird. Die Cervixgonorrhöe macht aber im Beginne
nur sehr unbedeutende subjektive Erscheinungen, und die Frauen kommen
daher gewöhnlich erst später dem Gynäkologen zu Gesicht. Bei Kontrolldirnen
sieht man dagegen meist, daß die erste gonorrhoische Infektion mit akuten
Erscheinungen — reichlicher Eitersekretion mit vielen Gonokokken — einsetzt,
obwohl auch hier die Infektionsquelle in der Regel eine chronische Gonorrhöe
des Mannes ist.

Allerdings kommen sowohl bei Frauen wie bei Männern bisweilen von vornherein subakut oder chronisch einsetzende Gonorrhöen vor, aber das beruht,
wie die klinische Beobachtung klar ergibt, sicher nicht oder mindestens nicht
in der Hauptsache auf einer Virulenzabschwächung der Gonokokken, sondern
auf einer besonderen Disposition der betreffenden Individuen bzw. der betreffenden Schleimhäute. Darauf wurde schon bei der Besprechung des Initial-
stadiums hingewiesen.

Daß sich eine Gonorrhöe in chronischer Weise, d. h. ohne stärkere Entzündungserscheinungen, über Monate und Jahre hinausziehen kann, beruht
also offenbar auf dem Zusammenwirken der eben geschilderten verschiedenen
Verhältnisse.

Mannigfache innere und äußere Ursachen begünstigen dabei den Übergang
der akuten Gonorrhöe in das chronische Stadium. Zu den *äußeren* Ursachen
gehört vor allen Dingen Vernachlässigung der Krankheit, schlechte Behandlung,
unzweckmäßiges Verhalten überhaupt, kurz all die Schädlichkeiten, welche
ungünstig auf den Verlauf der akuten Gonorrhöe einwirken und bereits früher
besprochen worden sind. Zweifellos fördern auch manche *inneren* Momente,

wie Anämie, Kachexie und Skrofulose usw. den Eintritt des chronischen Stadiums, und ebenso wird dieser sicherlich durch den Bau der Schleimhaut, besonders das Vorhandensein zahlreicher größerer Follikel oder kleiner paraurethraler Gänge begünstigt.

Die chronische Gonorrhöe kann natürlich ebenso wie die Gonorrhoea acuta teils in der Pars anterior, teils in der Pars posterior, teils in beiden lokalisiert sein. Ganz zweifellos wird aber die Gonorrhöe in der Pars posterior wegen der mehr oberflächlichen Erkrankung der Schleimhaut weit seltener chronisch als in der Pars anterior.

Zuverlässige Angaben existieren hierüber allerdings nicht, da in den vorhandenen Statistiken stets chronische Gonorrhöe und chronische Urethritis zusammengeworfen werden.

Nach einer Statistik von FINGER fanden sich unter 31 Fällen chronischer Urethritis anatomisch nachweisbare Entzündungsherde in der

Pars pendula allein	in 15 Fällen
Pars pendula und Bulbus	„ 1 Fall
Bulbus allein	„ 1 „
Pars pendula und Pars prostatica	„ 1 „
Pars pendula und Bulbus und Pars prostatica	„ 5 Fällen
Pars membranacea und Pars prostatica	„ 1 Fall
Pars pendula und Bulbus und Pars membranacea und Pars prostatica	„ 1 „
Pars prostatica allein	„ 6 Fällen
Summe	31 Fälle

Die klinischen *Symptome* und ebenso die pathologischen Veränderungen an der Schleimhaut sind nun *bei chronischer Gonorrhöe und chronischer postgonorrhoischer Urethritis im Grunde die gleichen, und die Differentialdiagnose zwischen beiden wird allein durch den Gonokokkenbefund und die Komplementbindungsreaktion (K.B.R.) ermöglicht.*

Die folgende Besprechung der *Symptome* der chronischen Urethritis gilt also in gleicher Weise für die chronische Gonorrhöe und für die postgonorrhoische Urethritis.

Das regelmäßigste und prägnanteste aller klinischen Symptome ist eine *schleimig-eitrige Sekretion* der Harnröhrenschleimhaut. Sie tritt vor allem in Form der bekannten *Urinfilamente* in Erscheinung, die bei chronischer Urethritis nie fehlen. Daneben besteht aber nicht selten noch ein schleimiger oder schleimig-eitriger Ausfluß, der besonders des Morgens nach längerer Urinpause in Form eines kleinen Tropfens (Goutte militaire, Bon-jour-Tropfen) sich zeigt. Natürlich ist letzteres oft das Zeichen stärkerer Sekretion und rezenter Erkrankung, während bei inveterierten Fällen meist nur Filamente vorhanden sind.

Bisweilen ist die Menge und Größe der Filamente beim Bestehen eines Morgentropfens aber auffallend gering, und dieser bildet sich nur, weil die Urethritis wesentlich in der Fossa navicularis und im vordersten Teil der Pars anterior lokalisiert ist. Das kommt besonders bei nicht gonorrhoischer, speziell bakterieller chronischer Urethritis vor.

Besonders die kleinen Filamente entsprechen sicher dem an den einzelnen Erkrankungsherden abgesonderten Sekret (FINGER), und die Untersuchung dieser ist daher besonders wichtig und ergibt meist besseren Aufschluß als Durchmusterung des spärlichen schleimigen Sekrets, welches sich aus der Harnröhre ausdrücken läßt. Das ist jüngst auch wieder von PANZEW (1931) und HERROLD (1931) betont worden.

Die *Größe der Urinfilamente* schwankt in sehr weiten Grenzen. Im großen und ganzen sind die langen Fäden meist mehr schleimiger Natur und verraten das schon makroskopisch teils durch ihr mehr durchsichtiges Aussehen, teils dadurch, daß die Bestandteile nicht so fest zusammenhalten, sondern sich im Urin nach einiger Zeit etwas auflösen. Die kleinen Flöckchen sind dagegen meist kompakter und eitriger.

Im übrigen lassen sich aus der *Form der Filamente keine nennenswerten klinischen Schlüsse ziehen*, und auch Oberländer gibt nach eingehender Besprechung der verschiedenen Arten von Urinfilamenten zu, daß die ganze makroskopische Beurteilung der Filamente doch nur einen problematischen Wert hat.

Nach Oberländer und Kollmann läßt sich die Herkunft der Filamente nur dann mit einiger Sicherheit bestimmen, *wenn sie aus der Prostata oder den Samengefäßen stammen*, während es im übrigen ein sicheres Zeichen, ob die Fäden aus der Pars anterior oder posterior stammen, nicht gibt. Der bekannten Kommaform der Flocken aus der Pars posterior messen die genannten Autoren keinen irgendwie entscheidenden Wert bei.

Die aus den Ausführungsgängen der Prostata und des Vas deferens stammenden Fäden sollen nach Oberländer und Kollmann folgende Merkmale aufweisen:

1. Fäden aus dem Bereiche des Colliculus seminalis:

„Dieselben sind stets klein, unter Umständen nur Bruchteile von einem Zentimeter lang, dünn, fein gekräuselt und lassen durchsichtige Stellen erkennen. Unter dem Mikroskop bestehen sie nur aus einem Schlauche von epithelzellenähnlichen Gebilden."

2. Fäden aus den Samengefäßen, vermutlich den Ductus ejaculatorii:

Dies sind „1—1½ cm lange, glashelle, dünne, fein gekräuselte Fädchen, welche ziemlich häufig eine Anzahl feiner lichtbrechender Kügelchen enthalten, die an Luftbläschen erinnern. Diese Schleimprodukte stammen aus den Samengefäßen, bestehen aus Mucin, eingestreuten weißen Blutkörperchen und nicht selten Spermatozoen. Sie sollen für spermatorrhoische Zustände charakteristisch sein und sich auch bei Gonorrhöekranken leicht herausfinden lassen."

3. Fäden aus der Prostata und den Samengefäßen:

Dieselben sollen außerordentlich lang sein, oft 10—12mal so lang als gewöhnliche gonorrhoische Filamente, dabei gleichmäßig dünn, glatt und aus mehr oder weniger gleichmäßig verteilten durchsichtigen und undurchsichtigen Elementen bestehen.

Diese ganze makroskopische Beurteilung der Filamente hat unserer Ansicht nach nur einen sehr geringen Wert und ist recht unsicher. Speziell für die Frage, ob der Prozeß noch gonorrhoisch ist oder nicht, leisten sie absolut nichts. Eine gewisse Bedeutung für diese Frage hat nur der durch mikroskopische Untersuchung festzustellende größere oder geringere Eitergehalt der Filamente. Fäden, die wesentlich aus Schleim und Epithelien bestehen, und in welchen nur hie und da einige Leukocyten eingesprengt sind, können in dieser Hinsicht als sehr unverdächtig gelten, während stark eitrige Filamente für das Vorhandensein von Gonokokken entschieden suspekter sind.

Dieser Ansicht ist Finger schon immer gewesen, und in den letzten Jahren ist sie von Abraham (1926) wieder betont worden.

Beweisend sind aber auch stark leukocytenhaltige Fäden und eitriger Ausfluß in dieser Beziehung nicht, sondern auch bei ihrem Vorhandensein handelt es sich doch, wie schon oben auseinandergesetzt, in der Mehrzahl der Fälle nicht mehr um wirklich gonorrhoische und darum infektiöse, sondern nur noch um postgonorrhoische Prozesse.

Wir können den Standpunkt von Finger, Kromayer, Leven u. a. durchaus nicht teilen, wonach das Vorhandensein leukocytenhaltiger Flocken und Fäden für das Vorhandensein von Gonokokken *beweisend* sein (Leven) oder wenigstens mit größter Wahrscheinlichkeit hierfür sprechen soll. Auch die von uns selbst häufig festgestellte Tatsache, daß Menschen, die wir nach sorgfältiger Provokation trotz des Vorhandenseins eitriger Fäden für gesund erklärt haben, zum größten Teil negative Komplementbindungsreaktion zeigten oder in der Folgezeit spontan negativ wurden, ohne daß sich der klinische Befund änderte, spricht überzeugend für die Richtigkeit unseres Standpunktes. Wir werden hierauf bei Besprechung der Diagnose noch zurückkommen.

Abgesehen von Leukocyten und Schleim enthalten die Urinfilamente in der Regel noch verschiedene Arten von *Epithelzellen* und häufig *Mikroben* mannigfacher Art. Die Epithelzellen sind bald mehr plattenförmig und stammen dann offenbar von den metaplasierten Schleimhautpartien, oder sie sind mehr oval und polygonal bzw. zylindrisch und rühren dann von den gesunden Teilen der Harnröhre her.

Die hyalinen bzw. jodophilen Zellen FÜRBRINGERS und ebenso die eosinophilen und sudanophilen Zellen, welche sich gelegentlich bei chronischer Urethritis — aber auch in der normalen Urethra — finden, haben keine besondere Bedeutung.

Mikroorganismen können in den Filamenten oft ganz fehlen; derartige Urethritiden hat man daher auch als „aseptische" bezeichnet. In anderen Fällen finden sich in den Fäden nur wenige Bakterien, in wieder anderen große Mengen. In letzterem Falle handelt es sich nach eigenen Beobachtungen gewöhnlich nicht um eine bunte Bakterienflora, sondern wenigstens *in der Hauptsache* um eine einzige Mikrobenart. Zur Untersuchung auf Bakterien nimmt man übrigens besser nicht das ausdrückbare Sekret, sondern nach vorheriger Reinigung des Orificiums die Filamente selbst, da man sonst leicht Bakterienbeimengungen aus der Fossa navicularis erhält.

Lokalisiert sich die Urethritis chronica in der *Pars posterior,* so macht das oft keinerlei subjektive Erscheinungen, während in einem Teil der Fälle mehr oder weniger ausgesprochene *Störungen der Harnentleerung und Reizerscheinungen von seiten der sexuellen Sphäre* vorhanden sind. Im ersteren Falle dürfte der Prozeß meist auf die Oberfläche der Schleimhaut beschränkt sein, während die genannten Störungen wesentlich bei tiefergehenden Erkrankungen und Beteiligung des Caput gallinaginis und der Ausführungsgänge der Prostata auftreten (FINGER, OBERLÄNDER und KOLLMANN, ORLOWSKI, WOSSIDLO u. a.).

Aber sicherlich spielt für das Auftreten der erwähnten Störungen der Harnentleerung und sexueller Reizsymptome der Zustand *des Nervensystems des Patienten* die Hauptrolle. Bei disponiertem Nervensystem, bei „nervösen Patienten" werden jene subjektiven Erscheinungen auch bei leichter und oberflächlicher Erkrankung der Pars posterior zustande kommen können, während sie bei gesundem Nervensystem selbst bei stärkerer Erkrankung der Pars posterior und Prostata nicht selten fehlen.

Da diese sexuellen Reiz- und Schwächeerscheinungen nicht mit der Gonorrhöe als solcher zusammenhängen, genügt ein kurzer Hinweis auf die Krankheitssymptome.

Einmal klagen derartige Kranke oft über unangenehme und schmerzhafte Empfindungen in der Harnröhre, Jucken, Brennen und Stechen besonders in der Spitze des Penis, in der Gegend des Dammes und auch im After, oder sie werden sogar von mehr oder weniger heftigen Schmerzen von neuralgischem Charakter geplagt, welche teils nach den Hoden und der Harnröhre, teils nach dem Kreuz, den Oberschenkeln und der Blasengegend ausstrahlen. Bald treten diese Schmerzen mehr zeitweise, z. B. beim Sitzen auf, bald sind sie fast dauernd in etwa gleicher Stärke vorhanden. Recht charakteristisch sind auch Schmerzen bei Erektionen und Ejaculationen. Daß solche Patienten schon durch diese schmerzhaften Empfindungen sehr herunterkommen können, kann nicht wundernehmen.

Ferner leiden solche Kranke nicht selten an häufigen Pollutionen und an Prostatorrhöe, seltener Spermatorrhöe, und werden hierdurch nicht nur sehr beunruhigt, sondern die Pollutionen wirken auch reizend und schwächend auf das gesamte Nervensystem. Der Grund für die häufigen Pollutionen ist teils in einer Schwächung des gesamten Nervensystems infolge der Reflexsymptome von seiten der Urethritis posterior zu suchen — es besteht hier also ein Circulus vitiosus — teils ist für diese Samenabgänge ebenso wie für die Prostatorrhöe und Spermatorrhöe direkt der örtliche Reizzustand und ein mangelhafter Verschluß der Ductus prostatici und ejaculatorii infolge chronischer Infiltration der Wandungen verantwortlich zu machen.

Von POROSZ ist ein besonderer „Sphincter spermaticus" beschrieben worden, welcher den Verschluß der Ductus ejaculatorii besorgen soll. Erkrankt die Prostata oder die Pars posterior, so kann sich nach Porosz die Entzündung auf diese Muskelbündel fortsetzen und es dadurch zu mangelhaftem Verschluß und damit zu Pollutionen und Spermatorrhöen kommen.

Besonders häufig wird schließlich bei chronischer Entzündung der Pars posterior und der Prostata ein Herabgehen der Potenz, Ejaculatio praecox und bisweilen vollständige Impotentia coeundi beobachtet. Diese Erscheinungen sind teils eine Folge der Schwächung des Nervensystems, teils werden sie (Ejaculatio praecox) wohl auch direkt durch den entzündlichen Reizzustand der Schleimhaut der Pars posterior, besonders des Colliculus seminalis veranlaßt. Wesentlich hierdurch wird auch der oft vorhandene Harndrang bei klarem zweiten Urin bedingt.

Zu all dem gesellen sich dann früher oder später ausgesprochene Symptome allgemeiner Neurasthenie und Psychasthenie, nicht selten von recht ernstem Charakter, und vervollständigen das Bild der sexuellen Neurasthenie.

Freilich ist es in der großen Mehrzahl der Fälle so, daß die oben geschilderten Reiz- und Reflexsymptome von seiten der Posterior sich überhaupt nur bei disponiertem oder schon vorher geschädigtem Nervensystem, also bei „Neurasthenikern" und überhaupt bei nervösen Patienten entwickeln und durch das Auftreten der geschilderten Symptome nun wiederum die allgemeine Neurasthenie verstärkt und verschlimmert wird. Die Allgemeinsymptome der sexuellen Neurasthenie, wie Neigung zu Kopf- und Rückenschmerzen, Schlaflosigkeit, Reizbarkeit, Nachlaß der Energie und Schaffensfreudigkeit, melancholische deprimierte Stimmung u. dgl. unterscheiden sich daher auch prinzipiell nicht von denen bei Neurasthenie auf anderer Grundlage und sind nur dadurch charakterisiert, daß sie sich wesentlich auf die sexuelle Sphäre beziehen.

Ein näheres Eingehen auf diese Allgemeinsymptome ist hier nicht am Platze. Auch unterscheiden sich die mannigfachen lokalen und allgemeinen Symptome der sexuellen Neurasthenie im Anschluß an eine chronische Gonorrhoea posterior nicht wesentlich von denjenigen bei sexueller Neurasthenie auf anderer Grundlage.

Unter den *objektiven Symptomen der Gonorrhoea posterior* nimmt die *Sekretion* und der *Urinbefund* die erste Stelle ein.

Die Sekretflocken, welche sich bei Erkrankung der Pars posterior in dieser bilden, werden im allgemeinen natürlich mit dem ersten Urinstrahl entleert und bei der *Zweigläserprobe* erscheint der *zweite* Urin daher in der Regel klar und flockenfrei. Nur bei etwas stärkerer Sekretion zeigt sich bei längerer Urinpause bisweilen eine leichte wolkige, wesentlich aus Schleim bestehende Trübung der zweiten Urinportion. Ob diese durch geringe Mengen regurgitierten schleimigen Sekretes bedingt ist oder nur durch eine fortgeleitete leichte Entzündung der Blasenschleimhaut hervorgerufen wird, läßt sich nicht sicher entscheiden. Eine besondere Bedeutung hat diese geringfügige schleimige Trübung des zweiten Urins überhaupt nicht.

Bisweilen finden sich bei Urethritis chronica posterior in der zweiten Urinportion kleine *kommaförmige eitrige Flöckchen*, welche nach Finger aus den Ausführungsgängen der Prostata stammen sollen.

Finger nimmt an, daß diese in den Ausführungsgängen sitzenden Pfröpfchen nicht wie das der Schleimhaut aufgelagerte Sekret durch den ersten Urin fortgespült werden, sondern erst durch die Kontraktion der Muskulatur der Pars posterior mit den letzten Urintropfen ausgepreßt werden und sich daher dem zweiten Urin beimischen. Diese Erklärung dürfte wohl richtig sein und das Vorhandensein derartiger kleiner kommaförmiger Flöckchen im zweiten Urin das Bestehen einer Urethritis posterior chronica in der Tat beweisen.

Verlassen darf man sich auf dieses Symptom aber keinesfalls, denn es findet sich im ganzen nur bei einem kleinen Teil der Fälle von chronischer Urethritis posterior.

Die Diagnose der chronischen Urethritis posterior ist daher stets mit Hilfe der Irrigationsmethode (Jadassohn) *zu stellen,* denn selbst beim Vorhandensein jener kommaförmigen Flöckchen im zweiten Urin gibt doch nur die Irrigationsmethode ein klares Bild über die Stärke der Sekretion.

Die einfache Spülprobe ist im chronischen Stadium zur orientierenden Untersuchung völlig ausreichend und die Wollbarstsche Fünfgläserprobe entbehrlich. Die feinere Lokalisationsdiagnose ist dann durch Expression der Prostata und Samenblase, durch Untersuchung mit der Knopfsonde und evtl. die Urethroskopia posterior (s. d.) noch zu vervollständigen.

Die *Technik* der Irrigationsmethode ist bereits S. 381 ausführlich beschrieben worden, und es sei hier nur darauf hingewiesen, daß speziell bei chronischer Urethritis die Ausspülung der Anterior recht gründlich vorgenommen werden muß, da ihre Säuberung von sämtlichem Sekret oft schwer gelingt. Wir nehmen in solchen Fällen Injektionen mit verdünnter Wasserstoffsuperoxydlösung in die Pars anterior zu Hilfe, um auf diese Weise zunächst die Flocken zu lockern, und spülen die vordere Harnröhre erst nach dieser vorbereitenden Einspritzung mit dem Katheter rein.

Auch die vorherige *Färbung* der Flocken nach KROMAYER durch Injektion weniger Kubikzentimeter Methylenblaulösung in die Pars anterior haben wir gerade bei der chronischen Urethritis für die Diagnose oft recht zweckmäßig und im allgemeinen zuverlässig gefunden. Wir injizieren in solchen Fällen zunächst 2—3 ccm Methylenblau, lassen diese 3—4 Minuten einwirken und spülen die vordere Harnröhre dann mit dem Katheter aus. Finden sich im ersten Urin ungefärbte Flocken, so stammen sie sicher aus der Pars posterior, während blaue Flocken aus der Pars anterior herrühren, sofern der Urin vollständig farblos entleert wird, zum Zeichen, daß von dem injizierten Methylenblau nichts in die hintere Harnröhre gedrungen ist.

Die oben erwähnten subjektiven Erscheinungen (Störung der Harnentleerung und sexuelle Reizerscheinungen) sind für sich allein für die Diagnose natürlich in keiner Weise entscheidend. Die Feststellung der Lokalisation des Prozesses spielt bei einer chronischen Urethritis zunächst überhaupt keine bedeutende Rolle.

Das Wichtigste bezüglich der Diagnose bleibt bei der chronischen Urethritis immer die Frage, ob noch eine echte chronische Gonorrhöe vorliegt oder eine nicht mehr infektiöse postgonorrhoische Urethritis.

Wie schon oben erwähnt wurde, kann diese Frage ganz einwandfrei nur durch den Gonokokkennachweis gelöst werden.

Immerhin ist auch der Ausfall der *Komplementbindungsreaktion* für die Beurteilung von sehr großem Wert. Negativer Ausfall spricht mit sehr großer Wahrscheinlichkeit gegen echte Gonorrhöe, denn chronische Genorrhöe pflegt in etwa 90% positive Reaktion zu geben.

Positive Reaktion ist sehr verdächtig, aber doch nicht beweisend (SCHOLTZ, DÖRFFEL 1932 u. a.). Positive Reaktion findet sich gar nicht so selten bei postgonorrhoischen Katarrhen, denn die Reaktion kann die Heilung monate-, ja jahrelang überdauern (DÖRFFEL 1933).

Nach DÖRFFEL ist es in solchen Fällen von großem Wert, die Stärke der Reaktion durch fallende Serummengen auszuwerten und dann die Reaktion, wieder mit Auswertung, nach mehreren Wochen oder einigen Monaten nochmals anzustellen. Fallender Titer der Reaktionsstärke spricht mit großer Wahrscheinlichkeit gegen echte Gonorrhöe, gleichbleibender oder gar steigender macht den Fall höchst verdächtig.

Allerdings besteht darüber noch keine Einigkeit, *wielange* positive Reaktion das Eintreten der Heilung zu überdauern pflegt oder überdauern kann. Vielfach findet man die Angaben, daß ein solches Überdauern nur 4—6, höchstens 8 Wochen statthabe und eine positive Reaktion nach längerer Zeit für das Bestehen latenter Gonokokkenherde beweisend sei oder ein Bestehen derartiger Herde wenigstens mit allergrößter Wahrscheinlichkeit angenommen werden müsse. Dieser Ansicht sind z. B. MEMMESHEIMER (1932), POEHLMANN (1932), MERSSMANN und ZEUDE (1931), PRICE (1931), BEILIN (1929) u. a.

Andere Autoren wie A. Cohn und Gräfenberg (1924), Fröhlich und Jordan (1932), Kadisch (1933), John (1933) und auch wir selbst sind der Ansicht, daß ein längeres Fortbestehen über Monate bzw. Jahre nach Eintreten der Heilung nicht ganz selten vorkommt. Längeres Andauern positiver Komplementbindungsreaktion nach Aussetzen der Behandlung betrachten diese Autoren nur als ein Warnungssignal, welches eine ganz besonders sorgfältige Untersuchung und wiederholte Provokation verlange. Immerhin halten sich diese Autoren für berechtigt, die Heilung trotz positiver Komplementbindungsreaktion als vorliegend anzusehen und Gesundheitsatteste auszustellen, wenn bei sorgfältigster Untersuchung, auch kulturell, keine Gonokokken nachzuweisen sind. Wir selbst (Dörffel 1933) sind zu dieser Überzeugung auf Grund der Untersuchung einer großen Anzahl Kranker gekommen, die sich trotz positiver Komplementbindungsreaktion später in jeder Hinsicht als gesund erwiesen. Bestärkt wurden wir in unserer Ansicht noch dadurch, daß Dörffel bei einem Teil dieser Fälle später ein Negativwerden oder wenigstens eine Abnahme der Stärke der Reaktion feststellen konnte, ohne daß sich der klinische Befund dabei irgendwie geändert hatte.

Der Gonokokkennachweis ist in der Regel nicht gerade leicht zu führen, und es bedarf nicht nur wiederholter Untersuchungen der Sekrete, sondern meist sind wir gezwungen, noch die sog. Provokationsverfahren zu Hilfe zu nehmen. Diese haben einmal den Zweck, durch Anregung einer stärkeren Exsudation, Gonokokken, welche vielleicht in den Ausführungsgängen der Littreschen Drüsen und anderen Schlupfwinkeln verborgen sitzen, an die Oberfläche der Schleimhaut zu schaffen und sie uns dadurch sichtbar zu machen.

Besonders durch die mechanische Provokation werden auch abgekapselte Gonokokkenherde gesprengt, so daß die anaërob abgeschlossenen Gonokokken wieder in Freiheit gesetzt werden und auf die Oberfläche der Schleimhaut gelangen können.

Vor allen Dingen sollen aber durch die entstehende Entzündung und seröse Durchtränkung der Schleimhaut vereinzelte Gonokokken, besonders die aus den gesprengten Herde, zu stärkerer Wucherung angeregt werden, damit ihr Nachweis möglich wird. Es soll also gewissermaßen durch die entstehende Hyperämie usw. der Nährboden für die Gonokokken verbessert werden (Touton, Neisser, Scholtz u. a.).

Im einzelnen ist der Gang der Untersuchung auf Gonokokken folgender. Zunächst werden einfach die Urinfilamente und der evtl. vorhandene Ausfluß ohne vorhergehende Provokation einmal oder besser einige Male mikroskopisch auf Gonokokken untersucht. Selbstverständlich darf vorher einige Tage lang keinerlei Behandlung stattgefunden und der Kranke muß den Urin möglichst lange gehalten haben, damit sich Sekret in genügender Menge angesammelt hat. Am besten findet die Untersuchung morgens statt, da auch die chronische Gonorrhöe häufig nachts etwas exacerbiert und Gonokokken dann leichter nachweisbar sind. Wichtig für eine erfolgreiche Untersuchung ist bereits die Wahl des Untersuchungsmaterials.

Wir nehmen nicht auf gut Glück Flocken und Fäden zur Untersuchung, sondern wir wählen hierfür die kompakteren eitrigen Flocken aus. Diese werden ebenso wie sonstiges Untersuchungsmaterial auf dem Objektträger möglichst gleichmäßig ausgestrichen, und die Untersuchung wird dann zunächst nach Färbung mit Methylenblau vorgenommen. Es ist dabei sehr zweckmäßig, sich die stark eitrigen Partien des Präparates erst mit *schwacher* Vergrößerung aufzusuchen und diese dann mit Immersion auf Gonokokken zu durchmustern. Neuberger empfiehlt, besonders die alveolären Drüsenausgüsse mit schwacher Vergrößerung aufzusuchen, da sich in diesen relativ häufig Gonokokken finden.

Ist auch die Pars posterior erkrankt, so ist es ratsam, die Flocken der Pars anterior und posterior *gesondert* zu untersuchen (FINGER, JADASSOHN). Man spült also wie üblich die vordere Harnröhre mit lauem Wasser aus und untersucht dann gesondert einmal die Flocken im Spülwasser und ferner die Filamente im ersten Urin. Finden sich im zweiten bzw. letzten Urin die oben erwähnten kommaförmigen Flöckchen, so werden diese natürlich auch gesondert mikroskopiert.

JADASSOHN hat mit Recht darauf hingewiesen, daß diese getrennte Untersuchung der Filamente doch nicht selten das Auffinden von Gonokokken erheblich erleichtere, da sich bisweilen in den Flocken aus der Pars posterior Gonokokken ziemlich leicht nachweisen ließen, während sie in dem Sekret aus der vorderen Harnröhre nicht vorhanden seien. Untersuche man in solchen Fällen die Sekrete nicht gesondert, so gelinge der Gonokokkennachweis bei Gonorrhöe posterior oft viel schwerer, da zufällig wesentlich Flocken aus der Pars anterior zur Untersuchung gewählt wurden.

Findet man in den Sekreten Kokken, welche nur mit Wahrscheinlichkeit für Gonokokken angesprochen werden können, so ist zur Sicherung der Diagnose „Gonokokken" die Färbung nach GRAM anzuwenden.

Sind viele verdächtige Kokken im Präparat vorhanden, so wird man zunächst einfach neue Präparate nach GRAM färben oder auch das alte nach Entfärbung mit schwach angesäuertem Alkohol oder heißem Wasser nachfärben und sich auf diese Weise überzeugen, ob die betreffenden Kokken sich nach GRAM entfärbt haben und demnach als Gonokokken anzusprechen sind oder nicht. Hat man hingegen erst nach langem Suchen ein vereinzeltes Häufchen verdächtiger Kokken gefunden, so ist es ratsam, sich die Lage des Objektträgers genau zu markieren, um die verdächtigen Kokken nach der Umfärbung wieder zu finden.

Falls man keinen verschiebbaren Objekttisch bei der Untersuchung angewandt hatte, so muß man sich die Lage des Objektträgers auf dem Objekttisch durch Nachzeichnen der Konturen markieren. Man findet dann nach Umfärbung des Präparates die betreffende Stelle meist leicht wieder, besonders wenn sich die betreffenden Kokken nach GRAM gefärbt haben und infolgedessen durch ihre violette Farbe sehr deutlich hervortreten. Findet man die betreffende Kokkenstelle aber nicht gleich wieder, dann suche man besonders genau, da gerade dann anzunehmen ist, daß sich die Kokken nach GRAM entfärbt haben und daher weniger gut hervortreten.

Sind sehr reichlich Bakterien verschiedener Art in dem untersuchten Sekret vorhanden, so ist es zweckmäßig, den Patienten einige Injektionen mit einer antiseptischen Lösung (am besten Sublimat 1 : 10000 bis 1 : 20000) machen zu lassen und dann nach einer 1—2tägigen Pause nochmals zu untersuchen. Durch derartige Injektionen wird die Sekundärinfektion beseitigt und das Auffinden von Gonokokken dadurch erleichtert.

Auch das *Kulturverfahren* ist zum Nachweis der Gonokokken in den Sekreten nach Möglichkeit schon vor Anwendung der Provokationsmethode heranzuziehen, da es sich bisweilen dem mikroskopischen Nachweis überlegen zeigt. Dies gilt besonders von den sog. aseptischen Urethritiden. Das ist schon vor 35 Jahren von SCHOLTZ festgestellt worden, und im letzten Jahrzehnt ist auf die Bedeutung des Kulturverfahrens für den Nachweis der Gonokokken wiederholt hingewiesen worden.

Die Kultur wird der mikroskopischen Untersuchung für überlegen erklärt: von SCHUBERT (1932), der die Kultur in 9%, den mikroskopischen Nachweis in $2^{1}/_{2}$% überlegen fand; von HERROLD (1931), der auch besonders Wert darauf legt, daß die Filamente zur kulturellen Untersuchung benutzt werden, da sie weit mehr positive Resultate ergaben als das ausdrückbare schleimige Sekret.

Ganz besonders viel positive Resultate ergab ihm das Sekret der Prostata und der Samenblase. Er benutzt zur Kultur Blutagar (10—15% Blut). Sosa (1931) rät, das Sekret erst in Bouillon aufzuschwemmen und dann erst auf Platten zu überimpfen. Für das Kulturverfahren sprechen sich weiter aus: A. Cohn (1924), Fischer und Jordan (1931), welche die kulturelle Untersuchung in 16%, die mikroskopische in 6% überlegen fanden, weiter Dmitriev (1931), Wichmann und Schluck (1925), Marcel (1928) und Jordan (1932), der festgestellt hat, daß auch der Versand von Sekret, welches auf Nährboden ausgestrichen worden ist, noch 4—8 Stunden gute Resultate ergab.

Dagegen ist Zieler (1932) der Ansicht, daß bei sehr sorgfältiger Untersuchung und zweckmäßiger Provokation die mikroskopische Untersuchung der kulturellen mindestens gleichwertig ist. Hämel (1932) ist derselben Ansicht, und auch Balog und Hartmann (1924) halten die Kultur für unentbehrlich.

Ganz auffallende Resultate sind mit dem Kulturverfahren bekanntlich bei der Untersuchung des Sekretes der Prostata und der Samenblase erzielt worden.

Schon Graziadei (1926) fand in einem großen Prozentsatz bei latenter Gonorrhöe kulturell Gonokokken im Samenblasensekret, ebenso Bussalai (1926) und auch Mkrtsanz (1930), der bei gesunden und sicher ausgeheilten Gonorrhoikern im Samenblasensekret nie Gonokokken nachweisen konnte, während von 22 Nichtausgeheilten bei 18 die Kultur positiv war. Dmitriev (1930) fand das Sperma in 15% positiv und Barbellion (1927) berichtet, daß nach der Literatur zwischen 0 und 80% positive Resultate erhalten werden. Er selbst fand nur in 4% positive Resultate bei scheinbar ausgeheilten Gonorrhoikern. Er betont, daß oft Fehldiagnosen durch Pseudogonokokken vorkommen dürften.

Weiter berichtet Fiorio (1932), daß er bei Gonorrhoikern in 63—94% positive Kulturresultate aus dem Samenblasensekret bekam und bei chronischer Gonorrhöe mit negativem mikroskopischen Gonokokkenbefund noch in 6—8%. Dagegen mißt Janet (1931) der Kultur des Samenblasensekrets keine große Bedeutung bei und meint, daß auch bei echter chronischer Gonorrhöe die Kultur doch nur selten positiv ausfalle.

Die Bedeutung der kulturellen Untersuchung des Samenblasensekrets wird bei Besprechung der Spermatocystitis noch näher gewürdigt werden.

Trotz der von vielen Autoren betonten guten Resultate mit der Kulturmethode kommt ihr praktisch doch größerer Wert wesentlich bei Untersuchungen von Excreten der Prostata und besonders der Samenblasen zu, im übrigen kann die mikroskopische Untersuchung bei sorgfältiger und zweckmäßiger Provokation als ausreichend bezeichnet werden. Diesen Standpunkt hat auch schon Scholtz gelegentlich seiner damaligen kulturellen Untersuchungen eingenommen.

Die Technik des Kulturverfahrens ist in dem allgemeinen Artikel von Jadassohn nachzulesen.

Hier genügt es, darauf hinzuweisen, daß Ascites- und Serumagar 1:3 bis 1:4 von den meisten Autoren bevorzugt wird, daß aber auch der Levinthalsche Nährboden und Blutagar empfohlen wird. Auf eine genaue Einstellung des p_H-Gehaltes (7,2—7,4), ein Feuchterhalten der Oberfläche des Nährbodens (Kulturröhrchen oder Schalen in feuchter Kammer) und sofortiges Einstellen in den Brutschrank von 37° wird allgemein großer Wert gelegt. Auf die Resultate von Jordan bei Versand des auf Nährboden ausgestrichenen Untersuchungsmaterials wurde schon hingewiesen.

Die *Provokationsverfahren*, zu denen wir nun übergehen, bezwecken einmal, vereinzelte, in Schlupfwinkeln sitzende und im Gewebe gewissermaßen abgekapselt liegende Gonokokken frei zu machen und an die Oberfläche zu schaffen, und ferner soll durch sie eine stärkere Hyperämie und seröse Durchtränkung der Schleimhaut herbeigeführt und dadurch vereinzelte Gonokokken zu lebhafterer Wucherung angeregt werden.

Das erste Ziel verfolgt die Expression der Urethra und ihrer Drüsen nach v. Crippa sowie das Verfahren nach Alexander. Exprimiert man nach dem Urinlassen die Urethra mittels der Knopfsonde nach v. Crippa, so erhält man auch bei chronischer Gonorrhöe ein wenig aus Epithelzellen, Leukocyten und vor allen Dingen Schleim bestehenden Sekrets, in dem der Nachweis von Gonokokken manchmal in der Tat leichter als in den Urinfilamenten gelingen dürfte. Im wesentlichen ist diese Drüsenexpression aber als ein recht wirksames mechanisches Reizverfahren zu werten, so daß wir bei Besprechung jener auf dies Verfahren nochmal zurückkommen werden.

ALEXANDER hat Injektionen von MERCKschem Wasserstoffsuperoxyd (Perhydrol) in die Urethra empfohlen, um auf diese Weise das Sekret aus den Drüsen und Lacunen der Harnröhre zu gewinnen.

Bei einer derartigen Einspritzung von Wasserstoffsuperoxyd bildet sich bekanntlich ein dicker Schaum, und in diesem Schaum sollen nach der Angabe von ALEXANDER die Gonokokken leichter als im Sekret nachweisbar sein. In Kombination mit anderen provokatorisch wirkenden Injektionsmitteln wie Argent. nitr. und LUGOLscher Lösung wenden auch wir oft Wasserstoffsuperoxyd an, um dadurch das Sekret in den Krypten der Harnröhrenschleimhaut zu lösen und durch das Argentum gleichzeitig zu reizen und Eiterung anzuregen. Wasserstoffsuperoxyd allein scheint uns eine zu schwache Wirkung zu haben. ORLOWSKI hält es nicht für brauchbar. ZIELER und A. COHN empfehlen es.

Zum Sprengen gewissermaßen abgekapselter Gonokokkenherde und damit zum Freimachen der Keime dienen Bougierungen der Harnröhre, besonders mit Massage auf dem Bougie, und vor allem Dehnungen, wobei ja meist kleine Einrisse in den noch kranken infiltrierten Schleimhautpartien entstehen, wie das im Endoskop leicht nachweisbar ist.

Daher sind die mechanischen Provokationsmethoden auch besonders wichtig und wirksam, was besonders von ZIELER immer wieder betont worden ist. Aber natürlich ist mit diesen Verfahren auch immer noch eine stärkere Hyperämie und entzündliche Reizung verbunden, so daß sie auch in diesem Sinne wirken.

Diese Hyperämie und Exsudation hervorrufende Wirkung der mechanischen und besonders chemischen Provokationsmethode ist zweifellos sehr wichtig und wirksam.

Daß dadurch tatsächlich sehr häufig eine üppigere Entwicklung der Gonokokken herbeigeführt wird, hat die klinische Erfahrung schon lange gezeigt, da sich Exacerbationen bei chronischen Gonorrhöen gewöhnlich an Reizungen verschiedener Art (Exzesse in Baccho und Venere u. dgl.) anschließen, und Alkoholgenuß gelegentlich auch bei gesunden Menschen eine leicht eitrige Urethritis auslösen kann, wie auch WHITNEY jüngst (1932) wieder betont hat.

Viele Ärzte machen daher gewöhnlich auch von diesen mehr physiologischen Provokationen Gebrauch. Bisweilen ist das auch ganz zweckmäßig. Aber zum Zweck der Provokation sexuellen Verkehr mit Condom empfehlen zu wollen, wie das früher leider von manchen Ärzten geschah, kann heute garnicht mehr in Frage kommen, da es gegen das Gesetz zur Bekämpfung der Geschlechtskrankheiten verstoßen würde.

Bei den eigentlichen Provokationsverfahren kann man zwischen chemischen, mechanischen und biologischen bzw. pharmakologischen (Vaccine, Fieber, Pilocarpin) unterscheiden.

Die chemischen sind im allgemeinen die milderen und pflegen infolgedessen in erster Reihe in Anwendung zu kommen. Führen sie jedoch zu keinem Resultat, so unterlasse man nie, auch die mechanischen Methoden heranzuziehen, da sich diese garnicht so selten den chemischen Reizungen überlegen zeigen.

Die Reizungen auf chemische Art rufen wir entweder nur durch ein oder zwei Injektionen mit einem scharfen Medikament hervor, oder wir wenden eine Spülung mit dem betreffenden Mittel an. In letzterem Falle ist mit der chemischen Reizung natürlich eine leichte mechanische Wirkung verbunden, und schon aus diesem Grunde ist diese Art der Provokation der einfachen Injektion oft vorzuziehen.

Zur Injektion verwendet man auch heute noch vielfach Hydrarg. oxycyan. 1:500 bis 1:1000, Argentum nitr. oder Argentamin in gleicher Konzentration, und läßt diese Mittel wenige Minuten einwirken. Auf einige neuere chemische Provokationsmittel werden wir gleich noch eingehen. Zu Spülungen benutzt man die gleichen Medikamente in vierfach schwächerer Konzentration.

In den folgenden Tagen werden die Morgenpräparate dann möglichst täglich untersucht, und zwar nicht nur vorhandener Ausfluß, sondern auch die Urinfilamente. Einigermaßen intelligente Kranke läßt man die Präparate selbst anfertigen, nachdem man ihnen das technische Vorgehen (Herausfischen der kleinen Flöckchen und dünnes Ausstreichen auf dem Objektträger) gezeigt hat.

Wir selbst haben seit vielen Jahren die chemische Provokation meist in der Weise durchgeführt, daß wir 2—3—4 ccm einer $\frac{1}{2}$—1%igen Argentumlösung mit Zusatz von wenigen Tropfen Perhydrol wenige Sekunden lang bis zum Eintritt von mäßigem Brennen einspritzten.

Nach Einführung der Lugolschen Lösung zur Provokation durch Blaschko und Gross (1918) sind wir teilweise auch dazu übergegangen und setzen dieser Lösung unmittelbar vor der Injektion ebenfalls wenige Tropfen Perhydrol zu.

Die Lugolsche Lösung (Jod pur. 1, Jodkali 2, Aq. dest. 100) wird 1:5 verdünnt injiziert 1—2 Minuten lang in der Harnröhre belassen. J. Mayr (1930), Mulzer (1932) u. a. haben gute Erfahrungen mit ihr gemacht, und Siemens (1927) hatte damit nur in 5% Versager gegenüber 60% Versagern nach Massage auf dem Dittelstift.

Auch Kal. permang.-Lösung wird besonders in Form von Spülungen zur Provokation benutzt, wobei der entstehende seröse Flüssigkeitsstrom sowohl zur Ausschwemmung verborgener Gonokokken wie zur Anregung ihrer Wucherung beitragen kann.

Von diesem Gesichtspunkt aus hat O. Klein (1931) auch Natriumbicarbonat wegen seiner quellenden Wirkung zur Provokation empfohlen. In ähnlicher Absicht sind Injektionen mit 50%iger Zuckerlösung gemacht worden, und auch der Vorschlag intravenöser Zuckerlösungen (25—30 ccm einer 25%igen Lösung) durch Müller und Richter aus der Klinik von Scholtz ging von dem Gedanken aus, durch den entstehenden histiogenen Flüssigkeitsstrom die Gonokokkenwucherung anzuregen. Tatsächlich zeigten Vergleiche mit den lokalen Provokationsmethoden und der Anwendung von Arthigon, daß die Provokation mit Zuckerinjektionen bisweilen ein positives Ergebnis hatte, nachdem die anderen Provokationsverfahren versagt hatten.

Auch nach Injektion von Tierserum in die Urethra und nach Injektion von Gonokokkenvaccine in die Harnröhre tritt eine Steigerung der Entzündung und Zunahme der Leukocytose ein, und Chassin (1927) empfiehlt dies einfache Verfahren zur Provokation. Er erhielt damit 2—3mal mehr positive Resultate als mit anderen Methoden. Egorov (1932) hält Formalindämpfe auch zur Provokation für brauchbar, und Deutsch hat (1929 und 1933) Röntgenbestrahlungen als die beste Provokationsmethode gerühmt. Auch Vanik (1931) hält die Röntgenbestrahlung für eine gute, aber nicht gefahrlose Provokation und zieht Albargininjektionen oder Diathermie vor. Auch Diathermie ist als Provokationsmittel empfohlen worden.

Alle diese Provokationen wirken durch Erregung von Entzündung (Leukocytose) und seröser Exsudation. Verborgene Gonokokken kommen dadurch aus ihren Schlupfwinkeln heraus und können durch Verbesserung des Nährbodens zu erneuter Wucherung angeregt werden.

Recht ähnlich ist der Vorgang bei der Provokation durch Einspritzung von *Pilocarpinlösung* in die Harnröhre nach PERUTZ (1922). Dieser Autor stellte fest, daß die Urethraldrüsen dadurch zu vermehrter Sekretion angeregt werden (Sympathicuswirkung), also der Flüssigkeitsstrom in diesem Falle gerade aus den LITTREschen Drüsen hervorquillt, welche die Hauptschlupfwinkel für die Gonokokken bilden dürften. PERUTZ spritzt 20 ccm einer Pilocarpinlösung 0,05:200 ein und läßt die Lösung etwa 10—20 Minuten einwirken. Nach ungefähr 2 Stunden beginnt eine seröse Absonderung.

CHYLEWSKI (1932), MOTORNOW (1927) und KLEIN (1929) fanden die Methode sehr brauchbar, BOSS (1930) erhielt damit noch in 10% ein positives Resultat, wo andere Methoden versagt hatten, und OHYA (1932) konnte unter 53 Fällen von chronischer Gonorrhöe mit ihr in 22% der Fälle Gonokokken nachweisen.

Auch die Provokation durch intravenöse Vaccineinjektion, die fast allseitig wenigstens zur Ergänzung örtlicher Provokationsverfahren geübt wird, sei hier kurz erwähnt. Man denkt sich dabei natürlich, daß dadurch — ähnlich wie durch Tuberkulin beim Tuberkulösen — eine entzündliche Reaktion an gonokokkenhaltigen Krankheitsherden eintritt und dadurch eine sehr wirksame und dabei doch schonende Provokation zustande kommt. Ganz ähnlich — nur unspezifisch — soll nach E. F. MÜLLER (1920) Aolan intracutan 0,1 und nach GÄRTNER (1926) Caseosan wirken.

An dieser Stelle sei dann auch erwähnt, daß nach BRUCK (1913) eine höhere Fiebersteigerung besonders in Form einer Doppelzacke nach Vaccineinjektion charakteristisch für Gonorrhöe sein soll, und daß auch das nach Pyrifer auftretende Fieber bisweilen provokatorisch wirkt.

Wir gehen nunmehr zur Besprechung der sehr wirkungsvollen, aber auch das Gewebe stark in Anspruch nehmenden *mechanischen Provokation* über. Mit Rücksicht hierauf pflegt man die eingreifenden Methoden (Dilatation) gewöhnlich erst anzuwenden, wenn diese vorher geschilderten Verfahren kein Resultat ergeben haben. Über Zweck und Ziel der mechanischen Provokation wurde oben bereits das Nötige gesagt.

Man beginnt sie am besten mit der Expression der Urethra und ihrer Drüsen mittels der Knopfsonde nach v. CRIPPA. Diese Methode hat zunächst den Zweck, das Sekret aus den LITTREschen Drüsen isoliert zu gewinnen und dort sitzende Gonokokken leichter nachzuweisen, aber gleichzeitig ist damit eine sehr wirksame mechanische Reizung der Schleimhaut (Massage) verbunden, und aus diesem Grunde wenden wir die Expression mit der Sonde oft erst an, wenn wir zur mechanischen Provokation schreiten. Das Verfahren selbst wird nach v. CRIPPA in folgender Weise ausgeführt:

Der Patient entleert zunächst den Urin, damit die Harnröhre von anhaftendem Sekret befreit wird. Dann wird eine Knopfsonde, welche das Orificium leicht passiert, bis in den Bulbus eingeführt und nun unter gleichzeitiger Kompression der Harnröhre über dem Knopfe langsam wieder vorgezogen. Die Kompression der Harnröhre wird dabei am besten und schonendsten in der Weise vorgenommen, daß man den Penis nach dem Leibe zu zieht und mit der flach aufgelegten Hand an die Bauchwand gleichmäßig andrückt.

Die Knopfsonde darf hierbei nicht mit Glycerin gleitend gemacht werden, sondern nur leicht angefeuchtet werden, da sich das gewonnene Sekret sonst nicht verarbeiten läßt.

Zur Untersuchung benützt man teils den Schleim, der beim Herausziehen des Sondenknopfes zutage tritt oder an diesem haftet, teils die Flöckchen, welche sich nach der Expression im Urin oder nach Ausspülung der Pars anterior im Spülwasser finden.

Abgesehen von Eiter- und Epithelzellen besteht das so gewonnene Sekret vor allem aus homogenem Schleim, welcher oft eine Art Netzwerk mit eingelagerten Gonokokken bilden soll (nach CRIPPA Follikelsekret).

In neuerer Zeit ist unter anderem diese Art der Provokation wieder von Mulzer (1923) und Vankratov (1932) empfohlen worden.

Ergibt die Provokation mittels der Knopfsonde keine Gonokokken, so kann man eine weitere Reizung der Harnröhre in der Weise vornehmen, daß man eine möglichst dicke Metallsonde einführt und auf derselben die Urethra in vorsichtiger Weise massiert, oder man schreitet sofort zur *Provokation durch Dehnen der Harnröhre.* Die Dehnung ist zweifellos ein sehr wirksames Provokationsverfahren und bisweilen — wenn auch selten! — finden sich nach einer Dehnung Gonokokken im Sekret, während durch die chemischen Reizungen der Nachweis nicht gelang.

Die Dehnungen werden dabei in derselben Weise und mit denselben Instrumenten vorgenommen, wie dieses später bei der Behandlung der chronischen Gonorrhöe beschrieben werden wird, nur läßt man der Dehnung keine antiseptische Spülung folgen, um die Entwicklung der Gonokokken in der gereizten Schleimhaut nicht zu beeinträchtigen. Provokationen in der Pars posterior werden nach dem gleichen Prinzip vorgenommen wie in der Pars anterior, doch nehmen wir Dehnungen hier recht selten vor. Zur chemischen Provokation mit starken Lösungen benutzt man dabei den Injektor nach Guyon oder Ultzmann. Darüber wird das Nähere in den Kapiteln Prostatitis und Spermatocystitis gesagt werden.

Daß die Sekrete nach der Provokation etwa 5—6 Tage lang möglichst täglich untersucht werden sollen, wurde bereits früher ausgeführt. In jüngster Zeit ist das auch von Mulzer (1932) und Stühmer (1930) wieder betont worden.

Sehr wichtig ist es, daß bei der Untersuchung der Pars posterior auf Gonokokken stets die *Prostata* und auch die *Samenblasen* berücksichtigt werden. Liefert Massage und Expression der Prostata ein eitriges Sekret, so ist dieses nach den gleichen Grundsätzen wie die übrigen Sekrete auf Gonokokken zu untersuchen. Das Nähere darüber ist in dem Artikel über Prostatitis zu finden; hier sei nur erwähnt, daß für die *Prostata die Massage gleichzeitig die einfachste und wirksamste Provokation* darstellt.

Daß die angegebenen chemischen und mechanischen Reizungen der Harnröhre tatsächlich recht zuverlässig provozierend wirken, hat die klinische Beobachtung einwandfrei dargetan, und die Kritik, die Orlowski und jüngst Stühmer an dem Provokationsverfahren geübt haben, wird kaum ein größeres Echo finden. Daß nicht jede einzelne Provokation bei chronischer Gonorrhöe stets sofort ein positives Resultat gibt, ist gerade von uns oft genug betont worden, und gerade deshalb verlangen wir ja wiederholte Provokationen. Daß die Gonokokken nicht immer schon 24 Stunden nach der Provokation nachweisbar sind, ist ebenfalls richtig, und gerade deshalb fordern wir ja Aussetzen aller Behandlung für etwa eine Woche und untersuchen dabei täglich auf Gonokokken.

In neuerer Zeit hat wesentlich Grünzberger die Provokation als unzuverlässig abgelehnt und behauptet, daß nur die Abwesenheit von Leukocyten die Heilung beweise. Umgekehrt hat Geyer (1929) wieder betont, daß die Reizprovokation nur selten Versager gebe.

Der diagnostische Wert der Komplementbindungsreaktion ist ebenfalls sehr verschieden bewertet worden. Während Zieler, v. Zumbusch und Jadassohn (1931) den Wert der Methode nicht sehr hoch veranschlagen, halten ihn andere Autoren und Forscher wie A. Cohn (1924), Hopf (1930), Christiansen (1931), Goldschmidt (1933), Förster (1930), Dörffel (1933) für sehr groß.

Daß *ein* negatives Resultat dabei ebensowenig Gonokokkenfreiheit beweist wie eine negative Wa.R. Spirochätenfreiheit, wird von allen Autoren anerkannt. Natürlich behält die negative Komplementbindungsreaktion deswegen doch einen gewissen — relativen — diagnostischen Wert, wie das auch bei der negativen Wa.R. der Fall ist. Ein erheblicher Unterschied gegenüber der Lues besteht aber darin, daß Negativwerden einer vorher positiven Komplementbindungsreaktion hier eine große, ja ausschlaggebende Bedeutung hat und in hohem Maße für eingetretene Heilung spricht. Es scheint bei der Gonorrhöe nicht oder mindestens nur höchst selten vorzukommen, daß eine ausgesprochen positive Reaktion bei einem Gonorrhoiker negativ wird, ohne daß Heilung eingetreten ist, und daß sie dann nach einiger Zeit mit Aufflammen des infektiösen Prozesses *wieder* positiv wird.

Soweit wir sehen, sind alle Autoren, die sich mit dieser Frage eingehender beschäftigt haben, der Ansicht, daß das Negativwerden einer vorher ausgesprochen positiven Reaktion mit größter Wahrscheinlichkeit für eingetretene Heilung spricht: GELMAN (1931), PETSCHNIKOV (1930), HOPF (1930/31), FÖRSTER (1930), PRICE (1931), IZWOJNICKA (1932), SCHOLTZ und DÖRFFEL (1931), DÖRFFEL (1933). HOPF (1931) und DÖRFFEL (1933) haben dann noch besonders gezeigt, daß man dieses Negativwerden weit feiner und zuverlässiger feststellen kann, wenn man die Stärke der Reaktion durch fallende Serummengen auswertet.

Dagegen gehen die Anschauungen über den diagnostischen Wert positiver Reaktion und die Schlüsse, die man daraus ziehen kann, viel mehr auseinander.

Ganz allgemein anerkannt ist, daß die positive Reaktion die Ausheilung um mehrere Wochen überdauern kann, aber wie lange das der Fall sein kann, darüber geht der Streit. Nicht wenige Ärzte glauben, daß schon ein Überdauern von länger als 6 Wochen das Fortbestehen der Erkrankung bzw. das Vorhandensein versteckter Gonokokkenherde beweise. Andere nehmen die Zeitdauer des Überdauerns etwas größer, etwa 2—4 Monate, stehen im übrigen aber auf dem gleichen Standpunkt: KARISCHEWA (1930) 2—4 Monate, HEINER (1931) 3 Monate, CHRISTIANSEN (1931) 2—3 Monate. Viel vorsichtiger sprechen sich FRÖHLICH und JORDAN (1932) aus, die bei offenbar geheilten Tripperfällen noch 1—4, ja 30 Jahre nach der Infektion positive Reaktion fanden, und GENNER (1932), der ein Positivbleiben über Jahrzehnte trotz eingetretener Heilung für möglich hält. Auch A. COHN ist in seinem Urteil vorsichtig. Wenngleich er das Bestehenbleiben einer derartigen biologischen Reaktion nach Fortfall des Antigens an und für sich für recht unwahrscheinlich hält, so möchte er längeres Bestehenbleiben doch nur als ein großes Warnungssignal bezeichnen.

DÖRFFEL (Königsberger Klinik) hat diese Frage in jüngster Zeit weitgehend geklärt, indem er gezeigt hat, daß auch die durch Arthigoninjektionen bei Nichtgonorrhoikern künstlich hervorgerufene positive Komplementbindungsreaktion die Arthigonbehandlung viele Monate überdauern kann, aber bei Anwendung des Auswertungsverfahrens doch nach einigen Monaten einen erheblichen Abfall zu zeigen pflegt.

Dadurch ist auch die Bedeutung der Auswertung erst ins rechte Licht gesetzt worden.

Andere diagnostische biologische Methoden haben bisher keine größere Anerkennung erlangt. Das gilt zunächst von dem Nachweis von Gonokokkenantigenen im Urin: LISSOWSKAJA (1930), CHAPIRO (1930), SIENKIEWICZ (1930), OWTSCHINIKOV (1930), LEJTES (1931) und LEITES (1931) und ebenso von den vielfach versuchten Cutanreaktionen: IRONS (1912), SOMMER (1914), ARONSTAM (1913), SIDORENKO (1931) (akute Gonorrhöe stets positiv, Nichtgonorrhoiker bis 28% positiv!), NEUER (1932) (Vaccinesalbe 60% positiv), endlich SCHÖNFELD (1931) und LEVIN (1932), welche die Intradermalreaktionen als ungenügend ablehnen.

3. Behandlung der chronischen Gonorrhöe.

Sind durch die angegebenen Untersuchungsmethoden Gonokokken nachgewiesen worden, handelt es sich also um echte chronische Gonorrhöe, oder ist durch den Ausfall der mehrmals in Pausen angestellten Komplementbindungsreaktion das Vorliegen einer Gonorrhöe wenigstens sehr wahrscheinlich geworden, so muß natürlich eine gründliche energische und gewöhnlich auch ziemlich lange Behandlung vorgenommen werden, welche im Prinzip das gleiche Ziel verfolgt, wie die Behandlung der akuten Gonorrhöe. Dabei gibt der Befund der endoskopischen Untersuchung oft sehr wertvolle Fingerzeige, wie die Behandlung im einzelnen am wirksamsten zu gestalten ist.

Aus diesem Grunde ist es auch empfehlenswert, bei jeder chronischen Gonorrhöe vor Beginn der eigentlichen Therapie eine urethroskopische Untersuchung vorzunehmen und die Veränderungen an der Schleimhaut festzustellen.

In neuerer Zeit hat besonders Balog (1932) wiederholt darauf hingewiesen, daß die Lokalisationsdiagnose im Sinne Pickers und eine ihr angepaßte Behandlung von größter Bedeutung sei.

Ist im Anschluß an die Provokation eine stärkere Exacerbation aufgetreten, so ist dieser akute Ausbruch selbstverständlich zunächst wie jede frische Gonorrhöe zu behandeln, und erst wenn die akuten Erscheinungen beseitigt und Gonokokken in den Sekreten nicht mehr vorhanden sind, wird die Endoskopie vorgenommen.

In der Regel pflegen ja diese Exacerbationen unter antiseptischer Behandlung ziemlich rasch vorüberzugehen.

Die Schleimhautveränderungen bei chronischer Gonorrhöe sind im einzelnen bereits in den Kapiteln über die allgemeine Pathologie und die endoskopische Diagnose ausführlich besprochen worden, und es muß in dieser Beziehung auf jene Kapitel verwiesen werden.

Sind durch die Provokationsverfahren Gonokokken *nicht* nachgewiesen worden, handelt es sich also nur noch um eine *postgonorrhoische* Urethritis, so ist nach unserer Auffassung (Neisser und seine Schüler) eine Behandlung nur dann am Platze, wenn entweder die klinischen Erscheinungen, speziell der Ausfluß so stark sind, daß der Patient hierdurch erheblich belästigt wird, oder wenn durch die Untersuchung mit der Knopfsonde oder durch die Endoskopie nennenswerte Verengerungen der Harnröhre bzw. stärkere Infiltrate der Schleimhaut nachweisbar sind. Näheres hierüber findet sich in dem Kapitel Pseudogonorrhöe.

Die ganze Behandlung der chronischen Gonorrhöe entspricht durchaus derjenigen bei hartnäckigen und verschleppten Fällen. Es kann also im wesentlichen auf die dort angegebene Darstellung verwiesen werden, und es sind hier nur noch einige besondere Punkte und einige besondere Behandlungsmethoden und die Technik der instrumentellen Behandlung kurz zu besprechen.

Manche Autoren haben versucht, verschiedene Formen der chronischen Gonorrhöe aufzustellen und für jede eine besondere Behandlungsart ausgearbeitet.

So unterscheidet Ferrier (1930) drei Formen: 1. Die starke Form; geringe Absonderung, täglich Spülung mit schwacher Höllensteinlösung. 2. Mittelstarke Form, stärkere Eiterabsonderung, Infiltration der Schleimhaut und der Schleimhautdrüsen; erst Spülung mit Hg-Oxycyanat, $\frac{1}{3}$%ig, dann Dehnungen mit leichter Massage und Höllenstein, $\frac{1}{4}$-$\frac{1}{2}$%ig (Einspritzung). 3. Urethritis posterior ist fast immer mit chronischer Prostatitis und Spermatocystitis verbunden. Massage und Diathermiebehandlung.

Neben meist herdförmigen Infiltraten, die eine Behandlung mit Bougies — evtl. auch Massage auf der Sonde — oder Dehnungen stets mit anschließender Spülung oder mit Spüldehnungen verlangen, findet sich bei chronischen Gonorrhöefällen ganz wie bei hartnäckigen und wiederholt rezidivierenden Tripperfällen sehr häufig eine größere Anzahl klaffender und geröteter, bisweilen auch mit Eiterpfröpfen verstopfter LITTREscher Drüsen und MORGAGNIscher Lacunen, besonders an der oberen Wand der Harnröhre. Auch durchscheinende, etwas vorgewölbte Knötchen von sagoähnlichem Aussehen, sog. Follikel, werden nicht selten beobachtet.

Daneben sind oft granulierte und erodierte, selten wirklich ulcerierte Schleimhautstellen vorhanden.

Selbstverständlich hat die Behandlung hierauf Rücksicht zu nehmen und muß bei *stärkerer* Erkrankung der Schleimhautoberfläche zunächst gegen diese gerichtet sein, ehe die Veränderungen der tieferen Schleimhautpartien in Angriff genommen werden können.

Die geschilderten Veränderungen kommen meist herdförmig vor, gar nicht selten sind aber größere Teile der Schleimhaut in mehr diffuser Weise erkrankt, oder zu den herdförmigen Infiltraten gesellen sich diffuse entzündliche Veränderungen der Schleimhautoberfläche.

Die instrumentelle Behandlung wird man aber möglichst erst beginnen, wenn stärkere entzündliche Erscheinungen und Gonokokken nicht mehr vorhanden sind. Solange die Sekretion noch relativ stark ist, ist zunächst nur Behandlung mit Injektionen und Spülungen vorzunehmen.

Bei mehr succulenten Schwellungen und Infiltraten beginnt man in vorsichtiger Weise mit Einlegen von Bougies, denen man stets eine Spülung folgen läßt. Diese Behandlung wird dann stets erst nach einigen Tagen wiederholt, wenn die entzündlichen Reaktionserscheinungen unter Injektionsbehandlung abgeklungen sind.

Die *Technik der Sondenbehandlung* und die Art der Instrumente kann hier nur in großen Zügen besprochen werden. Entweder benützt man, besonders im Anfang der Sondenbehandlung, *elastische Bougies,* bei höheren Nummern Schrotsonden, die durch ihre Schwere und ihren größeren Druck wirksamer sind, oder Stahlsonden. Man beginnt die Sondenkur mit nicht zu dicken Sonden etwa 16—20 Charrière und steigt je nach der eingetretenen Reaktion das nächste Mal um 1—2 Nummern.

Bei der Benützung elastischer Bougies ist ganz besonders darauf zu achten, daß die Bougies glatt und fehlerlos sind.

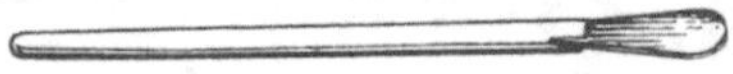

Um sie lange im guten Zustand zu erhalten,

Abb. 24. Gerade Metallsonde.

müssen sie nach dem Gebrauch in vorsichtiger Weise mit Sublimat gereinigt und dann mit steriler Watte abgetrocknet werden. Die gereinigten Bougies bewahrt man entweder trocken in sterilen Papierhülsen u. dgl. auf, oder man hängt sie in den bekannten Glaszylindern auf. Den Boden dieser Gefäße füllt man entweder mit Chlorcalcium, um die Luft absolut trocken zu halten und dadurch eine Entwicklung von Keimen an den Sonden zu verhindern, oder man legt auf den Boden einige mit Formalin getränkte Tonscheiben, um auf diese Weise desinfizierend auf die Bougies zu wirken.

Letzteres Verfahren ist unserer Ansicht nach besonders deswegen nicht empfehlenswert, weil die Bougies immer etwas Formalin anziehen und dadurch bisweilen einen unerwünschten Reiz auf die Schleimhaut ausüben.

Bougies, welche man tagtäglich bei demselben Patienten benutzt, kann man auch sehr zweckmäßig in langen Schalen oder Röhren, die mit Sublimatglycerin nach WOLF gefüllt sind (Sublimat 1,0, Glycerin, Aqu. dest. aa 1000), aufbewahren. Sie werden durch diese Lösung schon nach wenigen Stunden sterilisiert und halten sich darin wochenlang völlig unverändert. Beim jedesmaligen Gebrauch werden sie einfach mit Glycerin schlüpfrig gemacht und brauchen vorher nicht abgewischt zu werden.

Entschieden wirksamer als die Behandlung mit elastischen Bougies ist diejenige mit *Metallsonden.* Auch wird die Schleimhautoberfläche durch die glatten Metallsonden, speziell bei der Einführung der Sonden, weniger angegriffen als durch die elastischen Bougies. Ihre Desinfektion ist zudem viel einfacher und geschieht nach Behandlung infektiöser Fälle natürlich durch Auskochen, während für gewöhnlich ein Abwischen mit Carbolwasser und Alkohol genügt.

Bei Behandlung der Pars anterior benützt man die einfachen geraden Sonden nach KOLLMANN (Abb. 24), deren Einführung keinerlei Schwierigkeiten in sich birgt.

Bei der Behandlung der Pars posterior bzw. der ganzen Harnröhre benützt man Sonden mit kurzer oder längerer vorderer Krümmung nach DITTEL oder NITZE (Abb. 25 und 26) oder mit der bekannten Krümmung nach GUYON bzw. BÉNIQUÉ (Abb. 27).

Die GUYON- oder BÉNIQUÉ-Sonden sind besonders geeignet, wenn die Behandlung in erster Linie die Pars posterior treffen soll.

Die Einführung der Stahlsonden geschieht nach bekannten Regeln, auf welche an dieser Stelle nicht näher eingegangen werden kann. Nur soviel sei erwähnt, daß man die Sonden nach DITTEL nur bis zu einem stumpfen Winkel zur Körperachse (etwa 140⁰) senkt, da dann das vordere Ende in der Pars posterior liegt, während die BÉNIQUÉ-Sonden nach genügender Einführung mit ihrem geraden Schaft der Körperachse ungefähr parallel laufen.

Wird diese Behandlung von der Schleimhaut gut vertragen, so kann man ziemlich rasch zu den noch wirksameren Dehnungen mit folgenden Spülungen oder noch besser Spüldehnungen vorgehen.

Zu den Spülungen und Injektionen sind neben dem bewährten Kalium permanganicum antiseptische Lösungen zu benützen. Als Injektionsmittel nimmt man am besten Argent. nitr. oder bei sehr wenig reizbarer Schleimhaut auch Argentamin. Zu den Spülungen verwendet man ebenfalls Argentum oder Kalium permanganicum, da die hierauf folgende seröse Durchtränkung der Schleimhaut tatsächlich oft vorteilhaft zu sein scheint.

Sind die Infiltrate in der Schleimhaut derber, so kann das Bougieren etwas energischer vorgenommen werden, und man kann schneller zu höheren Nummern steigen. Auch ist es oft vorteilhaft, über der Bougie die infiltrierten Herde leicht zu massieren.

Eine derartige Massage über der Bougie ist auch bei stärkerer Beteiligung der Drüsen und beim Vorhandensein sog. Follikel oft recht wirksam und wird besonders von französischen Autoren viel geübt (Motz, Schwarz 1928). Sellei hat dazu besondere Massierstäbe empfohlen.

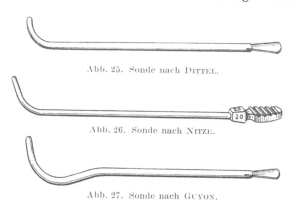

Abb. 25. Sonde nach Dittel.

Abb. 26. Sonde nach Nitze.

Abb. 27. Sonde nach Guyon.

Wird durch die herdförmigen Infiltrate das Lumen der Urethra nicht nennenswert herabgesetzt, oder verbietet ein relativ enges Orificium das Einführen dicker Sonden (25—30), so ist die Sondenbehandlung, wie das Oberländer und Kollmann besonders hervorgehoben haben, in der Tat oft unzureichend, da der Druck auf die Infiltrate und die Spannung der Harnröhrenschleimhaut ungenügend sind.

Eine gewisse Wirkung entfaltet die Sondenbehandlung freilich auch in solchen Fällen, denn schon die länger dauernde *Berührung* zwischen Infiltrat und Sonde ruft eine leichte Reaktion hervor. Immerhin sind unter solchen Umständen tatsächlich die Dehnungen nach Oberländer und Kollmann empfehlenswerter.

Ist das Orificium verhältnismäßig eng, so kann man zu den Dehnungen die zweiteiligen Oberländerschen Dilatatoren benützen, während bei weiterer Urethralmündung die drei- und vierteiligen Dehner nach Frank, Wossidlo und Kollmann zweckmäßiger sind, da durch sie Druck und Dehnung sehr gleichmäßig auf die Harnröhrenschleimhaut verteilt werden.

Auch haben diese Dilatatoren vor den zweiteiligen Oberländerschen den Vorteil, daß sie ohne Gummiüberzug angewandt werden, da ein Einklemmen der Urethralschleimhaut beim Schließen des Dehners infolge der rundlich geformten Branchen nicht eintreten kann. Die alten zweiteiligen Instrumente werden daher heute kaum noch benützt.

Form und Konstruktion der verschiedenen Dilatatoren ist im wesentlichen aus den Abb. 28—32 zu ersehen, so daß sich eine eingehende Beschreibung erübrigt. In der Hauptsache unterscheidet man zwischen Dehnern, die nur für die Pars pendula bestimmt sind (Abb. 28 und 29), solchen, die die ganze Pars anterior und speziell den Bulbus dehnen und schließlich Dilatatoren für die Pars posterior (Abb. 31).

Auch gibt es Dehner für die gesamte Harnröhre, Pars anterior und posterior, doch sind diese nicht besonders empfehlenswert, da sie die Urethra ziemlich stark angreifen und die Dehnung der einzelnen Teile der Harnröhre den

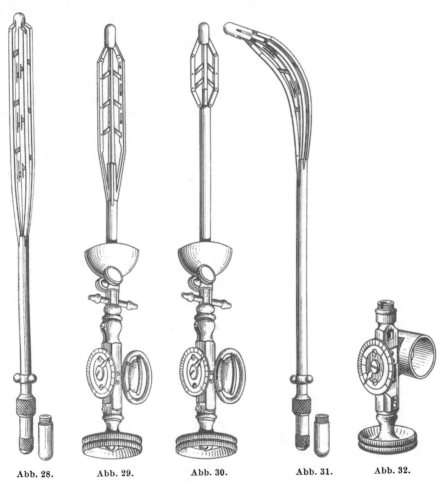

Abb. 28.   Abb. 29.   Abb. 30.   Abb. 31.   Abb. 32.

Abb. 28—32. Dehner für die vordere und hintere Harnröhre.

physiologischen Verhältnissen, d. h. der Weite der einzelnen Harnröhren-abschnitte nicht so gut angepaßt ist wie bei den übrigen Dilatatoren.

Schließlich gibt es Dehninstrumente, welche gleichzeitig mit Spüleinrich-tungen versehen sind, sog. *Spüldilatatoren*. Auch sie werden mit 3 und 4 Branchen hergestellt. Im großen und ganzen sind sowohl bei den gewöhnlichen Dehnern wie bei den Spüldilatatoren unserer Ansicht nach die dreiteiligen Instrumente vorzuziehen, da ihr Kaliber bei fast gleicher Wirkung etwas geringer ist als das der vierteiligen Instrumente.

Die zweiteiligen Dilatatoren haben ein Kaliber von 15 Charrière, die vier-teiligen KOLLMANNschen ein solches von 20 Charrière.

Bei den Spüldilatatoren beträgt der Umfang bei den zweiteiligen 20 Charrière, bei den dreiteiligen nach Frank und Wossidlo 23, bei den vierteiligen nach Kollmann 25 Charrière.

Die Einführung der Dilatatoren geschieht in gleicher Weise wie die Einführung identisch gebogener Bougies und braucht daher an dieser Stelle nicht erörtert zu werden. Wichtig ist, daß die Instrumente vorher mit Glycerin, bei engem Orificium bzw. verengter Urethra besser mit Katheterpurin oder der Kathetersalbe nach Guyon oder Kraus gut gleitend gemacht werden.

Salbe nach Guyon:

Rp. Pulv. Saponis, Glycerin., Aqu. dest. aa 33,0, Acid. carbol. 1,0.

Kathetersalbe nach Kraus:

Rp. Gummi Tragacanth. 2,5, Glycerin., 10,0, Aqu. carbol. 3% 90,0.

Lanolin oder Vaselin dürfen selbstverständlich nur als Gleitmittel verwendet werden, wenn man der Dehnung keine Spülung folgen lassen will. Die Spüldilatatoren werden am besten nur mit sterilem Glycerin eingefettet.

Zur Reinigung und Sterilisierung der Instrumente nach dem Gebrauch genügt bei den Instrumenten für die Anterior schon ein sorgfältiges Abwischen mit Carbolwasser und hierauf mit Alkohol, oder man sterilisiert sie in dem von Nitze angegebenen Dampfzylinder. Bei den Dilatatoren für die Posterior muß dieses Verfahren stets gefordert werden.

Die Gummiüberzüge, mit welchen die zweiteiligen Dehner überzogen werden müssen, sind nach dem Gebrauch mit Alkohol und Äther vorsichtig zu säubern und können dann in Sublimatglycerin ($1^0/_{00}$) noch weiter sterilisiert und aufgehoben werden. Am besten benutzt man für jeden Patienten einen besonderen Überzug.

Will man nur *isolierte* Stellen der Harnröhre dehnen, so kann das in zweckmäßiger Weise auch mit den von Otis (Abb. 6, S. 283), Weir oder Kollmann angegebenen Instrumenten zur Messung des Harnröhrenkalibers *(Urethrometer)* geschehen. Besonders die stabilen Instrumente von Weir und Kollmann eignen sich sehr gut zu diesem Zweck.

Auch das von Struve (1930) jüngst angegebene Instrument, welches in der Form einem zangenförmigen Handschuhdehner nachgebildet ist, kann zu diesem Zweck verwandt werden.

Ebenso wie das Bougieren beginnt und wiederholt man auch das Dehnen in der Regel erst dann, wenn stärkere Entzündungserscheinungen nicht mehr vorhanden und Gonokokken nicht mehr zu finden sind.

Bei Verwendung gewöhnlicher Dehner läßt man ebenso wie beim Bougieren der Dehnung stets eine Spülung folgen und verwendet hierzu antiseptische Lösungen, besonders Hydrargyrum oxycyanatum, Argentum nitricum, aber am meisten, weil am reizlosesten, Kalium permanganicum. Dieselben Medikamente werden bei den Spüldilatationen benutzt.

Sind nach der Dilatation stärkere Reizerscheinungen, speziell stärkere Sekretion aufgetreten, so behandelt man so lange mit adstringierenden bzw. antiseptischen Injektionen und Spülungen, bis dieselben im wesentlichen wieder verschwunden sind. Erst dann (nach 3—4—8 Tagen) wird die Dehnung oder Spüldehnung wiederholt.

Gonokokken pflegen auch bei Gonorrhöen nach Dilatationen nur höchst selten wieder zum Vorschein zu kommen, sofern man der Dehnung stets eine Argentumspülung folgen und auch die nächsten Tage Injektionen mit Silbersalzen machen läßt. Im allgemeinen ist es, wie gesagt, nicht ratsam, Dehnungen vorzunehmen, solange Gonokokken in den Sekreten noch gefunden werden, also die Gonokokkenwucherung noch relativ lebhaft ist. Wir raten in Über-

einstimmung mit Neisser, Janet und Guiard und im Gegensatz zu Oberländer und Wossidlo um so mehr hiervon ab, als es ja fast immer gelingt,
diese oberflächliche Gonokokkenwucherung durch antiseptische Behandlung
rasch zu unterdrücken. Nur wenn *ausnahmsweise* bei chronischen Gonorrhöen
trotz antiseptischer Behandlung Gonokokken in den Sekreten längere Zeit nachweisbar bleiben, gehen wir ausnahmsweise auch beim Vorhandensein von
Gonokokken zu Dehnungen und besonders Spüldehnungen über.

Es ist ratsam, hier und da den Erfolg der Behandlung durch endoskopische
Untersuchung zu kontrollieren. Ergibt sich dabei, daß die Entzündung einzelner
Drüsen oder Follikel hartnäckig bestehen bleibt, so kann man derartige Drüsen
elektrolytisch oder galvanokaustisch im Endoskop zerstören. Am empfehlenswertesten zur elektrolytischen Behandlung ist unserer Ansicht nach die Koll-
mannsche elektrolytische Nadel. Diese wird mit der Kathode verbunden
und unter Kontrolle des Auges in die Drüsenmündung eingeführt, während
die Anode als indifferenter Pol auf den Oberschenkel aufgesetzt wird. Man
läßt einen Strom von 3—5 MA 1—2 Minuten einwirken und achtet darauf,
daß man sich mit ihm vorsichtig ein- und ausschleicht, damit der Patient
keinen elektrischen Schlag erhält.

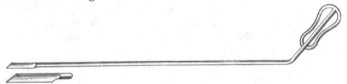

Abb. 33. Intraurethrales Messer. (Nach Kollmann.)

Noch einfacher und von gleicher Wirkung ist die galvanokaustische Zerstörung, die ebenfalls im Endoskop unter Kontrolle des Auges mit einer möglichst
feinen galvanokaustischen Nadel vorgenommen wird.

Weniger zweckmäßig erscheint uns die Behandlung mit der doppelpoligen
elektrolytischen Nadel nach Oberländer sowie das Spalten der Drüsen mit
dem Kollmannschen Messer (Abb. 33) oder Anwendung der Kollmannschen
Injektionskanüle. Näheres hierüber findet sich in dem Kapitel über endoskopische Therapie.

Bei echter chronischer Gonorrhöe ist neben dieser mechanischen Behandlung
stets eine antiseptische in Form von Injektionen und Spülungen konsequent
durchzuführen.

Spülungen nach Janet oder Diday können neben der geschilderten mechanischen Behandlung, speziell neben Spüldehnungen, täglich oder jeden zweiten
Tag vorgenommen werden. Injektionen sind täglich mehrmals auch am Tage
der Spülungen oder Spüldehnungen auszuführen. Als Medikamente eignen sich
zu Injektionen am meisten Argentum nitricum, Argentamin, Hydrarg. oxycyanat.
und Albargin. Für Janetsche Spülung ist auch hier Kal. permang. in stärkeren
Lösungen 1 : 3000 bis 1 : 1000 oft recht wirksam und empfehlenswert, besonders
wenn im Anschluß an die mechanische Behandlung eine stärkere Reizung
und Eiterung aufgetreten ist.

Diese ganze Behandlung ist bei echter chronischer Gonorrhöe unter bakteriologischer Kontrolle konsequent längere Zeit, mindestens mehrere Wochen,
durchzuführen. Sind während der geschilderten Behandlung wenigstens in
den letzten 3—4 Wochen keine Gonokokken wieder in den Sekreten nachweisbar
gewesen, ist der Ausfluß mehr epithelial geworden, und sind nach der urethroskopischen Untersuchung auch die chronisch entzündlichen Veränderungen

im *wesentlichen* verschwunden, hat man nach all dem die Überzeugung gewonnen, daß alle Gonokokkenherde beseitigt sein dürften, so setzt man die Behandlung aus; in den nächsten Tagen wird der Befund kontrolliert, indem man am besten im Morgenurin die eiterhaltigen Fäden untersucht und auf das Vorhandensein von Gonokokken durchmustert.

Fehlt dann dauernd jegliche Absonderung oder ist sie unbedeutend und rein schleimig und epithelial, so ist das Vorhandensein von Gonokokken nahezu ausgeschlossen und der Patient als geheilt zu entlassen, sofern auch die Komplementbindungsreaktion inzwischen negativ geworden ist oder die Auswertung mit fallenden Serummengen wenigstens einen ausgesprochenen Abfall der Reaktion ergeben hat. Ist das nicht der Fall, so wird man die Behandlung besser noch 14 Tage in milder Form fortsetzen und dabei die Stärke der Komplementbindungsreaktion weiter kontrollieren. Zeigt sich auch dann noch kein Rückgang in der Reaktionsstärke, so wird man den Kranken zwar entlassen, aber doch nochmals nach 4—6 Wochen zur serologischen Kontrolle bestellen. Ist auch dann die Reaktion noch gleich stark, so muß eine kombinierte Provokation mit Arthigon, Lugolscher Lösung, Knopfsonde und Dehnung vorgenommen werden und die weitere Entscheidung von deren Ausfall abhängig gemacht werden. Sind dagegen noch eitrige Filamente vorhanden, so ist die mechanische Behandlung speziell in Form von Dehnungen, Spüldehnungen und Bougieren mit Massage der Urethra noch einige Zeit in Intervallen von 5—6 Tagen fortzusetzen, während die antiseptische Zwischenbehandlung fortgelassen wird. Gleichzeitig werden die Sekrete, besonders im Anschluß an die mechanischen Eingriffe wiederholt sorgfältig auf Gonokokken untersucht.

Die letzteren werden in diesem Stadium wesentlich zum Zwecke der Provokation angewendet, richten sich aber natürlich gleichzeitig auch gegen die etwa noch bestehenden entzündlichen Veränderungen. Fehlen auch unter diesen Umständen Gonokokken dauernd in den Sekreten, und ist die vorher positive Komplementbindungsreaktion inzwischen schwächer oder ganz negativ geworden, so ist der Patient auch beim Vorhandensein leukocytenhaltiger Filamente als geheilt, d. h. als nicht gonorrhoisch zu entlassen. Fehldiagnosen kommen bei diesem Vorgehen und sorgfältiger mikroskopischer Untersuchung nur äußerst selten vor; die dauernde Beseitigung aller Filamente gelingt auch bei größter Geduld des Patienten häufig nicht, so daß man sich auch in solchen Fällen, wo eine echte chronische Gonorrhöe nachgewiesen war, auf die Beseitigung aller Filamente nicht kaprizieren darf.

Spricht das Verhalten der Komplementbindungsreaktion noch nicht für eingetretene Heilung, so ist die Entscheidung schließlich allein auf Grund sorgfältiger Provokation und weiterer Beobachtung zu fällen, wie das oben besprochen wurde.

Je weniger wir im einzelnen Falle aus äußeren Gründen in der Lage sind, die Behandlung intensiv mit Spülungen, Spüldehnungen und sonstigen mechanischen Methoden durchzuführen, um so mehr muß auf eine recht lange — monatelange — Durchführung der Behandlung gedrungen werden.

Es ist zweifellos, daß bei genügend langer Durchführung der Behandlung auch durch eine Injektionstherapie allein eine chronische Gonorrhöe vollständig geheilt werden kann, indem unter der langen und konsequent durchgeführten Einwirkung der antiseptischen Injektionen schließlich alle Gonokokken auch in den Schlupfwinkeln zugrunde gehen, gewissermaßen „ausgehungert" werden. Speziell Jadassohn hat dieses wiederholt nachdrücklich betont.

In den letzten Jahren ist noch eine Anzahl *besonderer Behandlungsmethoden* für chronische Gonorrhöe und ebenso für hartnäckige Tripperfälle empfohlen worden.

Besonders die *lokale Hitzebehandlung* ist viel versucht und vorzugsweise in der Form der Diathermie angewandt worden.

Heiße Spülungen, heiße Sonden und elektrisch heizbare Sonden (z. B. Janet [Lehrbuch 1930] und Della Seta 1927) hatte man schon früher versucht, ohne damit eine zur Abtötung der Gonokokken genügende Erhitzung des Gewebes erzielen zu können. Diese Fehlschläge waren wesentlich darauf zurückzuführen, daß derartige Sonden nur dort eine genügende Hitze im Gewebe selbst erzeugen können, wo sie der Schleimhaut fest aufliegen und diese so weit komprimieren, daß die Blutzirkulation aufhört. Lebhafter Blutumlauf wirkt natürlich der Erhitzung des Gewebes entgegen und gleicht sie aus. An Stellen der Schleimhaut, wo diese Verhältnisse (Druckanämie) gegeben sind, wird es aber sehr leicht zu Verbrennungen und Nekrosen kommen können, da durch den Druck auch die Empfindlichkeit stark herabgesetzt werden kann.

Man hat sich infolgedessen vorzugsweise der Erhitzung des Gewebes durch *Diathermie* zugewandt. Selbstverständlich ist das theoretisch ein sehr zweckmäßiges Verfahren, da hier dem Gewebe ja nicht von außen Hitze zugeführt wird, sondern die Erwärmung durch den durchgehenden Strom in dem Gewebe selbst erst entsteht.

Die Schwierigkeiten für eine wirksame Durchführung der Diathermiebehandlung liegen aber wieder darin, die Schleimhaut in einigermaßen gleichmäßiger Weise vom Strom durchfließen zu lassen und sie dadurch möglichst gleichmäßig zu erwärmen. Auch hier wird der Strom vorzugsweise an den Stellen durchfließen, an welchen die Elektrode gut anliegt, und auch die Erhitzung des Gewebes wird an den Stellen am stärksten sein, die durch den Druck der Elektrode blutleer werden, so daß die im Gewebe entstehende Wärme durch den Blutstrom nicht mehr ausgeglichen werden kann. Allerdings sind das ja vielfach die kranken Stellen, die der Behandlung bedürfen.

Immerhin ist die Diathermie mit endourethraler Elektrode nicht ganz ungefährlich, wie alle Autoren, die sich näher damit beschäftigt haben, zugeben. Es können auch dabei unerwünschte Verschorfungen und Nekrosen entstehen.

Die Diathermie ist u. a. von folgenden Autoren empfohlen worden: Ferrier (1930), Harrison (1930), Hirsch (1930) in Kombination mit Ichthyol-Iontophorese, Philippsen (1931), der daneben gleichzeitig intravenöse Trypaflavininjektionen macht, auch Buschke und Langer, ferner Fregmann (1931) und Shoenhan (1931), der eine besondere Technik angibt, weiter Biermann (1928) und Roucayrol (1925 und 1932), in dessen Arbeit aus dem Jahre 1932 sich ein größerer Bericht über Diathermiebehandlung findet. Ebenso empfiehlt Ehrlich (1924) die Diathermie nur von außen in der Weise, daß bei Anteriorbehandlung die Elektroden oben und unten am Penis angelegt werden, für die Behandlung des Bulbus am Perineum und in der Sacralgegend, für die der Pars posterior im Rectum und in der Bauchgegend. Daneben verschreibt er Adstringentien und hatte oft überraschende Resultate schon nach einer Sitzung. Roucayrol (1925) meint, daß bei Anwendung der Diathermie nicht die Hitze, sondern die entstehende Leukocytose und Phagocytose das Wirksame sei. Balog (1931) hält die Diathermie ebenfalls für brauchbar, während er die Behandlung mit Röntgenstrahlen und Iontophorese für verfehlt erklärt.

Auch bei der Diathermiebehandlung ist die Lokalisation der Krankheitsherde stets zu berücksichtigen. O'Conor (1930) und ebenso Boesemann und Schwahn empfehlen sie vor allem bei Peri- und Paraurethritis. Auch Dietrich (1928) hält sie für gut; er macht dabei auf mancherlei Fehler aufmerksam. Brown (1926) erklärt die Hitzebehandlung an sich für berechtigt und theoretisch für gut begründet, denn der Gonococcus stirbt nach ihm schon bei 113° Fahrenheit ab, während die Epithelien 118° vertragen. Er glaubt aber, daß heiße Spülungen besser wirken als Diathermiebehandlung und Heizsonden.

Monacelli (1932) tritt ebenfalls für die physikalische Therapie ein; besonders der Nutzen der Röntgenbestrahlung sei unbestritten, ja oft glänzend; aber auch Kataphorese, Elektrolyse und Massagebehandlung behalten ihren Wert. Michel (1928) hält die Diathermie bei chronischer Gonorrhöe für brauchbar, warnt vor ihr aber bei akuter, da leicht Komplikationen entständen. Bennardi (1928) sah von Hitzebehandlung und Ionisation und Behandlung mit Dämpfen nichts Gutes, sondern empfiehlt Dilatation verbunden mit Spülungen. Auch Tarantelli (1932) und ebenso Venturi (1932) warnen vor der Diathermie, und Ladivar (1930) beobachtete eine Striktur nach Diathermiebehandlung.

Auch durch Behandlung mit Kurzwellen hat man in neuester Zeit eine heilende Erwärmung der Harnröhrenschleimhaut zu erzielen versucht. Gumpert (1933) sah Erfolge, Nagell erreichte nichts und glaubte, daß die Gonokokken selbst nicht getroffen wurden. Wir halten die Methode theoretisch für aussichtsreich.

Stienböck (1930) glaubt auf Grund experimenteller Untersuchungen, daß Iontophorese im Kurzwellenfeld, also eine Kombination von Wärmebehandlung mit Iontophorese, besonders wirksam sein dürfte, und Hirsch (1930) hat mit gleichzeitiger Anwendung von Iontophorese und Diathermie (= Iontodiathermie) bei periurethralen Infiltraten tatsächlich sehr gute Erfolge erzielt.   .

Auch die Behandlung mit *ultravioletten Strahlen,* besonders mit Leuchtstäbchen, hat sich nicht sehr eingebürgert. Secchi (1932) betont, daß die Gonokokken damit schwer abgetötet werden.

Röntgenstrahlen sind, wie erwähnt, verschiedentlich zur Behandlung der Gonorrhöe versucht worden. Die erste Anregung gab Wetterer, aber die von ihm empfohlenen hohen Dosen mußten Bedenken erregen. Guhrauer und dann Samek (1930) haben das Verfahren weiter ausgebaut.

Deutsch (1931) empfahl die Methode bei chronischer Gonorrhöe wie bei postgonorrhoischen Katarrhen, Grauer (1930) sah unter 3 Teilbestrahlungen paraurethrale Infiltrate oft sehr gut abheilen. Monacelli wurde schon oben erwähnt. Samek (1930) hält die Strahlenbehandlung bei einfacher Harnröhrengonorrhöe für zwecklos, aber für wirksam bei hartnäckigen weichen Infiltraten. Er gibt unter Überkreuzung bis 50% der Hauteinheitsdosis auf die durch Endoskopie genau festgestellten Herde. Auf die Bestrahlung folgt nach wenigen Tagen zunächst eine Exacerbation der Entzündung mit Ausschwemmung von Gonokokken. Dies Aufflackern geht aber rasch zurück, und nach 2—3 der genannten Dosen pflegen weiche Infiltrate unter Hinterlassung einer Rötung geschwunden zu sein. Es folgt dann Vaccinebehandlung und entsprechende lokale Therapie. Harte Infiltrate sind hartnäckiger; günstig waren die Erfolge auch bei Cowperitis und Prostatitis.

Ionisation und *Iontophorese* sind ebenfalls für die chronische Gonorrhöe empfohlen worden, so schon von Phélip, von Catzéflis (1924), Aversen (1929) und Kabatschnik (1925). Auch hierfür sind recht verschiedene Instrumente angegeben worden, z. B. von Barret und Catzéflis (1925). Hirsch (1930) und ebenso Beirach (1930), Langermann und Chorosch verwendeten die Iontophorese wesentlich bei periurethralen Infiltraten und Cavernitis, und zwar Hirsch Iontophorese mit Ichthyol evtl. in Kombination mit Diathermie — Heilung in 12—20 Sitzungen —, Beirach mit 1%iger Jodlösung. Dabei dient die Anode als indifferente Elektrode und wird in Form einer angefeuchteten, mullumwickelten Zinkplatte auf den Mons veneris gelegt, während kleine, ebenso armierte Zinkplättchen als Kathode über der kranken Stelle befestigt werden. Stromstärke 10—40 MA, Behandlungsdauer 15—30 Minuten.

Von weiteren besonderen Behandlungsmethoden sei noch die *Tamponade der Urethra* genannt, die Jablennek (1932) mit 2%igem Protargol, Waschkewitsch (1926) mit $^{1}/_{2}$—2%igem Protargol benutzt. Die *Tamponade* wird im Endoskop mit dochtförmigen Einlagen vorgenommen.

Weiter ist *Radiumbehandlung* in Form von Radiumsonden von Dubois (1930) und Simonnet (1930) angegeben worden. Dubois benutzt Sonden, die am vorderen Ende mit 50 mg Radium armiert sind, das durch 1,4 mm Gold und

0,8 mm Kautschuk gefiltert wird. Er läßt die Sonden 1 Stunde liegen, SIMONNET seine Radiumbougie sogar 4 Stunden.

Endlich ist jüngst von PERL (1931) eine Trockenbehandlung mit Fissanpuder bei chronischer Urethritis mit Pulververbläser vorgeschlagen worden.

Die **Behandlung der chronischen Gonorrhoea posterior** geschieht mutatis mutandis nach genau den gleichen Grundsätzen wie die der Pars anterior.

Die mechanische Behandlung von Infiltraten geschieht hier am besten nur mit Sonden, und nur bei engem Orificium oder besonders hartnäckigen Fällen raten wir, Dilatatoren zu verwenden.

Die Dilatationsbehandlung ist meist mit recht heftigen Reizerscheinungen verbunden und führt daher nicht nur leicht zu Epididymitis und Prostatitis, sondern greift das meist schon geschwächte Nervensystem des Kranken noch mehr an, während milde Sondenbehandlung eher beruhigend wirkt. Aber auch die Sondenbehandlung darf wegen der Gefahr einer Epididymitis nie begonnen werden, solange Gonokokken in der Pars posterior noch nachweisbar sind, also noch eine stärkere Gonokokkenwucherung besteht.

Die *Differentialdiagnose*, ob chronische Gonorrhöe oder chronische postgonorrhoische Urethritis, wird man bei Erkrankung der Pars posterior oft zunächst in suspenso lassen müssen, weil man sich bei chronischer Entzündung der Pars posterior nicht gerne zu sofortigen mechanischen Provokationen wird entschließen können; denn beim Anfachen einer chronischen Gonorrhoea posterior können bisweilen unerwünschte Komplikationen entstehen. Erst wenn trotz entsprechender Behandlung hartnäckig entzündliche Symptome bestehen bleiben, Gonokokken aber bislang nicht nachgewiesen werden konnten, wird man auch hier ganz wie in der Pars anterior durch chemische und besonders mechanische Provokation (Bougieren, Massage auf der Bougie und Dehnungen mit folgender Behandlungspause von etwa 6 Tagen) festzustellen haben, ob der Prozeß noch infektiös und eine weitere Behandlung noch erforderlich ist.

Bei der Behandlung der chronischen Gonorrhoea posterior und der chronischen Urethritis des hinteren Urethralabschnittes sind, wie gesagt, im wesentlichen die gleichen Prinzipien wie bei der Urethritis anterior maßgebend.

Sind noch Gonokokken vorhanden, so ist die Behandlung zunächst natürlich die gleiche, wie sie für hartnäckige Fälle der akuten Gonorrhoea posterior (S. 415) angegeben wurde. Neben GUYONschen Injektionen mit starken 1 bis 2%igen Argentumlösungen oder den von SCHLENZKA (1925) empfohlenen 5%igen Targesinschleim (s. S. 393) kommen vor allem kräftige Spülungen nach DIDAY oder mit dem ULTZMANNschen Irrigationskatheter in Betracht. Auch JANETsche Spülungen, besonders mit Argentum nitricum, erweisen sich oft als wirksam. Gleichzeitige Prostatitis ist natürlich zu berücksichtigen und zweckentsprechend zu behandeln. Sind die Gonokokken verschwunden, schreitet die Besserung im übrigen aber nicht weiter fort, so können die Spülungen mit Sondenbehandlung in der Weise verbunden werden, daß erst für 5—10 Minuten eine Stahlsonde (am besten BÉNIQUÉ-Krümmung) eingeführt und sofort nach Herausnahme eine Spülung nach JANET oder DIDAY angeschlossen wird. Diese Sondenbehandlung ist besonders dann am Platze, wenn durch die Untersuchung mit der Knopfsonde oder endoskopisch Infiltrationen in der Pars posterior nachweisbar sind.

Dehnungen und Spüldehnungen raten wir nur in sehr hartnäckigen Fällen vorzunehmen, da sie die Pars posterior oft erheblich reizen und das Nervensystem des Kranken angreifen. Aus gleichem Grunde sei man auch mit Ätzungen im Endoskop und überhaupt mit der endoskopischen Untersuchung und Behandlung zurückhaltend. Die bei der Besprechung der Behandlung der chronischen Gonorrhoea anterior am Schluß erwähnten besonderen Behandlungsmethoden, vor allem Diathermie, Röntgenbestrahlungen und Iontophorese sind von jenen Autoren natürlich auch für die Gonorrhoea posterior empfohlen worden und können hier bei entsprechender Anwendung zu ähnlichen Erfolgen führen.

Sind unter dieser Behandlung in den Sekreten dauernd keine Gonokokken mehr nachweisbar, so macht man einige Tage Pause und beobachtet, ob von neuem Keime auftreten. Ist dies nicht der Fall, so untersucht man noch einige Male nach einer provozierenden Guyonschen Injektion, Janetschen Spülung oder Irrigation nach Diday oder Ultzmann. Als Medikamente verwendet man dabei wie in der Anterior Argentum nitricum, Argentamin, Hydrargyrum oxycyanatum oder Argentum-Perhydrollösung. Zu Injektionen kommen 1 bis 2%ige Lösungen, zu Spülungen Verdünnungen von 1 : 3000 bis 1 : 1000 in Anwendung.

Treten auch jetzt in den Sekreten keine Gonokokken auf, so legt man eine Sonde ein und verbindet damit leichte Massage der Pars posterior auf der Bougie oder schließt noch eine Spülung mit Hydrarg. oxycyanat. usw. an. Wichtig ist, daß man für die Untersuchung der Filamente die Flocken aus der Pars anterior und posterior durch die Irrigationsmethode S. 337 trennt, damit man sicher Posteriorfilamente bei der Untersuchung verwendet.

Ganz ebenso geht man natürlich vor, wenn von vornherein in den Sekreten keine Gonokokken nachweisbar waren und zunächst die Differentialdiagnose zwischen chronischer Gonorrhöe und chronischer Urethritis posterior zu stellen ist.

Letzten Endes ist dann die Entscheidung über eingetretene Heilung nach gleichen Grundsätzen zu fällen, wie das bei der chronischen Gonorrhoea anterior erörtert worden ist.

Bereits oben haben wir darauf hingewiesen, daß die chronische Urethritis posterior nicht selten zu nervösen Erscheinungen im Bereiche der sexuellen Sphäre Veranlassung gibt.

An und für sich ist also eine Beseitigung aller Entzündungsvorgänge und Entzündungsreste in der Pars posterior erwünscht und anzustreben, um besonders bei nervös veranlagten Personen der Entwicklung einer Neurasthenie vorzubeugen. Man wird daher schon während der Untersuchung auf Gonokokken mit Hilfe des Provokationsverfahrens sein ganzes Vorgehen so einrichten, daß es gleichzeitig imstande ist, die chronischen Entzündungsvorgänge günstig zu beeinflussen. Die Methoden bei der Provokation wie bei der Behandlung der chronischen Urethritis sind ja ganz die gleichen, und in beiden Fällen ist nach jedem Eingriff eine mehrtägige Pause geboten, im ersten Falle um auf Gonokokken zu untersuchen und ihnen dabei Zeit zu lassen, sich zu entwickeln, im letzteren, um die entzündliche — heilend wirkende — Reaktion erst vollständig abklingen zu lassen. Das Einzige, worin das Vorgehen bei der Provokation von der üblichen Urethritisbehandlung gewöhnlich abweicht, betrifft Pausen zwischen den einzelnen energischen Eingriffen (kräftige Spülung bzw. Injektion oder Bougierung bzw. Dehnung). Bei der Provokation darf während dieser Zeit keinerlei adstringierend oder antigonorrhoisch wirkende Behandlung angewendet werden, während bei der Behandlung der chronischen Urethritis die Vornahme milder adstringierender Spülungen oder wenigstens die Verordnung von Balsamica während dieser Zwischenzeit zweckmäßig zu sein pflegt.

Aber auch wenn die Frage der Infektiosität im negativen Sinne entschieden ist, wird es oft berechtigt sein, durch weitere geeignete Behandlung eine Heilung der Urethritis anzustreben. *Doch erfordert es viel Takt und Erfahrung von seiten des Arztes, dabei die richtigen Wege einzuschlagen und das richtige*

Maß zu halten. Auf der einen Seite ist eine Beseitigung auch der nicht gonorrhoischen Urethritis posterior wünschenswert, da diese bisweilen zu nervösen
Beschwerden in der sexuellen Sphäre Anlaß gibt, auf der anderen *kann bei der
Urethritis posterior noch mehr als bei der Urethritis anterior durch eine lange,
besonders instrumentelle Behandlung gerade der Entstehung einer sexuellen Neurasthenie Vorschub geleistet werden,* zumal eine Heilung der Urethritis an sich
auch hier trotz aller Mühe und Geduld oft genug nicht erzielt wird. Dies gilt
übrigens in gleicher Weise für die chronische Prostatitis.

Haben wir es also mit einer postgonorrhoischen Urethritis bei vollständig
normalem Nervensystem zu tun, und handelt es sich nach der Untersuchung mit
der Knopfsonde und der Endoskopie offenbar um wesentlich oberflächliche
Entzündung, so wird man durch eine Serie von Spülungen mit milden Adstringentien (Kal. permang. 1 : 4000 bis 1 : 2000, Argentum nitricum 1 : 6000 bis
1 : 4000) und, wenn dies keinen Erfolg hat, durch Instillation weniger Tropfen
1- bis 2%iger Argentumlösung den Katarrh zu beseitigen suchen. Auch die
Anwendung von *Antrophoren* und Urophoren mit Zinc. sulf., Tannin, Argentum
nitricum usw. ist in diesem Stadium bei Urethritis posterior bisweilen von guter
Wirkung, während die Behandlung mit der Salbenspritze nach TOMMASOLI
schon deswegen nicht empfehlenswert ist, weil das Eindringen der Salbe in die
Blase nicht ganz unbedenklich ist.

Kommt man mit allen diesen Maßnahmen nicht zum Ziel, so können bisweilen stärkere Ätzungen sowie Sondenkuren und Dilatationen, verbunden mit
Spülungen, am Platze sein; auch Diathermie und Behandlung mit Radiumsonden sind empfohlen worden. Besteht gleichzeitig eine deutliche *Colliculitis,*
so bringen starke Ätzungen mit 10—20%iger Höllensteinlösung oder sogar
Kauterisation des Samenhügels im Endoskop bisweilen Erleichterung der
Beschwerden. Ein näheres Eingehen auf diese postgonorrhoischen Veränderungen und Beschwerden gehört aber nicht mehr in den Rahmen dieses Auf-
satzes.

Jedenfalls möchten wir raten, mit endoskopischen Ätzungen usw. etwas
zurückhaltend zu sein, denn oft genug hilft die lokale Behandlung im Endoskop
nicht und hat sogar Verschlechterungen des allgemeinen Zustandes zur Folge.

Wenn auch lokale Behandlung der Pars posterior und Ätzungen des Colliculus im Endoskop bisweilen eklatanten und auch dauernden Erfolg haben,
so kann in anderen Fällen infolge häufiger lokaler Eingriffe eine Neurasthenia
sexualis dem Patienten geradezu „ankuriert" werden.

Es ist Sache des ärztlichen Taktes und der ärztlichen Kunst, in solchen Fällen
unter sorgfältiger Berücksichtigung des Allgemeinzustandes des Kranken und
seiner Psyche den richtigen Weg zu finden.

Literatur.

ABIMELECH: Dermat. Wschr. 87, 1716 (1928). — ABRAHAM: Lancet 210, 1095 (1926). —
ADAMS: Zbl. Hautkrkh. 16, 623 (1925). — ADLER: Dermat. Z. 64, 178 (1932). — AEBLY:
Dermat. Wschr. 83, 200 (1926). — ALEIXO: Zbl. Hautkrkh. 13, 301 (1924). — ALMKVIST:
Zbl. Hautkrkh. 29, 374 (1929). — ANDERS: Klin. Wschr. 1931, 1312. — AOCHI: Zbl.
Hautkrkh. 28, 341 (1929). — D'ARELANO: J. d'Urol. 30, 195 (1930). — AROUSTAM: Arch.
Hautkrkh. 117, 433. — ASCH: (a) Leitfaden. Berlin u. Köln: A. Marcus u. Weber 1930.
(b) Ann. Mal. vénér. 26, 241 (1931). — ATKIN: Brit. J. exper. Path. 1925, 235.

BADRIAN: Dermat. Wschr. 1929, 721; Med. Klin. 1929, 605. — BAER u. KLEIN: Münch.
med. Wschr. 1918, Nr 35. — BAGNONI: Arch. ital. Dermat. 7, 315 (1931). — BAJ: Zbl.
Hautkrkh. 40, 695. — BALBI: Zbl. Hautkrkh. 19, 200 (1926). — BALLINGER u. ELDER:
Z. Urol. 1914, Nr 31. — BALOG: (a) Berl. dermat. Ges., Sitzg 13. Febr. 1923. (b) Med. Klin.
1926, 250. (c) Verh. dtsch. Ges. Urol. 1927, 395. (d) Zbl. Hautkrkh. 27, 716. (e) Z. Urol.
25, 440 (1931). (f) Berl. dermat. Ges., 13. Dez. 1932. Dermat. Z. 66, 186 (1933). (g) Z.

Urol. **26**, 396 (1932). (h) Dermat. Wschr. **33**, 689. — Barbellion: (a) Zbl. Hautkrkh. **22**, 886 (1927). (b) J. d'Urol. **1927**, 36. (c) J. d'Urol. **1930**, 167. (d) J. d'Urol. **29**, 240 (1930). (e) Zbl. Hautkrkh. **32**, 519 (1930). (f) Zbl. Hautkrkh. **36**, 684 (1931). (g) Zbl. Hautkrkh. **42**, 794 (1932). Barret: Zbl. Hautkrkh. **16**, 121 (1925). — Baschkirzev: (a) Z. Urol. **23**, 92 (1929). (b) Z. Urol. **24**, 873 (1930). — Bass: Presse méd. **30**, 1537 (1924, Jan.). — Baumgart: Klin. Wschr. **1925**, 2111. — Bay-Schmidt: Zbl. Hautkrkh. **13**, 89 (1924). — Bayly: Zbl. Hautkrkh. **1921**, 108. — Becker: Dermat. Wschr. **1924**, 371. — Becker u. Reichert: Dtsch. med. Wschr. **1929**, 369. — Beirach, Langermann u. Chorosch: Dermat. Z. **59**, 208 (1930). — Belgodere: Paris méd. **1930**, 431. — Belloni: Policlinico **1923**, 30. — Benart: Zbl. Hautkrkh. **37**, 270 (1931). — Benech: Ann. Mal. vénér. **23**, 890 (1928). — Bennardi: Zbl. Hautkrkh. **27**, 717. — Bentzen: Zbl. Hautkrkh. **13**, 89 (1924). — Bergerett: Zbl. Hautkrkh. **37**, 141 (1931). — Bernadott: J. d'Urol. **19**, 134 (1925). — Bernhardt: Zbl. Bakter. **1920**, 86. — Bertolotti: Zbl. Hautkrkh. **40**, 130. — Bertolotty: Zbl. Hautkrkh. **42**, 273 (1932). — Bessmans: Zbl. Hautkrkh. **16**, 121 (1925). — Beutel: Zbl. Hautkrkh. **30**, 526 (1928). — Biberstein: Dtsch. med. Wschr. **1922**, Nr 23. — Biermann: Zbl. Hautkrkh. **27**, 569. — Birnbaum: Dtsch. med. Wschr. **1929**, 312. — Bischoff: Dermat. Wschr. **1931**, 1997. — Björling: Zbl. Hautkrkh. **19**, 313 (1926). — Blaschko u. Gross: Dtsch. med. Wschr. **1918**, Nr 38 u. 41. — Blumers: Dermat. Wschr. **1929**, Nr 31. — Blut: Med. Klin. **1928**, 1625. — Boas: Dermat. Z. **64**, 175 (1932). — Boesmann u. Schwahn: Med. Wschr. **1927**, Nr 4. — Böckel, Zbl. Hautkrkh. **21**, 519 (1927); **22**, 120. — Böhmer: Zbl. Hautkrkh. **19**, 305 (1926). — Boor: Zbl. Hautkrkh. **41**, 523/24. — Borisovskij: Zbl. Hautkrkh. **32**, 597 (1932). — Bornemann: Ther. Gegenw. **1901**. — Boss: Dermat. Wschr. **1930**, 1055. — Boyd: (a) Zbl. Hautkrkh. **35**, 321 (1931). (b) J. amer. med. Assoc. **82**, 24, 792. — Braun: Münch. med. Wschr. **1920**, Nr 21. — Bribram: Zbl. Hautkrkh. **29**, 229 (1929). — Brigotte: Zbl. Hautkrkh. **36**, 686. — Brotskij u. Leites: Zbl. Hautkrkh. **26**, 200. — Brown: Zbl. Hautkrkh. **18**, 732 (1926). — Bruck: (a) Dtsch. med. Wschr. **1913**, Nr 43. (b) Klin. Wschr. **1923**, Nr 30. (c) Dermat. Wschr. **1926**, 333. (d) Dtsch. med. Wschr. **93**, 2079. — (e) Dermat. Wschr. **1930**, 316. (f) Dtsch. med. Wschr. **1930**, 229. (g) Dtsch. med. Wschr. **1931**, 15. (h) Umfrage über das beste Silberpräparat. Dermat. Wschr. **91**, 984 (1930). — Brühl: Zbl. Hautkrkh. **42**, 790. — Brunetti: Arch. f. Radiol. **7**, 445 (1931). — Burke: Lancet **206**, 24, 704. — Buschke: Med. Klin. **1929**, 1669, 1703. — Buschke u. Langer: (a) Münch. med. Wschr. **1925**, 1518. (b) Med. Klin. **1931**, 410. — Buschke u. Werner Jost: Med. Klin. **1926**, Nr 21, 812. — Bussalai: Zbl. Hautkrkh. **18**, 912 (1926). — Buzoianu: Zbl. Hautkrkh. **1926**.

Calov: Zbl. Hautkrkh. **20**, 628 (1926). — Carle: (a) Zbl. Hautkrkh. **16**, 120 (1925). (b) Zbl. Hautkrkh. **29**, 574 (1929). — Casper, L.: Z. Urol. **23**, 209 (1929). — Catzéflis: Zbl. Hautkrkh. **16**, 121 (1925). — Cedercreutz: Ann. de Dermat. **9**, 90 (1928). — Cetkovic: Zbl. Hautkrkh. **29**, 575. — Cevera: Zbl. Hautkrkh. **18**, 725. — Chapiro: Z. Immunforsch. **68** (1930). — Chasi: Zbl. Hautkrkh. **29**, 225 (1929). — Chasin: Zbl. Hautkrkh. **37**, 140 (1931). — Chassin: Zbl. Hautkrkh. **25**, 245. — Chauvin, E.: J. d'Urol. **23**, No 4 (1927, April). — Chopius: Zbl. Hautkrkh. **37**, 550 (1931). — Christianjen: Arch. Hautkrkh. **164**, 339 (1931). — Christiansen: Zbl. Hautkrkh. **37**, 770. — Christofovici: Zbl. Hautkrkh. **39**, 364 (1932). — Chylewski: Zbl. Hautkrkh. **39**, 472 (1932). — Ciambellotti u. ebenso Marcani: Zbl. Hautkrkh. **41**, 656 (1932). — Clarke: Zbl. Hautkrkh. **32**, 154 (1930). — Cohn: (a) Dtsch. med. Wschr. **1927**, 1938. (b) Med. Klin. **1927**, 1186. (c) Dermat. Z. **55**, 115 (1929). (d) Dtsch. med. Wschr. **1929**, 146. (e) Dtsch. med. Wschr. **1929**, 369. — Cohn, A.: (a) Med. Klin. **21**, 1159 (1925). (b) Dtsch. med. Wschr. **1926**, 1304. (c) Arch. f. Dermat. **165**, 97 (1932). — Cohn, Alfred: Ther. Gegenw. **65**, 494 (1924). — Cohn, James: Med. Klin. **1927**, Nr 41. — Cojan: Romana medicala, 1931. — Colombino: Zbl. Hautkrkh. **42**, 792 (1932). — O'Conor: Zbl. Hautkrkh. **33**, 259. — Corbus: (a) J. of Urol. **26**, 727 (1931). (b) Zbl. Hautkrkh. **41**, 654 (1932). — Cornaz: Zbl. Hautkrkh. **41**, 268 (1932). — Costa: Zbl. Hautkrkh. **18**, 730 (1926). — Crainiziano: Zbl. Hautkrkh. **41**, 272 (1932).

Darget: J. d'Urol. **24**, 60 (1927). — Daviati: Zbl. Hautkrkh. **41**, 656 (1932). — David: Ann. Mal. vénér. **24**, 757 (1929). — Davis: Zbl. Hautkrkh. **22**, 694 (1927). — Deakin: J. Missouri State **1931**. — Deissner: Dermat. Wschr. **1916**, Nr 48. — Delater: Zbl. Hautkrkh. **20**, 104 (1926). — Della Seta: Zbl. Hautkrkh. **22**, 290. — Demonchy: Zbl. Hautkrkh. **30**, 140. — Demonchy et Lançon: Progrès méd. **55**, 1293 (1827). — Deutsch: (a) Zbl. Hautkrkh. **32**, 519. (b) Zbl. Hautkrkh. **37**, 142. (c) Zbl. Hautkrkh. **41**, 523. — Dietel: (a) Dtsch. med. Wschr. **1925**, Nr 47. (b) Münch. med. Wschr. **1927**, 471. (c) Dtsch. Z. Chir. **50**, 336 (1927). — Dieterich: (a) Z. ärztl. Fortbildg **25**, 273 (1928). (b) Mschr. Harnkrkh. **1928**, 17. — Diskussion über Chemotherapie der Gonokokken. Giorn. ital. Dermat. **73**, 382—385 (1931). — Dimitriev: Zbl. Hautkrkh. **33**, 408. — Dimitriew: Russ. Vestn. Dermat. **7**, 707 (1929). — Dohi u. Haschimoto: Jap. Z. Dermat. **1920**, 20. — Dorn: Dermat. Wschr. **1912**, Nr 11, 301; Arch. Hautkrkh. **112**, 704. — Dourupt: Zbl. Hautkrkh. **20**, 627 (1926). — Douropt et Novoes: J. d'Urol. **1927**, 402. — Dragenesko: Zbl. Hautkrkh. **37**, 141 (1931). — Dreyer: Zbl. Hautkrkh. **1925**, 372. — Drobinski:

(a) Dermat. Wschr. **1928**, 1151. (b) Dermat. Wschr. **87**, 1151 (1928). (c) Dermat. Wschr. **1932**, 61. — DUBOIS: Zbl. Hautkrkh. **34**, 258 (1930). — DUFAUX: Münch. med. Wschr. **1915**, Nr 39. — DUFKE: Dermat. Wschr. **1929**, 443. — DUHOT: Zbl. Hautkrkh. **20**, 498 (1926).

EDEL: (a) Dermat. Z. **64**, 167 (1932). (b) Zbl. Hautkrkh. **42**, 792 (1932). — EGOROV: Zbl. Hautkrkh. **40**, 699 (1932). — EHRLICH: Urologic Rev. **28**, 648 (1924). — ENGELBRETH: J. d'Urol. **27**, 492 (1929). — ENGELHARDT: (a) Dermat. Wschr. **1929**, 479. (b) Dermat. Wschr. **1930**, 1782. (c) Dermat. Wschr. **1930**, 75. — ENGELHARDT u. SUMMENT: Arch. f. Dermat. **162** (1930). — ENGERLING: Z. Inf.krkh. Haustiere **100** (23) 314. — EPPNER: Zbl. Hautkrkh. **29**, 572. — ESCOFFIER: J. Méd. Paris **1923**, 42.

FARBER: Zbl. Hautkrkh. **42**, 269 (1932). — FAVENTO, DE: Zbl. Hautkrkh. **42**, 430 (1932). — FEDOSEWICZ u. SAWICKI: Zbl. Hautkrkh. **41**, 265 (1932). — FELKE: (a) Münch. med. Wschr. **31**, 747. (b) Münch. med. Wschr. **1931**, 7740. (c) Dermat. Wschr. **1932**, 617. (d) Med. Klin. **1932**, 644. — FERRIER: Bull. méd. **1930**, 450. — FINKELSTEIN: Zbl. Hautkrkh. **18**, 910 (1926). — FINKELSTEIN u. GERSCHUN: Arch. Hautkrkh. **117**, 372. — FINKENRATH: Med. Klin. **1928**, 1867. FIORIO: Zbl. Hautkrkh. **40**, 421. — FIRST: Med. Klin. **1927**, 1851. — FÖLDES: Zbl. Hautkrkh. **42**, 429 (1932). — FÖRSTER: Münch. med. Wsch. **1930**, 1877. — FÖRTING: Med. Klin. **1928**, 1304. FOUQUIAU: Hautkrkh. **19**, 552 (1926). — FOUR, LE: (a) J. d'Urol. **1925**, 416. (b) Zbl. Hautkrkh. **20**, 105 (1926). — FOURNIER: Zbl. Hautkrkh. **23**, 305 (1927). — FRANCK: Ann. Mal vénér. **23**, 809 (1928). — FRANK: (a) Zbl. Hautkrkh. **38**, 854 (1931). (b) Zbl. Hautkrkh. **42**, 265 (1932). — FRANK, E.: Z. Urol. **16** (22), 462. — FRANZ u. LOWRAIN: Urologic Rev. **35**, 409 (1931). — FREI: Dtsch. med. Wschr. **1929**, 2055. — FREISCHMIDT: Dermat. Wschr. **1927**, 710. — FREUDENTHAL: (a) Wien. med. Wschr. **1928**, 366. (b) Arch. Hautkrkh. **159**, 468 (1930). — FREY: Dermat. Wschr. **1931**, Nr 23. — FREYMANN: Med. Klin. **1931**, 1386. — FRIEBOES: (a) Münch. med. Wschr. **1916**, Nr 22. (b) Münch. med. Wschr. **1917**, Nr 14. (c) Münch. med. Wschr. **1929**, 581. (d) Med. Klin. **1931**, 795. — FRIEDLÄNDER, W.: Dtsch. med. Wschr. **1924**, Nr 44. — FRÖHLICH: Arch. f. Dermat. **165**, 542 (1932). — FROHWINKEL: Münch. med. Wschr. **1928**, 2079. — FRONSTEIN: Arch. f. Dermat. **150**, 240 (1926). — FRONSTERN: Arch. f. Dermat. **150**, 141. — FRÜHWALD: Dermat. Wschr. **90**, 133 133 (1930). — FUCHS: Münch. med. Wschr. **1922**, 622. — FUR, LE: (a) Clinique **20**, 84 (1925). (b) Zbl. Hautkrkh. **16**, 121 (1926).

GARDNER u. GLOWES: Amer. urol. Assoc., 24. April **1912**; Arch. Hautkrkh. **115**, 475. — GAVIATI: Zbl. Hautkrkh. **21**, 773 (1927); **22**, 695 (1927). — GEFT: Zbl. Hautkrkh. **27**, 573 (1928). — GELMAN: Zbl. Hautkrkh. **35**, 577. — GENNER: Zbl. Hautkrkh. **41**, 524. — GEORGE: Zbl. Hautkrkh. **40**, 733 (1932). — GEYER: Zbl. Urol. **23**, 160 (1929). — GEYER, L.: Dermat. Wschr. **32**, 1233 (1901). — GINELLA: Zbl. Hautkrkh. **39**, 363 (1932). — GIOSEFFI: Zbl. Hautkrkh. **33** (1930). — GJORGJEVIC: (a) Dermat. Wschr. **76** (1923). (b) Zbl. Hautkrkh. **38**, 853 (1931). (c) Zbl. Hautkrkh. **39**, 363 (1932). — GLINGA: Wien. klin. Wschr. **1927**, 166. — GLÜMMERS: Dermat. Wschr. **1929**, 1125. — GÖRL u. VOIGT: Münch. med. Wschr. **1924**, 631. — GOLDBERG: Wien. med. Wschr. **1920**, Nr 5. — GOLDSCHEIDER: Mh. Dermat. **1886**. — GOLDSCHMIDT: Arch. Hautkrkh. **162**. — GOUGEROD: Arch. of Dermat. **1**, 201 (1929). — GRAUER: Wien. klin. Wschr. **1930**, 1032. — GRAY: J. Kansas med. Soc. **1931**. — GRAZIADEI: Zbl. Hautkrkh. **18**, 725. — GREENBERG: Urologic Rev. **32**, 43 (1928). — GROLLET: Zbl. Hautkrkh. **37**, 549 (1931). — GSEELL: Schweiz. med. Wschr. **1927**, 934. — GÜNSBERGER: Zbl. Hautkrkh. **18**, 914 (1926). — GÜNZBERGER: Zbl. Hautkrkh. **35**, 317 (1931). — GUGGISBERG: Münch. med. Wschr. **1912**; Arch. Hautkrkh. **115**, 816. — GUMPERT: Klin. Wschr. **1928**, Nr 20. — GUNN: J. of Pharmacol. **16**, Nr 6 (1921). — GUTH u. WOLFRAM: Wien. klin. Wschr. **1933**, 973. — GUTMANN: Med. Klin. **1919**, Nr 30.

HAAS: Zbl. Hautkrkh. **24**, 554 (1927). — HÄMEL: (a) Dermat. Z. **1931**, Nr 6. (b) Klin. Wschr. **1932**, 1342. — HAGEN: (a) Med. Klin. **1911**, Nr 7; Arch. Hautkrkh. **115**, 279. (b) Dtsch. med. Wschr. **1927**, 1856. — HAMMER: Dermat. Wschr. **1932**, 1545. — HANSTEEN, E. H.: Arch. f. Dermat. **106**, 235. — HARRISON: Zbl. Hautkrkh. **32**, 861. — HARRY: Münch. med. Wschr. **24**, 1508. — HARRYSON: Zbl. Hautkrkh. **22**, 695 (1927); Amer. J. Pharmacy **1926**, 480. — HARTMANN: Zbl. Hautkrkh. **10**, 207 (1924). — HAUPTMANN: Zbl. Bakter. **115**, 186 (1930). — HAXTHAUSEN: (a) Zbl. Hautkrkh. **18**, 914 (1926). (b) Zbl. Hautkrkh. **21**, 526 (1927). (c) Zbl. Hautkrkh. **24**, 556. (d) Zbl. Hautkrkh. **28**, 344 (1929). — HECHT: (a) Med. Klin. **1923**, 1257. (b) Dtsch. med. Wschr. **1925**, Nr 8. (c) Dermat. Wschr. **1929**, 1337. — HECHT u. PERUTZ: Dermat. Wschr. **1922**; Wien. med. Wschr. **1923**. — HEID: Tidskr. norske Laegefor. **1933**, Nr 2. — HEINER: (a) Zbl. Hautkrkh. **36**, 101. (b) Zbl. Hautkrkh. **36**, 401 (1931). (c) Dermat. Wschr. **1930**, 1253. (d) Dermat. Wschr. **1931**, 582; Zbl. Hautkrkh. **38**, 685. — HELOUIN: Zbl. Hautkrkh. **18**, 728 (1926). — HENSEL: Arch. Hautkrkh. **100** (1910). — HERROLD: (a) J. of Urol. **26**, 379 (1931). (b) Zbl. Hautkrkh. **23**, 853 (1927). — HERZOG: Arch. mikrosk. Anat. **63**, 710 (1904). — HESSE: Wien. klin. Wschr. **1927**, 613. — HEUCK: (a) Arch. f. Dermat. **1922**, 138. (b) Dermat. Z. **53**, 756. — HEYN u. BAYER: Dermat. Wschr. **1931**, 1631. — HINTZELMANN u. ZELTNER: Arch. f. exper. Path. **1926**, 45. — HINZELMANN u. ZELTNER: (a) Klin. Wschr. **1927**, 1520. (b) Klin. Wschr. **1928**, 167. — HIRSCH:

(a) Dtsch. med. Wschr. **1925**, Nr 12. (b) J. amer. med. Assoc. **91**, 246 (1928). (c) Wien. klin. Wschr. **1930**, 1347. (d) Iontodiathermie. Münch. med. Wschr. **1930**, 1594.— Hodanov: Zbl. Hautkrkh. **34**, 254 (1930). — Hoffmann: Münch. med. Wschr. **1923**, 1167. — Hofmann, K. v.: Wien. klin. Wschr. **1912**, Nr 44. — Hofmann, W.: Zbl. Hautkrkh. **42**, 545 (1932). — Hofmann, Edmund u. Mergelsberg: Dermat. Z. **1924**, 1. — Hogan: J. amer. med. Assoc. **1923**, 194. — Hopf: (a) Med. Klin. **1930**, 970. (b) Med. Klin. **1931**, 1066. — Holzbach: (a) Münch. med. Wschr. **1925**, Nr 31, 1279. (b) Zbl. Hautkrkh. **18**, 727 (1926). — Hunwald: Zbl. Hautkrkh. **26**, 202 (1928). — Huth: (a) Zbl. Hautkrkh. **28**, 345 (1929). (b) Zbl. Hautkrkh. **30**, 526. — Hutner u. Schwenk: Z. ärztl. Fortbildg **9** (1912); Arch. Hautkrkh. **117**, 536. — Huttner: Med. Rev. (norw.) **1921**, 100.

Incmann: Zbl. Hautkrkh. **22**, 128 (1927). — Irons: J. med. amer. Assoc., 30. März **1912**, 931; Arch. Hautkrkh. **115**, 478. — Iturri: Zbl. Hautkrkh. **39**, 1107 (1932). — Izwojnicka: Zbl. Hautkrkh. **40**, 695.

Jablennek: Zbl. Hautkrkh. **41**, 820. — Jadassohn: (a) Ther. Gegenw. **67**, 22 (1926). (b) Med. Klin. **1931**, 608. — Jähnke: Med. Klin. **1925**, 1545. — Jaja: (a) Zbl. Hautkrkh. **28**, 343 (1929). (b) Zbl. Hautkrkh. **36**, 105 (1931). (c) Zbl. Hautkrkh. **41**, 655 (1932). — Jakobsohn: Klin. Wschr. **1924**, 1760. — Jakobsohn u. Schwarz: Wien. klin. Wschr. **1932**, 306. — Jakobson u. Langer: Klin. Wschr. **24**, Nr 39. — Jakobsthal: Dermat. Wschr. **1929**, 101. — Jakoby: Zbl. Hautkrkh. **19**, 301 (1926). — Jakowlew u. Jasnitzki: Russ. Z. Hautkrkh., Juni **1911**, Nr 6 u. Nr 7, 449, 507; Arch. Hautkrkh. **112**, 293. — Janet: (a) Zbl. Hautkrkh. **1921**, 538. (b) J. d'Urol. **24**, 565 (1927). (c) übersetzt von Asch. Berlin 1931. (d) J. d'Urol. **31**, 433 (1931). (e) J. d'Urol. **33**, 485 (1932). — Janet, G.: Zbl. Hautkrkh. **36**, 686 (1931). — Janet et Dabains: J. d'Urol. **18**, 515 (1924). — Janson: Med. Welt **1930**, Nr 13. — Jarecki: Med. Klin. **1931**, 410. — Jaubert: J. d'Urol. **1931**, 298. — Jausion: (a) Presse méd. **1926**, 1457. (b) Zbl. Hautkrkh. **28**, 89 (1929). (c) Arch. méd. **91**, 277 (1929). — Jeck: Zbl. Hautkrkh. **33**, 258 (1930). — Jötten: Z. Hyg. **1921**, 92. — Jordan: Dtsch. med. Wschr. **1932**, 1128. — Joseph: Dtsch. med. Wschr. **1924**, 339. — Junghanns: Dtsch. med. Wschr. **1912**, Nr 38.

Kadisch u. Schlockermann: Med. Klin. **1930**, 1007. — Kalacz: Zbl. Hautkrkh **18**, 729 (1926). — Kall: Dtsch. med. Wschr. **1917**, Nr 40. — Kallmann: Dtsch. med· Wschr. **1927**, 2084. — Kandiba: Z. Hyg. **96**, 347 (1922). — Kapp: Wien. med. Wschr· **1927**, 688. — Karischewa: Arch. Hautkrkh. **161**, 82 (1930). — Karow: Zbl. Hautkrkh. **19**, 307 (1926). — Kartamischev: Dermat. Wschr. **1925**, Nr 12. — Kartamischew u. Lewith: Dermat. Wschr. **1925**, Nr 12. — Kartamysef: Zbl. Hautkrkh. **42**, 788 (1932.) — Kasakoff: Dermat. Z. **64**, 162 (1932). — Kastrolima: Zbl. Hautkrkh. **22**, 693 (1927). — Kaufmann: Mh. Dermat. **1905**. — McKay: J. of Urol. **22**, 213 (1929). — Kiani: Zbl. Hautkrkh. **41**, 655 (1932). — Kiene: Wien. klin. Wschr. **1931**, 1023. — Kissmeyer: (a) Arch. Hautkrkh. **157**, 65 (1929). (b) Zbl. Hautkrkh. **29**, 374 (1929). (c) Zbl. Hautkrkh. **30**, 142. (d) Zbl. Hautkrkh. **32**, 154 (1930). (e) Zbl. Hautkrkh. **32**, 389 (1930). — Kistjakowski: Zbl. Hautkrkh. **36**, 688 (1931). — Klausner u. Wichowski: Dermat. Wschr. **1924**, Nr 44. — Klein: Dermat. Wschr. **1929**, 1094. — Klein, Otto: (a) Arch. Hautkrkh. **163**, 293, 398 (1931). (b) Arch. Hautkrkh. **163**, 771 (1931). — Klindert: Wien. klin. Wschr. **1924**, 622. — Klöppel: Fortschr. Therap. **1926**, 428. — Klövekorn: Dermat. Wschr. **1931**, 250. — Koch: Gonokokkeninfektion. Literatur bis 1926 vollständig. Handbuch der mikrogenen Organismen, Bd. 4, S. 667. 1927. — Kadisch u. Ruan: Arch. f. Dermat. **154**, 434 (1828). — Köhler: Dtsch. med. Wschr. **1924**, Nr 51. — Koga: Zbl. Hautkrkh. **29**, 222. — Kogoj: Zbl. Hautkrkh. **22**, 693 (1927). — Koller: Wien. med. Wschr. **1924**, Nr 9. — Konrad: Klin. Wschr. **1928**, 594. — Kowallek: Dtsch. med. Wschr. **1932**, 452. — Krechel: Münch. med. Wschr. **1926**, Nr 46. — Krivoschejew: Zbl. Hautkrkh. **7**, 529 (1922). — Kroeber: Apoth.Ztg **1928**, Nr 89. — Krösl: Ther. Gegenw. **65**, 308 (1924). — Krom: Zbl. Hautkrkh. **27**, 574 (1928). — Kropp: Dermat. Wschr. **1925**, 298. — Kutner u. Schwenk: Z. ärztl. Fortbildg **9**, 144 (1911). — Kuttka: Zbl. Hautkrkh. **41**, 818.

Lades-Mücke: Zbl. Bakter. **84**, 260 (1923). — Lambkin: Zbl. Hautkrkh. **27**, 715 (1928).— Lampkin: Brit. J. vener. Dis. **1927**, 33. — Landek: Z. Urol. **9**, 122 (1922). — Landivar: Zbl. Hautkrkh. **33**, 259 (1930). — Lange u. Peiser: Dtsch. med. Wschr. **1924**, Nr 42. — Langer: (a) Med. Klin. **1931**, 1150. (b) Münch. med. Wschr. **1931**, 614. — Langer u. Peiser: Dtsch. med. Wschr. **1924**, 1439. — Laqueur, Grevenstuk, Sluysters, Wolff: Berlin 1923. — Larregla: Zbl. Hautkrkh. **34**, 383 (1930). — Lavandewa: J. amer. med. Assoc. **1924**, 1682. — Lavrynowicz: Zbl. Hautkrkh. **19**, 551 (1926). — Lawrynowiez: Zbl. Hautkrkh. **16**, 112. — Legueu: Zbl. Hautkrkh. **1923**. — Leibereid: Zbl. Hautkrkh. **22**, 583 (1927). — Leistikow: Ichthargan Mh. Dermat. **31** (1900). — Leites: (a) Zbl. Hautkrkh. **28**, 339. (b) Z. Urol. **25**, 245 (1931). (c) Zbl. Hautkrkh. **41**, 265 (1932). — Lejtes: Zbl. Hautkrkh. **37**, 139. — Lekisch, B.: Wien. klin. Wschr. **35**, 131 (1922). — Lenatowicz, J. T.: Dermat. Wschr. **54**, Nr 38, 1179; Arch. Hautkrkh. **115**, 309. — Lenz: Schweiz. med. Wschr. **1929**, 1152.— Leopold: Dtsch. med. Wschr. **1931**, 1979.— Lepinay: J. d'Urol. **20**, 81 (1925). — Lescynski: Zbl. Hautkrkh. **8**, 81 (1923). — Leven: Dermat. Wschr. **1930**, 1285. —

Levikoj: Zbl. Hautkrkh. 30 (1929). — Levin: (a) Zbl. Hautkrkh. 42, 788. (b) J. ital. Dermat. 71, 1353 (1930). — Levinthal: Zbl. Hautkrkh. 25, 612. — Lewin, A.: Handbuch der Urologie, Bd. 3, 1928. — Lewinski: Klin. Wschr. 1926, 2212. — Lichtenberg: Anat. H. 93, 65, 198 (1906). — Liengme: Schweiz. med. Wschr. 1929. — Lilienstein: Dermat. Wschr. 1930, 1411. — Lima: Zbl. Hautkrkh. 11, 181 (1924). — Linser: Münch. med Wschr. 1918, Nr 48. — Lipmann: Med. Klin. 1927, Nr 31. — Lippert: Z. Urol. 1925, 890. — Lippmann: Med. Klin. 1927, 1186. — Lissner: Dtsch. med. Wschr. 1924, 1447. — Lissowskaja: Zbl. Hautkrkh. 30, 404. — Litwak: Dermat. Wschr. 1931, 1735. — Loeb: Münch. med. Wschr. 1927, 2021. — Löb: Dermat. Z. 56, 119 (1929). — Loeser: (a) Med. Klin. 1929, 106. (b) Med.Klin. 1931, 796. — Loeser, Alfred: Zbl. Hautkrkh. 33, 630 (1930). — Loeweu. Lange: Klin. Wschr. 25, 1014. — Lomholt: (a) Arch. f. Dermat.165, 443 (1932). (b) Zbl. Hautkrkh. 41, 266. (c) Münch. med. Wschr. 1932, 1024. — Lommen: Zbl. Hautkrkh. 16, 119 (1925). — Lorch: Dermat. Wschr. 1929, 1358. — Lorentz: Münch. med. Wschr. 1924, 173. — Lowensohn: Münch. med. Wschr. 1925, 1341. — Lubowski: Allg. med. Z.ztg 1902, Nr 39 u. 93; 1904, Nr 17; 1907, Nr 21. — Lucke: Med. Klin. 26, 2005. — Luckert: Med. Klin. 1926. — Lutz: Schweiz. med. Wschr. 1927, 35. — Luys: Zbl. Hautkrkh. 1922, 313.

Macht: J. of Pharmacol. 9 (1919). — Makari: Zbl. Hautkrkh. 41, 525 (1932). — Man: N. Y. Stat. J. Med. 1926, 1742. — Mannich: Zbl. Hautkrkh. 23, 852 (1926). — Marcel: Zbl. Hautkrkh. 26, 418 (1928). — Marcozzi: Zbl. Hautkrkh. 41, 655 (1932). — Margulis: Zbl. Hautkrkh. 38, 409 (1931). — Mariani: Zbl. Hautkrkh. 23, 302 (1927). — Marsellos: (a) J. d'Urol. 1927, 237. (b) Zbl. Hautkrkh. 16, 455. — Maruta: Zbl. Hautkrkh. 33, 624 (1930). — Mascal: Brit. med. J. 1931, Nr 3691, 607. — Massia-Pillon: Zbl. Hautkrkh. 1923. — Matarasso: Ann. Mal. vénér. 26, 8/9 (1931). — Mattissohn: Ther. Gegenw. 66, 381 (1925). — Matzdorf: Zbl. Hautkrkh. 23, 850 (1927). — Mayr: (a) Dermat. Wschr. 82, 222 (1926). (b) Mschr. Harnkrkh. 1927, 104. — Mayr, J.: Münch. med. Wschr. 1929, 2005. — Mayr, Jul.: Dermat. Wschr. 1930, 1445. — Meerssemann u. Zeude: Zbl. Hautkrkh. 41, 266. — Mennert: Wien. med. Wschr. 1926, Nr 41. — Merschcerskij: Zbl. Hautkrkh. 22, 895 (1927). — Mersereau: Zbl. Hautkrkh. 22, 895 (1927). — Meyer, L.: Dermat. Wschr. 1930, 1486. — Meyer, Fr. M.: Med. Klin. 1917, Nr 3. — Mezger: Arch. f. exper. Path. 111, 44 (1926). — Michel: Med. J. a Rec. 127, 87 (1928). — Mierzecki: Zbl. Hautkrkh. 16, 450 (1925). — Milochevitch: Zbl. Hautkrkh. 30, 404 (1929). — Minder: Zbl. Hautkrkh. 24, 554 (1927). — Miravent: Zbl. Hautkrkh. 27, 564. — Mitrief: Zbl. Hautkrkh. 35, 315. — Mkrtsanz: Zbl. Hautkrkh. 32, 151 (1930). — Möller: Zbl. Hautkrkh. 29, 226 (1929). — Mohrmann: Dtsch. med. Wschr. 1928, 1296. — Monacelli: Zbl. Hautkrkh. 41, 658 (1932). — Monis: (a) Zbl. Hautkrkh. 16, 452 (1925). (b) Dermat. Wschr. 86, 110 (1928). — Monnis: Zbl. Hautkrkh. 28, 90 (1929). — Morgenroth: Dtsch. med. Wschr. 1921, Nr 44. — Morgenstern: Zbl. Hautkrkh. 25, 706 (1927). — Motornow: Zbl. Hautkrkh. 28, 854 (1927). — Mouradian: Ann. Mal. vénér. 1927, 432. — Mühlpfordt: (a) Münch. med. Wschr. 1924, 1242. (b) Münch. med. Wschr. 1927, 853. — Müller, R.: Wien. med. Wschr. 1926, 910. — Mulzer: (a) Zbl. Hautkrkh. 19, 304 (1926). (b) Med. Welt 1932, 771.

Nagel: Dtsch. med. Wschr. 1924, Nr 35. — Nagell: (a) Münch. med. Wschr. 1928, 1961. (b) Dermat. Z. 56, 16 (1929). (c) Münch. med. Wschr. 1929, 456. — Naido: Brit. med. J. 1927, 139. — Naumann: Arch. f. Dermat. 158, 715 (1929). — Neergaard, v.: (a) Klin. Wschr. 1923, Nr 26. (b) Arch. f. exper. Path. 1925, 143, 164. (c) Dermat. Z. 43, 266 (1925). — Neisser: Dermat. Zbl. 1897. — Neuer: Wien. klin. Wschr. 1932, 398. — Neufeld: J.kurse ärztl. Fortbildg 1924. — Neuhoefer: Münch. med. Wschr. 1927, Nr 23. — Neumeier: Münch. med. Wschr. 1930, 1853. — Newler: Zbl. Hautkrkh. 38, 681. — Nikoletti: J. ital. Dermat. 72, 1026 (1931). — Nischke: Dermat. Wschr. 1928, 1681. — Nishio: Jap. J. of Dermat. 32, 32 (1932). — Nitta: Z. Hyg. 111, 68 (1930). — Notthafft: Arch. f. Dermat. 1921, 131.

Obrtell: Zbl. Hautkrkh. 41, 267 (1932). — Oelze: (a) Z. f. exper. Path. 18 (1916). (b) Dtsch. med. Wschr. 1925, 1108. (c) Dtsch. med. Wschr. 1925, Nr 27. (d) Klin. Wschr. 1926, 417. (e) Buschke-Langer u. Med. Klin. 20, 930 (1924). (f) Buschke-Langer 1926. — Ohya: Zbl. Hautkrkh. 40, 421 (1932). — Okawa: Zbl. Hautkrkh. 33, 409 (1930). — Olders Haw: Brit. J. vener. Dis. 1929, 302. — Oliver: Zbl. Hautkrkh. 34, 384 (1931). — Oppenheim: (a) Med. Klin. 1911, Nr 32. (b) Med. Klin. 1931, 653. — Oppenheim u. Lekisch: Wien. med. Wschr. 1919, Nr 30. — Oppenheim u. Löw: Virchows Arch. 182 (1905). — Orlowski: Dermat. Wschr. 1926, 1515. — Ostwald: (a) Dermat. Wschr. 1924, Nr 46. (b) Dermat. Wschr. 79, 1495 (1924). — Owen u. Snure: Michigan State Med. Soc. J., Mai 1913; Arch. Hautkrkh. 117, 639. — Owtschinikov: Ann. Mal. vénér. 1930, 577. — Owtschinnikov: (a) Z. Urol. 23, 202 (1929). (b) Zbl. Hautkrkh.18, 287 (1924). — Owvinnikov: Zbl. Hautkrkh. 30, 139.

Pahl: Klin. Wschr. 1931, 2261. — Pal: Wien. klin. Wschr. 1921, Nr 36. — Palmer: Urologic Rev. 29, 282 (1925). — Pankratov: Zbl. Hautkrkh. 40, 697 (1932). — Panzer:

Diss. Erlangen 1931. — Paradis: Zbl. Hautkrkh. **36**, 689 (1931). — Pecerskij: Zbl. Hautkrkh. **23**, 304 (1927). — Pelouze: (a) Med. J. a. Rec. **1926**, 7. (b) J. of Urol. **1927**, 407. (c) Zbl. Hautkrkh. **22**, 123 (1927). (d) J. of Urol. **22**, 407 (1929). (e) Amer. Med. **35**, 393 (1929). — Perl: Dermat. Wschr. **1931**, 1595. — Perutz: (a) Zbl. Hautkrkh. **8**, 89 (1922). (b) Wien. med. Wschr. **1925**, 7. (c) Zbl. Hautkrkh. **89**, (1928). (e) Wien. klin. Wschr. **41**, 534 (1928). — Perutz u. Kofler: Arch. f. Dermat. **142** (1923). — Perutz u. Merdler: (a) Arch. f. Dermat. **1924**, 148. (b) Dermat. Wschr. **1924**, 43. — Petcu u. Schmitzer: Zbl. Hautkrkh. **41**, 527. — Petschnikof: Dermat. Z. **59**, 303 (1930). — Peyrot: Zbl. Hautkrkh. **39**, 588 (1932). — Pezold, v.: Dtsch. med. Wschr. **1925**, 541. — Philipps: Long Island med. J. **1921**, 15. — Philippsen: Zbl. Hautkrkh. **37**, 551 (1931). — Philipson: Dermat. Wschr. **1931**, 17. — Picker: (a) Z. Urol. **10**, 250 (1916). (b) Z. urol. Chir. **29**, 132 (1930). — Pierangeli: Zbl. Hautkrkh. **24**, 707 (1927). — Pierini: Zbl. Hautkrkh. **37**, 548 (1931). — Piovaty: Wien. med. Wschr. **1931**, 171. — Poehlmann: Klin. Wschr. **1933**, 819. — Pokorny: Med. Klin. **1929**, 353. — Polland: (a) Wien. med. Wschr. **1919**, Nr 13. (b) Dermat. Wschr. **1926**, 1206. (c) Wien. med. Wschr. **1927**, 332. (d) Münch. med. Wschr. **1930**, 1059. — Ponce de Leon, M.: Zbl. Hautkrkh. **9**, 148 (1924). — Popper: Dtsch. med. Wschr. **1924**, 1022. — Porcelli: J. ital. Dermat. **70**, 1255 (1929). — Porrosz: (a) Zbl. Hautkrkh. **20**, 103 (1926). (b) Z. Urol. **1926**, 829. — Portner: Dermat. Wschr. **50**, 1615 (1925). — Price: Brit. med. J. **1931**, Nr 3665, 578. — Priece: Zbl. Hautkrkh. **30**, 526. — Provokationsverfahren. Umfrage: Med. Welt **1**, 1068, 1144, 1275. — Prutschankij: Zbl. Hautkrkh. **40**, 557 (1932). — Pugh: Zbl. Hautkrkh. **35**, 322 (1931). — Purcell: Zbl. Hautkrkh. **39**, 732 (1932).

Radaeli: Zbl. Hautkrkh. **42**, 273 (1932). — Rajka: (a) Dermat. Wschr. **1924**, Nr 29 (Ref.). (b) Zbl. Hautkrkh. **19**, 306 (1926). (c) Zbl. Hautkrkh. **21**, 527 (1927). — Ramel: Zbl. Hautkrkh. **41**, 525 (1932). — Ramirez Padilla: Zbl. Hautkrkh. **34**, 386 (1930). — Redewill: J. of Urol. **1926**. — Reichert: Dtsch. med. Wschr. **1930**, 96. — Reis: Zbl. Hautkrkh. **40**, 697 (1932). — Ribollet: Ann. Mal. vénér. **1912**, 12. — Richter: Arch. f. Dermat. **1926**, 486. — Richter, C.: Arch. f. Dermat. **151** (1926). — Riebes: Dermat. Wschr. **1930**, Nr 16. — Riem: (a) Dtsch. med. Wschr. **50**. (b) Z. Urol. **23**, 111 (1929). — Rivelloni: Zbl. Hautkrkh. **37**, 774 (1931). — Robba: Zbl. Hautkrkh. **42**, 793 (1932). — Röhmann u. Liebrecht: Ther. Mh. **1895**. — Ronnefeld: Dermat. Wschr. **1932**, 717. — Rosenfeld: Zbl. Hautkrkh. **39**, 361 (1932). — Rosenthal: (a) Zbl. Hautkrkh. **1921**, 197. (b) Dermat. Wschr. **1926**. — Rosenthal u. Zeltner: (a) Dermat. Wschr. **1926**, 395. (b) Dermat. Wschr. **1926**, Nr 12. — Rotstein: Röntgenpraxis **2**, 885 (1930). — Roucayrol: (a) Paris méd. **15**, 137 (1925). (b) J. d'Urol. **1926**, 324. (c) Zbl. Hautkrkh. **42**, 274 (1932). — Ruete: Klin. Wschr. **1925**, 2499. — Ruete u. Weckesser: Klin. Wschr. **1925**, 452. — Russell: Zbl. Hautkrkh. **30**, 144 (1929). — Rutstein: Zbl. Hautkrkh. **20**, 373 (1926). — Ryti: Zbl. Hautkrkh. **21**, 524 (1926).

Saalfeld: Ther. Gegenw. **1924**, 65. — Sacchi: Zbl. Hautkrkh. **24**, 708 (1927). — Saelhof: Zbl. Hautkrkh. **23**, 589 (1927). — Sänger: Dtsch. med. Wschr. **1926**, 1718. — Saez, Ylizana: Zbl. Hautkrkh. **24**, 551 (1924). — Saigraev: Zbl. Hautkrkh. **38**, 855 (1931). — Saigrajeff: (a) Dermat. Wschr. **1927**, 63. (b) Dermat. Wschr. **86**, 695 (1928). — Saigrajev u. Linde: Zbl. Hautkrkh. **21**, 518 (1927). — Sáinz de Aja: Zbl. Hautkrkh. **34**, 258 (1930). — Saks: (a) Zbl. Hautkrkh. **31**, 252 (1929). (b) Zbl. Hautkrkh. **42**, 266 (1932). — Salleras: Zbl. Hautkrkh. **18**, 913. — Sallmann: Zbl. Hautkrkh. **16**, 452 (1925). — Samek: (a) Arch. Hautkrkh. **159**, 231 (1930). (b) Strahlenther. **36**, 188 (1930). — Savini: Gazz. Osp. **1912**. — Scheffelaar: Zbl. Hautkrkh. **18**, 728. — Schereschewsky: (a) Dtsch. med. Wschr. **1922**, 1508. (b) Dtsch. med. Wschr. **1925**, Nr 34. — Schindler: Dtsch. med. Wschr. **1917**, Nr 6. — Schlee: (a) Biochem. Z. **148**, 383 (1924). (b) Biochem. Z. **151**, 27 (1924). — Schlenzka: Klin. Wschr. **1925**, Nr 9. — Schlüter: Dermat. Wschr. **1927**, 997. — Schmidt: (a) Münch. med. Wschr. **1925**, 2230. (b) Amer. urol. Assoc., 24. April **1912**; Arch. Hautkrkh. **115**, 475. — Schmidt La-Baum, Fr.: Med. Klin. **17**, Nr 43, 1289. — Schmitz: Dermat. Z. **52**, 1106 (1928). — Scholtz: (a) Handbuch der Geschlechtskrankheiten, 1910. (b) Dtsch. med. Wschr. **1921**, 40. (c) Arch. Hautkrkh. **145**, Kongr.ber. (1924). (d) 13. Kongr. dtsch. dermat. Ges. München 1925. (e) Dermat. Wschr. **1930**, 1031. — Scholtz u. Dörffel: Dtsch. med. Wschr. **1929**, 134. — Scholtz u. Richter: (a) Klin. Wschr. **1923**, Nr 18. (b) Klin. Wschr. **1923**, 823. (c) Klin. Wschr. **1923**, Nr 36. (d) Arch. Hautkrkh. **151** (1926). — Schönfeld: (a) Dermat. Z. **60**, 185 (1931). (b) Med. Klin. **1931**, 410. (c) Med. Klin. **1931**, 791. — Schönhoff: (a) Zbl. Hautkrkh. **1924**, 3. (b) Arch. Hautkrkh. **153**, 123 (1927). — Schindler u. Siebert: Dtsch. med. Wschr. **1906**. — Schischow: Z. Urol. **1927**, 269. — Schreuss: (a) Dtsch. med. Wschr. **1927**, 1474. (b) Dermat. Wschr. **1932**, 647. — Schubert: (a) Dermat. Z. **63**, 221. (b) Dermat. Wschr. **1927**, 1294. — Schreiner: Dermat. Z. **41**, 104 (1924). — Schulte-Tigges: Zbl. Hautkrkh. **41**, 266. — Schumacher: (a) Z. Hyg. **1923**, 100. (b) Dermat. Wschr. **22**, 1174. — Schwalla: Arch. f. Dermat. **162**, 694 (1931). — Schwarz: Wien. med. Wschr. **1928**, 1013. — Scudero: (a) Zbl. Hautkrkh. **27**, 565 (1928). (b) Zbl. Hautkrkh. **42**, 792 (1932). — Secchi:

(a) J. ital. Dermat. **71**, 2080 (1930). (b) Zbl. Hautkrkh. **39**, 731 (1932). — Sedee: Zbl. Hautkrkh. **16**, 119 (1925). — Segawa: Zbl. Bakter. **124**, 164 (1932). — Sehrt: Münch. med. Wschr. **1927**, 139; Virchows Arch. **273**, 701 (1929). — Selkov: Z. Urol. **25**, 48 (1931). — Semenjako: Zbl. Hautkrkh. **35**, 317 (1931). — Sharb: Lancet **213**, 653 (1927). — Shearman: Zbl. Hautkrkh. **34**, 255 (1930). — Shinha: Zbl. Hautkrkh. **28**, 343 (1929). — Shoenhan: Zbl. Hautkrkh. **36**, 108. — Sidorenko: Zbl. Hautkrkh. **35**, 577. — Siebert: (a) Fortschr. Med. **40**, Nr 4 (1922). (b) Z. Urol. **1926**, 576. (c) Fortschr. Med. **1927**, Nr 31. (d) Dermat. Wschr. **1927**, 699. (e) Klin. Wschr. **1927**, Nr 5. (f) Klin. Wschr. **1928**, 167. — Siebert u. Cohn: (a) Dermat. Wschr. **1927**, 699. (b) Dtsch. med. Wschr. **1923**, Nr 36. — Siemens: Münch. med. Wschr. **1927**, 1912. — Sienkiewicz: Z. Urol. **24**, 647 (1930). — Silberstein, S.: Dermat. Z. **60**, 464 (1931). — Simonnet: Paris méd. **1930**, 468. — Sirota: Arch. Hautkrkh. **1925**, 359. — Siroto: Arch. f. Dermat. **149**, 359. — Sirotta: Z. Urol. **1931**, 288. — Sklarek: (a) Fortschr. Med. **1925**, Nr 16. (b) Fortschr. Med. **43**, 242 (1925). — Sklarks: Dermat. Wschr. **1928**, 88. — Skowronn: Zbl. Hautkrkh. **42**, 793 (1930). — Skutetzy: Wien. klin. Wschr. **1925**, 910. — Skutezky: Med. Klin. **1929**, 1216. — Smirnov: Zbl. Hautkrkh. **17**, 918. Sommer, Arthur: Arch. Hautkrkh. **118**, 583. — Sondier, le: Zbl. Hautkrkh. **18**, 910 (1926). — Sorrentino: Gazz. med. Napoles **1920**. — Sosa: Zbl. Hautkrkh. **38**, 406. — Spitzer: Wien. med. Wschr. **1930**, 830. — Spicca: Riforma med. **1930**, 1582. — Steffen: Z. Urol. **1909**, 772. — Stehrer: Wien. med. Wschr. **1929**, 1060. — Stein: Dermat. Wschr. **1929**, 562. — Stein, R. O.: Wien. klin. Wschr. **1908**, Nr 3. — Steiner: Fortschr. Med. **43**, 153 (1925). — Steiner-Michael: Fortschr. Med. **1926**, 153. — Steinbiss: Dermat. Wschr. **1923**, Nr 42. — Steinhäuser: Münch. med. Wschr. **1925**, 940. — Sterian: Verh. dtsch. Ges. Urol. **1927**, 407. — Sternberg: Zbl. Hautkrkh. **27**, 711 (1928). — Stieböck: Wien. klin. Wschr. **1930**, 860. — Storer: Zbl. Hautkrkh. **34**, 252 (1930). — Strandberg: Zbl. Hautkrkh. **40**, 423 (1932). — Strauss: (a) Dtsch. med. Wschr. **1930**, 52. (b) Dermat. Wschr. **1931**, 1933. — Stroomann: Klin. Wschr. 2 (1923). — Stroscher: Dermat. Z. **53**, 618 (1928). — Struve: Dermat. Wschr. **1930**, 765. — Stühmer: (a) Med. Klin. **1917**, Nr 40. (b) Dtsch. med. Wschr. **1930**, 1203. — Stümpke: Klin. Wschr. **1930**, Nr 40. — Szente-Geisler u. Sellei: Zbl. Hautkrkh. **22**, 287 (1927). — Szilvasi: Dermat. Wschr. **1932**, 204.

Takats: Arch. klin. Chir. **125** (1923). — Tarantelli: Zbl. Hautkrkh. **41**, 616 (1932). — Temesvary: Dtsch. med. Wschr. **1927**, 1426. — Thoma: Dtsch. med. Wschr. **1926**, 1557. — Tokunaga: Jap. Z. Dermat. **1920**, 19. — Trabucco: Zbl. Hautkrkh. **30**, 141 (1929). — Treuherz: Dermat. Wschr. **1930**, 317. — Tropper: Wien. med. Wschr. **1925**, 2347.

Uchida: (a) Zbl. Hautkrkh. **33**, 251 (1930). (b) Zbl. Hautkrkh. **38**, 681 (1931). — Uhlmann: (a) Arch. Hautkrkh. **151**, 571 (1926). (b) Wien. klin. Wschr. **1926**, 843. — Ullmann: (a) Med. Klin. **1929**, Nr 4. (b) Med. Klin. **1929**, 1550. — Ungar: (a) Wien. med. Wschr. **1919**, Nr 13. (b) Wien. med. Wschr. **1919**, Nr 50. — Urdapilleta: Zbl. Hautkrkh. **28**, 343 (1929). — Uschida: Zbl. Hautkrkh. **37**, 771 (1931). — Utz: Dtsch. med. Wschr. **1924**, Nr 46.

Valderde: Zbl. Hautkrkh. **34**, 385 (1930). — Vanik: Zbl. Hautkrkh. **37**, 551 (1931). — Veichenfeld: Med. Welt **1932**, 781. — Venturi: (a) Zbl. Hautkrkh. **33**, 258 (1930). (b) Zbl. Hautkrkh. **41**, 616 (1932). — Vercellino: Zbl. Hautkrkh. **28**, 87 (1929). — Veress u. Goldberger: Dermat. Wschr. **1931**, 1265. — Verroti: Zbl. Hautkrkh. **24**, 556 (1927). — Vertun: Dtsch. med. Wschr. **1925**, Nr 38, 1575. — Vieth: Med. Klin. **1906**. — Vonkennel: Dermat. Wschr. **1929**, 1835.

Walker: Zbl. Hautkrkh. **23**, 301 (1927). — Walozett: Zbl. Hautkrkh. **28**, 340 (1929). — Waschkewitsch: Z. Urol. **1926**, 117. — Watson: Brit. med. J. **1919**. — Weber: Med. Klin. **1913**, Nr 3. — Wehrbein: Zbl. Hautkrkh. **34**, 383 (1930). — Wenger: Dermat. Wschr. **1928**, 1159. — Werler: Ther. Mh. **1898**, 266. — Werner: Dtsch. med. Wschr. **1926**, 1046. — White: Zbl. Hautkrkh. **33**, 257 (1930). — Whitman: J. amer. med. Assoc. **82**, 1914 (1924). — Whitney: Zbl. Hautkrkh. **39**, 470 (1932). — Wichmann u. Schlunk: Zbl. Hautkrkh. **17**, 915 (1925). — Wiener: Fortschr. Ther. 1, 443 (1925). — Williamson: J. of Urol. **1923**, 311. — Willis: Med. J. Austral. **1926**, 529. — Winternitz: (a) Arch. f. exper. Path. **1901**, 46. (b) Arch. f. Dermat. **65** (1903). — Wirz: Münch. med. Wschr. **1932**, 3. — Wolbarst: (a) J. d'Urol. **13**, 9 (1922). (b) Amer. J. Surg. **4**, 280 (1928). — Wolfenstein: Klin. Wschr. **1931**, 354. — Wolff: (a) Arch. Gynäk. **1927**, 76. (b) Dtsch. med. Wschr. **1928**, 1632. (c) Med. Klin. **1928**, 1912. (d) Dtsch. med. Wschr. **1929**, 747. (e) Med. Wschr. **1930**, 753. — Wollbarst: Zbl. Hautkrkh. **30**, 143 (1929). — Wood: J. Army med. Corps **1923**, 40.

Żalewski: Zbl. Hautkrkh. **37**, 548. — Zibordi: Giorn. ital. Dermat. **1927**, 605. — Zieler: (a) Münch. med. Wschr. **1907**, 305. (b) Dtsch. med. Wschr. **1918**, 653. (c) Geschlechtskrankheiten, 2. Aufl., 1922. (d) Z. Urol. **19**, 4 (1925). (e) Wien. klin. Wschr. **1926**, Nr 31. (f) Wien. med. Wschr. **1926**, 949. (g) Lehrbuch, 1928. (h) Atlas der Haut- und Geschlechtskrankheiten, 2. Aufl. Wien u. Berlin: Urban u. Schwarzenberg 1928. (i) Zbl. Hautkrkh. **42**, 268 (1932). — Zinsser: Münch. med. Wschr. **1922**, Nr 27. — Zumbusch, v.: Münch. med. Wschr. **1923**, Nr 20; Wien. med. Wschr. **1925**, Nr 6.

VI. Komplikationen der Gonorrhoea posterior.

Von

J. Dörffel-Königsberg i. Pr.

Der Verlauf der Gonorrhöe kann, wie wir bei der Gonorrhoea anterior schon gesehen haben, in den verschiedenen Stadien, und zwar hauptsächlich während der floriden Periode durch den Eintritt von *Komplikationen* gestört und verändert werden.

Bei der Gonorrhöe ist es die Erkrankung der *drüsigen Anhangsgebilde* der vorderen und hinteren Harnröhre, die den normalen Ablauf komplizieren können. Die Erkrankung der Littreschen Drüsen, der Morgagnischen Lakunen und der Cowperschen Drüsen, deren Ausführungsgänge in die *Anterior* münden, haben wir dort besprochen. Buschke und Langer haben in ihrem „Lehrbuch der Gonorrhöe" die Cowperitis bei den Komplikationen der hinteren Harnröhre mitabgehandelt. Wir tun dies nicht, da die Cowperitis aus anatomischen und klinischen Gründen uns eine gute Überleitung von den Komplikationen der vorderen Harnröhre zu denen der hinteren Harnröhre zu sein scheint. Die Cowperitis steht gleichsam in der Mitte zwischen beiden.

Die Komplikationen an der Pars posterior kommen wesentlich dadurch zustande, daß der gonorrhoische Prozeß auf die Nachbarorgane, vornehmlich die Prostata, Samenblasen, Nebenhoden und Samenstrang übergeht.

1. Prostatitis.

Anatomische Vorbemerkungen[1] (vgl. Abb. 34, S. 457). *Prostata, Ductus deferentes und vesiculae seminales* schließen sich dem Fundus und der hinteren Wand der Harnblase an und werden durch die Lamina visceralis fasciae pelvis enger mit der Harnblasenwandung verbunden.

Die *Prostata* hat ungefähr die Form und Größe einer Kastanie und umgibt ringförmig den Anfangsteil der Harnröhre, den wir nach ihr Pars prostatica urethrae nennen. Orth u. a. vergleichen die Form der Prostata mit einer Eßkastanie. Das ist nicht richtig. Gemeint ist natürlich die Form einer Roßkastanie. Man liest diesen Fehler des öfteren, deshalb sei ausdrücklich darauf hingewiesen. Ihr Durchmesser ist ungefähr 4—5 cm bei einem erwachsenen und geschlechtsreifen Mann und ihr Längsdurchmesser beträgt etwa 3—4 cm. Die bekanntgewordenen Maße hinsichtlich des Gewichts dieser Drüse schwanken stark. Vielleicht darf man als mittleres Gewicht 15—22 g annehmen.

Fenwick hat an 1000 untersuchten Vorsteherdrüsen nachgewiesen, daß die Prostata bei verschieden stark gefüllter Blase, in Narkose, bei verschiedenen Körperlagen Gestalt und Form etwas ändern kann. Ähnliches fand auch Herring. Ohmori untersuchte die Prostata von 33 Leichen im Alter von 12—72 Jahren. Die von ihm gefundenen Maße differieren etwas von den bisher angegebenen, nämlich, als Extremwerte für die Prostata $15 \times 18 \times 8$ mm gegen $31 \times 40 \times 18$ mm. Er hat ferner gefunden, daß die Prostata in ihrem vorderen Abschnitt eine nicht unbeträchtliche Menge quergestreifter Muskelfasern enthält, die nach seiner Ansicht etwas mit der Lageveränderung der Prostata während des Geschlechtsaktes zu tun hat.

An der Prostata unterscheidet man den nach innen gerichteten *Apex*, der auf dem Diaphragma urogenitale aufliegt, die nach dem Harnblasenfundus zugelagerte *Basis* prostatae und trennt in eine *hintere* und zwei *laterale Flächen*.

Durch die Prostata hindurch laufen die obenerwähnte Pars prostatica der Harnröhre und die Ductus ejaculatorii. Die *Prostata* ist ein *drüsiges*, stark *muskuläres Gebilde*, das in zwei Lappen unscharf getrennt werden kann. Diese sind nicht immer gleich groß und gleich geformt. Zwischen diesen beiden Lappen liegt die sie verbindende Pars intermedia. Pathologischerweise kann hier manchmal ein stärker ausgebildeter intermediärer Teil vorhanden sein (nach Home: Mittellappen!).

---

[1] Ich folge hierbei der Darstellung von E. Christeller und M. Jacoby in „Buschke-Langer" und den anatomischen Werken von Corning und Spalteholz.

SAIGRAEFF hat 1928 bei 55 Fällen (49 Erwachsenen, 3 Neugeborenen und 3 Affen) die Lagebeziehungen zwischen Prostata, Samenblasen und den Ampullen der Vasa deferentia mittels Gesamtquerschnitte durch die Organe studiert. Er fand vor allem den Bau der einzelnen Prostataabschnitte ganz verschieden. In 8 Fällen konnte er einen Prostatanebenlappen beiderseits zwischen Prostata und Samenbläschen finden.

Die Konsistenz des gesamten Drüsenorganes ist derb elastisch. WAELSCH vergleicht sie mit der Elastizität eines maximalgedehnten Luftpolsters.

Gefäß- und Nervenversorgung zeigen ebenfalls den Zusammenhang der Prostata mit der Harnblase. Die arterielle Versorgung geschieht durch die A. vesicalis inf. und visceralen Ästen der Aa. haemorrhoidales med. Die Venen münden zahlreich und mit weitem Lumen in den Plexus vesicalis. Dieser umschließt an die äußere Muskelschichte dicht angelagert

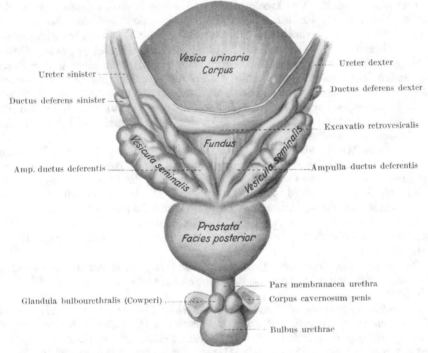

Abb. 34. Harnblase vom Mann nebst Harnleitern, Samenleitern, Samenblasen, Vorsteherdrüse und Harnröhre von hinten. (Aus RAUBER-KOPSCH: Lehrbuch der Anatomie. Abteilung 4: Eingeweide.1920.)

die gesamte Prostata. Die *Lymphgefäße* fließen längst des Ductus def. zu den Lymphoglandulae iliacae, hypogastricae und zu den untersten lumbales ab.

Mikroskopisch stellt die Vorsteherdrüse ein System *verzweigter tubulöser Drüsen* dar. Ihre Zahl schwankt durchschnittlich zwischen 30—50. Sie liegen in einem an *Muskel-* und *elastischen Fasern* reichem Stroma eingebettet (Sphincter prostaticus).

M. JACOBY unterscheidet zwischen *mukösen* und *submukösen,* ferner zwischen *zentral gelegenen urethralen und peripheren Drüsen* der Prostata. Diese beiden letzteren produzieren den Hauptanteil des Prostatasekretes.

Das *Drüsenepithel* selbst besteht aus einer einfachen Lage teils kubischer, teils zylindrischer Zellen. Einfache, platte Epithelien bilden an den meisten Stellen noch eine zweite Schichte von Drüsenzellen darunter. Übergangsepithel findet sich in den großen Ausführungsgängen.

Sog. *Prostatasteine,* hauptsächlich aus phosphorsaurem Kalk und in konzentrischer Schichtung angeordnet (Corpora amylacea), lassen sich oft bei älteren Menschen in den Endstücken nachweisen. Der *Musc. sphincter vesicae int.* wird gebildet aus dem überall zwischen den Drüsenläppchen gelegenen glatten Muskelfasern, die sich gegen die Harnröhre hin zu einer dichten Ringmuskellage zusammenfinden.

Untersuchungsmethoden und Untersuchungsgang. Folgende Untersuchungsmethoden sind zur Diagnose der entzündlichen Prostataerkrankungen anzuwenden:

1. Urinuntersuchung (3—4—5-Gläsermethode; Donnésche Eiterprobe).
2. Rectale Untersuchung der Prostata und ihrer Umgebung. a) Palpation,
b) Massage und Expression, c) Makroskopische und mikroskopische Untersuchung des Prostatasekretes (Prüfung des Urins bzw. der Blasenspülflüssigkeit).
3. Kultur des Expressionsmaterials.

Schon seit langem wird bei dem Verdacht auf eine Mitbeteiligung der Prostata
an dem gonorrhoischen Prozeß sowohl die genaue Palpation der Prostata vom
Rectum aus als auch die makroskopische und mikroskopische Untersuchung des
Exprimats gefordert. Finger betonte die Notwendigkeit, bei jeder bestehenden
akuten Urethritis gonorrhoica auf eine Entzündung der Vorsteherdrüse zu prüfen.

Von Notthafft, Wolbarst u. a. verlangen eine mehrmalige genaue Untersuchung der Prostata, da bei einer beginnenden Entzündung nicht immer durch
den ersten Expressionsversuch die erkrankten Partien getroffen zu werden
brauchen. Buschke-Langer haben diese Forderungen aufs Neue unterstrichen.

1. Urinuntersuchung. Auf die Bedeutung der Urinuntersuchung für die
Diagnose der Posterior haben wir S. 340 f. hingewiesen und uns dabei mit den
verschiedenen Gläserproben befaßt.

Für unsere Zwecke hier eignet sich nach dem Vorgang von Neisser, Putzler,
Kollmann, Jadassohn und Goldenberg und zum Teil bei nicht akuten,
verschleppten Fällen von Prostatitis auch Wolbarst, die Untersuchung mit verschiedenen Gläserproben (3, 4, 5 Gläserprobe!). Die Wolbarstsche Probe enthält in ihrer Anordnung schon die Palpation und Expression der Adnexe.

Nach erfolgter Prostataexpression fließt das Sekret häufig nicht urethral ab,
sondern geht in die Blase über und wird dann mit der Blasenflüssigkeit in das
letzte Glas entleert.

Die Donnésche Eiterprobe dient zur Feststellung eines eitrig-entzündlichen
Prozesses. Sie kann besonders differentialdiagnostisch aufschlußreich sein
(s. S. 340).

2. Rectale Untersuchung der Prostata und ihrer Umgebung. Wir untersuchen
palpatorisch vom Rectum aus. Dabei verwendet man den üblichen Finger-
condom, der gut eingefettet sein muß. Zum Schutz der übrigen Handpartie
wird ein etwas größerer Papier- oder Gazetupfer zentral mit dem rechten Zeigefinger durchbohrt und erst dann der Condom übergezogen. Nach eingehender
Inspektion der äußeren Analfalte (Condylom. lat. oder acumin., Hämorrhoiden,
Fisteln, Fissuren usw.) wird der so geschützte Finger unter leichter Dreh-
bewegung schonend (Haare) eingeführt. Dabei ist es erforderlich, sich von dem
Patienten die Gesäßbacken auseinanderhalten zu lassen oder das selbst zu tun.
Der einzuführende Finger zeigt mit seiner Volarseite gegen die vordere Mastdarmwand. Es ist zweckmäßig, die Manipulation mit aller Vorsicht und langsam
vorzunehmen, da aufgeregte und empfindliche Patienten sonst leicht zurück-
zucken und dadurch die Untersuchung erschweren. Bei richtiger Einführung
darf der Patient keine Schmerzen bei der Dehnung des Sphinkters empfinden
und auch die Betastung und schließliche Expression der Prostata soll nur die
bekannte leicht unangenehme Sensation der Berührung dieses Organs machen.
Dabei ist gleich darauf hinzuweisen, daß die erste Berührung der Prostata mit
größtmöglichster Vorsicht vorzunehmen ist. Sollte die Prostata stärker akut
entzündlich verändert sein, so muß man sich unter Umständen nur mit der
1. vorläufigen und orientierenden Palpation begnügen und einige Tage später
nach Rückgang der perakuten Entzündung eine genauere Untersuchung und

Expression vornehmen. Bei der Besprechung der Massage werden wir darauf
ausführlich zurückkommen.

Diese Abtastung und Untersuchung der Prostata läßt sich in sehr verschiedenen Lagen und Stellungen des Patienten ausüben. Wenn der Patient
bettlägerig ist, kann man meist nur in der *Seitenlage, Rückenlage* und *Knie-
ellenbogenlage* untersuchen.

1. Bei der *Seitenlage* wird das nach oben liegende Bein durch eine Assistenz
abduziert; der Untersucher stellt sich vor den Patienten und hat so die Möglichkeit mit der freien (linken) Hand die Bauch-
presse und damit die Adnexe dem palpierenden Finger entgegenzudrücken.

2. In der *Rückenlage* muß der Patient die
Kniee anziehen, während die Oberschenkel
nach auswärts rotiert werden. Es empfiehlt
sich auch hier bimanuell zu arbeiten.

3. *Knieellenbogenlage.* Wenn es irgendwie
möglich ist, soll man den Patienten außerhalb
des Bettes untersuchen, da die eben genannten Methoden nicht völlig genügen. Am ver-
läßlichsten sind Untersuchungsmethoden beim
stehenden Patienten. Auch hier sind verschiedene Modifikationen gebräuchlich.

In den älteren Hand- und Lehrbüchern
wird fast allgemein die Untersuchung im
Stehen bei vornübergeneigtem Oberkörper
beschrieben. Der Patient steht vor dem Arzt,
womöglich etwas erhöht (Schemel oder Tritt
des Untersuchungsstuhls) und beugt sich bei
gespreizten Beinen und leicht gebeugten
Knien stark vornüber. Nach Einführung des
Fingers, wobei er durch Auseinandernehmen
der Gesäßbacken mitgeholfen hat, stützt er
sich mit beiden Händen auf die Lehnen des
Untersuchungsstuhls oder auf seine beiden
Kniee (WAELSCH, FENWICK u. a.). SELLEI
läßt den Patienten auf dem Untersuchungsstuhl knien, nach vorne beugen und mit dem

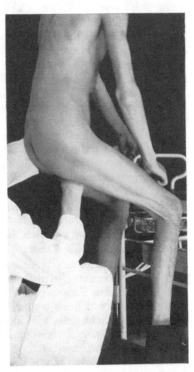

Abb. 35. Untersuchungsmethode der Adnexe nach PICKER. (Sammlung BUSCHKE.)

Gesäß soweit nach hinten rücken, bis dieses über den Rand des Operations-
tisches hinausragt. Die Oberschenkel sollen dabei die Unterschenkel berühren,
so daß auf diese Art und Weise die Bauchpresse Prostata und Blase nach
unten dem untersuchenden Finger entgegenführt.

In den letzten Jahren hat sich die PICKERsche *Methode* immer mehr durchgesetzt und als die beste und verläßlichste rectale Untersuchungsmethode der
Adnexorgane erwiesen.

Harnröhre und Blase müssen sauber gespült und letztere mit klarer Flüssigkeit wieder aufgefüllt sein. Dann nimmt Patient ähnlich wie bei der eben
beschriebenen gewöhnlichen Prostatauntersuchung im Stehen mit breit gespreizten Beinen vor dem Untersucher erhöht (Tritt des Untersuchungsstuhls!)
seine Stellung ein, während der Arzt sich hinter ihm auf einen Hocker oder
Schemel niederläßt. Man läßt nun den Patienten vorübergehend sich leicht
nach vorn beugen, um die Analgegend freizulegen und im Anschluß daran den
rechten Zeigefinger leichter und mit größter Vorsicht einführen zu können.
Wenn das ohne Schmerzen geschehen ist, richtet sich der Patient langsam auf.

Der Ellenbogen der untersuchenden Hand wird dann auf das rechte Knie gestützt und der Patient muß sich mit senkrecht gestelltem Oberkörper und mit den Händen am Untersuchungsstuhl haltend, auf den untersuchenden Zeigefinger setzen, bis er sich in mäßiger Kniebeugestellung befindet. Die freie Hand des Untersuchers umgreift nun den Patienten und drückt sich dessen Unterleibsorgane so nahe wie möglich an den untersuchenden Finger. Untersucher, die mit dieser Methode schon längere Zeit gearbeitet haben (Buschke, Langer, Balog, Bruhns, Junker) bestätigen, daß sie die Adnexorgane wie keine andere dem palpierenden Finger nahe bringe. — Auch wir ziehen die Pickersche Methode jeder anderen vor. Bei der Palpation bietet auch die gesunde Prostata an Größe, Gestalt und Konsistenz überraschende Verschiedenheiten (Waelsch). Es ist deshalb unbedingt erforderlich, daß der Untersucher die Anatomie und Physiologie dieses Organes beherrscht (s. S. 456).

Wesentlich ist bei der rectalen Untersuchung einmal, ob die Größe, Form, Konsistenz und Oberflächenbeschaffenheit der Prostata im ganzen und der Lappen im Einzelnen genommen, besonders hinsichtlich der oberen und seitlichen Randpartien, verändert ist, ferner ob der Patient deutlich Schmerzempfindlichkeit angibt, die unter Umständen herdförmig, ohne nennenswerte anatomische Veränderungen, vorhanden sein kann.

Lebreton glaubt aus der *Lokalisation* des Schmerzes in der *Mittellinie* schließen zu können, daß nur die *hintere Harnröhre*, bei Schmerzen auch *seitlich davon*, daß die *Prostata* als solche erkrankt ist. Dabei orientiere man sich gleichzeitig über den Zustand der in der Nachbarschaft liegenden Adnexe (Samenblase, Ampullen, Ductus deferentes!).

An die Palpation soll sich, falls nicht die Akuität des vorliegenden Prozesses es verbietet, sofort die *Expression zur Gewinnung des Prostatasekretes* anschließen.

Beides zusammen gibt uns Aufschluß über eine evtl. vorliegende Affektion der Vorsteherdrüse. Zu diesem Zwecke verstärke man allmählich den Druck des palpierenden Fingers auf die Prostata und streiche vom Rande aus — am besten immer von links beginnend — nach der Mitte zu das drüsige Organ aus. Schließlich schiebt man, von hinten nach vorne zu massierend, das Sekret in die Harnröhre hinein. In vielen Fällen erscheint es dann am Meatus externus urethrae in Form milchiger, je nach der Erkrankungsform grau-grünlich-eitrig veränderter Sekrettropfen. Um diesen Vorgang des Abfließens zu erleichtern, lasse man den Patienten sich stärker nach vorne beugen und das Sekretmaterial durch Bereithalten eines Objektträgers oder eines Uhrschälchens sofort auffangen. Falls das Sekret nicht vorne erscheint, ist nicht durch „Melken" des Penis das Abfließen zu provozieren, da ja die Littreschen Drüsen mit ausmassiert würden. Das Prostatasekret ist dann in der Pars posterior liegen geblieben oder nach hinten in die Blase abgeflossen und muß also im Urin oder besser gesagt in der Spülflüssigkeit (3 Portionen!) gesucht werden.

Eine Sondierung mit geknöpfter Bougie (Socin-Burckhardt) ist zu vermeiden (Waelsch). Ebenso scheint es, jedenfalls bei den akuten oder abszedierenden Formen der Prostatitis, sehr gewagt das Prostatasekret nach Massage mittels einer Knopfsonde (Fr. Jacoby) herauszufördern.

Nischiwaki und Origuchi empfehlen nach der Methode von Mislawskey und Bormann ein röhrenförmiges Instrumentarium, das nach Einführung in die Pars prostatica und Reizung des N. erigens und hypogastricus zur Prostatamaterialentnahme dienen soll. Auch hierfür gilt das eben Gesagte.

Es wird nun das so gewonnene Prostatasekret sowohl *makroskopisch* als auch ganz besonders *mikroskopisch* genauestens untersucht. Wir besprechen Einzelheiten bei den verschiedenen Prostatitisformen (vgl. S. 471).

Es ist empfehlenswert, das *Prostatasekret* auch *kulturell* mittels der üblichen Technik *zu prüfen* (Gonokokken! Mischinfektion!). Schließlich kann man auch in differentialdiagnostisch schwierigen Fällen (*Prostatahypertrophie, Tumoren, Steine*) mit Hilfe des Endoskops (Irrigationsurethroskop) weiterzukommen suchen (WIDERÖE) (vgl. dieses Handbuch XX/2, S. 178f.). PLAYER, LEE BROWN und MATHÉ haben ein endoskopisches Instrumentarium angegeben, das zur Gewinnung von reinem Prostatasekret dient.

Häufigkeit. Schon vor der Entdeckung des Gonococcus glaubte eine Reihe von Autoren (GIRTANNER, WENDT, BELL, SIGMUND), daß die Prostata bei der Gonorrhöe häufig miterkrankt sei, besonders bei chronischen und schweren Formen. Diese Einstellung ging bei den alten Ärzten zum Teil soweit, daß sie von der Prostata als dem „Sitz des Trippers" sprachen, so ZELLER, LITTRE, WARREN u. a. Andere Autoren wie SWEDIAUR, GIRTANNER sahen die Erkrankung der Prostata zum mindesten als Ursache der chronischen Gonorrhöe an. Die Ansichten der Autoren über die Häufigkeit der Prostatitis wichen auch fernerhin bis in unsere Zeit zum Teil recht weitgehend voneinander ab.

Die im Schrifttum festgelegten Zahlen lassen sich nach dem Hundertsatz der Mitbeteiligung der Prostata an dem gonorrhoischen Prozeß folgendermaßen ordnen:

LANGER in 86,9%, CASPAR 85%, NELKEN 85%, WAELSCH 81%, CUMSTON 80%, PEZZOLI 80%, MONTAGNON 70%, BONN 68,5%, GREEN und BLANCHARD 47%, GOLDBERG 30—50%. (Diese Zahlen gelten meist für chronische Gonorrhöe.)

V. NOTTHAFFT: Bei 1530 Fällen, die bis zu einem halben Jahr dauerten 46%, nach $^1/_2$—1 Jahr 68%, nach einem Jahr 72%.

VOGEL: Bei akuter Gonorrhöe in 4,85%, bei chronischer Gonorrhöe in 37,44%.

SWINBURNE: Bei chronischer Gonorrhöe in 45%.

HENNIG: Unter 2009 Tripperfällen ergab sich 1143mal Prostatitis.

FINGER, V. ZEISSL, FRANK, BIERHOFF, BALOG sind der Ansicht, daß bei länger bestehender Gonorrhoea posterior auch immer eine Prostatitis vorliege. NEUMANN, V. FRISCH, POSNER, NEISSER und PUTZLER, LOHNSTEIN, ROSENBERG, WOHLSTEIN betonen die Häufigkeit der chronischen Prostatitis. CHETWOOD, VALENTINE, POROSZ halten die Prostatitis für die häufigste Komplikation der Gonorrhöe.

COLOMBINI fand unter 400 untersuchten Gonorrhöefällen bei 141 Komplikationen (Prostatitis und Vesiculitis), und zwar unter 160 akuten Gonorrhöefällen Prostatitis in 32%, Prostatitis und Vesiculitis 15%, Prostatitis, Vesiculitis und Deferentitis in 2%. Unter 180 subakuten Gonorrhöefällen Prostatitis in 35%, Prostatitis und Vesiculitis 28%. Bei 60 chronischen Gonorrhöefällen Prostatitis in 21%, Prostatitis und Vesiculitis 3%. Die in der Literatur recht häufig gefundene gleichzeitige Erkrankung der Prostata und Samenblasen wird bei der Spermatocystitis näher behandelt. Neuerdings haben BUSCHKE und LANGER in ihrem Lehrbuch auf Grund ihres sehr großen und rasch wechselnden Patientenmaterials ihre Ansicht über die Häufigkeit der Prostatitis dahin festgelegt, „daß der größte Teil der Gonorrhoiker, seien es solche mit akuter oder chronischer Gonorrhöe, an einer Miterkrankung der Prostata leidet (so LANGER, vgl. oben in 86,9%). Ihre Statistik fußt auf der PICKERschen Untersuchungsmethode.

1929 haben BIRNBAUM und VOIGT aus der Würzburger Hautklinik folgende Zahlen gegeben: Von 1919 bis 1926 bei insgesamt 1200 Gonorrhöefällen 128 Fälle von Prostatitis, 133 Fälle von Epididymitis.

Interessanterweise waren 21% der Prostatitisfälle nicht oder nur ungenügend vorbehandelt worden. Die Autoren führen deshalb das Auftreten dieser Komplikationen auf die mangelhafte bisherige Behandlung zurück.

Die neuestens veröffentlichte Statistik stammt aus der Erlanger Universitäts-hautklinik (Gerster). Erfaßt wurde das stationäre Gonorrhöematerial vom Jahre 1925 bis 1930. Unter den 362 Patienten waren 111 Prostatitisfälle. Da meist erst das Eintreten von Komplikationen diese Patienten in stationäre Behandlung, d. h. in die Klinik führte, sind die Prozentsätze mit Erhebungen bei ambulantem Material nicht zu vergleichen.

Die gegenteilige Ansicht, daß nämlich die Prostata viel weniger häufig als meist angenommen wird, erkranke, wurde von einer Reihe von Autoren, die sich eingehend mit dieser Komplikation der Gonorrhöe befaßt haben, publiziert (Guyon, Petersen, Mendelsohn, Fürbringer, Gassmann, Wallace u. a.). Einige wenige Zahlen seien angeführt: So fand Petersen bei seinem klinischen Material in 20%, unter seinem privaten Material in 12% eine Prostatitis. Ballou hatte unter 1000 Patienten, die eine Gonorrhöe hatten, nur in 3% eine Prostatitis nachweisen können. Jadassohn nimmt eine vermittelnde Stellung ein. Er glaubt, daß die praktisch bedeutungsvollen Formen der Prostatitis nicht so häufig seien, wohl aber die einfachen Erkrankungen der Ausführungsgänge. Es erhebt sich die Frage, worauf diese großen Differenzen zurückzuführen sind.

Buschke und Langer betonen, daß ihrer Ansicht nach, worauf früher schon Jadassohn, Gassmann, Goldberg, Rotschild, Finger, Oberländer, v. Frisch, Pezzoli, v. Notthafft, Waelsch u. a. hingewiesen haben, einmal die *Wahl der Untersuchungsmethode* bei der Beurteilung der Häufigkeit sehr wesentlich ist. Auch wenn bei der Palpation nichts festzustellen ist, muß das Exprimat unbedingt noch besonders untersucht werden. Die leichteren Formen der Prostatitis sind ja palpatorisch oft nicht zu eruieren.

Es lassen sich weiterhin diese so verschieden lautenden Ergebnisse dadurch erklären, daß einmal poliklinisches Material und Privatpatienten, das andere Mal Krankenhausmaterial geprüft wurde. Dann ist die Ansicht des Untersuchenden sehr wesentlich, was er unter erkrankter Prostata versteht und ferner ob er akute oder chronische Gonorrhöe prüfte. Und vor allem muß das zu unter-suchende Material zahlreich genug sein, damit es überhaupt verwertbar ist. Buschke und Langer betonen mit Recht, daß nur aus einer mehrere Hundert von Fällen umfassenden Statistik einigermaßen verwertbare Schlüsse gezogen werden können.

Ätiologie und Pathogenese. Die Gefahr einer Miterkrankung der Prostata besteht nach der herrschenden Meinung dann, wenn eine Urethritis posterior vorliegt. Durchschnittlich wird dies also meist in oder *nach der dritten Krankheits-woche* möglich sein. Damit soll aber nicht gesagt sein, daß dieser Termin aus-schließlich oder auch nur die Regel zu sein braucht. Der Eintritt der Prostatitis ist sehr oft von äußeren Momenten (Traumen verschiedener Art, geschlecht-lichen Erregungen usw.) abhängig, die recht häufig auch schon bei längst bestehenden chronischen Gonorrhöefällen die Miterkrankung der Prostata aus-lösen können. v. Frisch betont, daß die *Prostata in jedem Stadium der chronischen Gonorrhöe erkranken* könne. Einige Autoren sahen andererseits schon *früheren* Beginn der Prostatitis; so Montagnon unter 70 Fällen von Prostatitis 11mal am 6. Tage nach der Infektion. Bei 76 Fällen Vanderpoels trat die Prostatitis einmal am 3. Tag, 5mal am 4. Tag, 20mal in der ersten Woche auf.

Frank wie Vogel fanden in zahlreichen Fällen das Auftreten der Prostatitis in der ersten Woche nach der Ansteckung. Waelsch weist in diesem Zusammen-hang darauf hin, daß obige Zahlen nur beweisend sind, wenn in diesen Fällen eine Erstinfektion vorlag. Denn wir erleben ja oft genug von einer gonorrhoisch erkrankten Prostatitis ausgehende Rezidive, die „von hintenher" die Harn-

röhre infizieren und den Untersucher in seiner Auffassung von dem zeitlichen Befallenwerden der verschiedenen Genitalabschnitte täuschen können.

Der *Erreger* der akuten und chronischen Prostatitis ist der *Gonococcus*. Dabei
darf aber, besonders bei der rezidivierenden und länger dauernden chronischen
Entzündung, die Rolle anderer Erreger wie Staphylokokken, Streptokokken,
Bacterium coli, Pneumokokken, Typhusbacillen, Influenza-Grippeerreger usw.
(Mischinfektion!) nicht übersehen werden.

FINGER geht in seiner bekannten Monographie ausführlich auf die Frage, die für uns
allerdings nur noch historisches Interesse hat, näher ein: „Ist der Gonococcus, der Erreger
der Blennorrhöe, auch der Erreger der komplikatorischen Entzündungen?" Während
BUMM noch der Ansicht war, daß der Gonococcus nur Schleimhäute befalle, die Zylinderepithel besitzen und daß er wegen seiner oberflächlichen Lagerung nur flächenhafte Entzündungsprozesse hervorrufen könne, haben Arbeiten von TOUTON, JADASSOHN, FABRY,
PICK u. a. ergeben, daß Gonokokken auch auf dem Plattenepithel der paraurethralen und
präputialen Gänge sich festsetzen können. Weiter hat WERTHEIM gezeigt, daß der Gonococcus
auch ins Bindegewebe eindringen und Entzündungsvorgänge hervorrufen könne. FINGER
hat darauf hin schon mit aller Klarheit erklärt, daß die in den Adnexorganen zustande
kommenden Komplikationen *durch den Gonococcus allein bedingt werden können*. Er fügt
aber gleich hinzu, daß eine Komplikation der Urethritis *möglicherweise* auch durch Eiterkokken entstehe (BOCKHART, PARK, GALLETTO, BUMM, SÄNGER, GERSHEIM, WITTE u. a.)
Der Mechanismus hinsichtlich der Art der Entstehung der Komplikation sei ein dreifacher:

    a) Nur durch den Gonococcus bedingt, *also rein gonorrhoischer Natur*;

    b) durch *Mischinfektion*, d. h. auf Grund der gonorrhoischen Schleimhauterkrankung
wandern Eiterkokken in die Adnexorgane ein;

    c) durch primäre Infektion der Adnexe durch den Gonococcus und sekundäre Beteiligung
von anderen Eitererregern, also durch *Sekundärinfektion*.

WAELSCH glaubt, daß der Gonococcus wohl für die akute katarrhalische und follikuläre
Prostatitis verantwortlich sei, während bei abszedierenden und chronischen Formen oft
Mischinfektionen eine Rolle spielen. Tatsächlich finden sich im Gegensatz zu akuten Prostatitisfällen bei chronischen, schleichenden Prostatitiden im Exprimat (mikroskopisch
bzw. kulturell) fast nie Gonokokken, sondern des öfteren ein oder mehrere Mikroorganismen
unspezifischer Natur (PLAYER, LEE-BROWN und MATHÉ, HOLLOWAY und v. LACKUM u. a.).
MENGE dagegen behauptet, daß „exakte Forscher" neben Gonokokken nie andere Keime
finden (KIENE). WOLFF, HESSE und OBERMEYER haben nachgewiesen, daß lebende Gonokokken intracutan injiziert, manchmal eine starke Abszeßbildung im Unterhautzellgewebe
hervorrufen. Im Abszeßeiter finden sich in solchen Fällen Gonokokken in Reinkultur.
KIENE zieht mit Recht daraus den Schluß, „daß Gonokokken imstande sind, in tieferen
Gewebsschichten zu leben und Entzündungen hervorzurufen." (Vgl. hierzu Allgemeinen
Teil).

Auf eine Reihe von Arbeiten, die sich mit Mischinfektionen usw. der Prostata
beschäftigen, gehen wir gelegentlich der Besprechung der Differentialdiagnose
der gonorrhoischen Prostatitis ein (vgl. S. 476).

Man ist heute der Ansicht, daß der Gonococcus im allgemeinen von der
hinteren Harnröhre aus in die Ausführungsgänge der Prostata eindringt und von da
sich allmählich weiter in die Drüse ausbreiten kann. Früher hatten sich NEISSER,
PEZZOLI, GOLDBERG, v. NOTTHAFFT u. a. für eine mögliche Infektion der Prostata
von der vorderen Harnröhre aus ausgesprochen, d. h. also unter Überspringen
des hinteren Harnröhrenabschnittes, wohl meist auf dem Wege der Lymphbahnen. Das Auftreten von gonorrhoischer Epididymitis ohne Befallensein der
hinteren Harnröhre, über das JADASSOHN berichtet hat, gibt der eben angeführten
Hypothese Beweiskraft. STRACHSTEIN sah auch in Fällen anscheinend reiner
Anteriorerkrankung Prostatitiden (noch nach Jahren?) auftreten. Bakteriologisch waren die verschiedensten Erreger nachweisbar. Am hartnäckigsten
schienen Bacterium coli und Streptococcus viridans. Auch WOHLSTEIN will
in einigen Fällen eine chronische Prostatitis nach einer schnell abgeheilten
Anteriorerkrankung gesehen haben. — Neuerdings hat sich RIEBES über diese
Frage geäußert. Er hat unter 100 Gonorrhöefällen, die „kein Zeichen einer
Posteriorerkrankung aufwiesen", bei 64 Patienten in der 3.—4. Woche reichlich
Eiter im Prostataexprimat gefunden. Er glaubt, daß die Prostata auf dem

Lymphwege „sozusagen von hinten herum" in diesen Fällen infiziert worden ist. Und Harnett sah in 8 Gonorrhöefällen eine leichte Prostatitis catarrhalis, ohne daß eine Beteiligung der Posterior nachweisbar war. Doch schließen auch wir uns der Meinung fast aller Autoren an, daß *im allgemeinen eine Miterkrankung der hinteren Harnröhre Vorbedingung für eine Adnexerkrankung ist.*

Von nicht unwesentlicher Bedeutung für die Erkrankung der Prostata und auch für ihr zeitliches Auftreten sind daneben oft Traumen, wie sie die Ausübung der verschiedensten Sportarten (Reiten, Motorradfahren, Radeln, leichtathletische Übungen, Turnen), fehlerhafte und forcierte Behandlung instrumenteller Art und vor allem Exzesse in Venere (Pollutionen!) et in Baccho (Finger, v. Frisch, v. Zeissl, Wossidlo, Waelsch, Buschke, Langer, Lewin u. a.) mit sich bringen kann. Oft werden latente Fälle erst dadurch provoziert.

a) Akute Prostatitis.

Einteilung. Die Prostatitis kann in *akuter, subakuter* und *chronischer Form* auftreten. Die *chronischen* Prozesse gehen meist aus der akuten Form hervor, können aber auch von vornherein chronisch entstehen.

Bei der *akuten Prostatitis* unterscheiden wir je nach ihrer Ausbreitung und dem Grad der Entzündung: 1. die Prostatitis catarrhalis, 2. die Prostatitis follicularis, 3. die Prostatitis parenchymatosa (interstitialis), 4. die Periprostatitis (periprostatische Phlegmone).

Ségond hat zuerst die akute Prostatitis in 3 Formen eingeteilt, die sich auseinander entwickeln. Die Bezeichnung der 1. Form als Prostatitis catarrhalis hat v. Frisch gegeben. v. Zeissl nannte sie: Katarrh der Ausführungsgänge, Goldberg: Prostatitis endoglandularis, Finger: Glanduläre Prostatitis, Wossidlo: katarrhalische Adenitis. Fürbringer und später Scholtz rechnen den Katarrh der Ausführungsgänge noch nicht zur Prostatitis bzw. Scholtz betont, „daß diese Form der Prostatitis kaum als eine Komplikation der Gonorrhoea posterior betrachtet werden darf". Die 2. Form der akuten Prostatitis wurde von Finger als *Prostatitis follicularis* beschrieben, während die 3. akute Form, die häufig zu eitriger Einschmelzung führt, zuerst von Keersmaecker Prostatitis parenchymatosa genannt wurde. Ehrmann, Goldberg u. a. haben Synonyma und zum Teil Einteilungen nach anderen Gesichtspunkten geordnet vorgeschlagen (vgl. Waelsch), die heute fast allgemein zugunsten des oben gegebenen Ségondschen Schemas aufgegeben sind (Finger, v. Zeissl, v. Frisch, Waelsch, Buschke und Langer, Lewin u. a.).

Christeller und M. Jacoby bezeichnen auf Grund pathologisch-anatomischer Betrachtungsweise die 3. Form der Prostatitis als interstitielle Prostatitis: a) diffuse interstitielle Prostatitis, b) akuter Prostataabsceß.

Waelsch hat diese Form untergeteilt in 3 Stadien: 1. Stadium der parenchymatösen Prostatitis, 2. Stadium der beginnenden Abscedierung, 3. Stadium der Absceßbildung. Es können, wie Waelsch betont, fließende Übergänge zwischen den 3 Formen der akuten Prostatitis vorkommen, da diese sich ja meist auseinander entwickeln. Ferner kann man bei ein- und demselben Fall manchmal verschiedene Formen der Prostatitis gleichzeitig feststellen.

Symptomatologie. Die *subjektiven* und *objektiven* Erscheinungen richten sich nach der Ausdehnung und Schwere des Prozesses. Finger und Scholtz haben in ihren Abhandlungen über Gonorrhöe die katarrhalische Form der Prostatitis bei der Besprechung der Gonorrhoea posterior mitbehandelt, da sie hinsichtlich des subjektiven und objektiven Befundes im Wesentlichen jener gleich ist.

Die *katarrhalische Erkrankungsform* der Vorsteherdrüse macht keinerlei eindeutige subjektive Symptome. Es werden sich höchstens die Beschwerden, welche durch die Urethritis posterior hervorgerufen werden, verstärken. Der objektive Palpationsbefund zeigt keine nennenswerten Veränderungen hinsichtlich Größe, Form, Konsistenz und Empfindlichkeit auf, so daß diese Diagnose in den allermeisten Fällen nur durch die mikroskopische Untersuchung des Prostatasekretes gestellt werden kann. Dagegen finden sich typische eindeutige Beschwerden in steigendem Maße bei den anderen, schwereren und schwersten akuten Formen der Prostatitis. Erst dann treten die für die gonorrhoische Prostataerkrankung charakteristischen klinischen Symptome auf: Vor allem Druck und Völlegefühl in der Prostata-, Damm- und Mastdarmgegend ("Gefühl einer Nuß im Mastdarm", FINGER); schmerzhafte häufige Erektionen und Pollutionen (Blut beigemengt!), besonders nachts; immer stärker werdender Harndrang; Schmerzen beim Schluß der Miktion, der sich bis zu schmerzhafter Harnverhaltung steigern kann. Es ist erklärlich, daß bei zunehmender Schwellung und Entzündung des Drüsenorgans die Stuhlentleerung außerordentlich peinvoll wird. Weiterhin kommt es öfters im Anschluß daran zu reflektorisch ausgelöster Stuhlverhaltung. Häufig bleiben die Schmerzen nicht auf die Prostata und Dammgegend beschränkt, sondern strahlen in die weitere Umgebung aus. So wird vom Patienten über Schmerzen in den Oberschenkeln, um das Becken herum, nach der Rücken- und Kreuzgegend hin (Lumbago)! geklagt. — WESSON hat bei einer größeren Anzahl von Patienten mit Rückenschmerzen zweifelhafter Ätiologie eine Erkrankung der Prostata feststellen können. Die Prostatitis war dabei durchaus nicht immer gonorrhoischen Ursprungs. Die Schmerzsymptome erstreckten sich manchmal über weite Teile des Rückens und über die Inguinalgegend hin. WESSON zieht daraus die Folgerung, daß bei Rückenschmerzen unklarer Ätiologie immer an eine Erkrankung der Prostata gedacht werden soll.

BUSCHKE und LANGER vergleichen derartige Schmerzen mit den tabischen, lancinierenden Beschwerden. SCHWARZ beschreibt in diesem Zusammenhang, als ein eigenartiges Fernsymptom, kolikartige Darmbeschwerden, die sich bei Rückgang der Prostatitis wieder verlieren. Alle diese Beschwerden bringen die Patienten körperlich und seelisch stark herunter. Der Kräftezustand, das Körpergewicht nehmen ab; die Patienten werden nervös, neurasthenisch. In schwereren Fällen müssen sie sich ins Bett legen, da das Sitzen zur Qual wird. Mit angezogenen Knien liegend versuchen sie durch muskuläre Entspannung den Schmerzen zu begegnen.

α) Prostatitis catarrhalis.

Klinik. Die akute Gonorrhoea posterior geht in den meisten Fällen, wie wir gesehen haben, mit einem desquamativ-eitrigen Katarrh der Vorsteherdrüse oder mindestens ihrer Ausführungsgänge einher (FINGER, FÜRBRINGER, v. FRISCH, v. ZEISSL, BUSCHKE und LANGER, SCHOLTZ). Wie sich der gonorrhoische Prozeß in der vorderen Harnröhre regelmäßig auch auf die Ausführungsgänge der LITTREschen Drüsen fortsetzt, so werden in dem hinteren Abschnitt der Harnröhre meist die Ausführungsgänge der Prostata mitbefallen (SCHOLTZ). Die *katarrhalische* Erkrankungsform der Prostata kommt am häufigsten vor. Sie zeigt, wie schon gesagt, klinisch keine charakteristischen Symptome. Die *Diagnose läßt sich nur durch Untersuchung des exprimierten Prostatasekrets stellen.* Dabei kann man weder durch die rectale Palpation noch durch die mikroskopische Darstellung des Exprimats eindeutig festlegen, wie weitgehend der Drüsenapparat befallen ist, d. h. ob nur die Ausführungsgänge oder auch schon weitere Teile der Drüsenläppchen erkrankt sind.

Pathologische Anatomie. HOME, HAMILTON, THOMPSON und vor allem GHON, SCHLAGENHAUFER und FINGER haben grundlegende *anatomische* Untersuchungen angestellt. Die Prostata ist nicht vergrößert und von normaler Konsistenz. Die von Gonokokken infizierten Drüsenausführungsgänge und zum Teil die benachbarten Drüsenacini zeigen eine katarrhalische Entzündung mit Proliferation und Desquamation des Epithels und sind von Leukocyten durchsetzt. Das Lumen wird durch Eiterkörperchen, Rundzellen, Epithelien und mehr oder weniger zahlreichen Gonokokken angefüllt. Nach Rost finden sich die stärksten Entzündungserscheinungen am Epithel, entsprechend den Befunden an den Ausführungsgängen der Littreschen Drüsen. Auf Druck entleeren die Ausführungsgänge der Prostata ein dunkelgelbliches, rahmiges Sekret mit Gonokokken, Leukocyten, Epithelzellen und Lecithinkörperchen (besser „Lipoidkörnchen").

Der entzündliche Prozeß beschränkt sich auf die nächste Umgebung des Colliculus, dessen subepitheliales Bindegewebe infiltriert ist (Christeller und Jacoby).

β) Prostatitis follicularis.

Klinik. Diese Form zeigt ganz ähnliche Bilder wie die katarrhalische Prostatitis. Das Charakteristische besteht darin, daß durch das weitere Vordringen der Entzündung auf Grund der Gonokokkeninvasion Eiter in dem Ausführungsgang eines oder mehrerer Acini stagniert und diesen verstopft. Es kommt im Anschluß daran zur Bildung eines *Pseudoabscesses* (Jadassohn). Diese Pseudoabscesse können als Knötchen palpiert werden, wenn sie nicht durch ihren tiefen Sitz dem fühlenden Finger entgehen. Die Sekretstauung gibt einen günstigen Nährboden für die Gonokokken ab. Dadurch werden die entzündlichen Erscheinungen gesteigert. Die Wand dieser Pseudoabsceßhöhlen schmilzt im weiteren Verlauf ein und richtige Abscesse können sich bilden.

Finger vergleicht diese Vorgänge mit den analog sich bildenden gonorrhoischen Follikulitiden in der Anterior. Die *weitere Entwicklung* dieser Pseudoabscesse kann in zwei Richtungen verlaufen, entweder sie resorbieren sich oder sie brechen in die hintere Harnröhre durch, indem der Eiter dem vorgezeichneten Weg des Ausführungsganges folgt oder aber neben diesem nach Zerstörung der vereiterten Wand des Abscesses seinen Weg sucht. Die Absceßhöhle granuliert dann, vernarbt und kann, wie Finger beschrieben hat, durch Druck oder Zug zu einer Obliteration des Ductus ejaculatorius und damit zur Oligo- und in selteneren Fällen (bei beiderseitigem Verschluß) zur Azoospermie führen. Oder es können nach Ultzmann durch Narbenzug die Ductus ejaculatorii verlegt werden und sich in die Blase entleeren, so daß eine Impotentia generandi eintritt.

Pathologische Anatomie. Ghon, Schlagenhaufer und Finger haben einen hierher gehörenden Fall seziert. Sie fanden bei diesem die Prostata nicht vergrößert und nicht verhärtet. Die Ductus prostatici entleerten auf Druck ein rahmig-eitriges Sekret mit reichlichen Leukocyten und spärlichen Gonokokken neben Epithelien und Lecithinkörperchen. Im Gewebe der Prostata etwa 2 mm unter ihrer Oberfläche fand sich links vom Caput gallinaginis eine runde, etwa kirschkerngroße Asceßhöhle, die gelben Eiter enthielt.

Histologisch war die Schleimhaut über der Prostata dicht infiltriert. Die Drüsen der Prostata waren teilweise normal, zum Teil zeigten sie einen proliferativ-desquamativen Katarrh, wobei ihr Lumen mit zahlreichen Eiterzellen gefüllt war. Das periglanduläre Bindegewebe war stellenweise infiltriert. Hier sowohl wie in den Drüsenlumina fanden sich einige intraleukocytär gelagerte Gonokokken. Bei der kleinen Absceßhöhle handelte es sich um einen Pseudoabsceß, in dem ebenfalls Gonokokken nachweisbar waren (Finger).

Die *akute folikuläre Prostatitis* kommt also dadurch zustande, daß im Anschluß an die katarrhalische Form die endo- und periglandulären Entzündungs-

vorgänge weitergehen und durch Eiter- oder Schleimpfröpfe einzelne Drüsen-
mündungen versperrt werden. So bilden sich kleine follikuläre „Pseudoabscesse".
JADASSOHN nannte sie so, da sie einen schon präformierten Raum ausfüllen.
Im weiteren Verlauf können, wie erwähnt, richtige Abscesse entstehen.

γ) Prostatitis parenchymatosa (interstitialis).

Klinik. Die weitere Steigerung der oben beschriebenen Erkrankungsformen
der Prostatitis führt gewöhnlich zu einer deutlich wahrnehmbaren Schwellung
des Drüsenorgans. Diese ist dadurch charakterisiert, daß neben dem erkrankten
Drüsengewebe auch das interstitielle Bindegewebe diffus befallen ist. So erkrankt
ein Lappen oder die ganze Prostata. Gewöhnlich setzt dieses Symptomenbild
schlagartig und akut ein. Gerade hier wird oft eine traumatische Auslösung
(Sport, unzweckmäßige Behandlung u. a.) in der Anamnese angegeben.

WAELSCH unterscheidet hierbei *drei Stadien:* 1. Stadium der parenchyma-
tösen Prostatitis, 2. Stadium der beginnenden Absceßbildung, 3. Stadium der
Absceßbildung. Im *ersten Stadium* kommt es meist ohne Fieber zu einer starken
Schwellung eines oder beider Lappen der Prostata („Kongestion, Hyperämie,
Ödem der Prostata", WAELSCH). Bei geeigneter Behandlung läßt sich in vielen
Fällen die Akuität des Prozesses weitgehend beseitigen, wobei die Prostatitis
in ein mehr chronisches Stadium übergehen kann. Im anderen Falle führt
es zu einer weiteren Verschlimmerung, zum *zweiten Stadium.* Hier tritt unter
meist hohem Fieberanstieg zum Teil mit Schüttelfrost, eine *beginnende Abszedierung* ein, die anfänglich unter dem Bilde multipler kleiner Abscesse, dann
nach Confluenz dieser zu größeren verläuft (*3. Stadium*). Die Erscheinungen
nehmen weiter zu. Das Fieber zeigt meist einen intermittierenden Charakter,
die Schmerzen steigern sich und werden oft unerträglich. Der Patient ist schwerst
krank (Mischinfektion). Die schließlich resultierende größere Absceßhöhle
bricht, wenn nicht therapeutisch energisch (Absceßspaltung!) eingegriffen wird,
in das umgebende Gewebe durch (vgl. weiteren Verlauf S. 474). Meistens kommt
es aber nicht so weit. — Das *zweite Stadium* geht in der Mehrzahl der Fälle
spontan oder auf die Behandlung hin nach etwa 1 Woche zurück. Das Fieber
fällt ab, die subjektiven und objektiven Symptome bessern sich wesentlich.

Pathologische Anatomie. THOMPSON hat diese Form in 2 Stadien untergeteilt und in einer klassischen Schilderung das pathologisch-anatomische Bild
wiedergegeben:

„Die Prostata ist um das Doppelte, selbst um das Vierfache vergrößert und fühlt sich
fest und gespannt an. Die Blutgefäße an der Außenfläche sind mit dunklem Blute gefüllt.
Eröffnet man die Harnröhre von vorne her, so findet man die Schleimhaut etwas dunkler
gefärbt als gewöhnlich, doch nur in sehr mäßigem Grade. Die Schnittfläche der Prostata
aber ist stärker gerötet als im gesunden Organe. Durch Druck entleert sich eine rötliche und
etwas trübe Flüssigkeit, ein Gemenge von Lymphe und Serum, von Blut aus den gefüllten
Capillaren, von Prostataflüssigkeit und sehr wenig Eiter. Auf Schnitten in einen der Seitenlappen zeigt sich die nämliche Flüssigkeit, aber in größerer Menge. Ist die Entzündung
weiter vorgeschritten, dann ist der Flüssigkeit mehr Eiter beigemengt und auch an den
Schnitten in den Seitenlappen bemerkt man Pünktchen dicklichen Eiters. Das sind aber
nicht eigentlich kleine Abscesse, sondern Drüsenkrypten, deren Zellen jetzt Eiter sezernieren, womit die kleinen Höhlungen gefüllt sind. So entstehen isolierte Eiterablagerungen
oder Abscesse in der Substanz der Vorsteherdrüse. Diese sind entweder in größerer Anzahl
vorhanden und nur so groß, wie Graupen, wie Erbsen; oder es finden sich nur wenig solche
Eiterablagerungen (vielleicht gar nur eine einzige), die aber dann größer sind. Es sind
manchmal kleinere Ablagerungsmassen untereinander verschmolzen, unter Zerstörung der
Zwischensubstanz. Der Eiter in Prostataabscessen zeichnet sich wohl ohne Ausnahme durch
eine leimartige oder klebrige Beschaffenheit aus und unterscheidet sich dadurch vom gewöhnlichen Eiter, der flüssig oder rahmartig ist. Manchmal kommen Blutklümpchen darin vor,
wenn kleine Hämorrhagien in die erkrankten Drüsenkrypten oder in andere Höhlungen
stattgefunden haben. An einzelnen Stellen der Prostata kann auch Erweichung und selbst
eine brandige Beschaffenheit auftreten. Die Schleimhaut der Prostataharnröhre ist gerötet,

manchmal verdickt und samtartig, oder es zeigen sich weißliche membranöse Flecken darauf, die fest adhärieren, nämlich entzündliche Exsudate. Es kann aber auch die Schleimhaut stellenweise geschwürig oder brandig zerstört sein, und die so gebildeten Öffnungen führen zu Höhlen im Inneren der Drüse."

Bei *entwickeltem Prostataabsceß* sah Thompson „bisweilen eine Höhle, die 2—3 Drachmen Flüssigkeit halten kann, in einem Seitenlappen oder auch wohl in beiden Seitenlappen. Die Wände dieser Höhle bestehen aus einer dicken organisierten Schicht mit zerissener, fleckiger Oberfläche, woran Eiter sitzt. Sie sind graufarbig oder schiefergrau und die nämliche Färbung besitzt auch eine mäßige Schicht der die Absceßkapsel umgebenen Prostatasubstanz."

Der Substanzverlust der Prostata ist manchmal sehr bedeutend. Fast das ganze Organ kann zerstört werden, ohne daß die den Hohlraum durchsetzende Harnröhre von der ausgebreiteten Zerstörung ergriffen worden wäre. Christeller und Jacoby bezeichnen vom pathologisch-anatomischen Standpunkt aus den Ausdruck „parenchymatöse" Prostatitis als „irreführend". Der Begriff der parenchymatösen Entzündung habe bei anderen Organen, z. B. der Leber und Niere schon Verwirrung angerichtet.

Sie sprechen von *interstitieller* Prostatitis. Diese zerfällt in:

a) die diffuse, akute interstitielle Prostatitis,

b) den akuten Prostataabsceß.

„ad a) Bei der *ersten Form* hat der Prozeß alle oder doch fast alle Teile der Drüse gleichmäßig ergriffen und ist von den Prostatadrüsen auf das fibromuskuläre Stroma übergegangen. Es liegt also eine interstitielle Entzündung mit Schädigung des Parenchyms vor. Von dieser Form gibt es verschiedene Grade. Der leichtere Grad, der auch als akute Prostatitis im engeren Sinne bezeichnet wird und sich aus der katarrhalischen oder follikulären Form (aber auch direkt) entwickeln kann, besteht im wesentlichen aus einer entzündlichen Hyperämie und serösen Durchtränkung des ganzen Organs, das nach Thompson um das Doppelte bis Vierfache vergrößert sein kann. Die Prostata fühlt sich fest und gespannt an. Die Schnittfläche ist stärker gerötet und entleert bei Druck eine rötliche trübe Flüssigkeit, ein Gemenge von Lymphe und Serum, Blut, Prostataflüssigkeit und sehr wenig Eiter. Im weiteren Verlauf kann eine Rückbildung eintreten oder das Ödem geht zunächst in eine reichliche kleinzellige Infiltration über, und im Anschluß daran kommt es zur Einschmelzung des Gewebes und zu multipler Absceßbildung. Auch in diesem Stadium ist noch eine rasche Ausheilung und Vernarbung möglich.

Führt es nicht zur Absceßbildung, dann kann schließlich noch eine *chronische Induration* eintreten. Nach circumscripter Entzündung bleiben umgrenzte verhärtete Knoten in der Prostata zurück, nach ausgebreiteter wird ein ganzer Lappen oder selbst die ganze Prostata in ein derbes Gewebe umgewandelt (Wossidlo). Hierbei kann es zu bleibender derber Vergrößerung der Prostata kommen (Simmonds). Diese kann eine Prostatahypertrophie vortäuschen (Finger).

Rost fand zwei Arten der Beteiligung des Zwischengewebes, entweder eine diffuse allgemeine Infiltration mit Leukocyten und Plasmazellen, oder zahlreiche umschriebene Infiltrate, die ohne Beziehung zu den Drüsenacini, anscheinend perivasculär sich entwickelt haben und teilweise eine eitrige Einschmelzung zeigten, also zahlreiche kleine Abscesse.

ad b) *Der akute Prostataabsceß.* Dieser entsteht entweder als lokale eitrige Erkrankung oder entwickelt sich aus den schweren Formen der akuten interstitiellen Entzündung. Es konfluieren die kleinen Abscesse, und es kommt zu einer fortschreitenden Einschmelzung bis zu vollständiger Vereiterung des Gewebes. Die Drüse ist mehr oder weniger in einen Eitersack umgewandelt, dessen Begrenzung die fibröse Kapsel bildet. Im weiteren Verlauf durchbricht der Eiter die fibröse Kapsel der Prostata, und es kommt zu einer Entleerung in einen der angrenzenden Hohlräume" (Christeller und Jacoby).

δ) Periprostatitis (periprostatische Phlegmone; periprostatische Phlebitis)[1].

Die akute Prostatitis kann in ihren verschiedenen Formen, meist im Anschluß an die abscedierende parenchymatöse Erkrankungsform, zu einer *entzündlichen Erkrankung des Nachbargewebes der Prostata* infolge Fortpflanzung der Entzündung durch das Gewebe direkt oder auf dem Blut- bzw. Lymphwege führen (GUYON und LEGOND). BUSCHKE und LANGER gehen in ihrem Lehrbuch näher darauf ein. Sie unterscheiden Abscesse, die in den periprostatischen Räumen lokalisiert sind, ferner in den extraprostatischen Räumen und schließlich diffuse Phlegmonen (AVERSENQ und DIEULAFÉ).

Die subjektiven Erscheinungen gleichen denen der Prostatitis parenchymatosa weitgehend, während objektiv die Prostata selbst wenig verändert zu sein braucht. Die Umgebung der Vorsteherdrüse zeigt dagegen schwere entzündliche Veränderungen. Bei *phlegmonösen* Bildungen bricht gewöhnlich der Eiter in das Rectum durch (Gefahr einer Rectalgonorrhöe, vgl. S. 475). Es kann aber auch zur Eitersenkung und zum Durchbruch ins Peritoneum oder in die Harnröhre kommen (WAELSCH). Echte Pelveo-Peritonitiden können die Folge sein. Glücklicherweise kommt diese Komplikation sehr wenig vor.

Eine besonders schwere und gefährliche Affektion stellt die *periprostatische Phlebitis* dar. Bei entzündeten, thrombosierten Venen, die als ein Paket dicker Stricke (CASPER, NOGUÈS) imponieren, treten Schüttelfrost und Erscheinungen einer schweren Allgemeininfektion auf. Es kann zu einer Pyämie kommen. Diese Affektion ist sehr selten. Schließlich ist noch eine erst jüngst beschriebene Affektion (CRONQUIST) zu erwähnen, die *Lymphangitis prostato-iliaca*. Sie kommt nach BUSCHKE und LANGER häufiger vor.

Es handelt sich dabei um eine Erkrankung der von der Prostata ausgehenden und nach den Lymphdrüsen am Eingang des kleinen Beckens verlaufenden Lymphgefäße.

Man fühlt bei der Palpation einen strangförmigen Wulst von der Vereinigung des oberen und seitlichen Randes der Vorsteherdrüse ausgehen.

CRONQUIST hat 31 derartige Fälle publiziert und LANGER konstatierte unter 183 Untersuchungen in 50,82% deutlich verdickte und tastbare Lymphstränge und in 9,83% Lymphknötchen[2].

Diagnose. Zur *Diagnosenstellung* müssen in jedem Falle (mit Ausnahme perakuter und abszedierender Formen) die *Untersuchung per rectum* und die *mikroskopische Untersuchung* des durch Expression gewonnenen *Prostatasekretes* vorgenommen werden.

a) *Palpationsdiagnose.* Bei digitaler Untersuchung der normalen Prostata darf der Patient nicht über Schmerzen klagen. Die Palpation ruft nur eine unangenehme Sensation hervor, die manchmal zur Eichel hin ausstrahlt. Eine weitere Folge der Manipulation ist in vielen Fällen verstärkter Harndrang, seltener eine kurzwährende Harnverhaltung und nachfolgende Erektion.

Bei der *katarrhalischen Form* der akuten Prostatitis läßt sich in den allermeisten Fällen *kein* Palpationsbefund erheben, weder hinsichtlich der Größe, noch der Konsistenz, noch besonderer Schmerzempfindlichkeit der Drüse. BUSCHKE und LANGER glauben, daß die Prostata sich infolge der vorhandenen Hyperämie manchmal wärmer anfühlt. Hier muß also der Hauptwert auf den Ausfall der Sekretuntersuchung gelegt werden.

Die *follikuläre Prostatitis,* bei der es ja durch Sekretstauung im Drüsentubulus zu Pseudoabscessen und zur periglandulären Entzündung kommt,

---

[1] Vgl. H. BOENIGHAUS: Handbuch der Haut- und Geschlechtskrankheiten Bd. 20/2, S. 146 f.

[2] Vgl. BIRNBAUM: Handbuch der Haut- und Geschlechtskrankheiten Bd. 20/2, S. 6/7.

zeigt klinisch, neben Trübung beider Urinportionen, Harndrang, Schmerzen am Schlusse der Miktion, bei der rectalen Untersuchung in einer anfänglich oft noch nicht deutlich veränderten Vorsteherdrüse in der Medianlinie oder nur wenig daneben ein deutliches perlgraupen- bis erbsengroßes, sehr druckempfindliches Knötchen (Thompson) oder mehrere solcher.

Nach erfolgtem Durchbruch des Pseudoabsceßchens geht das Knötchen sofort zurück und läßt sich palpatorisch nicht mehr nachweisen; unter Umständen bleibt eine kleine Dellenbildung zurück. Es hängt allerdings ganz von dem Sitz und der Ausbreitung dieser entzündlich-eitrigen Stauungsvorgänge an den Follikeln ab, inwieweit diese Veränderungen palpiert werden können (Buschke und Langer). Wenn sie an der Vorderwand der Prostata sich abspielen, entgehen sie dem palpierenden Finger; nur die meist auch hier vorhandene Schmerzhaftigkeit bei der Berührung läßt auf stärkere entzündliche Vorgänge schließen. Falls die Herde an der hinteren Wand liegen, so fühlt man ein oder mehrere Knötchen, wie wir sie oben schon beschrieben haben.

Nach Durchbruch oder Entleerung dieser kleinsten Absceßchen bei der Massage kann es zur Abheilung kommen oder es können wieder neue Drüsenanteile befallen werden.

Die palpatorisch am stärksten faßbaren Erscheinungen macht die *parenchymatöse* (interstitielle) Form der Prostatitis.

Meist ist die ganze Drüse oder zu mindesten ein ganzer Lappen entzündlich erkrankt. Dementsprechend wird bei der rectalen Untersuchung eine wesentlich vergrößerte Drüse oder ein stark geschwollener Lappen gefunden. Die Konsistenz ist prall-elastisch, gespannt; die Empfindlichkeit ist gesteigert. In diesem Stadium (erstes Stadium nach Waelsch) kann eine Änderung in der Richtung erfolgen, daß infolge der Therapie eine Rückbildung einsetzt und die Prostatitis in ein chronisches Stadium übergeht oder aber es tritt eine Wendung zum Schlimmeren, die *beginnende Abscedierung* (zweites Stadium nach Waelsch), ein. Dabei werden die Schmerzen wesentlich stärker, strahlen weiter aus, der Patient fiebert meist, ist schwer krank. Der palpierende Finger fühlt eine noch stärkere Schwellung der Drüse (auf das 3—4fache), die sich auch jetzt noch auf einen *Lappen* beschränken kann oder die ganze Drüse ergriffen hat. Der manchmal *apfelgroße* Tumor macht dem palpierenden Finger das weitere Eindringen in den Mastdarm fast unmöglich. Die Vorsteherdrüse kann durch ihre enorme Schwellung die gegenüberliegende hintere Wand der Ampulla recti berühren. Meistens ist die Prostata, die sich in diesem Stadium heiß anfühlt, sehr hart und von glatter, selten höckeriger Oberfläche.

Im dritten Stadium der parenchymatösen Prostatitis (nach Waelsch), der *Abscedierung,* nehmen die subjektiven und objektiven Beschwerden noch weiter zu.

Bei der *rectalen Untersuchung* bietet sich ein ähnliches Bild wie im zweiten Stadium, nur findet sich darüber hinaus in der verhärteten Prostataschwellung eine mehr umschriebene, weichere Stelle. Diese *Erweichung* nimmt in den nächsten Tagen zu, bis die Abscedierung eintritt. Sie dokumentiert sich bei der Palpation durch Fluktuation des erweichten Herdes. Die Größe der Erweichung und Abscedierung ist unterschiedlich. Sie kann schließlich fast das ganze Organ befallen, so daß es nur noch eine große Absceßhöhle darstellt. Es erfolgt dann, falls nicht operativ eingegriffen wird, der Durchbruch des Abscesses, und zwar meistens in die Harnröhre. (Wir werden die Perforation und deren Folgeerscheinungen beim Kapitel „Verlauf" und „Prognose" noch eingehender besprechen.)

Ist es im Anschluß an den erfolgten Durchbruch zur Heilung der Prostatitis gekommen, so findet sich, je nach der stattgehabten Ausheilung, in dem Drüsengewebe narbiger Ersatz des ausgefallenen Gewebes.

Es sei in diesem Zusammenhang noch einmal mit Nachdruck darauf hingewiesen, daß gerade bei den verschiedenen Stadien der parenchymatösen Form der Prostatitis die Palpation mit größtmöglichster Vorsicht durchzuführen und bei stärkeren Beschwerden sogar Abstand davon zu nehmen ist. Man wartet in solchen Fällen lieber noch einige Tage ab, um größeren Schaden zu verhüten. Expression oder gar Massage ist jedenfalls völlig kontraindiziert. Rectale Untersuchungen mit Instrumenten (z. B. dem Instrument nach FELEKI) lehnen wir grundsätzlich in Übereinstimmung mit fast allen Autoren ab.

Kommt es im Anschluß an die parenchymatöse Prostatitis zur *Periprostatitis* oder zu einer *periprostatischen Phlegmone,* so ergeben sich noch als zusätzliche Erscheinungen zu dem oben geschilderten Bild der parenchymatösen Form Veränderungen in der Umgebung der Drüse. Das periprostatische Bindegewebe entzündet sich, es kommt schließlich zur Eiterbildung in der Hauptsache zwischen Prostata und Mastdarm und meist zur Perforation. Die *rectale Untersuchung* ergibt, daß sich die Rectalschleimhaut über der Prostata nicht mehr verschieben läßt. Die Umrisse der Prostata sind unscharf zu fühlen; sie sind verwachsen. Das periprostatische Gewebe ist geschwollen, infiltriert, bei Berührung schmerzhaft. Die Einschmelzung der Phlegmone läßt sich ebenso wie bei der parenchymatös-abscedierenden Prostatitis durch die deutlich werdende Erweichung und endliche Fluktuation feststellen.

In seltenen Fällen kann man bei der Prostatitis auch *Veränderungen* von seiten des *Lymphgefäßapparates* palpieren. CRONQUIST hat besonders darauf aufmerksam gemacht.

Es kommt zur *Lymphangitis prostato-iliaca,* wobei ein strangförmiger Wulst — im Gegensatz zur Spermatocystitis und Deferentitis pelvina — von der Vereinigung des oberen und seitlichen Randes der Prostata ausgehend zu fühlen ist. Es soll öfters nicht nur ein Lymphstrang erkrankt sein, sondern mehrere, die fächerförmig nach auswärts und aufwärts zulaufen (LANGER).

b) *Sekretuntersuchung.* Das *Sekret* der *normalen,* nicht erkrankten Prostata ist dünnflüssig, nicht klebrig, milchig verfärbt und hat einen charakteristischen Geruch, den WAELSCH mit dem der Kastanienblüte vergleicht und der hauptsächlich durch das beigemengte Prostatasekret bedingt ist. Von chemischen Substanzen finden sich im Prostata-Sekret Hemialbumosen, ferner albuminöse und lipoide Bestandteile (Lecithinkörperchen). Mikroskopisch imponieren diese als kleinste Kügelchen („Spermakonien" POSNER). Corpora amylacea aus neutralem, phosphorsauren Kalk, um Drüsenepithelien geschichtet (BEHRING) finden sich häufig bei älteren Männern. In den Epithelien lassen sich Lipoide darstellen. Die Reaktion des normalen Sekretes ist alkalisch, worauf schon CASPER, JADASSOHN, KERN, BISCHOFF und vor allem SCHULTZ hingewiesen haben, während FÜRBRINGER, FINGER, v. FRISCH, BURCKHARDT, WOSSIDLO u. a. die Reaktion als schwach sauer oder amphoter angegeben hatten. WAELSCH und SCHULTZ prüften die Reaktion des Sekretes mit sehr empfindlichem Lackmuspapier. SCHULTZ konnte dabei zeigen, daß die Prüfung mit Phenolphtalein versagt, die z. B. LOHNSTEIN (er fand in 70% saure Reaktion) ausgeführt hatte. — JOHNS und nach ihm WALTHER empfehlen zur Anreicherung weniger Zellelemente und Bakterien im Prostatasekret das Material in einem Glasröhrchen aufzusaugen, es zuzuschmelzen und zu zentrifugieren. Das Abstrichpräparat wird dann aus dem Sediment des Zentrifugates hergestellt.

Wir haben bei der Darstellung der einzelnen Formen der Prostatitis acuta und bei der Beschreibung der Rectaluntersuchung schon mit allem Nachdruck darauf hingewiesen, daß eine eingreifende palpatorische Untersuchung und vor allem eine Expression des Prostatasekretes *nicht* vorgenommen werden darf, wenn die Prostata *stark entzündet* und sehr schmerzhaft ist und vor allem bei einer vorliegenden *Abscedierung* inner- und außerhalb der Prostata.   Die zu therapeutischen Zwecken anzuwendende Massage ist deshalb auch heute noch in der Literatur umstritten, wie wir bei der Besprechung der Therapie näher ausführen müssen.

Bei der *akuten katarrhalischen Form* der Prostatitis, die in den allermeisten Fällen ohne objektiven Palpationsbefund ist, kommt der Sekretuntersuchung ausschlaggebende diagnostische Bedeutung zu.

Den Vorgang der Sekretgewinnung haben wir oben S. 460 eingehend beschrieben.   Es wird erst nach Ausspülung der Blase und frischer Auffüllung exprimiert.

Man untersucht am besten immer 2 Objektträgerpräparate, das eine ungefärbt, das andere besonders dünn ausgestrichen und in der üblichen Weise gefärbt. Aber schon makroskopisch kann die Untersuchung des Sekretes Hinweise auf eine Erkrankung geben.

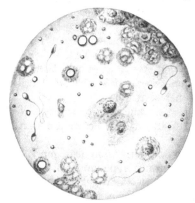

Abb. 36. Exprimat bei akuter Prostatitis. (Sammlung Buschke.)

Nach Goldberg ist das Exprimat nicht gleichmäßig milchig getrübt, sondern stellt eine Aufschwemmung ungleich verteilter korpuskulärer Elemente, d. h. von Eiterklümpchen, mehr oder weniger dicker Brokken, feinerer Plättchen und häckchenförmiger Gebilde dar. — Das Sekret ist dicker, mehr rahmig-eitrig und entleert sich am Schlusse der Miktion durch den Druck der Trigonummuskulatur aus den Ausführungsgängen (Fürbringer).

Mikroskopisch finden sich im flüssigen Sekret Epithelien der Harnwege, der Prostata und dazwischen frei gelagerte Leukocyten.

Manche Autoren haben geglaubt, besondere Formen und Eigentümlichkeiten der Eiterzellen als charakteristisch für Prostatitis ansehen zu müssen. So hat Bering das Vorkommen ,,mononukleärer kleiner Leukocyten mit eigentümlich granuliertem Protoplasma" (Waelsch) als pathognomonisch angegeben. Pezzoli und Finger nahmen an, daß bei Prostatitis eosinophile Elemente besonders gehäuft vorkämen. Diese Ansichten haben sich nicht halten lassen.

Waelsch hebt hervor, daß man die Lipoidkörperchen innerhalb der Leukocyten und auch im Kern der Eiterzellen finden kann. (Phagokaryose nach Sellei und Dettre). Je stärker die Entzündung der Prostata ist, desto mehr fehlen sie. Einige neuere Arbeiten haben sich mit diesem Problem beschäftigt.

So hat Liverč das Prostatasekret von 202 Männern, die zum größten Teil eine Gonorrhöe hatten, morphologisch und färberisch untersucht: Im *normalen* Sekret herrschen die Lipoidkörner im suspendierten Zustand vor. Im *pathologischen* Sekret sind vermehrte Leukocyten (mindestens 10 im Gesichtsfeld) und Epithelien im Vordergrund. Nach Ansicht des Verfassers läßt die Anwesenheit von Leukocyten in wechselnder Zahl zusammen mit reichlich Lipoidkörnern auf einen geringfügigen Prozeß, d. h. auf eine katarrhalische Entzündung schließen. Dagegen fand er bei tieferen entzündlichen Vorgängen in der Prostata eine bedeutende Leukocytose und wesentliche Verringerung der Lipoidkörnchen. Auch bei noch vorhandenem stärkerem Leukocytengehalt darf das Anwachsen der Zahl der Lipoidkörner im Prostatasekret als prognostisch günstiges Zeichen bewertet werden.

Marjassin und Petscherski kommen auf Grund ihrer zytologischen Untersuchungen des Prostatasekretes bei gonorrhoischen und postgonorrhoischen Prostatitiden zu ganz ähnlichen Resultaten.

Zhorno wies darauf hin, daß es für die Beurteilung des Entzündungsgrades der Prostata wichtig sei, das Exprimat sowohl in dickerem als auch in dünnem Ausstrich zu untersuchen.

Riemke fand bei 61 gesunden Männern, ohne frühere Gonokokkeninfektion, normales Prostatasekret, frei von phagozytären Zellelementen, dagegen bei 28 Patienten, meist

Gonorrhoikern, mehr weniger zahlreiche Leukocyten und Monocyten im Sekret. Das *dicke* Präparat dient zur quantitativen Beurteilung der Leukocyten, das dünne zur Feststellung der Menge der „Lecithinkörner". Diese seien nämlich im dickeren Ausstrich durch Leukocyten und Epithel oft verdeckt. Dieser Verfasser erklärt eine Prostatitis dann für geheilt, wenn das Prostatasekret einen konstanten reichlichen Gehalt an „Lecithinkörnern" zeigt und Leukocyten nicht oder nur in geringerem Maße und konstanter Zahl vorhanden sind.

LIVERČ und SELICHIJ haben ferner das mikroskopische Bild des Prostatasekretes eingehend untersucht:

Bei 32 jungen Männern, *die nie krank gewesen waren*: Leukocyten 1—3 im Gesichtsfeld, einzelne Epithelien, sonst das Gesichtsfeld bedeckt von Lecithinkörnern. Die mittlere Leukocytenformel war: Neutrophile: junge 0%, stäbchenförmige 0%, segmentierte 10,2%, Lymphocyten 87,5% Übergangsformen 1,7%, Eosinophile 0,6%.

2. Bei 10 Fällen *akuter katarrhalischer Prostatitis:* 50—100 Leukocyten im Gesichtsfeld, 2—3 Epithelien, mangelhaft „Lecithinkörner".

Leukocytenformel: Neutrophile: junge 0%, stäbchenförmige 0,7%, segmentierte 46,7%, Lymphocyten 46,9% Übergangsformen 3,5%, eosinophile 2,2%.

3. Bei 10 Fällen *akuter parenchymatöser Prostatitis:* Leukocyten machen fast das ganze Blickfeld aus, ferner 2–3 Epithelien, einzelne Lecithinkörner. Mittlere Leukocytenformel: Neutrophile: junge 0%, stäbchenförmige 18,3%, segmentierte 67,7% Lymphocyten 4,6%, Übergangsformen 2,1%, Eosinophile 7,3%.

In diesem Zusammenhang interessiert auch die Arbeit von LAZARUS, die sich mit den Leukocyten im Prostatasekret und ihrer Beziehung zur Diagnose der Prostatitis beschäftigt. Er hat 212 Kranke untersucht, davon waren:

1. 100 ohne gonorrhoische Anamnese und ohne gonorrhoische Symptome,

2. 100 hatten Gonorrhöe durchgemacht und waren als geheilt entlassen worden,

3. 12 waren Gonorrhoiker, die einer sehr eingehenden Kontrolle unterworfen waren,

ad 1. Bei 30 war die Leukocytenzahl vermehrt; bei 16 von diesen lag auch ein positiver Palpationsbefund vor;

ad 2. In 66 Fällen war die Leukocytenzahl erhöht, aber nur 37 davon zeigten eine pathologische Prostata;

ad 3. 5 von 12 symptomlosen und klinisch geheilten Patienten hatten erhöhte Leukocytenmenge.

Auf Grund dieser Resultate glaubt LAZARUS, daß zwischen dem klinischen Befund der Vorsteherdrüse und ihrem Gehalt an Leukocyten keine Übereinstimmung bestehe.

Diese Hypothese von LAZARUS widerspricht der herrschenden Ansicht, die besagt, daß wenige Leukocyten im Prostatasekret wohl nichts bedeuten, daß dagegen eine deutlich erhöhte Leukocytenmenge für einen entzündlichen Prozeß in der Prostata spricht. Selbst wenn Gonokokken fehlen, ist der Verdacht auf eine gonorrhoische Prostatitis weitgehend bekräftigt, falls auch die sonstigen klinischen Umstände dafür sprechen.

Gonokokken finden sich allerdings in einem ziemlich hohen Hundertsatz bei den akuten, insbesondere bei den katarrhalischen Formen der Prostatitis. Die Angaben darüber in der Literatur schwanken. So konnte FRANK Gonokokken bei 210 Fällen 170mal, BISCHOFF in 151 Fällen 127mal nachweisen. Diese lagern sich intra- und extraleukocytär in kleinen Häufchen (FINGER).

Bei der *follikulären Prostatitis* sind entsprechend der Vermehrung der subjektiven auch die objektiven Symptome gesteigert. Die Sekretuntersuchung ergibt also meist ein „massigeres" Bild (BUSCHKE, LANGER). Man kann indessen auch in manchen Fällen ein verblüffend mageres Ergebnis erhalten, da sich unter Umständen die Pseudoabscesse trotz Massage nicht entleeren. Wenn es zum Durchbruch eines solchen Pseudoabscesses kommt, läßt sich dieser durch vermehrte eitrige Sekretabgabe nachweisen. Gonokokken lassen sich manchmal darstellen. Aber schon bei der follikulären Prostatitis ist eine Expression mit größter Vorsicht vorzunehmen und bei stärkerer Schmerzhaftigkeit lieber noch einige Tage damit zu warten. Bei der schwersten Form der Prostatitis, der *parenchymatösen,* zumal wenn es zur Einschmelzung kommt, ist dagegen die Expression unbedingt zu vermeiden, wie wir oben schon mehrfach ausdrücklich betont haben.

Verlauf, Folgeerscheinungen und Prognose. Die *akute, katarrhalische Form* der Prostatitis verläuft relativ harmlos und ohne besondere Symptome. Sie ist aber insofern bedeutsam, als sie doch in einer Reihe von Fällen chronisch werden kann oder die Vorstufe weiterer und immer schwererer Krankheitserscheinungen abgibt, die schließlich in der abscedierenden parenchymatösen Form gipfeln. Das geschieht, wie wir gesehen haben, meist durch unvorsichtige instrumentelle Behandlung, durch unzweckmäßiges Turnen, durch Alkoholgenuß, Pollutionen u. dgl. mehr.

Bei der *follikulären Prostatitis* kann der Verlauf ganz ähnlich sein. Es kommt unter Umständen zur restlosen Resorption des follikulären Herdes. Öfters aber wird der Pseudoabsceß größer und bricht dann in die hintere Harnröhre durch und zwar auf dem Wege durch den Ausführungsgang oder neben diesem. Damit kann der follikuläre Entzündungsprozeß erlöschen oder aber er flackert erneut auf, und das Spiel beginnt von vorn. Dabei können weitere Teile der Drüse in den Entzündungsprozeß einbezogen werden. Bei der Abheilung entsteht Narbengewebe. Wir haben schon gesehen, daß in selteneren Fällen narbige Verziehungen an den Ductus ejaculatorii (Obliteration!) auftreten können, die Oligo- oder sogar Azoospermie zur Folge haben.

Auch bei der *Prostatitis follicularis* besteht die Gefahr, daß der Entzündungszustand chronisch wird.

Die *parenchymatöse* (interstitielle) *Prostatitis* ist die schwerste und gefährlichste Erkrankungsform, die in ihren drei Stadien (Waelsch) einen ganz verschiedenen Verlauf nimmt. Das *erste Stadium* kann bei geeigneter Behandlung *abheilen* oder in ein chronisches übergehen. Dabei lassen die Beschwerden nach, und auch der objektive Befund bildet sich zurück. Andererseits kommt es in selteneren Fällen auch zu weiterer Zunahme der Prostatitis. zur beginnenden und endlichen Abszedierung. *(Zweites und drittes Stadium.)* Der Patient, der einen schwerkranken Eindruck macht und mit ängstlichem, schmerzverzerrtem Gesicht, gekrümmt im Bett liegt, kann unter Umständen trotz bestehendem Harn- und Stuhldrang weder Urin noch Stuhl lassen. In solchen sehr seltenen Fällen muß im Notfall zum Katheter oder sogar zur Blasenpunktion geschritten werden.

Efron hat neuerdings einen Fall beschrieben, bei dem eine akute Prostatitis mit anschließender Harnverhaltung $1^1/_2$ Monate nach der gonorrhoischen Infektion auftrat. Einige Tage später verspürte der Patient bei leichter Bewegung im Bett einen plötzlichen starken Schmerz, „als ob etwas im Bauch geplatzt sei". Patient starb im Anschluß an die Blasenruptur. Bei der Sektion zeigte die Blase hinten oben einen dreiquerfingerlangen Riß mit blutigen Rändern.

Meist hat sich ein großer Absceß entwickelt, der operativ geöffnet werden muß. In der Regel ist schon nach wenigen (3—4 Tagen) eine deutliche Fluktuation eingetreten. Wenn man nun die Operation versäumt, so bricht der Absceß durch. Waelsch hat festgestellt, daß dies gewöhnlich zwischen dem 5.—12. Tage zu geschehen pflegt.

Der *Durchbruch* in die *Harnröhre* ist der häufigste. Er kann spontan auftreten oder häufiger im Anschluß an irgendeine Anstrengung, wie sie z. B. die Defäkation oder das Urinieren bei solchen Patienten darstellt. Unter starker Schmerzempfindung entleert sich eine größere Menge blutig-eitrigen Materials. Nach einigen Tagen zeigen sich im Urin blutig-eitrige Beimengungen, die immer weniger werden, bis dann ziemlich rasch die schweren Krankheitserscheinungen zurückgegangen und endlich verschwunden sind.

Eine sehr unliebsame und schwere, aber glücklicherweise sehr seltene Komplikation (Thompson) stellt die *Urininfiltration* dar, die im Anschluß an den Durchbruch des Abscesses sich einstellen und zur Cystitis und Pyelonephritis mit tödlichem Ausgang führen kann. In *das Rectum* bricht der Absceß weniger häufiger durch als in die Harnröhre. v. FRISCH hat die der Perforation vorangehenden Symptome folgendermaßen dargestellt: „Die strotzend gefüllten Gefäße an der Oberfläche der Drüse zeigen eine auffallend starke Pulsation, die glatte Oberfläche wird uneben, stellenweise machen sich weichere, eindrückbare Stellen bemerkbar, die von harten infiltrierten Rändern umgrenzt sind; es entwickelt sich eine ödematöse, weich und sulzig anzufühlende Schwellung der Schleimhaut und des submucösen Gewebes des Rectums, endlich bietet sich die ganze Prostata dem untersuchenden Finger als eine in das Rectum stark prominierende, fluktuierende Geschwulst dar."

Auch hier ist der äußere Anlaß zur Perforation oft in einer Stuhl- oder Harnentleerung zu suchen, wobei quälende Tenesmen vorangehen können. Plötzlich tritt ein starker Schmerz auf, der den Durchbruch anzeigt. Es findet sich in der Folge am Ausgang des Enddarms blutiger Eiter. JADASSOHN, CARO und COHN haben im Anschluß an den Durchbruch ins Rectum eine Rectalgonorrhöe entstehen sehen.

Seltener ist der *Durchbruch am Damm.* SÉGOND hat die einschlägigen Fälle zusammengestellt. Er fand unter 140 abscedierenden Prostatitisfällen Durchbruch: 64mal in die Harnröhre, 43mal in den Mastdarm, 15mal am Damm, 8mal in das Cavum ischo-rectale, 3mal in der Leistengegend, 2mal durch das Foramen obturatorium, je 1mal durch den Nabel, das Foramen ischiadicum, am Rande der falschen Rippen, in die Bauchhöhle, in das Cavum Retzii.

ASTÉRIADÉS beobachtete einen Patienten mit stark vernachlässigtem Tripper, der einen Prostataabsceß bekam, welcher in das Corpus cavernosum durchbrach. Bei Incision des Abscesses wurde in letzterem eine Verbindung mit dem linken Prostatalappen festgestellt.

v. ZEISSL und v. DITTL haben Perforationen nach Blase und Rectum *gleichzeitig* gesehen. Der Durchbruch und die vollständige Entleerung der Abceßhöhle vermag den prostatitischen Prozeß zur Abheilung zu bringen. Die Abceßhöhle kann sich aber auch besonders bei nur ungenügendem Durchbruch neu auffüllen und so der ganze Prozeß wieder aufflammen. Oder er kann sich mehr schleichend entwickeln, chronisch werden.

Der hier geschilderte Verlauf beweist deutlich, wie gefährlich eine derartige Prostataerkrankung sein kann und wie ernst sie zu nehmen ist.

SÉGOND sah nach WAELSCH bei 114 Fällen von parenchymatöser Prostatitis Heilung in 70, Tod in 34 Fällen. 10 Fälle heilten nicht aus, sondern zeigten weiter chronische Entzündung mit Fistelbildungen. Von 35 Fällen, mit Durchbruch in die Harnröhre, starben 10, von 43 Fällen, die in den Mastdarm durchgebrochen waren 4. Während nach MINDER die Mortalitätsziffer früher 20—30% betrug, ist sie heute durch rechtzeitige Operation auf 3—6% gesunken. SCHNEIDER hat im Anschluß an eine einwandfreie gonorrhoische Prostatitis eine Staphylokokkensepsis gesehen, die ad exitum führte.

Prognostisch läßt sich die Situation bei der *Prostatitis catarrhalis* im allgemeinen günstig beurteilen. Nur die Fälle, die chronisch werden, trüben die Prognose.

Die *follikuläre* und *parenchymatöse Prostatitis* lassen sich oft sehr viel schwerer hinsichtlich der prognostischen Bewertung übersehen. Die Prognose ist meist gut, wenn eine glatte Perforation mit vollständiger Eiterentleerung erfolgt. Ist dies nicht der Fall, dann kommt es zu Rezidiven oder zum Übergang in ein chronisches Stadium, das mitunter von akuten Schüben unterbrochen ist.

In jedem Fall muß man sich bei einer eintretenden Prostatitis bewußt sein, daß sich damit für den Patienten die Lage wesentlich nach der ungünstigen Seite hin verschoben hat. Dementsprechend sind alle Maßnahmen zu treffen.

Differentialdiagnose. Während noch Waelsch im großen und ganzen differentialdiagnostisch nur *Tuberkulose, Prostatahypertrophie, Carcinom* in Betracht gezogen hat, wissen wir heute, daß eine weitaus größere Anzahl von Krankheiten die Prostata befallen kann.

Wohlstein hat auf dem Königsberger Dermatologen-Kongreß 1929 in einem Vortrag „Zur Ätiologie der entzündlichen Erkrankung der Prostata und Samenblase" darauf hingewiesen, daß durch die vorwiegend exogene transurethrale, gonorrhoische Ätiologie die selteneren ätiologischen Momente dieser Erkrankung zu wenig Beachtung fänden. In folgendem Schema hat er die exogenen und endogenen Ursachen der Prostatitis und Spermatocystitis zusammengetragen:

exogene	*endogene*
gonorrhoische,	durch Tuberkulose
agonorrhoische,	Lues,
abakterielle,	Mumps,
traumatische,	Influenza,
medikamentöse,	Grippe,
durch { Striktur,	Typhus,
Cystopyelitis,	Pneumonie,
Blasen-Prostata-Nierensteine,	Tonsillitis,
Balanitis bedingte,	Anthrax,
Greisenprostatitis,	Furunkulose,
durch polypöse Tumoren der hinteren	allgemeine Sepsis,
Harnröhre entstandene; postoperative;	Zahnabsceß,
bei Analfissuren auftretende.	chronische Appendicitis,
	Cholecystitis bedingte.

Wir folgen hier den Ausführungen Wohlsteins. — In der Literatur liegt eine Reihe von exakten Beobachtungen über nicht gonorrhoische Prostatitiden vor. Baker fand bei seinen Prostatitisfällen 15—20% als nicht gonorrhoisch. Suter sah spontan auftretende Prostatitisfälle durch Infektion mit Colibacillen. 8 solche Komplikationen kann Wohlstein mitteilen. Nach seiner Ansicht werden sie oft übersehen. Meist erfolge die Infektion auf exogenem Wege, aber auch eine hämatogene Genese oder das Durchwandern von Colibacillen vom Darm aus käme in Frage.

Ähnlich wie Klausner bei der Spermatocystitis (vgl. diese) Hefepilze als Infektionserreger eruieren konnte, gelang es Schwartz und Cancik, in einer Anzahl von Prostatitiden Streptothrixpilze im Prostataexprimat kulturell nachzuweisen (Therapie: Autovaccine). Lewis, Bransford, Carroll und Stryker publizierten einen Fall, der an einer generalisierten Blastomykose litt. Auch die Prostata war vergrößert und abscediert. Bei der Incision entleerte sich rahmiger Eiter. Riba, Perry und May haben Prostatitisfälle beschrieben, die durch eine Infektion mit Trichomonas vaginalis zustande gekommen waren. Im Nativ-Sekretpräparat fanden sich eindeutig Flagellaten.

Es ist ferner bekannt, daß auch bei sicheren gonorrhoischen Prostatitiden manchmal nur Colibacillen, Streptokokken oder Pseudodiphtheriebacillen zu finden sind (Player, Lee, Brown und Mathé).

Nelken gibt eine statistische Zusammenstellung von über 400 Prostatitisfällen, nach Art der Erreger geordnet:

170mal kein Mikroorganismus,
110 ,, Staphylococcus rein oder in Mischkultur (Coli- und Pseudodiphtheriebacillen),
76 ,, nur Pseudodiphtheriebacillen,
43 ,, nur Colibacillen,
13 ,, Gonokokken.

Von den nicht gonorrhoischen Fällen war nach Verfasser eine größere Zahl hämatogen entstanden.

Nach Kretschmer sind Prostataabscesse meist durch Gonokokken bedingt, doch auch bei Mumps, Typhus und besonders bei Influenza kommen sie vor;

ferner nach Instrumentation usw. Metastatische Abscesse finden sich auch nach Armphlegmone, Panaritien, Angina phlegmonosa. Andere ähnliche hierhergehörige Fälle der verschiedensten Ätiologie haben TADDEI, PELOUCA, GOWAN, SMITHS u. a. beschrieben. BETAZZI gibt 3 Entstehungsarten des Prostataabscesses:

1. Hämatogene bei allgemeiner oder lokaler Infektion (Typhus, Gelenkphlegmone, Karbunkel, Furunkel).

2. Lymphogene nach Rectaleiterung, Hämorrhoiden und perirectalen Eiterungen.

3. Urethraler Infektionsmodus.

HOLLOWAY und v. LACKUM sahen in der chronischen entzündeten Prostata den Sitz latenter Infektion wie wir es von Zähnen, Tonsillen usw. wissen. — AVONI publizierte einen Fall von Prostataabsceß, der im Laufe eines Anthrax der Regio suprapubica entstanden ist. NICKEL hat auf Grund von 3500 kulturellen Untersuchungen des Prostata- und Samenblasensekretes festgestellt, daß die männlichen Adnexe eine vielseitige Bakterienflora aufweisen. Es kommen ebenso, wie in der Mundhöhle, nichtpathogene Streptokokken vor. Besondere Beachtung verdiene der von ROSENOW *pleomorpher Streptococcus* genannter Coccus. Diese Bakterien können Prostatitiden „harmloser" Art hervorrufen. NICKEL vergleicht sie mit den chronisch-infizierten kleinen Tonsillen, die allerdings oft recht gefährlich seien.

WOHLSTEIN hat einen Fall von *abakterieller* Prostatitis gesehen. Nach anfänglicher eitriger Urethritis (niemals Gonokokken nachweisbar, auch kein anderer Erreger bei verschiedener Untersuchungstechnik wie Giemsa, Gramfärbung und Dunkelfeld) trat nach Alkoholgenuß eine Prostatitis auf, die palpatorisch und mikroskopisch nachweisbar war. Bakterien wurden auch hier nicht gefunden.

Einige Worte über die sog. *Greisenprostatitis* sind hier am Platze. In der Tabelle von WOHLSTEIN (s. o.) ist sie unter den exogenen Fällen aufgeführt. Es müssen aber auch dispositionelle Momente oder sonstige innere Ursachen mitwirken. Man kann annehmen, daß Entzündungserreger aus Urethra und Blase in die in ihrer Widerstandskraft geschwächte Prostata eindringen.

DARGET hat bei 5 alten Männern derartige Prostatitiden gesehen. Die Drüse war hypertrophisch, derb, gespannt und bei Palpation druckempfindlich. Durch Massage, manchmal schon bei einmaliger Behandlung wurde die Drüse weicher und kleiner. Öfters findet man Prostatahypertrophie kombiniert mit Entzündungen der Prostata; so ASTRALDI 18 Fälle von infizierter hypertrophischer Prostatitis. Ferner liegen im Schrifttum Beobachtungen vor, daß im Anschluß an operative Eingriffe in der Umgebung Entzündungen der Prostata vorgekommen sind.

Auch die *Syphilis* kann, allerdings meist nur im dritten Stadium, die Prostata befallen. WOHLSTEIN hebt hervor, daß fast nur der Erfolg der spezifischen Behandlung die Diagnose sichert. WARTHIN sezierte einen 19jährigen Luetiker und fand Miliargummen in der Prostata mit Nestern von Spirochäten. HESSE konnte ebenfalls eine Lues der Prostata beobachten und durch spezifische Kur heilen (hier ältere Literatur bis zum Jahr 1913).

POSNER hat im Zentralblatt für Haut- und Geschlechtskrankheiten 1927 über die Syphilis der Harn- und männlichen Geschlechtsorgane ausführlich berichtet. Neuere Fälle wurden von COHN, NOGUÈS, RIBA u. a. publiziert.

Schließlich ist noch die *Tuberkulose* der Prostata zu erwähnen. Hierüber gibt es eine ausgedehnte Literatur. Diese Erkrankungsform gehört in das chirurgisch-urologische Gebiet. TSUDA, LINHARDT, SALLERAS veröffentlichten Fälle mit hämatogener Genese. MARION und BARNEY sahen Tuberkulose der Prostata mit Prostatahypertrophie vergesellschaftet. SCOTT, KEYES, KOLL, GÖTZE, HESSE, SIMMONDS veröffentlichten Arbeiten über die primäre Prostatatuberkulose. WOHLSTEIN betont auf Grund seines Literaturstudiums und eigener Erfahrungen die Häufigkeit der sekundären Beteiligung der Prostata an der Tuberkulose des Urogenitaltractus. Nach seiner Ansicht kommt es auf dem Boden anderer Infektionen oft zum Haften der Tuberkulose an den Adnexen. So sah GAYET bei 60 eigenen Beobachtungen 17 Prostatatuberkulosefälle bei Männern über 50 Jahren. Diese Fälle hatten zum Teil schwere Gonorrhöen durchgemacht oder schwere Traumen erlitten.

BLATT und MARKUS publizierten 1927 einen Fall von *Lymphogranulomatose* der Prostata, wie er bisher noch nicht beobachtet worden sei. Er verlief klinisch unter dem Bild einer chronischen Prostatitis und wurde erst bei der Obduktion richtig erkannt.

Bei den *Tumoren*, die die Prostata befallen können, kommen vor allen Dingen *Carcinom* und *Sarkom* in Frage. Pürkhauer hat 1928 das einschlägige Material des Krankenhauses München-Schwabing zusammengestellt. Unter 12000 Sektionen fand er 55 Prostata-carcinome. In über der Hälfte der Fälle waren Metastasen in den Knochen vorhanden. In den letzten Jahren sind noch mehrere Fälle von Prostatacarcinomen veröffentlicht worden. Ich erwähne die Arbeiten von Barringer, Dossot, Bumpus. Letzterer hat ein Material von 1000 Carcinomfällen der Prostata aus der Mayo-Klinik verarbeitet. Sie hatten ein Durchschnittsalter von 65 Jahren. Alle Neubildungen vor dem 40. Lebensjahr sind als Sarkome anzusehen.

Chauvien und Emperaire betonten, daß das *Sarkom* nahezu stets *vor* und das Carcinom *nach* dem 50. Lebensjahr beobachtet werde. So fand Young unter 3000 Prostatahypertrophien 500 Carcinome und nur 5 Sarkome, während Bumpus unter seinen 1000 Carcinomfällen nur 5 Sarkome hatte.

Weitere Arbeiten über das Prostatasarkom, die sich im wesentlichen mit Kasuistik und statistischen Erhebungen befassen, verdanken wir Betoni, Ferguson und Stewart, Stern und Ritter, Randall und Hughes, Townsend, Wassiljeff u. a.

Es muß aber betont werden, daß ein großer Teil der eben erwähnten Erkrankungen der Prostata nur sehr selten differentialdiagnostisch ernstlich in Betracht kommt. Schwierigkeit kann vor allem die Tuberkulose gegenüber der follikulären Form der gonorrhoischen Prostatitis machen, wenn auch schon Goldberg und Wossidlo die Knoten bei Tuberkulose eckiger und härter als die mehr rundlichen Herde bei der Gonorrhöe beschrieben haben. Die tuberkulösen Knoten liegen nach Goldberg mehr in den Seitenwänden des Drüsenorganes. Dazu kommt, daß die Tuberkulose nur sehr selten (s. o.) allein die Prostata befällt (Urogenitaltuberkulose!). Bei der Syphilis der Prostata fühlt sich meist die ganze Drüse oder ein Lappen im ganzen vergrößert an oder in dem entzündlich-infiltrierten Gewebe palpiert man umschriebene, festweiche Knoten (Th. Cohn). — Die oben erwähnten Pilzerkrankungen machen der Prostatatuberkulose ähnliche Bilder. Es kann dabei zur Abszedierung kommen (Lewis, Bransford, Carroll und Stryker).

Alle diese eben genannten Erkrankungen sind in ihrem Auftreten und Verlauf mehr chronisch. Anamnese, Verlauf, die Wa.R., Tuberkulinprobe, das Kulturverfahren, Cystoskopie usw. klären die Diagnose.

Die Prostatitiden nach akuten Infekten durch Staphylokokken, Streptokokken, Bacterium coli, Typhusbacillen usw. (s. o.) auf direktem oder hämatogenem Wege und die abakteriellen Formen sind den beschriebenen gonorrhoischen Formen der Vorsteherdrüsenentzündung manchmal sehr ähnlich, so daß die Palpation keineswegs zur Klärung genügt. Die Sekretuntersuchung (Kultur!), der Befund der Harnröhrenuntersuchung und anamnestische Erhebungen helfen weiter! Da die Differentialdiagnose der Prostatitis in einem Hand- oder Lehrbuch bisher noch nicht ausführlicher behandelt worden ist, hielt ich es für meine Pflicht, dies hier zu tun.

b) Chronische Prostatitis.

Diese Erkrankungsform der Vorsteherdrüse ist wohl in den meisten Fällen die Fortsetzung eines akut entzündlichen Prozesses (Grossglik, Wossidlo, Buschke, Langer u. a.), wenn auch keineswegs geleugnet werden soll, daß in einzelnen Fällen die chronische Prostatitis von vornherein schleichend chronisch einsetzt (Finger, Waelsch, Güterbock). Sie kann sich aus jedem Stadium der akuten Prostatitis entwickeln.

Waelsch ist der Ansicht, daß sie wohl meist im Anschluß an die katarrhalische Form der akuten Prostatitis entsteht.

Hinsichtlich der *Ätiologie und Pathogenese* müssen wir zu dem oben Gesagten (s. S. 462) hier noch einiges hinzufügen.

Während bei der akuten Prostatitis Gonokokken in einem recht beträchtlichem Hundertsatz der Fälle im Sekret nachgewiesen werden können, finden sich bei der chronischen Erkrankung nach den meisten Autoren Gonokokken seltener. WAELSCH hat in Übereinstimmung mit GROSSGLIK, DELBANCO u. a. in nur ungefähr 2%, LIVERČ und SELICKIJ in 5%, BONN in 6% der Fälle Gonokokken nachgewiesen. NELKEN fand in 400 Fällen nur 13mal Gonokokken. POROSZ, HOLLOWAY und v. LACKUM beobachteten sehr selten Gonokokken. KNACK und SIMON haben unter ihrem internistischen Material, das sie auf eine Erkrankung der Prostata prüften, bei 83 so gefundenen chronischen Prostatikern (ihre „4. Gruppe") in 12,04% einwandfreie Gonokokken festgestellt. Andere Autoren konnten Gonokokken häufiger im Sekret darstellen. So hat MORO systematisch alte Gonorrhoiker seiner Klientel nachgeprüft und nach Prostatamassage in 31%, 1—42 Jahre nach der Infektion, und bei weiteren 7%, 9—14 Jahre post infectionem, nach Provokation mittels Höllensteinlösung und durch Massage noch Gonokokken nachgewiesen.

Auch NEISSER, FRANK, FINGER sahen bei sehr lange bestehenden, alten Fällen Gonokokken. Unter 120 Patienten mit chronischer Prostatitis konnte v. NOTTHAFFT im 2. Halbjahr nach der Infektion in 73%, im 3. in 50%, im 4. in 18%, im 3. Jahr nur noch 6% und darüber hinaus nie mehr Gonokokken auffinden.

PAUL hat neuerdings festgestellt, daß Gonokokken viele Jahre in der *Prostata* vegetieren können, ohne daß Zeichen einer stärkeren Entzündung vorhanden zu sein brauchen. Auf einem anderen Standpunkt steht WAELSCH, der die Auffassung GOLDBERGS teilt, daß nur für die ersten Monate des Bestandes einer chronischen Prostatitis (höchstens bis zu einem Jahr) häufiger Gonokokken gefunden werden. Dafür scheinen ihm neben seinen eigenen großangelegten Untersuchungen auch die Ergebnisse COHNS zu sprechen, der bei 12 Fällen von $^3/_4$—5 Jahre bestehender Prostatitis trotz eines von ihm ausgearbeiteten sehr exakten Kulturverfahrens Gonokokken nicht darstellen konnte. — Die Gonokokken verschwinden im Laufe der chronischen Prostatitis allmählich. Sie werden in vielen Fällen von anderen Bakterien verdrängt. Es kommt zu einer Mischinfektion. Die Mischbakterien überwuchern die Gonokokken. Schließlich gehen diese zugrunde. Vor allem sind hier Staphylo- und Streptokokken, ferner andere Kokken, verschiedene Bacillenarten, Bacterium coli u. a. zu nennen (FINGER, FÜBRINGER, CASPER, CULVER, LE FÛR, KNACK und SIMON, HERROLD, NELKEN u. a.).

Einteilung. BUSCHKE und LANGER unterscheiden zur leichteren Übersicht des Krankheitsprozesses auch hier 4 Formen, obwohl es bei der chronischen Vorsteherdrüsenentzündung oft sehr schwer ist, die verschiedenen Stadien klar zu trennen. Fließende Übergänge und das Nebeneinandervorkommen einzelner Stadien kann man immer wieder beobachten.

1. Desquamative bis desquamativ-eitrige Prostatitis, 2. glanduläre und periglanduläre Prostatitis, 3. parenchymatöse und abscedierende Prostatitis, 4. Para- und Periprostatitis.

CHRISTELLER und JACOBY unterteilen die chronische Prostatitis nach dem *Charakter des Exsudates* in chronisch-katarrhalische und chronisch-suppurative, *nach der Lokalisation* in partielle und totale interstitielle und *nach der Art der entzündlichen Gewebsneubildung* in granulierende und sklerosierende Formen. Auch sie heben hervor, daß „die verschiedenen Prozesse sowohl nach wie nebeneinander ablaufen".

Symptomatologie. Was wir bei der akuten Prostatitis in diesem Zusammenhang gesagt haben, gilt im großen und ganzen auch für die chronischen Formen. Die *subjektiven* und *objektiven* Erscheinungen können völlig unbedeutend sein und sich dann in keiner Weise von den Symptomen der chronischen Gonorrhöe unterscheiden, oder es können bei fast völligem Fehlen subjektiver Momente deutlich objektive Veränderungen vorliegen, oder es überwiegen die subjektiven Beschwerden die objektiven Manifestationen ganz außerordentlich und stehen völlig im Vordergrund. Nelken betont auf Grund einer 20jährigen Erfahrung mit Recht, daß man in manchen Fällen diagnostisch sehr vorsichtig und skeptisch sein muß.

Chocholka hat die chronischen Prostatitiden klinisch untergeteilt in: 1. Diejenigen, bei denen *objektive und subjektive*Symptome *übereinstimmen*, 2. solche, bei denen die *objektiven* Symptome im *Vordergrund stehen*, 3. solche, bei denen die *subjektiven* Symptome *vorherrschend* sind.

Auch er weist auf diagnostische Schwierigkeiten hin, die darin liegen können, daß nur ganz uncharakteristische objektive Symptome bestehen.

Die *subjektiven* Symptome können ein sehr vielseitiges und abwechslungsreiches, oft ganz unklares Krankheitsbild hervorbringen. Das kann aber dazu Veranlassung geben, die chronische Prostatitis zu übersehen und die Erkrankten als Neurastheniker zu bezeichnen (v. Frisch).

Die *subjektiven* Symptome hat Waelsch zusammengefaßt in ,,Schmerzhaftigkeit oder abnorme Sensationen in der Drüse oder deren Nachbarschaft, Störungen der Harnentleerung, Störungen der Geschlechtsfunktionen, endlich können sie, mehr allgemeiner Natur, jenes Krankheitsbild darstellen, welches als *sexuelle Neurasthenie* bezeichnet wird.''

Bei derartigen nervösen Symptomen soll man immer an eine Miterkrankung der Samenblasen denken (siehe dort).

Die subjektiven Beschwerden in der Prostata oder in deren Umgebung können weitgehend dem beschriebenen Bild bei der akuten Prostatitis ähneln. Darüber hinaus kann es zu mehr anfallsweise in größeren Intervallen auftretenden, *krampfartigen Schmerzanfällen* kommen, die sich in der näheren und weiteren Umgebung bemerkbar machen (Whaley, Brogher, v. Notthafft, Le Fûr, Wesson, Visher u. a.).

Vor allem finden sich in wechselndem Maße *Beschwerden von seiten der Blase:* Subjektiv sehr unangenehmer, quälender Harndrang, besonders nachts; andererseits Erschwerung der Blasenentleerung.

Goldbergs ,,*Prostatitis chronica cystoparetica*'' sei in diesem Zusammenhang erwähnt. *Störungen der Geschlechtsfunktion* (gesteigerte Libido, häufige Pollutionen, Ejaculatio praecox, Mißverhältnis zwischen Wollen und Können — Waelsch) leiten zur *sexuellen Neurasthenie* über.

Drobny hatte in 90% seiner Fälle Neurasthenie feststellen können. Die Erklärung für das Auftreten der Neurasthenie bei Fällen von chronischer Prostatitis glaubt er in einer mechanischen Irritation der Pars prostatica zu sehen, die das Ejakulationszentrum reflektorisch reize.

Hirschberg sieht in dem lähmenden Einfluß des veränderten Prostatasekretes auf den Nerventonus und Oberländer und Finger in Reizungen entzündlicher Natur der in der Gegend des Colliculus seminalis vorhandenen Nervenendigungen und Übergreifen auf Verästelungsgebiete des dortigen Plexus die Ursache der neurasthenischen Beschwerden. Diese machen die Kranken unfähig für jede Betätigung. Von Kopfschmerzen, Zwangsvorstellungen, Depressionen, die sich bis zu Selbstmordversuchen steigern können, und ähnlichen nervösen Beschwerden werden die bedauernswerten Patienten geplagt.

Bei den chronischen Formen der Prostatitis ist eine einwandfreie Diagnose meist nur auf Grund des Digital- und Exprimatbefundes zu stellen. Neben diesen *sicheren objektiven Symptomen* gibt es noch eine Reihe von *unsicheren objektiven Symptomen*, auf die man in der Literatur vor allem früher mehr oder weniger großen Wert legte. Hier sollen erwähnt werden: Die sog. *Prostatorrhöe*, die *Phosphaturie*, das *Vorkommen von Eiweiß* im Urin und die *Bakteriurie*, zusammen manchmal mit *Polyurie*.

Was die *Prostatorrhöe* anbelangt, so weiß man heute, daß ihr diagnostischer Wert recht gering ist. Diese läßt sich in eine spontane, eine Miktions- und eine Defäkationsprostatorrhöe unterscheiden. Während noch GUYON, FÜRBRINGER, GÜTERBOCK ihr als Symptom der chronischen Prostatitis eine große Bedeutung zumessen, haben v. FRISCH, FELEKI, GROSSGLIK, CASPER, WOSSIDLO, GOLD-BERG, CHRISTIAN, CLARKE, WAELSCH, ROSENBERG, v. NOTTHAFFT u. a. auf Grund statistischen Materials ihren zweifelhaften diagnostischen Wert klargestellt. Von entscheidender Bedeutung ist die *mikroskopische* Untersuchung des Prostataergusses. Sie allein gibt uns Aufschluß, ob die Prostatorrhöe auf Grund einer chronischen Prostatitis erfolgt ist.

Es können ferner unter Umständen *Veränderungen im Urinbefund* auftreten.

Die *Phosphaturie* wird nach WAELSCH häufig bei chronischer Gonorrhöe und damit auch bei chronischer Prostatitis beobachtet. Öfters findet man sie als Begleitsymptom sexueller Neurasthenie (DELBANCO, FREUDENBERG, WAELSCH SÉPET, CAMPANA u. a.).

Andere Momente, die zur Phosphaturie führen können, sind: Anormaler Stoffwechsel durch eine reflektorische Nierenreizung (WOSSIDLO), die besondere Diät des Patienten (vegetabil, Milch usw.), Diät plus alkalisch reagierendes Prostatasekret, wenn es in die Blase abfließt (OPPENHEIM). Zugleich findet man manchmal eine Polyurie.

Bei der Phosphaturie, die wechselnd zu verschiedenen Tageszeiten auftreten kann, sind entweder beide Harnportionen gleichmäßig oder ungleichmäßig getrübt, oder nur die erste bzw. die zweite Portion (WAELSCH). In manchen Fällen wird die Trübung durch Ausfällung der Phosphate erst beim Stehen des Urins bemerkbar. OBERLÄNDER wies darauf hin, daß am Schlusse der Miktion unter brennenden, krampfartigen Erscheinungen krümelig-kreidige Massen mit den letzten Tropfen abgehen können.

YOUNG hat bei 2 Fällen von chronischer, allerdings nicht gonorrhoischer Prostatitis im frischen Urin *Eiweiß* nachgewiesen, während durch Verweilkatheter eiweißfreier Urin gefördert wurde. Wenn er die Prostata massierte, wurde der spontan entleerte Urin stärker eiweißhaltig. OBERLÄNDER und DÜRING stellten ebenfalls bei chronischer Prostatitis Eiweißausscheidung im Urin fest. BALLENGER hat diese Form direkt als *Prostataalbuminurie* bezeichnet. Sie soll nur zeitweilig vorhanden sein. Die meisten Autoren stehen dagegen mit WAELSCH auf dem Standpunkt, daß man diese Form der Albuminurie nicht als eine besondere ansehen darf. Sie entsteht wohl meist durch eine Beimengung des Prostatasekrets zum Harn, wenn nicht die von KRÜGER beschriebene „reflektorische" Albuminurie, die nach Prostatamassage zunimmt und bald darauf wieder verschwindet, in Frage kommt.

Es ist differentialdiagnostisch gegenüber der renalen Albuminurie von Wert zu wissen, daß bei chronischen Prostatitiden Albumen im Harn durch Beimengung von Prostatasekret vorkommen kann.

Die *Bakteriurie* macht im Urin eine Trübung, die durch die starke Vermehrung von Bakterien bedingt ist und durch Essigsäurezusatz nicht aufgehellt wird. Der Harn kann sauer, neutral oder alkalisch, je nach seiner Zusammensetzung reagieren. Ein derartig getrübter Urin wird durch Zusatz von kohlensaurem Baryt klar (man gibt $1/3$ Baryt zu $2/3$ Urin zu, schüttelt und filtriert anschließend). Die Erreger sind meist Staphylokokken, Streptokokken oder Bacterium coli, die wohl aus dem Mastdarm, selten aus der Harnröhre stammen und auf dem Wege über die entzündete Prostata in die Harnblase gelangen.

Besonders wenn fistulöse Durchbrüche von der Prostata aus in Nachbargewebe (z. B. Prostata-Rectumfistel) vorliegen, läßt sich eine derartige Überwanderung leicht erklären (Mischinfektion).

Wie wir oben schon ausgeführt haben, kann man auch bei der chronischen Prostatitis den Versuch machen, sie in verschiedene Stadien unterzuteilen, wenn auch hier die Abgrenzung der einzelnen Formen voneinander schwieriger als bei der akuten Prostatitis ist.

Klinik. *a) Desquamativ- bis desquamativ-eitrige Prostatitis.* Hierbei sind die Ausführungsgänge und die oberflächlichen Drüsenanteile chronisch erkrankt, und wir haben ungefähr das Bild vor uns, das die akute, katarrhalische Prostatitis (vgl. S. 465) bietet. Damit ist gesagt, daß wir palpatorisch keine Veränderungen finden und auch keine sonstigen eindeutigen Symptome vorhanden sind.

Sie ist wohl die häufigste Form der chronischen Prostatitis, wenn auch hier nochmals betont werden soll, daß bei der chronischen Vorsteherdrüsenentzündung Übergänge und ein Nebeneinander der verschiedenen Stadien fast die Regel sind.

β) Glanduläre und periglanduläre Prostatitis. Die wesentlichen Veränderungen bestehen hier, entsprechend der akuten Prostatitis follicularis, in den sog. *Pseudoabscessen.* Es können immer wieder neue derartige Abscesse entstehen. Meist kommt es nicht zur völligen Entleerung der Abszeßhöhle, so daß bei der chronischen Form ein regelloses Nebeneinander verschieden weit fortgeschrittener Abszeßchen sich findet. Buschke und Langer betonen, ,,daß gerade in diesen Abszeßhöhlen sich die Gonokokken unter zum Teil anaeroben Verhältnissen lange Zeit lebend und virulent erhalten, um beim Durchbruch des Pseudoabscesses in die Harnröhre gelangt, hier einen frischen Prozeß anzufachen''. So hat man sich manche Rezidive zu erklären, die ja zum Teil erst nach Monaten oder Jahren angeblicher Heilung, besonders häufig nach traumatischen Auslösungen (Sport usw.) eintreten.

γ) Parenchymatöse und abscedierende Prostatitis. Die parenchymatöse (abscedierende) Form der akuten Prostatitis kann in ein mehr chronisches Stadium übergehen (vgl. S. 467). Wir haben es also auch hier meist mit Rezidiven einer nicht völlig abgeheilten, akuten parenchymatösen Form zu tun. Es bleiben zahlreiche infiltrative Entzündungsherde im Prostataorgan. Dazu kommen öfters auch sklerosierende Prozesse. Hier ist die Prostata in einem Lappen oder auch im ganzen vergrößert, während dies bei den bis jetzt genannten chronischen Formen nicht der Fall ist oder wenigstens nicht zu sein braucht. Wenn eine akute Prostatitis zur Abscedierung geführt hat, so kann in allerdings nur sehr seltenen Fällen dieser Zustand chronisch werden. Dabei fühlt sich der Patient, wenn der Abszeß ziemlich entleert ist, besser, und der Prozeß heilt anscheinend ab, bis eine erneute Attacke anzeigt, daß die Entzündung und Abscedierung noch keineswegs zur Ruhe gekommen sind.

Schließlich kann nach erfolgtem Durchbruch eines Abscesses eine Fistel entstehen, die lange Zeit dem Patienten Beschwerden macht.

δ) Para- und Periprostatitis. Diese Form ist äußerst selten. Wenn sie auftritt, so geht sie meist aus der akuten Form hervor. Man muß aber wissen, daß derartige entzündliche Veränderungen in der nächsten und näheren Umgebung des Prostataorgans Beschwerden machen können, die durch die Verwachsung mit Blase, Rectum usw. hervorgerufen werden (Buschke und Langer).

Pathologische Anatomie. (Wir haben es aus naheliegenden Gründen vorgezogen, sämtliche eben kurz besprochenen Formen der chronischen Prostatitis pathologisch-anatomisch zusammenzufassen.)

Thompson, Finger, Fürbringer, v. Frisch und neuerdings Christeller und Jacoby verdanken wir ausführlichere Darstellungen. Thompson schreibt:

„Das Organ kann größer sein als gewöhnlich, auch kleiner, denn beides kommt vor. Ist die Konsistenz verändert, so fühlt sich die Drüse weniger fest an, und sie hat mehr eine schwammige Beschaffenheit. Auf Durchschnitten zeigt sich eine dunklere Färbung, die manchmal mehr ins rötliche geht. Das Drüsengewebe ist stark mit Flüssigkeit erfüllt, das auf Druck austritt. Diese Flüssigkeit hat eine schmutzige Färbung, bei stärkerem Druck hat sie etwas Rötliches. In vorgerückten Fällen trifft man auch Eiterablagerungen an, die bis erbsengroß sein können. Es sind aber immer nur wenige, vielleicht nur ein paar, und niemals so zahlreiche Disseminationen kleiner Abscesse, die man in den späteren Stadien der akuten Prostatitis anzutreffen pflegt. Die Schleimhaut kann dünner und stärker vaskularisiert sein und dabei sind die Drüsenöffnungen weit, namentlich wenn die Pars prostatica urethrae hinter einer Striktur erweitert gewesen ist. Die Schleimhaut kann aber auch stellenweise mit organisierter Lymphe bedeckt sein, wodurch sie ein rauhes und opakes Aussehen erhält. Sie kann ferner auch verdickt sein, und statt gerötet wie bei einer akuten Entzündung, graulich oder schiefergrau erscheinen, was auf ein längeres Bestehen der Entzündung hinweist. In solchen Fällen findet sich Eiter im Utriculus sowie in den in die Harnröhre mündenden Gängen, oder es ist eine mit Eiter gefüllte Höhle, ein chronischer Absceß der Prostata da, der mit der Harnröhre kommuniziert; oder in der Umgebung der Prostata kommen Abscesse vor, deren Grund in der vorausgegangenen Prostatitis zu suchen ist.“

Mikroskopisch finden sich peri- und endoglanduläre Veränderungen. Bei dem rein desquamativen Katarrh (FINGER) enthalten die Drüsen proliferierte und desquamierte Epithelzellen, während FINGERS desquamativ-eitriger bis eitriger Katarrh neben den Epithelien noch neutrophile Leukocyten aufweist, die bei der rein eitrigen Form außerordentlich zahlreich sind. Periglanduläre entzündliche Erscheinungen, die nach FINGER ziemlich selten sein sollen, bestehen im Wesentlichen aus lymphocytären und plasmacellulären Infiltraten. Meist umlagern sie dicht die Drüsen und ihre Ausführungsgänge; selten sind sie mehr gleichmäßig im ganzen Stroma verteilt. Es kann über diese rein entzündlichen Veränderungen hinaus zu adenomähnlichen Wucherungen kommen (v. FRISCH).

Nach CHRISTELLER und JACOBY wird im weiteren Verlaufe die Drüsenwandung selbst von lymphoiden Elementen und Leukocyten durchsetzt, so daß es nach völligem Epithelverlust zur Verödung der Drüsen, Erweiterung und cystischen Entartung der Ausführungsgänge kommt.

Die stärkere entzündliche Durchsetzung des Stromas resultiert in einem narbig-schwieligen Bindegewebe, in dem Muskelfasern fehlen.

Diagnose. a) *Palpationsdiagnose.* Es soll eingangs betont werden, daß die palpatorische Untersuchung bei den chronischen Formen in einem noch größeren Umfange als bei der akuten Prostatitis versagen kann. In einer größeren Zahl von Fällen ist das Resultat negativ. Es ist auch hier die *mikroskopische Untersuchung des Prostatasekretes*, und zwar wiederholt angestellt, das Ausschlaggebende. WAELSCH fand unter 162 Fällen von chronischer Prostatitis in 21 Fällen palpatorisch keinen pathologischen Befund, während im Sekret reichlich Leukocyten enthalten waren; umgekehrt war in 3 Fällen das Drüsenorgan geschwollen und verhärtet ohne positiven Eiterbefund im Sekret. v. NOTHAFFT sah bei 909 Prostatitiden 214mal eine palpatorisch einwandfreie Prostata; trotzdem waren zahlreiche Leukocyten im Drüsensekret.

Der *palpatorische Befund* kann, wie ja schon aus dem bei der Schilderung der chronischen Stadien Gesagten hervorgeht, sehr verschieden ausfallen. Es ergibt sich oft ein hinsichtlich der *Vergrößerung* der ganzen Drüse oder nur eines Lappens, der *Konfiguration* (eben, glatt oder höckrig), der *Konsistenz*, der *Empfindlichkeit* ein recht regelloses, buntes Bild, das es uns schwer macht, den Fall zu klassifizieren. Manchmal ist es nur eine geringe Druckempfindlichkeit an einer umschriebenen Stelle, die in uns den Verdacht erweckt, daß die Prostata erkrankt ist. Oft fehlt auch dieses Zeichen. Dann wieder sind ein Lappen oder sogar beide Lappen palpatorisch verändert. Die Prostata ist verhärtet, oder im Gegensatz dazu weich, teigig. Man fühlt umschriebene

Veränderungen oder das ganze Drüsenorgan erscheint ergriffen. Die Erscheinungen können oberflächlich liegen oder in der Tiefe durchzutasten sein. Die Oberfläche der Drüse ist glatt und die Schleimhaut des Enddarms darüber gut verschieblich, oder die Oberfläche fühlt sich höckrig an. Entzündung in der näheren Umgebung der Vorsteherdrüse macht die darüberliegende Schleimhaut starr und fixiert sie. Bei Abscedierung läßt sich Fluktuation durchfühlen; die Absceßhöhle kann wechselnd gefüllt sein oder durch weiteren Zerfall größer werden. Schließlich gibt es auch Fälle, wo die Prostata stellenweise narbig induriert ist und sich infolgedessen manchmal eine atrophisch kleine Drüse (Schliffka) oder ein einseitiger Lappenrest (Strauch) dem palpierenden Finger darbietet.

Wesentlich wichtiger und unerläßlich ist die mehrfach anzustellende

b) *Sekretuntersuchung.* Über das Prostatasekret selbst, die Expression und die Verarbeitung des Exprimats haben wir uns S. 460 u. 471 f. verbreitet.

Man muß das makroskopische und mikroskopische Bild des normalen Vorsteherdrüsensekrets genau kennen, um einen pathologischen Befund erheben zu können. Es kommt besonders hier bei der chronischen Prostatitis noch die Schwierigkeit hinzu, daß es öfters nicht gelingt, den kleineren, umschriebenen Entzündungsherd (Pseudoabsceß!) bei der Expression zu erfassen, so daß eine nur einmalige Sekretuntersuchung uns keine genügende und eindeutige Aufklärung gibt. Daher ist es erklärlich, daß die gewonnenen Sekretmengen unterschiedlich groß sein können (Lohnstein).

Makroskopisch kann das Exprimat ganz dünnflüssig mit einzelnen Flöckchen und Bröckchen, getrübt oder schleimig oder über verschiedene Zwischenstufen bis dickflüssig-eitrig, schließlich blutig verfärbt aussehen.

Die Reaktion ist, wie bei den akuten Formen, fast immer alkalisch (Waelsch, Fürbringer, Finger, Pezzoli, Posner u. a.).

Mikroskopisch steht die Leukocytenmenge, mit mehr oder weniger zahlreichen Prostataepithelien vergesellschaftet, im Vordergrund. Dabei darf nicht außer acht gelassen werden, daß schon normalerweise vereinzelt Eiterzellen im Sekret vorkommen können, ohne daß man deshalb berechtigt ist, eine Entzündung des Drüsenorgans anzunehmen. Diese können aus dem übrigen Genitalsystem stammen, da bei der Gewinnung des Sekretes unter Umständen andere Sekretprodukte mitgenommen werden. — Deshalb sind einige Verfahren und Instrumente beschrieben, um „reines" Prostatasekret zu gewinnen (Gassmann, Cohn, Socin-Burckhardt, Jacoby u. a.). Diese sind meist abgelehnt worden und haben keinen Eingang in die Gonorrhöediagnostik gefunden.

Harnett hat bei einer größeren Anzahl chronischer Prostatitisfälle das Sekret ausgezählt. Er kommt dabei zu dem Schluß, daß nicht mehr als 1—2 polynucleäre Leukocyten im Gesichtsfeld keinesfalls für das Vorliegen einer chronischen Prostatitis sprechen und sogar eine alte Prostatitis bei einem derartigen mehrfach erhobenen und konstanten Befund als geheilt anzusehen ist.

Liverč und Seleckij, die sich mit dem mikroskopischen Bild des Sekretes der Vorsteherdrüse befaßt haben (vgl. S. 472), stellten bei der chronischen Prostatitis fest: Leukocyten 80—100, Epithelien 2—3, Lecithinkörperchen in unbedeutender Zahl. Als *Leukocytenformel:* Stäbchenförmige Neutrophile 2—4%, Eosinophile 1—2%, segmentierte Leukocyten 91%, Lymphocyten 2—3%. Sie sahen während des Heilungsprozesses allmähliches Zurückgehen der Neutrophilenzahl und Zunahme der Lymphocyten und Lecithinkörperchen. Auch Waelsch und mit ihm eine Reihe von Autoren (Goldberg, Wossidlo u. a.) haben schon lange die Gegensätzlichkeit im zahlenmäßigen Verhalten der Leukocyten und der Lecithinkörperchen betont. Man ist berechtigt, das Wiederauftreten zahlreicher Lecithinkörperchen und das Schwinden der Eiterzellen prognostisch günstig zu verwerten.

Über die *Häufigkeit des Gonokokkenbefundes* im Sekret chronischer Fälle haben wir S. 479 berichtet. Inwieweit man heute schon berechtigt ist, neben den typischen Gonokokken auch Degenerationsformen derselben im Sekret anzuerkennen (COHN u. a.), scheint noch nicht genügend klargestellt.

Als Erreger der schon mehrfach erwähnten Mischinfektionen kommen eine ganze Reihe von Mikroorganismen in Frage (vgl. S. 479). Beimengung von Samen zum Exprimat in Form von sagoähnlichen Körnern oder Ballen glaubt WAELSCH durch die gleichzeitige Expression der Samenblasen bei der Prostatasekretgewinnung erklären zu können.

WAELSCH beschreibt schließlich noch „eigentümliche Gebilde", die im Prostatasekret seltener zu finden sind: Einmal *zylindrische Körperchen,* ähnlich den Nierenzylindern (wie sie u. a. von GOLDBERG 6mal im Exprimat gesehen wurden). Sie bestehen entweder aus Lecithinkörperchen oder aus den desquamierten Epithelien der feinsten Drüsenausführungsgänge. Weiter können in pathologischem Sekret manchmal *Corpora amylacea* nachgewiesen werden. Schließlich ist das Prostatasekret braun bis dunkelrot durch *Blutbeimengung* gefärbt (Blutungen aus durch den Entzündungsprozeß erweiterten Capillaren ins subepitheliale Gewebe nach FINGER; toxische Capillarhämorrhagien nach GOLDBERG; hämorrhagische Prostatitis nach KEERSMAECKER, Einreißen oberflächlicher erweiterter Capillaren beim Coitus usw. nach v. FRISCH, WAELSCH).

Verlauf, Folgeerscheinungen und Prognose. Die chronische Prostatitis stellt gewöhnlich einen sehr langwierigen, schleppenden Prozeß dar, der monoton verlaufen kann und dabei sich in seinen Erscheinungen oft kaum von einer chronischen Posteriorerkrankung unterscheiden läßt. Oder es besteht ein Auf und Ab wechselnder Symptome, wie wir sie oben geschildert haben.

Dabei ist gerade die auftretende sexuelle Neurasthenie besonders quälend. Sie kann die Persönlichkeit des Patienten grundlegend ändern, so daß aus einem ursprünglich lebensfrohem Manne ein depressiver Mensch wird, der jeden Lebensmut verloren hat. — Monate und sogar Jahre kann sich die chronische Entzündung in der Vorsteherdrüse hinziehen. Zeiten, in denen keine Symptome sich bemerkbar machen und der Patient sich schon geheilt fühlt, werden von Exacerbationen abgelöst, die ihrerseits ganz das Bild einer subakuten oder akuten Form der Prostatitis bieten. Trotz aller therapeutischer Maßnahmen kann der geringste Fehler in der Lebensführung (Sport, Alkohol usw.) ein erneutes „Rezidiv" auslösen. Es muß in diesem Zusammenhang darauf hingewiesen werden, daß man unter Umständen in solchen Fällen zu der Annahme einer frischen gonorrhoischen Infektion neigt, während in Wirklichkeit nur die chronische Prostatitis aufgeflackert ist und von hinten her die Urethralschleimhaut erneut in Mitleidenschaft gezogen hat. BUSCHKE und LANGER unterstreichen die Rolle der Pseudoabscesse, in denen nach ihrer Ansicht die Gonokokken lange latent bleiben können und erst nach erfolgter Perforation dieser Abscesse ein Rezidiv hervorrufen.

Die seltenen abszedierenden Formen der chronischen Prostatitis, die ebenfalls in ihrer Schwere wechseln und dabei von Zeit zu Zeit äußerst schmerzhafte Sensationen machen, sind dann in ihrem Verlauf besonders zu fürchten, wenn es nach erfolgter Perforation (in Harnröhre, Rectum, Blase, Damm usw.) zur Fistelbildung kommt.

Es besteht dabei immer die Möglichkeit einer Sekundärinfektion (Sepsis!).

Über die *Folgeerscheinungen* nach Abscedierungen haben wir bei der akuten Prostatitis schon auf die Induration und Narbenbildung hingewiesen, wobei durch den Narbenzug ein Verschluß der Ductus deferentes und · damit eine Azoospermie resultieren kann.

Ältere Autoren (Fürbringer, Finger, Pezzold u. a.) haben sich die Frage vorgelegt, ob nicht durch die pathologische Veränderung des Prostatasekretes dessen Wirkung auf die unbeweglichen Spermien verloren geht („Nekrospermie"). Dies scheint der Fall zu sein; aber Waelsch hat an seinem Material überzeugend nachgewiesen, daß die chronische katarrhalische Prostatitis verhältnismäßig selten zur Sterilität führt. Und selbst bei desquamativ-eitrigen Formen wird nur in den allerseltensten Fällen die gesamte Drüse erkrankt sein, so daß funktionstüchtiges Gewebe noch vorhanden ist.

Die **Prognose** der chronischen Prostatitis ist in bezug auf die endgültige Heilung recht zweifelhaft, mindestens in dem Sinne, daß es oft nicht glückt, die Eiterzellen aus dem Sekret dauernd zum Verschwinden zu bringen (Waelsch, Grossglik, Goldberg, v. Notthafft). Buschke und Langer, Delbanco u. a. sind ebenfalls prognostisch recht skeptisch eingestellt.

Neisser hat sich dagegen so ausgesprochen, daß die chronische Prostatitis in den meisten Fällen eine vollkommen heilbare Erkrankung ist. Auch Finger hat sich ähnlich geäußert, und später haben sich Touton, Blaschko, Gennerich u. a. dieser Ansicht angeschlossen.

Nach Scholtz ist „die wichtigste Frage die, ob der Prozeß noch auf Gonokokken zurückzuführen und mithin noch als infektiös anzusehen ist". Die Antwort auf diese Frage lautet ähnlich wie bei der chronischen Urethritis:

„Die Entzündung kann in Fällen chronischer Prostatitis noch durch versteckt sitzende Gonokokken unterhalten werden, meist handelt es sich aber nicht mehr um gonorrhoische Prostatiden, sondern um einen postgonorrhoischen Katarrh der Drüse, welcher nicht mehr durch Gonokokken, sondern durch andere Ursachen veranlaßt wird. Die Verhältnisse liegen hier also ganz so wie bei der chronischen Gonorrhöe und der chronischen postgonorrhoischen Urethritis."

Buschke und Langer glauben aber auf Grund zahlreicher Beobachtungen (Rezidive, Reinfektionen des Genitaltraktus, Entwicklung von metastatischen Erkrankungen und von dauernden Rezidiven in den Nebenhoden), daß doch in einem Teil der Fälle Gonokokken sich lange Zeit latent in der Prostata halten können. Waelsch hat zahlreiche Beobachtungen gemacht, wonach die Gonokokken relativ rasch aus dem Prostatasekret verschwunden waren (mikroskopisch und kulturell untersucht). Dieser chronische, aber nicht mehr gonorrhoische Katarrh der Vorsteherdrüse, ist für die Ehe bedeutungslos, „da er gonokokkenfrei, Gonokokken nicht übertragen kann". Diese angeschnittenen Fragen sind von ganz besonderer Bedeutung für die Beurteilung der Heilung und die Erteilung des Ehekonsenses. Wir stehen auf dem Standpunkt, daß hierbei die Frage maßgebend ist, können wir noch Gonokokken nachweisen oder nicht (Scholtz). Zu diesem Zwecke muß das exprimierte Sekret mikroskopisch und kulturell wiederholt (8—10mal) untersucht werden.

(Auch die mehrfache serologische Untersuchung mittels der Komplementbindungsreaktion, wobei mit fallenden Serummengen zur Bestimmung des Antikörpertiters gearbeitet werden soll (Dörffel), müßte hier herangezogen werden.)

Differentialdiagnose. Wir verweisen auf das Kapitel der Differentialdiagnose bei akuter Prostatitis (vgl. S. 476), wo die differentialdiagnostisch wichtigen Erkrankungen der Vorsteherdrüse aufgeführt sind, die durchweg auch für die chronische Prostatitis Geltung haben.

Holloway und v. Lackum haben unter 1627 Fällen von chronischer Prostatitis nur 76% mit gonorrhoischer Ätiologie. Bei den übrigen lagen Influenza, Typhus, Septikämie, Pneumonie oder langdauernde Kongestionszustände der Adnexe vor. Porudominsky veröffentlichte eine Statistik, wo von 425 Patienten mit chronischer Prostatitis bei 79% Gonorrhöe die Ursache war, 21% hatten eine andere Ätiologie. Die Prostata ist nach KREBS, v. LACKUM u. a. viel häufiger metastatisch erkrankt, als man denkt. Insbesondere kommen Infektionskrankheiten (Furunkulose, Grippe, Typhus usw.) in Frage.

Auch hier können schleichende chronische Prozesse zurückbleiben. Einzelne Autoren (v. LACKUM, NICKEL, McGOWAN, SMITS u. a.) verweisen auf die nur scheinbare Harmlosigkeit solcher chronisch-entzündlicher Herde in der Prostata, die ähnlich den chronisch infizierten Tonsillen, Zähnen, Gallenblasen usw. eine ständige Gefahr für den Patienten bilden („focal infection").

Schon WAELSCH hat auf hier in Betracht kommende chronische Prostatitiden aufmerksam gemacht, die durch sexuelle Exzesse, Coitus interruptus, Masturbation entstehen können. — Über die Differentialdiagnose Prostatahypertrophie, Tuberkulose, Syphilis und Geschwülste ist bei der akuten Prostatitis das Wesentliche schon gesagt (siehe dort Einzelheiten über den Befund der verschiedenen differentialdiagnostisch wichtigen Erkrankungen).

Gerade der chronische Verlauf bei Tuberkulose und Syphilis kann hier Schwierigkeiten machen.

Allerdings werden eine genaue Anamnese, der Palpations- und vor allem der Sekretbefund (dazu Wa.R., Tuberkulinprobe usw.) meist Aufklärung geben.

2. Spermatocystitis.

Seit der ersten Beschreibung der Samenblasenentzündung im Zusammenhang mit Gonorrhöe durch MORGAGNI im Jahre 1745 hat es noch lange gedauert und der Arbeit vieler Autoren bedurft, bis diese wichtige gonorrhoische Komplikation allgemeine Beachtung fand und ihre Bedeutung im Gesamtbild der Gonorrhöe anerkannt wurde. Zahlreiche Forscher (BAILLIE, GAUSSAIL, ALBERS, QUELLIOT, HOROWITZ, DREYER, ROBINSON, FULLER, REHFISCH, FELEKI, REICH, DUHOT, MAYER u. a.) haben sich eingehender mit dieser Komplikation befaßt. Vor allem die grundlegenden Arbeiten PICKERs trugen dazu bei, dieses Krankheitsbild bekannter und diagnostisch leichter erkennbar zu machen.

Anatomische Vorbemerkungen (vgl. Abb. 34, S. 457). Die Samenblasen liegen als längliche Hohlorgane in dem Raum zwischen Blasenhinterwand und Vorderfläche der Ampulle des Rectums. Sie sitzen seitlich der Prostata auf und verlaufen in einem Winkel von 45 bis 60° divergierend nach oben. Nach PETERSEN ist der Winkel stumpfer, etwa 130—160°. In ihrer Längsachse verläuft die Samenblase schief von oben und lateral nach unten und medial gegen die Basis der Prostata hin. Die beiden Ductus excretorii bilden zusammen mit den Ductus deferentes die Ductus ejaculatorii. Nur das untere Ende der Samenblase ist vom Peritoneum nicht bedeckt. Die Form der Samenblase ist plattelliptisch. Ihre Länge beträgt nach EBERTH $4^1/_2$—$5^1/_2$ cm, ihre Breite 2 cm, ihre Dicke 1 cm, während HENLE entsprechend 4—$8^1/_2$ cm und 0,6—2,7 cm und v. PETERSEN 5—10 cm und 1,5—3 cm angeben. Nach CORNING ist die durchschnittliche Länge 6—7 cm.

Es läßt sich an der Samenblase eine vordere von einer hinteren Fläche unterscheiden. Die reichliche Gefäßversorgung geschieht arteriell aus den Aa. vesicales inf., teils aus den Aa. haemorrhoidales mediae. Die Venen ergießen sich in den Plexus vesicalis. Die Lymphgefäße verlaufen mit denjenigen des Harnblasenfundus (CORNING). Die Nerven entstammen dem Plexus sympathicus hypogastricus. LEWIN und BOHM fanden die rechte Samenblase etwas größer als die linke. Die Samenblasen sind nach SZYMONOWICZ sezernierende Drüsen.

Mikroskopisch unterscheidet man 3 Schichten der Samenblase:
1. eine bindegewebige, 2. eine muskuläre, 3. eine Schleimhautschicht.

Das Epithel dieser Schleimhaut, das nach SZYMONOWICZ ein zweireihiges Zylinderepithel darstellt, sezerniert wohl den Hauptanteil des Ejakulates. Von der Pubertät an findet sich Pigment in der Schleimhaut und färbt sie bräunlich. FINDEISEN hat kürzlich in 60 Fällen die Samenblasen histologisch untersucht und besonders das Verhalten des Pigments studiert. Er fand im Gegensatz zu später, vor dem 25. Lebensjahr, nur Spuren davon. Das Sekret ist von grauweißer, selten bräunlicher Farbe, rahmartig, geruchlos und von alkalischer Reaktion. Die Ductus ejaculatorii haben die gleiche Schleimhautbeschaffenheit wie die Samenblasen. Nur finden sich nach STÖHR keine Muskelfasern in der Wand des Ductus.

Picker hat auf Grund eingehender Röntgenuntersuchungen an Leichen mit Nachdruck darauf hingewiesen, daß die Samenblasen außerordentlich verschieden und vielgestaltig sind. Erst diese exakten Untersuchungen Pickers und seine darauf aufgebaute „topische Diagnose" haben uns Aufklärung über die eigenartige Morphologie und Anatomie der Samenblase gebracht und dadurch die besondere Bedeutung der Samenblasen bei der Gonorrhöe in den Vordergrund gerückt.

Picker hat an Leichen die Samenblasen (insgesamt 150) mit Hilfe der Beckschen Wismutpaste zur röntgenologischen Darstellung gebracht. Auf Grund dieser Untersuchung stellte er *5 verschiedene Haupttypen* auf:

1. „Gerade, einfache Samenblasen", die aber selten sind. Sie stellen gewissermaßen einfache Divertikel des Vas deferens dar. Diese Form fand er in 4% seines Materials.

2. „Dicke, gewundene Kanälchen mit oder ohne Divertikel" in ungefähr 15% seiner Fälle. Ihre Länge betrug bis zu 23 cm, ihr Volumen 10—12 ccm.

3. „Dünne, lange und gewundene Röhren, mit oder ohne Divertikel" ebenfalls in etwa 15% der Fälle.

4. „Gerader oder gewundener Hauptgang mit linsen- bis bohnengroßen, traubenähnlichen Divertikeln" in 33% der Fälle.

Dieser und der 5. Typus machen das Hauptkontingent des Pickerschen Samenblasenmaterials aus.

5. „Kurzer Hauptgang mit mächtigen weitverzweigten Ästen und großem Volumen" ebenfalls in 33% der Fälle.

Völker hat 1912 die Ergebnisse Pickers in seine Monographie „Chirurgie der Samenblasen" aufgenommen, während François sie am Lebenden bestätigte. Dies war ihm dadurch möglich, daß er mittels des Urethroskopes Thoriumnitrat in die Ductus ejaculatorii, Samenblasen und das Vas deferens spritzte und sie so röntgenologisch zur Darstellung bringen konnte.

Die Form der Samenblasen kann auch bei ein und demselben Individuum verschieden sein (Buschke und Langer).

Saigraeff hat sich neuerdings mit der Histotopographie der Prostata und der Samenblasen (vgl. S. 457) befaßt.

Untersuchungsmethoden und Untersuchungsgang. Zur Diagnose einer Samenblasenerkrankung sind erforderlich:

1. Urinuntersuchung (3—4—5 Gläsermethode).

2. Rectale Untersuchung der Samenblasen und ihrer Umgebung: a) Palpation, b) Massage und Expression, c) makroskopische und mikroskopische Untersuchung des Samenblaseninhaltes.

3. Kultur des Exprimates (Spermakultur!).

Über die Topographie der Samenblasen und über die Untersuchungsmethoden nach Picker haben wir früher das Wesentliche schon gesagt. Man muß dabei wissen, daß in einem gewissen Prozentsatz gesunde Samenblasen und auch selbst erkrankte — und hier besonders bei oberflächlicher und chronischer Entzündung — nicht palpabel sind. Feleki, der Messungen an der Leiche vornahm, fand einen Abstand von 9,2 cm von der Analöffnung zum oberen Prostatarand (und damit auch zum unteren Samenblasenrand).

Die *Palpationsmöglichkeit* wird gegeben durch die Entfernung vom Anus, den Füllungsgrad des Rectums, der Blase und die Beckenneigung (Waelsch).

Es ist verständlich, daß Leichenuntersuchungen mit den am Lebenden gewonnenen differieren. Unter normalen Verhältnissen kann ein durchschnittlich langer Finger von $7^{1}/_{2}$—8 cm die Samenblasen erreichen.

Quelliot, Collan und mit ihnen eine Reihe anderer Autoren legen auf die rectale Untersuchung nicht so großen Wert, wie auf die Untersuchung des Samenblaseninhaltes nach Expression.

So findet Geraghty „in einer überraschend großen Zahl von Fällen" trotz des Bestehens von Erkrankungsherden in dem einen oder anderen Samenbläschen keinerlei palpatorisch nachweisbare Veränderungen.

Fronstein, der allerdings in Seitenlage untersucht, sieht bei der Palpation positive Resultate nur bei akuter Entzündung bzw. bei Eiteransammlung.

Auch TIMOFEW und DUBROVIN weisen darauf hin, daß der Palpationsbefund nicht immer der Schwere der Spermatocystitis entspricht; sogar ein negativer Palpationsbefund kann bei bestehender Spermatocystitis vorkommen. Diese eben erwähnten Resultate sind meist in Rücken- oder Seitenlage des Patienten erzielt worden. Die PICKERsche Methode, auf die wir schon bei der Prostatitis mit Nachdruck hingewiesen haben, ist gerade bei der Samenblasenuntersuchung die Methode der Wahl (BALOG, BUSCHKE, LANGER).

So hatte H. JUNKER bei der Untersuchungstechnik nach PICKER mit gefüllter Blase wesentlich günstigere Palpationsresultate. Er konnte in allen untersuchten Fällen, insgesamt 76, die Gegend der Samenblasen erreichen und in 75% der Fälle die Samenblasen deutlich palpieren. Allerdings hat JUNKER zu jeder derartigen Untersuchung $^1/_2$—$^3/_4$ Stunde Zeit benötigt, ohne daß er die mikroskopische Untersuchungszeit mitrechnete. Darin liegt ein gewisser Nachteil der Methode, wie es JUNKER selbst betont. Er macht deshalb den Vorschlag, das Verfahren dadurch abzukürzen, daß man die Expression der Prostata und Samenblasen gleichzeitig ohne zwischengeschaltete Spülung vornehmen soll. Für den erfahrenen Untersucher bestehen dabei kaum Schwierigkeiten, das Samenblasenexprimat auch schon makroskopisch von dem Prostatasekret zu trennen.

Es gibt aber noch eine Reihe anderer Schwierigkeiten, die eine Palpation der Samenblase nicht oder nur schwer gestatten. So z. B. läßt eine normale, aber sehr große Prostata den Finger des Untersuchers kaum bis zur Samenblase vordringen. Noch wesentlich schwieriger wird es, wenn pathologische Veränderungen der Prostata vorliegen, die eine Vergrößerung und stärkere Schmerzhaftigkeit bedingen.

Bei der Palpation der Samenblasen hängt also alles davon ab, wie weit es möglich ist, die teilweise recht schwer zu erreichende Samenblase sich näherzubringen.

M. BOYD hält auf Grund seiner Erfahrungen folgende Untersuchungsmethode für die beste:

1. Drei-Gläserprobe.

2. Besondere Beachtung der pathologischen Bestandteile der 3. Portion (Menge, Beschaffenheit).

3. Untersuchung in Knie-Ellenbogenlage auf flachem Tische.

4. Durch rectale Massage gründliche Entleerung der Samenblase, der Ampullen und Prostata.

5. Ausdrücken des Urethralsekretes.

6. Entnahme des in die Blase fließenden Sekretes, eventuell mittels Katheters.

7. Zusatz von etwas Essigsäure zur Lösung des Schleims.

8. Zentrifugieren des Urins und Sekretes.

9. Mikroskopische Untersuchung der gefärbten Präparate.

Wenn man nun die Prostata massiert, so entleert sich, nach seiner Angabe, das Sekret durch die Harnröhre, während die massierten Samenblasen ihr Sekret in die Blase abfließen lassen. Dadurch könne man also das Samenblasensekret von dem der Prostata trennen. Durch zweizeitiges Massieren links- bzw. rechtsseitig läßt sich auch noch das Sekret der beiden Samenblasen voneinander scheiden.

COLLAN hat wohl als erster darauf hingewiesen, den Samenblaseninhalt, getrennt von dem Prostatasekret, zu untersuchen.

Die *Untersuchung der Samenblasen* wird sich *nach dem Vorgange* PICKERs (vgl. Abb. 35, S. 459) folgendermaßen gestalten:

Der Patient setzt sich nach Einführung des gummigeschützten Zeigefingers in das Rectum auf die Hand des Untersuchers, und zwar mit aufgerichtetem, eher noch leicht nach hinten geneigtem, Oberkörper. Die Blase des Patienten soll gefüllt sein. Mit der zweiten freien Hand drückt sich der Untersucher die gefüllte Blase und damit die Adnexorgane näher. Nachdem sich der Arzt über den topographischen Befund von Prostata und Samenblasen, über Schmerzen usw. vergewissert hat, ist es seine zweite Hauptaufgabe, das Sekret der Prostata und der Samenblase getrennt voneinander und frei von Bestandteilen anderen Ursprungs zu gewinnen.

Dieses gelingt mit Hilfe der üblichen Spül- und Irrigationsmethode. Dazu gehört:

1. Reinigung der Pars anterior durch gründliche Spülung mit einer leicht antiseptischen Lösung.

2. Drei Gläserprobe des 4—5stündigen Urins.

3. Ausreichende Spülung der Harnröhre und Blase.

4. Expression der Prostata, Untersuchung des Exprimates.

5. Erneute Spülung der Harnröhre und Blase (um haftendes Prostatasekret frei zu machen). Wiederholtes Urinieren des Patienten (dadurch muskuläre Kompression der Prostataausführungsgänge).

6. Auffüllen der Blase mit etwa 400 ccm Flüssigkeit.

7. Genaue Palpation der Samenblasen, Expression und Untersuchung des Exprimates.

Junker und eine Reihe anderer Untersucher beobachteten, daß das Samenblasenexprimat nicht so häufig aus der Harnröhre austritt, wie es meistens bei dem Prostatasekret der Fall ist. Er sieht den Grund dafür in der zäheren Konsistenz des Samenblaseninhaltes.

Deshalb ist es nötig, das ausurinierte Spülwasser nach dem Inhalt der Samenblase, das gewöhnlich durch seine Form leicht kenntlich ist, zu untersuchen, und es herauszufischen. Jetzt erfolgt die *mikroskopische* Verarbeitung des Samenblasensekretes. Eine Fehlerquelle, nämlich das Haftenbleiben von Sekretteilchen anderen Ursprungs, suchte Collan durch Einbettung und Schneiden von ,,Spermakörner" nach Abwaschen mit sterilem Wasser auszugleichen.

Da diese Methode zu kompliziert und langwierig ist, benutzt man nach Junker (gemäß dem Vorschlage Pickers), die Eigenschaft des gallertigen Anteils des Samenblasensekretes sich im Urin zu lösen. Dadurch werden die im Inneren liegenden kleinsten Körnchen und Fädchen frei und nach ihrer Isolierung mit Hilfe spitzer Nadeln auf den Objektträger zur weiteren mikroskopischen Verarbeitung gebracht.

Bei der Expression der Prostata und der Samenblase wurde von Feleki ein Instrument, ein sog. ,,Prostatamasseur", eingeführt. Fast alle modernen Autoren lehnen (nach unserer Ansicht mit vollem Recht) dieses Instrument aus naheliegenden Gründen ab.

Es muß hier erwähnt werden, daß J. Jacobsohn (1926) eine besondere rectale bimanuelle Untersuchungstechnik empfohlen hat, die er der Pickerschen Methode vorzieht. Die Untersuchung findet in einer etwas modifizierten Knie-Ellenbogenlage statt. Der Patient kniet in aufrechter Körperhaltung auf dem Untersuchungstisch und stützt sich mit gestrecktem Arm auf, während der Arzt links neben oder etwas hinter ihm stehend die rectale Untersuchung vornimmt.

Das *Kulturverfahren* hat sich bei der Samenblasenentzündung in letzter Zeit immer mehr eingeführt. Es gibt nach der Ansicht mancher Autoren unter Umständen auch dann ein positives Resultat, wenn alle anderen Untersuchungsmethoden versagt haben und klinisch keine Beschwerden mehr vorliegen.

So will DELBANCO mit dem LORENZschen Kulturverfahren nachgewiesen haben, daß in vermeintlich geheilten Fällen Gonokokken in einem gewissen Hundertsatz noch vorhanden waren.

Besonders in Frankreich (wie überhaupt im Auslande) hat man die sog. *Spermakultur* als Untersuchungsmethode gewählt.

Im großen und ganzen erscheinen nach Angabe der Autoren (BARBELLION und LE FÛR, GRAZIADEI, BOULANGER, MARCEL, BORODSKIJ und LEITES, GORY, HUTH, FIORIO, MARSELLOS u. a.) die Resultate recht günstig.

Schließlich ist noch die *endoskopische Untersuchung* in manchen Fällen von Nutzen. Besonders v. SAAR hat sich eingehender damit beschäftigt. HYMAN und SANDERS betonen allerdings, daß die Urethroskopie allein nicht genügt, den Zustand der Samenblasen einwandfrei zu klären.

Die *serologische* Untersuchung mittels der *Komplementbindungsreaktion* (K.B.R.), die sich heute einen festen Platz als differentialdiagnostisches Hilfsmittel erobert hat, soll in zweifelhaften Fällen immer herangezogen werden.

Häufigkeit. Die Häufigkeit und Bedeutung der Samenblasenentzündung bei Gonorrhöe hat man lange weit unterschätzt. So standen vor allem FINGER, FOURNIER, HOROWITZ, SCUDDER u. a. auf dem Standpunkt, daß die gonorrhoische Spermatocystitis sehr selten sei.

Im Gegensatz dazu betonten NEISSER, FELEKI, DUHOT, LOYD, v. SEHLEN, COLLAN, FULLER, CHUTE u. a. schon früh relativ häufiges Auftreten. PETERSEN fand in 4% stets einseitige Spermatocystitis und DIND in über 7% der Fälle eine Samenblasenentzündung. Diese beiden Autoren glauben aber, daß bei exakter Untersuchung der Hundertsatz noch höher ausfiele. Vor allem amerikanische Autoren vertreten in den letzten Jahren die Ansicht, daß die Spermatocystitis sehr häufig vorkommt. BELFIELD ist der Meinung, daß die Samenblase fast bei jeder akuten Gonorrhöe schon im Laufe des ersten Monats sich entzündet, während GARVIN bei jeder chronischen Gonorrhöe die Samenblasen mitbefallen findet. ZIGLER, CUNNINGHAM, WHITE und GRADWOHL, THOMAS und PANCOAST, J. T. GERAGHTY u. a. weisen immer wieder auf die hervorragende Rolle der Samenblasenerkrankung bei der Gonorrhöe hin. JANET, FOURNIER, MARION in Frankreich sind skeptischer, nur LUYS „ist der Vorkämpfer in dem Kreuzzug gegen die Spermatocystitis". MINET hält die akute Vereiterung der Samenblase für selten. Einige wenige Zahlen seien noch angeführt:

CHUTE fand bei 540 Kranken 60 mal . . . . Vesiculitis
MÖLLER bei 60 Gonorrhöefällen in 15% . . . . ,,
LEWIN und BOHM unter 1000 Fällen in 35% . . . . ,,
BUSCHKE und LANGER in 41,58% (dabei einseitige Spermatocystitis in
 30,65% und beiderseitige in 10,93%) . . . . ,,
TRIFU in 40—60% aller chronischen Gonorrhöefälle . . . . ,,
PUGH in 75% seiner Fälle (meist beiderseits) . . . . ,,

Weitere zahlenmäßige Angaben machte MC CAHEY: Von 47 Gonorrhöefällen, deren Samenblasen bei der ersten Palpation nicht fühlbar waren, trat innerhalb der ersten 6 Monate in 4 Fällen (8,5%) eine Vesiculitis auf. Bei 42 Fällen, deren Samenblasen bei der ersten Rectaluntersuchung palpabel waren, in 16 Fällen (= 38%); bei 36 Fällen, bei denen die erste rectale Untersuchung der Samenblasen frühestens 6 Monate nach Beginn der Erkrankung und zwar mit negativem Palpationsbefund gemacht worden war, lag nur in einem Fall (= 2,6%) eine Vesiculitis vor. Schließlich war von 19 Gonorrhöefällen (die erste Rectaluntersuchung der Samenblasen frühstens 6 Monate post infectionem und zwar mit positivem Befund vorgenommen) 15mal (= 78,9%) eine Spermatocystitis vorhanden.

HANS JUNKER untersuchte mittels der PICKERschen Methode 136 Fälle, und zwar:

35 mit akuter Gonorrhöe,
97 mit subakuter und chronischer,
4 mit postgonorrhoischen und anderen Urethritiden.

Er fand bei 53 Fällen eine akute, subakute bzw. chronische oder im Ablauf begriffene Spermatocystitis. Davon waren 48 (= 63%) gonorrhoisch. Im Exprimat konnte er in 22% der Fälle Gonokokken nachweisen. Unsicher war das bakteriologische Ergebnis in 4% der Fälle; keine Gonokokken ließen sich in 37% nachweisen.

Das Palpationsergebnis deckte in 53% pathologische Veränderungen auf, in 40% war die Palpation ohne Befund, während in 9% die entzündlich veränderte Samenblase nicht zu fühlen war.

Die Spermatocystitis ist häufig mit anderen gonorrhoischen Adnexerkrankungen vergesellschaftet. Manche Autoren glauben, daß sich eine Epididymitis nur auf dem Boden einer Samenblasenerkrankung entwickeln kann (BELFIELD, ROLNICK, SALIFIER u. a.).

LUCAS fand in 285 Fällen von Epididymitis 174mal keine Veränderung der Samenblase, 111mal entweder einfache Kongestion oder Entzündung ohne Eiter.

HOROWITZ verlangt als sicheres Zeichen einer bestehenden Vesiculitis das Vorhandensein einer gleichzeitigen Epididymitis.

LEWIN und BOHM beobachteten unter 124 Fällen von Epididymitis in 61% Spermatocystitis.

COLOMBINI untersuchte 160 akute Gonorrhöefälle: 15mal fand er Prostatitis und Vesiculitis,
ferner 180 subakute Gonorrhöefälle:

28mal darunter Prostatitis und Vesiculitis,
2mal Prostatitis, Vesiculitis und Deferentitis.
60 chronische Gonorrhöefälle:
3mal Prostatitis und Vesiculitis.

JUNKER sah in 89% Spermatocystitis und Prostatitis. Bei allen Epididymitisfällen lag auch eine Spermatocystitis vor.

BELFIELD und ROLNICK betonen, daß eine Epididymitis mit Ausnahme der hämatogenen Form stets der Ausdruck einer vorhandenen Spermatocystitis ist.

Wir stimmen mit WAELSCH, REHFISCH, LLOYD u. a. überein, daß „Epididymitis häufig ohne Spermatocystitis" entsteht. GUÉPIN u. KENNEDY geben an, daß die Vesiculitis meist mit einer Prostatitis vergesellschaftet wäre.

In der Literatur fehlen ferner nicht Hinweise auf die Bedeutung einer gonorrhoisch erkrankten Samenblase für wiederholte Rezidive der Gonorrhöe und ihrer Komplikationen. So hat WOLFF bei einem Mann, der vor 7 Jahren eine Gonorrhöe gehabt hatte, und seit Jahren wiederholt an Ausfluß aus der Harnröhre und ziehenden Schmerzen im Kreuz litt, eine Vesiculitis mit positivem Gonokokkenbefund im Exprimat feststellt.

LANGER sah bei einem Patienten, der 6 Jahre zuvor eine Gonorrhöe gehabt hatte, plötzlich ein Rezidiv mit einem linksseitigen Samenblasenempyem unter Fieber auftreten.

AVRAMOVICI behandelte einen 28jährigen jungen Mann, der vor 2 Jahren eine Gonorrhöe gehabt hatte. Jetzt bekam dieser Patient sehr häufig kolikartige Schmerzen in der Nierengegend. Als Ursache konnte Verfasser beiderseits stark entzündlich veränderte Samenblasen feststellen.

Auch FRONSTEIN hält die meisten sog. Rezidive bei chronischer Gonorrhöe für das Aufflackern einer latenten gonorrhoischen Spermatocystitis mit erneuter, sekundärer Infektion der Urethra.

Ätiologie und Pathogenese. Neben der *nicht infektiösen* Form der Samenblasenerkrankung, die durch Masturbation, Coitus interruptus, sonstige Exzesse in venere und ähnlich gelagerte Momente ausgelöst werden kann (HYMAN und SANDERS, ZIGLER u. a.), kennen wir die *bakterielle, infektiöse* Erkrankungsform der Samenblase. Diese ist in der Mehrzahl der Fälle *gonorrhoischer* Natur. R. DUHOT (1901) nannte die Gonorrhöe „die bei weitem häufigste Ursache der Samenblasenentzündung". Auf die *seltenen ätiologischen* Momente (WOHLSTEIN) werden wir bei der Besprechung der *Differentialdiagnose* eingehen. Der *Erreger der Samenblasenentzündung* im Verlauf einer Gonorrhöe ist meist der *Gonococcus.* WHITE und GRADWOHL ist es angeblich gelungen, in 80% von Samenblasenerkrankungen Gonokokken kulturell nachzuweisen. Allerdings sahen sie in 40% ihrer Fälle eine Mischinfektion. So war der Micrococcus catarrhalis in 20% der Fälle am häufigsten vertreten. REICH hat als erster (1894) im Incisionseiter einer Spermatocystitis Gonokokken sowohl mikroskopisch als auch kulturell nachgewiesen. Im exprimierten Sekret fand sie v. SEHLEN zuerst. In der Folgezeit ist der Gonokokkennachweis häufig und von Vielen geführt worden. JUNKER hat in 22% seiner Fälle sichere Gonokokken in den Samenblasen nachweisen können.

Er hält diese Zahl für zu niedrig; bei Züchtung auf besseren Nährböden wären nach seiner Ansicht wohl noch in einigen Fällen Gonokokken darstellbar gewesen.

CHIAUDANO hat in 26%, MAYER in 21% seiner Fälle und ETTERLEN im exprimierten Sekret „in der Regel" Gonokokken gefunden.

Nach Ansicht von THOMAS und PANKOAST u. a. kann im chronischen Stadium der Vesiculitis der Gonococcus gewöhnlich nicht isoliert werden. Die Spermatocystitis ist in mancher Hinsicht mit der Pyosalpinx der Frauen zu vergleichen („Eitertuben" des Mannes).

BUSCHKE und LANGER, LEGUEU u. a. heben hervor, daß sich Gonokokken in den Samenblasen sehr lange halten können, ohne daß stärkere Krankheitserscheinungen vorhanden zu sein brauchen.

Zahlreiche Arbeiten zeigen weiter, daß noch andere Erreger außer dem eben erwähnten Micrococcus catarrhalis mit den Gonokokken vergesellschaftet sein können. So Staphylo-Streptokokken, Coli-Typhus-Diphtheriebacillen u. a. (THOMAS und PANKOAST, D. SHEA, WHITE und GRADWOHL, PICKER, HYMAN und SANDERS, ZIGLER u. a.).

Infektionen der Samenblasen können auch primär von den Zähnen, Tonsillen, Darmtractus, Furunkel usw. ausgehen (NICKEL u. a.).

Infektionsweg. Die Infektionserreger gelangen *direkt von der Urethra* aus durch die Ductus ejaculatorii in die Ampullae vas. deferent. und in die Samenblase. Begünstigend für das Haften der Erreger sind Traumen durch Sport, unvorschriftsmäßige Lebensweise, übertriebene, fehlerhafte Behandlung usw.

Einen von dem üblichen Infektionsmodus abweichenden Fall publizierte DARGET. Es wurde eine gonorrhoische Spermatocystitis durch Untersuchung des Expressionssekretes einwandfrei festgestellt. Eine gonorrhoische Urethritis war aber *nicht* vorangegangen. Verfasser denkt trotzdem an eine transurethrale Infektion, wobei das infektiöse Material die Urethra passiert habe, ohne sie selbst zu infizieren (?).

FRANÇOIS u. a. halten ferner eine Infektion auf dem *Blutwege* oder *transrectal* in seltenen Fällen für möglich.

Daß es tatsächlich hämatogen zu einer Samenblaseninfektion kommen kann, beweist ein Fall L. PICKs. Hier fanden sich bei einer Meningokokkensepsis in der metastatisch entzündeten Samenblase Meningokokken. PICK konnte sie kulturell und im Mikroskop nachweisen.

a) Akute Spermatocystitis.

Einteilung. Civiale hat die Samenblasenentzündung in eine *akute* und *chronische* Form eingeteilt, denen Delfan noch eine *subakute* hinzufügte (nach Waelsch). Diese unzureichende Klassifizierung ist von Lewin und Bohm (Collan) nach pathologisch-anatomischen Gesichtspunkten verbessert worden. Sie unterscheiden:

1. Spermatocystitis superficialis,
2. Spermatocystitis profunda.

Buschke und Langer haben angefügt:

3. Samenblasenabsceß, das sog. Empyem der Samenblase (Mayer).
4. Perispermatocystitis.

Nach mehr klinischem Standpunkt trennt Mayer in:

1. Spermatocystitis catarrhalis.
2. Spermatocystitis fibrosa.
3. Samenblasenempyem.

Christeller und Jacoby haben neuerdings den Versuch gemacht, die verschiedenen Formen und Stadien in ein geordnetes System zu bringen. Sie schlagen folgende Einteilung vor:

a) Akute Spermatocystitis. 1. Oberflächliche Formen. 1a) Katarrhalische Spermatocystitis, 1b) eitrige Spermatocystitis (Empyem). 2. Tiefe Formen. 2a) Eitrig infiltrierende Spermatocystitis, 2b) eitrig abszedierende Spermatocystitis.

b) Chronische Spermatocystitis. 1. Produktive, chronisch-eitrige Spermatocystitis, 2. indurative, schrumpfende Spermatocystitis.

Symptomatologie. Die anatomische Verschiedenheit der Samenblasen, die uns die pathologisch-anatomische Forschung Pickers gelehrt hat (Einteilung in 5 Haupttypen, vgl. S. 488), läßt uns klar werden, daß je nach dem anatomischen Bau der infizierten Samenblase das Symptomenbild recht vielgestaltig sein kann. Picker hat die weitaus günstigeren anatomischen Verhältnisse der Vorsteherdrüse betont. Vor allem der Verlauf der Spermatocystitis hängt wesentlich von dem speziellen Bau der befallenen Samenblase ab. Dazu kommt, daß die *subjektiven* und zum Teil *objektiven* Symptome der Spermatocystitis oft nicht eindeutig sind (Waelsch, Buschke und Langer, Humphry, Rehfisch, Collan, A. Sanders u. a.). Die *subjektiven* finden sich nicht nur und ausschließlich bei der Samenblasenentzündung, sondern auch bei der Urethritis posterior, Cystitis, Colliculitis, Prostatitis in fast gleicher Weise. Ferner weist Naumann darauf hin, daß es sehr schwer fällt, die Symptome der Vesiculitis sicher zu isolieren, da die in der Nähe liegenden Organe meist miterkrankt sind.

Besonders eindrucksvoll sind die *nervös-sexuellen* Symptome, die von altersher bei der Beschreibung der Symptomatologie bis zum heutigen Tage im Vordergrund stehen (Albers, Neumann, Horowitz, Fuller, Hyman und Sanders, Waelsch, François, White und Gradwohl, Buschke und Langer u. a.).

Spitzer hat 1916 die Symptome in zwei Gruppen eingeteilt:

1. nervös-sexuelle und
2. konstitutionelle, und Buschke und Langer trennen die subjektiven Symptome *in lokale, nervös-sexuelle und allgemeine* Erscheinungen.

Als *Lokalsymptome* sind zu nennen: Quälender Harndrang, -Verhaltung, schmerzhafte Ejakulation, Gefühl der Völle und Schwere in der Dammgegend, Tenesmen, Stechen und Ziehen in der Samenblasengegend und weiter bis zum Penis hin, Schmerzen, die gegen die Blase, das Rectum und bis zu den Hoden herunter ausstrahlen und in seltenen Fällen selbst kolikartig auftreten können (Nelken, Pulido u. a.). Zahlreiche Autoren weisen ferner auf Rückenschmerzen hin, die oft die Spermatocystitis begleiten und manchmal sogar im Vordergrund der Beschwerden stehen.

So klagte ein Patient (nach WOLFF) über ziehende Schmerzen im Kreuz, die nach dem Genitale und den Innenseiten der Oberschenkel ausstrahlten.

WESSON, MILEY, B. BERNHARD haben als Ursache von Rückenschmerzen in zahlreichen Fällen eine Vesiculitis bzw. Prostatitis finden können.

Auch PUGH und W. SCOTT weisen neuerdings auf diese Begleitsymptome hin und betonen, daß auch kolikartige Beschwerden und Behinderung des Samenabflusses zustande kommen können.

Dysurische Beschwerden werden fälschlicherweise manchmal als cystitische Beschwerden angesehen (BELFIELD und ROLNICK). Ausstrahlende Schmerzen in der Blinddarmgegend in Vesiculitisfällen sind unter Umständen denen einer Appendicitis ähnlich (PUGH, WESSON).

Daneben treten Erscheinungen *allgemeiner Natur* auf. Müdigkeit und Mattigkeit, Appetitlosigkeit beeinträchtigen den Zustand des Patienten. Die Symptome nehmen mit dem Grad der Schwere der Erkrankung zu. Bei den schwersten Fällen *(Samenblasenempyem)* ist es vor allem das hohe Fieber, das den Patienten stark mitnimmt. Besonders hervorzuheben sind die *nervös-sexuellen* Symptome. In den Anfangsstadien treten vermehrte sexuelle Reize, wie Erektionen (Priapismus!), Erotismus, häufige Pollutionen usw. auf (NEUMANN, FULLER, WOSSIDLO, WAELSCH, PICKER, HYMAN und SANDERS, FRANÇOIS, WHITE und GRADWOHL u. a.). Allmählich steigern sich diese Symptome und können den Patienten außerordentlich quälen (bis zum Suicidversuch). Wenn die Spermatocystitis schon längere Zeit besteht, dann schwächen sich diese Erscheinungen gewöhnlich wieder ab. Vorzeitige Ejaculationen, mäßige und schließlich ganz ausbleibende Erektionen werden beobachtet (sexuelle Apathie). Bei längerer Dauer können sich schwere Depressionszustände einstellen (FULLER).

Ein wichtiges hierher gehörendes Symptom ist noch die *Hämospermie*. RAPIN beschrieb zuerst in der „Thèse de Strassbourg 1859" diese Erscheinung. Er nennt den leicht blutigen Samen johannisbeergeleeartig. QUELLIOT weist ebenfalls schon früh auf die Bedeutung der Hämospermie hin. Auffallend ist die eigenartige graue Verfärbung der Samenflecken in der Wäsche oder in der Bettwäsche bei bettlägerigen Kranken, die meist von einem bräunlich-roten Hof umgrenzt sind. TSCHUMAKOW betont den pathognomonischen Wert des mikroskopischen Nachweises von Erythrocyten und von in Leukocyten eingeschlossenem Blutpigment bei chronischer Spermatocystitis. Bei akuter Erkrankung der Samenblasen weist er auf die blutigen Pollutionen hin.

Die allgemeine Stimmung des Patienten ist naturgemäß oft in chronischen Fällen wesentlich verändert und je nach Temperament des einzelnen entweder apathisch, mutlos oder gereizt und aggressiv. Die depressive Stimmung des Patienten kann so weit gehen, wie wir oben schon einmal gesagt haben, daß sich der Patient mit Selbstmordgedanken trägt.

Hinsichtlich der Bewertung aller ebengenannten Symptome gilt aber heute noch das, was COLLAN schon 1898 darüber gesagt hat:

„Betrachten wir aber genauer und kritisch jede dieser oben genannten Erscheinungen für sich, müssen wir gestehen, daß kein einziges dieser Symptome für dieses Leiden typisch sein kann. Schmerzen im Perineum und tief im After, wie auch Störungen bei der Defäkation finden wir auch bei der Prostatitis; priapistische Beschwerden und häufige Pollutionen können bei der akuten Urethritis anterior, blutige Pollutionen bei einer akuten Prostatitis oder Urethritis posterior vorkommen, Harndrang bei einer Urethrocystitis sich einstellen. Wir können daher keines dieser Symptome als speziell für die Spermatocystitis bezeichnend und typisch halten, sondern müssen dieselben nur insofern für die Diagnose der Samenblasenentzündung für wertvoll betrachten, daß dieselben unsere Aufmerksamkeit auf das evtl. bestehende Leiden der Vesiculae seminales lenken können. Die einzige Art, die uns ermöglicht, eine Samenblasenentzündung in jedem Falle zu diagnostizieren, ist die *Untersuchung des Samenblaseninhaltes,* oder wenn dieselbe nicht gelingt, die *rectale Untersuchung* mit dem Finger.‘‘

Wir stehen heute noch auf dem gleichen Standpunkt.

Die *objektiven* Symptome, die uns die Diagnose Spermatocystitis zu stellen gestatten, gibt uns die *rectale Untersuchung* und vor allem die in jedem Fall vorzunehmende *Expression der Samenblasen* mit anschließender *makro- und mikroskopischer Beurteilung des Samenblasenergusses.*

Wir haben oben schon darauf hingewiesen, daß die Samenblasen sehr kompliziert gebaut sind. Besonders der 4. und 5. Typ der Pickerschen anatomischen Einteilung der Samenblasen zeigen durch die zahlreichen Windungen und Divertikelbildungen, durch die Schleimhautbuchten und Falten eine große Vielgestaltigkeit. Dadurch wird verständlich, daß das Bild der akuten Spermatocystitis wechselvoll sein kann und auch verschiedene Stadien der Entzündung nebeneinander vorkommen.

α) Spermatocystitis superficialis.

Klinik. Am häufigsten und besonders zu Beginn der Samenblaseninfektion findet sich die *superfizielle* (nach Christeller-Jacoby *katarrhalische*) *Spermatocystitis.* Dabei bleibt die Entzündung auf die Schleimhaut beschränkt. Die Erscheinungen sind meist unbestimmt (man vergleiche die Prostatitis catarrhalis!) und selbst der Palpationsbefund ergibt keinen sicheren objektiven Befund. Man muß deshalb eine Expression (Vorsicht bei Schmerzen!) und daran anschließend eine Sekretuntersuchung vornehmen.

Der Entzündungsprozeß kann zurückgehen bis zur völligen Restitutio ad integrum (Casper) oder aber durch stärkere Eiterbildung zu einer *eitrigen Spermatocystitis* (vgl. S. 494 nach Christeller-Jacoby 1b) sich weiter entwickeln. Es entsteht durch Stauungs- und Retentionserscheinungen schließlich ein *Empyem.* Hier gibt schon die Palpation in den meisten Fällen Aufschluß. Je stärker die entzündlichen Erscheinungen sich entwickeln, desto mehr nehmen entsprechend die subjektiven und objektiven Symptome zu. Dabei muß auch hier, genau wie bei der akuten Prostatitis, vor einer voreiligen Massage gewarnt werden. Bei der Massagebehandlung gehen wir näher darauf ein. Die Samenblase vergrößert sich manchmal um ein mehrfaches (nach v. Petersen bis zu Gänseeigröße; mit bis zu 50 ccm Inhalt nach Kocher).

Öfters sammelt sich Eiter in einem oder mehreren sich verschließenden Divertikeln, so daß man auch hier von Pseudoabscessen sprechen kann. Entweder entleert sich in solchen Fällen der Eiter per vias naturales oder die Divertikelwände verkleben, und der Eiter bricht durch. Es entstehen so durch Konfluenz größere Eiterhöhlen.

Der Eiter kann sich dann einen Weg in die Harnröhre, Blase (Wildbolz), ins Rectum (Caro) oder ins Peritoneum (Peritonitis!) gewaltsam schaffen.

β) Spermatocystitis profunda.

Der entzündliche Prozeß geht in selteneren Fällen auf das submuköse Bindegewebe über, wobei entweder eine *eitrig-infiltrierende Form* entsteht, oder die Entzündung *eitrigabszedierend* verläuft. Auch beim „tiefen“ Stadium der Vesiculitis kann sich ein *Empyem* entwickeln. Die kleineren Wandabscesse brechen in die Samenblasenhöhle durch und ergießen ihren Eiter in das Lumen hinein. Wenn es durch entzündliche Verklebung zum Verschluß des Ausführungsganges kommt, resultiert ein Empyem. Mit Hilfe der Palpation und vor allem der Sekretuntersuchung wird die Diagnose gesichert. Die Expression ist bei perakuten Fällen um einige Tage zu verschieben (Gefahren der Massage siehe bei Behandlung).

Pathologische Anatomie. Darüber unterrichten uns eine große Anzahl von Sektionsbefunden (STOLL, GAUSSAIL, MARCÉ, PETER, LABORDE, VELPEAU, PURSER, KORBER, HARDY, NAUMANN, LALLEMAND, WEISS, MORGAGNI, GODARD, GUELLIOT, COLLAN, DUBOT, LEWIN und BOHM, ZASTRE, MAYER, SIMMONDS, CHRISTELLER und JACOBY u. a.).

Die erste pathologisch-anatomische Untersuchung wurde von GUELLIOT (1883) publiziert. Im *superfiziellen Stadium* ist die Samenblase meist nicht vergrößert, solange keine Pseudoabscesse oder ein Empyem sich entwickelt hat. — Die Schleimhaut ist geschwollen, deutlich injiziert und zum Teil mit kleinen Hämorrhagien durchsetzt.

Der Samenblaseninhalt ist bei der *katarrhalischen* Form grautrübe. Man findet desquamierte Epithelien, Eiterzellen, Erythrocyten und Globulinkörperchen. Häufig lassen sich Gonokokken nachweisen. Beim *Empyem* steht die Eiterentwicklung im Vordergrunde.

Histologisch handelt es sich um einen rein oberflächlichen Schleimhautkatarrh.

Bei der *Spermatocystitis profunda* ist die Samenblase mehr weniger verdickt. Es kommt zu dem eben beschriebenen Bild noch eine stärkere kleinzellige Infiltration im submukösen Bindegewebe hinzu. Das Bindegewebe wird eitrig infiltriert, und manchmal entwickeln sich kleine Abszeßbildungen, die nach der Schleimhautoberfläche perforieren (Empyembildung). Schließlich ist der Ausgang Übergang in cirrhotisches Bindegewebe. Diese pathologisch-anatomischen Bilder können entsprechend dem verschiedenartigen Bau der Samenblasen (PICKER) in der eben geschilderten Art und Weise beobachtet werden oder aber gemäß der Vielgestaltigkeit des 4. und 5. Typs der Samenblasen sich sehr wechselvoll bieten.

Diagnose. Genau wie bei der Prostatitis müssen wir auch hier zur exakten Diagnosenstellung die rectale und die mikroskopische Untersuchung des durch Expression gewonnenen Samenblasensekretes verlangen.

a) Palpationsdiagnose. Man muß auf Größe und Form, Druckempfindlichkeit und Konsistenz der Samenblasen achten.

Bei der erst kurze Zeit bestehenden *superficiellen, katarrhalischen* Form der Spermatocystitis läßt sich palpatorisch gewöhnlich nichts Besonderes feststellen. Selbst der Druckschmerz fehlt meistens. In solchen Fällen bedarf es also dringend der Exprimatuntersuchung, die aufklären soll, ob und wie weitgehend pathologische Veränderungen vorliegen. Dies ist um so mehr nötig, als wir auch die normale Samenblase, wenn sie in gefülltem Zustand ist, häufig palpieren können (nach LEWIN und BOHM sogar in 70% bei Männern im Alter von 17—40 Jahren). Die *Spermatocystitis profunda* führt zu einer Schwellung der Samenblase, die je nach der anatomischen Bauart der vorliegenden Samenblase, dem Sitz des Herdes und entsprechend der Schwere des Entzündungsprozesses mehr langgestreckt oder mehr traubenförmig erscheint. Meist ist die Spermatocystitis einseitig. LEWIN und BOHM fanden sie häufiger links, ARONSHAM rechts. PUGH stellte meist eine doppelseitige Erkrankung fest. Bei einseitigem Befallensein ist der Vergleich mit der gesunden Samenblase aufschlußreich.

FINGER beobachtete birnenförmige und HOROWITZ wurstförmige Samenblasen. v. PETERSEN spricht in solchen Fällen von der Ähnlichkeit mit einer gefüllten Gallenblase (Beobachtung bis zu Gänseeigröße). Der Patient klagt bei der Untersuchung fast immer über Druckschmerzen. Eitrige Infiltrate und Ansammlungen in der Wand der Samenblasen lassen sich bei der Palpation als umschriebene Verhärtungen (beginnende Fluktuation!) in der sonst glatten, aber auf Druck meist schmerzhaften Wand durchfühlen. Diese Form und die mit kleinen Absceßbildungen sind wohl die häufigsten. Allerdings werden sie sehr oft wegen ihrer anatomischen Geringfügigkeit übersehen. Tatsächlich sind sie auch objektiv manchmal nicht so leicht feststellbar (nach Buschke-Langer).

Ist es zu einem *Samenblasenempyem* gekommen, so ist naturgemäß die Palpation der *veränderten Samenblase leicht und einfach*. Der palpierende Finger trifft, nachdem er über die Prostata hinausgekommen ist, auf eine sehr schmerzhafte Geschwulst. Man fühlt fast immer eine größere, birnen-wurstförmige Samenblase (Fluktuation!). Wenn nur einzelne Divertikel sich zu sog. Pseudoabscessen umgewandelt haben, ist ein mehr trauben- oder doldenförmiges Organ zu tasten. v. Petersen vergleicht einmal eine derartig veränderte Samenblase mit einem Konvolut dicker Regenwürmer (Waelsch).

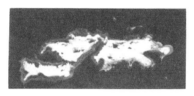

Abb. 37. Sekretausguß der Samenblase („5. Typus"). Eigener Fall: akute Spermatocystitis mit Arthritis.

Bei der *Perispermatocystitis* läßt sich die Samenblase als solche von der entzündeten Umgebung nicht mehr trennen. Die Rectalschleimhaut ist auf ihrer Unterlage nicht mehr verschieblich. Die ursprünglich harte, schmerzhafte Infiltration kann weicher werden, es kommt zur Einschmelzung. Ein phlegmonöser Prozeß hat sich gebildet (Fluktuation!).

b) Sekretuntersuchung. Die Samenblasen sind sezernierende Drüsen. Das Samenblasensekret ist geruchlos. Es weist im gesunden Zustand ein dünnflüssiges, milchiges Aussehen auf und ist charakteristisch zusammengesetzt. Die *Epithelien* sind zum Teil mit zahlreichen *Fetttröpfchen* versehen. Ferner gehören *Sympexien* (Robin), rundlich bis ovale fettpositive Gebilde von 5—10facher Leukocytengröße, Lallemand-Trousseausche Körperchen in Form *sagoähnlicher* Körner, *Corpora amylacea* (Ohmori), *Lipoide* (Posner, Fürbringer u. a.) zum *normalen* Sekretbild.

Das Sekret kann als Abguß der Samenblasengänge und Divertikel wie rundliche oder flache „wurstartige" Gebildchen aussehen. Diese sind durchsichtig und frei von Eiterkörperchen.

Weißlichgraue bis gelblichrötliche Farbe, Trübung des Sekretes und der Samenblasenausgüsse muß starken Verdacht auf eine Erkrankung der Samenblase erwecken.

Mikroskopisch lassen sich im pathologisch veränderten Sekret Leukocyten und auch Erythrocyten, Epithelien, Schleim, Phosphate, manchmal auch Hämatoidinkrystalle (bei Hämospermie) nachweisen. Bei der eitrigen Spermatocystitis (Empyem) ist der Leukocytengehalt außerordentlich reichlich, falls überhaupt Sekret zu gewinnen ist (Verschluß des Ausführungsganges). Meist fehlen bei Erkrankungen der Samenblasen Spermatozoen oder man findet nur wenige unbewegliche. Gonokokken sind im akuten Stadium sehr häufig vorhanden. Begleitbakterien lassen sich öfters darstellen (Mischinfektion!). Wir haben darüber schon S. 493 ausführlich berichtet.

Im Anschluß an die Palpation und Expression ist auf alle Fälle eine genaue makroskopische und vor allem *mikroskopische Untersuchung des Exprimates,* unter Umständen auch des *Ejaculates* erforderlich. Die Technik geht dahin, daß man, nachdem das Prostatasekret und das Sekret der Cowperschen Drüsen ausgedrückt ist, nach erneuter Blasenfüllung die Samenblasen exprimiert (nach der Methode Pickers). Das Exprimat fließt zum geringeren Teil aus der

Urethralöffnung aus und soll dort in einem Uhrschälchen aufgefangen werden, zum größeren Teil wird es in die Blase (Spülflüssigkeit!) entleert. Es ist empfehlenswert, mehrfach die Samenblasen zu exprimieren, da bei Pseudoabscessen und Empyem die Sekretgewinnung öfters nicht gleich gelingt.

Die vorzüglichen Abbildungen über Sekretausgüsse der Samenblase zeigen uns, wie verschieden diese in der Spülflüssigkeit schwimmenden Gebilde aussehen können. Jedenfalls fallen sie schon ihrer Form wegen auf und lassen sich deshalb meist von anderen ähnlichen, aber aus anderen Organen stammenden Filamenten trennen.

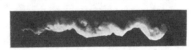

Abb. 38. Sekretausguß der Samenblase: Samenblase von kolbigem Typus. (Aus PICKER: Studien zur Pathologie der Samenblasen.)

Bei der katarrhalischen Form der Vesiculitis wird man, besonders im Anfangsstadium, oft nur geringere Veränderungen des Sekretes finden. So wird auch der Leukocytengehalt noch schwach sein. Der Samenblaseninhalt ist, je nach dem mehr oder minder starken Befallensein der Samenblasen, mäßig oder stärker pathologisch verändert.

JUNKER, der sich 1923 mit dieser Frage eingehend beschäftigt hat, betont, daß „in der großen Mehrzahl der Fälle die von der Samenblasenschleimhaut selbst abgesonderte gallertige oder gelatineähnliche Substanz im Verein mit der eigenartigen wabigen *Struktur* dieser Organe dem ausgepreßten Inhalt der Spermatocysten das charakteristische Gepräge gibt".

Während die akut eitrigen Fälle mit sehr starker Leukocytenproduktion verlaufen, findet man durchschnittlich sonst meist geformte gallertige Gebilde (Ab- und Ausgüsse einzelner Divertikel oder selten auch der ganzen Samenblase). Alle pathologischen Sekretbestandteile sind in dieser gallertigen Masse eingeschlossen.

Schließlich ist das Kulturverfahren heranzuziehen, das sich besonders in Form der *Spermakultur* in den letzten Jahren eingebürgert hat (vgl. S. 490/91).

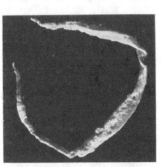

Abb. 39. Sekretausguß der Samenblase: Ampulle und Samenblase von schlauchigem Typus. (Aus PICKER: Studien zur Pathologie der Samenblasen.)

Verlauf, Folgeerscheinungen und Prognose.
Die anatomische Beschreibung der Samenblasen durch PICKER u. a. macht uns klar, daß von dem so verschiedenen Bau der Samenblase der Verlauf und die Prognose der Erkrankung weitgehendst abhängig ist. Die „geraden, einfachen" Samenblasen und „dicke gewundene Kanälchen mit oder ohne Divertikel" neigen weitaus weniger zu eitrigen Entzündungen (Empyem!) als die anderen Typen. Es hängt also auch der Grad der Entzündung, wenigstens zum Teil, von den anatomischen Verhältnissen des Organs ab.

Die akuten Erscheinungen bei der *superficiellen (katarrhalischen) Form* der Vesiculitis gehen meist in wenigen Tagen zurück. Allerdings kommt es häufig nicht zur endgültigen Heilung. HOROWITZ sah zwar durchschnittlich in 8 bis 10 Tagen den Ablauf der Erkrankung. WAELSCH, FINGER und zahlreiche moderne Autoren halten dagegen auch schon die leichteren Formen der Spermatocystitis für langwieriger. Immerhin heilen sie in der Mehrzahl der Fälle völlig ab. Bei der *Spermatocystitis profunda* und dem *Samenblasenempyem* ist der Verlauf erheblich schwerer. Die Eiteransammlung kann recht beträchtlich werden. PICKER punktierte 15 ccm, KOCHER sogar 50 ccm Eiter. In diesen Fällen tritt erhebliches Fieber auf (bis zu 40°), und auch die allgemeinen Symptome sind derart, daß der Patient sich außerordentlich schwer erkrankt fühlt. Es kann zum Durchbruch des Abscesses in die Umgebung kommen (meist in die Blase oder das Rectum).

Minet betont, daß die Spermatocystitis sich nach der Urethra, Blase, Darm, in seltenen Fällen auch nach dem Peritoneum Abfluß verschaffen kann.

Velpeau, Wossidlo u. a. haben Exitus nach Perforation in die Bauchhöhle gesehen.

Langer beschreibt einen Fall, wo es im Anschluß an ein Samenblasenempyem und eine Perispermatocystitis zu einer Samenblasenfistel gekommen ist. Wildbolz, Langer, v. Saar sahen der Perforation in die Blase bei der Endoskopie Nekrose der Blasenwand vorangehen. Schließlich ist noch eine Komplikation zu erwähnen: Es kommt bei der Perispermatocystitis durch die dadurch hervorgerufene Stenosierung der Ureteren zur Harnverhaltung (Mark und Hoffmann, 3 Fälle).

Buschke und Langer bezeichnen endlich als seltene Folge der Spermatocystitis eine *Venenthrombose im Plexus venosus Santorini.*

Fronstein unterscheidet verschiedene Rückbildungsstadien, die *prognostisch* bedeutungsvoll sind:

a) Rückbildung ohne grobe Veränderung.

b) Empyem mit Durchbruch in die Urethra.

c) Empyem mit Durchbruch ins Rectum.

d) Empyem mit Durchbruch in die Blase.

e) Empyem mit Durchbruch ins umgebende Beckengewebe mit Beckenphlegmone und oft mit *Arthritiden.*

f) Empyem mit Durchbruch ins Peritoneum.

g) Manchmal Obliteration des Ausführungsganges und als Folge Bestehenbleiben eines geschlossenen Herdes.

Wie Fronstein, machen auch eine Reihe anderer Autoren, auf die Bedeutung der infizierten Samenblasen hinsichtlich der Entstehung von Arthritiden aufmerksam (Wolff, Culver, Peiser, H. Junker in etwa 7,5%).

Nach Spitzer ist der Ausgang in allgemeine Peritonitis oder Sepsis selten. — Man weiß, daß die Spermatocystitis immer wieder zu Reinfektionen der Urethra und damit zu einem Wiederaufflammen der Gonorrhöe führen kann (vergleiche obenbeschriebene Fälle von Wolff, Geraghthy, Junker, Buschke und Langer u. a.).

Es ist deshalb einer bestehenden Spermatocystitis diagnostisch und therapeutisch erhöhte Aufmerksamkeit zu schenken.

Differentialdiagnose. Auch bei der Spermatocystitis hat man im Laufe der letzten Jahrzehnte gelernt, daß außer Tuberkulose, Syphilis und Tumoren noch eine ganze Reihe *nicht* gonorrhoischer Affektionen die Samenblasen befallen können.

Wohlstein hat die *selteneren ätiologischen Momente,* die man durch die vorwiegend exogene, transurethrale gonorrhoische Erkrankung vernachlässigte, zusammengestellt:

exogene	*endogene*
agonorrhoische,	durch Tuberkulose,
abakterielle,	Lues,
traumatische,	Mumps,
medikamentöse,	Influenza,
durch { Strikturen,	Grippe,
Cystopyelitis,	Typhus,
Blasen-Prostata-Nierensteine,	Pneumonie,
Balanitis bedingte,	Tonsillitis,
durch polypöse Tumoren der hinteren	Anthrax ,
Harnröhre entstandene,	Furunkulose,
postoperative,	allgemeine Sepsis,
bei Analfissuren auftretende.	Zahnabsceß,
	chronische Appendicitis,
	Cholecystitis bedingte.

Die *abakteriellen Formen* werden von den meisten Autoren (so ZIGLER, HYMAN und SANDERS u. a.) auf Exzesse in venere, Onanie, Coitus interruptus usw. zurückgeführt. Sie können vor allem durch die Untersuchung des Exprimates (Kultur!) sichergestellt werden. Weiterhin sind eine Reihe von Erregern (außer Gonokokken) imstande, eine Samenblasenentzündung hervorzurufen. Dabei spielen Traumen, falsche instrumentelle Behandlung, Strikturen der Harnröhre und andere Momente oft eine auslösende Rolle. Als Erreger sind hier zu nennen: Staphylo- und Streptokokken (NICKEL, DUHOT u. a.), Bacterium coli (WOL-BARST u. a.), Pneumokokken (ZIGLER, HYMAN und SANDERS), Typhusbacillen (SEARS, GARHART und MACK), Diphtheriebacillen (DREYER), Hefepilze (KLAUS-NER u. a.).

NICKEL hat an Hand von 3500 kulturellen Untersuchungen die Bakterienflora der männlichen Adnexe festzustellen versucht. Eine Reihe von Erregern (besonders der ROSENOWsche pleomorphe Streptococcus) können nach ihm entzündliche Erscheinungen in den Samenblasen, Vorsteherdrüsen usw. machen. Der Infektionsweg dabei kann transurethral, transrectal oder haematogen sein (FRANÇOIS). Ich erinnere hierbei an den oben beschriebenen Fall von metastatischer Meningokokkenvesiculitis nach Meningitis (PICK).

Die Erscheinungen, die derartige Erreger auslösen, unterscheiden sich oft nicht wesentlich von den gonorrhoischen. Oberflächliche und tiefe Entzündungsprozesse können vorliegen. (Ganz allgemein darf hier betont werden, daß der versteckte Sitz der Samenblasen wohl daran schuld ist, daß bisher nur relativ wenig über derartige Samenblasenerkrankungen bekannt geworden ist.)

Man weiß schon lange, daß die *Tuberkulose* und *Syphilis, Tumoren* und *Cysten* differentialdiagnostisch wichtig sind.

Diese Krankheitsbilder kommen vor allem bei der *chronischen* Spermatocystitis in Betracht und werden dort abgehandelt. — Schließlich ist noch die *Lymphangitis prostato-iliaca* (CRONQUIST) zu erwähnen, die wir schon bei der Prostatitis beschrieben haben (vgl. S. 469). Ein strangförmiger Wulst führt von der Vereinigung des oberen und seitlichen Randes der Prostata ausgehend nach aufwärts und auswärts. Manchmal sind mehrere derartige Stränge zu fühlen (LANGER). Es handelt sich um eine Lymphgefäßerkrankung im Gefolge der Prostatitis. Die genaue Palpation und eventuell Expression klären die Diagnose. Außerordentliche Seltenheiten sind *Verkalkungsvorgänge* oder *Amyloidablagerungen* in der Samenblase, wie sie in je einem Fall von KRETSCHMER bzw. LUBARSCH beschrieben worden sind. Auch sie können wohl nur bei einer chronischen infiltrierenden Erkrankung der Samenblase differentialdiagnostisch in Erwägung gezogen werden.

b) Chronische Spermatocystitis.

Es besteht bei jeder akuten Spermatocystitis die Gefahr, daß sie chronisch werden kann (CASPER). Dies geschieht sicher häufiger als durchschnittlich angenommen wird. Allerdings geben die leichteren katarrhalischen Fälle selten einen deutlichen Palpationsbefund, so daß sie öfters übersehen werden, falls nicht eine Sekretuntersuchung vorgenommen wird. So ist es zu erklären, daß genauere Zahlenangaben über die *Häufigkeit* der chronischen Samenblasenentzündung nicht vorliegen. BUSCHKE und LANGER, die die Bedeutung der Vesiculitis immer wieder betonen, glauben, daß ihre Zahlenangabe von 41,58% bei der akuten Spermatocystitis für die chronische Form dieser Erkrankung nicht genüge.

Seltener setzt die Samenblasenentzündung chronisch ein. Hinsichtlich der *Ätiologie* der chronischen Form sei auf das bei der akuten Gesagte hingewiesen.

Hier kommt es noch häufiger als dort zu Mischinfektionen, wobei die Gonokokken überwuchert und verdrängt werden. Es können sich aber andererseits die Gonokokken „gewissermaßen in anaerober Form" (Buschke, Langer) in der Samenblase abkapseln. Diese chronischen gonokokkenhaltigen Herde sind dann häufig der Ausgang von Rezidiven. Man soll bei jedem gonorrhoischen Rezidiv an diese Möglichkeit denken.

Einteilung. Man trennt auch die chronische Spermatocystitis in eine *superfizielle* und *profunde* Form. Neuerdings wurde von pathologisch-anatomischer Seite (Christeller und Jacoby) eine Unterteilung in:

1. produktiv, chronisch-eitrig,
2. indurativ, schrumpfend

vorgenommen.

Symptomatologie. Die *subjektiven* Symptome sind hier weit unbestimmter und uncharakteristischer als bei der akuten Form der Samenblasenentzündung und lassen sich, wenn sie überhaupt vorhanden sind, nur sehr schwer von den Erscheinungen der Urethritis posterior und der chronischen Prostatitis trennen, die fast immer gleichzeitig vorhanden sein soll (Guépin, Kennedy, Waelsch u. a.).

Auch hier spielen die *nervösen* und *sexual-neurasthenischen* Beschwerden eine Hauptrolle. Wir haben sie schon bei der chronischen Prostatitis eingehender beschrieben. Je länger eine Spermatocystitis besteht, desto mehr ist die Libido herabgesetzt. Die anfänglich häufigen (nachts!) charakteristisch verfärbten Pollutionen lassen mehr und mehr nach; Erektionen, die sich zuerst recht quälend bemerkbar machen, werden seltener („atonische Impotenz" Waelsch). Ferner zeigen sich in manchen Fällen Reflexsymptome, so Rückenschmerzen und vor allem Beschwerden, wie wir sie bei Appendicitis, Nierenkolik kennen. Es stellt sich mit der Zeit ein seelisches Abgestumpftsein und eine depressive Stimmung ein, die die trostlose psychische Lage des Patienten dokumentiert.

Bei der chronischen Spermatocystitis finden sich also recht wechselnde subjektive Bilder, die für das Vorliegen einer Samenblasenerkrankung nicht beweisend sind, aber doch unseren Verdacht in dieser Richtung erwecken.

Objektive Symptome. Diese Symptome sind ebenfalls nur zum Teil für das Vorliegen einer chronischen Samenblasenentzündung charakteristisch. Die *Palpations*- und *Expressionsergebnisse* liefern die *sicheren* Symptome. Sie werden bei der Diagnosenstellung besprochen. *Unsicher,* aber für die Gesamtbeurteilung sehr wertvoll, sind Erscheinungen von seiten der Blase (Harndrang, Tenesmen usw.) und die sog. *Spermatorrhöe.* Picker beschreibt Krämpfe im Mastdarm und in der Blasengegend, die regelmäßig in bestimmten Intervallen auftreten, ferner am Schlusse der Miktion Entleerung „durchscheinender Schleimkörner" unter ejaculationsartigen Kontraktionen der Urogenitalmuskulatur. Die sog. *Spermatorrhöe* kommt auch bei anderen Komplikationen der hinteren Harnröhre vor.

Sie besteht in einem Samenerguß, in dem unbewegliche Samenfäden und Leukocyten enthalten sind.

Der Entstehungsmodus kann auf nervöser Grundlage beruhen oder durch entzündliche Veränderungen (Insuffizienz, Abknickung, Verengerung der Ductus ejaculatorii) zustande kommen (Posner, Waelsch). Bei Insuffizienz der Ductus ejaculatorii spricht man von *Miktions*- oder *Defäkationsspermatorrhöe.* Bei dieser Form von Spermatorrhöe sieht man im Harn sagokornähnliche Gebilde. Nach Peyer kann bei reichlich beigemengtem Samenblasensekret der Urin chylös aussehen. Mit der Spermatorrhöe nichts zu tun hat der von Millian und Mamlock erhobene Befund lebender Spermatozoen im früh entleerten Urin, da dieser Vorgang mit dem Füllungsgrad der Samenblasen zusammenhängt und nicht pathologisch ist (Waelsch).

Bei der eben erwähnten, entzündlich bedingten Verengerung der Ductus ejaculatorii, die manchmal zum Verschluß führt, kann Oligo- oder sogar Azoospermie eintreten.

Klinik. Wir unterscheiden eine *superfizielle* und *profunde* Form der *chronischen* Spermatocystitis, wenn auch der vielgestaltige anatomische Bau der Samenblasen Übergänge und ein Nebeneinander gerade bei der chronischen Form ermöglicht.

Bei der *katarrhalischen* Form ist im wesentlichen die Schleimhaut erkrankt, so daß das Bild mit der akuten katarrhalischen Samenblasenentzündung vergleichbar ist. Es besteht ein chronischer Reizzustand der Samenblasenschleimhaut. — In solchen Fällen ist palpatorisch nichts oder jedenfalls nichts Sicheres zu fühlen. Nur wenn bei stärkerer Eiterbildung und Stauung im Lumen ein Empyem zustande gekommen ist, ergibt die Rectaluntersuchung einen positiven, schon oben geschilderten Befund. Die Palpation löst einen oft erheblichen Druckschmerz aus (Vorsicht!). Bei der katarrhalischen Form kann eine Restitutio ad integrum eintreten.

Chronische Spermatocystitis profunda. Bei längerer Dauer wird aber die Entzündung tiefere Schichten der Samenblasen befallen und dort eine mehr produktive, fibröse Gewebswucherung auslösen, die oft von mehr minder zahlreichen Eiterherden, die infiltrierend die Samenblasenwand durchsetzen, begleitet werden (*Spermatocystitis fibrosa* nach MAYER). Oder es kann zur Sklerosierung und Schrumpfung der Samenblasen kommen, wobei nur vereinzelte Infiltratherde den Entzündungsprozeß aufrechterhalten. Die Palpation gibt vor allem bei der fibröseitrigen Entzündungsform einen sicheren Befund.

Die Samenblasen fühlen sich hart, gänsekielartig (BUSCHKE, LANGER) an und lassen in die Wand eingestreute Verhärtungen, daneben umschriebene Erweichungsherde, erkennen. — Auch hier klagt der Patient bei der Untersuchung über Druckschmerz.

Die *Perispermatocystitis* ist überaus selten. Sie kann auch chronisch werden. Die Palpation hier deckt sich mit der bei der akuten Form dieses Krankheitsbildes.

Pathologische Anatomie. Sie entspricht im wesentlichen dem Bild bei der akuten Spermatocystitis (vgl. S. 497). Es kommt hier besonders häufig zu einer allmählichen Verödung der Schleimhaut, Sklerosierung und damit Schrumpfung des ganzen Organes (CHRISTELLER und JACOBY).

Diagnose. Es ist gerade bei der chronischen Spermatocystitis, die subjektiv so unklare Beschwerden macht, unbedingt erforderlich, sich durch die *rectale Palpation* und die anschließende *Sekretuntersuchung* ein objektiv einwandfreies Urteil zu bilden. Über die Palpationsergebnisse bei den verschiedenen Formen haben wir das Nötige eben gesagt.

Sekretuntersuchung. Prinzipiell zeigt das Sekret bei der chronischen Spermatocystitis keinen wesentlichen Unterschied gegenüber dem bei der akuten Samenblasenentzündung.

Es finden sich auch hier nach der Expression an der Urethralmündung oder häufiger in der Spülflüssigkeit Ausgüsse der Samenblase oder ihres Ausführungsganges, ferner kleinere abgerissene Teilchen dieser Ausgußmasse und schließlich die schon mehrfach erwähnten sagokörnerähnlichen Gebilde. Zum Teil ist dieses Material rostfarben-blutig (Hämospermie!) gefärbt.

Bei der *mikroskopischen* Durchsicht sind Leukocyten vorhanden, die bei einer eitrigen Beschaffenheit der Entzündung überwiegen, ferner Epithelien, Erythrocyten, Hämatoidinkrystalle usw. (vgl. S. 498). Gonokokken werden hier weniger häufig als bei der akuten Samenblasenentzündung gefunden. Trotzdem können sie sich in versteckten Herden manchmal recht lange halten, wie Rezidive zeigen.

Verlauf, Folgeerscheinungen und Prognose. Auch hier kommt es wesentlich darauf an, welcher Samenblasentyp (nach Picker) chronisch erkrankt ist. Superfizielle Formen neigen eher zur Rückbildung und können, wenn nur eine katarrhalische Erkrankung der Schleimhaut vorliegt, glatt und ohne Folgeerscheinungen ausheilen. Die Gefahr bei der chronischen, tiefer greifenden Samenblasenentzündung besteht in der Hauptsache darin, daß stärkere eitrige abszedierende Wandveränderungen auftreten, die zu Bindegewebswucherung und Sklerosierung führen. Es tritt bindegewebiger Ersatz des erkrankten Gewebes ein, das so seine Funktionsfähigkeit verliert. Die chronische Entzündung der Ductus ejaculatorii kann Oligo- oder sogar bei Verschluß Azoospermie zur Folge haben (Impotentia generandi). Bei stärkerer Vereiterung oder Konfluenz mehrerer kleiner Abscesse tritt ein Empyem auf. Dieses kann in die Umgebung mit all den Folgen einer Perforation in Blase, Rectum, Urethra, Peritoneum durchbrechen (Minet, Velpeau, Wossidlo, Langer u. a.).

Die seltene chronische Perispermatocystitis, in deren Verlauf Abszedierung und phlegmonöse Veränderungen auftreten können, vermag auf das weitere umgebende Gewebe überzugreifen. Es beschreiben Mack und Hoffmann (an Hand dreier einschlägiger Fälle) renale Harnverhaltung dadurch, daß die Ureteren entzündlich miterkrankten und stenosierten. Wie bei der chronischen Prostatitis ist hier im Verlauf der chronischen Erkrankung der Samenblase die *sexuelle Neurasthenie* besonders quälend. Die Patienten werden zu reizbaren, depressiven, lebensunlustigen Menschen, die sich und ihrer Umgebung zur Last fallen.

Die Prognose richtet sich nach der Schwere und Dauer der vorliegenden Form der Samenblasenerkrankung. Man kennt Fälle, die eine beschränkte chronische Entzündung kleiner Gewebsbezirke der Samenblase aufweisen. Hierbei kann der Prozeß wohl über lange Zeit bestehen bleiben, ohne irgendwelche stärkeren Erscheinungen zu machen.

Buschke und Langer glauben, daß in solchen Fällen Gonokokken „in anaerob-latenter" Form vorhanden sein dürften. White und Gradwohl nehmen sogar an, daß die Erreger in ihrer Virulenz abgeschwächt seien. Eine derartige Spermatocystitis vermag den Träger „von rückwärts" immer wieder neu zu infizieren (Robinson). An solche Reinfektionen können sich Komplikationen oder Rezidive seitens der Nebenhoden, der Prostata, ja durch Gonokokkämien Erkrankungen der Gelenke, des Herzens usw. anschließen (Waelsch, Picker, Cunningham, White und Gradwohl, Young, Buschke und Langer u. a.).

Die Prognose der chronischen Vesiculitis ist also nur sehr schwer vorauszusagen. Das eine steht jedenfalls fest, daß die Samenblasenerkrankung und besonders die chronische als eine sehr ernste Komplikation der Gonorrhoea posterior anzusehen ist, die von den schwerwiegendsten Folgen für den Patienten begleitet sein kann.

Differentialdiagnose (vgl. auch S. 500). Vor allem müssen *Tuberkulose, Syphilis, Tumoren* und auch *Cystenbildungen* in Betracht gezogen werden.

Die *Tuberkulose* der Samenblasen ist sehr selten und fast immer im Verein mit einer Urogenitaltuberkulose anzutreffen. Fuller überschätzt bei weitem die Häufigkeit der tuberkulösen Samenblasenerkrankung, wenn er ein Drittel der Vesiculitisfälle als tuberkulös bezeichnet. Zurhelle hat zwei interessante Fälle publiziert, wobei ein tuberkulös-bacillärer Katarrh der Samenblase vorlag und gleichzeitig der Nebenhoden erkrankt war. Anamnese, allgemeiner und Lokalbefund, bakteriologische (Kultur!) Untersuchung und Verlauf (eventuell Tuberkulinprobe) lassen derartige Fälle ausschließen.

Auch die *Syphilis* macht differentialdiagnostisch im allgemeinen bei genauer Untersuchung (Wa.R.!) und vor allen Dingen, wenn man daran denkt, keine großen Schwierigkeiten. Posner betont auf Grund seines Literaturstudiums, daß noch recht wenig gesichertes Material vorhanden ist.

Duhot (1901) und P. Cohn (1907) haben die ersten zuverlässigen Fälle publiziert. Neuerdings sind Fälle von Frank und Keve beschrieben worden. Bei der Syphilis der Samenblase treten Blutungen, namentlich im Anschluß an Pollutionen auf. Eine Verdickung der Samenblase ohne nachweisbaren gonorrhoischen Ursprung soll immer an ein Gumma denken lassen (Posner). Die Diagnose wird durch eine Probekur geklärt.

Primäre Samenblasentumoren kommen äußerst selten vor (meist als *Adeno-carcinom*, Brack). So hat Kudlich (1926) ein Carcinom der Samenblase bei einem 87jährigen Manne beschrieben. Er fand nur 4 derartige Fälle in der Literatur. Brack (1921) konnte 2 Samenblasencarcinome sezieren.

Noch seltener sind *Sarkome* der Samenblasen. Junghanns (1930) hat einen Fall publiziert und betont, daß im Schrifttum bisher nur *ein* Fall von Zahn niedergelegt sei. *Cysten* sind in Form von *Retentionscysten* beobachtet worden. Diese Krankheitsformen, die frei von stärkeren entzündlichen Erscheinungen sind, lassen sich palpatorisch und durch die Sekretuntersuchung von einer Samenblasenentzündung trennen. Die bei der akuten Spermatocystitis vorkommenden unspezifischen, *nicht* gonorrhoischen Entzündungen können auch zum Teil in chronischer Form auftreten (vgl. S. 501).

Es sei hier besonders auf die Lymphangitis prostato-iliaca (Cronquist, Langer) hingewiesen, da sie häufiger vorzukommen scheint. Die genaue *pal-patorische* Untersuchung gibt uns differentialdiagnostisch Aufschluß.

3. Epididymitis, Deferentitis, Ampullitis, Funiculitis und Orchitis.

Mit die häufigste Komplikation im Verlaufe einer Gonorrhöe ist die *Erkran-kung des Nebenhodens*, die verständlicherweise schon den Alten bekannt war. Ihre Kenntnis ist, wie Finger betont, fast ebenso alt wie die des Trippers.

Anatomische Vorbemerkungen (nach Corning, Spalteholz u. a.):

Die *Hoden* (Testes) sind von Hodenhüllen (Tunica albuginea, Tunica vaginalis propria und communis, M. cremaster, Fascia cremasterica, schließlich als Integument Scrotum mit der Tunica dartos) umgeben und liegen schräg von vorne und lateral nach hinten und medial in dem Hodensack. Meist steht der linke Hoden etwas tiefer als der rechte.

Der *Hoden* ist von weich-elastischer Konsistenz, seitlich etwas abgeplattet und eiförmig. Seine Länge beträgt durchschnittlich 4—5 cm, seine Dicke etwa 2—3 cm. Er ist eine *tubulöse, netzförmig angeordnete Drüse*, die durch feine Bindegewebssepten in keilförmige Läppchen getrennt ist. Sie wird durch die derbe Tunica albuginea umfaßt. Der eigentliche Drüsen-apparat besteht aus den Samenkanälchen, den sog. Tubuli seminiferi. Diese schließen sich zu Konvoluten, den Tubuli contorti, zusammen und bilden endlich als lange gerade Kanälchen (Tubuli recti) das Rete testis.

Die *Gefäße des Hodens* haben ihren Ursprung innerhalb der Bauchhöhle: Die A. sper-matica interna aus der Aorta abdominalis, die A. deferentialis aus der A. vesicalis inferior, die A. spermatica externa aus der A. epigastrica inferior.

Die Venen des Hodens verlaufen entsprechend im Samenstrang, zusammen mit den aus dem Nebenhoden kommenden Venen als Plexus pampiniformis nach oben und gehen rechts in die V. cava inferior, links in die V. renalis über. Die Lymphgefäße nehmen ihren Verlauf wie die Venen und münden in die Lymphoglandulae lumbales.

Die *Gefäß- und Nervenversorgung* weisen durch ihren Ursprung und Verlauf auf eine hohe Anlage der Drüse hin (Corning).

Der *Nebenhoden* (Epididymis) umfaßt den hinteren und oberen Umfang des Hodens und läßt sich als länglich gestrecktes, kappen- oder raupenförmiges Organ leicht palpieren. Er besteht aus dem oberen kolbenförmigen Ende, dem Kopf (Caput), dem Körper (Corpus) und dem Schwanz (Cauda). Dieser geht, nach hinten und oben umbiegend, in den Samenleiter über. Die aus dem Rete testis austretenden Ductuli efferentes stellen die Verbindung zum Nebenhoden her.

Diese bilden die Coni vasculosi, den Nebenhodenkopf, und treten dann zum gewunden verlaufenden Ductus epididymitis (Körper und Schwanz) zusammen. Der Kopf des Nebenhodens wird wie der Hoden von der Lamina visceralis der Tunica vaginalis umschlossen, während der Körper des Nebenhodens durch eine Ausbuchtung der serösen Hülle von dem Hoden getrennt bleibt (Corning).

Der *Samenstrang* (Funiculus spermaticus) setzt sich aus dem *Samenleiter* (Ductus deferens), den *Gefäßen und Nerven* zusammen und durchläuft den Leistenkanal.

Der *Ductus deferens* wird von Corning seiner Wichtigkeit wegen als „Leitgebilde" des Samenstranges bezeichnet. Er ist rundlich, strangförmig und läßt sich im Funiculus palpieren, besonders deutlich vor dem Eintritt in den Annulus inguinalis abdominalis. Man teilt ihn in 4 Abschnitte: 1. Pars testicularis. 2. Pars funicularis. 3. Pars inguinalis, 4. Pars pelvina.

Der Ductus deferens verläuft von dem Annulus inguinalis abdominalis an mit Peritoneum überzogen medianwärts in das kleine Becken und zwischen Ureter und Harnblasenwand vorbei zur medialen Kante der Samenblasen. Hier wird der Endteil des Samenstranges weit und bildet die *Ampulla ductus deferentis*. Die beiden Ampullen vereinigen sich mit den Ductus excretorii der Samenblasen zu den in die Basis prostatae eindringenden *Ductus ejaculatorii*.

Gefäße und Nerven. A. spermatica externa und interna, A. deferentialis, Plexus pampiniformis und der Plexus spermaticus verlaufen im Samenstrang.

Alle Gebilde des Funiculus spermaticus sind in lockerem Binde- und Fettgewebe eingebettet und von den Hüllen des Stranges umschlossen.

Die *topographische Situation* des Hodens und Nebenhodens bzw. ihrer Ableitungswege machen besondere *Untersuchungsmethoden*, wie wir sie z. B. bei der Prostatitis, Spermatocystitis brauchen, überflüssig. Genaue *Inspektion* und *Palpation* genügen. Der sehr starken Schmerzhaftigkeit wegen muß mit besonderer Vorsicht palpiert werden.

Häufigkeit. Nächst der Prostatitis ist die Epididymitis die häufigste und bedeutungsvollste Komplikation der Gonorrhoea posterior (Scholtz). Die *Statistiken* über die Epididymitis schwanken zwischen 6—60%, je nachdem sie im Krankenhaus, wo die bettlägerigen Fälle sich häufen, oder in der Praxis draußen aufgestellt wurden. So fanden:

Joseph . . . . . . in 6—12 %	
Gebert . . . . in 7 %	
Berg . . . . ,, 7,5%	
Wagapow . . . . ,, 8,4%	Epididymitiden
Leites und Litvak . . . ,, 9,4%	bei Privatpatienten oder
Tanaka . . . . ,, 11,1%	poliklinischen Patienten.
Tarnowsky . . . . . . ,, 12,2%	
Horowitz . . . . ,, 17 %	
Simonis . . . . ,, 27,5%	
Rollet . . . . ,, 27,9%	
Weber . . . . ,, 28,2%	
Finger . . . . ,, 29,9%	bei Krankenhauspatienten.
Wiedemann . . . . . . ,, 45 %	
Augagneur . . . . . . ,, 58 %	
Buschke-Langer . in 25—30 %	

Eine *Alters*statistik veröffentlichte v. Torssnev über 100 Epididymitisfälle:

Zwischen 16—20 Jahren sind 12 erkrankt
  ,,   21—25   ,,   ,, 44   ,,
  ,,   26—30   ,,   ,, 28   ,,
  ,,   31—40   ,,   ,, 4   ,,

Leites und Litvak fanden als Durchschnittsalter 25—35 Jahre. Die meisten Epididymitiden in der Statistik v. Torssnevs traten in der 3.—8. Woche auf. Von seinem Material erkrankte:

in 39 Fällen der *rechte* Nebenhoden
 ,, 47   ,,   ,, *linke*   ,,
 ,, 14   ,,   *beide* Nebenhoden.

Eine *Prostatitis* entstand auf der Seite der Nebenhodenentzündung in 30 bis 40% der Fälle.

JORDAN fand in 91 Fällen von Epididymitis:

49mal den *linken*,
32 „ „ *rechten*,
10 „ *beide* Nebenhoden erkrankt.

CAMPBELL beobachtete bei annähernd 3000 Epididymitisfällen, daß der *rechte* Nebenhoden häufiger befallen ist als der linke, nämlich: 1494 : 1309. *Doppelseitige* Epididymitis lag in 192 Fällen vor.

Die *doppelseitige* Epididymitis ist viel seltener als die einseitige:

WIEDEMANN . . . in 6,4%
NEISSER . . . . „ 7 %
FOURNIER . . . . „ 7,7%
BERDAL . . . . „ 8,3%
v. ZEISSL . . . . „ 9,2%.

WIEDEMANN fand im Gegensatz zu diesen Autoren an etwa 5600 Fällen, daß beide Seiten ungefähr gleichmäßig oft, TANAKA dagegen, daß etwas häufiger die linke befallen ist; TANAKA glaubte das so erklären zu können, daß der linke Hoden bei den meisten

	Rechts	Links	Beiderseits	Summe
GAUSSAILLE .	45	24	4	73
D'ESPINE . . .	12	11	6	29
AUBRY	40	52	7	99
CASTELNAU . .	125	133	7	265
CURLING . . .	21	14	1	36
SIGMUND . . .	60	48	6	114
FOURNIER . .	102	126	35	263
TURATI . . .	191	192	25	408
LE FORT . . .	249	200	41	490
RAMORINO . .	29	37	—	66
GAMBERINI . .	15	10	3	28
BREDA	64	53	4	121
JULLIEN . . .	167	182	33	382
KÜHN	70	67	12	149
UNTERBERGER	35	25	5	65
FINGER . . .	275	251	22	548
	1500	1425	211	3136

Männern tiefer hängt als der rechte. Durch die so bestehende Zug- und Druckwirkung soll eine Entzündung leichter ausgelöst werden. FINGER publizierte eine Reihe von Statistiken, nach denen die Differenz zwischen links- und rechtsseitiger Epididymitis nur sehr gering ist.

In der Regel entwickelt sich die Epididymitis nicht vor Beginn der 2. bis 3. Krankheitswoche. FINGER hat folgende Statistik darüber zusammengestellt:

1. Woche nach der Infektion in 46 Fällen
2. „ „ „ „ „ 157 „
3. „ „ „ „ „ 132 „
4. „ „ „ „ „ 191 „
5. „ „ „ „ „ 132 „
6. „ „ „ „ „ 64 „
7. „ „ „ „ „ 44 „
8. „ „ „ „ „ 61 „
3 Monate „ „ „ „ 66 „
4 „ „ „ „ „ 33 „
5 „ „ „ „ „ 18 „
6 „ „ „ „ „ 22 „
7 „ „ „ „ „ 9 „
8 „ „ „ „ „ 8 „
9 „ „ „ „ „ 5 „
10—12 „ „ „ „ „ 8 „
2 Jahre „ „ „ „ 9 „
3 „ „ „ „ „ 7 „
4 „ „ „ „ „ 2 „
7 „ „ „ „ „ 1 „
1015 Fällen

Mehr als die Hälfte aller Fälle trat demnach zwischen der 2. und 5. Woche auf.

Man muß aber derartige Statistiken mit großer Skepsis aufnehmen, besonders was die so spät eintretenden Fälle betrifft.

Ätiologie und Pathogenese. Die Ansicht, daß bakterielle Toxine des Gono-coccus (Sowinski) oder ein sog. Orchiococcus (Eraud, d'Arlhac, Hugounenq) die Nebenhodenentzündung verursachen, hat sich als unrichtig erwiesen.

Die im Verlaufe einer gonorrhoischen Urethritis auftretende *Miterkrankung des Nebenhodens*, des *Ductus deferens* usw. ist durch den *Gonococcus* bedingt (Grosz). Grosz konnte 1897 aus dem Exsudat eines Epididymitisfalles Gono-kokken züchten und ebenso eindeutig im *Sekret*präparat demonstrieren.

Kurze Zeit später haben Collan, Colombini, Harttung, Witte, Raskai, Pizzini, Rosenthal, v. Karwowski, Murphy, Laurent u. a. ebenfalls hier Gonokokken nachgewiesen. Vor allen Dingen hat Bärmann an einem größeren Krankenmaterial diesen Befund bestätigen können.

Bei *nicht* gonorrhoischen Epididymitisfällen kommen andere Erreger in Frage (vgl. dazu: Differentialdiagnose).

Nach Kocher unterscheidet man im Hinblick auf ihre Entstehung *3 Formen* von akuter Epididymitis:

1. die *traumatische*, 2. die *urethrale*, 3. die *metastatische*.

Hier interessiert uns wesentlich die urethrale Form und vor allem die Frage, wie und auf welchem Wege die Entzündung des Nebenhodens überhaupt zu-stande kommt.

Nach Finger ist der Infektionsweg folgender: Gonokokken gelangen von der Pars posterior urethrae in die Ductus ejaculatorii, das Vas deferens und erreichen schließlich den Nebenhoden, indem sie sich rasenartig fortpflanzen. Damit wäre allerdings gesagt, daß in jedem Falle auch eine Deferentitis der Epididymitis voranginge. Nun zeigt aber die klinische Erfahrung, daß in vielen Fällen zuerst der Nebenhoden erkrankt und sich erst später (wenn überhaupt) der Samen-strang anschließend entzündlich verändert. Finger hält diesen Widerspruch für nur „scheinbar", da die im Samenstrang anfänglich oberflächlich wuchernden Gonokokken später nach dem Befallensein der Epididymis tiefer in das Binde-gewebe des Vas deferens eindringen und so erst stärkere, klinisch nachweisbare Symptome auslösen.

Eine Zusammenstellung Sigmunds zeigt die häufige Miterkrankung des Ductus deferens und seiner Hüllen:

Epididymitis mit Vaginalitis 856
    „   „   Funiculitis 108
    „   „   „   und Vaginalitis 317
    „   allein 61
                                                  ‾‾‾‾
                                              1342 Fälle

Auch Grosz erklärt, daß die Deferentitis und Epididymitis bei Gonorrhöe *„durch direkte Überwanderung der Bakterien von der Urethra posterior in das Vas deferens und in die Cauda des Nebenhodens"* erfolge.

Nach den meisten Autoren ist aber mit dieser Annahme das zum Teil so überaus rasche Eintreten einer akuten gonorrhoischen Epididymitis z. B. nach fehlerhafter instrumenteller Behandlung, Prostatamassage (Länge des Vas deferens etwa 60 cm), ferner die Tatsache, daß doch in einer ganzen Anzahl von Fällen nur der Nebenhoden allein erkrankt, nicht genügend erklärt (Schindler u. a.). Oppenheim und Löw bestätigen, daß der Entzündungsprozeß häufig den Ductus deferens überspringt. Die Gonokokken gelangen nach ihrer Ansicht von der Pars posterior aus durch *antiperistaltische Bewegungen* des Ductus deferens in den Nebenhoden. Experimente von Loeb, Akutsu, Oppen-heim und Loew, Nobl, Schindler, Perutz, Merler, Zaigner, Lommel, Tzulukielze, Simkow, Porudominsky u. a. sprechen für diese Annahme. Da-gegen hat Frey (1929), auf zahlreiche Tierversuche (Kaninchen) gestützt, anti-peristaltische Bewegungen des Samenleiters nicht feststellen können. Samenleiterbewegungen sind deshalb nach seiner Ansicht für die Entstehung von Epididymitiden nicht verantwortlich zu machen. Auch ROLNICK betont, daß eine Antiperistaltik des Vas deferens bisher noch nicht sicher nachgewiesen ist. PERUTZ nimmt in einer Anmerkung zu dem Befund der FREYschen Arbeit Stellung, daß nämlich durch entsprechende Versuchsanordnung eine antiperistaltische Welle hervorgerufen werden kann.

Der Infektionsmechanismus der Epididymitis mittels antiperistaltischer Samenleiterbewegungen erklärt jedenfalls das „blitzartige" Befallenwerden des Nebenhodens nach Traumen usw., das Überspringen des Ductus deferens, die annähernd gleichzeitige Erkrankung der hinteren Harnröhre und der Epididymis (2.—3. Krankheitswoche!) und ähnliche Momente am einfachsten und zwanglosesten.

Ein wohl nur sehr selten zutreffender Infektionsmodus ist die Überwanderung der Gonokokken auf dem Lymphwege. Nur HOROWITZ und v. ZEISSL, AUDRY, DALOUS, LAVENANT glauben, daß die Lymphgefäße im Samenstrang eine wesentliche Rolle spielen. BRUHNS wies eine Lymphgefäßverbindung zwischen Prostata und Vas deferens beim Kinde nach. Damit sei die Möglichkeit einer Epididymitis bei vorhandener Prostatitis gegeben. Weiterhin hat ILJINSKY auf die Infektionsmöglichkeit des Nebenhodens auf dem *Blutwege* bei allgemeiner Ausbreitung der Gonorrhöe hingewiesen. Schließlich darf ein sehr eigenartiger Fall WINCKLERs von akuter unspezifischer Epididymitis nicht vergessen werden, der für eine rein mechanische Erklärung spricht: Einem Patienten mit operativ entfernter, aber rezidivierender Urethralstriktur wurde eine Dauerfistel am Damm gemacht. Darnach stellte sich eine jauchig-abscedierende Entzündung des linken Nebenhodens ein. Beide Ductus deferentes wurden unterbunden, um eine erneute Epididymitis zu vermeiden. Im Anschluß daran traten an beiden Unterbindungsstellen Eiterfisteln auf und aus ihnen entleerte sich bald darauf Urin im dünnen Strahl. Der Harn hatte sich also direkt in den Ductus deferens hineingepreßt und so die Epididymitis verursacht.

Schon bei der Prostatitis und Spermatocystitis haben wir auf Traumen aller Art (Sport, fehlerhafte, forcierte instrumentelle Behandlung, Exzesse in baccho et venere usw.) als *auslösende* Ursachen hingewiesen. Derartige Momente spielen bei der Erkrankung des Nebenhodens, der sich durch eine besonders exponierte Lage auszeichnet, eine weit größere Rolle.

Dazu kommen noch eine Reihe anderer Schädlichkeiten bei der Epididymitis, die die Ansiedlung von Keimen im Nebenhoden begünstigen. BUSCHKE und LANGER erwähnen die Varicocele und vor allem die Leistenhernie (WIEDEMANN).

Einteilung. Bei der gonorrhoischen Epididymitis kann man in eine *akute, subakute* und *chronische Form* unterteilen, wenn auch die *akute* Nebenhodenentzündung bei weitem im Vordergrund steht.

Histologisch zeigen sich im allgemeinen fließende Übergänge zwischen dem superfiziellen, katarrhalischen und dem tiefergehenden, interstitiellen Stadium, wobei in letzterem Fall multiple kleine Absceßbildungen (Pseudoabscesse!) häufig sind. Seltener verläuft die Epididymitis nur oberflächlich katarrhalisch und nur in Ausnahmefällen kommt es zu einer weitgehenden Abscedierung des ganzen Nebenhodens. Man kann also hier — im Gegensatz zu der gonorrhoischen Prostatitis und Spermatocystitis — kein klares Einteilungsschema geben. Einzelne Autoren haben versucht nach klinischen Gesichtspunkten zu trennen.

So hat z. B. LAVENANT *3 Formen* aufgestellt:

1. schmerzhafte, hyperpyretische Form mit fehlendem oder geringem Erguß,
2. schmerzhafte Form mit Erguß und geringem Temperaturanstieg,
3. indolente, apyretische Form mit starkem Erguß.

Auch hierfür gilt das oben Gesagte, daß nämlich meist fließende Übergänge zwischen den einzelnen Formen und Stadien vorhanden sind, so daß eine genaue Unterteilung gezwungen erscheint.

Symptomatologie. Wir haben gesehen, daß die Epididymitis öfters von einer Entzündung des Ductus deferens (zum Teil auch des Funiculus spermaticus) begleitet oder gefolgt ist.

Zuerst beschränken wir uns auf die Beschreibung des Symptomenbildes, wie es die Epididymitis allein gibt. Bevor es zur Entwicklung der klinisch sichtbaren Erscheinungen kommt, können *subjektive Symptome* vorausgehen und die kommende Erkrankung anzeigen. Fournier spricht von ,,Douleur subinguinale", dem sog. Leistenschmerz und bezeichnet damit ziehende Schmerzen in der Leistengegend. Die Patienten klagen häufig noch über weitergehende Schmerzen, die vom Hoden gegen den Damm und das Kreuzbein oder mehr nach den Oberschenkeln hin sich ausbreiten. Im Hoden und Nebenhoden selbst machen sich Hitze- und Druckgefühl manchmal bemerkbar.

Auch Beschwerden *allgemeiner* Natur werden geäußert, wie Mattigkeit, Appetitlosigkeit, allgemeines Krankheitsgefühl, beginnender Temperaturanstieg usw. Diese mehr unbestimmten Prodromalerscheinungen können tagelang oder auch nur wenige Stunden bestehen, um dann von der Nebenhodenschwellung gefolgt zu werden.

In den meisten Fällen aber setzt die Nebenhodenerkrankung *schlagartig* mit hohem Fieber bis 40° und 41° unter Schüttelfrost und schweren Allgemeinerscheinungen ein. Vor allem tritt eine innerhalb weniger Stunden oder Tage immer deutlicher und größer werdende Nebenhodenschwellung auf.

Die erkrankte Epididymis fühlt sich heiß an; die Berührung der Cauda ist außerordentlich schmerzhaft. Diese wird meist zuerst befallen. Nur Finger ist der Ansicht, daß die Schwellung sich zunächst auf das Caput beschränkt. Allmählich geht die Entzündung auch auf den Körper und seltener den Kopf des Nebenhodens über. Das geschwollene Organ sitzt dem Hoden helmartig auf (Zuckerkandl). Der Nebenhoden wird kirsch- bis walnußgroß und darüber. Bei stärkerem *Erguß in die Tunica vaginalis testis* kann die erkrankte Seite auf Kleinkindskopfgröße anschwellen. Der Hoden ist dann meist nicht mehr durchzufühlen. Auch die Scrotalhaut ist durch ein *kollaterales Ödem* oft mitbeteiligt und dadurch entzündlich verdickt und gerötet. Der Höhepunkt der subjektiven und objektiven Symptome ist meist in 4—5 Tagen erreicht.

Schon zu Beginn der Epididymitis läßt gewöhnlich der Ausfluß sehr nach oder hört sogar eine Zeitlang ganz auf. Fast alle Autoren weisen auf dieses Phänomen hin. So hat Aubry gesehen, daß bei 141 Epididymitisfällen in 81 Fällen die Sekretion aus der Urethra schwand, in 58 Fällen vermindert war und nur in 2 Fällen zunahm (nach Finger).

Die eben geschilderten Symptome sind bei den einzelnen Stadien der Epididymitis verschieden stark ausgeprägt und verschieden deutlich, wenn auch eine scharfe Trennung sich meist nicht ermöglichen läßt. Während eine oberflächlich-katarrhalische Entzündung geringere Erscheinungen macht, so sind diese bei einer Entzündung des pericaniculären Bindegewebes mit multiplen Absceßbildungen wesentlich stärker. Charrière beobachtete bei mehrfacher Punktionsuntersuchung multiple, kleine, umschriebene Abszedierungen in 50%, McKay sogar in 60% seiner Fälle.

Buschke und Langer verweisen mit Nachdruck auf die Bedeutung dieser Pseudoabscesse für die Latenz und das Wiederaufflackern der Gonorrhöe. Noch nach Monaten und Jahren können von solchen Herden Rezidive der Epididymitis ausgehen (Löwenheim, Bärmann, Grosz u. a.).

Selten kommt es zu einer *foudroyanten Abscedierung* des Nebenhodens, die schließlich zu einer weitgehenden Zerstörung führt und dabei außerordentlich quälende Beschwerden macht.

Die perakuten Erscheinungen allgemeiner und lokaler Natur bleiben gewöhnlich nur wenige Tage unverändert bestehen und klingen im Verlaufe 1 Woche langsam ab. Durchschnittlich muß man also mit einer Dauer von 8—12 Tagen (GROSZ) rechnen, bis der Patient sich wieder wohlfühlt und imstande ist, das Bett zu verlassen.

Dieser eben geschilderte Verlauf der gonorrhoischen Epididymitis wird am häufigsten gesehen. Seltener setzt die Nebenhodenentzündung mehr *schleichend* ein. Dabei sind die entzündlichen Erscheinungen und die subjektiven Beschwerden viel geringer. Auch das Fieber fehlt oder steigt nur mäßig an. Ein derartiger Verlauf kann unter Umständen, besonders wenn der Patient sich nicht schont, akuter werden und sich weiterhin ganz dem oben geschilderten Bild nähern oder gleichkommen. Überhaupt neigt gerade diese Komplikation der Gonorrhoea posterior zu plötzlich einsetzenden Rezidiven oder zu einem Wiederaufflackern des Prozesses (exponierte Lage des Nebenhodens?). Auch kann der zweite Nebenhoden zusätzlich erkranken (Epididymitis duplex). Wenn auch nach 8—12 Tagen der Patient einigermaßen wiederhergestellt ist, so dauert doch der endgültige Abheilungsprozeß sehr viel länger. Meist noch Wochen und Monate nach dem Auftreten einer akuten Nebenhodenentzündung fühlt sich der Nebenhoden (Cauda!) verdickt und etwas schmerzhaft an, bis der Vernarbungsvorgang der Infiltrate und kleinen Abscesse beendet ist. Wir haben schon erwähnt, daß die Entzündung und Schwellung öfters nicht nur die Epididymitis, sondern auch deren *Nachbarorgane* und vor allem die *ableitenden Samenwege* befällt.

Es kann zu einer *Vaginalitis* (Hydrocele testis), *Deferentitis, Ampullitis, Funiculitis, Orchitis* und einem *Scrotalödem* kommen.

Bei der Entzündung der Tunica vaginalis testis, der Vaginalitis, tritt ein seröser, serös-hämorrhagischer bis serös-eitriger Erguß auf. Wenn sich eine größere derartige Flüssigkeitsmenge zwischen den beiden Blättern der Tunica vaginalis bildet, so spricht man von *Hydrocele testis*. Dabei läßt sich bei stärkerem Erguß der Hoden meist nicht mehr palpieren. BÄRMANN hat die direkte gonorrhoische Erkrankung der Tunica vaginalis durch den Nachweis von Gonokokken im Erguß bewiesen.

In vielen Fällen beschränkt sich die Entzündung nicht nur auf den Nebenhoden und seine Hüllen, sondern schreitet auch auf den Ductus deferens und selbst auf den Funiculus spermaticus fort.

FINGER beobachtete, daß bei Bildungsfehlern der Tunica vaginalis funiculi spermatici in dem Sinne, daß beide Blätter nicht fest miteinander verwachsen sind, sich auch hier ein Erguß, eine *Hydrocele* des *Samenstranges*, entwickeln kann, die palpatorisch leicht nachweisbar ist.

Die Erkrankung des *Ductus deferens* und seiner *Hüllen* ist die wichtigste Begleiterscheinung der Epididymitis (BUSCHKE und LANGER).

Wir wissen, daß das Vas deferens und der Samenstrang im ganzen bei einer gonorrhoischen Infektion des Nebenhodens nicht miterkrankt zu sein braucht, aber daß auch in selteneren Fällen einmal eine *Deferentitis ohne eine Epididymitis* auftreten kann (BELL, GOSSELIN, BERG, WINTERNITZ, KOHN, MIBELLI, NEUMANN u. a. nach GROSZ). Meistens ist eine Deferentitis gleichzeitig oder im Anschluß an eine Nebenhodenentzündung zu beobachten. Eine gleichzeitige oder der Epididymitis kurz vorangehende Erkrankung des Ductus deferens macht gewöhnlich so geringe charakteristische Beschwerden, daß sie öfters übersehen wird. Wir haben dies bei Besprechung der Ätiologie und Pathogenese der Komplikationen schon erwähnt. *Palpatorisch* läßt sich der meist nur katarrhalisch entzündete Ductus deferens als derb-geschwollener, schmerzhafter, rundlicher Strang vom Nebenhoden bis zum äußeren Leistenring und in diesen hinein nachweisen. Selbst per rectum kann in manchen Fällen das Vas deferens bis zur Prostata verfolgt werden (Finger).

Bei einer Mitbeteiligung des ganzen Samenstranges, der sog. *Funiculitis*, ist die schmerzhafte Schwellung noch wesentlich stärker. Der *Funiculus* erscheint oft verkürzt, so daß der kranke Nebenhoden an den Leistenring herangezogen wird.

Subjektiv treten auch hier ziehende, quälende Schmerzen in der Leistengegend bis zu den Hoden hinunter und in die Umgebung ausstrahlend auf.

Außer der Erkrankung des Vas deferens bzw. des Funiculus spermaticus in seinem ganzen Verlauf sind häufig genug nur Teile davon gonorrhoisch befallen, so entweder nur der *extraabdominale* oder vor allem der *intraabdominale* Abschnitt des Ductus, besonders die Ampulla vas. deferent. Picker, Balog u. a.

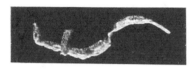

Abb. 40.
Sekretausguß der Ampulle. Ampulle mit zwei Divertikeln. (Aus Picker: Studien zur Pathologie der Samenblasen.)

vergleichen den anatomischen Bau der Ampullen mit den Samenblasen (s. Abb. 40). Es können also auch die Ampullen röhrenförmig glatt oder gewunden verlaufen oder mit mehr-minder zahlreichen und unterschiedlich großen Divertikeln versehen sein. Auch hier kommt es zu nur oberflächlichen, katarrhalischen oder tiefer greifenden, eitrig infiltrierenden und abscedierenden Erscheinungen. Diese lassen sich je nach Grad und Ausdehnung rectal einwandfrei palpieren (Nobl). Mit der Pickerschen Untersuchungsmethode fühlt man die Ampullen zwischen den Samenblasen gelagert und mit diesen zusammen in eine bindegewebige Hülle eingebettet. Man exprimiert die Ampullen und kann so vollständige Aus- und Abgüsse erhalten.

Ähnlich wie die Samenblasen sind auch die anatomisch kompliziert gebauten Ampullen öfters der Schlupfwinkel von Gonokokken und anderen Erregern. Eine Miterkrankung der Ampullen ist prognostisch (Rezidivgefahr!) deshalb besonders ungünstig zu beurteilen.

Im Gegensatz zu diesen häufigen „Komplikationen" der Epididymitis ist die *Miterkrankung des Hodens* selbst sehr selten. Nur wenige Autoren (Grosz u. a.) halten eine *Orchitis geringen Grades* für häufiger, als allgemein angenommen wird. Sicher kommen stärkere entzündliche Erscheinungen im Hodenparenchym nur äußerst selten vor (Guiard, Finger, Kocher, Rille, Buschke, Langer, Salutzki u. a.). *Abscedierende* Hodenentzündungen sind von Buschke, Mulzer, Mattrassi, Roussier beschrieben worden. Nur Salutzki, Roussier und Mattrassi konnten Gonokokken dabei im Eiter feststellen. Die *subjektiven* und *objektiven Symptome* gleichen denen der gonorrhoischen Epididymitis, nur sind sie meist bedeutend stärker und schwerer. Fieber, Aufstoßen, Singultus, Brechneigung usw. lassen den Patienten als Schwerkranken erscheinen.

Schließlich sei noch das *gonorrhoische Scrotalödem* erwähnt, das nach Buschke mit dem so häufigen kollateralen entzündlichen Ödem nichts gemein hat. Es tritt fast nur im Gefolge sehr schwerer Epididymitisfälle auf. Wahrscheinlich sind dabei die Lymphbahnen zwischen Scrotum und Nebenhoden gonorrhoisch infiziert. Sie lassen sich manchmal als harte, schmerzhafte Stränge palpieren (Buschke, Tanago und Garzia).

Pathologische Anatomie (vgl. Abb. 41). Monteggia soll 1804 nach Finger als erster eine Epididymitis seziert haben. Wir verdanken Gausail, Velpeau,

MARCÉ, PETER, PARIS, GODARD, SCHEPELERN, ROUGON, MALASSEZ und TERILLON, NOBL, AUDRY und DALOUS, BÄRMANN, SELLEI, DELBET und CHEVASSU, KRETSCHMAR-JEWELL, CHRISTELLER und JACOBY u. a. weitere Sektionsberichte bzw. genauere histologische Befunde der gonorrhoischen Nebenhodenentzündung.

Makroskopisch. Der Nebenhodenschwanz erkrankt meist zuerst und am stärksten. KAUFMANN beschreibt den erkrankten Nebenhoden als knolliges Gebilde, das sich wie eine Wurst oder wie eine Helmraupe dem Hoden auflagert. Im entzündlich geröteten Gewebe sind die Samenkanälchen oft klaffend und mit einer graugelben Substanz gefüllt. Kleine Eiterherdchen durchsetzen meist die Cauda. Das Bindegewebe ist ödematös gequollen. Der Scheidenhautsack ist oft serös, serös-fibrinös usw. gefüllt (Hydrocele testis). Das Corpus und Caput zeigen meist geringere entzündliche Veränderungen.

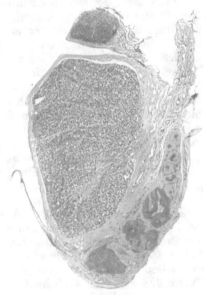

Mikroskopisch. Eine ausgezeichnete Darstellung gibt BÄRMANN: „Der Samenstrang weist längs seines Verlaufes vom Leistenringe bis zum Nebenhoden stets nur auf den Samenleiter beschränkte Veränderungen auf, während die weiteren bindegewebigen und muskulären Umhüllungsschichten (Fascia cremasterica, M. cremaster), ebenso auch die Gefäßzüge kaum von der Norm abweichen. Im Ductus deferens hat sich die entzündliche Alteration vorwiegend der Intima bemächtigt. An den meistbefallenen Abschnitten hat das Epithel nicht nur seine reguläre Schichtung verloren, sondern überdeckt auch mit umwandelten, aufgehäuften Formen die falten- und buchtenreiche Schleimhaut. An den vorspringenden Kämmen der Mucosa ist es zur regsten Wucherung des Epithels gekommen, woselbst die lose verketteten, gequollenen, niedrig zylindrischen Epithelien in breiten, an dem freien Saume ausgefransten Lagen an der Membrana propria haften. Außerdem weisen die unregelmäßig gefügten,

Abb. 41. Epididymitis und Deferentitis acuta gonorrhoica.
Die auf dem Gesamtschnitt durch Hoden und Nebenhoden getroffenen Kopf- und Schwanzabschnitte der Epididymis und der Anfangsteil des Vas deferens lassen Größe und Verteilung der entzündlichen Zellinfiltrate erkennen.
Gefrierschnitt, Hämatoxylin - Eosin, Vergrößerung 15 : 10. Aus der Sammlung des Rudolf-Virchow-Krankenhauses Berlin.
Alfred T., Arbeiter, 23 Jahre alt, gonorrhoische Infektion der Urethra vor 2 Monaten, der Epididymis vor 2 Wochen. Tod an Atrophia hepatis subacuta am 19. 9. 1921.

mehrschichtigen Verbände der Auskleidungszellen rundliche und spaltförmige Hohlräume in ihrem Gefüge auf, die teils von einer feinkörnigen Gerinnungsmasse, teils von ein- und mehrkernigen Leukocyten ausgefüllt werden. In den Buchten der Schleimhaut ist das Epithel auch nicht mehr in seiner hohen zylindrischen Gestalt und in zweizeiliger Anordnung anzutreffen, auch hier machen sich Desquamation und Proliferation geltend, indem mit des Deckbelages völlig verlustigen Stellen solche alternieren, an denen die abgeflachten, von Lymphocyten durchsetzten Zellagen in drei- bis vierfacher Reihe übereinander geschichtet sind. Die Tunica propria weist durch Quellung und Vermehrung der Bindegewebsfibrillen und Kerne, Rundzelleneinlagerung in ihr von einem dichten Netzwerk elastischer Fasern umsponnenes Maschengeflecht, sowie adventitionelle Infiltration der sie reichlich durchsetzenden Capillargefäße eine beträchtliche Verbreiterung auf.

Im Bereiche der Muscularis besteht geringgradige Rundzellendurchsetzung der inneren Längsfaserschichte und der Mittelschichte, ödematöse Verbreiterung der Muskelbündel. Der Nebenhoden zeigt in der Cauda die hauptsächlichste pathologische Veränderung, während im Verlaufe des Körpers nur mäßige Entzündungserscheinungen des interstitiellen Gewebes zu verfolgen sind.

Der Kopf, d. h. die Ductuli efferentes testis mit dem sie verhüllenden Bindegewebe, ebenso das Hodenparenchym zeigen keine Mitbeteiligung am Krankheitsprozesse.

Im Bereiche des Ductus epididymis finden sich die stärksten Veränderungen. Nur einzelne der weiten Schlingen sind noch von einer hohen Lage zylindrischer, allerdings des Flimmersaumes entbehrender Deckzellen ausgekleidet, in den meisten ist es zur Wucherung, Desquamation und Rundzellendurchsetzung des Epithels, Auflockerung und Infiltration der Tunica propria, sowie zu einer Verbreiterung der Muskelschichte gekommen.

Das die Gänge und Schlingen verbindende kollagene Gewebe dient als Gerüst für die Einlagerung weithin reichender, kleinzelliger Infiltrationsmassen, welche nicht nur die Lücken zwischen den Kanälchen ausgießen, sondern auch die weiteren, den Nebenhoden umgreifenden gefäßreichen Bindegewebshüllen inundieren. Aus der massigen Ansammlung dieser inter-, peri- und para-canaliculären Zelleinlagerungen ist die knotige Auftreibung des Nebenhodenschweifes hervorgegangen. Eine Einschmelzung der meist aus Rundzellen gebildeten Infiltrate ist nirgends zu verzeichnen. Gonokokken waren nicht nachweisbar."

In jüngster Zeit sind mehrere Arbeiten über die histologischen Veränderungen bei Epididymitis erschienen. Unter anderen fanden Kretschmar und Jewell auf Grund eingehender histologischer Untersuchungen an 26 Fällen bei *akuten* Fällen stets kleine Abscesse (Leukocyten und Plasmazellen, ferner Fibrinexsudation, Ödem, Hämorrhagien, beginnende Fibroblastenwucherung in den Tubuli und zum Teil auch im Interstitium). Bei den *chronischen* Fällen sahen sie meist starke Bindegewebswucherungen zum Teil mit Ödembildung im Vordergrund stehen. Die entzündlichen Veränderungen in den Tubuli sind irreparabel.

Manchmal wurden Epithelmetaplasien beobachtet. Nach Ohmori können auch bei akuten Fällen Metaplasien entstehen (Schutzorgan durch Plattenepithel). Wolf hatte schon früher auf Metaplasien aufmerksam gemacht, wie sie in der vorderen Harnröhre öfters gesehen worden waren. Iljinski untersuchte 14 akute und 2 chronische Fälle. Nach seiner Ansicht machen sich zuerst entzündliche Veränderungen und Zerstörungen des Epithels der Kanälchen bemerkbar. Auch hier waren die ersten und stärksten Veränderungen in der Cauda und nahmen gegen den Körper und Schwanz immer mehr ab. Im Interstitium spielen drei verschiedene Prozesse sich ab:

a) eitrige Einschmelzungen (sowohl in frühen als auch späten Fällen),

b) kleinzellige Infiltration,

c) produktive Entzündung: hyperplastische Prozesse im Zwischenkanalbindegewebe.

Während Bärmann im Gewebe Gonokokken nicht nachweisen konnte, ist dies zahlreichen anderen Autoren im Gewebe und Exsudat mehrfach gelungen (Grosz, Collan, Kretschmar-Jewell u. a.). Es kann in den seltenen, abscedierenden Fällen zu weitgehenden Zerstörungen des Nebenhodengewebes kommen (Bärmann). Meist jedoch dickt der Eiter ein, und Narbengewebe bildet sich. Es können so die Kanälchen zugrunde gehen oder wenigstens narbig verschlossen werden, so daß dadurch die Passage des Spermas unmöglich gemacht wird. Eine Perforation in den Scheidenhautsack ist selten. Ebenso selten ist eine Restitutio ad integrum (Finger).

Die Veränderungen bei der *Orchitis* sind meist nur katarrhalisch-desquamativer Natur und bilden sich wieder völlig zurück. Äußerst selten ist eine Vereiterung des Hodens beobachtet worden (Buschke, Mulzer u. a.).

Verlauf, Folgeerscheinungen und Prognose. Eine unbehandelte Epididymitis hat im allgemeinen ihren Höhepunkt nach 8—10 Tagen erreicht. Sie klingt dann ganz allmählich ab. Nur selten kommt es, wie wir oben gesehen haben, zu einer *Abscedierung* größerer Gewebsteile. So sah Ingram unter 1982 Epididymitisfällen innerhalb 7 Jahren nur 3 derartige Fälle. Meist heilt die Epididymitis unter mehr oder weniger stark ausgedehnter Narbenbildung ab. Es gibt allerdings auch Fälle, bei denen die Nebenhodenerkrankung *rezidiviert* (meist von den sog. Pseudoabscessen im Nebenhoden oder von den Krypten und Buchten in der Ampulle ausgehend, in der Gonokokken sich jahrelang halten können, nach Bärmann, Löwenheim, Picker, Buschke und Langer).

Der Anlaß dazu ist meist ein Trauma (Sport, Exzesse, falsche instrumentelle Behandlung usw.). Besonders unangenehme Begleiterscheinungen treten öfters im Verlaufe einer Deferentitis im intraabdominalen Anteil auf, da es hier zu einer *Peritonitis* kommen kann (Hunter 1786). Allerdings handelt es sich fast immer um eine lokalisierte *Pelveoperitonitis* mit umschriebener Schmerzhaftigkeit, Meteorismus, Muskelspannung (Kryptorchismus).

Die *Narbenbildung* als Ausgang des Heilungsprozesses vermag je nach ihrem Sitze zu weitgehenden Störungen bei der Samenausfuhr Anlaß zu geben. Es kann eine *Azoospermie*, bei doppelseitiger Erkrankung, oder eine *Oligospermie*, wenn beide oder nur eine Seite befallen war, entstehen. Finger stellte bei 242 Literaturfällen von doppelseitiger Nebenhodenentzündung in 207 = 92% Azoospermie fest. Zu ähnlichen Resultaten kamen Frank, Bärmann, Fürbringer, Mulzer u. a. Benzler hatte unter kleinerem Material nur 42% absolute Sterilität bei doppelseitiger und 23,4% Sterilität der Ehe bei einseitiger Nebenhodenentzündung gefunden.

Nobl ist hinsichtlich der meist beobachteten Form der serösen Epididymitis nicht so skeptisch und glaubt nur ausnahmsweise an eine resultierende Atresie des Ausführungsganges. Grosz erwähnt eine sehr selten vorkommende Folgeerscheinung der gonorrhoischen Epididymitis: die *Hodenatrophie.* Selbst bei Orchitiden ist diese äußerst selten. Nur bei einer Abscedierung im Hodengewebe, wie sie z. B. neuerdings von Salutzki bei 2 derartigen Fällen beschrieben worden ist, kommt es zur Atrophie. Jeanselme und Bournier, Kolopps u. a. haben ebenfalls Beiträge hierzu geliefert. Schließlich kann sich nach Finger, Grosz u. a. im Anschluß an eine gonorrhoische Epididymitis bei tuberkulösen und syphilitischen Individuen eine tuberkulöse bzw. syphilitische Affektion im Nebenhoden entwickeln („locus minoris resistentiae"). Die *Prognose* ist also in den meisten Fällen günstig. Allerdings besteht, besonders bei stärker abscedierenden und vor allem bei doppelseitigen Fällen die Gefahr der *Sterilität.* Auch soll man immer daran denken, daß von einer nur unvollständig abgeheilten Epididymitis *Rezidive* ausgehen können.

Differentialdiagnose. Unter *nichtgonorrhoischer* (oder *nichtspezifischer*) Epididymitis hat man alle nicht durch Gonorrhöe (oder Lues) bedingten entzündlichen Erkrankungen des Nebenhodens, ungeachtet der gelegentlichen Miterkrankung des Hodens zu verstehen (Callomon). Insbesondere Ledermann, Königstein, Adrian, Kappis, Dorn, Schaeffer, Flesch-Thebesius und Callomon haben sich damit eingehender beschäftigt. Von einer Reihe Autoren wird auf die *Zunahme* unspezifischer Nebenhodenerkrankungen in der Nachkriegszeit hingewiesen. So erscheint es nötig, diese Erkrankungsform des Nebenhodens etwas ausführlicher zu behandeln.

Burmeister und Cahn haben an der Düsseldorfer Hautklinik 1926 innerhalb 6 Monaten unter 41 Epididymitisfällen 10 unspezifische Fälle gesehen.

Lampert zählte in dem Material der Kieler Chirurgischen Klinik vom Jahre 1925—1931 88 Fälle von Epididymitiden, davon 62 unspezifische.

Callomon unterscheidet, wie Kocher, zwischen *traumatischen, urethral bedingten* und *metastatischen* Formen. (Ich folge hier seinen Ausführungen im Zentralblatt für Haut- und Geschlechtskrankheiten 1926, S. 588.)

Unter *traumatischen* Formen hat man nicht solche zu verstehen, wo das Trauma einen locus minoris resistentiae gesetzt oder ein Rezidiv ausgelöst hat, sondern *primäre Entzündungszustände* dieser Organe infolge eines Trauma. Man spricht von Orchite par effort, Epididymitis erotica oder sympathica. Derartige Fälle sind in letzter Zeit insbesondere von Schumacher (traumatische Epididymitis nach anstrengender Skitour), Callomon (traumatische Orchiepididymitis wenige Stunden nach einem Sprung in gebückter Stellung), McCay (Torsion mit Hodenschwellung und -gangrän bei einem Soldaten nach Besteigen eines Pferdes), Mouchet (7 Fälle von operierter Orchitis bei Kindern infolge Torsion des Funiculus usw.) publiziert worden.

Die *klinischen Erscheinungen* bestehen in Schwellung, Erguß in die Hodenhüllen, zum Teil mit blutiger Beimengung nach stärkerem Trauma, und können den Symptomen bei der gonorrhoischen Epididymitis recht ähnlich sein. Man muß aber bei der *Diagnose* einer solchen traumatischen Nebenhodenentzündung äußerst vorsichtig sein, da häufig genug die in früheren Infektionen zu suchende Ursache nicht beachtet wird (Diez, Legueu, Masini). Das letzte Wort ist hier noch nicht gesprochen.

Die *urethral bedingten Formen* sind in der Regel durch gewöhnliche Eitererreger verursacht. In manchen Fällen findet sich dabei Ausfluß aus der Urethra. Man ist heute über die klinischen Erscheinungen, den Verlauf und die Bakteriologie der *Epididymitis bacterica* (Schäffer) wohl unterrichtet (Diehl, Dittrich, Mandl, Schumacher, Stevens, Petschersky, Lempert, Burmeister, Biebl, Dumont, Schäffer, Flesch-Thebesius, Crescenzi, Seifert, Wilenski-Samuels u. a.).

Im allgemeinen ist diese Form der unspezifischen Nebenhodenentzündung *relativ harmlos*, mit *geringen subjektiven* und *allgemeinen Beschwerden*. Sie kann akut oder mehr schleichend einsetzen. *Palpatorisch* lassen sich harte, ziemlich scharf umschriebene, glatte Knoten in der Cauda wie im Caput nachweisen. Wenn überhaupt eine Hydrocele ausgebildet ist, so ist sie meist nur geringen Grades. Das *Vas deferens* ist häufiger mitergriffen, geschwollen und leicht schmerzhaft. In den meisten Fällen beschränkt sich die Entzündung auf die eine Seite, manchmal kommt es auch zur *Epididymitis duplex*. Auch kann die unspezifische Nebenhodenentzündung *rezidivieren*. Bei dieser Form stellen *Traumen* oft die auslösende Ursache dar. Die häufigsten *Erreger* sind Staphylokokken, Bacterium coli, Streptokokken. Alle banalen Eitererreger kommen in Betracht. Zur *Klärung der Diagnose* sind Anamnese, Verlauf, genauer mikroskopischer Befund (Kultur), K.B.R., eventuell Probeexcision und Tierversuch heranzuziehen.

Bei den *metastatischen Formen* sind vor allem *Tuberkulose, Syphilis,* ferner *akute Infektionskrankheiten* ätiologisch zu erwähnen.

Die *tuberkulöse Epididymitis*, wie sie von Schultz, Delbet, Crescenzi, Werther, Goldberg, W. Jadassohn, Wildbolz u. a. beschrieben worden ist, verläuft meist ohne Schmerzen mit höckrigen, knotigen Veränderungen am Nebenhoden und Samenstrang. Häufig kommt es zur Verklebung mit der Scrotalhaut und fistulösen Durchbruch nach außen. Eine primäre Nebenhodentuberkulose ist äußerst selten (Sussig, Reinicke, Bachrach u. a.). Die

Diagnose gegenüber der gonorrhoischen Epididymitis macht meist keine Schwierigkeiten (Anamnese und Untersuchung des gesamten Körpers, Bacillennachweis, Tuberkulin, eventuell Probeexcision und Tierversuch!).

Die *luische Epididymitis* ist sehr selten. Sie kommt im *Sekundärstadium* der Syphilis vor und zeigt dann einen schleichenden Beginn und Verlauf ohne stärkere Beschwerden. Oft sind beide Nebenhoden befallen (Caput!). Im *tertiären* Stadium ist meist der Hoden selbst befallen, wenn auch der Nebenhoden und Samenstrang gummös infiltriert sein können. HESSE, OUDARD und JEAN, WERTHER, AKIYAMA, ROLNICK, THOMAS u. a. haben in den letzten Jahren Fälle von luischer Epididymitis veröffentlicht. Auch bei *kongenitaler* Lues kann der Nebenhoden befallen sein (WERTHER u. a.). Eine *differentialdiagnostische Klärung* ist mit Hilfe der Wa.R. und einer eventuellen Probekur herbeizuführen.

Auch bei *akuten Infektionskrankheiten* wie Mumps, Typhus, Paratyphus, Pneumonie, Angina, akutem Gelenkrheumatismus, Sepsis, Malleus, Variola, Grippe, Influenza, Fleckfieber usw. können auf *metastatischem* Wege Epididymitiden auftreten. Derartige Fälle sind unter anderen von FRÄNKEL, HARTWICH, POSNER, SCHUMACHER und MONCORPS, ENGELEN, ENGELHARDT, DUBOUCHER, MORGENSTERN, BERG publiziert worden. Das *klinische Bild* der Nebenhodenentzündung im Verlaufe von akuten Infektionskrankheiten kann sehr wechselnd sein. In den meisten Fällen ist diese Form der Epididymitis recht gutartig und verschwindet nach wenigen Tagen wieder völlig. Allerdings kann es auch bei doppelseitigem Auftreten zur *Sterilität* kommen. Selbst *Hodenatrophie* ist als Endresultat solcher Fälle beschrieben. Nur ausnahmsweise sind *Epididymitiden* bei *Maltafieber, Blastomykose, Sporotrichose, Filariasis* bekanntgeworden. So hat LOMBARD bei *Maltafieber* in 5—6% der Fälle eine im Verlauf recht gutartige Epididymitis, meist ohne Eiterung, gefunden. Der Erreger (Micrococcus melitensis) wurde von ihm in Reinkultur aus dem Eiter nachgewiesen. LEWIS, CARROL und STRYKER publizierten einen Fall von *Blastomykose* des Nebenhodens, der Prostata usw. Ebenso haben COLE und DRIVER eine Nebenhodenblastomykosis gesehen, die fälschlich zuerst für Tuberkulose gehalten worden war. Auch HAASE, HALL und MARSHALL gaben eine abscedierende, stark veränderte Nebenhodenblastomykose bei primärer Erkrankung der Haut des Nackens und Gesichts bekannt. Blastomyceten wurden aus dem Blute gezüchtet. Ein Fall von Epididymitis bei *Sporotrichose* wurde gleichfalls fälschlich für eine Nebenhodentuberkulose angesehen. LAFFAILLE und PAVIE fanden dann nach der Epididektomie massenhaft typische Conidien von Sporotrichon. Der Nebenhoden war mäßig geschwollen, fast beschwerdefrei und die Entzündung streng auf den Nebenhoden beschränkt. PETRIGNANI hat einen ganz ähnlichen Fall gesehen. Eine Erkrankung, die hinsichtlich ihrer Pathogenese nicht ganz hierher gehört, wurde von CERQUA beobachtet. Hier bestand bei einem 40jährigen Arbeiter seit 2 Monaten eine schmerzhafte Schwellung der rechten Leistengegend und des Hodensackes, sowie täglich Schüttelfröste. Nach der Totalexstirpation fand sich ein normaler Hoden. Dagegen waren Nebenhoden und Samenstrang zu einer Masse verschmolzen und an einer Stelle in einem Samenkanälchen war ein ausgewachsener, eiertragender *Filariawurm* eingebettet. Dieser hatte als Fremdkörper gewirkt und so zu einer durch Staphylokokken bedingten Eiterung geführt. Alle diese oben zusammengefaßten Epididymitisfälle bieten im allgemeinen keine differentialdiagnostischen Schwierigkeiten, sofern man nur an den Zusammenhang mit den erwähnten Infektionskrankheiten denkt (Anamnese! Allgemeinbefund! usw.).

Zum Schlusse müssen noch die *Tumoren* des Nebenhodens differentialdiagnostisch kurz erwähnt werden. Sie sind äußerst selten. Es kommen Carcinome, Sarkome (SCHOLL, HINMAN und GIBSON), Teratome (COLEMAN, MACKIE und SIMPSON), Hämangiome, Lymphangiome (RIGANO-IRRERA), Fibrome (EISENSTAEDT), Lipome (z. B. WILDBOLZ), Cysten (WARD) vor. Am Hoden finden sich Tumoren ja häufiger. Nur Cysten sind nicht selten, entweder liegen sie intravaginal oder extravaginal. Nach LUSCHKA gehen die ersteren öfters von der ungestielten MORGAGNIschen Lacune aus.

4. Therapie der Komplikationen der Gonorrhoea posterior.

Die *Allgemeinbehandlung* bei Gonorrhöe und damit auch bei den Adnexerkrankungen ist von C. BRUCK im vorliegenden Band dargestellt worden. Es werden dort abgehandelt:

I. Immunotherapie. *1. Serumtherapie* (passive Immunisierung). — a) Behandlung mit „spezifischem" (?) Antiserum. — b) Behandlung mit „paraspezifischem" Serum (in erster Linie Antimeningokokkenserum). — c) Behandlung mit Eigenserum und Eigenblut. — d) Behandlung mit „paradoxen" Seren.

Bruck weist darauf hin, daß fast alle Autoren mit dieser Methode nur bei *Komplikationen* einen gewissen Erfolg hatten und zwar nur in dem Sinne, daß klinisch eine Besserung eintrat, während die Gonokokken und die Schleimhautgonorrhöe selbst nicht beeinträchtigt wurden.

„So muß die Frage weiter offen bleiben, ob wir überhaupt berechtigt sind, von einer spezifischen Serumtherapie der Gonorrhöe zu sprechen" (Bruck).

2. *Vaccinetherapie* der Gonorrhöe (aktive Immunisierung). Auch hier sind es fast nur die *Komplikationen* der Gonorrhöe die therapeutisch günstig beeinflußt werden. Bruck hat diese nach dem Erfolg in folgender Reihenfolge geordnet: Arthritis, Myositis, Tendovaginitis, *Epididymitis, Prostatitis, Adnexitis.*

Die Bakteriophagenlehre d'Herelles hier zu verwerten, hat noch zu keinem greifbaren Resultat geführt (Pelouze und Schofield, Schmidt-la Baume u. a.).

II. Unspezifische Reizkörperbehandlung. *1. unspezifische Reizmethoden,* die *kein* oder *nur gelegentlich Fieber* erzeugen. — a) Eiweißsubstanzen usw.: Milch, Aolan, Kaseosan, Yatrencasein u. dgl.

Wieder sind in der Hauptsache Erfolge hiermit nur bei *Komplikationen* der Gonorrhoea posterior gesehen worden, besonders bei *Epididymitiden* (Franco u. a.).

b) Terpentin intramuskulär: Olobintin, Terpichin (Klingmüller). c) Traubenzucker intravenös (Scholtz und Richter). d) Kalkpräparate intravenös (neuerdings Strempel und Klövekorn, besonders bei *Epididymitis* mit gutem Erfolg). e) Alkohol intramuskulär (Spiethoff). f) Schwefelpräparate (Schwefelöl, Ichthyol, Sufrogel usw.) intramuskulär.

Auch hier sind günstige Resultate im wesentlichen nur bei *Komplikationen* festgestellt worden.

2. *Fiebererzeugende Methoden* (Impfmalaria, Recurrensspirochätenimpfung, Pyrifer usw.).

Dieses Verfahren, insbesondere mit Pyrifer, ist auch nach unseren Erfahrungen bei hartnäckigen und verschleppten Fällen günstig. Im allgemeinen zieht man die spezifische Vaccinebehandlung und neuerdings die reine Fiebertherapie (Pyrifer) der Milch- und der übrigen Proteinkörpertherapie bei Komplikationen vor. Bruck steht auf dem Standpunkt, daß in der Regel die *spezifische Vaccinetherapie* für die Behandlung der gonorrhoischen *Komplikationen* „die *Methode der Wahl*" ist. Es muß allerdings gesagt werden, daß auch einige Autoren den umgekehrten Standpunkt vertreten (Rubritius u. a.).

III. Chemotherapeutische Versuche. 1. Silber (kolloidale Silberverbindungen auf dem Blutwege). — 2. andere Metalle (Chromquecksilber, Gold, Thorium, Wismut, Mangan u. a.). 3. Diverses (Urotropin, Jodnatrium, Preglsche Lösung, Salvarsan usw.). — 4. Farbstoffe (Methylenblau, vor allem *Acridinfarbstoffe*). — Die Erfolge auf diesem Gebiete sind nicht vielversprechend, am wenigsten bei Komplikationen.

IV. Perorale Therapie, allgemeine Diätetik und Hygiene. 1. Präparate, die *diuretisch* wirken und die Urinreaktion beeinflussen. (Teeaufgüsse mit Bärentraubenblättern, Mineralwässer usw.). — 2. Präparate, die *schmerzlindernd* und *antiphlogistisch* auf die entzündete Schleimhaut wirken (Balsamica). — 3. Präparate, die *desinfizierende Substanzen* in den Urin abgeben (Salol, Urotropin usw.). — 4. Beruhigung des Nervensystems (Luminaletten, Brom, Veramon usw.).

Gerade die *Anwendung dieser Mittel,* in Verbindung mit einer *reizlosen Kost* und einer vernünftigen *hygienischen Lebenshaltung* des Erkrankten, ist bei den *Adnexerkrankungen* der hinteren Harnröhre von großer Bedeutung, da wir dabei meist die lokale Harnröhrenbehandlung mindestens für einige Tage völlig aussetzen lassen müssen.

Eine große Anzahl von deutschen und besonders ausländischen Autoren haben sich mit der *Therapie der gonorrhoischen Komplikationen* beschäftigt. Vor allem ist die Vaccine-, Proteinkörper-, Fieber-Therapie Gegenstand dieser Arbeiten. Gerade die Fülle der Mittel und Methoden zeigt, daß ein wirklich gutes, absolut helfendes und heilendes Verfahren oder Medikament heute noch nicht vorhanden ist.

Das eine wissen wir aber, daß die *Allgemeinbehandlung* (spezifische und unspezifische Reiz-Körpertherapie) im wesentlichen nur bei den Komplikationen der Gonorrhöe erfolgreich ist. Hier hat sie sich einen gesicherten Platz im therapeutischen Rüstzeug errungen.

Die einzelnen Mittel wirken nicht bei jeder Komplikation gleich günstig. Die Ansichten der Autoren gehen hier zum Teil noch weit auseinander (vgl. dazu ANTONI, ARNOLD und HÖLZEL, BARDACH, BLÜMMERS, BLOCH, BOETERS, BRUCK und SOMMER, CASTAÑO, DUHOT, EISING, E. FINGER, FISCHER, FRASSI, FREUND, GAERTNER, HERMANNS, v. HOFFMANN, KUSMOKI, KYRLE, E. LANGER, LUITHLEN, LUTH, MAYER, MEMMESHEIMER und DIEKMANN, MULZER und KEINING, PAPEE, W. PATZSCHKE und E. HARTMANN, RENISCH, ROHR, ROHRBACH, ROST, RUETE, SACHS, SATELLA, SAYNISCH, J. SCHUMACHER, SEAY, SIMON, STÜMPKE, WAGNER, WEISS, WERNIK, ZIELER u. a.).

Die *eigentliche* Therapie diesen Komplikationen gegenüber soll, worauf schon WAELSCH und neuerdings BUSCHKE-LANGER in ihrem Lehrbuch hingewiesen haben, in *zwei Richtungen* gehen. Es ist unsere Aufgabe einmal, wenn irgend möglich, den Eintritt von Komplikationen zu verhüten *(Prophylaxe)* und zweitens, wenn es zu einer Komplikation gekommen ist, diese dann zu behandeln und zwar auf *mechanischem, thermischen, chemischen* und *elektrischen* Wege. (Dazu kommt die unspezifische und spezifische Reiztherapie.) Man muß bei jeder frisch erworbenen Gonorrhöe daran denken, daß ihr Fortschreiten auf die Posterior die Gefahr einer Adnexerkrankung mit sich bringt. Unsere prophylaktischen Maßnahmen bestehen also darin, die Anterior lege artis zu behandeln und die Gonorrhöe zur Abheilung zu bringen, bevor sie „nach hinten" geht. Ist es zur Infektion der Pars posterior gekommen, so ist jede Vorsicht darauf zu verwenden, eine Infektion der Prostata, Samenblase, Epididymis usw. zu verhindern. Wir haben darüber schon ausführlich gesprochen. Jeder instrumentelle mechanische Reiz, jede „ruckartige" Bewegung (Sport usw.) sind strengstens zu vermeiden. Deshalb ist Bettruhe in dieser kritischen Zeit, wenn sie praktisch durchführbar ist, dringend anzuraten.

Manche Autoren gehen weiter. So hat JANET empfohlen, die Prostata sofort *prophylaktisch* zu massieren, wenn man die ersten Anzeichen einer Erkrankung der hinteren Harnröhre bemerkt und sie zu spülen beginnt. Diese Methode hat sich als prophylaktische Maßnahme nicht eingebürgert (WAELSCH, BUSCHKE und LANGER). Ferner hat WOLBARST angegeben, daß am Ende der 2. Behandlungswoche alle 4—5 Tage vorsichtig massiert werden soll, um eine Infektion des Posterior zu vermeiden.

Von einem ganz anderen Gesichtspunkt aus sind SCHINDLER, PERUTZ u. a. *vorbeugend* vorgegangen, indem sie die glatte Muskulatur des Genitalapparates (Drüsen, Vas deferens) ruhig zu stellen versuchten.

SCHINDLER gibt *Atropin* 0,00075—0,001 entweder in Zäpfchen (2—3mal täglich) oder 1 ccm einer $1^0/_{00}$ Atropinlösung zur Instillationsflüssigkeit für die Posterior.

PERUTZ und TAIGNER dagegen bevorzugen *Papaverin* (4mal täglich in Dosen von 0,05—0,08). Zur Verhinderung der Propagation empfiehlt PERUTZ Papaverin mit Natr. salicylic, Urotropin oder Salol: z. B. Natr. sal. (oder Salol oder Urotropin) 0,5. — Papaverin muriat. 0,05. — S. 4mal täglich ein Pulver.

Nach Bruck sind auch die neueren spasmolytischen Präparate wie *Eupaco, Papavhydrin, Octin* von Wert. Die *interne medikamentöse* Behandlung, die *Diätetik* und *Hygiene* darf bei den Komplikationen nicht vernachlässigt werden.

Akut auftretende Adnexerkrankungen sind sofort ins *Bett* zu stecken. Oberster Grundsatz bei dem *Auftreten* einer akuten Prostatitis, Spermatocystitis und Epididymitis ist, die *Lokaltherapie der Harnröhre auszusetzen.* Erst wenn die stürmischen Erscheinungen abgeklungen sind, kann man mit der Spülbehandlung vorsichtig fortfahren.

Bei einer leichten oder nur schleichend einsetzenden chronischen Prostatitis und Spermatocystitis braucht die urethrale Behandlung nicht unterbrochen zu werden, oder es genügt, die Zahl der Spritzen und auch das Quantum der einzelnen Spritzen herabzusetzen. Kommt es im Verlauf der Prostatitis, Spermacystitis zu stärkeren subjektiven Beschwerden (Absceßbildung!), so sind *Schlaf- und Beruhigungsmittel* oft nicht zu entbehren. Schließlich werden häufig *Antiaphrodisiaca* gegen störende Erektionen, Pollutionen benötigt. Empfehlenswert sind als Sedativa die Bromsalze, besonders in Kombination mit Antipyrin:

Rp. Antipyrin 5,0, Kal. bromat. 15,0, Aq. dest. ad 150,0 (nach Scholtz).
S. 1—2 Eßlöffel vor dem Schlafengehen; ferner *Adalin, Trivalin, Styptol, Dicodid,* dann *Lupulin* und *Campherpräparate:*

Rp. Campher. monobrom. Lupulin āā 0,15, Natr. bromat. 0,50, D. t. dos. Nr. XII ad chart. cerat. S. früh und abends 1 Pulver (nach Perutz).

Die eben besprochenen therapeutischen Maßnahmen gelten gleichermaßen für alle Komplikationen der hinteren Harnröhre.

Wir wenden uns jetzt der *speziellen* Therapie zu.

Spezielle Therapie der Prostatitis, Spermatocystitis und Ampullitis.

a) *mechanisch.* Massage vom Rectum aus.

Die *Massagebehandlung* ist von großer Bedeutung bei der Prostatitis usw. Man muß allerdings ihre Indikation kennen und darf sie nur zu gegebener Zeit und Lege artis anwenden. Es ist bei falscher Indikationsstellung oder zu robuster Ausführung schon großer Schaden damit angerichtet worden. Deshalb gibt es eine Reihe von Autoren, die sie verwerfen, da sie mehr schade als nütze und in manchen Fällen direkt lebensbedrohliche Konsequenzen nach sich ziehe.

So lehnt Sprinz die Prostatamassage völlig ab, da sie auch bei vorsichtiger Technik häufig eine Verschlimmerung hervorrufe; die Epididymitis sei manchmal eine derartige direkte Folge der Massage. Er hat weiterhin die Beobachtung gemacht, daß im Erfolg kein deutlicher Unterschied zwischen massierten und nicht massierten Patienten bestehe, ja daß sogar bei Patienten, die sich frühzeitig der Behandlung entzogen hätten, Selbstheilung eingetreten sei. Auf einem ähnlichen Standpunkt stehen Stutzin, Langer, Lutz u. a. Nach Lutz besteht hierbei die Gefahr, daß eitrige Sekretmassen in die Drüsenumgebung oder in die Blut- und Lymphgefäße hineingepreßt werden.

In 2 Fällen (Lutz) ist es nach Prostatamassage zu einer Colisepsis und im Anschluß daran zum Exitus gekommen.

Die meisten Autoren verwerfen die *kritiklose* Anwendung der Massage.

Le Fûr hat folgende Indikationen aufgestellt:

1. bei subakuten Prostatitiden,
2. bei chronischer Prostatitis, falls noch indurierte Herde bestehen,
3. bei Prostataabscessen („ziemlich günstig").

Absolut zu verwerfen ist die Prostatamassage bei *akuten* Prostatitiden. Ebenso warnen Pelouze, Martin, Zollschan, Hryutschak, Chrzelitzer, Grimaldi, Orlowski, Bruhns, Pinkus, Rosenburg, Wossidlo u. a. vor der Massage der frischen akuten Prostatitis und zum Teil auch des Prostataabscesses.

Die Ansicht der meisten Venerologen geht heute dahin, daß die Prostata-massage als therapeutisches Mittel unentbehrlich ist, daß aber erst nach Ab-klingen der akuten Erscheinungen und nicht bei abszedierenden Formen in vorsichtiger Art und Weise massiert werden darf. Die Domäne der Massage sind die subakuten und chronischen Fälle. Dasselbe gilt sinngemäß für die *Spermatocystitis* und *Ampullitis*.

Man muß also erst ein paar Tage nach Beginn der akuten Vorsteherdrüsen-entzündung zuwarten. Auch bei einer sehr akuten Gonorrhoea posterior, die ja an und für sich so gut wie immer bei einer Prostatitis vorhanden ist, ist größte Vorsicht am Platze (Epididymitisgefahr!).

Wie soll man massieren?

1. Man massiere immer selbst (nicht Pflegepersonal!).

2. Man benutze dazu den Zeigefinger (nicht ein Instrument!).

3. Man beginne von einem Rand aus nach der Mitte zu mit leicht streichenden Bewegungen unter mäßigem Druck und entferne dann das ausgedrückte Sekret nach vorne zu massierend.

4. Bei den ersten Massagen genügen wenige kurzdauernde Bewegungen des Zeigefingers, die allmählich an Stärke und Zahl zunehmen sollen. Dabei berück-sichtige man besonders umschriebene härtere und verdächtige Stellen.

5. Die Blase soll gefüllt sein (vgl. PICKERsche Methode).

Die Massage hat nur zum geringeren Teil den Zweck, die Drüse zu entleeren und damit entzündlich verändertes Sekret zu entfernen. Sie soll anregend und kontrahierend wirken (Pinkus). Die Folge davon ist eine Hyperämisierung und verstärkte Resorption. Wenn alle Adnexe erkrankt sind, so schlagen BUSCHKE und LANGER vor, zuerst die Samenblasen, dann die Ampullen und im Anschluß daran die Prostata zu massieren.

Man hat versucht, an Stelle der üblichen manuellen Massage eine sog. *Vibra-tionsmassage* anzuwenden. Eine Reihe von Apparaten sind dazu konstruiert worden (HULDSCHINER, E. L. SCHMIDT, KORNFELD, LASKOWSKI, MICHALSKY u. a.) ohne allerdings Anklang gefunden zu haben.

Es ist die Kunst des Arztes, den richtigen Zeitpunkt zum Beginn der Massage zu finden. Man muß in den meisten Fällen die Massage lange und konsequent durchführen. Aber auch hier spielt das individuelle Moment eine große Rolle.

WAELSCH hat als eigenartige, manchmal auftretende Komplikation nach Massage *Bakteriurie* beschrieben. Sie soll meist in wenigen Tagen von allein wieder verschwinden. Wenn man ein übriges tun will, verordnet man Adstringen-tien (Kaliumpermanganat 1 : 4000, Zinc. sulfo-carbolic. $1/_4$% usw.).

b) *Thermisch*. Sitzbäder, ARZBERGERscher Apparat (heiß-kalt), Heißwasser-klistiere, feuchte Verbände oder Kataplasmen, Eisblase auf den Damm usw.

Nur bei hochentzündlich veränderter, stark geschwollener Prostata, Samen-blase, Ampulle empfiehlt sich anfänglich der Versuch, durch Kälteapplikation die Entzündungserscheinungen herabzusetzen. Im allgemeinen ist *Wärme* vor-zuziehen. Zu diesem Zwecke dienen häufige sehr heiße *Sitzbäder, Heißwasser-einläufe* (durchschnittlich 2—3 täglich) und besonders der ARZBERGERsche *Apparat*.

Sitzbäder sind besonders günstig bei Harnverhaltung, wie wir sie im Verlauf von Prostatitis häufiger auftreten sehen (sonst wird Katheterismus, unter Um-ständen sogar Blasenpunktion nötig sein).

Man kann mittels des „Arzberger" mehrmals am Tage Spülungen mit mög-lichst heißem, gerade noch erträglichem Wasser (1—3 l) vornehmen. In vielen Fällen genügt täglich einmal eine Durchwärmung. Heutzutage wird meist der elektrischheizbare Arzberger (nach PHILIPP) angewandt. Dieser ist bei allen Adnexerkrankungen von großem Vorteil.

Die *wechselthermische* Behandlung mittels des Arzbergerspülapparates nach Scharff und Wossidlo hat keinen weiteren Eingang in die Adnextherapie gefunden. Auch die Winternitzsche *Kühlsonde* wird meist nur noch bei störenden Pollutionen und Erektionen gebraucht. Zur Unterstützung der verschiedenen thermischen Maßnahmen legt man *essigsaure Tonerdeumschläge* auf den Damm, die häufig erneuert werden müssen.

Als Wärmeapplikation kann man sich schließlich noch der *Fangopackung* bedienen.

In Rußland haben sich *Schlammbäder* (Odessaer Limanbäder), zumal kombiniert mit unspezifischer Reiztherapie, Spülungen usw. gut bewährt (Jakovlev

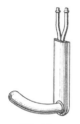

Abb. 42.
Arzbergerscher
Spülapparat
nach A. Lewin.

und Matusis, Muradoff u. a.). Opokin empfiehlt neuerdings eine intrarectale Schlammtherapie mittels eines Gummiballons von 200—300 ccm Inhalt, 20—30 Minuten täglich, 10 bis 20 Tage lang.

c) *Chemisch* (medikamentös). Hierher gehören vor allem *Suppositorien* oder *Einläufe* in das *Rectum* und *Instillationen* in die *Urethra*. *Selten* werden heute noch *perineale Salbenapplikationen*, *Einpinselungen* am Damm (graue Salbe, Jodtinktur usw.) vorgenommen.

Als *Suppositorien* finden insbesondere *Resorbentien* wie Jod, Quecksilber, Ichthyol Verwendung, zweckmäßig mit *Narcoticis* (Extract. Belladonnae, Bromsalze, Morphium, Opium usw.) kombiniert:

Z. B.: Jodi puri 0,005—0,01, Kal. jodat. 0,1, Butyr. Cacao q. s. ut f. supp. tal. dos. Nr. X. S. 2—3 Stück täglich. Ferner:

Jodi puri 0,005—0,01, Kal. jodat. 0,1, Pantopon 0,02 (oder Extract. Belladonn. 0,02), Butyr. Cacao q. s. ut f. tal. supp. Nr. X. S. 2—3 Stück täglich. Ferner:

Ichthyol 0,3, Extract. Belladonn. 0,02, Butyr. Cacao q. s. ut f. tal. supp. Nr. X. S. 2 Stück täglich. Ferner:

Ammon. sulfo-ichthyolic. 0,2, Extract. Belladonn. 0,02, Butyr. Cacao q. s. ut f. tal. supp. Nr. X. S. 2 Stück täglich, usw.

Statt Suppositorien können auch *Mikroklysmen* verordnet werden (Jod- resp. Jodipinklysmen nach Fischel, W. Richter u. a.).

Spülungen oder *Instillationen* in die Urethra werden am vorteilhaftesten so ausgeführt, daß man erst massiert, den Patienten urinieren läßt und dann spült oder instilliert (Waelsch). Das Wesentliche dabei ist die Behandlung der *Posterior*, die sich nur indirekt gegen die Adnexerkrankung richtet.

Vereinzelt hat man auch den Versuch gemacht, *chemische Stoffe direkt in die Prostata* zu bringen. So hat Cano 10 ccm einer Mischung von 4% Phenol, 97% reinem Methylenblau und Tierserum vom Perineum aus in das Parenchym der Prostata mehrfach injiziert. Malta, Salleras und Astraldi geben transrectale resp. perineale Elektrargolspritzen in die Prostata.

Erwähnenswert sind schließlich noch *Fibrolysininjektionen* bei Prostataindurationen, die Ullmann mit Erfolg angewandt hat, und die Behandlung mit *Autolysaten* aus Prostatagewebe nach Sellei.

d) *Elektrisch.* Diathermie, Iontophorese, Röntgen. Besonders günstige Resultate gibt die *Diathermiebehandlung*, deren Anwendungsgebiet subakute und vor allem chronische Adnexfälle sind. Man führt eine Elektrode ins Rectum ein und legt die zweite Elektrode auf den Unterbauch (Stromstärke 0,3—0,5 Ampère). Es sind eine Reihe günstiger Resultate zum Teil mit besonderen Spezialelektroden publiziert worden (Stebbing, Gazzarini, Grant, Nast, Beirach, Kaufmann, Taralli, Vercellino, Keve u. a.).

Kowarschik empfiehlt im Anschluß an die Diathermie die Adnexe zu massieren.

Die *chirurgische Behandlung* der Epididymitis, Deferentitis, die sich hier anschließen ließe, ist von BOEMINGHAUS (Bd. 20/2 S. 158) behandelt.

Zum Schlusse sei auf die *spezifische und unspezifische Reiztherapie*, die von BRUCK dargestellt ist, verwiesen, da sie *gerade bei der Epididymitis erfolgreich* ist. Die *antiphlogistische* Behandlung im Verein mit der *Vaccine-* resp. *Proteinkörpertherapie* zeitigt die *besten Erfolge* bei der *Epididymitis, Deferentitis* und *Funiculitis.*

Literatur.
Prostatitis.

ADOLPHO, G.: Prostatamassage bei Gonorrhöe. Gazz. Osp. **1903**. — ALBARRAN: 11. Sess. Assoc. franç. Urol. **1907**. — ALEXANDER: N.Y. Acad. Med., genito-urin. sect., 10. Jan. **1899**. — ANDRÉ: (a) Prostatic and periprostatic Abscess. Ann. Surg. **1905**. (b) 11. Sess. Assoc. franç. Urol. **1907**. — ANTONI: Ein Beitrag zur Vaccinebehandlung der Gonorrhöe. Arch. f. Dermat. **125**, 541. — ARNOLD, W.: Über die Heilung der gon. Prostatitis mit Arthigon und Terpentin. Münch. med. Wschr. **69**, Nr 17, 621, 622 (1922). — ARNOLD, A. u. H. HÖLZEL: Über den Wert intravenöser Arthigoninjektionen bei gonorrhoischen Prozessen. Münch. med. Wschr. **1914**, Nr 38. — ARONSTAM, N.: Prostatic nodes, their clinical significance. J. Michigan State med. Soc. **26**, Nr 3, 155—157 (1927). — ARONSTAM, N. E.: Gonorrhoe and its complications in the male. Internat. J. Surg. **35**, Nr 10, 336—342; Nr 11, 394—396; Nr 12, 431—434 (1922); **36**, Nr 1, 24—28; Nr 2, 69—71; Nr 3, 120—122; Nr 4, 157—159; Nr 5, 227—231; Nr 6, 263—265; Nr 7, 301—304; Nr 8, 347—349 (1923). — ASCHOFF: Über die paraprostatischen Drüsen und ihre Beziehung zur Prostatahypertrophie. Zbl. Path. **33**, Nr 1, 19—20 (1922). — ASTÉRIADÉS, T.: Perforation d'un abscès prostatique dans le corps caverneux. Lyon chir. **23**, No 4, 545—546 (1926/27). — ASTRALDI: Les infections de L'adénome prostatique. Arch. urol. de la Clin. Necker **4**, 31 (1923). Ref. Zbl. Hautkrkh. **13**, 204 (1924). — AVERSENQ u. DIEULAFÉ: Periprostatische Aponeurosen und Räume. Periprostatische Eiterungen. Ann. Mal. genito-urin. **1911**. — AVONI, A.: Prostataabsceß mit seltener Entwicklung. Boll. clin. **39**, No 11, 338—346 (1922).

BAKER: Prostatitis of non vener. orign. J. amer. med. Assoc. **85**, 1606 (1925). Ref. Z. urol. Chir. **20**, 167 (1926). — BALLENGER, E. G.: (a) Diagnose der Prostataerkrankungen. J. amer. med. Assoc. **48**, 23. (b) Prostataalbuminurie als nicht seltene Ursache diagnostischen Irrtums bei der sog. orthostatischen physiologischen und cyclischen Albuminurie. N.Y. med. J. **1906**. (c) Prostatic albumin and albumose. Amer. J. Urol. **1906**, 3. — BALLOU: Acut prostatitis and prostatic abscess. N.Y. Rec. **1891**. — BALOG, L.: Die Behandlung der Gonorrhöe des Mannes. Z. Urol. **19**, H. 4, 254—265 (1925). — BARDACH, K.: Zur therapeutischen Anwendung intravenöser Arthigoninjektionen. Münch. med. Wschr. **1913**, Nr 47. — BARNES, R. W.: The congested prostate and vesicles. Urologic Rev. **33**, 661, 662 (1929). — BARNEY: Tuberculosis of the Adenomatous prostate. J. of Urol. **10**, 81 (1923). Ref. Z. urol. Chir. **14**, 188 (1923). — BARRINGER, B. S.: (a) A procedure for the cure of prostatic abscess. J. of Urol. **7**, Nr 5, 397—405 (1922). (b) Ca of prostate. Surg. etc. **34**, Nr 2, 168—176 (1922). (c) Phases of the pathology, diagnosis and treatment of carcinoma of the prostate. Trans. amer. Assoc. genito-urin. Surg. **21**, 117—127 (1928); **20**, 407—411 (1928). — BARRIO DE MEDINA: Die gonorrhoische Prostatovesiculitis (span.). Ref. Zbl. Hautkrkh. **39**, 588. — BARRUCCO, N.: Die sexuelle Neurasthenie und ihre Beziehungen zu den Krankheiten der Geschlechtsorgane. Übersetzt von R. WICHMANN. Berlin 1907. — BEIRACH, J.: Die Bedeutung der Diathermie der Prostata und der Samenblasen für die Diagnostik und Therapie der gonorrhoischen Arthritiden (russ.). Ref. Zbl. Hautkrkh. **31**, 253 (1929). — BEIRACH, J. S.: (a) Eine neue Elektrode für die Jontophorese der Prostata und Samenblasen. Dermat. Z. **59**, 208—222; **60**, 175—188 (1930); **62**, 278—280 (1931). (b) Ein Iontophoreseversuch mit unmittelbarer Einwirkung auf Prostata und Samenbläschen in der Klinik der Gonorrhöe. Dermat. Z. **60**, 175—188 (1931). — BELOSTOZKY, M.: 70 Fälle akuter eitriger Prostatitis. Z. urol. Chir. **17**, H. 1, 53—60 (1925). — BERING, FR.: Untersuchungen über das Prostatasekret, besonders die Corpora amylacea. Arch. f. Dermat. **75**. — BETAZZI: L'ascesso della prostata consecutive a foruncolosi. Ann. ital. Chir. **3**, 1138 (1924). Ref. Zbl. Hautkrkh. **18**, 925 (1926). — BETTMANN, S.: Über eosinophile Zellen im gonorrhoischen Eiter. Arch. f. Dermat. **49**. — BETTONI, J.: Über einen eigenartigen Fall von Sarkom der Prostata mit Zusammenstellung der bisher beobachteten Fälle. Z. Urol. **17**, H. 2, 106—121 (1923). — BIERHOFF, FR.: (a) On the role of the prostatic gland in gonorrhea. Med. News **1907**. (b) Ein Beitrag zum Studium der Infektionen der Prostata von der Harnröhre aus. Med. News **1907**. (c) Beitrag zum Studium der Prostatitis. Zbl. Krkh. Harn- u. Sex.org. **17**. — BIRNBAUM u. VOIGT: Die Erkrankungen der Nachbarorgane der männlichen Harnröhre bei Tripper und der Einfluß der Behandlung auf deren Häufigkeit

Dtsch. med. Wschr. **1929** I, 312, 313. — Biro, S.: Über die Prostataentzündung gonorrhoischen Ursprungs (ung.). Ref. Zbl. Hautkrkh. **33**, 626. — Blake, J. B.: Gonorrheal Prostatitis. Boston. med. J. **1901**. — Blanquinque: Abcès chauds de la prostate. Thèse de Paris **1906**. — Blatt, Paul u. A. Markus: Lymphogranulomatose der Prostata, ein bisher nicht beobachtetes Krankheitsbild. Z. urol. Chir. **22**, H. 3/4, 208—218 (1927). — Bloch, Br.: Kritisches zur Vaccinetherapie der Gonorrhöe, zugleich experimenteller Beitrag zur Begründung der „ableitenden" Therapie. Korresp.bl. Schweiz. Ärzte **1914**, Nr 44, 1377. — Blümmers: Über Gefahren bei der intravenösen Anwendung von Gonokokkenvaccine. Dermat. Wschr. **1929** II, 1925—1930. — Boeters, O.: Die Vaccinebehandlung der Gonorrhöe und gonorrhoischer Komplikationen. Dtsch. med. Wschr. **1914**, Nr 39. — Bois, du L. C.: Akute Prostatitis. A new conception of its etiology and treatment. Clin. Med. a. Surg. **35**, Nr 5, 331, 332 (1928). — Bonn, E.: (a) Zum Kapitel der chronischen Prostatitis. Prag. med. Wschr. **1903**, 25. (b) Ein Fall von Bakteriurie bei Urethritis chronica und Prostatitis follicularis chronica. Prag. med. Wschr. **1898**, 18. — Bothe, A. E.: Carcinoma of the prostate. Surg. Clin. N. Amer. **9**, 1217—1224 (1929). — Boyd, M. L.: A simple and accurate method of examining the secretion obtained by massage from the prostate, seminal vesicles and ampullae of the vasa. J. amer. med. Assoc. **82**, Nr 10, 792, 793 (1924). — Brogher, L.: Value of prostatic examination. Med. Mirror St. Louis **1899**. — Bruck: Über die angebliche Gefährlichkeit intravenöser Gonokokkenvaccineinjektionen. Dermat. Wschr. **1930** I, 316—317. — Bruck, B. u. A. Dommer: Über diagnostische und therapeutische Verwertbarkeit intravenöser Arthigoninjektionen. Münch. med. Wschr. **1913**, Nr 22. — Bruhns, Pinkus, Rosenberg, Wossidlo u. a.: Wichtigkeit und Notwendigkeit der Pr. Massage. Dermat. Wschr. **1930** II, 1789—1793. — Bumpus, H.: Carcinoma of the prostate. A clinical study of one thousand cases. Surg. etc. **43**, Nr 2, 150—155 (1926). — Burckhardt-Socin: Die Verletzungen und Krankheiten der Prostata. Dtsch. Chir. Stuttgart 1902. — Buschke (Erwiderung): Münch. med. Wschr. **75**, Nr 21, 906. — Buschke u. Langer: Lehrbuch der Gonorrhöe. Berlin: Julius Springer 1926.

Campana: Über eine neue Form von sexueller Neurose. Prostatorrhoea vesicalis. Clin. med. ital. **1907**, 3. — Camus et Gley: Sur quelques propriétés et réaction du liquide de la prostate du hérisson. C. r. Acad. Med. **1900**, 353. — Cano, J. G.: Traitement de la gonococcie par les injections intra-veineuses et intra-prostatiques de méthyl-phénol-serum. Arch. urol. de la Clin. Necker 4, H. 1, 13—30 (1923). — Caro: Zwei Fälle von Rectalgonorrhöe infolge von Entleerung gonorrhoischer Eiteransammlung ins Rectum. Berl. klin. Wschr. **1901**, Nr 4. — Carraro: Ascesso prostatico in malato precedentemente operato di prostatectomia totale suprapubica. Morgagni 60, 103 (1918). — Casper: (a) Über Prostataabsceß und phlegmonöse Prostatitis. Hufelandsche Ges. Berlin, Sitzg 22. Nov. 1894. (b) Prostataabsceß, phlegmonöse Periprostatitis und Phlebitis paraprostatica. Berl. klin. Wschr. **1895**, 21. (c) Diskussion zum Vortrag Lohnsteins. Ref. Dtsch. med. Wschr. **1900**, 52. (d) Lehrbuch der Urologie. Berlin 1903. — Casper, L.: Diagnostik und Behandlung der Prostataleiden. Dtsch. med. Wschr. **1922**, Nr 43, 1448, 1449. — Castaño, E.: (a) Vaccinetherapie bei akuter Urethritis und ihren Komplikationen (Heterovaccine). Semana méd. **30**, No 5, 197—203 (1923). (b) Über einen seltenen Zufall nach Pr. Massage (span.). Ref. Zbl. Hautkrkh. **25**, 619 (1928). — Cathelin, F. et A. Grandjeau: L'infection gonococcique et les complications. Paris. Libre du monde méd., 1928. — Cazeana: De l'eau chaude dans les prostatites aiguës. Thèse de Paris **1886**. — Chauvin et Emperaire: Sarcome de la prostate avec métastases balano-péniennes. J. d'Urol. **27**, 252—258 (1929). — Chetwood, Ch. H.: Über Prostatitis und Vesiculitis seminalis. J. of cutan. a. genito-urin. Dis. **18** (1900). — Chiandano: Di un Ascesso prostatico in sorto come complicanza di una pneumonite crupale. Policlinico, sez. prat. **29**, 1, 1276 (1922). Ref. Z. urol. Chir. **13**, 119 (1923). — Chocholka: Les prostatites chroniques. Arch. franco-belg. Chir. **31**, 495—508 (1929). — Chocholka, E.: Chronic prostatitis (tschech.). Ref. Zbl. Hautkrkh. **30**, 142 (1929). — Christian: (a) Chronic catarrhal Prostatitis. J. of cutan. a. genito-urin. Dis. **1899**. (b) Pathology of chronic gonorrhoea. Pennsylv. med. Soc. **1900**. — Chrzelitzer: Zur Wärmebehandlung der Prostatitis. Mschr. Harnkrkh. **1907**, 6. — Chrzelitzer, W.: Über die Massage der Prostata. Mschr. Harnkrkh. **1**, H. 4, 101—104 (1927). — Ciechanowski: Anatomische Untersuchungen über die sog. Prostatahypertrophie und verwandte Prozesse. Mitt. Grenzgeb. Med. u. Chir. **1900**, 7. — Cifuentes: Spätfolgen der Prostatainfektion (span.). Ref. Zbl. Hautkrkh. **40**, 132. — Clairmont, O.: Zur Kenntnis der metastatischen und metastasierenden eitrigen Prostatitis. Arch. klin. Chir. **160**, 537—543 (1930). — Clark, J. B.: Gonorrheal Prostatitis. J. amer. med. Assoc. **1907**, 48. — Clure Young, Mc H.: Prostatic congestion and prostatitis. Urologic. Rev. **35**, 782—786 (1931). — Cohn: Über bakteriologische Untersuchungen bei chronischer Urethritis und Prostatitis. Zbl. Krkh. Harn- u. Sex.org. **9**, 5 (1898). — Cohn, A.: Ein Fall von Rectalgonorrhöe beim Manne infolge Perforation eines gonorrhoischen Prostataabscesses. Med. Klin. **20**, Nr 10, 315, 316 (1924). — Cohn, T.: (a) Über Syphilis der Prostata. Berl. klin. Wschr. **1918**, Nr 50, 1200; Z. Urol. **20**, H. 6, 430—439 (1926). (b) Die Untersuchungen der Erkrankungen der Vorsteherdrüse. Z. ärztl. Fortbildg **27**,

656—660 (1930). — COLOMBINI: (a) Policlinico **1895**. (b) Über die Frequenz der Prostatitis, Vesiculitis und Deferentitis bei Urethritis blennorrhoica. Giorn. ital. Mal. vener. Pelle **1896**. — CONFORTO, L.: Die prostatischen Formen der Influenza (ital.). Ref. Zbl. Hautkrkh. **25**, 254 (1928). — COSTA, A.: Prostatasarkom (ital.). Ref. Zbl. Hautkrkh. **29**, 862 (1929). — COTTET et DUVAL: Note sur un cas de suppuration prostatique et périprostatique. Ann. Mal. génito-urin. **1900**, 3. — CRONQUIST: Über Lymphangitis prostato-iliaca. Arch. f. Dermat. **134**, 374 (1921). — CSILLAI: Drei Fälle chronisch-gonorrhoischer Prostataabscesse. Magy. orv. Lapja **1902**, 27. — CULVER, H.: Chronic prostatitis. J. of Urol. **26**, 401—406 (1931). — CUMSTON: Chronic gonorrheal prostatitis. Arch. int. Chir. **1905**. — CUNNINGHAM, J. H.: Focal infections with metastatic manifestations with special reference to gonorrhoeal arthritis. Surg. etc. **32**, Nr 6, 501—504 (1921).

DARGET: Les prostatites simples des vieillards. Rev. de Chir. **42**, 459 (1923). Ref. Z. urol. Chir. **16**, 116 (1924). — DAVID, CH.: Les infections gonococciques génitales d'emblée chez l'homme. Ann. Med. véner. **24**, 757—763 (1929). — DELBANCO: (a) Diskussion zum Vortrag von WAELSCH auf der Naturforsch.-Verslg Karlsbad 1903. (b) Urethritis bei Oxalurie und Phosphaturie. Oxalurie und Phosphaturie als Symptome der Neurasthenie. Mh. Dermat. **38** (1904). — DESNOS: (a) Des irrigations réctales chaudes dans les maladies de la prostate. Ann. Policlin. centr. Bruxelles **1904**. (b) Traitement des suppurations chroniques prostatiques et périprostatiques. Ann. Mal. génito-urin. **1906**. — DEVROYE, M.: Le massage vibratoire de l'urètre et de la prostate. Le Scalpel **79**, No 48, 1067—1071 (1926). — DIETZ: La prostatite blénnorrhagique. J. Méd. Bruxelles **1899**. — DIND: La blénnorrhagie et ses complications. Lausanne 1902. — DISQUE, TH. J.: Chronic prostatitis. Amer. J. Dermat. a. genito-urin. Dis. **1906**, 2. — DITTL, V.: (a) Die Ablösung der vorderen Mastdarmwand. Wien. med. Wschr. **1874**. (b) Über Prostataabscesse. Wien. klin. Wschr. **1899**. — DOMMER: Urethrale Faradisationselektroden. Wien. med. Wschr. **1900**. — DOSSOT, R.: Cancer of the prostate. Its origin and extension. J. of Urol. **23**, 217—245 (1930). — DREUW: Prostata-massageinstrument. Mh. Dermat. **42** (1906). — DROBNY, B.: Chronische Prostatitis als ätiologischer Faktor der Neurasthenie. Vrač. Gaz. (russ.) **1907**. — DÜRING, E. V.: Über Phosphaturie. Med. Klin. **1905**, 21. — DUHOT, R.: Faut-il traiter les prostatites aiguës et chroniques par les vaccins or par la proteinothérapie? Rev. belge Urol. **16**, No 1, 1—7 (1923).

EASTMAN: „Thimbles" for massage and stripping of the seminal vesicles. N. Y. med. J. **1900**. — EBERMANN: Die Massage der Prostata. Zbl. Physiol. u. Path. Harn- u. Sex.org. Bd. 3, 8. — EFRON, N. S.: Spontanruptur der Harnblase bei Harnverhaltung infolge gonorrhoischer Prostatitis. Venerol. (russ.) **1924**, Nr 2, 39—43. Ref. Zbl. Hautkrkh. **17**, 117 (1925). — EHRMANN, S.: Beiträge zur Therapie der Urethralblennorrhöe und ihrer Komplikationen. Zur Therapie der periurethralen Abscesse und der Prostatitis blennorrhoica. Wien. med. Presse **1895**. — ERAUD: (a) Études sur les injections dans la blénnorrhagie. Thèse de Lyon 1887. (b) Blénnorrhagie et prostatisme. I. Sess. Assoc. franç. Urol. 1896. — ESCAT: 11. Sess. Assoc. franç. Urol. 1907. — ETIENNE: Behandlung der akuten Prostatitis. Ann. Mal. génito-urin. **1894**. — EWER, L.: Artikel „Massage" in Marburg: Physikalische Heilmethoden. Wien 1905.

FAIN, L.: Eine durch Paratyphusbacillose hervorgerufene Erkrankung der Harn- und Geschlechtsorgane. Z. urol. Chir. **24**, H. 3/4, 320—347 (1928). — FARAGÓ: Über die Prostatitiden unklarer Herkunft (ung.). Ref. Zbl. Hautkrkh. **32**, 774. — FARMAU, FR.: Classification of prostatitis. J. of Urol. **23**, 113—117 (1930). — FELEKI: Beiträge zur Kenntnis und Therapie der chronischen Entzündung der Prostata und Samenblasen. Zbl. Krkh. Harn- u. Sex.org. **1895**. — FENWICK: Clinical notes upon the rectal contour and consistence of a thousand prostatic glands. Brit. med. J. **1899**. — FERÁNDEZ, VAL.: Ein Fall von Prostatasyphilis (span.). Ref. Zbl. Hautkrkh. **25**, 234 (1928). — FERGUSON, R. S. and FR. W. STEWART: Lymphosarcoma of the prostate. J. of Urol. **28**, 93—104 (1932). — FINGER: (a) Zur Klinik und pathologischen Anatomie der chronischen Urethritis posterior und prostatitis blennorrhagica chronica. Zbl. Krkh. Harn- u. Sex.org. **1893**. (b) Über den Mechanismus des Blasenverschlusses der Harnentleerung und die physiologische Aufgabe der Prostata. Allg. Wien. med. Ztg. **1893**. (c) Beiträge zur pathologischen Anatomie der Blennorrhöe der männlichen Sexualorgane. Arch. f. Dermat. **1891**, **1893**, Erg.-Bd. (d) Über Prostatitis blennorrhagica nebst Bemerkungen zur Pathologie und Therapie der Gonorrhöe im allgemeinen. Wien. med. Wschr. **1895**, 14. (e) Kasuistische Beiträge zur Bedeutung der Prostatitis blennorrhagica glandularis. Arch. f. Dermat. **43** (1898). (f) Pathologie und Therapie der Sterilität beim Mann. Wien 1898. (g) Die Blennorrhöe der Sexualorgane. Leipzig u. Wien 1905. (h) Die Störungen der Geschlechtsfunktion des Mannes. Handbuch der Urologie von v. FRISCH und ZUCKERKANDL, Bd. 3. 1906. (i) Die Geschlechtskrankheiten. II. Teil. Leipzig u. Wien 1908. — FINGER, E.: Zur Vaccinationstherapie des gonorrhoischen Prozesses. Wien. med. Wschr. **1914**, Nr 17. — FINGER, GHON u. SCHLAGENHAUFER: (a) Beiträge zur Biologie des Gonococcus und zur pathologischen Anatomie des gonorrhoischen Prozesses. Arch. f. Dermat. **1894**, 28. (b) Ein weiterer Beitrag zur Physiologie des Gonococcus. Arch. f. Dermat. **1895**, 33. — Fischer: Die akute eitrige Prostatitis. Z. ärztl. Fortbildg. **1904**, 18. — Fischer, A.: Über Wesen und Wert der Immunitätstherapie bei Gonorrhöe. Arch. f. Dermat. **125**, 95. — Fischer, K.: Zur klinischen Diagnose des Prostata-carcinoms. Z. urol. Chir. **16**, H. 3/4, 96—101 (1924). — Foerster, R.: Unsere Erfahrungen mit der Fieberbehandlung bei der chronischen Gonorrhöe. Münch. med. Wschr. **1931** I, 945—947. — Foote: Chronic prostatitis. Cleveland med. News **1904**, 6. — Frank: (a) Lèsions blénnorrhagiques de la prostate. 13. Congr. internat. Méd., sect. chir. urin. (b) Über Blennorrhöe der Prostata. Med News **1902**. — Freudenberg: Über Ichthyol-suppositorien bei Behandlung der Prostata. Zbl. klin. Med. **1893**, 26. — Frigaux: Blénnor-rhagie et prostatite suppurée à Colibacilles. J. d'Urol. **26**, 454 (1928). — Frisch, v.: (a) Die Krankheiten der Prostata in Nothnagels Spezielle Pathologie und Therapie. Wien 1899. (b) Die Krankheiten der Prostata. v. Frischs und Zuckerkandls Handbuch der Urologie, Bd. 3. 1906. — Fronstein: Über die Endresultate bei Vesiculitis gonorrhoica. Zbl. Haut-krkh. **29**, 224 (1929). — Frühwald, Richard: Die Trübung der zweiten Urinportion bei Tripper. Aus d. derm.-vener. Abt. des Stadtkrankenhauses Chemnitz. Ref. Dermat. Wschr. **92**, Nr 9, 312—319 (1931). — Fürbringer: (a) Über Prostatorrhöe und Spermatorrhöe. Slg klin. Vortr. **1881**, Nr 207. (b) Zur Herkunft und klinischen Bedeutung der Tripper-fäden. Arch. klin. Med. **1883**. (c) Über Spermatorrhöe. Dtsch. med. Wschr. **1886**, 42. (d) Untersuchungen über die Herkunft und klinische Bedeutung der sog. Spermakrystalle nebst Bemerkungen über die Komponenten des menschlichen Samens und die Prostatorrhöe. Z. klin. Med. **3** (1887). (e) Die inneren Krankheiten der Harn- und Geschlechtsorgane. Berlin 1890. (f) Die Störungen der Geschlechtsfunktion des Mannes. Nothnagels Spezielle Pathologie und Therapie, Bd. 29, Teil 3. 1895. (g) Diskussion zum Vortrag von Lohnstein. Dtsch. med. Wschr. **1900**, 52. (h) Diskussion zum Vortrag von Posner und Rapaport. Dtsch. med. Wschr. **1905**, 13. — Fûr, Le: (a) Des prostatiques jeunes. Progrès méd. **1904**. (b) Die Prostatitis bei Harnröhrenverengerungen. Rev. prat. Mal. génito-urin. **1905**, 12. (c) Des urethropathies et rheumatisme d'origine prostatique. 10. Sess. Assoc. franç. Urol. 1906. (d) Über die (nichttuberkulösen) Eiterungen der Prostata. Ann. de Policlin. **1907**, 10—12. — Fûr, Le R.: Le massage de la prostata (indications et technique). Bull. méd. **35**, No 4, 65—67 (1921). — Fûr, Le et Lamiaud: Abcès primitif de la prostate à staphylo-coques. Septicémie staphylococcique avec localisations multiples. J. d'Urol **34**, 52—60 (1932).

Galewsky: Disk. Naturforsch.-Verslg Karlsbad 1903. — Gans, O. L.: Diagnose des chronischen Harnröhrenausflusses. N. Y. med. J. **1906**. — Garvin, Ch. H.: Chronic in-fections of the prostate and seminal vesicles. Med. J. a. Rec. **128**, 181—184, 213—216 (1928). — Gassmann: (a) Note sur un cas de bactériurie avec quelques rémarques sur le diagnostic des prostatites. Ann. Mal. génito-urin. **1900**. (b) Beiträge zur Kenntnis der Gonorrhöe des Mannes, insbesondere der Prostatitis und Epididymitis. Zbl. Krkh. Harn-u. Sex.org. **1904**. — Gauthier: Prostatite après la prostatéctomie (prostatite restante). Assoc. franç. urol., 3. bis 5. Okt. 1921. J. d'Urol. **12**, 282 (1921). Ref. Z. urol. Chir. **9**, 267 (1922). — Gayet: La tuberculose prostatique chez le vieillard. Lyon méd. **130**, 933 (1921). Ref. Z. urol. Chir. **9**, 227 (1922). — Gayet, G.: Prostatites chroniques à coli-bacilles. Lyon méd. **1929** I, 93—101. — Gazzarrini, A.: Neues Modell einer Prostata-Diathermieelektrode. Giorn. ital. Dermat. **67**, H. 6, 1628—1632 (1926). Ref. Zbl. Hautkrkh. **24**, 146 (1927). — Gerster, S.: Statistische Mitteilungen über Komplikationen der männlichen Gonorrhöe in der Universitäts-Hautklinik Erlangen (1925—1930). Diss. Erlangen 1931. — Geyer: Klinisches Handbuch der Harn- und Sexualorgane, Bd. 4, S. 307. 1894. — Goebell: Die Erkrankungen der Prostata. Deutsche Klinik am Eingang des 20. Jahrhunderts, Bd. 10, Abt. 1. 1904. — Goldberg: (a) Prostata und Gonorrhöe. Zbl. Krkh. Harn- u. Sex.org. **10** (1899). (b) Klinik, Diagnostik und Therapeutik der Prostatitis bei und nach Gonorrhöe. Klin.-ther. Wschr. **1901**. (c) Prostatitis und Sterilität. Heilk. **1902**, 11. (d) Diskussion auf der Naturforscherversammlung in Karlsbad 1902. (e) Über blutiges Prostatasekret. Dermat. Zbl. **1903**, 7. (f) Prostatitis chronica „cystoparetica". Zbl. Krkh. Harn- u. Sex.org. **1906**. (g) Zylinder im Prostatasekret. Dermat. Zbl. **1907**, 8. (h) Besteht ein Zusammen-hang zwischen Prostatitis und Sterilität? Zbl. Chir. **1907**, 8. (i) Einiges über Prostata-sekret. Z. Urol. **2** (1908). (k) Neueres zur Physiologie der Genitalien, insbesonders der Pro-stata. Dermat. Zbl. **1909**. — Goldschmidt: Die Massagebehandlung bei Erkrankungen der Prostata. Ärztl. Prax. **1903**, 18. — Gottlieb, J. G. et F. J. Strokoff: La prostatographie. J. d'Urol. **25**, No 5, 451—457 (1928). — Götze: Die Tuberkulose der Prostata. Prag. med. Wschr. **39**, 481 (1914). — Gowan: The influence of focal infections of prostatism. Urologic Rev. **26**, 616 (1922). Ref. Z. urol. Chir. **12**, 262 (1923). — Gowan, Mc: Herdinfektionen der Prostata unter dem klinischen Bilde des Pseudoprostatismus. Urologic Rev. **1922**. — Grandineau: Les prostatites secondaires à la furunculose. Strasbourg méd. **85**, No 20, 365—369 (1927). — Grant, O.: Prostatitis-treatment by diathermy. Arch. physic. Ther. **10**, 408—410 (1929). — Greene u. Blanchard: Einige Beobachtungen über die Prostata. J. of cutan. a. genito-urin. Dis. **1899**. — Grenburger, M. E.: Prostatitis and its treatment.

Urologic Rev. **35**, 487—489 (1931). — GRIMALDIE, E.: Die Prostatamassage (span.). Ref. Zbl. Hautkrkh. **27**, 569 (1928). — GROSSGLIK, S.: Pathologie und Therapie der Prostatitis chronica nebst Bemerkungen über die Behandlung der sexuellen Neurasthenie. Monatsbericht über die Leistungen auf dem Gebiete der Harn- und Sexualorgane, 1897. — GUEILLOT: Des vésicules séminales. Thèse de Paris 1882. — GUÉPIN: Indikationen für die Massage der Prostata. Zbl. Harn- u. Sex.org. **1903**; Rev. internat. Ther. physic. **1903**. — GUÉRIN: Mem. Soc. Chir. Paris 1854. — GÜNSBERGER, O.: Die Röntgenbehandlung genitaler Gonorrhöekomplikationen des Mannes. Fortschr. Ther. **4**, 513—518 (1928). — GÜTERBOCK: Die Krankheiten der Harnröhre und Prostata. Wien u. Leipzig 1890. — GUIARD: Traitement des suppurations prostatiques. Ann. Mal. génito-urin. **1899**, 12. — GUITERAS, A.: (a) Über einen Fall von suppurativer Prostatitis. N. Y. Acad. Med., 10. Jan. 1899. (b) New rectal recurrent tube combined as an electrode. J. of cutan. a. genito-urin. Dis. **1900**. — GUNSET: Ein neuer Apparat zur Vibrationsmassage. Wien. med. Presse **1907**, 40. — GUTMANN: (a) Bemerkungen zur Eosinophilie des gonorrhoischen Eiters. Mber. Urol. **11** (1906). (b) Zur Kenntnis der Prostatitis cystoparetica (GOLDBERG). Dermat. Zbl. **1908**. — GUYON: (a) Klinik der Krankheiten der Harnröhre und Prostata. Übersetzt von MENDELSOHN. Berlin 1893. (b) Die Krankheiten der Harnwege. Übersetzt von KRAUS und ZUCKERKANDL, Bd. 1. Wien 1899.

HABEREN: 1. Congr. Assoc. Urol. Paris 1908. — HABERMANN: (a) Röntgentherapie der gonorrhoischen Komplikationen. Dtsch. dermat. Ges. Kongreßber. Arch. f. Syph. **145**, 171 (1924). (b) Die Therapie der gonorrhoischen Prostatitis. Dermat. Ges. Hamburg-Altona, Sitzg 1. Febr. 1930. — HAINES, W. H.: Syphilis of the prostate. J. of Urol. **15**, Nr 5, 471—476 (1926). — HARNETT, W. L.: The aetiology, diagnosis and treatment of chronic prostatitis and sem. vesiculitis. Brit. J. vener. Dis. **6**, 113—140 (1930). — HARRISON: Bemerkungen über Phosphaturie und die Behandlung von Krankheiten durch Umwandlung. Lancet 1908. — HECHT: Urethritis abacterica. Dermat. Wschr. **84**, 146 (1927). — HEIDINGSFIELD: Blennorrhöe und Syphilis in der Lehre von der Ursache der Sterilität des Mannes. Lancet Clin. **1905**. — HEINER, L. v.: Über die Verhütung von Komplikationen bei männlicher Gonorrhöe mittels Novatropin. Dtsch. med. Wschr. **1924**, Nr 40, 1373 bis 1374. — HEINER, L.: Zur Frage der Prostatamassage. Dermat. Wschr. **1931 I**, 582—586. — HEITZMANN: Examination of urin. in diseases of the male sexual organs. J. of cutan. a. genito-urin. Dis. **1901**. — HELLER, J. u. O. SPRINZ: Beiträge zur vergleichenden und pathologischen Anatomie des coll. seminalis. Z. urol. Chir. **7**, H. 6, 196—258 (1921). — HEMPEL, E.: Über Prostataabscesse und deren Eröffnung durch die WILMSsche Operation. Münch. med. Wschr. **73**, Nr 51, 2163—2165 (1926). — HENNIG, A.: (a) Über Massage der Prostata und der Samenblasen. Mschr. Harnkrkh. **2**, 1. (b) Über blennorrhoische Epididymitis. Mschr. Harnkrkh. **3**, 1. — HÉRESCU: 1. Sess. Assoc. franç. Urol. **1907**. — HERRING: The cause of enlarged prostate together with a note on the prostatic glands. Brit. med. J. **1904**. — HERROLD, R. D.: The interpretation of chronic infections of the prostate and the sem. vesicles. J. amer. med. Assoc. **91**, 557—560 (1928). — HERWITZ, J.: Zur Behandlung der chronischen Prostatitis mit Diathermie. Dermat. Wschr. **87** Nr 32, 1126 (1928). — HERZ, A.: Zur Therapie der Prostatitis chronica blennorrhoica. Mh. Dermat. **33**. — HESSE: Ein Fall von Syphilis der Prostata. Dermat. Wschr. **56**, 685 (1913). — HINRICHSEN, FR.: (a) Über Prostataabscesse. Arch. klin. Chir. **73**, 2. (b) Die Tuberkulose der Prostata. Zbl. Grenzgeb. Med. u. Chir. **17**, 297 (1913). — HIRSCH, M.: Iontothermie, eine neue Behandlungsart der chronischen Prostatitis und Spermatocystitis. Dermat. Wschr. **1931 II**, 1778—1782. — HIRSCHBERG: Die Prostataerkrankungen in ihrer Beziehung zum Gesamtkörper. Petersburg. med. Wschr. **1901**, 37. — HOFFMANN, RITTER K. VON: Fortschritte in der Gonorrhöebehandlung, mit besonderer Berücksichtigung der Vaccinetherapie. Arch. f. Dermat. **125**, 109. — HOGGE: (a) L'électromassage de la prostate dans le traitement des prostatites chroniques et du prostatisme vésical. Ectrait C. r. IV. Sess. Assoc. franç. Urol. **1899**. (b) Un cas de prostatite parenchymateuse chronique pour pris un cas de pyélonéphrite. Soc. belg. Urol. **1901**. — HOLLOWAY, J. K. u. W. H. v. LACKUM: Chronic prostatitis with special reference to its focal aspects. Med. J. a. Rec. **122**, Nr 1, 23—27; Nr 2, 64—67 (1925). — HORWITZ, A. u. W. H. v. LACKUM: Pyuria in chronic Prostatitis. Surg. etc. **47**, Nr 1, 42—43 (1928). — HOTTINGER: Über chronische Prostatitis und sexuelle Neurasthenie. Korresp.bl. Schweiz. Ärzte **1896**, 6. — HRYNTSCHAK, TH.: Bei welchen Erkrankungen der Prostata ist die Massage indiziert? Wien. klin. Wschr. **39** (1926). — HULDSCHINER: Die medizinische Gymnastik in der Behandlung der Urogenitalkrankheiten des Mannes. Berl. klin. Wschr. **1898**.

JABLONSKIJ, J.: Über Prostataabscesse (russ.). Ref. Zbl. Hautkrkh. **41**, 834. — JACOBY, F.: Verschiedene Verfahren bei der Gewinnung von Prostatasekret. Dtsch. med. Wschr. **1925**, Nr 41, 1704. — JADASSOHN: (a) Verh. dtsch. dermat. Ges. Prag 1889. (b) Über die Behandlung der Gonorrhöe mit Argonin. Arch. f. Dermat. **32** (1895). (c) Urologische Beiträge. Die Reaktionen im Lumen der Harnröhre. Arch. f. Dermat. **34** (1896). (d) Mastdarmblennorrhöe infolge von Incision eines blennorrhoischen Pseudoabscesses. Festschrift für Neumann-Wien 1900. (e) Kritik von Dinds: La blénnorrhagie et ses complications. Arch. f. Dermat. **62** (1902). — (f) Aus der „Umfrage über Begriff und Behandlung der chronischen Gonorrhöe". Med. Klin. **1907**, 18—22. — Jakoby, M.: Demonstration zur Histotopographie der Gonorrhöe. Verh. dtsch. Ges. Urol. **1925**, 310—312. — Jakovlev u. Matusis: Chronische Entzündung der Vorsteherdrüse nach Wirkung der Limantherapie auf sie. Ref. Zbl. Hautkrkh. **28**, 615. — Jamin: Ann. Mal. génito-urin. **1891**. — Janet: (a) Traitement des prostatites chroniques. 4. Sess. Assoc. franç. Urol. **1899**. (b) Über Prophylaxe und Therapie der Prostatitis. Übersetzung von Kollmann in Oberländer-Kollmanns: Die chronische Gonorrhöe der männlichen Harnröhre und ihre Komplikationen, III, S. 150. — Jeck, H. S.: The surgical complications of gonorrhoea in the male. Amer. J. Surg. **4**, Nr 3, 291—294 (1928). — Johns, F.: A method for the concentration of cells and bacteria in prostatic secretion. J. amer. med. Assoc. **80**, Nr 7, 463—464 (1923). — Jooss, K.: Demonstration eines Apparates zur Selbstmassage der Prostata. Z. Urol. **2**, 6. — Jordan, A.: Zur Kasuistik der akuten parenchymatösen gonorrhoischen Prostatitis. Mber. Urol. **1903**. — Josef, M.: Lehrbuch der Geschlechtskrankheiten. — Josef, M. u. Polano: Cytodiagnostische Untersuchungen gonorrhoischer Sekrete. Arch. f. Dermat. **76** (1905).

Karo, W.: Zwei Fälle von Rectalgonorrhöe infolge von Entleerung gonorrhoischer Eiteransammlungen ins Rectum. Berl. klin. Wschr. **1901**, 4. — Kaufmann, M.: Eine Verbesserung der Diathermieelektroden für die Prostata. Dtsch. med. Wschr. **1921** I, 1093. — Keersmaecker: (a) Ann. Soc. belge Chir. **1893**. (b) Über die Diagnose und Behandlung der chronischen Prostatitis. Ann. Mal. génito-urin. **1895**, 8. (c) Hämospermie. Zbl. Krkh. Harn- u. Sex.org. **1899**. — Kemble, Adam: Chronische Prostatitis. Med. Rec., 16. Mai **1914**, 887; Arch. f. Dermat. **122**, 412. — Keve, Fr.: Zur Diathermiebehandlung bei urologischen Erkrankungen. Z. urol. Chir. **28**, H. 1/2, 168 (1921). — Keyes, E. L.: (a) Verursacht Blennorrhöe Prostatahypertrophie? J. amer. med. Assoc. **1904**. (b) Some surgical experiments in the treatment of gon. prostatitis. Internat. J. Surg. **34**, Nr 4, 133—135 (1921). (c) A case of prostatic tuberculosis without discoverable lesions in kidneys or epididymes. J. of Urol. **14**, 385 (1925). Ref. Zbl. urol. Chir. **19**, 421 (1926). — Kielleuthner, L.: Über ausgedehnte Prostatahöhlenbildung durch Tuberkulose. Z. urol. Chir. **24**, H. 3/4, 277—287 (1928). — Kiene, E.: Über die Pathogenese gonorrhoischer Komplikationen. Arch. f. Dermat. **156**, 663 (1928). — Kirmisson: Gaz. Paris, 10. Dez. **1887**. — Kis, F.: Über die entzündlichen Erkrankungen der Prostata und deren Behandlung. Gyógyászat (ung.) **1903**. — Klausner, E.: (a) Epididymitis und Prostatitis acuta non gonorrhoica. Dermat. Wschr. **58**, Nr 5, 137—142 (1914). (b) Rezidiv. Cystitis und Prostatitis infolge Coliinfektion der Harnröhre. Dermat. Wschr. **86**, Nr 2, 66—69 (1928). — Klissurow, A.: Ein Fall von Carcinoma gelatinosum prostatae (ital.). Ref. Zbl. Hautkrkh. **29**, 862 (1929). — Knack, A. V. u. H. Simon: Die Bedeutung der chronischen Prostatitis vom Standpunkt der inneren Medizin. Klin. Wschr. **7**, Nr 29, 1369—1373 (1928). — Kornfeld, F. (a) Ein Apparat zur Vibrationsmassage der Prostata (Prostatavibrator). Wien. klin.-ther. Wschr. **1903**, 51. (b) Gonorrhöe und Ehe. Wien u. Leipzig 1904. (c) Über Licht-Heißluftbehandlung der Prostata. Wien. med. Wschr. **1908**, 13. — Krebs, G.: Über nicht gonorrhoisch entzündlichen Erkrankungen der Prostata und ihre diagnostische Bedeutung. Verh. dtsch. Ges. Urol. **1929**, 78—81, 87—89. — Kretschmer, H. L.: Abscess of the prostate. Surg. etc. **32**, Nr 3, 259—268 (1921). — Krömker, H.: Über Prostataabscesse. Inaug.-Diss. Kiel 1906. — Krogius: Einige Bemerkungen über die Bakteriurie. Zbl. Krkh. Harn- u. Sex.org. **1899**. — Kromayer: Die Behandlung der gonorrhoischen „Posteriocystitis" seitens des prakt. Arztes. Münch. med. Wschr. **1907**, 1. — Krotoszyner: Zur Diagnostik und Therapie der Urethritis posterior chronica. Zbl. Krkh. Harn- u. Sex.org. **1892**. — Krüger: Prostatamassage und Albuminurie. Münch. med. Wschr. **1903**. — Kusmoki, F.: Über die Vaccinetherapie. Jap. Z. Dermat. **21**, Nr 9, 51, 52 (1921). Ref. Zbl. Hautkrkh. **4**, 294 (1922). — Kyrle, J. u. V. Mucha: Über intravenöse Arthigoninjektionen. Wien. klin. Wschr. **1913**, Nr 43.

Lackum, W.: Clinical and experimental data of prostatic infection. J. of Urol. **18**, Nr 3, 293—306 (1927). — Langer, E.: Ergebnisse der Acridinbehandlung der Gonorrhöe und ihre Nebenwirkungen. Med. Klin. **1928** II, 1271—1272. — Laskowski: (a) Ein neuer Prostatakühler. Dtsch. med. Wschr. **1901**, 34. (b) Ein Beitrag zur mechanischen Behandlung der Prostata. Dtsch. med. Wschr. **1903**. (c) Zur physikalischen Therapie des Harn- und Geschlechtsapparates. Zbl. Krkh. Harn- u. Sex.org. **1905**. — Layne: Über chronische blennorrhoische Prostatitis. Louisville J. **1903**. — Lazarus, J. A.: Deep Roentgentherapy in disease of the prostate gland. J. of Urol. **17**, Nr 1, 37—52 (1927). — Lazarus, J. W.: The prostatic leukocytes in relation to the diagnosis and treatment of prostatitis. Brit. J. vener. Dis. **8**, 127—135 (1932). — Lebreton: Le toucher réctal moyen de diagnostik et de traitement dans l'urétrite blénnorrhagique aiguë. Ann. Mal. génito-urin. **1905**. — Legueu: Traitement de la blénnorrhagie compliquée. Progrès méd. **50**, No 46, 538—540. — Lensmann: Behandlung der Prostatitis. Amer. J. Dermat. a. genito-urin. Dis. **1905**. — Lewis, Bransford, Grayson, Carroll and v. Stryker: Blastomycosis of the prostate etc. J. amer. med. Assoc. **94**, 1987, 1988 (1930). — LIVERČ, M. u. N. SELICKIJ: (a) Das mikroskopische Bild des Sekrets der Prostata (russ.). Ref. Zbl. Hautkrkh. **35**, 319. (b) Über die Bedeutung der Lipoid- (Lecithin-) Körner bei Prostatitis (russ.). Ref. Zbl. Hautkrkh. **38**, 148. — LOHNSTEIN: (a) Zur Behandlung der Urethroprostatitis chronica. Aus Beiträge zur Dermatologie und Syphilis. Festschrift für LEWIN 1896. (b) Über die Reaktion des Prostatasekrets bei chronischer Prostatitis und ihren Einfluß auf die Leistungsfähigkeit der Spermatozoen. Dtsch. med. Wschr. **1900**, 52. (c) Über die Menge des Prostatasekretes bei chronischer Prostatitis. Allg. med. Z.ztg **1900**, 22. (d) Über die Reaktion des Prostatasekretes bei chronischer Prostatitis. Wien. klin. Wschr. **1902**, 30. (e) Beeinflußt das Sekret der katarrhalischen Prostatitis das Zustandekommen der Phosphaturie? Allg. med. Z.ztg **1909**. — LOI, L.: Über die Tuberkulose der Prostata. Ref. Zbl. Hautkrkh. **32**, 399. — LOUMEAU: 11. Sess. Assoc. franç. Urol. Paris 1907. — LOWSLEY, O. L.: Embryology, anatomy and surgery of the prostate gland. Amer. J. Surg. **1930**, 526—547. — LÜTH: Zur Therapie der Prostatitis gonorrhoica. Med. Klin. **1907**, 10. — LUITHLEN, FR.: Arthigon bei gonorrhoischer Herzerkrankung. Wien. klin. Wschr. **1915**, Nr 20. — LUTZ: (a) Die Gefährlichkeit der Prostatamassage. Dtsch. med. Wschr. **54**, Nr 22, 916—918 (1928). (b) Schädlichkeit der Prostatamassage. Zbl. Chir. **55**, Nr 9, 536—539 (1928). (c) Zur Frage der Prostatamassage. Med. Klin. **1930** II, 1523, 1524.

MAC MUNN: Behandlung von Absceß und Hyperämie der Prostata. Brit. med. J. **1906**. — MAGNI u. FAVERETO: Über die Analogie der heterotopischen Schmerzen bei chronischer Prostatitis mit den Schmerzpunkten bei gewissen Formen der chronischen Metritis. Fol. urol. **1909**. — MANDL, F.: Zur Frage der Schädigung durch Prostatamassage. Wien. med. Wschr. **1931** II, 1213. — MANKIEWICZ: Die Prostatahypertrophie. Med. Klin. **1905**, 8. — MANN, L. T.: Akute periprostatitis simulating acute appendicitis. J. amer. med. Assoc. **78**, Nr 20, 1539 (1922); Ref. Zbl. Hautkrkh. **6**, 313. — MARGULIÉS: Zur Frage des Priapismus. Med. Wschr. **1904**, 45. — MARION: De la prostatéctomie dans les prostatites chroniques. J. d'Urol. **11**, Nr 5/6, 467—480 (1921). — MARION, G.: Quelques observations d'affections gon. traitées par le sérum de Stérian. J. d'Urol. **14**, No 2, 145—149 (1922). — MARJASSIN, S. u. B. PETSCHERSKI: Cytologie des Prostatasekrets bei gonorrhoischen und postgonorrhoischen Prostatitiden. Z. Urol. **22**, 948 bis 955 (1928). — MARSAN, F.: La prostatéctomie en deux temps. Paris méd. **11**, No 32, 120—123 (1921). — MARTIN: Akute und chronische Prostatitis. Amer. J. Dermat. a. genito-urin. Dis. **1899**. — MARTIN, J.: Pyohémie à staphylocoques consécutiv à un abscès de la prostate. J. d'Urol. **21**, No 2, 186—188 (1926). — MASSEY: Die Elektrizität bei der Behandlung der chronischen Prostatitis und anderer zur Impotenz des Mannes führender Leiden. Pac. Rec. Med. a. Surg. **1894**. — MATTA, C.: Chronische gonorrhoische Prostatitis behandelt durch transrectale Elektrargolinjektion in die Prostata (span.). Ref. Zbl. Hautkrkh. **17**, 602 (1925). — MAY, F.: Trichomonas vaginalis-Infektion der Harnwege. Z. urol. Chir. **35**, 213—218 (1932). — MAYET: Prostatite subaiguë d'emblée totale ou partielle. Ann. Mal. génito-urin. **1896**. — MAYOCK, P.: Symposion on gonococcic infection and its complications, the treatment of urethral stricture, prostatitis, and seminalvesicles. Atlantic med. J. **31**, 794—796, 797—798 (1928). — MELCHIOR: Beobachtungen über Prostatitis. Monatsbericht über die Gesamtleistung auf dem Gebiete der Krankheiten des Harn- und Sexualapparates, 1900. — MEYER, W.: Die Eröffnung des Prostataabscesses vom Damme her. N.Y. med. Mschr. **1894**. — MICHALSKY, H.: Beitrag zur Prostatamassage. Dermat. Wschr. **2**, 1487, 1488 (1930). — MIGLIORINI: Betrachtungen über den Prostataabsceß bei Blennorrhöe. Giorn. ital. Mal. vener. e Pelle **1905**, 6. — MINDER, G.: Intravenöse Glucoseinjektion bei gonorrhoischen Prozessen (ung.). Ref. Zbl. Hautkrkh. **24**, 554 (1927); Z. Urol. **21**, H. 6, 436—443 (1927). — MINDER, J.: Über Prostataabscesse. Z. Urol. **22**, H. 1, 1—12 (1928). — MISLAWSKY, N.: Innervation de la prostate. C. r. Soc. Biol. **97**, Nr 20, 101—103 (1927). — MITCHELL, A.: Beobachtungen bei Behandlung der chronischen Prostatitis. Amer. J. Dermat. a. genito-urin. Dis. **1906**, 3. — MITCHELL, J. u. H. V. LACKUM: Chronic prostatitis and vesiculitis. Brit. J. Urol. **1**, 277—284 (1929). — MONTAGNON: De la fréquence des localisations et des réliquats prostatiques dans la blénnorrhagie et de leur rôle dans la blénnorrhée. Lyon méd. **1885**. — MORO: Über die Beständigkeit des Gonococcus in der Prostata und die klinischen Folgen der Blennorrhagien. Beitr. klin. Chir. **71**, H. 2 (1911). — MOURADIAN: Les actions de l'électrargol et de la cryogénine dans le traitement de l'orchite et de la prostatite aiguës. Ann. Mal. vénér. **17**, No 2, 132—139 (1922). — MÜHLPFORDT, H.: Ist man berechtigt, bei chronischer Prostatagonorrhöe die Prostatektomie auszuführen? Dermat. Wschr. **2**, 1776—1778 (1931). — MULZER u. KEINING: (a) Zur Vaccinebehandlung bei Gonorrhöe. Arch. f. Dermat. **160**, 256. (b) Maximale Fiebertherapie bei Gonorrhöe. Dtsch. med. Wschr. **1931**, Nr 12, 484. — MULZER, P. u. E. KEINING: Die maximale Fiebertherapie bei Infektionskrankheiten. Dtsch. med. Wschr. **1931** I, 481—485. — MUNDORFF, G.: I. Report of a case of abstinate phosphatic diathesis cured by systematic dilatations of the posterior urethra. Med. News **1904**. — MURADOFF: Behandlung der chronischen Prostatitis mit Schlamm im Kaukasus. Ref. Zbl. Hautkrkh. **24**, 761 (1927).

Nast, O.: Zur Therapie der Prostatitis. Dtsch. med. Wschr. **53**, Nr 35, 1472 (1927). — Neisser, Paul: Über Erfahrungen mit der antiseptischen Gonorrhöetherapie in der Praxis. Arch. f. Dermat. **84** (1906). — Neisser, A. u. Putzler: Zur Bedeutung der gonorrhoischen Prostatitis. Verh. 4. Kongr. dtsch. dermat. Ges. Breslau **1894**. — Nelken, A.: The problem of chron. Infection of the prostate. South. med. J. **15**, Nr 9, 730—737 (1922). — Neller, K. u. K. Neubürger: Über atypische Epithelwucherung und beginn. Carcinome in der senilen Prostata. Münch. med. Wschr. **1926** I, 57—59, Nr 2. — Nelson: Focal infection in general, with special reference to the prostate. Med. Clin. N. Amer. **7**, 1669. Ref. Z. urol. Chir. **16**, 114 (1924). — Neumann, J.: Über Komplikationen der Urethritis. Allg. Wien. med. Ztg **1884**. Lehrbuch der venerischen Krankheiten und der Syphilis. Wien 1888. — Neusser: Klinisch-hämatologische Mitteilungen. Wien. klin. Wschr. **1902**. — Nickel, A. C.: The bacteriology of chronic prostatitis and seminal vesiculitis, and elective localization of the bacteria as isolated. J. of Urol. **24**, 343—357 (1930). — Nischiwaki, K. u. S. Origuchi: A study on the secretion of the prostate. Jap. J. of Dermat. **26**, Nr 7, 71 (1926). Ref. Zbl. Hautkrkh. **22**, 300 (1927). — Noguès: (a) 11. Sess. Assoc. franç. Urol. **1907**. (b) Syphilôme de la prostate. Soc. franç. Urol. Paris, 3. Juli 1922; J. d'Urol. **14**, 155 (1922). Ref. Zbl. Hautkrkh. **7**, 216 (1923). — Noguès u. Wassermann: Über einen Fall von Infektion der hinteren Harnröhre, hervorgerufen durch eine besondere Mikroorganismenform. Zbl. Bakter. **26**, Nr 11/12. — Notthafft, v.: Über scheinbar mit der Prostata nicht zusammenhängende, aber dennoch durch Prostatitis bedingte Schmerzen, nebst einigen Bemerkungen über chronische Prostatitis. Arch. f. Dermat. **70** (1904).

Oberländer: (a) Beiträge zur Kenntnis der nervösen Krankheiten im Harnapparat des Mannes. Volkmanns Slg klin. Vortr. Nr 275. (b) Über chronische Prostatitis. J. cutan. a. genito-urin. Dis. **1891**. — Oberländer u. Kollmann: Die chronische Gonorrhöe der männlichen Harnröhre und ihre Komplikationen. Leipzig 1905. — Ohmori, D.: Histopathologische Studien an den akzessorischen Geschlechtsdrüsen unter besonderer Berücksichtigung ihrer Wechselbeziehungen. Z. urol. Chir. **12**, H. 1/2, 1—31 (1923). — Ohya, J.: Mikroskopische Studie über das durch Prostatamassage gewonnene Sekret bei chronischer Gonorrhöe mit Prostatitis (jap.). Ref. Zbl. Hautkrkh. **38**, 682. — Opokin, A. A.: Versuche über intrarectale Schlammtherapie. Z. physik. Ther. **36**, 82—83 (1929). — Oppenheim: Über Phosphaturie bei Gonorrhöe. Münch. med. Wschr. **1907**, 26. — Oppenheimer: Innerliche Behandlung der Prostatarrhöe mit Prostatasubstanz. Dermat. Zbl. **2** (1899). — Oraison: 11. Sess. Assoc. franç. Urologie **1907**. — Orlowski: Gefährlichkeit der Prostatamassage. Dtsch. med. Wschr. **54**, Nr 26, 1089 (1928). — Orth, O.: Die Prostatitis und ihre klinische Behandlung. Münch. med. Wschr. **1925**, Nr 8, 305—308. — Ott, George J.: The nonsurgical treatment of the more common prostatic diseases. Physic. Ther. **45**, Nr 7, 319—326 (1927).

Palmer, E.: Chronic prostatitis. Internat. J. of Med. **43**, 269—275 (1930). — Paul, H. E.: Chronic infections of the urethra and its adnexa. J. of Urol. **7**, Nr 2, 125—137 (1921). — Paulus: Ein neuer Apparat zur Behandlung der Prostatitis. Naturforsch.verslg Köln 1908. — Pelouze: The role of the prostate in focal infections. Med. Rec. **100**, 412 (1921). Ref. Z. urol. Chir. **9**, 132 (1922). — Pelouze, P. S.: The prostates we should not massage. Med. J. a. Rec. **119**, Nr 120, 149—150 (1929). — Perrin, J.: Les prostatites chroniques méconnues. J. d'Urol. **23**, No 1, 21—29 (1927). — Perutz, A.: Die Harnröhrengonorrhöe und ihre Komplikationen. Wien u. Berlin: Julius Springer 1931. — Petersen, v.: 4. Kongr. dtsch. dermat. Ges. Breslau 1894. — Peterson, A.: Prostatic abscess. J. amer. med. Assoc. **92**, 130—134 (1929). — Peyer: Die nervösen Affektionen des Darmes bei der Neurasthenie des männlichen Geschlechtes (Darmneurasthenie). Wien. Klin. **1898**, 1. — Peyronnie, La: Mémoire sur quelques obstacles qui s'opposent à l'éjaculation naturelle de la semence. Mém. Acad. roy. Chir. **1743** I. — Pezzoli: (a) Zur Histologie des gonorrhoischen Eiters. Arch. f. Dermat. **34**. (b) Über die Reaktion des Prostatasekretes bei chronischer Prostatitis. Wien. klin. Wschr. **1902**, 27. — Pflanz: Ein Fall von Sepsis nach Gonorrhöe (Gonokokkensepsis). Med. Klin. **1916**, 827; Arch. f. Dermat. **125**, 1008. — Philipp, C.: Ein elektrisch erwärmter Arzberger-Apparat bei Prostatitis gonorrhoica. Münch. med. Wschr. **1910**, 1. — Picard: Annales de Guyon, 1898. — Picker: (a) Über die Prognose der Prostatitiden. Orv. Hétil. (ung.) **1906**. (b) Die topische Diagnose der chronischen Gonorrhöe. Berlin: O. Coblentz 1909. — Pini, G.: Syphilis der Prostata. Ref. Zbl. Hautkrkh. **26**, 631 (1928). — Pisani, L.: Primäre Tuberkulose der Prostata und ascendierende vesico-renale Tuberkulose (ital.). Ref. Zbl. Hautkrkh. **25**, 255 (1928). — Player, L. P. u. C. P. Mathé: A study of tumors of the vesical neck and the prostatic urethra and their relation to the treatment of chronic prostatitis. J. of Urol. **5**, Nr 3, 177—209 (1921). — Player, L. P., R. U. Lee-Brown u. P. Mathé: The causative organisms and the effect of antogenous vaccines on of chronic prostatitis. J. of Urol. **10**, Nr 5, 377—385 (1923). — Pleschner: Prostataerkrankungen. Wien. klin. Wschr. **1929**, Nr 20, 688—690. — Pokorny, A.: Silberglucosidtherapie bei gonorrhoischen Komplikationen. Med. Klin. **1929** I, 353, 354. — Popper (Porosz): (a) Über Behandlung der Prostataerkrankungen und Prostatorrhöe mit faradischem Strom.

Festschrift für SCHWIMMER. Budapest 1897. (b) Therapie der Schlafpollutionen, Spermatorrhöe und einiger Prostataaffektionen mittels Faradisierung der Prostata. Wien. med. Bl. **1899**. — POROSZ, M.: (a) Die Therapie der akuten Prostatitis. Heilk. **1900**, 13. (b) Über die Atonie der Prostata. Mber. Urol. 7 (1902). (c) Die Prostatitis und ihre Behandlung. Mber. Urol. 8 (1903). (d) Die Elektrisierung der Prostata und die neueren Instrumente (Elektropsychophor für Rectum und Urethra). Mh. Dermat. **36**. (e) Instrumente zur Behandlung der Prostata. Arch. f. Dermat. **64** (1903). (f) Die Reflexneurosen der Prostata. Z. Urol. **2**, 9. (g) Über die von der Prostata verursachten Pollutionen, Spermatorrhöe und Impotenz. Orv. Hetil. (ung.) **1909**. (h) Warum ist die faradische Behandlung der Prostatitis der Massage überlegen. Gyógyászat (ung.) **1909**. — PORUDOMINSKY, J.: Chronische Prostatitis und Urethra post. (russ.). Ref. Zbl. Hautkrkh. **42**, 437. — POSNER: (a) Zur Diagnose und Therapie der chronischen Prostatitis. Verh. Kongr. inn. Med. Wiesbaden **1889**. (b) Über terminale Hämaturie und ihre Behandlung. Ther. Gegenw. **1899**, 5. (c) Diskussion zu LOHNSTEINs Vortrag im Berl. Ver. inn. Med., 15. Okt. **1900**. (d) Erkrankung der tieferen Harnwege und psychische Impotenz und Ehe. Krankheiten und Ehe, herausgeg. von SENATOR und KAMINER. (e) Diagnostik der Harnkrankheiten. Berlin **1902**. (f) Eiterstudien. Berl. klin. Wschr. **1904**. (g) New view points in the diagnosis and therapie of chronic prostatitis. Amer. J. Urol. **1905**. (h) Syphilis der Harn- und männlichen Geschlechtsorgane. Zbl. Hautkrkh. **21**, 784 (1927), und zwar Prostata S. 792—794. — POSNER u. LEWIN: Beitrag zur Frage der eosinophilen Zellen. — POSNER u. RAPPAPORT: Prostatasekret und Prostatitis. Ein Beitrag zur Entzündungsfrage. Dtsch. med. Wschr. **1905**, 13. — PRAETORIUS, G.: Zur Diagnose und Behandlung des chronischen Prostataabscesses. Zbl. Chir. **54**, Nr 15, 958—960 (1927). — PÜRCKHAUER, R.: Das Prostatacarcinom, s. Häufigkeit u. s. Metastasen (mit Mitteilungen eines Falls von gigantischer, osteoplastischer Carcinose des ganzen Skelets bei Prostatacarcinom). Z. Krebsforsch. **28**, 68—95 (1928). — PUGH, W. S.: Surgical aspects of chronic prostatitis. Med. J. a. Rec. **125**, Nr 2, 105—108 (1927). — PULIDO und LARREGLA: Durch Pneumokokken erzeugter Absceß der Prostata. Siglo méd. **76**, 101 (1925). Ref. Z. urol. Chir. **193**, 289 (1926).

RABINOVIČ, L. u. V. BERIZINA: Über Massageanwendung bei Prostatitis. Vrač. Delo (russ.) **12**, 1163—1164 (1929). Ref. Zbl. **36**, 629 (1931). — RANDALL, A. u. B. HUGHES: A critique of prostatic sarcoma. Trans. amer. Assoc. genito-urin. Surg. **22**, 245—260, 277 bis 286. — RÁSKAI: Untersuchungen über die Ätiologie der Prostatahypertrophie. 1. Urol.-kongr. Wien 1907. — RAVOGLI: Die Prostata als Infektionsherd. Trans. amer. urol. Assoc. **1908**. — RECHU: Le traitement des prostatites aiguës par les lavements d'eau chaude. Gaz. hébd. **1866**. — REDEWILL, F. H.: Hemangioma of the prostate. Amer. Med. **33**, Nr 12, 744—752 (1927). — REENSTIERNA, J.: The treatment of gonorrhoeal complications by the combination of antigonococcus serum and a temperature raising agent. J. of Urol. **5**, H. 1, 63—65 (1921). — REIF, FRITZ: Beckenkomplikationen bei männlicher Gonorrhöe. Münch. med. Wschr. **75**, Nr 18, 806 (1928). Ref. Beitr. path. Anat. **28**, 87 (1929). — RENISCH: Kollargol und Arthigon bei gonorrhoischen Komplikationen. Münch. med. Wschr. **1914**, Nr 38. — RIBA, L. W.: Syphilis of the prostate; report of a case. Amer. J. Syph. **12**, 528 bis 530 (1928). — RIBA, L. W. and E. PERRY: Trichomonas prostato-vesiculitis. J. of Urol. **22**, 563—571. — RICHTER, P.: Beiträge zur Behandlung der chronischen Prostatitis. Dtsch. med. Ztg. **1901**, 32. — RICHTER, W.: Jodipin in der Behandlung der chronischen Prostatitis. Mh. Dermat. **40**. — RIEBES: Zur Tripperfrage. Dermat. Wschr. **1930**, Nr 16, 551. — RIEMKE, V.: Über das Prostatasekret und seine klinische Bedeutung. Hosp.tid. (dän.) **1929** I, 29, 48. Ref. Zbl. Hautkrkh. **32**, 399. — RIGANO-IRRERA: Experimenteller Beitrag zu den Veränderungen der Prostata und Samenblasen infolge von Kastration und Deferentektomie (ital.). Ref. Zbl. Hautkrkh. **43**, 124. — ROHLEDER: Die Anwendung des Naftalan in der dermatologischen und syphilidologischen Praxis. Mh. Dermat. **27**. — ROSENBERG: Zur Diagnostik der Prostatitis chronica. Zbl. Krkh. Harn- u. Sex.org. **1896**. — ROST, A.: Beiträge zur Vaccineanwendung bei Gonorrhöe. Münch. med. Wschr. **1914**, Nr 13. — ROTHSCHILD: (a) Diagnose und Therapie der blennorrhoischen Prostatitis. Dtsch. med. Wschr. **1900**, 38. (b) Thermopsychophor mit Elektrode zur rectalen Prostatatherapie. 72. Verslg Naturforsch. Aachen 1900. Ref. Mh. Dermat. **31**, 440. (c) Diskussion zum Vortrage von LOHNSTEIN. Dtsch. Wschr. **1900**. (d) Über die Frage der ätiologischen Beziehung zwischen Gonorrhöe und Prostatahypertrophie. Zbl. Krkh. Harn- u. Sex.org. **1908**. (e) Ätiologie der Prostatahypertrophie. Berl. klin. Wschr. **1909**. — ROUTIER: Causes et traitement des abscès chauds de la prostate. Presse méd. **1900**. — ROVSING: Klinische und experimentelle Untersuchungen über die infektiösen Erkrankungen der Harnwege. Berlin 1898. — RUBRITIUS, H.: Behandlung gonorrhoischer Komplikationen. Wien. klin. Wschr. **41**, Nr 20, 700—702 (1928). — RUETE: Die Bedeutung des Arthigons für die Diagnose und Therapie des Trippers. Arch. f. Dermat. **133**, 153.

SACCHI, M.: Prostatite e ascesso prostativo d'origine grippale. Arch. ital. Urol. **3**, H. 3, 219—224 (1927). Ref. Zbl. Hautkrkh. **24**, 150 (1927). — SACHS, J.: Zur Frage der akuten gonorrhoischen Prostatitiden (russ.). Ref. Zbl. Hautkrkh. **29**, 223 (1929). — SACHS, O.:

Zur Vaccinebehandlung der Gonorrhöe. Wien. med. Wschr. 1913, Nr 47. — Saigraeff, M.:
(a) Zur Frage der Histotopographie der Vorsteherdrüse und der Samenblasen. Z. urol.
Chir. 24, H. 3/4, 389—412 (1928). (b) Histoanatomie der Prostata und der Samenblasen
(russ.). Ref. Zbl. 30, 529 (1929). — Sakovlev, S. u. Matusis: Chronische Entzündung
der Vorsteherdrüse und Wirkung der Limantherapie auf sie (russ.). Ref. Zbl. Hautkrkh.
28, 615. — Salleras: Primäre Prostatatuberkulose. Semana med. 28, 632 (1921). Ref.
Z. urol. Chir. 9, 341 (1922). — Sard, de: Neue Methode der Prostatamassage. Ann. Mal.
génito-urin. 1906 I. — Sargent, J. C. and R. Irvin: Prostatic abscess. a clinical study
of 42 cases. Amer. J. Surg. 11, Nr 5, 334—337 (1931). — Scharff: (a) Beitrag zur Behandlung der Entzündungen der Prostata. Ärztl. Praktiker 1892, 10. (b) Behandlung der nicht
chirurgischen Entzündungs- und Erschlaffungszustände der Prostata. Zbl. Krkh. Harn-
u. Sex.org. 10. (c) Über Erzeugung von Analgesie in den hinteren Harnwegen. Zbl. Krkh.
Harn- u. Sex.org. 1897. — Schiele: Über die gonorrhoischen Erkrankungen der Prostata.
Petersburg. med. Wschr. 1907. — Schindler: Die Bedeutung unwillkürlicher Muskel-
kontraktionen und deren Abhängigkeit vom Atropin für die Pathologie und Therapie der
Gonorrhöe des Mannes. Berl. klin. Wschr. 1909, 37. — Schliffka: Über Massage der Prostata. Wien. med. Wschr. 1893, 10. — Schmidt, L. E.: Vibrationsmassage in the treatment
of chronic prostatitis. St. Louis Courier of Med. 1901. — Schmidt-La Baume: Über Versuche zur Erzeugung von Bakteriophagen gegen Gonokokken. Zbl. Bakter. I Orig. 112,
379—381 (1929). — Schmidla, W.: Über die Bewertung der Malariatherapie der Gonorrhöe (Univ.-Hautklin. Rostock). Diss. Rostock 1931. — Schminke: Behandlung der gonorrhoischen Epididymitis und Prostatitis mit Moorbädern und Moorumschlägen. Zbl.
Krkh. Harn- u. Sex.org. 1901. — Schneider: Staphylokokkensepsis im Anschluß an
gonorrhoische Prostatitis. Nordost. d. dermat. Ver.igg Sitzg 11. Mai 1930, Kgb. — Scholtz:
Vorlesungen über Pathologie und Therapie der Gonorrhöe des Mannes. Jena 1904. —
Scholtz, W. u. K. Richter: Die Behandlung der akuten Gonorrhöe mit intravenösen
Traubenzuckerinjektionen. Klin. Wschr. 1, Nr 36, 1791, 1792 (1922). — Schreiber,
L. Arias: Nichtvenerische Prostataabscesse (span.). Ref. Zbl. Hautkrkh. 28, 225 (1929). —
Schüller, H.: Experimentelle Studien zur vergleichenden Physiologie der Prostata. Verh.
dtsch. Ges. Urol. 1929, 532—535. — Schuler, H.: Über eigenartige Ausbreitung eines
Prostatasarkoms. Z. urol. Chir. 23, H. 1/2, 92—100 (1927). — Schultz: Notiz zur Reak-
tion des normalen Prostatasekretes. Wien. klin. Wschr. 1904, 43. — Schwartz and Cancik:
Streptothrix prostatitis. J. of Urol. 8, Nr 5, 451—457 (1922). — Schwarz, O.: Über
schwere Störungen der Darmmotilität als Fernsymptom einer Prostatitis. Klin. Wschr.
1, Nr 24, 1206—1208 (1922). — Scott: Tuberkulosis of the genito-urinary tract confined
to the prostate. J. of Urol. 12, 515 (1924). Ref. Z. urol. Chir. 18, 113 (1925). — Seay,
C. J.: Der Wert der Vaccinen bei gonorrhoischen Komplikationen. Arch. f. Dermat.
125. — Segond: Des avantages de l'incision périnéale dans le traitement des suppurations prostatiques et periprostatiques. Bull. Soc. Chir. Paris 1885. — Sehlen, v.: (a) Zur
Diagnostik und Therapie der Prostatitis. Zbl. Krkh. Harn- u. Sex.org. 1893. (b) Bemerkungen zur Therapie der chronischen Prostatitis. Zbl. Krkh. Harn- u. Sex.org. 1893. —
Seiffert: Verslg Naturforsch. Nürnberg 1893. — Sellei: (a) Zur Cytologie des Prostatasekretes mit besonderer Berücksichtigung der Phagokaryose. Z. Urol. 1, 3. (b) Wirkung
des Extr. hydrast. in Fällen von Prostatorrhöe und Spermatorrhöe. Orv. Hetil. (ung.) 43.
(c) Zur Palpation der Prostata, der Samenblasen und der vesicalen Enden der Ureteren.
Z. Urol. 1, 11 — Sellei u. Dettre: Berl. klin. Wschr. 1905, 30. — Sénéniako, E.: Eitrig-
entzündliche Erkrankungen der Prostata. J. d'Urol. 32, 20—42 (1931). — Sépet: Über
Symptome von seiten des Harnes bei Neurasthenie. Arch. de Neur. 1899. — Serantes,
S. A.: Über einen Fall von Gonokokkensepsis bei einem Kranken mit nicht operiertem
Prostataabsceß (span.). Ref. Zbl. Hautkrkh. 37, 773. — Serrallach, N.: Über die Physio-
logie der Prostata und der Hoden. Z. Urol. 22, 671—680 (1928). — Serrallach u. Parès:
Quelques nouvelles données sur la physiologie du testicule et de la prostate. Ann. Mal.
génito-urin. 1908. — Simmonds: Über hämatogene Tuberkulose der Prostata. Virchows
Arch. 216, 45 (1914). — Simmonds, O.: Diathermie bei Prostatitis gonorrhoica chronica.
Med. Klin. 17, Nr 45, 1357, 1358 (1921). — Simon, Fr.: Kombinierte Reizkörpervaccine-
behandlung der Komplikation der männlichen Gonorrhöe. Erfahrungen mit Gono-Yatren.
Zugleich ein Beitrag zur Wirkungsweise der Reizkörper. Dermat. Wschr. 77, Nr 32, 972
bis 984 (1923). — Skebbing, G. F.: Prostatic diathermy. Lancet 212, Nr 1, 30 (1927). —
Smith: Non specific infections of prostate and vesicules. Boston med. J. 189, 495 (1923).
Ref. Z. urol. Chir. 15, 248 (1924). — Smits, J.: Prostataabscesse (holl.) Ref. Zbl. Hautkrkh.
8, 200 (1923). — Socin: Die Krankheiten der Prostata. Billroth-Pithas Handbuch der
Chirurgie, Bd. 3. 1875. — Sonnenberg: Ein neues Instrument zur Massage der Prostata.
Dermat. Zbl. 2 (1899). — Sorel: Note sur un cas d'abscès de la prostate. Clinique dermat.
de Toulouse 1899. — Spencer, J.: Bimanual massage of the seminal vesicles, suppurative
prostatitis and treatening abscess. Urologic Rev. 26, No 6, 342, 343 (1922). — Sprinz, O.:
Nutzen und Schaden der Prostatamassage. Z. Urol. 20, H. 6, 420, 421, 856 (1926). —

Spurr, R.: Grippöse Prostatitis (spanisch). Zbl. Hautkrkh. **22**, 455 (1927). — Steffens, Bruno: Über Fiebertherapie bei gonorrhoischen Erkrankungen. Diss. Marburg 1931. — Stenczel: Beiträge zur Kenntnis und Therapie der unkomplizierten chronischen gonorrhoischen Prostatitis. — Stérian: Traitement des complications blén. par le sérum Stérian. Bull. Soc. méd. Hôp. Paris **39**, No 3, 21—27 (1923). — Stérian, E.: Über die Behandlung der Gonorrhöe mit dem Serum Stérian. Verh. dtsch. Ges. Urol. **1927**, 407 bis 412. — Stern, C.: Über Atemgymnastik bei der Behandlung der Prostatabeschwerden. Münch. med. Wschr. **1930** II, 2097, 2098. — Stern, H.: The constitution of normal prostatic secretion. Amer. J. med. Sci. **1901**. — Stern, M. u. J. J. Ritter: Sarcoma of the prostate. Amer. J. Surg. **35**, Nr 8, 238—240 (1921). — Sterne, J.: Soixante cas de goutte militaire. Rev. méd. Est. **1898**. — Strachstein, A.: Etiological factors of chronic prostatitis. N. Y. med. J. **113**, Nr 13, 661—663 (1921). — Straszynski, A. u. G. Nowicki: Weitere Erfahrungen über die Wirkung intramuskulärer Ichthyolinjektionen bei gonorrhoischer Komplikation. Dermat. Wschr. **85**, Nr 42, 1441—1447 (1927). — Strauch: Ein Beitrag zur Atrophie der Prostata. Zbl. Krkh. Harn- u. Sex.org. **5**. — Strauss, H.: Frühzeitige Diagnose einer Sarkombildung unter dem Bilde eines Prostataabscesses. Münch. med. Wschr. **1931**, Nr 7, 269—270. — Strominger, L.: (a) Quelques considérations sur les métastases prostatiques dans les staphylococcies. Presse méd. **34**, No 15, 226, 227 (1926). (b) Sur les complications genitales de la Colibacillose chez l'homme. Presse méd. **1931** I, 835—837. — Stümpke, G.: Die Vaccinebehandlung und Diagnose der Gonorrhöe. Dtsch. med. Wschr. **1914**, Nr 49. — Sturgis: Prostatorrhoea simplex und Urethrorrhoea ex libidine. J. of cutan. med. genito-urin. Dis. **1898**. — Stutzin, J. J.: (a) Nutzen und Schaden der Prostatamassage. Z. Urol. **20**, H. 1, 59—62 (1926); **21**, H. 2, 89—92 (1927). (b) Nutzen und Schaden der Prostatamassage. Ther. Gegenw. **69**, 356, 357 (1928). (c) Über den Mißbrauch der Prostatamassage. Dermat. Wschr. **1929** II, 1029—1032. — Swab, Ch. J.: A clinical consideration of prostatic abscess. J. of Urol. **25**, 413—420 (1931). — Swinburne: J. cutan genito-urin. Dis. **1898**.

Taddei: (a) Abcess of the prostata occurring three weekes after apparent complete recovery from a primary gonorrhoe. J. cutan a. genito-urin. Dis. **1900**. (b) Di un caso di pericistite e periprostatite ematogena. Reforma med. **37**, 649 (1921). Ref. Z. urol. Chir. **9**, 120 (1922). — Taralli, C.: Die Diathermie bei akuter Prostatitis (ital.). Ref. Zbl. Hautkrkh. **35**, 716. — Taschiro, N.: Zur Lehre der Sarkome der Prostata. Z. Urol. **18**, H. 6, 321—325 (1924). — Tauffer: Die Bedeutung der Geschlechtsfunktion in der Therapie der Gonorrhöe beim Manne. Arch. f. Dermat. **85**. — Tausard, A.: Traitement des prostatites blén. par les injections de lait intramusculaires. J. des Prat. **35**, No 25, 210—212 (1921). — Teplickij, G.: Prostataabscesse (russ.). Ref. Zbl. Hautkrkh. **41**, 834. — Thomalla: Onanie in der Schule, deren Folgen und Bekämpfung. Z. Bekämpfg Geschl.krkh. **5**, 2. — Thomasson, A. H.: Chronisch-gonorrhoische Prostatitis, ein möglicher ursächlicher Faktor bei gewissen Augenentzündungen. Mit Bericht über einige Fälle. Arch. of Ophthalm. **52**, Nr 6, 546—553 (1923). Ref. Zbl. Hautkrkh. **12**, 423 (1924). — Thompson: Erkennung und Behandlung der Prostatakrankheiten. Erlangen 1867. — Thure, Brandt: Zur Massage der Prostata. Dtsch. med. Wschr. **1892**. — Tjomkin, J. L.: Zur Kasuistik der Prostatasarkome. Z. Urol. **23**, 762—765 (1929). — Townsend, W. W.: Sarcoma of the prostate. Surg. etc. **34**, Nr 1, 55—56 (1922). — Treuherz, W.: Zur Arbeit Stutzins. Dermat. Wschr. **1930** I, 416—418. — Trossarello, M.: Nuovo contributo alla galattoterapia in alcune affezioni venere (Neue Beiträge zur Milchtherapie bei einigen venerischen Affektionen). Riforma med. **37**, Nr 37, 796—798 (1921). Ref. Zbl. Hautkrkh. **3**, 255 (1922). — Tsuda, S.: Über die hämatogene Prostatatuberkulose. Virchows Arch. **25**, 1—7 (1924). — Turssnev, N.: Zur Statistik der gonorrhoischen Epididymitis.

Ullmann: (a) Über Ursachen der Hartnäckigkeit der Gonorrhöe beim Manne. Wien. med. Presse **1906**. (b) Zur klinischen Bedeutung der Phosphaturie. Wien. med. Wschr. **1907**. (c) Über die Anwendung der Saughyperämie an der Prostata und ein dazu geeignetes Instrument. Z. Urol. **2**, 9. — Ultzmann: (a) Über Potentia generandi et coeundi. Wien. Klinik **1885**. (b) Vorlesungen über Krankheiten d. Harnorgane, mitgeteilt von Dr. D. H. Brik. Wien 1888. — Umfrage (Stutzin, Langer, Bruhns u. Pinkus, Rosenberg, Wossidlo u. a.): Wirkung und Notwendigkeit der Prostatamassage. Dermat. Wschr. **1930** II, 1789 bis 1793. — Unterberg, H.: Die Genese der Prostatitis (ung.). Ref. Zbl. Hautkrkh. **28**, 225 (1929).

Valentine: N. Y. Acad. of med. genito-urin. sect., 10. Jan. 1899. — Valerio, A.: 10 Fälle von Prostataabscessen (port.). Ref. Zbl. Hautkrkh. **32**, 399. — Vanderpoel: Gonorrhoea of the prostata. Philad. med. J. **1902**. — Vercellino, L.: Diathermie bei Prostata und Samenblasenerkrankungen (ital.). Ref. Zbl. Hautkrkh. **41**, 271. — Vertun: Chir. techn. Korresp.bl. **1900**. — Vintici, V. et A. Larosche: Hémorragies de la prostate et hémorragies chez les prostatiques. J. d'Urol. **28**, 140—162 (1929). — Visher, J. W.: Chronic prostatitis. Its rule in the etiology of sacroiliaco and spinal arthritis. Med. J. a. Rec. **130**, 214—215 (1929). — Vogel, J.: Die eitrigen Erkrankungen der Prostata. Berl.

klin. Wschr. 1908, 4. — Vorbach: Eosinophile Zellen bei Gonorrhöe. Inaug.-Diss. Würzburg 1895.
    Waelsch: (a) Über chronische gonorrhoische Prostatitis. Prag. med. Wschr. 1903. (b) Die akute und chronische Gonorrhöe, ihre Komplikationen und Behandlung. Fol. urol. 1, 3. — Wagner, R.: Über Autovaccinetherapiebehandlung der Gonorrhöe. Dermat. Wschr. 73, 1169—1172 (1921). — Walker, A. S.: The use of antigonococcal serum in the treatment of the complication of gonorrhoea. Med. J. Austral. 2, Nr 26, 731—734 (1922). — Walker, K. and D. Watson: The prevention and treatment of chronic gon. prostatitis and vesiculitis. Brit. med. J. 1923, Nr 3266, 183. — Walther, H. W. E.: Concentrating the cells and bacteria in prostatic secretion. J. of Urol. 10, Nr 5, 367—375 (1923). — Warthin, A. Scott: A case of syphilis of the prostate. Amer. J. Syph. 5, Nr 3. 409—413 (1921). — Wassiejew: Ein Fall von Syphilis der Prostata (russ.). Ref. Zbl. Hautkrkh. 18, 864 (1926). — Wassiljeff, A. A.: Zur Frage des primären Prostatasarkoms. Z. urol. Chir. 25, H. 1/2, 1—12 (1928). — Weiss, A.: Über eine kombinierte Proteinkörpervaccinetherapie bei gonorrhoischen Komplikationen. Wien. med. Wschr. 1917, Nr 14. — Weiss, F.: Über Bakteriurie. Wien. klin. Rdsch. 1907, 50. — Werther: Adenomyofibrom der Prostata. Ver. Dresd. Dermatol., Sitzg 5. Dez. 1920. — Wesson, M. B.: (a) Backache due to seminal vesiculitis and prostatis. California Med. 27, Nr 3, 346—352 (1927). (b) Diseases of the prostate and their treatment. Med. J. a. Rev. 131, 64—67 (1930). — Whaley: Prostatamassage als Heilmittel. Amer. J. Dermat. a. genito-urin. Dis. 1904. — Wideröe, L.: Urethrography and prostatography. Acta radiol. (Stockh.) 8, H. 6, 563—570 (1927). — Wildbolz: Experimentale Untersuchungen über die Wirkung von Argentum nitricum und Protargollösungen auf lebende Schleimhäute. Z. Urol. 1. — Wile: The „Leukocytes in gonorrhea“. Amer. J. med. Sci. 1906. — Winkler: Über den färberischen Nachweis des Gonokokkentodes. Dermat. Zbl. 11 (1908). — Winkler, F.: Prostatastudien. Dermat. Wschr. 1931 II, 1626—1631. — Wohlstein, E.: (a) Zur Ätiologie der entzündlichen Erkrankungen der Prostata und Samenblasen. 16. Kongr. dtsch. dermat. Ges. Königsberg. (b) Zur Symptomatologie der chronischen Prostatitis und Spermatocystitis mit Bemerkungen über prophylaktische Massage und periodische Behandlung der Prostata. Dermat. Wschr. 80, Nr 7, 256—260 (1925). — Wolbarst: Ein weiterer Beitrag zum Studium der Prostatitis mit Beziehung auf die Heilbarkeit der Blennorrhöe. N.Y. med. J. 1909. — Wolbarst, A. L.: (a) Method of applying vibratory massage to the prostate. J. amer. med. Assoc. 91, 1371 (1920). (b) Colon bacillus infection of the prostate and seminal vesicles. Internat. J. of Med. 38, Nr 12, 471—475 (1925). (c) Prostatic massage as a prophylactic in acute gonococcal infections of the anterior urethra. Med. J. a. Rec. 123, Nr 1, 3, 4 (1926). (d) An apparatus for pneumo-vibratory massage of the prostate. J. of Urol. 25, 519—523 (1931). — Wolff: Lehrbuch der Haut- und Geschlechtskrankheiten. Stuttgart 1893. — Wossidlo: (a) Die Gonorrhöe des Mannes und ihre Komplikationen. Berlin 1903. (b) Die Erkrankungen des Colliculus seminalis und ihre Beziehungen zu anderweitigen Störungen in der Urogenitalsphäre und zur sexuellen Neurasthenie. Z. Urol. 2, 3. — Wright, B. W.: Acute prostatitis, its treatment with heat applications. California Med. 34, 356—359 (1931).
    Young: (a) Albuminuria of prostata and seminal origin with report of two cases. N.Y. med. J. 1907. (b) Die Rolle der Prostata und Samenblasen bei allgemeinen Toxämien. J. amer. med. Assoc. 1913.
    Zeissl, M. v.: Lehrbuch der venerischen Krankheiten. Wien: Ferdinand Enke 1902. — Zeleneff: La méd. moderne 1894. — Zhorno, J. F.: Zur Frage über die Diagnostik der Prostatitiden und über mein Phänomen des scheinbaren Verschwindens der Lecithinkörner aus den dicken Strichen der Prostata. Z. Urol. 24, 771—778 (1930). — Zieler: Zur Behandlung der gonorrhoischen Entzündungen der Vorsteherdrüse. Münch. med. Wschr. 69, Nr 14, 531 (1922). — Zollschan, J.: Nutzen und Schaden der Prostatamassage. Z. Urol. 20, H. 6, 416—419, 856 (1926). — Zuckerkandl, O.: (a) Beiträge zur chirurgischen Behandlung der Prostataabscesse. Wien. klin. Wschr. 1892, 28. (b) Excisionen aus beiden Lappen der Prostata wegen chronischer Prostatitis. Wien. klin. Wschr. 1903.

Spermatocystitis.

Albers: (a) Über die Krankheiten der Samenbläschen, der Vasa deferentia und der Ductus ejaculatorii. Journal der Chirurgie und Augenheilkunde von C. F. v. Gräfe u. Ph. v. Walther, Bd. 19, H. 2. (b) Beobachtungen auf dem Gebiete der Pathologie und pathologischen Anatomie, II. Teil. Bonn 1838. IV. Die Krankheiten der Samenbläschen, der Vasa deferentia und der Ductus ejaculatorii. — Alexander, S.: Some remarks upon the diagnosis of gonorrhoea in the male. J. cutan. a. genito-urin. Dis. 1891. — Allen, G. W.: (a) Chronic inflammation of the seminal vesicles. Med. News 1894. (b) Seminal vesiculitis. Brit. med. J. 1896. — Amantea, G.: (a) Ricerche sulla secrezione spermatica. Nota XI. Contributo alla conoscenza della funzione delle vescichette seminali e degli epididimi. Arch. Farmacol. sper. 31, H. 7, 108—112 (1921). (b) Ricerche sulla secrezione spermatica. Nota XIII. Sul comportamento della secrezione della prostata e delle vescichette seminali dopo la castrazione. Arch. Farmacol. sper. **32**, H. 11, 167—176 (1921). — ARMITSTEAD, REO B.: The structure, function, and regeneration of the seminal vesicles of the guinea-pig. J. of exper. Zool. **41**, Nr 2, 215—233 (1925). — ARONSTAM, A.: Contribution to the study of seminal vesiculitis. Amer. J. Dermat. a. genito-urin. Dis. Juli 1910. — ASTÉRIADÉS, TASSO: Durchbruch eines Prostataabscesses in das Corpus cavernosum. Ref. Zbl. Hautkrkh. **22**, 586 (1927). — AVRAMOVICI, AUREL: Sur un cas de vésiculite gonococcique simulant une colique néphrétique. J. d'Urol. **20**, No 2, 141—143 (1925).

BAILLIE, M.: Anatomie des krankhaften Baues von einigen der wichtigsten Teile im menschlichen Körper. Deutsche Übersetzung von S. TH. SÖMMERING. Berlin 1794. — BALLENGER, EDGAR G. and OMAR F. ELDER: Microscopic examination of semen to determine the presence of seminal vesiculitis. J. of Urol. **10**, Nr 5, 405 (1923). — BALOG: (a) Die chronische Gonorrhöe des Mannes im Lichte der Adnexpathologie. Arch. f. Dermat. **138** (1922). (b) Die chronische Gonorrhöe des Mannes im Lichte der Adnexpathologie (auf Grund der topischen Diagnose und diesbezüglicher Arbeiten von Dr. PICKER-Budapest). Berl. dermat. Ges., Sitzg 15. März 1921. — BARBELLION, PIERRE: Gonococque latent et spermoculture. J. d'Urol. **24**, No 1, 36—49 (1927). — BARBELLION et LE FÛR: Spermoculture et auto-vaccin dans la blénnorrhagie chronique. J. d'Urol. **18**, No 6, 514, 515 (1924). — BARCAROLI, ITALO: Orchiepidimite acuta da pneumobatterio di FRIEDLÄNDER. Giorn. Batter. **4**, 961—965 (1929). — BARNES, ROGER W.: The congested prostate and vesicles. Urologic Rev. **33**, 661, 662 (1929). — BARRIO DE MEDINA: Die gonorrhoische Prostatovesiculitis. Med. ibera **1931 I**, 801—809. Ref. Zbl. Hautkrkh. **39**, 588 (1932). — BATTELLI, F. et J. MARTIN: La production du liquide des vésicules séminales en rapport avec la sécrétion interne des testicules. C. r. Soc. Biol. Paris **87**, No 25, 429—431 (1922). — BEAMS, H. W. and ROBERT L. KING: The sperm storage function of the seminal vesicles. J. of Urol. **29**, 95—97 (1933). — BELFIELD, W. T.: (a) Vereiterung der Samenstränge und Behandlung durch Injektionen in das Vas deferens. Amer. J. Dermat. a. genito-urin. Dis. **11**. (b) Anatomy of gonorrhea in the male. Principies of treatment. J. amer. med. Assoc. **78**, Nr 17, 1290—1293 (1922). — BELFIELD, W. T. and H. C. ROLNICK: (a) Roentgenography and therapy with iodized oils. J. amer. med. Assoc. **86**, Nr 24, 1831—1833 (1926). (b) Enlarged prostate or vesiculitis? Operative treatment of gonorrheal rheumatism. Surg. Clin. N. Amer. **7**, Nr 3, 637—641 (1927). (c) Vesiculitis gonorrhoica. Surg. Clin. N. Amer. **7**, Nr 3, 637—641 (1927). Ref. Zbl. Hautkrkh. **26**, 420 (1928). — BERTOLOTY, RICARDO: Über die Behandlung der gonorrhoischen Spermatocystitis. Actas dermo-sifiliogr. **23**, 508—512 (1931). Ref. Zbl. Hautkrkh. **39**, 732 (1932). — BLANC: Accident grave consécutif au lavage des vésicules séminales. J. d'Urol. **26**, 455 (1928). — BLANC, HENRY: A propos du lavage des vésicules séminales. J. d'Urol. **29**, 53—56 (1930). — BOEMINGHAUS, H.: Beitrag zur Samenblasenpathologie. Arch. klin. Chir. **139**, H. 2/3, 641—644 (1926). — BOLTON: The operativ routes to the seminal vesicles. J. cutan. a. genito-urin. Dis. **1899**. — BORODSKIJ, L. u. L. LEITES: Spermakultur als diagnostische Methode bei Gonorrhöe. Venerol. (russ.) **1926**, Nr 5, 785—790 u. deutsche Zusammenfassung S. 790. — BOULANGER, L.: A propos de la culture du sperme. J. d'Urol. **18**, No 4, 311—316 (1924). — BOYD, M. L.: (a) Einfache und exakte Untersuchungsmethode der durch Massage gewonnenen Sekretion von Prostata, Samenblase und den Ampullen der Samenbläschen. J. amer. med. Assoc. **82**, Nr 10, 792 (1924). (b) Heat in the treatment of prostatic and seminal vesicular affections. A new, metal, two-way rectal tube and an exposition of the reasons, in the use of heat, for preferring hot, saline, rectal irrigations through a two-way tube. J. of Urol. **27**, 719—723 (1932). — BRACK: Zwei seltene Befunde aus der Pathologie des männlichen Urogenitalsystems. Virchows Arch. **236**, 301—306 (1922). — BRACK, ERICH: Über den Samenblaseninhalt Verstorbener in Beziehung zum übrigen Sektionsbefund. Z. urol. Chir. **12**, H. 5/6, 403—448 (1923). — BRAMS, JULIUS: The effects of injecting collargol into the vas deferens. J. of Urol. **10**, Nr 5, 393—404 (1923). — BRUHNS: Zur Prognose der männlichen Blennorrhöe. Verslg dtsch. Naturforsch. Leipzig. Dermat. Wschr. **1922**, 1184. — BURCHARDT, HENNY: Regulierung der sekretorischen Tätigkeit der Samenblasen. (Untersuchungen an Meerschweinchen und Ratten.) Pflügers Arch. **228**, 614—618 (1931). — BURKE, CH. B.: Die Behandlung der gonorrhoischen Vesiculitis seminalis mit Einspritzungen von Argyrol. Urologic. Rev. **1915**, 433. Ref. Arch. f. Dermat. **125**, 116. — BUSCHKE: 87. Verslg dtsch. Naturforsch. Leipzig. Dermat. Wschr. **1922**, 1183. — BUSCHKE u. LANGER: (a) Zur Biologie des gonorrhoischen Krankheitsprozesses unter Berücksichtigung der Anaerobiose des Gonococcus und die Frage der experimentellen Amyloiderzeugung. Arch. f. Dermat. **137**, 275 (1921). (b) Lehrbuch der Gonorrhöe. Berlin 1926. — BUSSALAI, LUIGI: La spermocultura e la riattivazione vaccinica nella diagnosi di guarigione della blenorragia. Giorn. ital. Dermat. **66**, H. 4, 1207—1247 (1925).

CABOT: Diagnostic de la vésiculite séminale. Gaz. Hôp. **1905**. — CAHEY, JAMES F. MC: The incidence of seminal vesiculitis. Urologic Rev. **33**, 369—375 (1929). — CAMPBELL, MEREDITH F.: Spermatocele. J. of Urol. **20**, 485—495 (1928). — CAMUS, L. et E. GLEY: Action coagulante du liquide prostatique de la viscache sur le contenu des vésicules séminales. C. r. Soc. Biol. Paris **87**, No 23, 207—209 (1922). — Carthy, Mc Joseph F.: Chronic seminal vesiculitis. J. of Urol. **26**, 415—432 (1931). — Carthy, Mc Joseph F. and J. Sindey Ritter: The seminal vesicles. Newer instrumental methods in diagnosis and the therapeutic management. J. amer. med. Assoc. **98**, 687—691, 696, 697 (1932). — Chiaudano, Carlo: Studi batteriologici nelle affezioni dell vesicole seminali. Significato della spermocoltura nel gonococcismo latente. Giorn. Batter. **1**, No 7, 370—384 (1926). — Chute, A. L.: Some observations on chronic seminal vesiculitis. Boston med. J., 13. Juni **1904**, 1901. — Civiale: Traité pratique sur les maladies des organes génito-urinaires. Tome 1 et 2. Paris 1858. — Collan, W.: Spermatocystitis gonorrhoica, 1898. — Colombini, P.: Della frequenza della prostatite, della vesicolite, delle deferentite pelvica, della epididymite-blennorrhagica. Policlinico **2** (1895). — Cordier, H.: Zur intravenösen Vaccinetherapie und Diagnostik der Gonorrhöe. Diss. Bonn 1915. — Gottenot et Binet du Jassoneix: Un cas d'opacité totale des vésicules séminales. Bull. Soc. Radiol. med. France **17**, 109, 110 (1929). — Cronquist, Carl: Zur Differentialdiagnostik der Spermatocystitis. Forh. nord. dermat. For. (dän.), 4. Sitzg, Kopenhagen, 10.—12. Juni **1919**, 168—177. — Culver, H. B.: Eine Studie über die Bakteriologie der chronischen Prostatitis und Spermatocystitis, mit besonderer Berücksichtigung ihrer Beziehungen zur Arthritis. J. amer. med. Assoc. **1916**, 553. Ref. Arch. f. Dermat. **125**, 289. — Cunningham, John H.: (a) Seminal vesiculitis: its local and general manifestations. Internat. J. of Med. **34**, Nr 2, 53—58 (1921). (b) Seminal vesiculitis: its local and general manifestations. Boston. med. J. **184**, Nr 8, 189—194 (1921).

Dailey, U. G. and W. S. Grant: Vesiculitis simulating acute appendicitis. Med. J. a. Rec. **119**, Nr 12, 147, 148 (1924). — Danà, Carlo: Leiomiomi della vesichetta seminale e del dotto deferente su base malformativa. Arch. ital. Urol. **6**, 29—44 (1930). — Darget: Spermatocystitis und epididymitis. Soc. franç. d'Urol., 12. März 1923. — Delbanco, Hamburg: Zur Prognose der männlichen Blennorrhöe. Verslg dtsch. Naturforsch. Leipzig. Dermat. Wschr. **1922**, 1183. — Delfau, G.: Manuel complet des maladies des voies urinaires. Paris 1880. — Delzell, William Robert and Oswald Swinney Lowsley: Diagnosis and treatment of diseases of the seminal vesicles. J. amer. med. Assoc. **82**, Nr 4, 270—274 (1924). — Dillon, James R. and Frank E. Blaisdell: Surgical pathology of the seminal vesicles. J. of Urol. **10**, Nr 5, 353—365 (1923). — Dimitriev, A.: Zur Frage der Aufdeckung versteckter Gonokokken durch die Spermakultur. I. Mitt. Russk. Vestn. Dermat. **7**, 707—714 u. deutsche Zusammenfassung S. 714 (1929). — Dind: La blénorrhagie et ses complications. Lausanne 1902. — Dordu: Vésiculectomie dans deux cas de vésiculite (non tuberculeuse et tuberculeuse). Arch. franco-belg. Chir. **25**, No 1, 82—87 (1921). — Dreyer, A.: Beiträge zur Pathologie der Samenblasen. Inaug.-Diss. Göttingen 1891. — Duhot: A propos de la méthode moderne de thérapeutique ergotropique. Essais de son application aux maladies cutanées et génito-urinaires. Rev. belge Urol. **4**, No 4, 75—87 (1921). — Duhot, R.: (a) Contribution à l'étude anatomo-pathologique des vesicules seminales. Ann. poloclin. centr. Brux. Febr. **1901**. (b) Ann. Mal. org. genito-urin. **1901**, H. 7. (c) Spermatocystite chronique rebelle à Streptocoques. Ann. policlin. centr. Brux. **1902**, 17.

Eberth: Die männlichen Geschlechtsorgane. Handbuch der Anatomie von Bardeleben. Jena 1904. — Edwards, Harold C.: Two cases of seminal vesiculitis treated by operation. Lancet **206**, Nr 24, 1209, 1210 (1924). — Efron, H. S.: Spontanruptur der Harnblase bei Harnverhaltung infolge gonorrhoischer Prostatitis. Venerol. (russ.) **1924**, Nr 2, 39—43. Ref. Zbl. Hautkrkh. **17**, 117 (1925). — Erlach, Elmar: Über Amyloidablagerung in den Samenblasen. Virchows Arch. **272**, 418—429 (1929). — Etterlen, J. L.: L'inflammation des vésicules séminales. Rev. méd. l'est. **52**, No 23, 782 bis 784 (1924).

Feleki: Beiträge zur Kenntnis und Therapie der chronischen Entzündung der Prostata und der Samenbläschen. Zbl. Harn- u. Sexualorg. **6** (1895). Ein seltener Fall von Hämospermie. Orv. Hetil. (ung.) **1900**. — Findeisen, Laszlo: Über die bakteriologischen und histologischen Untersuchungen der Samenblasen. Magy. orv. Arch. **31**, 416—420 u. deutsche Zusammenfassung S. 487 (1930). — Finger: (a) Die Blennorhöe der Sexualorgane. Wien 1891. (b) Die Blennorrhöe der Sexualorgane und ihre Komplikationen. Wien 1905. — Fiorio, Catullo: La spermocultura come mezzo di diagnosi nel gonococcismo latente. Giorn. Batter. **7**, 488—494 (1931). — Fisher, N. F.: The influence of the hormones on the seminal vesicles. Amer. J. Physiol. **64**, Nr 2, 244—251 (1923). — Fournier: Dictionnaire de médecine et de chir. prat. 1. Mai 1866. — Fränkel, M.: Die Samenblasen der Menschen mit besonderer Berücksichtigung ihrer Topographie, Gefäßversorgung und ihres feineren Baues. Berlin: Aug. Hirschwald 1902. — Francke, H.: Ein Fall von multilokulärer Samenblasencyste. Zbl. Path. **41**, Nr 4, 145—147 (1927). — François, Jules: (a) Les vésiculites chroniques non tuberculeuses. Le Scalpel **74**, No 30, 723—730; No 32, 769—775; No 33, 795—802; No 34, 819—825 (1921). (b) Contribution à l'étude de la vésiculographie séminale. Le Scalpel **75**, No 45, 1091—1095 (1922). — FRANK, ERNST RICH. WILH.: Fall von Syphilis der Samenblase. Z. Urol. **19**, H. 6, 415—417 (1925). — FRASER, A. REITH, and L. B. GOLDSCHMIDT: Some points in the surgical management of seminal vesiculitis. Lancet **211**, Nr 15, 749—751 (1926). — FRONSTEIN, R.: Die Diagnose und der Ausgang der gonorrhoischen Samenblasenentzündung. Russk. Klin. **7**, Nr 36, 642—648 (1927). Ref. Zbl. Hautkrkh. **24**, 704 (1927). — FUCHS: Zur Kenntnis der Spermatocystitis gonorrhoica und ihrer Beziehung zur Überwanderung von Bakterien aus dem Darm in die Blase. Arch. f. Dermat. **45**. — FÜRBRINGER: (a) Über Prostatorrhöe und Spermatorrhöe. Slg. klin. Vortr. **207** (1887). (b) Die inneren Krankheiten der Harn- und Geschlechtsorgane. Berlin 1890. — FULLER, E.: (a) Seminal vesiculitis. J. cutan. a. genito-urin. Dis. **1893**. (b) Persistent urethral discharges dependent on subacute or chronic vesiculitis. J. cutan. a. genito-urin. Dis. **1894**. (c) The seminal vesicles. Amer. Assoc. genito-urin. surg., Mai **1895**. (d) Seminal vesiculotomy—the ·autors operation. The postgraduate **1904**. (e) Gonococcal infection of the seminal vesicles. The postgraduate **1906**, 6. (f) Weiterer Bericht von Heilung der Trippergicht durch seminale Vesiculotomie. Amer. J. Dermat. a. genito-urin. Dis. **1906**, 3. (g) Blenorrhoischer Rheumatismus geheilt durch Samenblasenschnitt. N. Y. State J. Med. **1908**. (h) Heilung urogenitaler Erkrankung durch Incision der Samenbläschen. Med. Rec. **1909**.

GARVIN, CHARLES HERBERT: Chronic infections of the prostate and seminal vesicles. Med. J. a. Rec. **128**, 181—184, 213—216 (1928). — GASSMANN: Beiträge zur Kenntnis der Gonorrhöe des Mannes. Zbl. Harn- u. Sexualorg. **1904**. — GAUSSAIL: Mémoire sur l'orchite blénnorrhagique. Arch. gén. Méd. **1831**. — GAYET, G.: (a) La spermatocystite blénnorhagique chronique et son traitement. Lyon méd. **131**, No 23, 1047—1054 (1922). (b) La spermatocystite blénnorrhagique chronique et son traitement. Zbl. Hautkrkh. **1924**, 148. — GAZA, W. v.: Mitteilungen zur urologischen Chirurgie. a) Über chronische Spermatocystitis und über eine Cyste des perisistierenden MÜLLERschen Ganges. Arch. klin. Chir. **126**, 81—82, 502—509 (1923). — GERAGHTY, J. T.: Die Rolle der Samenbläschen bei chronischen, nichtblennorhoischen Infektionen der hinteren Harnröhre und Blase. Dermat. Wschr. **63**, Nr 50, 1195. — GIACOBBE, CORRADINO: Cisti connettivali del cordone spermatico. Policlinico, sez. prat. **1932**, 369—375.— GISCARD, J. B.: Technique de la spermoculture. Clinique **20**, No 40, 89—91 (1925). — GLEY, E.: Prostate et vésicules séminales de quelques rongeurs du Brésil. C. r. Soc. Biol. Paris **89**, No 35, 1133—1135 (1923).— GODARD, E.: Anatomie pathologique de l'épididymite blénnorrhagique aiguë; diminution notable du volume de la vésicule séminale correspondant à l'épididyme affecté et coincidant avec l'absence d'animalicules spermatiques dans la liquide qu'elle renferme. Gaz. méd. et chir. Paris **1858**. — GOLDSPIEGEL: Spermatorrhea of neurasthenies. Révue Thér. **1896**. — GORY, M. et A. JAUBERT: (a) La spermoculture. Presse méd. **36**, No 25, 388, 389 (1928). (b) La spermoculture. Sa technique. Sa valeur diagnostique. J. d'Urol. **25**, No 4, 324—348 (1928). — GOSIMA, K.: Morphologie der Vesicula seminalis und Ampulla ductus deferentis mit Berücksichtigung der Öffnung des Ductus ejaculatorius. Fukuoka-Ikwadaigaku-Zasshi (jap.) **25**, deutsche Zusammenfassung S. 23—29 (1932). — GRAZIADEI, GIORGIO: (a) La cultura dello sperma. Sua importanza igienica per svelare i „portatori di gonococco" nelle blenorragie dette latenti. Riforma med. **41**, No 27, 627—629 (1925). (b) Osservazioni batteriologiche a proposito della „spermocultura". Ann. Igiene **36**, No 6, 429—432 (1926). (c) Ricerche biologiche e culturali nelle blenorragie latenti. Il Dermosifilogr. **2**, No 10, 485—490 (1927). — GROEN, K.: Spermatocystitis (Ätiologie, Symptomatologie, Diagnose und Behandlung). Eine Übersicht. Norsk Mag. Laegevidensk. **92**, 51—79 (1931). Ref. Zbl. Hautkrkh. **39**, 123 (1932). — GUELLIOT, O.: (a) Des vesicules séminales. Anatomie et Pathologie. Paris 1883. (b) Des troubles de la sécrétion et de l'excrétion spermatique. Ann. de Dermat. **1883**, 204. (c) Chirurgie des vesicules séminales. Presse méd. **1898**, 33.— GUÉPIN, A.: La prostate et les vésicules séminales. C. r. Acad. Sci. Paris **1902**. — GUITERAS: Beziehungen der Entzündung der Samenblasen zur atonischen Impotenz. J. cutan. a. genito-urin. Dis. **1900**. — GUTIERREZ, ROBERT: Later results of surgery of the seminal vesicles. report of one hundred consecutive seminal vesiculectomies. J. amer. med. Assoc. **93**, 1944 bis 1951 (1929).

HABERMANN, R.: Die Bedeutung intravenöser Arthigoninjektionen für die Diagnose und Therapie der Gonorrhöe. Münch. med. Wschr. **1914**, Nr 8, 417—421; Nr 9, 481—483. — HABUTE: Über Veränderung der Samenblase durch Lebensjahre. Z. Urol. **23**, 916—966 (1929). — HARDY, CH.: Etudes sur les inflammations de testicule et principalement sur l'épididymite et l'orchite blénnorrhagique. Thèse de Paris **1860**. — HARNETT, W. L.: The aetiology, diagnosis and treatment of chronic prostatitis and seminal vesiculitis. — HEES: Zur Injektionsbehandlung der Spermatocystitis. Ref. Zbl. Hautkrkh. **36**, 711 (1931). — HERROLD, RUSSELL D.: (a) The interpretation of chronic infections of the prostate and seminal vesicles. A clinical, bacteriologic and serologic study. J. amer. med. Assoc. **91**, 557—560 (1928). (b) Die Deutung chronischer Infektionen von Prostata und Samenblasen. J. amer. med. Assoc. **91**, 557—560 (1928). — HESS, E. F.: A modification of vasostomy permitting frequent irrigations of the vesicles. J. amer. med. Assoc. **76**, Nr 20, 1349 (1921). — Hines (Chicago): Endamoeba histolytica in der Samenblasenflüssigkeit. Dermat. Wschr. **1923**, 1414. — Hochstädt, Otto: Über einen Sphincter im Ductus ejaculatorius und seine Bedeutung für die Funktion der Vesiculae seminales. Z. exper. Med. **80**, 775—781 (1932). — Hoffmann, Claude G.: Prostate and seminal vesicles as foci of infection: Case reports. Urologic Rev. **33**, 230—232 (1929). — Hoffmann, E.: Die Behandlung der Haut- und Geschlechtskrankheiten. Bonn 1923. — Horowitz, M.: Zur Klinik der Samenblasenkrankheiten. Wien. med. Presse **1889**. — Houssay, B. A., L. Giusti et J. M. Lascano Gonzalez: Action de la greffe ovarienne sur les vésicules séminales. C. r. Soc. Biol. Paris **107**, 1203 bis 1205 (1931). — Hovelacque, A.: Les vésicules séminales et leur loge. Arch. Mal. Reins **6**, 28—51 (1931). — Hryntschak, Th.: (a) Zur Therapie der Samenblasentuberkulose. Z. urol. Chir. **8**, H. 3/4, 320 (1921). (b) Über die operative Behandlung der Samenblasentuberkulose. Z. urol. Chir. **9**, H. 1, 17—37 (1922). — Huggins, C. B. and F. H. Entz: Absorption from normal tunica vaginalis testis, hydrocele and spermatocele. J. of Urol. **25**, 447—455 (1931). — Humphry, G. M.: Affections of the vesiculae seminales in Holmes. A system of surgery. London 1871. — Hunt, Verne C.: Posterior excision of the seminal vesicles. Ann. Surg. **87**, Nr 2, 257—262 (1928). — Huth, T.: (a) Beiträge zur Untersuchung der Spermakulturen mit besonderer Berücksichtigung der geheilten Fälle von Gonorrhöe. Orv. Hetil. (ung.) **71**, Nr 44, 1268—1270. Ref. Zbl. Hautkrkh. **26**, 418 (1928). (b) Meine Erfahrungen über die Spermakulturen auf Grund von 390 Fällen. Orv. Hetil. (ung.) **1928 II**, 1452, 1453. Ref. Zbl. Hautkrkh. **30**, 527 (1929). — Hyams, Joseph, A. Samuel, G. Kramer and Joseph F. McCarthy: The seminal vesicles and the ejaculatory ducts. Histopathologic study. J. amer. med. Assoc. **98**, 691—697 (1932). — Hyman u. Sanders: Über chronische Entzündung der Samenbläschen. N. Y. State J. Med. **1913**.

Ingall, J.: Die Anwendung der Punktion bei Empyem der Samenblase. Z. Urol. **20**, H. 7, 509—513 (1926).

Jacobsohn, J.: Die bimanuelle Untersuchung der Vorsteherdrüse und der Samenblasen und ihre Bedeutung für die Behandlung der Gonorrhöe. Münch. med. Wschr. **1916**, Nr 38, 615. Feldärztl. Beil. — Janet et Debains: (a) Résultats de quelques spermocultures. J. d'Urol. **18**, No 6, 515 (1924). (b) Les staphylocoques gram-négatifs cause importante d'erreurs dans les spermocultures. J. d'Urol. **19**, No 2, 156—158 (1925). — Joseph, M.: Lehrbuch der Geschlechtskrankheiten. — Junghanns, Herbert: Primäres Sarkom der Samenblase mit ausgedehnten Gehirnmetastasen und zwei Fälle von Samenblasencarcinom. Dtsch. Z. Chir. **224**, 418—421 (1930). — Junker, Hans: Zur Kenntnis der gonorrhoischen Samenblasenerkrankung und ihrer Bedeutung für den Verlauf der Gonorrhöe. Med. Klin. **19**, Nr 8, 233—235 (1923).

Kaiser, M.: Verpflanzung der Samenblase in die vordere Augenkammer. Naturwiss. **1933**, 61. — Kartal, St.: Über falsche Nierenkoliken. Münch. med. Wschr. **75**, Nr 14, 601—603 (1928). — Keenedy, W.: Prostata- und Samenbläschenentzündung und ihre Behandlung. Amer. J. Dermat. a. genito-urin. Dis. **1900**, 4. — Kessler: Über die Operationen an den Samenblasen und ihre Umgebung. Arch. klin. Chir. **67**. — Keve, Franz: Ein Fall von Syphilis der Samenblase. Z. Urol. **19**, H. 12, 885—890 (1925). — Kidd, Frank: (a) Vasostomy for seminal vesiculitis, with a description of a new and improved technique for the operation. Lancet **205**, Nr 5, 213—218, 225, 226 (1923). (b) Vasostomy for seminal vesiculitis: With a description of a new improved technic for operation. Internat. J. of Med. **37**, Nr 1, 1—9 (1924). (c) A seminal vesiculogram. Brit. J. Urol. **3**, 177, 178 (1931). (d) Catheterisation of the ejaculatory ducts and a seminal vesiculogram. Lancet **1931 I**, 864. — Kile, Ray P.: Treatment of the seminal vesicles. Urolgic. Rev. **28**, Nr 2, 66—68 (1924). — Klausner, E.: Über eine noch nicht beobachtete Infektion der Schleimhaut des Urogenitalsystems (durch Hefepilze?), Urethritis, Cystitis, Vesiculitis haemorrhagica. Dermat. Wschr. **78**, Nr 12, 342, 343 (1924). — Kocher: (a) Krankheiten der Samenblasen. Pitha-Billroths Handbuch der Chirurgie, Bd. 3. (b) Die Krankheiten der männlichen Geschlechtsorgane. Stuttgart 1887. — Kofler, Ludwig u. Alfred Perutz: Beiträge zur experimentellen Pharmakologie des männlichen Genitales. IV. Mitt. Zur Pharmakologie der Samenblase. Dermat. Z. **34**, H. 3/4, 150—154 (1921). — Koller, H.: Zur Behandlung der Spermatocystitis gonorrhoica mit kolloidalem Silber. Schweiz. med. Wschr. **1920**, No 5, 87. — Kollmann: Disk. zum Vortrag v. Petersen. 4. Kongr. dtsch. dermat. Ges. Breslau 1894. — Kretschmer, Herman L.: Calcification of the seminal vesicles. J. of Urol. **7**, Nr 1, 67—71 (1922). — Krösing: Über Spermatorrhöe und Prostatorrhöe. Wien. klin. Wschr. **1902**, 35. — Kropeit: Sondierung der Samenblase. Z. Urol. **12**, 101. — Kudlich, H.: Ein Fall von primärem Samenblasencarcinom. Med. Klin. **22**, Nr 18, 691, 692 (1926).

Laborde: Gaz. méd. et chir. Paris **1859**, 468. — Lahayville, Ch.: Note sur le lavage des vásicules séminales. Résultat dans un cas d'épididymite à bascule. Progrès méd. **55**, No 13, 463—465 (1927). — Lang: (a) Lehrbuch der Geschlechtskrankheiten. (b) Disk. zum Vortrag von v. Petersen. Kongr. dtsch. dermat. Ges., Breslau 1894. — Langer: (a) Berl. dermat.

Ges., Sitzg 10. Jan. 1922. Zbl. Hautkrkh. **1922**, 248. (b) Zur Diagnose der Harnröhren- und Blasenmißbildungen. Verslg dtsch. Naturforsch. Hamburg, Sitzg 21. Sept. 1928. — LANGER, E.: (a) Zur Pathologie der Gonorrhöe. Berl. dermat. Ges., Sitzg 10. Jan. 1922. (b) Samenblasen-Blasenfistel nach abscedierender Spermatocystitis und Peri-Spermato-cystitis mit Lymphangitis. Berl. dermat. Ges., Sitzg 9. Dez. 1923. (c) Samenblasen-empyem mit Perforation in die Blase. Arch. f. Dermat. **149** (1925). (d) Postgonorrhoisches Samenblasenempyem mit Perforation in die Blase. Arch. f. Dermat. **149**, H. 2, 404—408 (1925). — LAURENT, G.: Réactions des vésicules séminales et du testicule (souris blanche) après injections d'urine de femme gravide et d'urine d'homme. C. r. Soc. Biol. Paris **104**, 115—117 (1930). — LEBRETON, PAUL: Nécessité et valeur et la culture du sperme dans les urétrites chroniques. Clinique 20, No 40, 87, 88 (1925). — LEGUEU: (a) Les vésiculites non tuberculeuses. Progrès méd. 50, No 36, 423, 424 (1922). (b) Les vésiculites chroniques et non tuberculeuses. J. Prat. 40, No 24, 385, 386 (1926). — LEWIN, A.: Gonorrhöe und Samenblase. Verslg dtsch. Naturforsch. Kassel 1904. — LEWIN, A. u. G. BOHM: Zur Pathologie der Spermatocystitis gonorrhoica. Z. Urol. **3** (1909). — LEWIS, B.: Case of chronic seminal vesiculitis; removed of the vesicles; recovery. St. Louis Courier Med. **1905**. — LLOYD: (a) Inflammatory disease of the seminal vesicles. Brit. med. J. **1889 I.** (b) Spermatocystitis (inflammation of the seminal vesicles). Lancet **1891**. — LOWSLEY, OSWALD SWINNEY: The rôle of the prostata and seminal vesicles in arthritis; with a discussion of surgical and nonsurgical treatment. N. Y. State J. Med. **113**, Nr 12, 641—64 (1921). — LUBARSCH, O.: Zur Kenntnis der auf die Samenbläschen beschränkten Amyloidablage-rungen. Virchows Arch. **274**, 139—145 (1929). — LUCAS, G.: Résultats du toucher rectal dans 285 cas d'epididymitis blénnorrhagiques. Thèse de Paris 1894. Ref. Ann. de Dermat. **5** (1894). — LURJÉ, J.: Spermatocystitis als Komplikation der Blennorhöe. Russ. Z. Dermat. **1903**, 8. — LUYS: Le Cathéterisme des canaux éjaculateurs. Gaz. Hôp. **1914**, No 15. — LUYS, GEORGES: (a) Die gonorrhoische Samenblasenentzündung. Clinique, 22. Aug. **1913**, No 34. Ref. Arch. f. Dermat. **119**, 403. (b) Pour désinfecter les vésicules séminales il faut les laver. Clinique 17, No 1, 10—121 (1922). (c) Soignez les vésicules séminales. Clinique 21, No 62, 109, 110 (1926). (d) Die Spülung der Samenblasen. (Indikationen, operative Technik und Erfolge.) Z. Urol., Sonderbd. **1930**, 264—278. (e) A propos du „lavage des vésicules séminales". Reponse à M. BLANC. J. d'Urol. **29**, 386, 387 (1930). — LYONS, OLIVER: Primary carcinoma of the left seminal vesicle. J. of Urol. **13**, Nr 4, 477—484 (1925).

MARCÉ: Orchite blénnorhagique; autopsie. Gaz. Hôp. **1854**. — MARCEL, J. E.: De la spermoculture. Etat actuel de la question. Ann. Mal. vénér. **22**, No. 11, 807—815 (1927). — MARK, ERNEST G. and R. LEE HOFFMANN: Renal retention due to seminal vesi-culitis. J. of Urol. 8, Nr 1, 89—98 (1922). — MARSELLOS, VALERIO: Importanza della sper-mocultura per la diagnosi dell'infezione gonogoccica. Riforma med. **43**, No 5, 104, 105 (1927). — MATAS, RUDOLPH: A rare anomaly found in a congenital right inguinal hernia; a diverticulum or prolongation of the right seminal vesicle extending into the scrotum as a component of the spermatic cord. Surg. Clin. N. Amer. **2**, Nr 6, Southern-Nr, 1155—1163 (1922). — MAYER (Worms): Zur Diagnostik der Spermatocystitis. Zbl. Harn- u. Sexual-org. **1903**. — MAYOCK, PETER P.: Symposium on gonococcic infection and its compli-cations. The treatment of urethral stricture, prostatitis, and seminal vesiculitis. Atlantic med. J. **31**, 794—796, 797, 798 (1928). — MEZÖ, BÉLA: Über die Tuberkulose der Samen-blase. Orv. Hetil. (ung.) **1929 I**, 38—40. Ref. Zbl. Hautkrkh. **31**, 404 (1929). — MILLER, Ms.: A necessary preliminary step in the treatment of some case of chronic seminal vesi-culitis. Cincinnati Lancet Clinic **1904**. — MILLIAN u. MAMLOCK: La spermatorrhée physio-logique. Bull. Soc. Anat. Paris **1902**. — MINET, H.: Abscès chaud de la vésicule séminale. J. d'Urol. **26**, 455—465 (1928). (b) Les vésiculites non tuberculeuses. J. d'Urol. **28**, 478 bis 511 (1929). — MITCHELL, JOHN and WILLIAM H. v. LACKUM: Chronic prostatitis and vesiculitis: Physical and microscopic data. Brit. J. Urol. **1**, 277—284 (1929). — MKRTSANZ, A. u. S. CUGUJEVA: Die Methodik und klinische Bedeutung der Spermakulturen. Venerol. (russ.) **1929**, Nr 5, 61—70 u. deutsche Zusammenfassung S. 70. — MÖLLER, M.: Gonorrhöe-Beobachtungen bei Männern. Arch. f. Dermat. **71** (1904). — MORAN: Un cas d'urétrite à pseudo-gonocoques quelques réflexions sur la spermoculture. J. d'Urol. **19**, No. 5, 428—431 (1925). — MORRISSEY, JOHN H.: (a) Chronic seminal vesiculitis and prostatitis. A further report on the results of operative treatment and its indications. Arch. Surg. **15**, 102—117 (1927). (b) Chronic disease of seminal vesicle and prostate as a focus in arthritis and other systemic disorders. Med. J. a. Rec. **125**, Nr 2, 108—112 (1927). (c) Seminal vesicle and prostatic foci in pelvic, perirectal and ischiorectal suppuration in males. J. amer. med. Assoc. **90**, Nr 6, 448—454 (1928). — MORRISSEY, JOHN H. and FREDERIC W. SMITH: Surgery of the seminal vesicles. Indications, technique and results. Report of 135 cases. Surg. etc. **37**, Nr 4, 480—489 (1923).

NELKEN, A.: Akute Spermatocystitis. J. Amer. med. Assoc. **1907**. — NEUMANN, J.: Die Entzündung der Samenbläschen, Vesiculitis blennorrhoica, Spermatocystitis gonorrhoica. Allg. Wien. med. Ztg **1887**. — NICKEL, ALLEN C.: The bacteriology of chronic prostatitis and seminal vesiculitis, and elective localization of the bacteria as isolated. J. of Urol. **24**, 343—357 (1930).

Oberländer u. Kollmann: Die chronische Gonorrhöe der männlichen Harnröhre. Leipzig 1904. — Occhipinti, Giuseppe: Un caso raro di vescichetta seminale accessoria nell' uomo. Scritti biol. **4**, 189—191 (1929). — Odischaria, S.: Zur Kontrast-Röntgenuntersuchung der männlichen Harnröhre. Bemerkungen zu dem Artikel: „Neuere Untersuchungen zur röntgenologischen Darstellung der männlichen Harnröhre, Prostata und Samenblase" von Dr. L. Dressler. Fortschr. Röntgenstr. **40**, 1108—1110 (1929). — Orlowski, H.: Die Spermakultur der Gonokokken. Z. Urol. **20**, H. 8, 585—588 (1926). — Orlowski, P.: Die Behandlung der Gonorrhöe des Mannes. Leipzig: Curt Kabitzsch 1927.

Palmer, Edward R.: Gonorrhea of posterior urethra and seminal vesicles. Urologic. Rev. **29**, Nr 5, 282—283 (1925). — Parkin: Two cases of disease of the seminal vesicles. Brit. med. J. 17. Okt. 1891. — Pasteau, Hogge et Maurice: Recherches anatomiques sur les vésicules séminales. J. d'Urol. **14**, No 4, 329—330 (1922). — Perna, Giovanni: Sullo sviluppo e sulla costituzione della «Vesicula seminalis» dell' «Ampulla ductus deferentis» e del «Ductus ejaculatorius» nell' uomo. Arch. ital. Anat. **18**, H. 4, 425—554 (1921). — Peter: Sur un cas d'épididymite blénnorrhagique suivie d'inflammation de la vésicule séminale, de péritonite et de pleuresie. L'union méd. **10** (1856). — Peterkin: Technik der Diagnose entzündlicher Zustände der Prostata und Samenblasen. Amer. J. Dermat. a. genito-urin. Dis. **11**, 8. — Petersen, O. von: Spermatocystitis als Komplikation der Urethritis. Verh. dtsch. dermat. Ges. Breslau 1894, H. 4. — Picker: (a) Ein Fall von Rectalblennorrhöe beim Manne im Gefolge eines komplizierten Harnröhrentrippers. Zbl. Harn- u. Sexualorg. **1905**. (b) Beziehungen zwischen der anatomischen Gestaltung der menschlichen Samenbläschen und den klinischen Formen der Spermatocystitis. Urologic. Rev. **1913**. (c) Topische Diagnose der chronischen Gonorrhöe. Koblenz: Oscar 1919. — Pohl, Hans: Über das Epithel in den Samenblasen des Meerschweinchens. Anat. Anz. **57**, Nr 13/15, 266—270 (1924). — Pomeroy, Eduard S.: A method of stripping the seminal vesicle. Report of two hundred cases of chronic seminal vesiculitis. J. amer. med. Assoc. **86**, Nr 25, 1897—1898 (1926). — Porosz: Anatomie und physiologische Rolle des Ductus ejaculatorius und des Colliculus seminalis. Monatsber. f. Urol. **1901**. — Posner: Diagnostik der Harnkrankheiten. Berlin 1902. — Pugh, Winfield Scott: (a) Seminal vesiculitis. A cause of ureteral obstruction. J. amer. med. Assoc. **91**, 1443—1446 (1928). (b) Seminal vesiculitis of appendicitis. J. of Urol. **22**, 313—320 (1929). (c) Seminal vesiculitis. Urologic. Rev. **33**, 309—312 (1929). (d) Seminal vesiculitis, its treatment by diathermy. Physic. Ther. **47**, 447—459 (1929). (e) Seminal vesiculitis, its treatment with diathermy. Arch. physic. Ther. **11**, 162—165 (1930). (f) Seminal vesiculitis or appendicitis. Med. J. a. Rec. **132**, 123—125 (1930). (g) Seminal vesiculitis; its modern treatment. Internat. J. of Med. **44**, 569—572 (1931). (h) The seminal vesicle and its diseases. Med. J. a. Rec. **133**, 383—388 (1931). — Puigvert, Antonio u. Romulo Campos: Radiologische Untersuchung der Samenbläschen. Rev. Diagn. y Trat. físic. **2**, 145—160 (1932). Ref. Zbl. Hautkrkh. **44**, 118 (1933). — Pulido, Martin: (a) Über die Pathologie der Samenblasen. Rev. españ. Urol. **25**, No 294, 305—311 (1923). Ref. Zbl. Hautkrkh. **12**, 223 (1924). (b) Die Entzündung der Samenblasen. Siglo méd. **73**, No 3665, 241—243 (1924). Ref. Zbl. Hautkrkh. **13**, 205 (1924). (c) Die Entzündung der Samenblasen. Rev. españ. Urol. **26**, No 310, 527—533 (1924). Ref. Zbl. Hautkrkh. **19**, 183 (1926). — Purser: Inflammation of left vesicula seminalis; Cystitis, Endocarditis bacteritica, Secondary abscesses. Dublin J. Med. Sci. **64** (1877).

Rapin, E.: De l'inflammation des vesicules séminales et des canaux éjaculateurs. Thèse de Strasbourg **1859**. Ref. Cannstatts Jahresber. **1860**, III. — Rehfisch, E.: Über akute Spermatocystitis. Dtsch. med. Wschr. **12** (1895). — Reich, W.: Demonstration eines operativ geheilten Falles von Spermatocystitis acuta. K. k. Ges. Ärzte Wien, 1894. Wien. klin. Wschr. **1894**. — Reynolds, R. L.: Bimanual massage in seminal vesiculitis. J. amer. med. Assoc. **78**, Nr 9, 651 (1922). — Riddle, Oscar: The cyclical growth of the vesicula seminalis in birds is hormon controled. Anat. Rec. **37**, Nr 1, 1—11 (1927). — Ricano-Irrerea, D.: Contributo sulle modificazioni della prostata e delle vesicole seminali in conseguenza della castrazione e della deferentectomia. Arch. ital. Urol. **9**, 2—24 (1932). — Ritch, C. Otis: Intestinal obstructions caused by acute seminal vesiculitis. Report of two cases. J. of Urol. **22**, 293—302 (1929). — Robinson, F. B.: Gonorrhoea of the vesiculae seminales (Spermatocystitis). Med. News **1892**, Nr 19. — Rochet: Les vésicules séminales grosses ou dures, chez les prostatiques. J. d'Urol. **15**, No 1, 47—52 (1923). — Rolfe, William A.: Circumscribed proctitis of traumatic origin. Boston med. J. **188**, Nr 19, 735 (1923). — Rolnick, Harry C.: (a) Infections of the seminal ducts. Arch. physic. Ther. **8**, Nr 4, 163—174 (1927). (b) The etiology of spermatocele. J. of Urol. **19**, Nr 5, 613—617 (1928). — Rost, Jadassohn, Stein: Zur Prognose der männlichen Blennorrhöe. 87. Verslg dtsch. Naturforsch. Leipzig. Dermat. Wschr. **1922**. — Rotstein, Z. J.: Zur Methodik der Röntgenuntersuchung der männlichen Harnröhre. Bemerkungen zu den Artikeln: „Neuere Untersuchungen zur röntgenologischen Darstellung der männlichen Harnröhre, Prostata und Samenblase" von Dr. L. DRESSLER und „Zur Kontrast-Röntgenuntersuchung der männlichen Harnröhre" von Dr. S. ODISCHARIA. Fortschr. Röntgenstr. 44, 785—787 (1931). — ROUCAYROL, M. E.: Traitement des vésiculites gonocociques par la diathermie. J. d'Urol. 18, No 6, 466—469 (1924). — ROXBURGH, A. G.: Gonorrhoea as seen at a public clinic in 1920. St. Bartholomew's Hosp. J. 28, Nr 10, 147—152; Nr 11, 166—170 (1921). SAAR, v.: Chirurgische Beiträge zur Kenntnis der Erkrankungen der Samenblasen. Z. Urol. 13 (1919). — SAIGRAEFF, M.: (a) Zur Frage der Histotopographie der Vorsteherdrüse und der Samenblasen. Vorl. Mitt. Z. urol. Chir. 24, H. 3/4, 389—412 (1928). (b) Histo-anatomie der Prostata und der Samenbläschen. Venerol. (russ.) 5, 638—644 u. deutsche Zusammenfassung S. 645 (1928). Ref. Zbl. Hautkrkh. 30, 529 (1929). — SAJEVLOSIN, M.: Morphologie und Mikrophysiologie der Samenbläschen und der Ampullen der Samen-ausführungsgänge. Ukrain. med. Visti 1926, Nr 2, 83—92. Ref. Zbl. Hautkrkh. 22, 143 (1927). — SALEEBY, E. R.: Seminal vesicles from syphilitic patients. Histologie study. J. amer. med. Assoc. 85, Nr 15, 1131—1133 (1925). — SALIFIER: Massage der Samenblasen. Clinique 21, No 70, 263—266 (1926). Ref. Z. Biol. 23, 856 (1927). — SARGENT, C.: Inter-pretation of the seminal vesiculogram. Radiology 12, 472—483 (1929). — SCAGLIONE, G.: Osservazioni sul contenuto delle vesc. seminali. Rass. Studi sess. 6, No 4, 107, 108 (1927). — SCHLAGINTWEIT: Das Phänomen der schwimmenden Tropfen (Les gouttes flottantes). Ein Beitrag zur Diagnostik sowie zur Physiologie der Prostata. Zbl. Harn- u. Sexualorg. 12.— SCUDDER, CH. L.: The seminal vesicles in gonorrhea. Boston. med. J. 1901. — SEARS, G. u. MACK: Typhöse Samenblasenentzündung. Amer. J. publ. Health 14, 848 (1924). Ref. Zbl. Hautkrkh. 18, 314 (1926). — SEARS, H., J. R. W. GARHART and D. W. MACK: A milk borne epidemic of typhoid fever traced to an urinary carrier. Amer. J. publ. Health 14, Nr 10, 848—854 (1924). — SEHLEN, v.: Diskussion zum Vortrag von v. PETERSEN. 4. Kongr. dtsch. dermat. Ges. 1894. — SHEA, D. E.: (a) Die Samenblasen bei Gelenkerkrankungen. J. amer. med. Assoc. 82, Nr 4, 274 (1924). (b) The seminal vesicles in arthritis. With a discussion of the symptomatology and the surgical and nonsurgical treatment. J. amer. med. Assoc. 82, Nr 4, 274—280 (1924). — SICILIA: Spezielle Injektionen bei Haut- und Geschlechtskrankheiten. Arch. dermo-sifiliogr. 2, Nr 8, 32—33 (1922). — SMITH, FREDERICK W. and JOHN H. MORRISSEY: Infection of the seminal vesicles in relation to systemic disease. J. of Urol. 9, Nr 6, 537—548 (1923). — SORRENTINO, MICHELANGELO: Contributo alla diatermoterapia delle spermatocistiti gonococciche. Riforma med. 44, No 6, 125—130 (1928). — SPENCER, JOHN C.: Bimanual massage of the seminal vesicles, suppurative prosta-titis and abscess. Urologic Rev. 26, Nr 6, 342—343 (1922). — SPITZER, W. M.: Die Infektion der Samenbläschen. Colorado State Med. Soc. 5.—7. Sept. 1916. J. amer. med. Assoc. 1916, 1041. Ref. Arch. f. Dermat. 125, 1007. — SPURR, RICARDO: Die Vasotomie als Behandlung der Vesiculitis und Epididymitis á bascula. Rev. Especial méd. 1, No 4, 969—974 (1926). Ref. Zbl. Hautkrkh. 24, 722 (1927). — STELLWAGEN, THOMAS C. and JAMES F. MCCAHEY: Symposium on gonococcic infection and its complications. Gonorrheal arthritis in the adult male. Treatment by infection of the seminal vesicles. Atlantic med. J. 31, 793—794, 797—798 (1928). — STÖHR JUN., PHILIPP: Über die Innervation der Harnblase und der Samenblase beim Menschen. Zugleich ein Beitrag über die Beziehung zwischen Nerv und glatter Muskulatur. Z. Anat. 78, H. 5/6, 555—584 (1926). — SUBOCKIJ, V.: Die Katheterisation des Ductus ejaculatorius zur Diagnose und Therapie der Spermatocystitis. Venerol. (russ.) 6, Nr 10, 52—59 u. deutsche Zusammenfassung S. 59 (1929). — SUBOTZKY, W. E.: Katheterisierung der Ductus ejaculatorii als Methode der Diagnostik und Therapie bei Erkrankungen der Samenblasen. Z. Urol. 24, 250—260 (1930). — SUTER, F.: Die ein-und beidseitig auftretenden Nierenkrankheiten (sog. chirurgischen Nierenaffektionen), Erkrankungen der Blase, der Prostata, der Hoden und Nebenhoden, der Samenblasen. Funktionelle Sexualstörungen. Handbuch der inneren Medizin S. 1827—2075 u. Abb. 63. — SWINBURNE: Vesiculitis seminalis and prostatitis (postblennorrh.). J. cut. a. genito-urin. Dis. 1898.

TAYLOR, R. W.: Inflammation of the seminal vesicles. N. Y. States J. Med. 61 (1895). — TCHUMAKOFF: Über Spermatocystitis gonorrhoica. Russ. med. Rundsch. 1907, 10. — TERILLON: Des altérations du sperme dans l'épididymite blénnorrhagique. Ann. de Dermat. 1880. — TIMOFEEV, P. u. N. DUBROVIN: Diagnostik der gonorrhoischen Vesiculitis. Venerol. (russ.) 1927, Nr 7, 626—638. Ref. Zbl. Hautkrkh. 25, 754 (1928). — THOMAS, B. A.: Vaso-puncture. A technical modification of vasotomy for seminal vesiculitis. J. of Urol. 14, Nr 4, 331—347 (1925).— THOMAS, B. A., J. C. BIRDSALL and F. G. HARRISON: Seminal vesiculitis. Surg. Clin. N. Amer. 6, Nr 1, 204 (1926). — THOMAS, B. A. u. H. K. PANCOAST: Pathologie, Diagnose und Behandlung der Vesiculitis seminalis. Ann. Surg. 1914 (Sept.). Ref. J. amer. med. Assoc. 1914, 1421. Ref. Arch. f. Dermat. 125, 125. — THOMPSON, J. M.: Some observations on chronic vesiculitis with report of four cases. Boston med. J. 1894. — THOMSON-WALKER, JOHN: Transvesical vesiculectomy and vesiculotomy. Soc. internaz. urol. 1, 503—515 (1924). — TRIFU, V.: Die Behandlung der gonorrhoischen Samenbläschen-entzündungen. Rev. Chir. (russ.) 20, 488—491 (1928). Ref. Zbl. Hautkrkh. 30, 407 (1929). —

Tunker, H.: Zur Kenntnis der gonorrhoischen Samenblasenerkrankung und ihre Bedeutung für den Verlauf der Gonorrhöe. Med. Klin. **19**, Nr 8, 233—235 (1923).
Valerio, Américo: (a) Zur Therapie der chronischen Spermatocystitis. Prensa méd. argent. **15**, 439—441 (1928). Ref. Zbl. Hautkrkh. **32**, 776 (1930). (b) Ein Fall von doppelseitiger Spermatocystitis infolge Parotitis. Arch. brasil. Med. **21**, 539—541 (1931). Ref. Zbl. Hautkrkh. **42**, 673 (1932). — Valvêrde, B.: (a) La culture du sperme et l'auto-vaccination dans le diagnostic et le traitement de la blennorragie chronique. Ann. Mal. vénér. **20**, Nr 6, 427—441 (1925). (b) L'influence des urétrites et prostato-vésiculites chroniques sur la production des troubles génitaux chez l'homme. Ann. Mal. vénér. **25**, 161—171 (1930). — Vasiljev, A.: Über die Häufigkeit und den Typus pathologisch-histologischer Veränderungen der Samenbläschen am Leichenmaterial. Russk. Klin. **9**, 253—264 u. deutsche Zusammenfassung S. 263 (1928).
Waelsch, L.: Prostatitis gonorrhoica, Pyelitis, Pyelonephritis, Ureteritis gonorrhoica, Spermatocystitis gonorrhoica, Cowperitis gonorrhoica. Handbuch der Geschlechtskrankheiten, Bd. 1, S. 721—860. 1910. — Walker, Kenneth and David Watson: The prevention and treatment of chronic gonococcal prostatitis and vesiculitis. Brit. med. J. **1923**, Nr 3266, 183. — Warnock, A. W.: The anatomy of the seminal vesicles of the Guineapig. Anat. Rec. **25**, Nr 5, 275—287 (1923). — Wassiljeff, A. A.: (a) Über die pathologischen Veränderungen der Samenblasen (auf Grund des Leichenmaterials). Z. urol. Chir. **24**, H. 5/6, 502—520 (1928). (b) Zur Frage des primären Sarkoms der Prostata und der Samenblasen. Z. urol. Chir. **25**, H. 1/2, 1—12 (1928). — Watzka, Max: Über das Vorkommen vielkerniger Ganglienzellen in den Nervengeflechten der Samenblase des Menschen. Anat. Anz. **66**, 321—334 (1928). — Weisz: Zur Ätiologie und Pathologie der Samenblasenerkrankungen. Wien. med. Presse **1904**. — Wertheimer, E. et Ch. Dubois: L'expérience de Regnier de Graaf et les fonctions des vésicules séminales. C. r. Soc. Biol. Paris **85**, No 27, 504, 505 (1921). (b) Sur les fonctions des vésicules séminales de quelques rongeurs. C. r. Soc. Biol. Paris **86**, No 1, 35—37 (1922). — Wesson, Miley B.: (a) Industrial hernia versus seminal vesiculitis and vasitis. California Med. **24**, Nr 2, 212—217 (1926). (b) Backache due to seminal vesiculitis and prostatitis. California Med. **27**, Nr 3, 346—352 (1927). — White, Edward William and R. B. H. Gradwohl: (a) Seminal vesiculitis: Symptoms, differential diagnosis, treatment and bacteriological studies in 1000 cases. South. med. J. **14**, Nr 3, 223—232 (1921). (b) Seminal vesiculitis: Symptoms, differential diagnosis, treatment and bacteriological studies in one thousand cases. J. of Urol. **6**, Nr 4, 303—320 (1921). (c) Seminal vesiculitis; a study of 1000 cases. Med. Rec. **99**, Nr 2, 76 (1921). — Wildbolz: De la spermatocystite aiguë. Ann. Mal. génito-urin. Dis. **1903**. — Wilhelmj, W. and A. B. McQullian: Vesiculitis seminalis. Urologic Rev. **1915**, 550. Ref. Arch. f. Dermat. **125**, 117. — Wiltse, J. W.: Subacut and chronic seminal vesiculitis. Albany med. Ann. **1906**. — Winkelmann, Max: Über lokales Amyloid der Samenblasen. Virchows Arch. **265**, H. 2, 524—535 (1927). — Wohlstein, Emanuel: (a) Zur Symptomatologie der chronischen Prostatitis und Spermatocystitis mit Bemerkungen über prophylaktische Massage und periodische Behandlung der Prostata. Dermat. Wschr. **80**, Nr 7, 256—260 (1925). — (b) Lokalreaktionen bei chronischen Prostata- und Samenblasenentzündungen während der Badekuren in Bad Pistyan. Med. Klin. **1928** II, 1280, 1281. (c) Zur Ätiologie der Prostatitis und Vesiculitis. Arch. f. Dermat. **160**, 267 (1930). — Wolbarst, Abr. L.: (a) Chronic seminal vesiculitis: Its diagnosis and surgical treatment. Internat. J. of Med. **34**, Nr 1, 4—8 (1921). (b) Chronic seminal vesiculitis: Its diagnosis and surgical treatment. Amer. med. **27**, Nr 11, 593—597 (1921). (c) Colon bacillus infection of the prostate and seminal vesicles. Internat. J. of Med. **38**, Nr 12, 471—475 (1925). (d) Infected seminal vesicles and their treatment. Med. J. a. Rec. **130**, 673—675 (1929). — Wolff, Metz.: Chronische gonorrhoische Entzündung der Vesicula seminalis und der Ampullae als Ursache wiederholter urethraler Sekretion und rheumatoider Beschwerden. Dermat. Zbl. **20**, 146. — Wossidlo: Die Gonorrhöe des Mannes und ihre Komplikationen. Berlin 1903. Leipzig 1923. — Woynés: Ann. Mal. org. genito-urin. Dis. **1897**, No 6.
Young: Über die Entfernung der Samenblasen. Arch. klin. Chir. **62**.
Zaigraev, M. u. N.: Ljachovickij: Röntgenographie der Samenbläschen am Leichenmaterial (Vesiculographie). Venerol. (russ.) **8**, Nr 10, 43—53 (1931). Ref. Zbl. Hautkrkh. **41**, 151 (1932). — Zigler, M.: Seminal vesiculitis. N. Y. State J. Med. **113**, Nr 13, 666—678 (1921). — Zurhelle, E.: Zur Kenntnis der tuberkulös-bacillären Spermatocystitis (nach Simonds). Zbl. Path. **14** (1918).

Epididymitis, Deferentitis, Ampullitis, Funiculitis und Orchitis.

Akiyama, K.: A case of gumma of the epididymis. Jap. J. of Dermat. **24**, Nr 3, 12 (1924). Ref. Zbl. Hautkrkh. **24**, 465 (1924). — Akiyoshi, Tatsuzo: Über die sog. Spermiophagie im Nebenhoden. Virchows Arch. **250**, H. 3, 641—647 (1924). — Alberti, Vittorio: Resezioni dell'epididimo con reimpianto del deferente nel didimo: Risultati. Policlinico, sez. chir. **40**, 1—13 (1933). — Allen, C. D.: Report of epididymotomy on thirty-two cases of gonorrheal epididymitis. Mil. Surgeon **49**, Nr 4, 439—442 (1921). — ALMKVIST, J.: Doppelseitige Epididymitis von unbekannter Ätiologie. Verh. dermat. Ges. Stockholm **1924**, Sitzg 9. April 1924. — AOKI, M.: On the sinking velocity of blood cells in different dermatosis. Jap. J. of Dermat. **24**, Nr 3, 14, 15 (1924). Ref. Zbl. Hautkrkh. **14**, 178 (1924). — ARATA, ICHIRO: Epididymitis syphilitica. Jap. J. of Dermat. **30**, 89 (1930). Ref. Zbl. Hautkrkh. **36**, 245 (1931). — AUDRY et BOYREAU: Ep. blénn. suppurée. Funiculite phlégmoneuse avec vaste abcés du canal inguinal. Ann. de Dermat. **1906**, 712.

BACHRACH, ROBERT: Zur operativen Behandlung der Genitaltuberkulose. Z. urol. Chir. **11**, H. 3/4, 114—121 (1922). — BAERMANN: (a) Über die Pathologie der gonorrhoischen Epididymitis. Dtsch. med. Wschr. **1893**. Verh. 8. Kongr. dtsch. dermat. Ges. Sarajevo. (b) Über die Pathologie der gonorrhoischen Epididymitis und über Versuche, dieselbe durch Punktion zu behandeln. Dtsch. med. Wschr. **1903**. (c) Weiterer Beitrag zur Pathologie der gonorrhoischen Epididymitis. Arch. f. Dermat. **77** (1905). — BALOG: Die chronische Gonorrhöe des Mannes im Lichte der Adnexpathologie. Arch. f. Dermat. **138** (1922). — BALZER, FLEIG et TANSARD: Epididymitis blénn. double avec suppuration. Ann. de Dermat. **1906**, 388. — BARBILIAN, N.: Les résultats éloignés de l'épididymectomie dans la tuberculose génitale. Press méd. **33**, No 88, 1460, 1461 (1925). — BARINGER: Traitement ambulatore de l'épididymite blennorragique. J. d'Urol. **24**, No 6, 566 (1927). — BARNEY, J. DELLINGER: Tumors of the testis, simulating epididymitis. J. amer. med. Assoc. **84**, Nr 4, 245—247 (1925). — BAZY, PIERRE: Note sur le traitement des kystes de l'épididyme par l'injection iodée. Bull. Acad. Méd. **95**, No 24, 592, 593 (1926). — BENJAMINOVIC, A.: Zur Kasuistik der Lagerungsanomalien der Epididymis. Venerol. (russ.) **1925**, Nr 4, 72, 73 (1925). Ref. Zbl. Hautkrkh. **19**, 563 (1926). — BENOIT, J.: Sur la signification fonctionnelle des sécrétions épididymaire et déférentielle. C. r. Soc. Biol. Paris **84**, Nr 18, 951, 952 (1921). — BENZLER: Sterilität und Tripper. Arch. f. Dermat. **45** (1898). — BERDE, KAROLY: Die Senkungsgeschwindigkeit der roten Blutkörperchen bei Haut- und bei venerischen Erkrankungen. Orv. Hetil. (ung.) **67**, Nr 51, 675—679 (1923). Ref. Zbl. Hautkrkh. **12**, 256 (1924). — BERG, EGON: Epididymitis paratyphosa. Dermat. Wschr. **1930 II**, 1410, 1411. — BERG, GEORG: Ausheilung einer in Abszedierung übergegangenen Epididymitis mit völliger Erhaltung des Organes. Mh. Dermat. **17**, 615. — BERNAL, B.: Diathermie bei der Gonorrhöe und ihren Komplikationen. Ref. Zbl. Hautkrkh. **4**, 293. — BERNUCCI, FELICE: Note sopra alcuni casi di sifilide terziaria. Giorn. ital. Mal. vener. Pelle **63**, H. 4, 896—910 (1922). — BEURMANN, DE, REGNAULT u. COTTIN: Behandlung von gonorrhoischer Epididymitis mit radioaktivem Schlamm. Rev. internat. Méd. et Chir. **1912**, No 12. — BIEBL, MAX: Die chronische nichtspezifische Nebenhodenentzündung unter dem klinischen Bild der Tuberkulose. Zbl. Chir. **54**, Nr 37, 2337, 2338 (1927). — BIRNBAUM, G. u. W. VOIGT: Die Erkrankung der Nachbarorgane der männlichen Harnröhre bei Tripper und der Einfluß der Behandlung auf deren Häufigkeit. Dtsch. med. Wschr. **1929 I**, 312—313. — BJÖRLING, E. et B. PETCHERSKY: (a) Sur les épididymites non spécifiques. Acta dermato-vener. (Stockh.) **12**, H. 6. (b) Réflexions au sujet de ce travail. Acta dermato-vener. (Stockh.) **13**, 369—371 (1932). — BLASCHKO: Zur Therapie und Praxis der Gonorrhöebehandlung. Dtsch. med. Wschr. **1918**; Arch. f. Dermat. **138**, 279 (1922). — BLESSMANN, GUERRA: Behandlung der Epididymitis mit Incisionen in die Epididymis. Arch. Rio-Grandenses Med. **3**, No 8, 176—178 (1922). — BLUM: Symptomatologie und Diagnostik der urogenitalen Erkrankungen. — BÖHM, RUDOLF: Über Punktion bei Epididymitis gonorrhoica. Prag. med. Wschr. **1904**. — BOGLIOLO, LUIGI: Il tessuto elastico del testicolo, dell'epididimo e del canale deferente. Nota prelim. Studi sassar. **2**, s. 8, 419—435 (1930). — BOLOGNESI, GIUSEPPE et RODOLFO REDI: Sur les épididymites subaiguës et chroniques dites aspécifiques. J. d'Urol. **33**, 321—366, 457—467, 548—554; **34**, 5—28 (1932). — BONNET, M.-L.: Les injections de lait dans le traitement de l'épididymite blénnorrhagique. J. Méd. Lyon **4**, No 81, 299—302 (1923). — BORELLI, C.: Terapia ambulatoria della epididimite blenorragica mercè l'uso di vaccino antigonococcico. Giorn. ital. Mal. vener. e d. pelle **63**, H. 2, 541—558 (1922). — BOTREAU-ROUSSEL: Orchi-épididymite aiguë traumatique produite par contraction violente du crémaster. Bull. Soc. nat. Chir. Paris **55**, 1343—1345 (1929). — BRAENDLE: Über eine neue Behandlungsart der Epididymitis und der Arthritis gonorrhoica. Arch. f. Dermat. **115**, 337. — BRANDWEINER: Zur Statistik der Geschlechtskrankheiten. Arch. f. Dermat. **91**. — BRAUS u. REDENZ: Nebenhoden und Samenfäden. Anat. Anz. **58**, Erg.-H. 121—131 (1924). — BRUCK: Über spezifische Behandlung gonorrhoischer Prozesse. Dtsch. med. Wschr. **1909**, Nr 11. — BRUHNS, C.: Verh. 7. internat. dermat. Kongr. Berlin **1904**. — BRÜNAUER, STEPHAN ROBERT: Über die Behandlung gonorrhoischer Komplikationen mit Mirion. Wien. klin. Wschr. **35**, Nr 20, 459—461 (1922). — BRUNPEDERSEN: Gonorrhoische Epididymitis. Dän. dermat. Ges. Kopenhagen, Sitzg 6. Mai **1931**. — BRUNELLI, BRUNO: Contributo alla conoscenza della struttura dell'epididymo umano. Riv. Biol. **5**, H. 2, 209—217 (1923). — BUCKY, G.: Anleitung zur Diathermiebehandlung. Berlin u. Wien: Urban & Schwarzenberg 1921. — BÜSING: Örtliche Reiztherapie. Gleichzeitig ein Beitrag zur Behandlung der gonorrhoischen Epididymitis. Klin. Wschr. **3**, Nr 22,

976—978 (1924). — Burmeister, E. A. u. P. Cahn: Über die Häufigkeit der Epididymitis non gonorrhoica. Münch. med. Wschr. 73, Nr 36, 1481, 1482 (1926). — Buschke: (a) Berl. dermat. Ges., 14. März 1905; Dtsch. med. Wschr. 1905, 38. (b) Über gonorrhoisches Scrotalödem. Arch. f. Dermat. 100 (1910). — Buschke u. Langer: (a) Zur Biologie des gonorrhoischen Krankheitsprozesses, unter Berücksichtigung der Anaerobiose des Gonococcus und der Frage der experimentellen gonorrhoischen Amyloiderzeugung. Arch. f. Dermat. 138, 258 (1922); Med. Klin. 1922, Nr 3. (b) Lehrbuch der Gonorrhöe. Berlin: Julius Springer 1926.

Calissano, Giovanni: L'épididimite colibacillare. Ann. ital. Chir. 10, 962—968 (1931). — Callomon, Fritz: Urethritis und Epididymitis non gonorrhoica. Zbl. Hautkrkh. 19, 577 bis 704 (1926). — Campbell, Meredith F.: (a) Gon. epididymitis. Observations in three thousand cases from the urological service of Bellevue hospital. Ann. Surg. 86, No 4, 577—590 (1927). (b) Treatment of acute epididymitis. A study of three thousand cases. J. amer. med. Assoc. 89, No 25, 2108—2113 (1927). (c) Nongonorrheal, nontuberculous epididymitis. Amer. J. med. Sci. 176, 386—398 (1928). (d) The surgical pathology of epididymitis. Ann. Surg. 88, No 1, 98—111 (1928). (e) Suppurative epididymitis in infancy. Amer. J. Dis. Childr. 38, 794—798 (1929). — Caro: Zwei Fälle von Rectalgonorrhöe infolge von Entleerung gonorrhoischer Eiteransammlungen ins Rectum. Berl. klin. Wschr. 1901, Nr 4. — Carpentier: L'uréthrite blénn. aiguë au point de vue bact. Thèse de Paris 1893. — Casper: Lehrbuch der Urologie mit Einschluß der männlichen Sexualerkrankungen. Casper, Otto: Beiträge zur Epididymitis gonorrhoica mit besonderer Berücksichtigung des Gonococcus Neisser. Inaug.-Diss. Berlin 1896. — Castano, Enrique: Vaccinetherapie bei akuter Urethritis und ihren Komplikationen (Heterovaccine). Semana méd. 30, Nr 5, 197—203 (1923). Ref. Zbl. Hautkrkh. 9, 1149 (1924). — Castoldi, Filippo: Esperimenti di cura della epididimite blenorragica acuta col solfoittiolato di ammonio, col joduro di sodio, coll'autoemoterapia e col cloruro di calcio. Il Dermosifilogr. 5, 383—400 (1930). Ref. Zbl. Hautkrkh. 35, 583 (1931). — Cathcart, Charles W.: Epididymitis and orchitis from muscular strain followed by tuberculosis of the epididymis. Edinburgh med. J. 26, Nr 3, 152—168 (1921). — Cerqua, Saverio: Akute eitrige Epididymitis und Deferentitis bei Filariasis. Arch. Schiffs- u. Tropenhyg. 34, 354—357 (1930). — Chauvin, E.: Le traitement des orchites gonococciques par les injections intraveineuses de vaccin. J. d'Urol. 24, No 6, 566 (1927). — Chrzelitzer: Über die Behandlung der Epididymitis gonorrhoica. Ther. Mh. 14, H. 2. — Chwalla, Rudolf: Über einen Fall von akuter gelber Leberatrophie nach gonorrhoischer Epididymitis. Wien. klin. Wschr. 1931 I, 176, 177. — Cintici, V.: Les épididymites colibacillaires. J. d'Urol. 26, 409—421 (1928). — Cipriani, Mariano: Epididimite gonococcica con vaginalite sierosa cronica. Descrizione di un caso clinico trattato con la fototerapia ultravioletta, con considerazioni sul meccanismo terapeutico delle irradiazioni attiniche. Raggi ultraviol. 4, 171—177 (1928). — Clusellas, Fernando J.: Das Sulfarsenol bei gonorrhoischer Orchiepididymitis. Semana méd. 31, Nr 19, 881—883 (1924). Ref. Zbl. Hautkrkh. 15, 265 (1925). — Cohn: Über die Bedeutung der grampositiven Diplokokken bei chronischer Urethritis und deren Adnexorgane. Z. Urol. 18, 626 (1924). — Cole and Driver: Blastomycosis with epididymitis. Arch. of Dermat. 22, 593, 594 (1930). — Coleman, C. A., J. A. Mackie and Walter M. Simpson: Primary malignant neoplasmas of the epididymis. Surg. etc. 55, 111—116 (1932). — Collan: Zur Frage der Pathogenese der gonorrhoischen Epididymitis. Wien. klin. Wschr. 1897, 48. — Collings, Clyde W.: The treatment of gonorrheal epididymitis and arthritis. Clin. Med. a. Surg. 34, No 11, 830—833 (1927). — Colombini: Estratto dal Policlinico, Vol. 2. 1895. Zbl. Bakter. 1898. — O'Conor, Vincent J.: Hematocele of the epididymis. Trans. amer. Assoc. genito-urin. Surgeons 21, 461—465 (1928). — Corbus, Budd C. and Vincent J. O'Conor: Diathermy: A specific for gonorrheal epididymitis. J. of Urol. 12, No 2, 139—145 (1924). — Corlette, C. E.: Two cases of polycystic disease of the epididymis. Med. J. Austral. 2, No 18, 615 (1927). — Couvert, Carlo: Eteroproteinoterapia per via intradermica nelle malattie cutanee e veneree. Riforma med. 41, No 3, 55—57 (1925). — Cowan, Leon B.: Treatment of gonorrheal epididymitis. Urologie Rev. 29, No 11, 660—662 (1925). — Crance, Albert: A new epididymitis clamp for diathermy. J. of Urol. 19, No 5, 647—649 (1928). — Crescenzi, Giulio: Epididimiti e orchiti croniche non specifiche. Arch. ital. Chir. 7, H. 2, 145 bis 160 (1923). — Cumberbatch, E. P. and C. A. Robinson: Treatment of gonococcal infection by diathermy. Brit. med. J. 1923, No 3263, 54, 56. — Cumming, Robert E.: Sterility in the male following vas puncture and unilateral epididymectomy. Urologie Rev. 28, No 2, 65, 66 (1924). — Cunningham, John H. and Ward H. Cook: The operative treatment and pathology of acute epididymitis. J. of Urol. 7, Nr 2, 139—152 (1922). — Cutore, Cactano: Il didimo e l'epididimo del cane in seguito alla legatura del condotto deferente. (Osservazioni istologiche.) Arch. ital. Anat. 27, 603—612 (1930). Ref. Zbl. Hautkrkh. 35, 591 (1931).

Dahl, Pauli: Epididymitis simplex bei männlichem Pseudohermaphroditismus. Ugeskr, Laeg. (dän.) 87, Nr 37, 796—797 (1925). Ref. Zbl. Hautkrkh. 19, 919 (1926). — Davis,

EDWIN: Urinary antisepsis. Clinical results following the oral administation of acriflavine. J. of Urol. 11, No 1, 29—44 (1924). — DELBANCO u. LORENZ: Zur Biologie des Gonococcus und zur Prognose der männlichen Gonorrhöe. Verh. d. Hundertjahrfeier dtsch. Naturforsch. Leipzig 1923. — DELBET: Epididymite bacillaire. J. des Prat. 35, No 5, 70, 71 (1921). — DELBET et CHEVASSU: Ann. Mal. génito-urin. 1908. — DELMARE, G.: Syndrome cholérothyphoide; orchi-épididymite et vaginalite suppurée á colibacilles. Bull. Soc. méd. Hop. Paris 44, No 22, 1093—1095 (1928). — DELORE, X. et ANDRÉ CHALIER: L'épididymectomie dans la tuberculose génitale. Lyon méd. 130, Nr 2, 45—51 (1921). — DEUTSCH, I.: Ein eigentümlicher Fall von Genitaltuberkulose beim Manne. Z. Urol. 20, H. 3, 177—188 (1926). — DIETEL, FRIEDRICH: Zur Kasuistik der nichtspezifischen Epididymitis. Z. Urol. 18, H. 6, 326—332 (1924). — DILLON, JAMES R.: Tuberculosis of the seminal tract. California Med. 23, Nr 9, 1139—1143 (1925). — DIND et METRAUX: Ann. Mal. véner. 1908; Ann. Mal. génito-urin. 1908. — DITTRICH: Über chronische Nebenhoden- und Hodenentzündung. Zbl. Chir. 51, Nr 4, 160 (1924). — DONADIO, NICOLA: Un caso di epitelioma seminale simulante perfettamente una orchi-epididimite tubercolare. Rinasc. med. 2, No 2, 32—34 (1925). — DORÉE et DESVIGNES: 10 Beobachtungen akuter gonorrhoischer Epididymitis, die durch Injektion von Elektragol in den Nebenhoden behandelt wurden. Ann. Mal. genito-urin. 29, H. 11/12/13, 998 (1911). — DORSEY, THOMAS M.: Epididymotomy for acute epididymitis as an office procedure. Amer. J. Surg. 38, No 4, 81—84 (1924). — DUMONT, J. et H. TISSIER: Epididymite staphylococcique, vaginalite suppurée à pneumobacille. Paris méd. 12, No 31, 134—136 (1922). — EISENSTAEDT, JOSEPH S.: 1. Fibroma of the epididymis. 2. Paraffinoma of the peritesticular tissues. Surg. etc. 37, No 3, 361—364 (1923). — EISEL: Intrascrotale Kochsalzinjektionen zur Behandlung der Epididymitis gonorrhoica. Münch. med. Wschr. 1919, Nr 33, 931. — ENGEL, H. u. F. BEER: Weitere Erfahrungen mit Fulmargin. Ther. Gegenw. 64, H. 2, 77, 78 (1923). — ENGELEN: Epididymitis bei Grippe. Dtsch. med. Wschr. 48, Nr 40, 1347 (1922). — ENGELHARDT: Unspezifische Nebenhodenentzündungen. Ver.igg Düsseldorf. Dermat., Sitzg 17. Mai 1933. — ERAUD: Observation d'épididymite blénn. terminée par suppuration; examen bactériologique et clinique. Ann. de Dermat. 1892. — ERAUD et HUGOUNENQ: Recherches bact. et chimiques sur la path. de l'orchite blénn. Ann. 1893. — ERNST: Die neueren Behandlungsmethoden der Epididymitis gonorrhoica. Berl. klin. Wschr. 1909.

FALCHI, GIORGIO: Epididimite gonococcica suppurata. Boll. Soc. med.-chir. Pavia 1, H. 4, 575—594 (1926). — FARRERAS, PEDRO: Die Autohämotherapie der Geschlechtskrankheiten. Rev. españ. Med. 6, No 60, 312—315 (1923). Ref. Zbl. Hautkrkh. 10, 209 (1924). — FELSENREICH, FRITZ: Die Therapie der Nebenhodentuberkulose und ihre Fernresultate. Dtsch. Z. Chir. 224, 383—413 (1930). — FICK, JOHANNES: Epididymitis erotica. Urologic Rev. 28, Nr 12, 706, 707 (1924). — FINGER: (a) Handbuch der Urologie von FRISCH-ZUCKERKANDL. (b) Die Blennorrhöe der Sexualorgane. Wien 1891. (c) Blennorrhöe der Sexualorgane, 1905. — FINSEN: Epididymitis durch Colibakterien hervorgerufen. Dän. dermat. Ges., Sitzg 7. März 1928. — FISCHER, H. v.: Einige Worte über gummöse Epididymitiden bei einem Tabiker. Schweiz. med. Wschr. 1931 II, 943—945. — FLESCH-THEBESIUS, MAX: Zur Kenntnis der chronischen nichtspezifischen Entzündung des Nebenhodens und des Hodens. Bruns' Beitr. 123, H. 3, 633—644 (1921). — FOURNIER: Traitement de l'orchite. Bull. méd. 1894. — FRANCO, UBALDO: Il trattamento delle epididimiti blenorragiche. Giorn. Med. mil. 78, 511—517 (1930). — FRANK: Über Resorption und Ausheilung von entzündlichen Infiltraten in den samenleitenden Organen. Berl. klin. Wschr. 1907. — FRASER, A. REITH: Syphilis of the testicle confined to the epididymis. Brit. J. Dermat. 34, Nr 6, 195—200 (1922). — FREUND, LEOPOLD: Die Röntgenstrahlenbehandlung der Hoden- und Nebenhodentuberkulose. Wien. klin. Wschr. 34, Nr 42, 511, 512 (1921). — FREY, SIGURD: (a) Über die Entstehung von Nebenhodenentzündung durch Samenleiterbewegungen. Dermat. Wschr. 1929 II, 1175—1177, 1205—1210. (b) Experimenteller Beitrag zur Entstehung der akuten und chronischen Entzündungen des Nebenhodens und Hodens. Dtsch. Z. Chir. 218, 333—365 (1929). — FRITZLER, KURT: Zur Kenntnis der Tumoren des Samenstranges, der Scheidenhäute und des Nebenhodens. Z. urol. Chir. 18, H. 5/6, 271—277 (1925). — FÛR, R. LE: (a) Vaccinothérapie dans la blénnorragie et ses complications. Le Scalpel 77, No 31, 865—871; Nr 32, 884—895 (1924). (b) Sur un cas d'épididymite chronique de nature probablement syphilitique. J. d'Urol. 31, 599—602 (1931).

GAERTNER, H.: Beitrag zur Kaseosanbehandlung. Berl. klin. Wschr. 58, Nr 37, 1108, 1109 (1921). — GANZONI: Unfallbegutachtung genitaler Affektionen speziell Unfallbegutachtung der Nebenhodenentzündung. Schweiz. dermat. Ges. Neuchâtel, Sitzg 26.—27. Sept. 1931. — GARVIN, CHARLES H.: Acute gonococcal epididymitis. A résumé. Amer. J. Surg., N. s. 12, 502—509 (1931). — GASSMANN: Beitrag zur Kenntnis der Blennorrhöe des Mannes, insbesondere der Prostatitis und Epididymitis. Zbl. Krkh. Harn- u. Sex.org. 15. — GATÉ, J. P. CUILLERET et C. E. BOYER: Action remarquable d'une injection intraveineuse de vaccin antigonococcique faite par erreur, dans une orchiépididymite blénnorrhagique.

Bull. Soc. franç. Dermat. **39**, No 11, 44—46 (1932). — Gelbjerg, Hansen: Beitrag zur Klinik der nichtgonorrhoischen akuten Epididymitiden. 8. internat. Kongr. Dermat. und Syph. Kopenhagen, 5.—9. Aug. 1930. — Godard, Henri: Kyste épididymaire vrai. J. d'Urol. **25**, No 4, 368, 369 (1928). — Goldberg: (a) Die Behandlung der Epididymitis blennorrhagica durch Guajacolapplikation. Dtsch. med. Wschr. **1897**. (b) Epididymitis tuberculosa. Köln. dermat. Ges., Sitzg 24. Jan. 1924. — Grant, Owsley: Gonorrhea of the epididymis. Urologic Rev. **29**, Nr 5, 285, 286 (1925). — Greditzer, Harry G.: Syphilis of the epididymis. Amer. J. Syph. **11**, Nr 2, 202—207 (1927). — Greenberg, Geza and MacGreenwald: Epididymitis associated with typhoid. J. amer. med. Assoc. **92**, 983 (1929). — Grim, David S.: Symposium on testicular diseases and anesthesia. Observations on acute epididymitis complicating urethritis. Pennsylvania med. J. **32**, 873—876 (1929). — Gron, Fredrik and Th. Thjotta: A case of purulent orchitis and epididymitis due to infection with a colon bacillus. Acta dermato-vener. (Stockh.) **6**, H. 2, 247—254 (1925). — Grosz: (a) Zur Ätiologie der Epididymitis bei Blennorrhöe. Wien. klin. Wschr. **1897**, 41. (b) Deferentitis und Epididymitis gonorrhoica. Handbuch der Geschlechtskrankheiten, Bd. 2. 1910. — Grosz, Julius: Über Tuberkulose im Kindesalter, deren spezifische Diagnostik und Therapie. Mschr. Kinderheilk. **25**, H. 1/6, 240—253 (1923). — Grundmann, Hans: Beitrag zur Klinik der Regio inguinalis. Münch. med. Wschr. **1933 I**, 733, 734. — Gundersen: Epididymitis nach Infektion mit Bacillus paracoli. Norweg. dermat. Ges., Sitzg 5. Febr. 1931. — Günsberger: Die Röntgenbehandlung genitaler Gonorrhöekompli-kationen des Mannes. Gleichzeitig: Versuch der Erklärung der Wirkung von Schwach-bestrahlungen. Ref. Zbl. Hautkrkh. **29**, 229 (1929). — Günsberger, Oskar D.: Über die Behandlung der Epididymitis gonorrhoica. Liječn. Vijesn. **47**, Nr 11, 731—735 (1925). Ref. Zbl. Hautkrkh. **19**, 553 (1926). — Guerricchio, A.: Epididymite colibacillare. Policlinico, sez. prat. **1932**, 487—489. — Guntrum: Gonorrhoischer Nebenhodenabszeß. Frankf. dermat. Ver.igg, Sitzg 14. April 1932.

Haase, Marcus, E. R. Hall and C. H. Marshall: Local blastomycosis. Report of case. J. amer. med. Assoc. **79**, Nr 10, 820—822 (1922). — Habermann: Röntgentherapie der gonorrhoischen Komplikationen. Arch. f. Dermat. **145**, 171, 172 (1924). — Hamada, T.: On the intrascrotal injection of physiological salt solution in the treatment of epididymitis gonorrhoica acuta. Jap. J. of Dermat. **24**, Nr 2, 9 (1924). Ref. Zbl. Hautkrkh. **14**, 122 (1924). — Hasencamp: Behandlung der Orchitis und Epididymitis. The Cincinnati. Lancet **29** (1892). Ref. Dtsch. med. Ztg **1894**. — Heidenhain, Martin u. Fritz Werner: Über die Epithelien des Corpus epididymitis beim Menschen. Z. Anat. **72**, H. 3/6, 556—608 (1924). — Heitz-Boyer: Epididymite de cause douteuse (syphilitique secondaire?). Bull. Soc. nat. Chir. Paris **54**, No 1, 33 (1928). — Heringa, G. C.: Contusio der Nebenhoden. Nederl. Tijdschr. Geneesk. **1933**, 2132—2134. Ref. Zbl. Hautkrkh. **45**, 538 (1933). — Herman, Leon: Suppurative epididymitis following prostatic abscess. Surg. Clin. N. Amer. **5**, Nr 6, 1656, 1657 (1925). — Herzenberg, G.: Zur Frage der Pathogenese und Ätiologie der cystösen Bildung des Hodens und des Nebenhodens. Z. urol. Chir. **29**, 27—44 (1930). — Hesse: Syphilis des Nebenhodens. Herbsttagg Ver.igg rhein.-westfäl. Dermat. Düsseldorf, 8. Juni 1925. — Heusner, H.: Die Behandlung der Epididymitis gonorrhoica mit Nitra-Therapielampe. Dtsch. med. Wschr. **1915**, Nr 51. — Hinman, Frank and Thomas E. Gibson: Tumors of the epididymis, spermatic cord and testicular tunics. A review of the literature and report of three new cases. Arch. Surg. **8 I**, Nr 1, 100—137 (1924). — Hirsch, Edwin W.: The light and heat treatment of epididymitis. Urologic Rev. **25**, Nr 8, 453—455 (1921). — Hitzelberger: Erfahrungen bei gonorrhoischer Nebenhoden-entzündung mit der Methode Zirn. Arch. f. Dermat. **145**, 169—171 (1924). — Hoch-stetter: Hauttuberkulose als Eingangspforte für Tuberkelbacillen und ihr Zusammen-hang mit Nebenhodentuberkulose. Fachärztliches Gutachten. Z. Tbk. **37**, H. 5, 362, 363 (1923). — Hodara, M.: Über die Anwendung schwacher heißer Waschungen mit Höllen-stein bei der Behandlung der akuten Gonorrhöe und der akuten Epididymitis gonorrhoica. Mh. Dermat. **31** (1900). — Holzamer, H.: Über Schieferöl zur lokalen Behandlung der gonorrhoischen Epididymitis. Münch. med. Wschr. **71**, Nr 36, 1239—1240 (1924). — d'Hooghe, G.: Essais d'application de la protéinothérapie aux maladies génito-urinaires. Arch. méd. belges **75**, No 12, 1195—1200 (1922). — Horowitz: Wien. med. Wschr. **1892**. — Hovelacque, A. et H. Evard: Note sur les rapports de l'épididyme, du déférent et de la vaginale. Arch. Mal. Reins **6**, 365—382 (1932). — Hugounenq et Eraud: Sur le microbe pathogène de l'orchite blénn. Semaine méd., 1. März **1893**.

Iacapraro, G.: Über zwei Beobachtungen von Cathelinscher cystischer Epididymitis-erkrankung. Rev. Especial. méd. **4**, 405—412 (1929). Ref. Zbl. Hautkrkh. **34**, 127 (1930). — Ideka, R.: Über das Epithel im Nebenhoden des Menschen. Anat. Anz. **29**. — Ikoma, T.: On salvarsan application in the treatment of epididymitis gonorrhoica. Jap. J. of Dermat. **25**, Nr 10, 77 (1925). — Iljinsky, W. P.: (a) Die pathologische Anatomie, Histologie und Pathogenese der gonorrhoischen Epididymitis. Z. urol. Chir. **17**, H. 3/4, 213—228 (1925). (b) Die pathologische Anatomie und Histologie der akuten gonorrhoischen Nebenhodenentzündung. Venerol. (russ.) **1924,** Nr 4, 48—57; Nr 5, 20—27 (1924). Ref. Zbl. Hautkrkh. **18,** 725 (1926). — INGRAM, O. C. P.: Suppurating gonococcal epididymitis. Report of three cases. Brit. med. J. **1926,** Nr 3406, 653. — ISACSON, L.: (a) Die Erfolge der Terpentinbehandlung der Haut- und Geschlechtskrankheiten. Med. Klin. **17,** Nr 32, 966, 967. (b) Über die interne Behandlung der Epididymitis gonorrhoica. Berl. klin. Wschr. **58,** Nr 34, 1005 (1921).

JADASSOHN, WERNER: Akute Nebenhodentuberkulose mit vorwiegend tuberkelfreier Entzündung. Sonderbeil. zur Med. Klin. **1,** H. 6, 20—32 (1925). — JAUDEL: Quelques cas de tuberculose épididymo-testiculaire traités par les rayons X dans le service de radiothérapie à Saint-Antoine. Rev. d'Actinol. **6,** 689—699 (1932). — JEFIMOFF u. PORUDOMINSKI: Einfluß der gonorrhoischen Erkrankungen des Nebenhodens auf die Funktion des Hodens. 1. Kongr. Urol. Rußland, Sitzg 31. Mai bis 2. Juni 1926. — JENSEN: Kasuistische Mitteilung. Dän. dermat. Ges., Sitzg 5. Okt. **1927.** — JORDAN: Ein Beitrag zur Statistik der Epididymitis gonorrhoica. Arch. f. Dermat. **72** (1904).

KAPUSCINSKI: Epididymitis et Orchitis. Warschau. dermat. Ges., Sitzg 7. Febr. 1929. — KARWOWSKI: Ein Fall von positivem Gonokokkenbefund in einem epididymitischen Absceß. Mh. Dermat. **35.** — KAUFMANN: Zur Behandlung der Epididymitis gonorrhoica. Mh. Dermat. **30.** — KAWAMURA, RINYA: Über Cholesterinsteatose des Nebenhodens, zugleich hinsichtlich der Beziehung derselben zum Schicksal der Spermatozoen. Trans. jap. path. Soc. **14,** 232—237 (1924). Ref. Zbl. Hautkrkh. **22,** 706 (1927). — KENNER, ROBERT: The treatment of epid. N. Y. med. J. **70** (1899). — KEVE, FR.: Zur Diathermiebehandlung bei urologischen Erkrankungen. Z. urol. Chir. **8,** 168 (1921). — KEYES, EDWARD L.: A case of prostatic tuberculosis without discoverable lesions in kidneys or epididymes. J. of Urol. **14,** Nr 4, 385—388 (1925). — KICEVAC, M. u. N. ALKALAJA: Orchiepididymitis et deferentitis syphilitica bei sekundärer Syphilis. Lekarst **32,** 940—942 (1930). Ref. Zbl. Hautkrkh. **37,** 243 (1931). — KITAMURA, S. u. M. MOTOHATA: Beiträge zur Kenntnis der Epididymitis gonorrhoica. J. of orient. Med. **16,** Nr 5; deutsche Zusammenfassung, 1932, S. 67. — KLAGES, FRIEDRICH: Hodenkrebs bei alter Nebenhodentuberkulose. Z. Krebsforsch. **31,** 587—596 (1930). — KLÖVEKORN: Die Entzündungsbestrahlung bei den Komplikationen der Gonorrhöe. Arch. f. Dermat. **160,** 296, 297 (1930, Nov.). — KÖNIG: Über Stauungsbehandlung der Epididymitis gonorrhoica. Med. Klin. **1906,** Nr 24. — KOWARSCHIK, J.: Die Diathermie des Hodens und Nebenhodens. Z. Urol. **24,** 334—345 (1930). — KREBS, M. L.: Geschwulst und Schmerz bei der gonorrhoischen Epididymitis. Z. Urol. **20,** H. 2, 117, 118 (1926). — KREKELS: Orchitis et Epididymitis syphilitica. Demonstrationsabende Chemnitzer Hautärzte, Sitzg 10. April 1931. — KREINER, WOLF: Ein Fall von doppeltem Nebenhoden. Anat. Anz. **65,** Nr 1/3, 49—54 (1928). — KRETSCHMAR, HERMAN L. and JEWELL C. ALEXANDER: The surgical pathology of acute and chronic epididymitis. J. of Urol. **10,** Nr 5, 335—352 (1923). — KREUTZMANN, HENRY A. R.: Pyogenic epididymitis — its treatment. California Med. **34,** 26—28 (1931). — KUKUDSHANOW, N. I.: Spermatogenese bei Erkrankungen der Epididymitis. Z. urol. Chir. 18, H. 3/4, 205—210 (1925). — KULLENS, PIERRE: De l'emploi du cyanure de mercure dans le traitement de l'orchiépididymite blénorragique. J. belge Urol. **4,** 14—21 (1931). — KUTNER: Zur Behandlung der Nebenhodenentzündung. Dtsch. Ärzte-Ztg **1896.** — KYRLE, J.: (a) Über zwischenzellenähnliche Elemente im Nebenhoden. Beitr. path. Anat. **70,** H. 3, 520—524 (1922). (b) Über zwischenzellartige Gebilde im Nebenhoden. Wien. klin. Wschr. **35,** Nr 24, 554 (1922).

LAFFAILLE, ANDRÉ et PAUL PAVIE: Un cas d'épididymite sporotrichosique. Ann. d'Anat. path. **7,** 373, 374 (1930). — LAMENANT, A.: De l'épididymo-vaginalite blénnorrhagique (bactériologie, pathogénie et clinique). J. d'Urol. **12,** No 4, 233—260 (1921). — LANGER, ERICH: Die Proteinkörpertherapie bei gonorrhoischen Komplikationen und bei Ulcus molle. Med. Klin. **17,** Nr 23, 684—686 (1921). — LANZ, v.: (a) Der Nebenhoden einiger Säugetiere als Samenspeicher. Anat. Anz. **58,** Erg.-H., 106—115 (1924). (b) Vitalfärbung am Nebenhoden. Anat. Anz. **61,** Erg.-H., 249—254 (1926). — LANZ, T.: Über Bau und Funktion des Nebenhodens und seine Abhängigkeit von der Keimdrüse. Z. Anat. **80,** 177—282 (1926). — LANZ, T. v.: Sekretionsstoff und -form im Epithel des Nebenhodenganges. Sitzgsber. Ges. Morph. u. Physiol. München **37,** 13—22 (1927). — LAPENNA: Röntgentherapie der gonorrhoischen Hoden- und Nebenhodenentzündung. Zbl. Hautkrkh. **29,** 229 (1929). — LEFF, CHARLES O. and O. M. SPENCER: A short study of calcium chloride intravenous injection in gonorrheal epididymitis and rheumatism. J. of Urol. **16,** Nr 3, 307—313 (1926). — LEITES, L. u. L. LITVAK: Zur Frage der Häufigkeit der gonorrhoischen Epididymitiden. Trudy Odesskogo gosudarstvennogo dermato-venerologiceskogo instituta im. E. S. GLAVCE, Bd. 1, Festschrift 1917—1927, S. 519—528 u. deutsche Zusammenfassung, 1927. S. 529. — LEMOINE, GEORGES: Contribution à l'étude des oblitérations blénnorrhagiques de l'épididyme. Arch. franco-belg. Chir. **25,** No 2, 144—152 (1921). — LEMPERT, HELLMUT: Über unspezifische Epididymitis. Dtsch. Z. Chir. **235,** 414—439 (1932). — LEWIS, BRANSFORD, GRAYSON CARROLL and GAROLD V. STRYKER: Blastomycosis of the prostate, epididymis and leg. J. amer. med. Assoc. **94,** 1987, 1988 (1930). —

Lindgren, Elis: Zur Kenntnis der septischen Epididymiten mit besonderer Berücksichtigung der chronisch verlaufenden Formen. Z. urol. Chir. **25**, 127—147 (1928). — Litwak, L. I.: Ein Fall von Epididymitis idiopathischen Ursprungs. Dermat. Wschr. **85**, Nr 31, 1085—1088 (1927). — Loeb: Beiträge zur Bewegung der Samenleiter und der Samenblasen. Diss. Gießen. — Löwenheim: Über die Infektiosität alter gonorrhoischer Reste. Allg. med. Z.ztg **1902**. — Löwenberg, Max: Über Hyperämiebehandlung nach Bier bei Epididymitis und Arthritis gonorrhoica. Inaug.-Diss. München 1907. — Lohnstein: Beiträge zur pathologischen Anatomie der chronischen Gonorrhöe. Mber. Urol. **11**. — Lombard, Pierre: Orchi-épididymites. Bull. Soc. nat. Chir. Paris **55**, 1200—1203 (1929). — Loureiro, Julio R.: Die Antigentherapie bei Orchidoepididymitis gonorrhoica. Semana méd. **35**, No 17, 1027—1033 (1928). Ref. Zbl. Hautkrkh. **29**, 577 (1929). — Lucas: Resultats de touches rectal dans 225 cas d'ép. blenn. Ann. de Dermat. **1894**. — Ludford, Reginald James: Cell organs during secretion in the epididymis. Proc. roy. Soc. Lond. B. **98**, Nr 690, 354—372 (1925). — Lüth, W.: Terpentin in der Dermatologie. Dtsch. med. Wschr. **47**, Nr 27, 776, 777 (1921).

Macandier et Thomas: Sur un lymphangiome de l'épididyme. Bull. Assoc. franç. Étude Canc. **19**, 126—131 (1930). — Maderna: Röntgenbehandlung bei gonorrhoischen Komplikationen. Zbl. Hautkrkh. **33**, 838 (1930). — Mandl, F.: (a) Fall von chronischer, nichtspezifischer Epididymitis. Wien. klin. Wschr. **34**, Nr 47, 576 (1921). (b) Fälle von nichtspezifischer Nebenhoden- und Samenstrangentzündung. Wien. med. Wschr. **71**, Nr 48, 2079, 2080 (1921). (c) Zur Frage der chronischen nichtspezifischen Hoden- und Nebenhodenentzündung. Dtsch. Z. Chir. **170**, H. 5/6, 416—426 (1922). — Mariani, G.: La proteinoterapia aspecifica nel trattamento delle malattie cutanee e veneree. Giorn. ital. Mal. vener. Pelle **63**, H. 2, 739—746 (1922). — Marion, G.: (a) Quelques observations d'affections gonococciques traitées par le sérum de Stérian. J. d'Urol. **14**, No 2, 145—149 (1922). (b) Du traitement de la tuberculose génitale chez l'homme. J. d'Urol. **19**, No 6, 524—528 (1925). — Marion, M.: De l'épididymectomie dans la tuberculose génitale. Presse méd. **31**, No 12, 129, 130 (1923). — Marselos, V.: Cinq cas de déférentite gonococcique aiguë traités par la diathermie avec notre électrode périnéoscrotal. J. d'Urol. **20**, Nr 6, 488—491 (1925). — Masia, Ausonio: Orchiepididimite luetica terziaria con gomma dell' epididimo, a decorso atipico, complicata da ascesso di origine stafilococcica. Il Dermosifilogr. **2**, Nr 12, 557—567 (1927). — Mayr, Julius: (a) Das Gonoyatren bei der Behandlung der gonorrhoischen Nebenhodenentzündung. Wien. klin. Wschr. **36**, Nr 52, 918 (1923). (b) Die Verwendungsmöglichkeiten des Yatren in der Dermatologie. Münch. dermat. Ges., Sitzg 25. Juni 1923. — Mazzacuva, Guiseppe: Un caso di orchiepididimite cronica stafilococcia a tipo pseudoneoplastico. Pathologica (Genova) **22**, 470—473, 509—517 (1930). — Melly, Béla: Über die gonorrhoische Nebenhodenentzündung. Orv. Hetil. (ung.) **1931 II**, 951—954, 976—978. Ref. Zbl. Hautkrkh. **41**, 268 (1932). — Merenlender: Tuberculosis cutis hypertrophica introitus nasi et dorsi pedis und Epididymitistuberkulose als Metastasen bei einem an Lungentuberkulose kranken Individuum. Warschau. dermat. Ges., Sitzg 6. März 1930. — Meyer, Fritz M.: Über den Einfluß der Röntgen- und Quarzlichtstrahlen auf einige Erkrankungen der Sexualorgane. Z. Urol. **15**, H. 7, 269—274 (1921). — Molla y Picatoste: Beitrag zur radikalen Behandlung der primären Nebenhodentuberkulose. Rev. españ. Urol. **26**, No 310, 533—540 (1924). Ref. Zbl. Hautkrkh. **19** (1926). — Mombaerts, Jean et Albert Laroche: De la fréquente association de la tuberculose épididymaire et de la tuberculose rénale. J. d'Urol. **29**, 459—472 (1930). — Montemartini, G.: Sulla deferentectomia. Ann. ital. chir. **6**, H. 3, 280—310 (1927). — Morini, Lorenzo: Therapia aspecifica dell' epididimite blenorragica. Gazz. Osp. **42**, No 49, 579—581 (1921). — Motornov, J.: (a) Intrainguinale gonorrhoische Epididymitis bei einem Kryptorchitiker. Odessa. dermat. u. venerol. Ges., Sitzg 6. Juni 1927. (b) Beitrag zum Studium der Epididymitis intrainguinalis. Russk. Vestn. Dermat. **6**, 610—615 u. französische Zusammenfassung, 1928. S. 615. Ref. Zbl. Hautkrkh. **28** (1929). — Mühlpfordt, H.: Seltsame Wanderung eines Geschosses, zugleich ein Beitrag zur Entstehung der Nebenhodenentzündung. Dermat. Wschr. **1929 II**, 1169—1171. — Mueller, E. F. and H. H. Reese: Nonspecific therapy in gonorrheal epididymitis. Urologic. Rev. **26**, Nr 9, 559—561 (1922). — Müller, Imre: Einige Worte über die Therapie der gonorrhoischen Nebenhodenentzündungen. Börgyógy. Szemle (ung.) **4**, Nr 12, 310—315 (1926). Ref. Zbl. Hautkrkh. **23**, 592 (1927). — Müller, R.: Über Behandlung von Haut- und Geschlechtskrankheiten mit Milchinjektionen. Arch. f. Dermat. **138**, 179—198, 209, 210 (1922). — Mulzer: (a) Über Gangrän bzw. Abscedierung des Hodens und deren Beziehungen zur Gonorrhöe. Arch. f. Dermat. **94** (1909). (b) Diagnose und Therapie der gonorrhoischen Erkrankungen. München: J. F. Bergmann 1924. — Murero, Gino: Un caso di orchio-epididimite blenorragica suppurata. Rass. internaz. Clin. **6**, No 12, 823, 824 (1926). — Murphy: A case of acute epid. in a undescended testicle with gonococci. Boston med. J., Juli **1903**.

Naito, Eiji: Über die feinere Verteilung der Lymphgefäße im Hoden und Nebenhoden. Arch. jap. Chir. **9**, 685—700; deutsche Zusammenfassung, 1932. S. 685, 686. —

NEMILOFF, ANTON: Histo-physiologische Untersuchungen über den Nebenhoden. Z. Anat. 79, H. 1/2, 1—43 (1926). — NEUBERGER: Über die Prophylaxe der Epididymitis gonorrhoica. 9. Kongr. dtsch. dermat. Ges. Die Verhütung der Epididymitis bei der Behandlung der Gonorrhöe im akuten und subakuten Stadium. Dermat. Z. 14, 14. — NIEDERMEYER: Ascendierende Gonorrhöe oder Appendicitis? Dtsch. med. Wschr. 54, Nr 8, 313 (1928). — NOBL: (a) Verh. Wien. dermat. Ges., 12. April 1899. (b) Zur Histologie der blennorrhoischen Deferentitis und Epididymitis. Arch. f. Dermat. 67 (1903). (c) Zur Klinik und Ätiologie der Deferentitis pelvica. Wien. klin. Rdsch. 1906. (d) Über die postblennorrhoische Wegsamkeit des Ductus epididymitis. Wien. med. Wschr. 1906, 38—40. — NOGUÉS, ALBERTO: Orchiepididymitis nach Seruminjektion. Arch. lat.-amer. Pediatr. 22, 378—380 (1928). Ref. Zbl. Hautkrkh. 29, 864 (1929).

OBERLÄNDER u. KOLLMANN: Die chronische Gonorrhöe der männlichen Harnröhre und ihre Komplikationen. Leipzig 1905. — OHMORI, D.: Über Hyperplasie und Metaplasie des Epithels bei Entzündungen des Nebenhodens und des Vas deferens. Z. Urol. 15, H. 6, 240—262 (1921). — OPPENHEIM, M.: Ein Beitrag zur Diagnose der tuberkulösen Epididymitis mittels urethraler Tuberkulinreaktion. Wien. klin. Wschr. 1928 II, 1421—1424. — OPPENHEIM u. LOEW: Klinische und experimentelle Studien zur Pathologie der gonorrhoischen Epididymitis. Virchows Arch. 182 (1905). — OUDARD et G. JEAN: Epididymites tertiaires. Presse méd. 33, No 102, 1684, 1685 (1925).

PASINI, A.: Peritonite e peritonismo blenorragicol. Studio clinico. Giorn. ital. Mal. vener. Pelle 62, H. 3, 173—186 (1921). — PASZTAY, GÉZA u. IMRE MÜLLER: Kann das Auftreten der gonorrhoischen Nebenhodenentzündung verhindert werden? Orv. Hetil. (ung.) 1928 II, 1055, 1056. Ref. Zbl. Hautkrkh. 30, 768 (1929). — PATZSCHKE, W.: Über Injektionen mit Lebertran in der Dermatologie. Münch. med. Wschr. 68, Nr 46, 1492, 1493 (1921). — PATZSCHKE, W. u. E. A. HARTMANN: Über den Wert unspezifischer Mittel in der Behandlung der Epididymitis gonorrhoica. Münch. med. Wschr. 71, Nr 12, 358, 359 (1924). — PECERSKIJ, B.: Zur Frage der unspezifischen Epididymitis. Venerol. (russ.) 1928, Nr 1, 64—75 u. deutsche Zusammenfassung, 1928. S. 75, 76. — PEDERSEN, VICTOR C.: Urology and electrotherapy in correlation. Amer. J. Electrother. a. Radiol. 40, Nr 3, 72—78 (1922). — PELOUZE, S.: The causes and prevention of gonorrheal epididymitis. Ther. Gaz. 51, Nr 1, 16—19 (1927). — PERONI, PAOLO: Contributo all' istopatogenesi delle cisti spermatiche dell' epididimo. Osp. magg. 15, No 4, 100—105 (1927). — PERRIN, E., J. GATÉ et E. CORAJOD: Fongus du testicule greffé sur une orchi-épididymite blénnorrhagique. Bull. Soc. franç. Dermat. 40, No 3, 312—315 (1933). — PERUTZ: Die medikamentöse Behandlung der Harnröhrengonorrhöe des Mannes. Wien u. Berlin: Urban & Schwarzenberg 1925. — PETRIGNANI, ROGER: Un cas d'épididymite sporotrichosique. Ann. d'Anat. path. 5, 1011—1013 (1928). — PETSHERSKIY, B.: Sur les épididymites non spécifiques. Acta dermato-vener. (Stockh.) 12, 466—482 (1931). Ref. Zbl. Hautkrkh. 41, 156 (1932). — PHIEL: Doppelseitige Nebenhodencyste. Gesammelte Auszüge der Dissertationen an der medizinischen Fakultät Köln im Jahre 1919/20. Herausgeg. von A. DIETRICH. Bonn: A. Marcus u. E. Weber 1921. — PHILIP: Die Anwendung von reinem Ichthyol bei Epididymitis gonorrhoica. Münch. med. Wschr. 1907, Nr 141. — PHILOPOWICZ, J.: Zur Kasuistik der nichtspezifischen eitrigen Epididymitis. Zbl. Chir. 1930, 1723, 1724. — PICKER: (a) Die topische Diagnose der chronischen Gonorrhöe. Berlin: Oskar Coblentz 1909. (b) Der Symptomenkomplex der rezidivierenden Nebenhodenentzündung. Verh. dtsch. dermat. Ges. f. Urologie 1909. (c) Beziehungen zwischen der anatomischen Gestaltung der menschlichen Samenbläschen und den klinischen Formen der Spermatocystitis. Urologic Rev. 1913. PLOYÉ, M.: Contribution à l'étude des résidues embryonnaires juxta-épididymaires. J. d'Urol. 34, 292—297 (1932). — POROSZ: (a) Über Epididymitis sympathica et blennorrhoica. Mh. Dermat. 33 (1901). (b) Epididymitis sympathica (POROSZ) und nicht Epididymitis erotica (WAELSCH). Berl. klin. Wschr. 1907, Nr 6. — PORUDOMINSKIJ, I.: Mechanismus der Entstehung der Epididymitis. Venerol. (russ.) 1926, Nr 1, 65—72 u. deutsche Zusammenfassung, 1926. S. 72. — POSNER: Sterilität beim Manne. Hundertjahrfeier deutscher Naturforscher u. Ärzte in Leipzig. Abteilung 26: Dermatologie u. Syphilidologie, Sitzg 22. Sept. 1922. — PRIESEL, A.: Über das Verhalten von Hoden und Nebenhoden bei angeborenem Fehlen des Ductus deferens, zugleich ein Beitrag zur Frage des Vorkommens von Zwischenzellen im menschlichen Nebenhoden. Virchows Arch. 249, 246—304 (1924). — PUGH, WINFIELD SCOTT: (a) Epididymectomy. Urologic Rev. 29, Nr 4, 209—213 (1925). (b) Surgery of the epididymis. Internat. J. of Med. 38, Nr 8, 291—294 (1925). — PUHL, H.: Zur Pathogenese der unspezifischen Epididymitis. Zbl. Chir. 1930, 922—929. — PUTZLER: Ein Beitrag zur Stauungsbehandlung. Arch. f. Dermat. 85 (1907).

RADNAI, ERNST: Über die Behandlung gonorrhoischer Nebenhodenentzündungen mit intravenösen Calciuminjektionen. Wien. klin. Wschr. 35, Nr 46, 902, 903 (1922). — RAMIS, VILÉM: Epididymitis und Orchitis nach influenzaartigen Erkrankungen. Česká Dermat. 10, 240—245 u. deutsche Zusammenfassung, 1929, S. 246. — RAPP: Vereiterte Epididymitis. Frankf. dermat. Ver.igg Sitzg. 20. Nov. 1930. — RAVICH, ABRAHAM: The treatment of gonorrheal epididymitis. N. Y. med. J. **115**, Nr 9, 516—518 (1922). — Redenz, Ernst: Nebenhoden und Spermienbewegung. Würzburg. Abh., N. F. **4**, H. 5, 107—150 (1926). — Redon, Henri: Remarques sur les épididymites chroniques chez l'adulte. J. de Chir. **35**, 481—499 (1930). — Reinecke: Zur männlichen Genitaltuberkulose. Zbl. Chir. **50**, Nr 16, 649—653 (1923). — Reynard: Petit kyste suppuré de l'épididyme et neurasthénie urinaire. J. d'Urol. **14**, No 4, 330 (1922). — Richard, M.: (a) Experimentelle Untersuchungen über die ascendierende Epididymitis. Dtsch. Z. Chir. **210**, H. 1/4, 260 bis 266 (1928). (b) Über Resorption und Sekretion des Nebenhodens. Schweiz. med. Wschr. **1929 II**, 1269—1271. (c) Über Sekretion und Resorption des Nebenhodens. Dtsch. Z. Chir. **226**, 98—109 (1930). — Richter, W.: Die intrascrotale Kochsalzinjektion bei Epididymitis gonorrhoica. Dtsch. med. Wschr. **48**, Nr 39, 1313 (1922). — Rieder, Wilhelm: Seltene Mißbildungen des Nebenhodens. Zbl. Chir. **55**, Nr 11, 646—649 (1928). — Rigano-Irrera, D.: Su di un caso di linfangioma semplice circoscritto della coda dell' epididimo. Arch. ital. Chir. **13**, 552—560 (1925). Ref. Zbl. Hautkrkh. **18**, 928 (1926). — Robinson, R. H. O. B.: Tuberculous epididymitis. Tubercle **9**, No 1, 9—11 (1927). — Rodriguez,, O. A.: Sodium iodid injection in the treatment of gonorrheal epididymitis. J. Philippine Islands med. Assoc. **6**, Nr 7, 223—226 (1926). — Rohleder, H.: Künstliche Befruchtung bei Epididymitis duplex mit verdünntem (sog. ,,künstlichem") Sperma. Dtsch. med. Wschr. **50**, Nr 14, 433, 434 (1924). — Rolnick, H. C.: (a) Syphilis of the epididymis. J. of Urol. **12**, Nr 2, 147—152 (1924). (b) The mechanism of epididymitis. Surg. etc. **41**, Nr 1, 15—20 (1925). (c) The pathology of epididymitis. Surg. etc. **47**, 806—811 (1928). — Rosenbaum, Michael Georg: Spontanperforation einer Epididymitis gonorrhoica. Dermat. Wschr. **1932 I**, 315—318. — Roucayrol, P. E.: Traitement des épididymites gonococciques par la diathermie. J. d'Urol. **22**, No 1, 32—35 (1926). — Rubaschow, S.: Die soliden Geschwülste des Nebenhodens. Beiträge zur Lehre über die Geschwülste der männlichen Geschlechtsorgane. Z. Urol. **20**, H. 4, 290—297 (1926). — Rubritius, H.: Was für Formen von Epididymitis gibt es und welche Folgezustände lassen sie zurück? Wien. klin. Wschr. **1931 II**, 1085, 1086. — Rupel, Ernest: Calcium chlorid in the adjuvant treatment of epididymitis. Some clinical observations and results following the use of intravenous injections. Amer. J. med. Sci. **176**, 399—404 (1928).

Sáinz, de Aja, Enrique A.: (a) Klinischer Fall nichtgonorrhoischer Epididymitis. Actas dermo-sifiliogr. **23**, 295—299 (1931). Ref. Zbl. Hautkrkh. **39**, 601 (1932). (b) Nichtgonorrhoische Epididymitiden. Actas dermo-sifiliogr. **23**, 377, 378 (1931). Ref. Zbl. Hautkrkh. **39**, 124 (1932). (c) Die Ligatur des Vas deferens bei der tuberkulösen Epididymitis. Actas dermo-sifiliogr. **24**, 391, 396 (1932). Ref. Zbl. Hautkrkh. **43**, 364 (1933). — Salleras, Juan: Vollständige cystische Degeneration des linken Nebenhodens, Exstirpation, Heilung. Rev. Asoc. méd. argent. (Soc. méd. argent. Urol.) **37**, No 236, 179—182 (1924). Ref. Zbl. Hautkrkh. **22**, 141 (1927). — Samek: Staphylogene Epididymitis. Dtsch. dermat. Ges. tschechoslov. Republik, Sitzg 18. Juli 1927. — Samek, Julius: Epididymitis und Bacterium coli commune. Dermat. Wschr. **86**, Nr 2, 63—66 (1928). — Sawada, I.: Three case of epididymitis acuta non-gonorrhoica. Jap. J. of Dermat. **25**, Nr 3, 15 (1925). Ref. Zbl. Hautkrkh. **18**, 311 (1926). — Scaglione: Sull'impiego del cianuro di mercurio nelle epididimite blenorragiche. Boll. sec. region. Soc. ital. Dermat. **1931**, H. 3, 149—151. — Schäffer: Berl. klin. Wschr. **1910**, Nr 19. — Schäffer, J.: Über Epididymitis non gonorrhoica (bacteritica). Med. Klin. **17**, Nr 12, 335—337 (1921). — Scharff: Die Behandlung der gonorrhoischen Nebenhoden- und Hodenentzündungen mit elektrischen Strömen. Zbl. Krkh. Harn- u. Sex.org. **5** (1894). — Scherf: Die chronische, nichtspezifische Nebenhodenentzündung. Ärztl. Mschr. **1927**, Nov.-H., 325—333 (1927). — Schindler: (a) Zur Behandlung der Epididymitis gonorrhoica. Dtsch. med. Wschr. **1906**, 9. Kongr. (b) Die Pathogenese und Therapie der gonorrhoischen Epididymitis. Dermat. Zbl. **16** (1913). (c) Dürfen Geschlechtskranke mit negativem Laboratoriumsbefund heiraten? Berl. Klin. **1925**, H. 344. — Schmidt-La Baume: Epididymitis und Orchitis abscedens bei Gonorrhöe. Frankf. dermat. Ver.igg Sitzg. 16. Juli 1931. — Schmincke: Die Behandlung blennorrhoischer Epididymitis und Prostatitis mit Moorbädern und Moorumschlägen. Zbl. Krkh. Harn- u. Sex.org. **16**. — Scholl, A. J.: Primary adenocarcinoma of the epididymis. Report of case. J. amer. med. Assoc. **91**, 560—564 (1928). — Scholl, A. J. et Jean Verbrugge: Adéno-carcinome primitif de l'épididyme (avec relation d'un cas personnel). J. d'Urol. **27**, 24—30 (1929). — Schultz, Ph. J.: Über männliche Genital- und Urogenitaltuberkulose. Z. Tbk. **36**, H. 2, 81—99 (1922). — Schumacher, Carl: Über die nichtspezifische Epididymitis. Arch. f. Dermat. **142**, H. 3, 339 bis 352 (1923). — Schwarz, Egbert: Über die Behandlung der männlichen Genitaltuberkulose und der chronischen unspezifischen Epididymitis. Arch. klin. Chir. **127**, 474—492 (1923). — Seifert: Die Diagnose der unspezifischen Epididymitis. Zbl. Chir. **1930**, 13—19 u. 46, 47. — Sellei: (a) Das Biersche Stauungsverfahren bei einigen urologischen Erkrankungen. Z. Urol. **1907**. (b) Beiträge zur Histologie der Epididymitis gonorrhoica. Dermat. Z. **11**. — Serés, Manuel: Die Diathermie bei der Behandlung der Gonorrhöe des Mannes. Rev. españ. Med. **6**, No 63, 511—514 (1923). Ref. Zbl. Hautkrkh. **12**, 88 (1924). — Sicilia:

(a) Serotherapie bei Haut- und Geschlechtskrankheiten. Actas dermo-sifiliogr. 15, No 4, 158, 159 (1923). Ref. Zbl. Hautkrkh. 11, 210 (1924). (b) Heilprozeduren bei gonorrhoischen Komplikationen. Actas dermo-sifiliogr. 15, No 4, 171 (1923). Ref. Zbl. Hautkrkh. 11, 444 (1924). — SILBERSTEIN u. SCHULZ: Über die Wirkung von Ichthyol auf den Entzündungsvorgang. Arch. f. Dermat. 1921, 137. — SIMMONDS: (a) Die Ursachen der Azoospermie. Dtsch. Arch. klin. Med. 61. (b) Über narbigen Verschluß des Samenleiters. Verh. dtsch. path. Ges. 1899. — SINKOE, SAMUEL J.: Diathermy, its value in acute epididymitis. Urologic Rev. 29, Nr 9, 525—527 (1925). — SPERANSKIJ, W. A.: Über nichtspezifische Epididymitiden. Vrač. Delo (russ.) 1925, Nr 10/11, 831—833 (1925). Ref. Zbl. Hautkrkh. 18, 311 (1926). — SPURR, RICARDO: Die Vasotomie als Behandlung der Vesiculitis und Epididymitis a bascula. Rev. Especial méd. 1, No 4, 969—974 (1926). Ref. Zbl. Hautkrkh. 24, 722 (1927). — STABEL: Über abscedierende blennorrhagische Epididymitis und deren Pathologie und Ätiologie. Inaug.-Diss. Berlin 1905. — STEIN: Geschlechtskrankheiten, 1922. — STERN, KARL: Behandlung der Epididymitis und der Bubonen mit Hyperämie. 79. Verslg. Naturforsch. Ref. Arch. f. Dermat. 88, 347; Münch. med. Wschr. 1907. — STEVENS, A. R.: Differentiation between tuberculous and non-tuberculous inflammation of the epididymis. J. of Urol. 10, Nr 1, 85—92 (1923). — STOEBER, CHRISTIAN: Zur Caseosanbehandlung von Haut- und Geschlechtskrankheiten. Dtsch. med. Wschr. 47, Nr 18, 502, 503 (1921). — STONE, ERIC: Comparison of the results of various treatments for acute gonorrheal epididymitis. J. of Urol. 20, 245—257 (1928). — STRASZYNSKI, ADAM: Die intramuskuläre Anwendung von Ichthyol bei Haut- und venerischen Krankheiten. Polska Gaz. lek. 4, Nr 44, 927, 928 (1925). Ref. Zbl. Hautkrkh. 19, 477 (1926). — SUREN, ERNST: Über chronische, nichtspezifische Nebenhodenaffektionen unter dem klinischen Bilde der Epididymitis tuberculosa. Z. urol. Chir. 27, 304—314 (1929). — SUTER, F.: Die ein- und beidseitig auftretenden Nierenkrankheiten (sog. chirurgische Nierenaffektionen). — Erkrankungen der Blase, der Prostata, der Hoden und Nebenhoden, der Samenblasen. Funktionelle Sexualstörungen. Handbuch der inneren Medizin, S. 1827—2075. — SWAN, CHANNING S.: Epididymotomy for epididymitis. Analysis of ninety cases and a review of the literature. New England J. Med. 203, 631—635 (1930). — SWINBURNE, G. K.: The antigonococcus-serum of ROGERS and TORREY in Epididymitis. J. amer. med. Assoc. 48, 319 (1907).

TADDEI, D.: Epididimite cronica non tubercolare. Policlinico, sez. prat., 1933, 765—770, TAENZER: Zur Anwendung der UNNASchen Pflastermulle. Mh. Dermat. 18. — TALMANN. I. M.: Nebenmilzen im Nebenhoden und Samenstrang. Virchows Arch. 259, H. 1, 237—243 (1926). — TAMURA, S. and N. NISHIMURA: Histological findings of fine nerve fibres in tubercular tissue of the epididymis. Jap. J. of Dermat. 31, 1273—1275 u. englische Zusammenfassung, 1931, S. 115. Ref. Zbl. Hautkrkh. 41, 157 (1932). — TANAKA: Ein Beitrag zur Pathologie und Statistik der Epididymitis gonorrhoica. Arch. f. Dermat. 89 (1908). — TERA, GABRIEL: Beitrag zum Studium der tuberkulösen Epididymitis und ihrer Behandlung. Rev. españ. Cir. y Urol. 10, 318—326 (1928). Ref. Zbl. Hautkrkh. 29, 864 (1929). — THOMAS: Syphilis of the epididymis (with discharging sinuses). Arch. of Dermat. 3 I, Nr 4, 476 (1921). — THOMAS, B. A. and D. C. THOMPSON: Hydrocele of the epididymis. With report of a case. J. of Urol. 12, Nr 3, 271—277 (1924).

ULLMANN, J.: Über Erkrankungen des Nebenhodens im Frühstadium der Syphilis. Mh. Dermat. 41 (1905). — UNNA: Mh. Dermat. 27. — UTEAU-SCHWAB: Die Heißluftbehandlung bei den gonorrhoischen Orchititiden. Arch. f. Dermat. 125, 406.

VALERIO, AMÉRICO: Über vereiterte gonorrhoische Funiculoepididymitis. Prensa méd. argent. 16, 1389, 1390 (1930). Ref. Zbl. Hautkrkh. 36, 102 (1931). — VÉDFY, GÉZA: Klinische Beiträge zur Pathogenese und Therapie der gonorrhoischen Epididymitis. Orv. Hetil. (ung.) 1928 II, 1175—1180. Ref. Zbl. Hautkrkh. 30, 143 (1929). — VIGNOLO-LUTATI: Über die Wirksamkeit der intraepididymalen Injektionen von Argent. colloid. elektr. bei der Behandlung der Epididymitis gonorrhoica. Boll. Clin. med. Sept. 1912, No 9. — VIVIAN, CHARLES S.: Operative treatment of gonorrhoeal epididymitis. Ann. Surg. 73, No 3, 357—359 (1921). — VOLK, R.: Wien. klin. Wschr. 1905, 1227; Wien. med. Presse 1905. — VORSCHÜTZ: Diagnose und Therapie der nichtspezifischen Nebenhodenerkrankungen. Zbl. Chir. 53, Nr 8, 487—489 (1926).

WAELSCH: (a) Epididymitis erotica. Münch. med. Wschr. 1907, 50. (b) Epididymitis erotica. Berl. klin. Wschr. 1909, Nr 27. (c) Handbuch der Geschlechtskrankheiten, Prostatitis, Spermatocystitis, Cowperitis gonorrhoica. Wien u. Leipzig: Alfred Hölder 1910. — WALKER, ALLAN S.: The use of antigonococcal serum in the treatment of the complications of gonorrhoea. Med. J. Austral. 2, Nr 26, 731—734 (1922). — WALKER, KENNETH, M.: (a) Diathermy in genito-urinary practice. Practitioner 58, Nr 3, 192—202 (1922). (b) The differential diagnosis between gonococcal and nongonococcal epididymitis. Brit. J. vener. Dis. 1, Nr 2, 112—117 (1925). — WALTHER, H. W. E. and C. L. PEACOCK: Diathermy in urology. J. amer. med. Assoc. 83, Nr 15, 1142—1147, 1152—1154 (1924). — WARD, R. OGIER: Cysts of the epididymis. Lancet 203, Nr 16, 807, 808 (1922). — WEBER: Beiträge zur

Häufigkeit der Tripperkomplikationen. Inaug.-Diss. Würzburg 1890. — Wegelin, Carl: Über Spermiophagie im menschlichen Nebenhoden. Beitr. path. Anat. 69, 281—294 (1921). — Weitzel, Louis: Epididymite et funiculite suppurées d'origine gonococcique. Presse méd. 1929 II, 1544, 1545. — Werler: Über die ambulante Behandlung der blennorrhoischen Nebenhodenentzündung. Ther. Mh. 1899. — Werther: (a) Orchitis und Epididymitis luica. Ver. Dresden. Dermat. u. Urol., Sitzg 3. Okt. 1923. (b) Epididymitis tuberculosa. (c) Epididymitis syphilitica bilateralis. Ver. Dresden. Dermat. u. Urol., Sitzg 5. März 1924. — Westberg: Zur Therapie der Epididymitis symp. et blenn. Mh. Dermat. 33. — Wetterer, Joseph: Die Behandlung der Epididymitis blennorrhagica mit Röntgenstrahlen. Dtsch. med. Wschr. 48, Nr 14, 459 (1922). — White, H. P. Winsbury: Epididymitis and suprapubic prostatectomy. A study of 50 cases. Lancet 202, Nr 6, 321, 322 (1922). — Wiedemann: Beitrag zur Statistik der Epididymitis gonorrhoica. Inaug.-Diss. Leipzig 1920. — Wiesner, K.: Über einen Fall von gonorrhoischer Epididymitis und Omphalitis bei einem 3 Monate alten Säugling. Z. Kinderheilk. 48, 305—309 (1929). — Wildbolz, Hans: (a) Chronische Epididymitis ohne Tuberkel. Z. urol. Chir. 28, 469—477 (1929). (b) Epididymitis ohne Tuberkel. Z. Urol. 1930, Sonderber., 255—258. — Wilensky, Abraham O. and Saul S. Samuels: Acute deferentitis and funiculitis. Ann. Surg. 78, Nr 6, 785—794 (1923). — Willamowski: Hodentuberkulose und gonorrhoische Epididymitis. Schles. dermat. Ges. Breslau, Sitzg 29. Juni 1921. — Wilson, A. C.: Behandlung der gonorrhoischen Epididymitis mit der Bierschen Methode. Brit. med. J., 15. Nov. 1913, 1281. — Winckler, V.: Zur Entstehung der Epididymitis non gonorrhoica. Zbl. Chir. 50, Nr 3, 89—91 (1923). — Windholz, Franz: Resorptionsbilder im Nebenhodenkopf. Verh. dtsch. Ges. Urol. 1927, 422—424. — Winiwarter: Erkrankungen des Penis, Hodens und der Hüllen des Hodens. Handbuch der Urologie von Frisch-Zuckerkandl. — Winternitz: Epididymitis (luetica?), 1 Jahr nach einer Abortivkur. Dtsch. dermat. Ges. tschechoslov. Republik, Sitzg 22. Juni 1924. — Winternitz, R.: Epididymitis subacuta in phthisico. Dtsch. dermat. Ges. tschechoslov. Republik, Sitzg 18. Juli 1927. — Witte: Zur Pathogenese der gonorrhoischen Epididymitis. Arch. f. Dermat. 50, (1899). — Wolff: Ambulante Behandlung der akuten Epididymitis mittels Stütz-Stau-Heftpflasterringes. Arch. f. Dermat. 125, 216. — Wolff u. Mulzer: Lehrbuch der Haut- und Geschlechtskrankheiten, 1914. — Wolfsohn: Die konservative Behandlung der Nebenhodentuberkulose. Z. Urol. 22, 629 (1928). — Wossidlo: Die Gonorrhöe des Mannes und ihre Komplikationen. Leipzig 1923. — Wren, Alphonse A. and Joseph L. Tenenbaum: Terpentine by injection in the treatment of epididymitis. Surg. etc. 39, Nr 4, 503—506 (1924). — Wright, Louis T.: The treatment of gonorrheal epididymitis with intravenous injections of sodium iodide. N. Y. med. J. a. med. Rec. 118, Nr 5, 292—294 (1923). — Wurmser, Raymond: Un traitement ambulatoire de l'orchite blennorragique. J. d'Urol. 25, No 4, 370, 371 (1928).

Yamada, K.: A case of epididymitis recidiva, which occured during gonococcal vaccine therapy. Jap. J. of Dermat. 24, Nr 3, 16 (1924). Ref. Zbl. Hautkrkh. 14, 260 (1924). — Yamamoto, T.: Fall von Lues secundaria. Acta dermat. (Kioto) 10, H. 6, 621 (1927). — Ylanan, C. R.: Calcium chloride in the treatment of gonorrheal epididymo-orchitis. J. Philippine Islands med. Assoc. 9, 128—132 (1929). — Yoshida, S.: (a) Fall von Epididymitis gummosa. Acta dermat. (Kioto) 7, H. 6, 768 (1926). (b) Epididymitis gonorrhoica und erotica. Acta dermat. (Kioto) 10, H. 6, 620 (1927). (c) Epididymitis erotica. Lues (Kioto) 3, 64—70 u. englische Zusammenfassung, 1929. S. 140, 141. (d) Epididymitis syphilitica. Acta dermat. (Kioto) 12, 429—437 u. englische Zusammenfassung, 1928. S. 438. Ref. Zbl. Hautkrkh. 30, 271 (1929).

Zaluckij, G. u. M. Trojanovskij: Die Behandlung der Epididymitis mit der Solluxlampe. Sovet. Vestn. Venerol. i Dermat. 1, Nr 5, 20—23 (1932). Ref. Zbl. Hautkrkh. 43, 717 (1933). — Zeissl, M. v.: Bauchfellentzündung infolge des Harnröhrentrippers des Mannes. Allg. Wien. med. Ztg 1892. — Zipper, Josef: Eine seltene Anomalie des Hodens bzw. des Nebenhodens. Zbl. Chir. 53, Nr 19, 1182—1184 (1926). — Zirn: On the therapy of epididymitis with an injection into the scrotum. Jap. J. Dermat. 24, Nr 11, 67 (1924). Ref. Zbl. Hautkrkh. 16, 850 (1925). — Zirn, Camillo: Über eine intrascrotale spezifische Behandlung der gonorrhoischen Nebenhodenentzündung. Dermat. Wschr. 73, Nr 29, 781, 782 (1921). — Zuckerkandl, Otto: Über die Tuberkulose des Nebenhodens und ihre operative Behandlung. Med. Klin. 17, Nr 5, 124, 125 (1921). — Zuleger: Lues des Nebenhodens und des Hodens. Dtsch. dermat. Ges. tschechoslov. Republik, Sitzg 28. Juni 1925.

Gonorrhöe der Frau.

Von

R. FRANZ-Wien.

Mit 46 Abbildungen.

Geschichtliches.

In den medizinischen Überlieferungen der alten Kulturvölker finden sich bereits Krankheiten erwähnt, die durch Übertragung von eitrigem Ausfluß aus den Geschlechtsteilen entstehen. So haben auch die Reinigungsvorschriften nach dem Geschlechtsverkehr bei den Babyloniern, Juden, Mohammedanern den Zweck, der Ansteckung derartiger Ausflüsse vorzubeugen. Im Papyrus der 2200 v. Chr. erbauten Stadt Kahun und besonders im Papyrus Ebers aus der Zeit 1550 v. Chr. und im Bericht des CLEMENS ALEXANDRINUS aus dem 2. Jahrhundert n. Chr. finden sich Hinweise auf Ausflüsse aus der Scheide und auf Entzündungen des Uringanges und der Vulva, die mit großer Wahrscheinlichkeit auf die in Ägypten weitverbreitete Gonorrhöe zu beziehen sind. In den Schriften der altindischen Ärzte SUŚRUTA aus dem 6. Jahrhundert v. Chr. und CARAKA aus dem 2. Jahrhundert n. Chr. werden bereits Kondylome und Pruritus beschrieben, sowie darauf hingewiesen, daß die entzündlichen Erkrankungen der Scheide die Ursache der upadansá beim Manne ist und daß zu deren Verhütung der geschlechtliche Verkehr zu vermeiden ist. In der BOWER-Handschrift, die 350—370 n. Chr. geschrieben wurde, finden sich Rezepte gegen Schmerzen bei der Harnröhrenentleerung, Spritzen für Spülungen der Scheide, Harnröhre und Gebärmutter, ferner Tampons und Suppositorien für die Scheide erwähnt. In den medizinischen Schriften des griechischen Arztes HIPPOKRATES (460—380 v. Chr.) und seiner Zeitgenossen sind die Entzündungen der äußeren und inneren weiblichen Geschlechtsteile, sowie der unteren Harnwege eingehend beschrieben. Von den Griechen aus der alexandrinischen Zeit stammt der Ausdruck *Gonorrhöe* (= Samenfluß), sowie der heute weniger gebräuchliche Name *Blennorrhöe* (= Schleimfluß). In den Werken des alexandrinischen Arztes SORANOS von Ephesos aus dem 2. Jahrhundert n. Chr. und des GALENOS (129—199 n. Chr.) finden sich eigene Abschnitte über die Gonorrhöe, die auch bei der Frau als eine krankhafte, unwillkürliche Samenentleerung aufgefaßt wurde. Auffallend wenig wird die Krankheit in den Schriften der Römer erwähnt, was darauf zurückzuführen ist, daß bei diesen die Ausübung der Heilkunde nur wenig in den Händen der Ärzte lag.

Im frühen Mittelalter hat sich die Erkenntnis, daß die Erkrankung durch den Geschlechtsverkehr übertragen werden kann, allmählich durchgesetzt. Eine klarere Vorstellung von der Gonorrhöe war jedoch sonst nicht möglich, da der Aberglaube zu jener Zeit jede sachliche Auffassung über das Wesen einer Krankheit verhinderte. Als am Ende des 15. Jahrhunderts die Syphilis sich über Europa ausbreitete, wurde die Erforschung der Gonorrhöe ganz vernachlässigt, und es entstand die sog. Identitätslehre, nach der beide Krankheiten zusammengehören.

Während im Mittelalter die Lehre von den Frauenkrankheiten kaum ein anderes Bild als im Altertum bot, wurde in der Neuzeit das alte Lehrgebäude des ARISTOTELES, HIPPOKRATES und GALENOS durch die nunmehr einsetzende pathologisch-anatomischen Erforschungen erschüttert, wodurch auch die Lehre von der Entzündung der weiblichen Geschlechtsteile wesentlich gefördert wurde. So stammt von dem Italiener FALLOPIA (1523—1562) eine genaue Beschreibung der Eileiter, Eierstöcke und runden Mutterbänder. Der Niederländer REIGNIER DE GRAAF (1641—1673) hat darauf hingewiesen, daß bei der Unterscheidung zwischen Fluor und Gonorrhöe die Mitbeteiligung der paraurethralen Gänge für letztere spreche. PLAZZONI beschreibt 1621 als erster die Ausführungsgänge der großen Vorhofdrüsen. Die Drüse selbst, die 1661 von Duverney in Paris zuerst beschrieben wurde, ist nach dem Anatomen Kaspar Bartholinus d. J. aus Kopenhagen benannt, der dieselbe 1676 zusammen mit Duverney bei Kühen beobachtet hat. Boerhave (1668—1738) aus Leiden wußte schon, daß die Bartholinschen Drüsen von Gonorrhöe befallen werden können. Die anatomischen Kenntnisse über die Gebärmutter wurden besonders von den Niederländern van Horne (1621—1670) und Swammerdam (1637—1680) gefördert. Die früher als weibliche Testikel bezeichneten Eierstöcke wurden genau von Niels Stensen (1638—1686) aus Kopenhagen und Reignier de Graaf beschrieben. Letzterer erkannte im Gegensatz zu Fallopia den Eileiterverschluß als pathologische Veränderung. Der Deutsche Corbejus hebt 1620 in einer Schrift hervor, daß bei der weiblichen Gonorrhöe eine akute und chronische Form zu unterscheiden sei und daß die erstere zumeist auf eine venerische Ansteckung zurückzuführen sei. Martin Naboth (1675—1721) aus Halle beschrieb als erster die als Retentionscysten der Cervixdrüsen bekannten Gebilde, die er für Eier hielt und daher fälschlich als Ovarium novum bezeichnete, wodurch der Name Ovula Nabothi entstand.

Trotz der eifrigen anatomischen Forschungen waren die Darstellungen über die gynäkologischen Erkrankungen aus dem 17. Jahrhundert noch von Aberglauben oder astrologischen Einflüssen erfüllt. Gonorrhöe und Syphilis wurden noch immer als ein und dieselbe Krankheit aufgefaßt. Die entzündlichen Anhangserkrankungen wurden nicht als Folgeerscheinungen, sondern als Entstehungsort und Ursache der eitrigen Absonderung erklärt. Die Kenntnis der einzelnen Unterleibserkrankungen ging meist auf alte Theorien und in der letzten Zeit gewonnene Leichenbefunde zurück, da eine richtige gynäkologische, bimanuelle Untersuchung damals noch gänzlich unbekannt war. Die Behandlung der gonorrhoischen Erkrankungen bestand hauptsächlich in Aderlaß, Purgantien, Brechkuren und Breiumschlägen.

Erst in der Mitte des 18. Jahrhunderts hat sich, wenn auch nur vorübergehend und bei einzelnen Ärzten die Ansicht Geltung verschafft, daß das Kontagium von Tripper und Lustseuche ein verschiedenes sein müsse. Zuerst sprach 1767 der Engländer Balfour, später Hales und Ellis die Möglichkeit aus, daß der Erreger der Gonorrhöe und Lues verschieden sein könne. Als der Däne Tode 1774 für die Verschiedenheit beider Krankheiten eintrat, fand er fast allgemein Widerspruch. Die sich langsam durchsetzende Lehre vom Dualismus wurde jedoch auf Jahrzehnte hinaus vernichtet, als sich John Hunter 1767 die Glans penis mit vermeintlichem Trippersekret inokulierte und darauf ein echter syphilitischer Schanker entstand. Diesem scheinbar eindeutigen Beweis des englischen Arztes für die Gleichheit des Tripper- und Syphiliserregers wagten nur einige wenige Ärzte zu widersprechen und es entstanden neuerdings die verworrensten Auffassungen über die beiden Geschlechtskrankheiten und ihre Zusammenhänge.

Erst die eingehenden Untersuchungen und Versuche Ricords stellten 1837 einwandfreie Beweise für die Dualitätslehre auf. Trotzdem wurde diese Meinung von zahlreichen Ärzten noch auf lange Zeit hinaus erbittert bekämpft. Durch Paré und Ricord wurde auch der Scheidenspiegel allgemein in die Frauenheilkunde eingeführt, wodurch die Kenntnis der gonorrhoischen Erkrankung bei der Frau wesentlich gefördert wurde. Bernutz, Goupil und West haben 1857 den Zusammenhang zwischen eitriger Entzündung der Eileiter und der Beckenbauchfellentzündung mit der gonorrhoischen Erkrankung der unteren Genitalabschnitte vermutet. Guérin hat 1864 die gonorrhoische Erkrankung der Krypten neben der weiblichen Harnröhrenmündung beschrieben und als Urethritis externa benannt. Sichere Grundlagen für das Aufsteigen der Trippererreger in die höheren Genitalabschnitte lagen zu dieser Zeit jedoch noch nicht vor. Erst 1872 hat Noeggerath, ein deutscher Arzt in New York, seine klinischen Beobachtungen über die gonorrhoische Natur der Veränderungen an den Gebärmutteranhängen in der Schrift „Die latente Gonorrhöe im weiblichen Geschlechtsapparat" niedergelegt und dadurch auf die Gefahr der Tripperansteckung für die Frau hingewiesen. Er hat einerseits gezeigt, daß das Trippergift nicht nur die ansteckenden eitrigen Ausflüsse, sondern auch die entzündlichen Erkrankungen der Eileiter, der Eierstöcke, des Beckenbauchfells und ausnahmsweise auch des Beckenbindegewebes hervorrufen kann, und andererseits erkannt, daß die Unfruchtbarkeit, besonders die Einkindsterilität, eine Folge der Gonorrhöe sei. Seine Lehre erfuhr vielfach Widerspruch, und er selbst wurde wegen derselben so angefeindet, daß er seine ärztliche Tätigkeit in New York aufgeben mußte.

Als dann 1879 Neisser den Gonococcus als den Erreger der Gonorrhöe entdeckte, fanden die Anschauungen Noeggeraths allmählich Bestätigung und Anerkennung. Pauli, Guyomar und Thiry konnten mit frischem Trippereiter eine Gonorrhöe erzeugen.

Während Neisser, Leistikow und Löffler Nährgelatine und Serum verwendeten, auf dem jedoch die Züchtung des Gonococcus sehr unsicher war, gelang es dem Frauenarzt Bumm 1885 eine sichere Kultur herzustellen, indem er menschliches Serum verwendete, das er durch Blutentnahme aus der Nabelschnur nach Abnabelung des Neugeborenen gewann. Bumm hat weiters durch seine grundlegenden Untersuchungen an der Bindehaut eines bald nach der Geburt gestorbenen Kindes die Vorgänge bei der gonorrhoischen Schleimhautinfektion verständlich gemacht. Nachdem seine Ergebnisse von FINGER, GHON und SCHLAGENHAUFER für die männliche Harnröhre bestätigt worden waren, hat BUMM einen einwandfreien Beweis für die Übertragbarkeit erbracht, indem er durch Überimpfung von reingezüchteten Gonokokken auf die weibliche Harnröhre eine Gonorrhöe erzeugte. Im Eiterabstrich von erkrankten Eileitern wurden Gonokokken zuerst von WESTERMANN 1886 und ORTMANN 1887 nachgewiesen.

Eine weitere Förderung fand das Züchtungsverfahren der Gonokokken durch WERT-HEIM, der in der Erkenntnis, daß für das künstliche Wachstum die Anwesenheit von Eiweiß notwendig sei, eine Platte verwendete, die aus menschlichem Blutserum und Agar hergestellt wurde. Später wurde dann an Stelle des schwer erhältlichen Blutserums Ascites-flüssigkeit verwendet. Mit Hilfe dieses Züchtungsverfahrens, der mikroskopischen Gewebs-untersuchungen und der Tierversuche konnte WERTHEIM als erster zeigen, daß der Tripper-erreger nicht ausschließlich Schleimhautparasit sei, sondern auch in das Bindegewebe, die Muskulatur und das Bauchfell einzudringen vermag. So fand er im Wandgewebe von Pyosalpinxsäcken, Ovarialabscessen und der Harnblase Gonokokken. Er konnte weiter zeigen, daß durch Übertragung einer latenten, symptomlosen Gonorrhöe eine akute Gonor-rhöe hervorgerufen werden könne. Die histologischen Veränderungen in Epithel, Binde-gewebe und Muscularis nach gonorrhoischer Ansteckung wurden ferner durch MENGE, J. W. MILLER, SCHRIDDE, R. SCHRÖDER u. a. erforscht.

Pathologische Anatomie, Bakteriologie und Klinik der weiblichen Gonorrhöe stehen heute nach vielen Irrwegen auf Grund zahlreicher Forschungsarbeiten, von denen nur die wichtigsten hervorgehoben sind, als eine allgemein anerkannte und weit ausgebaute Lehre fest. Auch die Behandlung hat im letzten Jahrhundert eine feste Stütze und weiteren Aus-bau erfahren, seit die Silberlösungen als ein wirksames antigonorrhoisches Mittel erkannt wurden, seit die rein örtliche Behandlung der erkrankten Schleimhäute mittels adstringie-render und desinfizierender Mittel sowie die resorbierende Therapie durch die Einführung der auf den Lehren von PASTEUR, METSCHNIKOFF und WRIGHT beruhenden künstlichen Immunisierung erweitert wurde. So hat die Vaccination, die, durch HUTCHINGS und BRUCK 1908 eingeführt, von FROMME als einem der ersten bei der weiblichen Gonorrhöe angewendet wurde, nicht nur die Behandlung auf eine breitere Grundlage gestellt, indem durch dieselbe auch die tiefer gelegenen Gonokokkenherde beeinflußt werden, sondern auch die Diagnostik der sog. geschlossenen Gonorrhöe gefördert.

Schließlich wurde in den letzten 20 Jahren die bisherige Erkennung mittels mikrosko-pischer Bakterioskopie und Züchtung der Keime durch serologische Verfahren ausgebaut, von denen allerdings nur die von BORDET und GENGOU eingeführte und von MÜLLER und OPPENHEIM für die Gonorrhöe ausgebaute Komplementbindungsreaktion Wert am Kranken-bette hat.

Die hier angeführten geschichtlichen Angaben beruhen auf den Arbeiten von M. GUM-PERT und J. FISCHER.

Allgemeines.

Übertragung. Die häufigste Gelegenheit für die Übertragung des Trippers auf die weiblichen Geschlechtsorgane bietet der Geschlechtsverkehr, bei dem die Ansteckung durch unmittelbare Berührung der männlichen und weiblichen Geschlechtsteile erfolgt. Der frische Tripper des Mannes spielt dabei eine geringe Rolle, da die meisten Männer zu Beginn der Erkrankung wegen der Schmerz-haftigkeit und der Furcht anzustecken den Geschlechtsverkehr vermeiden. Von größerer Bedeutung für die Übertragung dagegen ist der chronische Tripper des Mannes, bei dem die Sekretion nicht mehr deutlich erkennbar ist und erst nach Geschlechtsverkehr oder Alkoholgenuß auftritt oder bei dem gonokokken-hältige Tripperfäden im Harne sich finden, denen nicht die richtige Bedeutung zugemessen wird. Bei akuter Gonorrhöe des Mannes oder Enge des Scheiden-einganges werden meist zuerst die Drüsengänge und Krypten des Vorhofes, sowie die Harnröhre, bei der chronischen Gonorrhöe des Mannes oder bei klaffender Vulva und weiter Scheide im allgemeinen der Gebärmutterhals zuerst infiziert, während Harnröhre, Vorhofgänge und Mastdarm dagegen häufig erst sekundär erkranken. Ganz vereinzelt sind auch Fälle (HELLER) bekannt, bei denen Frauen durch lesbische Berührung gonorrhoisch angesteckt werden.

Eine gewisse Rolle hat früher die in manchen Gegenden vorhandene Vorstellung gespielt, daß die Berührung des an Tripper erkrankten Gliedes mit einem jungfräulichen Genitale den Tripper zu heilen vermöge.

Die Ansteckung kann aber auch auf indirektem Wege, durch Finger, Instrumente und Gebrauchsgegenstände erfolgen. So können Gonokokken durch die Hand einer erkrankten Person oder bei groben Verstößen gegen die Reinlichkeit auch bei der Untersuchung durch Arzt oder Hebamme übertragen werden. Auch durch Scheidenspiegel, Sonden, Tupfer- oder Faßzangen können Gonokokken auf die weiblichen Geschlechtsteile gelangen. Von gesunden und kranken Frauen gleichzeitig benützte Irrigatoransätze, Schwämme und Wäsche können gleichfalls die Ansteckung vermitteln. Klosettinfektionen dürften bei der Frau kaum vorkommen. Die indirekte Übertragung ist überhaupt, wenigstens bei der erwachsenen Frau, nur ganz ausnahmsweise möglich, da die Gonokokken im verschmierten eitrigen Sekret durch Austrocknen sehr rasch ihre Ansteckungsfähigkeit verlieren und die weiblichen Geschlechtsteile infolge ihres Baues sehr geschützt sind.

Inkubation und Latenz. Eine bestimmte *Inkubationszeit* für die auf eine Schleimhaut übertragene Gonorrhöe ist nicht festzustellen. Die Gonokokken vermehren sich nach ihrer Übertragung auf die Schleimhaut sehr rasch, so daß meist schon 1—5 Tage nach der Ansteckung die klinischen Erscheinungen der Entzündung auftreten. In ganz seltenen Ausnahmefällen sind trotz Anwesenheit von Gonokokken auf der Schleimhaut und in den Gängen nur ganz geringgradige, kaum merkbare oder überhaupt keine Entzündungszeichen vorhanden. Selbstverständlich können Gonokokkenträgerinnen während dieser symptomlosen *Latenz,* „Blennorrhagie discrète" der Franzosen, ansteckend auf andere Personen wirken. Es kann aber auch vorkommen, daß bei der Frau eine in den unteren Genitalabschnitten, also in Harnröhre, Gebärmutterhals und Vorhof, latent verlaufende Gonorrhöe erst bei Aufsteigen in die höheren Genitalabschnitte auffallende klinische Erscheinungen macht. So entwickeln sich manchmal nach völligem Schwinden der Gonokokken in den Sekreten ganz allmählich schleichende salpingitische und pelviperitonitische Prozesse. Bei geschlechtlicher Ruhe und körperlicher Schonung können derartige latente Fälle von Harnröhren- und Gebärmutterhalstripper ausnahmsweise auch ganz von selbst ausheilen, ohne überhaupt je akute Entzündungserscheinungen hervorzurufen. Andererseits können auch die Gonokokken sehr bald von der Oberfläche der Schleimhaut und aus den Genitalsekreten verschwinden, und trotzdem kann bei ihrer Anwesenheit im subepithelialen Gewebe, in den Drüsenschläuchen oder in der Eileiterlichtung die Gonorrhöe einen schweren Verlauf nehmen. Es sind auch Fälle bekannt, bei denen erst nach mehreren Jahren ein Aufsteigen der Infektion in höhere Abschnitte erfolgte. Diese lassen jedoch immer die Möglichkeit offen, daß es sich hier um eine neue Ansteckung mit Gonokokken oder eine sekundäre Infektion mit anderen Keimen handelt.

Immunität (vgl. Bruck, S. 163). Nach allgemeiner Ansicht gibt es keine *angeborene Immunität* gegen die Gonorrhöe. Prochownick, der systematisch gesunde und kranke Frauen auf Gonokokken untersuchte, konnte 2% der Gonokokkenträgerinnen ausfindig machen, die keine klinischen Krankheitserscheinungen zeigten, und hielt sich deshalb für berechtigt, hier eine angeborene Immunität anzunehmen. Bucura konnte durch 2 Jahre eine Frau beobachten, deren gonorrhoisch infizierter Mann im Felde stand, und bei der es während des Urlaubes immer wieder zur Einschleppung von Gonokokken in die Scheide kam. Diese waren, solange der Mann auf Urlaub weilte, nachweisbar, um dann für die Zeit, in welcher der Mann im Felde stand, wieder zu verschwinden. Die Tripperkeime machten nie klinische Erscheinungen. Fiaschi beobachtete

3 Männer, die sich außerehelich ansteckten, dann einige Tage später vor dem Offenbarwerden der Ansteckung mit ihren schwangeren Frauen verkehrten. Trotzdem blieb die Infektion aus. Umgekehrt sind auch Fälle beschrieben, bei denen der Mann trotz Infektion scheinbar geschützt blieb. Diese und andere Beobachtungen, welche die Möglichkeit einer angeborenen Immunität erweisen sollen, können jedoch in keiner Weise erhärten, daß das Nichterkranken auf einer spezifischen, immunologischen Unempfänglichkeit beruht. Die Unempfindlichkeit gegenüber der Trripperansteckung dürfte hier mehr auf einer besonderen Festigkeit und Widerstandskraft des Epithels oder auf einem bestimmten Chemismus der Zellen zurückzuführen sein. So sehen wir in der Harnröhre und der Cervix auch im gesunden Zustande bei der einen Frau mehr Plattenepithel, bei der anderen mehr Zylinderepithel gebildet. Schleimhautrohre mit dünnem, einschichtigen Zylinderepithel erkranken leichter, während ein mehrschichtiger, verhornter Plattenepithelbelag nur unter besonderen Bedingungen einer Besiedlung zugänglich ist. Auch der hohe Säuregrad des Scheideninhaltes bei gut funktionierender Keimdrüse erschwert die Ansiedlung der Gonokokken in den sonst anfälligen Organen.

Daß es eine *örtliche gewebliche Immunität* gibt, dafür spricht auch deutlich der Umstand, daß die verschiedenen Schleimhäute der weiblichen Geschlechtsteile nicht in gleichem Maße und unter allen Lebensbedingungen gleich empfänglich sind. So sind die Schleimhäute mit Zylinder- und Übergangsepithel, also die Auskleidung von Harnröhre, Vorhofgängen, Halskanal, Gebärmutterkörper, Eileiter, Mastdarm, Keim- und Follikelepithel, Serosazellen des Bauchfells gegen die Ansiedlung und das Eindringen von Gonokokken nur sehr wenig widerstandsfähig. Die Scheidenhaut der erwachsenen Frau dagegen ist gegen das Eindringen von Gonokokken im allgemeinen geschützt und ermöglicht nur ausnahmsweise bei besonderer Epithelzartheit in der frühen Jugend, bei Schwangerschaftsauflockerung oder seniler Atrophie, also bei fehlender oder mangelhafter hormonaler Funktion eine gonorrhoische Erkrankung.

In den Drüsenschläuchen der Corpus- und Cervixschleimhaut, besonders aber in den Vorhofdrüsen, siedeln sich die Gonokokken nur selten und vorübergehend an, was für eine gewisse örtliche, chemische Immunität spricht. Das subepitheliale Schleimhautstroma, das submuköse Bindegewebe und selbst die tiefe Muskulatur ist gegen das Eindringen der Gonokokken keineswegs geschützt. So wurden Gonokokken im Schleimhautstroma, im subepithelialem Gewebe, im Unterhautzellgewebe, in der Muskelwand des Uterus, der Eileiter und der Harnblase nachgewiesen. Daß sich unter ungünstiger Bedingung des Individuums sogar in der äußeren Haut Gonokokken ansiedeln können, dafür sprechen die allerdings nur vereinzelt beobachteten gonorrhoischen Geschwüre der Vulvahaut. Daß die Tripperkeime sich auch auf der Blut- und Lymphbahn verbreiten können, ist einerseits durch ihren Nachweis im strömenden Blut, andererseits durch das Vorkommen einer allgemeinen Gonokokkensepsis und von Metastasen in Gelenken, Sehnenscheiden, Schleimbeuteln, Endo- und Myokard bewiesen.

Aber auch nach dem Überstehen eines Trippers tritt keine Immunität ein, so daß manchmal unmittelbar nach der Heilung eine neue Infektion auftreten kann, die keineswegs milder als die erste Ansteckung abläuft. Es kann auch zu derselben Zeit, da in den oberen Genitalabschnitten noch Gonokokken abgeschlossen vorhanden sind, eine neue Infektion von außen alle Erscheinungen einer frischen Erkrankung machen, die dann als *Superinfektion* bezeichnet wird.

Auch die künstliche Immunisierung des gesunden Menschen durch Einverleibung von Vaccine dürfte nach den bisher vorliegenden Beobachtungen ebensowenig eine bleibende Immunität bewirken, wenn auch die einverleibten Antikörper im Serum durch den Komplementbindungsversuch nachgewiesen werden können.

Mischinfektion. Von besonderer Bedeutung für den Ablauf und auch für die Behandlung der Trippererkrankung bei der Frau ist die Frage, ob die im Anschluß an die gonorrhoische Infektion zu beobachtenden Erkrankungen ausschließlich auf die Gonokokken zurückgeführt werden müssen, oder ob gleichzeitig oder anschließend auch andere Keime die entzündlichen Veränderungen bewirken. Menge bezeichnete das Eindringen einer einzigen Keimart in das Gewebe als *einfache Infektion,* das Eindringen von zwei oder mehreren Keimen als *Mischinfektion,* und zwar als *primäre,* sobald die Ansiedlung gleichzeitig erfolgt, als *sekundäre,* sobald die verschiedenen Keime nacheinander einwandern. Während Bumm noch die Ansicht vertrat, daß der Gonococcus ein reiner Schleimhautparasit sei, der nicht in die Gewebe eindringen könne, und daß die schweren Veränderungen bei der ascendierten Gonorrhöe in der Eileiterwandung und im Eierstock nur durch eine nachträgliche Besiedlung der gonorrhoisch erkrankten Organe mit pyogenen Keimen, also durch eine sekundäre Infektion, hervorgerufen werden könne, haben die Untersuchungen von Wertheim und Menge gezeigt, daß durch den Tripperkeim allein, also durch eine einfache Gonokokkeninfektion, die schweren Veränderungen in Pyosalpinx und Pyovarium hervorgerufen werden können. Es werden aber auch gelegentlich in einem Erkrankungsherd Gonokokken und andere Keime gleichzeitig nachgewiesen. Die Entscheidung, ob es sich bei letzteren um pathogene, gleichgültige oder saprophytische Keime handelt, ist meist sehr schwierig. Eine primäre Mischinfektion von Gonokokken und pathogenen Keimen in einem Herd ist wahrscheinlich nur vorübergehend vorhanden, da beide Keimarten nebeneinander nicht gut gedeihen können. Nach den vorliegenden Beobachtungen kommen aber Mischinfektionen zweifellos vor. So wurden Gonokokken neben Staphylokokken, Streptokokken und Colistäbchen im Eiter der Eileiter und des Gebärmutterhalses gefunden (Krönig, Menge, Bumm, Askanazy, Wagner, Stickel u. a.). In diesen Fällen hat es sich wahrscheinlich nur um eine zeitlich sehr begrenzte Symbiose gehandelt, da der Gonococcus im frischen Stadium die saprophytischen Keime zuerst verdrängt, im chronischen Stadium bei schlechtem Nährboden jedoch allmählich selbst verdrängt wird. Auch jene Fälle, bei denen nach gonorrhoischer Schleimhauterkrankung Staphylokokken- oder Streptokokkenmetastasen beobachtet werden, sprechen bis zu einem gewissen Grade für die Möglichkeit einer primären Mischinfektion. So wurden bei Endokarditis, Arthritis, Ophthalmoblennorrhöe nach primärer Tripperansteckung Mischinfektionen gefunden.

Auch sekundäre Mischinfektion mit anderen Keimen nach Gonorrhöe der Vorhofdrüsen, der Harnröhre und der Eileiter wurde beobachtet. Das Zustandekommen einer sekundären Mischinfektion in einer Pyosalpinx oder einem Pyovar ist wahrscheinlich dadurch zu erklären, daß die sekundär einwandernden Keime von angelöteten Därmen, vom Uterus oder auf dem Wege der Blutbahn in die gonorrhoisch erkrankten Adnexe gelangen.

Die Frage der Mischinfektion wird noch keineswegs einheitlich aufgefaßt. Es ist zu erwarten, daß hier die Komplementbindungsreaktion eine weitere Klärung zu schaffen imstande ist.

Konstitution. Es wird heute vielfach angenommen, daß die Ausbreitung und der Verlauf der Gonorrhöe bis zu einem gewissen Grade auch von der *Konstitution* des befallenen Individuums abhängt. So tritt vielleicht bei jenem Konstitutionstypus, der nach Rosner durch Infantilismus des Genitales, männlichen Behaarungstypus, Oligomenorrhöe, Retardatio mensium, geringe

Fertilität, Neigung zu Fehlgeburten gekennzeichnet ist, die gonorrhoische Ansteckung leichter auf (BECK).

Auch chlorotische und anämische Frauen erliegen infolge mangelhafter Abwehrvorrichtung im Organismus leichter der Infektion. So wird auch eine geringe Fähigkeit zur Antikörperbildung von LÖSER angenommen, dem auffiel, daß die Vaccinebehandlung besonders bei bestimmten pyknischen Frauen mit Zeichen von Dysplasie häufig versagte, während bei den leptosomen Konstitutionstypen die Erfolge viel günstiger waren. Scheinbar ist auch das zarte Epithel von Blondinen für die Ansiedlung von Gonokokken geeigneter. So läuft die Tripperansteckung bei hypoplastischen, chlorotischen und anämischen Frauen oder intersexuellen Typen viel ungünstiger ab als bei kräftigen gut konstituierten. In der infantilen Gebärmutter fehlt ein eigentlicher innerer Muttermund und eine scharfe Trennung zwischen Hals und Gebärmutterkörper, wodurch ebenso wie bei weitem Halskanal von Frauen, die schon geboren haben, die Gonokokken leichter aufsteigen. Hypoplastische Eileiter zeigen infolge ihres Baues einen viel schwereren Ablauf der Entzündung (HOFSTÄTTER). Auch die *Kondition* spielt nach WAGNER eine Rolle, indem schlechte Ernährung, mangelnde Hygiene oder Überanstrengung der Frau während und nach dem Weltkriege ein vorübergehendes Ansteigen der gonorrhoischen Erkrankung zur Folge hatte.

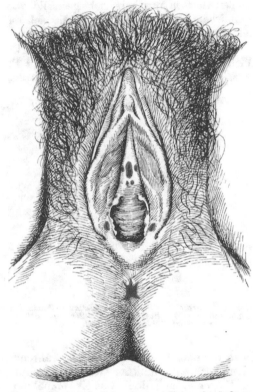

Abb. 1. Gonorrhoische Erkrankungsstellen an den äußeren Geschlechtsteilen. Urethritis, Paraurethritis lateralis et posterior, Entzündung der Ausführungsgänge der großen und kleinen Vorhofdrüsen.

Wenn auch die Untersuchungen über die Disposition zur Tripperansteckung noch nicht abgeschlossen sind und ihre Bedeutung vielfach überschätzt wird, so scheint doch festzustehen, daß der genitale Infantilismus bei der Frau sich für den Ablauf der Tripperansteckung ungünstig auswirkt.

Häufigkeit. Der Versuch, über die Häufigkeit der Trippererkrankung bei der Frau einigermaßen verläßliche Zahlen zu bringen, stößt auf die größten Schwierigkeiten. Viele gonorrhoisch erkrankte Frauen suchen den Arzt überhaupt nicht auf, da die Beschwerden und Krankheitserscheinungen häufig nur gering sind. Aber auch von seiten des Arztes wird die Trippererkrankung bei der Frau nicht immer erkannt, da seine Hilfe oft erst nach dem Abklingen der frischeren Entzündungserscheinungen gesucht wird und dann die bakteriologische oder serologische Feststellung sehr erschwert oder nicht mehr möglich ist. So wurden von ZILL bei 40% älterer Gonorrhöefälle erst im 7. Abstrichpräparat Gonokokken und bei 10% erst im 10. Abstrich Gonokokken gefunden. Sowohl die Zahlen von Gesundheitsämtern als auch die Zusammenstellungen von Kliniken können kein richtiges Bild über die Ausbreitung des Trippers bei der Frau geben, da auch bei gewissenhafter Anzeige durch den Arzt, die übrigens fast nirgends gesetzlich festgelegt ist, und trotz genauer Diagnostik viele Fälle nicht erfaßt werden. Seinerzeit wurde auf Grund von Berechnungen großer Kliniken und Gebäranstalten die Zahl der tripperkranken Frauen von MENGE auf 25—30% geschätzt. Bei privatem gynäkologischen Krankenmaterial wurden dagegen nur 10—11% gonorrhöekrank gefunden (ZWEIFEL). Diese Zahlen dürften uns kein richtiges Bild von der Häufigkeit des Trippers beim weiblichen Geschlecht geben, da sie sich nur auf ein gynäkologisches Krankenmaterial stützen.

Jedenfalls hat die Zahl der Trippererkrankungen durch den Krieg um ein Vielfaches zugenommen. ALBRECHT und FUNCK, die früher an ihrer Abteilung 30% gonorrhoisch infizierte Frauen hatten, fanden 1919 60%. G. A. WAGNER

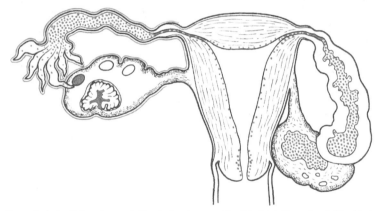

Abb. 2. Gonorrhoische Erkrankungsstellen in den inneren Geschlechtsteilen. Cervicitis, Endometritis corporis uteri. — Rechts: Salpingitis, Pseudoabsceß eines Eierstockfollikels und des Corpus luteum, Perisalpingo-Oophoritis. Links: Pyosalpinx, Pyovarium. (Schematische Zeichnung.)

hatte vor dem Weltkrieg 8—10%, während desselben 14—17% und nach demselben 22% entzündlicher Genitalerkrankungen unter dem stationären Material der Prager Frauenklinik, was eine Zunahme von 244% gegenüber der Vorkriegszeit bedeutet. Die Zahl der gonorrhoischen Erkrankungen stieg sogar um 266%. Diese erschreckenden Zahlen aus der Kriegs- und Nachkriegszeit sind heute wieder bedeutend zurückgegangen, wie wir sowohl am Anstaltsmaterial als auch in der Privatpraxis deutlich beobachten können. Der Umstand aber, daß infolge der Gleichberechtigung der Frau und der wirtschaftlichen Not das weibliche Geschlecht in der gesellschaftlichen Stellung selbständiger, freier und durch die Berufstätigkeit von der Familie unabhängiger geworden ist, hat zur Folge, daß die Frau auch jetzt noch einen hohen Anteil an der gonorrhoischen Erkrankung hat. STICKEL schätzt diesen Anteil der weiblichen Bevölkerung heute noch auf 30%, wir halten denselben für niedriger. Über die Häufigkeit der einzelnen Erkrankungsherde gehen die Statistiken nur wenig auseinander. BUMM berechnet 93% Urethritis und 70% Cervicitis gonorrhoica. Nach G. KLEIN sind die Vorhofdrüsen im allgemeinen in 12—15%, die großen Vorhofdrüsen in 30%, der Mastdarm in 30—35% der Fälle erkrankt. Nach MENGE ist bei der akuten Gonorrhöe der Frau die Harnröhre in 95, der Halskanal in 80, die Gebärmutter in 60%, Eileiter, Eierstöcke und Beckenbauchfell in 25% der Fälle gonorrhoisch erkrankt. Bei der chronischen Gonorrhöe ist die Harnröhre in 30, der Halskanal in 95, Gebärmutterkörper in 80%, Eileiter, Eierstöcke und Beckenbauchfell in 50%, Vorhofdrüsen in 20% gonorrhoisch erkrankt. Aus diesen Zahlen geht hervor, daß der Harnröhrentrippper jedenfalls rasch abheilt, während die Gebärmutterhalsgonorrhöe häufig chronisch wird. Diese Zahlen haben besonders bezüglich der Corpusgonorrhöe keinen unbedingten Wert, da die Erkrankung des Corpus nicht durch den Gonokokkennachweis im Corpussekret festgestellt wurde, und wir heute der Ansicht zuneigen, daß das Corpus infolge der cyclischen Abstoßung der Gebärmutterschleimhaut nur vorübergehend gonorrhoisch erkrankt. Jedenfalls sind hier neue Zahlen und Berechnungen auf Grund einer verfeinerten Diagnostik notwendig.

Klinik.

Äußere Geschlechtsteile.

(Vulvitis bei Gonorrhöe, Ulcera gonorrhoica, gonorrhoische Granulationen, Ulcera serpiginosa gonorrhoica, Lymphadenitis gonorrhoica, Lymphangitis gonorrhoica.)

Pathologische Anatomie. *Vulvitis.* Die äußeren Geschlechtsteile der Frau schützen vermöge ihres Baues die Harnröhre, Scheide und Gebärmutter mit ihren Anhängen vor dem Eindringen von Außenkeimen sowie vor dem Einwirken anderer Schädlichkeiten und vermögen durch den Schutz ihres Epithelüberzuges Infektionen erfolgreichen Widerstand entgegenzusetzen. Trotzdem können Schädigungen chemischer, thermischer, mechanischer oder bakterieller Natur zu Entzündungen der großen Schamlippen, des Schamberges, der Schamlippenschenkelfalten, des Dammes, ferner der kleinen Schamlippen, der Clitoris und des Vorhofs führen, die unter dem Namen *Vulvitis* zusammengefaßt werden.

Chemische Schädigungen werden durch medikamentöse Scheidenspülungen oder pathologische Absonderung aus Scheide, Harnröhre, Vorhofdrüsen oder Gebärmutter, thermische durch zu heiße Spülungen, mechanische durch Masturbation oder ähnliche Insulte hervorgerufen. Keime können nur bei Verletzung oder Auflockerung in das Epithel eindringen und eine bakterielle Entzündung erzeugen. Die Gonokokken vermögen jedoch infolge ihrer geringen Invasionskraft bei der geschlechtsreifen Frau in das Epithel der Vulva im allgemeinen nicht einzudringen und können daher kaum je eine echte *Vulvitis gonorrhoica* verursachen. Im Schrifttum sind allerdings ganz vereinzelte Fälle spezifischer Erkrankung bei Schwangeren beschrieben, bei denen durch die ödematöse Auflockerung des Epithelüberzuges wahrscheinlich eine gewisse Durchlässigkeit für Keime zustande gekommen ist (BUMM). Derartige Befunde müssen jedoch erst durch weitere histologische Untersuchungen der Haut erhärtet werden. Auch nach den Wechseljahren, nach operativer oder Röntgenkastration und bei Infantilismus wird, wenn auch äußerst selten, eine gonorrhoische Vulvitis gefunden, also durchwegs in Fällen, bei denen die Eierstockstätigkeit herabgesetzt oder erloschen ist.

Bei den Entzündungsprozessen der Vulva, gleichgiltig welcher Herkunft, findet sich stets eine Lockerung des Epithels, Infiltration des Papillarkörpers, kleinzellige Infiltration des Corium und stärkere Sekretion der Talgdrüsen.

Gonorrhoische Geschwüre und Granulationen. Geschwürsbildungen dagegen wurden mehrfach beobachtet, die nach der mikroskopischen und kulturellen Untersuchung des Geschwürssekretes und meist auch durch den Gonokokkennachweis im Gewebe als echte *Ulcera gonorrhoica* bezeichnet werden müssen. Derartige Geschwüre, die durch das Eindringen der Gonokokken von der Oberfläche her zustande kommen, werden an den kleinen Schamlippen, seltener an den großen Schamlippen, an der Portio, am Damm, After, Schamberg oder an der Innenseite der Oberschenkel gefunden (Salomon, Sanders, Fuchs, Benthin).

Bei den von Fuchs beschriebenen 7 Fällen, von denen 2 nach einer Geburt beobachtet wurden, ist in der Mehrzahl der Fälle der Gonokokkennachweis auch im Gewebsschnitt gelungen. Das gonorrhoische Geschwür der äußeren Geschlechtsteile hat im allgemeinen einen flachen, wenig belegten, leicht blutenden Geschwürsgrund mit nur wenig unterminierten Rändern und ist auffallend schmerzhaft, während es am Scheidenteil der Gebärmutter einen gezackten, unterhöhlten, wie angenagten Rand zeigt. Wir selbst hatten auch Gelegenheit, bei einem jungen Mädchen ein Ulcus an der kleinen Schamlippe zu beobachten und im Sekretabstrich vom Geschwürsgrund Gonokokken nachzuweisen. Einen ganz sicheren Beweis liefert jedoch nur der Gewebsschnitt, da die Gonokokken von dem abfließenden Sekret der Gebärmutter, der Harnröhre oder der Vorhofdrüsen stammen können. Bei den gonorrhoischen Geschwüren reicht die leukocytäre Infiltration nur wenig in die Tiefe, und da die Ränder der Geschwüre flach sind, verdünnt sich das Epithel nach dem Geschwür zu allmählich. Die Bindegewebszellen, zwischen denen Leukocyten und Plasmazellen abgelagert sind, zeigen starke Vermehrung. Die Blut- und Lymphgefäße sind meist erweitert. Die im Geschwürsgrund angesiedelten Gonokokken liegen zum Teil intracellulär.

Von Thalmann wurden 2 Fälle von gonorrhoischen Geschwüren mit gleichzeitig fortschreitender Unterminierung und Nekrose der Haut an den Schamlippen und am Kitzler als *Ulcera serpiginosa gonorrhoica* beschrieben. Bei diesen handelt es sich um Geschwüre bis zehnmarkstückgroß, die einzeln oder auch mehrfach auftreten und zusammenfließen können. Sie zeigen Unterminierung ihrer Ränder und kriechen rasch in der Tiefe weiter, um an einer entfernt liegenden Stelle neuerdings durchzubrechen. In ihrem Belag wurden Gonokokken in Reinkultur nachgewiesen. Ein ganz gleichartiges, sehr schmerzhaftes Geschwür mit Randinfiltraten kann auch nach Vaccination mit lebenden Gonokokken an der Injektionsstelle auftreten (Felke).

Von diesen *primären gonorrhoischen Geschwüren* sind zu unterscheiden die mit einem tiefer liegenden, perforierten gonorrhoischen Pseudoabsceß oder echtem Absceß zusammenhängenden *sekundären gonorrhoischen Geschwüre* und *Granulationen* an der Mündung der großen Vorhofdrüse, an Fistelöffnungen und in der Umgebung des Afters. Sekundäre Geschwüre wurden von Nivet, Stümpke, Hahn, v. Planner und Remenovsky zumeist an der Mündungsstelle der großen Vorhofdrüse beschrieben.

Die von letzteren beobachteten Geschwüre entwickelten sich an der Außen- und Innenseite der rechten kleinen Schamlippe als Folge einer doppelten Perforation eines echten gonorrhoischen Abscesses der rechten großen Vorhofdrüse bei einem hochgradig konstitutionell, durch vorausgegangene luische Infektion und floride Lungenerkrankung geschwächten, nur $32^1/_2$ Kilo schweren, 19 Jahre alten Mädchen. Das Geschwür war scharfkantig, zackig, unterminiert, ohne festen Belag, äußerst schmerzhaft, in Verbindung mit der Absceßhöhle der rechten großen Vorhofdrüse, hat sich im Verlaufe auch über die hintere Commissur hinweg auf die linke kleine Schamlippe hin ausgedehnt und gehört infolge dieses Fortschreitens zu den serpiginösen Geschwüren. Es besteht kein Zweifel, daß die Bildung des Geschwürs durch die geringe Widerstandskraft des Individuums möglich war, wobei natürlich auch die örtliche Ernährungsstörung durch die tiefe Absceßbildung die Gonokokkenansiedlung gefördert hat.

Sekundäre, *hahnenkammartige gonorrhoische Granulationen* am Damm und After wurden von Klingmüller und Stümpke beschrieben. Diese Wucherungen sitzen der Haut breit auf und verschmälern sich nach oben. Auf ihrem Kamme zeigen sich meist bis linsengroße Geschwüre. Bei diesen gonorrhoischen Wucherungen findet sich ein sehr zellreiches Bindegewebe, das von polynukleären Leukocyten und Plasmazellen durchsetzt ist. Die Verbreiterung der Granulation erfolgt durch ausgedehnte Zellanhäufung unter der Oberfläche der Papillen. Das Epithel ist unregelmäßig gewuchert, von Leukocyten durchsetzt, stellenweise abgehoben oder durch einen Geschwürsschorf ersetzt. Gonokokken wurden in den Auflagerungen, aber auch unter dem Epithel und im Bindegewebe gefunden.

Auch in dem aus den Talgdrüsen abgesonderten Smegma der Präputialfalte und des Sulcus nympholabialis wurden in 74% der untersuchten Fälle, darunter auch alter Gonorrhöefälle, färberisch und kulturell Gonokokken nachgewiesen (CLODI und SCHOPPER). Da es sich hier scheinbar nicht um eine rein mechanische Beimengung gonokokkenhaltigen Eiters zum Sekret des Präputialblattes und der kleinen Schamlippen handelt, sondern die Gonokokken sich im Smegma praeputii auch lebensfähig erhalten können, erscheint diese Lokalisation der Erkrankung und der Gonokokkenansiedlung für die Übertragung auf den Mann und die Wiederansteckung der eigenen Geschlechtsteile von Bedeutung.

Lymphadenitis und Lymphangitis. Bei frischer gonorrhoischer Infektion der Harnröhre oder der Vorhofgänge kommt es nicht selten zu einer entzündlichen Schwellung der Leistendrüsen. Daß diese durch eine echte *Lymphadenitis inguinalis gonorrhoica* bedingt sein kann, dafür sprechen die, wenn auch nur selten, erhobenen Gonokokkenbefunde in den Leistendrüsen. Wahrscheinlich setzen sich die Gonokokken zumeist erst in den regionären Lymphdrüsen fest, ohne daß die zuführenden Lymphgefäße selbst gonorrhoisch erkranken (CASPER). Immerhin kann es gelegentlich auch zu einer *Lymphangitis* mit Wucherung der Intimaendothelien und exsudativen Auflagerungen auf denselben kommen (NOBEL). Einen interessanten Fall vom Vordringen von Gonokokken in die Lymphgefäße hat REMENOVSKY bei einer Frau, deren Harnröhre und Hals-kanal von ihrem Manne frisch infiziert war, beschrieben. Die Lymphgefäße in der Umgebung der Klitoris und der äußeren Harnröhrenmündung zeigten sich erkrankt, und ein Strang erstreckte sich bis zur Lymphdrüse in der rechten Leistenbeuge. Kommt es ausnahmsweise bei Gonorrhöe zu einer Vereiterung der Leistendrüsen, so dürfte diese meist durch eine Mischinfektion mit pyogenen Keimen hervorgerufen werden, obwohl auch Gonokokken im Eiter von Lymph-drüsen wiederholt in Reinkultur nachgewiesen wurden. Keinesfalls dürfen aber alle bei frischer oder chronischer Harnröhren- oder Vorhofgonorrhöe vor-kommenden entzündlichen Leistendrüsenschwellungen als durch Gonokokken bedingt aufgefaßt werden, da sie oft auf eine unspezifische Dermatitis, Folli-kulitis oder Furunkulose der äußeren Vulvahaut zurückzuführen sind.

Hyperkeratotische Efflorescenzen. Schließlich ist noch auf eine Haut-erkrankung hinzuweisen, deren Ursprung vielleicht in einer konstitutionellen Anlage der Haut liegt, die aber außerdem wahrscheinlich durch die Gonokokken oder deren Toxine ausgelöst werden kann. Es handelt sich um *hyperkeratotische Exantheme bei Gonorrhöe*, die hauptsächlich bei Männern und nur äußerst selten bei Frauen beobachtet wurden. Unter 57 Fälle des Schrifttums finden sich nur 5 bei weiblichen Individuen, 2 bei Kindern (ROBERT, SUTTER) und 3 bei jungen Frauen (ISAAK, DAMANY, BUSCHKE und LANGER).

In letzterem Falle trat bei einer 21jährigen Frau mit Fuß- und Kniegelenksrheumatismus und gonokokkenpositivem Cervixsekret nach Incision eines Abscesses der großen Vorhof-drüse eine Eruption von Horneffloreszenzen am Genitale und seiner Umgebung auf, nach-dem sie schon vorher an Füßen, Nabel, Bauch, Brüsten und Achselhöhlen vorhanden waren. In den Pusteln fanden sich weder im Ausstrich, noch kulturell, noch im Gewebsschnitt Gonokokken. Trotzdem besteht vielleicht ein ursächlicher Zusammenhang mit Gonorrhöe. Das äußere Genitale und seine Umgebung zeigte auf gerötetem, kaum infiltriertem Grunde ausgedehnte, schuppende und krustöse Beläge. Die Genitalschleimhaut war frei von exan-thematösen Erscheinungen. Die histologische Untersuchung des Probeausschnittes ergab Papilloepidermitis, aber keine Gonokokken.

Bei sehr starkem Ausfluß kommen ferner über die Oberfläche der Haut emporragende unspezifische Wucherungen als Folge des entzündlichen Sekret-reizes vor. Ebenso können durch Auflockerung der Vulvahaut infolge dieses Reizes Wundkeime wie Staphylokokken oder Streptokokken eindringen und dadurch zu einer *Furunkulose* führen. PROCHOWNIK meint auf Grund eines Falles, daß auch zwischen einer prämenstruell wiederkehrenden Furunkelbildung und den gonorrhoisch erkrankten Eileitern und Eierstöcken ein ursächlicher Zu-sammenhang bestehen könne, wobei die Bakterien oder Bakteriengifte auf

hämatogenem Wege die Furunkulose der Vulva verursachen sollen. Eine
weitere Bestätigung dieser Annahme ist nicht erfolgt.

Wenn wir von diesen äußerst selten auftretenden gonorrhoischen Dermatitiden, Ulcerationen, Granulationen und Lymphwegerkrankungen absehen, so sind die Entzündungserscheinungen der äußeren Geschlechtsteile bei der Gonorrhöe der erwachsenen Frau fast
immer nur eine sekundäre Reizerscheinung infolge der chemischen Hautschädigung durch
das aus Cervix, Harnröhre, Vorhofdrüsen oder Scheide abfließende gonokokkenhaltige
Sekret, demnach eine *paragonorrhoische* Entzündung. Diese *nichtspezifische Vulvitis* tritt
besonders bei unreinlichen Frauen, aber auch bei Blondinen mit ihrer zarten, durch Pigment
wenig geschützten Haut, bei fettleibigen Frauen wegen der starken Schweißabsonderung,
sowie bei manchen Frauen zur Zeit der Regel, in der das Menstrualblut die Haut mechanisch
und chemisch reizt, stärker auf.

Symptome und Verlauf. Im akuten Stadium der Gonorrhöe zeigt die Haut der Vulva
infolge des chemischen Sekretreizes *Rötung* und *Schwellung*. Besonders hochgradig ist
manchmal das entzündliche Ödem der kleinen Schamlippen, des Praeputium clitoridis und
der Klitoris, so daß diese Gebilde mehrfach vergrößert erscheinen. Die entzündliche
Rötung ist besonders stark im Bereiche des Vorhofs, des Hymens und in der Fossa navicularis. An der Innenseite der kleinen Schamlippen springen meist kleine Wärzchen als
Ausdruck einer entzündlichen Schwellung der Schleimhautpapillen vor. Bei frisch an-
gesteckten Frauen, die sich wenig reinigen, ist das aus der Scheide abfließende Sekret auf
den Kämmen und in den Falten der äußeren Geschlechtsteile abgelagert, so daß die kleinen
Schamlippen untereinander oder mit den großen Schamlippen Verklebungen zeigen. Auch
die Schamhaare sind bei Unreinlichkeit manchmal durch Sekret verklebt. Als Folge der
Einwirkung des Sekretes wird das Oberflächenepithel manchmal maceriert oder es entstehen
sogar kleine, flache, schmerzhafte, nichtspezifische Erosionen oder Ulcerationen besonders
an den Kämmen der kleinen und großen Schamlippen. Der stets von den Infektionsherden
höher gelegener Teile stammende Eiter kann auch die Umgebung der Vulva, den Damm,
die Innenseite der Oberschenkel, die Leistenbeugen und die Umgebung des Afters angreifen,
so daß die Haut daselbst bei frischer Infektion ein gerötetes, feuchtglänzendes Aussehen
bekommt. Diese besonders bei schwangeren und unreinen Frauen vorkommende Hautentzündung wird als *Eczema intertrigo* bezeichnet. Im chronischen Stadium der Entzündung
lagert sich als Reaktion auf die lang dauernde Dermatitis Pigment in der Haut ab.

Die Vulvitis bei akuter Gonorrhöe geht mit Brennen und Jucken besonders beim Harnlassen einher. Das häufig auftretende Eczema intertrigo macht sich besonders beim Gehen
unangenehm bemerkbar. Die Haut zeigt alle Symptome der Dermatitis. Die Sekretion
bei derselben ist zuerst wäßrig, dann mehr eitrig und enthält Beimengungen von Epithelien
und Talgdrüsensekret. Durch die Anwesenheit von Saprophyten, die von der äußeren Haut
stammen, kann das entzündliche Sekret zersetzt und überriechend werden. Die im akuten
Stadium der Gonorrhöe manchmal auftretende Leistendrüsenschwellung ist meist schmerzhaft. Bei Reinhaltung und Behandlung geht die Vulvitis meist rasch zurück. Auch die gonorrhoischen Geschwüre haben bei geeigneter Behandlung eine Neigung zu schneller Ausheilung.

Diagnose. Die Erkennung der sekundären Vulvitis, wenigstens soweit sie
die äußeren Teile der Vulva betrifft, gelingt stets ohne Schwierigkeit. Da die
mit Plattenepithel überzogenen äußeren Geschlechtsteile kaum je gonorrhoisch
erkranken, bezieht sich die Gonokokkensuche nur auf Harnröhre und Vorhofdrüsen. Zur Feststellung der Herkunft von *Geschwüren* an den äußeren Geschlechtsteilen ist eine genaue mikroskopische und wenn möglich histologische
Untersuchung notwendig, da *weicher Schanker, tuberkulöse, tertiär-syphilitische*
und durch pyogene Keime hervorgerufene *Schmutzgeschwüre* mit gonorrhoischen
Geschwüren verwechselt werden können. Auch die *Geschwüre bei Vulvitis
aphthosa*, die unter hohem Fieber und bei akuten Infektionskrankheiten wie
Typhus und Masern oder bei Diabetes an den äußeren Geschlechtsteilen, der
Scheide oder der Portio auftreten und deren Erreger bisher nicht bekannt ist,
können zur Verwechslung führen. Das gleiche gilt von den bei Typhus auftretenden *gangränösen* und *pseudotuberkulösen* Geschwüren (Scherber). Auch
das *Ulcus vulvae* bei *Erythema nodosum* und *Gelenkrheumatismus* (v. Planner
und Remenovsky, Jadassohn), das an der Vulva, am Damm und um den
After herum auftritt, sowie das *Ulcus vulvae acutum* (Lipschütz), das *Ulcus
vulvae chronicum*, sowie *Herpesgeschwüre* können bei der Unterscheidung gegenüber dem Ulcus gonorrhoicum vulvae in Betracht kommen.

Behandlung. Die Behandlung der sekundären Vulvitis besteht in erster Linie in der Bekämpfung des sie verursachenden Ausflusses aus Harnröhre und Gebärmutter. Derselbe kann durch *Scheidenspülungen, Scheidentampons, vaginale Pulverbehandlung* und *Gazevorlagen* vermindert werden. Für die Pulverbehandlung können bei der Gonorrhöe folgende Puder verwendet werden: Rp. Argenti nitrici 0,5, Bismuti subnitrici, Talci veneti āā ad 50; desgleichen Argobol- oder Cholevalbolus. Die Reinigung der Vulva von Sekret geschieht durch häufige lauwarme *Waschungen, Sitz-* oder *Vollbäder*, denen Eichenrinde, Kleie, Kamillen oder Kaliumpermanganat zugesetzt werden können. Um die äußeren Geschlechtsteile vor dem Sekret zu schützen, werden sie bei Tag mit sterilem Bolus oder Rp. Zinci oxydati 10, Talci veneti 40 eingepudert und des Nachts mit Zinksalbe oder Vaselin gefettet. Bei starken Beschwerden im akuten Stadium werden *antiphlogistische Umschläge* mit essigsaurer Tonerde gemacht oder auch Gazekompressen mit Lösungen von Kalium hypermanganicum 1 : 1000, Acidum salicylicum 0,5 : 1000, Borsäure 3 : 100 oder Alaun 0,5 : 100 aufgelegt. Für Erosionen oder Geschwüre eignen sich *Pinselungen* mit Jodtinktur oder 10%iger Höllensteinlösung. Der symptomatische Pruritus bei Vulvitis wird gleichfalls durch Pinselung mit 2%iger Argentum nitricum-Lösung oder durch Paste aus Zincum oxydatum, Bolus alba āā 10, Naftalan 20, oder mittels Salbe Rp. Anaesthesin 5, Adipis lanae 80, Olei olivarum 15, behandelt. *Röntgenbestrahlung* mit weichen Röhren zur Beseitigung des Juckens wird von SCHLEIN empfohlen, von LABHARDT wegen der unsicheren Erfolge abgelehnt.

Feigwarzen.

In Begleitung der Gonorrhöe entstehen an den äußeren Geschlechtsteilen häufig *spitze Kondylome*, die zwar nicht zum gonorrhoischen Krankheitsbild gehören, jedoch besonders oft bei Gonorrhöe vorkommen und daher als *paragonorrhoische* Erkrankung zu bezeichnen sind (MENGE). Über diese sei hier nur ganz kurz berichtet, da sie ausführlich in Bd. 12/3 dieses Handbuches besprochen sind.

Die kegel- oder warzenförmigen, epithelialen Geschwülstchen finden sich hauptsächlich am Scheideneingang, am Damm, an den großen und kleinen Schamlippen, in der Umgebung der äußeren Harnröhrenöffnung und des Afters, seltener in der Scheide und am Scheidenteil der Gebärmutter, äußerst selten in der Harnröhre und im Mastdarm. Diese papillären Hautwucherungen können manchmal einzeln als kleinste Knötchen vorhanden sein oder in großen Gruppen stehen und zur Bildung von hahnenkammartigen oder blumenkohlartigen, bis faustgroßen Geschwülsten führen, die dann äußere Geschlechtsteile, Damm und After ganz bedecken. Nach kurzem Bestehen wird die Oberfläche erodiert, wobei sich eine seröse Gewebsflüssigkeit absondert. Sobald dieselbe in die Vertiefungen zwischen den einzelnen Erhebungen gelangt und sich zersetzt, entsteht ein übler Geruch. Durch Infektion der nässenden Stellen an den Kondylomen durch Saprophyten können auch Fiebererscheinungen auftreten.

Eine Disposition für das Aufwachsen von spitzen Kondylomen liegt besonders in der Schwangerschaft mit ihrer reichlichen Auflockerung und Durchblutung der Gewebe vor. Die Papillome können sich dann so stark vermehren, daß sie sogar die Gefahr eines Geburtshindernisses darstellen können (LANGER). Bei einer 23jährigen Erstgebärenden erreichte eine derartige Geschwulst Mannskopfgröße (A. BAUER). Im Wochenbett nehmen diese Geschwülste rasch ab oder verschwinden gänzlich. Spitze Kondylome scheinen besonders bei großer Unreinlichkeit aufzutreten; ferner werden sie auch häufig bei Prostituierten beobachtet, bei denen außer durch den Fluor auch durch den häufigen Geschlechtsverkehr ein Reiz ausgeübt wird.

Wichtig und manchmal schwierig ist die Abgrenzung der spitzen gegenüber den *breiten Kondylomen*. Letztere unterscheiden sich vor allem durch ihr breites Aufsitzen auf der Unterfläche, ihre flächenhafte Ausdehnung und ihre dunkle Farbe, während die spitzen Kondylome auffallend hell sind. Der positive Ausfall bei Wa.R. und der Spirochätensuche, sowie die begleitende Lymphadenitis sprechen für breite Kondylome. Bei stärkerer Ausdehnung ist eine Verwechslung mit *Carcinom* der Vulva möglich. In zweifelhaften Fällen ist eine histologische Untersuchung notwendig und um so mehr angezeigt, da ausnahmsweise spitze Kondylome an den äußeren Geschlechtsteilen auch carcinomatös entarten können (LABHARDT).

Für die *Behandlung* stehen uns zahlreiche Verfahren zur Verfügung. Zu den älteren gehört die Zerstörung der Kondylome durch *ätzende Lösungen*, wie rauchende Salpetersäure, 10% Salicyl-Eisessig, Formalin, Salzsäure, Trichloressigsäure, Milchsäure, durch *ätzende Pulver* wie Rp. Pulveris frondosi Sabinae, Aluminis usti āā 10, Cupri sulfurici 1, S. Aufstreuen und mit Watte decken, oder Rp. Summitatum Sabinae, Resorcini āā 15; durch *ätzende Salben* wie Rp. Summitatum Sabinae pulv., Vaselini āā 7,5, Olei Terebinthinae rectificati 6 oder Rp. Resorcini 3, Glycerini, Vaselini aa 5, M. f. unguent. S. Täglich aufstreichen. Die ätzende Säure kann auch mittels *Lapisstift* oder mittels *medikamentösen Pflasters* auf luftdurchlässigem Guttaperchamull aufgetragen werden. Letzteres wird verschrieben: Rp. *Guttaplast* Beiersdorf c. acido salicylico 20, Hydrargyro 20 oder c. acido salicylico 10, Kreosot 20. Die Verätzungen werden in einer kurzen Serie durchgeführt und dazwischen wird ein Verband mit Salbe, Dermatol oder desodoriertem Jodoform gemacht. Die Verschorfung kann auch durch *Thermokauter* oder *Kaltkaustik* erfolgen. Am schnellsten führt wohl bei kleinen Geschwülsten die Abtragung mittels *scharfen Löffels* unter Chloräthylvereisung und bei größeren und zahlreicheren Kondylomen die Entfernung mit *Schere* und *scharfem Löffel* und nachfolgende Verschorfung mit einem kaustischen Mittel in oberflächlicher Äthernarkose zum Ziele. Die nachträgliche Wundbehandlung geschieht durch Streupulver oder Salbenverband. Die *Excision* der ganzen erkrankten Partie und Vernähung der Wundränder bei großen papillomatösen Geschwülsten ist wegen der zurückbleibenden Narbe nicht empfehlenswert. Die Ansicht Rieckes, daß die Abtragung der Kondylome am Ende der Schwangerschaft zu unterlassen sei, dürfte nicht allgemein geteilt werden.

In letzter Zeit wurden vielfach mit Erfolg die *Röntgenstrahlen* 1 HED mit 0,25 mm Zink-Aluminiumfilter 1—2mal in Zwischenräumen von 4—6 Wochen verabfolgt (Winter, Callmann, Stein, Schönhof u. a.). Zur Heilung sind meist einige Serien notwendig. Auch *Radium* in Flachträgern wurde sowohl zur primären Behandlung als auch zur Nachbestrahlung nach operativer Entfernung der Feuchtwarzen angewendet (E. Langer).

Vorhof.

(Vestibulitis simplex bei Gonorrhöe, Vestibulitis gonorrhoica, Paraurethritis lateralis et posterior gonorrhoica, Adenitis glandulae vestibularis minoris et majoris gonorrhoica. Pseudoabsceß und echter Absceß der großen Vorhofdrüse.)

Pathologische Anatomie. *Vestibulitis.* Infolge der Widerstandsfähigkeit des Plattenepithels leistet die Vorhofschleimhaut der Ansiedlung und Einnistung der Tripperkeime erfolgreichen Widerstand, so daß es bei der erwachsenen Frau, im Gegensatz zu neugeborenen und jungen Mädchen, kaum je zu einer echten *Vestibulitis diffusa gonorrhoica* kommt. Falls dieselbe ganz ausnahmsweise bei Schwangeren oder Greisinnen auftritt, so zeigt die geschwollene und gerötete Haut des Vorhofs gonokokkenhaltige Belege. Auf die *echten gonorrhoischen Geschwüre* und *Granulationen*, die gleichfalls äußerst selten auf der Vorhofschleimhaut zustande kommen, wurde bereits früher hingewiesen.

Als Folge des bei der akuten Harnröhren- und Gebärmuttergonorrhöe abfließenden, gonokokkenhaltigen Sekretes tritt jedoch stets eine diffuse, entzündliche Hyperämie der Vorhofschleimhaut auf, die aber nicht als spezifische Erkrankung, sondern als *Vestibulitis simplex* oder infolge ihrer Herkunft als *Irritationsvestibulitis* zu werten ist. Der Grad der Entzündung hängt auch hier von der Gewebsbeschaffenheit, dem Chemismus und Mikrobismus des Vorhofs ab, indem das zarte, aufgelockerte oder atrophische Epithel von Kindern, konstitutionell-endokrin gestörten Frauen, Schwangeren und Greisinnen oder, allgemeiner ausgedrückt, bei noch nicht vorhandener, herabgesetzter oder erloschener hormonaler Funktion gegenüber toxischer oder bakterieller Schädigung empfindlicher ist. Auch zur Zeit der Regel und einige Tage nachher, wahrscheinlich infolge der damit verbundenen Veränderung der vestibulären Bakterienflora, durch die alkalisierende Wirkung des Menstrualblutes und infolge des mechanischen Reizes durch den Blutabfluß erscheint die entzündliche Hyperämie stärker ausgeprägt. Da die Vestibulitis simplex in einer gewissen Abhängigkeit vom hormonalen Stoffwechsel steht, so kann bei Störungen desselben trotz klinischer und bakterieller Heilung der Gonorrhöe die Vorhofentzündung weiterbestehen. Selbstverständlich vermag Reinhaltung, sowie frühzeitige Behandlung der gonorrhoischen Ausflüsse die sekundären Entzündungserscheinungen des Vorhofs zu mildern. Bei unreinlichen Kranken finden sich manchmal im akuten Stadium auf der Vorhofdecke und der Innenseite der kleinen Schamlippen dünne, schmutziggelbe unspezifische *Belege, Fissuren* oder *geschwürartige Erosionen*, die durch Maceration des oberflächlichen Epithels entstehen. Iwanoff meint, daß die Epitheldecke des Vorhofs für Infektionserreger durchgängig sei und daß die gonorrhoische Entzündung auch im subepithelialen Gewebe des Vorhofs ohne Krypten herdförmig auftrete, daß also bei der geschlechtsreifen Frau eine echte gonorrhoische Vestibulitis vorkommen kann. Während im subepithelialen Gewebe der Krypten öfter Gonokokken nachgewiesen wurden, konnten dieselben im und unter dem Oberflächenepithel jedoch niemals gefunden werden.

Wesentlich verschieden gegenüber der Vorhofschleimhaut verhalten sich bei der gonorrhoischen Infektion die *Drüsengänge* und *Lacunen* des Vorhofs, die infolge ihres zarten Zylinder- oder Übergangsepithels und ihrer versteckten Lage für das Eindringen und die Ansiedlung der Gonokokken disponiert und daher sowohl im akuten als besonders im chronischen Stadium der Gonorrhöe häufig infiziert sind, während die kleinen Drüsenkörper selbst nur sehr selten gonorrhoisch erkranken. Für die akute Gonorrhöe wird die Häufigkeit der Mitbeteiligung der Vorhofgänge und Drüsen mit 20, für die chronische Gonorrhöe mit 25% angegeben.

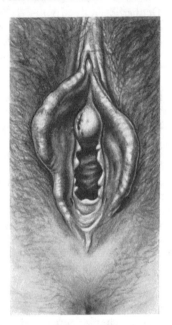

Abb. 3. Paraurethraler Pseudoabsceß links.

Paraurethritis. Sobald es zur Einnistung von Gonokokken in die paraurethralen Gänge zu beiden Seiten der Harnröhre (Habenulae urethrales Waldeyer) kommt, so sprechen wir von einer *Paraurethritis lateralis gonorrhoica* (R. Franz). Sie kann einseitig oder beiderseits, allein oder gleichzeitig mit der gonorrhoischen Harnröhrenentzündung vorkommen. Bei Infektion dieser schlitzförmigen Krypten ist die Mündungsstelle stark gerötet und in derselben manchmal Eiter sichtbar. Sobald infolge der entzündlichen Schwellung der Mündung es ausnahmsweise zur Sekretverhaltung und Erweiterung des Ganges kommt, entsteht ein sog. *paraurethraler Pseudoabsceß*. Dieser kann bis Haselnußgröße erreichen und durch seine Schwellung die Harnröhrenmündung nach der anderen Seite verdrängen und schließlich auch nach der Harnröhre zu oder nach außen hin durchbrechen.

In gleicher Weise können die an der Hinterseite der unteren Harnröhre verlaufenden, 1—2¹/₂ cm tiefen Gänge, die von Skene fälschlich als Drüsen bezeichnet wurden und auch Guérinsche Gänge benannt werden, gonorrhoisch erkranken. Da das Wort Skenitis eine sprachliche Vergewaltigung darstellt, wird die entzündliche Erkrankung der nach hinten von der Harnröhrenmündung gelegenen Gänge besser als *Paraurethritis posterior gonorrhoica* (R. Franz) bezeichnet. Bei der Ansiedlung von Gonokokken in diesen vielfach von Zylinderepithel ausgekleideten Gängen entsteht gleichfalls eine fleckige Rötung am hinteren Rande der Harnröhrenmündung und im Falle der Verlegung des Ganges eine entzündliche Schwellung. Bei Eiterverhaltung in diesen Gängen können sich furunkelähnliche, geschwulstartige Vorstülpungen der hinteren Harnröhrenschleimhaut bilden, die von den echten lymphfollikelhaltigen und angiomatösen Karunkeln zu trennen sind.

GUÉRIN bezeichnet die Entzündung der Gänge um die Harnröhrenöffnung herum als Blennorrhagie folliculaire periuréthrale. FELLNER unterscheidet intraurethrale, periurethrale und paraurethrale Gänge. Falls die paraurethralen Gänge wiederholt der Sitz gonorrhoischer Infektion waren, kann das Septum zwischen den paarig angelegten Gängen verschwinden und die Lacunen stellen eine einheitliche Höhle dar (v. WINKEL, JANOVSKI). Die Paraurethritis posterior tritt nicht nur bei der akuten, sondern besonders häufig bei der chronischen Gonorrhöe auf. In der Mittellinie zwischen Klitoris und Harnröhrenöffnung kommen manchmal seichte Krypten des Vorhofepithels vor, wo sich allerdings äußerst selten gleichfalls Gonokokken ansiedeln können (ein Fall von LANGER).

Adenitis glandulae vestibularis minoris et majoris, Pseudoabsceß, echter Absceß und Retentionscyste der großen Vorhofdrüse. Viel häufiger erkranken die gleichfalls mit Zylinderepithel ausgekleideten *kleinen Vorhofdrüsen* am Sulcus hymenolabialis. Bei dieser *Adenitis glandulae vestibularis minoris gonorrhoica* zeigen sich stecknadel- bis sagokorngroße gerötete Erhebungen an der Mündungsstelle, aus der sich bei Druck eine Spur gonokokkenhaltigen Eiters entleeren läßt („Folliculite vulvaire blennorrhagique").

Am häufigsten und sinnfälligsten erkranken die großen alveolo-tubulösen Vorhofdrüsen (Glandulae vestibulares majores BARTHOLINI) und besonders ihr drüsenwärts von mehrschichtigem Zylinderepithel und vorhofwärts von mehrschichtigem Plattenepithel ausgekleideter Ausführungsgang. Die *Häufigkeit* der *Adenitis glandulae vestibuli majoris gonorrhoica* wird von WALTER auf 40%, von LAPŠINA auf 69% aller tripperkranken Frauen geschätzt. LAPŠINA fand unter 596 Fällen weiblicher Gonorrhöe 10 Fälle von abscedierender und 169 Fälle von chronischer Entzündung der großen Vorhofdrüse, doppelseitig 91, linksseitig 32 und rechtsseitig 46 Fälle. Bei 31 Frauen wurden im Sekret der Drüse, der Harnröhre oder des Gebärmutterhalses Gonokokken nachgewiesen, bei 76 sprach nur die Anamnese für eine Tripperansteckung. Die Erkrankung erfolgte meist in der 3. Woche der gonorrhoischen Primärinfektion. Sie bezieht sich fast immer nur auf die Ausführungsgänge der Drüsen, wo die Gonokokken infolge ihrer versteckten Lage sehr lange virulent bleiben können. In seltenen Fällen werden die Gänge gleichzeitig mit der Harnröhre beim Geschlechtsverkehr infiziert. Meist erfolgt die Ansteckung derselben erst einige Wochen oder Monate später durch das aus der Harnröhre oder Gebärmutter abfließende gonokokkenhaltige Sekret, wobei der Geschlechtsverkehr gleichfalls eine vermittelnde Rolle spielen kann. Der Drüsenkörper selbst erkrankt, wie erwähnt, äußerst selten, da das schleimzellenähnliche, einfache Zylinderepithel desselben infolge seiner Sekretion scheinbar gegen die Gonokokken bis zu einem gewissen Grade immun ist (BUMM, JADASSOHN), oder da vor dem Übergreifen auf den Drüsenkörper schon Schutzstoffe gebildet sind. MENGE konnte allerdings auch innerhalb der Drüsenschläuche selbst Gonokokken nachweisen, die außerdem durch das Epithel hindurch in das Bindegewebslager außerhalb der Drüse gelangt waren. Die gleiche Erkrankung kann auch durch pyogene Keime hervorgerufen werden, indem diese primär in den Drüsengang einwandern oder erst später sekundär nach den Gonokokken hineingelangen und eine Eiterung hervorrufen. Durch die Misch- oder Nachinfektion mit pyogenen Keimen erkranken auch die Drüsenläppchen häufiger. Auffallend ist auch die mehrfach gemachte Beobachtung, daß Frauen, die zu Beginn der gonorrhoischen Erkrankung eine akute Vorhofdrüsenentzündung mitmachen, in der Regel von aufsteigenden Prozessen verschont bleiben, oder daß letztere gutartig verlaufen (THALER, MÜLLER, LAPŠINA). Man stellt sich dabei vor, daß eine sog. Modellentzündung in der Nachbarschaft zur raschen Ausheilung der Uterus- oder Adnexgonorrhöe führen kann, indem sie wie eine Reiztherapie wirkt.

Sobald Gonokokken in den Ausführungsgang der großen Vorhofdrüse gelangen und sich im Epithel ansiedeln, kommt es zu einer Auswanderung von Leukocyten in die Ganglichtung und durch das Epithel hindurch in das umgebende Bindegewebe. Das Epithel wird dabei stellenweise geschädigt. Ob es bei seiner Regeneration sich häufig in Plattenepithel verwandelt, wie BUMM annimmt, ist nicht sicher festzustellen, da auch normalerweise im Ausführungsgang beide Epithelarten vorkommen und da die Drüsen sich überhaupt vom Plattenepithel der Haut aus entwickeln. Das Plattenepithel ist daher eher nicht als echte Metaplasie aufzufassen, sondern als Insel von undifferenziert gebliebenen Zellen. In der Ganglichtung sammelt sich reichlich Schleim an, der mit Leukocyten mehr oder weniger vermengt

ist. Infolge der entzündlichen Schwellung stülpt sich die stark gerötete Mündungsstelle des Ganges oft papillenförmig vor. Ist letztere genügend weit, so kann das eitrig-schleimige Sekret ungehindert abfließen, welcher Zustand der Erkrankung von BIZARD und BLUMM als *canaliculäre Form der* BARTHO-LINschen *Drüsenentzündung* bezeichnet wurde.

Häufiger jedoch wird durch die entzündliche Schwellung der Schleimhaut die Gangmündung vorübergehend verlegt oder ganz unwegsam, wodurch es zur Stauung des eitrig-schleimigen Sekretes und Erweiterung des Ganges kommt. Wenn bei andauerndem Verschluß der Mündungsstelle das Sekret sich vermehrt und stark eitrig

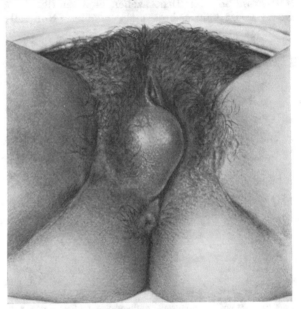

Abb. 4. Pseudoabsceß des Ausführungsganges der rechten großen Vorhofdrüse.

wird und die in demselben enthaltenen Gonokokken oder anderen Keime eine Entzündung der Gangwandung hervorrufen, so entsteht ein *Pseudoabsceß des Ausführungsganges der Vorhofdrüse*. Die mit Epithel ausgekleidete und mit Eiter gefüllte Geschwulst wächst rasch bis zur Größe eines Hühnereies an und wölbt sich gegen den Vorhof und die große Schamlippe vor, wobei sie die Interlabialfurche zum Verstreichen bringt. Die Haut im Bereiche der Vorwölbung ist rot bis blaurot, glänzend, prall gespannt, verdünnt und ödematös. Die fluktuierende Geschwulst ist meist sehr schmerzhaft. Sobald der Innendruck des im Ausführungsgang angesammelten Eiters sehr groß ist, kann der Absceß durch die entzündlich veränderte, manchmal auch nekrotische Wandung an der Innenseite der kleinen Schamlippe, seltener durch die große Schamlippe oder ganz ausnahmsweise gegen den Damm oder Mastdarm zu durchbrechen. Nachdem sich die Eitermassen entleert haben, fällt der Eitersack zusammen. Sobald die Perforationsöffnung durch Granulationen verschlossen ist, kann jedoch bei Anwesenheit von Gonokokken oder durch Einwanderung anderer Keime neuerdings eine Entzündung der Wandung und Stauung des Drüsensekretes mit Ausbildung eines Pseudoabscesses zustande kommen.

Wenn durch den erweiterten Ausführungsgang neben oder nach den Gonokokken pyogene Keime einwandern, so kann der Ausführungsgang, die Drüse selbst und deren bindegewebige Umgebung eitrig einschmelzen, so daß ein *echter Absceß der großen Vorhofdrüse und ihres Ganges* vorliegt. Es erfolgt meist sehr bald ein Durchbruch des meist braungelben, mit Blut gemengten Eiters nach außen. Im Eiter des echten Abscesses sind meist nur mehr Streptokokken, Staphylokokken oder Colibacillen nachweisbar.

In der Mehrzahl der Fälle gonorrhoischer Infektion der Vorhofdrüsengänge gehen die Gonokokken in dem nach außen verklebten Ausführungsgang bald zugrunde. Da das Drüsensekret jedoch nicht abfließen kann, so entstehen kleine, knopfförmige Verdickungen des Ausführungsganges oder bei Miterkrankung der Drüsenzellen eine knotige Vergrößerung der Drüse selbst, wobei meist kein Sekret mehr abgeht. Nur selten gehen die Vorhofdrüsenentzündungen zurück, ohne irgendeine Spur zu hinterlassen.

Wenn bei entzündlichem Verschluß der Mündungsstelle die Gonokokken bald zugrunde gehen und die gesund gebliebene Drüse weiter ihr Sekret in den Gang absondert und keine anderen Keime mehr eindringen, so entsteht eine Retentionsgeschwulst des Ausführungsganges, die als BARTHOLINsche *Cyste* bezeichnet wird. Diese kann die Größe eines Gänseeies erreichen und ist vollkommen schmerzlos. Während der Pseudoabsceß durch leukocytäre Infiltration des subepi-

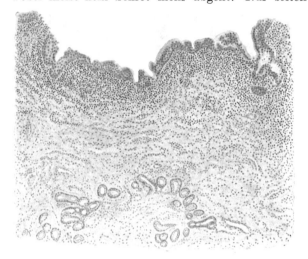

Abb. 5. Pseudoabsceß des Ausführungsganges der großen Vorhofdrüse. Das Gangepithel stellenweise als mehrschichtiges Plattenoder Zylinderepithel erhalten, stellenweise fehlend, das subepitheliale Stroma leukocytär infiltriert, in der Tiefe der Drüsenkörper von tubulösem Bau mit gut erhaltenem Zylinderepithel.

thelialen Stromas und stellenweise Defekte des Epithels gekennzeichnet ist, zeigt sich die Cyste von abgeplattetem, gut erhaltenem Zylinderepithel ausgekleidet.

Symptome und Verlauf. Die bei stärkerem Ausfluß, besonders bei Nulliparen auftretende *Vestibulitis simplex* äußert sich in einer *diffusen Rötung* der Schleimhaut infolge der entzündlichen Hyperämie, so daß die Untersuchung im akuten Stadium manchmal zu leichten Blutungen führt. Die *gonorrhoische Erkrankung der Krypten* und *Drüsen* des Vorhofs weist je nach der Lokalisation, dem Stadium und der Ausdehnung der Infektion ein klinisch verschiedenes Bild auf. Sobald die Infektion sich nur auf die Gänge der paraurethralen Krypten, der kleinen und großen Vorhofdrüsen bezieht, zeigen deren Mündungsstellen flohstichartige, rote Flecke, die sich meist deutlich von der Vorhofschleimhaut abheben. Die flohstichartig gerötete Mündungsstelle der großen Vorhofdrüse wurde von SÄNGER wegen ihres häufigen Vorkommens bei Gonorrhöe als *Macula gonorrhoica* bezeichnet, obwohl sie keineswegs für die Gonorrhöe allein charakteristisch ist. Manchmal ist neben diesem SÄNGERschen Punkt ein Sekretpfropfen zu sehen, der aus dem Gange stammt.

Die Gangentzündung kann sich oft durch Jahre hinziehen. Besonders die Paraurethritis posterior verursacht oft starke Beschwerden, indem an der äußeren Harnröhrenöffnung ein Brennen und Drängen besteht. Auch bei der Gonorrhöe des Ganges der großen Vorhofdrüse treten vorübergehend Schmerzen auf, sobald die Mündungsstelle verklebt und sich das Sekret staut, während nach Entleerung des Inhalts wieder alle Beschwerden verschwinden. Ein Aufflammen der Entzündung wird manchmal nach der Regel oder nach wiederholtem Geschlechtsverkehr beobachtet. Stets schwere Erscheinungen machen die gonorrhoischen *Pseudoabscesse*, ob sie nun als paraurethrale Eiteransammlung die Harnröhrenmündung nach der entgegengesetzten Seite drängen oder ob sie, vom Vorhofdrüsengang ausgehend, den hinteren Teil der großen Schamlippen vorwölben und beim Gehen starke Schmerzen verursachen. Die Pseudoabscesse können trotz einer gewissen Größe zurückgehen. Sobald eine Mischinfektion zu einem *echten Vorhofdrüsenabsceß* führt, ist das Allgemeinbefinden schwer gestört, wobei meist hohes Fieber oder auch Schüttelfrost auftreten kann. Die eitrige Geschwulst ist bei jeder Berührung und Bewegung äußerst schmerzhaft. Sobald der Absceß sich bis in die Nähe des Mastdarms erstreckt, ist auch die Stuhlentleerung sehr schmerzhaft. Häufig findet sich bei dieser eitrigen Entzündung eine Schwellung der regionären Leistendrüsen. Der in der eitrigen Geschwulst fühlbare, klopfende Schmerz hört erst auf, sobald der Eiter nach außen durchbricht oder durch Schnitt entleert wird. Nach dem Durchbruch kann dann manchmal eine *Fistel* weiter bestehen und zum bleibenden Ausführungsgang der bei der Eiterung nicht ganz zerstörten Drüse werden. Die *Retentionscysten* verlaufen fast immer ohne Beschwerden und werden meist zufällig gelegentlich einer ärztlichen Untersuchung festgestellt.

Diagnose. Eine *gonorrhoische Vorhofentzündung* darf nur dann angenommen werden, wenn im abgekratzten Epithel der Vorhofschleimhaut Gonokokken zu finden sind. Diese kommen außer in den sehr seltenen gonorrhoischen Geschwüren in der Vorhofschleimhaut bei der erwachsenen Frau so gut wie niemals vor. Die beim akuten Gebärmutterhals- und Harnröhrentripper fast immer vorhandene diffuse *Vestibulitis simplex* ist keineswegs charakteristisch, sondern findet sich auch bei allen mit Fluor und Kolpitis simplex einhergehenden Erkrankungen und Konstitutionsanomalien.

Die *Maculae gonorrhoicae* sollen stets ein Hinweis auf eine Besiedlung des Drüsenganges mit Gonokokken sein, ohne daß sie jedoch die Gonorrhöe allein kennzeichnen, da Rötung und Schwellung der Gangmündung auch infolge von Infektion mit anderen Keimen oder durch mechanische Insulte entstehen können. Sobald sich durch Druck aus dem Gang Eiter entleeren läßt, ist dessen gonorrhoische Beschaffenheit wahrscheinlich, sicher jedoch erst durch den Gonokokkennachweis.

Da nach dem Abklingen der Gonorrhöe häufig noch eine walzenförmige Resistenz im Bereiche des Ganges oder der Drüse selbst zurückbleibt, so ist jedesmalige *Abtastung* der Partie zwischen seitlicher Scheidenwand und hinterem Anteil der großen Schamlippe zwischen dem in die Scheide eingeführten Zeigefinger und dem außen angelegten Daumen (bidigital) angezeigt. Da die gesunde Drüse bei fettreichen Schamlippen nicht oder höchstens als hanfkorngroßer Knopf zu tasten ist, so läßt eine größere oder gar schmerzhafte Resistenz an jener Stelle eine abgelaufene Entzündung vermuten. Das Sekret aus den Gängen der paraurethralen Krypten und Vorhofdrüsen kann manchmal durch Ausdrücken oder Sondierung gewonnen werden. Zur Sekretentnahme kann ferner das kleine GUTTMANNsche stumpfe Löffelchen (hergestellt bei *Kleinknecht*-Erlangen) verwendet werden (DIETEL).

Behandlung. Die Behandlung der Vestibulitis besteht in *Reinhaltung* der äußeren Geschlechtsteile und systematischer *Desinfektion* der gonorrhoisch erkrankten Cervix- und Harnröhrenschleimhaut. Bei Juckreiz oder Brennen werden Bolus oder Zinkpuder aufgetragen, bei starker Entzündung 5 ccm einer 2—3% Argentum nitricum-Lösung in die Scheide und auf den Vorhof gespült oder letzterer mittels eines mit derselben Lösung getränkten Watte- bäuschchens betupft.

Eine erfolgreiche Behandlung der *Lacunen, Drüsengänge* und *Drüsen* des Vorhofs ist nicht immer leicht, da sie schwer zugänglich sind. Die *Ätzung* der geröteten und manchmal leicht ektropionierten Mündungsstelle eines Vor- hofganges mit 2—5% Höllensteinlösung oder Jodtinktur hat daher keinen besonderen Wert, da die Gonokokken im Gange selbst angesiedelt sind. Auch das *digitale Ausdrücken* des im Gange angesammelten Sekretes bei Stauung infolge teilweiser Verlegung der Mündungsstelle, sowie die *Sondierung des Drüsenganges* zwecks Sekretabflusses kann höchstens die nachfolgende des- infizierende oder kaustische Behandlung unterstützen. So wird nach vorherigem Ausdrücken des gonokokkenhaltigen Sekretes oder auch ohne dasselbe mit Hilfe einer feinen Kanüle eine *Injektion* in den Gang gemacht. Als Kanüle eignet sich am besten das gekrümmte Silberrohr nach ANEL, eine abgestumpfte Rekord- spritzennadel oder auch eine Tränensack- kanüle. Die Injektion gelingt jedoch nicht immer, da der Gang, besonders jener der großen Vorhofdrüse, oft sehr eng oder ge- wunden ist. Als Injektionsflüssigkeit sind 0,5—5% Argentum nitricum-, 1—3% Prot- argol-, 1% Choleval-, 1% Transargan-, 1% bis 1⁰/₀₀ Acriflavinlösung (WATSON, RORKE), Jothionöl und Jodtinktur in Ge- brauch, die täglich oder jeden zweiten Tag

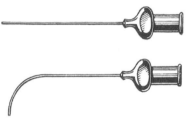

Abb. 6. Gerades und gekrümmtes Rohr nach ANEL. (Natürliche Größe.)

tropfenweise eingespritzt werden. Diese Behandlung führt jedoch keineswegs immer rasch zum Ziele. Sobald sich kein Sekret ausdrücken läßt, macht FEIS vor der Injektion bei akuten und chronischen Fällen systematische Sondierungen mittels feiner Metallsonden, die in 22 Fällen gelungen und in 9 Fällen mißglückt sind. Bei den gelungenen Sondierungen fand sich der Vorhofdrüsengang 4mal gesund, 11mal gonokokkenhaltig, 7mal gonokokken- frei, aber leukocyten- und epithelhaltig.

Statt eines flüssigen Medikamentes kann auch folgende Pasta Rp. Choleval 2,5, Cetacei 15, Olei olivarum 30 in den Vorhofdrüsengang eingespritzt werden. Dieses Gemenge wird zur Hälfte in eine 1 ccm fassende Rekord- spritze eingefüllt und hierauf bis zur Verflüssigung erwärmt, indem die Spritze mehrmals durch heißes Wasser rasch durchgezogen wird. Nach gründ- lichem Ausdrücken des Eiters werden 0,1—0.2 ccm der Pasta in Zwischen- räumen von 3—5 Tagen eingespritzt. Das Öl und Cetaceum wird im Ver- laufe von einigen Tagen aufgesaugt oder es schmilzt und rinnt ab. Das Choleval bleibt in der pastösen Masse bis zu 6 Tagen im Ausführungsgange liegen. Dadurch ist eine längere Einwirkung des antigonorrhoischen Medika- mentes möglich (WEITGASSER).

Am wirksamsten ist die *Verödung* der paraurethralen und Vorhofdrüsen- gänge durch eine an einen feinen Draht aus AgNO₃ angeschmolzene *Lapisperle* oder besser mit Hilfe von *Elektrokoagulation* (GONIN). ASCH verwendet die galvanokaustische Kathode mit 2—3 MA durch wenige Minuten zur Zerstörung der Gänge. Infizierte SKENEsche Gänge werden von BUSCH mit einem eigenen

Skenoskop eingestellt und verschorft. Bei akuter Vorhofdrüsenentzündung haben die Burow-Umschläge symptomatischen Wert.

Bei chronischer Gonorrhöe des Ausführungsganges oder Mischinfektion der großen Vorhofdrüse wurde in der Absicht, das Drüsengewebe zu zerstören und damit die Sekretion zum Versiegen zu bringen, durch Injektion von Höllensteinlösung in die Drüse ein *künstlicher Absceß* derselben erzeugt (Finger), ein Verfahren, das wegen seiner Schmerzhaftigkeit heute nicht mehr viel angewendet werden dürfte.

Statt dieser intracanaliculären und intraglandulären Infiltration kann bei chronischer, rezidivierender Vorhofdrüsengonorrhöe auch eine *periglanduläre Infiltration* des Gewebes durch 1—2 ccm einer 5% Protargollösung vorgenommen werden (Hesse und Auer). Die Injektion wird dabei in der Weise vorgenommen, daß neben der Mündung schräg nach oben außen 1 cm tief eingestochen und unter Vermeidung des Ausführungsganges und der Drüse in der Richtung gegen die Drüse eingespritzt wird. Bei 23 Fällen kam es 3mal zu Abscedierungen, 14mal verschwanden Eiter und Gonokokken gleich nach der ersten Injektion, bei 12 Fällen waren 2—21 Injektionen notwendig. Einige Stunden nach der Injektion trat eine bis nußgroße Schwellung, am folgenden Tage Rötung und Ödem der Haut auf. In 8—10 Tagen waren alle reaktiven Erscheinungen geschwunden. Nach der Infiltration muß für einige Tages das Bett gehütet werden. Auch wir haben dieses Verfahren in einigen Fällen angewendet, sind jedoch wegen der großen Schmerzhaftigkeit davon abgekommen. Zur Infiltrationsbehandlung wurde auch Rivanol 1 : 500 bis 1 : 1000 nach vorausgehender, örtlicher Betäubung mit 1 : 100 Novocainlösung herangezogen (F. Schmidt).

Subcutane Umspritzung von *Eigenblut* führt bei subakuter gonorrhoischer Vorhofdrüsenentzündung meist rasch zu klinischer und bakteriologischer Heilung. Es werden $^1/_2$ cm oberhalb und unterhalb des Ausführungsganges der Drüse je 2—3 ccm Venenblut, das der Patientin unmittelbar vorher aus der Cubitalvene entnommen wurde, subcutan eingespritzt. Zur Verhütung der Blutgerinnung in der Spritze kann man in letztere vor dem Ansaugen des Venenblutes 1—2 ccm einer 2% Natrium citricum-Lösung aufziehen. Nach einer Umspritzung wurden 60% der Fälle gonokokkenfrei, nach wiederholter sogar 100% geheilt. Rückansteckungen der geheilten Drüse wurden trotz weiterbestehender Harnröhren- und Cervixgonorrhöe nur in einzelnen Fällen beobachtet (Hübner, Weinsaft).

Desgleichen wird von günstigen Erfolgen durch *periglanduläre Umspritzung von Mischvaccine* berichtet, die jedenfalls einfacher als die Autohämotherapie ist (Bauer und Schwarz).

Chronische Bartholinitiden werden vielfach auch durch *Proteinkörperbehandlung* geheilt (Gaertner). Besonders durch intramuskuläre Injektionen von 5—10 ccm frisch abgekochter Kuhmilch werden gute Erfolge erzielt (Loeb u. a.).

Mit Erfolg wurde auch die *Röntgenbestrahlung* bei der Gonorrhöe der großen Vorhofdrüse herangezogen und hierbei folgende Technik angewendet: Fixation der Drüsengegend, Fokushautabstand 24—30 cm, 3-mm-Aluminiumfilter, 90 bis 100% HED. Sieber hat in manchen Fällen nach einmaliger Bestrahlung dauernde Gonokokkenfreiheit erreicht und führt die Erfolge auf eine Umstimmung des Gewebes und damit des Nährbodens der Gonokokken zurück, die nicht mehr die gewohnten Bedingungen finden und zugrunde gehen. Auch die cystische Erweiterung der Drüse als Folge der Entzündung konnte behoben werden, wobei die Röntgenstrahlen die erkrankten Epithelzellen der cystisch entarteten Drüse schädigen, während die gesunden Zellen stimuliert werden. Auch die

Erweiterung der Blut- und Lymphgefäße und stärkere Säftedurchtränkung der Gewebe soll die Heilung herbeiführen. Bei vereiterten, durch Staphylokokken hervorgerufenen Vorhofdrüsenentzündungen wurden dagegen keine Erfolge erzielt.

Pseudoabscesse des Vorhofdrüsenganges können zu Beginn mit essigsaurer Tonerde und Sitzbädern behandelt werden und auf diese Behandlung zurückgehen. Sobald jedoch ein *Pseudoabsceß* oder ein *echter Absceß* der Drüse an die Oberfläche heranreicht und durchzubrechen droht, soll er durch ausgiebige *Incision* eröffnet werden. Dieser Eingriff, der auch ambulatorisch vorgenommen

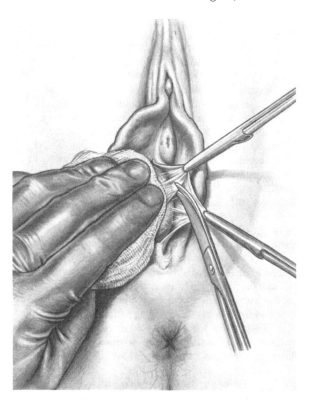

werden kann, wird gewöhnlich in Chloräthylbetäubung der Haut oder bei empfindlichen Patientinnen in Ätherrausch durchgeführt. Wegen der Gefahr der Injektionen in das eitrige Gebiet ist von einer Infiltrations- oder Nervus pudendus-Anästhesie abzusehen. Die Stichincision wird an der Innenseite der kleinen Schamlippe, nahe der Gangmündungsstelle, mit einem spitzen Messer gemacht. Nachdem der meist mit Blut gemengte Eiter abgeflossen und aus der Absceßhöhle ausgedrückt oder allenfalls auch mit einem scharfen Löffel ausgekratzt ist, wird ein Gazestreifen oder ein kurzes Drainrohr in die Absceßhöhle eingeführt und die Vulva mit einem feuchten Umschlag verbunden. Die

Abb. 7. Ausschälung einer Bartholinschen Retentionscyste.

Absceßhöhle reinigt sich meist schon nach einigen Tagen, manchmal bleibt jedoch eine schleimiges Sekret absondernde Fistel noch durch einige Wochen bestehen. Nach mechanischen Insulten kann es manchmal auch neuerdings zur Absceßbildung kommen. In allen Fällen, bei denen im Gange trotz Behandlung Gonokokken nachweisbar sind, wiederholte Abscesse auftreten, lange dauernde Fisteln nach Perforation oder Incision übrigbleiben, die chronische Entzündung immer wieder aufflackert oder schließlich beim Vorhandensein Bartholinscher Retentionscysten ist die *Exstirpation* der Drüse und ihres Ganges angezeigt, die am besten in Einatmungsnarkose oder bei nichteitriger Beschaffenheit in Umspritzungsanästhesie vorgenommen wird. Sie stellt einen keineswegs ganz einfachen Eingriff dar, da der Drüsenkörper in einem gefäßreichen Gewebe eingebettet und in der Nachbarschaft des Bulbus cavernosus vestibuli und der Arteria transversa perinei liegt. Nach Längsschnitt an der Innenseite der kleinen Schamlippe mit Umschneidung der Gangmündung oder nach äußerem

Hautschnitt seitlich von der Geschwulst wird Gang und Drüse wie eine Geschwulst aus ihrem Lager mit Messer und gekrümmter Schere ausgeschält, wobei darauf zu achten ist, daß keine Drüsenstücke zurückbleiben, da sonst Fisteln entstehen können. Die Wundhöhle wird nach sorgfältiger Blutstillung durch tiefgreifende Catgutnähte geschlossen und nur bei Vereiterung durch einen kleinen, zur Wunde herausgeleiteten Gazestreifen für einige Tage drainiert.

Harnröhre.

(Urethritis gonorrhoica, Urethritis lacunaris, Pseudoabsceß der Harnröhrendrüsen und Lacunen, Pseudodivertikel, Periurethritis, Strikturen, polypöse Wucherungen.)

Häufigkeit. Die Harnröhre ist jener Teil des Urogenitalapparates, der bei der Tripperansteckung am häufigsten erkrankt. Sie ist auch normalerweise in ihrem unteren Drittel von Keimen besiedelt, die jedoch keine pathologische Bedeutung haben. Bei frischer Gonorrhöe dürfte in 85—95% die Harnröhre beteiligt sein (BLUMM, LUCZNY, KUŠELEVSKY). Im Gegensatz zu dieser allgemeinen Annahme stehen die Berechnungen von FRANCK, der die Harnröhre allein in 29,6%, den Halskanal allein in 17,4% und Harnröhre und Halskanal in 55,7% gonorrhoisch erkrankt findet. Jedenfalls ist bei alter Erkrankung im Gegensatz zum Halskanal die Harnröhre seltener beteiligt, weil sie die Neigung hat, rascher auszuheilen. Ob die Harnröhre gleich zu Beginn der Ansteckung miterkrankt, hängt auch von der Beschaffenheit der Vulva ab. So wird bei engem Scheideneingang von Nulliparen oder nicht Deflorierten die Harnröhre leichter primär infiziert werden. Bei frischer Erkrankung des männlichen Partners werden in erster Linie der Vorhof mit seinen Kanälen, Gängen und Drüsen angesteckt, während bei alter Posteriorgonorrhöe des Mannes das Gonokokkensekret erst mit dem Ejakulat in das hintere Scheidengewölbe gelangt.

Normale Anatomie. Die Harnröhre bei der erwachsenen Frau ist ein ungefähr 7—8 cm langer Kanal, dessen Schleimhaut besonders im mittleren Drittel in Längsfalten gelegt ist. Am deutlichsten springt die BARKOWSche Falte (Crista urethralis) vor, die vom Trigonum LIEUTAUDI bis zur Mitte oder bis zur Mündung der Harnröhre sich ausdehnt. Das Schleimhautepithel ist zylindrisch, einschichtig oder plattenförmig, mehrschichtig, gegen den Blasenhals zu mehr Übergangsepithel, in der Mitte mehrreihiges oder einreihiges Zylinderepithel und gegen die äußere Harnröhrenöffnung mehrschichtiges Plattenepithel. Das Schleimhautepithel, welches die Harnröhre auskleidet, ist nicht einheitlich, sondern individuell verschieden. An der Mündung der Harnröhre finden sich subepithelial kleine Papillen. Das Schleimhautrohr (Mucosa) ist von einer venenreichen, zarten Bindegewebsschicht (Tela submucosa) und nach außen von längs- und ringförmig verlaufenden, glatten Muskelfasern (Tunica muscularis) umgeben. Quergestreifte Muskulatur findet sich nur am Blasenhals. In die Harnröhrenlichtung, besonders der unteren Harnröhre, münden zahlreiche kleine Schleimhautdrüsen und Krypten, deren Mündungen feinste grübchenförmige Vertiefungen darstellen. Die Harnröhrendrüsen (Glandulae urethrales) haben einen verästelten tubulösen Bau und entsprechen den LITTREschen Drüsen des Mannes. Die Harnröhrenkrypten stellen Einbuchtungen der Schleimhaut dar, wie die MORGAGNISchen Lacunen beim Manne. Drüsen und Krypten besitzen einreihiges Zylinderepithel, das bei den Drüsen Schleim sezerniert. Sie sind in der Harnröhre unregelmäßig verteilt, im hinteren Teil mehr in Längsreihen geordnet und zahlreicher.

Pathologische Anatomie. *Urethritis gonorrhoica.* In den Falten, Gängen und Drüsen, besonders der unteren Harnröhre, können sich die Tripperkeime leicht ansiedeln. Sie setzen sich teils herdförmig auf der Oberfläche der Schleimhaut fest, teils dringen sie in das Epithel ein, wo sie dann in der Kittsubstanz liegen. Im subepithelialen Bindegewebe werden Gonokokken nur ganz ausnahmsweise beobachtet. Dagegen finden sich hier reichlich Leukocyten, Lymphocyten, und oft Plasmazellen als Ausdruck der Gewebsreaktion auf die Infektion. Diese Leukocyten wandern mit dem Exsudat aus dem subepithelialen Bindegewebe durch die Spalten zwischen den Epithelzellen hindurch, lockern dabei deren Zusammenhang und heben sie stellenweise ab. Die Leukocyten- und Plasmazelleninfiltrate im subepithelialen Gewebe, sowie die herdweise Desquamation der Epithelzellen kennzeichnen ebenso wie beim Manne das histologische Bild der gonorrhoisch erkrankten Harnröhrenschleimhaut. In der Harnröhrenlichtung ist in den ersten Tagen seröses Exsudat mit spärlichen Leukocyten, aber reichlichen Epithelzellen vorhanden. Die Gonokokken sind den Epithelzellen, die auch in kleinen Verbänden abgestoßen werden, aufgelagert. Später wird das Sekret infolge reichlicher Beimengung von Leukocyten eitrig. Nach 4—6 Wochen ist meist die akute Entzündung schon zurückgegangen und das Sekret ist nur mehr spärlich. Nach 8—12 Wochen heilt die Harnröhrenentzündung häufig ohne Behandlung aus. Beim Heilungsvorgang wird aus nicht abgestoßenen Zellen der Schleimhaut neues Epithel gebildet. Bei diesem Regenerationsvorgang wird das zugrunde gegangene Zylinderepithel durch geschichtetes Plattenepithel ersetzt. Da es

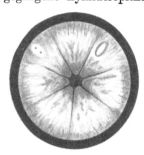

Abb. 8. Entzündliches Infiltrat der Harnröhrenschleimhaut in der Umgebung von endourethralen Drüsen bzw. Lacunen und Sekretverhaltung in einer endourethralen Drüse bzw. Lacune (Pseudoabsceß). (Urethroskopisches Bild.)

sich hier nicht um eine Umwandlung von Zylinderepithel in Plattenepithel handelt, sondern um eine andersartige Entwicklung undifferenziert gebliebener jugendlicher Epithelregenerationszellen der Tiefe (R. Meyer), so stellt dieser Regenerationsvorgang eine Pseudometaplasie dar. Im weiteren Verlaufe der Heilung kann dann wahrscheinlich das Plattenepithel wieder durch das ursprüngliche Zylinderepithel ersetzt werden. In welcher Ausdehnung dieser Epithelersatz bei der Heilung vorkommt, ist schwer zu beurteilen, da sich auch in der gesunden Harnröhre neben einschichtigem Zylinderepithel mehrschichtiges Plattenepithel findet. Die leukocytären Infiltrate unterhalb des Oberflächenepithels bleiben manchmal lange bestehen.

Urethritis lacunaris. In manchen Fällen geht die Urethritis gonorrhoica in einen chronischen Zustand über. Die Ursache liegt dann oft darin, daß die Gonokokken in Drüsen und Lacunen der Harnröhre eindringen *(Urethritis lacunaris)* und sich in diesen Schlupfwinkeln oft lange halten, da sie hier durch den reinigenden Harnstrahl nicht getroffen werden. In diesen Taschen kann der gonorrhoische Infektionsprozeß, ohne besondere Erscheinungen zu machen, oft jahrelang bestehen und zu wiederholten Reinfektionen des eigenen Genitales oder zur Ansteckung eines anderen führen.

Pseudoabsceß, Pseudodivertikel. Ausnahmsweise kann es infolge entzündlicher Schwellung der Harnröhrenschleimhaut zur Verlegung der Drüsenausführungsgänge und infolge Mischinfektion zur Eiterung in denselben kommen. Da sich in derartigen Fällen die Eiteransammlung in dem durch Sekret ausgeweiteten, epithelial begrenzten Gang der Drüse oder Lacune befindet, ist sie als *Pseudoabsceß* der *Harnröhre,* oder richtiger als *Pseudoabsceß der Harnröhrendrüse* oder *-lacune* zu bezeichnen (R. Franz). Diese kleinen, ohne Symptome verlaufenden Pseudoabscesse werden meist nicht erkannt, sondern für eine einfache Urethritis gehalten. Als besondere Seltenheit kann es infolge Anhäufung von eitrigem oder schleimigem Sekret auch zu einer divertikelartigen Ausbuchtung der Drüse oder Lacune kommen. Diese *Pseudodivertikel der Harnröhre* sind dann meist als umschriebene Vorwölbung der Harnröhre zu erkennen und erreichen manchmal die Größe einer Walnuß. Selbstverständlich kann eine Absceßbildung auch in einem angeborenen Urethraldivertikel vorkommen (Halban und Tandler).

Bei der chronischen Gonorrhöe bilden sich infolge entzündlicher Schwellung an der äußeren Harnröhrenmündung gelegentlich sog. *Carunkeln*, die meist auf eine Infektion der SKENEschen paraurethralen Gänge zurückzuführen sind (NEUBERGER, HEYMANN, TARNOWSKY, OBERLÄNDER und KOLLMANN).

Die histologische Untersuchung derartiger Carunkeln hat gezeigt, daß sie sich meist aus einem subakut-entzündlichen, angiomatösen Gewebe zusammensetzen, das reichlich Lymphfollikel und Plasmazellen enthält (LIPSCHÜTZ). Sie müssen jedoch keineswegs mit einer Gonorrhöe zusammenhängen. In gleicher Weise kann sich auch in den seitlichen paraurethralen Gängen ein Pseudoabsceß bilden und die Harnröhrenmündung vorübergehend verdrängen.

Periurethritis. Durch Eindringen von Wundkeimen in das durch die gonorrhoische Infektion geschädigte Epithel der Harnröhre und infolge der damit verbundenen leukocytären Infiltration der Tunica propria und Muscularis urethrae kann es zu einer *Periurethritis* oder bei Einschmelzung des Gewebes zu *echten periurethralen Abscessen* kommen. Diese auch *suburethrale Abscesse* genannten Gewebseinschmelzungen werden sowohl im akuten und chronischen Stadium der Urethralgonorrhöe (CORY, GÖBEL, LOTT, BUMM, STOECKEL, MATZENAUER, CHROBAK, v. DITTEL u. a.), als auch nach Verletzung der Harnröhre durch Instrumente, Blasensteine oder kaustische Substanzen, sowie nach Urininfiltration beobachtet (DAVID, NÜRNBERGER). Bei dieser Absceßbildung spielt der Gonococcus mehr eine Vermittlerrolle, indem er durch Epithelschädigung die Vorbedingungen für den Eintritt der pyogenen Keime schafft. Derartige Abscesse können ausnahmsweise gegen die Harnröhrenlichtung oder auch gegen die Scheide zu durchbrechen und vorübergehend zu Harnröhrenscheidenfisteln führen (BUMM). Manchmal bleiben nach den periurethralen Entzündungen oder Abscessen knopfartige, narbige Verdickungen oder Schwielen zwischen Harnröhre und vorderer Scheiden-

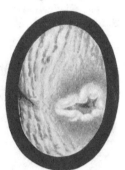

Abb. 9. Pseudoabsceß der Harnröhrendrüse. Die Mündungsstelle des Ganges ist ödematös geschwellt, die Schleimhautfalten in der Umgebung verstrichen. (Urethroskopisches Bild.)

wand bestehen. Im Anschluß an die Gonorrhöe kann sich eine chronisch indurative Entzündung entwickeln, die bei der Frau jedoch wegen der geringen Ausdehnung und kurzen Dauer der Harnröhrenerkrankung viel seltener als beim Manne auftritt. Derartige Fälle von *Periurethritis chronica fibrosa*, die in Form haselnuß- bis hühnereigroßer, höckriger oder diffuser, knorpelharter Geschwülste an der hinteren Harnröhrenwand auftreten, wurden von MATZENAUER, HALBAN, CLARKE, LEBRUN und NÜRNBERGER beschrieben.

Strikturen. Nur in vereinzelten Fällen, im Gegensatz zum Mann außerordentlich selten, führen bei der Frau harte Infiltrationen der Schleimhaut mit Bindegewebsbildung nach Gonorrhöe zu *Strikturen* der Harnröhre (ZOEHRER, KOLISCHER, DUFAUX, WERBOW, BUMM, OBERLÄNDER, ÖLZE u. a.). Die Strikturen sitzen in 82% an der äußeren Harnröhrenöffnung oder im vorderen Drittel der Harnröhre und sind nie sehr hochgradig. Oberhalb der Striktur kann sich eine umschriebene Erweiterung der Harnröhre ausbilden. Strikturen können außer nach Entzündungen auch nach Verletzungen und angeboren vorkommen (WYNNE, MONTAGNE, BOYD). Auf 11 Fälle kommen ungefähr 4 sichere gonorrhoische Strikturen (GOROWITZ).

Urethritis polyposa. In einem ursächlichen Zusammenhange mit der Urethritis gonorrhoica chronica stehen die nicht seltenen *polypösen Wucherungen* der Harnröhre, indem sie einerseits Folgeerscheinungen der Gonorrhöe sind und andererseits den Gonokokken einen Schlupfwinkel bieten. Sie unterhalten außerdem eine vermehrte Sekretion und einen dauernden Reizzustand und verzögern dadurch die Heilung der Gonorrhöe. Derartige Wucherungen können sich an der äußeren Harnröhrenmündung (Stickel, Heymann, Neuberger), in der Harnröhre (Stümpke, Karwowski) und an der inneren Harnröhrenöffnung (Frühwald) finden. Karwowski konnte bei 53% tripperkranken Frauen 31mal *Urethritis polyposa* mit blaßrosafarbenen, 3—4 mm langen, tumorartigen Erhebungen in der Harnröhre nachweisen. Frühwald hat durch Endoskopie bei 372 Frauen mit Harnröhrentripper in 42% der Fälle derartige Veränderungen an der inneren Harnröhrenöffnung feststellen können, und zwar 4—6 Wochen nach der Ansteckung grobe, oft wieder verschwindende Höcker als Ausdruck eines umschriebenen Ödems, im 3. Krankheitsmonat filiforme, glasig durchscheinende Excrescenzen und im 4. Monat Polypen von verschiedener Größe und Form. Diese finger-, kegelförmigen, hahnenkammartigen, gegabelten oder blumenkohlartigen Polypen sind manchmal die Ursache für ein wiederholtes Rezidivieren der Gonorrhöe. Sie können jedoch auch die Gonorrhöe nach ihrer Heilung überdauern. Die Entstehung dieser Gebilde

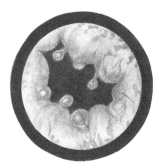

Abb. 10. Urethritis polyposa bei Gonorrhöe. Polypöse Wucherungen an der inneren Harnröhrenöffnung. (Urethroskopisches Bild.)

wurde von Frühwald auf ein lokales Ödem unter der Schleimhaut oder auf proliferative Prozesse, Vermehrung der Epithelzellen in präexistenten Krypten zurückgeführt, die bei stärkerer Ausbildung des Prozesses durch Verflüssigung des Protoplasmas auch cystisch werden können. In manchen Fällen kommt es zur Ausbildung von Leukocytenhaufen. Nur selten bestehen diese Knötchen aus ödematösen, gewucherten Bindegewebe.

Die Gonorrhöe ist aber sicher nicht die einzige Ursache für diese höckrigen, glasigen Erhebungen und Polypen in der Sphinctergegend, sondern diese werden auch in der Schwangerschaft, bei Myom und infolge von Kohabitation oder Masturbation beobachtet. Als weitere Folge derartiger Wucherungen am Sphincterrand kann es durch Einwanderung von Eiterkeimen zu einer nichtgonorrhoischen Blasenentzündung kommen (Stümpke, Hertle). Da Stoeckel unter 397 Patientinnen im ganzen und 149 mit Sphincterrandveränderungen nur 7 fand, bei denen keinerlei Beziehungen zu einer bestehenden oder vorausgegangenen Gonorrhöe nachweisbar waren, so dürften die meisten Katarrhe des Blasenhalses oder Trigonum als Überbleibsel einer alten Harnröhrengonorrhöe aufzufassen sein. Bei diesen Blasenhalsentzündungen handelt es sich allerdings nicht um eine echte gonorrhoische Erkrankung, sondern in der durch die vorausgegangene Gonorrhöe geschädigten Schleimhaut siedeln sich aus dem bakterienreichen Teil der unteren Harnröhre Keime an, die dann Entzündung oder Schleimhautwucherung unterhalten. Aber auch ohne bakteriologische Entzündung kann ein Reizzustand im Bereiche des Sphincter und Trigonum vesicae vorkommen.

Symptome und Verlauf. Die *subjektiven Erscheinungen* bei der gonorrhoischen Harnröhrenentzündung sind meist gering. Manche Frauen wissen oft nicht den Beginn der Erkrankung anzugeben und werden auf ihr Leiden erst durch die Untersuchung des Arztes oder Übertragung ihrer Ansteckung aufmerksam. Andere Frauen jedoch verspüren Jucken und Brennen in der Harnröhre, ein Kitzeln bei oder nach der Harnentleerung oder auch gesteigerten Harndrang, letzteren besonders dann, sobald das entzündliche Ödem die Muskulatur des Blasenhalses in einem Reizzustand versetzt. Im chronischen Stadium macht die gonorrhoische Harnröhrenentzündung nur mehr wenig oder gar keine Beschwerden. Die *objektiven Zeichen* einer frischen Harnröhreninfektion werden gewöhnlich am 2. bis 3. Tag nach der Ansteckung offenbar. Die äußere Harnröhrenmündung ist durch entzündliche Hyperämie gerötet und der unterste Teil der Harnröhrenschleimhaut quillt infolge entzündlicher Schwellung durch die äußere Harnröhrenöffnung heraus. Von GAYET wird darauf hingewiesen, daß ganz ausnahmsweise auch Hämaturie als Anfangssymptom einer frischen Harnröhrengonorrhöe auftreten kann. Sobald sich Infiltrate oder kleine Abscesse in der Harnröhrenwand bilden, kann die Berührung dieser Stellen äußerst schmerzhaft sein. Das Sekret ist kurz nach der Ansteckung serös, dann eitrig und im weiteren Verlaufe nach ungefähr 4—6 Wochen rahmig. Nach 6—10 Wochen verschwindet die Absonderung aus der Harnröhre häufig fast ganz oder tritt nur mehr nach mechanischen Insulten oder sekretionsfördernden Reizen auf. Die Harnröhrenentzündung verläuft demnach bei der Frau meist mild und heilt in vielen Fällen von selbst aus.

Zugleich mit der Harnröhre sind häufig die Gänge in der Umgebung der äußeren Harnröhrenöffnung miterkrankt. Die Gonorrhöe dieser Gänge kann die urethrale Erkrankung überdauern und die Ursache zur Neuansteckung der Harnröhre werden. Sobald sich die Tripperkeime in den endourethralen Drüsen oder Gängen festgesetzt haben, kann die Harnröhrengonorrhöe einen sehr chronischen Verlauf nehmen und selbst Jahre hindurch bestehen bleiben. Bei Ansiedlung der Gonokokken in diesen Gängen spritzt das eitrige Sekret erst auf Druck von der Scheide her aus der Harnröhrenöffnung heraus. Die *Strikturen* der Harnröhre rufen einen Drang zum Nachurinieren und ein Nachträufeln bei der Miktion hervor.

Diagnose. *Rötung* und *Schwellung der äußeren Harnröhrenöffnung* sowie *eitriges Sekret* in der Harnröhre sprechen mit größter Wahrscheinlichkeit für eine gonorrhoische Urethritis. Dabei ist zu berücksichtigen, daß einerseits Hyperämie und Schwellung auch nach mechanischen Insulten, Kohabitation oder Masturbation, vorkommen können und anderseits eitriges Sekret auch bei Infektion der Harnröhre oder der Harnblase mit Staphylokokken oder Colibacillen auftreten kann. Nicht ganz selten läßt sich bei jungen, auch unberührten Mädchen aus der Harnröhre ein rahmiges Sekret ausdrücken, das keine Keime enthält und nur aus abgeschuppten Epithelzellen besteht. Außerdem ist zu beachten, daß das Sekret, welches in der äußeren Harnröhrenmündung und deren Umgebung liegt, keineswegs aus der Harnröhre stammen muß, sondern aus der Scheide dahin verschmiert sein kann. Auch ein einfacher

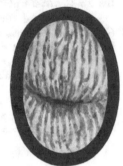

Abb. 11. Urethritis acuta gonorrhoica. Die Schleimhaut von dunkler Farbe und grober Fältelung. Das eitrige Sekret zwischen den Falten fehlt, da es durch das Spülurethroskop entfernt ist. (Urethroskopisches Bild.)

Desquamationskatarrh eines paraurethralen Ganges kann zur Verwechslung mit einer Harnröhrengonorrhöe führen. Im chronischen Stadium fehlt meist die Rötung und Schwellung der äußeren Harnröhrenöffnung und jede stärkere Absonderung. Die Prüfung auf das Vorhandensein von Harnröhrensekret geschieht am sichersten in der Weise, daß zuerst die äußere Harnröhrenöffnung der zu untersuchenden Frau, die vorher einige Stunden nicht uriniert haben soll, mit einem Tupfer gereinigt, dann mit dem Zeigefinger in die Scheide eingegangen und die Harnröhre von oben nach unten zu durch Druck gegen die Schoßfuge massiert wird.

Wenn sich zwischen den Längsfalten oder in den Lacunen der Harnröhre Sekret angesammelt hat, so wird bei dem Ausstreifen der Harnröhre Eiter in der äußeren Harnröhrenöffnung sichtbar. Wenn sich bei dieser Knetung die Harnröhre als harter, schmerzhafter Wulst anfühlt, so spricht dieser Umstand dafür, daß auch das Gewebe unterhalb der Schleimhaut und die Muskelschicht am Entzündungsvorgang beteiligt sind.

Die *Zweigläserprobe* hat bei der Entscheidung, ob es sich um eine Harnröhrenentzündung oder um einen Blasenkatarrh handelt, keine besondere Bedeutung. Die Trübung der ersten Harnpartie weist allerdings auf eine Erkrankung der Harnröhre hin, während bei der Blasenentzündung beide Portionen trübe sind, die zweite gewöhnlich trüber als die erste, da zum Schluß der Entleerung

der der Blasenwand anhaftende Eiter ausgepreßt wird. Zur Unterstützung
der Diagnose kann auch das Urethroskop herangezogen werden. Bei der *Ab-
leuchtung der Harnröhrenschleimhaut* (vgl. dieses Handbuch, Bd. 20/2) sehen
wir im akuten Stadium eine gerötete, leicht blutende und geschwollene
Schleimhaut, zwischen deren gröberen Falten Eiter abgelagert ist. Bei chronischen Fällen zeigen sich weiche, scharf umschriebene Infiltrate mit samtartig
geschwollener, dunkelroter Schleimhaut und nur sehr selten harte Infiltrate
von blasser, bläulichweißer Farbe und matter Oberfläche in verschiedener
Ausdehnung. Lacunen und Drüsenmündungen sind infolge der Schleimhaut-
schwellung bei weicher Infiltration manchmal verdeckt (GLINGAR, KOLLMANN
und MORGENSTERN). Strikturen infolge harter Infiltration, die bei der Frau
nur ganz ausnahmsweise vorkommen, lassen sich mit Hilfe des Urethroskops
oder einer Sonde nachweisen. Die normale Harnröhre ist für eine Sonde Nr. 22
bis 23 *Charrière* glatt durchgängig.

Entscheidend für die Diagnose der Urethritis gonorrhoica ist stets nur der
Gonokokkennachweis im Harnröhrensekret. Zu diesem Zwecke wird nach sorgfältiger Reinigung der äußeren Öffnung die Harnröhre von oben nach unten
gegen die Schoßfuge zu ausgedrückt und das dabei heraustretende Sekret mit
Hilfe einer ausgeglühten starken Öse oder eines abgestumpften, kleinen Spatels
aus dem unteren Teil der Harnröhre entnommen. Wenn dasselbe nur sehr
spärlich ist, so werden mit Hilfe des Spatels oder des kleinen, stumpfen Löffels

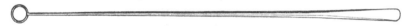

Abb. 12. Spatel mit ösenförmigem Ende zur Sekretentnahme. (Natürliche Länge 16 cm.)

die oberflächlichen Epithelzellen von der Harnröhrenwand abgeschabt. Der
Abstrich wird gleich nach der Entnahme auf einen Objektträger dünn ausgestrichen und nach Fixation gefärbt.

Im gonorrhoischen Harnröhrensekret finden sich Plattenepithelien, Leukocyten, Gonokokken neben Saprophyten der Vulva. Bei frischer Entzündung
überwiegen die Leukocyten. Die Tripperkeime sind nur in den ersten Tagen
extracellulär, dann fast immer intracellulär. Sobald die Frauen unmittelbar
vor der Sekretabnahme urinieren, erscheinen im Abstrich weniger Saprophyten.
Ein Abstrich, der keine Tripperkeime, aber reichlich Eiterkörperchen enthält,
ist gleichfalls gonorrhoeverdächtig. Bei spärlicher Sekretion scheint auch der
urethrale Probetampon nach KRITZLER gut verwertbar zu sein, der einige Minuten
in die Harnröhre gelegt, sich mit Sekret vollsaugt und dann für die mikroskopische Untersuchung genügend Material enthält. In gleicher Weise scheint
sich das *Seidenfadenplattenkulturverfahren* nach KNORR zu bewähren, bei dem
ein Seidenfaden in die Harnröhre eingelegt und das angesaugte Sekret desselben
auf einer Kochblutagarplatte in feinen Zügen ausgestrichen wird (FLESSA).

Behandlung. Da die Gonorrhöe der Harnröhre im allgemeinen meist nur
im Epithel abläuft und die Harnröhre beim Weibe nur einen kurzen Kanal
darstellt, der der reinigenden Wirkung des Harnstrahles gut zugänglich ist,
heilt die Ansteckung nicht selten ohne jede Behandlung von selbst aus. Trotzdem bestehen darüber keine Meinungsverschiedenheiten, daß die Behandlung
möglichst frühzeitig einsetzen soll, besonders dann, wenn die Gonokokken, wie
es anfangs häufig der Fall ist, sich ausschließlich in der Harnröhre angesiedelt
haben. Es kann dadurch die Übertragung der Infektion von der Harnröhre
auf die Gebärmutter manchmal verhindert werden. Die Gefahr einer Verbreitung der Gonorrhöe auf die Blase besteht durch die Harnröhrenbehandlung
überhaupt kaum. Bei Harnröhrentripper sollen *reichlich Flüssigkeit* wie Mineral-

wasser, Blasentee und ein *Harndesinfiziens* gegeben werden. *Balsamica* wie Sandelöl, Kopaivbalsam oder Cubebenöl sind gewöhnlich überflüssig und werden höchstens bei den äußerst selten auftretenden Tenesmen infolge Miterkrankung des Blasenhalses verordnet. Während der akuten Erscheinungen soll die Diät eine blande sein.

Zwecks *örtlicher Behandlung* werden *antiseptische* und *adstringierende Medikamente* in flüssiger, salbiger, fester oder pulveriger Form in die Harnröhre eingebracht. Von den flüssigen Medikamenten sind hauptsächlich folgende im Gebrauch: 1—5% Protargol-, Argonin- und Larginlösung; 0,2—2% Argentum nitricum-, Albargin-, Argentamin- und Ichtharganlösung, ferner 0,1 bis 1% Choleval-, Transargan- und Acriflavinlösung; 0,5 bis 1,5% Agesulflösung. Für ältere Fälle eignet sich auch 2—5% Jodtinktur. Am wirksamsten von diesen Präparaten erscheint

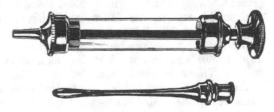

Abb. 13. Hartgummispritze mit Spritzenansatz nach FRITSCH.

uns die Höllensteinlösung, die in starker Verdünnung auch bei frischen Fällen ohne besondere Reaktion gut vertragen wird. Es wird vielfach empfohlen, zuerst desinfizierende, später adstringierende Medikamente zu verwenden und dieselben zu wechseln, da bei längerem Gebrauche eine Anpassung an das Mittel einzutreten und es weniger wirksam zu werden pflegt. Je akuter der Entzündungsprozeß, um so weniger konzentriert soll die Lösung sein, um gut vertragen zu werden.

Die Einverleibung dieser Lösungen geschieht am bequemsten durch 1—2 Einspritzungen am Tage, die wirksamer und verträglicher sind, wenn die Flüssigkeit auf 40—50° C erwärmt ist. Vor jedem instrumentellen Eingehen in die Harnröhre soll die Kranke Harn lassen, damit das der Schleimhaut auflagernde Sekret herausgespült wird. Die Patientin nicht ganz ausurinieren zu lassen, hat den Vorteil, daß die eingespritzte Lösung, wenn sie in die Harnblase gelangen sollte, dort verdünnt und

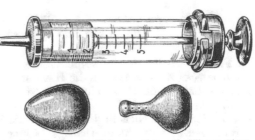

Abb. 14. Verchromte Rekordspritze mit Silberansätzen.

weniger reizend wirkt. Nach der Behandlung soll der Harn möglichst lange angehalten werden.

Zur *Injektionsbehandlung* eignet sich eine 5—10 ccm fassende Hartgummispritze, die entweder selbst einen konischen Ansatz besitzt oder der eine Harnröhrenkanüle oder eine Olive aufgesetzt wird. Als Injektionsspritze mit konischem Ansatz wird die NEISSERsche Spritze verwendet, bei welcher der Spritzenkonus nach Injektion von 3—5—10 ccm durch einige Minuten auf die äußere Harnröhrenöffnung aufgedrückt gehalten wird, damit das Medikament nicht abfließen kann. Mit Hilfe dieser Spritze kann die Kranke unter Hochstellung der Knie anfangs vor dem Spiegel eine *Selbstbehandlung* durchführen, für die jedoch häufig nicht die nötige Geduld und Geschicklichkeit vorhanden ist. Es können auch Oliven, die aus Hartgummi oder Silber angefertigt sind und auf eine Rekordspritze angesetzt werden, Verwendung finden. Für die Einspritzung

durch den Arzt kommen in erster Linie kurze Ansätze aus Hartgummi
oder Metall, sowie Harnröhrenkatheter in Betracht. Der vielfach verwendete
Fritschsche Spritzenansatz aus Hartgummi, der 7—9 ccm lang ist und in ein
olivenförmiges Ende mit einigen seitlichen Augen ausläuft, ist im allgemeinen
zu derb. Außer Gebrauch werden diese Spritzenansätze in einer desinfizierenden
Lösung aufbewahrt. An Stelle eines kurzen Spritzenansatzes können auch
Harnröhrenkatheter aus Glas, Metall, Gummi oder Seide verwendet werden.
So verwenden wir stets einen Katheter aus Silber (Fa. *Leiter*-Wien), der aus-
gekocht werden kann. Wir spritzen stets 5—10 ccm einer $^1/_2$—2% Argentum
nitricum-Lösung in die Harnröhre. Bei miterkranktem Blasenhals werden
2—3 ccm einer 0,2—0,5% Argentum nitricum-, 1$^0/_{00}$ Kollargol- oder Agoleum-
lösung in der Sphinctergegend beginnend und unter Herausziehen des Katheters
tropfenweise eingespritzt. Für die Instillation in die Gegend des Blasenhalses
und des Trigonum eignet sich der elastische Katheter nach Guyon.

Auch die *Dauerspülbehandlung* findet Verwendung, indem mittels rückläufigen
Katheters größere Mengen wenig konzentrierter Lösung durchgespült werden.

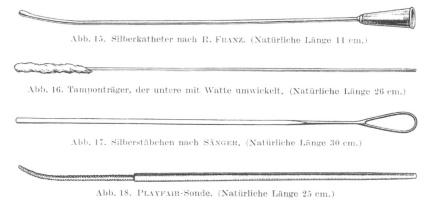

Abb. 15. Silberkatheter nach R. Franz. (Natürliche Länge 11 cm.)

Abb. 16. Tamponträger, der untere mit Watte umwickelt. (Natürliche Länge 26 cm.)

Abb. 17. Silberstäbchen nach Sänger. (Natürliche Länge 30 cm.)

Abb. 18. Playfair-Sonde. (Natürliche Länge 25 cm.)

Flüssige Medikamente werden ferner mit Hilfe *watteumwickelter Tamponträger* zwecks *Auswischung* in die Harnröhre eingebracht. Dieselben sollen ungefähr die Länge und Dicke einer mittelstarken Stricknadel und zur Anwicklung
von Watte an einem Ende eine Riefelung haben. Gut brauchbar sind die Sängerschen Silber- oder Nickelinstäbchen, die die Wirksamkeit der Silberlösung nicht
herabsetzen. Für nichtsilberhaltige Lösungen eignen sich auch die Chrobak-
schen Tamponträger, während die Playfairschen Sonden wegen ihrer Dicke
abzulehnen sind. Die Tamponträger werden mit Watte angewickelt und am
besten trocken in hohen Sterilisierbüchsen aufbewahrt. Vor dem Gebrauch
werden sie in die Lösung getaucht und nach Entleerung der Harnblase vorsichtig und ohne jede Gewalt unter drehenden Bewegungen in die Harnröhre
hinaufgeschoben, wobei das tamponfreie Ende des Stäbchens entsprechend dem
leicht bogenförmigen Verlauf der Harnröhre etwas gesenkt wird. Nachdem das
Stäbchen in die Harnröhrenlichtung hinaufgeschoben ist, geht der Zeigefinger
des Arztes in die Scheide ein und drückt unter leichter Massage den medikament-
getränkten Tampon gegen die Harnröhrenwand allseits an, um die Lösung mit
der Schleimhaut innig in Berührung zu bringen und allfällig infizierte Krypten
auszuquetschen. Bei frisch entzündeter und enger Harnröhre führt dieses
Auswischverfahren leicht zu Blutung und Schmerzen und ist daher hier besser
zu unterlassen, während es in chronischen Fällen ohne Schaden angewendet
werden kann.

Ein neues Verfahren, wäßrige Lösungen von Silber oder anderen Medikamenten mit der Harnröhrenschleimhaut in innige Berührung zu bringen, ist die *Iontophoresebehandlung*, bei der Argentum nitricum-, Transargan- oder Rivanollösung mit 10 mA von der Anode aus in die Harnröhre einverleibt wird. Nach den wenigen bisher vorliegenden Erfahrungen bei chronischer Harnröhrengonorrhöe ist die Iontophorese anderen Verfahren keineswegs überlegen (BODE, STIEBÖCK).

Die von ALMKVIST eingeführte *Salbenbehandlung* wird bei der Harnröhrengonorrhöe heute kaum mehr angewendet, obwohl ASCH von guten Erfolgen mit der Protargol enthaltenden Novinjektolsalbe berichtet.

Wegen ihrer bequemen Handhabung und der Möglichkeit der Selbstbehandlung wird die *Stäbchenbehandlung* vielfach benutzt, bei der lösliche Harnröhrenstäbchen (Bacilli urethrales, Styli urethrales, Suppositoria urethralia) in die Harnröhre eingeführt werden, deren Wirksamkeit darauf beruht, daß das Medikament in einem bei Zimmertemperatur festen, bei Körperwärme zerfließenden Vehikel enthalten ist. Diese Stäbchen werden magistraliter verschrieben oder befinden sich fertig im Handel. Früher wurden sie häufig folgendermaßen verordnet. Rp. Argenti proteinici 0,02, Butyri Cacao 0,9, M. f. bac. urethr. crassitudine 3 mm, longitudine 5 cm oder für chronische Fälle: Rp. Zinci sulfurici 0,2, Aluminis crudi 0,5, Butyr. Cacao qu. s. ut. f. bac. urethral. Da bei der Verflüssigung des Kakaoöls die Schleimhaut mit einer dünnen Fettschicht überzogen wird, so kann das freigewordene Adstringens nicht so innig mit der Harnröhrenschleimhaut in Berührung kommen. Aus diesem Grunde werden jetzt vielfach wasserlösliche Harnröhrenstäbchen verwendet, die jedoch den Nachteil geringer Gleitfähigkeit haben, wodurch die Einführung etwas erschwert und schmerzhaft ist. ASCH hat hierfür folgende Verschreibung angegeben: Rp. Sacchari albi subt. pulverisati, Sacch. lactis, Gummi arabici āā 3, Traganth, Glycerini qu. s., Cholevali 10%, Bacilli urethrales Nr. XII crassitud. 4 mm, longitud. 7 cm. SCHÄFFER verschreibt: Protargol 0,5—1,0, Amyl. tritic. 4,0, Traganth. 1,0, Gumm. arab. pulv. 4,0, Mucilag. Gumm. arab. et Glycerini āā, ut. f. bacilli Nr. X longitud. 4½ cm, crassitud. 6 mm. Stäbchen können auch folgendermaßen verschrieben werden: Transargan. 0,3—0,5, add. Glycerin-Gelatinae qu. s. ut. f. Bacilli urethrales longit. 5 cm, crassit. 3 mm Nr. X. Die Konzentration der Silberlösung kann wesentlich höher sein als für die Einspritzung, da ein Teil des Medikamentes an die Gleitmasse adsorbiert wird. Von den im Handel befindlichen wasserlöslichen Stäbchen werden am meisten Cholevalstäbchen (2,5%), Gonostyli Protargol (1%) oder Gonostyli Albargini (0,2%), Styli Spuman zu 0,5 g cum Protargol (2%), Ester-Dermasan-Silberstäbchen, Tampovaganstäbchen mit 5% Zincum sulfuricum carbonicum, 5% Agesulfstäbchen oder Gelastoid-Bacilli mit Protargol verwendet.

Um die Harnröhrenschleimhaut möglichst zu entfalten, wurden auch 6—8 mm dicke und 3—7 cm lange Glasstäbchen in durch Erwärmen verflüssigte Kakaobutter, die Argentamin oder Argentum nitricum suspendiert enthält, eingetaucht und mit dem nach der Abkühlung anhaftenden Belag in die Harnröhre eingeführt. Der Stift, der an einem Ende einen plattenförmigen Ansatz trägt, um das Hineingleiten in die Harnblase zu verhindern, bleibt 10—20 Minuten liegen (ARNETH und FABRITIUS). Dieses Verfahren dürfte keine weitere Nachahmung gefunden haben.

In der Annahme, daß die stark bactericiden Mittel eine Zerstörung der Schleimhaut mit Narbenbildung und Abkapselung der Gonokokken im subepithelialen Gewebe herbeiführen können, wurde an Stelle oder neben der sonst üblichen bakteriotropen Behandlung eine *organotrope Therapie* mit Pellidol, Perubalsam und Jod in Form von Schmelzstäbchen eingeführt, um die entzündete Schleimhaut in ihrer natürlichen Regeneration zu unterstützen (Holz-bach, Buschke und Langer, Bleyer u. a.). Die Gonoyatren-Pellidolstäbchen verbinden die bactericide mit der epithelregenerierenden Wirkung (Dóczy).

Damit das antiseptische Medikament noch besser mit der entfalteten Harn-röhrenschleimhaut in Berührung kommen kann, wird die Behandlung mit *Quellstäbchen* versucht. Zu diesem Zwecke werden Laminariastäbchen ver-wendet, die vor der Einführung mit einer Argentum nitricum, Zincum sulfuricum oder Cuprum sulfuricum enthaltenden Gelatine überzogen werden. Die nach der Einführung sich auflösende Gelatineschicht wird durch die Quellung der Stäbchen in die Tiefe der Schleimhaut gepreßt (Saudek).

In gleicher Weise wirken die nach den Angaben von Neergaard und Schärer hergestellten, biegsamen Partagonstäbchen mit 1,5% Silbernitratgehalt. Infolge der raschen Diffusion von Kochsalz aus den körperlichen Geweben in die kollo-idale Grundmasse der quellungsfähigen Stäbchen entwickelt sich feinstverteiltes Chlorsilber in kolloidaler Lösung, welches auf die Gewebe keinerlei reizende Wirkung ausübt und noch in sehr starker Verdünnung bactericid wirkt (Lucke, Eppenauer, Lippert, Th. Katz, Plotz, Mueller, Schäfer).

Nach Einführung der Stäbchen bleiben die Kranken durch mindestens 5 Minuten in Rückenlage liegen. Vor dem Aufstehen wird ein Wattetupfer in den Scheideneingang gelegt, damit die abfließende Stäbchenmasse die Wäsche nicht beschmutzen kann. Bei der Einführung ist darauf zu achten, daß die Stäbchen nicht in die Harnblase hineingeschoben werden, da sonst die Blasen-schleimhaut gereizt werden oder sich möglicherweise um den Fremdkörper herum ein Blasenstein entwickeln könnte. Die Stäbchenbehandlung eignet sich mehr für ältere Fälle von Harnröhrentripper mit geringer Absonderung und für die Selbstbehandlung, welche die ärztliche unterstützen kann. Die Stäbchen sind, besonders wenn sie hart sind, oft schwer und nur unter Schmerzen einzuführen oder brauchen lange bis zu ihrer Auflösung.

Zum Zwecke einer *Trockenbehandlung* können auch antiseptische *Pulver* durch ein Spreizspeculum nach Art eines Nasenspiegels in die Harnröhre ein-gebracht werden. Von Stern wurde ein Harnröhrenpulverbläser, aus einem Gummiballon und aus einem auskochbaren und zerlegbaren Metallgestell bestehend, („Ur+Go" Firma Kirchner und Wilhelm, Stuttgart) angegeben, mit dessen Hilfe die Patientin die Behandlung selbst durchführen kann. Als Pulver werden Protargol, Argentum nitricum oder Choleval 1 : Talcum pulveri-satum oder Saccharum lactis 100 verwendet.

Auf Grund der Tatsache, daß die Gonokokken bei 46° C in 40 Minuten zugrunde gehen, wurde Hitze in Form von *Diathermie* oder *elektrischer Heiz-sonden* angewendet. Mit Hilfe starker Diathermieapparate von 10 000 Volt und 600—800 mA werden Harnröhrenelektroden auf eine Temperatur gebracht, die imstande ist, Gonokokken abzutöten (Rorke, Pugh, Corbus, Cherry, Cumberbatsch, Caspary u. a.). Trotzdem sind die mitgeteilten Heilungs-erfolge gering.

Zu dem gleichen Zwecke werden elektrische Heizsonden verwendet (Rost, Schücking, Seitz, Guthmann), ohne weitere Verbreitung zu finden. Auch die Behandlung mit *Leuchtsonden* (Gauss, R. Franz) hat sich wegen Umständ-lichkeit und Kosten der Apparatur nicht durchgesetzt.

In dem Bestreben, bei der Harnröhrengonorrhöe die örtliche Behandlung zu ersetzen oder wenigstens zu unterstützen, wurde die *Proteinkörperbehandlung* versucht (Menzi). So wurde unter gleichzeitiger örtlicher Behandlung der Harnröhre jeden zweiten Tag eine 2% Kollargollösung (Heyden) in steigender Gabe von 2—10 ccm intravenös eingespritzt und damit Erfolg erzielt, die anfangs bestätigt (Crohn, Franzmayer, Romeik), bei weiteren Nachprüfungen jedoch (SOMMER, KLEEMANN, SIEGEL u. a.) abgelehnt wurden. Da das intravenös einverleibte Kollargol weder eine gonokokkentötende Wirkung auf der erkrankten Schleimhaut besitzt, noch in solchen Mengen im Harne ausgeschieden wird, daß es bactericid wirken kann (VOIGT, DUNGER), so können die Erfolge nur auf eine unspezifische Leistungssteigerung zurückgeführt werden.

Zur Unterstützung der örtlichen Behandlung wurde weiters Trypaflavin herangezogen, von dem anfangs 0,1—0,25 in $^1/_2$%-Lösung in mehrtägigen Zwischenräumen 3—5mal, später 0,3—0,4 g an 3—6 aufeinanderfolgenden Tagen intravenös eingespritzt werden (HAUPT). Desgleichen wurden 5—20 ccm *Kupfersilicat* an 5—10 hintereinander folgenden Tagen injiziert und gleichzeitig 3mal täglich Methylenblau, Semen myristici āā 0,1 innerlich gegeben. Außerdem wurde eine örtliche Behandlung mit der gleichen Lösung oder durch Stäbchen durchgeführt, die folgendermaßen hergestellt sind: Rp. Methylenblau, Kupfersilicat, Gummi arabicum āā 20, Amylum, Saccharum lactis āā 70, Aqua destillata q. s. ad solutionem (LINDNER, HAUPT, NAST). Auch intravenöse Traubenzuckereinspritzungen wurden zur Unterstützung der örtlichen Behandlung herangezogen (SCHOLZ und RICHTER). Alle diese Verfahren sind jedoch nicht imstande, die Heilungsdauer wesentlich herabzusetzen und haben den Nachteil, daß sie manchmal unangenehme Nebenerscheinungen wie Kopfschmerzen und Herzklopfen hervorrufen.

Neben der örtlichen Behandlung wurde zur Erzeugung eines Heilfiebers in der letzten Zeit die *Malariabehandlung* eingeführt, durch die wohl die in den Geweben befindlichen, nicht aber die auf der Schleimhaut angesiedelten Gonokokken beeinflußt werden, so daß auch hier gleichzeitig eine örtliche Behandlung notwendig ist (SPIETHOF, BEYER, HEUCK, SCHERBER, LENZMANN, WEIGAND u. a.).

Die *Vaccinebehandlung* hat nach zahlreichen Arbeiten auf die unkomplizierte Harnröhrengonorrhöe keine Heilwirkung, was offenbar damit zu erklären ist, daß sich der gonorrhoische Infektionsprozeß in den obersten Schichten der Harnröhrenschleimhaut abspielt. Dagegen konnten wir Fälle von *Periurethritis* und *Pseudoabsceß* der endourethralen Drüsen durch Vaccination prompt zur Heilung bringen. Auch bei der Ansiedlung von Gonokokken in *paraurethralen Gängen* sind einwandfreie Erfolge mit Vaccine zu beobachten. Diese Ergebnisse stimmen mit der allgemein bekannten Tatsache überein, daß die Vaccine die offene Schleimhautgonorrhöe kaum, den gonorrhoischen Prozeß in den tiefer im Gewebe liegenden Herden dagegen deutlich beeinflussen kann. Diese Wirkung ist offenbar darauf zurückzuführen, daß die in das subepitheliale oder submuköse Gewebe eingedrungenen Gonokokken hier in naher Beziehung zu den Blut- und Lymphcapillaren und dadurch der Vaccineeinwirkung zugänglicher sind. Es sollen daher alle Fälle chronischer Urethritis, die trotz langer, örtlicher Behandlung nicht heilen und bei denen der Verdacht auf tiefer gelegene Gonokokkenherde vorliegt, der Vaccinebehandlung zugeführt werden.

Besondere Schwierigkeiten macht die Erkrankung der Krypten, Drüsen, Carunkeln, polypösen Wucherungen und strikturierenden Infiltrate der Harnröhre, die einen schwer zugänglichen Schlupfwinkel für die Gonokokken darstellen, von dem aus der gonorrhoische Prozeß immer wieder aufflackern kann. Am besten führt hier *Kauterisationsbehandlung* zum Ziele. Infizierte Krypten oder Drüsen werden unter Leitung des Urethroskops mit 20—30% *Argentum nitricum*-Lösung oder noch besser mit Hilfe *kalter Kaustik* verätzt. Polypöse Schleimhautwucherungen werden am sichersten mit dem endoskopischen *Thermokauter* oder *Hochfrequenzstrom* zerstört oder mit dem *Messer* unter Führung des Urethroskops abgetragen (GLINGAR, LATZKO, GONIN), worauf die Harnröhre mittels einer rückläufigen Kanüle mit einer sehr verdünnten Kalium hypermanganicum-Lösung gespült wird. Strikturen werden durch *Dilatation*

mit Dittel-, Hegar- oder Kollmann-Stiften oder mittels *Durchschneidung*
mit Messer oder Kaustik behandelt.

Um die örtliche Behandlung der Harnröhre schmerzlos zu machen, können
vor derselben 3—5 ccm einer 5% Novocain-, Eucain-, Percain- oder Alypin-
lösung instilliert werden.

Liegt ein Divertikel vor, so ist zur dauernden Heilung stets seine Exstirpation
notwendig.

Scheide.
Physiologie und Pathologie der Scheidenwand und des Scheideninhaltes.

Wenn auch die Scheide bei der geschlechtsreifen Frau kaum je gonorrhoisch
erkrankt, so erleidet sie doch bei der Gonorrhöe der Gebärmutter Veränderungen,
die ein kurzes Eingehen auf die Wandbeschaffenheit, den Chemismus und die
Bakterienflora derselben unter normalen und pathologischen Umständen notwendig machen. Durch den starken, mehrfach geschichteten Plattenepithel-
überzug besitzt die Scheidenhaut bei der geschlechtsreifen Frau einen sicheren
Schutzwall gegen die meisten Infektionen. Außerdem steht sie mit den in der
Scheide befindlichen Keimen in inniger Beziehung und Wechselwirkung. Da
die Scheidenwand infolge ihres Mangels an Drüsen kein Sekret absondert, soll
nicht von Scheidensekret, sondern von Scheideninhalt gesprochen werden.

Der *normale Scheideninhalt* setzt sich zusammen aus der serösen Transsudatflüssigkeit,
die aus den Blut- und den Lymphgefäßen der Tunica propria stammt, ferner aus abgestoßenen Epithelzellen der oberflächlichen Schleimhautschicht, aus zahlreichen Bakterien,
spärlichen Leukocyten und Detritusmassen. Außerdem findet sich auch unter normalen
Verhältnissen, besonders im Prämenstruum dem Scheideninhalt Cervixschleim beigemengt.
Die Transsudatflüssigkeit gelangt durch die Lymphfollikel der Papillen, die bis an das
Oberflächenepithel heranreichen, in die Scheide. Die Epithelbeimengung ist individuell und
je nach dem Ovulationszyklus verschieden reichlich (Dierks). Die Leukocytenzahl befindet
sich in einer gewissen Abhängigkeit von dem Gehalt an pathogenen Keimen. Die normale
Bakterienflora, die zuerst von Menge, Döderlein, Bumm, Krönig, später von Heurlin,
Salomon und v. Jaschke beschrieben wurde, enthält bei der geschlechtsreifen, gesunden
Virgo und Gravida vorwiegend die Döderleinschen Vaginalbacillen und nebenbei das
Comma variabile, bei der genitalgesunden, deflorierten Nichtschwangeren außerdem noch
wenige anaerobe Bakterien, die meist durch den Geschlechtsverkehr eingeschleppt werden.
Durch die Stoffwechselprodukte der Keime, den Säuregehalt, den Gewebssaft, die Leukocyten und den Sauerstoffmangel hat die Scheide die Fähigkeit, eingedrungene Fremdkeime,
besonders Wundkeime, zu unschädlichen, avirulenten Saprophyten zu machen oder abzutöten. Diese Eigenschaft des Scheideninhaltes, als *Selbstreinigung der Scheide* bezeichnet
(Menge), kann jedoch infolge konstitutioneller Minderwertigkeit mangelhaft sein oder
durch Krankheit verlorengehen, und es können sich dann verschiedene Außenkeime ansiedeln, die die normalen Scheidenbewohner überwuchern. Heurlin, von dem die neuesten
eingehenden Untersuchungen der Scheidenflora stammen, konnte 37 verschiedene Bakterien
kulturell isolieren, die er in *fakultativ anaerobe Bakterien* und *ausgeprägt anaerophile* und
obligat anaerobe Bakterien teilt. Zur ersten Gruppe werden die Parastreptokokken, Metastreptococcus carduus, Streptococcus intestinalis longus, Streptococcus pyogenes und die
Vaginalbacillen gezählt. Letztere, die außer der typischen Form der Döderleinschen
Stäbchen auch in kokkoider Form auftreten, sind die wichtigsten, so daß ihre reichliche
Anwesenheit das Kennzeichen einer gesunden Scheide darstellt. Zur zweiten Gruppe
gehören Bacillus bifidus limitans, Bacillus bifidus capitatus, Bacillus ramosus, Spirillum
nigrum, Bacillus circularis minor, Bacillus fusiformis, Pseudofusospirillum, Streptococcus
anaërobius carduus, Micrococcus gazogenes alcalescens. Ferner wurden von Heurlin das
Comma variabile, Bacillus bifidus communis, Streptococcus anaërobius vulgaris, Tetragenus
anaërobius, Staphylococcus anaërobius parvulus und minimus, Bacillus thetoides per-
fringens, nebulosus, ferner Coccus vaginalis, Coccus caudatus, Bacterium coli, Saccharomyces,
Pseudodiphtheriebacillen, Bacillus pyocyaneus, Staphylococcus albus und Gonococcus
gefunden. Weiters werden nachfolgende Bakterien in der Scheide nachgewiesen: Pneumokokken, Micrococcus tetragenus, Sarcine, Tuberkelbacillen, Proteusbacillen, Tetanus-
bacillen, Gasbrandbacillen, Influenzabacillen, Ulcus molle-Bacillen (Salomon). Schließlich
können auch noch Schimmel- und Sprosspilze, Spirochäten und Parasiten wie Trichomonas vaginalis vorkommen.

Aus dieser Aufzählung geht hervor, welch mannigfaltiges Bild die Bakterienflora der Scheide bieten kann, und wie schwer es für praktische Zwecke ist, die einzelnen Keime auseinanderzuhalten. Aus Untersuchungen über das Zahlenverhältnis der einzelnen Keime zueinander wissen wir, daß bei vollkommen gesunden Frauen meist Vaginalbacillen und Comma variabile überwiegen, während fakultativ anaerobe Streptokokken nur selten vorhanden sind. So wurden von HEURLIN Vaginalbacillen in 89% der Fälle von meist genital-gesunden Frauen nachgewiesen, während die obligat anaeroben Bakterien an zweiter Stelle stehen und in mehr als der Hälfte der Fälle fakultativ anaerobe Streptokokken vorhanden waren und der Metastreptococcus carduus und der Streptococcus intestinalis longus nur in 2% gefunden wurde. Bei Frauen mit allgemeiner Erkrankung oder erkranktem Genitale besteht eine Verschiebung dieser Verhältniszahlen in der Weise, daß ein Überwuchern durch Kokkenformen und Zurückdrängung der Scheidenstäbchen eintritt. Der Bakterienreichtum im Genitalschlauch nimmt von unten nach oben zu ab, so daß derselbe im Bereiche der Vulva und des Vorhofs am größten, im Scheidengewölbe und untersten Abschnitt des Hals-kanales geringer, im oberen Halskanal und in der Corpushöhle, sowie der Eileiterlichtung gleich Null ist (WALTHARD).

Die Frage, welche Bakterienflora der Scheide als normal und welche als pathologisch anzusprechen ist, wird verschieden beantwortet. Nur jenen Scheiden-

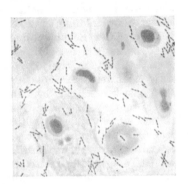

Abb. 19. Abstrich aus dem Scheidengewölbe bei normalem Scheideninhalt. Plattenepithelien, Schleim, vereinzelte Leukocyten und zahlreiche Scheidenstäbchen. I. Reinheitsgrad.

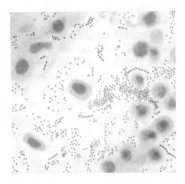

Abb. 20. Abstrich aus der Scheide bei eitriger Kolpitis. Plattenepithelien, reichlich Leukocyten und fast ausschließlich Kokken; Scheiden-stäbchen fehlen. IV. Reinheitsgrad.

inhalt als normal zu bezeichnen, der im wesentlichen Vaginalbacillen und Comma variabile enthält (DÖDERLEIN, WALTHARD, HEURLIN) dürfte nicht angängig sein, da bei dieser strengen Begrenzung nur ein Viertel der Frauen eine normale Flora aufweisen würde (MENGE, v. JASCHKE). Da pathogene Keime vorüber-gehend in der Scheide vorkommen, ohne eine Erkrankung der Scheidenwand hervorzurufen, so ist es schwer, sich bei der Mannigfaltigkeit der Bakterienflora ein Urteil über die klinische Bedeutung der pathologischen Flora zu bilden. Auf Grund eingehender kultureller Differenzierung der Scheidenbakterien unter normalen und pathologischen Verhältnissen wurden daher 3—4 Grundtypen aufgestellt und diese als verschiedene *Reinheitsgrade* bezeichnet (HEURLIN, LOESER, SCHRÖDER). Der vorübergehende Nachweis von irgendwelchen In-fektionskeimen z. B. Streptococcus pyogenes allein, darf aber noch nicht be-rechtigen, von einer Scheidenerkrankung zu sprechen. Die in der Scheide anwesenden pathogenen Keime können bei Herabminderung der biologischen Widerstandskraft der Scheidenhaut virulent werden und unter Verdrängung der Scheidenstäbchen zur Erkrankung der Scheidenwand führen. Eine Kolpitis liegt also nur dann vor, wenn außer der Anwesenheit von pathogenen Keimen im Scheideninhalt auch entzündliche Veränderungen der Schleimhaut vorliegen. Eine wichtige Rolle für den Mikrobismus in der Scheide spielt die *Reaktion des Scheideninhaltes*, die unter normalen Umständen sauer ist (DÖDERLEIN). Sie wird bedingt durch die Gärungsmilchsäure, die unter dem Einfluß hauptsächlich der Vaginalbacillen und vielleicht auch anderer Keime aus dem mit dem Transsudatstrom aus dem Scheidenepithel ausgeschwemmten Glykogen gebildet wird (Pallmann, P. Zweifel, Wintz u. a.). Der Säuretiter des Scheideninhaltes scheint mit dem Werden und Vergehen des Corpus luteum im Zusammenhang zu stehen, indem derselbe im Intermenstruum den Tiefpunkt, kurz vor dem Einsetzen der Blutung den Höhepunkt und unter dem Einfluß der Menstruation einen raschen Abstieg aufweist (Gräfenberg).

Zwischen Säuretiter des Scheideninhaltes, Scheidenmikrobismus und Widerstandskraft der Scheidenhaut bestehen gewisse, wenn auch nicht ganz geklärte ursächliche Zusammenhänge. Die Bakterienflora des Scheideninhaltes soll nach Gräfenberg von dem biochemischen Verhalten des Scheidengewebes abhängig sein. Nur wenn eine genügende Menge von Glykogen im Scheidenepithel aufgespeichert ist und mit dem Transsudatstrom ausgeschwemmt wird, kann sich die für das Wachstum der Vaginalbacillen notwendige Milchsäure bilden, während die pathogenen Keime diesen sauren Nährboden nicht vertragen und zugrunde gehen. Stephan, v. Jaschke u. a. konnten jedoch diese Hypothese nicht durchaus bestätigen. Jedenfalls führen Abnahme der Säurebildung, Vermehrung der Fremdkeime, Minderwertigkeit oder Schädigung der Scheidenwand und vermehrte Transsudatbildung zu einem *Fluor vaginalis*, der bei geringer Veränderung weiß, bei reichlicher Beimengung von Leukocyten zum Transsudat gelb ist. Als Fluor ist demnach jedes objektiv nachweisbare Abfließen vermehrten Scheideninhaltes zu bezeichnen. Er ist also keine Krankheit an sich, sondern nur eine Teilerscheinung konstitutioneller Minderwertigkeit, allgemeiner oder genitaler Gesundheitsstörung. So findet sich eine Gewebsdisposition der Scheidenwand für das Entstehen des Fluors bei Asthenie, Infantilismus, hypophysärer Fettsucht, Hyperthyreosen, Anämie, Chlorose, ovarieller Insuffizienz, Geisteskrankheiten, Herzkrankheiten, extragenitaler Tuberkulose, Krebskachexie, ferner bei Typhus, Grippe, Angina und Intoxikationen durch Medikamente, weiters bei Darmerkrankungen, Obstipation, Wurmkrankheiten, Bakteriurie infolge Infektion der Harnwege. Eine pathologische Veränderung des normalen, mit Fluor einhergehenden Scheidenmikrobismus kommt manchmal auch bei erstmaliger Kohabitation zustande, falls Keime, zumeist Streptokokken vom Präputialsack des Mannes in die Scheide eingeschleppt werden. Die gleiche Möglichkeit besteht bei Masturbation. Schließlich können Erosionen am Scheidenteil bei Cervicitis, Epitheldefekte der Scheidenwand infolge Pessar, Neubildung des Uterus die Ansiedlung von Fremdkeimen in der Scheide begünstigen und dadurch einen eitrigen Fluor erzeugen. Besonders ist hier auf die Bedeutung der Keimdrüse als des die Scheidenhaut beherrschenden Organs hinzuweisen, da es bei direkten oder indirekten Funktionsstörungen desselben auch zu Veränderungen des biologischen Verhaltens der Scheide und damit zu Störungen des Chemismus und Mikrobismus in der Scheide kommt. So wird nach der Menstruation, nach der Geburt und Fehlgeburt die Stäbchenflora vorübergehend zurückgedrängt (Stroganoff, Heurlin). Bei Hypo-, Oligo- und Amenorrhöe, aber palpatorisch normalem oder infantilem Genitale im geschlechtsreifen Alter und im Verlauf der Menopause treten meistens Fluor und kolpitische Veränderungen auf, die mit einem Zurückgehen der Scheidenstäbchen gegenüber den Kokken, einem Absinken des Säuretiters und einem Glykogenmangel in der Scheide einhergehen. Auch hier spielt stets die geschwächte oder fehlende Tätigkeit der Eierstöcke eine ausschlaggebende Rolle.

Der Fluor vaginalis und die Scheidenentzündung verdanken demnach ihr Entstehen hauptsächlich einer konstitutionellen oder erworbenen Funktionsuntüchtigkeit des Scheidenepithels und anderseits einer Ansiedlung pathogener, die normale Scheidenflora überwuchernder Außenkeime. Wir können daher alle Übergänge vom *Fluor albus* mit kaum veränderter Scheidenwand zum *Fluor flavus* und zur *Vaginitis* beobachten. Bei ersterem besteht stärkere Desquamation des Scheidenepithels, vermehrte Leukocytendurchwanderung durch das Epithel und nur wenig verunreinigte Bakterienflora, die dem 1. oder 2. Reinheitsgrad entspricht; bei letzterer starke Vermehrung der Leukocyten, Reinheitsgrad 3—4, sowie entzündliche Veränderung der Scheidenschleimhaut.

Vaginitis simplex bei Gonorrhöe, Vaginitis gonorrhoica, Kolpitis granularis.

Pathologische Anatomie. Nach unseren heutigen Kenntnissen kann eine *Vaginitis* oder *Kolpitis* einerseits *endogen* durch Störungen des Chemismus und Mikrobismus des Scheideninhaltes infolge genitaler oder allgemeiner Konstitutionsanomalien wie bei hormonaler Insuffizienz usw., andererseits *exogen* durch mechanische, thermische, chemische, bakteriotoxische Schädigung oder durch *direktes Eindringen von Keimen* in die Wandung entstehen (LABHARDT, LOESER, WOLFRING u. a.). Auf die endogenen Ursachen wurde bereits ausführlich bei der Entstehung des vaginalen Fluors hingewiesen und hervorgehoben, daß die Veränderungen im biologischen Verhalten der Scheidenwand die Störungen des Chemismus und Mikrobismus hervorrufen, wodurch der Selbstschutz des Scheideninhaltes gegen das Überwuchern der pathogenen Keime verlorengeht.

Vaginitis simplex. Bei der Gonorrhöe spielen hauptsächlich exogene Ursachen eine Rolle, indem die Stoffwechselprodukte der Gonokokken, die in dem aus dem Halskanal abfließenden Eiter enthalten sind, die Scheidenwandung chemisch schädigen und zu einer *Vaginitis simplex* oder *secundaria* führen. Da hier die Gonokokken durch die Cervixschleimbeimengung wohl im Scheideninhalt enthalten sind und bakteriotoxisch reizend auf die Scheidenwand wirken, aber nicht in dieselbe eindringen, kann man von einer *Reizvaginitis* sprechen. Der Gonococcus bewirkt, wenn auch nur vorübergehend, eine Änderung des Glykogengehaltes, des Säuretiters und damit der Scheidenflora bei nichtschwangeren Frauen. Die normalerweise saure Reaktion des Scheideninhaltes kann neutral oder alkalisch werden. Das Glykogen ist besonders bei akuter Gonorrhöe in den Scheidenepithelien und im Scheideninhalt vermehrt (J. K. MAYR). Möglicherweise ist diese Glykogenanhäufung eine Abwehrreaktion, um der Alkalisierung des Nährbodens entgegenzuarbeiten. Besonders in der Schwangerschaft ist der Selbstschutz der Scheide stark ausgeprägt, indem auch bei Anwesenheit von Gonokokken der normale Säuregehalt und gewöhnliche Mikrobismus sich nur sehr selten verändert (CONSOLI). Demnach ist auch die Vaginitis in der Schwangerschaft selten (LABHARDT).

Vaginitis gonorrhoica. Eine *echte* Kolpitis gonorrhoica liegt nur dann vor, wenn die Gonokokken nicht nur im Scheideninhalt vorkommen, sondern auch in das Scheidenepithel eindringen. Tatsächlich wurden Gonokokken von MANDL, BUMM, ASCH und SCHRÖDER in der Scheidenwand, von DÖDERLEIN in Reinkultur im Scheideninhalt bei exstirpierter Gebärmutter nachgewiesen.

Neuere Untersuchungen von IWANOFF ergeben, daß sich bei akutem und chronischem Tripper Zellinfiltrate und Gonokokken auch unter der Schleimhaut bei der geschlechtsreifen Frau nachweisen lassen. Auch aus dem Vorhandensein von kleinzelligen Infiltraten und Plasmazellen unterhalb pilzförmiger Zapfen des Scheidenepithels und gleichzeitiger positiver Komplementreaktion wurde eine echte gonorrhoische Scheidenentzündung angenommen (JOACHIMOVITS). Jedenfalls heilt die gonorrhoische Vaginitis während der Geschlechtsreife stets nach wenigen Wochen von selbst ab (VIANA). Die Ursache für dieses nur flüchtige Auftreten der Scheidengonorrhöe liegt vielleicht darin, daß die

Scheidenwand einen gewissen Brunstzyklus mitmacht und daß die obersten
Epithelschichten fortwährend abgestoßen werden. Vorläufig hat noch die allgemeine Ansicht zu gelten, daß sich die Tripperkeime während der Geschlechtsreife so gut wie niemals ansiedeln, da sowohl das starke verhornte Pflasterepithel als die saure Reaktion und die Flora der Scheide einen kräftigen Schutz
bieten. Nur unter ganz besonderen Umständen, bei denen die Scheidenhaut
die notwendige Widerstandskraft noch nicht erreicht hat, wie bei jungen Mädchen
(Vulvovaginitis infantum gonorrhoica), oder sobald die Scheidenhaut ihre
Abwehrkraft infolge Ausfall der Eierstocktätigkeit verloren hat wie bei
Greisinnen, Kastrierten oder Schwangeren, können sich ausnahmsweise Gonokokken ansiedeln. Bei der senilen Involution können sich besonders im
oberen Drittel der Scheide, das zugleich mit der Gebärmutter und ihren
Blutgefäßen früher altert, und in der schlechter ernährten Schleimhaut des

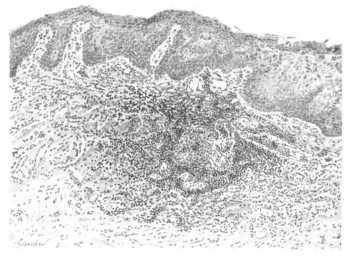

Abb. 21. Kolpitis granularis. Im Bereiche der Papillen und im subpapillären Gewebe knötchenförmige
Anhäufung lymphoider Zellen. Das Epithel über solchen Stellen verdünnt, stellenweise abgehoben,
zahlreiche Wanderzellen enthaltend.

Scheideneinganges Gonokokken leichter ansiedeln. Wir müssen demnach
zwischen der häufig vorkommenden *sekundären Reizvaginitis* bei *Gonorrhöe*
und äußerst seltenen *echten Vaginitis gonorrhoica* unterscheiden.

Bei der sekundären *Kolpitis simplex* finden sich erweiterte Capillaren, Rundzellen in der oberen Schichte der Tunica propria angehäuft und vereinzelt in
Durchwanderung durch das Epithel begriffen. Auch Plasmazellen, Metaplasien
und Vakuolisierung des Oberflächenepithels werden gefunden. Entsprechend
den Papillen zeigt sich stellenweise eine Verdünnung oder ein Defekt des Epithels.
Der mit der Entzündung einhergehende Ausfluß entsteht durch das vermehrte
Transsudat, in dem die Leukocyten enthalten sind, die durch das geschädigte
oder auch erhaltene Epithel hindurchwandern.

Vaginitis granularis. Als eine besondere Art der Scheidenentzündung ist
noch die *Kolpitis granularis* anzuführen, bei der es zu einer starken Anhäufung
von Leukocyten in der Papille der bindegewebigen, in das Pflasterepithel hinein-
ragenden Tunica propria kommt. Diese kleinzellige Infiltration kann entweder mehr diffus sein und in die Papille hineinreichen, oder sie bildet an der
Spitze derselben ein scharf umschriebenes Knötchen, das in einem präformierten

Raum liegt und demnach als Lymphfollikel anzusprechen ist. Die subepithelialen Rundzelleninfiltrationen lassen sich oft bis in das Schleimhautepithel hinein verfolgen und bedingen die körnigen Vorwölbungen der Scheidenhaut. Da an der Stelle dieser Vorwölbung das Epithellager verdünnt ist, kommt es infolge Durchschimmerns der gefäßreichen Papille zu einer opaken oder rötlichen Färbung der Knötchen. Infolge dieser Epithelverdünnung und verstärkten Vascularisation können bei geringem Trauma leicht Suggilationen in der gekörnten Scheidenwand entstehen. Der eitrige Scheideninhalt bei Kolpitis granularis kommt gleichfalls infolge Durchwanderung von Rundzellen durch das Epithel nach dem Scheidenrohr hin zustande. Anscheinend können die scharf umschriebenen Lymphknötchen auch ohne entzündliche Reizung vorkommen, wie sie auch im Bereiche der übrigen Genitalorgane, besonders in der Gebärmutter, gefunden werden. Wir haben demnach zwischen einer Kolpitis mit diffuser leukocytärer Infiltration der Papillen auf entzündlicher Grundlage und zwischen einer Vergrößerung der scharf umschriebenen, präexistenten Lymphknötchen in der Papille unter dem Einfluß der Entzündung zu unterscheiden. SCHIRSCHOFF benennt letztere Form der Kolpitis granularis, bei der die Knötchen den Noduli lymphatici des Dünndarms gleichen, als *Kolpitis nodularis* seu *follicularis*. Die Kolpitis granularis ist ebenso wie die Kolpitis simplex eine entzündliche Reaktion des Schleimhautpapillarkörpers auf den Reiz irgendwelcher Sekrete, also eine Reizvaginitis, wobei wahrscheinlich eine lymphatische Disposition der Scheide angenommen werden kann.

Die Kolpitis granularis kommt bei nichtschwangeren und schwangeren Frauen, unter diesen besonders bei jugendlichen Erstgeschwängerten vor. Früher wurde diese Art der Scheidenerkrankung vielfach auf Gonorrhöe bezogen. WEISS hat bei 10% der Gebärenden eine Kolpitis granularis festgestellt, von denen jedoch die Hälfte sicher nichts mit Gonorrhöe zu tun hatte, und unter denen nur in 21% der Gonokokkennachweis gelang. Die Kolpitis granularis wird daher zu Unrecht als gonorrhoische Erkrankung bezeichnet und ist ebenso wie die spitzen Kondylome als eine *paragonorrhoische Gewebsveränderung* aufzufassen (MENGE).

Symptome und Verlauf. Die Beschwerden bei jeder frischen Scheidenentzündung bestehen in der Klage über Ausfluß und Brennen in der Scheide, besonders nach dem Harnlassen, sowie über Schmerzen beim Geschlechtsverkehr. Infolge des starken Sekretabflusses aus der Scheide zeigt sich eine entzündliche Rötung nicht nur der Vorhofschleimhaut, sondern auch der äußeren Geschlechtsteile und der Innenseite der Oberschenkel. Die Scheidenhaut selbst ist samtartig, ödematös, hochrot verfärbt, besonders auf der Höhe der Falten, bei Berührung schmerzhaft und leicht blutend. Der Scheideninhalt ist in den ersten Tagen oft serös, wird aber stets bald eitrig und zeigt meist reichliche Beimengung von schleimig-eitrigem Cervixsekret. Die echte Kolpitis gonorrhoica unterscheidet sich kaum von einer schweren sekundären Kolpitis bei Gebärmutterhalsgonorrhöe.

Die sekundäre Scheidenentzündung bei der Gonorrhöe zeigt keineswegs eine direkte Abhängigkeit vom Grade und Stadium der Gebärmutterentzündung. So erscheinen chlorotische, asthenische Frauen oder Blondinen zu einer Vaginitis besonders disponiert, während kräftige, brünette Frauen und besonders solche, die schon geboren haben, trotz reichlicher Anwesenheit von Gonokokken im Cervixsekret oft gar keine Zeichen einer Scheidenwandentzündung aufweisen. Es ist also kein Zweifel, daß konstitutionelle Schwäche der Scheidenwand und im weiteren Sinne wahrscheinlich hormonale Insuffizienz leichter zu einer sekundären Erkrankung der Scheide bei der Gonorrhöe führt. Die Abhängigkeit vom ovariellen Zyklus wird auch besonders dadurch bewiesen, daß die kolpitischen Erscheinungen um die Regel herum meist zunehmen und im Intermenstruum geringer sind. So klingt die sekundäre Scheidenentzündung bei konstitutionell gesunden Frauen stets rasch ab, während bei Störungen des innersekretorischen Apparates und bei körperlicher Schwächung infolge extragenitaler Krankheit die Kolpitis oft noch lange fortbesteht, auch wenn die Cervixsekretion und die Gonokokken schon lange verschwunden sind.

Diagnose. Die Erkennung der Kolpitis stößt nie auf Schwierigkeiten. Aus der Anamnese, dem atypischen Menstruationsverlauf, den körperlichen Zeichen des Infantilismus oder anderer konstitutioneller Schwäche ergibt sich meist ein Hinweis auf eine *endogene* Form der Vaginitis, während der plötzlich nach einem Geschlechtsverkehr oder einer vermeintlichen Verkühlung auftretende Ausfluß mehr für eine *exogene* Form spricht, wie dies für die gonorrhoische Infektion zutrifft, wobei jedoch wenigstens zu Beginn der Ausfluß vorwiegend aus der Cervix stammt. Das eitrige Sekret ist häufig zwischen den Falten der Scheidenhaut abgelagert. Bei der Kolpitis granularis ragen die Knötchen über die Ebene der Scheidenwand empor und zeigen an ihrer Kuppe eine hellere Farbe. Um die Herkunft eines eitrigen Ausflusses aus der Scheide richtig beurteilen zu können, ist außer der digitalen Untersuchung die Einstellung der Scheidenwand und des Gebärmutterscheidenteils mit Hilfe eines vorderen und hinteren Rinnenspiegels notwendig. Die Diagnose einer gonorrhoischen Kolpitis kommt bei der geschlechtsreifen, erwachsenen Frau kaum in Betracht, da dieselbe nur dann zu Recht besteht, sobald die Gonokokken der Scheidenwand aufgelagert oder in derselben angesiedelt sind.

Bei der Untersuchung des Scheideninhaltes auf seine Reaktion und Bakterienflora findet sich bei akuter Gonorrhöe fast immer alkalische Reaktion und starke bakterielle Verunreinigung der Scheide. Eine Verwertung der Säurereaktion und des Scheidenmikrobismus kann jedoch für differentialdiagnostische Zwecke nicht herangezogen werden. Zu Verwechslungen mit einer Kolpitis simplex bei Gonorrhöe kann die Kolpitis senilis führen. Letztere ist durch gelegentliche Blutung aus dem leicht verletzbaren, dünnen Epithel, durch subepitheliale Blutungen und Verklebung der Scheidenwände infolge Epithelläsion (Kolpitis adhaesiva) gekennzeichnet.

Behandlung. In allen Fällen, wo im Gefolge der cervicalen Gonorrhöe eine sekundäre Reizvaginitis auftritt, soll außer dem cervicalen Fluor diese gleichfalls behandelt werden, besonders aber dann, sobald auch nach dem Erlöschen der Gonorrhöe infolge hormonaler Insuffizienz oder allgemeiner Körperschwäche die kolpitischen Erscheinungen nicht zurückgehen. In solchen Fällen soll neben der örtlichen Behandlung eine kräftigende Beeinflussung des ganzen Organismus durch Eisen-Arsenmedikation, Wasserkuren, Moorbadekuren, Meerbäder, Klimawechsel, Organotherapie mit Eierstock, Leber oder pluriglandulären Präparaten versucht werden. Auch fleischarme und gewürzlose Kost scheinen manchmal die Heilung fördern zu können.

Spülbehandlung. Zur örtlichen Behandlung der Scheidenentzündung werden seit jeher besonders *Scheidenspülungen* herangezogen. Diese haben den Zweck, die Scheide von dem abfließenden Cervixsekret und Scheidentranssudat zu reinigen, die Keime abzuschwächen, die Scheidenwand leicht zu ätzen und durch Hyperämieerzeugung die Resorption anzuregen. Die Reinigung erfolgt durch die mechanische Wirkung der ein- und abfließenden warmen Spülflüssigkeit, als welche am besten abgekochtes Leitungswasser, Kamillen-, Salbei-, russischer Tee, Käsepappel oder hypertonische Salzlösung verwendet werden. Man verschreibt z. B.: Flor. Chamomillae, Herb. Salviae āā 100, oder Fol. Malvae 200. 2 Eßlöffel in 1 Liter Wasser abkochen zu Spülung, oder auch Herbae Alchemillae, Herbae Equiseti, Herbae Polygoni und Herbae Lamii albi āā.

Eine *desinfizierende Wirkung* der Scheidenspülung wird durch den Zusatz von antiseptischen Medikamenten beabsichtigt, die jedoch nicht nur die pathogenen Fremdkeime, sondern auch die normalen Scheidenkeime in ihrer Virulenz herabsetzen. Außerdem können sie bei hoher Konzentration das Scheidenepithel schädigen und damit die Entzündung verstärken. Es soll daher die desinfizierende Spülung nur mit schwachen Lösungen vorgenommen werden: Lysoform 1:200, Wasserstoffsuperoxyd 3:100, Formalin, Rivanol, Chloramin, Milchsäure, Cedoform, Liquor Sodae chlorinatae, Mercurochrom 1:100, Creolin 1:100, PREGL-Lösung, Acidum boricum 3:100, Milchsäure 5:1000, Flavine 1:1000.

Um entzündungshemmend auf die Scheidenwand einzuwirken, werden folgende *adstringierende* Mittel verwendet: Kalium hypermanganicum 1:1000, Alumen crudum 1 Teelöffel auf 1 Liter Wasser, Acidum tannicum 2 Kaffeelöffel auf 1 Liter Wasser, essigsaure Tonerde 10fach verdünnt, rektifizierter Holzessig 2 Eßlöffel auf 1 Liter Wasser, Zincum sulfuricum 2:100 1 Eßlöffel auf 1 Liter Wasser, Zinc. sulfuricum, Alumin. crud. āā 50 1 Teelöffel auf 1 Liter

Wasser, Resorcin 3, Acid. salicyl. 1, Aqu. dest. ad 175 1 Eßlöffel auf 1 Liter Wasser, Zinc. chlorat., Aqu. dest. āā 150 1 Kaffeelöffel auf 1 Liter Wasser, Cupr. sulfuric., Alumin. crud. āā 15 f. pulv. Div. in dos. aeq. Nr. XV S. 1 Pulver auf 1 Liter Wasser.

Wenn auch die körperwarme Spülung allein eine Hyperämie der Scheidenwand erzeugt, so kann die Wirkung durch eine *Heißwasserspülung* von 45 bis 50⁰ C und eine *Dauerspülung* von 10—20 Liter Flüssigkeit gesteigert werden. Damit diese hohen Wärmegrade vertragen werden, muß die Vulva eingefettet,

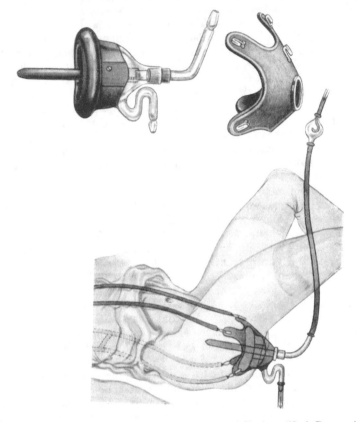

Abb. 22. Apparat zur Dauerspülung von Vulva und Vagina. (Nach Bucura.)

durch Spiegel, eigene birnförmige Rohrrücklaufinstrumente geschützt werden. Ein neuer Spülapparat für die Dauerberieselung von Vulva, Vorhof und Scheide ist von Bucura, Joachimovits und Schwarz angegeben (Firma Leiter-Wien).

Bei schwerer Kolpitis kann eine Auswischung der Scheide mit 2—5% Jodtinktur oder mit 2—3% Argentum nitricum-Lösung vorgenommen werden. Besser noch eignet sich das *Jod*- oder *Argentumbad*. Zu diesem Zwecke werden 5—10 ccm der Lösung in die durch den Spiegel entfaltete Scheide eingeschüttet. Da das Einführen eines Röhrenspiegels in die entzündete Scheide sehr schmerzhaft ist, kann das Lapisbad auch in der Weise gemacht werden, daß 5—10 ccm einer 3% Argentum nitricum-Lösung mittels silbernen Intrauterinkatheters in die geschlossene Scheide eingespritzt werden (R. Franz). Nachdem die überschüssige Lösung durch die Patientin ausgedrückt ist, wird für einige

Stunden ein Wattetupfer in den Vorhof gelegt. Dieses Scheidenbad soll ungefähr alle 8—10 Tage wiederholt werden.

Tamponbehandlung. Antiseptische, adstringierende oder antiphlogistische Mittel können auch in Form von Salbe, Emulsion, Pulver oder Suppositorien in die Scheide eingebracht werden. Ein altes Verfahren ist die Tamponbehandlung, bei der ein in hydrophile Gaze eingewickelter und mit einem Faden versehener Wattebausch mit dem Medikament getränkt und unter Einstellung mittels Scheidenspiegel in das hintere Scheidengewölbe eingelegt wird. Bei starkem Juckreiz der Scheide wird Zinksalbe oder wegen der wasserentziehenden, entzündungshemmenden Eigenschaften das 20—50% Ichthyol - Glycerin verwendet. Statt Ichthyol kann Cehasol oder Thigenol dem Glycerin zugesetzt werden. Die Tampons können ferner mit einer bactericiden, wäßrigen 1—2% Albargin-, Choleval-, Protargol- oder ½% Trypaflavinlösung getränkt sein. Protargol wird für Tampons in folgender Verschreibung verwendet: Protargol 5, Glycerin 70, Gelatine 25 (Vágó).

Suppositorienbehandlung. Der Absicht, das Medikament durch längere Zeit auf die Scheidenwand einwirken zu lassen und eine Selbstbehandlung der Patientin zu ermöglichen, dient die Suppositorienbehandlung. Bei den Globuli vaginales ist das Medikament in Kakaobutter, Gelatine, Agar-Agar, Seife oder sonst einem bei Körperwärme schmelzbaren Vehikel enthalten. Sehr verwendbar sind: Globuli vaginales gelatinosi c. 3—10% Ichthyol oder mit 2% Protargol; Thigenol 0,4, Butyrum Cacao 4, weiters die fertigen Präparate Gonoballi cum Protargol, Ester-Dermasan-Ovula mit Silber; Globuli vaginales gelastoid. cum 5—10% Cehasol; Globuli vaginales Thiosept, die aus Glyceringelatine und 10% Thioseptöl bestehen. Auch die Milchzucker, Milchsäure und Glykogen enthaltenden Tampovankugeln können mit 3—10% Ichthyol, 2% Argentum proteinicum, 0,1% Hydrargyrum oxycyanatum oder 1% Choleval verschrieben werden. Tampovagan composit resorb. enthält an Gelatine gebunden Jodjodkali, Ichthyol und Chloralhydrat. Auch die Ester-Dermasan-Ovula mit Silber enthalten außer dem resorptiven Ester-Dermasan Gärungsmilchsäure, Invert- und Milchzucker und physiologische Vaginalsalze in einer Glyceringelatosemasse.

Da die öligen oder gelatinösen Scheidenkugeln das freiwerdende Desinfiziens angeblich weniger wirksam werden lassen, werden vielfach auch die schaumbildenden Tabletten verwendet, deren Vehikel einen Zusatz von Natrium bicarbonicum und Acidum tartaricum enthält, der bei Berührung mit dem Scheidentranssudat Kohlensäure entwickelt und dadurch das Antisepticum in die Falten der Scheidenwand verteilen hilft. Diese werden verschrieben: Styli Spuman cum acido salicylico à 2 g (Treber, Köster) oder Canatbatabletten mit Cehasal (Irresberger).

Trockenbehandlung. Um das Sekret auszutrocknen und die Bakterien mechanisch zu binden, wird die Trocken- oder Pulverbehandlung in Anwendung gebracht. Die feinen Teilchen der weißen Tonerde oder anderer Pulver sollen dabei die Bakterien umhüllen und dadurch lebensunfähig machen (Stumpf). Um diese Wirkung noch zu erhöhen, werden der Grundsubstanz antiseptische, antiphlogistische oder spezifisch wirkende Mittel zugesetzt. Von derartigen Präparaten sind anzuführen: Argobol 2—3%, Choleval-Bolus, ½% Cuprum-Tannoform, Tanargentan-Bolus, Argonin-Bolus, 5% Novojodin-Bolus, Lenicet-Bolus mit Silber, Jod, Milchsäure, Teeroxyd oder Perubalsam, Yatren, Kohle usw. Neuerdings wird kolloidale Kieselsäure als Casil purum mit 2% Argentum nitricum oder 5% Acidum lacticum empfohlen. Nach trockener Reinigung der Scheide wird das Pulver mittels Spatels oder Löffels anfangs täglich, später jeden 3. Tag eingebracht und nach 2—3 Tagen durch Spülung mit Kamillentee entfernt. Zur Selbstbehandlung sind eigene Scheidenpulverbläser von NASSAUER, STERN u. a. angegeben. Da sich jedoch der Scheidenschleim und das Scheidentranssudat mit dem Pulver zu einem dicken Brei verkrustet, der schwer zu entfernen ist und bei längerem Liegen die Schleimhaut reizt, wird diese Behandlung nur sehr wenig geübt.

Biologische Behandlung. In der Absicht, den physiologischen Mikrobismus und Chemismus der Scheide wiederherzustellen, welche mit der normalen Funktion der Scheidenepithelien zusammenhängen, wurde die biologische Behandlung eingeführt. Normalerweise reagiert das Scheidensekret sauer, besonders durch die Anwesenheit von Milchsäure. Diese entsteht durch die Tätigkeit säurebildender Bacillen, besonders der DÖDERLEINschen Stäbchen, aus dem Glykogen der Scheidenwand, welches fermentativ zunächst zu Traubenzucker und durch die säurebildenden Bacillen weiter zu Milchsäure abgebaut wird. Alle Arten der biologischen Behandlung gehen darauf hinaus, die Störungen der Beziehungen zwischen Scheidenwand, Scheidenflora und Säuregrad des Scheideninhaltes zu beheben. Demnach kann der Nährboden der Scheidenhaut dadurch dauernd umgestimmt werden, daß Keime, die den normalen DÖDERLEINschen Scheidenstäbchen gleich oder nahe verwandt sind, dieselben im Kampfe gegen die Fremdkeime unterstützen und letztere schließlich verdrängen. So wurde nach LOESERs Angaben aus Milchsäurebakterien, die dem menschlichen Darme entstammen, das Bakterienpräparat *Bacillosan* in Pulver zu 3 g oder Tabletten zu 0,5 g von der chemischen Fabrik in Güstrow, Mecklenburg, hergestellt. Die Erfolge mit diesem Bakterienpräparat, das zweimal wöchentlich in das hintere Scheidengewölbe eingebracht wird, sind wahrscheinlich nur im Sinne einer Austrocknung der Scheide zu deuten, besonders da bakteriologische Nachprüfungen ergeben haben, daß in den Bazillosanpackungen lebende Milchsäurebakterien nicht vorhanden waren.

Von gleichen Voraussetzungen wie die Bacillosananwendung geht die Fluorbehandlung mit dem *Bacillus bulgaricus* aus, der ebenfalls die Aufgabe hat, die pathogenen Keime zu überwuchern und Milchsäure zu erzeugen (RADVANSKA und SCHLENK). Zu diesem Zwecke wird die bulgarische Pasta, die aus saurer Milch mit bulgarischen Milchsäurebacillen und Zucker besteht, auf einem Tampon in die Scheide eingelegt (ABRAHAM, WATSON).

Auch bei der *Hefebehandlung* sollen die Gonokokken oder andere Fremdkeime durch Überwucherung mit frisch eingebrachten Hefebacillen unter verstärkter Milchsäuregärung verdrängt werden. So beruht die Wirkung der Bierhefe darauf, daß die Hefezellen nach ihrer Einbringung zu keimen beginnen, durch den Gärungsvorgang pathogene Keime abtöten und giftige Stoffwechselprodukte unschädlich machen. Da die Beschaffung frischer Bierhefe umständlich ist, werden Hefetrockenpräparate wie z. B. Levurinose, Biozyme-Bolus (= Kulturhefe + Tonerde + Zucker), Xerase (= Bierhefe + Bolus + Zucker + Nährsalze), Réol (= Hefe + Asparagin) in den Handel gebracht. Die Einbringung der Präparate geschieht ebenso wie bei der Trockenbehandlung, indem 5—10 g des Pulvers in die Scheide eingeführt und nach 24 Stunden mittels Kamillentee oder 4% Wasserstoffsuperoxydlösung herausgespült werden. Das Verfahren zeigt wohl eine Beeinflussung des Fluor vaginalis, dagegen keine günstigen Erfolge bei der Gonorrhöe.

Hierher gehört weiters die *Zuckerbehandlung* (KUHN), bei der durch Einbringen von Traubenzucker in die Scheide bei alkalisch reagierendem Scheideninhalt ein Umschlag in saure Reaktion bewirkt und die Milchsäurebildung verstärkt werden soll, die mit zu den Schutzeinrichtungen der Scheide gehört. Durch die Anreicherung des Traubenzuckernährbodens wird tatsächlich eine Erhöhung des Glykogengehaltes auch in den basalen Schichten der Scheidenwand erreicht. Der Zucker wird nach Ausspülung der Scheide eingeführt und

bleibt 24—48 Stunden liegen. Durch tägliche Füllung der Scheide mit reich-
lichen Mengen von Traubenzucker heilten 90% der Fluorfälle innerhalb 4 Wochen
(Kottlors). Um gleichzeitig Zucker und Jod zur Anwendung zu bringen, kann
auch folgendes Spülmittel verwendet werden: Tinct. Jodi, Sacchar. āā 25,0,
Kal. jodat. 5,0, Aq. dest. 175,0 M.D.S. 1 Eßlöffel zur Spülung (Eckstein,
Bauer).

Die *Glycerintherapie* beruht auf einer unspezifischen, osmotischen Wirkung,
die einerseits in Wasserentziehung und Sekretionsförderung, andererseits in
einer spezifischen Beeinflussung besteht, zu der sie als Kohlehydrat ebenso
wie Zucker befähigt ist (Köhler).

Eine biologische Beeinflussung des Scheideninhaltes bezwecken ferner die
0,5—1% Milchsäurespülungen (Zweifel, Döderlein). Da kurz dauernde Spülungen offenbar nur von ganz vorübergehender Wirkung sein können, müssen
dieselben täglich mehrmals wiederholt oder in Form einer Dauerberieselung
durch einige Stunden verabfolgt werden. Um einen normalen gleichbleibenden
Säurespiegel des Scheideninhaltes für längere Zeit herbeizuführen, wird Milchsäure und Natriumlactat in bestimmter Zusammensetzung als Puffergemisch
Normolaktol in den Handel gebracht. Mit der 1:3 verdünnten Pufferlösung
wird an aufeinanderfolgenden Tagen die Scheide mittels Tupfer gründlich ausgewischt oder es werden 2—3mal wöchentlich mit der Lösung getränkte Scheidentampons eingeführt. Es können auch nach 2 Lapisbädern an 2 aufeinanderfolgenden Tagen Scheidenbäder mit Normolaktol gemacht werden. Weiterhin
soll die Kranke jeden 2. Tag eine Tablette Normolaktol in die Scheide
einführen und gleichzeitig größere Kalkdosen oral einnehmen (Jaschke). Um
eine länger dauernde Verbesserung der Scheidenflora zu erzielen, wird die
Milchsäure in Form von Scheidenkugeln eingeführt. So finden sich in Tampovagan cum acido lactico 5% Milchzucker, Gärungsmilchsäure, Glykogennähr-
salze und Milchsäure. Auch die Gyan-Ovula, die ein Säuregemisch enthalten,
das auf eine Ionenkonzentration von 5% gebracht ist, werden als Antigonorrhoicum empfohlen (Polano).

Im allgemeinen hat jedoch die auf guten theoretischen Voraussetzungen
aufgebaute biologische Behandlung des Fluors und der Kolpitis die Erwartungen nicht erfüllt, was wohl darin seine Ursache hat, daß die Funktion der
Scheidenepithelien von der allgemeinen Konstitution und von der ovariellen
Funktion im besonderen abhängig ist und eine örtliche Umstimmung des Mikrobismus und Chemismus in der Scheide durch Zuführung von Bakterien oder
Milchsäure immer nur eine vorübergehende sein kann. Da Beschaffenheit,
Funktion und Glykogengehalt der Scheidenwand von der inneren Sekretion
der Keimdrüsen abhängig ist, werden neuerdings in hartnäckigen Fluorfällen,
wo eine hormonale Unterfunktion anzunehmen ist, auch die Sexualhormon-
präparate Progynon, Hogival, Folliculin-Menformon in hohen Dosen innerlich
und intramuskulär verabfolgt.

Besteht eine echte gonorrhoische Vaginitis, so führt ein mehrmals an-
gewendetes Lapisbad der Scheide innerhalb kurzer Zeit zur Heilung.

Gebärmutter.

*(Cervicitis gonorrhoica, Erosio portionis, Hypertrophia portionis, Cervicitis post-
gonorrhoica, Endometritis corporis gonorrhoica.)*

Art der Ansteckung. Die gonorrhoische Erkrankung der Gebärmutter erfolgt
stets aufsteigend. Die Gonokokken, die beim ansteckenden Geschlechtsverkehr
mit dem Harnröhrensekret oder Sperma in das Scheidengewölbe gelangen,
werden von hier durch den aus der Cervix hängenden Kristellerschen Schleim-

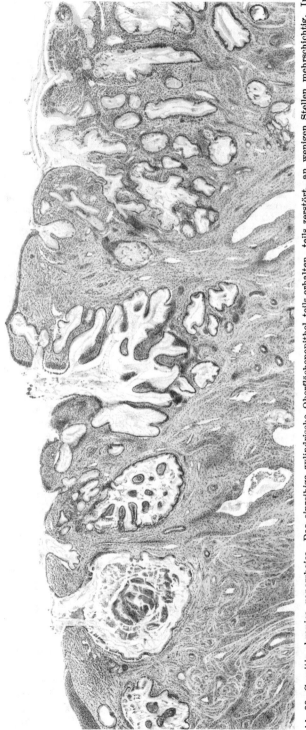

Abb. 23. Cervitis chronica gonorrhoica. Das einreihige zylindrische Oberflächenepithel teils erhalten, teils zerstört, an wenigen Stellen mehrschichtig. Im unteren Teil des Schnittes normales Plattenepithel der Portio. Das Schleimhautstroma ist unterhalb des Oberflächenepithels und in der unmittelbaren Umgebung der Drüsen mit Rundzellen- und Plasmazelleninfiltraten durchsetzt (besonders im oberen Teil des Schnittes). Die Cervixdrüsen erweitert, teils cystisch; ihr Zylinderepithel besonders an der Mündungsstelle zerstört, in der cystisch erweiterten Cervixdrüse abgeplattet und auch stellenweise fehlend. Die tieferen Stromaschichten sind frei von Infiltraten. Schwache Vergrößerung.
(Präparat der I. Univ.-Frauenklinik in Wien.)

pfropf und die im Orgasmus der Frau ausgeführten Bewegungen der Gebärmutter in den Halskanal eingebracht. Bei chronischer Gonorrhöe des Mannes
und bei klaffender, weiter Scheide wird oft nur die Cervix allein angesteckt,
während Harnröhre, Vorhofgänge und Mastdarm erst später durch das herab-
fließende Cervixsekret erkranken. Bei Enge des Scheideneinganges und bei
akuter Gonorrhöe des Mannes dagegen werden häufig zuerst und manchmal
nur die Gänge des Vorhofs und die Harnröhre allein infiziert. Die Ansteckung
der Cervix kann dann erst in einem späteren Zeitpunkt durch neuerlichen
Geschlechtsverkehr oder Abfließen des Harnröhrensekretes der Frau selbst
erfolgen. Am häufigsten erkranken Gebärmutterhals und Harnröhre gleichzeitig. Keinesfalls erfolgt die Ansteckung der Cervix bei der erwachsenen Frau
von einer gonorrhoischen Erkrankung der Scheide aus.

Häufigkeit. Die Ansichten über die Häufigkeit der gonorrhoischen Erkrankung in den
einzelnen Herden gehen sehr weit auseinander. Menge fand bei akuter Gonorrhöe in 95%
die Harnröhre, in 80% die Cervix und in 20% die Vorhofdrüsen erkrankt, bei chronischer
Gonorrhöe in 30% die Harnröhre, in 95% die Cervix und in 25% die Vorhofdrüsen ergriffen.
Korsano fand 141mal die Harnröhre allein, 383mal die Cervix allein und 28mal beide gleichzeitig erkrankt. Frank dagegen wies in 29,6% Urethralgonorrhöe, in 17,4% Cervical-
gonorrhöe und in 35,7% gleichzeitige Erkrankung von Harnröhre und Hals nach. Auch das
Häufigkeitsverhältnis der gonorrhoischen Cervicitis gegenüber den Cervicitiden anderer
Herkunft ist schwer festzustellen. Der Halskanal ist wohl der am häufigsten erkrankte
Abschnitt bei der Gonorrhöe. Außer durch Gonorrhöe können Entzündungen des Gebärmutterhalses auch dadurch entstehen, daß z. B. beim Einreißen des Muttermundes bei der
Geburt andere pathogene Keime aus der Scheide durch den alkalischen Schleimpfropf ein-
dringen und eine Schleimhautentzündung hervorrufen.

Pathologische Anatomie. *Cervicitis.* Entsprechend dem verschiedenen Ge-
websaufbau und der ungleichen Funktion der Schleimhaut läuft die gonorrhoische Erkrankung in Gebärmutterhals und -körper verschieden ab. Die
Cervixschleimhaut mit ihren Plicae palmatae, ihren weitverzweigten, tiefreichenden Drüsen und ihrem alkalischen Schleim gibt den Gonokokken Gelegenheit zu reichlicher Ansiedlung und Vermehrung. Bei der *akuten Cervicitis* ist
der ganze Halsteil geschwollen; die Cervixschleimhaut quillt aus dem äußeren
Muttermund hervor. Das normalerweise glasige Sekret der Cervixdrüsen ist
stark vermehrt, manchmal mehr serös, meist aber schleimig und infolge der
reichlichen eitrigen Beimengung grüngelb. Die Portio in der Umgebung des
äußeren Muttermundes ist meist gerötet und zeigt bei starker Sekretion
manchmal eitrigen Belag.

Im akuten Stadium der Entzündung zeigt das Gewebe Hyperämie und
Ödem. Mikroskopisch findet sich eine ausgiebige Infiltration mit Leuko- und
Lymphocyten, während Plasmazellen noch fehlen. Das hohe zylindrische
Oberflächenepithel kann durch die Entzündung abgestoßen werden und kleine
Defekte aufweisen.

Bei der *Cervicitis gonorrhoica chronica* finden sich neben umschriebener
Epithelabstoßung bereits *regenerative Vorgänge,* indem das Zylinderepithel
durch kubisches oder geschichtetes Plattenepithel *pseudometaplastisch* ersetzt und
an Stelle der Infiltrationszellen Bindegewebe neu gebildet wird. R. Schröder
hat darauf hingewiesen, daß die an der Basis der Schleimhautzellen liegenden
Regenerationszellen wahrscheinlich eine Differenzierung sowohl in eine Zylinder-
epithelzelle wie in eine kubische Epithelzelle bilden können. Dabei überwiegen
die Zylinderzellen an jenen Stellen der Cervixschleimhaut, wo ein alkalisches
Schleimmedium an geschützter Stelle sich befindet, während dort, wo mechanische Reize das Epithel beanspruchen und ein mehr saures Medium in der
benetzenden Flüssigkeit herrscht, die Plattenepithelien überwiegen. Bei vielen
gonorrhoischen Fällen findet sich charakteristischerweise die Oberfläche des
Halskanales oft bis nahe an den Isthmus heran durch mehrschichtige Platten-

epithellagen ausgekleidet. Diese inselförmigen Plattenepithelumwandlungen, auf die schon BUMM hingewiesen hat, finden sich nicht nur auf der Oberfläche, sondern bis tief in die Drüsen hinein, so daß manchmal die ganzen Drüsen durch solches Plattenepithel ausgekleidet oder ersetzt werden. Wenn auch

unter diesen Plattenepithelnestern Gonokokken nicht gefunden werden, so erscheinen dieselben R. SCHRÖDER trotzdem kennzeichnend für eine gonorrhoische Infektion.

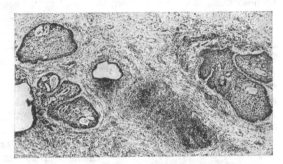

Abb. 24. In Plattenepithel umgewandelte Drüsen bei Cervixgonorrhöe. (Nach R. SCHRÖDER.)

Die Plattenepithelien werden später bei fortschreitender Ausheilung vielfach wieder durch Zylinderepithel ersetzt.

Diese Epithelmetaplasien können bei chronischer Cervixgonorrhöe, aber auch bei gesunder Cervixschleimhaut vorkommen. Wenn bei gesunder Cervixschleimhaut Plattenepithel beobachtet wird, so handelt es sich nach R. MEYER nicht um echte Metaplasien, sondern um die allotrope Entwicklung undifferenziert gebliebener jugendlicher Epithelregenerationszellen der Tiefe, die sich auf dem ganzen Wege von der Vulva bis zur uterinen Tubenmündung im Geschlechtskanal nachweisen lassen.

Im chronischen Stadium sind die entzündlichen Veränderungen nur auf wenige kleine Stellen beschränkt, an denen das Zylinderepithel fehlt und das Gewebe von Leukocyten und Plasmazellen durchsetzt ist. Für die gonorrhoische Entzündung ist weiter charakteristisch, daß sich in den oberflächlichen Schleimhautlagen *um die Drüsen*, besonders um die plattenepithelausgekleideten Drüsen *reichlich Rund- und Plasmazelleninfiltrate* finden. Diese Infiltrate verdichten sich in einer Reihe von Fällen zu *kleinen Absceßherden* und können dann auch in der Tiefe des Stromas sitzen.

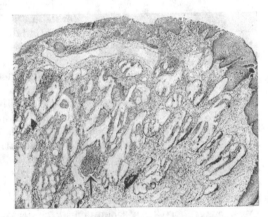

Abb. 25. Cervicitis gonorrhoica gravis. Viele periglanduläre Abscesse. In dem Absceß mit ↑ fanden sich Gonokokkenpaare. (Nach R. SCHRÖDER.)

Während man früher diese periglandulären Infiltrationsherde als toxisch bedingt aufgefaßt hat, konnten SCHRÖDER, VÖRNER und JENSEN in einem tiefliegenden, periglandulären Absceß auch Gonokokken finden.

Während die neutrophilen Leukocyten und Lymphocyten im Stroma neben den Drüsengängen und unter dem Deckepithel allmählich verschwinden, bleiben bei der chronischen Entzündung *hauptsächlich Plasmazellen* zurück. Diese Rund- und Plasmazelleninfiltrate sind bei den subakuten und chronischen Formen meist sehr reichlich und liegen den einzelnen Drüsengängen so unmittelbar an, daß sie deren Gang oft einbuchten. Sie sind derart im Stromagewebe herdweise angeordnet, daß sie größere Abschnitte nicht infiltrierten Gewebes zwischen sich frei lassen. Diese *herdweise Anordnung* der Rundzelleninfiltrate ist für die gonorrhoische Endocervicitis geradezu kennzeichnend (Wagner, Schröder).

Die Gonokokken finden sich immer im Sekret teils intracellulär, teils frei-liegend. Auch auf dem Oberflächenepithel der Cervixschleimhaut werden die Gonokokken gefunden, aber nur auf dem *metaplastischen Plattenepithel oder zwischen dessen Zellen an sehr begrenzten Stellen und nur ganz ausnahmsweise unterhalb des Epithels im Stroma.* Die Gonokokken dringen demnach nur an sehr umschriebenen Zonen der Schleimhaut ein und verschwinden jedenfalls bald nach der Infektion wieder. In der Tiefe des Stromagewebes werden sie überhaupt kaum gefunden. Dagegen können die Gonokokken in die Ver-zweigungen der hirschgeweihartigen Drüsen, die durch ihren Inhalt allerdings eine gewisse Immunität besitzen, eindringen. Ohne Zweifel spielt bei der Abwehr der Gonokokken im akut erkrankten Gewebe das reticuloendotheliale System eine Rolle. So haben Sekretuntersuchungen ergeben, daß es zu An-sammlungen von Histio-Monocyten kommt, die später zusammen mit den Neutrophilen im Eiter erscheinen (Sselkow).

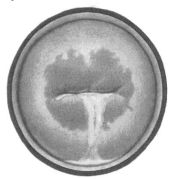

Abb. 26. Erosio portionis simplex; schleimig-eitriger Fluor cervicalis bei Cervicitis acuta.

Bei einer länger dauernden, meist durch eine Mischinfektion mit Wundkeimen unterhaltenen Cervicitis finden sich dann die Zellinfiltrate nicht nur in der Umgebung der Drüsen, sondern auch im Zwischenstroma, in der Umgebung der Blutgefäße und in der Cervixmuskulatur. Durch die Entzündungshyperämie wird das Cervix-gewebe hypertrophisch. Die Drüsen werden durch Verklebung der Ausführungsgänge cystisch, größer und dringen tiefer in die Muscularisschicht ein. Dadurch entsteht bei chronischer Entzün-dung eine *Portiohypertrophie.* Fast immer findet sich bei Cervicitis eine *Erosio portionis.* Dieselbe kommt dadurch zustande, daß das Plattenepithel der Portio durch den dauernd abfließenden Eiter maceriert wird und zerfällt, und daß sich das entzündlich gereizte Zylinderepithel der Cervixschleimhaut mit den proliferierten Cervix-drüsen darüber hinwegschiebt und das Pflasterepithel verdrängt. Wenn eine auch nur vorübergehende Epitheldesquamation mit Bloßliegen des Papillar-körpers stattfindet, so liegt eine *echte entzündliche Erosion* vor, die jedoch nur selten vorkommt. Wenn aber, was meistens der Fall ist, eine Grenzverschiebung der Epithelien (Amann) stattfindet und das Oberflächenepithel der Cervix das macerierte Pflasterepithel der Portio verdrängt, so kommt eine durch ihr leuchtend rotes, chagriniertes Aussehen charakterisierte *Pseudoerosion* zustande. Die von einschichtigem Zylinderepithel überzogene Pseudoerosion hat je nach der Mitbeteiligung der Drüsen und des Bindegewebes an der entzündlichen Pro-liferation ein verschiedenes Aussehen. So zeigt eine drüsenarme *Erosio simplex* samtartiges Aussehen, eine *Erosio glandularis s. follicularis* mit reichlicher Proliferation und Cystenbildung der Cervixdrüsen eine mehr schwammige Beschaffenheit und eine *Erosio papillaris* mit starker Wucherung von Drüsen und Stroma eine zerklüftete Oberfläche. Im Zylinderepithel dieser Erosionen finden sich meist Plattenepithelinseln. Bei der mit dem Abklingen der Cervicitis einhergehenden Heilung der Pseudoerosion geht das Zylinderepithel zugrunde und das zurückkriechende Plattenepithel tritt an seine Stelle. Diese Epithel-verschiebung wird gleichfalls wahrscheinlich durch die chemische Beschaffenheit des Cervixsekretes bestimmt. So können die an der Basis der Schleimhautzellen liegenden Regenerationszellen sich in Zylinder- oder Plattenepithel umwandeln

(R. Meyer), wobei im alkalischen Cervixschleimmedium Zylinderzellen aufwachsen, dagegen bei saurem Medium, wenn der cervicale Fluor nachläßt, die
Plattenepithelien wieder die Deckschicht bilden. Bei der Grenzverschiebung
des Epithels kann das Plattenepithel das die
Cervixdrüsen enthaltende Zylinderepithel derart unterwachsen, daß die Drüsenhohlräume
verschlossen und in stecknadelkopfgroße Cysten
— *Ovula Nabothi* — verwandelt werden.

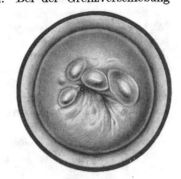

Außer durch Epithelunterwachsung können
die Ausführungsgänge der Cervixdrüsen auch
durch die entzündliche Infiltration des umgebenden Stromas sowie durch die Epithelwucherung
der Drüsen selbst verschlossen werden. Diese
vom Cervixdrüsenepithel ausgekleideten Retentionscysten schieben sich dann gegen die Schleimhautoberfläche der Cervix oder der Portio, aber
auch gegen die Tiefe der Cervix vor. Bumm
und Trachtenberg konnten in einer solchen
Cervixdrüsencyste Gonokokken nachweisen. Derartige Naboth-Bläschen werden
aber keineswegs nur durch die entzündlichen Veränderungen bei Cervixgonorrhöe,
sondern auch bei Entzündungen anderer Herkunft, ferner infolge Narbenbildung

Abb. 27. Hypertrophia portionis mit
Ovula Nabothi.

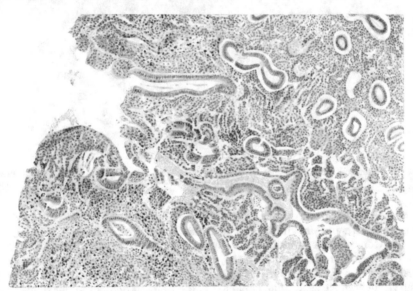

Abb. 28. Endometritis corporis subacuta gonorrhoica. 3. Menstruationstag ohne Zyklusstörung.
Oberflächenepithel stellenweise abgestoßen. Dichte Infiltration des Stromas mit Rund- und
Plasmazellen. Pyronin-Methylgrün. Schwache Vergrößerung.
(Präparat der I. Univ.-Frauenklinik in Wien.)

in der Cervix nach Einrissen und schließlich auch ohne erkennbare Ursache
gebildet. Sie sind daher keineswegs für Gonorrhöe charakteristisch. Das Sekret
bleibt auch bei der chronischen Cervicitis reichlich. Diese vermehrte Schleimabsonderung ist bedingt durch einen Reizzustand der Cervixdrüsen infolge der
leukocytären Infiltration ihrer Umgebung und der entzündlichen Wucherung
ihrer Epithelzellen. Das Sekret wird schließlich glasig-schleimig und enthält
keine Gonokokken mehr. Es kann aber auch zu einer sekundären Infektion

mit saprophytären oder pyogenen Keimen kommen, die tiefliegende Stroma-
infiltrate und einen oft jahrelang andauernden *postgonorrhoischen Katarrh der
Cervixschleimhaut* unterhalten.

　　Endometritis gonorrhoica. Die gonorrhoische Infektion des Corpus uteri erfolgt ausschließlich aufsteigend. Bei Frauen, die nicht geboren haben, dürfte der
enge innere Muttermund und der Kristellersche Schleimpfropf das Aufsteigen
der Ansteckung zum mindesten verzögern, während bei Frauen, die geboren
haben, die Corpusschleimhaut wahrscheinlich bald miterkrankt. Besonders
während der Regel und im Wochenbett ist das Emporwandern der Keime erleichtert. Die gonorrhoische Infektion kann sicher für lange Zeit auf den Halskanal beschränkt bleiben und oft erst nach Monaten in Corpus und Adnexe

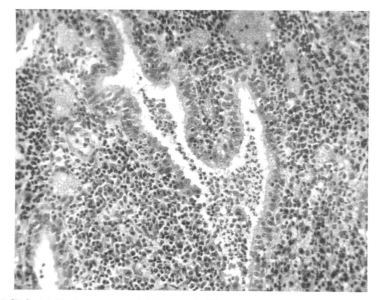

Abb. 29. Endometritis corporis gonorrhoica subacuta. Hochgradige Rundzelleninfiltration im Stroma.
Vermehrung und Füllung der Blutgefäße, Leukocytenablagerung im Drüsenschlauch. Mikrophoto-
graphie. Starke Vergrößerung. (Präparat des pathologisch-anatomischen Instituts in Wien.)

aufsteigen. Die Miterkrankung des Endometriums (Bumm, Amann, Schröder,
Adler) dürfte nur in einem Viertel oder Drittel der Fälle vorkommen.

　　Die Gonokokken breiten sich vom Halskanal her zuerst auf der Oberfläche
des Endometriums rasenförmig aus, gelangen aber auch an einzelnen Stellen
zwischen den aufgelockerten Epithelzellen in die *subepithelialen Stromaschichten.*
Hier vermehren sie sich, ohne zunächst in die tieferen Schichten der Schleimhaut
zu dringen. Besonders im Gebärmuttergrund ist die stärker verdickte Schleimhaut gegen das Tieferdringen der Gonokokken besser geschützt. Durch die
leukocytäre herdförmige Infiltration und die starke Capillarfüllung des ödematösen Stromas, so besonders im akuten Stadium, wird das *Oberflächenepithel
stellenweise abgehoben,* und es entstehen durch Zellverfall kleine *Geschwüre* in
der obersten Schicht. Infolge des entzündlichen Reizes zeigt das Epithel auch
Mehrschichtung und *Proliferation* mit Regenerationserscheinungen.

　　Die Gonokokken dringen auch im Corpus anfangs nur ganz ausnahmsweise
und wahrscheinlich nur vorübergehend in die tieferen Schleimhautschichten.
Jedenfalls wurden sie bisher nur ganz vereinzelt nachgewiesen. Orsós, der
43 Geschabsel von Gebärmuttertripper serienweise auf Gonokokken histologisch

untersuchte, konnte nur in einem Hämatoxylin-Eosinpräparat im Stroma um Plasmazellenherde herum und in Drüsenschläuchen charakteristische Diplokokken finden. Fast in jedem Präparat dagegen fand er Körnchen oder größere rundliche Gebilde, die den Gonokokkeninvolutionsformen von HERZOG oder den degeneriert geschrumpften oder geblähten Gonokokken von ASCH entsprechen. Da der *Gonokokkennachweis im Endometrium* äußerst schwer gelingt, so wurde der Nachweis der leukocytären Infiltration im Stroma als Beweis für das Eindringen der Gonokokken in die Tiefe angesehen. Die meist um die Blutgefäße angeordneten Leukocytenansammlungen sind aber vielleicht nur auf eine Fernwirkung durch Gonokokkentoxine zurückzuführen (BUMM). Diese Leukocyten- und Lymphocytenansammlungen sind ebenfalls stets herdförmig. Bei der chronischen Corpusgonorrhöe scheinen die Plasmazellen nicht so reichlich vorhanden zu sein wie bei anderen gonorrhoischen Schleimhauterkrankungen (HAGIWARA). Die Leukocyten wandern durch das Oberflächen- und wahrscheinlich auch das Drüsenepithel hindurch und erzeugen ein eitriges Exsudat, dem manchmal auch rote Blutkörperchen beigemengt sind. Im Drüsenepithel findet sich dann auch Mehrschichtung.

Die Frage, *inwieweit die gonorrhoische Endometritis den endometranen Zyklus stören kann und wie lange die gonorrhoische Erkrankung des Endometriums anhält*, wurde durch die Untersuchungen SCHRÖDERs wesentlich gefördert. Zu Beginn der Entzündung handelt es sich nur um eine oberflächliche Schleimhauterkrankung ohne Mitbeteiligung der tieferen Schichten und der Drüsen. Es kann daher bei der folgenden Menstruation die Funktionalisschicht mit den Entzündungsherden und Keimen abgestoßen werden und die Corpusgonorrhöe abheilen.

Wenn aber bei Beginn der Regel auch schon die Basalisschicht ergriffen ist oder bei Abstoßung der Funktionalis Gonokokken zurückbleiben und die bloßliegende Basaliswunde infizieren, ist infolge der schweren entzündlichen Schädigung der tiefen Schicht die Gebärmutterschleimhaut nicht imstande, auf den Reiz der nächsten Ovulation mit einer proliferativen Neubildung der Funktionalisschicht zu reagieren. Durch die verzögerte Heilung der Menstruationswunde kommt es im Anschluß an die Regel zu längeren, meist schwächeren Blutungen aus der erkrankten Schleimhaut. Erst nach einigen Wochen, meist beim dritten Ovarialzyklus nach erfolgter Endometriuminfektion, kann sich auf den hormonalen Reiz der Eierstocksfollikel hin eine Funktionalisschicht neu bilden und entwickeln. In derselben finden sich nur noch geringgradige Leukocytenanhäufungen, während in der Tiefe des Stromas, besonders in der Basalis, noch Anhäufungen von Rundzellen und Plasmazellen vorhanden sind. Schließlich verschwinden auch diese Infiltrate vollständig, und die Schleimhaut nimmt eine normale Beschaffenheit an. Die Corpusschleimhautentzündung kann sich allerdings durch Reinfektion von der Basalis, der Cervix oder den erkrankten Eileitern aus wiederholen. Die Corpusschleimhaut wird aber im allgemeinen im Gegensatz zur Cervixschleimhaut gewöhnlich sehr bald gonokokkenfrei. Bei geringgradiger gonorrhoischer Entzündung ist der *endometrane Zyklus* demnach nicht gestört oder höchstens in der Weise verändert, daß die prämenstruell geschlängelten Endometriumdrüsen während der Sekretionsphase infolge der Leukocyteninfiltration des Stromas zu engen Schläuchen zusammengepreßt werden. Bei schwerer Endometritis dagegen kann es zu einer durch einige Wochen dauernden Störung des menstruellen Zyklus im Endometrium kommen, wobei der Aufbau der Funktionalisschicht vorübergehend gehemmt wird und nur die drüsenarme, granulierende Basalisschicht vorliegt. Bei diesen schweren Fällen dürfte jedoch die Ursache der Zyklushemmung häufig nicht so sehr in der Endometriumerkrankung selbst, sondern vielmehr in der Störung des Ovarialzyklus liegen (Schröder und Neuendorff-Viek). Bei ganz schwerer Endometritis gonorrhoica kann es infolge ausgedehnter Nekrose zu einer umfangreichen Zerstörung der Basalis kommen, so daß an Stelle der Schleimhaut nur mehr eine granulierende Geschwürsfläche vorhanden ist. Aber auch diese schwere Basalisgonorrhöe heilt meist nach 8—12 Wochen aus. *Das Krankheitsbild der chronischen Uterusgonorrhöe wird demnach nicht durch eine Entzündung der Corpusschleimhaut, sondern vielmehr der Cervixschleimhaut hervorgerufen,* in der sich die Gonokokken oder andere sekundär eingewanderte Keime lange erhalten können. Es ist nicht ganz auszuschließen, daß auch die antitryptische Eigenschaft der Corpusschleimhaut (Frankl) die länger dauernde Ansiedlung und das Eindringen der Gonokokken hindert. Jedenfalls sind über diese Verhältnisse noch eingehende Untersuchungen notwendig.

Die Muskelwand der Gebärmutter ist bei der gonorrhoischen Ansteckung nur in dem Sinne an der Entzündung beteiligt, daß das zwischen den Muskelfasern liegende interstitielle Bindegewebe herdförmige, leukocytäre Infiltrationen, Hyperämie und Ödem zeigt, die jedoch nur auf eine Toxinwirkung der Gonokokken zurückzuführen sind. Eine durch Gonokokkeneinwanderung direkt bedingte gonorrhoische *Myometritis* gibt es nicht, und die von Wertheim, Madlener, Menge und Lea beschriebenen *gonorrhoischen Abscesse* im Myometrium sind daher nur ganz seltene Ausnahmen und wahrscheinlich als lymphangitische Metastasen zu deuten. Kleine, bei der Gonorrhöe in der Gegend der Tubenwinkel vorkommende Abscesse gehen nicht von der Gebärmutter, sondern stets von der Eileiterwand aus.

Die Entzündung des serösen Gebärmutterüberzuges erfolgt bei der Gonorrhöe nie vom Endometrium her durch die Uteruswand hindurch, sondern immer durch den Eiteraustritt aus dem abdominalen Eileiterende. Die *Perimetritis* ist daher eine Teilerkrankung der gonorrhoischen Pelviperitonitis.

Symptome. Die Beschwerden bei der Cervixgonorrhöe sind fast immer gering. *Schmerzen* fehlen meist gänzlich, da das Collum uteri von sensiblen Nerven wenig durchsetzt ist. Die Patientinnen werden nur auf den verstärkten cervicalen Fluor aufmerksam, den sie manchmal mit physiologischen Vorgängen in Zusammenhang bringen. Tatsächlich kommt zuweilen bei nervösen Frauen auch ohne Entzündung eine Hypersekretion der Cervixdrüsen vor, die auf einer vegetativen Empfindlichkeit beruht. Infolge der Hypersekretion und Eiterbeimengung entsteht häufig eine sekundäre Kolpitis und Dermatitis der äußeren Geschlechtsteile, die *Brennen* verursachen und die Patientin auf ihre Erkrankung aufmerksam machen. Das Hauptsymptom der Cervixgonorrhöe ist demnach die *eitrige Hypersekretion der Cervixdrüsen.* Das aus dem Halskanal stammende Sekret ist im Gegensatz zu dem stets spärlichen, mehr trübserösen Corpusdrüsensekret zähschleimig, im akuten Stadium manchmal mit Spuren von Blut vermengt. Der schleimig-eitrige Ausfluß hält meist viele Monate an und wird im chronischen Stadium allmählich glasig-schleimig. Trotzdem können noch Gonokokken nachweisbar sein. Andererseits bleibt auch nach dem Verschwinden der Gonokokken häufig der cervicale Fluor durch Nachinfektion mit anderen Keimen eitrig-schleimig. Nach der Regel oder nach der Kohabitation wird das sonst glasige Sekret manchmal wieder eitrig, was darauf hinweist, daß in den Schleimhautfalten und Drüsenausführungsgänge noch Keime versteckt sind. Ein weiteres Zeichen der Cervicitis ist die *Erosion der Portio* als Folge des starken Ausflusses aus dem Halskanal. Da bei derselben meist das Epithel fehlt, kommt es bei Berührung leicht zu einer geringgradigen Blutung.

Das Aufsteigen der gonorrhoischen Infektion in die Corpushöhle geht in einzelnen Fällen schleichend vor sich. So fand Hartmann, daß die Hälfte der histologisch nachgewiesenen Entzündungen des Endometriums klinisch symptomlos verlaufen waren. Manchmal weisen dumpfe oder klopfende Schmerzen im Kreuz, Krämpfe in der Gebärmutter, Temperaturanstiege bis 38—39°, auch von Schüttelfrost begleitet, auf eine Beteiligung des Gebärmutterkörpers hin, wobei es jedoch meist wahrscheinlich ist, daß diese bedrohlichen Krankheitszeichen bereits durch Ansteckung der Anhänge bedingt sind. Krampfschmerzen empfinden besonders Frauen, die noch nicht geboren haben, da bei ihnen infolge der Enge des inneren Muttermundes der Abfluß des vermehrten Gebärmutterinhaltes erschwert ist. Die gleichfalls im Beginn der Endometritis gonorrhoica auftretende seröse, eitrige oder blutige Absonderung ist durch den cervicalen Fluor verdeckt und daher von ihm nicht zu scheiden. Charakteristisch für das Aufsteigen der Gonorrhöe in die Corpushöhle ist die *Änderung des*

Menstruationszyklus und das Auftreten von *atypischen Blutungen,* die durch entzündliche Hyperämie, Ulcerationen oder Granulationen der Gebärmutterschleimhaut hervorgerufen werden. Auch hier vermögen wir meist nicht zu entscheiden, ob die atypische Blutung durch die entzündliche Störung des endometranen Zyklus oder durch die Störung der Ovulation infolge der bereits erfolgten Infektion des Eierstockes bedingt wird.

Jedenfalls kann bei der Endometritis corporis die zeitgerechte, physiologisch ausgelöste *Blutung* infolge der Entzündungshyperämie *verstärkt* und *verlängert* werden. Die Entzündungshyperämie kann aber auch zur Folge haben, daß das prämenstruelle Endstadium der Schleimhaut um einige Tage früher erreicht wird, so daß die *Regel um 2—3 Tage vor der normalen Zeit* einsetzt, oder daß infolge unregelmäßigen verlangsamten Ablaufes der Regenerationsvorgänge die *Regel länger besteht.* Die Blutung dauert nur selten über einen ganzen Zyklus an. Wenn dies der Fall ist, so ist der Eintritt der folgenden Regel stets durch stärkere Blutung deutlich zu erkennen. Diese *zweite Regel* nach Beginn der Erkrankung ist, wenn sie nicht überhaupt ausbleibt, noch *verlängert oder verstärkt.* Die dritte Regel nach der Erkrankung verläuft gewöhnlich schon normal (SCHRÖDER). Die der Infektion des Endometrium corporis folgenden Regeln verlaufen daher meist als Poly- und Hypermenorrhöe. Besonders starke und andauernde außerzyklische Blutungen weisen meist auf eine Miterkrankung der Eierstocksdrüsen hin, wobei durch die Hyperämie und das schnelle Wachstum von mehr Follikeln ein starker hormonaler Reiz und damit eine Verstärkung der Proliferationsphase in der Gebärmutterschleimhaut hervorgerufen wird.

Selbstverständlich sind die Menstruationsunregelmäßigkeiten individuell verschieden und von konstitutionellen und allgemeinen hormonalen Einflüssen abhängig. Obwohl die Cervix und das Corpus infolge Gewebsbeschaffenheit und Funktion bei ihrer Erkrankung sich verschieden verhalten, so ist doch das Krankheitsbild der Cervicitis und Endometritis corporis nach subjektiven und objektiven Krankheitsmerkmalen klinisch kaum zu trennen.

Der Gebärmuttertripper hat in Anbetracht der Neigung zur Ausheilung eine günstige *Voraussage.* Die Endometritis gonorrhoica allein ist weder die Ursache für die Unfruchtbarkeit noch für die Neigung zur Fehlgeburt, hat aber dadurch Bedeutung, daß von der Gebärmutter aus meist die Eileiter erkranken.

Diagnose. Bei der *bimanuellen Untersuchung* erscheint die Portio infolge des entzündlichen Ödems manchmal aufgelockert. Die Größe der Gebärmutter ist in diagnostischer Hinsicht nicht zu verwerten, da dieselbe auch ohne entzündliche Erkrankung des Myometriums eine sehr verschiedene ist, bei Infantilismus des Genitales klein, nach vielen Geburten oft groß. Bei der *Einstellung mit dem Spiegel* ist die Entzündung aus der Schwellung und Rötung des Scheidenteiles, aus dem Hervorquellen der geröteten Cervixschleimhaut, aus der Erosion der Muttermundslippen, besonders der hinteren und aus dem eitrigschleimigen Sekretabfluß zu erkennen. Im chronischen Stadium bleibt nur der cervicale Fluor und die Erosion bestehen. Die gleichen klinischen Erscheinungen können jedoch auch durch hypersekretorische Zustände der Cervixdrüsen oder durch Infektion mit anderen Keimen hervorgerufen werden. Allein entscheidend ist demnach die *mikroskopisch-bakteriologische Untersuchung des Gebärmuttersekretes,* das gewöhnlich nur aus dem Halskanal entnommen wird, da sich die Gonokokken hier am frühesten und am längsten aufhalten. Ein Abstrich aus dem Scheideninhalt eignet sich für die Diagnose der Cervixgonorrhöe keineswegs, da er stets durch die Scheidenkeime verunreinigt ist.

Das Sekret aus dem Halskanal wird in folgender Weise entnommen: Der Scheidenteil wird in der Weise eingestellt, daß die Scheide durch einen hinteren Rinnenspiegel mit angehängtem Gewicht nach hinten und durch eine vordere Rinne nach vorne entfaltet wird. Letztere kann von der Patientin zeitweise selbst gehalten werden, damit der Arzt die zweite Hand frei bekommt. Bei guter Zugänglichkeit und Weite kann die Scheide auch durch einen selbsthaltenden Scheidenspiegel nach TRÉLAT oder CUSCO entfaltet werden. Das stets schmerzhafte Anhaken des Scheidenteiles mit einer Kugelzange ist bei geschickter Einstellung fast nie notwendig. Zunächst wird der Halskanal vom Schleim gereinigt. Dies erfolgt am einfachsten durch leichtes Auswischen mit einem Watteträger. Mechanisch kann die Reinigung von Schleim auch durch Aufsaugen mittels Saugglocke, Spritze oder durch Ausstreifen der Portio mit vorderem und hinterem Scheidenspiegel unter Gegendruck erfolgen. Chemisch kann der Schleim auch durch Lösungen von Natrium bicarbonicum, rizinolsaurem Kalium, dehydrocholsaurem Natrium oder Urethan gelöst werden. Nach Reinigung der Scheide vom Schleim wird ein metallener, dünnumwickelter, steriler Watteträger bis zum inneren Muttermund hinaufgeführt und unter drehender Bewegung und Druck gegen die Cervixwand herausgezogen. Das haftende Sekret wird auf den Objektträger ausgestrichen. Für die Sekretentnahme kann auch eine starke unbiegsame Öse oder ein abgerundeter Spatel aus Metall verwendet werden. Bei sehr spärlichem Sekret wird auch ein stumpfes Löffelchen (ASCH, JULIUSBERG, GUTTMANN) empfohlen. Weiters werden auch eine eigene Cervixzange (HEUCK, ASCH) oder eine lange anatomische Pinzette (L. FRAENKEL) verwendet.

Bei mehrmaligem negativen Ausfall des Abstriches aus der Cervix und Verdacht auf Gonorrhöe soll die Sekretentnahme auch aus dem Corpus uteri vorgenommen werden, die jedoch wegen der Möglichkeit der Verschleppung der Kokken aus dem Halskanal nicht ungefährlich ist. Wir verwenden hierzu nach Reinigung des Halskanales vom Sekret mittels Wattetamponträger und Desinfektion mit Alkohol einen leicht auskochbaren, dünnen, silbernen Intrauterinkatheter (Fa. Leiter-Wien). Sobald sich der Katheter im Gebärmuttergrund befindet, wird das Sekret mittels angesetzter Fritschscher Spritze angesaugt. Nachdem der Katheter herausgezogen ist, wird der Inhalt desselben auf einen Objektträger oder Nährboden ausgespritzt und auseinandergestrichen. Durch dieses Vorgehen sind

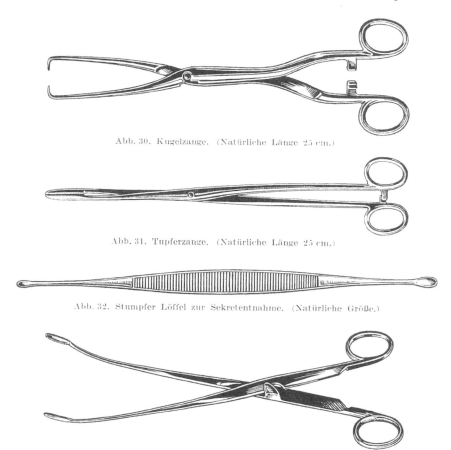

Abb. 30. Kugelzange. (Natürliche Länge 25 cm.)

Abb. 31. Tupferzange. (Natürliche Länge 25 cm.)

Abb. 32. Stumpfer Löffel zur Sekretentnahme. (Natürliche Größe.)

Abb. 33. Sekretzange nach Heuck. (Natürliche Länge 15 cm.)

manchmal noch Gonokokken in Reinkultur zu finden, während sie in den übrigen Genitalabschnitten nicht mehr nachweisbar sind. Die intracorporale Sekretentnahme soll nur bei chronischer Uterus- und Adnexgonorrhöe vorgenommen werden. Zu demselben Zweck wird auch eine starke Öse, eine dicke Knopfsonde, ein abgeschnittener Harnleiterkatheter (Bucura) oder eine kleine Doppellöffelzange (Asch) verwendet. Im allgemeinen sollen nur Instrumente in die Corpushöhle eingeführt werden, die so dünn sind, daß eine Erweiterung des Halskanales nicht notwendig ist. Eine diagnostische Abrasio mucosae (Clark, Orsós) ist als gefährlich abzulehnen. In manchen Fällen, wo die wiederholte bakterioskopische Untersuchung kein positives Ergebnis zeigt, kann das Kulturverfahren zum Ziele führen. Zur Erleichterung der Diagnose wurde das Plattenkulturverfahren nach Knorr empfohlen, bei dem ein Seidenfaden durch 4 Stunden in der Cervix liegenbleibt, um außer Saugwirkung auch einen mechanischen Reiz auszuüben (Flessa).

Als Hilfsmittel zur Diagnose der Cervixgonorrhöe wurde auch die Beobachtung herangezogen, daß die normalerweise saure Reaktion des Scheideninhaltes unter dem Einfluß einer Gonorrhöe neutral oder alkalisch werden kann (DANIN, OPITZ, MAIER, BRUCK, REHN). Da die quantitative Austitration des Scheideninhaltes für praktische Zwecke umständlich ist, wurde von L. DANIN das *Gonotest* (Juliawerke-Freiburg i. Baden) angegeben, das aus einem Gummifingerling besteht, dem an seiner volaren Seite ein blauer und ein roter, entsprechend geeichter Lakmuspapierstreifen angeklebt ist. Der Fingerling wird über den Zeigefinger gestülpt und für einen Augenblick in die Scheide eingeführt. Verändert der blaue Lackmusstreifen nach der Prüfung seine Farbe nicht oder nur wenig, so soll Gonokokkenverdacht bestehen. Wir müssen auf Grund eigener Erfahrungen den zahlreichen Nachprüfungen (SCHULTZE-RHONHOF und BACHL, GAUSS, LEIPOLD, RÉVÉSZ, NOLTE, TEMESVÁRY, BIENENFELD und ECKSTEIN, FABIAN, GELLER, HEYN, LINDNER, URECH, WERMBTER u. a.) zustimmen, die der DANINschen Probe einen verläßlichen Wert für die Diagnose der Cervixgonorrhöe absprechen, da auch bei nichtgonorrhoischem Fluor manchmal alkalische Reaktion auftritt, da dieselbe an den Tagen vor und nach der Regel, sowie in der Schwangerschaft trotz bestehender Gonorrhöe sauer ausfallen kann. Schließlich sind frische Fälle von Uterusgonorrhöe sowie alte Gonorrhöe nicht zu erfassen, da bei letzterer in der Scheidenflora oft säurebildende Bakterien anwesend sind.

Differentialdiagnose. Die gleichen oder ähnlichen Erscheinungen wie die Cervix- und Corpusgonorrhöe können auch Erkrankungen anderer Herkunft hervorrufen. So findet sich schleimiger cervicaler Fluor bei *hypersekretorischen Zuständen* ohne Infektion, schleimigeitriger Fluor bei Cervicitis infolge eines antikonzeptionellen Pessars, bei *septischer Endometritis* nach Geburt und Fehlgeburt oder bei *tuberkulöser Endometritis.* Besonders häufig wird jedoch ein eitriger vaginaler Fluor bei *Kolpitis simplex* auf eine gonorrhoische Cervicitis oder Endometritis bezogen. Letztere kennzeichnet jedoch schleimige Beimengung zum Scheideninhalt. Unregelmäßigkeiten der Blutung, die fälschlich auf Gonorrhöe bezogen werden, kommen noch häufiger bei *endokrinen Störungen,* bei *Neubildungen* der Gebärmutter oder deren Anhängen vor. Das einzige differentialdiagnostische Merkmal gegenüber diesen Erkrankungen ist der positive *Gonokokkennachweis.*

Behandlung. Die Behandlung der Gebärmuttergonorrhöe stößt auf vielfache Schwierigkeiten. Von selbst heilt die Cervicitis nur selten und sehr spät. Bei der örtlichen Behandlung besteht die Gefahr, daß durch mechanische oder chemische Insulte das gonokokkenhaltige Exsudat in die Eileiter getrieben wird. Über Art und Beginn der Behandlung bei der Gonorrhöe sind die Ansichten seit jeher geteilt. Jedenfalls ist es am besten, um so weniger örtlich zu behandeln, je frischer die Ansteckung ist und je stärker ihre Erscheinungen sind. Die Behandlung der frischen Cervicitis verbietet sich wegen der Schmerzhaftigkeit und Verletzlichkeit der entzündeten Schleimhäute von selbst. Aber auch nach dem Abklingen der akuten Erscheinungen soll sich die Behandlung vorerst nur auf allgemeine Maßnahmen beschränken. Zum Zwecke der *Ruhigstellung* hat die Kranke durch mehrere Wochen, besonders während der Regel, Bettruhe einzuhalten. Während dieser Zeit sollen Untersuchungen auf das Notwendigste beschränkt werden. Geschlechtliche Erregungen durch Lesen erotischer Bücher oder Geschlechtsverkehr sind zu vermeiden. Zur Verhinderung schädlicher Gebärmutterzusammenziehungen wird Atropin (SCHINDLER, BRUCK) verordnet, das über den Parasympathicus auf die glatte Muskulatur wirkt, jedoch manchmal unangenehme Nebenwirkungen hat. Wir empfehlen daher Papaverinum hydrochloricum in täglichen Gaben von 0,04 oder 1—2 Atropaverintabletten. Zur *Reinhaltung* werden tägliche Abspülungen der äußeren Geschlechtsteile gemacht. Scheidenspülungen, Sitz- und Vollbäder sollen bei frischer Ansteckung nicht vorgenommen werden, da besonders erstere bei hohem Druck einen mchanischen Reiz ausüben. Zur *Schmerzlinderung* werden Belladonna, Pyramidon, Morphin und seine Derivate als Pulver oder Stuhlzäpfchen gegeben, so z. B. Rp. Extract. Belladonnae 0,02, Pyramidon 0,2, Butyr. Cacao q. s. ut. f. suppos. anal. Den starken cervicalen Fluor durch orale Einverleibung von Copaivabalsam, Santel- oder Terpentinöl zu beeinflussen, wie sie bei der männlichen Gonorrhöe vielfach geübt wird, scheint bei der Cervicitis wenig versucht zu werden.

Eine *Abortivkur* der Cervixgonorrhöe, die vor Beginn der eitrigen Sekretion einsetzen müßte, kommt bei der Frau nur in jenen ganz seltenen Ausnahmsfällen in Betracht, in denen diese in der Angst, angesteckt worden zu sein, zum Arzt kommt.

Die örtliche und allgemeine Behandlung soll erst dann beginnen, sobald die akuten Erscheinungen, insbesondere Schmerzen und höheres Fieber, abgeklungen sind. Eine Ausnahme von dieser Regel kann nur gemacht werden, wenn bei alter, chronischer Adnexgonorrhöe eine Neuinfektion oder eine Exacerbation unter akuten Erscheinungen auftritt.

Heiße Scheidenspülungen sollen einerseits das abfließende Cervixsekret entfernen und andererseits eine Hyperämie erzeugen. Vorsichtige Scheidenspülungen unter niederem Drucke können bereits bei frischeren Fällen ohne Gefahr durchgeführt werden.

Die Einführung von *Tampons* und *Scheidenkugeln* mit wasserentziehenden und desinfizierenden Mitteln oder von antiseptischen Pulvern in die Scheide vermag nur die sekundären Folgezustände der Cervicitis, Erosio portionis, Fluor vaginalis und Kolpitis, zu beeinflussen.

Die *örtliche Behandlung* des Halskanals darf erst im subakuten und chronischen Stadium beginnen. Vor jeder Behandlung soll der Cervixschleim entfernt werden, was man durch Auswischung mittels Wattetamponträger oder Sekretzange erreicht. Das Wattestäbchen kann allenfalls auch in Natrium bicarbonicum-Lösung getaucht sein. Auch durch eine an die Portio angesetzte Saugglocke kann der Halskanal vom Schleim gereinigt werden.

Die örtliche Behandlung im engeren Sinne besteht in der direkten Applikation eines Desinfiziens, von Licht oder Wärme auf die Schleimhaut. Die Ansicht, daß die Cervixgonorrhöe nur durch Scheidenspülungen und hydrotherapeutische Maßnahmen geheilt werden kann, können wir nicht teilen, da wir an einem großen Materiale bei strengster Kontrolle beobachten konnten, daß das Cervixsekret oft erst nach monatelanger energischer Behandlung gonokokkenfrei wird.

Medikamentöse Behandlung. Die medikamentöse Cervixbehandlung wird hauptsächlich in der Weise durchgeführt, daß das antiseptische, adstringierende oder organotrope Medikament auf die Schleimhaut gebracht wird. Da die Cervixgonorrhöe aber keineswegs ein supraepithelialer Prozeß ist, sondern die Gonokokken nach kurzem Bestande der Infektion intraepithelial, intraglandulär oder sogar subepithelial angesiedelt sind, so kann eine einfache Oberflächenantisepsis nicht wirksam sein und es müssen Mittel versucht werden, die entweder von der Oberfläche her in die Tiefe eindringen können, die eine Abstoßung des Epithels herbeiführen, um wirksam zu werden, oder die auf dem Wege der Blutbahn an die tiefen Schichten der Schleimhaut herankommen.

Von den antiseptischen Mitteln sind die desinfizierenden und adstringierenden *Silberpräparate* an erster Stelle anzuführen, und zwar in folgender Verdünnung: $1/2$—2%, auch 5—10% Argentum nitricum, 0,02—0,2% Ichthargan, 1—2% Argentamin, 2% Albargin, 2—10% Protargol, 2% Argonin, 0,25% Hegenon, 5% Reargon, 0,25—1% Choleval, 2—10% Argyrol, 0,02% Itrol, 2% Thigan, 1% Transargan, 2% Targesin. Quecksilberpräparte werden mit Ausnahme von 0,25—2% Mercurochromlösung nicht herangezogen (Young, White und Swartz). Von *Farbstoffen* der Anilin- und Acridinreihe werden Trypaflavinöl in 0,5—5% öliger Lösung, Acriflavin in 1:4000 Verdünnung (Watson) und Argoflavin in 25%iger Lösung neben intravenöser Injektion auch lokal verwendet. Auch Salvarsan und Silbersalvarsan wurde bei der Gonorrhöebehandlung benutzt (Scholtz). Das Chininderivat Optochin und Vucin sowie Rivanol scheint keine besondere Wirkung zu haben. Von den adstringierenden Mitteln werden zur Cervixbehandlung 2—20% Zincum chloratum, 1% Zincum sulfuricum,

10% Alumen crudum, 1—10% Cuprum sulfuricum, 4—5% Bismuthum sub-
nitricum und 1—2% Resorcin in wäßriger Lösung verwendet. Wegen ihrer
Reizlosigkeit, guten Resorbierbarkeit und Tiefenwirkung, auf die es gerade bei
der Cervixgonorrhöe ankommt, eignen sich besonders 5% ölige Jodlösung,
5—10% Jodtinktur, 1—3% Ichthyollösung, 10% Jothionöl, 10% Jothion-
spiritus, 6—10% Ichthyolvasogen, 20% Protargolglycerin, 30% Ichthyol-
glycerin, auch Argentum nitricum-Perubalsam, 40% Formalin und 20—50%

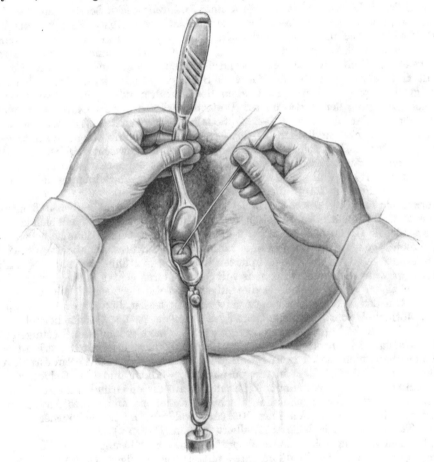

Abb. 34. Cervixbehandlung mit Watteträger.

Formalinglycerin finden Verwendung. Wegen ihrer Tiefenwirkung und bactericiden Kraft werden neuerdings wieder die ätherischen Öle, besonders Emulsionen
von Cineol, Thymol und Perubalsam empfohlen. So verwendet JOACHIMOVITS:
Rp. Mastic. 10, Solve in Alc. absol. 25, adde Cineoli 20, Aqu. dest. ad 200 ut f.
emulsio. S. Vor dem Gebrauch schütteln. Alle diese antiseptischen und adstringierenden Mittel haben jedoch nicht soviel Tiefenwirkung, daß sie die in
der Submucosa- oder Basalisschicht angesiedelten Gonokokken erreichen. Aus
diesem Grunde gehen alle neuen Bestrebungen dahin, die tiefen gonorrhoischen
Herde in der Schleimhaut auch von der Blut- und Lymphbahn aus mit spezifischen oder keimtötenden Mitteln zu erreichen. Da die Gonokokken und die
erkrankte Schleimhaut auf verschiedene Medikamente verschieden reagieren

39*

und bei längerer Verwendung eines Medikamentes eine Arzneifestigkeit eintritt, sollen die Medikamente im Verlaufe der Behandlung gewechselt werden.

Am häufigsten wird die Lösung mit Hilfe eines watteumwickelten Stäbchens aus Metall, Hartgummi oder Holz in den Halskanal eingebracht. Derartige Watteträger wurden von Sänger, Chrobak, Playfair, Menge und Pagenstecher angegeben. Am besten eignen sich einfache dünne Drahtstäbchen, die an einem Ende geriefelt sind, da diese ohne vorausgehende Erweiterung des Halskanales eingeführt werden können, während dicke Sonden eine Cervixdilatation notwendig machen. Letztere wird zwar von Bumm, Zangenmeister, Gauss, Sigwart u. a. empfohlen, wird aber von uns wegen der Gefahr einer Schleimhautverletzung und Auslösung von Gebärmutterzusammenziehungen abgelehnt. Zum Zwecke der Cervixschleimhautbehandlung wird die Portio mit Hilfe eines hinteren und vorderen Scheidenspiegels eingestellt, wobei nur in ganz seltenen Fällen ein Anhaken der Muttermundslippen notwendig ist. Nach Reinigung der Portio mittels Wattetupfer wird der Halskanal mit einem trockenen oder einem in 10—20% Sodalösung getauchten Watteträger vom Schleim gereinigt und dann 1—2mal hintereinander mit einem Watteträger, der mit der antiseptischen Lösung getränkt ist, ausgewischt. Dabei muß der Arzneimittelträger allseits an die Cervixwand fest angepreßt werden und der zuletzt eingeführte soll einige Minuten liegenbleiben. Die Reinigung der Cervixwand vom Schleim kann auch durch Ansaugung bewerkstelligt werden. Wir verwenden für die *Auswischungen des Halskanales* fast ausschließlich Jodtinktur oder 20% Jothionöl. Das Auswischverfahren mit Watteträgern eignet sich keineswegs für die Corpusbehandlung, da das Medikament beim Hinaufschieben des Tampontägers in die Corpushöhle am inneren Muttermund abgestreift wird. So konnte Zweifel an 24 exstirpierten Uteri, deren Höhle er vorher mit Hilfe eines watteumwickelten Stäbchens mit Eisenchlorid geätzt hatte, zeigen, daß nur in einem Drittel der Fälle die Substanz in die Corpushöhle eingedrungen war. Um das Medikament länger einwirken zu lassen, hat man auch Streifen mit Jothionöl oder Cineolemulsion 5—8 Stunden in der Cervix liegenlassen.

Die *Injektion oder Tropfeninstillation* von medikamentösen Lösungen in den Halskanal ist nicht empfehlenswert, da die Flüssigkeit mit der erkrankten Schleimhaut nicht so innig in Berührung kommt und bei stärkerem Druck die Gefahr besteht, daß diese in die Corpushöhle abfließt und hier Gebärmutterzusammenziehungen veranlaßt. Während wir aus diesen Gründen die Injektionsbehandlung der Cervixgonorrhöe ablehnen, findet sie andernorts Anwendung, indem z. B. einige Tropfen einer 10% Argyrollösung mittels gebogener Pipette und Tropfer in den Halskanal instilliert werden (Dabney). Auch heiße Cervixspülungen mit ungefähr 2 Liter einer schwachen Sodalösung von 45° C werden vor Einbringung des Medikamentes mittels rückläufigen Doléris-Katheter gemacht (Feis).

Um das Medikament länger mit der erkrankten Schleimhaut in Berührung zu bringen, werden feste, bei Körperwärme lösliche *Cervixstäbchen* hergestellt, deren Grundsubstanz meist Kakaobutter, Gelatine oder eine Kombination von Zucker, Gummi arabicum und Traganth ist. Da Kakaobutter die Berührung des Desinfiziens mit der Schleimhaut erschwert, hat Klien als erster die Stäbchen mit einer fettlosen Grundmasse verschrieben: Rp. Ichthargan 1,2, Sacch. alb. subt. pulverisat. 5, Sacch. lactis, Gummi arabic. pulveris. āā 1,7, Traganth, Glycerin q. s. ut f. bacill. Nr. XII. longitud. 7 cm, crassitud. 0,4 cm. Für die Cervixbehandlung werden meist die gleichen Stäbchen wie für die Harnröhre verwendet. In der Absicht, das Medikament auch in die feinsten Schleimhautfalten zu bringen, werden Styli-Spuman mit Silber erzeugt, ohne daß jedoch dem verteilenden Kohlensäureschaum eine wesentliche Steigerung der Wirkung zukommen dürfte. Zu erwähnen sind noch die Ortizonstäbchen, die Wasserstoff-superoxyd in fester Verbindung enthalten und zur Vorbehandlung vor der Einspritzung mit der Silberlösung verwendet werden.

Um die gonorrhoisch infizierte Schleimhaut in ihrer natürlichen reparativen Epithelwucherung zu unterstützen, wird statt der bakteriotropen die *organo-trope Behandlung* nach HOLZBACH durchgeführt. Durch 3mal wöchentlich vor-genommene örtliche Provokation mit 4fach verdünnter LUGOLscher Lösung und intracutane Aolaninjektion wird eine Ausschwemmung der Gonokokken veranlaßt. Gleichzeitig werden zur Unterstützung der natürlichen Gewebs-reaktion zuerst Pyoktanin, dann Scharlachrot und schließlich 2mal täglich ein Pellidolstäbchen in die Cervix eingeführt. Obwohl manchmal eine Cervix-erweiterung notwendig ist, sind die Erfolge mit dieser Behandlung scheinbar günstige (BLEYER, WÜRZBURGER).

Vor Einführung werden die löslichen Stäbchen in heißes Wasser getaucht, um sie schlüpfrig zu machen. Nach Einstellung des Scheidenteiles wird das Stäbchen mit einer Kornzange gefaßt, durch den äußeren Muttermund einge-schoben, 2—3 Minuten in dieser Lage festgehalten und dann durch einen vor-gelegten Scheidentampon fixiert. Als Gleitmittel kann Glycerin oder Katheter-purin angewendet werden. Zur Einschiebung sind einige Stäbchenträger, die nach Art einer Salbenpistole funktionieren, angegeben (BOULANGER). Durch die Stäbchen ist jedenfalls eine länger dauernde Einwirkung des Medika-mentes möglich; Partagonstäbchen werden erst in $1/2$ Stunde aufgelöst. SIREDEY führt Stäbchen aus 2 Teilen Pottasche und 1 Teil Kalk in den Halskanal ein, die 20—60 Stunden liegenbleiben, bis die Schleimhaut chemisch verschorft ist, und tamponiert hierauf den Halskanal mit 10% Ichthyolglycerin.

Die Stäbchenbehandlung bei der Cervixgonorrhöe ist unter Umständen etwas gefahrvoll, da das eingeschobene Stäbchen die Corpushöhle abschließt und es dadurch infolge Verhaltung des Sekretes zur Aszension kommen kann.

Um die bei jedem alten Infektionsprozeß in den tiefen Schleimhautschichten sitzenden Gonokokken zu treffen, wurden auch Versuche mit der *Tiefenantisepsis* gemacht, indem z. B. einige Tropfen Rivanollösung 1:1000 oder Mercurochrom-lösung 1:1000 in die Portiosubstanz eingespritzt wurden. Die Mercurochrom-lösung wird außerdem noch mit Hilfe eines Streifens in den Halskanal und die Scheide eingeführt, wo sie 2 Tage verbleibt. Nach Auswischen des Sekretes erfolgt dann eine Wiederholung der Tamponade. Um die Injektion in die Portio weniger schmerzhaft zu machen, wird eine $1/2$% Novocainlösung zugesetzt. Die Dauererfolge waren aber nicht immer zufriedenstellende (JAKOBY).

Eine besondere Art der Behandlung stellt die *Portiokappenbehandlung* nach PUST dar. Da erfahrungsgemäß die Gonokken im abgeschlossenen Herd allmählich absterben, wird durch Aufsetzen einer abdichtenden Celluloidkappe auf die Portio durch mehrere Wochen die offene Cervixgonorrhöe in eine ge-schlossene verwandelt. Die Kappe wird nur zum Zwecke der Cervixätzung mit 5—10% Protargol oder Trypaflavin, der Einführung eines Partagonsilberstäb-chens oder während der Regel abgenommen. Die Heilwirkung kann auch im Sinne einer Autovaccination oder Hyperämiebehandlung gedeutet werden. Die Urteile über die Behandlungserfolge sind teilweise ablehnend (HANNEN, OELZE-REINBOLDT u. a.) teils zustimmende (MUTSCHLER). Scheinbar wird aber infolge Rückstauung des Sekretes bei Kapselabschluß der Portio häufiger ein Aufsteigen in die Anhänge beobachtet.

Saugglockenbehandlung. Die Saugglockenbehandlung wird nicht nur zur Reinigung des Halskanales von Schleim, sondern auch zur Erzeugung von BIERscher Hyperämie in der Cervix herangezogen. Nachdem aus der an die

Portio angepaßten Saugglocke mittels einer 50 ccm-Spritze die Luft heraus-
gesaugt ist, bleibt die Glocke 1—10 Minuten liegen. Die Ansaugung wird 1—2mal
wiederholt und jeden 2. Tag durch 6 Wochen vorgenommen. Das Verfahren
ist etwas umständlich, aber die Erfolge sind günstige (Rudolph, Matzenauer
und Weitgasser, Eversmann, Fernhoff). An Stelle der Saugglocke kann
auch ein abgeschlossenes Scheidenspeculum mit einem schrägen Seitenrohr
zum Anschluß an die Saugpumpe verwendet werden.

Selbstverständlich wird auch die Hyperämiebehandlung der Cervixgonorrhöe
durch *hydrotherapeutische Maßnahmen* wie feuchtwarme Dunstumschläge um

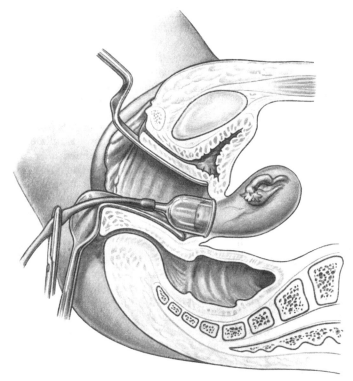

Abb. 35. Saugglockenbehandlung der Cervix.

den Unterleib, heiße Sitz- und Vollbäder ohne oder mit Badezusatz, Moor-,
Eisen- oder Schwefelbäder, ferner durch Anwendung *physikotherapeutischer
Apparate* wie Quarzlampe, Heißluft, Diathermie oder Föhnapparat wirkungsvoll beinflußt. Da auf dieser Behandlungsarten bei der Adnexgonorrhöe näher
eingegangen wird, soll hier die physikalische Therapie nur soweit besprochen
werden, als sie für die Cervixgonorrhöe allein in Betracht kommt.

Zur reinen *Wärmestrahlung* dient die *Scheidenheizlampe* nach L. Seitz, die
bei einer Temperatur von 45° C 1—3mal täglich durch 20—45 Minuten angewendet wird. Ultrarote Lichtstrahlen werden bei der *Vaginalbelichtungslampe*
nach Wintz wirksam, die aus einer 80kerzigen Metallfadenlampe besteht, um die
in einem Doppelmantel Wasser herumfließt, um die Wärmewirkung auf die
Scheidenwand zu vermindern. Ein anderes Verfahren, um die Lichtwirkung
von der Scheide aus in das Becken zu bringen, ist die Bestrahlung durch die
Vaginalbelichtungslampe nach Engelhorn, bei der die ultraroten Lichtstrahlen,

durch Linsen konzentriert, in ein Speculum eindringen (GUTHMANN). Häufige Anwendung zwecks vaginaler Belichtung finden die ultravioletten Strahlen der LANDEKERschen *Ultrasonne* und der KROMAYER-*Lampe*. Von der Lichtbehandlung werden sehr gute Erfolge bei Fluor vaginalis, Kolpitis und Erosio portionis berichtet (STIEBÖCK, NEUFELD u. a.). Im akuten Stadium der Cervixgonorrhöe ist sie jedoch, wie jede Apparatbehandlung, abzulehnen, da die Einführung der Spiegel und der Lichtquellen schmerzhaft ist. Bei chronischen Fällen dagegen kann sie mit Erfolg durchgeführt werden, scheitert jedoch vielfach wegen der Umständlichkeit der Apparatur.

Zur örtlichen *Heißluftbehandlung* der Cervixgonorrhöe, die von KRZONKOLLA eingeführt wurde, dienen eigene *Föhnapparate*. Mit ihrer Hilfe wird nach Scheidenspülung und trockener Auswischung des Halskanales in einem Milchglasspiegel bei Schutz der äußeren Geschlechtsteile mit Verbandmull die heiße Luft auf die Portio aufgeblasen. Diese soll anfangs 3 mal hintereinander je eine $1/_2$ Minute, später 3 mal je 2 Minuten einwirken. Falls die mehrmals vorgenommene Föhnbehandlung nicht zum Ziele führt, sollen Protargol- oder Partagonstäbchen in den Halskanal eingeführt werden. Die Nachprüfungen ergaben teils befriedigende (FIESER, IMMEL), teils schlechte Heilungserfolge und in ungefähr 60% schwere Adnexerkrankungen (GEYER, ZIELER), so daß dieses Verfahren wenig brauchbar erscheint.

Vielfach wird auch die *Diathermie* (LINDEMANN, V. BÜBEN, THEILHABER, KYAW) herangezogen, wobei eine stabförmige, olivenähnliche oder — in der Annahme, die Stromlinie besonders auf die Cervix konzentrieren zu können — löffelförmige Elektrode (HOFFMANN, Firma Agema, Berlin) in die Scheide eingeführt wird. Auch eine mechanisch spreizbare, muschelförmige Vaginalelektrode (KAYSER) kann verwendet werden. PUGH, der eine starke Apparatur von 10 000 Volt benützt, beginnt nach Auswischung des Cervixschleimes mit 100 MA und steigt alle 30 Sekunden bis zu 1000 MA, wobei er in 500 Fällen 70% Heilung erzielen konnte. Die vagino-abdominale Diathermie kann in verteilten Gaben oder in einer 9stündigen Dauersitzung verabfolgt werden. Nach den meisten Berichten sind die Heilungserfolge keine günstigen. Für die besonders in Amerika und England viel geübte Diathermiebehandlung der Cervixgonorrhöe werden auch eigene Cervixelektroden verwendet, wobei nach Reinigung der Scheide und des Halskanales die Plattenelektrode nach Einhüllung in eine Seifenpaste auf Bauch und Gesäß, die Cervixelektrode dagegen nach Einhüllung ihrer Spitze gleichfalls mit Seifenpaste in den Halskanal gebracht wird. Es wird mit 50 MA angefangen und alle 30 Sekunden um 50 MA ansteigend, bis 700 MA bei einer Voltstärke von 4000 angestiegen und dann allmählich mit den MA zurückgegangen, so daß eine Sitzung 10—30 Minuten dauert. Die Behandlung, nach der 2 Stunden Ruhe einzuhalten ist, wird nach 3—4 Tagen wiederholt. Im ganzen werden 2—14 Sitzungen benötigt (WALTHER und PEACOCK, CASPARY). Da durch die Diathermie eine Erwärmung der Gewebe auf 46^0 C möglich ist, hat man geglaubt, die thermosensiblen Gonokokken ohne Verletzung des umgebenden Gewebes abtöten zu können. Wenn auch die Gonokokken aus den Sekretabstrichen verschwinden, so sind sie doch oft bald wieder nachweisbar, da sie offenbar in und unter dem Epithel, sowie in den Drüsen der Cervixschleimhaut nicht vernichtet werden. Während bei der cervico-abdominalen Anwendung RORKE, CORBUS und O'CONOR keine besonderen Erfolge hatten, konnten CHERRY in 50% und CUMBERBATSCH in 90% bei Cervicitis gonorrhoica bakteriologische Heilung erzielen. Mit der recto-abdominalen Diathermie erhielt KYAW innerhalb weniger Tage positive Resultate, wobei er an mehreren Tagen hintereinander durch 3—9 Stunden täglich behandelte. Wenn auch Beseitigung der Gonokokken durch die Diathermie möglich ist, so ist die Einführung einer

Cervixelektrode wenigstens für die frischeren Gonorrhöefälle als gefährlich abzulehnen.

Über die für chronische Fälle empfohlene *Radiumbestrahlung* des Halskanales (Fabre) liegen noch keine weiteren Erfahrungen vor.

Operative Behandlung. Sehr hartnäckige Cervicitiden und schlecht heilende
Portioerosionen, sowie große Naboth-Eier erfordern manchmal eine operative
Behandlung. Wenn trotz Lapisstift und Granugenol sich eine *Portioerosion*
nicht epithelisiert, so kann man mit einem scharfen Löffel das *Zylinderepithel*
vorsichtig abkratzen und an den folgenden Tagen einen Lapissalben- oder Granu-
genolsalbentampon auflegen. Bei der Entfernung des Zylinderepithels darf der
meist zungenförmig vorspringende, weißfarbige junge Plattenepithelsaum der
Erosion nicht zerstört werden. Bei hartnäckigen Erosionen wird eine *Portio-*
plastik nach C. Schröder gemacht, indem ein Keil aus der erodierten Portio-
schleimhaut in der Weise geschnitten wird, daß die gesunde Schleimhaut zur
Deckung des Defektes verwendet wird. Kleine Naboth-Bläschen werden einfach
gestichelt. *Große cystische Hohlräume der Cervixdrüsen,* die oft das Portiogewebe
verdrängen und den Scheidenteil mächtig vergrößern, sollen ausgeschält oder
verschorft werden. Aber auch höher gelegene cystisch erweiterte Cervixdrüsen,
Bakteriennester und Infiltrationsherde unterhalten oft trotz monatelanger
Behandlung einen Reizzustand im Gebärmutterhals. In derartigen Fällen wird
der Halskanal vorsichtig erweitert und die erreichbare Cervixschleimhaut
mittels dünnen *Diathermiebrenners* vorsichtig gestichelt. Durch diesen nur in
der Anstalt auszuführenden kleinen Eingriff kann ein lästiger cervicaler Fluor
sehr vermindert werden oder aufhören.

Ein radikales Verfahren stellt die *Verschorfung* nach Hunner dar, der
einen dicken Paquelinbrenner verwendet, während Dickinson, Bickel u. a.
5—6 radiäre, 2—5 mm tiefe Incisionen in das cervicale Gewebe mit Hilfe einer
eigenen elektrischen Platindrahtschlinge machen. Diese eingreifende Behandlung,
die alle 3 Wochen und im ganzen 3—6mal durchgeführt wird, verwerfen Pugh,
Walther und Peacock. Der Nachteil der thermischen Verschorfung besteht
darin, daß sie zu Paracervicitis, Strikturen oder sogar Verschluß der Gebärmutter führen kann (Curtis, Siredey). Den radikalsten Standpunkt nimmt
wohl Burch ein, der den Halskanal mit Hegar-Stiften erweitert, vorne und hinten
in der Mittellinie spaltet, den aufgeklappten Halskanal bis zum inneren Muttermund verschorft, dann die Cervixwunden wieder vernäht und den Halskanal
für 48 Stunden tamponiert. Mit diesem Verfahren können Bakteriennester
gründlich ausgebrannt werden. Die Aufklappung der Cervix geschieht jedoch
besser von seitlichen Incisionen aus. Bei der Verschorfung darf nur die Cervixschleimhaut, keinesfalls die Schnittfläche der Portio geschädigt werden, da sonst
die beiden künstlichen Lippen nicht aneinander heilen, durch das Lacerations-
ektropium und das Eindringen von Scheidenkeimen entsteht dann ein noch
stärkerer cervicaler Fluor.

Die *chronisch entzündete Cervixschleimhaut* kann auch in Form eines mit seiner
Spitze bis zum inneren Muttermund reichenden Kegels *ausgeschnitten* werden
(Pouey, Villard). Die Cervixwunde wird nur tamponiert. Eine Deckung
des kegelförmigen Cervixdefektes wird durch die *Operation* nach Sturmdorf
erreicht, die von der Portio mit dem Messer oder Raspatorium vorher gelöste
Scheidenhaut wird durch einen besonderen Fadengang in den Wundtrichter
hineingezogen (Abb. 36).

Eine derartige plastische Operation darf natürlich nur bei vollkommen
abgeklungener Entzündung und unter strengster Asepsis vorgenommen werden.
Die bei Portiohypertrophie und schwerem chronischen Cervicalkatarrh vielfach
geübte hohe *Portioamputation* ist bei der geschlechtsreifen Frau wegen einer

möglichen Gefährdung der Schwangerschaft abzulehnen (SIMPSON) und nur bei älteren Frauen, die durch fortwährenden Fluor sehr geschwächt werden, durchzuführen.

Corpusbehandlung. Die Gonorrhöe des Gebärmutterkörpers heilt durch die wiederholte Abstoßung der Schleimhaut bei der Menstruation meist von selbst aus. Wenn die Gonokokken ausnahmsweise in die Basalis gelangt sind, so werden die Abwehrvorgänge des Gewebes durch Wärme oder Vaccine genügend angeregt. Da die Gonokokken in die Corpusschleimhaut nicht oder nur vorübergehend eindringen, wird die *intrauterine Behandlung* des Corpus vielfach überhaupt abgelehnt (DÖDERLEIN u. a.). Im Gegensatz hierzu setzten sich früher MENGE, ASCH u. a. grundsätzlich für die Behandlung des Corpus ein. In Übereinstimmung mit WAGNER und BUCURA halten wir sie nur in jenen ganz seltenen Ausnahmsfällen für berechtigt, bei denen trotz monatelanger, allgemeiner und

cervicaler Behandlung noch Gonokokken in der Schleimhaut nachgewiesen werden, oder bei alten Adnexentzündungen, die vielleicht von alten Gonokokkennestern im Uterus aus wiederholt rezidivieren.

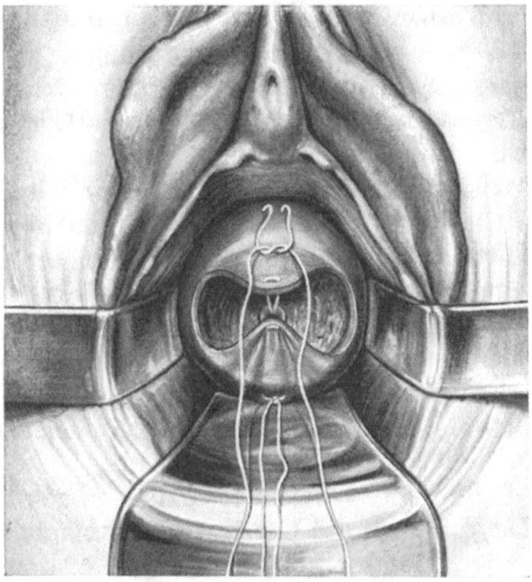

Die Gefahren der intrauterinen Behandlung bestehen vor allem in der Auslösung der Gebärmutterzusammenziehungen, in der Möglichkeit einer Gebärmutterverletzung und in den Fehlern gegen die Asepsis. Es ist daher das Anhaken des Scheidenteiles, die Erweiterung des Halskanales, die Anwendung von stark ätzenden Medikamenten und die Einführung dicker, spitzer oder schwerfälliger Instrumente nach Möglichkeit zu vermeiden. Da zur gefahrlosen Durchführung Erfahrung und Geschicklichkeit gehört, soll die intracorporale Behandlung von wenig geschulten Ärzten besser unterlassen werden, um so mehr, als sie

Abb. 36. STURMDORFsche Operation. Aus der Cervix ist ein Kegel mit der Spitze am inneren Muttermund ausgeschnitten. Die von der Portio abgelöste Scheidenhaut wird in den Wundtrichter durch Nähte hineingezogen.

mit ganz seltenen Ausnahmen nicht notwendig erscheint, besonders seit wir gelernt haben, die Behandlung durch die Vaccination zu unterstützen.

Zum Zwecke der Corpusbehandlung werden flüssige oder halbflüssige Medikamente mittels intrauteriner Katheter oder Watteträger eingebracht. MENGE führt mittels der an einem Ende mit Watte überzogenen Hartgummistäbchen 40% Formalinlösung ein. Da beim Einschieben des Watteträgers zu wenig Lösung in die Corpushöhle kommt, führt SIGWART einen 8 cm langen, 6 mm dicken, leicht gebogenen Tubus mit Mandrin ein. Nach Entfernung des letzteren kann dann mittels Wattestäbchen das Medikament bequem in die Corpushöhle gebracht werden. Die instrumentelle Erweiterung des Gebärmutterhalses wird entweder nur zur Behebung der Sekretstauung in der Corpushöhle (NORRIS, FRANCK) oder zum Zwecke des Einführens von Sonden oder Kathetern durchgeführt. ASCH verwendet dünne, glatte, biegsame PAGENSTECHERsche Nickelinstäbchen. Diese werden nach der Gestalt der Gebärmutterhöhle gebogen und mit feiner, langfaseriger Augenwatte in dünner Schicht derart umwickelt, daß ein Fähnchen von $1/2$ cm Länge an der Spitze des Stäbchens stehenbleibt. Der Wattestreifen soll ungefähr 8—9 cm lang sein und wird nur locker angewickelt,

nach Tränkung mit 6—10% Jodvasogen oder 12—20% Jothionöl bis in die
Corpushöhle hinaufgeschoben. Während eine lange anatomische Pinzette den
Streifen zurückhält, wird das Stäbchen herausgezogen. Die Watte wird entweder nach einigen Stunden gleichfalls entfernt oder bleibt so lange liegen, bis
sie durch die Gebärmutterzusammenziehungen ausgestoßen wird. Wenn das
Einschieben des Streifenträgers auf Schwierigkeiten stößt, wird der Muttermund
erweitert. Diese Behandlung wird wöchentlich 2mal durchgeführt. Die Wattestäbchen sind für die Corpusbehandlung jedenfalls wenig geeignet, da die
Lösung entweder am inneren Muttermund abgestreift wird oder eine Erweiterung
des Halskanales notwendig ist.

Geeigneter erscheint die Einspritzung von Flüssigkeit mittels Intrauterinkatheter und Spritze. Die früher vielfach verwendete BRAUNsche Hartgummispritze ist wegen ihres dicken Intrauterinansatzes zu verwerfen. ZANGEMEISTER
spritzt mittels der HOFFMANNschen Spritze Formalin 25, Spiritus Vini 75 ein,
muß aber den Abfluß der Lösung durch ein eigenes Cervixspeculum sichern,
das eine ausgiebige Erweiterung des Halskanales erfordert. BUMM spült auch
nach Dilatation unter geringem Druck durch 15—20 Minuten eine warme 1%
Argentum nitricum-Lösung in die Corpushöhle ein. Bei chronischer Endometritis
wird auch das sog. *Glycerindrain* nach REMINGTON-HOBB empfohlen. Nach
Halskanalerweiterung bis Hegar 8 wird ein Gummidrain bis oberhalb des inneren
Muttermundes eingeführt. Hierauf werden mittels steriler Spritze 2 ccm reinen
Glycerins in die Corpushöhle eingespritzt und die Scheide mit Jodoformgaze
tamponiert. Diese wird nach 24 Stunden, das Drain nach 48 Stunden entfernt.
Die Glycerinbehandlung wird in Zwischenräumen von 3 Wochen 2—3mal
wiederholt (RORKE). Die Gebärmutterhöhle kann auch mit 50% Jodine-Glycerin
oder 5% Mercurochrom-Glycerin gefüllt werden. Außer der Glycerininjektion
in die Corpushöhle wird auch gleichzeitig der Halskanal mit antiseptischen
Mitteln ausgewischt (BOURNE).

BUCURA verwendet einen abgeschnittenen Harnleiterkatheter, der ohne
Dilatation in die Gebärmutter hineingleitet, und instilliert unter sanftem Druck
einige Tropfen einer Argentum nitricum-Lösung. In der Annahme, daß auch
der Harnleiterkatheter den Abfluß überschüssiger Lösung verhindern könne,
verwendet WAGNER zwei durch dünne Handschuhgummistreifen verbundene
Ureterenkatheterstücke, von denen eines so kurz ist, daß es eben nur über den
inneren Muttermund hinaufreicht. Durch das längere Katheterstück wird die
Lösung in den Uterus gespült, während das kürzere den Ablauf derselben gewährleistet. Wir verwenden in den seltenen Ausnahmen ausschließlich den von uns
angegebenen, 3 mm dicken aus Silber gefertigten Intrauterinkatheter, dessen eines
Ende knopfförmig aufgetrieben ist, und dessen Ansatz auf jede Hartgummispritze
paßt (Firma Leiter-Wien) und instillieren 10% Jothionöl, Ichthyolglycerin
oder verdünnte Jodtinktur. Obwohl wir Atropaverintabletten oder Belladonna-
Pantoponsuppositorien vorher geben und niemals eine Dilatation machen,
kann es trotzdem zu schmerzhaften Gebärmutterzusammenziehungen kommen.
Katheter aus anderem Metall als Silber oder Nickelin sollen bei Verwendung
von Silberlösungen vermieden werden, weil sich das Salz derselben mit dem
Metall verbindet und dadurch unwirksam wird. Der beste Zeitpunkt für die
Instillation ist das Postmenstruum und Intervall, weil dann die Schleimhaut
dünn ist.

Um ein längeres Verweilen der Medikamente in der Gebärmutterhöhle zu
ermöglichen, wurde von ALMKVIST die *Salbenbehandlung* vorgeschlagen. Zu diesem
Zwecke wird durch eine eigene Spritze mit olivenförmigem Ansatz vom äußeren
Muttermund aus eine Salbe eingespritzt. Die Injektionsmasse besteht aus Albargin, Traganth āā 3, Spiritus concentratus 2,5, Aqua destillata 100. Demselben

Zweck dient auch Protargolgelatine (Protargol 10, Gelatine alba 45, Aqua destillata ad 100) (LINSER, WEBER). ASCH verwendet eine eigene Salbenspritze und die von NEISSER eingeführte Novinjektolsalbè, die sich aus Protargol 6, Aqua destillata 24, Eucerinum anhydricum und Adeps lanae āā 35 zusammensetzt. Da nach Salbenbehandlung oft schmerzhafte Gebärmutterkrämpfe auftreten, müssen diese durch Belladonna oder Morphiumstuhlzäpfchen bekämpft werden. Als besonders gefährlich abzulehnen, ist die sog. *Tamponade* der Cervixhöhle (HAENDLY) mit medikamentösen, bei Körperwärme sich auflösenden Cervixstäbchen.

In der Absicht, wäßrige Silber- oder Rivanollösung durch den elektrischen Strom in die Schleimhaut zu bringen, wurde bei chronischer Endometritis corporis auch die *Iontophorese* benützt (BODE, STIEBÖCK), ohne weitere Nachahmung zu finden.

Besonders radikal sind die allerdings vereinzelten Vorschläge von ABRAHAM, ORSÓS, AUDRY und VIEU, bei Endometritis gonorrhoica eine *Abrasio mucosae* vorzunehmen. Der ersterwähnte Autor geht noch weiter, indem er nach Erfolglosigkeit der Ionisation bei Endocervicitis eine Curettage mit folgender *Kauterisation* des Cavums vornimmt. Letztere machen, um die Dilatation und Abrasio mucosae schmerzlos durchzuführen, Injektionen von 4 ccm einer 1% Cocainlösung in die Portio und eine Instillation einer 5% Cocainlösung in die Corpushöhle. Zur Verhinderung der Aszension werden vor der Curettage 3 Gonokokkenvaccineinjektionen verabfolgt.

ORSÓS hat bei 63 sehr hartnäckigen Fällen die Auskratzung der Corpusschleimhaut ausgeführt. Nach intravenöser Einspritzung von Resorziven und HEGAR-Dehnung wird eine gründliche Auskratzung der Corpushöhle, des Halskanales und der allenfalls vorhandenen Erosion, Ausspülung der Gebärmutterhöhle mit einer 1 : 20 000 Sublimatlösung und eine Auswischung mit Jodtinktur gemacht. Die Heilerfolge waren insofern günstig, als 34 Kranke bereits nach 8 Tagen geheilt waren und 7 Kranke nach 8 Tagen vorläufig noch positiven Gonokokkenbefund zeigten, jedoch später dauernd negativ blieben. Die Heilwirkung dieser Schleimhautausschabung wird auf die Entfernung der erkrankten, keine Schutzstoffe mehr erzeugenden hypertrophischen Corpusschleimhaut und der Keime, sowie auf die immunisierende Funktion der granulierenden Wundfläche zurückgeführt.

Auffallend ist, daß bei 43 histologischen Untersuchungen der Geschabsel nur in einem Falle in der Corpusschleimhaut Gonokokken gefunden wurden, welcher Umstand vielleicht dafür spricht, daß die Ausschrabung der Corpusschleimhaut keine so wichtige Forderung für eine erfolgreiche Behandlung ist. Diese eingreifenden Verfahren lehnen wir ab, da bei Anwesenheit von pathogenen Keimen jeder intrauterine Eingriff die Gefahr einer Verschleppung in die Eileiter und Parametrien heraufbeschwört.

Vaccinebehandlung. Da bei der subakuten und chronischen Cervixgonorrhöe und vorübergehend auch bei der Corpusendometritis die Keime subepithelial und in der basalen Schleimhautschicht sitzen, so ist zu erwarten, daß diese geschlossenen Herde durch die Vaccinebehandlung günstig beeinflußt werden. Während früher die Erfolge nicht befriedigend waren, haben wir in letzter Zeit durch Steigerung der Einzeldosen, Verkürzung der Zwischenzeit zwischen den einzelnen Injektionen und Verwendung von frischen Vaccinen auch hier einwandfreie Heilungen erzielt, wobei allerdings gleichzeitig eine örtliche, desinfizierende und allgemeine Resorptionsbehandlung durchgeführt wird. Besonders durch die Komplementablenkungsreaktion sind wir in der Lage, die für die Vaccinebehandlung geeigneten Cervicitisfälle auszusuchen. Positiver Ausfall der Reaktion spricht für einen tiefen, spezifischen Prozeß, bei dem ein gutes

Ansprechen der Vaccine zu erwarten ist, während negativer Ausfall bei gonokokkenpositivem Cervixsekret für eine oberflächliche Erkrankung spricht, bei
der Vaccine weniger wirkungsvoll erscheint (Bucura, Bauer und Schwarz).
Trotzdem geben wir auch bei negativer Komplementablenkung, aber gonokokkenpositivem Cervixsekret stets eine Injektionsserie von Gonokokkenvaccine in
der Annahme, daß diese Kur auch in den oberflächlichen Gonokokkenherden
die Antikörperbildung anregen kann. Sobald die Gonokokken im Cervixsekret
nicht mehr nachweisbar sind, wird bei negativer Komplementablenkungsreaktion
Mischvaccine, bei noch nicht vaccinierten Fällen mit positivem Ausfall der
Reaktion gleichzeitig Blenovaccine gespritzt. Die meist einmalige Kur wird in
der gleichen ansteigenden Art wie bei der Anhangsgonorrhöe intramuskulär
verabfolgt, stets mit desinfizierender und Wärmebehandlung kombiniert. Die
neuen Statistiken weisen gegenüber den älteren seit der geänderten Vaccine-
technik bedeutend bessere Ergebnisse auf. Gonovitan, cutan, subcutan, intramuskulär und ausnahmsweise auch intravenös gespritzt, erzielte, meist ohne
gleichzeitige Cervixbehandlung, 60—80% Heilung (Loeser, Beck, Heyn, Wolff,
Frieboes u. a.). Bucura konnte bei einer mit intramuskulärer Blenovaccine-
injektion kombinierten Behandlung bei allerdings gereinigter Statistik sogar
94,3% Heilung erzielen.

Wenn auch andere Berichte nicht so günstig sind, so hat sich die Vaccinebehandlung ohne Zweifel bei der gonorrhoischen und postgonorrhoischen
Cervixschleimhauterkrankung besonders neben der örtlichen Behandlung heute
fast allgemein durchgesetzt. Auch mit der oralen Einverleibung der *Gonokokkenenterovaccine* (Rhéantine Lumière) wurden in Fällen von Cervixgonorrhöe, die
lange fortgesetzter örtlicher Behandlung und intravenöser Gonokokkenvaccine-
einverleibung getrotzt hatten, die Gonokokken zum Verschwinden gebracht
(Jakob, Mucha, Platzer).

Die Technik und Dosierung der verschiedenen Vaccineeinverleibung erfolgt
in gleicher Weise wie bei der Adnexgonorrhöe. In der Absicht, die Cervixgonorrhöe durch Plombierung des Halskanales zu einer geschlossenen zu machen,
wurde eine Pustsche Kappe auf den Scheidenteil für 4—5 Tage zur Zeit der
Vaccineinjektionen aufgesetzt. Die Injektion ist 1—2mal in Abständen von
10—14 Tagen zu wiederholen. Mehr als 3 Injektionen sind zwecklos. Wenn
auch die Gonokokken vorübergehend aus dem Sekret verschwinden, so sind
Heilungserfolge mit diesem Verfahren allein keine dauernden. Es wird daher
gleichzeitig 2—3mal wöchentlich ein Parthagonsilberstäbchen in den Halskanal eingelegt.

In der Absicht, die Vaccinewirkung zu steigern, kann statt der intramuskulären oder intravenösen Injektion bei der Cervicitis eine *regionale Vaccination*
vorgenommen werden. Die Injektionen von Vaccinen in die Portio gehen von
der Annahme aus, daß die tieferen Schleimhauterkrankungen von dort aus
am besten beeinflußbar sind, wo die Eintrittspforte der Injektion ist. Die
Wirkung besteht wahrscheinlich darin, daß durch das Vaccinedepot in der
Nähe des Erkrankungsherdes die Antikörperbildung in demselben mächtig
angeregt wird. Jedenfalls scheint ein Einfluß geschlossener Nachbarentzündungen auf die offene und geschlossene Gonorrhöe vorhanden zu sein. Die
Injektionen in die Portio wurden zuerst von Loeser und Bucura, später von
Révèsz und Lvov gemacht. Bucura spritzt bei hartnäckiger gonorrhoischer
Cervicitis und in Fällen, die trotz großer intramuskulären Vaccinedosen keine
Reaktion ergeben $\frac{1}{20}$, $\frac{1}{10}$ bis höchstens $\frac{1}{2}$ ccm Blenovaccine in Zwischenräumen
von 6—8 Tagen. Die Portioinjektionen sollen niemals ambulant gemacht und
höchstens 2mal wiederholt werden. Wir haben wegen der starken Reaktion
wie Schüttelfrost und hohes Fieber die Vaccineinjektionen in die Portio auf-

gegeben. POINCLOUX und seine Mitarbeiter haben die „*Vaccination régionale par la porte d'entrée*" noch weiter ausgebaut und ganz kleine Vaccine- oder Antivirusmengen in die Cervixschleimhaut, die Scheidenwand oder die Harnröhrenwandung eingespritzt. Bei Endometritis, Cervicitis wird $1/_2$ ccm Staphylokokkenvaccine in die Cervix, am folgenden Tag in die Vulva, tags darauf $1/_2$ ccm Gonokokkenvaccine in die Cervix und 2 Tage später in die Vulva eingespritzt. Nur Fälle mit positiver Komplementablenkung versprechen Erfolg. Die Reaktion entscheidet über die Wahl der Vaccine und des Injektionsortes. Nach Herstellung der Autovaccine wird dieselbe 2—3mal wöchentlich einverleibt. Die Injektion in die Cervix- und Corpusschleimhaut wird nach Dilatation mit einem eigenen hierfür angegebenen Instrument gemacht (POINCLOUX, BASSET, WEIZMANN und PIERRA). Auch die unter dem Namen *Proteinkörpertherapie* zusammengefaßte Injektion von Eiweiß- oder Metallpräparaten wurde zur Unterstützung der örtlichen Cervixbehandlung herangezogen (MENZI, BÖRNGEN u. a.), ohne jedoch besondere Erfolge zu ergeben.

In der Annahme, daß durch Applikation von Antigenen auf das erkrankte Gewebe eine Heilung erzielt werden könne, wurde versucht, die Gonorrhöe durch *Antivirusbehandlung* nach BESREDKA zu heilen, indem Gazestreifen, die mit keimfreien Bakterienfiltraten getränkt waren, durch 24 Stunden in den Halskanal und die Scheide eingelegt wurden. Gonorrhoische Kolpitis und Bartholinitis wurden ähnlich behandelt; auch intrauterin wurde Antivirusflüssigkeit eingespritzt (AITOFF, MALCOVATI, BASS, JOACHIMOVITS). Nach den spärlichen Berichten ist von der Antivirusbehandlung bei der weiblichen Gonorrhöe kein besonderer Erfolg zu erwarten.

Gebärmutteranhänge, Bauchfell, Beckenzellgewebe.

(Salpingitis, Pyosalpinx, Salpingitis isthmica nodosa, Hydrosalpinx, Hämatosalpinx, Oophoritis interstitialis, follikulärer Pseudoabsceß, Corpus luteum-Pseudoabsceß, Pyovarium, Tuboovarialabsceß, Tuboovarialcyste, Pelviperitonitis exsudativa, Pelviperitonitis chronica adhaesiva, Peritonealcysten, Peritonitis diffusa, Parametritis.)

Verbreitungsweg. Die gonorrhoische Erkrankung der Gebärmutteranhänge und des Beckenbauchfells erfolgt fast immer durch Überwandern der Gonokokken aus der Gebärmutterhöhle in den Eileiter und von hier durch Ausfließen von Eiter aus dem offenen Fimbrienende auf den Eierstock und das Beckenbauchfell. Dieser *aufsteigende Infektionsweg* ist für den Trippererreger kennzeichnend, während septische Keime und Tuberkelbacillen oft auch auf dem Lymph- oder Blutwege durch Metastasierung in Eileiter oder Eierstock gelangen können. Ein Übergreifen der Infektion vom Bauchfell aus auf den Eileiter, wie es nach Appendicitis beobachtet wird, kommt bei der Gonorrhöe nicht in Betracht. Im Eierstock bilden geplatzte Follikel und Corpora lutea geeignete Eintrittspforten für die Infektion.

Das Aufsteigen der Gonokokken aus der Corpushöhle in die Eileiter kann durch das *Fortwuchern der Keime* vom Endometrium zum Endosalpingium auf der Oberfläche des Epithels, wahrscheinlich aber auch im Epithel und im subepithelialen Bindegewebe erfolgen. Möglicherweise werden die Gonokokken direkt *durch die Spermatozoen* bis in den Eileiter hinein verschleppt. Manchmal werden innerhalb weniger Tage nach dem ansteckenden Geschlechtsverkehr Gebärmutter und Anhänge ergriffen, wobei wahrscheinlich eine besondere Virulenz und eine relative Weite des inneren Muttermundes eine Rolle spielen. Das andere Mal wieder geht das Aufsteigen erst sehr spät vor sich, während der folgenden Menstruation oder noch später gelegentlich einer thermischen oder mechanischen Schädigung des Genitales besonders zur Zeit einer späteren Regel. Unterstützende Umstände für die Weiterverbreitung der Infektion in die Eileiter sind häufige Kohabitationen, Sport und andere körperliche Anstrengungen oder auch unsachgemäße örtliche Behandlung der Gebärmutter.

Das Emporwandern der Gonokokken aus der Corpushöhle in die Eileiter wird besonders durch die Menstruation und das Wochenbett begünstigt. Die starke Blutfüllung der Schleimhaut und die Absonderung von Sekret in die Eileiterlichtung zur Zeit der Regel erleichtern das Fortwuchern der Keime. Das in der Corpushöhle lagernde, gonokokkenhaltige, mit Blut gemengte Exsudat kann bei den mensuellen Zusammenziehungen der Gebärmutter durch den verschwollenen inneren Muttermund nicht genügend rasch ausweichen und wird dann zum Teil in die Eileiterlichtung hineingetrieben. Dadurch ist das häufig doppelseitige Auftreten der Eileitergonorrhöe zu erklären. Schließlich ist durch Operationsbeobachtung festgestellt, daß das Regelblut von der Gebärmutterhöhle auch in die Eileiter und die. Bauchhöhle gelangen kann. Diese rückläufige Menstruation kann wahrscheinlich gleichfalls das Aufsteigen der Gonorrhöe in den Eileiter und auf das Bauchfell begünstigen.

Nicht nur die Regel, auch die Tage vor und nach ihr erscheinen in gleicher Weise gefährlich für das Auftreten der Anhangserkrankungen. So findet Reisner in 28 Fällen keinerlei Beziehungen der Salpingitis zum Unwohlsein; in 39 Fällen dagegen ergibt sich ein Zusammenhang, indem unmittelbar vor der Regel die Zahl der Anhangserkrankungen anwächst, zu Beginn und am Ende der Regel ihren Höhepunkt erreicht und nachher schnell wieder abfällt. Im Wochenbett fördern ebenfalls Schleimhauthyperämie, ödematöse Gewebsdurchtränkung und verstärkte Sekretion das Aufsteigen der Gonokokken.

In neuerer Zeit neigen wir mehr zur Anschauung, daß das Aufsteigen der gonorrhoischen Infektion in die Eileiter durch die automatischen oder auf Reize hin zustande gekommen *peristaltischen* und *antiperistaltischen Bewegungen der Gebärmutter* und *Eileiter* geschieht. Sowohl Tierversuche (Schindler, v. Mikulicz-Radecki) als salpingographische Röntgenaufnahmen (Dyroff, Reinberg und Arnstamm) haben gezeigt, daß die Gebärmutter durch aktive Zusammenziehungen den eingebrachten Inhalt nach den physiologischen Öffnungen teils in die Eileiter, teils durch den Halskanal in das Scheidengewölbe ausstößt. Während normalerweise rhythmische, zu der Gebärmutter gerichtete Bewegungen der Eileiter beobachtet werden, kann es auch infolge eines reflektorischen Dehnungs- oder Inhaltsreizes zu einer entgegengesetzten Tubenbewegung kommen. Wir haben uns demnach vorzustellen, daß der pathologische, aus serösem oder eitrigem gonokokkenhaltigen Exsudat bestehende Gebärmutterinhalt durch Zusammenziehungen teils in die Scheide geschleudert, teils langsam durch die Eileiter in die Bauchhöhle gepreßt wird. Einen Dehnungsreiz können Exsudatmengen, in die Gebärmutterhöhle eingespritzte Flüssigkeiten besonders bei Abflußschwierigkeiten infolge engen inneren Muttermundes oder Gebärmutterknickung, einen Fremdkörperreiz kann jede örtlich angreifende Behandlung durch Wattesonden, Gebärmutterspülung, Scheidenspülung unter hohem Druck oder von zu hoher Temperatur und schließlich sogar eine brüske gynäkologische Untersuchung ausüben.

Im Beckenzellgewebe breiten sich die Gonokokken infolge ihrer geringen Invasionskraft im Gegensatz zu den septischen Keimen fast nie aus. Der einzige von Wertheim beschriebene Fall von gonorrhoischer Parametritis ist weiterhin nicht mehr bestätigt worden. Immerhin kann man sich vorstellen, daß durch hämatogene, embolische Infektion Gonokokken in die Blut- oder Lymphspalten des Beckenzellgewebes hineingelangen können.

Herkunft und Häufigkeit. Mechanische, thermische und chemische Reize können in den Anhängen wohl Kreislaufstörungen, aber so gut wie nie eine echte Entzündung hervorrufen. Nach intrauteriner Einspritzung von ätzenden chemischen Substanzen können allerdings Zirkulationsstörungen und Nekrosen in der Eileiterschleimhaut vorkommen, die klinisch und anatomisch einer Entzündung gleichen. Noch weniger kann durch thermische Schädigung allein eine Salpingitis zustande kommen.

Wenn daher von der Patientin eine Eileiterentzündung auf eine Verkühlung zurückgeführt wird, so ist diese Behauptung dahin zu deuten, daß bei Anwesenheit von pathogenen Keimen in Scheide, Gebärmutter oder Nachbarschaft des Eileiters durch die mit der Abkühlung einhergehende Hyperämie und Sekretionsvermehrung eine Disposition für das Aufsteigen, für die Vermehrung der Keime und dadurch für die Entstehung einer Salpingitis geschaffen wurde. Letztere ist stets auf eine Infektion mit Mikroorganismen zurückzuführen. Als solche kommen vorwiegend Gonokokken, Streptokokken, Diplococcus lanceolatus, Bacterium coli, Influenzabacillen, seltener Typhusbacillen, Spirochaeta pallida, Bacillus des malignen Ödems und Proteus in Betracht. Auch Oxyuren können eine Salpingitis hervorrufen. Die zahlenmäßigen Zusammenstellungen über die *Herkunft* von entzündlichen Anhangserkrankungen haben nur einen bedingten Wert, da sie auf Grund von meist unverläßlichen anamnestischen Angaben, von Operationsbefunden, bakteriologischen und histologischen Untersuchungen exstirpierter Adnexe oder durch Eiterpunktate aus Pyosalpinx, Pyovar und Douglasabsceß gewonnen werden. Das Auftreten einer Adnexerkrankung nach Geburt und Fehlgeburt spricht mehr für einen puerperal-septischen Prozeß, obwohl ein Aufsteigen von Gonokokken auch im Wochenbett möglich ist. Die Entstehung einer Salpingitis ohne erkennbare Ursache, nach einer Menstruation oder nach der ersten Kohabitation, sowie starker Ausfluß oder das Fehlen von Geburt und Fehlgeburt in der Krankengeschichte weisen mehr auf eine Gonorrhöe hin. Die Operationsbefunde sind insofern unverläßlich, als die gonorrhoischen Adnextumoren weder makroskopisch noch sicher histologisch von den entzündlichen Geschwülsten anderer Herkunft zu unterscheiden sind und stets erst im chronischen Stadium zur Operation kommen, zu welcher Zeit bereits andere Keime sekundär eingewandert sind oder überhaupt keine Mikroorganismen mehr gefunden werden. Verläßliche Zahlen über die *Häufigkeit* der entzündlichen Anhangsgeschwülste sind auch deshalb nicht erhältlich, da die Zusammenstellungen der Kliniken meist nur die schwereren Fälle berücksichtigen, die zwecks Operation zur Aufnahme kommen. Jedenfalls haben die Adnextumoren in der Nachkriegszeit beträchtlich zugenommen. So litten an der Poliklinik der Prager Frauenklinik 1911—1918 10,8%, unmittelbar nach dem Kriege 21,8% (H. H. Schmid) und an der Hamburger Frauenklinik nach dem Kriege 31,3% der Frauen (Heynemann) an chronischen Adnextumoren.

Von den entzündlichen Anhangserkrankungen wurden früher ungefähr 70—90% auf den Gonococcus bezogen (Wertheim, Menge). In der Vorkriegszeit waren an der Freiburger Frauenklinik 43% der entzündlichen Anhangserkrankungen gonorrhoischen, 22% appendizitischen, 22% tuberkulösen und 13% puerperal-septischen Ursprunges (Pankow); an der Hallenser Frauenklinik wurden zwei Drittel durch Gonokokken, ein Viertel durch puerperal-septische Keime, ein Zehntel durch Tuberkelbacillen hervorgerufen, während Appendicitis kaum in Betracht kam (Heynemann). In Debreczin waren unter 151 entzündlichen Anhangserkrankungen 33,1% gonorrhoisch, 24,5% puerperal-septisch, 5,9% tuberkulös und 37% nicht sicher feststellbar (v. Konrad). In der Nachkriegszeit wurde in Chikago in 70% Gonorrhöe, in 15% puerperal-septische Infektion und in 5% Tuberkulose errechnet, während Coli und Staphylokokken keine besondere Bedeutung zukommen soll (Curtis).

Eine Zusammenstellung von 1005 Fällen bakteriologisch untersuchter Adnextumoren wurde von G. Herrmann veröffentlicht, wobei allerdings die anaeroben Keime nicht berücksichtigt wurden. Es fanden sich in 21,4% Gonokokken, in 11,7% Streptokokken und Staphylokokken, in 9,2% andere Keime und in 57,5% steriler Eiter. Ein wesentlich anderes Bild ergeben die später von Schottmüller und Barfurth veröffentlichten Untersuchungen, bei denen der Eiter durch Punktion aus Pyosalpinx und Douglasexsudat gewonnen wurde und besonders anaerobe Kulturmethoden herangezogen wurden. Sie ergaben im Eiter in 6,3% Gonokokken, in 7,6% Streptokokken und Staphylokokken verschiedener Art, in 10,1% Bacterium coli und Vaginalstreptokokken, in 3,8% Staphylococcus aerogenes anaërobius, in 16,4% Streptococcus putrificus anaërobius, in 12,6% Streptococcus putrificus und Staphylococcus anaërobius, in 16,4% Streptococcus putrificus und Keime verschiedener Art und schließlich in 15,2% keine Keime. Hier tritt also der Gonococcus mit 6,3% gegenüber den anderen Keimen ganz zurück, selbst wenn auch die 15,2% der steril gefundenen Fälle den Gonokokken zugerechnet würden. Jedenfalls kommen nach diesen Ergebnissen, wobei allerdings nur verhältnismäßig schwerere Anhangsentzündungen berücksichtigt sind, den Wundkeimen und besonders den anaeroben Streptokokken eine viel größere Bedeutung für die Entstehung der Pyosalpingen zu, als wir bisher anzunehmen geneigt sind. Erst weitere Untersuchungen können hier Klärung bringen.

Auch die bakteriologische Untersuchung des Eiters von Douglasabscessen ergibt kein ganz richtiges Bild von der Beteiligung der Gonokokken gegenüber den anderen Keimen. JAEGEROOS fand bei 24 Douglasabscessen in 6,5% anaerobe Streptokokken und Staphylokokken, in 10% Parastreptokokken, in 15% Gonokokken und in 10% hämolytische Streptokokken; HEYNEMANN fand bei 33 Douglasabscessen 14 Fälle mit anaeroben Streptokokken, davon 6 mit Bacterium coli in Mischkultur, 3 mit Staphylokokken und 2 mit Bacterium coli und 14 mit sterilem Eiter. Wenn wir auch die sterilen Fälle auf Gonorrhöe beziehen, so geben auch diese Zahlen kein richtiges Bild, da der Gonococcus meist nur ein seröses oder serös-eitriges Exsudat im kleinen Becken hervorruft, das nur selten oder erst nach Sekundärinfektion zu schweren Krankheitserscheinungen und dadurch zur operativen Eröffnung der Excavatio rectouterina führt.

Bezüglich des sterilen Exsudates haben wir die Überzeugung, daß es besonders bei Frauen, die eine Apicitis oder Pleuritis durchgemacht haben, häufig als Teilerscheinung einer Polyserositis aufzufassen ist.

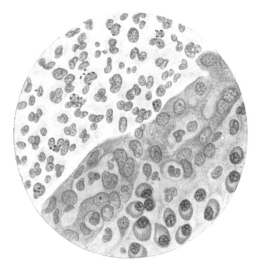

Abb. 37. Salpingitis gonorrhoica acuta. Stroma der Schleimhautfalte mit Leukocyten und Plasmazellen infiltriert; im Tubeneiter Gonokokken. (Präparat der II. Univ.-Frauenklinik in Wien.)

Pathologische Anatomie. *Salpingitis purulenta, Pyosalpinx, Hydrosalpinx.* Je nach dem Stadium der Erkrankung sind die pathologisch-anatomischen Veränderungen verschieden. Bei ganz frischer *Salpingitis* ist die Eileiterwandung anfangs nur wenig verdickt und weich, später infolge der entzündlichen Bindegewebshyperplasie deutlich dicker und härter. Der seröse Eileiterüberzug ist infolge der entzündlichen Injektion stark gerötet. Aus dem abdominalen Eileiterende quellen die verdickte Schleimhaut und die gleichfalls geröteten Fimbrien hervor. Das Sekret ist zuerst serös, später milchig-eitrig und manchmal auch blutig. Zu Beginn der Erkrankung tritt meist Eiter aus der abdominalen Öffnung hervor und infiziert dadurch das Beckenbauchfell der Umgebung und den Eierstock. Wenn der Eileiter offen bleibt, was nur selten der Fall ist, so läuft die Entzündung ohne wesentliche pathologische und klinische Störungen ab. Bei der frischen gonorrhoischen Entzündung ist anfangs meist nur die Schleimhaut erkrankt. Das histologische Bild der *Endosalpingitis* zeigt in der Lichtung neutrophile, segmentkernige Leukocyten, zahlreiche Lymphocyten und Plasmazellen. Die Schleimhautfalten sind zunächst noch ganz schlank, in ihren Spitzen finden sich Anhäufungen von Leukocyten, die allmählich durch das Epithel hindurch in die Lichtung einwandern. Die Gonokokken finden sich anfangs zu Haufen im Exsudat, weiters auf, zwischen und unter dem Epithelbelag der Schleimhautfalten. Bald schwillt infolge Ödem und Hyperämie das Stroma an den Faltenspitzen an, wodurch eine kolbige Auftreibung derselben zustande kommt. Die zarten Blutgefäße im Stroma enthalten reichlich Leukocyten und auch in diesem selbst werden einzelne Leukocyten, Plasmazellen und Lymphocyten sichtbar.

Von SCHRIDDE wurde versucht, die Eileitergonorrhöe gegenüber septischen und anderen Salpingitiden durch histologische Merkmale zu kennzeichnen. So

finden sich im Exsudat der Eileiterlichtung und der Wandung neben polynukleären Leukocyten reichlich Lymphocyten und besonders Plasmazellen.
Auch die kolbige Form, die Verwachsung und der oberflächliche Epithelverlust
der Schleimhautfalten werden als für Gonorrhöe typisch angesehen, während
reichliche Leukocyten im Exsudat und Gewebe, Leukocytennekrose, schlanke
Beschaffenheit der Schleimhautfalten, starke Erweiterung der Blut- und Lymphgefäße mehr die streptomykotische Salpingitis kennzeichnen. Diese histologische
Unterscheidung wurde von den Nachuntersuchern nicht durchaus bestätigt
(I. W. MILLER, PLOEGER, WEISHAUPT, WÄTJEN u. a.). Da die von SCHRIDDE
bei der Gonorrhöe beschriebenen histologischen Merkmale für eine aufsteigende
Endosalpingitis charakteristisch sind und streptomykotische Salpingitiden

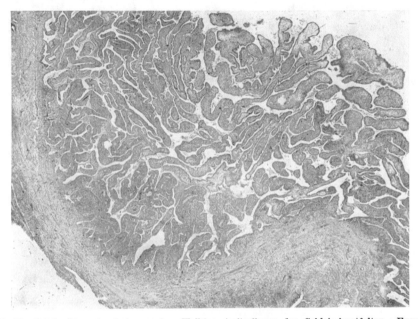

Abb. 38. Salpingitis gonorrhoica acuta. Kolbige Auftreibung der Schleimhautfalten. Exsudat
zwischen den Falten. Leukocytäre Infiltration im Schleimhautstroma und in der Muskelschicht.
(Mikrophoto.) (Präparat des pathologisch-anatomischen Instituts in Wien.)

häufiger auf metastatischem Wege entstehen und sich mehr durch eine Wanderkrankung als durch eine Schleimhauterkrankung auszeichnen, so ist immerhin
den Unterscheidungsmerkmalen SCHRIDDES nicht jeder Wert abzusprechen.
Wenn auch aus dem histologischen Bild keine sichere Unterscheidung zwischen
gonorrhoischer und septischer Eileiterentzündung gemacht werden kann, so
spricht doch die reichliche Anwesenheit von Plasmazellen bis zu einem gewissen
Grade wenigstens für eine gonorrhoische Entzündung. JOACHIMOVITS fand
bei chronischen gonorrhoischen Pyosalpingen die subepithelialen Plasmazelleninfiltrate mehr in streifiger Anordnung in der Längsrichtung des Organes, bei
septischer Pyosalpinx mehr flockenförmige, die ganze Wand durchsetzende
Plasmazellenanhäufung, bei Tuberkulose dagegen die Infiltrate mehr verstreut
und nicht an die Oberfläche gebunden, da die Tuberkelbacillen hämatogen
eindringen. Auch durch diese Art des Eindringens und die Lagerung der Plasmazellen sind die Pyosalpingen ihrer Herkunft nach bis zu einem gewissen Grad
mikroskopisch auseinanderzuhalten.

Beim Fortschreiten des Entzündungsvorganges wird das Stroma der Schleimhautfalten immer mehr von Leukocyten infiltriert, wobei in der Mitte der Falten hauptsächlich Lymphocyten und Plasmazellen auftreten, während gegen den Rand zu subepithelial die neutrophilen Leukocyten überwiegen. An der Spitze der kolbig aufgetriebenen Schleimhautfalten entstehen durch leukocytäre Stromainfiltration oder infolge bakterieller Stoffwechselprodukte Schädigungen des Epithelbelages und dadurch umschriebene kleine Geschwüre, während in der Tiefe der Falten die Flimmerhaare und Epithelien fast immer erhalten bleiben. Infolge des entzündlichen und toxischen Reizes treten stellenweise proliferative Wucherungen des Oberflächenepithels auf (FRANKL). An der Stelle

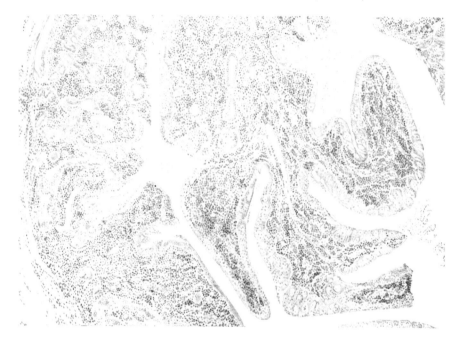

Abb. 39. Salpingitis gonorrhoica subacuta. Im Stroma und stellenweise auch im Epithel der Schleimhautfalten Rundzellen- und Plasmazelleninfiltrate. Epithelzellen stellenweise vakuolisiert. verquollen, unscharf abgegrenzt; an wenigen Stellen Zerstörung, an anderen wieder Mehrschichtung und Wucherung des Epithels. Eitriges Exsudat in der Lichtung. (Alkohol, Paraffin, Methylgrün-Pyronin.)

der Epithelgeschwüre kommt es zur Verklebung von Schleimhautfalten durch das Exsudat. Auch in der Muskelschicht, dem Mesosalpingium, finden sich, besonders in der Umgebung der Blutgefäße, Rundzelleninfiltrate mit reichlichen Lymphocyten und Plasmazellen. Der Bauchfellüberzug des Eileiters ist meist von fibrinösen oder feinen, schleierförmigen Auflagerungen bedeckt, unter denen das Serosaepithel stellenweise zugrunde geht.

Fast immer kommt es bei *Salpingitis purulenta* zum *Tubenverschluß*, wodurch der gonorrhoische Eileiter in einen geschlossenen, pseudoabsceßartigen Krankheitsherd verwandelt wird. Die Ursachen für das Zustandekommen des Eileiterverschlusses sind verschiedene. Der Verschluß gegen das Ostium uterinum zu kommt durch die Schwellung und Verklebung der entzündlichen Falten im Bereiche der engen Pars interstitialis oder auch der Pars ampullaris zustande. Der Verschluß des abdominalen Endes kann in der Weise erfolgen, daß sich der freie Rand des geschwollenen und verlängerten Eileiters über die Fimbrien hinausschiebt (KLEINHANS) oder daß bei Sekretansammlung in der Lichtung die Eileiterfransen hereingezogen werden (OPITZ). Durch die Einrollung der Fimbrien legt sich der Serosaüberzug zusammen und verklebt derart, daß von außen die Fimbrien nicht mehr zu sehen sind. Der Verschluß kann weiters oft in der Weise zustande kommen, daß bei Austritt von Eiter und bei gonorrhoischer Beckenbauchfellentzündung das Exsudat sich um die Eileitermündung herum verbreitet und hier perisalpingooophoritische Membranen bildet (v. ROSTHORN). Ausnahmsweise kann auch der Eierstock sich über das Fimbrienende legen und durch Verlötung mit ihm zum Verschluß führen.

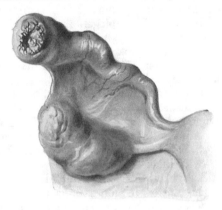

Abb. 40. Eileiterverschluß durch Einrollung der Fimbrien bei Pyosalpinx.

Wenn das abdominale Eileiterende verschlossen ist, kommt es zu einer pseudoabsceßartigen *Pyosalpinx*, die bei weiterer Ausdehnung des Eileiters infolge reichlicher Eiterbildung zur *Saktosalpinx purulenta* werden kann.

Meist geht die Eiterung und dadurch die Zerstörung der Schleimhaut weiter. Es entstehen durch Wanddehnung große posthornförmige Pyosalpingen. Das Faltenstroma enthält ausgedehnte Infiltrate von Plasmazellen, Leukocyten

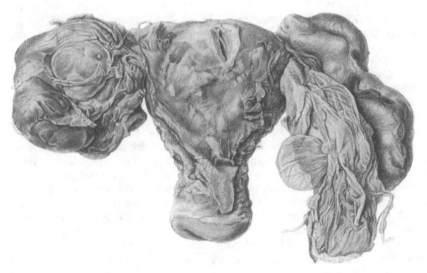

Abb. 41. Pyosalpinx gonorrhoica bilateralis, Oophoritis chronica bilateralis, Pelviperitonitis chronica adhaesiva; rechts Serocele. (Operationspräparat des Maria-Theresia-Frauenhospitals in Wien.)

und Lymphocyten, nekrotische Leukocyten, in alten Fällen auch eosinophile Zellen und Bindegewebsneubildung (SCHRIDDE). Die Schleimhautfalten sind oft soweit zerstört, daß nur ganz kurze stummelartige oder pilzartige Erhebungen übrigbleiben, denen vielfach das Epithel fehlt. Die Muskelschicht ist von leukocytären Infiltraten, besonders Plasmazellen und Lymphocyten, durchsetzt. Manchmal ist die Zerstörung soweit gegangen, daß die Wandung nur mehr von

Granulationsgewebe ausgekleidet ist. Alte Pyosalpinxsäcke haben oft eine auffallend gelbe Farbe, die durch großwabige, mit doppeltbrechenden Substanzen gefüllte Zellen hervorrufen wird. Diese Zellen werden nach Aschoff Pseudo-xanthomzellen genannt (Pick, Lederer).

In alten Pyosalpingen finden sich große, vakuolisierte, auch Schaumzellen genannte Leukocyten, deren Protoplasma wahrscheinlich durch die einge-schlossenen Gonokokken ausgefressen wird. Letztere sterben schließlich aus Mangel an neuer Nahrungszufuhr in den geschlossenen Eitersäcken unter Mithilfe ihrer Antitoxine ab.

Der weitere Verlauf der Pyosalpinx und des Pyovariums ist ein verschiedener. In manchen Fällen bildet sich unter Schonung und Behandlung durch Auf-saugung des Tubenexsudates die Verdickung zurück, in anderen Fällen wieder, wobei häufig eine Sekundärinfektion eine Rolle spielt, bleibt der Tumor durch lange Zeit bestehen und macht von Zeit zu Zeit neuerdings Beschwerden.

Schließlich kann es ausnahmsweise auch zum *Durchbruch* einer Pyosalpinx oder eines Pyovariums in das mit demselben verwachsene Nachbarorgan kommen, am häufigsten in den Mastdarm oder in die Flexura sigmoidea. Wenn auch daraufhin die Schmerzen abklingen, so erfolgt doch meist keine Ausheilung, da die Eiterhöhle vom Darm aus immer wieder infiziert werden kann. Der Durchbruch in die Harnblase kann zu lang dauernder Pyurie und aufsteigender Infektion des Harnleiters und Nierenbeckens (Zurhelle, Freund, Casanello, Ottow) führen. Auch in die freie Bauchhöhle kann ein derartiger Tumor durch-brechen und dadurch zu einer allgemeinen Bauchfellentzündung führen. Dieses Ereignis tritt jedoch nur sehr selten ein, da schon während der Vorbereitung zum Durchbruch sich Darmschlingen und Netz an die gefährdete Stelle anlegen und diese verkleben. Der Durchbruch in ein Nachbarorgan kommt bei gonor-rhoischen Pyosalpingen viel seltener vor als bei tuberkulösen und septischen (Zurhelle).

Vielfach bilden sich durch Einschmelzung des Gewebes kleine Wandabscesse. Wenn diese zur Ausheilung kommen, wächst die Schleimhaut von den er-haltenen Faltenresten in die Hohlräume hinein und kleidet die Eitergänge aus. Es entstehen dadurch knotige Verdickungen der Tubenwand mit Gängen, die von einschichtigem Zylinderepithel ausgekleidet sind *(Salpingitis nodosa)*. Der-artige Verdickungen finden sich besonders an der Pars isthmica und uterina tubae, der engsten Stelle des Eileiters, wo infolge frühzeitiger Verklebung der Schleimhaut die Gonokokken zunächst vor der Verklebungsstelle in die Tiefe eindringen, hier reaktive Wandinfiltrate mit folgender Hypertrophie des Binde-gewebes und auch des Muskelmantels hervorrufen. Bei teilweiser Ausheilung der Fistelgänge am Isthmus bilden sich kleine Cystchen, die mit einem ein-schichtigen kubischen oder zylindrischen Epithel ausgekleidet werden und etwas seröse Flüssigkeit enthalten können. Die Folge dieser Veränderungen ist die knotige Auftreibung am Eileiterabgang. Diese *Salpingitis isthmica nodosa* oder *interstitialis* (Chiari, Schauta, Maresch, Frankl) kommt aber nicht nur nach chronischen Abscessen infolge von Gonokokken, sondern auch bei Tuberkulose und anderen Infektionen vor. Die Salpingitis isthmica nodosa kann klinisch ganz ausheilen. Bei Frauen nach dem Wechsel findet sie sich höchst selten. Derartige knotige Auftreibungen des Eileiterabganges mit drüsenartigen Epithel-wucherungen finden sich auch kongenital als versprengte Abkömmlinge des Müllerschen und Wolffschen Ganges. Diese Bildungen werden dann richtiger als *Adenomyohyperplasia tubarum* (R. Meyer) oder *Adenomyosis tubarum* (Frankl) bezeichnet. Sobald die Gonokokken im abgesackten Eiterherd einer Pyosalpinx zugrunde gehen, kann der Infektionsprozeß ganz zum Stillstand kommen. Die Eileiterwandung bleibt anfangs verdickt, aber der eitrige Inhalt zerfällt und kann allmählich aufgesaugt werden. Durch entzündlichen Verschluß der abdominalen und uterinen Tubenmündung und infolge reichlicher seröser Exsudation aus den erhaltenen Schleimhautresten kann die Eileiterwandung stark ausgedehnt werden und dadurch eine *Hydrosalpinx* oder *Saktosalpinx serosa* entstehen. Diese retortenförmigen Wassersäcke müssen jedoch keineswegs immer auf eine Gonorrhöe zurückzuführen sein. Als Folge chronischer Eileiterentzündung kann es auch zur Bildung einer *Hämatosalpinx* kommen, bei der jedoch im Gegensatze zur Hämatosalpinx e graviditate der Inhalt des Tubensackes blutig-wäßrig ist. Falls außer der stark erweiterten Eileiterampulle auch der cystisch veränderte Eierstock an der Sackbildung teilnimmt und beide innig miteinander verwachsen, so kann eine Tuboovarialcyste entstehen.

Der *Gonokokkennachweis* wäre in frischen Fällen gonorrhoischer Eileiterentzündung nicht schwierig, ist aber selten möglich, da nur alte Pyosalpingen zur Operation kommen und hier die Gonokokken aus Eiter und Gewebe verschwunden oder durch andere Keime ersetzt sind. Die Gonokokken sind manchmal im subepithelialen Bindegewebe, in der Muskelschicht und unter der Serosa zu finden (WERTHEIM, MENGE, KRAUS). Von diesen Nestern aus dürften auch die wiederholt auftretenden Rezidiven erfolgen. Das häufige Fehlen von Gonokokken in der gonorrhoischen Pyosalpinx ist wahrscheinlich auch dadurch zu erklären, daß diese im abgeschlossenen Eiterherd infolge der eigenen Stoffwechselprodukte (Eigenvaccine, Säuregehalt) allmählich zugrunde gehen, so daß der Eiter steril wird. Wenn manchmal nach sicher gonorrhoischer Infektion in den Eileitern Wundkeime nachgewiesen werden, so besteht für Bacterium coli die Wahrscheinlichkeit einer Überwanderung aus dem benachbarten Darm, der durch plastisches Exsudat mit der Pyosalpinx verwachsen ist, für Staphylo- und Streptokokken die Möglichkeit einer metastatischen Einwanderung auf dem Wege der Blut- oder Lymphbahn von einem entfernt liegenden Herde. Bei derartigen *Sekundärinfektionen* werden die Gonokokken allmählich verdrängt. Die Misch- oder Nachinfektion von gonorrhoischen Salpingitiden vom Darme her oder auf metastatischem Wege durch Wundkeime dürfte jedoch nur ganz ausnahmsweise erfolgen. Es dürfte vielmehr ein sekundäres Aufsteigen oder auch ein gleichzeitiges Eindringen derartiger Keime von der Gebärmutter her möglich sein, wofür der gelungene Nachweis gleichzeitiger Anwesenheit von Gonokokken und Streptokokken, Staphylokokken oder Colibacillen (WAGNER u. a.) im Tubeneiter spricht.

Oophoritis interstitialis, follikulärer Pseudoabsceß, Corpus luteum-Pseudoabsceß, Pyovarium. Der Eierstock erkrankt meist dadurch gonorrhoisch, daß der aus dem abdominalen Eileiterende abfließende Eiter sich auf seiner Oberfläche verbreitet. Die Infektion kann aber auch nach bereits erfolgtem Eileiterverschluß von dem vorher infizierten Bauchfell aus, ferner ausnahmsweise infolge Durchwanderung von Gonokokken auf dem Wege der Lymphbahn durch die Wand einer Eitertube und schließlich vielleicht auch von der Mesosalpinx her gegen den Eierstockshilus zu erfolgen. Es wurden sowohl unterhalb des Perisalpingium als auch bis tief in die Mesosalpinx hinein Gonokokken gefunden (WERTHEIM, E. KRAUS). Die Gonokokken infizieren das Keimepithel und gelangen durch die Zellücken desselben bis tief in das Stroma hinein, wo sie bald zugrunde gehen. Wenn sich die gonorrhoische Infektion an der Oberfläche ausbreitet, so gehen die hohen Zylinderzellen des Keimepithels teilweise zugrunde und an anderer Stelle tritt plastisches Exsudat auf, das allmählich zu derben Verwachsungen mit Beckenbauchfell, Eileiter, breitem Mutterbande oder Darm führen kann. Diese durch die *Perioophoritis adhaesiva* bedingten Verwachsungen des Eierstockes mit den Nachbarorganen sind oft so stark, daß ihre Lösung bei der

Operation besondere Kraft erfordert. Durch die fibrinösen Auflagerungen und die perioophoritischen Membranen und Verwachsungen kommt die Entzündung meist bald zum Stillstand. Der Eierstock zeigt dann in Adhäsionen eingebettet oft ein fast normales Aussehen oder weist nur Rindenhypertrophie, Albugineaverdickung oder kleine Excrescenzen auf. Wenn die Gonokokken in das Zwischengewebe oder in den Follikelapparat des Eierstockes eindringen, unterscheiden wir eine *interstitielle* und eine *parenchymatöse* Form der Entzündung. Die *interstitielle Oophoritis* ist im akuten Stadium durch Vergrößerung des Eierstockes infolge Exsudatbildung im Zwischengewebe charakterisiert. Mikroskopisch finden sich Hyperämie, Ödem, kleine Blutaustritte, Rundzelleninfiltrate um die erweiterten Blutgefäße und im Rindenstroma, auch hier wieder neben neutrophilen Leukocyten reichlich Lymphocyten und Plasmazellen. Diese Rundzelleninfiltrate können auch zu kleinen *interstitiellen Gonokokkenabscessen* einschmelzen, deren Eiter grünlichgelb, dünnflüssig oder schleimig ist. Auch im Ovarialstroma selbst wurden Gonokokken gefunden. Während die Oophoritis interstitialis fast immer nur durch Eindringen von Gonokokken von der Oberfläche des Eierstockes aus entsteht, kann anscheinend ausnahmsweise auch auf lymphogenem oder hämatogenem Wege eine gonorrhoische Infektion des Interstitiums zustande kommen, wie dies bei Streptokokken öfter zutrifft.

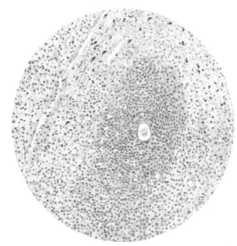

Abb. 42. Oophoritis interstitialis. In der Umgebung des Graafschen Follikels Hyperämie, Blutaustritte, Rundzelleninfiltrate und Plasmazellenablagerung.

Die *parenchymatöse Form* der gonorrhoischen Eierstocksinfektion kommt in der Weise zustande, daß die Gonokokken des Tubeneiters in die offene Stelle eines gesprungenen, oberflächlichen Graafschen Follikels eindringen. Es entsteht dann in der Theca folliculi ein glattwandiger, von Eiter erfüllter Hohlraum. Nachdem sowohl die kubischen Zellen der Granulosaschicht als auch die Theca folliculi von Rundzellen durchsetzt sind, geht das Ei und ein Teil des Stratum granulosum zugrunde. Da diese anfänglich kleinen Abscesse durch die Follikelwand begrenzt sind, werden sie als *follikuläre Pseudoabscesse* bezeichnet.

Häufiger noch erfolgt die Infektion des Corpus luteum. Nach dem unter Ausstoßung des Eies erfolgten Platzen des reifen Graafschen Follikels besteht durch längere Zeit eine offene Wunde an der Eierstocksoberfläche. Wenn dann in einem späteren Zeitpunkt, sobald der Follikel in ein Corpus luteum umgewandelt ist, die Gonokokken durch diese Eierstockswunde eindringen, so kommt es zu ihrer Ansiedlung auf der Granulosa- bzw. Luteinzellenschicht, zur Rundzelleninfiltration und teilweisen Zerstörung derselben. Im Eiter finden sich die gleichen Elemente wie bei einem follikulären Pseudoabsceß. Für den *Corpus luteum-Pseudoabsceß* ist die Fältelung und gelbe Färbung der Absceßwand charakteristisch. Die gelbe Farbe ist jedoch nicht durch den Farbstoff der Luteinzellen, sondern durch Pseudoxanthomzellen (Aschoff) bedingt, die wahrscheinlich dem Abtransport lipoidartiger Stoffe aus dem zerfallenen Gewebe dienen sollen (Schröder). Das Eindringen der Gonokokken in die Follikel oder das frische Corpus luteum ereignet sich fast immer einseitig, da meist bis zum nächsten Follikelsprung, bei dem eine neue Eierstockswunde entsteht, die Fimbrienenden der Eileiter, aus denen der Eiter austreten könnte, bereits verschlossen sind. Deshalb ist im Gegensatz zur Salpingitis gonorrhoica die Erkrankung des Eierstockes meist einseitig (WAGNER). Die Corpus luteum-Pseudoabscesse, deren Eiter und Wandung gleichfalls Leukocyten, Lymphocyten und Plasmazellen enthalten, sind ausgedehnter als die einfachen follikulären Pseudoabscesse, da bei ersteren durch längere Zeit eine offene Eierstockswunde vorliegt.

Durch Wandeinschmelzung dieser Pseudoabscesse kann der Infektionsprozeß auch auf das umgebende interstitielle Eierstocksgewebe übergreifen und zu *echten Ovarialabscessen* führen. Die Gonokokkenabscesse bleiben meist klein und können dann ausheilen, während die durch Streptokokken hervorgerufenen Abscesse manchmal fast den ganzen Eierstock zur Einschmelzung bringen können.

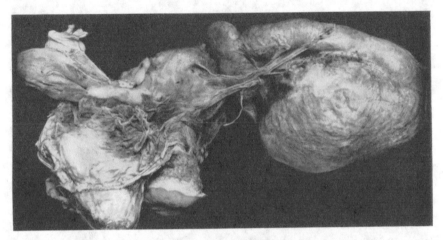

Abb. 43. Rechtsseitige große Tuboovarialcyste. Links Hydrosalpinx und pseudo-intraligamentäre, chronisch entzündliche cystische Eierstocksgeschwulst. Adhäsionsstränge und Bänder zwischen Gebärmutter und Anhängen. (Rückansicht, Operationspräparat des Maria-Theresia-Frauenhospitals in Wien.)

Bei der gonorrhoischen Entzündung besteht überhaupt die Neigung zur Regeneration des Eierstocksgewebes. Nach Ablauf der Entzündung wird der Eierstock manchmal durch Schrumpfung des neugebildeten Bindegewebes atrophisch. Ebenso wie bei der Pyosalpinx können auch beim Pyovarium größere Abscesse in den Darm oder in die freie Bauchhöhle durchbrechen.

Tuboovarialabsceß, Tuboovarialcyste. Da der Eierstock stets mit dem Eileiter zusammen erkrankt und diese Organe außerdem durch pelviperitonitische Verwachsungen mehr oder weniger miteinander verlötet sind, so bilden sie häufig zusammen eine entzündliche Geschwulst, einen sog. *Tumor adnexorum.* Aus der Verbindung der Absceßhöhlen einer Pyosalpinx und eines Pyovariums kann ein *Tuboovarialabsceß* entstehen. Ein Tuboovarialabsceß kann zustande kommen durch Verlötung einer Eitertube mit der Eierstocksoberfläche und folgendem Follikelsprung in diesen Eitersack hinein, ferner infolge Eiterdurchbruch aus einem oberflächlichen Follikelabsceß in eine vorher angelötete Tube und schließlich infolge Arrosion des Eierstockes (KERMAUNER) durch eine mit einer Eitertube in Verbindung stehende Pyocele. Gleichfalls einer entzündlichen Anhangsgeschwulst kann auch die *Tuboovarialcyste* ihre Entstehung verdanken, indem die Verbindung dadurch hergestellt wird, daß das abdominale Tubenende einem platzenden Follikel oder einer Retentionscyste des Eierstockes anliegt und die Cyste bei zunehmender Vergrößerung platzt. Bei derartigen Geschwülsten ist jedoch die gonorrhoische Herkunft höchstens der Anamnese nach zu vermuten.

Die *kleincystische Degeneration der Eierstöcke,* die in der Bildung zahlreicher, kleinster Follikelcysten besteht, ist wahrscheinlich nicht als Folge einer entzündlichen Eierstockserkrankung aufzufassen, sondern auf lokale, kongestive Zustände zurückzuführen, dabei werden infolge Hyperämie zahlreiche Follikel zur Vergrößerung gebracht, aber unter dem Einfluß der Sprungreife des Eies die übrigen Follikel atretisch (R. Meyer). Neuestens wird sowohl die Hyperämie als die Cystenbildung im Eierstock auf Störung im endokrinen System, besonders auf Überfunktion des Hypophysenvorderlappens, zurückgeführt (Hofbauer) und daher besser als *Follikelhypertrophie* (Ziegler) bezeichnet.

Pelviperitonitis, Peritonealcysten, Peritonitis diffusa. Beim Aufsteigen der Gonorrhöe in die Gebärmutteranhänge ist das Beckenbauchfell immer beteiligt,

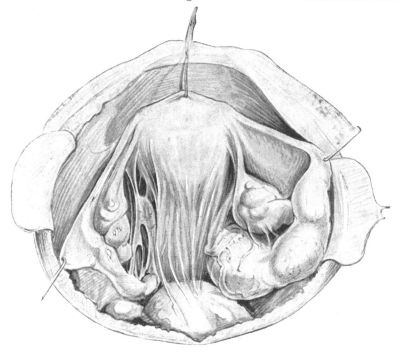

Abb. 44. Pelviperitonitis chronica adhaesiva. Ausgedehnte Stränge und Bänder zwischen Hinterseite der Gebärmutter, Mastdarm, Eierstöcken und Eileiter. Pyosalpinx sin., Salpingitis chronica dextr. Die durch Adhäsionen retroflektierte Gebärmutter ist nach vorne gezogen. (Nach Schröder.)

entweder nur in Form einer leichten pelviperitonitischen Reizung, falls ausnahmsweise kein Eiter aus dem Fimbrienende des Eileiters austritt, oder in Form einer umschriebenen echten Bauchfellentzündung, sobald es infolge Exsudatabflusses aus dem Eileiter zur gonorrhoischen Infektion des Bauchfelles kommt. Im ersteren Falle zeigt sich nur Gefäßinjektion, Lymphsekretion und Ödem. In den weit häufigeren Fällen von Mitbeteiligung des Bauchfells findet sich Einnistung von Gonokokken auf, zwischen und unter den Serosazellen (Wertheim), starke Hyperämie, Lymphsekretion, Leukocytenansammlung unter den auseinandergedrängten Endothelzellen, Ausscheidung von Exsudat, Degeneration und später Regeneration der Serosazellen. Die Gonorrhöe des Beckenbauchfelles ist dadurch gekennzeichnet, daß ihr Exsudat im Gegensatz zur eitrigen septischen Beckenbauchfellentzündung meist serös oder fibrinös ist. Die reichliche Bildung von plastischem Exsudat führt rasch zur Verklebung der benachbarten Beckenorgane und dadurch zu einem Abschluß gegen die freie Bauchhöhle *(Pelviperitonitis serosa* oder *fibrinosa gonorrhoica)*. Die Infektion bleibt aber nicht immer auf das Bauchfell allein beschränkt, sondern es kommt manchmal durch Gonokokkeneinwanderung auch zu ausgedehnter, entzündlicher Infiltration des subserösen Zellgewebes. Infolge dieser tiefreichenden Entzündung und der Zerstörung des Bauchfellendothels können die Anhangsgeschwülste auch mit der fascialen Auskleidung des Beckens entzündlich verwachsen.

Durch das plastische Exsudat und das aus demselben sich bildende Bindegewebe werden die Anhänge zunächst untereinander, häufig aber auch mit den benachbarten Organen, breitem Mutterband, Mastdarm, Blase, Flexura sigmoidea, Netz, unteren Dünndarmschlingen oder Wurm, verlötet. Auf diese Weise entstehen die *Konglomerattumoren,* die je nach dem Füllungszustand der angelöteten Därme, der entzündlichen Infiltration der Nachbargebilde und der wechselnden Menge des Bauchfellexsudates bei verschiedenen Untersuchungen verschieden groß erscheinen. Diese verklebten Organe befinden sich durch Darmperistaltik, Füllung und Entleerung des Darmes und der Harnblase in einer ständigen Bewegung oder Verschiebung. Dadurch werden die verklebenden, bindegewebigen Exsudatreste zu zarten Membranen oder Fäden ausgezogen, die sich dann zwischen den gelockerten Organen ausbreiten oder über diese hinwegziehen. Je nach dem Organ, auf dem sich die *Pelviperitonitis chronica adhaesiva* ausbreitet, unterscheiden wir eine *Perimetritis, Perisalpingo-Oophoritis, Perisigmoiditis, Pericystitis chronica adhaesiva.* Manchmal wird zwischen diesen zarten Adhäsionsschleiern ein seröses Exsudat abgesondert, so daß abgesackte, von einer einfachen Endothelschicht gebildete *Peritonealcysten* entstehen, die auch als *Serocysten* oder *Serozelen* bezeichnet werden. Diese können am Eileiterende (,,Péritonites séreuses enkystées peritubaires" VILLARD und MICHON) hängen oder auch frei in der Bauchhöhle schwimmen.

Als Folge pelviperitonitischer Verwachsungen kommt es häufig zu einer *Retropositio, Retroversio* oder *Retroflexio uteri fixata,* indem die durch das plastische Exsudat in der Excavatio rectouterina angewachsenen Anhänge den Gebärmutterkörper nach rückwärts ziehen oder biegen.

Sehr häufig treten bei der gonorrhoischen Beckenbauchfellentzündung *Rezidiven* ein. Diese können dadurch entstehen, daß gelegentlich ein Eileiterverschluß wieder durchlässig wird (BUMM), oder daß vielleicht auch durch die Wandung der Pyosalpinx Gonokokken hindurchwandern. Es ist aber auch möglich, daß das Bild einer rezidivierenden Beckenbauchfellentzündung ohne Gonokokken nur infolge seröser Exsudation vorübergehend hervorgerufen wird.

Nur sehr selten, bei ungefähr 1% der gonorrhoischen Anhangsgeschwülste, ist das in der Excavatio rectouterina sich ansammelnde Exsudat eitrig. Diese *Pelviperitonitis purulenta gonorrhoica* kann bei Abschluß gegen die freie Bauchhöhle zu einem *Douglasabsceß,* auch *Pyocele retrouterina* genannt, führen. Falls der Eiter eines Douglasabscesses nicht allmählich verdünnt und aufgesaugt oder durch vaginale Incision entleert wird, kann er in Mastdarm, Scheide, Blase oder freie Bauchhöhle durchbrechen. Während nach dem Durchbruch in ein Nachbarorgan der Prozeß oft von selbst ausheilt, kann ein Aufsteigen der gonorrhoischen Infektion in die freie Bauchhöhle infolge starker Virulenz der Keime, oder Bildung von sehr reichlichem Exsudat zu einer *Peritonitis diffusa gonorrhoica* führen. Diese ist jedoch sehr selten und scheint nur nach sexuellen Exzessen oder bei konstitutionell disponierten, blutarmen Mädchen aufzutreten. Viel häufiger kommt es zu einer allgemeinen fibrinösen oder eitrigen Gonokokkenbauchfellentzündung infolge *Platzens eines gonorrhoischen Pseudoabscesses der Anhänge,* welches Ereignis beim Pyovar häufiger ist als bei der Pyosalpinx.

Bei ausgebreiteter, allgemeiner Gonokokkenperitonitis finden sich die Eileiter im Zustande hochgradiger Entzündung und das Bauchfell stark gerötet. Zwischen den Darmschlingen ist reichlich eitriges Exsudat und auf denselben ein schleierförmiger Fibrinbelag. Im Exsudat und abgeschabten Serosaepithel der Darmschlingen werden durch Färbung oder Kultur meist ausschließlich Gonokokken nachgewiesen. Mischinfektionen sind nicht beobachtet worden (Stickel). Dagegen werden bei sicher gonorrhoisch infizierten Frauen wiederholt Colibacillen, Staphylokokken oder Streptokokken gefunden, die wahrscheinlich auf eine sekundäre Keimeinwanderung zurückzuführen sind. Eosinophilie, die als Kennzeichen gonorrhoischer Ansteckung angesehen wird, wurde erst 3—4 Tage nach dem Abklingen der akuten Erscheinungen gefunden (Albrecht).

Auch einige Monate nach einer Fehlgeburt konnte eine allgemeine gonorrhoische Bauchfellentzündung beobachtet werden (Zwet), ebenso manchmal nach Vulvovaginitis kleiner Mädchen. Im allgemeinen jedoch kommt die allgemeine Bauchfellentzündung bei Gonorrhöe nur ganz ausnahmsweise vor.

Parametritis. Im Gegensatz zu den Strepto- und Staphylokokken breiten sich die Gonokokken im Beckenzellgewebe nur ganz ausnahmsweise aus. Bisher sind nur vereinzelte Fälle von Gonokokken im Beckenzellgewebe beschrieben worden, so von Wertheim im Ligamentum latum, von Krönig im Parametrium laterale, von Jung im Parametrium anterius. Jedenfalls dringt der Gonococcus nur außerordentlich selten auf dem Blut- oder Lymphwege einmal in das Ligamentum latum oder sacrouterinum ein, dürfte hier aber sehr rasch zugrunde gehen. In Fällen von Parametritis posterior bei Cervixgonorrhöe begünstigen vielleicht die Gonokokken unter bestimmten Bedingungen die Ansiedlung von Strepto- oder Staphylokokken. Die Ansicht (Iwanoff), daß eine auch bei Erwachsenen häufig vorkommende Vaginitis gonorrhoica entlang der Venen des Plexus genitalis im paravaginalen Gewebe zur gonorrhoischen Infektion des Parametriums und des Ovariums mit Umgehung des Gebärmutterkörpers und der Eileiter führen könne, wurde bisher noch nicht bestätigt.

Symptome und Verlauf. An die gonorrhoische Erkrankung der Gebärmutter, die oft nur wenig Beschwerden hervorruft, schließt sich meist über kurz oder lang eine Infektion der Eileiter an. Die *Ausbreitung* auf diese erfolgt nur selten innerhalb weniger Tage nach dem ansteckenden Geschlechtsverkehr, meist erst Wochen nachher und ganz ausnahmsweise auch erst nach Jahren. Bei geschlechtlicher Ruhe und Schonung können sich ohne nennenswerte Krankheitszeichen an Harnröhre, Vorhof und Gebärmutterhals schleichende Entzündungen in den Eileitern abspielen und wieder abklingen. Außer Angaben über eine früher nicht beobachtete Dysmenorrhöe oder verstärkte und unregelmäßige Regel finden sich dann die Gebärmutteranhänge steil gestellt, nach rückwärts verzogen, weniger beweglich, in der Douglastasche angelötet, ohne daß eine wesentliche Verdickung nachweisbar wäre. In derartigen Fällen sprechen wir von einem *latenten Verlauf* der Gonorrhöe. Meist jedoch schließt sich die Infektion der Eileiter bald an die Erkrankung des Corpus an, häufig schon im Anschluß an die der Infektion folgende Menstruation. Sobald die Ansteckung die Eileiter erreicht hat, ist das Krankheitsbild stets ein schwereres. Es treten ziehende, bohrende oder krampfartige Schmerzen von wehenartigem Charakter, in letzterem Falle Tubenkoliken genannt, auf. Diese entstehen infolge starker Spannung der Muskelwand und des Serosaüberzuges, sowie durch die Zusammenziehungen des Eileiters, der sich des Exsudates entledigen will, das infolge Schwellung der Schleimhaut und der damit einhergehenden Verengerung der Rohrlichtung nur schwer abfließen kann. Die Schmerzen können aber auch auf Verwachsungen der Gebärmutter und deren Anhänge mit der Umgebung, besonders Darmschlingen, zurückzuführen sein. Der *Kreuzschmerz* bei frischer Gonorrhöe ist durch das kollaterale entzündliche Ödem in der Umgebung des Kreuzbeines und seiner Gelenke, ferner durch die häufige Miterkrankung der Sakrouterinbänder bedingt. Die *Schmerzen* im Bereich des Nervus obturatorius, genito-femoralis und cutaneus femoris lateralis, die im Oberschenkel bis zum Knie ausstrahlen, weisen auf Mitbeteiligung der Beckenwand und des Eierstockes hin. Weiters treten *Temperatursteigerungen* auf, die aber sehr unregelmäßig, von verschiedener Höhe und Art sind. In ungefähr $1/4$ der Fälle treten Temperaturen bis 37,9° und in $3/4$ der Fälle Anstiege über 38°, manchmal aber auch Fieber bis über 39 und 40°, auch von Schüttelfrost begleitet, auf, manchmal wieder zeigen sich nur subfebrile Temperaturen zur Zeit der Regel. Der *Puls* ist entsprechend dem Fieber beschleunigt, aber stets kräftig.

Fast immer finden sich Zeichen von Mitbeteiligung des Bauchfells. Der Unterbauch ist dann aufgetrieben, druckempfindlich, die Bauchdecken unterhalb des Nabels gespannt. Es besteht Brechreiz und manchmal Erbrechen. Diese, die Adnexgonorrhöe meist begleitende *Beckenbauchfellentzündung* verläuft gegenüber der septischen allgemeinen Bauchfellentzündung leicht und klingt meist nach 1—2 Wochen ab, sobald es zur Abkapselung gegenüber der freien Bauchhöhle durch Verklebung der Beckenorgane gekommen ist.

Das *Allgemeinbefinden* ist in den Fällen, wo von vornherein schädigende Einflüsse ferngehalten werden, oft nur wenig gestört, während Frauen, die infolge beruflicher oder gesellschaftlicher Inanspruchnahme sich keine körperliche Schonung auferlegen, schwerer erkranken. In ersteren Fällen klingen die akuten Erscheinungen oft schon nach einigen Tagen ab und auch der weitere Verlauf ist ein milder. Wenn dagegen von seiten der Kranken oder des Arztes geringgradigen, auf Gonorrhöe beruhenden uterinen Ausflüssen oder Schmerzen seitlich von der Gebärmutter keine Beachtung geschenkt wird, nehmen auch anfänglich leicht erscheinende Fälle von Eileitergonorrhöe weiterhin einen schweren Ausgang. Aber auch, wenn die akuten Erscheinungen rasch abklingen, besteht die Krankheit oft lange fort. Das akute Stadium, durch große Schmerzhaftigkeit, Bauchfellreizung, Fieber und atypische Genitalblutung gekennzeichnet, klingt meist nach 1—3 Wochen ab. Unter allmählicher Abnahme dieser Erscheinungen und ohne deutlichen Übergang schließt sich das subakute und chronische Stadium an, ersteres bei körperlicher Schonung ungefähr 1 bis 2 Monate nach der Infektion. Das chronische Stadium dauert je nach der Schonung und Behandlung, nach dem Zustande der Pseudoabscesse in den Adnexen und den pelviperitonitischen Verwachsungen im kleinen Becken, sowie nach dem Auftreten von Rezidiven durch Monate oder sogar Jahre an.

Bei körperlichen Anstrengungen, nach dem Geschlechtsverkehr, bei feuchtem Wetter, zur Zeit der Regel werden bohrende oder ziehende Schmerzen seitlich von der Gebärmutter oder im Kreuz verspürt. Nach längerer Ruhe kann es oft neuerdings zu Schmerzanfällen kommen, wenn bei noch vorhandenen Gonokokken die Anhänge irgendwie geschädigt werden oder wenn der Exsudatinnendruck im Eileiter so groß ist, daß die Verklebungen des Fimbrienendes gesprengt werden und dadurch wieder Eiter auf das Bauchfell gelangen kann. Durch diese häufig wiederkehrenden Schmerzen, den Eiweißzerfall bei Eiterung und Fieber, sowie durch die verstärkten und gehäuften Blutungen, den Säfteverlust bei starkem Ausfluß leidet das Allgemeinbefinden derart, daß die Frauen körperlich und seelisch schwer herunterkommen. Sie magern ab, bekommen einen müden Gesichtsausdruck und halonierte Augen, werden blaß und verlieren bei einem derartigen Zustand, der sich über Monate und Jahre hinziehen kann, alle Lebensfreude. Aber nicht nur die körperliche Schwächung, sondern auch die seelische Herabstimmung infolge langer Dauer der Krankheit, Schmerzen beim Verkehr oder bei körperlicher Anstrengung, das Bewußtsein der Kinderlosigkeit führen oft zu einer schweren funktionellen *Neurose*. Selbstverständlich spielt hierbei eine gewisse psychische Bereitschaft eine große Rolle, da einerseits Frauen mit geringgradigen Adnexveränderungen sich dauernd krank fühlen, während andererseits Frauen mit großen Adnextumoren und schweren entzündlichen Verwachsungen ungehindert Beruf und Geschlechtsverkehr ausüben.

Schließlich, nachdem auch in den geschlossenen Eiterherden der Eileiter oder Eierstöcke die Gonokokken abgestorben und verschwunden sind, so bestehen im *postgonorrhoischen Stadium* der Adnexgonorrhöe vielfach noch Krankheitserscheinungen weiter, die sich durch Eiweißzerfall im sterilen Eiterherd, durch Nachinfektion desselben mit septischen Keimen, durch Darmstörungen infolge Verwachsungen, durch Aufflackern des Fiebers, Schmerzanfälle, unregelmäßige Blutungen und allgemeine Schwäche äußern.

Kommt es, meist infolge eines Traumas, zu dem seltenen Ereignis der Ruptur einer Pyosalpinx oder eines Ovarialabscesses, so tritt als erstes bedrohliches Zeichen der eingetretenen Perforationsperitonitis ein Kollaps ein, dem dann alle Symptome einer allgemeinen eitrigen Bauchfellentzündung folgen.

Sehr häufig treten im akuten Stadium und auch später *Störungen der Menstruation* oder *atypische Blutungen auf*. Hier sind die Beobachtungen über das Verhalten der Regel bei Corpus- und Adnexgonorrhöe von Bedeutung. So fanden THALER in 30%, GOTH in 31%, NEBESKY in 59%, WAGNER in 50% Regelstörungen bei Aszension der Gonorrhöe. VOGEL sah bei komplizierten Anhangserkrankungen in 43,4% normale, in 34,2% starke und bei unkomplizierten Fällen in 46,2% normale, in 26,9% starke Regel. Bei SCHRÖDER und HARTMANN waren unter 444 Fällen entzündlichen Ursprungs 175 akute, in denen die erste Regel nach eingetretener Infektion 94mal unverändert in dem bisherigen Typus kam. In 28 Fällen blieb zwar das Tempo des Regeleintrittes unverändert, jedoch war die erste nach der Ansteckung eintretende Regel schmerzhaft und verstärkt. In 42 Fällen trat die nächste Regel nach der Infektion verfrüht und zugleich verstärkt auf und in 9 Fällen erstreckte sich der Zwischenraum von der letzten normalen Menstruation vor der Infektion bis zur nächsten ersten Regel nach der Infektion auf 6—8 Wochen. Bei 112 chronischen Fällen war nur in $^1/_4$ derselben der Regelverlauf unverändert, in 45 Fällen trat die Regel schmerzhaft und verstärkt, aber regelmäßig auf; in 40 Fällen kam es frühzeitig auch zu einer Verkürzung des Regeltempos. Die Rezidivfälle verhielten sich ähnlich wie die chronischen Fälle. Auch hier war in einem hohen Hundertsatz die Regel verstärkt und unregelmäßig. Die Fälle von isoliertem Pyovarium waren nur verhältnismäßig wenig beeinflußt.

Der Menstruationstypus wird demnach durch das Aufsteigen der Infektion häufig gestört, noch häufiger im chronischen als im akuten Stadium, indem hier die Regel verstärkt, verlängert und schmerzhaft auftritt oder sich nach einer Pause von einigen Tagen an diese Regel eine Blutung anschließt, die oft mit kurzen Unterbrechungen fortbesteht und nur schwer zu beeinflussen ist. Auch eine Verzögerung des Regeleintrittes kann der verstärkten oder verlängerten Blutung vorausgehen. Goth fand, daß 195 unter 561 Menstruationen bei 458 Kranken verspätet aufgetreten sind. Durch eine derartig postponierend auftretende Blutung können sich Verwechslungen mit einer ektopischen Schwangerschaft ergeben. In den mehr chronischen Fällen ascendierter Gonorrhöe besteht häufig durch lange Zeit ein veränderter Menstruationstypus im Sinne einer Poly-, Pollaki- und Hypermenorrhöe.

Bei leichter Eierstockentzündung verläuft Eireifung und Corpus luteum-Bildung ohne wesentliche Störung. Menstruationsstörungen und atypische Blutungen sind daher auf die schwere *Entzündung* und vor allem auf die bei der Gonorrhöe herdförmig auftretenden *Geschwürsvorgänge der Gebärmutterschleimhaut* zurückzuführen. Blutungen letzterer Herkunft sind demnach von den Menstruationsblutungen, die aus der nach der Desquamation der Funktionalisschicht zurückbleibenden Wundfläche ihren Ursprung nehmen, wesentlich verschieden. Außerdem kann die Gebärmutterschwäche *(Atonia uteri)* infolge toxischer Schädigung der Muskulatur, infolge Metritis oder Perimetritis adhaesiva chronica, welche die Kontraktionsfähigkeit der Gebärmutter herabsetzt, eine verlängerte oder verstärkte Regel bedingen. Letztere Ursachen spielen besonders bei den im chronischen Stadium auftretenden Blutungen eine Rolle.

Bei schwerer gonorrhoischer Anhangsentzündung führt die entzündliche Hyperämie des Eierstockes oder auch die Toxinwirkung zu einer *Störung des Ovarialzyklus.* Es kann das Platzen der Follikel und dadurch die Sekretionsphase in der Gebärmutterschleimhaut unterbleiben. Häufiger wird eine schnellere, überstürzte Follikelreifung mit verstärkter und früherer Proliferationsphase früher eintretende und verstärkte Regelblutungen zur Folge haben, die jedoch häufig noch den physiologischen Zyklusablauf erkennen lassen. Ganz unregelmäßig können die Blutungen werden, wenn Gonokokken in einen platzenden Follikel oder ein frisches Corpus luteum eindringen und einen Pseudoabsceß hervorrufen. Infolge der entzündlichen Schädigung des Follikels kommt es zu einem längeren Aufhören der Hormonsekretion, wodurch die Abheilung der endometranen Entzündung verzögert wird. Erst nach dem Abklingen des akuten Entzündungsstadiums stellt sich dann infolge Reifung gesunder Primordialfollikel der Ovarialzyklus wieder ein, nachdem vorher noch durch ein zu frühes Zugrundegehen der Eier der Zyklus nicht in vier-, sondern in dreiwöchigen oder unregelmäßigen Intervallen erfolgt ist. Ob die Menstruationsunregelmäßigkeiten oder atypischen Blutungen in entzündlichen Vorgängen der Gebärmutterschleimhaut oder in einer Funktionsstörung der infizierten Eierstocksdrüse zu suchen sind, läßt sich in einzelnen Fällen meist nur vermuten.

Selbstverständlich ist nicht jede unregelmäßige Blutung oder verlängerte Menstruation bei Gonorrhöe ausschließlich auf diese zu beziehen, da konstitutionelle Ursachen, Störungen des endokrinen Systems oder des Kreislaufs auch bei genitalgesunden Frauen zu derartigen Unregelmäßigkeiten führen. So findet sich bei Asthenie, bei hormonaler Insuffizienz eine Muskelschwäche der Gebärmutter oder bei Herzfehlern eine passive Hyperämie im kleinen Becken, die zu atypischen Blutungen führen kann. Weiters können allgemeine Schädigungen des Körpers, Unterernährung, körperliche und seelische Übermüdung, Konstitutionsschwäche, Tuberkulose, Folgezustände nach Funktionsstörung der anderen Drüsen mit innerer Sekretion wie Hyper- und Hypothyreosen, hypophysäre Insuffizienz, zu einer sekundären Ovarialschwäche und dadurch zu einem abnormen Menstruationszyklus führen.

Ausnahmsweise kann es gelegentlich der Aszension auch zu *Amenorrhöe* kommen. Bei den frischen Fällen wird diese infolge der Infektion des eben geplatzten Follikels, die eine Entwicklung des Corpus luteum menstruationis verhindert, ferner auch infolge der Veränderung des Endometriums, das wegen der schweren Infiltration der Basalisschicht ein Aufwachsen der Funktionalisschicht hemmt, zustande kommen (O. Küstner, R. Schröder, G. A. Wagner). Auch die Perioophoritis allein kann durch ausgedehnte entzündliche Schwarten das Springen der Follikel vorübergehend unmöglich machen und dadurch die Regel verhindern. Wenn auch ganz ausnahmsweise bei schweren Ovarialabscessen eine so vollständige Zerstörung des Eierstockparenchyms vorkommen mag, daß die Ovulation gänzlich aufhört, so ist es doch viel wahrscheinlicher, daß derartige schwere Ovarialabscesse, Pyosalpingen oder Douglasabscesse nur auf dem Umweg über die allgemeine Beeinflussung des durch die Krankheit geschwächten Körpers zur Störung der Eierstockstätigkeit führt. Auch psychische Faktoren wie Angst, Sorge wegen der gonorrhoischen Erkrankung können die Frauen vorübergehend amenorrhoisch machen.

Eine weitere häufige Störung bei Adnexgonorrhöe ist die *Dysmenorrhöe,* indem vor oder während der Regel kolikartige Schmerzen sowohl in der Gebärmutter als auch seitlich von derselben auftreten. Diese sind dadurch bedingt, daß sich die entzündliche

Gebärmutter sowohl des Menstruationsblutes als auch des Exsudates durch verstärkte Zusammenziehungen entledigen muß, oder dadurch, daß Exsudat und Menstrualblut bei engerem inneren Muttermund in die Eileiter hineingepreßt wird oder schließlich dadurch, daß perimetrische und perisalpingitische Membranen die Zusammenziehungen der Gebärmutter und der Eileiter während der Regel erschweren. GOTH fand allerdings nur 55 Dysmenorrhöen unter 700 Adnexerkrankungen.

Diagnose. Während das Aufsteigen der Gonorrhöe in das Corpus uteri ohne besondere Krankheitserscheinungen erfolgt, treten vom Zeitpunkte des Übergreifens auf die Anhänge meist alarmierende Symptome auf. Die ersten Anzeichen der gonorrhoischen Infektion des Eileiters sind *Schmerzen* seitlich von der Gebärmutter, leichte *Temperaturanstiege* während oder außerhalb der Regel, *Müdigkeitsgefühl,* besonders in den Beinen, *unregelmäßige Blutungen,* zu Beginn manchmal blutsturzartig. Da anfangs, solange das Fimbrienende nicht verschlossen ist, jede tastbare Anschwellung fehlt, sind nur die bei der Betastung auftretenden Schmerzen seitlich von der Gebärmutter charakteristisch. In den seltenen Fällen, wo die aufsteigende Gonorrhöe latent verläuft, fehlt auch dieses Schmerzzeichen. Die eine Salpingitis purulenta fast immer begleitende Pelviperitonitis bzw. Perisalpingooophoritis ist durch Üblichkeiten, Brechreiz, Erbrechen, Meteorismus, Darmstörungen oder Schmerzen bei der Blasenentleerung gekennzeichnet. Anfangs ist der kaum verdickte Eileiter wegen der großen Bauchdeckenspannung und Schmerzhaftigkeit des Unterleibs überhaupt nicht zu tasten. Ein eingehender Versuch, sich über die *Veränderungen an den Anhängen* ein Bild zu machen, verbietet sich daher von selbst. Im *akuten Stadium* weisen demnach folgende Zeichen auf eine entzündliche Anhangserkrankung hin: Schmerzhaftigkeit bei Druck gegen das Scheidengewölbe der erkrankten Seite, schmerzhafte Resistenz seitlich von der Gebärmutter bei zweihändiger Untersuchung, Schmerzhaftigkeit bei oszillierender Erschütterung der Gebärmutter, die durch zwei in die Scheide eingeführte, den Scheidenteil fassende Finger hervorgerufen wird, bei Fällen ohne Beckenbauchfellentzündung nur die Druckempfindlichkeit der Abgangsstelle des Eileiters von der Gebärmutter.

Im *subacuten Stadium* ist die zweihändige Untersuchung leichter durchführbar und ergibt meist eine Anschwellung der Gebärmutteranhänge. In leichteren Fällen fühlt sich der Eileiter nur etwas härter an, in schwereren dagegen ist er nach Zustandekommen des Tubenverschlusses als federkiel-, bleistift- oder auch fingerdicker Tumor zu tasten. Bei Fixation desselben im Douglas ist meist auch die Gebärmutter nach hinten gezogen oder gebogen. Als Rest organisierten Exsudates sind hinter der Gebärmutter schmerzhafte Schwielen oder feine Stränge zu tasten.

Je älter der Entzündungsprozeß ist, um so deutlicher sind die Gebilde des kleinen Beckens auseinanderzuhalten. Im *chronischen Stadium* ist der örtliche Befund je nach dem Ablauf der Entzündung ein sehr verschiedener. Wenn bei Schonung der Entzündungsvorgang milde abläuft, so können manchmal nur eine geringgradige Verhärtung des Eileiters oder Stränge im Douglas tastbar sein. Die Adnexe sind steil gestellt, der Seitenkante der Gebärmutter genähert, nach unten oder hinten fixiert. Meist aber sind die Adnexe als walnuß- bis mannsfaustgroße Geschwülste seitlich oder hinten von der Gebärmutter zu tasten. Die Druckempfindlichkeit ist gegenüber dem akuten Stadium meist eine geringe. Ist der Eileiter kolbig aufgetrieben, prall gespannt, derb, schmerzhaft, nach unten oder hinten fixiert, so kann eine Pyosalpinx angenommen werden, während eine Hydrosalpinx sich mehr fluktuierend, nicht schmerzhaft, meist beweglich anfühlt. Ovarialpseudoabsceß und Pyovar sind durch tiefe Lage der schmerzhaften, fluktuierenden, kugeligen Geschwulst und lange anhaltendes Eiterfieber gekennzeichnet. Wenn eine empfindliche Geschwulst nach unten zu scharf umschrieben, dagegen nach oben zu weniger deutlich abgrenzbar ist, so spricht das für einen *Konglomerattumor,* der durch Verwachsung von Pyosalpinx und Eierstock bzw. Pyovarium mit Gebärmutter, Darm oder Netz entstanden ist. Die wiederholte Untersuchung derartiger Geschwülste ergibt oft eine überraschende Verschiedenheit der Größe, da einerseits das intraperitoneale Exsudat rasch aufgesaugt und bei neuerlichem Aufflackern der Entzündung wieder ausgeschieden wird, andererseits bei starker Füllung der angelöteten Darmschlingen die Schwellung größer als bei leerem Darm erscheint. Selbstverständlich wird ein derartiger Konglomerattumor auch abnehmen, sobald sich der Absceß des Eileiters oder Eierstockes in Darm oder Blase entleert, welches Ereignis jedoch äußerst selten und wahrscheinlich erst bei Nachinfektion durch septische Keime eintritt. Die gynäkologische Untersuchung derartiger nach hinten geschlagener Anhangsgeschwülste wird mit Vorteil durch die rectale Untersuchung ergänzt.

Wenn die Pyosalpinx ausnahmsweise nach vorne gegen die Plica vesicouterina gelegen ist, so besteht vermehrter Harndrang, Druckgefühl der Blase, Schmerzen beim Harnlassen, Zeichen, die fälschlich auf eine Entzündung der Blase oder Harnröhre bezogen werden. Bei schwerer entzündlicher Verlötung kann es jedoch zu Infiltration der Blasenwand mit Ödem der Schleimhaut kommen, die durch Blasenbeleuchtung festgestellt wird.

Bei *Douglasabsceß* fühlt man vom hinteren Scheidengewölbe aus eine druckempfindliche, das Scheidengewölbe herabdrängende Resistenz ohne scharfe Begrenzung nach oben oder den Seiten zu, wie sie für die in der Excavatio rectouterina liegenden Geschwülste kennzeichnend ist. Die Herabdrängung des hinteren Scheidengewölbes ist nach der Exsudatmenge verschieden stark. Die Resistenz ist auch je nach der Beschaffenheit des Exsudates und der Bildung von Schwarten mehr weich oder derb. Hohes Fieber, peritonitische Erscheinungen sprechen für einen Douglasabsceß, geringe allgemeine Symptome mehr für ein seröses Douglasexsudat. Hier kann ohne Gefahr durch eine Douglaspunktion mittels Nadel und Spritze die Diagnose erhärtet werden, während die Punktion großer Adnextumoren oder die Eröffnung derselben mittels vaginaler Incision nicht zu empfehlen ist. Nach dem Abklingen gonorrhoischer Beckenbauchfellentzündung sind im Douglas meist Schwielen oder sagittal gestellte Stränge zu tasten.

Die *Pelviperitonitis exsudativa* wird bei frischer Entzündung an den Schmerzen bei Bewegung der Beckenorgane, später an den vom hinteren Scheidengewölbe aus tastbaren Adhäsionssträngen und an den Verziehungen der Gebärmutter und ihrer Anhänge erkannt. Die *Peritonitis diffusa gonorrhoica* weist die bekannten Zeichen der allgemeinen Bauchfellentzündung auf, jedoch in viel weniger bedrohlicher Weise als die Streptokokkenperitonitis.

Die bei der Gonorrhöe selten zu beobachtende *Parametritis* wird durch die Untersuchung von Scheide, Mastdarm und Bauchdecken aus festgestellt. Dabei fühlt sich das Beckenzellgewebe besonders hinten und seitlich von der Gebärmutter verdickt und schmerzhaft an. Bei stärkerer Ausdehnung ist das Scheidengewölbe flächenhaft herabgedrängt. Wegen der Empfindlichkeit des Beckenzellgewebes sind die Anhänge nur schwer zu tasten. Die Entzündung im Beckenbindegewebe äußert sich durch Kreuzschmerzen, bei einer bis an die Beckenwand reichenden Infiltration auch durch Ischiasbeschwerden. In vielen Fällen, wo klinisch eine Parametritis posterior festgestellt wird, handelt es sich um verdickte, nach unten fixierte Anhänge, perimetrische Schwielen oder spastische Kontraktion der Sakrouterinbänder.

Differentialdiagnose. Da die Diagnose auf Salpingooophoritis und Pyosalpinx gonorrhoica durch Gonokokkennachweis nicht möglich ist, so müssen wahrscheinliche Anhaltspunkte zur Unterscheidung gegenüber Anhangserkrankungen anderer Herkunft herangezogen werden. So ist vor allem die *Anamnese* oft charakteristisch, indem nach dem Verkehr auftretender Ausfluß, Schmerz beim Urinieren, Schmerzen im Anschluß an die Menstruation, einmalige blutsturzartige Regel, lange dauernde oder gehäuft auftretende Periodenblutungen für eine gonorrhoische Adnexerkrankung sprechen, während das Auftreten nach Geburt, Fehlgeburt oder fieberhaftem Wochenbett mehr auf eine septische Ursache hinweisen. Allerdings kann eine puerperale Anhangserkrankung auch durch Gonokokken hervorgerufen werden. Sehr schleichender Verlauf bei gleichzeitiger Lungentuberkulose muß den Verdacht auf tuberkulöse Herkunft erwecken. Die Adnextuberkulose tritt so gut wie immer sekundär auf, wobei die Infektion fast immer auf hämatogenem Wege und nur selten von den Nachbarorganen her erfolgt.

Beim *Tastbefund* weist die Doppelseitigkeit der Erkrankung mehr auf Gonorrhöe, die Einseitigkeit eher auf septische Infektion hin, während bei der Tuberkulose auch häufig beide Adnexe erkranken. Wenn im Douglas von Scheide oder Mastdarm aus kleinste bis bohnengroße Knötchen tastbar sind, so deuten dieselben auf den tuberkulösen Charakter der Anhangserkrankung hin. Es ist jedoch zu beachten, daß auch Metastasen von bösartigen Geschwülsten denselben Tastbefund ergeben können. Eine ausgedehnte Mitbeteiligung der Parametrien spricht mehr für septische Herkunft der Anhangsentzündung.

Wenn auch der Eiter einer entzündlichen Anhangsgeschwulst einer bakterioskopischen Untersuchung nicht zugänglich ist, so kann in jenen Fällen, wo in Harnröhre, Vorhofdrüsen und Halskanal der *Gonokokkennachweis* gelingt, mit großer Wahrscheinlichkeit auf die gonorrhoische Herkunft der entzündlichen Anhangsgeschwulst geschlossen werden.

Eine besondere praktische Bedeutung hat die Unterscheidung gegenüber der *Appendicitis*. In beiden Fällen finden sich im akuten Stadium Zeichen von Bauchfellreizung, Schmerzen im Unterleib, Fieber, Pulsbeschleunigung, Brechreiz, Erbrechen, Meteorismus, Bauchmuskelabwehr. Bei der Virgo sprechen dieselben fast immer für Appendicitis, obwohl eitrige Adnexerkrankungen auch bei nicht Deflorierten vorkommen können. Tritt die Bauchfellreizung im Anschluß an gonorrhoische Infektion oder Fehlgeburt auf, so weist dies auf eine genitale Erkrankung hin, obwohl auch hier gleichzeitig Appendicitis bestehen kann. Die gonorrhoische Adnexerkrankung beginnt oft im unmittelbaren Anschluß an eine Menstruation. Kurz dauernde und wiederholte Schmerzanfälle finden sich häufiger bei Appendicitis. Schmerzen, die gegen Magen oder Leber ausstrahlen, sprechen ebenfalls dafür. Besonders charakteristisch für die Entzündung des Wurmes ist die Druckempfindlichkeit des MacBarnayschen und Lanzschen Punktes. In den Oberschenkel ausstrahlende Schmerzen und vermehrter Harndrang kommen bei beiden Erkrankungen vor. Wenn der Druckschmerz vom Schambein nach aufwärts zunimmt, so liegt eher eine Appendicitis vor; wenn er gegen das Leistenband und die Gebärmutter zunimmt, so ist eine rechtsseitige Adnexerkrankung wahrscheinlicher. Die verschiedenen anderen Bauchdruckpunkte (MORIS, KÜMMEL

ROVSING, BLUMBERG, GREGORY), die differentialdiagnostisch herangezogen werden, haben keine große praktische Bedeutung. Außer der Palpation des Bauches soll daher immer auch die bimanuelle Untersuchung herangezogen werden, da manchmal trotz peritonitischer Bauchdeckenspannung die verdickten und schmerzhaften Adnexe getastet werden können. Sind die geraden Bauchmuskeln gespannt, so spricht bei wechselnd erschlafften und durch Heben des Kopfes gespannten Bauchdecken das Verschwinden des Druckschmerzes für Adnexitis, deutliche Verstärkung desselben dagegen für Appendicitis (HALBAN). Die brett-harte Bauchdeckenspannung ist bei geplatzter Pyosalpinx nicht so ausgeprägt wie bei Perforation eines Appendixempyems. Es ist jedoch zu bemerken, daß Appendicitis und Adnexerkrankung auch vergesellschaftet sein können, und daß sich im Anschluß an eine chronische Appendicitis mit wiederholten Anfällen eine entzündliche Anhangserkrankung entwickeln kann. Sollte einmal, was nicht ganz selten vorkommt, in der Annahme einer Appendicitis laparotomiert werden und sich dabei der Wurm als gesund herausstellen, so dürfen die entzündeten Adnexe nicht entfernt werden, da der Bauch schon offen ist. Entsteht nach Appendicitis ein Senkungsabsceß, so kann er die rechten Adnexe ergreifen, in die Excavatio rectouterina gelangen und ist dann von einem Douglasexsudat, das primär vom Genitale ausgeht, kaum zu unterscheiden. Auf größere Schwierigkeiten stößt die Unter-scheidung zwischen Adnexgonorrhöe und *ektopischer Schwangerschaft* mit Hämatosalpinx, Hämatocele peritubaria oder retrouterina. Hier sprechen vorausgehende Amenörrhöe, Schwangerschaftszeichen und Schmerzlosigkeit für Bauchhöhlenschwangerschaft. Die Bluttube oder Hämatocele fühlt sich weicher an, ist einseitig und nicht druckschmerzhaft. Die Gebärmutter ist teilweise etwas vergrößert, aufgelockert. Hohes Fieber fehlt. Die Anamnese ist meist charakteristisch: Ausbleiben der Regel zum Termin, Spannungsschmerz in der Hämatosalpinx, dann, sobald das Ei, meist im 3. Monat, unter Durchblutung zugrunde gegangen ist, Auftreten von krampfartigen Schmerzen und einer fortdauernden, meist sehr starken Blutung. Diese ist mehr schokoladebraun im Gegensatz zur schwarzroten Farbe und klumpiger Beschaffenheit des Blutes bei der Menstruations- und Adnexblutung. Bei Tubarabort und Tubarruptur treten die Zeichen peritonealer Reizung und innerer Blutung auf; durch letztere unterscheiden sie sich von der Bauchfellentzündung. Die retrouterine Hämatocele nach ektopischer Schwangerschaft ist vom Douglasabsceß besonders durch ihre Konsistenz verschieden.

Wird bei der mit einer feinen Nadel ausgeführten Douglaspunktion vom hinteren Scheidengewölbe aus Blut gefunden, so liegt wahrscheinlich eine extrauterine Gravidität vor. Abgang von Decidua spricht unbedingt für Extrauteringravidität.

WAGNER empfiehlt zur Differentialdiagnose die *Pituitrinreaktion,* auf Grund seiner Beobachtung, daß die Blutungen stets bei Adnexgonorrhöe auf Pituitrininjektionen auf-hören, bei Extrauterinschwangerschaft dagegen meist andauern. Der positive Ausfall der der *Hypophysenvorderlappenreaktion* (ASCHHEIM-ZONDEK) spricht bei der Entscheidung gegen entzündliche Anhangsgeschwulst für lebende oder kurz abgestorbene Bauchhöhlen-schwangerschaft.

Die Unterscheidung zwischen *Parametritis posterior* und *Adnextumoren* ist oft nicht leicht, besonders aber dann schwierig oder gar unmöglich, falls letztere durch Verwachsungen in der Excavatio rectouterina fixiert sind. Bei der Parametritis lateralis oder posterior reicht die Infiltration des Beckenzellgewebes bis an das Scheidengewölbe, ausnahmsweise sogar bis auf den Beckenboden herab und schließt sich unmittelbar an den Gebärmutterhals an. Bei den Adnextumoren gelingt es meist, vom Mastdarm aus zwischen Gebärmutter und ent-zündlicher Geschwulst eine Furche zu tasten. Diese sind nach unten zu mehr kugelig be-grenzt und meist doppelseitig, Parametritiden dagegen nach unten zu mehr flächenhaft und meist einseitig.

Auch zwischen *Pelviperitonitis adhaesiva chronica* und *Parametritis* kommen Verwechs-lungen vor, besonders wenn die seitlichen Abschnitte des Beckenbauchfells erkrankt sind. Bei letzterer fühlt sich das Bindegewebe sulzig und hart infiltriert an, während bei Peri-metritis oder Perisalpingoophoritis die Infiltration seitlich von der Gebärmutter bei Druck schwindet. *Intraligamentäre Tumoren* sind gegenüber parametrischer Infiltration durch ihre scharfe und runde Begrenzung meist zu erkennen.

Die *puerperalen Adnextumoren* sind durch eine vorausgegangene Geburt oder Fehl-geburt, septisches Fieber, Einseitigkeit der Adnexerkrankung, Mitbeteiligung des Para-metriums gegenüber den gonorrhoischen Anhangsentzündungen gekennzeichnet.

Ein sehr langsam wachsender, wenig druckschmerzhafter Adnextumor läßt an Tuber-kulose denken, besonders wenn tuberkulöse oder posttuberkulöse Erscheinungen an Lunge, Rippenfell, Drüsen, Darm, Bauchfell, Knochen oder Haut vorhanden sind. Da die *tuber-kulöse Adnexerkrankung* stets von einem anderen primären Herd im Körper aus sekundär entsteht, so fehlen meist die Zeichen der Entzündung an den äußeren Geschlechtsteilen und der Cervix. Die Adnextuberkulose kann in allen Lebensaltern vorkommen; entzündliche Anhangsgeschwülste bei Virgines sind immer tuberkuloseverdächtig. Bei vielen Fällen von Adnextuberkulose zeigt das Blutbild eine Lymphocytose bei normaler oder wenig erhöhter

Leukocytenzahl. Die Senkzeit der Blutkörperchen ist meist stark verkürzt. Häufig finden sich bei der Adnextuberkulose Zeichen von genitalem und allgemeinem Infantilismus. Wenn der tuberkulöse Prozeß auch das Beckenbauchfell oder Parametrium mitergriffen hat, so sind vom hinteren Scheidengewölbe aus im Douglas miliare bis haselnußgroße Knötchen zu tasten, die dann einen deutlichen Hinweis auf die Herkunft der entzündlichen Anhangs-erkrankung abgeben. Selbstverständlich können außer puerperalen und tuberkulösen Adnextumoren auch kleinere neoplastische Geschwülste der Anhänge oder der Gebärmutter zu Verwechslungen führen. Hier sind besonders Carcinome, Cysten, Endometriosen und subseröse Myome zu erwähnen. Auch pathologische Zustände am Darm und Harnapparat wie Coecum mobile, Spasmen des Coecums bei Vagotonikerinnen, Colitis, Sigmoiditis, Perisigmoiditis, Ureteritis, Harnleitersenkung, Nierensenkung, Pyelitis und Harnsteine können ausnahmsweise zu Verwechslungen mit entzündlichen Erkrankungen am Genitale führen.

Da sich der Diagnose der Adnexgonorrhöe mannigfache Schwierigkeiten entgegenstellen, werden verschiedene Verfahren zur Hilfe herangezogen. Gewisse Anhaltspunkte vermag die *Leukocytenzählung* zu geben, indem bei gonorrhoischer Pyosalpinx meist eine *Hyper-leukocytose* gefunden wird (Dützmann, Pankow, Albrecht, Blumenthal). Dagegen ist aber einzuwenden, daß auch bei nichtentzündlichen Erkrankungen, Hydrosalpinx, stiel-gedrehten Eierstockscysten, Tubarabort eine Hyperleukocytose vorkommen kann und daß andererseits auffallenderweise bei Ovarialabsceß (Wagner) dieselbe fehlt. Es dürfen daher nur wiederholte Zählungen mit einem Ergebnis von über 15 000 Leukocyten als Hinweis auf einen Eiterherd angesehen werden (Heynemann). Auch die *hämoklasische Reaktion* nach D'Amati, die in einem Absinken der Zahl der weißen Blutkörperchen besteht, sobald den Kranken eine spezifische Vaccine eingespritzt wird, wurde für die Diagnose der gonor-rhoischen Erkrankungen der weiblichen Geschlechtsorgane herangezogen (Mosetti).

Der Wert des *Blutbildes* (Arneth, Schilling) für die Diagnose wird gleichfalls sehr verschieden beurteilt. Die akute Gonorrhöe zeigt im Blute eine Leukocytose, im gefärbten Abstrich eine Lymphocytose, während die neutrophilen Leukocyten kaum erhöht sind. Bei der chronischen Gonorrhöe sind die Leukocyten in ihrer Gesamtzahl kaum vermehrt, die relativen Werte der Lymphocyten und Eosinophilen dagegen über die Norm gestiegen. Die aszendierende Gonorrhöe weist im allgemeinen eine Erhöhung der Leukocyten mit rela-tivem und absolutem Ansteigen der lymphocytären und eosinophilen Blutelemente auf. Bei Vaccination und Proteinkörperprovokation soll eine relative und absolute Verminderung der Lymphocyten und Vermehrung der Gesamtzahl der weißen Blutkörperchen eintreten. Eine Vaccinebehandlung vor Anfertigung des Blutbildes muß daher vermieden werden. *Linksverschiebung des Blutbildes* mit Eosinophilie bei erhöhter Lymphocytose ist demnach für alte Adnexgonorrhöe charakteristisch (Matzdorff, Einbeck). In manchen derartigen Fällen findet sich aber auch normale Neutrophilie ohne Verschiebung des Blutbildes nach links. Da bei den meisten Infektionskrankheiten, die mit einer Hyperleukocytose einher-gehen, gerade die polynukleären, neutrophilen Leukocyten besonders stark vermehrt sind (Dienst) und sich auch bei anderen chronisch-entzündlichen, nichtgonorrhoischen Erkran-kungen eine Lymphocytose findet (Sommer), so können aus dem Blutbild keine diagnostischen Schlüsse für das Vorhandensein einer Adnexgonorrhöe gezogen werden.

Zur Unterscheidung zwischen akuter und chronischer Adnexgonorrhöe wurde weiters auch die Bestimmung der *Blutkörperchensenkungsgeschwindigkeit* nach Fahräus herangezogen. Nach Linzenmeier wird dabei die Zeit festgestellt, nach der die Senkung der Blutkörperchen eingetreten ist, nach Westergreen werden die Millimeter abgelesen, um die sich nach einer bestimmten Zeit die Blutkörperchen gesenkt haben. Frische Entzündungsprozesse liegen bei einer Senkungsgeschwindigkeit von unter 1 Stunde, chronische bei einer Senkungs-geschwindigkeit von über $1^1/_2$ Stunden. Greijbo hat 132 Frauen mit offener, ascendierter und metastatischer Gonorrhöe untersucht und fand bei offener Gonorrhöe unbedeutende Beschleunigung, bei ascendierter Gonorrhöe starke *Beschleunigung* und nach intradermaler Einverleibung von lebenden Gonokokken einen beschleunigten Ablauf der Senkungsgeschwin-digkeit. Dieselbe wurde auch zur Differentialdiagnose zwischen Appendicitis und Anhangs-entzündung verwendet, da bei der ersteren innerhalb der ersten 30 Stunden normale oder nur wenig veränderte Werte, bei der letzteren dagegen schon große Senkungsbeschleunigung festzustellen seien (Joseph und Marcus). Da jedoch nach Heynemanns Untersuchungen auch bei der letzteren im Anfang die Senkungsgeschwindigkeit nur wenig beschleunigt ist, so hat dieses Unterscheidungsmerkmal keine besondere Bedeutung. Da weiter außer Ent-zündungen auch andere Zustände mit Eiweißzerfall, besonders Carcinom, erweichtes Myom, Extrauteringravidität, ferner Bronchitis, Pyodermien und schwere Anämien gleichfalls eine Beschleunigung der Senkungsgeschwindigkeit bewirken und andere Faktoren diese wieder hemmen, so ist der diagnostische Wert kein allzu großer.

Auch die *Viscositätsbestimmung* im Blute wurde zu differentialdiagnostischen Zwecken verwendet. Bei akuten eitrigen Entzündungen ist die *Viscosität erhöht,* bei Tubengravidität vermindert. Da jedoch der Grad der inneren Reibung des Blutes von zahlreichen Einzelfaktoren wie Gesamtvolumen und Zahl der roten und weißen Blutkörperchen, von der Hämoglobinfüllung, dem Wassergehalt, der Plasmastruktur der Blutkörperchen, vom Kohlensäuregehalt des Blutes usw. abhängig ist, so müssen zu einer richtigen Bewertung auch alle diese einzelnen Umstände berücksichtigt werden (STRECKER).

Dem Vorschlag, den *Reinheitsgrad des Scheideninhaltes* zur Unterscheidung zwischen Appendicitis und Adnexitis zu verwerten, können wir gleichfalls nicht zustimmen. Daß ein Reinheitsgrad von 1 oder 2^0 für erstere, von 3 oder 4^0 für letztere sprechen sollen (LEHMANN, WOLFRING) trifft keinesfalls zu, da derselbe fast ausschließlich von hormonalen und konstitutionellen Umständen abhängig ist.

Zu brauchbareren Ergebnissen für die Differentialdiagnose zwischen gonorrhoischen und anderen Adnexerkrankungen führt die *Vaccinediagnostik.* Zu diesem Zwecke werden ungefähr 3 Millionen Gonokokken intravenös oder 5 Millionen Gonokokken in einer Vaccine intramuskulär einverleibt und aus dem Auftreten bzw. Ausbleiben von Herd- und Allgemeinreaktion mit gewissen Vorbehalten diagnostische Schlüsse gezogen. Als Herdreaktion zeigen sich bei Adnexgonorrhöe fast immer Schmerzen im Unterleib, vermehrte Druckempfindlichkeit und Schwellung, manchmal geringgradige pelviperitonitische Erscheinungen, während Adnextumoren infolge Extrauterinschwangerschaft, puerperaler oder tuberkulöser Infektion, sowie Appendicitis diese Zeichen nicht aufweisen. Als Beweis für die gonorrhoische Herkunft gilt dabei nur der positive Ausfall der Reaktion, während der negative kein Beweis dafür ist, daß keine Gonorrhöe vorliegt, da bei alten Herden, zu kleiner Dosis oder Mischinfektion der Eintritt der Reaktion ausbleiben kann. Die Allgemeinreaktion besteht in Fieber, Mattigkeit, manchmal Brechreiz und Gelenkschmerzen. In der Regel erfolgt bereits nach einigen Stunden der Temperaturanstieg, um dann im Verlauf der nächsten Stunden abzufallen und vorübergehend einen neuerlichen Temperaturanstieg (Doppelzacke) aufzuweisen, der nach kurzer Zeit kritisch abfällt. Die Temperaturreaktion ist bei Adnexgonorrhöe nicht so häufig wie die Herdreaktion. Immerhin kann auch nach intravenöser Injektion von Gonokokkenvaccine bei Temperaturerhöhung von über $1,5^0$ mit Wahrscheinlichkeit, bei einer solchen von mehr als 2^0 mit großer Wahrscheinlichkeit ein gonorrhoischer Adnextumor angenommen werden. WEINZIERL, der bei Adnexgonorrhöe die Herdreaktion in 95% und die Temperaturreaktion in 84% positiv fand, mißt daher der Vaccinediagnostik große Bedeutung bei. Wir selbst müssen auf Grund eigener Erfahrung, ebenso wie BORELL u. a. den Wert dieser Reaktionen für die Diagnose einschränken.

Schließlich spricht auch der Heilerfolg einer Gonokokkenvaccinebehandlung bis zu einem gewissen Grad für die gonorrhoische Herkunft von Adnextumoren, da er bei nichtgonorrhoischen meist ausbleibt (FROMME u. a.). Die Herd- und Allgemeinreaktion kann im Falle ihres positiven Ausfalles einen Hinweis auf die Behandlung geben.

Von den serologischen Methoden ist die *Thermopräcipitinreaktion* wegen ihrer Unverläßlichkeit nicht verwertbar (FRIEDBERGER und HEYN). Das *Komplementbindungsverfahren,* das in letzter Zeit zur Differentialdiagnose mit sicheren Ergebnissen verwendet wird und größere Bedeutung erlangt hat, wird bei der Serodiagnose der Gonorrhöe eingehend besprochen.

Voraussage. In Hinblick auf *Lebensgefahr* hat die Adnexgonorrhöe so gut wie immer eine günstige Voraussage, wenn auch unter bestimmten Bedingungen Todesfälle vorkommen. So kann Perforation einer Pyosalpinx, eines Eierstockabscesses oder eines zwischen den Darmschlingen liegenden Eiterherdes in die freie Bauchhöhle der Kranken zum Verhängnis werden, wenn auch die durch Gonokokken hervorgerufenen Bauchfellentzündungen einen wesentlich milderen Ablauf zeigen als andere. Ganz ausnahmsweise kann auch die Verklebung einer Anhangsgeschwulst mit Dünndarmschlingen zu ileusartigen Erscheinungen und damit zu einer Peritonitis führen. Wahrscheinlich kann auch von einem Pseudoabsceß der Adnexe aus eine Gonokokkensepsis entstehen.

Was Wiederherstellung in *anatomischem* und *funktionellem Sinne* anlangt, ist die Voraussage, wenigstens soweit sie den Eileiter betrifft, eine ungünstige zu nennen. Die Eileitergonorrhöe kann zwar ausnahmsweise vollständig ausheilen, wie histologische Untersuchungen (AMERSBACH, SCHRIDDE u. a.) und Fälle von Schwängerung nach beiderseitigem Adnextumor (HERRMANNS, WAGNER) beweisen. Wenn wir auch heute die Bedeutung der Gonorrhöe für die Sterilität nicht mehr so hoch einschätzen, so enden doch die meisten Fälle von Adnexgonorrhöe mit dauernder Unfruchtbarkeit. Die Eierstöcke werden durch die Gonorrhöe meist weder in anatomischem Sinne stark geschädigt, noch ist bei parenchymatöser Erkrankung oder Abszedierung die Eireifung oder auch nur die Menstruation auf längere Zeit gestört.

Bezüglich der *Beschwerdefreiheit* und *Wiedererlangung der Arbeitsfähigkeit* ist der Ablauf der Adnexgonorrhöe ein sehr verschiedener je nach der Virulenz der Gonokokken, der Widerstandskraft und der Schonung der Infizierten. Im Gegensatz zur Gonorrhöe der unteren Genitalabschnitte verschwinden die Gonokokken aus den Adnexen verhältnismäßig rasch. Trotzdem dauern die Beschwerden oft Monate und auch Jahre an, da sekundäre Infektion die Adnexerkrankung nicht zur Ruhe kommen läßt oder die pelviperitonitischen Adhäsionen und Organverlagerungen zu Beschwerden führen, oder da auch Reinfektion der Adnexe von alten Gonokokkenherden in Harnröhre, Vorhof oder Gebärmutter oder schließlich Neuinfektionen durch denselben oder einen anderen Partner zustande kommen. Alle diese Umstände führen zu Rückfällen und zu einem Wiederaufflackern der Erscheinungen, wodurch das Nervensystem der Kranken oft schwer geschädigt wird. Bei raschem Verschwinden der Schmerzen und geringem Tastbefunde können wir mit Wahrscheinlichkeit wenigstens auf eine klinische Heilung rechnen, während große Tumoren mit Exsudatbildung und Verwachsungen weniger Aussicht auf baldiges Verschwinden der Beschwerden haben. Bei Schonung und richtiger Behandlung kann jedoch auch in derartigen Fällen meist eine Operation umgangen werden.

Vorbeugung. Das Aufsteigen der Gonokokken aus der Gebärmutter kann durch Vermeidung von körperlicher Anstrengung, von Geschlechtsverkehr und von alkoholischen Exzessen, noch besser durch Bettruhe in manchen Fällen verhindert werden. Die örtliche Behandlung des Halskanals oder gar des Corpus uteri im akuten oder die Curettage im chronischen Stadium begünstigt das Aufsteigen in die Eileiter und ist daher zu unterlassen. Da besonders während der Menstruation die leichte Möglichkeit einer Aszension besteht, ist gerade während dieser Zeit bei akuter Infektion eine besondere Schonung und Bettruhe am Platze. Aus diesem Grunde hat man auch durch Röntgenbestrahlung der Eierstöcke die Regel zeitlich auszuschalten versucht (FLASKAMP). Da wir bei der geschlechtsreifen jungen Frau wegen Gefahr der Keimschädigung eine Röntgenbestrahlung der Eierstöcke vermeiden wollen, so geben wir einige Tage vor und während der Regel bei Gonorrhöe Styptica und finden damit bei Blutungen infolge gonorrhoischer Endometritis das Auskommen. Das Aufsteigen der Gonorrhöe oder wenigstens das Eintreten einer schweren Anhangserkrankung im Spätwochenbett kann gleichfalls durch wochenlange Bettruhe vermieden werden. Bei chronischen Fällen dagegen ist die Cervix solange zu behandeln, bis die Gonokokken aus dem Sekret verschwinden, da sonst stets die Gefahr einer Aszension bei irgendeiner Schädigung besteht.

Behandlung. *Allgemeine Behandlung.* Da Eileiter und Eierstock infolge ihrer Lage in der Bauchhöhle sich im allgemeinen einer unmittelbaren örtlichen Beeinflussung entziehen, so hat die Behandlung der Anhangsgonorrhöe die Aufgabe, die Selbstschutz- und Abwehrvorgänge in den entzündlichen Geweben zu unterstützen oder anzufachen und weiters die Folgen der Entzündung zu mildern oder zu beseitigen. Im *akuten Stadium* der gonorrhoischen Entzündung sind die reaktiven Abwehrkräfte in den Gewebszellen derart lebhafte, daß eine Steigerung derselben eher schädlich ist. Die Behandlung der frischen Adnexgonorrhöe beschränkt sich daher in erster Linie auf eine Ruhigstellung des Genitales durch Bettruhe, Kohabitationsverbot und Vermeidung jeder eingreifenden Maßnahme.

Früher wurde vielfach versucht, durch Kälteanwendung mittels Eisblase, Kühlschlangen auf den Unterleib, Scheidenkühler oder Rectumolive antiphlogistisch zu wirken. Da die Kälte nicht selten den Entzündungsvorgang ungünstig beeinflußt und oft schmerzhaft empfunden wird, verwenden wir stets nur Wärme meist in Form von feuchten Umschlägen auf den Unterleib. Lauwarme Scheidenspülungen werden erst dann unter möglichst geringem Drucke gemacht, sobald die subakuten Entzündungserscheinungen nachgelassen haben. Zum Zwecke der Reinlichkeit sollen anfangs nur Abspülungen der äußeren Geschlechtsteile über der Leibschüssel und erst nach dem Abklingen der ersten akuten Entzündungserscheinungen Sitz- oder Vollbäder gemacht werden.

Zur Bekämpfung der schmerzhaften Eileiterkrämpfe werden außer Wärme vor allem Extractum Belladonnae, Papaverin, Atropin, Pyramidon, Codein, Pantopon, Brom, Valeriana und nur ausnahmsweise Morphium in Stuhlzäpfchen oder Pulver verordnet. Auch Umschläge mit Ichthyol-Belladonnasalbe sollen beruhigend wirken. In neuerer Zeit liegen Bestrebungen vor, die Schmerzen, die nach MAKENZIE durch die Erkrankungen der Bauchorgane ausgelöst, aber infolge einer peripheren Erregung in den sog. HEADschen Zonen der Bauchhaut empfunden werden, durch paravertebrale Injektionen zu beseitigen. So kann auch bei gynäkologischen Erkrankungen die Unterbrechung des Reflexbogens durch Einspritzung einer Cocainlösung in den Nervus communicans im Bereich des 3. und 4. Lumbalsegmentes der Schmerz aufgehoben werden (LÄWEN, PAL, PORGES). Da die paravertebrale Injektion zu umständlich und eingreifend ist, hat HALBAN, von dem Gedanken ausgehend, daß es gleichgültig sein müsse, wo man den viscerosensorischen Reflexbogen unterbricht, die HEADsche Zone selbst, die als Endglied des Reflexbogens angesehen werden muß, blockiert, indem er das hyperästhetische Gebiet der Bauchhaut rhombenförmig mit 4 Depots zu je 5 ccm einer 0,2%igen Tutocainlösung umspritzte. Erfolge zeigten sich bei der chronischen Adnexentzündung, weniger bei der akuten und niemals bei Parametritis, weil das Parametrium direkt von den zentralen, spinalen Fasern durchsetzt wird und daher keine HEADschen Zonen auftreten. Praktische Bedeutung kommt den Versuchen, die Schmerzleitung durch Injektion zu unterbrechen, nicht zu.

Bei der *Kostverschreibung* sollen Speisen verordnet werden, die keine Hyperämie im Becken und keinen Reiz auf die Harnorgane ausüben. Besonders verboten sind bestimmte Gewürze wie Senf, Pfeffer, Paprika, Vanille, Sellerie, Rettich. Von Flüssigkeiten sind in Gärung begriffene, Kohlensäure enthaltende, moussierende Getränke zu vermeiden. Am besten sind frisches Wasser und Milch. Bei lange dauerndem Fieber muß eine Fieberdiät für entsprechende Ernährung sorgen.

Da stark gefüllte Därme die benachbarten, entzündlich veränderten Anhänge mechanisch reizen und der Durchtritt harter Kotmassen bei entzündeten inneren Geschlechtsteilen schmerzhaft empfunden wird, ist der *Regelung des Stuhles* besonders im akuten Stadium ein besonderes Augenmerk zuzuwenden. Auch bei geringgradiger Stuhlverstopfung sollen Abführmittel gegeben werden, unter diesen besonders resorptionshindernde Substanzen wie die salinischen Abführmittel Glaubersalz, Bittersalz, Karlsbader Salz, Magnesiumoxyd und besonders die natürlichen Mineralwässer oder dickdarmerregende Mittel wie Rhabarber, Senna, Rhamnussarten, Schwefel u. a. Drastische Abführmittel wie Aloë, die eine Neigung zu Gebärmutterblutungen hervorrufen, verbieten sich von selbst, ebenso auch Mittel, die vom Mastdarm aus reflektorisch auf das Genitale wirken wie Glycerin- oder Seifeneinlauf (PERUTZ). In der ersten Zeit der akuten Erkrankung so reichlich salinische Abführmittel zu geben, daß 4—6mal im Tage Stuhl erfolgt, beeinflußt die Entzündung günstig.

Da sowohl bei frischer als alter Anhangsgonorrhöe nicht selten abnormale *Blutungen* zur Zeit und außerhalb der Regel auftreten, die zu einer Schwächung der Patientin führen und die Behandlung verhindern, verordnen wir in derartigen Fällen außer Bettruhe innerlich Mutterkorn-, Hydrastis-, Kalk- oder Hypophysenpräparate in großen Gaben. Die Styptica werden bei Hypermenorrhöen bereits einige Tage vor und während der Regel gegeben, damit der Tonus der Gebärmuttermuskulatur erhöht wird. Falls die innerlich verabreichten Styptica versagen, können an mehreren Tagen hintereinander intramuskuläre Einspritzungen mit den gleichen Präparaten gemacht werden. Auch subcutane Stryphnon-, Calciphysin- oder Afenileinspritzungen bewähren sich.

Von den Mutterkornpräparaten, die auf den Gebärmuttermuskel tonisierend wirken, sind besonders Secacornin-, Gynergen- und Secointabletten (täglich 3mal 2 Stück) oder das flüssige Ergotin, Secalysat und Ergostabil (täglich 3mal 20 Tropfen) in Gebrauch. Magistraliter kann außerdem in Pulverform Rp. Pulv. Secal. cornut. 6, Eleosacchar. cinnam. 4. M. f. pulv., Div. in dos. Nr. XX, S. 3 Pulver täglich oder bei bettlägerigen Kranken als Klysma nach der alten Verschreibung RHEINSTÄDTERs Rp. Ergotin neu Merck 10, Glycerin 20, Aqu. dest. 70 (S. 1 Teelöffel mit 2 Eßlöffel Wasser rectal einspritzen) verabfolgt werden. Von den Hydrastispräparaten, die vorwiegend die Gefäßmuskulatur beeinflussen, sind Stypticin, Styptol und Hydrastinium hydrochloricum als Liquidrast (3mal 20 Tropfen täglich) oder als Canadrasttabletten (3mal täglich 1 Stück) zu erwähnen. Die heimische Droge Capsella bursae pastoris ist als Styptisat (3mal 20 Tropfen täglich) im Handel.

Gleichzeitig verabfolgte Kalkpräparate wie Calcium lacticum, Kalzantabletten, Calcium „Sandoz" wirken außer gegen die Blutung auch entzündungswidrig. Von den Hypophysenpräparaten sind Pituitrin, Pituisan, Glanduitrin, Pituglandol und von den Corpus luteum-Präparaten Luteoglandol, Luteosan und Sistomensin (3mal täglich 1 Stück) hervorzuheben. Manchmal wirkt auch eine einmalige intramuskuläre Einspritzung von 20 ccm Pferdeserum rasch blutstillend. Selbstverständlich kommt die früher oftmals geübte Abrasio mucosae uteri niemals für die Blutstillung in Betracht, da die Blutung meist durch die entzündliche Veränderung der Keimdrüsen bedingt ist und die Heilung der Endometritis durch den mechanischen Insult gestört wird. Jede Wärmebehandlung, auch die der vielfach gebräuchlichen Scheidenspülungen lehnen wir ab. In Fällen, wo eine konstitutionelle Schwäche mit Atonie der Gebärmutter vorliegt, kann auch eine Eisenarsenkur die Neigung zu Genitalblutungen günstig beeinflussen. Mit Hilfe dieser Präparate können wir die regelwidrigen Blutungen bei der Adnexgonorrhöe immer beherrschen, so daß uns die zeitliche Röntgenkastrationsbestrahlung nicht notwendig erscheint.

Bei Fernhaltung aller Schädlichkeiten und den erwähnten allgemeinen Maßnahmen verschwinden die akuten Entzündungserscheinungen wie hohes Fieber, Schmerzen und Bauchfellreizung oft schon nach 4—6 Wochen und die Erkrankung geht in das *subakute Stadium* über. Auch dann sollen eingreifendere Maßnahmen noch zurückgestellt werden. Körperliche, besonders aber geschlechtliche Ruhe sind auch jetzt noch das Wichtigste. Aus diesem Grunde sind die Erfolge mit einer Anstaltsbehandlung günstiger als die Durchführung einer ambulanten Therapie. Im subakuten Stadium kann mit einer Injektionskur oder Resorptionsbehandlung vorsichtig begonnen werden.

Medikamentöse Behandlung. Eine direkte Behandlung der gonorrhoisch infizierten Eileiterschleimhaut durch Einführung von Medikamenten in die Scheide oder Gebärmutterhöhle wurde zwar wiederholt versucht, ist aber jedenfalls ohne besonderen Erfolg geblieben. Bezüglich einzelner Medikamente ist allerdings festgestellt, daß sie vom hinteren Scheidengewölbe aus bei gleichzeitigem Abschluß des Halskanales und des unteren Scheidenabschnittes resorbiert und im Harne nachgewiesen werden können. Die Untersuchungen erstrecken sich auf Jodkali, Mirion, Pregl-Jodlösung, salicylsaures Natron, Chinin, Rhodankalium, Uranin, Avertin, Alttuberkulin usw. (Schönfeld). Das Resorptionsvermögen ist unabhängig vom Menstruationszyklus und der Reaktion der Scheide, dagegen abhängig von der Lipoidlöslichkeit der Stoffe, ihrem prozentuellen Gehalt und der Einverleibungsart. Jod wird scheinbar aus Kakaobutter und Gelatine schneller als aus wäßrigen Lösungen resorbiert. Demnach erscheint wenigstens die vaginale Jodbehandlung bei der Anhangsgonorrhöe experimentell berechtigt. Trotzdem ist der Nachweis eines Stoffes in dem durch Katheterismus gewonnenen Harne noch kein Beweis dafür, daß er durch die feinen Blut- und Lymphcapillaren auch an die Schleimhaut des Eileiters herankommt. Wir selbst haben von der Tampon- oder Vaginalsuppositorienbehandlung für die Anhangsgonorrhöe keine Erfolge gesehen und verwenden sie nur in der Absicht, den Scheidenkatarrh und die Portioerosion zu beeinflussen. Jedenfalls wird der Wert der Tamponbehandlung für die Adnexgonorrhöe von mancher Seite neuerdings betont. So verwendet Watson Glycerintampons mit Acriflavin. Die sog. forcierte Ichthyol-Scheidengewölbstamponade nach v. Szabo, bei der nach Einlage des ichthyolgetränkten Tampons durch 4—5 Tage das Scheidengewölbe fest ausgestopft wird, dürfte mehr als mildere Art einer Belastungstherapie wirken (v. Konrad).

Die Scheidenkugeln werden entweder magistraliter verschrieben wie Rp. Jodi puri 0,1, Kalii jodati 1, Butyri Cacao 3, M. f. suppos. vag. oder befinden sich fertig im Handel. Jedenfalls haben die Medikamente in den Scheidentampons und Scheidenkugeln keinen nennenswerten Einfluß auf den Entzündungsablauf in den Gebärmutteranhängen.

Um antibakterielle Medikamente oder Farbstoffe vom Scheidengewölbe aus an die Adnexe heranzubringen, wurde weiters der als *Iontophorese* bezeichnete elektroosmotische Dissoziationsvorgang herangezogen. Dabei wird das Molekül einer Elektrolytlösung mit Hilfe des galvanischen Stromes in positive und negative, in entgegengesetzter Richtung aneinander vorbeigehende Ionen gespalten und diese in das Innere des in den Stromkreis geschalteten Körperabschnittes eingebracht. Die vaginal oder cervical eingelegte Düse wird mit

Transargan, Argentum nitricum,- Chlorzink-, Rivanol- oder Trypaflavinlösung beschickt. Da sich bei Silberlösung die Düsen des Iontophors leicht verstopfen, verwendet BODE 3—5⁰/₀₀ Rivanollösung, die durch ein doppelläufiges Spülrohr, den Gonojontophor, unter Einschaltung des Stromes in der Dauer bis zu einer Stunde appliziert wird. Von Erfolgen mit diesem Verfahren berichten LAC-QUERIÈR, WERBOFF, ALBRAND, STIEBÖCK, BODE, BERGER und SONKOLY u. a. Durch kombinierte Diathermieiontophorese können noch größere Jodmengen als durch Iontophorese allein eingebracht werden (STIEBÖCK). Da bei der Iontophorese eine Apparatur in das Genitale eingeführt werden muß, eignet sie sich nur für chronische Anhangsgonorrhöe. Bei der sog. *intrasalpingealen Behandlung* nach AULHORN wird täglich 1 ccm einer 2% Argentum nitricum-Lösung in die Gebärmutterhöhle eingespritzt, damit diese, von hier aus in die Eileiter eintretend, eine desinfizierende Wirkung ausüben kann. Wenn auch das Medikament durch Gebärmutterzusammenziehungen retrograd in die Eileiter hineingetrieben werden kann, so ist dieses intrauterine Verfahren als gefährlich abzulehnen, wenn auch neuerdings nur kolloidale Lösungen oder Emulsionen ätherischer Öle (JOACHIMOVITS) zur Injektion empfohlen werden.

Vaccinebehandlung. Die Vaccinebehandlung, von BRUCK, MUCH, FROMME, MOOS u. a. bei der weiblichen Gonorrhöe eingeführt, hat zuerst vielfach Ablehnung gefunden und wird erst wieder mit größerem Erfolg verwendet, seit wir gelernt haben, daß es besonders auf frischen Impfstoff, Gehalt desselben an verschiedenen Gonokokkenstämmen und hohe Keimzahl ankommt, und daß nur bei jenem Krankheitssitz Erfolge zu erwarten sind, bei dem die Gonokokken in geschlossenen Herden oder in der Tiefe des Gewebes angesiedelt sind. Obwohl die Eigenvaccinen infolge Übereinstimmung ihrer Keime mit den tatsächlichen Erregern am geeignetsten erscheinen, werden doch wegen der Umständlichkeit der Züchtung und Herstellung fast durchwegs im Handel befindliche, gebrauchsfertige Standardvaccinen verwendet, die mehrere Stämme lebender oder abgetöteter Gonokokken enthalten, deren spezifische Wirksamkeit jedoch nur auf einige Wochen oder Monate beschränkt sein kann. Von fertigen Impfstoffen sind bei uns hauptsächlich folgende im Gebrauch:

Arthigon Schering-Kahlbaum A.G., 6 Ampullen zu je 1 ccm mit 10, 30, 40, 50, 60 und 100 Millionen Keimen oder in einer Flasche zu 6 ccm, die in 1 ccm 100 Millionen Keime enthält oder *Arthigon extrastark* in Ampullen zu je 1 ccm mit 200, 300, 400, 500, 750 und 1000 Millionen Keimen oder in einer Flasche zu 3 ccm, die im Kubikzentimeter 1000 Millionen Keime enthält. Die Gonokokkenemulsion befindet sich in einer 40% Lösung von Urotropin.

Gonargin, Bayer-Meister Lucius-Behringwerke in Leverkusen, 10 Ampullen zu je 1 ccm, je 1 Ampulle mit 10, 25, 50, 100 und je 2 Ampullen mit 200, 500 und 1000 Millionen Keimen oder in einer Flasche zu 6 ccm mit 50, 250, 1000, 5000 oder 10 000 Millionen Keimen in 1 ccm. 0,5% Phenolzusatz.

Gonokokkenvaccine, E. Merck, Darmstadt, in Flaschen mit 40 oder 400 Millionen Keimen in 1 ccm.

Blenovaccine des Serotherapeutischen Institutes in Wien, in Fläschchen, das in 1 ccm 3000 Millionen höchstens 5 Monate alte Keime enthält, mit 10% Mirionzusatz.

Frischvaccine der chemischen Fabrik in Güstrow.

Gonovitan der Sächsichen Serumwerk A.-G., Dresden, in Ampullen zu 2 ccm, die eine Aufschwemmung lebender Gonokokkenkulturen in einem flüssigen Nährboden enthalten, in 1 ccm 2000—3000 Millionen Keime.

Vaccigon der Sächsichen Serumwerk A.-G., Dresden, 6 Ampullen zu 1 ccm mit 100 bis 5000 Millionen Keimen. Auch in Verbindung mit kolloidalem Silber als Age-Vaccigon in Verwendung.

Gono-Yatren, Behringwerke A.-G., Marburg, in 6 Ampullen zu je 2¹/₂ ccm mit steigendem Gehalt von 25, 50, 75, 100, 150, 200 Millionen Keimen in 4% Yatrenlösung, ferner in Fläschchen, die in 1 ccm 50 Millionen Keime enthalten. *Gono-Yatren* extrastark enthält in 1 ccm 500 Millionen Gonokokken und wird in Injektionen bis zu 10 ccm gegeben.

Vaccin antigonococcique chauffé des Institut Pasteur, Paris, 6 Ampullen mit je 2 ccm, je 1 ccm 4 Milliarden Keime. Die Injektion soll subcutan erfolgen.
Ferner *Gonorrhöe-Phylacogen*, Parke, Davis u. Co.
Opsogon, Forbat-Szilassche Vaccine, die auch Yatren enthält.

Da bei chronischer Anhangsentzündung nach gonorrhoischer Infektion häufig nicht mehr Gonokokken allein die Entzündung unterhalten, werden auch aus verschiedenen Bakterien zusammengesetzte Vaccinen verwendet. So enthält die *Mischvaccine* des Serotherapeutischen Institutes in Wien in 1 ccm je 1000 Millionen polyvalenter abgetöteter Staphylokokken, Coli- und Streptokokken. Um die Wirkung einer *Vollmischvaccine* zu erreichen, können gleichzeitig 3000 Millionen Gonokokken der Blenovaccine verabfolgt werden. Da sich Gonokokken und Begleitbakterien im Vaccinegemisch in vitro scheinbar ungünstig beeinflussen, setzt sich Bucura neuerdings für die getrennte Lagerung, aber gleichzeitige Einverleibung von käuflichen Gonokokken- und Mischvaccinen ein, während Kersten aus dem gleichen Grunde neben der käuflichen Gonokokkenvaccine eine aus den Begleitkeimen des Krankheitsherdes frisch hergestellte Vaccine, also eine sog. *Automischvaccine,* verwendet. Mischvaccinen werden auch vom Sächsischen Serumwerk hergestellt. Die *englische Vaccine* enthält Gonokokken, Staphylokokken, Streptokokken und Diphtheriebacillen, der Impfstoff *Goldenberg* besteht aus Gonokokken, Staphylokokken, Coli-, Enterovirus- und Diphtheriebacillen. Von den französischen Mischvaccinen ist das *Dégmon* von Nicolle und Blaizot sehr bekannt.

Den Vaccinen sind vielfach Urotropin (Arthigon), Protargol (Gonosan), Phenol (Gonovaccin), Formalin, Yatren, Glycerol, Mirion (Blenovaccine), Arsen, Chinin, Lugol zugesetzt, um den Impfstoff haltbarer zu machen, die Autolyse der Gonokokken zu verhindern und in der Absicht, die Antikörperbildung zu erhöhen. Die käuflichen Standardvaccinen kommen in Glasflaschen oder Phiolen in den Handel. Bei ersteren werden die Injektionen in steigender Menge durchgeführt. Vor dem Gebrauch müssen die Vaccinen gründlich durchgeschüttelt werden, damit die Keime in der Spritze gleichmäßig verteilt sind, da sie in der Flasche oder Ampulle zu Boden sinken und sich zusammenballen. Nach der Entnahme der Injektion wird der Flaschenhals am besten durch die Flamme gezogen und vorsichtig verstöpselt oder gleichzeitig versiegelt. Keinesfalls ist ein Erhitzen zum Zwecke der Sterilisation gestattet.

Um eine strenge Einstellung der Vaccine auf die Gonokokkenstämme des Krankheitsherdes zu erreichen, wird von einzelnen Autoren die *Eigenvaccine* bevorzugt (Jötten, Burckas, Orsós, Logan, Pfalz). Ein besonderer Unterschied zwischen Eigen- und Fremdvaccine scheint nicht zu bestehen. Wenn erstere wirksamer erscheint, so liegt das offenbar darin, daß sie stets frisch ist. Indes scheinen auch die Fremdvaccinen denselben Wert zu besitzen, sobald sie aus frischen Stämmen bereitet und nicht zu alt sind. Manche Patienten sind sogar gegen ihre eigenen Gonokokken schon so immunisiert, daß bei ihnen gerade die Autovaccine wirkungslos bleibt (Much, Buschke und Langer). In solchen Fällen soll die Kombination von Autovaccine und Standardvaccine leichter eine Reaktion hervorrufen.

In der Annahme, daß eine aktive Immunisierung mit lebenden Keimen noch wirksamer sein müsse, und daß die starke Allgemeinreaktion bei der Vaccinebehandlung durch die frei werdenden Toxine der abgetöteten, sich allmählich auflösenden Gonokokken bedingt werde, wird in letzter Zeit die Einverleibung von *lebenden Gonokokken* empfohlen (Loeser, Wolff). Durch die subcutane oder intracutane Einverleibung der Gonokokken wird das Gewebe zu besonders kräftiger Abwehrreaktion angeregt, wobei jedoch die Gonokokken innerhalb kurzer Zeit absterben. Dabei werden aus den zerfallenden Gonokokkenleibern die Toxine frei, die zur Erzeugung der Immunstoffe notwendig sind, damit die latenten, im Körper schlummernden Gonokokkenherde vernichtet werden. In der Absicht, gleichzeitig eine Phagocytosewirkung zu erreichen, wurden den Vaccinen kleine Mengen spezifischen Serums zugesetzt (BELONOVSKI). Die Wirksamkeit dieser opsonierten Vaccinen scheint jedoch nicht erhöht zu sein.

Die Vaccinen werden *intracutan, subcutan, intramuskulär, intravenös*, ausnahmsweise auch *nahe dem Erkrankungsherd* oder *enteral* einverleibt. Während früher die Injektionen meist subcutan verabfolgt wurden, werden sie in letzter Zeit hauptsächlich intramuskulär gemacht. Auch die intravenöse Injektion, die mehr Technik erfordert und stärkere Reaktionen hervorruft, wurde zugunsten der intramuskulären Verabreichung zurückgedrängt. Die Einverleibung der Vaccine geschieht in der Weise, daß zunächst mit einer kleinen, erforschenden Dosis angefangen und nach körperlicher Beschaffenheit der Kranken und nach der Stärke der Reaktion die Menge und Zwischenzeit zwischen den einzelnen Einspritzungen geregelt wird. Bei der Verwendung von Phiolen wird bei gleichbleibender Injektionsmenge bei jeder folgenden Gabe eine höhere Keimzahl gegeben. Selbstverständlich soll auch hier das Ansteigen mit der Keimzahl und die Zwischenzeit zwischen den einzelnen Einspritzungen sich nach der Reaktion des Organismus richten.

Von der Annahme ausgehend, daß geschlossene Nachbarentzündungen im Erkrankungsherd eine lebhafte örtliche Antikörperbildung hervorrufen und daß die gonorrhoischen Entzündungsherde von der Stelle ihres Eintrittes aus am besten beeinflußbar sind, wurde die *regionale Vaccinierung* eingeführt. So werden Injektionen in die Portio (LOESER, BUCURA), Vaginalschleimhaut (DEMBSKA), Cervixschleimhaut und Vulva (POINCLOUX u. a.), sowie Vaccineeinspritzungen in die BARTHOLINsche Drüse, die Harnröhre und die gonorrhoischen Gelenke gemacht. POINCLOUX hat die „Vaccination génerale par la porte d'entrée" in der Weise durchgeführt, daß die Vaccine in die Cervix- und Vulvaschleimhaut, wo die Infektion eingetreten ist, eingespritzt wird, und hat damit unter anderem auch Adnexgonorrhöe behandelt. Die Technik der regionalen- und Eintrittspfortenvaccinierung wird bei der Cervixgonorrhöe beschrieben.

Zur *oralen Einverleibung* wird neuerdings die bereits 1916 von LUMIÈRE und CHEVOTIÈRE eingeführte Gonokokkenenterovaccine *Rhéantine* empfohlen, die in einer Sphärule 3 Milliarden Gonokokken von 24 verschiedenen Stämmen enthält. Es werden täglich 2—3 Pillen eingenommen. Bei merkbarer Beeinflussung der Gonorrhöe wird nach Wochen auf 1—2 Pillen täglich herabgegangen. Die keratinisierten Sphärulen mit einem Schluck Wasser verabreicht, gelangen infolge ihrer Keratinschicht unverletzt durch den Magen und werden erst im Darmtrakt aufgelöst. *Rhéantine*, das keine örtliche oder allgemeine Reaktion bewirkt, kann auch schon im akuten Stadium der Gonorrhöe als Unterstützungsmittel der örtlichen Behandlung gegeben werden. Durch das dauernde Einnehmen der Gonokokkenvaccinesphärulen soll eine wirksame Immunisierung hervorgerufen werden, die das Auftreten von Anhangserkrankungen eher verhindert und die Gonokokken auch in hartnäckigen Fällen zum Verschwinden bringen kann (JACOB, GAZENEUVE, CORO, MUCHA, SCHERBER, PLATZER). Jedenfalls ist die orale Verabreichung der Vaccine wegen ihrer Anwendbarkeit im akuten Stadium und ihres Mangels an allgemeinen Reaktionen weiter zu erproben.

Die *Reaktion* des Organismus nach Vaccination ist je nach der Menge der Keimzahl, dem Ort der Einverleibung und der individuell verschiedenen Empfindlichkeit des Körpers eine verschiedene. Eine *örtliche Reaktion* an der Impfstelle tritt besonders nach intra- und subcutaner, selten nach intramuskulärer Injektion gewöhnlich nach einigen Stunden auf und besteht in Rötung, Schwellung und Schmerzhaftigkeit an der Injektionsstelle.

Die *Herdreaktion* wirkt sich besonders bei der Anhangsgonorrhöe oft sehr deutlich aus, indem nach ungefähr 24 Stunden eine tastbare Auflockerung und Anschwellung der erkrankten Anhänge gefunden wird, die wahrscheinlich auf eine lebhafte Antikörperbildung mit Verstärkung des Lymphstromes und Ausschwemmung aus der Schleimhaut zurückzuführen ist. Sobald jedoch die Bindegewebsveränderungen in der Geschwulst veraltet sind und das Gewebe dadurch die Reaktionsfähigkeit verloren hat, bleibt diese Auflockerung aus.

Die *Allgemeinreaktion*, die am deutlichsten auf intravenöse oder Portioinjektion auftritt, äußert sich in einer Veränderung des Blutbildes, indem zuerst eine vorübergehende Leukopenie und dann eine Leukocytose auftritt, bis nach einigen Tagen wieder das Gleichgewicht im Blutbilde hergestellt ist. Die Leukocytose ist durch eine starke Zunahme der neutrophilen, polymorphkernigen Leukocyten bedingt. Die Lymphocytenzahl sinkt um ein beträchtliches; die übrigen Zellformen verschwinden fast ganz. Klinisch zeigt sich im Gefolge der Vaccination häufig Kopfschmerz, Abgeschlagenheit, Fieber, Schüttelfrost, Üblichkeit, Appetitlosigkeit, Brechreiz, Erbrechen, manchmal Gliederschmerzen, Herpes labialis oder Diarrhöe als Ausdruck einer Allgemeinreaktion nach Einverleibung einer körperfremden Substanz. Der Schüttelfrost nach der intravenösen Injektion zeigt sich oft schon nach einer Viertelstunde, kann sich aber auch erst nach einigen Stunden einstellen. Diese Reaktionen, die natürlich nicht alle gleichzeitig und immer vorhanden sind, verschwinden meist spätestens nach 24 Stunden. Bei ihrem Auftreten nehmen wir an, daß der Infektionsprozeß durch die Impfung beeinflußt wird. Manchmal treten aber auch mehr oder weniger unangenehme *Nebenerscheinungen* auf. So wurden als meningeale Zeichen starke Kopfschmerzen, Nackensteifheit, Lichtempfindlichkeit oder andere geringgradige nervöse oder cerebrale Störungen beobachtet, ohne daß diese länger als 1—2 Tage anhielten. Auch Sehstörungen wurden vorübergehend beobachtet.

Selbst vereinzelte Todesfälle sind berichtet worden. Der Fall von R. St. Hoffmann betrifft eine 32jährige Frau mit akuter Gonorrhöe, die durch Gonostyli und Gono-Yatreninjektionen behandelt wurde. 2 Tage nach der 4. Injektion von 100 Millionen Keimen trat akute Adnexschwellung, Kollaps und Tod ein. Die Leichenöffnung ergab Eiter im Eileiter, Herzklappenfehler, akute Herzerweiterung und Peritonitis.

Der Fall von Bucura betrifft eine 21jährige Frau, die nach einer Vaccineinjektion an Ikterus, Milztumor und Resistenz in der Lebergegend erkrankte und in der Annahme eines Leberabscesses operiert wurde. Einige Stunden nach der Probelaparotomie, die eine normale Leber und geheilte Adnexe ergab, starb die Patientin. Die Untersuchung der vor der Operation angefertigten Blutpräparate ergab Malaria.

Der Fall von Recasens bezieht sich auf eine 38jährige Frau, bei der nach Gono-Yatrenbehandlung eine alte Adnexgonorrhöe aufflammte und zu einer Peritonitis mit paralytischem Ileus führte. Kurz nach der erst am 7. Tage der Erkrankung durchgeführten Probelaparotomie trat Kollaps und Tod ein.

Zwei dieser Todesfälle sind möglicherweise auf eine Yatrenschädigung zurückzuführen. Immerhin kann aber auch durch die Gono-Yatrenbehandlung der alten Adnexgonorrhöe eine Peritonitis ausgelöst worden sein, während im zweiten Falle wahrscheinlich eine latente Malaria aktiviert wurde, die zum tödlichen Ausgang führte. Diese mitgeteilten Todesfälle, die übrigens nicht sicher auf die Vaccine bezogen werden können, dürfen uns jedoch nicht abhalten, die Vaccinebehandlung durchzuführen, da jede Behandlung bei unrichtiger Auswahl der Fälle Mißerfolge haben kann.

Da jedoch die Vaccineeinverleibung immerhin latente, auch nichtgonorrhoische Erkrankungen zum Aufflackern bringen und zur Zeit physiologischer Schwäche des weiblichen Organismus schädlich wirken kann, so ist vor Verabfolgung eine genaue allgemeine Untersuchung notwendig. So bilden in erster Linie Tuberkulose und unspezifische Lungenspitzenkatarrhe, schwere Herzmuskelschädigungen, parenchymatöse Nierenerkrankungen, Ohren-, Nasen-, Nebenhöhlen- oder andere Knocheneiterungen, Appendicitis, Gallenblasenentzündungen, Tonsillitis, hohes Fieber ohne bekannte Ursache *Gegenanzeigen*.

Während bei gonorrhoischen Herzerkrankungen die Gonokokkenvaccine empfohlen wird (LUITHLEN), wird nach unseren Erfahrungen die gonorrhoische Endokarditis manchmal auch ungünstig beeinflußt. Auch während der Regel soll eine Impfbehandlung nicht durchgeführt werden, ebenso nicht in der Schwangerschaft, wo wegen der Unmöglichkeit einer eingreifenden örtlichen Behandlung die Vaccineimpfung erwünscht wäre. Wir selbst sahen auf Vaccineimpfung eine Fehlgeburt eintreten.

Eine brauchbare *Statistik* über die Heilung der gonorrhoischen Anhangserkrankungen durch Gonokokkenvaccine aufzustellen, ist deshalb so schwierig, weil wir bei ihr meist nicht wissen, ob der Entzündungsprozeß noch durch die Gonokokken unterhalten wird, da die Adnexschwellung vielfach auch auf Ruhigstellung allein oder physikalische Behandlung zurückgeht, und schließlich viele Patienten sich längerer Behandlung und weiterer Nachprüfung entziehen. Obwohl seit der Behandlung mit möglichst frischer und starker Vaccine in den letzten Jahren die Erfolge ohne Zweifel wesentlich gebessert wurden, wird auch heute noch von einzelnen Autoren der Vaccine jede besondere spezifische Wirkung abgesprochen. Da auch wir der Ansicht sind, daß nur große Dosen im Sinne ZIELERs und möglichst frische Vaccine im Sinne LOESERs wirksam sind, führen wir hier die Statistiken nur jener Autoren an, die nach den neueren Grundsätzen behandeln. WEINZIERL, der noch Arthigon mit geringer Keimzahl verwendet, erzielt nur in 52% Heilung, in 24% wesentliche Besserung und in den übrigen Fällen geringe Besserung. NEVERMANN, der Arthigon und Proteinkörper injizierte, fand bei der Nachuntersuchung von 200 Fällen 31,2% unverändert, 18,3% wenig gebessert, 35,5 gebessert, 15% geheilt; 47% wurden operiert. BUCURA erhielt mit Blenovaccine 90—100% Heilung.

Auch die im Handel befindliche 2—3 Monate haltbare, angeblich lebende Gonokokken enthaltende Vaccine *Gonovitan*, 1—2 ccm subcutan und der letzte Tropfen intracutan in den Oberarm, im Gebiet des Deltamuskel gespritzt, weist günstige Heilungsergebnisse auf. Die Gonokokkennatur der Gonovitanstämme wird allerdings in letzter Zeit von LEVINTHAL u. a. bezweifelt. Falls sich diese Befunde bewahrheiten sollten, so sind die scheinbar auch von uns zu bestätigenden guten Erfolge mit dem Gonovitan auf eine unspezifische Proteinkörperwirkung zurückzuführen.

Sehr bemerkenswert sind die Erfolge mit der subcutanen oder intracutanen *Einverleibung lebender Gonokokken* bei der Adnexgonorrhöe (s. o.). So hat in jüngster Zeit LOESER in Anlehnung an ältere erfolglose Versuche mit Gonokokkeneiterinjektionen $1^1/_2$ ccm einer Aufschwemmung von mehreren Gonokokkenkulturen in Ascitesbouillon subcutan gespritzt und die Injektion nach 5—7 Tagen wiederholt. Nach der Erfahrung an zahlreichen Fällen eignet sich hierfür besonders die chronische Gonorrhöe des Gebärmutterhalses und der Anhänge. Es scheinen jedoch gewisse Gefahren möglich zu sein. So können bei der Herstellung der Lebendvaccine unerwünschte Keime mit einverleibt werden (SCHERBER). Auch Ulcus serpiginosum gonorrhoicum und Myositis der Streckmuskulatur des Oberarmes wurde beobachtet (FELKE). Nach den allgemeinen Erfahrungen sind die Heilerfolge bei der Anhangsgonorrhöe ohne Zweifel bessere geworden, seit möglichst frische Vaccinen und große Dosen gespritzt werden. Wir selbst haben früher Arthigon, Gono-Yatren und zuletzt Wiener Gonokokkenvaccine intramuskulär gegeben und nebenbei Heißluft, Diathermie und Badekuren verabfolgt, wobei wir bei ambulatorischer Behandlung zweimal in der Woche Vaccination und physikalische Behandlung an einem Tage verabfolgen. In letzter Zeit verwenden wir fast ausschließlich die Blenovaccine und Mischvaccine des Serotherapeutischen Institutes in Wien, sowie Gonovitan. Dadurch haben sich unsere Erfolge offensichtlich gebessert, wenn wir auch von den Heilungserfolgen Bucuras von 90—100% entfernt sind. Die physikalische Resorptionsbehandlung ist neben der Injektionstherapie stets notwendig, da bei der Adnexgonorrhöe nicht nur die Vernichtung der Gonokokken oder Mischkeime, sondern auch eine Aufsaugung der Entzündungsprodukte notwendig ist. Wir geben bei Fällen von Adnexgonorrhöe, bei denen das Harnröhren- und Gebärmutterhalssekret gonokokkenpositiv ist, intramuskulär 0,25, 0,50, 0,75, 1,25, 1,50, 1,75 und schließlich 2 ccm Blenovaccine, welche Gaben 750 bis 6000 Millionen Keime enthalten. Die Injektion von 2 ccm wird mehrere Male wiederholt. Die höhere Dosis wird immer 3—4 Tage nach der letzten Einspritzung gegeben, sobald sie keine stärkere Reaktion hervorgerufen hat. Tritt dieselbe deutlich auf, so wird in entsprechenden Zwischenräumen von 3—4 Tagen dieselbe Gabe solange verabfolgt, bis die Reaktion ausbleibt. Erst dann wird die Keimzahl weiter gesteigert. Bei schwächlichen Patientinnen oder bei ambulatorischer Behandlung wird oft nur bis zu 1 ccm angestiegen. In letzter Zeit haben wir auch Gonovitan, je 1—2 ccm in die Gesäßmuskulatur gespritzt, mit gleich gutem Erfolg herangezogen. In chronischen Fällen von Adnexgonorrhöe, bei denen in den Urogenitalsekreten Gonokokken nicht mehr nachgewiesen werden, verwenden wir meist die Mischvaccine, die ebenfalls ansteigend intramuskulär neben physikalischer Behandlung, manchmal auch gleichzeitig mit Blenovaccine, gegeben wird.

Nach unseren Erfahrungen sind gerade die gonorrhoischen und postgonorrhoischen Anhangsentzündungen, bei denen die Gonokokken in einer geschlossenen Höhle oder in der Tiefe der Schleimhaut angesiedelt sind, also im Bereiche des antibakteriellen Saftstromes gelegen sind, ein sehr geeignetes Anwendungsgebiet für die Vaccinebehandlung. Es scheint dabei nicht auf die Einverleibung lebender Gonokokken anzukommen, da auch mit frischen Vaccinen abgetöteter Gonokokken dieselben Erfolge erzielt werden. Jedenfalls sterben die Gonokokken im Gewebe rasch ab, und die Toxine, auf die es bei Erzeugung von Immunstoffen in den Geweben ankommt, werden auch bei Auflösung abgetöteter Gonokokken frei. Das wesentliche scheint uns hier in der hohen Keimzahl zu liegen, die offenbar eine Dauerwirkung auszuüben imstande ist.

Für refraktäre Fälle werden Mischungen von Arthigon extrastark 1000 Millionen, Vaccigon 50 Millionen, Gonargin 250 Millionen intravenös oder besser intramuskulär empfohlen (Loeb, Tausch, Caesar, Meyer, Gottlieb, Laubscher). Bei derartigen hochdosierten *Mischvaccinen* soll die Polyvalenz gesteigert sein. Wegen der vielfach beobachteten hochgradigen Beeinträchtigung des Allgemeinzustandes ist jedoch vor dieser Technik der Mischvaccinebehandlung zu warnen. Auch das lösliche *Gonokokkentoxin ,,Compligon" (Schering-Kahlbaum)*, ein bakterienfreies Filtrat, durch Carbolzusatz konserviert und in Gaben von 0,5—3 ccm Toxin steigend mit Pausen von 2—4 Tagen subcutan gespritzt, scheint sehr gute Ergebnisse zu haben (Pieper und Wolffenstein, Retzlaff, Langer, Luttenberger). Ferner kann durch Zwischenschaltung von artfremden Eiweißinjektionen (Bucura, Joachimovits) zunächst eine unspezifische Reaktion und daraufhin eine deutliche Reaktion auf die spezifische Vaccine hervorgerufen werden. Auch Lebend- und Autovaccinen können versucht werden. In Fällen, in denen die Reaktionen ausbleiben, sollen jedenfalls die Vaccinen kontrolliert werden.

Serumbehandlung. Die passive Immunisierung durch intramuskuläre oder intravenöse Einspritzung des Serums von Pferden oder Schafen, die durch Injektion von abgetöteten oder lebenden Gonokokken oder auch von Gonokokkeneiter immunisiert wurden oder von Menschen, die eine Gonorrhöe durchgemacht haben, wurde gleichfalls bei der ascendierten Gonorrhöe versucht. Als Gonokokkenheilsera sind bekannt das Serum der *Behring-Werke*, durch

Immunisierung von Pferden mit abgetöteten und lebenden Gonokokken gewonnen, das 0,5% Phenol enthält, in Ampullen zu 10 und 25 ccm im Handel
ist und intramuskulär oder intravenös einverleibt wird, ferner das NICOLLEsche
Serum von Institut Pasteur, die Sera vom STÉRIAN und SZILVASY. Die Erfolge
sind keineswegs ermutigend (SZILVASY, WIEDMANN, FISICHELLA, FUNCK). Auch
Meningokokkenserum wurde wegen der biologischen Verwandtschaft zwischen
Gonococcus und Meningococcus oft mit mehr Erfolg als spezifisches Serum verwendet. Wegen der unbefriedigenden Ergebnisse, die möglicherweise nur auf
einer Proteinkörperwirkung beruhen, und der Gefahren der Serumkrankheit hat
die passive Immunisierung keinen weiteren Eingang in die Behandlung gefunden.

Proteinkörpertherapie. Im subakuten und chronischen Stadium der Anhangsentzündung findet auch die Proteinkörpertherapie vielfach Verwendung. Wenn
auch die Mittel, die für diese Behandlung in Betracht kommen, keineswegs immer
eiweißhaltig sind, so werden doch die verschiedenen unspezifischen Injektions-
verfahren vorläufig unter dem obigen Namen zusammengefaßt.

Von den zahlreichen Mitteln, die zu dieser Behandlung herangezogen werden, sollen hier
nur jene angeführt werden, über die größere Erfahrungen vorliegen. Anfangs haben wir
nur *Milch* verwendet, wobei sich zeigte, daß die Kuhmilch stärkere Reaktionen als die Frauen-
milch hervorruft. Da die intravenöse Einverleibung unangenehme Nebenerscheinungen zur
Folge hat, ist nur die intramuskuläre Injektion zu empfehlen. Es werden 10 ccm ab-
gekochte Kuhmilch in die Gesäßmuskulatur 1—2mal wöchentlich gegeben. Wir selbst
haben die Injektionen meist an 3 aufeinanderfolgenden Tagen gemacht und diese Kur auch
ein oder zweimal wiederholt.

Auf die intramuskuläre Einspritzung zeigt sich fast immer eine örtliche Reaktion in
Form eines sich langsam aufsaugenden Infiltrates und oft auch eine Herdreaktion, die sich
in Schmerzen in den erkrankten Anhängen äußert. Als allgemeine Reaktion stellen sich
nach der Injektion Temperatursteigerung, Pulsbeschleunigung, Übelkeit, manchmal auch
Erbrechen, Schwindel und Krankheitsgefühl ein. Diese unangenehmen Nebenerscheinungen werden durch die in der gewöhnlichen sterilisierten Milch enthaltenen abgetöteten
Bakterienleiber, durch die bei der Sterilisation gebildeten Endotoxine und durch echte Pto-
maine als Reststoffe des von den Bakterien abgebauten Milcheiweißes, vielleicht auch durch
Fermente und Salze der Milch hervorgerufen. Bei Reinjektion der Milch spielen wahrscheinlich auch anaphylaktische Erscheinungen eine Rolle.

Obwohl die Heilerfolge mit Milch durchaus befriedigende waren, haben wir später
wegen dieser Nebenwirkungen die keim- und toxinfreie, fabrikmäßig hergestellte Milch-
Eiweißlösung *Aolan* verwendet. Es wurden 10 ccm Aolan intraglutaeal gegeben und die
Injektion bei schwacher oder fehlender Reaktion nach 5—8 Tagen wiederholt. Milch und
Aolan haben wir mit ausgesprochenem Erfolge bei Anhangserkrankungen im subakuten
Stadium der Entzündung und auch bei parametranen Infiltraten angewendet. Von dem
fertigen Milchpräparat *Albasol,* das gleichfalls keine störenden Nebenwirkungen hat, werden
1—5 ccm der 3,5—5% Lösung eingespritzt.

Von der 5% *Caseinlösung* werden 0,5—1 ccm intravenös, 1—5 ccm intramuskulär
an 3 hintereinanderfolgenden Tagen gegeben. Zwischen den einzelnen Reihen zu je 3 Injektionen werden Pausen von 5—6 Tagen gemacht (LINDIG, HIESS und HIRSCHENHAUSER,
GAERTNER u. a.). Die sterile Caseinlösung *Aktoprotein* in Ampullen zu 1,1 ccm wird intramuskulär oder intravenös einverleibt. Wir verwendeten früher vielfach *Caseosan,* das wir
in steigenden Gaben einverleibten, indem wir zuerst 0,1 ccm, dann 0,25, 0,5 und 1 ccm
subcutan injizierten, haben aber wegen der starken Nebenwirkungen dieses Präparat aufgegeben.

Auch eine Verbindung des eiweißhaltigen Casein mit dem eiweißfreien Yatren, einem
wasserlöslichen Jodderivat des Benzolpyridin, wird zur Reiztherapie verwendet. Das
Yatren-Casein stark und schwach in Ampullen zu 1 ccm wird intramuskulär oder intravenös
gegeben. Wir selbst haben dasselbe zweimal wöchentlich und auch das *Gono-Yatren*
in Ampullen zu 2,5 ccm mit steigendem Keimgehalt ungefähr alle 3 Tage intramuskulär
gespritzt und damit deutliche Erfolge gesehen. Auch *Yatren* allein kann in Gaben von 0,05
bis 2 ccm intravenös oder intramuskulär injiziert werden.

Mit Hilfe von hohen *Gono-Yatren*-Gaben wurde von MULZER und KEINING eine „maximale
Fiebertherapie" durchgeführt, bei der die ersten 5 Injektionen in den ersten 5 Tagen, die
weiteren 3 in 2tägigen Abständen intravenös gemacht werden und die Anfangskeimzahl
150 Millionen beträgt. Die Nachprüfungen dieses ziemlich eingreifenden Verfahrens bei
subakuten, noch fieberhaften gonorrhoischen Adnexitiden durch WOLTERECK ergab jedoch
keine raschere Einschmelzung der gonorrhoischen Anhangsgeschwülste.

Von anderer Seite wurde versucht, die Proteinkörpertherapie in Form von intracutanen Injektionen durchzuführen, indem 2—3 Quaddeln am Ober- oder Unterarm angelegt
werden. Während Caseosan und Novoprotin sich infolge der schmerzhaften örtlichen
Reaktion hierfür nicht eignen, wurde Aolan schmerzlos vertragen, hat sich aber trotzdem
nicht einbürgern können.

Das krystallisierte Pflanzeneiweiß *Novoprotin* in Ampullen zu 1,5 ccm wird meist intravenös gespritzt, wobei mit 0,1 begonnen und auf 1 ccm angestiegen wird. Dasselbe bewirkt jedoch starke Reaktionen. *Phlogetan,* das eine aus Zellkernen gewonnene Fraktion
von Abbauprodukten nukleoproteinhaltiger Eiweißkörper darstellt und in ansteigenden
Gaben von 2—5 ccm intramuskulär gegeben wird, ruft nur sehr geringe Allgemeinerscheinungen hervor. Wegen der geringen Reaktionen ist der Gewebsextrakt *Omnadin* sehr beliebt,
von dem wir 2 ccm an einigen Tagen hintereinander oder jeden 2. Tag intramuskulär
geben, ebenso *Stormin.*

Eigenblut, von dem 5—20 ccm der Armvene des Kranken entnommen und sofort intramuskulär in die Gesäßmuskulatur gespritzt werden, stellt ein unschädliches Mittel von Reizbehandlung dar, besonders in solchen Fällen, bei denen Vaccine vermieden werden soll oder
bei denen die Abwehrvorgänge gegen die Infektion angeregt werden sollen (Nourney).
Es weist jedoch keine besonderen Erfolge auf (Egerváry).

In ihrer Wirkung ziemlich gleichwertig sind die eiweißfreien Substanzen, bei denen
nach parenteraler Einverleibung durch Zerfall die Eiweißspaltprodukte erst im Körper entstehen. Von diesen hat sich besonders *Terpentin* eingebürgert. Von Rp. Olei terebinth.
puriss. 2, Eucupin. 0,1, Ol. olivarum 8 werden anfangs jeden 3. bis 4. Tag, später wöchentlich
1mal 0,5 ccm, im ganzen 7—10 Injektionen gemacht (Klingmüller). Da die magistraliter
verschriebenen Präparate schmerzhafte Infiltrate oder Abscesse machen, haben wir nur
Terpichin in sterilen Ampullen zu 1 ccm mit Zusatz von 1% Eucupin oder 0,5 Anaesthesin
in den großen Gesäßmuskel eingespritzt. Während die offene Schleimhautgonorrhöe gar
nicht beeinflußt wurde, konnten wir bei chronischen Anhangserkrankungen Erfolge erzielen.
Da Terpichin keine Leukocytose, sondern eine Leukopenie und keine Beeinflussung der
Senkungsgeschwindigkeit der roten Blutkörperchen, sowie keine besonders rasche Besserung der Anhangserkrankungen hervorruft, wird es in letzter Zeit vielfach als wertlos hin-
gestellt (Heynemann, v. Probstner).

Die Silber- und Farbstoffpräparate, die für die Gonorrhöebehandlung empfohlen wurden,
sind hauptsächlich *Kollargol, Dispargen, Elektrargol, Sanoflavin, Argoflavin, Fulmargin,
Chrysolgan, Methylenblau, Argochrom.* Sie werden meist intravenös bei gleichzeitiger örtlicher
Behandlung gegeben, haben von allem Anfang an bei der Adnexgonorrhöe keine besonderen
Heilungserfolge gebracht (Menzi, Heuck, Franzmeyer u. a.) und zeigen außerdem vielfach
unangenehme Nebenerscheinungen wie Frost, hohes, lang dauerndes Fieber und Venen-
thrombosen, so daß sie bei der Adnexgonorrhöe kaum mehr Anwendung finden.

Es wurde auch versucht, die Heilwirkung durch Massierung der Injektionen 2—3mal
täglich, Steigerung der Gabe bis zu 50 ccm und Häufung der Injektionen auf 5—7 Tage
hintereinander zu steigern (Zieler), ohne daß diese verstärkte Behandlung weitere Anwendung gefunden haben dürfte.

Auch die Pregl-*Lösung* wurde herangezogen, von der 200—400 ccm in Pausen von
1—2 Tagen intravenös eingespritzt wurden. Der Vorteil, daß diese Lösung nur geringe
Allgemein- und Herderscheinungen hervorruft, wird durch das gelegentliche Auftreten
schmerzhafter Thrombosen aufgehoben (Knauer).

Neuerdings wurde auch versucht, durch intravenöse *Calciumbehandlung* die Dauer der
akuten und subakuten Adnexgonorrhöe herabzusetzen. Es werden neben der üblichen
antiphlogistischen Behandlung täglich ein- oder zweimal 10 ccm *Afenil* intravenös gegeben,
wodurch angeblich manchmal die Adnexgonorrhöe rasch geheilt oder die Dauer des akuten
Stadiums von 3—4 Wochen auf 7—12 Tage abgekürzt werden kann (von Kennel, v. Szcily
und Stransky, v. Konrad). Da bei geringen Heilerfolgen schmerzhafte Infiltrate und
Abscesse an der Injektionsstelle auftreten, hat die Calciumbehandlung bisher keine weitere
Verbreitung gefunden (Schönfeld). Auch die intravenöse Injektion einer 20% *Natrium
salicylicum*-Lösung, von der 5—20 ccm dreimal wöchentlich injiziert wurden, scheint die
Adnexgonorrhöe nicht besonders zu beeinflussen (Sachs, Orlov).

In der Annahme, daß das Heilfieber der ausschlaggebende Umstand bei
der Reiztherapie sei, wurde in den letzten Jahren vielfach die *Impfmalaria-*
Behandlung bei der akuten und chronischen Gonorrhöe herangezogen. Die
Überimpfung der Tertiana und Quotidiana erfolgt entweder intravenös von
Arm zu Arm oder subcutan, sobald das zur Hälfte mit 0,5% Natriumcitrat
versetzte Malariablut verschickt werden muß. Es genügen meist 10 Anfälle.
Die Malaria wird dann mit 2 in 24stündiger Pause verabfolgten Salvarsan-
injektionen (Kyrle) coupiert und darauf werden noch 7 Tage lang morgens

nüchtern Spirocidtabletten gegeben. Auch durch je dreimalige Solvochininjektionen am 1. und 3. Tag kann die Malaria verschwinden. Die Dauer der Malaria beträgt ungefähr 16 Tage (SPIETHOFF, RITTER). Ist Provokation notwendig, so können Röntgenreizbestrahlungen der Milz oder Injektionen von Natrium nucleinicum vorgenommen werden. Bei spontanem Erlöschen der Malaria ist Coupierung und nach 3 Wochen Neuimpfung empfehlenswert. Die Kontrolle der Ausheilung geschieht durch Blutbilder und Feststellung der Blutkörperchensenkungsgeschwindigkeit, die während der Malaria ganz besonders erhöht ist und nach der Ausheilung zur Norm zurückkehrt. Zur Behandlung eignen sich besonders chronische Gonorrhöefälle. Gegenanzeigen sind dekompensierte Herzerkrankungen, Tuberkulose, Osteomyelitis, schwere Anämie, vorausgegangene Malariaerkrankung, Diabetes. Innerhalb von 3 Jahren darf eine Malariaimpfung nicht wiederholt werden. WEIGAND erzielte bei Adnexgonorrhöe in 100% Gonokokkenfreiheit, in 50% Heilung und in 40% wesentliche Besserung. Auch SCHERBER, HEUCK und BEYER beobachteten eine aufsaugende Wirkung bei Anhangsgeschwülsten. Beeinflußt werden nur die Gewebsgonokokken, nicht die oberflächlich nistenden. Jedenfalls scheint eine Abkürzung des Krankheitsverlaufes erreicht zu werden. Wir selbst haben uns bisher nicht entschließen können, diese immerhin eingreifende Behandlung durchzuführen, da wir auch mit anderen Verfahren Gonokokken- und Beschwerdefreiheit zu erreichen imstande sind.

Auf Grund einer Statistik von NEVERMANN über 619 Fälle steht HEYNEMANN der Injektionsbehandlung im allgemeinen ablehnend gegenüber, da bei der Einverleibung von Terpentin, Aolan, Milch, Caseosan keine höheren Heilungsziffern erreicht wurden als mit der Wärmebehandlung allein. Wir haben aber doch den Eindruck, daß die parenterale, unspezifische Therapie die örtliche Wärmebehandlung wesentlich unterstützt und die Bildung von Schutzstoffen anregt, wenn unsere Heilerfolge auch weniger günstig erscheinen als mit der Gonokokkenvaccine. Ein gewisser Vorteil jeder Injektionsbehandlung liegt darin, daß die Kranken das Gefühl haben, daß mit ihnen etwas geschieht und sie daher leichter im Bett zu halten sind. Aus einer derartigen Begründung allein darf allerdings die Berechtigung nicht abgeleitet werden. Wir führen die Proteinkörperbehandlung nur bei Anhangsentzündungen durch, bei denen keine Gonokokken in den Sekreten nachgewiesen werden und die Komplementbindungsreaktion negativ ausfällt, oder bei denen eine spezifische Vaccine vermieden werden soll, um die Patientin über die Herkunft ihrer Erkrankung im unklaren zu lassen. Die Proteinkörpertherapie kann im allgemeinen ambulant durchgeführt werden, ist aber besonders bei der Haus- oder Anstaltsbehandlung zur Unterstützung der übrigen Maßnahmen am Platze. Wir verabreichen meist 6—8 intramuskuläre Injektionen von Omnadin, Yatren-Casein oder Stormin, jeden 2. Tag oder wenigstens zweimal wöchentlich gleichzeitig mit Heißluft, Sitzbad, Moorbad oder Diathermie.

Hormonale Behandlung. Die Eigenschaft des Hypophysenvorderlappenhormons auf dem Wege über den Eierstock eine Hyperämie des Genitalapparates hervorzurufen, hat den Versuch nahegelegt, bei den Adnexentzündungen des weiblichen Genitales das übergeordnete, geschlechtsunspezifische Sexualhormon anzuwenden. So wurden durch 10—12 Tage täglich 100 RE Prolan (= 1 Ampulle) intramuskulär gespritzt (ZONDEK, MONTAG, HÜBSCHER). In gleicher Weise fand auch Glanduantin-Richter (GÖCZY) Progynon (OFFERGELD) und Schwangerenserum (HÜBSCHER) Verwendung. Durch das Hypophysenvorderlappenpräparat kann eine nicht sehr hochgradige, aber lange andauernde Hyperämie erzeugt werden. Die Erfolge mit dem Hormon allein sind keine besonders günstigen, mit Diathermie zusammen gute. Jedenfalls ist die Prolantherapie nicht ganz ungefährlich, da wahrscheinlich zwischen Hypophyse und Entstehung von Krebs und kleincystischer Degeneration der Eierstöcke Zusammenhänge bestehen.

Physikalische Behandlung. Außer der Injektionsbehandlung stehen noch jene zahlreichen Hilfsmittel zur Verfügung, die unter dem Namen physikalische Heilmethoden zusammengefaßt werden. Die Auswahl der einzelnen Behandlungsarten hängt von dem Alter des Entzündungsprozesses, dem allgemeinen Gesundheitszustande, der sozialen Lage und mannigfachen äußeren Umständen ab. Jedenfalls soll mit den verschiedenen Behandlungsarten hintereinander gewechselt werden, da bei längerer Anwendung ein Verfahren manchmal unwirksam wird.

Am meisten im Gebrauch ist die *Thermotherapie,* die in der Entziehung von Wärme aus den erkrankten Organen oder in der Zuführung von Wärme an diese besteht. So bewirkt die *Eisbeutelbehandlung* bei frischer gonorrhoischer Anhangsentzündung wahrscheinlich eine Hemmung der Keimvermehrung, eine Verminderung der Keimvirulenz und eine reaktive Hyperämie. Ähnliche Wirkung sollen wiederholte kalte Umschläge oder kalte Scheidenspülung von 5—15⁰ C haben. Wir selbst vermeiden die Kältebehandlung, da sie nach unseren Erfahrungen die Schmerzen in den entzündeten Organen steigert.

Allgemein angewendet wird die *Wärmebehandlung,* bei der durch erwärmte Medien auf der Körperoberfläche oder im Körperinnern hauptsächlich eine vermehrte Blutfülle in den Unterleibsorganen erzeugt wird.

Am bequemsten erfolgt die Wärmezuführung durch Hydrotherapie in Form von *feuchten Packungen* des Unterleibes. Diese werden in der Weise gemacht, daß ein mit seiner Breite von der Magengrube bis zur Schoßfuge reichendes Handtuch in Wasser getaucht, gut ausgedrückt und dann um den Leib gelegt wird. Darüber wird ein undurchlässiger Stoff, besser noch ein Leintuch oder eine Wolldecke herumgeschlagen. Je nachdem ob ein gewöhnlicher oder ein heißer Umschlag gemacht wird, soll die Temperatur des Wassers 16—20⁰ oder 25—45⁰ C betragen. Der Umschlag bleibt im ersten Falle 6—10, im anderen Falle 1—2 Stunden liegen. Eine Verstärkung und Verlängerung der Wirkung ist durch gleichzeitiges Auflegen einer Bauchwärmflasche oder eines Gummithermophors auf den Umschlag zu erreichen.

Um näher an das innere Genitale heranzukommen, werden *heiße Scheidenspülungen* mit Wasser von 28—35⁰ C vorgenommen. Da die äußeren Geschlechtsteile hitzeempfindlich sind, müssen sie mit Fett bestrichen oder besser durch einen Röhrenspiegel, eine Spülbirne oder mit Hilfe eines eigenen Spülapparates, der die Scheide entfaltet, vorgenommen werden. Die Spülungen sollen im Liegen mit erhöhtem Gesäß unter geringem Drucke ausgeführt werden. Sehr wirksam sind auch *Dauerspülungen* mit 10—20 Liter warmen Wassers. Bucura verwendet einen Dauerspülapparat, bei dem tropfenweise zuströmende Flüssigkeit, eine Lösung von 1 : 5000 Kalium hypermanganicum, erst dann aus der Scheide abfließen kann, wenn diese gefüllt und von der Flüssigkeit entfaltet ist.

Bei alten Adnextumoren, Infiltraten im Douglas und Parametritiden kann mit Hilfe des in den Mastdarm eingeführten Arzberger-*Apparates* warmes Wasser durchgespült werden.

Zur Erzeugung einer Hyperämie in den Beckenorganen eignen sich auch warme *Sitzbäder* von 32—40⁰ C. Sie werden in einer Sitzwanne gemacht, die mit 20—25 Liter Wasser gefüllt wird, so daß dieses bis zur Nabelhöhe reicht. Während des Bades, das 20—30 Minuten dauern soll, wird mehrmals heißes Wasser nachgegossen, um das Sitzbad auf gleicher Temperatur zu erhalten. Es wird bei Hausbehandlung am besten jeden zweiten Abend vor dem Schlafengehen genommen, worauf zwecks längeren Andauerns der Beckenwärme der Unterleib in einem Wickel eingeschlagen wird. In der Absicht, durch Erhöhung der Körperwärme die Gonokokken abzutöten, wurden auch sog. *Heißsitzbäder* (Dunker) mit Wasser von 48⁰ C angewendet, ohne daß ein dauerndes Verschwinden der Keime erreicht wurde.

Auch *Vollbäder* wirken bei einer Wasserwärme von 35—37⁰ C nicht nur anregend auf den Stoffwechsel, sondern auch aufsaugend auf die Entzündungsprodukte. Die sog. *Heißvollbäderbehandlung* (Weiss) mit Wassertemperaturen von 45⁰ C bei einer Badedauer von 20 bis 60 Minuten ist gleichfalls zwar imstande, die Temperatur in der Mundhöhle bis auf 42⁰ C zu erhöhen, aber nicht die Gonokokken abzutöten und daher wertlos.

Um die resorption- und stoffwechselfördernde Wirkung der Bäder zu erhöhen, werden diese auch mit *Zusätzen* verabreicht. Als solche werden verschiedene Salze, Solen, Laugen oder Schlamme verwendet. So kommen auf ein Vollbad, dessen Wassermenge 200—300 Liter beträgt, 3—6 kg Steinsalz, 2—3 Liter Mutterlauge, 1 kg Moorsalz oder 2 Liter Moorlauge. Für Badekuren im Hause werden weiters Kochsalz, Haller, Darkauer Jodsalz, Salhumin, Pistyaner Schlamm, Georadium verwendet.

Da die Badezusätze kostspielig sind, eignet sich für ihre Verwendung besser das Sitzbad. Bei demselben sind nur 1—2 kg Steinsalz, 1 Liter Mutterlauge, $^1/_3$ kg Moorsalz oder $^2/_3$ Liter Moorlauge notwendig.

Bei der im Anschluß an eine hartnäckige Anhangsgonorrhöe auftretende Sexualneurasthenie verordnen wir *Halbbäder*, bei denen die Vollbadewanne nur bis zur Hälfte gefüllt ist. Die Anfangstemperatur beträgt 28—34° C. Während die Patientin in der Wanne sitzt oder liegt, werden Übergießungen, Frottierungen des Rumpfes und der Gliedmaßen durch eine Wärterin gemacht. Gleichzeitig wird durch Zuleitung kalten Wassers die Badetemperatur von 30 auf 24° abgekühlt. Nach dem Bade ist neuerliches Abfrottieren und warmes Zudecken notwendig.

Um bei älteren Adnextumoren eine starke Durchwärmung des Unterleibes zu erreichen, lassen wir auch *Breiumschläge* aus abgekochten Leinsamen- oder Hafergrützenmehl machen. Die Breimasse wird zu diesem Zwecke in 2 Säckchen gefüllt, damit die Kataplasmen gewechselt werden können. Heiße Sandsäcke erfüllen den gleichen Zweck. Am bequemsten sind die *Gummithermophore* mit Salzfüllung, da sich dieselben der Körperform gut anpassen. Auch *elektrisch heizbare Wärmflaschen* oder *Wärmdecken* werden angewendet. Weiters sind verschiedene *Scheidenthermophore* angegeben. Beim *Pelvitherm* wirkt ein elektrisches Wärmkissen von den Bauchdecken und ein elektrisch wärmbarer Metallstab von der Scheide aus, dessen Erwärmung genau dosierbar ist.

Sehr viel im Gebrauch sind die verschiedenen *Heißluftapparate*. Die mit Spiritus oder Gas geheizten Apparate sind heute außer Gebrauch, und es werden nur mehr die elektrisch geheizten Kästen verwendet, bei denen die Wärme bequem zu regeln ist. Es wird meist mit einer Temperatur von 60° und einer Behandlungsdauer von 10 Minuten angefangen und bei den folgenden Bestrahlungen auf 100° und 45 Minuten angestiegen. Diese trockene Wärmebehandlung, die meist jeden 2. Tag durchgeführt wird, wirkt besonders gut auf flüssige Exsudate. Die trockene Wärme kann auch mittels elektrisch geheizter Scheidenbirne nach FLATAU oder durch die Scheidenheizlampe nach SEITZ verabfolgt werden. Dabei ist jedoch Vorsicht notwendig, da es leicht zu Schädigungen der Scheidenschleimhaut kommen kann.

Lichttherapie. Für gynäkologische Zwecke kommen auch die Ultrarotlichtstrahlen in Form von *Rumpflichtbädern* mit Kohlenfadenlampe in Betracht, bei denen außer der photochemischen Wirkung besonders die Erwärmung im elektrischen Kasten resorptionsfördernd wirkt. Eine unmittelbare Einwirkung auf die inneren Geschlechtsorgane kann durch die *Vaginalbelichtungslampen* nach WINTZ oder ENGELMANN erreicht werden, die aber wegen der Umständlichkeit der Apparatur nur in Anstalten Anwendung finden. Die ultravioletten Lichtstrahlen werden bei den *Quarz-Quecksilberdampflampen* nicht nur auf die Hautoberfläche, sondern auch in der Scheide angewendet. Einerseits in Form der künstlichen Höhensonne, andererseits in Form stabförmiger Ansatzstücke für die Scheide (KROMAYER-*Lampe*, *Ultrasonne*-LANDEKER u. a.). Der Wert der Lichtbehandlung bei chronischen Entzündungen beruht außer auf Licht- und Wärmewirkung auch auf Anregung des Stoffwechsels, Blutneubildung und damit Hebung des Allgemeinbefindens.

Diathermie. Während bei den bisher angeführten Wärmekörpern die schlechte Wärmeleitung der Gewebe eine Durchwärmung der tiefer gelegenen Unterleibsorgane verhindert, kann bei der Diathermie, welche die Energie niedergespannter, hochfrequenter Wechselströme von 1—3 Ampère in Widerstandswärme umsetzt, die Erwärmung auch tiefgelegener Gewebsschichten erreicht werden, da die Haut der Durchleitung dieser Ströme keinen großen Widerstand entgegensetzt. Bei der Thermopenetration des kleinen Beckens unterscheidet man eine äußere und innere Diathermie. Bei der äußeren Diathermie werden die Bleiplattenelektroden je nach der Lage des erkrankten Organs an verschiedenen Stellen des Leibes angelegt, die größere Platte unter dem Kreuz, die andere kleinere über der Schoßfuge *(abdomino-sacrale Diathermie)*, oder bei beiderseitigen Anhangsgeschwülsten die beiden anderen Elektroden vorne seitlich auf den

Unterbauch. Die Bleiplatten werden durch Kissen und Sandsäcke an den Leib angeschmiegt. Man beginnt mit $^1/_2$—1 Ampère und steigt nach 5 Minuten auf 1,5—2 Ampère. Eine Kur besteht aus ungefähr 10—20 Sitzungen von 10—30—40 Minuten Dauer. Um eine stärkere Bestrahlung von einseitig erkrankten Adnexen zu erreichen, werden die plattenförmigen Elektroden auf Kreuz und Unterbauch der erkrankten Seite und gleichzeitig eine stab- oder eiförmige Elektrode in die Scheide gelegt *(abdomino-sacro-vaginale Diathermie)*. Damit der Stromkegel bei beiderseitiger Adnexerkrankung noch ausgiebiger trifft, können die äußeren indifferenten Platten auch auf die Hüften aufgelegt werden *(coxo-vaginale Diathermie)*, oder noch besser kann nach dem Vorschlag von Kowarschik und Keitler an Stelle der äußeren Platten eine 20 cm breite und 120 cm lange *Gürtelelektrode* um das Becken gelegt werden. Mit der Vaginalelektrode zusammen ergibt sich dann eine gleichzeitige Durchwärmung des ganzen kleinen Beckens. Wenn der Adnextumor im Douglas liegt oder eine Parametritis posterior oder ein Douglasexsudat behandelt werden soll, so kann eine Platte auf den Unterbauch und eine plattenförmige Elektrode in den Mastdarm *(recto-abdominale Diathermie)* eine bessere Wirkung erzielen.

Bei Anwendung von Vaginal- und Rectalelektroden ist eine gewisse Vorsicht, genauere Dosierung, Achtung auf richtige Lage der Elektroden angezeigt. Frische gonorrhoische Prozesse eignen sich keinesfalls für die Diathermie, da durch die Sekretvermehrung infolge der Bestrahlung die Entzündung neuerlich aufflackert, Schmerzen, Fieber und oft auch Blutung eintreten. Es soll daher stets mit Bestrahlungen von geringer Stromstärke und kurzer Dauer begonnen werden. Die Diathermie ist demnach bei akuter Adnexentzündung, bei Neigung zu Genitalblutungen, Schwangerschaft und schweren tuberkulösen Lungenerkrankungen verboten.

Über die Diathermiebehandlung chronischer Anhangsgonorrhöe liegen heute zahlreiche Arbeiten vor (Kowarschik, Guthmann, Putten, Ostermann u. a.). Ihre Anwendung gehört heute zur Behandlung der chronischen weiblichen Gonorrhöe. Sie ist oft allein imstande, Adnextumoren zum Verschwinden zu bringen oder kann die Vaccinetherapie bei der Schutzstoffaktivierung wirksamst unterstützen. Durch die ausgiebige, anhaltende Durchwärmung des Beckens werden infolge erhöhten Zellstoffwechsels die Entzündungsprodukte rascher aufgesaugt und infolge der besseren Durchblutung die Schmerzen vermindert. Wegen der Fähigkeit, die antibakteriellen Kräfte in den Geweben zu steigern, verwenden wir die Diathermie ebenso wie die Proteinkörpertherapie vor der Operation alter eitriger Adnextumoren, um den Eingriff ungefährlicher zu gestalten.

Die *Kurzwellentherapie* nach Stieböck, bei der unter Verwendung der Hertzschen Strahlung Sender und Behandlungskreis räumlich getrennt sind, wird neuestens auch bei Adnexentzündung, Cerviticis und Schwellung der Sakrouterinbänder verwendet. Über sichere Ergebnisse kann noch nicht berichtet werden.

Balneotherapie. Da die ambulatorische Durchführung konservativer Behandlung infolge der Ablenkung durch häusliche Arbeit, Beruf, gesellschaftliche Verpflichtungen häufig auf Schwierigkeiten stößt, werden bei chronischen Anhangserkrankungen vielfach *Badekuren* in Naturheilbädern verordnet, bei denen neben den besonderen Kurmitteln auch die Luft- und Diätveränderung, die Ausschaltung schädlicher psychischer Einflüsse und die Möglichkeit, nur der Gesundheit zu leben, eine große Rolle spielt. In Badeorte dürfen aber nur jene Kranke geschickt werden, bei denen nach längerer Vorbehandlung die frischeren Entzündungserscheinungen abgeklungen sind, da sich sonst Rezidive einstellen können.

Die Kurmittel in derartigen Badeorten bestehen hauptsächlich in Voll-, Halb- oder Sitzbädern, in Umschlägen mit Badewasser oder Badeschlamm, ferner in Scheidenspülungen mit dem Quellenwasser und manchmal auch in Trinkkuren. An erster Stelle stehen die *Moorbäder* (Franzensbad, Elster, Tatzmannsdorf u. a.), deren besondere Wirkung darauf beruht, daß das feuchte Moor ein geringeres Wärmeleitungsvermögen und eine höhere spezifische Wärme als das warme Wasser besitzt. Infolge dieses schlechten Leitungsvermögens werden Moorbäder um einige Grade höher vertragen als Wasserbäder, und infolge der eigenen Wärme des feuchten Moores wird die Wärme länger als im gleichwarmen Wasser gehalten. Außerdem wird durch die Tätigkeit der blutbildenden Organe der Blutkreislauf angeregt, ein chemischer Hautreiz ausgeübt und der allgemeine Stoffwechsel gefördert. Nicht unwesentlich ist auch die mechanische Wirkung durch das Schwergewicht des Moorbreies, indem durch die Kompression der Blutkreislauf beschleunigt und dadurch die Resorption angeregt wird. Die Imprägnation der Haut mit Salzen und Säuren hat eine Reizwirkung in diesem Organ und damit eine Art Proteinkörperwirkung zur Folge. Zur Verwendung kommen hauptsächlich vegetabilische Moore, Eisen- und Schwefelmoore. Neben *Moorvollbädern* werden vielfach *Halb-* und *Sitzbäder* angewendet, deren Temperatur 35—46⁰ C und deren Dauer 20—30 Minuten beträgt. Bei *Moorumschlägen* werden noch wesentlich höhere Temperaturen, ungefähr 40—55⁰, gut vertragen. Die Moorbäder und Umschläge werden im allgemeinen 2—3mal wöchentlich verordnet. Eine Badekur besteht aus ungefähr 17—21 Bädern. Um näher an die entzündeten Geschlechtsteile mit den Wärmemitteln heranzukommen, werden mit Hilfe von Birnen warme Scheidenspülungen mit Mineralwasser von 35—36⁰ C gemacht. Auf derartige Moorbadekuren hin treten häufig Herd- und Allgemeinreaktionen auf, die sich in Schmerzen an der Stelle der erkrankten Anhänge, Temperaturanstieg, Abgeschlagenheit und manchmal Gliederschmerzen äußern. Gegenanzeigen gegen Moorbäder geben besonders organische Herzkrankheiten und Lungentuberkulose. Da die Moorbadekur anstrengend ist und bei zu häufigen Gebrauch der Bäder auf den Entzündungsprozeß schädlich wirkt, darf sie nur mit ärztlicher Aufsicht vorgenommen werden. Bei Ermüdungserscheinungen sind Ruhetage oder zur Anregung der Herztätigkeit Kohlensäurebäder einzuschalten. Im Anschluß an eine Moorbadekur soll 1—2 Wochen Land- oder Gebirgsaufenthalt verordnet werden.

Besser als die vielfach angewendeten künstlichen Kohlensäurebäder wirken die natürlichen *kohlensäurehaltigen Stahlquellen,* die besonders an solchen Orten vorkommen, an denen sich auch eisenhaltiger Moor vorfindet. Die Kohlensäurebäder werden bei einer Temperatur von 30—35⁰ durch ungefähr 15 Minuten gebraucht.

Ähnlich wie die Moorbäder wirken die *Schwefelschlamm-* und *Fangobäder.* Ihr Schlamm wird besonders zu Packungen verwendet, indem er mit heißem Wasser zu einem Brei gerührt wird, der in einer Dicke von 3—5 cm, auf Leinwand aufgestrichen und bei einer Temperatur von 48—56⁰ auf den Unterleib gelegt wird. Eine darübergeschlagene Wolldecke oder ein Gummistoff hält die Wärme fest. Die *Schwefelthermen* werden zu Bädern mit einer Temperatur von 33—36⁰ durch ¹/₂ Stunde genommen.

Die natürlichen *Kochsalzthermen* und *Solen* (Ischl, Kreuznach, Baden-Baden u. a.) wirken nicht nur aufsaugend auf die Entzündungsprodukte, sondern beeinflussen auch den Stoffwechsel, das Nervensystem und die blutbildenden Organe im günstigen Sinne. Bei derartigen Kuren werden außer Mutterlaugensitzbädern von ungefähr 36⁰ C häufig auch Scheidenspülungen mit Sole gegeben.

Gute resorptionsfördernde Wirkung kommt *Jodbädern* (Hall, Darkau, Tölz) und *Meerbädern* zu. Letztere verordnen wir gern bei blutarmen Frauen mit chronischen Adnextumoren, da sie auch den Stoffwechsel und das Allgemeinbefinden günstig beeinflussen.

Bei chronisch entzündlichen Anhangserkrankungen werden neben den Bädern und Packungen nicht selten *Trinkkuren* verordnet, die derivatorisch auf den Darmkanal wirken, wodurch die Blutgefäße des Unterleibes entlastet werden, und gleichzeitig die oft vorhandene, schädliche Stuhlträgheit bekämpft wird. Für Trinkkuren werden besonders glaubersalzhaltige Bitterwasser, Schwefelquellen und viele andere Wässer verwendet. Auch Inhalation von Radiumemanation, die neben Spülungen und Trinkkur verordnet wird, soll bei chronischen Anhangsentzündungen von günstiger Wirkung sein.

Die Bäder und Packungen können natürlich auch außerhalb der Orte ihres Vorkommens gemacht werden und gelangen zu diesem Zweck vielfach zur Verschickung. Ihre Zubereitung ist jedoch im Haushalt ziemlich umständlich und nur in hydrotherapeutischen Instituten bequem durchführbar.

Massage, Belastung. Bei chronisch entzündlichen Veränderungen der weiblichen Genitalorgane und pelviperitonitischen Adhäsionen wurde früher vielfach die *Massage* durchgeführt, die in der bimanuellen Knetung der verdickten entzündlichen Gebärmutteranhänge zur Erzeugung der Hyperämie und Auspressung von Gewebssäften, sowie in der Dehnung und Zerreißung von peritonealen Verwachsungen besteht. Wir selbst führen sie überhaupt nicht aus, da durch diese Behandlung die Entzündungsvorgänge meist wieder aufflackern, die Verwachsungen zwischen den mühsam gelösten Organen sich später wieder bilden und die Frauen meist hochgradig nervös werden. Die *Belastungsbehandlung* hat nur bei größeren entzündlichen und im Douglas gelegenen Anhangsgeschwülsten eine Berechtigung. Sie besteht darin, daß in das hintere Scheidengewölbe ein Kolpeurynter eingeführt wird, der durch einen angesetzten Schlauch und Trichter mit Quecksilber gefüllt wird. Der Ballon wird anfangs mit einem halben Kilogramm (= 35 ccm), später mit 1 kg (= 70 ccm) Quecksilber gefüllt. Zur Erzeugung eines Gegendruckes wird auf die Bauchdecken ein Beutel aufgelegt, in dem bei den ersten Sitzungen 1 kg, später 2 kg Sand gefüllt werden. Um eine Gegenwirkung beider Gewichte zu erreichen, wird die Belastung in Beckenhochlagerung durchgeführt. Eine Sitzung dauert 1—4—6 Stunden. Durch den gleichmäßig ausgeübten Druck wird ein Auspressen des Gewebesaftes, eine vermehrte örtliche Blutfülle und eine zeitweilige Ruhigstellung erreicht.

Strahlenbehandlung. Für die gonorrhoische Anhangserkrankung hat in den letzten Jahren die Strahlenbehandlung eine gewisse Bedeutung erlangt. Je nachdem, ob diese eine innersekretorische, blutgerinnungsfördernde oder follikelschädigende Wirkung hervorrufen soll, werden verschiedene Verfahren angewendet. Da es sich bei den gonorrhoischen Erkrankungen meist um jüngere Frauen handelt, wurde zur Bekämpfung starker, atypischer Blutungen mit Umgehung des Eierstockes die *Milzbestrahlung* (Stephan) vorgeschlagen. In Seitenlage werden auf die Milz durch ein Feld von 6 : 8 cm Größe mit Hilfe eines Symmetrieapparates mit Coolidge-Röhre bei einer Spannung von 19000 Volt 10—12% der Hauteinheitsdosis verabfolgt. Gefiltert wird mit 0,7 mm Zink und 3 mm Aluminium, der Fokushautabstand beträgt 23 cm. Sobald nach 2mal 24 Stunden keine Wirkung eintritt, werden 20% der Hauteinheitsdosis gegeben. Nach den Erfahrungen der Frauenkliniken in Halle, Hamburg und Tübingen kommt die Blutung durch die Milzbestrahlung nur in ungefähr der Hälfte der Fälle zum Stehen (Nürnberger, Heynemann, Vogt), während an der Frankfurter und Münchener Klinik wesentlich bessere Ergebnisse erzielt werden (Wolmershäuser und Eufinger, Seitz u. a.).

Mit der *Bestrahlung der Leber* (Borak, Tichy) und der *Hypophyse* (Hofbauer, Werner) werden bei entzündlichen Anhangserkrankungen meist keine sicheren oder länger dauernden Erfolge erzielt.

Mehr Anwendung findet die *direkte Bestrahlung* der erkrankten Gebärmutteranhänge, wobei vor allem durch Schädigung des Follikelapparates die verstärkte Menstrualblutung verringert, zeitlich oder dauernd aufgehoben werden soll, da diese die Frauen schwächt und das Aufsteigen der Gonorrhöe fördert. Weiters soll eine Schrumpfung des erkrankten Gewebes und damit ein Rückgang der entzündlichen Geschwulst und schließlich eine schmerzstillende Wirkung auf die bei der Adnexerkrankung häufig vorkommende Dysmenorrhöe herbeigeführt werden. Die von Eymer, Menge u. a. eingeführte direkte Adnexbestrahlung beruht demnach in erster Linie auf der Empfindlichkeit des Eierstockes gegenüber Röntgenstrahlen, indem besonders der wachsende und reifende Follikel sehr empfindlich ist, während die Primordialfollikel weniger empfindlich und die Corpus luteum-Zellen ziemlich widerstandsfähig sind. Als Folge der schwächeren oder stärkeren Strahlenwirkung kommt es zu einer mehr oder weniger ausgesprochenen Entartung der Eier, zum Zerfall der Epithelien oder auch zur Nekrose derselben. Je nach der verabfolgten Strahlenmenge ist demnach die Wirkung verschieden.

Bei der *Schwachbestrahlung* der gonorrhoischen Adnexe werden nur 8—12% der Hauteinheitsdosis verabfolgt. Es werden jedoch nur in kaum der Hälfte der Fälle Erfolge erzielt (Schoenholz, Zuralski, Baer). Bei der akuten Entzündung besteht außerdem die Gefahr, daß der Entzündungsprozeß neu aufflackert oder atypische Blutungen auftreten.

Auch die *Halbseitenkastration*, bei der nur ein Eierstock bestrahlt wird, bewirkt nur selten eine dauernde Verringerung der Blutung und einen sicheren Erfolg (Mansfeld, Pape).

Bei der *zeitweiligen Kastration* werden zur Ausschaltung der Ovulation (Enteiung) 25—28% der Hauteinheitsdosis 2 Felder von vorne mit anatomischem Tubus, 2 Felder von hinten mit viereckigem, anatomischem Tubus verabfolgt. Als Anzeige gelten chronische und subakute Anhangsentzündung mit unregelmäßigen und starken Regelblutungen und Dysmenorrhöe. Akute gonorrhoische Entzündungen gelten als Gegenanzeige. Die Röntgenbestrahlung soll nur zur Unterstützung der übrigen konservativen Behandlung dienen (SEITZ, WINTZ, FREUDENBERGER, VAN DE VELDE u. a.). Bei der zeitweiligen Kastration tritt die Regel meist noch 2—4mal auf. Die Zeitdauer der Amenorrhöe ist unsicher und kann 6 Monate bis $1^1/_2$ Jahre und mehr andauern. Manchmal tritt sie überhaupt nicht ein. So erzielte SCHOENHOLZ bei 25 Fällen 11mal Aufhören, 14mal ein- bis mehrmalige Wiederkehr der Regel und 5 Versager. SEITZ berichtet über 380 Fälle, bei denen ein Großfeld vom Bauch aus gegeben wurde und die Haut 15—20% der Hauteinheitsdosis, die Beckentiefe 4—6% der Hauteinheitsdosis erhielt. Mit $^1/_6$—$^1/_8$ Kastrationsdosis wurden 79% günstig beeinflußt.

Bei der *starken Kastrationsbestrahlung* werden 35% der Hauteinheitsdosis und mehr entweder in einer Sitzung oder durch Bestrahlung an 3 folgenden Tagen oder schonender in Teilsitzungen mit 2—3wöchigen Zwischenzeiten gegeben (SEITZ, FREUND u. a.). Bei der Bestrahlung in einer Sitzung mit der Volldosis tritt fast immer nach 4—6 Wochen eine dauernde Amenorrhöe ein, nachdem die Menstruation noch 1—2mal aufgetreten ist. Bei der verzettelten, auf mehrere Wochen verteilten Röntgenbestrahlung zeigt sich die Amenorrhöe meist erst nach 4—8 Monaten oder tritt manchmal gar nicht ein. In ungefähr 8% tritt die Regel nach Jahren wieder auf.

An der Erlanger Klinik wird in der Annahme, daß die Eierstockstätigkeit den Heilungsverlauf hemme, die Kastration in allen jenen Fällen entzündlicher Adnexerkrankung durchgeführt, die sich nach längerer Behandlung refraktär verhalten. So erzielte FLASKAMP in der Hälfte seiner Fälle Heilung. Die Amenorrhöe dauert oft 3 Monate bis 3 Jahre und geht in einzelnen Fällen in die Menopause über.

WAGNER kommt es mehr auf die schmerzstillende Wirkung und den Rückgang der entzündlichen Schwellung als auf den Eintritt der Amenorrhöe an. Seine Technik ist folgende: Symmetrieinstrumentarium, COOLIDGE-Röhre 90000 Volt Spannung, 3 Milliampere Röhrenstrom. Fokushautabstand individualisiert zwischen 23 cm und 30 cm. Manchmal 3 mm Aluminiumfilter, manchmal 0,5 Zink. Je nach der Größe des Tumors Feldgröße: anatomischer Tubus manchmal 6×8, manchmal 12×16; $^1/_3$ (33%) bis $^1/_2$ (50%) der Hauteinheitsdosis auf die Haut. Tiefendosis 8—20%. Manchmal Wiederholung in 14 Tagen bis 4 Wochen. Bei sehr großen Adnextumoren und gonorrhoischer Pelviperitonitis ein Fernfeld über den ganzen Bauch, 50 cm Fokushautabstand, Zinkfilter $^1/_3$ der Hauteinheitsdosis. Auch nach dieser Bestrahlung treten in vereinzelten Fällen länger dauernde und verstärkte Regeln oder auch atypische Blutungen auf, die jedoch durch Styptica gestillt werden können.

An Stelle der Röntgenstrahlen wurde auch *Radium* oder *Mesothorium* zur Kastration verwendet, wobei der Träger entweder in das hintere Scheidengewölbe (vaginale Bestrahlung) oder in die Gebärmutterhöhle (cervicale, corporale Bestrahlung) eingelegt wird. Meist werden dazu 300—2000 mg-Stunden verabreicht (KELLY, DONALDSON). Bei vaginaler Anwendung besteht, abgesehen von der unsicheren Wirkung, die Gefahr der Schädigung von Mastdarm, Scheide oder Blase, bei cervicaler Einführung infolge der Erweiterung des Halskanales die Möglichkeit der Mischinfektion. So wurde nach intracervicalen Radiumeinlagen bei Myomblutung trotz strengster Asepsis Salpingitis purulenta, Peritonitis diffusa oder Sepsis beobachtet (V. SEUFFERT).

Wir lehnen bei den entzündlichen Anhangserkrankungen wegen der Unsicherheit der Dosierung und Wirkung sowohl die Röntgen- als auch die Radiumbestrahlung ab. Für die Kastrationsbestrahlung besteht keine triftige Anzeige, da die atypischen Blutungen, die keineswegs immer ovariell, sondern häufig endometran bedingt sind, auch auf styptische Medikamente zurückgehen. Ebenso kann der Rückgang der entzündlichen Adnexschwellung und die Schmerzstillung durch andere weniger eingreifende Verfahren ohne Schwierigkeit erreicht werden. Von einer gonokokkentötenden Wirkung der Röntgenstrahlen kann überhaupt keine Rede sein. Die Röntgenkastrationsbestrahlung von Frauen im geschlechtsreifen Alter muß daher bei Adnexgonorrhöe als ein verstümmelnder Eingriff betrachtet werden, da er nicht nur unbeabsichtigte Ausfallserscheinungen, sondern möglicherweise auch Schädigungen allfälliger Nachkommenschaft zur Folge haben kann.

Operative Behandlung. Die *frische Anhangsgonorrhöe* macht so gut wie niemals eine operative Behandlung nötig, indem die Gonokokken kaum je eine Ausschwemmung in die freie Bauchhöhle erfahren oder die Organwandung durchbrechen. Der Vorschlag von Bourne und Abraham, bei leichten Fällen von akuter, eitriger Salpingitis von einem Bauchschnitt aus eine Salpingotomie oder Salpingostomie mit Drainage der Bauchhöhle auszuführen, dürfte vereinzelt dastehen. Diese Frühoperation soll nicht den Zweck haben, die Eileiterinfektion und -entzündung zu beseitigen, da die Gonokokken im oberen Genitalabschnitt ohnedies nur kurz am Leben bleiben, sondern nur die Folgezustände nach der Infektion, Verschluß und Sackbildung der Eileiter, Eierstockabsceß, Verklebung dieser Organe mit Gebärmutter, Beckenbauchfell, Darm und Netz, sowie Lageveränderungen beseitigen.

Auch die *chronische Anhangserkrankung,* bei der die Gonokokken meist schon verschwunden sind und andere nachträglich eingewanderte Keime die Entzündung unterhalten, kann durch konservative Maßnahmen meist soweit gebessert werden, daß die Beschwerden von seiten der gedehnten Organwandung oder der pelviperitonitischen Adhäsionen erträglich werden. Der Entschluß zu einem verstümmelnden Eingriff bei den chronischen Anhangsentzündungen ist besonders dadurch erschwert, daß die Mehrzahl der an den Folgeerscheinungen der Gonorrhöe erkrankten Frauen im geschlechtsreifen Alter steht. Es gilt daher allgemein als Regel, konservativ zu behandeln und, falls wegen andauernder Beschwerden ein Eingriff unvermeidlich erscheint, möglichst spät zu operieren. Dieser Grundsatz ist vor allem deshalb angezeigt, weil die tastbare Schwellung, die übrigens manchmal nur durch ein rasch schwindendes, intraperitoneales Exsudat in der Nachbarschaft der Anhänge verursacht ist, und der Schmerz, der außer durch die Organschädigung vielfach auch durch die begleitende Sexualneurose bedingt ist, allmählich ganz zurückgehen. Eine zu früh durchgeführte Operation birgt weiters die Gefahr in sich, daß in den zurückbleibenden Genitalabschnitten noch Gonokokken oder andere Keime virulent bleiben, die den Entzündungsvorgang und damit die Beschwerden weiter unterhalten, wodurch dann bei genitalneurotischen Frauen manchmal nach kurzer Zeit eine neuerliche Operation notwendig erscheint. Eine radikale Operation ist allerdings imstande, die Gefahr der entzündlichen Rezidive zu umgehen, hat aber oft unangenehme Ausfallserscheinungen oder psychische Depression der Kranken infolge der Verstümmelung zur Folge.

Aus diesen Gründen herrscht heute allgemeine Übereinstimmung darüber, daß die Operation auch bei alten, entzündlichen Anhangserkrankungen erst nach langer konservativer Behandlung vorzunehmen sei. Nur wenn trotz monate- oder jahrelanger konservativer Maßnahmen die Beschwerden noch andauern, der Tumor nicht zurückgeht oder die Gefahr eines Durchbruches in die Nachbarschaft besteht, darf die Operation der chronischen Anhangserkrankung in Erwägung gezogen werden, da nur dann eine Gewähr vorhanden ist, daß nicht zurückbleibende Keime durch die Operation neuerdings giftig werden oder später infolge anderer Schädigungen die Entzündung neu aufflackern lassen.

Die Feststellung, daß die pathogenen Keime in den Geschlechtsteilen nicht mehr giftig oder vorhanden sind, ist nicht immer ohne weiteres möglich. In erster Linie geben die Anamnese, wiederholte Temperaturmessungen, Prüfung der Organempfindlichkeit bei mehrmaliger Untersuchung und längere Beobachtung einen Aufschluß, ob die Entzündung abgeklungen ist. Auch die Leukocytenzählung und Blutkörperchensenkungsreaktion kann uns hier fördern, indem einerseits keine wesentliche Leukocytose und andererseits eine Senkungsdauer von über 1 Stunde für das Abgeklungensein der Entzündung sprechen. Letztere Prüfung hat insofern einen bedingten Wert, als beschleunigte Senkung auch durch Anämie und Schwangerschaft hervorgerufen werden kann. Schließlich kann der negative Ausfall der Komplementablenkungsreaktion einen sicheren Hinweis auf das Erloschensein der Infektion geben. Auch die Vaccinediagnostik und die Diathermierung kann einen Anhaltspunkt geben, indem das Ausbleiben jeder stärkeren Reaktion für das Fehlen von virulenten Keimen spricht.

Allgemeingültige *Richtlinien* für die Operation können nicht aufgestellt werden, da die Verhältnisse fast in jedem Falle verschieden liegen. Im allgemeinen muß in den meisten Fällen dem Bauchschnitt vor dem Eingehen von der Scheide aus der Vorzug gegeben werden, da die Lösung der Darm- und Netzverwachsungen von oben her übersichtlicher vor sich geht und nicht selten Beziehungen zum Wurmfortsatz bestehen, besonders aber, da beim Bauchschnitt eher organerhaltend operiert werden kann. In vielen Fällen, besonders bei großen Pyosalpingen oder Pyovarien, werden die Patientinnen vor der Operation durch Injektion von Proteinkörpern und Vaccinen, durch Bettruhe, feuchte Wickel, Heißluft oder Diathermie erst vorbehandelt und operationsreif gemacht. Durch diese Vorbehandlung werden die Operationserfolge auch bei eitrigen Adnextumoren ausgezeichnete.

Welche inneren Geschlechtsteile entfernt werden müssen, um ein entzündliches Rezidiv zu vermeiden, läßt sich erst bei offener Bauchhöhle und häufig erst nach präparatorischer Durchtrennung von Netz- und Darmverwachsungen, sowie nach Ablösung der Anhänge von der Hinterwand des breiten Mutterbandes und der Gebärmutter feststellen. Bei Lösung fester Verwachsungen kann es zum Einreißen einer Pyosalpinx oder eines Eierstockabscesses und damit zum Austritt von Eiter kommen. Manchmal kann der Eiter auch bei unversehrten Anhängen aus einem peritubaren oder periovariellen, zwischen Darm und herabgezogenem Netz eingekapselten, intraperitonealen Absceß stammen. Sobald der Fall lange vorbehandelt ist, Bauchdecken und Därme durch Spatel und Kompressen genügend geschützt sind und der Eiter rasch abgetupft wird, hat ein derartiger Eiterabfluß keine ernste Bedeutung. Nachdem die Gebärmutteranhänge von allen Verwachsungen gelöst und zur Darstellung gebracht sind, kann erst entschieden werden, ob und in welchem Ausmaße konservativ vorgegangen werden darf. In ganz leichten Fällen, die allerdings nur ausnahmsweise wegen starker Beschwerden oder Behebung der Sterilität zur Operation kommen, kann mit kleinen Eingriffen an den Eileitern mit Aussicht auf einen Dauererfolg das Auslangen gefunden werden. Sobald der Eileiter nur in seinem distalen Anteile verändert ist und die Möglichkeit einer Empfängnis angestrebt wird, kann sich der Eingriff auf *Resektion des Eileiters* im Gesunden beschränken. Dabei wird der uterine Anteil des Eileiters durch eine Catgutligatur unterbunden, nach deren Auflösung der Eileiterstumpf durchgängig bleibt. Diese Eileiterabkappung wird meist nach vorheriger oder gleichzeitiger

Durchblasung ausgeführt. Die einfache Catgutabbindung ist jedenfalls mehr erfolgversprechend als die früher geübte Stomatoplastik mit Umstechungsnähten des Eileiterstumpfes, da von den zurückbleibenden Fäden reaktive, umschriebene Entzündungen ausgehen können.

Sobald die Veränderungen des Eileiters jedoch schwerere sind oder der zurückgebliebene Eileiterstumpf nicht durchgängig ist, wird zur Vermeidung der Gefahr eines entzündlichen Rezidivs besser die *Salpingektomie* mit Excision des isthmischen Eileiteranteiles durchgeführt. Die keilförmige Ausschneidung bis in die Gebärmuttermuskulatur hinein ist notwendig, da bei der früher geübten einfachen Unterbindung und Abtragung des Eileiters nahe dem Gebärmutterhorn leicht Stumpfexsudate entstehen. Die Aussichten nach konservierenden Operationen — diese sind Lösung der Adhäsionen, Salpingostomie, Tubenresektion, einseitige Salpingektomie — sind im allgemeinen nicht so schlechte, da in ungefähr 20% noch Schwangerschaft eintritt (Geller, Rupp, Hübscher).

Die Operation einer Pyosalpinx oder eines Pyovars kann dringend werden, sobald der Eitersack infolge Usur der Wandung platzt, wobei es sich meist um Misch- oder Sekundärinfektion mit pyogenen Keimen handelt und dann eine allgemeine Bauchfellentzündung entsteht. Auch hier ist nach Möglichkeit die einseitige Salpingektomie mit oder ohne abdominale Drainage oder bei Doppelseitigkeit die Totalexstirpation des Uterus mit vaginaler Drainage die Operation der Wahl, sobald dies der Zustand der Patientin noch gestattet.

In der Absicht, ein entzündliches Rezidiv am abgebundenen und peritonealisierten Tubenstumpf zu vermeiden, werden in schweren Fällen die Eileiter samt dem Gebärmuttergrund nach der Technik von Beuttner und Blair Bell exstirpiert. Die Erfolge der *beiderseitigen Salpingektomie mit transversaler fundaler Keilexcision der Gebärmutter* sind im allgemeinen günstige, wenn sie auch infolge der Gefahr von Nachblutungen aus der Gebärmutterwunde eine freilich geringe Sterblichkeit aufweisen. Jedenfalls kann nach dieser Operation eine gründliche Behandlung einer allenfalls noch vorhandenen Gebärmuttergonorrhöe durchgeführt werden. Die Operation erübrigt sich jedoch meist, wenn man erst nach langer konservativer Vorbehandlung die Frage der operativen Behandlung aufwirft.

Neuestens wurde vorgeschlagen, in geeigneten Ausnahmefällen nur das entzündlich veränderte, isthmische Stück des sonst durchgängigen Eileiters zu exstirpieren und den lateralen Eileiterteil in die Gebärmutter einzupflanzen, ohne daß nach den bisherigen Berichten dadurch besondere Aussichten für eine spätere Befruchtung bestehen. Wir selbst haben nur 2 derartige Fälle operiert, ohne nachher Schwangerschaft zu beobachten.

Sobald ein Ovarialabsceß vorliegt, ist die Mitentfernung des erkrankten Eierstockes notwendig. Bei beiderseitigem Eierstockabsceß oder schwerer entzündlicher Veränderung des Eierstockgewebes soll auf der einen Seite nach Möglichkeit die Eierstockresektion ausgeführt werden, um ein noch funktionierendes Stück Eierstockgewebe und damit die Menstruation zu erhalten.

In der Absicht, nicht nur die Regel, sondern auch die Empfängnis zu ermöglichen, wurde auch die *Einpflanzung des* am Ligamentum ovarii hängenden *Eierstockes* oder *eines freien Eierstockstückes* in die Gebärmutter nach Tuffier-Estes versucht. Letztere hat jedenfalls wenig Aussichten auf Einheilung. Pavlik hat nach Adnexabtragung bei 11 Frauen ein Stück Eierstock frei in die Gebärmutter und bei 5 Frauen ein Stück Eierstock gestielt nach Estes in die Gebärmutter transplantiert. Alle Frauen menstruierten weiter. Von den 5 Frauen der zweiten Reihe wurde 1 Frau 7 Monate später schwanger, erlitt aber eine Fehlgeburt im 2. Monat.

Neuerdings wird wieder die schon seinerzeit von Lawson Tait empfohlene Belassung des Uterus bei der notwendigen vollständigen Entfernung der Adnexe empfohlen. Michon und Labry konnten bei 11 derartig operierten jungen Frauen die Wiederkehr der Menstruation in mehr oder weniger langen Zwischenräumen feststellen. Möglicherweise ist die Erhaltung der Menstruation in diesen Fällen mit dem Zurückbleiben von kleinsten Eierstockresten oder auch durch die Ersatztätigkeit einer anderen innersekretorischen Drüse oder mit dem rhythmischen Reiz des vegetativen Nervensystems als Folge vorhergegangener rhythmischer Erregungen zu erklären. Klimakterische Beschwerden traten so gut wie nie auf. Das Empfindungsleben blieb im allgemeinen nach der Kastration unverändert. Trotz dieser Möglichkeit, bei Exstirpation der Adnexe durch Belassung der Gebärmutter manchmal die Menstruation für einige Zeit zu erhalten, ist es jedenfalls richtiger bei der notwendigen Entfernung beider Anhänge auch den Uterus mitzunehmen, da an der Abtragungsstelle der Anhänge nicht selten Stumpfbeschwerden auftreten, und die Bedeutung vereinzelter uteriner Blutungen keine große ist.

Die *supravaginale Amputation*, die wir auch sonst nur sehr selten ausführen, ist bei entzündlicher Erkrankung des Uterus und der Adnexe erst recht nicht angezeigt, da der zurückbleibende Cervicalkatarrh noch weiterhin Beschwerden oder Seidenfäden Stumpfexsudate mit langwierigen Eiterungen hervorrufen können.

Bei Frauen nahe dem Wechsel oder bei jüngeren Frauen, bei denen häufig entzündliche Rezidiven auftreten oder eine konservative Behandlung nicht durchführbar erscheint, wird am besten die *Totalexstirpation der Gebärmutter mit ihren Anhängen* vorgenommen. Bei jüngeren Frauen soll jedoch nach Möglichkeit ein ganzer Eierstock oder wenigstens ein Rest desselben erhalten werden. Der zurückbleibende Eierstockrest muß jedoch einwandfrei gesund sein, da er sonst manchmal nach kurzer Zeit cystische Degeneration zeigen kann, die eine zweite Operation notwendig macht. Diese cystische Degeneration dürfte darauf zurückzuführen sein, daß nach Ausfall der innersekretorischen Tätigkeit des größten Teiles der Eierstockdrüse und Überfunktion des Hypophysenvorderlappens eine überstürzte Reifung der Follikel stattfindet, die infolge verdickter Albuginea nicht platzen können und cystisch degenerieren (Baer).

Bei jenen chronisch entzündlichen Anhangsgeschwülsten, bei denen wir wegen des höheren Alters der Patientin oder einer gleichzeitig vorhandenen neoplastischen Gebärmuttergeschwulst von vornherein entschlossen sind, den Uterus mitzuentfernen, kann auch die *vaginale Panhysterektomie* wenn möglich mit Belassung eines Eierstockes oder eines Eierstockrestes durchgeführt werden. Voraussetzung für eine gute Zugänglichkeit bei dieser Operation ist eine weite Scheide oder ein Scheiden-Dammschnitt und besonders keine allzu schweren Verwachsungen der Tumoren mit Darm und Netz. Letztere Komplikation ist jedoch vor der Operation selten richtig abzuschätzen, woraus sich von selbst die Einschränkung ergibt, nur die im kleinen Becken liegenden Adnextumoren vaginal zu operieren.

Große, von den Anhängen ausgehende, im Douglas liegende Eitersäcke von der Scheide aus zu eröffnen, ist immer ohne Erfolg, da es sich sowohl bei der Pyosalpinx als beim Corpus luteum-Absceß immer um einen Pseudoabsceß handelt, nach dessen Eröffnung die Höhle weiter Eiter absondert.

Bei chronischer adhäsiver Beckenbauchfellentzündung mit Retrofixation der Gebärmutter und Anlötung der Anhänge im Douglas wird manchmal eine operative, *abdominale* oder *vaginale Antefixation der Gebärmutter* nach Lösung der Anhänge aus den Verwachsungen durchzuführen sein, um die Kreuzschmerzen und anderen Beschwerden zu beheben oder eine Empfängnis zu ermöglichen.

Selbstverständlich dürfen derartige Operationen nur bei vollständig abgeklungener Entzündung gemacht werden und nachdem Lumbago, Rheumatismus, Enteroptose, Senkrumpf, Spondyloarthritis als Ursache der Kreuzschmerzen auszuschließen sind. Der Vorschlag von LIEGNER, die Antefixation
der retrovertierten Gebärmutter auch bei frischeren Fällen auszuführen, um
dem Gebärmuttersekret bessere Abschlußbedingung zu schaffen, ist jedenfalls
abzulehnen.

Da die Gonokokken bei der Anhangsgonorrhöe kaum je das kleine Becken
überschreiten und fast immer nur eine umschriebene Exsudation hervorrufen,
kommt es kaum je zu einer ausgebreiteten gonorrhoischen Bauchfellentzündung.
Sobald eine auf die freie Bauchhöhle sich erstreckende Entzündung nach
dem Beginn im kleinen Becken mit großer Wahrscheinlichkeit als gonorrhoisch aufzufassen ist, kann vorerst ruhig abgewartet werden. Treten jedoch
bedrohliche Erscheinungen wie Blutdrucksenkung, beträchtliche Pulsbeschleunigung, starke Bauchdeckenspannung und Meteorismus auf, so soll die *Bauchhöhle
geöffnet* werden, da dieselben Erscheinungen auch durch die Aussaat von pyogenen
Keimen, durch die Ruptur eines Eitersackes oder einer ektopischen Schwangerschaft verursacht sein können. Gonokokkennachweis im Eiter, Abfließen von
Eiter aus den geschwollenen Eileitern geben den Hinweis auf die Herkunft
der allgemeinen Bauchfellentzündung. Auch Geruchlosigkeit des Eiters und
Fehlen von Adhäsionsbildung sollen für Gonorrhöe sprechen. Bei sichergestellter
gonorrhoischer Peritoniits diffusa kann sich der Eingriff auf Austupfen des
Eiters mit vollständigem Verschluß der Bauchhöhle beschränken (ALBRECHT).
Falls perisalpingitische oder periovarielle gonorrhoische Abscesse vorliegen,
können diese bei Erhaltung des ganzen Genitales durch einen MIKULICZ-Beutel
gegen die freie Bauchhöhle zu abgeschlossen (BONNET, BRÖSE, TIXIER) oder
auch nur mit Gummiröhren durch die Bauchdecken drainiert werden (BERTRAND
und CARCASSONE). Abdominale Drainage ist unserer Meinung nach jedoch
nur dann angezeigt, wenn nicht der größte Teil des Exsudates entfernt werden
kann, und besonders dann, wenn bei der Operation eine Organfläche zurückbleibt, die weiterhin Eiter absondern kann. Große und alte Pyosalpinxsäcke
sollen gelegentlich der Peritonitisoperation stets entfernt werden, da die Gefahr
des Wiederaufflackerns der Entzündung und der Ruptur besteht.

Bezüglich der Technik der einzelnen Operationen wird auf die Lehrbücher
der operativen Gynäkologie verwiesen.

Einfluß der Gonorrhöe auf die Fortpflanzungstätigkeit.

Sterilität. *Ursachen.* Die Gonorrhöe kann sowohl beim Mann als bei der
Frau eine ursächliche Rolle für das Zustandekommen einer Sterilität spielen,
wurde jedoch früher vielfach in ihrer Bedeutung überschätzt. NOEGGERATH,
der als erster 1872 auf die Bedeutung der Trippererkrankung für die Unfruchtbarkeit der Frau hingewiesen hat, fand unter 81 Ehen, in denen der Ehemann
einmal eine Gonorrhöe durchgemacht hatte, 74% steril. Auch MENGE stellte
bei der Hälfte der sterilen Ehen Gonorrhöe des Mannes oder der Frau fest.
Nach neueren Untersuchungen (BUMM, STRECKER, FREUND) dagegen sind ungefähr 20—25% der sterilen Ehen auf Gonorrhöe zurückzuführen. Es kommt
daher der Gonorrhöe keineswegs eine so große Bedeutung als Ursache für die
Sterilität zu. So traten bei 25 gonorrhoischen Frauen in 44% (BODNAR), bei
159 gonorrhoischen Adnextumoren in 19,1% (HOBBE) Schwangerschaft ein.
Jedenfalls spielen entzündliche Anhangserkrankungen septischen oder saprophytischen Ursprunges nach Geburt oder Fehlgeburt oder nach Appendicitis
bei der Sterilität auch eine bedeutende Rolle. Ferner ist auf den genitalen

Infantilismûs hinzuweisen, indem bei Hypoplasie der Gebärmutter die Empfängnis dadurch erschwert ist, daß die Rohrleitung der weiblichen Geschlechtsteile nicht genügend erweiterungsfähig und nachgiebig ist, daß nicht genügend
für den Ei- und Samentransport notwendige Flüssigkeit aus Vorhof, Gebärmutterhals und Eileiterschleimhaut im geeigneten Augenblick abgesondert wird, daß
der Cervixschleim hier ungenügend oder gar nicht ausgestoßen wird. Auch
zu starker Säuregehalt der Scheide schädigt die Spermatozoen. Die letzteren
behalten bei geringer saurer Reaktion des Scheideninhaltes und bei geringer
Vermengung der alkalischen Samenflüssigkeit mit dem sauren Scheideninhalt
länger ihre Beweglichkeit. Eine weitere Rolle spielen *hormonale Störungen*.
Hier ist auf die häufige Tatsache hinzuweisen, daß fettleibige Frauen, bei denen
eine Insuffizienz des Eierstockes und der Hypophyse anzunehmen ist, schwerer
empfangen. Von geringer Bedeutung sind Störungen der Libido und der Sexual-
psyche für die Sterilität.

Die *weibliche Sterilität* kann sowohl mit akuten Krankheitszuständen der
Gonorrhöe als auch mit Folgeerscheinungen derselben in ursächlichem Zusammenhange stehen. Die *Erkrankungen der unteren Genitalabschnitte* sind jedenfalls
kaum von Bedeutung. Die Erschwerung des Geschlechtsverkehrs bei der akuten
Vulvitis und *Kolpitis* oder bei ausgedehnten, geschwulstartigen spitzen *Kondylomen* an den äußeren Geschlechtsteilen ist meist nur unbedeutend und stets
vorübergehend. Eine chemische Schädigung der Spermatozoen und mechanische
Störung der Spermatozoenwanderung kommt möglicherweise durch die *abnorme
Beschaffenheit des Scheideninhaltes* bei akuter Gebärmuttergonorrhöe und durch
das *reichliche Abfließen des schleimig-eitrigen Cervixsekretes* zustande. Allerdings
ist wenigstens bei der akuten Gonorrhöe der Scheideninhalt meist neutral oder
alkalisch, welche Reaktion der Lebhaftigkeit und Beweglichkeit der Spermatozoen eher förderlich ist. Wenn auch die Eiansiedlung in der *gonorrhoisch
erkrankten Funktionalisschicht der Corpusschleimhaut* während einiger Menstrua-
tionszyklen erschwert sein mag, so ist wahrscheinlich bei der chronischen,
unkomplizierten Corpusgonorrhöe die Empfängnis und Einnistung möglich, da
die chronische Endometritis corporis nie über die ganze Corpusschleimhaut
ausgedehnt ist, sondern nur herdweise auftritt. Nach BUMM soll die Eieinbettung
an den gesunden Stellen des gonorrhoisch erkrankten Endometriums stattfinden. Die allfällig noch vorhandenen Gonokokken sollen im Laufe der
Schwangerschaft nach Verklebung von Decidua vera und capsularis verschwinden
oder erst nach der Geburt wieder frei werden. Seit den Untersuchungen
SCHRÖDERS über den Ablauf der Endometritis haben sich die Ansichten über
die Nidationsmöglichkeit des befruchteten Eies in der gonorrhoisch erkrankten
Gebärmutterschleimhaut wesentlich geändert. Demnach besteht infolge der
menstruellen Abstoßung der oberen Schichten eine infektiöse Corpusgonorrhöe
überhaupt nur einige Wochen hindurch, so daß das befruchtete Ei sich stets
in einer normalen Schleimhaut ansiedeln kann, da diese bei der chronischen
Gonorrhöe bereits wieder gesund ist. Daß trotz bestehender Gonorrhöe der
unteren Genitalabschnitte nicht so selten Schwangerschaft eintritt, geht aus
der verhältnismäßig großen Häufigkeit der Gonorrhöe in der Schwangerschaft
hervor, die in den Gebäranstalten mit 8—25% angegeben wird.

Von größerer Bedeutung für das Zustandekommen der Unfruchtbarkeit
ist die in Eileiter, Eierstock und Beckenbauchfell *aufgestiegene Gonorrhöe*, da
diese eine Störung der Eibildung und der Eileitung zur Folge haben kann. Die
Perioophoritis adhaesiva kann durch Verwachsungen an der Eierstocksoberfläche
das Platzen der Follikel verhindern oder Eichen, die frei geworden sind, in ihrer
Wanderung stören. Wenn der Follikelsprung ausbleibt, so kann die fortwährende
Follikelwirkung zu einer Proliferation und glandulären Hyperplasie der Gebär-

mutterschleimhaut führen. Bei dieser ovariellen Sterilität kommt es entweder
überhaupt nicht zur Ovulation oder, wenn es dazu kommt, so ist die Einbettung
des befruchteten Eies in der drüsenreichen, stark durchblutenden Gebärmutterschleimhaut gefährdet.

Die häufigste Ursache für die dauernde Sterilität ist die *Salpingitis* und
Perisalpingitis chronica. Durch endosalpingitische Veränderungen, Verklebung
und Verwachsung der Schleimhautfalten, Verlust der Flimmerhaare kann die
Eiförderung vom Fimbrienende zur Gebärmutterhöhle gestört und die Vereinigung von Samen und Eichen verhindert werden. Auch das Zusammentreffen
von Ei und Sperma mit dem zell- und toxinreichen entzündlichen Exsudat in
der Eileiterlichtung kann sicherlich die Befruchtung verhindern. Weiters
können *mesosalpingitische, leukocytäre Infiltration* und *Bindegewebsneubildung*
wahrscheinlich die für den Eitransport notwendige Peristaltik der Eileiter
herabsetzen oder aufheben. Sowohl endosalpingitische Verklebung als auch
perisalpingitische Verwachsungen am Fimbrienende können zum vollständigen
Tubenverschluß führen. Selbstverständlich ist für das Zusammenkommen der
Sterilität eine beiderseitige Eilitererkrankung Voraussetzung. Die gonorrhoische
Infektion führt jedoch infolge ihrer flächenhaften Ausbreitung fast immer zu
einer doppelseitigen Erkrankung der Eileiter. Immerhin sind Fälle bekannt,
wo nach beiderseitigem Verschluß die Eileiter wieder wegsam wurden. Die
älteren Mitteilungen des Schrifttums (Aulhorn, Thaler, Peham und Keitler,
Gradl, Arnold, Ottow, Strecker, Frist u. a.) sind insofern unverläßlich,
da die Diagnose auf entzündliche Anhangsgeschwulst nur auf Grund des Tast-
befundes gemacht wurde, der keinen ganz sicheren Aufschluß über die tatsächliche Mitbeteiligung der Eileiter an der Erkrankung gibt, indem manchmal
perisalpingitische Exsudate, Stränge oder vergrößerte, kleincystisch veränderte
Eierstöcke eine Eileitergeschwulst vortäuschen können. Herrmanns sah bei
einem Falle der Breslauer Frauenklinik, wo aus beiden Tumoren gonokokkenhaltiger Eiter angesaugt worden war, Schwangerschaft eintreten. Beobachtungen
über Schwangerschaft nach doppelseitigem Eileiterverschluß werden erst in
Hinkunft auf gesicherterer Grundlage stehen, da in neuerer Zeit bei Sterilität
die Eileiterdurchblasung vorgenommen wird. Wir selbst konnten bei Salpingitis
chronica bilateralis mit vorher negativem Ausfall der Pertubation nach konservativer Behandlung Schwangerschaft eintreten sehen. G. A. Wagner
beobachtete nach Salpingoneostomie wegen doppelseitiger Saktosalpinx Geburt.

Vielfach wird die von Noeggerath zuerst ausführlich beschriebene *Einkindersterilität* auf die Gonorrhöe zurückgeführt. Wenn trotz Bestehens einer
Gonorrhöe im unteren Genitalabschnitt Schwängerung eintritt oder die Ansteckung erst während der Schwangerschaft erfolgt, so kommt es fast immer
zum ungestörten Austragen und zum regelrechten Ablauf der Geburt. Nach
Entleerung der Gebärmutter jedoch kann es im Wochenbett zum Aufsteigen
der Ansteckung in die Eileiter kommen, ohne daß auffallende klinische Erscheinungen im Wochenbett vorhanden sind. Wenn jedoch nach einer derartigen
Erkrankung keine weiteren Schwangerschaften mehr eintreten, so sprechen
wir von einer Einkindersterilität. Die Bedeutung der Gonorrhöe für diese
wurde früher jedenfalls bedeutend überschätzt, da das Ausbleiben einer zweiten
Schwängerung vielfach durch septische oder saprophytische Infektion nach
Geburt, Fehlgeburt und Appendicitis infolge ausgedehnter Dammrisse, Scheiden-
senkung, Cervixrisse oder Lageveränderungen der Gebärmutter verursacht wird.
Insbesondere ist die kriminelle Unterbrechung der Schwangerschaft eine der
häufigsten Veranlassungen zur septischen Infektion des Genitales. Allerdings
ist die Fortpflanzungsfähigkeit nach der septischen Wochenbettsinfektion
weniger dauernd gestört, da hier die Wundkeime auf dem Wege der Blut- und

Lymphbahn meist in das Beckenzellgewebe eindringen und die Adnexe häufig nur einseitig befallen. Daß eine in der Kindheit erworbene *Vulvovaginitis gonorrhoica* bei der Erwachsenen im Wochenbett ascendieren und dadurch zur Sterilität führen kann, wurde nur vereinzelt (VOGT) beobachtet.

Auch für das Zustandekommen der *Bauchhöhlenschwangerschaft* wird die ascendierte Gonorrhöe verantwortlich gemacht (OPITZ, WERTH, MICHOLITSCH, R. MEYER, HOEHNE, MARESCH u. a.). Der Nachweis von Gonokokken im schwangeren Eileiter wurde nur einmal erbracht (HITSCHMANN). Die Wanderung des Eies vom Eierstock zum Eileiter wird durch pelviperitonitische Adhäsionen verlangsamt. Ferner kann die Eileitung vom Fimbrienende zur uterinen Tubenmündung durch Schädigung des Flimmerepithels, Verhinderung der Muskelperistaltik infolge der chronisch entzündlichen Veränderung der Eileiterwandung verzögert oder gar aufgehoben werden, sobald sich das stets im Eileiter zu befruchtende Ei in einer durch verwachsene Schleimhautfalten oder nach einem ausgeheilten Wandabsceß gebildeten Gang verfängt (HOEHNE). Der Umstand, daß die Gonorrhöe meist beide Anhänge befällt und die Eileiterschwangerschaft nicht selten später auch im zweiten Eileiter auftritt, könnte bis zu einem gewissen Grad einen Hinweis auf die Bedeutung der Eileitergonorrhöe für das Zustandekommen einer ektopischen Schwangerschaft geben. Jedenfalls sind aber neben der Gonorrhöe auch Entzündungen anderer Herkunft nach Geburt, Abortus, Appendicitis oder Tuberkulose und besonders gewisse angeborene Bildungsanomalien des Eileiters von Bedeutung.

Diagnose. Die Diagnose der Sterilität wird im allgemeinen dann gestellt, wenn trotz fortgesetzten, regelmäßigen Geschlechtsverkehrs nach 5 oder wenigstens 3 Jahren keine Empfängnis erfolgt ist. Bei der Klarstellung der Ursache ist eine genaue Anamnese mit besonderer Berücksichtigung entzündlicher Erkrankungen im Unterleib zu erheben und weiters eine eingehende Untersuchung beider Ehegatten notwendig. Es werden sich häufig gleichzeitig mehrere Umstände ergeben, die für das Zustandekommen der Unfruchtbarkeit bei der Frau verantwortlich gemacht werden können. Es ist dabei besonders auf den *Infantilismus* der Genitalien, *angeborene Lageanomalien, pathologische Anteflexio oder Retroflexio uteri, Enge des inneren Muttermundes, Mißbildungen, Störungen des endokrinen Systems* wie *Fettsucht, Chlorose, Basedow, ovarielle Insuffizienz* mit pathologischem Scheideninhalt oder Ausbleiben des Follikelsprunges, *glanduläre Hyperplasie des Endometriums* infolge fortwährender Follikelwirkung (NÜRNBERGER), auf *Tuberkulose*, vorausgegangene *Appendicitis, nervöse Störungen* beim Geschlechtsverkehr, besonders aber auf *chronisch entzündliche Veränderungen* der *Adnexe* zu achten.

Die *bimanuelle Untersuchung* des Genitales muß daher sehr eingehend sein und in unklaren Fällen wiederholt oder auch in Narkose durchgeführt werden. Bei genauer Untersuchung werden oft mehrere Störungen in Betracht gezogen werden müssen, z. B. eine leichte Salpingitis chronica und eine Hypoplasia uteri, was nicht verwunderlich ist, da gerade beim Infantilismus der Gebärmutter und des Eileiters die Gonorrhöe leichter in die Tube aufsteigt.

Vor dem Durchblasungsversuch oder einem anderen Eingriffe an der Frau verlangen wir die *Prüfung des Mannes auf seine Zeugungsfähigkeit*. Diese kann allenfalls unterlassen werden, sobald die Frau früher einmal durch denselben Mann geschwängert wurde. Abgesehen von schweren funktionellen Potenzstörungen, spielt hier vorwiegend nur die Frage eine Rolle, ob der Samen lebende Spermatozoen enthält oder nicht. Die Gewinnung des Spermas geschieht am zweckmäßigsten durch Coitus condomatus. Das Ejaculat wird im Kondom vor Kälte geschützt und möglichst bald untersucht, am bequemsten in einem Laboratorium. Die Untersuchung des Mannes selbst auf Erscheinungen einer vorausgegangenen Gonorrhöe, insbesondere auf Epididymitis, erfolgt am besten durch einen Andrologen. Erst nach eingehender Untersuchung darf die Diagnose auf Sterilität ausgesprochen werden, doch ist diese, soweit sie die Frau betrifft, nie als endgültige zu bezeichnen, da sonst leicht das eheliche Glück oder die Lebensfreude der Frau zerstört werden kann, und da schließlich entgegen dem ärztlichen Gutachten überraschenderweise doch manchmal nach längerer Zeit Befruchtung vorkommt. Von der Gonorrhöe als Ursache der Unfruchtbarkeit gegenüber dem Beteiligten zu sprechen, dürfte in den meisten Fällen am besten ganz unterlassen werden.

Behandlung. Erst nachdem die Zeugungsfähigkeit des Mannes einwandfrei festgestellt ist, darf der meist undankbare Versuch unternommen werden, die

Empfängnisfähigkeit bei der Frau wiederherzustellen. Hier soll nur kurz auf jene Verfahren eingegangen werden, die gegen die Folgeerscheinungen der Gonorrhöe gerichtet sind. Selbstverständlich bedarf ein Cervicalkatarrh oder auch eine Erosion der Portio einer eingehenden, oft lange dauernden, örtlichen und allgemeinen Behandlung. Die durch die Pelviperitonitis chronica adhaesiva hervorgerufene Retroflexioversio uteri fixata wird sehr häufig als Ursache der Sterilität beschuldigt, obwohl der meist gleichzeitig vorhandene Eileiterverschluß die Sterilität bedingt. Die Laparotomie bezweckt hierbei oft die Lageverbesserung der Gebärmutter durch ante- oder ventrofixierende Operationen, obwohl die alte Behauptung, daß Retroflexio allein Sterilität verursache, heute nicht mehr zu Recht besteht. In der Annahme, neuerliche Adhäsionen verhindern zu können, wird von mancher Seite nach derartigen Operationen Kochsalzlösung in die Bauchhöhle eingegossen (RIECK). Das Hauptgebiet für die Sterilitätsbehandlung bilden die Folgezustände nach der entzündlichen Eileitererkrankung, die in Verlegung der Lichtung und Verschluß des Fimbrienendes bestehen. Resorbierende Maßnahmen, Vaccination oder Proteinkörperbehandlung können die Exsudatreste manchmal zum Verschwinden bringen. Der Tubenverschluß gilt jedoch als ein sehr selten zu beseitigendes Hindernis für die Empfängnis. Sicher gelingt es ausnahmsweise durch einmalige oder wiederholte Durchblasung, die Eileiter durchgängig zu machen. Wir selbst konnten in einem derartigen Fall Schwangerschaft beobachten. Andererseits verfügen wir über Fälle, bei denen der Eileiter sich nach der Durchblasung während oder kurz nach der Operation als durchgängig erwies, um dann später wieder undurchgängig zu werden. Aber auch bei Eileitern, die durchgängig geblieben sind, und sonst scheinbar gesunden Geschlechtsorganen kommt es nicht zur Empfängnis, da die Eileiterdurchgängigkeit allein sicher nicht die einzige Vorbedingung für die Empfängnis ist. Die operative Behandlung des Tubenverschlusses, die *Salpingostomie* oder *Salpingoneostomie*, besteht in der Lösung der eingestülpten Fimbrien mit der Schere oder in der Abkappung des kolbig aufgetriebenen Eileiterendes und in Durchschneidung des Eileiters im seitlichen Drittel zwischen zwei Catgutligaturen mittels Schere oder Thermokauters (NÜRNBERGER, HALBAN). Die Salpingostomie hat jedoch viele Versager, da trotz derselben die Wanderkrankung des Eileiters bestehen bleibt oder sich neuerdings perisalpingitische Adhäsionen bilden. Sie kann aber auch Gefahren zur Folge haben, sobald der Eileiter noch giftige Keime beherbergt, die nach seiner Eröffnung eine umschriebene Bauchfellentzündung hervorrufen können. Auch die anderen, neuen plastischen Verfahren wie *Einpflanzung eines Eileiterstumpfes nach Resektion oder eines Eierstockes in die Gebärmutterhöhle* haben das Problem der operativen Sterilitätsbehandlung noch wenig gefördert (KIPARSKI, SELLHEIM, TOPUSE).

Für die Prüfung der Eileiter auf ihre Durchgängigkeit wird vielfach die *Durchblasung* oder *Pertubation* herangezogen. Diese besteht in der Einblasung von Luft oder Kohlensäure von der Gebärmutter aus durch die Eileiter in die Bauchhöhle, also in der Anlegung eines *peruterinen Pneumoperitoneums*. Zu diesem Zwecke stehen die Apparate nach RUBIN oder SELLHEIM zur Verfügung. Ein an die Apparatur angeschlossenes Manometer zeigt das Eindringen von Luft in die Bauchhöhle oder deren Behinderung an. Außerdem ist die Eileiterdurchgängigkeit durch das *Phrenicussymptom* zu erkennen, das sich durch einen Schulterschmerz bei Anwesenheit von Luft unterhalb des Zwerchfelles äußert. Wenn dieses Zeichen bei Anwesenheit von Luft in der Bauchhöhle auch fast regelmäßig auftritt, so ist es doch für die ausschließliche Verwertung zu subjektiv. Der Nachweis des Pneumoperitoneums kann auch unter dem Röntgenschirm erfolgen, welches Verfahren für praktische Zwecke jedoch zu umständlich ist.

Der Durchblasungsversuch kann falsche Ergebnisse aufweisen, wenn der Conus des Gebärmutterkatheters die Uterushöhle nicht dicht abschließt. Die Durchblasung ist jedenfalls im Intermenstruum vorzunehmen, da der sonst durchgängige Eileiter im Prämenstruum vorübergehend undurchgängig sein kann, (L. SEITZ) und darf keinesfalls bei Zeichen einer noch frischeren Salpingitis durchgeführt werden, weil ein Aufflackern der Entzündung eintreten kann. Ein positiver Ausfall spricht bei richtiger Versuchsanordnung mit Sicherheit für die Durchgängigkeit der Eileiter, ein negatives Ergebnis schließt die Durchgängigkeit jedoch nicht ganz aus. Die Hysterosalpingographie lehnen wir für die Durchgängigkeitsprüfung der Eileiter wegen ihrer Gefahren ab.

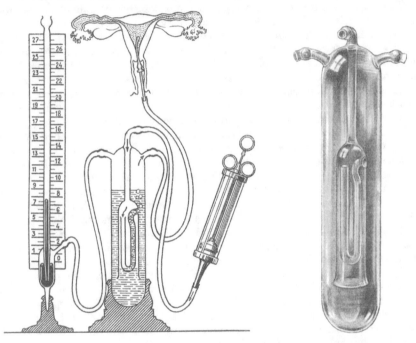

Abb. 45 und 46. Durchblasungsapparat. Rechts Volumeter mit eingebauter Glasglocke.

Zur Aufklärung des Konzeptionshindernisses kann weiters die *Laparotomie* in Betracht kommen, wobei jedoch gleichfalls Atresien des Eileiterrohres und Verschluß des Ostium uterinum eines normal aussehenden Eileiters verborgen bleiben können. Um derartige Anomalien aufzudecken, nehmen wir bei offener Bauchhöhle die Pertubation vor. Zu demselben Zwecke kann auch eine sterile Carminlösung in die Corpushöhle eingespritzt werden, die bei Durchgängigkeit des Eileiters am Fimbrienende ausfließt.

Verlauf der Gonorrhöe in der Schwangerschaft. Die Angaben über die *Häufigkeit* der Gonorrhöe in der Schwangerschaft sind infolge der diagnostischen Schwierigkeiten sehr auseinandergehend. So schwanken die Zahlen in den Gebäranstalten zwischen 0,2 und 25% (HOLLAND, SEITZ, NOLTE, BODNAR), so daß sich eine Durchschnittszahl von 13,5% ergibt. Seit dem Ausbau der Gonokokkenkomplementablenkungsreaktion besteht bei systematischer Untersuchung der Schwangeren in den großen Entbindungsanstalten die Möglichkeit, fast alle Fälle latenter Gonorrhöe zu erkennen. So konnte BRANDSTRUP unter 2000 Schwangeren in 13% eine positive Reaktion ermitteln. Die Gonorrhöe in der Schwangerschaft

muß jedoch noch häufiger vorkommen, da ein Viertel der chronischen Urethritis-
und Cervicitisfälle, sowie viele Fälle von gonorrhoischer Salpingitis keine Reaktion
geben, sobald die Schleimhaut nur oberflächlich erkrankt ist. Bei Berücksichtigung dieses Umstandes kann die Zahl der Gonokokkenträgerinnen bei der
Geburt mit 15—20% angenommen werden. Diese Zahlen entsprechen den
Werten, die Krönig, Sänger und Burchard durch bakteriologische Untersuchung an kleinem Material gefunden haben.

Die Schwangerschaft ist jedenfalls imstande, den gonorrhoischen Infektionsprozeß zu beeinflussen, indem die Schwangerschaftsveränderungen die Gewebe
für das Eindringen der Gonokokken geeigneter machen. Im übrigen verläuft
die Tripperansteckung bei Schwangeren nicht wesentlich anders als im nichtschwangeren Zustande. Eine vor der Schwangerschaft erworbene latente
Gonorrhöe kann auch während derselben latent bleiben. Häufig jedoch kommt
es zur Vermehrung des Ausflusses aus der Cervix, zur Erosion der aufgelockerten
Muttermundslippen, zur Kolpitis simplex oder granularis oder zu spitzen Kondylomen an der Vulva und Vagina. Infolge der Auflockerung des Epithels in der
Schwangerschaft und der venösen Hyperämie kann es, wenn auch nur sehr
ausnahmsweise, zur Ansiedlung von Gonokokken auf oder in dem Scheidenepithel, also zu einer echten *Kolpitis gonorrhoica*, kommen.

Die *Kolpitis granularis*, die sowohl bei nichtschwangeren als auch besonders
bei schwangeren Frauen beobachtet wird, wurde früher vielfach als eine gonorrhoische Erkrankung der Scheidenwand aufgefaßt. Weiss konnte in 10% der
Geburten Kolpitis granularis feststellen, von denen aber sicher die Hälfte mit
Gonorrhöe nichts zu tun hatte. Der Nachweis der Gonokokken gelang sogar
nur in 21% dieser Fälle. Die Kolpitis granularis ist daher (s. o.) ebenso
wie die spitzen Kondylome höchstens als eine paragonorrhoische Gewebser-
krankung (Menge) aufzufassen, da sie im allgemeinen nur eine entzündliche
Reaktion des Schleimhautpapillarkörpers auf den Reiz irgendwelcher Sekrete,
also eine Reizvaginitis, ist, wobei vielleicht eine lymphatische Disposition der
Scheide angenommen werden kann. Prüfungen des Scheideninhaltes bei
schwangeren und nichtschwangeren, mit Gonorrhöe behafteten Frauen auf
Reaktion und Reinheitsgrad ergeben, daß während der Schwangerschaft der
Selbstschutz der Scheide besonders ausgeprägt ist, da auch bei sicher nachgewiesener Gonorrhöe die Normalacidität und die gewöhnliche Bakterienflora
des Scheideninhaltes sich nur sehr selten verändern.

Das Aufsteigen des gonorrhoischen Prozesses scheint dagegen in der Schwangerschaft eher behindert zu sein, obwohl in den ersten Monaten dazu Gelegenheit
wäre, solange Decidua vera und Decidua reflexa noch nicht miteinander verwachsen sind. Kommt es bei bestehender Schwangerschaft zu einer frischen
Infektion, so beschränkt sich dieselbe während der Schwangerschaft auf die
Cervix, und es kommt zu keinem Aufsteigen in die Adnexe. Nicht selten ist zu
beobachten, daß Reste entzündlicher Veränderungen im Verlaufe der Schwangerschaft vollkommen verschwinden, wobei wahrscheinlich die Schwangerschafts-
hyperämie der Beckenorgane heilend wirkt.

Was dagegen den *Einfluß der Gonorrhöe auf den Ablauf der Schwangerschaft*
betrifft, so scheint ihr keine besondere Bedeutung zuzukommen. Bei chronischer
Gonorrhöe ist eine Schwängerung nur dann möglich, sobald die Anhänge gesund
sind und die Gonorrhöe nur auf den Gebärmutterhals beschränkt ist. Durch
eine Corpusgonorrhöe kann infolge der raschen Abheilung die Eieinnistung
höchstens vorübergehend behindert werden. Falls es gleichzeitig zu Empfängnis und aufsteigender gonorrhoischer Infektion der Gebärmutterschleimhaut
kommt, wobei die Gonokokken mit den Spermatozoen einwandern, kann es
bei ausgedehnter entzündlicher Schleimhautzerstörung zur Fehlgeburt, bei

geringgradiger Entzündung zu Weiterentwicklung des Eies und zum Verschwinden der Gonokokken kommen, sobald Decidua vera und reflexa verkleben (BUMM, WERTHEIM, H. R. SCHMIDT, ROTTER). Wahrscheinlich ist auch eine postkonzeptionelle Infektion der Decidua in den ersten Schwangerschaftsmonaten möglich, die jedoch nur selten zu Blutung und Fehlgeburt führt. Es sind zwar sowohl in der Decidua aus den ersten und späteren Schwangerschaftsmonaten (SÄNGER, MASLOVSKY, NEUMANN, DONATH, FABRE) als auch in der Placenta (EMANUEL, DRAGIESKU-MOSCHUNA) leukocytäre Infiltrate und vielfach Gonokokken gefunden worden. Die leukocytäre Infiltration in der Decidua hat jedoch keine spezifische Bedeutung, da sie fast in allen Abortusresten zu finden ist. So wurden auch von A. MARTIN trotz sorgfältiger systematischer Untersuchung von Hunderten von Abortusresten keine Gonokokken gefunden. Der Fall von DONATH, bei dem trotz schwerer Entzündung die Schwangerschaft ausgetragen wurde, wird von H. R. SCHMIDT als septische Infektion nach vorzeitigen Blasensprung bezeichnet, da Gonokokken überhaupt nicht nachgewiesen wurden. Bei 1987 Fehlgeburten wurden von BODNAR nur 3mal Gonokokken nachgewiesen und bei 56 mit Gonorrhöe behafteten Müttern erfolgten 43 Geburten am Ende der Schwangerschaft. 10mal trat Frühgeburt und 3mal Fehlgeburt ein.

Bei der Umwandlung der entzündeten Gebärmutterschleimhaut in Decidua kann wohl eine *Endometritis deciduae* zustande kommen. Es können dann entzündliche Blutungen und Nekrosen eine Lockerung des Eies und damit eine Fehlgeburt zur Folge haben. Nach einer Fehlgeburt bleibt manchmal eine entzündete Basalisschicht des Endometriums zurück und diese chronische Basalis-Endometritis kann zur Wiederholung der Fehlgeburt, zum *habituellen Abort* führen. Dabei braucht diese Endometritis außerhalb der Schwangerschaft nicht in Erscheinung zu treten. Die durch den cyclischen Wechsel erneuerte Funktionalis spricht nämlich auf den ovariellen Hormonreiz normal in Form von regelmäßigen menstruellen Blutungen an. Sobald aber die Schleimhaut als Schwangerschaftsdecidua mehr ruhiggestellt ist, kann die latente chronische Basalisentzündung auf die oberflächliche Schleimhautschicht übergreifen und zur Endometritis deciduae führen. Die chronische Endometritis allein führt demnach weniger zur Sterilität als zur *Infertilität* (VEIT, NÜRNBERGER).

Wenn auch deciduale Hydrorrhöe, Blutung und Fehlgeburt infolge chronischer Endometritis gelegentlich auftreten kann, so dürfte nach den obigen Zahlen BODNARs der Gonorrhöe trotzdem keine zu große Bedeutung für den Eintritt der Fehlgeburt zukommen.

Pyosalpingen, Pyovarien und *entzündliche pelviperitonitische Verwachsungen* können einerseits zu Schmerzen im Verlaufe der Schwangerschaft infolge der mit dem Emporsteigen der Gebärmutter verbundenen Zerrung und Dehnung Veranlassung geben, andererseits ausnahmsweise die schwangere Gebärmutter in ihrer Entfaltung hindern und dadurch zur vorzeitigen Schwangerschaftsunterbrechung führen (AUDEBERT). Ausnahmsweise kann auch eine alte *Pyosalpinx* infolge Zerrung durch die wachsende schwangere oder kreißende Gebärmutter platzen und zu Peritonitis führen. Manchmal bringt die Schwangerschaft auch alte Entzündungsherde zum Aufflackern. Scheinbar kommt es offenbar infolge Lockerung der Epithellager in der Schwangerschaft leichter zum *Aufsteigen einer Harnröhrengonorrhöe*, indem die wenigen Beobachtungen von *Cystitis* und *Pyelitis gonorrhoica* sich meist auf Schwangere beziehen (JÄGER, LINZENMEIER, SPALDING, PAVONE, SCHOTTMÜLLER u. a.). Neben der „Weiterstellung der Epithelien" (STIEVE, SELLHEIM) schafft auch die in der Schwangerschaft auftretende Hypotonie der Harnleiter und des Nierenbeckens (PENKERT) eine Disposition für die Keimansiedlung in den Harnwegen. Gonorrhoische

Gelenkserkrankungen treten in der Schwangerschaft jedenfalls nicht häufiger als sonst auf und, wenn sie beobachtet werden, scheinbar häufiger in der zweiten Hälfte der Schwangerschaft. Ob die auch sonst in der Schwangerschaft häufig auftretenden *Neuritiden*, *Ischias*, *Phlebitiden* und *Phlebothrombosen* mit einer gonorrhoischen Infektion im Zusammenhang gebracht werden dürfen, ist mit Sicherheit schwer zu beweisen. Wahrscheinlich sind sie eher nur gonotoxischen Ursprunges. Im Blute schwangerer Frauen lassen sich auch in jenen Fällen, die später schwer fieberhaft verlaufen, Gonokokken nur höchst selten nachweisen, während Streptokokken häufig gefunden werden (McILROY).

Einfluß der Gonorrhöe auf die Geburt. Die Gonorrhöe hat auch auf den Ablauf der Geburt keinen besonderen Einfluß. Früher wurden vielfach *vorzeitiger Blasensprung, Wehenschwäche, Krampfwehen, Rigidität des Halskanales* und die damit verbundenen Geburtsstörungen auf eine gonorrhoische Infektion der Gebärmutter bezogen. Eine Erweichung oder Arrosion des unteren Eipoles durch das gonorrhoische Cervixsekret (v. WINCKEL) ist ebenso wie die Verwachsung der Eihäute am inneren Muttermund infolge der Cervicitis (DAVIS) sehr unwahrscheinlich. Eine Entzündung der Eihäute ist durch das Aufsteigen von Gonokokken durch den Halskanal wohl möglich, kommt vor dem Blasensprung kaum, nach dem Blasensprung häufig vor. Die entzündliche, leukocytäre Infiltration von Chorion und Amnion hat jedoch keine besondere geburtspathologische Bedeutung. Eher ist noch eine Rigidität des Halskanales infolge der Cervicitis (FEHLING) oder eine Wehenschwäche infolge entzündlicher Infiltration der Corpuswand für die Verlängerung der Geburt verantwortlich zu machen. Daß entzündliche Veränderungen am Myometrium, besonders aber am Perimetrium schmerzhafte Wehen hervorrufen können, ist dagegen wohl denkbar. Wenn BODNAR bei gebärenden Gonorrhoikerinnen 12mal lange Geburtsdauer und 21mal vorzeitigen Blasensprung berechnet, so scheint ein gewisser Einfluß immerhin möglich, soweit dies aus den bisher vorliegenden kleinen Zahlen geschlossen werden darf.

Verlauf der Gonorrhöe im Wochenbett. Während die Gonorrhöe in der Schwangerschaft auf die unteren Genitalabschnitte beschränkt bleibt und auf den Ablauf der Geburt keinen nennenswerten Einfluß ausübt, kommt es im frisch entbundenen Genitale rasch zur Vermehrung und Ausbreitung der Gonokokken. Ausnahmsweise mag auch schon während der Geburt durch Ansteckung des Fruchtwassers oder durch Verschmieren des Scheideninhaltes an die Decidua durch den in der Wehenpause zurückweichenden kindlichen Kopf die Infektion der Gebärmutterhöhle zustande kommen (MENGE). Fast immer erfolgt die Besiedlung der Corpusschleimhaut mit Gonokokken auf der Lochialstraße von der Cervix aus in den ersten Wochenbettstagen. Ganz ausnahmsweise kann die gonorrhoische Wochenbettserkrankung des Endometriums vielleicht auch retrograd von den vor der Empfängnis infizierten Eileitern aus erfolgen. Die *Häufigkeit* des Ansteigens wird verschieden angegeben. Nach MENGE kommt es bei der Hälfte aller gonorrhoisch erkrankten Wöchnerinnen, nach L. SEITZ bei 15% zum Aufsteigen in das Corpus und bei 5—10% zum Aufsteigen in die Anhänge. Besonders zwischen dem 2. und 5. Wochenbettstage finden sich im Lochialsekret und auf den Resten der Decidua basalis reichlich intra- und extracelluläre Gonokokken, oft ohne Beimengung anderer Keime (J. NEUMANN, LOESER, G. A. WAGNER). Ihr Nachweis gelingt am besten zwischen dem 5. und 7. Wochenbettstage (KING). Es gibt auch Fälle, in denen die Cervixgonorrhöe vollkommen latent war und dann erst im Wochenbett reichlich Gonokokken im Lochialsekret erscheinen, um nach Ablauf desselben wieder vollkommen zu verschwinden (OSTRČIL). Am Ende der 2. Woche werden die

Gonokokken im Wochenfluß meist spärlicher und verschwinden dann allmählich unter anderen Keimen.

Ob der ascendierte Prozeß im Wochenbett auf einer Infektion mit Gonokokken allein oder auf einer Mischinfektion von Gonokokken und septischen Keimen oder auf einer Sekundärinfektion durch nachträglich eindringende septische oder saprophytische Keime beruht, ist noch vielfach umstritten, da sich bei der Klarstellung des einzelnen Falles in dieser Richtung stets Schwierigkeiten ergeben. Die Möglichkeit einer Mischinfektion wird von einem Teil der älteren Untersucher (WERTHEIM, MENGE, DÖDERLEIN, LEOPOLD, SCHMORL, BUMM) abgelehnt. Da aber von anderen Untersuchern in der Pyosalpinx und im Scheidensekret gleichzeitig Gonokokken und Staphylokokken (WITTE) und im puerperalen Adnextumor nebeneinander Gonokokken und Staphylokokken (G. A. WAGNER) gefunden wurden, müssen wir wohl zugeben, daß auch eine Mischinfektion möglich ist. Die Sekundärinfektion, wobei die Gonokokken den anderen Keimen die Wege ebnen, wird wohl allgemein anerkannt (SÄNGER, KRÖNIG, BUMM, LEOPOLD, DÖDERLEIN).

Die Häufigkeit des Fiebers bei gonorrhoisch infizierten Wöchnerinnen wird sehr verschieden angegeben. BODNAR berechnete 50%; davon hatten 26,7% kurzes, 12,5% länger dauerndes, 10,7% hohes Fieber und bei 12,5% fanden sich Anhangserkrankungen. Nach HANNES machten von 101 gonorrhoischen Wöchnerinnen 65 ein fieberfreies Wochenbett durch, 12 hatten Eintagsfieber, 2 fieberten aus extragenitaler Ursache, 22 von einer Erkrankung des inneren Genitales aus. PRUSCHANSKAJA fand bei gonorrhoischen Kreißenden in 30,6% das Wochenbett durch Endometritis, Salpingitis, Pelviperitonitis, Parametritis oder Arthritis gonorrhoica gestört. Nach McILROY erfolgte unter 288 Geburten bei Gonorrhöe und 36 Geburten bei Gonorrhöe und Syphilis zugleich in 61,2% Spontangeburt mit fieberfreiem und in 22,7% mit fieberhaftem Wochenbett, in 9,6% traten Geburtskomplikationen mit normalem Wochenbett und in 6,5% Geburtskomplikationen mit Fieber im Wochenbett ein. Die mütterliche Sterblichkeit war gleich Null.

BRANDSTRUP fand bei Wöchnerinnen mit positiver Gonokokkenkomplementablenkung 33%, bei Wöchnerinnen mit negativer Reaktion nur 18% Morbidität im Wochenbett. Als Morbidität werden mehrtägige Mastdarmtemperaturen von 38° und darüber, Druckschmerzhaftigkeit der Gebärmutter und ihrer Anhänge, stark riechende Lochien und Phlebitis als Anzeichen einer Infektion betrachtet. Wenn auch die 33% Erkrankung keineswegs nur auf die Gonorrhöe zurückzuführen sind, so geht doch aus diesen Zahlen hervor, daß die Gonorrhöe die Wochenbettsmorbidität erhöht.

Auch das Verhältnis zwischen gonorrhoischen und puerperalen Anhangserkrankungen wird sehr verschieden angegeben. So fanden PANKOW in 43% Gonorrhöe und nur in 13% puerperalseptische Prozesse. Nach MARTIN und SCHOTTMÜLLER dagegen ist die Häufigkeit der septischen Wochenbettserkrankung eine viel höhere. Auch nach McDONALD ELLICE sind nur ungefähr 10% aller Wochenbettsinfektionen durch den Gonococcus bedingt. KAPLAN konnte unter 600 untersuchten Lochialsekreten in 3,6% Gonokokken nachweisen, KÜCKENS in 1,4—17%. Jedenfalls wurde früher die Bedeutung des Gonococcus für die Wochenbettsinfektion bedeutend überschätzt. Sie vermag wohl durch Ausbreitung über die Schleimhaut der frisch entbundenen Gebärmutter und schleichendes Aufsteigen in die Eileiterschleimhaut ein vorübergehendes, meist nicht hohes Fieber zu erzeugen und zu einer Salpingitis zu führen, spielt aber bei den schweren puerperalen Infektionsprozessen so gut wie keine Rolle. Scheinbar wird die Corpusgonorrhöe bei Geburten am Ende der Schwangerschaft häufiger als nach Früh- und Fehlgeburten beobachtet. Daß die Corpusgonorrhöe bei Erstgebärenden öfter als bei Mehrgebärenden vorkommt, ist selbstverständlich dadurch zu erklären, daß nach der ersten Niederkunft gonorrhöekranker Mütter oft eine Einkindersterilität zurückbleibt.

Die *klinischen Erscheinungen der Endometritis gonorrhoica puerperalis* sind im Gegensatz zur septischen Infektion fast immer sehr gering. Nicht vor dem 6. Tag, meist erst in der 2.—3. Puerperalwoche treten geringgradige Temperaturanstiege (Spätfieber) und mäßige Pulsbeschleunigung auf. Bei Bettruhe sinkt das Fieber nach einigen Wochen wieder ab. Auch Eintagsfieber wird in leichten Fällen von Wochenbettsgonorrhöe beobachtet (Hannes, Bodnar). In einzelnen Fällen kann die Temperatur auch auf 39 und 40° ansteigen, wobei sowohl hohe Continua als auch spitze Zacken mit tiefen Remissionen vorkommen. Hohes und lange andauerndes Fieber im Spätwochenbett bei gonorrhoischen Wöchnerinnen muß jedoch immer den Verdacht erwecken, daß es sich um eine Misch- oder Nachinfektion mit septischen Keimen handelt. Das *Spätwochenbettfieber* gilt allgemein als mehr oder weniger charakteristisch für eine gonorrhoische Infektion. Das Allgemeinbefinden ist im Gegensatz zu einer Infektion mit Eitererregern wesentlich weniger gestört. Das Lochialsekret ist bei der Endometritis gonorrhoica puerperalis acuta infolge des reichen Gehaltes an vorwiegend neutrophilen Leukocyten, spärlichen Lymphocyten und Plasmazellen bald rein eitrig, manchmal aber auch infolge Miterkrankung der Adnexe lang blutig.

Das wichtigste Zeichen des Aufsteigens in die Corpushöhle ist eine leichte *Druckempfindlichkeit* und *Subinvolution* der Gebärmutter. Die Ansiedlung der Gonokokken in der Gebärmutterhöhle kann aber auch während des ganzen Wochenbettes ohne wesentliche Krankheitserscheinungen verlaufen. Manchmal kann die Aszension in die Adnexe erst viel später im Anschluß an die erste Menstruation nach der Geburt erfolgen, sobald Ovulation eintritt und die Gebärmutterschleimhaut wieder ihre cyclischen Veränderungen durchmacht.

Die *Salpingooophoritis gonorrhoica puerperalis* ist durch *neuerlichen Fieberanstieg, Schmerzhaftigkeit der Gebärmutterseitenkanten* charakterisiert. Gleichzeitig mit der Adnexerkrankung entwickelt sich meist eine *Pelviperitonitis,* häufig mit Bildung eines meist rasch verschwindenden serösen oder serös-eitrigen Douglasexsudates. Scheinbar findet sich der Gonococcus bei Wochenbettfieber häufiger (in 8%) als sonst im Blute (Potocki und Fisch, Trancu-Rainer). Wenn auch die Gonokokkensepsis im Wochenbett fast immer leichter verläuft, so kommen doch vereinzelt Todesfälle vor (King). Auch alle anderen bei der Ascension und Metastasierung eintretenden Komplikationen werden im Wochenbett beobachtet. Von diesen sind besonders *Pyelitis, Sepsis gonorrhoica, Proktitis, Arthritis, Tendovaginitis, Mastitis gonorrhoica* (Seifert), *gonorrhoische Eiterung* nach Sectio caesarea (Hecking), *Abscesse im Sternoclavicular-* und *Handgelenk, Abscesse* in der *Scapularmuskulatur* bemerkenswert. Die puerperale Thrombophlebitis wurde zu Unrecht auf gonorrhoische Infektion zurückgeführt (Singer).

Die *Diagnose* auf Endometritis, Salpingitis oder Pelviperitonitis gonorrhoica puerperalis darf stets nur auf Grund des Gonokokkennachweises im Lochialsekret erfolgen. Zu diesem Zwecke wird das Sekret aus der Gebärmutterhöhle oder, weniger Erfolg versprechend, aus dem oberen Scheidenabschnitt mittels eines Döderleinschen Capillarrohres entnommen. Die Zeit hierfür ist am günstigsten in der 1. Woche nach der Geburt, da um diesen Zeitpunkt die Gonokokken sich meist in Reinkultur in der Gebärmutterhöhle befinden. Die Komplementablenkungsreaktion ergibt bei schwangeren Frauen viel mehr Fehlergebnisse als bei Nichtschwangeren (Joachimovits). Bei seronegativen Schwangeren fand sich 18% und bei seropositiven Schwangeren 33% Morbidität (Brandstrup).

Die Behandlung der Gonorrhöe in Schwangerschaft, Geburt und Wochenbett.
Die *vaginale Untersuchung* einer gonorrhoisch erkrankten Schwangeren und
Gebärenden soll möglichst vermieden werden. Die Behandlung der gonorrhoischen
Cervixinfektion während der Schwangerschaft ist dadurch begrenzt, daß nur
solche Maßnahmen angewendet werden dürfen, die die Schwangerschaft nicht
gefährden. Sie sind daher hauptsächlich auf Sitzbäder, Scheidenspülungen,
Einführung von medikamentösen Scheidenkugeln beschränkt. Zur Spülung
eignen sich Lösungen von Milchsäure, Kalipermanganat, $^1/_2$—3% Protargol,
$^1/_2$—1% Transargan. Bei positivem Gonokokkenbefund sollen auch Harnröhre
und Vorhofgänge behandelt werden. Während wir *in der Schwangerschaft*
eine Tamponbehandlung überhaupt ablehnen, wird diese andernorts durchgeführt,
indem Tampons, mit Milchsäurelösung oder 1:1000 Acroflavin getränkt, vor
die Portio gelegt werden (SELLROY, RORKE). Auch Protargolbäder der Portio
können ohne Gefährdung der Schwangerschaft gemacht werden. Eine intracervicale Behandlung ist wegen Gefahr der Schwangerschaftsunterbrechung zu
vermeiden. HOLLAND sah allerdings bei sachgemäßer Cervixbehandlung niemals
Fehlgeburt eintreten. Im Gegensatz zu NAUJOKS, MELLROY, RORKE, GROSSI,
PONINI, BUCURA u. a. lehnen wir während der Schwangerschaft auch Vaccine-
und andere Reizbehandlung oder Diathermie ab, da wir bei ihrer Anwendung
den Eintritt einer Fehlgeburt erlebten. Auch intramuskuläre Injektion von
je 5 ccm Eigenblut im 3., 5. und 8. Monat wird empfohlen (BUCURA). Ein
in der Schwangerschaft auftretender Fluor vaginalis ohne Gonokokkenbefund
soll im allgemeinen überhaupt nicht oder nur mit Milchsäurespülungen oder
Ichthyolkugeln behandelt werden. Spitze Kondylome werden besser nicht
abgetragen, sondern mit Resorcin und Kalomelstreupulver oder Röntgen behandelt. Nach RORKE kann in allen Stadien der Gonorrhöe eine Bettruhe
von 3—4 Wochen ohne jede andere Behandlung die Krankheit zum Verschwinden bringen.

Eine *unter der Geburt* notwendig werdende innere vaginale Untersuchung
ist durch eine vorsichtige rectale Exploration zu ersetzen. In Fällen schwerer
gonorrhoischer Erkrankung ist besonders bei gleichzeitigen Geburtsschwierig-
keiten, wie enges Becken, Eklampsie oder Placenta praevia eher zur Sectio
caesarea als zu vaginalen Entbindungsverfahren zu raten. In der Nachgeburts-
periode ist besonders vor starker Knetung der Gebärmutter zu warnen. Die Aus-
tastung nach der Geburt ist bei infizierten Fällen selbstverständlich noch viel
gefährlicher als bei gesunden Frauen. *Im Wochenbett* müssen Frauen mit nachgewiesenen Gonokokken mindestens 2 Wochen lang, bei Fieber noch länger
strenge Bettruhe einhalten. Um die Rückbildung der Gebärmutter zu beschleunigen, sollen während des Wochenbettes Mutterkornpräparate oder andere
tonisierende Medikamente verabfolgt werden. Nach 14 Tagen kann man mit
vorsichtigen Kaliumpermanganatspülungen (1:4000) beginnen; medikamentöse
Scheidenkugeln und Harnröhrenstäbchen sollen nicht vor der 3. Woche eingeführt werden. Sobald die gonorrhoische Infektion in die Anhänge aufgestiegen
ist, erfolgt die Behandlung nach den gleichen Grundsätzen wie bei anderen
puerperalen Erkrankungen. Eine Vaccinekur soll jedenfalls nicht vor der
3. Woche begonnen werden.

Erkennung der Gonorrhöe.

Klinische Diagnose. Es gibt sowohl in der Krankheitsgeschichte als auch
im klinischen Bild häufig genug Anhaltspunkte, um mit einiger Wahrscheinlichkeit auf eine Trippererkrankung bei der Frau schließen zu können. So werden
eitrige Absonderung aus der Harnröhre, Blasenbeschwerden, Auftreten eines

cervicalen Ausflusses, einer Eileiter- oder Beckenbauchfellentzündung ohne
Vorausgehen einer Geburt oder Fehlgeburt den Verdacht auf eine Trippererkrangung erwecken. In gleicher Weise wird eine Rötung der Gangmündung (Macula
gonorrhoica), eine knopfförmige Verdickung oder ein Pseudoabsceß der Vorhofdrüsen an Gonorrhöe denken lassen, wenn alle diese Erscheinungen auch durch
andere Keime hervorgerufen werden können.

Man hat auch die Beobachtung, daß die *Scheideninhaltsreaktion* bei Anwesenheit von
Gonokokken neutral oder alkalisch werden kann, zur Diagnose der Gebärmutterhalsgonorrhöe nutzbar zu machen versucht (Danin). Da der Scheideninhalt aber auch bei tripperfreien Frauen alkalisch, bei gonokokkenpositiven Fällen kurz vor und während der Regel,
sowie in der Schwangerschaft sauer sein kann und schließlich trotz festgestellter Cervixgonorrhöe in 2—20% Fällen sauer gefunden wird, so ist der Gonotestmethode sowohl im
positiven als im negativen Sinne jeder praktische Wert abzusprechen (s. o.).

Zur Unterscheidung zwischen frischen und alten gonorrhoischen Anhangsgeschwülsten,
sowie zwischen diesen und anderen entzündlichen oder nichtentzündlichen Erkrankungen
der Gebärmutteranhänge wurden auch die *Leukocytenzählung* (Dutzmann), die *hämoklasische
Reaktion* (D'Amati), das *Blutbild* (Matzdorff) und die *Blutkörperchensenkungsgeschwindigkeit* (Linzenmeier) herangezogen. Der Wert dieser klinischen Untersuchungsverfahren, die
bei der Anhangsgonorrhöe ausführlich besprochen wurden, ist gleichfalls kein zu großer.

Alle die angeführten klinischen Merkmale und Prüfungen können die Diagnose auf
Gonorrhöe nur bis zu einem gewissen Grade wahrscheinlich machen, so daß diese nur eine
bedingte Brauchbarkeit besitzen.

Bakterioskopische Diagnose. Gegenüber den Bemühungen, die Gonorrhöe
durch klinische Reaktionen festzustellen, besitzt die bakterioskopische Diagnose
des Sekretabstriches im Mikroskop noch heute größte Bedeutung und unbestrittenen Wert. Um jedoch hierbei zu richtigen Ergebnissen zu kommen, ist
besonders bei älteren Fällen eine sorgfältige Technik und oft eine mehrmalige
Wiederholung der Untersuchung des Abstriches notwendig. Während Vorhof,
Vulva und Scheide wegen der reichlichen Beimengung von Saprophyten, Eileiter
und Eierstock wegen ihrer Unzugänglichkeit für die Sekretentnahme nicht in
Betracht kommen, sind Harnröhre, Halskanal, Ausführungsgänge der großen
und kleinen Vorhofdrüsen und Paraurethralgänge die geeigneten Orte, wo bei
sorgfältigem Suchen auch in chronischen Fällen Gonokokken gefunden werden
können. Die Corpushöhle kommt für die Gonokokkensuche nur dann in
Betracht, wenn bei dringendem Gonorrhöeverdacht trotz wiederholter Untersuchung im Halskanal keine Gonokokken nachgewiesen werden.

Für die Entnahme des Sekretes kommen Platinnadel, Öse, Löffel, Spatel, Sekretzange,
Watteträger oder Ansaugspritze in Betracht. Von besonderer Wichtigkeit ist, daß das
Sekret möglichst dünn auf den Objektträger aufgestrichen wird. Das lufttrockene Präparat
wird zur Fixation mehrmals durch die Flamme gezogen. Wir verwenden in der Sprechstunde oder im Ambulatorium des Spitales zur raschen Färbung die Methylenblaulösung
nach Löffler, da mit diesem Farbstoff in kurzer Zeit in frischeren Fällen eindeutige
Ergebnisse zu erhalten sind. Bei alten und einigermaßen zweifelhaften Fällen muß
selbstverständlich eine Gramfärbung durchgeführt werden, da saprophytäre Kokken
infolge ihrer gleichen Gestalt und Lagerung zur Verwechslung mit Tripperkeimen führen
können. Deshalb sollen entweder von vornherein 2 Ausstriche angefertigt werden oder es
muß das bereits mit Methylenblau gefärbte Präparat nachträglich einer Gramfärbung
unterzogen werden, nachdem das Cedernöl durch Benzin oder Xylol entfernt ist.

Kulturdiagnose. Da in alten, latenten Gonorrhöefällen die Gonokokken gegenüber den
anderen Keimen meist zurückgedrängt sind und daher bei bakterioskopischer Durchmusterung eines Abstrichpräparates kaum zum Vorschein kommen, so kann für solche
Fälle das Züchtungsverfahren herangezogen werden. Besonders in solchen Fällen, bei denen
zwar gramnegative Diplokokken, aber keine intracelluläre Lagerung gefunden wird, also
zur Unterscheidung gegenüber Meningococcus, Micrococcus catarrhalis und anderen Kokken,
die gelegentlich auch im Genitalsekret gefunden werden, ist eine Sicherstellung durch
Anlegen einer Kultur notwendig. Gegen diese bestehen jedoch insofern Bedenken, als das
Sekret beim Verschicken in Capillaren in ein Laboratorium sehr leicht austrocknet, wobei
die Gonokokken absterben. Das Sekret soll daher unmittelbar vom Krankheitsherd auf den
Nährboden übertragen werden. Während demnach das Züchtungsverfahren zur Abgrenzung
des Gonococcus gegenüber den anderen gramnegativen Diplokokken von unbedingtem

Werte ist, können jene Fälle latenter Gonorrhöe, wo die Gonokokken in den Drüsengängen der Harnröhre, unter dem metaplasierten Cervixepithel oder im Eileiter versteckt sind, auch durch dieses nicht gefunden werden.

KONRAD weist darauf hin, daß bei 24 Fällen von akuter weiblicher Gonorrhöe das Kulturverfahren in 6 Fällen versagte, die mikroskopisch gonokokkenpositiv waren, daß bei 91 chronischen Gonorrhöefällen jedoch in 28 Fällen sich das Züchtungsverfahren als überlegen erwies. Aus derartigen Ergebnissen geht hervor, daß die Kulturuntersuchung (Ascites-Agar) bei der akuten Gonorrhöe die Diagnose nicht wesentlich mehr als die mikroskopische Untersuchung des Abstriches sichert. ABRAHAM hat das Züchtungsverfahren zum Nachweis der Gonokokken fast völlig enttäuscht, indem er oft negative Kulturen bei positivem Ausstrich erhielt. Er verwendet es daher nur in Fällen von Pyelitis, Cystitis und metastatischen Erkrankungen, nie aber bei Erkrankungen des Genitales selbst. HEINE dagegen konnte bei 54 präparatnegativen Fällen durch wiederholte Kulturversuche 20 als kulturpositiv erkennen. Von diesen waren 5 bereits früher präparatpositiv, während 15 präparatnegativ, also latent gonorrhoisch waren. Auch PHILIPPE empfiehlt die Kultur zur Feststellung gewisser latenter Herde bei der weiblichen Gonorrhöe.

Provokation. Da bei längerem Bestehen der Erkrankung die Gonokokken nur mehr in den Falten, Krypten, Drüsengängen oder submukösen Infiltraten der Schleimhaut angesiedelt sind, können sie durch einfaches Abstreichen oder Abschaben der Schleimhautoberfläche nicht mehr zutage gefördert werden. Es ist daher allgemein üblich, die Schleimhautsekrete vor, während oder kurz nach der *Menstruation* zu untersuchen, weil infolge der Vermehrung der Schleimhautabsonderung um diese Zeit die versteckten Gonokokken eher an die Oberfläche gelangen. Aus demselben Grunde ist auch zur Zeit der Regel die Ansteckungsfähigkeit der Sekrete bei der Frau erhöht, weshalb diese *physiologische Provokation* bequem ausgenützt werden kann. Diese natürliche Gonokokkenausschwemmung kann noch durch gleichzeitige Injektion von Proteinkörpern oder Vaccine gesteigert werden.

Im Gegensatz zu der allgemeinen Annahme, daß die Menstruation eine provokatorische Wirkung habe und der Gegenüberstellung von NAUJOKS, der nach der Menstruation häufiger als nach Aolan- und Arthigoninjektion Gonokokken fand, stehen FRANKs Untersuchungsergebnisse, der die Abstrichpräparate vor und nach der Regel untersuchte. Bei reiner Cervix- und Harnröhrengonorrhöe fand er Vermehrung der Gonokokken in 16 bzw. 15%, Verminderung in 10 bzw. 8%, dauerndes Verschwinden bei beiden Lokalisationen in 2%, weder Vermehrung noch Verminderung in 71 bzw. 75%. Demnach würde in der überwiegenden Mehrzahl die Gonorrhöe durch die Regel in einer großen Zahl der Fälle gänzlich unbeeinflußt bleiben oder sogar infolge des vermehrten Sekretabflusses und der Abschwemmung eine Verminderung der Gonokokkenkonzentration in den Präparaten zur Folge haben, was auch für den Heilungsablauf günstig zu werten wäre.

Eine *mechanische Provokation* am Erkrankungsherd kann durch Druck oder Dehnung der Schleimhaut herbeigeführt werden. So kneten wir vor der Sekretentnahme die Harnröhre ausgiebig, indem wir die hintere Wand derselben gegen die vordere und gegen die Schoßfuge zu anpressen, von der Scheide aus mit dem Zeigefinger von oben nach unten streifend. Die Harnröhrenwandung kann auch durch Einführung von Sonden gedehnt und durch Massieren auf der Sonde ausgedrückt werden. Zu diesem Zwecke werden Uterusdilatatoren nach HEGAR oder Harnröhrenstifte nach DITTEL verwendet. Auch der vor der Sekretentnahme eingeführte Urethraltampon nach KRITZLER oder die Seidenfadenmethode nach KNORR-FLESSA wirkt auf mechanischem Wege gonokokkenfördernd. Bei letzterer wird auch zwecks gleichzeitiger chemischer Provokation ein Schenkel des Seidenfadens mit Papayotinlösung getränkt. Um die in der Tiefe der Schleimhaut versteckten Gonokokken der Harnröhre und des Halskanales durch Massage an die Oberfläche zu bringen, werden auch 4—5 mm dicke Metall- und Glasstäbchen mit geriefftem, knopfförmigen Ende verwendet (BUCURA). Aus den Ausführungsgängen des Vorhofes, besonders der großen Vorhofdrüse wird das Sekret durch Druck oder Einführung einer dünnen Sonde (FEIS) herausbefördert. Eine wirksame Art mechanischer Gonokokkenförderung stellt die Absaugung des Cervixsekretes mittels BIERscher Saugglocke dar, die von Matzenauer und Weitgasser auch zur Behandlung der Cervicitis empfohlen wird. Nach Geschlechtsverkehr werden gleichfalls in den Sekreten Gonokokken häufiger nachgewiesen.

Auch *Wärme-* oder *Hitzeeinwirkung* in Form von heißen Scheidenspülungen, Sitzbädern, Diathermie oder elektrischen Heizsonden kann die in der Schleimhaut versteckten Gonokokken an die Oberfläche bringen. Die *thermische Provokation* ist jedoch für diesen ausschließlichen Zweck wenig in Gebrauch.

Eine *phototaktische Provokation* wird durch Bestrahlung der Portio mit Hilfe der Landekerschen Ultrasonne durch 30 Minuten hervorgerufen. Nach Anwendung der Lampe treten bei Gonorrhöe massenhaft Leukocyten auf, und die Gonokokken werden am 2. Bestrahlungstage nachweisbar, während bei nichtgonorrhoischer Erkrankung die Leukocytenausschwemmung nur vorübergehend ist, der Ausfluß ganz dünnflüssig wird und schließlich ganz aufhört, so daß angeblich auch dieser Unterschied differentialdiagnostisch verwertet werden kann (Neufeld, Temesváry). Auch durch *Röntgenbestrahlung* der Vulva mit $^1/_{25}$ Hauteinheitsdosis wurde in chronischen Fällen eine Gonokokkenprovokation versucht (Wagner, Lang).

Von allen Verfahren wird die *chemische Provokation* am längsten geübt, indem schließlich jede adstringierende oder desinfizierende Behandlung bis zu einem gewissen Grade auch provozierend wirkt. So wird für die Harnröhre Argentum nitricum 2:100, Cuprum sulfuricum 2:100, Perhydrollösung 10:100, Formalin 2:100, weiters die Lugolsche Lösung (Jodi 1, Kalii jodati 2, Aquae 300) mit der vierfachen Menge Wassers verdünnt (Blaschko) verwendet. Diese Injektion wird täglich mehrmals und an einigen Tagen hintereinander wiederholt. Auch Jod-Jodkali in Glycerin findet Verwendung (Curkin). $2^1/_2\%$ Cholevalemulsion mittels Spritzkapsel aus gehärteter Gelatine in die Harnröhre eingebracht, fördert gleichfalls die Gonokokken aus den Krypten der Schleimhaut heraus (Schereschewsky). Für die Pinselungen der Cervixschleimhaut werden diese Lösungen nur halb so stark verdünnt. In der Absicht, die sekretorischen Nerven der Harnröhre zu beeinflussen, werden auch intraurethrale Einspritzungen einer $^1/_2\%$ Lösung von Pilocarpinum muriaticum versucht (Perutz).

Die chemischen Lösungen werden mittels Watteträgers oder Spritze auf die Schleimhaut gebracht. Nach chemischer Reizung der Harnröhrenschleimhaut muß der Harn durch mehrere Stunden zurückgehalten werden. Der Schleimhautabstrich wird am besten erst nach 6 Stunden oder am folgenden Tage auf Gonokokken untersucht. Auch nach reichlichem Genuß von scharfen Speisen oder Alkohol ist am nächsten Tage die Sekretion der erkrankten Schleimhäute vermehrt und dadurch die Möglichkeit Gonokokken zu finden erhöht.

Ferner kann auf dem Umweg über die Blut- und Lymphbahn am Orte der Erkrankung eine *Schleimhautprovokation durch parenterale Einverleibung von Gonokokkenvaccine, Eiweißkörpern* oder *kolloiden Metallen* hervorgerufen werden, indem diese eine Ausschwemmung von frischen Leukocyten, die an sich schon bis zu einem gewissen Grade gonorrhöeverdächtig sind, und gleichzeitig eine Ausscheidung von Gonokokken bewirken. Zu diesem Zwecke spritzen wir 200 bis 300 Millionen Keime einer *Vaccine* intramuskulär. Auch subcutane Injektion von 200—500 Millionen Keimen, intravenöse Injektion von 100 Millionen Keimen oder 2 ccm Gono-Yatren werden empfohlen.

Von *Aolan* werden 0,2—0,3 ccm langsam und unter gringem Druck intracutan an der Streckseite des Unterarmes eingespritzt, so daß innerhalb der Cutis eine weiße Quaddel entsteht. Es können auch 2—3 Quaddeln angelegt werden. Nach 12 oder 24 Stunden wird das Sekret abgenommen. Außer der Vermehrung der Leukocyten und dem Auftreten der Gonokokken im Sekret zeigt sich bei Gonorrhöekranken auch an der Impfstelle meist eine durch Rötung,

Schwellung, Infiltration und Jucken charakteristische Reaktion, die nach 2 Tagen abklingt, während diese bei Nichtgonorrhöekranken im allgemeinen ausbleibt. Von *Caseosan* werden $^1/_4$—$^1/_2$ ccm intravenös oder 1—2 ccm intramuskulär gespritzt. Da auf dieses Präparat nur selten eine Ausschwemmung von Gonokokken erfolgt und die Injektion schmerzhaft ist, eignet es sich wenig (NEVERMANN). Von *Milch* werden meist hintereinander 2 intramuskuläre Einspritzungen von 2—5 ccm gemacht. Die Herdreaktion ist einige Stunden nach der Injektion am stärksten. Es soll deshalb zu dieser Zeit der Sekretabstrich vorgenommen werden. Bei ambulatorisch behandelten Patienten muß sie jedoch aus äußeren Gründen meist auf den folgenden Tag verschoben werden.

Da die Provokation auch bei sicheren Gonorrhöefällen nicht immer sofort eine Gonokokkenausschwemmung zur Folge hat, müssen die Sekretabstriche an einigen Tagen hintereinander untersucht, das Provokationsverfahren wiederholt oder auch mit anderen kombiniert werden. So kann zur Zeit der Regel eine Einspritzung von Vaccine oder Proteinkörper gemacht werden, oder letztere wird gleichzeitig mit Diathermie oder Massage der Harnröhren- bzw. Halskanalschleimhaut verabfolgt. Als Beispiel einer starken *kombinierten Provokation* von latenter Gonorrhöe möge das von MARSELOS geübte Schema angeführt werden: Zuerst intracutane Injektion von 1 ccm Venenblut vom Oberarm; 12 Stunden später Diathermie des Beckens durch 25—45 Minuten; Coitus und Genuß von Wein und Bier; nächsten Tag erneute Diathermie; am 3. Tag neuerliche Blutinjektion und Diathermie; am 4. Tag Diathermie, am 5. Tag Blutinjektion und Diathermie; am 6. und 7. Tag Abstriche.

Wir selbst untersuchen stets unmittelbar nach der Menstruation, machen aber außerdem nach Heißluft oder Vaccineeinverleibung an mehreren Tagen hintereinander Sekretabstriche. Für das postmenstruell abzunehmende Sekret wird zur Provokation der Gonokokken $^1/_2$—1 ccm Vaccine vor oder während der Regel injiziert. Eine geringe Blutbeimengung zum Sekret stört das Präparat nicht.

Vaccinediagnostik. Aus obigen Gründen hat man zur Erkennung einer gonorrhoischen Anhangsentzündung die klinischen Reaktionen nach Vaccination herangezogen (FROMME, NEU, HAUSER, GUGGISBERG, MOOS, v. WEINZIERL u. a.). Während subcutane, intracutane und Ophthalmovaccination nicht verwendbar erscheinen, hat bei vorsichtiger Verwertung die intramuskuläre und intravenöse Injektion von Gonokokkenvaccine eine gewisse diagnostische Bedeutung. Zu diesem Zwecke werden 3—5 Millionen Gonokokken intravenös einverleibt. Der Kranke soll 1—2 Tage im Bett bleiben und zweistündig gemessen werden. Bei Gonorrhöe erfolgt bereits nach wenigen Stunden ein mit Kopfschmerzen einhergehender Temperaturanstieg um 2⁰. Meist steigt die Temperatur schnell an, fällt aber dann innerhalb weniger Stunden ab, und nun erfolgt ein rasch vorübergehender, erneuter Temperaturanstieg, der nach kurzer Zeit kritisch abfällt. Außerdem besteht häufig hohes Fieber, Schüttelfrost, Abgeschlagenheit, Appetitlosigkeit und manchmal Brechreiz. Bei nichtgonorrhoischen Frauen erfolgt entweder gar keine Reaktion oder nur ein Temperaturanstieg bis 1,5%.

WAGNER fand in 84% hohes Fieber bei Adnexgonorrhöe, was für eine gewisse Spezifität der Reaktion spricht. Als charakteristisch gilt auch die beschriebene Doppelzacke (ARNOLD), die von WEINZIERL gleichfalls in 66% der Gonorrhöefälle gefunden wurde. Nach BRUCK wird der zweite Temperaturanstieg der Doppelzacke durch die bei der Abtötung der Gonokokken frei werdenden Toxine bewirkt. Während einzelne Autoren (NEU, BRUHNS) einen Temperaturanstieg von 1—2⁰ nicht für typisch halten, erachten wir in Übereinstimmung mit anderen (MOOS, BRUCK, BOETERS, v. WEINZIERL u. a.) einen Anstieg von wenigstens 2⁰ als für Gonorrhöe charakteristisch. Da die gonorrhoischen Anhangsgeschwülste

auf intravenöse Vaccination fast immer vermehrte Schwellung und Schmerzhaftigkeit zeigen (VAN DE VELDE, REITER, STERNBERG, nach v. WEINZIERL in
95%), während Adnextumoren infolge ektopischer Schwangerschaft, septischer
oder tuberkulöser Infektion und Appendicitis diese Herdreaktion nicht aufweisen,
so ist diese gleichfalls als ein vorsichtig zu bewertendes diagnostisches Hilfsmittel anzuerkennen. Dabei gilt aber nur der positive Ausfall der Reaktion als
Hinweis auf eine gonorrhoische Infektion, während der negative Ausfall kein
Beweis dafür ist, daß keine Gonorrhöe vorliegt, da bei alten, nicht reaktivier-
baren Gonokokkenherden der Eintritt der Reaktion ausbleibt. Während die
Gonokokkenvaccineinjektion im geschlossenen gonorrhoischen Herd Schwellung
und Schmerzhaftigkeit hervorruft, ist die oft auftretende Sekretvermehrung
bei offener Gonorrhöe zu diagnostischen Zwecken nicht zu verwenden. Wegen
der Unsicherheit klinischer Reaktionen hat die Vaccinediagnostik keinen besonderen Wert.

Cutireaktion. Auch die Reaktion der Haut auf Einimpfung oder Salben-
einreibung einer polyvalenten Gonokokkenvaccine oder Gonotoxininjektion
wurde als Cutireaktion zur Erkennung chronischer Gonorrhöe herangezogen
(BRUCK, CASPER, NEUER, ENGEL und GRUNDMANN), ohne daß die bisherigen
Ergebnisse für praktische Zwecke verwertbar sind.

Serodiagnose (vgl. hierzu BRUCK, S. 172). Bei der Schwierigkeit, die latente
Gonorrhöe trotz Provokation durch Mikroskop und Kultur festzustellen, wurde
natürlich auch versucht, im Serum von Gonorrhöekranken spezifische Antikörper nachzuweisen, um auf diese Weise zu einer Serodiagnose zu gelangen.
Tatsächlich findet die BORDET-GENGOUsche *Komplementbindungsreaktion*, bei
der ursprünglich eine Gonokokkenaufschwemmung in Kochsalzlösung als Antigen
diente, immer mehr in der Gonorrhöediagnostik Eingang.

Die Komplementbindungsreaktion ist von besonderer Bedeutung für jene Fälle von
latenter Gonorrhöe, bei denen die Gonokokkensuche erfolglos ist. So konnten WILSON,
FORBES und SCHWARZ von 81 Fällen mit negativem Gonokokkenbefund noch 74% als
tripperkrank feststellen. ŠAVNIK und PROHASKA, die als Antigen Gonargin extrastark
verwendeten, hatten keine so sicheren Ergebnisse, fanden aber, daß schon in der zweiten
Krankheitswoche positive Reaktion auf einen hartnäckigen, ein negativer Ausfall auf
einen günstigen Ablauf hinweise. Im allgemeinen ist nach den älteren Untersuchungen
die Reaktion insoferne verläßlich, als deren positiver Ausfall eine gonorrhoische Erkrankung kennzeichnet (DEMBSKA, COHN und GRÄFENBERG).

FREUDENTHAL und FISCHER erhielten mit Hilfe der Komplementbindungsreaktion
im allgemeinen bei komplizierter, geschlossener Gonorrhöe positive, bei unkomplizierter,
offener Gonorrhöe negative Ergebnisse. Für die Frage der Ausheilung ist dieses Verfahren
nur beschränkt verwertbar, da positive Reaktion auch bei Abwesenheit von Gonokokken
vorkommen und die Reaktion auch bei oberflächlich sitzenden Gonokokken negativ ausfallen kann. Auch TEMESVÁRY hält die BORDET-GENGOUsche Komplementbindungsreaktion
differentialdiagnostisch für besonders wertvoll. FÖRSTER faßt seine Ergebnisse mit seiner
Probe dahin zusammen, daß negative Reaktion zu Beginn der Erkrankung nicht beweist,
daß eine Gonorrhöe nicht vorliegt. Stark positiver Ausfall der Reaktion dagegen beweist
eine gonorrhoische Erkrankung, die noch besteht oder vor kurzer Zeit noch bestanden hat.
Die Reaktion hat nur dann diagnostische Bedeutung, wenn nicht vorher eine spezifische
Vaccinebehandlung stattfand. ASCH hält die Komplementbindungsreaktion nicht für
besonders bedeutungsvoll für die Ansteckungsfähigkeit bzw. das noch bestehende Schleim-
hautwachstum. Ob durch die Probe in den Eileitern noch Gonokokken nachgewiesen
werden können, ist nicht wesentlich für die Gesunderklärung, für das Erlöschen der Ansteckungsfähigkeit, für die Übertragbarkeit von einem Organ auf das andere oder eine
zweite Person. Nach den neueren Untersuchungen fällt die Reaktion bei festgestellter
Gonorrhöe der Frau in 60—85% positiv aus (LAILEY und CRUIKSHANK, KILDUFFE, RUBIN-
STEIN und GAURAN, KRISTJANSEN).

MÜLLER und OPPENHEIM verwenden polyvalente Gemische von frischen Gonokokkenkulturen ohne Zusatz. Mit Hilfe dieses Verfahrens untersuchten BUCURA, KUNEWÄLDER
und SCHWARZ 1500 Fälle von weiblicher Gonorrhöe und konnten feststellen, daß die Reaktion
in jenen Fällen negativ ausfällt, bei denen die Gonokokken nur auf der Schleimhautoberfläche
angesiedelt sind, und daß sie dann positiv wird, wenn die Keime in das subepitheliale

Schleimhautgewebe eindringen. Diese Beobachtungen stimmen mit der allgemein bekannten Tatsache überein, daß die Reaktion auf Vaccineeinverleibung bei geschlossenen Herden positiv, bei offener, oberflächlicher Schleimhautgonorrhöe negativ ausfällt. Es kann demnach, wenn auch selten, vorkommen, daß Fälle bakteriologisch positiv und serologisch negativ sind, sobald die Gonokokken nur oberflächlich, rasenartig auf der Schleimhaut angesiedelt sind. Bei der Anhangserkrankung spricht eine positive Seroreaktion für eine Gonorrhöe oder gonorrhoische Mischinfektion, negative Reaktion für eine Infektion mit anderen Keimen. Ausnahmsweise kann auch eine Endosalpingitis gonorrhoica vorkommen, die negativ reagiert, sobald die Keime nicht in die tiefere Schicht eindringen. Die Gonorrhöe der Harnröhre, des Gebärmutterhalses und der Vorhofgänge reagiert nur dann positiv, wenn die Erkrankung in das gefäßreiche, subepitheliale Gewebe eingedrungen ist und dadurch zu einem geschlossenen Herd wird. Bei gonorrhoischen Salpingitiden wurden in 98%, bei Arthritis gonorrhoica sogar in 100% richtige Ergebnisse erzielt. Bei gonorrhoischer Cervicitis und Bartholinitis mit positivem Gonokokkenbefund bleibt, wie dies auch andere Untersucher feststellten, die Seroreaktion in ungefähr 10% negativ, was dadurch zu erklären sein dürfte, daß die Gonokokken nur oberflächlich angesiedelt sind, wobei die Immunkörper nicht in die Blutbahn fernab vom Infektionsherd gelangen können. Außer bei Oberflächengonorrhöe kann die Reaktion auch in jenen ganz wenigen Fällen ausbleiben, bei denen infolge konstitutioneller Schwäche die Entwicklung von Antikörpern versagt. Auf diese Ursachen sind die ungefähr 5% Fehler zurückzuführen, welche die Reaktion auch bei richtiger Ausführung ergibt.

Bei Entnahme des Blutes aus der Portio fällt die Serodiagnose auch noch in jenen Gonorrhöefällen positiv aus, die bei Verwertung von Blut aus der Armvene negativ oder schwach positiv reagieren (SCHWARZ, BUCURA). Diese Tatsache ist wahrscheinlich darauf zurückzuführen, daß das Blut in der Nähe des Infektionsherdes an Schutzkörpern reicher ist als dasjenige, das fern vom Erkrankungsherde kreist. Zum Zwecke der serodiagnostischen Untersuchung wurden 5 ccm Blut mittels Lanzette aus der vorderen oder hinteren Muttermundslippe entnommen und in sterile Eprouvetten abgefüllt.

Auffallend ist auch die Feststellung, daß die Komplementablenkung beim Serum gonorrhöekranker, schwangerer Frauen fast immer positiv ausfällt, was dadurch bedingt sein dürfte, daß durch die stärkere Durchblutung und Durchfeuchtung in der Schwangerschaft die Stoffwechselprodukte der Keime leichter in den allgemeinen Säftekreislauf gelangen. Alle mit Gonokokkenvaccine behandelten Fälle reagieren positiv, gleichgültig, ob sie noch gonorrhöekrank sind oder nicht. Diese positive Reaktion hält gewöhnlich 4—6 Wochen nach der Heilung, manchmal aber noch länger, auch bis zu 2 Jahren an (BAUMANN und HEIMANN, WRESZYNSKI, SCHOLTZ und DÖRFFEL, FISCHER).

Wenn wir die bisherigen zahlreichen Erfahrungen mit der Komplementbindungsreaktion zusammenfassen, so zeigt sich, daß dieselbe im allgemeinen bei einem *Gonokokkenherd in den tieferen subepithelialen Schleimhautschichten* oder bei einer *metastatischen Gonokokkenansiedlung*, bei der die Keime mit dem Blut- und Lymphgefäßsystem in Berührung kommen, *positiv* ausfällt, während sie *negativ* ausfällt, sobald überhaupt *keine Gonokokken* vorhanden sind oder dieselben nur *rasenförmig auf der Schleimhautoberfläche angesiedelt* sind und deshalb keine Verbindung mit dem subepithelialen Capillarsystem haben, so daß ihre Stoffwechselprodukte nicht in die Körpersäfte übergehen können. Es kann demnach eine Frau mit negativer Komplementbindungsreaktion trotzdem Gonokokkenträgerin und ansteckend sein, sobald die Gonokokken nur oberflächlich auf der Schleimhaut sitzen, was besonders am Beginne einer Infektion vorkommt. Andererseits muß eine Frau mit positiver Komplementbindungsreaktion nicht ansteckend sein, sobald die Gonokokken nur in den tiefen Gewebsschichten angesiedelt sind.

Ein stark positiver Ausfall der Reaktion spricht sicher für eine gonorrhoische Erkrankung. Sie kann aber auch noch längere Zeit nach der Ausheilung positiv bleiben und fällt stets lange Zeit hindurch positiv aus, wenn vorher eine spezifische Vaccinebehandlung stattfand. Wird jedoch während der Behandlung positive Komplementbindungsreaktion nach Aussetzen der Behandlung allmählich negativ, so spricht dies sicher für eine Heilung.

Die Komplementbindungsreaktion allein hat demnach für die Erkennung der Ansteckungsfähigkeit und der Ausheilung nur einen beschränkten Wert. In Ergänzung der bakterioskopischen Untersuchung jedoch vermag sie latente, tiefere Gonokokkenherde aufzudecken, die bei Untersuchung des Sekretabstriches allein verborgen bleiben würden. Die Probe ist demnach berufen, die Erkennung der gonorrhoischen Erkrankung in einzelnen Fällen wesentlich zu fördern.

Feststellung der Heilung.

Von einer Heilung der Gonorrhöe dürfen wir nur dann sprechen, wenn die Ansteckungsfähigkeit der erkrankten Frau erloschen ist. Dabei können postgonorrhoische Symptome wie cervicaler Fluor, Wandverdickung der Eileiter, pelviperitonitische Adhäsionen und sogar virulente Gonokokken im Tubeneiter vorhanden sein. Wenn schon die Erkennung der Tripperansteckung vielfach auf Schwierigkeiten stößt, so ist die endgültige Erklärung, daß eine Frau als sicher geheilt anzusehen sei, noch schwieriger. Zu diesem Zwecke müssen oft wiederholte mikroskopische Abstrichuntersuchungen, Kulturverfahren und Komplementbindungsprobe herangezogen werden. Für die Frage, ob noch eine Ansteckungsmöglichkeit vorhanden ist, sind die beiden ersten Proben von größter Bedeutung, während letztere mehr für die Aufdeckung latenter Gonokokkenherde förderlich sein kann. Die Forderungen für den Nachweis der Heilung sind bei den einzelnen Autoren verschieden streng. Wolff spricht die Heilung erst dann aus, wenn mindestens 8—10 Präparate nach einbis zweimaliger Provokation und wenigstens einer Regel negativ ausgefallen sind, erklärt aber die Heilung auch dann nicht als absolut sicher, da ausnahmsweise im 12.—15. Abstrich wieder Gonokokken gefunden werden. Die bakterioskopische Untersuchung kann deshalb nie vollkommen die Sicherheit geben, da das Größenverhältnis zwischen Gonokokken und Gesamtfläche des Halskanales und des Corpus mit ihren Drüsen ungefähr so groß ist wie wenn auf einer Fläche von mehreren tausend Quadratmetern mit bloßem Auge Stecknadelköpfe gesucht würden. Naujoks entläßt eine Patientin erst nach 15—18 hintereinander negativ ausfallenden Abstrichen als höchstwahrscheinlich geheilt, wobei er während der Behandlung durch 4 Wochen hindurch nur negative Abstriche, nach Abschluß der Behandlung 2 negative Präparate und dann noch nach Provokation mit Wasserstoff- und Lugol-Lösung und dreimaliger allgemeiner Provokation durch Arthigon, Aolan und eine Menstruation negative Präparate verlangt. Asch fordert bei klinisch verdächtigen Fällen 16—18mal bakterioskopische Untersuchung der Sekrete.

Wir machen während der Behandlung wöchentlich einmal eine mikroskopische Untersuchung des Sekretabstriches. Nachdem diese negativ ausgefallen, führen wir dieselbe Untersuchung noch nach der Regel und nach chemischer Provokation durch. Letztere erfolgt durch tägliche Reizinstillation von 4fach verdünnter Lugolscher Lösung an 3 hintereinander folgenden Tagen. Vom 2. Tag an werden täglich Abstrichpräparate untersucht. Wenn auch diese negativ ausfallen, wird noch eine intravenöse Vaccineinjektion, manchmal auch am letzten Tag der Regel, gemacht und daraufhin der Abstrich aus Harnröhre und Halskanal durch 2 Tage auf Gonokokken untersucht. Auch nach 1, 2, 4 und weiteren 6 Monaten überprüfen wir nach der Regel den Abstrich durch eine einmalige Untersuchung. Erst wenn nach Aussetzen der Behandlung und nach künstlicher und physiologischer Provokation bei wiederholter Untersuchung in den Sekretabstrichen und Schleimhautabschabungen keine Gonokokken mehr gefunden werden, dürfen wir mit einer an Sicherheit grenzenden Wahrscheinlichkeit die Heilung der Tripperansteckung aussprechen.

Vom Züchtungsverfahren machen wir nur in seltenen Ausnahmefällen Gebrauch. Die Komplementbindungsprobe spielt bei der Frage nach der möglichen Ansteckung keine so bedeutende Rolle. Ihr positiver Ausfall bei gonokokkennegativem Abstrich wird uns jedoch veranlassen, weiter nach Gonokokken in den Sekreten zu fahnden.

Vor einer besonderen Verantwortung steht der Arzt, sobald die von ihm geheilte Frau mit einem gesunden neuen Partner eine Ehe eingehen will. Hier ist besondere Vorsicht und Gewissenhaftigkeit am Platze.

Verhütung und Abortivbehandlung der gonorrhoischen Ansteckung.

Die Ansteckung der Frau kann ebenso wie beim Manne durch mechanische und chemische Mittel verhütet werden. Die persönliche Anwendung dieser Mittel durch die Frau ist von R. Habermann in diesem Handbuch ausführlich geschildert. In vereinzelten Fällen kommt die Patientin bald nach dem Geschlechtsverkehr zum Arzt mit der Befürchtung, gonorrhoisch angesteckt worden zu sein und mit dem Wunsche nach *Verhütung der Infektion.* Dann soll, abgesehen von der Sekretuntersuchung, eine Ausspritzung der Harnröhre mit 3% Argentum nitricum-, 5% Protargol-, 2% Albargin-, 1% Transargan- oder 10% Cholevallösung gemacht und hierauf ein Partagon- oder Cholevalstäbchen in die Harnröhre eingelegt werden. In den Halskanal spritzen wir mittels dünnen Intrauterinsilberkatheter 5% Argentum nitricum-, 10% Protargollösung oder 1% Ichthargan-Glycerin. Außerdem kann noch ein antiseptisches Cervixstäbchen in den Halskanal eingeführt und, damit dasselbe liegenbleibt, ein Ichthyol-Glycerintampon in die Scheide vor die Portio gelegt werden. Die Scheide kann auch mit hydrophiler Gaze, die in 2% Protargollösung getränkt ist, tamponiert werden. Statt des Harnröhrenstäbchens kann die Neissersche Salbe in die Harnröhre eingespritzt werden: Rp. Protargol 0,5, Aquae dest. 2,0, Alpyin. nitric. 0,15, Eucerin anhydr., Adip. lan. anhydr. āā 3,0 M. f. unguent. D. In Spritztuben. S. Vor der Einspritzung in heißem Wasser erwärmen.

In der Absicht das desinfizierende Mittel auf die Gebärmutterhalsschleimhaut länger einwirken zu lassen, wird statt des Cervixstäbchens von uns auch ein mit 10% Jodvasogen oder 20% Jothionöl getränkter Streifen aus Watte oder Gaze in den Halskanal eingeführt und einige Minuten bis Stunden belassen. Die Einführung des Streifens geschieht in der Weise, daß nach Einstellen der Portio ein glatter Watteträger, auf dem der Watte- oder Gazestreifen nur locker angewickelt ist, in den Halskanal hinaufgeschoben wird. Diese Streifenbehandlung löst oft Gebärmutterkrämpfe und Eileiterkoliken aus, die am besten durch Belladonna- oder Morphiumstuhlzäpfchen bekämpft werden. Außer desinfizierenden Scheidenkugeln soll die Vorhofschleimhaut mit 5% Argentum nitricum-Lösung oder Jodtinktur tuschiert werden.

Sobald Gonokokken nachgewiesen, aber noch keine stärkeren Entzündungserscheinungen wie eitrige Sekretion und Schwellung der Harnröhren- und Gebärmutterschleimhaut aufgetreten sind, kann eine *Abortivbehandlung* an fünf aufeinanderfolgenden Tagen versucht werden. Diese wird in ähnlicher Weise wie die prophylaktische Behandlung durch den Arzt durchgeführt, nur werden der Patientin außerdem täglich mehrmals heiße Scheidenspülungen und heiße Sitzbäder mit Kalium hypermanganicum-Lösung verordnet. Abends führt sich die Patientin eine Vaginalkugel mit Silber in die Scheide ein. Vaccine- oder Proteinkörpertherapie ist nach unseren Erfahrungen nicht imstande, die weitere Verbreitung frisch angesiedelter Gonokokken zu verhindern. Bei einfacher Harnröhrengonorrhöe kann manchmal durch eine gründliche Frühbehandlung dem Übergreifen auf die Gebärmutter vorgebeugt werden. Eine bereits ausgebrochene Cervixgonorrhöe vermag eine Abortivkur nicht in wenigen Tagen zu heilen.

Literatur.

Abraham, J. Johnston: Lectures on gonorrhoea in women and children. London: William Heinemann Ltd. 1924. — Adler, L.: Die entzündlichen Erkrankungen des Uterus. Halban-Seitz' Biologie und Pathologie des Weibes, Bd. 4, S. 1. Wien u. Berlin: Urban & Schwarzenberg 1928. — Aitoff: De la vaccination locale dans la gonococcie de la femme. Presse méd. **1928**. — Albrecht, H.: Die praktische Verwertbarkeit der Leukocytenbestimmung für die Diagnose entzündlicher Erkrankungen des weiblichen Genitales. Z. Geburtsh. **61**, 8 (1908). — Amersbach, K.: Eitriger Katarrh der Tube nach Einleitung des künstlichen Aborts. Mschr. Geburtsh. **32**, 444 (1910). — Arneth, J.: Über eine neue Behandlungsmethode der weiblichen Urogenitalgonorrhöe. Dermat. Zbl. **4**, Nr 3, 66 (1901). — Arneth u. Fabritius: Zur Behandlung der weiblichen Urogenitalgonorrhöe. Münch. med. Wschr. **70**, Nr 1, 9 (1923). — Arnold, J.: Schwangerschaft nach schwerer beiderseitiger Adnexentzündung. Zbl. Gynäk. **46**, Nr 4, 139 (1922). — Asch, R.: (a) Über die durch Gonokokkeninvasion hervorgerufenen Erkrankungen der weiblichen Geschlechtsorgane und deren Behandlung. Wien. med. Bl. **15**, Nr 12, 181; Nr 13, 198 (1892). (b) Zur Behandlung der Gonorrhöe. Verh. dtsch. Ges. Gynäk. **5**, 443 (1893). (c) Diagnose und Behandlung der Ehegonorrhöe. Ther. Gegenw., N. F., **6**, 445 (1904). (d) Diagnostische und therapeutische Ratschläge für den gynäkologischen Praktiker. Beih. zur Med. Klin. **10**, H. 6, 129 (1914). (e) Die Behandlung der Gonokokkeninfektion des Weibes im Kriege. Mschr. Geburtsh.

45, 109 (1917). (f) Diskussion zu Matzdorff: Blutbilder bei Gonorrhöe. Gynäk. Ges. Breslau, Sitzg 26. Okt. 1926. Ref. Zbl. Gynäk. **51**, Nr 16, 1006 (1927). — Asch u. Adler: Die Degenerationsformen der Gonokokken. Münch. med. Wschr. **62**, Nr 39, 1309 (1915). — Asch, R. u. F. Wolff: Diagnose und Behandlung der Gonorrhöe des Weibes und die Feststellung ihrer Heilung. Münch. med. Wschr. **69**, Nr 35, 1273, 1310 (1922). — Audry, Ch. et Vieu: (a) Anestésie locale dans le curetage de l'uterus blenorrhagique. Bull. Soc. franç. Dermat. **34**, No 6, 426 (1927). (b) Nécessité des doses massives de vaccin gonococcique dans le traitement de la blenorrhagie féminine. Bull. Soc. franç. Dermat. **35**, No 1, 50 (1928). — Aulhorn, E.: Die Behandlung entzündlicher Adnexerkrankungen mit intrauterinen Injektionen. Arch. Gynäk. **90**, 213 (1910); Zbl. Gynäk. **34**, Nr 2, 48 (1910); **37**, Nr 10, 356 (1913).

Baer, W.: Über die Behandlung entzündlicher Adnexerkrankungen, insbesondere der Gonorrhöe mit Röntgenstrahlen. Strahlenther. **24**, H. 2, 315 (1926). — Bass, A.: Antivirusthérapie dans les infections a gonocoques. Presse méd. **1930** II, No 91, 1537. — Basset, A. u. P. Poincloux: Behandlung der Metritis mit intra- und subcutanen Vaccineinjektionen (regionäre Vaccination). Rev. mens. Gynéc. et Obstetr. **18**, No 4 (1928). Ref. Zbl. Gynäk. **53**, Nr 38, 2436 (1929). — Bauer, A.: Spitze Kondylome von besonderer Größe. Mschr. Geburtsh. **28**, 297 (1908). — Bauer, R. u. J. Schwarz: Beitrag zur Behandlung der weiblichen Gonorrhöe auf Grund statistischer Erhebungen. Wien. klin. Wschr. **42**, Nr 38, 1221 (1929). — Baumann, F. u. W. Heimann: Die natürlichen und künstlichen Immunisierungsvorgänge bei der Gonorrhöe. Dermat. Wschr. **1923**, Nr 47/48, 1377. — Beck, H.: Das Rosnersche Studium über die Konstitution der weiblichen Sexualorgane. Ginek. polska **9**, H. 1/3 (1930). Ref. Zbl. Gynäk. **55**, Nr 9, 571 (1931). — Belonovski, G. D.: Über die Opsonisation der Medikamente und der Vaccine (speziell der Gonokokkenvaccine). Wien. klin. Wschr. **42**, Nr 51, 1624 (1929). — Benthin, W.: Diagnose und Differentialdiagnose der Frauenkrankheiten. Wien u. Berlin: Urban & Schwarzenberg 1930. — Berger, M. u. E. Sonkoly: Die Behandlung der weiblichen Gonorrhöe mit Elektrophorese. Zbl. Gynäk. **1932**, Nr 49, 2951. — Bertrand, P. u. F. Carcassone: Die akuten gonorrhoischen Allgemeinperitoniden. Rev. mens. Gyn. et Obstétr. **19**, No 5 (1929). Ref. Zbl. Gynäk. **54**, Nr 7, 446 (1930). — Beuttner, O.: (a) Die Beziehungen der erkrankten weiblichen Genitalorgane zum Wurmfortsatz und die daraus sich ergebende Indikation zur Appendektomie. Z. Geburtsh. **81**, 406 (1919). (b) Die transversale fundale Keilexcision des Uterus als Vorakt zur Exstirpation doppelseitig erkrankter Adnexe. Arch. Gynäk. **115**, 461 (1922). — Beyer, F.: Harnröhrenbehandlung mit Malaria. Med. Klin. **24**, Nr 16, 619 (1928). — Biberstein, H.: Versuche mit Rivanol bei Gonorrhöe und Pyodermien. Dtsch. med. Wschr. **48**, Nr 23, 769 (1922). — Bienenfeld, B. u. Eckstein: Zur diagnostischen Verwertung des Gonotestfingerlinges bei der weiblichen Gonorrhöe. Wien. med. Wschr. **76**, Nr 18, 544 (1926). — Bizard et Blumm: Ann. Mal. vénér. **1921**, 740; **1922**, 91. — Blair, Bell W.: Erhaltung der Ovarialfunktion bei der chirurgischen Behandlung der Salpingitis. J. Obstetr. **34**, Nr 2. Ref. Zbl. Gynäk. **52**, Nr 32, 2068 (1928). — Bleyer, K.: Die Pellidolbehandlung der weiblichen Gonorrhöe. Dermat. Z. **49**, 355 (1927). — Blumenthal, R.: Ergebnisse der Blutuntersuchung in der Geburtshilfe und Gynäkologie. Ein Beitrag zur Kenntnis der Leukocytose, ihrer Verwertung zwecks sicherer Diagnose von Eiterbildung und zum Studium der Anämie. Beitr. Geburtsh. **11**, 414 (1907). — Bode, O.: (a) Erfahrungen mit der Iontophoresebehandlung der weiblichen Gonorrhöe. Ber. nordwestdtsch. Ges. Gynäk. Greifswald, Sitzg 12. Mai **1928**. Ref. Zbl. Gynäk. **52**, Nr 39, 2559 (1928). (b) Zur Iontophoresebehandlung der weiblichen Gonorrhöe. Fortschr. Ther. **5**, Nr 9, 277 (1929). — Bodnar, L.: (a) Zur Behandlung entzündlicher Affektionen der Adnexe und des Beckenperitoneums. Wien. med. Wschr. **76**, Nr 42, 1240 (1926). (b) Gonorrhöe im Wochenbett. Arch. Gynäk. **129**, 506—525 (1927). — Börngen, H.: Milchheilfiebertherapie bei der Gonorrhöe des Weibes. Dermat. Z. **54**, 252 (1928). — Borell, H.: (a) Die diagnostische Bedeutung der sog. spezifischen Reaktionen bei gynäkologischen Adnexerkrankungen. Generalverslg 17. Tagg dtsch. Ges. Gynäk. Innsbruck, 7. Juni 1922. Arch. Gynäk. **117**, 33 (1922). (b) Über den diagnostischen Wert der sog. spezifischen Reaktionen der gynäkologischen Adnexerkrankungen. Mschr. Geburtsh. **61**, 132 (1923). — Boulanger, L.: Porte-topique intracervical pour le traitement des gonococcies du col utérin par les crayons a l'Argyrol. J. d'Urol. **25**, No 6, 551 (1925). Ref. Zbl. Gynäk. **54**, 440 (1930). — Bourne, A.: The treatment of acute gonorrhoeal salpingitis. J. Obstetr. **34**, Nr 2, 185 (1927). — Boyd, M. L.: Strictures of the urethral meatus in the female. J. amer. med. Assoc. **92** II, 2154 (1929). — Brandstrup, E.: Die Frage der Bedeutung der Gonorrhöe für die Wochenbettsmorbidität im Lichte der Komplementbindungsreaktion. Kongr. dtsch. Ges. Gynäk. Frankfurt 1931. Arch. Gynäk. **144**, H. 2/3, 596 (1931). — Bröse: Über die diffuse gonorrhoische Peritonitis. Münch. med. Wschr. **1896**, Nr 11. — Bruck, C.: Über spezifische Behandlung gonorrhoischer Prozesse. Dtsch. med. Wschr. **35**, Nr 11, 470 (1909). — Bruck u. Rehn: Erfahrungen über die Verwertbarkeit der Scheidensekretreaktion für die Diagnose der Gonorrhöe. 14. Kongr. dtsch. dermat. Ges. Dresden, 13.—16. Sept. 1925. Arch. f. Dermat. **151**, 476, 477 (1926). Ref. Zbl. Hautkrkh. **23**, 133 (1927). — Bucura, C.:

(a) Die Vaccinetherapie in der Gynäkologie. Ihre Erfolge und Mißerfolge. Arch. Gynäk. 119, H. 3 (1923). (b) Weibliche Gonorrhöe. Mitt. Volksgesdh.amt 1927, Nr 10, 390, 391. (c) Weibliche Gonorrhöe. Wien. klin. Wschr. 40, Nr 47 (1927). (d) Richtlinien zur Behandlung des weiblichen Trippers und seiner Folgen. Wien. med. Wschr. 1928, Nr 30, 987; Nr 32, 1042. (e) Serodiagnose und Vaccinetherapie. Zbl. Gynäk. 1929, Nr 27, 1693. (f) Zur operativen Behandlung entzündlicher Adnexerkrankungen. Zbl. Gynäk. 53, Nr 31, 1956 (1929). (g) Die entzündlichen Erkrankungen der weiblichen Geschlechtsorgane. Wien: Julius Springer 1930. (h) Über Gonokokkenvaccinen, insbesondere Automischvaccinen. Wien. klin. Wschr. 46, Nr 5, 141 (1933). — BUCURA, C. u. J. SCHWARZ: Ein Beitrag zur Serologie der Gonorrhöe. Wien. klin. Wschr. 1930, Nr 46. — BÜBEN, J. v.: (a) Über die Bedeutung der Thermopenetration in der Therapie der weiblichen Gonorrhöe. Zbl. Gynäk. 1921, Nr 41, 1485. (b) Thermopenetration in der Therapie der weiblichen Gonorrhöe. Dtsch. med. Wschr. 47, Nr 47, 1427 (1921). — BUMM, E.: (a) Beitrag zur Kenntnis der Gonorrhöe der weiblichen Genitalien. Arch. Gynäk. 23, 327 (1884). (b) Der Mikroorganismus der gonorrhoischen Schleimhauterkrankungen „Gonococcus NEISSER". Wiesbaden: J. F. Bergmann 1887. (c) Über die Trippererkrankung beim weiblichen Geschlecht und ihre Folgen. Münch. med. Wschr. 1891, Nr 50/51. Ref. Zbl. Gynäk. 16, Nr 37, 728 (1892). (d) Über die Gonorrhöe bei der Frau und ihre Behandlung. Die Deutsche Klinik, Geburtshilfe und Gynäkologie, Vorl., Bd. 9, S. 404. 1904. (e) Die gonorrhoischen Erkrankungen der weiblichen Harn- und Geschlechtsorgane. VEITs Handbuch der Gynäkologie, 2. Aufl., Bd. 2, S. 3. Wiesbaden: J. F. Bergmann 1907. — BURCH, L. E.: Gonorrhöe bei der Frau. Amer. J. Obstetr. 18 (1929). Ref. Zbl. Gynäk. 1930, Nr 23, 1466. — BURCKAS, R.: Über Autovaccinebehandlung der Gonorrhöe. Dermat.Wschr. 73, Nr 37, 972 (1921). — BUSCHKE, A.: Hautkrankheiten bei Gonorrhöe. E. FINGER, J. JADASSOHN, S. EHRMANN und S. GROSS' Handbuch der Geschlechtskrankheiten, Bd. 2, S. 265—322. Wien u. Leipzig: Alfred Hölder 1912. — BUSCHKE, A. u. E. LANGER: (a) Toxizitätsprüfungen und Tierübertragungsversuche mit anaeroben Gonokokken. Dermat. Wschr. 72, Nr 14, 273 (1921). (b) Über die Wirkungsweise und das Altern der Vaccine (speziell bei Gonorrhöe). Klin. Wschr. 1, Nr 3, 122 (1922). (c) Hyperkeratotische Exantheme bei Gonorrhöe und ihre Beziehungen zur Psoriasis. Dermat. Wschr. 76, Nr 7, 145 (1923). (d) Pellidol in der Gonorrhöetherapie. Bemerkungen zu der Arbeit „Neue Wege bei der Behandlung der Gonorrhöe" von ERNST HOLZBACH in Nr 31 der Münchener Medizinischen Wochenschrift. Münch. med. Wschr. 72, Nr 36, 1518 (1925). (e) Lehrbuch der Gonorrhöe. Berlin: Julius Springer 1926. — BUSCHKE, A. u. A. JOSEPH: Fortschritte in der Behandlung der weiblichen Gonorrhöe. Fortschr. Ther. 6, 747 (1930). Ref. Zbl. Gynäk. 55, Nr 26, 2064 (1931). CAESAR, V.: Die Behandlung der weiblichen Gonorrhöe mit Mischvaccine. Zbl. Gynäk. 1931, Nr 5. 276. — CALLOMON: Die nichtvenerischen Genitalerkrankungen. Leipzig: Georg Thieme 1924. — CASANELLO: Z. gynäk. Urol. 1909. — CASPARY, H.: Behandlung der Gonorrhöe. Med. Klin. 1931, H. 12. Ref. Zbl. Gynäk. 1932, Nr 9, 553. — CASPER, L.: Lehrbuch der Urologie. Wien u. Berlin: Urban & Schwarzenberg 1923. — CASPER, W.: Spezifische Cutireaktionen an Gonorrhoikern mit spezifischen, eiweißfreien Substanzen aus Gonokokken. Zbl. Hautkrkh. 34, 774 (1930). — CHERRY, TH. H.: The results of Diathermy in pelvic infections. J. amer. med. Assoc. 86, Nr 23, 1745 (1926). —CLODI, E. u. K. I. SCHOPPER: Praeputium clitoridis und Gonokokken. Wien. klin. Wschr. 1922, Nr 9, 197. – CHROBAK: Diskussion zu LOTT, Geburtsh.-gynäk. Ges. Wien, 21. Nov. 1893. Zbl. Gynäk. 18, Nr 3, 74 (1894). — CLARK, I. G.: Pathologie und Behandlung der gonorrhoischen Cervicitis und Endometritis. Amer. J. Obstetr. Dis. Childr., Juni 1914. — COHN, A. u. E. GRÄFENBERG: Die Bedeutung der Komplementfixationsmethode für die Diagnose der Gonorrhöe. Z. Hyg. 104, 128 (1924). — CONSOLI, D.: Alcune ricerche salle modificazioni della reazione e del microbismo nel secreto vaginale in rapporto alla presenza del gonococco. Rass. Ostetr. 36, No 10, 579 (1927). — CORBUS, B. C.: Behandlung der Gonorrhöe und ihrer Komplikationen mit Antigonokokkenserum. J. amer. med. Assoc. 62, Nr 19, 1462 (1914). Ref. Zbl. Gynäk. 1914, Nr 29. 1043. — CORBUS, B. C. u. V. J. O'CONOR: Behandlung der Cervixgonorrhöe mit Diathermie. J. amer. med. Assoc., 20. Nov. 1926. Ref. Zbl. Gynäk. 52, 399 (1928). — CORY: Abscess of female urethra. Trans. obstetr. Soc. Lond. 11, 65 (1870). — CROHN, M.: Intravenöse Kollargolbehandlung der Gonorrhöe. Münch. med. Wschr. 65, Nr 42, 1161 (1918). — CUMBERBATSCH, E. P.: Die Verwendung der Diathermie in der Gynäkologie. Lancet 1931, 220, 280—282. — CURTIS, A. H.: (a) Bacteriology and pathology of fallopian tubes removed and operation. Surg. gyn. 33, Nr 6, 621 (1921). Ref. Zbl. Gynäk. 1922, Nr 51, 2062. (b) Surgical indications in the treatment of gonorrhoeal lesions of the uterine adnexe. J. Obstetr. 34, 199, 360 (1927). (c) Gonococcal lesions of the female genitalia, including consideration of some important closely allied problems. Amer. J. Obstetr. 16, 531 (1928).

DANIN: Über ein neues Hilfsmittel zur Diagnose der weiblichen Gonorrhöe. Münch. med. Wschr. 72, Nr 18, 717 (1925). Ref. Zbl. Hautkrkh. 17, 602 (1925). — DAVID, CH.: Las periuretritis supuradas en la muyer. Rev. españ. Urol. 15, 648 (1923). — DAVIS, EFFA V.:

Gonorrhea in pregnancy. Urologic Rev. **30**, Nr 12, 710 (1926). — Dembska, Vera: Zur Frage der Serodiagnostik und Vaccinetherapie bei der gynäkologischen Gonorrhöe. Dermat. Wschr. **51**, 506 (1910). — Dickinson, R. L. A.: Gynecologist looks at prostitution abroad. With reference to electrocautery treatment of gonorrheal cervicitis and urethritis. Amer. J. Obstetr. **14**, 590 (1927). — Dienst: s. Matzdorff, Diskussion. — Dierks, K.: Experimentelle Untersuchungen an menschlicher Vaginalschleimhaut. Arch. Gynäk. **138**, 111 (1929). — Dietel, F.: Sachgemäße Sekretentnahme bei der weiblichen Gonorrhöe. Z. ärztl. Fortbildg **25**, Nr 6, 214 (1928). — Dind: A propos de la blenorrhagie gon. chez l'homme, la femme et la filette. Schweiz. med. Wschr. **1920**, Nr 38, 833. — Dóczy, G.: Beiträge zur klinischen Behandlung der weiblichen Gonorrhöe. Wien. klin. Wschr. **41**, Nr 2, 64 (1928). — Döderlein, A.: (a) Untersuchung über das Vorkommen von Spaltpilzen in den Lochien des Uterus und der Vagina gesunder und kranker Wöchnerinnen. Arch. Gynäk. **31**, 412 (1887). (b) Das Scheidensekret und seine Bedeutung für das Puerperalfieber. Leipzig: Besold 1892. (c) Die Scheidensekretuntersuchungen. Zbl. Gynäk. **18**, Nr 1, 10 (1894). (d) Über das Verhalten pathogener Keime zur Scheide. Dtsch. med. Wschr. **21**, Nr 10, 157 (1895). Ref. Münch. med. Wschr. **42**, Nr 12, 270 (1895). (e) Vaginitis gonorrhoica bei fehlendem Uterus. Mschr. Geburtsh. **5**, 34 (1897). (f) Die gonorrhoischen Erkrankungen der Geschlechtsorgane und die Krankheiten der Tuben. Küstners Lehrbuch der Gynäkologie, 3. Aufl., S. 408. Jena 1908. (g) Die Gonorrhöe der Frau. Mschr. Geburtsh. **50**, 46 (1919). (h) Gonorrhoische Erkrankungen der Adnexe. Döderlein-Krönigs Operative Gynäkologie, S. 356. Leipzig: Georg Thieme 1921. — Donaldson, M.: Radium zur Behandlung von Menorrhagien und unregelmäßigen uterinen Blutungen. Brit. med. J. **1932**, Nr 3645. Ref. Zbl. Gynäk. **1932**, Nr 9, 561. — Dützmann, M.: Die Verwertbarkeit der Leukocytenbestimmung bei Erkrankungen des weiblichen Genitalapparates. Mschr. Geburtsh. **18**, 57 (1903). — Dufaux, L.: Das neue Injektionsmittel zur Gonorrhöebehandlung Choleval in fester, haltbarer (Pulver- und Tabletten-)Form. Berl. klin. Wschr. **53**, Nr 44, 1196 (1916). — Dunger, R.: Das Verhalten der Leukocyten bei intravenösen Kollargolinjektionen und seine klinische Bedeutung. Dtsch. Arch. klin. Med. **1907**, H. 3/4, 428. — Dyroff: Zur Frage der Tubenperistaltik. Zbl. Gynäk. **49**, Nr 34, 1890 (1925).

Egerváry, T.: Die Bedeutung der Eigenblutinjektionen in der Behandlung gonorrhoischer Komplikationen auf Grund von 475 Fällen. Orv. Hetil. (ung.) **1930**, 693. Ref. Zbl. Gynäk. **1932**, Nr 9, 554. — Einbeck, Eveline: Die Bedeutung des weißen Blutbildes für die Diagnostik der Gonorrhöe des weiblichen Genitalapparates. Arch. Gynäk. **146**, H. 1. Ref. Zbl. Gynäk. **1932**, Nr 3, 167. — Eppenauer, A.: Erfahrungen mit Partagonstäbchen in der Behandlung der weiblichen Gonorrhöe. Münch. med. Wschr. **73**, Nr 24, 993 (1926). — Estes, W. L.: Implantation of an ovary. Ann. Surg. **82**, 475 (1925). — Eversmann: s. Matzenauer: Saugglockenbehandlung. — Eymer, H.: (a) Die Röntgenstrahlen in Gynäkologie und Geburtshilfe. Hamburg: Lucas Gräfe und Sillem 1913. (b) Radium- und Mesothoriumbehandlung gutartiger gynäkologischer Blutungen. Klin. Wschr. **1928**, Nr 37, 38.

Fabian: Diagnostik der weiblichen Gonorrhöe auf biologischer Grundlage. Bratislav. lék. Listy **5**, Nr 8 (1926). Ref. Zbl. Gynäk. **51**, Nr 38, 2445 (1927). — Fabricius, J.: (a) Über die Beziehungen der Appendix zu Erkrankungen des Genitalapparates. Med. Klin. **1914**, Nr 21, 879. (b) Appendicitis mit Pyosalpinx. Sitzg geburtsh.-gynäk. Ges. Wien, 12. Juni **1917**; Mschr. Geburtsh. **46**, 366 (1917). (c) Perforation einer Pyosalpinx. Ber. geburtsh.-gynäk. Ges. Wien, Sitzg 12. Juni **1917**; Zbl. Gynäk. **1917**, Nr 32, 799. — Fehling, H.: Die Bedeutung der Gonorrhöe für Schwangerschaft, Geburt und Wochenbett. Münch. med. Wschr. **42**, Nr 49, 1140 (1895). — Feis, O.: Über die Behandlung der chronischen weiblichen Gonorrhöe. Mschr. Geburtsh. **55**, 246 (1921). — Feleki, H.: Über Pyelitis. Fol. urol. (Lpz.) **4**, 330 (1910). — Felke, H.: Zwischenfälle bei der Gonokokken-Lebendvaccination, zugleich ein Beitrag zur Epidemiologie der Gonorrhöe. Med. Klin. **28**, Nr 19, 644 (1932). — Fellner, O.: Einige Fälle von paraurethraler Eiterung beim Weibe. Mschr. Geburtsh. **25**, 319 (1907). — Fernhoff, W.: Saugglockenbehandlung der chronischen Cervicitis. Wien. klin. Wschr. **37**, Nr 37, 897 (1924). — Fieser, H.: Zur Heißluftbehandlung der weiblichen Gonorrhöe. Münch. med. Wschr. **74**, Nr 3, 109 (1927). Ref. Zbl. Hautkrkh. **24**, 306 (1927). — Finger: Die Blennorrhagie der Sexualorgane und ihre Komplikationen. Leipzig: Franz Deuticke 1905. — Fischer, I.: Geschichte der Gynäkologie. Halban-Seitz' Biologie und Pathologie des Weibes, Bd. 1, S. 1. Wien u. Berlin: Urban & Schwarzenberg 1924. — Fisichella, V.: Sull'azione curativa del siero antigonococcio. Policlinico **1911**, 1320; Arch. Gynäk. **76**. — Flaskamp, W.: (a) Röntgentiefentherapie bei entzündlichen Adnexerkrankungen. Zbl. Gynäk. **47**, Nr 3, 100 (1923). (b) Die artefizielle, temporäre Amenorrhöe im Heilplan der entzündlichen Adnexerkrankungen. Dtsch. med. Wschr. **1925**, Nr 44. Ref. Zbl. Gynäk. **52**, Nr 32, 2064 (1928). (c) Über Röntgenschaden und Schäden durch radioaktive Substanzen. Sonderdruck zur Strahlenther. **12** (1930). — Flessa, W.: Die Diagnose der chronischen weiblichen Gonorrhöe durch das Seidenfaden-Plattenkulturverfahren. Zbl. Gynäk. **52**, Nr 19, 1198 (1928). — Förster, R.: Zur Serodiagnose der Gonorrhöe und ihrer Verwendbarkeit in der Praxis. Münch. med. Wschr. 77, Nr 44, 1877 (1930). — FRANK, W.: (a) Die statistische Auswertung von 985 Fällen klinisch behandelter Frauengonorrhöe. Ber. oberrhein. Ges. Geburtsh., Sitzg 21. Nov. 1926. Zbl. Gynäk. 51, Nr 17, 1081 (1927). (b) Ergebnisse einer Statistik über 985 klinisch behandelte Fälle von Frauengonorrhöe. Arch. Frauenkde u. Konstit.forsch. 13, H. 1/2, 26—34 (1927). Ref. Zbl. Hautkrkh. 24, 306 (1927). (c) Die statistische Auswertung von 985 Fällen klinisch behandelter Frauengonorrhöe. Oberrhein. Ges. Geburtsh. 21. Nov. 1926. Ref. Zbl. Gynäk. 1927, Nr 17, 1081. — FRANKL, O.: Pathologische Anatomie und Histologie der weiblichen Genitalorgane. LIEPMANNs Handbuch der Frauenheilkunde, Bd. 2. Leipzig: F. C. W. Vogel 1914. — FRANKL, O. u. B. ASCHNER: Zur quantitativen Bestimmung des tryptischen Fermentes in der Uterusschleimhaut. Gynäk. Rdsch. 5, H. 17, 647 (1911). — FRANKL, O. u. J. HALBAN: Zur Biochemie der Uterusmucosa. Gynäk. Rdsch. 1910. — FRANZ, R.: (a) Über Leuchtsondenbehandlung der weiblichen Gonorrhöe. Zbl. Gynäk. 43, Nr 42, 857 (1919). (b) Über Harnröhren- und Blasengonorrhöe beim Weibe. Wien. klin. Wschr. 36, Nr 17, 303 (1923). (c) Die Gonorrhöe des Weibes. Ein Lehrbuch für Ärzte und Studierende. Wien: Julius Springer 1927. — FRANZMEYER, FR.: Über die Behandlung der weiblichen Gonorrhöe mit intravenösen Kollargolinjektionen. Zbl. Gynäk. 43, Nr 31, 631 (1919). — FREUDENBERG, E.: Die Strahlentherapie entzündlicher Adnexerkrankungen. Inaug.-Diss. Göttingen 1921. Ref. Zbl. Gynäk. 47, Nr 14, 574 (1923). — FREUDENTHAL, W. u. M. FISCHER: Zur Komplementbindung bei Gonorrhöe. Klin. Wschr. 1929, Nr 7, 303. — FREUND, F.: Experimentelle Grundlagen der Röntgentherapie entzündlicher Prozesse. Strahlenther. 40, H. 2 (1931). — FREUND, H.: Gynäkologische Streitfragen. Stuttgart: Ferdinand Enke 1913. — FRIEBOES: Neueste Vaccinationsversuche zur Heilung lang dauernder, komplizierter Gonorrhöen. Med. Klin. 1931, H. 22. Ref. Zbl. Gynäk. 1932, Nr 9, 551. — FRIEDBERGER, E. u. A. HEYN: Die Thermo-Präcipitinreaktion nach SCHÜRMANN als Diagnosticum bei Gonorrhöe. Dtsch. med. Wschr. 43, Nr 9, 257 (1917). — FRIST, J.: Über einen Fall von geheilter schwerer gonorrhoischer Adnexentzündung (Pyosalpinx usw.) und nachheriger Konzeption. Zugleich ein Vorschlag zur Prophylaxe der Gonorrhöe. Med. Klin. 23, Nr 48, 1789 (1927). — FROMME, F.: Die Gonorrhöe des Weibes. Berlin: S. Karger 1914. — FROMME, F. u. TH. HEYNEMANN: Die Erkrankungen der Tube. J. VEITS Handbuch für Gynäkologie, 2. Aufl., Bd. 5, S. 75. Wiesbaden: J. F. Bergmann 1910. — FRÜHWALD: Veränderungen am Orificium internum urethrae bei Gonorrhöe der Frau. Verslg mitteldtsch. Dermat. Magdeburg, Sitzg 5. Dez. 1926. Ref. Zbl. Hautkrkh. 22, 620 (1927). — FUCHS: Ulcera gonorrhoica. Verh. dermat. Ges. Hamburg, Sitzg 17. Mai 1921. Arch. f. Dermat. 138, 281 (1922). — FUNCK: J. des Bruxelles No 6. Ref. Dtsch. med. Wschr. 33.

GAERTNER, H.: Beitrag zur Caseosanbehandlung. Berl. klin. Wschr. 58, Nr 37, 1108 (1921). — GAUSS, C. J.: (a) Eine neue Behandlungsmethode der weiblichen Gonorrhöe. Zbl. Gynäk. 41, Nr 42, 1017 (1917). (b) Zur Kritik der Gonorrhöeheilung. Münch. med. Wschr. 64, Nr 38, 1228 (1917). (c) Heilerfolge und Wirkungsweise der intravenösen Therapie bei der unkomplizierten weiblichen Gonorrhöe. Zbl. Gynäk. 46, Nr 24, 977 (1922). — GAYET: Pyelitis gonococciques. J. d'Urol. 16, No 5 (1925). — GAZENEUVE, P.: L'Avenier médical, Juli-Aug. 1927. Zit. nach PLATZER. — GELLER: Über die Dauererfolge der operativen Behandlung von Adnexentzündungen. 6. Tagg südostdtsch. Ges. Geburtsh., 23. u. 24. Febr. 1929. Prag. Zbl. Gynäk. 53, Nr 21, 133 (1929). — GELLER, FR. CHR.: Über die Dauererfolge der operativen Behandlung von Adnexentzündungen. Mschr. Geburtsh. 82, 296 (1929). — GELLER, FR. CH. u. J. KRINKE: Über die Dauererfolge der konservativen Behandlung von Adnexentzündungen und ihre Leistungsfähigkeit im Vergleich zur operativen Behandlung. Mschr. Geburtsh. 86, 288 (1930). — GELLER, FR. CH. u. W. SOMMER: Der Einfluß des mensuellen Zyklus auf Adnexentzündungen. Arch. Gynäk. 131, 293 (1927). — GERAGHTY, J. T.: Serum- und Vaccinebehandlung der Gonorrhöe. J. amer. med. Assoc. 76, Nr 1 (1921). Ref. Zbl. Gynäk. 45, Nr 39, 1423 (1921). — GEYER, H.: Über die mangelnde Brauchbarkeit der Heißluftbehandlung für die Heilung des Trippers des Gebärmutterhalskanals. Münch. med. Wschr. 75, Nr 24, 1034 (1928). — GLINGAR, A.: (a) Die Endoskopie der männlichen Harnröhre. Wien: Julius Springer 1924. (b) Ein Universalurethroskop. Z. urol. Chir. 5, H. 4/6, 224—228. — GÖBEL, A.: Gonorrhoische Urethritis beim Weibe mit periurethralem Absceß. Inaug.-Diss. Erlangen 1889. — GÖCZY, L.: A hypophysis mellsö lebeny hormonjainak gyôgyito hatása a méhfüggelékek és a medence kötöszövétnek chronikus gyuladásos petegségeire. Orv. Hetil. (ung.) 1932, 651. — GONIN, R.: Contribution à l'étude de la blenorragie urétrale chez la femme. Rev. méd. Suisse rom. 48, No 4/6, 306 (1928). — GORDON, CH. A.: Die Behandlung chronischer Entzündungen des kleinen Beckens. Amer. J. Surg. 13, 484 (1931). Ref. Zbl. Gynäk. 1932, Nr 9, 555. — GOROWITZ, P.: Über Strikturen der weiblichen Harnröhre. Z. Urol. 23, 675 (1929). — GOTH, L.: Klinische Studie über 700 Fälle von entzündlichen Adnextumoren. Arch. Gynäk. 92, 300 (1910). — GRADL, H.: Schwangerschaft nach doppelseitiger Pyosalpinx. Zbl. Gynäk. 36, Nr 17, 533 (1912). — GRÄFENBERG, E.: (a) Die zyklischen Schwankungen des Säuretiters im Scheidensekret. Arch. Gynäk. **108**, 628 (1918). (b) Einfluß der Röntgenstrahlen auf den Säuretiter des Scheidensekretes. 17. Tagg dtsch. Ges. Gynäk. Innsbruck, 7. Juni 1922. Arch. Gynäk. **117**, 260 (1922). — Greijbo, A.: Die Erythrocytensenkungsreaktion bei der weiblichen Gonorrhöe und ihre Veränderung in Abhängigkeit von der Therapie. Venerol. (russ.) **5**, 923, 938 (1928). Ref. Zbl. Hautkrkh. **29**, 230 (1929). — Grossi, G.: Die Behandlung der Gonorrhöe in der Schwangerschaft. Rass. Ostetr. **1929**, No 1. Ref. Zbl. Gynäk. **55**, Nr 26, 2066 (1931). — Gumpert, M.: Geschichte der Gonorrhöe. Lehrbuch der Gonorrhöe von A. Buschke u. E. Langer, S. 1. Berlin: Julius Springer 1926. — Guthmann, H.: Physikalische Heilmethoden. Halban-Seitz' Biologie und Pathologie des Weibes, Bd. 2, S. 465. Berlin u. Wien: Urban & Schwarzenberg 1924.

Habbe, K.: (a) Gonorrhoische Adnextumoren und Schwangerschaft. Nordwestdtsch. Ges. Gyn., 1. Mai 1932. Ref. Zbl. Gynäk. **1932**, Nr 48, 2915. (b) Über Fälle von Schwangerschaft nach gonorrhoischer Adnexentzündung aus dem Material der Göttinger Klinik. Z. Geburtsh. **103**, 44. — Habermann, R.: Persönliche Prophylaxe der Gonorrhöe. Handbuch der Haut- und Geschlechtskrankheiten Bd. XX/2, S. 332. Berlin: Julius Springer 1930. — Habermann, R. u. G. Hopf: Die Therapie der Gonorrhöe. Spezielle Pathologie und Therapie, Erg.-Bd. 4, S. 509. Wien u. Berlin: Urban & Schwarzenberg 1930. — Haendl, F.: Die Behandlung der Cervixgonorrhöe durch Cholevaltamponade des Uterus. Münch. med. Wschr. **1921**, Nr 17. Ref. Zbl. Gynäk. **45**, Nr 39, 1422 (1921). — Hagiwara, R.: Über das Vorkommen von Plasmazellen in den verschiedenen Organen bei Infektionskrankheiten. Korresp.bl. Schweiz. Ärzte **45**, Nr 28, 865 (1915). — Hahn, R.: Diskussion zu Ulcera gonorrhoica. Verh. dtsch. dermat. Ges. Hamburg, Sitzg 17. Mai 1921. Arch. f. Dermat. **138**, 285 (1922). — Hahn, F. u. F. W. Vogt: Erfahrungen in der Behandlung der Gonorrhöe der Frau. Med. Welt **1931**, Nr 26. Ref. Zbl. Gynäk. **1930**, Nr 9, 554. — Halban, J.: (a) Beiträge zur cystoskopischen Diagnostik. Lacerationen der Uretermündung nach Passieren eines Nierensteines. Wien. klin. Wschr. **15**, Nr 48, 1270 (1902). (b) Allgemeine Symptomatologie und Diagnostik in der Frauenheilkunde. Halban-Seitz' Biologie und Pathologie des Weibes, Bd. 2, S. 1. Wien u. Berlin: Urban & Schwarzenberg 1924. (c) Schmerzstillung in der Geburtshilfe und Gynäkologie. Fortbildungskurs. Mitt. Volksgesdh.amt **1930**, Nr 4, 109. — Halban, J. u. J. Tandler: Zur Anatomie des periurethralen Abscesses beim Weibe. Arch. Gynäk. **73**, 351 (1904). — Hannen, P.: Zur Cervixbehandlung der Gonorrhöe mittels der Pustschen Celluloidkapseln. Dtsch. med. Wschr. **49**, Nr 3, 89 (1923). — Hannes, W.: Die Bedeutung der Gonorrhöe für die moderne Wochenbettsdiätetik. Z. Geburtsh. **73**, 529 (1913). — Hartmann, H.: Zur Anatomie der Klinik der „echten" Endometritis. Arch. Gynäk. **131**, 405 (1927). — Haupt, W.: Intravenöse Behandlung der weiblichen Gonorrhöe mit Trypaflavin. Zbl. Gynäk. **45**, Nr 34, 1225 (1921). — Heine, P. E.: Kulturdiagnose der latenten weiblichen Gonorrhöe. Zbl. Gynäk. **52**, Nr 17, 1050 (1928). — Heller, J.: Kann eine Frau durch Amor lesbicus gonorrhoisch infiziert werden? Dtsch. med. Wschr. **54**, Nr 46, 1930 (1928). — Henning: Der Katarrh der inneren weiblichen Geschlechtsteile. Leipzig 1863. — Herrmann, G.: Beitrag zur konservierenden Behandlung entzündlicher Adnexerkrankungen. Z. Geburtsh. **42**, 193 (1900). — Herrmans, J.: Über die Behandlung gonorrhoischer Komplikationen mit Gonargin. Med. Klin. **10**, Nr 10, 413 (1914). — Hesse, M. u. H. Weitgasser: Erfahrungen mit Reargon. Wien. klin. Wschr. **37**, Nr 17, 420 (1924). — Heuck, W.: (a) Was leistet die intravenöse Silberanwendung bei der Behandlung der männlichen und weiblichen Gonorrhöe. Verh. dtsch. dermat. Ges. Hamburg, Sitzg 16. u. 17. Mai **1921**. Ref. Arch. f. Dermat. **138**, 285 (1922). (b) Malariabehandlung bei Gonorrhöe. Dermat. Z. **53**, 756 (1928). — Heurlin, Maanu af: Bakteriologische Untersuchungen der Genitalsekrete. Berlin: S. Karger 1914. — Heymann, F.: Der Tripperprozeß beim Weibe und seine Komplikationen. v. Zeissls Lehrbuch der venerischen Krankheiten, S. 151. Stuttgart: Ferdinand Enke 1902. — Heymann, F. u. Moos: Erfahrungen über Vaccinebehandlung der weiblichen Gonorrhöe. Mschr. Geburtsh. **36**, H. 4. — Heyn, A.: (a) Gonotest als Diagnosticum bei Gonorrhöe. Ber. nordwestdtsch. Ges. Gynäk., Sitzg 6. Nov. **1926**. Zbl. Gynäk. **51**, Nr 14, 874 (1927). (b) Über Säuremessungen im Scheidensekret bei cervicaler Gonorrhöe und den diagnostischen Wert der Gonotestreaktion. Münch. med. Wschr. **74**, Nr 24, 1017 (1927). — Heynemann, Th.: (a) Zur Behandlung und zur Diagnose der Pyosalpinx. Prakt. Erg. Geburtsh. **3**, H. 2, 376 (1911). (b) Zur Ätiologie der Pyosalpinx. Z. Geburtsh. **70**, 870 (1912). (c) Die Behandlung der entzündlichen Adnextumoren. Münch. med. Wschr. **68**, Nr 4, 114 (1921). (d) Die Entzündungen der Adnexe und des Beckenperitoneums. Halban-Seitz' Biologie und Pathologie des Weibes, Bd. 5, Teil 1, S. 33. Wien u. Berlin: Urban & Schwarzenberg 1926. — Hiess, V. u. F. Hirschenhauser: Zur Behandlung des Wochenbettfiebers. Zbl. Gynäk. **46**, Nr 6, 214 (1922). — Hitschmann, F. u. L. Adler: (a) Die Lehre von der Endometritis. Z. Geburtsh. **60**, 63 (1907). (b) Der Bau der Uterusschleimhaut des geschlechtsreifen Weibes. Mschr. Geburtsh. **27**, 1 (1908). (c) Ein weiterer Beitrag zur Kenntnis der normalen und entzündeten Uterusmucosa. Die Klinik der Endometritis mit besonderer Berücksichtigung der Gebärmutterblutungen. Arch. Gynäk. **100**, 233 (1913). — Hoehne, O.: (a) Die Hypoplasie der Tuben in ihrer Beziehung zur Extrauteringravidität. Z. Geburtsh. **63**, 106 (1908). (b) Die Ätiologie der ektopischen Schwangerschaft. HALBAN-SEITZ' Biologie und Pathologie des Weibes, Bd. 7/2, S. 606. Wien u. Berlin: Urban & Schwarzenberg 1928. — HOFBAUER, J.: (a) Ein neues Prinzip gynäkologischer Bestrahlungen. Verh. dtsch. Ges. Gynäk., 17. Verslg Innsbruck, 10.—22. Juni 1922. Arch. Gynäk. **117**, 230 (1922). (b) Hyperplasia endometrii pituitaria. Zbl. Gynäk. **54**, Nr 41, 2569 (1930). — HOFFMANN, C. A.: Eine einfache Elektrode zur Diathermiebehandlung der weiblichen Cervix. Dermat. Wschr. **85**, Nr 30, 1058 (1927). — HOFFMANN, R. ST.: Todesfall im Verlaufe einer Gonorrhöebehandlung. Geburtsh.-gynäk. Ges. Wien, Sitzg 4. Jan. 1927. Zbl. Gynäk. **51**, Nr 43, 2752 (1927). — HOFSTÄTTER, R.: Konstitution und Gynäkologie. Wien. med. Wschr. **54**, Nr 12, 397; Nr 13, 439 (1930). — HOLLAND, E.: Vorgeburtsbehandlung der Gonorrhöe. Lancet **214**, 757 (1928). Ref. Zbl. Gynäk. **54**, Nr 7, 443 (1930). — HOLTZ, F.: Gonargin- und Terpichinbehandlung gonorrhoischer Salpingooophoritis. Hygiea (Stockh.) **89**, H. 11, 447. — HOLZBACH, E.: Neue Wege bei der Behandlung der Gonorrhöe. Münch. med. Wschr. **72**, Nr 31, 1279 (1925). Ref. Zbl. Hautkrkh. **18**, 727 (1926). — HOTTA, J. u. J. SCHWARZ: Die Serodiagnose der Gonorrhöe des Weibes. Zbl. Gynäk. **52**, 1829 (1928). — HÜBNER, H.: Zur Behandlung der Bartholinitis gonorrhoica. Zbl. Gynäk. **49**, Nr 2, 84 (1925). — HÜBSCHER, K.: (a) Die biologische Hyperämiebehandlung von Adnexentzündungen mit Hypophysenvorderlappenhormon. Zbl. Gynäk. **1933**, Nr 27, 1575. (b) Über die Häufigkeit von Konzeptionen nach konservierend-operativer und konservativer Behandlung von Adnexentzündungen. Zbl. Gynäk. **1933**, Nr 35, 2061. — HUNNER, G. L.: The treatment of Leucorrhea with the acutal cautery. J. amer. med. Assoc. **46**, 191 (1906).

IMMEL, E. F.: Zur Behandlung der Cervicalgonorrhöe mit Heißluft. Münch. med. Wschr. **74**, Nr 6, 243 (1927). Ref. Zbl. Hautkrkh. **24**, 306 (1927). — IRRESBERGER: Therapeutische Anwendung der Canatbatabletten bei gonokokkenpositivem Cervicalsekret. Wien. med. Wschr. **1927**, Nr 38. Ref. Zbl. Gynäk. **52**, Nr 6, 400 (1928). — IWANOFF, N. Z.: (a) The results of a practical inquiry into gonorrheal vaginitis. Urologic Rev. **33**, 97 (1929). (b) Über Vulvitis gonorrhoica (klinische und Laboratoriumsstudien). Arch. Gynäk. **141**, 714. Ref. Zbl. Gynäk. **1931**, Nr 9, 570. — IWANOW, N. S.: Der paragenitale Weg der ascendierenden gonorrhoischen Infektion bei Frauen. Arch. Gynäk. **149**, H. 1. Ref. Zbl. Gynäk. **1933**, Nr 26, 1561.

JACOBY, A.: Gonorrhea in the female. A new method of treatment. Long Island med. J. **20**, Nr 9, 329 (1926). Ref. Zbl. Hautkrkh. **22**, 444 (1927). — JADASSOHN, J.: (a) Über infektiöse und toxische hämatogene Dermatosen. Berl. klin. Wschr. **41**, Nr 37, 979; Nr 38, 1006 (1904). (b) Allgemeine Ätiologie, Pathologie, Diagnose und Therapie der Gonorrhöe. FINGER, JADASSOHN, EHRMANN u. GROSS' Handbuch der Geschlechtskrankheiten, Bd. 1, S. 259—406. 1910. — JÄGERROOS, B. H.: Die Hydrosalpinx, ihre pathologische Anatomie, Ätiologie, Pathogenese und Klinik. Arch. Gynäk. **114**, H. 2 (1921). — JASCHKE, R. TH. V.: Die normale und pathologische Genitalflora und das Fluorproblem. HALBAN-SEITZ' Biologie und Pathologie des Weibes, Bd. 3, S. 1115. Wien u. Berlin: Urban & Schwarzenberg 1924. — JENSEN, CH.: Die Anatomie der chronischen Cervixgonorrhöe. Inaug.-Diss. Kiel 1931. — JOACHIMOVITS, R.: (a) Zur Therapie entzündlicher Erkrankungen der Mucosa corporis uteri et cervicis. Zbl. Gynäk. **46**, Nr 44, 1759 (1922). (b) Plasmazelleninfiltrate bei gonorrhoischen Salpingitiden. Zbl. Gynäk. **53**, 406 (1929). (c) Gonorrhöe der weiblichen Genitalorgane. Wien: W. Maudrich 1933. — JOACHIMOVITS, R. u. J. SCHWARZ: Dauerspülung von Vagina, Vulva und Rectum. Klinische, physiologische und pharmakologische Beobachtungen. Wien. klin. Wschr. **41**, Nr 7, 229 (1928). — JÖTTEN, K. W.: (a) Beziehungen verschiedener Gonokokkenarten zur Schwere der Infektion. Münch. med. Wschr. **67**, Nr 37, 1067 (1920). (b) Beziehungen verschiedener Gonokokkenarten zur Schwere der Infektion. Z. Hyg. **92**, H. 1, 9 (1921). (c) Über Vaccinetherapie bei Gonorrhöe. Dermat. Wschr. **72**, H. 16, 313 (1921). — JOSEPH, S. u. M. MARCUS: Die klinische Bedeutung der Senkungsgeschwindigkeit der roten Blutkörperchen als differentialdiagnostisches Hilfsmittel bei akuter Appendicitis und Adnexitis. Med. Klin. **19**, Nr 18, 607 (1923). — JULIUSBERG, F.: Bemerkungen zur Diagnose, Prognose und Therapie der weiblichen Gonorrhöe. Mschr. Harnkrkh. **1**, H. 3, 67 (1927). — JUNG: Zur Therapie der weiblichen Gonorrhöe. Wien. klin. Wschr. **1929**, Nr 13.

KAPLAN, L.: Über die Häufigkeit der Gonokokken in den Lochien im Puerperium. Münch. med. Wschr. **73**, Nr 6, 241 (1926). — KARWOWSKY: Sur les vegetations d'l'urétre feminin dans la blenorrhagie. Rev. franç. Dermat. **1925**, 587. — KATZ, G.: Soll man einen eitrigen Adnextumor operieren oder nicht? Zbl. Gynäk. **53**, Nr 10, 616 (1929). — KATZ, TH.: Zur Behandlung der Gonorrhöe des Weibes. Dermat. Wschr. **87**, Nr 35, 1214 (1928). — KAYSER, K.: Vaginale Diathermie und ein Weg, den Nutzeffekt zu steigern. Münch. med. Wschr. **75**, Nr 8, 347 (1928). — KELLY, H. A.: Radiumbehandlung menstrueller Störungen. J. amer. med. Assoc. **97**, 760 (1931). — KERMAUNER, F.: Die Erkrankungen der Eierstöcke und Nebeneierstöcke und die Geschwülste der Eileiter. Handbuch der Gynäkologie von VEIT-STOECKEL, Bd. 7. 1932. — KERSTEN, H. E.: Über Gonokokkenvaccinen, insbesondere

Automischvaccinen. Wien. klin. Wschr. **46**, Nr 5, 140 (1933). — Kilduffe: Zit. nach Kristjansen. — King, E. J.: The influenca of the gonococcus in the puerperium. Amer. J. Obstetr. a. Dis. Childr. Febr. **1912**. Ref. Zbl. Gynäk. **36**, Nr 38, 1263 (1912). — Kleemann: Behandlung der weiblichen Gonorrhöe mit intravenösen Kollargolinjektionen. Mschr. Geburtsh. **50**, 363 (1919). — Klein, G.: Die Gonorrhöe des Weibes. Berlin 1896. — Kleinhans: Die Erkrankungen der Tube. Veits Handbuch der Gynäkologie, Bd. 3/2, S. 642. — Klingmüller,V.: (a) Über Wucherungen bei Gonorrhöe. Dtsch. med. Wschr. **36**, Nr 29, 1320 (1910). (b) Über Behandlung von Entzündungen und Eiterungen durch Terpentineinspritzungen. Dtsch. med. Wschr. **43**, 1294 (1917). — Köhler, R.: Medikamentöse und Organotherapie. Halban-Seitz' Biologie und Pathologie des Weibes, Bd. 2, S. 115. Wien u. Berlin: Urban & Schwarzenberg 1924. — Köster, O.: Acidum salicylicum zur Behandlung entzündlicher weiblicher Genitalerkrankungen. Münch. med. Wschr. **77**, Nr 4, 146 (1930). — Kolischer, G.: Das retrostrikturale Ödem der weiblichen Blase. Zbl. Gynäk. **24**, Nr 17, 446 (1900). — Kollmann, A. u. A. Morgenstern: Die Urethroskopie. Handbuch der Haut- und Geschlechtskrankheiten, Bd. XX/2, S. 244. Berlin: Julius Springer 1930. — Konrad, E.: Zur Diagnose der weiblichen Gonorrhöe mit Hilfe des Kulturverfahrens. Klin. Wschr. **1928**, Nr 13, 594. Ref. Zbl. Gynäk. **54**, Nr 7, 447 (1930). — Konrad, v.: Die therapeutischen Aussichten schwerer entzündlicher Adnexerkrankungen. Verh. dtsch. Ges. Gynäk., 21. Verslg Leipzig, 22.—25. Mai **1929**; Arch. Gynäk. **137**, 1041 (1929). — Korsano, F.: Zur Frage der mikroskopischen Untersuchung bei der Prostituiertenkontrolle. Wien. klin. Wschr. **81**, Nr 22, 628 (1918). — Kottlors, E.: Fluorbehandlung mit Traubenzucker. Ther. Gegenw. **1933**, Nr 4, 155. — Kowarschik, J. u. H. Keitler: Die Diathermie bei gonorrhoischen Erkrankungen. Wien. klin. Wschr. **27**, Nr 41, 1343 (1914). — Kraus, E.: Nachweis von Gonokokken in den tiefen Schichten der Tubenwand. Mschr. Geburtsh. **16**, 192 (1902). — Kristjansen, A.: Die ersten 25 Jahre der Komplementbindungsreaktion bei Gonorrhöe. Zbl. Hautkrkh. **41**, H. 3/4, 161 (1932). (Literaturzusammenstellung.) — Kritzler: Der urethrale Probetampon. Zbl. Gynäk. **44**, Nr 49, 1419 (1920). — Krönig: Vorläufige Mitteilung über die Gonorrhöe im Wochenbett. Zbl. Gynäk. **1893**, 157, 171. — Krzonkalla: Eine neue Behandlungsmethode der Gonorrhöe des Weibes. Münch. med. Wschr. **73**, Nr 43, 1822 (1926). Ref. Zbl. Hautkrkh. **24**, 306 (1927). — Kückens, H.: Gonorrhöe im Wochenbett. Inaug.-Diss. Göttingen 1924. — Kuhn: Örtliche Verwendung von Zucker in der Gynäkologie und Geburtshilfe. Z. Geburtsh. **70**, 83 (1912). — Kunewälder, E.: Die Serodiagnose der Gonorrhöe in ihren Beziehungen zur Klinik. Wien. klin. Wschr. **41**, Nr 2, 55 (1928). Ref. Zbl. Gynäk. **54**, Nr 7, 446 (1930). — Kunewälder, E. u. J. Schwarz: Die Wichtigkeit des Komplementbindungsverfahrens (Müller-Oppenheim) für die Diagnose der weiblichen Gonorrhöe. Wien. klin. Wschr. **42**, Nr 13, 387 (1929). — Kuševlevsky: Ginek. (russ.). Zit nach Joachimovits. — Kyaw: Thermopenetration bei weiblicher Gonorrhöe. Dtsch. med. Wschr. **48**, Nr 27, 902 (1922).

Labhardt, A.: (a) Die Erkrankungen der äußeren Genitalien und der Vagina. Halban-Seitz' Biologie und Pathologie des Weibes, Bd. 3, S. 1193, 1261. Wien u. Berlin: Urban & Schwarzenberg 1924. (b) Die Erkrankungen der Scheide. Halban-Seitz, Biologie und Pathologie des Weibes, Bd. 3, S. 1261. Wien u. Berlin: Urban & Schwarzenberg 1924. — Lailey, L. u. Cruikschank: Zit. nach Kristjansen. — Landau, Th.: Die Behandlung des weißen Flusses mit Hefekulturen — eine lokalantagonistische Bakteriotherapie. Dtsch. med. Wschr. **25**, Nr 11, 171 (1899). — Landeker: Neue Erfolge der Strahlentherapie. Allg. med. Z.ztg **1921**, Nr 47. — Landesmann, A. u. D. Chodorov: Die Gonokokkenvaccine als Provokations- und Heilmittel. Trudy odessk. dermato-venerol. Inst., Bd. 1. Festschr. 1917—1927. Ref. Zbl. Hautkrkh. **28**, 348 (1929). — Lang, O.: Die Behandlung der weiblichen Gonorrhöe. Ther. Gegenw., N. F. **30**, 115 (1928). — Langer, E.: Ergebnisse der Gonokokkenbehandlung mit ,,Compligon'' nach Pieper und Wolffenstein. Med. Klin. **1932**, Nr 36, 1235. — Lapšina, V.: Chronische Bartholinitis. Venerol. (russ.) **1927**, Nr 8, 720. Ref. Zbl. Hautkrkh. **26**, 851 (1928). — Laqueur, A.: Bäder- und Wasserbehandlung in der Gynäkologie. Halban-Seitz' Biologie und Pathologie des Weibes, Bd. 2, S. 659. Wien u. Berlin: Urban & Schwarzenberg 1924. — Latzko, W. u. J. Schiffmann: Erkrankungen des weiblichen Harnapparates und ihre Beziehungen zu den weiblichen Generationsorganen. Halban-Seitz, Biologie und Pathologie des Weibes, Bd. 5, Teil 4, S. 1013. 1928. — Laubscher, W.: Behandlung der Gonorrhöe mit Mischvaccine nach Tausch. Zbl. Gynäk. **1932**, Nr 31, 1876. — Lea et Salva Mercade: Thèse de Paris **1906**; Ann. Gyn. et Obst. Zit. nach Joachimovits. — Lebrun: L'Urétrocèle chez la femme. J. d'Urol. **12**, 275 (1923). — Lederer, L.: Über die Beziehungen der Tuboovarialcysten zur Salpingitis isthmica nodosa. Mschr. Geburtsh. **64**, 45 (1923). — Le Fur: La vaccinothérapie dans la blenorragie. Paris méd. **15**, No 10, 222—227 (1925). Ref. Zbl. Hautkrkh. **17**, 601 (1925). — Lehmann, F.: Zur Frage der diagnostischen Verwertbarkeit des Vaginalabstriches. Ein Beitrag zum Mikrobismus der Scheide. Zbl. Gynäk. **45**, Nr 18, 647 (1921). — Leipold, W.: Zur Bewertung der Scheidensekretreaktion bei der Feststellung des Trippers und seiner Heilung. Münch. med. Wschr. **74**, Nr 1, 25 (1927). — Levinthal, W.: Zur

Bakteriologie des „Gonovitans". Dtsch. med. Wschr. **55**, Nr 43, 1793 (1929). — LIEGNER, B.: Gonorrhöe und Retroflexio uteri. Zbl. Gynäk. **53**, Nr 22, 1390 (1929). — LINDEMANN: (a) Diathermiebehandlung gynäkologischer Erkrankungen. Erg. Geburtsh. u. Gynäk. 7, H. 1. (b) Über Diathermiebehandlung bei gynäkologischen Erkrankungen. Münch. med. Wschr. **1915**, Nr 2; **1917**, Nr 21. — LINDEN: Experimentelle Erfahrungen zur Chemotherapie der Tuberkulose mit Kupfermethylenblau. Leipzig: Curt Kabitzsch 1920. — LINDIG, P.: Proteinkörpertherapie. HALBAN-SEITZ' Biologie und Pathologie des Weibes, Bd. 2, S. 255. Wien u. Berlin: Urban & Schwarzenberg 1924. — LINDNER, E.: Ist die Gonotestreaktion für die Diagnose der weiblichen Cervixgonorrhöe verwertbar? Med. Klin. **22**, Nr 34, 1283 (1926). — LINZENMEIER, G.: Die Senkungsgeschwindigkeit der roten Blutkörperchen und ihre praktische Bedeutung. Münch. med. Wschr. **70**, Nr 40, 1243 (1923). — LIPPERT, H.: Die Quellstäbchenbehandlung der weiblichen Gonorrhöe, ein technischer Fortschritt. Dermat. Wschr. **85**, Nr 31, 1088 (1927). — LIPSCHÜTZ, B.: (a) Über eine eigenartige Geschwürsform des weiblichen Genitales (Ulcus vulvae acutum). Arch. f. Dermat. **114**, 363 (1913). (b) Untersuchungen über nichtvenerische Gewebsveränderungen am äußeren Genitale des Weibes. Arch. f. Dermat. **128**, 261 (1920). — LOEB, H.: (a) Vaccinemischung — Sammelvaccine zur Gonorrhöetherapie. Münch. med. Wschr. **74**, Nr 47, 2020 (1927). (b) Kann eine Frau im Inkubationsstadium der Gonorrhöe infizieren? Mschr. Harnkrkh. **1**, H. 1, 13 (1927). (c) Zur Therapie der gonorrhoischen Bartholinitis. Münch. med. Wschr. **76**, Nr 22, 920 (1929). — LOESER, A.: (a) Der Fluor, seine Entstehung und eine neue kausale Therapie mittels des Bakterienpräparates „Bazillosan". Zbl. Gynäk. **44**, Nr 17, 417 (1920). (b) Konstitution und latente Infektion (Mikrobismus), mit besonderer Berücksichtigung der Scheidenflora und des Puerperalfiebers. Zbl. Gynäk. **44**, Nr 44, 1254 (1920). (c) Trichomonas vaginalis und Glykogengehalt der Scheide in ihren Beziehungen zur Kolpitis und zum Fluor. Zbl. Gynäk. **46**, Nr 6, 226 (1922). (d) The cure of chronic gonorrhea in the female by means of a single succutaneous injection of live gonococci. Amer. J. Obstetr. **14**, 329 (1927). (e) Die Behandlung der weiblichen chronischen Gonorrhöe mit subcutanen Injektionen lebender Gonokokkenkulturen nach Erfahrungen an fast 1500 Injektionen. Vortr. Paris. gynäk. Ges. 4. Nov. 1929. Zbl. Gynäk. **54**, Nr 3, 163 (1930). (f) Die rationelle Therapie der weiblichen chronischen Cervix- und Adnexgonorrhöe mittels Lebendvaccine. Med. Klin. **1931**, H. 22. Ref. Zbl. Gynäk. **1932**, Nr 9, 551. — LOGAN, D.: The diagnosis and treatment of urethritis and cervicitis in the female. Brit. J. vener. Dis. **3**, Nr 6, 169 (1926). — LOTT: Demonstration eines Falles von periurethralem Absceß. Geburtsh.-gynäk. Ges. Wien, 21. Nov. 1893. Zbl. Gynäk. **18**, 74 (1894). — LVOV, N.: Lokale Vaccineanwendung bei Gonorrhöe der Frau. Venerol. (russ.) **1926**, Nr 3, 406. Ref. Zbl. Hautkrkh. **22**, 445 (1927). LUCKE: Die Behandlung der weiblichen Gonorrhöe mit quellungsfähigen, silberhaltigen Kolloiden. Dtsch. med. Wschr. **52**, Nr 17, 704 (1926). — LUCZNY, H.: Pathologie und Therapie der frischen weiblichen Gonorrhöe. Inaug.-Diss. Berlin 1891. Ref. Zbl. Gynäk. **16**, Nr 29, 572 (1892). — LUMIÈRE, A. et P. VIGNE: Soc. Ther. Paris 1916. Zit. nach PLATZER. — LUTTENBERGER, A.: Klinische Erfahrungen bei der Gonorrhöebehandlung mit dem Gonokokkentoxin Compligon. Med. Klin. **1933**, Nr 22, 748.

MADLENER, M.: Über Metritis gonorrhoica. Zbl. Gynäk. **19**, Nr 50, 1313 (1895). — MAIER, E.: Zur Diagnose und Therapie der weiblichen Gonorrhöe. Oberrhein. Ges. Gynäk. Freiburg i. Br., Sitzg 15. Nov. 1925. Schweiz. med. Wschr. **56**, Nr 39, 964 (1926). — MALCOVATI, P.: Intradermo vaccini alla GOLDENBERG e filtrati alla BESREDKA nelle forme infiammatorie ginecologiche. Ann. Ostetr. **49**, 465 (1927). — MANDL, L.: Zur Kenntnis der Vaginitis gonorrhoica. Mschr. Geburtsh. **5**, 24 (1897). — MANSFELD, O.: Behandlung der weiblichen Gonorrhöe. Therapia (Budapest) **4**, Nr 1, 6—9 (1927). Ref. Zbl. Hautkrkh. **24**, 307 (1927). — MARESCH, R.: Über Salpingitis nodosa. Berlin: S. Karger 1908. — MARSELOS, V.: Neuer Behandlungsversuch der Gonorrhöe. J. d'Urol. **23**, No 3, 237. Ref. Zbl. Gynäk. **51**, Nr 51, 3276 (1927). — MARTIN, A.: (a) Die Krankheiten des Beckenbindegewebes und des Beckenbauchfells. Handbuch der Krankheiten der weiblichen Adnexorgane, Bd. 3, S. 164. 1906. (b) Zur Bewertung und Behandlung der Gonorrhöe der Frau. Fortbildungsvortr. Med. Klin. 7, Nr 49, 1877 (1911). — MARTIN, E.: Die Erkrankungen des Beckenbindegewebes. HALBAN-SEITZ' Biologie und Pathologie des Weibes, Bd. 5, Teil 1, S. 583. 1926. — MARTIUS, H.: (a) Die Komplikation von Schwangerschaft mit Adnexentzündung. Zbl. Gynäk. **44**, Nr 49, 1410 (1920). (b) Ovarialbestrahlung und Nachkommenschaft. 89. Verslg dtsch. Naturforsch. Düsseldorf 1926. Strahlenther. **24**, 101 (1926/27). — MASLOVSKY, W.: Zur Ätiologie der vorzeitigen Ablösung der Placenta vom normalen Sitz. Mschr. Geburtsh. **4**, 212 (1896). — MATZDORFF: Blutbilder bei Gonorrhöe. Ber. gynäk. Ges. Breslau, Sitzg 26. Okt. **1926**; Zbl. Gynäk. **51**, Nr 16, 1004 (1927). — MATZENAUER, R.: Periurethrale Infiltrate und Abscesse beim Weibe; chronisch gonorrhoische Induration der weiblichen Harnröhre. Wien. klin. Wschr. **15**, Nr 45, 1191 (1902). — MATZENAUER, R. u. H. WEITGASSER: Saugglockenbehandlung bei chronischer Gonorrhöe. Wien. klin. Wschr. **35**, Nr 48, 937 (1922). — MAYR, J. K.: Über die Beziehungen des Glykogens zur gonorrhoischen Erkrankung. Münch. med. Wschr. **73**, Nr 42, 1736 (1926). — MCILROY, A. L.: Gonorrhoea as a complication in pregnancy, labor and the puerperium. Internat. J. of Med. **41**, Nr 4, 169 (1928). Ref. Zbl. Hautkrkh. **28**, 94 (1919). — MENGE: Über die Flora des gesunden und kranken weiblichen Genitaltractus. Ber. Ges. Geburtsh. Leipzig, 435. Sitzg, 18. März **1895**; Zbl. Gynäk. **19**, Nr 29, 796 (1895). — MENGE, K.: (a) Über ein bakterienfeindliches Verhalten der Scheidensekrete Nichtschwangerer. Dtsch. med. Wschr. **1894**, Nr 46, 867; Nr 47, 891; Nr 48, 907. (b) Die Gonorrhöe des Weibes. E. FINGER, J. JADASSOHN, S. EHRMANN, S. GROSS' Handbuch der Haut- und Geschlechtskrankheiten, Bd. 2. Wien u. Leipzig: A. Hölder 1912. — MENGE, K. u. B. KRÖNIG: Bakteriologie des weiblichen Genitalkanales. 2 Teile. Leipzig: Arthur Georgi 1897. — MENZI, H.: (a) Vorläufige Mitteilung über Behandlung der weiblichen Gonorrhöe mit intravenösen Kollargolinjektionen. Münch. med. Wschr. **65**, Nr 3, 71 (1918). (b) Behandlung weiblicher Gonorrhöe mit intravenösen Kollargolinjektionen. Med. Klin. **14**, Nr 36, 886 (1918). — MÉRIC, VIKTOR DE: On gonorrhoeal ovaritis. Lancet **1862 I**, 628; **1862 II**, 51. — MEYER, LUISE: Über die Behandlung der Gonorrhöe mit intramuskulär angewandter Sammelvaccine. Dermat. Wschr. **1930**, Nr 40, 1486. — MEYER, R.: (a) Über embryonale Gewebseinschlüsse in den weiblichen Genitalien und ihre Bedeutung für die Pathologie dieser Organe. Erg. Path. **9**, 2. Abt., 518—705. (1903). (b) Über adenomatöse Schleimhautwucherungen in der Uterus- und Tubenwand und ihre pathologisch-anatomische Bedeutung. Virchows Arch. **199**, 482 (1910). (c) Über Erosio portionis uteri. Zbl. Gynäk. **35**, Nr 6, 245 (1911). — MICHOLITSCH, TH.: Zur Ätiologie der Tubarschwangerschaft. Z. Geburtsh. **49**, 42—62 (1903). — MICHON, L. u. R. LABRY: Die Erhaltung der Gebärmutter bei der operativen Behandlung beiderseitiger Adnexerkrankungen. Rev. mens. Gynec. **15**, No 4 (1927). Ref. Zbl. Gynäk. **52**, Nr 32, 2065 (1928). — MIKULICZ-RADECKI, F. v., W. LUEG u. W. NAHMMACHER: (a) Zur Physiologie der Tube. Zbl. Gynäk. **50**, Nr 21, 1364 (1926). (b) Experimentelle Untersuchungen über Tubenbewegungen. Arch. Gynäk. **128**, 318 (1926). — MILLER, J. W.: (a) Über die differentialdiagnostische Bedeutung der Plasmazellen bei eitrigen Adnexentzündungen. Arch. Gynäk. **88**, 217 (1909). (b) Über histologische Differentialdiagnose der gonorrhoischen Salpingitis. Mschr. Geburtsh. **36**, 211, 238 (1912). — MONTAG, H.: Pyosalpinx und Salpingitis und ihre Behandlung mit Prolan. Mschr. Geburtsh. **88**, 212 (1931). — MOSSETTI, P.: La reazione emoclasica nelle affezioni gonococciche dei genitali femminili. Rinsc. med. **5**, No 8, 367 (1928). — MUCH, H.: (a) Spezifische und unspezifische Reiztherapie. Moderne Biologie. Leipzig: Curt Kabitzsch 1922. (b) Pathologische Biologie (Immunitätswissenschaft), 4. u. 5. völlig umgearb. Aufl. Leipzig: Curt Kabitzsch 1922. — MUCHA, V.: Die Gonorrhöe des Rectums. FINGER, E., J. JADASSOHN, S. EHRMANN, S. GROSS' Handbuch der Geschlechtskrankheiten, Bd. 2, S. 101—120. Wien u. Leipzig: Alfred Hölder 1912. — MUCHA, V. u. HOFMANN: Über Vaccinebehandlung der Gonorrhöe bei Frauen. Wien. klin. Wschr. **1917**, Nr 43. — MÜLLER, E. A.: Moderne Gonorrhöetherapie. Nordwestdtsch. Ges. Gynäk., Festsitzg 13. April 1929. Ref. Zbl. Gynäk. **53**, Nr 35, 2250 (1929). — MÜLLER, E. F.: (a) Die myeloische Wirkung der Milchinjektion. Med. Klin. **14**, Nr 18, 440 (1918). (b) Die Bedeutung des Caseins in der Milchtherapie. Bemerkung zu der Arbeit ,,Das Casein als Heilmittel'' von P. LINDIG in Nr 33 (1919) dieser Wochenschrift. Münch. med. Wschr. **66**, Nr 43, 1233 (1919). — MÜLLER, P.: Über den Einfluß der Reiztherapie und geschlossener Nachbarentzündungen auf die offene Gonorrhöe. Wien. med. Wschr. **1926**, Nr 30. Ref. Zbl. Gynäk. **52**, Nr 6, 398 (1928). — MÜLLER, R. u. M. OPPENHEIM: Über den Nachweis von Antikörpern im Serum eines an Arthritis gonorrhoica Erkrankten mittels Komplementablenkung. Wien. klin. Wschr. **19**, Nr 29, 894 (1906). — MULZER, P. u. E. KEINING: Die maximale Fiebertherapie bei Infektionskrankheiten. Dtsch. med. Wschr. **55**, Nr 50, 2086 (1929); **56**, Nr 12, 506 (1930).

NASSAUER, M.: (a) Die Behandlung des ,,Ausflusses''. Münch. med. Wschr. **56**, Nr 15, 753 (1909). (b) Der Ausfluß beim Weibe und seine Behandlung. Münch. med. Wschr. **68**, Nr 27, 853 (1921). (c) Über die Gonorrhöebehandlung der Frau. Mschr. Harnkrkh. **1**, H. 4, 110 (1927). — NAST, O.: Intravenöse kolloidale Silbertherapie bei Gonorrhöe. Dermat. Wschr. **68**, 65 (1919). — NAUJOKS, H.: Behandlung der Gonorrhöe der Frau. Mit besonderer Berücksichtigung der Frisch-Vaccine-Therapie. Mschr. Geburtsh. **66**, 31 (1924). — NEISSER, A.: Über eine der Gonorrhöe eigentümliche Mikrococcusform. Zbl. med. Wissensch. **1879**, Nr 28, 497. — NEUBERGER, J.: Über die sog. Carunkeln der weiblichen Harnröhre. Berl. klin. Wschr. **31**, Nr 20, 468 (1894). — NEUER, J.: Eine Hautreaktion zum Nachweis gonorrhoischer Tiefenerkrankungen. Wien. klin. Wschr. **45**, Nr 13, 398 (1932). — NEUFELD, N.: (a) Intravaginale Bestrahlungen mit der Ultrasonne nach LANDEKER. Strahlenther. **24**, 569 (1927). (b) Zur Kritik der Diagnosemöglichkeit weiblicher Gonorrhöe. Zbl. Gynäk. **51**, Nr 14, 847 (1927). — NEUMANN, J.: Die Aphthen am weiblichen Genitale. Wien. klin. Rdsch. **9**, Nr 19, 289; Nr 20, 307 (1895). — NIVET: Ulcération consécutive a un absès de la glande de Bartholin, simulant un changre simple. Ann. de Dermat. **7**, 423 (1886). — NOBL, G.: Pathologie der blenorrhagischen und venerischen Lymphgefäßerkrankungen. Leipzig u. Wien: Franz Deuticke 1901. — NOEGGERATH, E.: (a) Die latente Gonorrhöe beim weiblichen Geschlecht. Bonn 1872. (b) Zur Abwehr und Richtigstellung in Sachen chronischer Gonorrhöe. Arch. Gynäk. **32**, 322 (1888). (c) Über latente und chronische Gonorrhöe beim weiblichen Geschlecht. Dtsch. med. Wschr. **13**, Nr 49, 1059 (1887). — NOLTE: Fluor und Fluorbehandlung in der Schwangerschaft. Südwestdtsch. Ges. Geburtsh. Breslau, 11. u. 12. Dez. 1926. Ref. Zbl. Gynäk. **51**, Nr 24, 1514 (1927). — NORRIS, CH. C.: The treatment of gonorrhoea in the lower genito-urinary tract in women. Surg. etc. **33**, 308 (1921). — NOURNEY: Eigenblut als spezifisches Reizmittel für individuelle Autoimmunisierung. Berlin: Madaus u. Co. 1928. — NÜRNBERGER, L.: (a) Milzbestrahlungen bei gynäkologischen Blutungen. Zbl. Gynäk. **47**, Nr 1, 19 (1923). (b) Sterilität. HALBAN-SEITZ' Biologie und Pathologie des Weibes, Bd. 3, S. 689. Wien u. Berlin: Urban & Schwarzenberg 1924. (c) Zur Kenntnis der Periurethritis chronica fibrosa bei der Frau. Zbl. Gynäk. **53**, Nr 6, 322, (1929).

OBERLÄNDER, F. M. u. A. KOLLMANN: Die chirurgische Gonorrhöe der männlichen Harnröhre und ihre Komplikationen. Leipzig 1905. — OBERMAYER, M. E.: Zur Therapie der Frauengonorrhöe mit Vaccinen. Wien. med. Wschr. **77**, Nr 21, 685 (1927). — OELZE-RHEINBOLDT, M.: (a) Über die Zahl der intra- und extraleukocytären Gonokokken. Zbl. Bakter. **86**, H. 1, 29 (1921). (b) Zur Cervixbehandlung von Gonorrhöe und Fluor mittels Celluloidkapseln nach PUST. Münch. med. Wschr. **69**, Nr 25, 934 (1922). — OFFERGELD: Allg. med. Z.ztg **1932**, H. 12. Zit. nach HÜBSCHER. — OPITZ, E.: (a) Über die Ursachen der Ansiedlung des Eies im Eileiter. Z. Geburtsh. **48**, 1 (1903). (b) Beitrag zur Mechanik des Tubenverschlusses. Z. Geburtsh. **52**, 485 (1904). (c) Die Pyelonephritis gravidarum et puerperarum. Festschr. für OLSHAUSEN. Stuttgart 1905. — ORLOV, P.: Die O. SACHS-Methode bei der Behandlung der Gonorrhöe und ihrer Komplikationen. Venerol. (russ.) **5**, 510 (1928). — ORSÓS, E. I.: Die Heilung von gonorrhoischen Endometritiden mittels Ausschabung. Zbl. Gynäk. **55**, Nr 8, 476 (1931). — OSTERMANN: Praktikum der physikalisch-diätetischen Therapie. Wien. Ars Medici **1931**. — OTTOW, B.: (a) Schwangerschaft nach doppelseitiger Sactosalpinx mit Douglasabsceß. Zbl. Gynäk. **46**, Nr 35, 1406 (1922). (b) Einbrüche genitaler Eiterherde in die Harnblase und den Harnleiter. Zbl. Gyn. **53**, Nr 40, 2551 (1929).

PALLMANN: Zit. nach P. ZWEIFEL. DÖDERLEINs Handbuch der Geburtshilfe, Bd. 3, S. 304. München u. Wiesbaden: J. F. Bergmann 1920. — PANKOW, O.: (a) Über das Verhalten der Leukocyten bei gynäkologischen Erkrankungen und während der Geburt. Arch. Gynäk. **73**, 227 (1904). (b) Die Appendicitis beim Weibe und ihre Bedeutung für die Geschlechtsorgane. Beitr. Geburtsh. **13**, 50 (1908). (c) Über die Beziehungen von Gonorrhöe, Tuberkulose, Appendicitis, Sepsis usw. zur Ätiologie der entzündlichen Adnexerkrankungen. 82. Verslg dtsch. Naturforsch. Königsberg. Ref. Zbl. Gynäk. **34**, Nr 44, 1416 (1910). (d) Keimschädigungen durch Röntgenstrahlen. Münch. med. Wschr. **77**, Nr 8, 303 (1930). — PAPE, A.: (a) Über halbseitige Röntgenkastration. Verh. dtsch. Ges. Gynäk., 16. Verslg Berlin, 26.—29. Mai **1920**; Zbl. Gynäk. **44**, Nr 28, 753 (1920). (b) Drei Jahre halbseitige Röntgenkastration. Verh. dtsch. Ges. Gynäk., Innsbruck, 19.—22. Juni **1922**; Arch. Gynäk. **117**, 288 (1922). — PAVLIK, O. S.: Erhaltung des Eierstockes durch intrauterine Transplantation bei radikalen Operationen wegen Adnexleiden. Amer. J. Obstetr. **16**, 867—869 (1928). Ref. Zbl. Gynäk. **53**, Nr 47a, 3174 (1929). — PEHAM, H. u. H. KEITLER: Über die Erfolge der konservativen Behandlung bei chronisch-entzündlichen Adnexerkrankungen. Beitr. Geburtsh. **1903**, 626. Festschr. für CHROBAK. — PENKERT, M.: Vegetatives Nervensystem in seinen Beziehungen zur Schwangerschaftspyelitis und zum Schwangerschaftsileus. Zbl. Gynäk. **57**, Nr 6, 306 (1933). — PERUTZ, A.: Die medikamentöse Behandlung der Harnröhrengonorrhöe des Mannes und deren pharmakologische Grundlagen. Wien u. Berlin: Urban & Schwarzenberg 1925. — PFALZ: Die Autovaccinebehandlung der infektiösen weiblichen Genitalerkrankungen. 5. Tagg südostdtsch. Ges. Geburtsh. Reichenberg, 20. u. 21. Okt. 1928. Zbl. Gynäk. **53**, Nr 8, 500 (1929). — PHILIPPE, M.: Le diagnostic medico-légal de la gonococcie chez la femme. Soc. Méd. lég. France Paris, 14. Mai 1928. Ann. Méd. lég. etc. **8**, Nr 6, 268 (1928). — PIERRA: La vaccinotherapie en gynécologie. Rev. gén. méd.-chir. Afrique **1929**, 1–3. – PLANNER, H. u. F. REMENOVSKY: Beiträge zur Kenntnis der Ulcerationen am äußeren weiblichen Genitale. Arch. f. Dermat. **140**, 162 (1922). — PLATZER, K.: Erfahrungen über eine intern verabreichbare Gonokokkenvaccine. Wien. klin. Wschr. **42**, Nr 28, 933 (1929). — PLOEGER, H.: Zur Histologie entzündlicher Tubenerkrankungen mit besonderer Berücksichtigung der gonorrhoischen. Arch. Gynäk. **95**, 634 (1912). — PLOTZ, H.: Gonorrhöetherapie mit silberhaltigen Quellstäbchen. Dtsch. med. Wschr. **54**, Nr 35, 1466 (1928). — POINCLOUX, P.: Nouvelle méthode d'immunisation curative. La vaccination régionale. C. r. Soc. Biol. Paris **99**, 287 (1928). — POINCLOUX, P. et COPELOVICI-COPE: Vaccination régionale par la porte d'entrée. Traitement des complications articulaires de la blenorrhagie. Bull. Soc. méd. Hôp. Paris **1929**. — POINCLOUX, P. et WEISSMANN: La vaccination régionale: Son application au traitement des salpingites. C. r. Soc. Biol. Paris **99**, 290 (1928). — POLANO, O.: Die autochemische Beeinflußbarkeit des Cervixkanales und ihre therapeutische Verwendung (Gyanovula). Münch. med. Wschr. **1931**, Nr 32, 1338. — PONINI, F.: Die Vaccinetherapie der Gonorrhöe. Rass. Ostetr. **1931**,

H. 3. Ref. Zbl. Gynäk. **1932**, Nr 9, 552. — PROBSTNER, A. v.: Ist die Terpentinanwendung in der Gynäkologie von therapeutischem Werte? Mschr. Geburtsh. **77**, 238 (1927). — PROCHOWNICK, L.: (a) Zur operativen Anzeigestellung bei chronischen entzündlichen Adnexerkrankungen. Mschr. Geburtsh. **29**, 174 (1909). (b) Gonorrhoische Latenz und latente Gonorrhöe. Mschr. Geburtsh. **50**, 302 (1919). — PRUSCHANSKAJA: Inaug.-Diss. Straßburg 1911. — PUST, W.: (a) Die Behandlung der Cervixerkrankungen mit Hilfe von Celluloidkapseln. Münch. med. Wschr. **68**, Nr 42, 1362 (1921). (b) Nachtrag zur „Behandlung der Cervixerkrankungen mit Hilfe von Celluloidkapseln". Münch. med. Wschr. **69**, Nr 4, 122 (1922). — PUTOCKI u. FISCH: Zit. nach TRANCU-RAINER. — PUTTEN: Diathermy in the treatment of gonorrhoea in women. Amer. J. physic. Ther. 8 (1931).

RECASENS, L.: Ein Todesfall während der Gonorrhöebehandlung. Rev. españ. Obstetr. **12**, No 141, 385 (1927). Ref. Zbl. Hautkrkh. **1928**, Nr 26, 321. — REICHERT: Ist Gonovitan eine Gonokokken-Lebendvaccine? (Erwiderung auf die Arbeiten von Herrn Dr. NAGELL.) Münch. med. Wschr. **76**, Nr 9, 375 (1929). — REINBERG, S. A. u. O. I. ARNSTAMM: Metrosalpingographische Röntgenstudien über die Anatomie und Physiologie der Uterushöhle und Eileiter. Fortschr. Röntgenstr. **35**, 54 (1927). — REISNER, A.: Die Bedeutung der örtlichen und allgemeinen Behandlung des Trippers beim Weibe für die weitere Ausbreitung auf die Gebärmutteranhänge. Z. Geburtsh. **93**, 676 (1928). — RETZLAFF, K.: Spezifische Behandlung der chronischen weiblichen Gonorrhöe mit löslichem Gonokokkentoxin. Zbl. Gynäk. **1932**, Nr 1, 58. — RÉVÉSZ, L.: Die Reaktion der Gonorrhöe und des Scheidensekrets. Börgyógy. Szemle (ung.) 4, Nr 11, 284—288 (1926). Ref. Zbl. Hautkrkh. **23**, 595 (1927). — RICHTER, W.: Die weibliche Gonorrhöebehandlung mit Tampovagan. Dtsch. med. Wschr. **52**, Nr 43, 1823 (1926). — RICK, F.: Beitrag zur Verhütung postoperativer Adhäsionsbildung. Zbl. Gynäk. **46**, Nr 22, 896 (1922). — ROBERT, E.: Contribution à l'étude des troubles trophiques cutanés dans la blenorrhagie; cornes cutanées. 28. April 1897. Revue des Thèses de Syphiligraphie et de Vénéréologie. Ann. de Dermat. **1897**, 1053. — ROMEIK: Zur Behandlung der weiblichen Gonorrhöe mit intravenösen Kollargolinjektionen. Zbl. Gynäk. **44**, Nr 23, 611 (1920). — RORKE, M.: (a) Treatment of chronic gonorrhoea in women. Lancet **212**, 1198 (1927). (b) The antenatal of Gonorrhoea. Brit. J. vener. Dis. 4, Nr 2, 134, 154; Internat. J. of Med. **41**, Nr 4, 174 (1928). — ROSTHORN, A. v.: Appendicitis und Erkrankungen der Adnexa uteri. Mschr. Geburtsh. **30**, 280 (1909). — ROSTHORN, A. v. u. R. FREUND: Die Krankheiten des Beckenbindegewebes. VEITS Handbuch der Gynäkologie Bd. 5/2, S. 335—571. 1910. — ROTTER: Wie anscheidert die Gonorrhöe? Verh. dtsch. Ges. Gynäk. Innsbruck, 17. Verslg, 10.—22. Juni **1922**; Arch. Gynäk. **117**, 151 (1922). — RUBINSTEIN u. GAURAN: Serodiagnose gonorrhoischer Affektionen. C. r. Soc. Biol. Paris **1923**, 30. — RUPP, H.: Zit. nach HÜBSCHER.

SÄNGER: Betrachtungen über die alleinige akute Gonorrhöe der weiblichen Harnröhre, der Glandulae urethrales und paraurethrales. Mschr. Geburtsh. **1920**, 53. — SÄNGER, M.: Tripperansteckung beim weiblichen Geschlechte. Ein klinischer Vortrag. Leipzig: O. Wigand 1889. — SALOMON, O.: Über Hautgeschwüre gonorrhoischer Natur. Münch. med. Wschr. **50**, Nr 9, 376 (1903). — SALOMON, R.: Morphologie und bakteriologische Technik in R. TH. v. JASCHKE, Die normale und pathologische Genitalflora und das Fluorproblem. HALBAN-SEITZ' Biologie und Pathologie des Weibes, Bd. 3, S. 1156. Wien u. Berlin: Urban & Schwarzenberg 1924. — SANDERS: Ulcus gonorrhoicum vulvae. Inaug.-Diss. Bonn 1919. — SAUDEK, J.: Laminariastäbchen zur Behandlung der chronischen Cervicitis, sowie männlichen und weiblichen Urethritis. Dermat. Wschr. **86**, Nr 10, 328 (1928). — ŠAVNIK, P. u. K. PROHASKA: Serumreaktion bei der Gonorrhöe. Acta dermato-vener. (Stockh.) 4, Nr 2, 316 (1923). — SCHAEFER, W.: Unsere Erfahrungen bei der Gonorrhöebehandlung mit Partagon. Nordwestdtsch. Ges. Gynäk., Festsitzg 13. April 1929. Ref. Zbl. Gynäk. **53**, Nr 35, 2251 (1929). — SCHÄFFER, S.: ZIELER-SIEBERS Behandlung der Haut- und Geschlechtskrankheiten. Wien u. Berlin: Urban & Schwarzenberg 1932. — SCHAUTA, F.: Referat über die Indikationen, die Technik und die Erfolge der Adnexoperationen. Verh. dtsch. Ges. Gynäk., 5. Kong. Breslau, 25.—27. Mai **1893**. — SCHERBER, G.: (a) Zur Klinik und Ätiologie einiger am weiblichen Genitale auftretender seltener Geschwürsformen. Dermat. Z. **20**, 140 (1913). (b) Weitere Mitteilungen zur Klinik und Ätiologie der pseudotuberkulösen Geschwüre am weiblichen Genitale. Wien. klin. Wschr. **26**, Nr 26, 1070 (1913). (c) Die interne Behandlung der Syphilis mit Spirozid. Wien. klin. Wschr. **40**, Nr 25, 813; Nr 28, 909 (1927). (d) Die Malariabehandlung der Gonorrhöe. Wien. klin. Wschr. **40**, Nr 44 (1927). — SCHERESCHEWSKY, J.: Gonorrhöeprovokation. Dtsch. med. Wschr. **56**, Nr 7, 272 (1930). — SCHINDLER, C.: Experimentelle Beiträge zur Kenntnis der automatischen Bewegungen des Uterus und deren Bedeutung für die Pathologie und Therapie der uterinen Infektionskrankheiten, insbesondere der Gonorrhöe. Arch. Gynäk. **87**, 607 (1909). — SCHLEIN, O.: Über Röntgenbehandlung des Pruritus vulvae. Zbl. Gynäk. **45**, Nr 44, 1607 (1921). — SCHMID, H. H.: Adnexentzündung in Schwangerschaft. Verh. dtsch. Ges. Gynäk., 18. Verslg Heidelberg, 23.—26. Mai **1923**; Arch. Gynäk. **120**, 31 (1923). — SCHMID, F.-LA BAUME: Die Infiltrationstherapie in der Gonorrhöe-Bartholinitis mit Akridinderivaten.

Münch. med. Wschr. **75**, Nr 52, 2209 (1928). Ref. Zbl. Gynäk. **54**, Nr 7, 440 (1930). — SCHMIDT, E.: Gonorrhöe der Blase und der Niere. Handbuch der Haut- und Geschlechtskrankheiten Bd. XX/2, S. 14. Berlin: Julius Springer 1930. — SCHMIDT, H. R.: Pathologie der Decidua der Eihäute und der Nabelschnur. HALBAN-SEITZ' Biologie und Pathologie des Weibes, Bd. 6/2, S. 602. Wien u. Berlin: Urban & Schwarzenberg 1925. — SCHÖNFELD, W.: (a) Die Behandlung des weiblichen Trippers mit intramuskulären Injektionen von Kochsalzchlorcalciumlösung nach v. SZILY u. STRANSKY. Münch. med. Wschr. **66**, Nr 32, 894 (1919). (b) Vaginale Resorptionsversuche. Dermat. Z. **53**, 551 (1928). — SCHOENHOF, S.: Zur Röntgentherapie der spitzen Kondylome. Arch. f. Dermat. **142**, 380 (1923). — SCHOENHOLZ, L.: Zur Frage der Behandlung entzündlicher Adnexerkrankungen mit Röntgenstrahlen. Zbl. Gynäk. **50**, Nr 38, 2428—2433 (1926). Ref. Zbl. Hautkrkh. **22**, 127 (1927). — SCHOLTZ: Neue Wege zur Abortivbehandlung der Gonorrhöe. Sitzgsber. Verh. dtsch. dermat. Ges. München, 20.—24. Mai **1923**. Arch. f. Dermat. **145**, 173 (1924). — SCHOLTZ, W. u. J. DÖRFFEL: Über die Bedeutung der Komplementfixationsmethode für die Diagnose der Gonorrhöe. Dtsch. med. Wschr. **55**, Nr 4, 134 (1929). — SCHOLTZ, W. u. RICHTER: Die Behandlung der akuten Gonorrhöe mit intravenösen Traubenzuckerinjektionen. Klin. Wschr. **1**, Nr 36, 1791 (1922). — SCHOTTMÜLLER, H. u. W. BASFURTH: Zur Ätiologie der eitrigen Adnexerkrankungen. Beitr. Klin. Inf.krkh. **2**, 45 (1913). — SCHRIDDE, H.: (a) Die histologische Diagnose der Salpingitis gonorrhoica. Naturforsch. Ges. Freiburg i. Br., Sitzg 19. Mai 1908. Dtsch. med. Wschr. **34**, Nr 28, 1251 (1908). (b) Die eitrigen Entzündungen des Eileiters. Histologische Untersuchungen. Jena: Gustav Fischer 1910. — SCHRÖDER, R.: (a) Lehrbuch der Gynäkologie, S. 187. Leipzig: F. C. W. Vogel 1922. (b) Der mensuelle Genitalzyklus des Weibes und seine Störungen. VEIT-STÖCKELS Handbuch der Gynäkologie, Bd. 1/2, S. 239. 1928. (c) Die Anatomie der chronischen Cervixgonorrhöe. Zbl. Gynäk. **55**, Nr 48, 3429 (1931). — SCHRÖDER, R. u. F. NEUENDORFF-VIEK: Der mensuelle Zyklus bei akut und chronisch entzündlicher Adnexerkrankung (zugleich ein Bild vom Verlauf der akuten und chronischen Endometritis „interstitialis"). Arch. Gynäk. **115**, 15 (1922). — SCHUBERT, M.: Zur Diagnose und Therapie der weiblichen Gonorrhöe. Med. Welt **1931**, 118. Ref. Zbl. Gynäk. **1932**, Nr 9, 554. — SCHULTHEISS, H.: (a) Zur Frage des Glykogenabbaues in der Scheide. I. Untersuchungen über das Verhalten von Scheidenflora und Chemismus außerhalb der Schwangerschaft und deren Abhängigkeit von der Ovarialfunktion. Arch. Gynäk. **136**, 66 (1929). (b) Beiträge zur Biologie der Scheide. II. Über Flora und Chemismus des Scheidensekretes in der Schwangerschaft. Arch. Gynäk. **136**, 94 (1929). — SCHULTZE-RHONHOF, F. u. K. BACHL: Über den Wert der chemischen Reaktion des Scheideninhaltes für die Diagnose der Gonorrhöe. Dtsch. med. Wschr. **1927**, Nr 5. Ref. Zbl. Gynäk. **52**, Nr 6, 400 (1928). — SCHUMACHER: Zit. nach G. A. WAGNER, Gonorrhöe des weiblichen Geschlechtsapparates. HALBAN-SEITZ' Biologie und Pathologie des Weibes, Bd. 5, Teil 1, S. 442. — SCHWARZ, J.: Unterschiede im Ausfall der Serodiagnose auf Gonorrhöe je nach dem Orte der Blutentnahme. Zbl. Gynäk. **55**, Nr 10, 592 (1931). — SEITZ, L.: (a) Über eine thermische Uterussonde. Zbl. Gynäk. **34**, Nr 50, 1615 (1910). (b) Die Störungen der inneren Sekretion in ihren Beziehungen zu Schwangerschaft, Geburt und Wochenbett. 15. Verslg dtsch. Ges. Gynäk. Halle a. S., 14.—17. Mai 1913. Verh. dtsch. Ges. Gynäk. **1913 I**, 213—475. (c) Anatomische Befunde am röntgenbestrahlten Genitale. 17. Verslg dtsch. Ges. Gynäk. Innsbruck, 7.—10. Juni 1922. Arch. Gynäk. **117**, 251 (1922). (d) Stimulierende Reizbestrahlung bei Frauenleiden. Strahlenther. **24**, 227 (1926/27). (e) Die Röntgenreizbestrahlung der subakuten und chronischen Entzündungen der weiblichen Genitalorgane. Strahlenther. **37**, H. 4. — SEUFFERT, E: v.: Die Strahlenbehandlung der nichtmalignen Metropathien und der Myome. HALBAN-SEITZ' Biologie und Pathologie des Weibes. Bd. 4, S. 537. Wien u. Berlin: Urban & Schwarzenberg 1928. — SHIVERS, CH. H. T. DE: A possible mistake in the diagnosis of gonococcal infection of the kidney. J. amer. med. Assoc. **80**, Nr 19, 1359 (1923). — SIEBER, F.: Uterusexstirpation wegen chronischer Gonorrhöe. Mschr. Geburtsh. **80**, 19 (1928). Ref. Zbl. Gynäk. **53**, Nr 5, 313 (1929). — SIEBER, H.: (a) Röntgentherapie der Bartholinitis gonorrhoica. Zbl. Gynäk. **48**, Nr 39, 2126 (1924). (b) Zur Röntgenbehandlung der Bartholinitis gonorrhoica. Zbl. Gynäk. **50**, Nr 42, 2713 (1926). — SIEGEL, P. W.: Zur Behandlung der weiblichen Gonorrhöe mit intravenösen Kollargolinjektionen. Dtsch. med. Wschr. **47**, Nr 10, 269 (1921). — SIGWART, W.: Zur Frage der Ätzbehandlung des Uterus. Münch. med. Wschr. **70**, Nr 2, 50 (1923). — SIMPSON, A. M.: The treatment of gonococcal cervicitis. Urologic Rev. **33**, 451 (1929). — SINGER: Thrombose und Embolie im Wochenbett mit besonderer Berücksichtigung der gonorrhoischen Infektion. Arch. Gynäk. **56**, 218 (1898). — SOMMER, A.: Über den Erfolg der Behandlung der weiblichen Urethralgonorrhöe mit intravenösen Kollargolinjektionen. Münch. med. Wschr. **65**, Nr 40, 1111 (1918). — SOMMER, W.: s. GELLER. — SPIETHOFF, B.: Die Impfmalariabehandlung bei der akuten und chronischen Gonorrhöe. Fortschr. Ther. **4**, H. 1, 1 (1928). — SSELKOW, E. A.: Die Beteiligung des retiko-endothelialen Systems an dem akuten Gonorrhöeprozeß. Z. Urol. **1931**, 48, 60. Ref. Zbl. Gynäk. **1932**, Nr 9, 555. — STEIN, R. O.: Die Therapie der weiblichen

Gonorrhöe. Wien. klin. Wschr. **1932**, Nr 2, 80. — STEPHAN, R.: Über die Steigerung der Zellfunktion durch Röntgenenergie. Strahlenther. **11**, 517 (1920). — STEPHAN, S.: Bemerkungen zur Ätiologie und Therapie der Trichomonaskolpitis. Zbl. Gynäk. **45**, Nr 43, 1565 (1921). — STERN, A.: (a) Pulverbehandlung weiblicher Urethralgonorrhöe mit dem Bläser „Ur-Go“. Med. Klin. **22**, Nr 47, 1776 (1926). (b) Pulverbehandlung weiblicher Urethralgonorrhöe. Wien. med. Wschr. **79**, Nr 33, 1063 (1929). — STICKEL, M.: Die Gonorrhöe des Weibes. BUSCHKE-LANGERs Lehrbuch der Gonorrhöe, S. 278. Berlin: Julius Springer 1926. — STIEBÖCK, L. H.: (a) Die vaginale Heliotherapie nach LANDEKER-STEINBERG. Med. Klin. **23**, Nr 42, 1551 (1927). (b) Gynäkologische Iontophorese. M. S. 1930. (c) Biologische Wirkung ultrakurzer Wellen. Wien. klin. Wschr. **1931**, Nr 9. (d) Unsere Kurzwellentherapie, ihre Grundlagen und ihre Erfolge. Biol. Heilk. **14**, Nr 20/21 (1933). — STOECKEL, W.: Die Erkrankungen der weiblichen Harnorgane. VEITs Handbuch der Gynäkologie, 2. Aufl., Bd. 2, S. 259—602. Wiesbaden: J. F. Bergmann 1907. — STRECKER, J.: Schwangerschaft nach doppelseitiger Adnexentzündung. Mschr. Geburtsh. **65**, 359 (1924). — STROGANOFF, W. W.: (a) Bakteriologische Untersuchungen des weiblichen Genitalschlauches. Ber. geburtsh.-gynäk. Ges. St. Petersburg, Sitzg 25. Febr. **1893**; Zbl. Gynäk. **17**, Nr 40, 935 (1893). (b) Bakteriologische Untersuchungen des Genitalkanals beim Weibe in verschiedenen Perioden ihres Lebens. Mschr. Geburtsh. **2**, 365 (1895). (c) Zur Bakteriologie des weiblichen Genitalkanals. Zbl. Gynäk. **19**, Nr 38, 1009 (1895). — STÜMPKE, G.: (a) Über gonorrhoische Granulationen. Münch. med. Wschr. **61**, Nr 28, 1559 (1914). (b) Thigan, ein neues äußerliches Antigonorrhoicum. Münch. med. Wschr. **61**, Nr 29, 1627 (1914). (c) Über die Beziehung zwischen Harnröhrenwucherungen und Gonorrhöe beim Weibe. Berl. klin. Wschr. **54**, Nr 50, 1194 (1917). (d) Über intravenöse Kollargolinjektionen bei weiblicher Gonorrhöe. Ther. Gegenw., N. F. **20**, 254 (1918). (e) Diskussion zu Ulcera gonorrhoica. Verh. dtsch. dermat. Ges. Hamburg, 16. Mai **1921**; Arch. f. Dermat. **138**, 284 (1922). (f) Diagnostische und therapeutische Betrachtungen über Gonorrhöe. Med. Klin. **20**, Nr 2, 37; Nr 3, 71 (1924). Ref. Münch. med. Wschr. **71**, Nr 51, 119 (1924). — STUMPF, J.: Die Verwendbarkeit des Thons als antiseptisches und aseptisches Verbandmittel. Münch. med. Wschr. **45**, Nr 46, 1466 (1898). — STURMDORF, A.: Tracheloplastic methods and results. A clinical study based upon the Physiology of the Mesometrium. Surg. etc. **1916**, 93. — SUTER, F.: Zur Ätiologie der infektiösen Erkrankungen der Harnorgane. (Bericht über 211 bakteriologisch untersuchte Fälle.) Z. Urol. **1**, 97 (1907). — SUTTER, E.: Über gonorrhoische Allgemeininfektion. Diffuse gonorrhoische Peritonitis, Arthritis gonorrhoica, Otitis media gonorrhoica, Stomatitis gonorrhoica und gonorrhoisches Exanthem. Z. klin. Med. **87**, 81—102 (1919). — SZILVASY, J.: Die Züchtung der Gonokokken. Dermat. Wschr. **1932**, 245.

TAUSCH, B.: Die Behandlung der weiblichen Gonorrhöe mit Mischvaccinen. Zbl. Gynäk. **1930**, Nr 34, 2129. — TEMESVÁRY, M.: Vergleichende Untersuchungen zur Gonorrhöediagnostik. Ber. gynäk. Ges. Breslau, Sitzg 16. Nov. **1926**. Ref. Zbl. Gynäk. **51**, Nr 18, 1137 (1927). — THALER, H.: (a) Die entzündlichen Adnex- und Beckenbindegewebserkrankungen mit besonderer Berücksichtigung der operativen Therapie. (Auf Grund eines Materials von über 6000 Fällen.) Arch. Gynäk. **93**, 413 (1911). (b) Zur Frage der Immunität bei der Gonokokkeninfektion. Wien. med. Wschr. **75**, Nr 18, 1070 (1925). — THALMANN: Das Ulcus gonorrhoicum serpiginosum. Arch. f. Dermat. **71**, 75 (1904). — THALMANN, H.: Die Granugenolbehandlung der gonorrhoischen Erosionen der Portio. Dermat. Wschr. **84**, Nr 10, 337 (1927). — THEILHABER, A.: Der Einfluß der Diathermiebehandlung auf das Carcinomgewebe. Münch. med. Wschr. **66**, Nr 44, 1260 (1919). — TOPUSE, S.: Über die Indikationsstellung zur Salpingostomie. Zbl. Gynäk. **53**, Nr 20, 1244 (1929). — TOUTON: Diskussion zu BUSCHKE u. LANGER: Zur Biologie des gonorrhoischen Infektionsprozesses, unter Berücksichtigung der Anaerobiose des Gonococcus und der Frage der experimentellen gonorrhoischen Amyloiderzeugung. Verh. dtsch. dermat. Ges. Hamburg, Sitzg 17. Mai **1921**; Arch. f. Dermat. **138**, 258 (1922). — TRACHTENBERG: Venerol. (russ.) 8 (1931). — TRANCU-RAINER, M.: Gonokokkensepticämie im Wochenbett. Zbl. Gynäk. **54**, Nr 21, 1303 (1930). — TREBER, H.: Heilätzwirkung durch Salicylsäure. Eine neue therapeutische Verwertung der Salicylsäure zur lokalen Behandlung der weiblichen Sexualorgane auf Grund des Spumanprinzips. Münch. med. Wschr. **77**, Nr 4, 146 (1930).

UNNA, P. G. u. L. GODELETZ: Die Tiefenwirkung der Silberverbindungen. Dermat. Wschr. **64**, Nr 20, 449—467 (1917). — URECH, E.: Der Wert der Methode von DANIN für die Diagnose der Gonorrhöe des Weibes. Rev. méd. Suisse rom. **1926**, No 9. Ref. Zbl. Gynäk. **51**, 3279 (1927).

VÁGÓ, ST.: Die Therapie der weiblichen Gonorrhöe. Börgyógy. Szemle (ung.) **1925**, Nr 2/3. Ref. Zbl. Gynäk. **51**, Nr 38, 2445 (1927). — VAN DE VELDE: Spezifische Diagnostik der weiblichen Gonorrhöe. Mschr. Geburtsh. **35**, H. 4. — VAN DE VELDE, TH. H.: Strahlentherapie bei Adnexentzündungen. Zbl. Gynäk. **44**, Nr 36, 994 (1920). — VEITT, J.: Die Erkrankungen der Tube. VEITs Handbuch für Gynäkologie, 2. Aufl., Bd. 5, S. 211. Wiesbaden: J. F. Bergmann 1910. — VIANA: La blenorrhagia nella donna. Roma: Pozzi

1931. — VILLARD, E. et L. MICHON: Des péritonites séreuses enkystées peritubaires (Pseudo-distensions tubaires, Paris méd. 61, 425 (1926). Zit. nach JOACHIMOVITS. — VÖRNER, H.: Zur Ätiologie und Anatomie der Erosio portionis vaginalis. Mschr. Geburtsh. 17, 1004 (1903). — VOGT, E.: Über die Beziehungen der Vulvovaginitis gonorrhoica infantum zu der späteren Tätigkeit der Genitalorgane und besonders zur Sterilität. Dtsch. med. Wschr. 52, Nr 13, 520 (1926). — VOIGT, J.: Was geschieht mit intravenös injiziertem Kollargol? Mschr. Geburtsh. 44, 146. — VONKENNEL, J.: Forcierte intravenöse Calciumbehandlung der Adnexitis gonorrhoica. Münch. med. Wschr. 73, Nr 45, 1884 (1926).

WÄTJEN, J.: (a) Beitrag zur Histologie des Pyovariums. Beitr. Geburtsh. 16, 288 (1911). (b) Über die Histologie der eitrigen Salpingitis und ihre Beziehung zur Frage der Ätiologie. Beitr. path. Anat. 59, 418 (1914). — WAGNER, G. A.: Gonorrhöe des weiblichen Geschlechtsapparates. HALBAN-SEITZ' Biologie und Pathologie des Weibes, Bd. 5, Teil 1, S. 391—514. Wien u. Berlin: Urban & Schwarzenberg 1926. — WALTHARD, M.: Bakteriologische Untersuchungen des weiblichen Genitalsekretes in graviditate und in puerperio. Ein Beitrag zur rationellen Prophylaxe des Puerperalfiebers. Arch. Gynäk. 48, 201 (1895). — WALTHER, H. W. E.: Diathermy in the treatment of Neisserian infections of women. New Orleans med. J. 79, Nr 12, 914 (1927). — WALTHER, H. W. E. u. C. L. PEACOCK: Gonoccocal endocervicitis. (Gonorrhoische Endocervicitis.) South. med. J. 19, Nr 3, 202 (1926). Ref. Zbl. Hautkrkh. 22, 125 (1927). — WASSERMANN, E.: Über Saugbehandlung bei Cervixgonorrhöe. Verh. dtsch. dermat. Ges., 14. Kongr. Dresden, Sitzg 13.—16. Sept. 1925. Arch. f. Dermat. 151, 490 (1926). — WATSON, D.: The diagnosis and treatment of gonococcal infection in the female. Urologic Rev. 31, Nr 4, 203 (1927). — WEIGAND: Malariabehandlung der weiblichen Gonorrhöe. 21. Tagg dtsch. Ges. Gynäk. Leipzig 1929. Ref. Zbl. Gynäk. 53, Nr 30, 1929 (1929). — WEINSAFT: Ein mittels Autohämotherapie behandelter Fall von Bartholinitis gonorrhoica". Polska Gaz. lek. 7, Nr 14, 246 (1928). — WEINZIERL, E. R. v.: (a) Erfahrungen mit der Caseosantherapie. Dtsch. med. Wschr. 47, Nr 38, 1120 (1921). (b) Zur Frage der Vaccinediagnostik und -therapie der ascendierten Gonorrhöe des Weibes. Z. Geburtsh. 84, 468 (1922). (c) Ist die Vaccinebehandlung der gonorrhoischen Adnextumoren nur als Proteinkörpertherapie aufzufassen? Med. Klin. 1924, Nr 23; Zbl. Gynäk. 48, Nr 23, 1244 (1924). — WEISHAUPT, E.: Zusammenhang von Ätiologie und Histologie der Salpingitis. Arch. Gynäk. 101, 65 (1914). — WEITGASSER, H.: (a) Einfache konservative Behandlung der eitrigen Bartholinitis mit wegsamem Ausführungsgang. Wien. klin. Wschr. 35, Nr 17, 393 (1922). (b) Trockenbehandlung bei Gonorrhöe der Vagina und Cervix. Med. Klin. 18, Nr 41, 1297 (1922). — WERBOFF, J.: Die Behandlung entzündlicher Erkrankungen der weiblichen Genitalsphäre mit Iontophorese. Zbl. Gynäk. 51, Nr 40, 2550 (1927). — WERMBTER, W.: Gibt die Reaktion des Vaginalschleims Anhaltspunkte für die Heilung der Gonorrhöe? Diss. München 1925, S. 30. — WERNER, P.: (a) Über die Erfolge der Milzbestrahlungen in der Gynäkologie. Zbl. Gynäk. 47, Nr 8 (1923). (b) Über die Beeinflußbarkeit einiger gynäkologischer Krankheitsbilder durch Röntgenbestrahlung der Hypophysengegend. Zbl. Gynäk. 47 (1923). — WERTHEIM, E.: (a) Ein Beitrag zur Kenntnis der Gonorrhöe beim Weibe. Wien. klin. Wschr. 3, 476 Nr 25 (1890). (b) Zur Lehre von der Gonorrhöe. Vortr. gehalten auf gynäk. Kongr. Bonn 1891. Prag. med. Wschr. 16, Nr 23, 265; Nr 24, 278 (1891). (c) Die ascendierende Gonorrhöe beim Weibe. Bakteriologische und klinische Studie zur Biologie des Gonococcus NEISSER. Arch. Gynäk. 42, 1—86 (1892). (d) Ein Beitrag zur Lehre von der Gonokokkenperitonitis. Zbl. Gynäk. 16, Nr 20, 385 (1892). (e) Zur Frage von der Rezidive und Übertragbarkeit der Gonorrhöe. Wien. klin. Wschr. 7, Nr 24, 441 (1894). (f) Über Uterusgonorrhöe. Verh. dtsch. Ges. Gynäk. 6, 199 (1895). (g) Über die Durchführbarkeit und den Wert der mikroskopischen Untersuchung des Eiters entzündlicher Adnextumoren während der Laparotomie. Slg klin. Vortr. N. F. Nr 100. — WESTPHALEN, F.: Über Wärmebehandlung gynäkologischer Erkrankungen mit der neuen Heißwasserblase „Gynotherm". Münch. med. Wschr. 75, Nr 27, 1169 (1928). — WHITE u. SWARTZ: s. YOUNG, H. H. — WIEDMANN, A.: Kann man die Serumtherapie als einen Fortschritt in der Gonorrhöebehandlung bezeichnen? Wien. med. Wschr. 54, Nr 43, 1400 (1930). — WILSON, M. A., M. v. FORBES and F. SCHWARTZ: Further studies upon the complementfixation test in chronic gonorrhea in women. J. of Immun. 8, 105 (1923). — WINKEL, v.: Handbuch der Geburtshilfe. Wiesbaden: J. F. Bergmann 1903. — WINTER, F.: Über die Behandlung der spitzen Kondylome mit Röntgenstrahlen. Strahlenther. 10, 965 (1920). — WINTZ, H.: (a) Experimentelle Untersuchungen über Chemismus und Bakteriengehalt des Scheidensekrets, sowie über die bactericiden Eigenschaften gegenüber dem Tuberkelbacillus. Inaug.-Diss. Erlangen 1912. (b) Erfahrungen mit der Beeinflussung innersekretorischer Drüsen durch Röntgenstrahlen. Strahlenther. 24, 412 (1926/27). — WITTE: (a) Gonokokken und Streptokokken im Pyosalpinxeiter. Zbl. Gynäk. 16, Nr 23, 433 (1892). (b) Bakteriologische Untersuchungen bei pathologischen Zuständen im weiblichen Genitalkanal mit besonderer Berücksichtigung der Eitererreger. Z. Geburtsh. 25, 8 (1892). — WOLFF, F.: (a) Erfahrungen mit Gonokokkenlebendvaccine und Gonovitan. Dtsch. med. Wschr. 54, Nr 39, 1632 (1928). (b) Klinische

Erfahrungen bei der Behandlung chronischer Gonorrhöe der Frau mit Gonokokkenlebend-vaccine, zugleich ein Beitrag zur Anwendung der Lebendvaccine Gonovitan. Zbl. Gynäk. **52**, Nr 11, 674 (1928). (c) Zur Biologie des Gonococcus und zur Spezifizität des Gono-vitans. Dtsch. med. Wschr. **56**, Nr 18, 747 (1929). — Wolff, F. u. Blut: Ist Gono-vitan eine Gonokokken-Lebendvaccine? Münch. med. Wschr. **76**, Nr 5, 203 (1929). — Wolffenstein, W. u. Pieper: Spezifische Gonorrhöebehandlung mit löslichem Gonotoxin. Klin. Wschr. **1931**, Nr 8. Ref. Zbl. Gynäk. **1932**, Nr 9, 550. — Wolfring, O.: (a) Die Bedeu-tung des Scheidenabstriches in der Differentialdiagnose zwischen akuter Appendicitis und akuter Salpingitis. Zbl. Gynäk. **45**, Nr 33, 1173 (1921). (b) Die Behandlung des Scheiden-fluors mit Bazillosan (Löser). Zbl. Gynäk. **45**, Nr 23, 810 (1921). — Woltereck, K.: Über die Behandlung der gonorrhoischen Adnexitis mit Gonoyatren. Zbl. Gynäk. **55**, Nr 27, 2117 (1931). — Wreszynski, E.: Beitrag zur Frage der Verwendbarkeit der Kom-plementbindungsreaktion bei Gonorrhöe. Med. Klin. **1927**, Nr 43, 1591. Ref. Zbl. Gynäk. **54**, Nr 7, 447 (1930). — Würzburger, M.: Beobachtungen und Erfahrungen mit der organo-tropen Gonorrhöebehandlung. Med. Klin. **22**, Nr 44, 1649 (1926). — Wynne, H. M. N.: Urethral stricture in the female. Surg. etc. **34**, 208 (1922).

Young, H. H., E. C. White and E. O. Swartz: Further clinical studies on the use of mercurochrome — As a general germicide. J. of Urol. **5**, 353 (1921).

Zangemeister, W.: Zur Frage der Ätzbehandlung des Uterus. Münch. med. Wschr. **70**, Nr 9, 272 (1923). — Ziegeler, H.: Zur Therapie der entzündlichen Adnexerkrankungen. Med. Klin. **23**, Nr 46, 1720 (1927). — Ziegler: Zit. nach R. Schröder, Die Pathologie der Menstruation. Halban-Seitz' Biologie und Pathologie des Weibes, Bd. 3, S. 991. Wien u. Berlin: Urban & Schwarzenberg 1924. — Zieler, K.: Erfahrungen über die Behandlung des Trippers des Gebärmutterhalskanals bzw. der Gebärmutter. Dtsch. med. Wschr. **54**, Nr 1, 3 (1928). — Zill, L.: Zur Frage der Heilbarkeit der weiblichen Gonorrhöe. Münch. med. Wschr. **68**, Nr 37, 1183 (1921). — Zoepritz: Über die Behandlung entzündlicher Adnextumoren mit Terpentineinspritzungen. Zbl. Gynäk. **43**, Nr 16 (1919). — Zondek, B.: (a) Vortrag: Weitere Untersuchungen zur Darstellung, Biologie und Klinik des Hypo-physenvorderlappenhormons (Prolan). Verh. Ges. Geburtsh. Berlin, 30. Nov. u. 14. Dez. **1928**; Z. Geburtsh. **95**, 361 (1929). (b) Prolan bei entzündlichen Beckenerkrankungen des Weibes. Dtsch. med. Wschr. **1931**, Nr 44, 1855. — Zuralski, T.: Die Röntgenbehand-lung der Entzündungen in der Gynäkologie. Ginek. polska 8, H. 1/3 (1929). Ref. Zbl. Gynäk. **1932**, Nr 9, 558. — Zurhelle, E.: Spontandurchbruch vereiterter Tuben in die Blase. Z. gynäk. Urol. **2**, 305 (1911). — Zweifel, E.: (a) Die Gefahren und der Nutzen der intrauterinen Injektionen. Arch. Gynäk. **1908**, 82. (b) Versuche zur Beeinflussung des Bakteriengehaltes der Scheide Schwangerer durch medikamentöse Spülungen. Mschr. Geburtsh. **39**, 459 (1914). (c) Das Kindbettfieber. Döderleins Handbuch der Geburtshilfe, Bd. 3. München u. Wiesbaden: J. F. Bergmann 1920.

Vulvovaginitis infantum.

Von

K. ROSCHER - Koblenz.

Einleitung.

Die *genitalen Ausflüsse weiblicher Kinder* haben im Laufe der Zeiten eine verschiedene ätiologische Deutung erfahren, die naturgemäß mit den Auffassungen über die Gonorrhöe wechselte, aber auch, als der Tripper der Erwachsenen bereits als Morbus sui generis erkannt war, zunächst noch unklar blieb. Solange man in der Anschauung befangen war, daß eine Tripper-erkrankung bei Kindern eine Berührung mit kranken männlichen Genitalien zur Voraussetzung hatte, wurde, wenn eine solche nicht nachgewiesen oder nicht anzunehmen war, dem Fluor der Mädchen eine besondere Bedeutung nicht beigelegt. Erst die Beobachtung gehäufter Erkrankungen in Familien, Bädern und Anstalten, die zur Annahme auch einer indirekten Übertragungsmöglich-keit zwang, brachte einen Wandel der Ansichten, die dann nach der Entdeckung des Gonococcus ihre wissenschaftliche Bestätigung fanden.

Im 18. Jahrhundert wurde der Ausfluß bei Mädchen, soweit nicht eine geschlechtliche Berührung als Ursache in Frage kam, teils als ein *Spiel der Natur*, eine gewisse Frühreife (Menstruatio praecox), teils als eine Folge vorausgegangener *Infektionskrankheiten*, einer *Konstitutionsanomalie* oder *örtlicher Reize* gedeutet. STORCH, der 1732 als erster die gleich-zeitige Erkrankung einer Mutter und ihrer (3 und 9 Jahre alten) Töchter an weißem Fluß beschrieb, veröffentlichte die Beobachtung ohne Schlußfolgerungen. Erst 1785 wurde dann ein ähnlicher Fall von RAMEL publiziert, der den Fluor bei zwei (6- und 8jährigen)Schwestern, weil er im Alter von 6—7 Monaten aufgetreten war, als hereditär erklärte. Von Ende des 18. Jahrunderts an stand die Anschauung über die Kindergonorrhöe unter dem Ein-flusse der Lehren von HUNTER, BROUSSAIS und RICORD über den Tripper; so wurden die venerischen Katarrhe als Manifestationen ererbter oder erworbener *Syphilis* (BERTIN, SCHÖNFELD) angesehen, durch *Unreinlichkeit, Würmer* oder sonstige *Fremdkörper, Mastur-bation* erklärt, mit *Dentition, Verdauungsstörungen, skrophulösen* und *kachektischen* Zu-ständen in Beziehung gebracht; auch eine nach Stuprum entstandene Entzündung wurde als bedeutungslose ,,*Leukorrhöe*" gedeutet, als deren Ursache das Trauma galt. Man unter-schied zwischen einer *katarrhalischen, phlegmonösen, diphtherischen, syphilitischen* und *eruptiven Vulvovaginitis* (BEHREND). Erst um das Jahr 1850 begann man wieder, besonders auf Grund von Beobachtungen über einen Zusammenhang zwischen Genitalausfluß und Augenblennorrhöe, auch eine spezifische kontagiöse Variante anzunehmen und Gonorrhöe und Leukorrhöe voneinander abzugrenzen. Die ersten derartigen Ausführungen finden sich wohl in den *Annales de Cazenave* (zit. A. EPSTEIN), wonach eine an Tripper leidende Frau im Bade ihre 4 und 8 Jahre alten Töchter angesteckt hatte, dann auch bei TANNER, FORSTER und HOLMES; bei FORSTER (in einer Familie, wo die Eltern an Gonorrhöe litten, erkrankten 3 Töchter gleichfalls, nachdem sie mit dem von der Mutter benutzten Schwamme gewaschen waren) ist auch bereits die Möglichkeit einer indirekten Übertragung erörtert, eine Ver-mutung, die dann durch weitere Berichte, besonders solche von gehäuftem Auftreten gestützt wurden (ATKINSON, MORRIS, POTT). Die wissenschaftliche Basis, um spezifische und unspe-zifische Ausflüsse voneinander zu scheiden, ihre Entstehungsart zu verfolgen und die Symptome, Lokalisationen und Komplikationen, den Verlauf und die Folgen sowie die Wirkung der Therapie zu studieren, war aber erst mit der *Entdeckung des Gonococcus* im Jahre 1879 geschaffen.

Die auf die klinischen Erscheinungen gegründete Krankheitsbezeichnung *„Vulvovaginitis infantum"* ist 1848 von BEHREND eingeführt worden. Als dann nach der Entdeckung der Erreger sich ergab, daß die Kindergonorrhöe keineswegs ausschließlich Vulva und Vagina befällt, wurde — zuerst wohl von CAHEN-BRACH und W. FISCHER — gefordert, den irreführenden Namen fallen zu lassen. Keiner der im Laufe der Jahre gemachten Vorschläge (Urogenitale Gonorrhöe, Urethro-Genitalblennorrhöe, Urethrovaginitis, Urethro-Vulvo-Vagino-Cervicitis, Cervicovaginitis, Gonokokkeninfektion der Mädchen, Kindergonorrhöe oder Tripper der kleinen bzw. der im Kindesalter stehenden Mädchen, Gonorrhoea infantum) hat aber die in der Weltliteratur eingebürgerte Bezeichnung zu verdrängen vermocht. Es genügt, darauf hinzuweisen, daß der Ausdruck „Vulvovaginitis" lediglich die wesentlichsten Abweichungen der Kindergonorrhöe von dem Tripper der Erwachsenen bezeichnet, nicht aber das ganze Krankheitsbild mit seinen Lokalisationen und Komplikationen umfaßt.

I. Die anatomischen und physiologischen Verhältnisse der kindlichen Genitalien.

Die *Verlaufseigentümlichkeiten* der Vulvovaginitis sind zu einem Teile durch die *besonderen anatomischen* und *physiologischen Verhältnisse* der kindlichen Genitalien bedingt.

Im Kindesalter hat die Auskleidung von Vulva und Vagina den Charakter des *Übergangsepithels*, dessen zellige Elemente noch nicht zu einer festen Decke vereinigt sind. Die Gonokokken können sie leicht durchsetzen, es kommt zu einer diffusen, *echt gonorrhoischen Entzündung.*

Erst mit zunehmendem Alter setzt die Verhornung ein, welche die Durchlässigkeit des Epithels vermindert und das Haften der Gonokokken erschwert. Nach Eintritt der Geschlechtsreife finden sich in Vulva und Vagina nur noch lokalisierte Prozesse, die in der Regel bloß mikroskopisch nachweisbar sind, klinisch aber nicht oder ziemlich schwach und kurz vorübergehend hervortreten. Es kann jedoch unter pathologischen und bestimmten physiologischen Umständen, so im Klimakterium und während der Gravidität sowie nach Uterusexstirpation, auch bei Erwachsenen zu einer gonorrhoischen Vulvovaginitis kommen.

Bei Kindern liegen die *äußeren Geschlechtsteile* verhältnismäßig *ungeschützt* und stellen eine weite, Infektionen aller Art leicht ausgesetzte Schleimhautoberfläche dar.

Die großen Labien sind beim Kind wenig entwickelt und flach; die Clitoris und die kleinen Labien ragen oft zwischen ihnen hervor und werden erst im späteren Alter wieder von ihnen bedeckt; die Genitalspalte ist halb offen, der Hymen relativ breit, das schützende Haarkleid fehlt. Der geringe räumliche Abstand der Öffnungen von Vagina, Urethra und Rectum erleichtert die gegenseitige Ansteckung, während die kindliche Scheide als tiefgehendes, dünnkalibriges, falten- und nischenreiches Rohr, dessen Wandungen dicht einander anliegen, das Sekret staut und einen schwer angreifbaren Herd abgibt. Nur bis zur ersten Reinigung sind die Geschlechtsteile der Neugeborenen relativ geschützt, insofern als bei der Geburt eine Verklebung der kleinen Labien durch Smegma und eine Verstopfung der Hymenalöffnung durch einen Pfropf vorhanden zu sein pflegt, der aus Schleim, Smegma und zahlreichen desquamierten Epithelien besteht (CATHALA und LANTUÉJOUL und SEYDEL).

Bis vor kurzem wurde ferner angenommen, daß beim Kinde auch die *Reaktions-* und *bakteriologischen Verhältnisse des Scheidentranssudates* einen besonders günstigen Nährboden für Gonokokken schüfen.

Zwar war durch die (die Befunde von HEURLIN und LAHM korrigierenden) Untersuchungen von DOEDERLEIN, SALOMON, NOVACK, KIENLIN, BAJONSKI erwiesen, daß das Vaginalsekret der Neugeborenen reichlich Glykogen enthält und sauer reagiert und daß die Säuerung durch die stärkere Besiedelung mit Keimen in den ersten Lebenswochen noch zunimmt; aber vom 2. Lebensmonat an sollte — stets oder wenigstens zumeist — die Reaktion alkalisch werden und es bis zur Pubertät bleiben (SCHULTZE-RHONHOF, ZWOLINSKI und TRUSZKOWSKI, MEYERSTEIN, MACARTNY und FRASER, NAKANOIN und MIURA, SHARP). Diese Befunde sind aber als Fehlergebnisse zu werten, die dadurch entstanden sind, daß zu den Untersuchungen fast ausschließlich *kranke Kinder* herangezogen worden waren. Neuere, genaue, mittels der Gaskette angestellte Kontrollen (G. ABRAHAM, SCHRÖDER, KESSLER, NIEDEREHE, RÖHRS) ergaben, daß das *Vaginalsekret gesunder Kinder nie die Grenze der Alkalität erreicht*, während bei kranken der Säuregrad parallel der Schwere des Prozesses absinkt und bei chronischen, die Abwehrkräfte des Organismus stark schädigenden Leiden die Reaktion in der Regel alkalisch wird.

Auch hinsichtlich der *Bakterienflora* haben die früheren Anschauungen eine Korrektur erfahren. In der kindlichen Scheide, die nur ganz kurze Zeit steril bleibt und sehr bald (nach NEUJEAU, KRÖNIG, HEIMANN, STROGONOFF, BAJONSKI, SMORODINZEW und TSCHUMAKOWA bereits nach wenigen Stunden, nach SALOMON regelmäßig vom 5. Tage an) mit Mikroorganismen besiedelt ist, sollten nur in den ersten Lebenswochen die DOEDERLEINschen Bacillen überwiegen — BAJONSKI fand erst vom 5. Tage an Stäbchen, vorher Kokken — vom 2. Lebensmonat an sollten aber grampositive und -negative Kokken, Coli- und andere Intestinalbakterien die Oberhand gewinnen und erst um die Zeit der Geschlechtsreife wieder den acidophilen Stäbchen Platz machen. Die Autoren, welche die Befundaufnahme bei gesunden und kranken Kindern gesondert machten (s. oben), fanden jedoch bei normalen Kindern fast ausschließlich Vaginalstäbchen, welche übrigens nach SMORODINZEW und TSCHUMAKOWA biologische Unterschiede von den Scheidenbacillen Erwachsener aufweisen sollen, sowie vorwiegend Epithelien und nur vereinzelt Eiterkörperchen, bei kranken dagegen stets eine Mischflora und eine größere Menge Leukocyten. Auch CATHALA und LANTUÉJOUL und SEYDEL stellten fest, daß nach vorübergehender „Befallung" der Scheide mit einer bedeutungslosen polymorphen Flora nur noch die akklimatisationsfähigen Scheidenbacillen vorhanden waren. Die Untersuchungen von WYNCOOP und BOGGS an 435 gesunden und kranken Mädchen ergaben in 35% hauptsächlich grampositive Stäbchen und keine Leukocyten, in 16% bereits am 1., in 53% am 13. Lebenstage Leukocyten und vorherrschend grampositive Kokken.

Es ist danach also anzunehmen, daß sich die Scheide von gesunden Säuglingen und Kleinkindern, was Glykogengehalt, Reaktion und DOEDERLEINsche Bacillen anbetrifft, genau so verhält wie die der Erwachsenen, und daß sich daraus ein Unterschied der Widerstandsfähigkeit gegen bakterielle Infektionen nicht ableiten läßt. Nur bei *kranken* Kindern findet eine *Umstimmung nach der alkalischen Seite* hin statt, und es ergibt sich daraus eine Verminderung der Abwehrkräfte gegen Gonokokken, deren Wachstum nach MENGE, HAMMER, FINGER u. a. im sauren Medium behindert wird. Es ist demnach die Anschauung, daß mangelnder Glykogengehalt den Ablauf der Kindergonorrhöe maßgebend beeinflusse, nicht allgemeingültig.

Von großer Bedeutung ist zweifellos, daß die *inneren* Genitalien, wie auch die Vulvardrüsen, zunächst an dem Körperwachstum keinen nennenswerten Anteil haben und bis zur Pubertät in einem *funktionslosen Ruhezustand* verharren.

Die BARTHOLINschen und sonstigen *Vulvardrüsen* beginnen ihr eigentliches Wachstum erst mit der in der Menarche einsetzenden Funktion; bis dahin fehlt die Absonderung, die Drüsenöffnungen sind eng. Der *infantile Uterus* hat eine relativ geringe Blutversorgung (SCHRÖDER); den Hauptteil bildet die muskulöse *Portio*, welche $^3/_4$ bis $^2/_3$ des ganzen Organs ausmacht, während das *Corpus uteri* als ein verhältnismäßig unbedeutendes, dünnes, fast häutiges Anhängsel erscheint (VOGT). Andererseits zeigt die Schleimhaut der Cervix eine kräftige Entwicklung der Plicae palmatae und zahllose Drüsen, die zwar kaum sezernieren — Fehlen des KRISTELLERschen Schleimfadens (ASCH) —, aber den Gonokokken viele Ansiedlungsmöglichkeiten und Schlupfwinkel darbieten. Das *Orificium externum* ist weit (VALENTIN, SCOMAZZONI, ARIJEWITSCH) — nach BROWN allerdings erst vom 3. Lebensjahre an —, eine deutliche Grenze zwischen Cervix- und Corpusschleimhaut fehlt. Wenn somit auch *Orificium externum* und *internum* nicht, wie man früher annahm, eine schwer überschreitbare Schranke bilden, die weite Öffnung des äußeren Muttermundes sogar, wenigstens vom 3. Lebensjahre an, das Eindringen der Gonokokken begünstigt, so besteht doch eine Schranke in physiologischem Sinne, insofern die funktionelle Ruhe der Organe alle die Störungen wegfallen läßt, welche, wie Menstruation und Coitus, Schwangerschaft und Kindbett sowie sexuelle Erregungen, bei der Erkrankung Erwachsener oft gerade den äußeren Anlaß zum Aufsteigen und zum Eintritt schwerer Komplikationen geben.

Die Tatsache, daß der *Genitalschlauch* beim Kinde eine verhältnismäßig größere Oberfläche hat, als beim Erwachsenen und außerdem in allen Teilen echt gonorrhoisch erkranken kann, hat zu der theoretischen Annahme geführt, daß auch günstigere *Immunitätsverhältnisse* vorliegen müßten, und Lewinsky hat die Beobachtung, daß bei künstlicher Hemmung der lokalen Leukocytose ein Aufsteigen des Prozesses häufiger stattfindet, in diesem Sinne verwertet. Daraufhin gerichtete Untersuchungen und vor allem auch der Verlauf sprechen aber dafür, daß die Antikörperbildung bei Kindern, vor allem den kleinsten, eine geringe ist.

II. Symptomatologie.

Die *Vulvitis* charakterisiert sich als eine *primäre Entzündung* echt gonorrhoischer Natur, wie histologisch schon von Bumm erwiesen.

Im *akuten Stadium* findet sich infolge der Zartheit und Weichheit des Epithels, besonders stark bei ganz jungen, aber auch bei unsauber gehaltenen älteren Mädchen und bei Zusammentreffen mit exanthematischen Krankheiten, eine lebhafte *Rötung* und *Schwellung* der ganzen Genitalgegend. Es besteht dicke, eitrige, gelb-grünliche, manchmal leicht blutige und fötiden Geruch verbreitende Sekretion, die bei starker Absonderung oder ungenügender Sauberkeit die Haut der Labien und der angrenzenden Teile bis in die Crena ani und über die Genitocruralfurchen hinaus bedeckt oder zu gelben Borken eintrocknet, unter denen vielfach Exkoriationen zutage treten. Mehr oder weniger ausgedehnte *intertriginöse Dermatitiden, follikuläre Abscesse* bzw. *Furunkel* mit Schwellung und Vereiterung der Leistendrüsen, *Phlegmonen* (Marfan) bzw. *Abscesse* der Schamlippen (A. Epstein, Graham und Southby) können sich anschließen, auch Erysipel ist beobachtet worden (A. Epstein, Heubner, A. Schmidt). Zieht man die meist miteinander verklebten Labien auseinander, so quillt reichlich grünlicher Eiter hervor, der die Schamspalte ausfüllt und alle Teile, besonders die Nischen zwischen den Schamlippen und deren Innenfläche bedeckt und den Präputialsack der Clitoris ausfüllt. Die *Schleimhaut der Vulva* ist diffus gerötet und geschwollen, lebhaft empfindlich und blutet leicht bei Berührung; die kleinen Labien sowie die Clitoris und ihre Vorhaut und die Umgebung der Urethralmündung sind in der Regel stark ödematös; der hochrote, gewulstete oder rüsselförmig vorgestülpte *Hymen* schließt den Scheideneingang oft ganz ab. Nicht selten sind kleine oberflächliche *Erosionen* und *Excoriationen*, manchmal kommt es auch zu *Ulcerationen*; so sah Pott zweimal seichte Ringgeschwüre um die Harnröhrenmündung und A. Epstein einmal tiefe Geschwüre unter der geschwollenen und excoriierten Clitoris; Fremdkörpergeschwüre als zufällige Komplikationen beschreibt Fischer. Auch *Blutungen* aus der Vulva sind beobachtet; sie stammten von Granulationen in der Umgebung des Orificium urethrae (Michalowitch) oder der prolabierten Harnröhrenschleimhaut (Comby); einer der 4 Fälle des Letzteren hatte 8 Tage lang Fieber bis 40° und machte weniger durch die Stärke als das wiederholte Auftreten der Blutungen und den Allgemeinzustand einen bedrohlichen Eindruck.

Pathologisch-anatomisch fand Kušnir bei einem 1½jährigen, an Scharlach gestorbenen Kinde mit Vulvovaginitis gonorrhoica einen degenerativ-desquamierenden Prozeß des Epithels mit stellenweise kleinen Wunddefekten, im subepithelialen Teil diffuses kleinzelliges Infiltrat vorwiegend lymphoiden Charakters.

Unter Reinhaltung und indifferenter Behandlung schwindet der akute Reizzustand zumeist schnell, oft so schnell, daß nach Menge Zweifel berechtigt erscheinen, ob es sich in solchen Fällen nicht bloß um eine sekundäre Affektion gehandelt habe.

Im *subakuten* und *chronischen* Stadium sowie nicht selten bei älteren Mädchen von vornherein sind die Entzündungserscheinungen der äußeren Genitalien wenig ausgesprochen oder fehlen ganz; wahrscheinlich führt der beschleunigte Abstoßungsprozeß der oberen Schichten zu einem Ersatz durch eine widerstandsfähigere Decklage, die sich in ihrem Verhalten der der Erwachsenen nähert. Die Absonderung wird mehr schleimig und wässerig und geht schließlich zur Norm zurück. Fast stets bleibt aber noch lange eine *dunkelrote Färbung des Vestibulums* — diffus oder in körniger Fleckung — sowie eine *entzündliche Schwellung* des *Harnröhrenwulstes* und der *Clitoris* zurück. Nach langdauernden Vulvitiden fand A. EPSTEIN die Schleimhaut der Schamspalte eigenartig glatt, wie atrophisch.

Die kleinen *Vulvarkrypten* können infiziert werden; man sieht dann punktförmige Rötungen (GALEWSKY) oder Pseudoabscesse; auch Abscesse der Talg- und Schweißdrüsen (BENNECKE) sind beobachtet.

Die BARTHOLIN*schen Drüsen* mit ihren feinen Öffnungen sind verhältnismäßig selten befallen, jedoch differieren die Angaben über die Häufigkeit erheblich.

MUCHA, VALENTIN, SCHLASBERG, TITUS und NOTES haben Erkrankungen nie gesehen; Rötungen um die Ausführungsgänge – SAENGER*sche Flecke* – werden von A. EPSTEIN, CAHEN-BRACH, BUSCHKE, *Abscesse* der Ausführungsgänge von MARFAN, MENGE, FROMME, FRASER (vereinzelt), WELT-KAKELS (öfters) angegeben. Zahlen finden sich bei W. FISCHER (18 : 54), LESSER (1 : 36), BUSCHKE (1 : 50), DUKELSKI (6 : 25), BIRGER (1 : 151), MATTISSOHN (6 : 139), WOLFFENSTEIN (1 : 26), PONTOPPIDAN (24 : 779), BOCK (1 : 59), STÜMPKE (2 : 179), MEYERSTEIN (3 : 428), FESSLER (2 : 188), TRACHTENBERG (11 : 74), v. DOBSZAY (4 : 89); ARIJEWITSCH sah unter 93 Fällen 14mal SAENGERsche Flecke, konnte aber nur 1mal einen gonokokkenhaltigen Eitertropfen ausdrücken.

Insgesamt sind demnach bei 2370 Mädchen 82mal, also in 3,5% gonorrhoische Entzündungen des Ausführungsganges der BARTHOLINschen Drüsen festgestellt, und zwar mit Ausnahme des WOLFFENSTEINschen Falles stets einseitig. Rückgang erfolgt bei Bettruhe und kühlenden Umschlägen, oft auch ohne Behandlung, in kurzer Zeit. *Abscedierungen der Drüse* selbst sind nur je 1mal von W. FISCHER und MATTISSOHN mitgeteilt und waren anscheinend durch Mischinfektionen entstanden.

Histopathologisch finden sich an den vestibulären Drüsen und deren Ausführungsgängen die gleichen Veränderungen wie im Vestibulum (KUŠNIR).

Die *Leistendrüsen* sind bei starker Vulvitis fast immer — ein- oder beiderseitig — leicht geschwollen, ohne besonders druckempfindlich zu sein. Die Entzündung pflegt schnell zurückzugehen, Vereiterungen sind nur bei sekundärer Hautentzündung beobachtet.

Papillome werden von den meisten Autoren überhaupt nicht erwähnt; A. EPSTEIN und BENNECKE verzeichnen sie als selten, HENOCH, SELENEW, FRASER, LEES berichten über vereinzelte Befunde stärkerer Feigwarzenbildung, BROWN sah bei 143 Kranken spitze Condylome 4mal.

OPPENHEIM und FESSLER weisen auf eine bei allen Altersstufen häufig auftretende, *frühzeitige Crinesbildung* hin, die sich bei den noch nicht im Pubertätsalter befindlichen Mädchen wieder verliert.

Im Mittelpunkte der kindlichen Gonorrhöe steht die *Vaginitis*, die regelmäßig vorhanden ist — nur LEWINSKY sah 1mal eine isolierte Urethritis —; es kommt, wie histologisch nachgewiesen (BUMM, STEINSCHNEIDER, NEISSER), und zwar wohl stets, zur *Invasion der Keime in die Schleimhautoberfläche*, wofür auch die bakteriologischen Befunde (Verdrängung der gewöhnlichen Bakterienflora während des akuten Stadiums) sowie der langwierige Verlauf sprechen.

Bei der *akuten Kolpitis* entleert sich spontan oder auf Druck gegen den Damm ein dünner, in den ersten Tagen rahmartiger, später grüngelber, schaumiger Eiter, der sich oft hinter dem geschwollenen Hymen staut. Die *Scheidenschleimhaut* erscheint bei Spekulumbetrachtung (LUYS, KOPLIK, TOMMASI und BARBIERI, MEYERSTEIN) in ganzer Ausdehnung sammetartig geschwollen, stark

gerötet, leicht blutend und von grüngelbem Eiter überzogen, die Falten sind
verstrichen. Nicht selten sieht man weiße, mit lebhaft gerötetem Hof umgebene *pseudomembranöse Beläge*, unter denen glatte oder zottige, leicht blutende,
von Epithel entblößte Herde zutage treten, sowie Erosionen verschiedener Art
und Ulcerationen, wie sie bei Infektionskrankheiten und als Fremdkörpergeschwüre bekannt sind (PERRIN). TOMMASI und BARBIERI konnten außerdem
fast in allen Fällen auch punkt- und fleckförmige *submuköse Blutungen* feststellen. An der meist geröteten und geschwollenen Portio sind rhagadiforme
Substanzverluste beschrieben.

Pathologisch-anatomisch bestehen herdförmige Entzündungen, besonders an
den Rugae vaginales und dem hinteren Gewölbe, Auflockerung, Desquamation
und Degeneration des epithelialen Überzugs, subepitheliale Auflockerung und
seröse Durchtränkung verschieden hohen Grades mit rundzelliger, nicht weit
in die Tiefe greifender Infiltration (BENNECKE, MUCHA, KUŠNIR). Mit zunehmendem Lebensalter beschränken sich die Veränderungen mehr auf die oberflächlichen Lagen und gewährleisten damit eine raschere Heilung.

Das akute Stadium geht innerhalb 3—4—6 Wochen in das *subakute* und
chronische über; der Ausfluß nimmt an Menge ab, wird mehr dünnflüssig und
macht sich schließlich nur noch durch schmutziggelbe Flecken in der Wäsche
bemerkbar. In seltenen Fällen tritt die Vaginitis von Anfang an subakut mit
spärlicher, schleimig-eitriger Sekretion und geringer Hyperämie des Introitus
auf. *Endoskopisch* zeigt sich die Schleimhaut in diesem Stadium mit einem
schleimigen, in der Hauptsache Epithelien enthaltenden Transsudat bedeckt
und bläulich verfärbt; man sieht deutlich von der Umgebung abstechende
fleckförmige Rötungen und *Infiltrate*, manchmal auch *granulomatöse Wucherungen*
und *Ekchymosen* (SCOMAZZONI), speckig-weißliche *leukoplakieartige Herde* oder
narbige Einziehungen (TOMMASI und BARBIERI). Das Collum uteri wurde teilweise unverändert, teilweise verdickt befunden und zeigt öfters einen Schleimpfropf im Orificum externum.

Die *chronische Vaginitis* macht geringe, häufig gar keine Erscheinungen.
Der *endoskopische Befund* wechselt; meist sind in der normal aussehenden
Schleimhaut lokalisierte hyperämische Herde und weißliche, des Epithels
beraubte Inseln vorhanden, die als Veränderungen bindegewebigen Charakters
angesprochen werden (ARIJEWITSCH). Das Collum ist oft geschwollen, aus der
Cervix besteht dann meist schleimig-eitrige Sekretion.

Blutungen aus der Vagina sind bei Gonorrhöe Neugeborener von KOBLANCK,
AICHEL, MENZEN (2 Fälle), COMBY, BERKENHEIM (3 Fälle) beschrieben; sie
sollen in der Hauptsache zwischen dem 11. und 13. Lebenstage auftreten.

AICHEL erklärt sie als Folge einer frühzeitigen Erkrankung der Gebärmutter. COMBY
nimmt als Ausgangspunkt die stark entzündete Vaginalschleimhaut an.

Solche 2—3 Tage anhaltende genitalen Blutungen kommen aber (meist am 2.—7. Tage)
bei Neugeborenen auch ohne Gonorrhöe vor und werden, wie die Schwellung der Mammae,
als Folge des Übertritts mütterlicher Hormone erklärt. Es ist daher bei Auftreten von
Blutungen aus den Genitalien tripperkranker Säuglinge auch diese Ätiologie zu erwägen.

BERKENHEIM berichtet über 2 Fälle von *Vaginismus* bei gonorrhoischer
Kolpitis, JACOBI über oberflächliche *Atresien*; sie ereigneten sich bei langer
Krankheitsdauer, waren nur epithelialer Natur und mit dem Finger oder der
Sonde leicht zu lösen. Feste Verwachsungen und narbige Stenosen der Vulva
sind nach Gonorrhöe nicht sicher beobachtet.

Die *Urethritis* gehört zu dem Krankheitsbilde der Vulvovaginitis gonorrhoica,
wenn sie auch gewöhnlich nicht von vornherein besteht, sondern erst im weiteren
Verlaufe hinzutritt; ihr kommt sogar eine gewisse differentialdiagnostische
Bedeutung zu, insofern als, wie schon früh erkannt war (SPÄTH, CAHEN-BRACH),
bei Freibleiben der Harnröhre Tripper mit großer Wahrscheinlichkeit aus-

geschlossen werden kann. Schon vor der Entdeckung der Gonokokken war die Beteiligung der Urethra bekannt; so findet sich bereits bei FAILLE, der die Krankheitsursache noch in schlechten konstitutionellen Verhältnissen und lokalen Reizungen erblickte, ein diesbezüglicher Hinweis.

Im Gegensatz zu den Autoren, welche die Urethra als *regelmäßig* (PROCHOWNIK, SPÄTH, CASSEL, DIND, MENZEN, JUNG, BIRGER, RUDSKI, FROMME, MENZI, VALENTIN, BRÖSE, STEIN und LEVENTHAL und SERED, GAUDIG, E. HOFMANN, VILÉN) bzw. *fast stets* (CAHEN-BRACH, NOLEN, BUSCHKE, BRUHNS, PERRIN, MATTISSOHN, MUCHA, STÜMPKE, ASCH, WELDE, SCHLASBERG, SCOMAZZONI, LEES) befallen bezeichnen, berichten eine Anzahl Untersucher sehr viel niedrigere Zahlen und zwar E. FRÄNKEL (0%), BERKENHEIM (3%), POLLACK (18%), SCHEUER (38,9%), KIDD und SIMPSON (10%), IVANTER-BRAGINSKAJA (29,1%), T. J. WILLIAMS (20%, und zwar nur bei Kindern über 6 Jahren), ARIJEWITSCH (79,6%), TOD (nur selten), WLASSOW (0%), BROWN (67,9%), SHARP (46,5%), TRACHTENBERG (klinische Beteiligung in 90% der akuten und 60,9% der chronischen Fälle, Gonokokken-nachweis aber nur in 52% bzw. 11,7%), v. DOBSZAY (30%).

Der Widerspruch in den angeführten Ergebnissen findet anscheinend darin seine Erklärung, daß die Angaben sich großenteils auf einmalige Befundsauf-nahmen gründen, die noch dazu in den verschiedensten Phasen der Erkrankung erhoben sind. Die Resultate wechseln je nach dem Stadium, wie Serienunter-suchungen (BUSCHKE und MATTISSOHN, STÜMPKE) übereinstimmend ergaben; anfangs ist die Harnröhre oft noch frei, im weiteren Verlauf aber fast stets ergriffen.

Die Einbeziehung der Urethra in den gonorrhoischen Prozeß ist also bei einer längere Zeit bestehenden Vulvovaginitis als Regel anzunehmen. Eine *isolierte* (primäre) *Urethritis* ist einmal von LEWINSKY beobachtet, dem es auch durch sofort eingeleitete Behandlung gelang, ein Weiterschreiten der Infektion zu verhindern.

Die *Urethritis* macht im *akuten* Stadium gewöhnlich deutlich nachweisbare Erscheinungen. Es besteht, spontan oder auf Druck vom Mastdarm oder Damm her, *eitrige Absonderung*. Das *Orificium* sowie der Harnröhrenwulst und seine Umgebung sind intensiv *gerötet* und *geschwollen*, die Schleimhaut ist mehr oder weniger vorgewulstet, die Mündungen der SKENESchen und *paraurethralen Gänge* heben sich nicht selten als dunkelrote Punkte von der Nachbarschaft ab; eine gonorrhoische Infektion derselben ist von FESSLER (4mal unter 188 Fällen), STEIN und LEVENTHAL und SERED („ebenso oft wie bei Erwachsenen") und TRACHTENBERG berichtet (in 38,2% der akuten und 13,3% der chronischen Vulvovaginitiden); VALENTIN sah 1mal Eiterabsonderung, fand aber keine Gonokokken; demgegenüber sind nach v. DOBSZAY die paraurethralen Gänge bei Urethritis regelmäßig erkrankt, 7mal waren sie sogar isoliert befallen.

Die anfangs nur an der Mündung lokalisierte Entzündung erstreckt sich alsbald über die ganze Harnröhre, die Schleimhaut ist mit gelb-grünlichem, oft blutig gefärbtem Eiter bedeckt, Erosionen und kleine Ulcerationen kommen gelegentlich zur Beobachtung. Der Sitz der Entzündung ist vorzugsweise das subepitheliale Gewebe, das diffus mit Rundzellen durchsetzt ist. *Periurethrale Infiltrate* und *Abscesse* sind vereinzelt beobachtet, ebenso totale (ringförmige) oder partielle *Ausstülpungen* (Prolapse) *der Harnröhrenschleimhaut*, die bei längerem Bestehen zu starker ödematöser Schwellung und Gangrän führen können (BENNECKE, LAMBLIN).

Mit dem Abklingen der akuten Entzündung wird die Absonderung geringer und mehr schleimig bzw. serös und schwindet schließlich ganz; es bleibt aber oft auffallend lange eine entzündliche Schwellung des Orificiums zurück. A. EPSTEIN beschreibt als Folge langdauernder Urethritis eine Erschlaffung und Erweiterung der Urethralmündung.

Über eine Beteiligung der *Harnblase* an der Kindergonorrhöe finden sich in der Literatur nur spärliche Angaben.

W. Fischer und Mattissohn beobachteten eine Cystitis nie; Ollivier, Cahen-Brach, Daphnis, Buschke, Berkenheim, Welt-Kakels, Bruhns, Birger, Rudski, Stümpke, Lewinsky, Arijewitsch, Tod, Lees führen sie als seltene, gewöhnlich leichte und schnell vorübergehende Komplikation an; Noeggerath sah Blasenerkrankungen häufiger, nahm aber für die Mehrzahl Sekundärinfektion als Ursache an; ebenso fand v. Dobszay in 10% seiner Fälle Blasenkatarrh. Valentin konnte in 68% ihrer akuten Fälle Leukocyten und Gonokokken im Urinsediment nachweisen, glaubt aber, daß es sich vorwiegend um in die Blase regurgitierten Eiter, nicht um die Folge einer Blasenschleimhautentzündung gehandelt hat; zu einem gleichen Schluß kommt Meyerstein auf Grund der Beobachtung, daß mit Ausheilung der Harnröhre das pathologische Sediment zu schwinden pflegt. Vielfach sind bei Cystitiden, die im Verlauf einer Vulvovaginitis auftraten, nur andere Bakterien, meist Colibacillen gefunden worden; in diesen, wie auch in den Fällen von Stümpke, wo nach Schwinden der Trippererreger aus Urethra und Vagina gonokokkenfreie Blasenkatarrhe persistierten, bleibt die Frage offen, ob es sich um von vornherein sekundäre Infektionen gehandelt hat, oder ob eine gonorrhoische Entzündung vorausgegangen war und für die Ansiedlung anderer Bakterien erst den Weg gebahnt hatte.

Cystitiden gonorrhoischen Ursprungs sind somit bei Kindergonorrhöe verhältnismäßig selten; einwandfrei nachgewiesen ist ihr Vorkommen durch Wertheim, der bei einem Mädchen mit Tripperrheumatismus in einem aus dem Scheitel der Blase exzidierten hirsekorngroßen Schleimhautstück Gonokokken zwischen den Epithelien, im subepithelialen und submukösen Gewebe sowie in den Capillaren feststellte.

Ein Aufsteigen der Gonorrhöe von der Blase aus nach Nierenbecken und Niere ist nur von Tod beschrieben. Auch *metastatische Nephritiden* bei gonorrhoischen Allgemeininfektionen sind kaum beobachtet; Berggrün hat bei einem 7jährigen Mädchen mit Vulvovaginitis und Gonitis Albumen und hyaline Zylinder nachgewiesen.

Hinsichtlich des Übergreifens der Kindergonorrhöe auf das *Rectum* schwanken die Angaben der verschiedenen Autoren in weitesten Grenzen.

Es fanden, auf Hundert berechnet, Menzen 8,3, Buschke 8, Bandler 22,5, Flügel 19,6, Scheuer 5, Birger 73,1, Menge 84, Mattissohn 3,6, Wolffenstein 53,8, Pontoppidan 1,3, Taussig 3,2, Mucha 10,8, Bock 3,4, Stümpke 55,9, Boas 27,2, Valentin 97,9, Lauter 73,3, Anderson und Schultz 36, Schlasberg 19,9, Lewinsky 10, Langer etwa 50, Fraser 93,7, Wlassow 0, Buschke und Gumpert etwa 30, Stamm (Aussprache zu P. F. Williams) 4,9, Ivanter-Braginskaja 0, Tod 0, Kušelevsky 3,4, Lees 2,7, Lojander 7,4, Singer 84,6, T. J. Williams 0, Jodalevič und Kausman in akuten Fällen 100, in chronischen 41,7, Landesman und Einoch 24,1 bei Einschluß von 9,8% Verdächtigen, Schiftan 48,4, Stein und Leventhal und Sered 0,7, Brown 5,7, Fessler 60, Notes 0, Riedler 33, Sharp 17,5, Temesváry 28,9, Gaudig 25, Klövekorn und Zitzke 52,4 (1925) und 70 (1930), Ruys und Jens (stets), Titus und Notes (nie bei 260 Fällen), v. Dobszay (15.); außerdem sind in der Wagnerschen Arbeit Lauber mit 35,0 und Blumenthal mit 100,0% aufgeführt, und es geben ferner Noeggerath und Eckstein, Rosenstern, E. Hofmann an, daß das Rectum fast stets bzw. in der Mehrzahl der Fälle, Janet, daß es häufig ergriffen sei. Arijewitsch errechnet 18,3%, und zwar konnte er in der Hälfte der Fälle Gonokokken, bei den übrigen nur rektoskopische Veränderungen (mehr oder weniger beträchtliche Hyperämie, Hämorrhagien, Erosionen mit schleimigen oder schleimig-eitrigen Belägen) nachweisen; die verhältnismäßig geringe Zahl positiver Befunde erklärt er damit, daß die Kinder wegen starker Verbreitung von Oxyuriasis energisch und lange Zeit mit Seifenwaschungen und Klystieren behandelt waren, wodurch möglicherweise zu einem Teil Infektionen unerkannt zur Abheilung gebracht bzw. verhütet wurden.

Die auffallende Ungleichheit in den statistischen Angaben findet eine befriedigende Erklärung darin, daß einmal sehr verschiedenwertige Untersuchungsmethoden angewendet sind, und daß die Untersuchung selbst aus ganz uneinheitlichen Gesichtspunkten eingeleitet ist; die Autoren haben zu einem Teil nur bei Vorhandensein klinischer Erscheinungen, zu einem anderen Teil systematisch in allen, auch den unverdächtig erscheinenden Fällen auf Gonokokken gefahndet. Unter Berücksichtigung des Vorstehenden muß man aus der Zusammenstellung schließen, daß die *Mastdarmschleimhaut* bei Kindern sehr *häufig gonorrhoisch* infiziert wird. Abhängig ist die Erkrankung in einem gewissen Maße von der *Zeitdauer* bzw. dem *Stadium* der Erkrankung, den *sozialen Verhältnissen* bzw. der den Kindern gewidmeten Pflege und dem Lebensalter — ältere Kinder bleiben nach VALENTIN eher verschont.

Äußerlich wahrnehmbare Erscheinungen fehlen bei der Proctitis meist vollkommen, nur selten sind mehr oder weniger reichlicher schleimiger *Ausfluß* (JULLIEN, FLÜGEL), *Schleim-* (KAUMHEIMER) bzw. *Blutbeimengungen* (BLOOMBERG und BARENBERG) oder *Eiterfetzen* auf den Faeces (BUSCHKE und GUMPERT), *Rötung, Entzündung* und *Wundsein* der Analgegend beobachtet. Außerordentlich häufig dagegen weist die *Mastdarmschleimhaut* bei Spekulumuntersuchung (FLÜGEL, STÜMPKE, LAUTER) krankhafte Veränderungen auf.

Die Schleimhaut ist anfangs diffus, später mehr fleckförmig gerötet, geschwollen, leicht blutend und mit Eiter bedeckt, der der Schleimhaut in Tropfen aufsitzt, oder einen flächenbzw. streifenförmigen diphtherieähnlichen, ziemlich festhaftenden Belag bildet; auch oberflächliche *Erosionen* (STÜMPKE), *Geschwüre* von manchmal erheblicher Ausdehnung (MUCHA, EICHHORN — zit. BUSCHKE und LANGER —, BLOOMBERG und BARENBERG) sind beschrieben. Ferner finden sich als Komplikationen *Abscesse* am After (BOAS, FESSLER), *Rectalfisteln* und *Analfissuren* (A. EPSTEIN, JULLIEN) erwähnt. Manchmal haben Erkrankungen der Mastdarmschleimhaut erst zur Entdeckung einer bis dahin übersehenen Vulvovaginitis geführt.

Pathologisch-anatomisch besteht eine starke Entzündung der Mucosa mit oberflächlichen Substanzverlusten und Einschmelzung der LIEBERKÜHNschen Krypten (KUŠNIR).

Die *Übertragung* geschieht *direkt* durch den von der Vulva den kurzen Damm herabfließenden Eiter, Einwischen desselben bei der Aftertoilette oder eiterbeschmutzte Unterwäsche; *indirekt* ist Infektion durch Thermometer, Irrigator- und Klystierspritzenansätze vorgekommen.

Daraus, daß in manchen dauernd symptomlos verlaufenden Fällen Gonokokken nur vereinzelt und in Abständen gefunden werden, schließen KAUMHEIMER sowie STÜMPKE, daß die Tripperkeime auf der Rectalschleimhaut ein *saprophytäres Dasein* führen können, eine Anschauung, die nur durch rektoskopische Befundaufnahme zu beweisen wäre.

Aus diesen Ausführungen ergibt sich die Folgerung, daß in allen Fällen von Vulvovaginitis, ganz gleich, ob klinische Symptome von Proctitis vorhanden sind oder nicht, auf eine Beteiligung des Rectum wiederholt genau zu untersuchen ist; wird dies unterlassen, so können Erkrankungen sehr leicht übersehen werden, und das würde sowohl für den Kranken (Reinfektion der geheilten Schleimhäute) wie für die Umgebung (Möglichkeit der weiteren Übertragung) eine nicht zu unterschätzende Gefahr bedeuten.

Auch über das *Aufsteigen* der Kindergonorrhöe *nach den inneren Genitalien* gehen die Ansichten der einzelnen Autoren auseinander; dies zeigt sich schon in der Auffassung über die Häufigkeit der *Cervicitis* gonorrhoica, über die sich im Schrifttum folgende Angaben finden.

SPÄTH (2 Fälle: 0); CURRIER (1mal); LANGSTEIN (selten); KOPLIK (1mal Eiterpfropf); CAHEN-BRACH (25: 0); SMITH (1mal); DIND (meist); W. FISCHER (54: 0); BUSCHKE (0); JUNG (9: 1mal [bei Freisein von Urethra und Vagina] +, 1mal zweifelhaft, 4mal Leukocyten); MEISTER (oft); PERRIN (10: 10mal); GASSMANN (7: 1mal +, 3mal Leukocyten); MENGE (selten); GOEDHART (18: 7mal); MATTISSOHN (nie +, 5mal Leukocyten); BARNETT (50: 50); ASCH (ganz selten); TOMMASI und BARBIERI (10: 10); VALENTIN (41: 7 akute +, 6 davon waren in 2 Monaten ohne Cervixbehandlung negativ geworden; 34 chronische Fälle, als geheilt angesehene Fälle: 0); SCOMAZZONI (im chronischen Stadium oft +); SCHLASBERG (20: von 8 in der Vagina positiven 7, und zwar mikroskopisch und kulturell, von 12 in der Vagina wiederholt negativ Befundenen 7, und zwar 5 mikroskopisch und kulturell, 2 nur kulturell; alle 7 rezidivierten); NORRIS und MIKELBERG (alle chronischen Fälle +); DE GROODT (öfters); BRÖSE (5: 2); GRAHAM und SOUTHBY (50: 2); FRASER (selten); LEWINSKY (1mal); MAZER (Aussprache zu P. F. WILLIAMS: oft); SOEKEN (86: 8, davon rezidivierten 2; 46mal Leukocyten); ARIJEWITSCH (viele akute und chronische Fälle +); BLUM (im subakuten und chronischen bzw. Latenzstadium +); FESSLER (0, aber nie endoskopiert); LEES (146: 8mal +, darunter 1mal Salpingitis und Pelveoperitonitis;

2 weitere Fälle mit gleicher Komplikation waren negativ); T. J. Williams (42: 40, auch schon bei frischer, unbehandelter Vulvovaginitis); Kausmann (in 18 akuten Fällen 14mal in einer mit dem Alter zunehmenden Häufigkeit; nie im chronischen Stadium, hier jedoch viel Leukocyten); Brown (78: 3mal); Notes (in der Mehrzahl der Fälle schleimig-eitrige Absonderung); Trachtenberg (74: in der akuten Phase 48,6%, in der chronischen 27,7%); Kahn und Jaskolsko (häufig, auch in Fällen, wo Gonokokken andernorts längst geschwunden); v. Pourtales (bei chronischer Gonorrhöe regelmäßig); Schauffler und Kuhn (nur gelegentlich als vorübergehende Begleiterscheinung einer schweren akuten Infektion).

Die scheinbar unüberbrückbaren Widersprüche in der vorstehenden Zusammenstellung haben ihre Ursache in der von den einzelnen Autoren ganz verschieden gestellten Indikation für die Endoskopie. Ein Teil untersucht instrumentell nur zur Feststellung der Lokalisation des Krankheitsherdes bei hartnäckig fortbestehender refraktärer Gonorrhöe oder bei Rückfällen, ein Teil zur Feststellung der Heilung regelmäßig am Schlusse der Behandlung und ein dritter Teil grundsätzlich bei jeder Vulvovaginitis, evtl. wiederholt im Ablauf der Erkrankung. Daraus ergibt sich auch von vornherein, daß die Untersuchungsergebnisse ohne weiteres nicht miteinander vergleichbar sein können. Berücksichtigt man aber diese Umstände, so sind die Ziffern unschwer auf einen gemeinsamen Nenner zu bringen. Die Cervix ist im *akuten* Stadium der Vulvovaginitis *sehr häufig*, bei längerer Dauer wohl regelmäßig affiziert und auch in den *subakuten* Fällen, solange also noch eine reichliche Absonderung besteht, in einem *recht erheblichen Maße* befallen; mit dem *Chronischwerden* bzw. dem Nachlassen der vaginalen Eiterung *verringert* sich der Prozentsatz allmählich und es können die Gonokokken mit dem Aufhören des gonorrhoischen Fluors auch aus dem Muttermund geschwunden sein. In der Mehrzahl der Fälle trifft aber die Sanierung von Vagina und Cervix zeitlich nicht zusammen, häufig überdauern die Tripperkeime in der letzteren die Abheilung der Scheide und rufen, wenn nicht konsequent weiterbehandelt wird, Rückfälle hervor.

Der Befund von Leukocyten in der Cervix von Kindern deutet nicht ohne weiteres auf eine bestehende oder abgelaufene Gonorrhöe hin; Scomazzoni und Soeken fanden sie — letztere in 9,5% der Fälle — auch im Anschluß an nicht gonorrhoischen Fluor. Andererseits können nach Abheilung der Vulvovaginitis *postgonorrhoische Cervixkatarrhe* noch lange bestehen bleiben (Soeken, Arijewitsch); erstere beobachtete sie in 62,8% ihrer Fälle; das mikroskopische Ergebnis war 32mal nur Epithelien, 46mal Epithelien, Leukocyten und Mischbakterien.

Zumeist handelt es sich um eine *isolierte Endocervicitis*. Das ergibt sich schon aus klinischen Beobachtungen — es bestehen selten Beschwerden, die bei häufigerer Beteiligung des Endometriums nicht ausbleiben würden —, ist aber außerdem durch eine Reihe eindeutiger *pathologisch-anatomischer* Untersuchungsbefunde erwiesen. Mucha, Tommasi und Barbieri, Scomazzoni, Ronchese, Blum, Kušnir hatten Gelegenheit tripperkranke Kinder zu obduzieren und den Uterus zu untersuchen und fanden *ausschließlich im Cervikalkanal* Entzündungserscheinungen, die entweder scharf mit dem inneren Muttermund abschnitten oder (meist) nur den unteren Teil bzw. die vordere Wand ergriffen hatten. Das Orificium internum wird also für gewöhnlich nicht überschritten, es bildet für die Gonokokken eine natürliche Schranke, die allerdings anatomisch nicht nachweisbar ist und nur durch die physiologischen Eigenschaften des kindlichen Genitales erklärt werden kann.

Nicht in allen Fällen macht aber die spezifische Entzündung vor oder an dem inneren Muttermund halt; es gibt Fälle, wo diese Grenze überschritten wird, *Uterus* und *Adnexe* also in den Krankheitsprozeß einbezogen werden. Der Nachweis des Überganges der Erkrankung auf die inneren Genitalien ist, wenigstens im Beginn und bei abortiven Fällen, aber schwierig zu erbringen; Kinder sind in ihren Angaben unsicher und unzuverlässig und lokalisieren Leibschmerzen schlecht; eine gynäkologische Untersuchung ist nur per rectum möglich und ergibt nicht immer eindeutigen Befund. Eine Feststellung des Sitzes der Erkrankung ist daher gewöhnlich nicht sicher möglich. Immerhin sprechen Druckempfindlichkeit in einer oder beiden Seiten des Unterleibs, Temperatursteigerung und Beeinträchtigung des Allgemeinbefindens für Beteiligung der inneren Geschlechtsorgane.

In diesem Sinne sind von SKUTSCH, BERGGRÜN, BUSCHKE, BUTZKE, MATTISSOHN, HAMBURGER, WOLFFENSTEIN, TAUSSIG, MUCHA, STÜMPKE Beobachtungen von anfallsweise auftretenden Leibschmerzen gedeutet worden, die meist schnell vorübergingen, aber Bettruhe erforderten und bei körperlichen Anstrengungen leicht rezidivierten. Außerdem wurde Metritis und Adnexitis klinisch diagnostiziert von HUBER, SMITH, CNOPF, MARX (im Scheidengewölbe eine per anum fühlbare Geschwulst), SHEFFIELD, MEISTER, SCHIPPERSKAJA, WOLFFENSTEIN, PONTOPPIDAN (1mal Endometritis, 5mal Salpingitis), DE GROODT, GRAHAM und SOUTHBY (außer den unten beschriebenen Fällen 1mal Salpingitis), SOEKEN (9mal Adnexitis), ARIJEWITSCH (1mal unter 93 Fällen Adnexerkrankung), JOHANSEN (in 6% aufsteigende Vulvovaginitis), BROWN (unter 43 Fällen 2mal Parametritis bzw. Adnexitis), TITUS und NOTES (1mal Pelvoperitonitis mit Abszedierung nach der Vagina bei 260 Kranken), v. DOBSZAY (4mal bei 129 Fällen).

Der einwandfreie Nachweis von dem Übergreifen des gonorrhoischen Prozesses auf die inneren Genitalien des Kindes ist durch die gelegentlich von *Operationen* und *Obduktionen* gemachten Befunde erbracht.

Bei einem 5jährigen Mädchen bestand Entzündung des Uterus, Vereiterung der Tuben, Abszeßbildung im linken Ovarium, eitriges Exsudat im Becken, allgemeine Peritonitis; in der Vagina waren Gonokokken, im Peritonealeiter Streptokokken nachgewiesen (LOVÉN). — HUBER fand bei Operation eines 7jährigen Mädchens mit diffuser Peritonitis auffallende Verdickung des abdominalen Endes des rechten Eileiters, bei einem 4jährigen Kinde Verdickung und Entzündung beider Tuben. — Bei einer 5jährigen, an diffuser Peritonitis Verstorbenen war die Uterusschleimhaut stark entzündet und dick eitrig belegt, Tuben und Ovarien von fibrinösen Depots umgeben; im Tubeneiter Gonokokken und Colibakterien (MEJIA). — ROUSSEAU fand mehrfach bei Sektionen Eiteransammlungen in den Tuben. — BAGINSKY beobachtete 1mal Douglasabsceß, Salpingitis und Oophoritis purulenta mit Gono- und Staphylokokken. — Die Operation eines 10jährigen Mädchens ergab diffuse, besonders in der Adnexgegend lokalisierte Bauchfellentzündung und Douglasabsceß; Gonokokken im Eiter nachgewiesen (RIST). — Sehr bemerkenswert, auch hinsichtlich klinischer Ausheilung mit erhaltener Funktion, ist der Fall von AMERSBACH; bei einem 4jährigen, durch Stuprum infizierten Kinde wurde gelegentlich der Laparotomie gonokokkenhaltige Eiterung aus den Tubenostien festgestellt; 14 Tage später ergab die Obduktion bei im Abklingen begriffener fibrinöser Peritonitis schlanke Tuben mit offenem Fimbrienende und kaum verdickten Schleimhautfalten; im Lumen nur desquamierte Epithelien, im Faltenstroma spärliche Lymphocyten und vereinzelte Plasmazellen, in der Muscularis kleine Häufchen von Rundzellen und in Bauchhöhle und Eileitern grampositive Diplokokken. — KENESSEY fand bei Sektion eines 10- und eines 14monatigen Kindes in der Uterushöhle Eiter und zwischen Gebärmutter und entzündeten Adnexen Verwachsungen, 1mal mit umschriebener Bauchfellentzündung. — Bei einem 5½jährigen Mädchen mit Bauchfellentzündung stellte sich eine Pyosalpinx gonorrhoica als Ursache heraus (NOEGGERATH). — STOOSS (zit. BIRK) wies bei einem Säugling mit eitrig-fibrinösem Exsudat in der Bauchhöhle und fibrinösen Belägen auf den Beckenorganen Eiter im Cavum uteri nach. — SCHEID erhob bei einer noch nicht menstruierten Dreizehnjährigen folgenden Befund: Klinisch geringer gonokokkenfreier Fluor, Hymen intakt, bei rectaler Untersuchung Parametritis rechts; bei der Laparotomie fingerdicke, stark geschlängelte Tuben beiderseits, in der linken etwa 30 ccm dicker, geruchloser Eiter, Fimbrienenden verklebt, linkes Ovarium cystisch degeneriert, im kleinen Becken Verwachsungen; Kultur steril, im Exsudat Plasmazellen. — DE GROODT berichtet über Autopsien gonorrhoekranker Kinder mit Endometritis, Pyosalpinx und lokaler, 1mal auch (infolge Ruptur einer Pyosalpinx) allgemeiner Peritonitis. — GRAHAM und SOUTHBY sahen 2mal Salpingitis mit lokalisierter Peritonitis. — Ein 4jähriges Mädchen erkrankte an Leibschmerzen und verstarb innerhalb 24 Stunden; klinisch bestand Rötung des Genitales, kein Ausfluß; bei der Sektion fand sich Endometritis, Salpingitis, Oophoritis und Peritonitis purulenta gonorrhoica, nekrotische Herde in Leber und Milz (GLEICH). — JOANNIDES konstatierte bei einem 6jährigen, 3 Tage nach Beginn der Vulvovaginitis an Bauchfellentzündung bedrohlich erkrankten Mädchen starke Injektion des Bauchfelles, entzündliche Rötung aller Genitalorgane und des Wurmfortsatzes, seröses Exsudat im Becken, in den offenen Tuben dünnflüssigen Eiter; Heilung nach Append- und doppelseitiger Salpingektomie. — SHARP gelang der kulturelle Gonokokkennachweis im Fundus uteri eines 7 Monate alten Kindes mit Peritonitis. — Sodann sei noch ein ätiologisch nicht geklärter Fall (REICHENBACH) erwähnt; 8jähriges Mädchen erkrankte, nachdem es 4 Monate vorher an einer eitrigen, mikroskopisch aber nicht untersuchten und in 10 Tagen abgeklungenen Vulvovaginitis gelitten hatte, an akuter, auf Appendicitis verdächtiger Peritonitis; bei der Operation Eiterherde zwischen Coecum und Bauchwand, im Douglas und zwischen Dünndarmschlingen; Tuben entzündet, im äußeren Drittel ampullenförmig erweitert, Appendix normal; bei der Sektion auch im Cavum uteri Eiter mit teils in Häufchen, teils in Ketten gelagerten Kokken, keinen Diplokokken; histologisch in dem stark entzündeten Gewebe von Gebärmutter und Eileitern Einlagerung zahlreicher grampositiver Kokken in Häufchen, Ketten und Doppelform.

Außerdem sind Peritonitiden, als deren Ausgangspunkt gonorrhoische Adnexerkrankungen bei Vulvovaginitis angenommen wurden, noch von HATFIELD, SAENGER, HUBER (mehrere Fälle), E. MARTIN (10), COMBY, MARFAN (2), BRAQUEHAYE, ROUSSEAU, COMBY und GADAUD (3), GALVAGNO (3), MICHALOWITCH (3), BERKENHEIM (10), NORTHRUP (2), DUBREUILH (3), WELT-KAKELS, RIST, SHEFFIELD (5), GORDON-SALKIND, MEISTER (oft), GOODMAN (2), BARNETT (3), TRIDON (6), FRAULINI, HELLMANN, MACERA und DOMENECH und FERNANDEZ beschrieben; 1mal ist Bauchfellentzündung infolge Durchbruchs einer Pyosalpinx beobachtet (DE GROODT).

Erkrankungen der inneren Genitalien und des Bauchfells sind, auf die Gesamtzahl der Vulvovaginitisfälle berechnet, selten; von einer ganzen Anzahl von Klinikern mit großen Erfahrungen, wie JADASSOHN, BUSCHKE, PONTOPPIDAN, STÜMPKE, FESSLER, TRACHTENBERG sind Peritonitiden überhaupt nicht beobachtet; Verhältniszahlen finden sich vermerkt bei SHEFFIELD (4 : 148), BERKENHEIM (10 : 120), TRIDON (6 : etwa 26), BARNETT (2 : 50), FRASER (1 : 63), SOEKEN (9 : 700), MIDDLETON (etwa 1%), LESS (8 : 146).

Die Zahl der veröffentlichten Uterus- und Adnexerkrankungen ist, verglichen mit den Ziffern über Peritonitiden, auffallend niedrig; das erklärt sich aber ungezwungen aus der Schwierigkeit der Diagnose.

Die pathologisch-anatomischen Veränderungen an Uterus und Adnexen gleichen den bei Erwachsenen beschriebenen. Bei den gonorrhoischen Peritonitiden handelt es sich teils um seröse bzw. fibrinös-adhäsive Entzündung der Serosa der Bauchorgane mit einer geringen Menge klarer oder leicht getrübter, oft mit Fibrinfetzen durchsetzter Flüssigkeit in den abhängigen Partien (COMBY, NORTHRUP, RIST, BROCA, ZARADOWSKY, STOOSS), teils um eitrige — meist durch Mischinfektion hervorgerufene — Entzündung (HUBER, COMBY, BROCA).

Erkrankungen des Uteruskörpers und der Adnexe gehen in der Regel bei Bettruhe schnell vorüber und pflegen selbst bei bedrohlichen Erscheinungen gut abzulaufen, werden aber nach körperlichen Anstrengungen leicht rückfällig. Nur bei Säuglingen und Kleinkindern sind es schwere, unter Umständen lebensgefährliche Komplikationen. Operative Eingriffe verschlechtern die Prognose.

Die gonorrhoischen *Bauchfellentzündungen* verlaufen meist akut, selten subakut oder chronisch; sie sind abgekapselt oder diffus; erstere lokalisieren sich auffallend oft rechts und sind dann — wenigstens im Beginn — recht schwer gegen Appendicitis abzugrenzen, wie auch schon aus der verhältnismäßig großen Zahl von Operationen hervorgeht. Die Symptome sind die gleichen wie bei Erwachsenen, setzen jedoch im allgemeinen stürmischer ein und treten in wenigen Stunden markierter hervor (TRIDON): ganz plötzliche und oft mit Durchfällen verbundene heftige Leibschmerzen, große Empfindlichkeit des Bauches — gewöhnlich ohne bestimmte Lokalisation und Tumorbildung—, Erbrechen, hohes Fieber, schneller Verfall. Die bei Kindern allerdings schwierig festzustellende reflektorische Muskelspannung fehlt nach ROHR entweder ganz oder ist weniger ausgesprochen und von kürzerer Dauer als bei den durch andere Bakterien verursachten Bauchfellentzündungen. Meteorismus wird teils als nicht vorhanden (BROCA, DUDGEON und SARGENT), teils als beträchtlich (MARFAN, TRIDON) angegeben, ist jedenfalls kein differentialdiagnostisch verwertbares Zeichen. BROCA hebt ein eigentümlich cyanotisches Aussehen, ROHR das Fehlen von Herpes labialis hervor. Die Abgrenzung gegen Appendicitis, welche wegen der gegensätzlichen Therapie von größter Bedeutung ist, bereitet im Anfang Schwierigkeiten, gelingt im weiteren Verlauf aber fast ausnahmslos.

Gewöhnlich ist bei Gonorrhöe die Muskelspannung nicht auf die rechte Seite beschränkt, die Schmerzhaftigkeit des Leibes weniger ausgesprochen (BIRK) und eine Schwellung in der Blinddarmgegend nicht zu fühlen; Störungen des Stuhlgangs (COMBY) und Erbrechen treten nicht so in den Vordergrund. In vielen Zweifelsfällen wird die rectale Untersuchung Aufklärung bringen. Empfohlen wird die Untersuchung auf Druckschmerzhaftigkeit des MCBURNEYschen Punktes im natürlichen oder künstlichen (Veramon- oder Veronal-) Schlaf; außerdem sprechen für Appendicitis Pseudotenesmen (Stuhldrang ohne Entleerung), Schmerzen nach der Nahrungsaufnahme und der Wechsel zwischen Schmerzanfällen und schmerzfreien Phasen.

Von den eigentlichen Peritonitiden trennen COMBY und neuerdings auch FRAULINI Anfälle ab, die, mit allen Erscheinungen einer akuten Bauchfellentzündung beginnend, schnell wieder vorübergehen. Diese als *Peritonismus* bezeichneten, gar nicht selten beobachteten Krankheitsbilder sollen nicht durch ein Überwandern von Gonokokken, sondern lediglich durch ein Übergreifen des durch sie bedingten Entzündungsprozesses auf das die Organe überziehende Peritoneum hervorgerufen werden. Für möglich hält es ferner VOGT, daß auch die *Peritonitis idiopathica serosa* (MELCHIOR), die fast nur bei Mädchen vorkommt, zur Vulvovaginitis in Beziehung steht.

Die Erkrankungen der inneren Genitalorgane mit den damit verknüpften peritonealen Erscheinungen treten fast ausschließlich im *akuten Stadium* der Vulvovaginitis, häufig sogar schon in den ersten Tagen nach der Infektion auf, ja sie haben manchmal erst zur Entdeckung einer bis dahin übersehenen Gonorrhöe geführt; nach längerem Kranksein werden sie verhältnismäßig selten gesehen. Die Ursache für das Aufsteigen der Gonorrhöe ist noch wenig geklärt; sicher ist, daß es durch mangelnde körperliche Ruhe und unzweckmäßige bzw. zu energische Lokalbehandlung befördert wird.

So beobachteten BUMM, HATFIELD, BIRK nach Vaginalspülungen, die unter hohem Druck oder mit stark reizenden Lösungen vorgenommen wurden, stürmisch einsetzende, meist aber schnell abklingende peritoneale Reizerscheinungen, VOGT antiperistaltische Uteruskontraktionen nach mechanischen und chemischen Reizungen der Gebärmutter, wodurch Cervixinhalt nach oben befördert werden kann; letzterer hält es auch nicht für ausgeschlossen, daß schon der Reiz einer tiefgehenden Entzündung der Cervixschleimhaut eine gleiche Wirkung ausübt.

Das Weiterwandern der Gonokokken erfolgt gewöhnlich wie bei den Erwachsenen *planimetrisch* über Uterus und Tuben. Anatomische Untersuchungen (BENNECKE) und der Nachweis, daß Beckenperitonitis bei gesunden Eileitern von der erkrankten Uterusschleimhaut aus auftreten kann (E. MARTIN, DUBREUILH, KENESSEY), lassen die Annahme zu, daß Gonokokken die Organwände direkt durchdringen bzw. auf dem Lymphwege durch den Plexus paragenitalis (IWANOW) sich verbreiten. Mit welcher Vorsicht aber Tubenbefunde zu bewerten sind, zeigt der Fall AMERSBACH (s. S. 709).

Die *bakteriologischen Befunde* bei Bauchfellentzündungen sind, soweit sich überhaupt genauere Angaben finden, nicht einheitlich: Gonokokken in Reinkultur oder gemischt mit anderen Bakterien sind nur bei einer beschränkten Anzahl von Erkrankungen nachgewiesen, in den übrigen Fällen fanden sich Strepto- und Staphylokokken, Colibacillen und Pneumokokken. Für deren Entstehung sind mehrere Erklärungen möglich. Entweder waren Gonokokken vorhanden und ihre kulturelle Isolierung ist nicht gelungen; oder es bestand ursprünglich zwar eine (gleichzeitig oder nacheinander erfolgte) peritoneale Mischinfektion, in der die Gonokokken allmählich durch Überwuchern zum Schwinden gebracht sind; oder die Begleitbakterien sind allein von den mischinfizierten äußeren Genitalien aus weitergewandert, so daß die inneren

Erkrankungen lediglich als auf dem Boden einer gonorrhoischen Vulvovaginitis entstanden aufzufassen wären.

Pneumokokken-Peritonitiden, die im *Verlauf eines Genitaltrippers* aufgetreten sind, haben Dudgeon und Sargent, Michaud, Streitz (zit. Birk) beschrieben. Außerdem sind im Anschluß an akute eitrige Salpingitiden entstandene *Strepto-* und *Staphylokokkenperitonitiden* (Riedel, Rohr, Wolfsohn) veröffentlicht, bei denen Vulva und Vagina klinisch und bakteriologisch normalen Befund ergaben; auch für diese besteht eine entfernte Möglichkeit, daß sie auf dem Boden einer alten, nicht erkannten oder verheimlichten gonorrhoischen Vulvovaginitis sich entwickelt haben.

Die *Differentialdiagnose* zwischen Gono- und Pneumokokkenperitonitiden ist schwierig, aber nicht von so vitaler Bedeutung, wie bei der auch im Kindesalter operativ anzugehenden Appendicitis, weil nur bei Absceßbildung chirurgisches Vorgehen angezeigt ist, während bei den diffusen Erkrankungen eine zunächst abwartende Behandlung sich als richtig erweist. Gono- und Pneumokokkenperitonitiden unterscheiden sich klinisch kaum; sie befallen Kinder jeden Alters, oft auch jüngste, können stürmisch mit heftigen Leibschmerzen beginnen und ohne ausgeprägte Muskelspannung und Tumorbildung verlaufen. Hohe Temperaturen, schwerer Allgemeinzustand, Apathie, Durchfälle, Cyanose, Dyspnoe, Herpes labialis sprechen mehr für Pneumokokken- bzw. Mischinfektion; nach Wolfsohn sind für Pneumokokkenaffektion typisch weiche teigige Schwellung mit starkem Meteorismus, diffuse Druckempfindlichkeit an den verschiedensten Stellen, nur leichter, bei tiefem Druck über- windbarer Muskelwiderstand, keine brettharte Spannung. Das Vorhandensein von Pneumo- kokken in Vulva und Vagina ist wertvoll, aber nicht beweisend; Loewe empfiehlt daher Douglaspunktion mit dünner, unter Leitung eines mitteldicken Troikarts eingeführter Punktionsnadel.

Der *Verlauf* der durch Gonokokken bedingten Bauchfellentzündungen ist im allgemeinen günstig. Die Erscheinungen pflegen in den akut, wie in den mehr subakut und chronisch verlaufenden Fällen in wenigen Tagen nachzu- lassen und auch bei anscheinend äußerst schweren Erkrankungen in kurzer Zeit völlig zu schwinden. Die selteneren diffusen eitrigen Bauchfellentzündungen können aber auch zu wochenlangem Krankenlager führen und ebenso wie die auf Mischinfektion beruhenden Peritonitiden — besonders bei Kleinkindern — einen letalen Ausgang nehmen. Rezidive sind vereinzelt, bis zu 2 Monaten nach dem ersten Anfall, beobachtet (Michalovitch, Variot).

III. Allgemeinerkrankungen.

Gonorrhoische Allgemeinerkrankungen und *Metastasenbildungen* durch Aus- saat auf dem Wege der Blutbahn sind bei Vulvovaginitis im Verhältnis zur Erkrankungsziffer seltener als bei Primäraffektion anderer Schleimhäute und bei Fällen, wo eine Eingangspforte nicht sicher zu finden war. Daher kommt es, daß auch eine auffallend große Zahl von Knaben betroffen und mit Ein- führung der Augenprophylaxe trotz Zunahme der gonorrhoischen Genital- erkrankungen ein deutlicher Rückgang zu verzeichnen ist. Eine Erklärung finden diese Beobachtungen damit, daß primäre Gonorrhöe der Conjunctiven und der nicht genitalen Schleimhäute fast ausschließlich Neugeborene und Säug- linge befällt, die gegen Allgemeininfektionen weniger Widerstandsfähigkeit besitzen als ältere Kinder. Jedenfalls ist Häufigkeit und Schwere der Allgemein- infektion in hohem Maße abhängig von dem Lebensalter.

Die Erkrankung kann, besonders, wie ausgeführt, bei Kleinkindern, unter dem Bilde einer *Sepsis* verlaufen.

Derartige Fälle berichten Lovén (Erbrechen; 2 Tage später Vulvovaginitis entdeckt; 9 Tage danach Frost, Fieber Leibschmerzen; Arthritis beider Schultergelenke; Auftreten eines in 3 Tagen unter Abschuppung wieder schwindenden, hellroten, über den ganzen Körper wandernden Exanthems; 6 Tage darauf rezidivierende Peritonitis; Exitus. — Huber (3½jähriges Mädchen mit Arthritis, Endo- und Pericarditis, intensivstem Erbrechen und anderen ernsten Symptomen; Heilung). — Kimball (7 Knaben, 1 Mädchen, sämtlich ohne Genitalerkrankung (siehe auch S. 739), davon 6 mit letalem Ausgang). — Holt (schwere pyämische Erscheinungen bei 26 Kleinkindern (19 Knaben und 7 Mädchen) mit

16 Todesfällen, 21mal Eingangspforte nicht feststellbar, 1mal [Knabe] Ophthalmoblennorrhöe, 4mal Vulvovaginitis). — MARFAN und DEBRÉ (im Verlaufe der Vulvovaginitis unter
typhösen Erscheinungen Auftreten einer circumskripten Peritonitis, einer Endocarditis,
Pericarditis und Pleuritis; Gonokokken im Blut $+$; Heilung mit Herzfehler). — SUTTER
($2^1/_2$jähriges Mädchen mit Vulvovaginitis; plötzlich einsetzend, mit intermittierendem Fieber
einhergehend und wiederholt exacerbierend, diffuse Peritonitis, Pneumonie, Pertussis,
Otitis media beiderseits, Gelenkaffektionen, Stomatitis ulcerosa membranacea, papulo-
makulöses und hyperkeratotisches Exanthem. Gonokokken mikroskopisch und kulturell
im Scheidenfluß, Blut, Ohreiter, in den eitrigen Auflagerungen des Mundes und den Absonderungen einer nach Laparotomie zurückgebliebenen Bauchfistel). — LIEBE (kryptogenetische Entstehung, s. S. 718). — SCHALL (nach Ophthalmoblennorrhöe, s. S. 716). —
GLEICH (Tod innerhalb 24 Stunden, s. S. 709). — GÜNSBERG (3 Fälle, 2 nach Augenblennorrhöe, 2mal sehr langsame Heilung, 1 Exitus). — FRIDMAN (1monatiges Mädchen ohne
Gonorrhöe der Schleimhäute, Polyarthritis, zahlreiche Abscesse, Heilung). — MACCHI
($2^1/_2$ Monate alt, am 2. Lebenstage an Vulvovaginitis erkrankt; im Anschluß an rückfällige
Erkrankung Arthritis, Pleuritis exsudativa, Exitus; Hämokultur wiederholt negativ).
GRENET und LAURENT und DE PFEFFEL und LEVENT (s. S. 716/717). — NAVARRO und
PULYRREDON und de ELIZALDE (multiple Arthritis, auch der Kehlkopfgelenke, Larynx-
geschwür, Endocarditis, Tod). — HENNING (s. S. 718). — CAROTENUTO (s. S. 717).

Gewöhnlich sind jedoch die Allgemeinerscheinungen beim Auftreten der
Blutinfektion gering: selten akuter Beginn mit kurzdauerndem, meist intermittierendem, weniger oft remittierendem und nur ausnahmsweise kontinuier-
lichem Fieber; im allgemeinen subakuter Verlauf mit nicht nennenswerter
Beeinträchtigung des Befindens. Auffallend ist der häufig negative Ausfall
der Blutkulturen. Einen ausgesprochen chronischen Verlauf berichtet HAASE.

Ein im 6. Lebensjahre an Gonorrhöe behandeltes, nach $^1/_4$ Jahr geheilt entlassenes,
schwächlich gebliebenes Mädchen erkrankte im 14. Jahre an Appetitlosigkeit, Leib- und
Kopfschmerzen, allgemeiner Mattigkeit und Fieber. Befund: Kleines, stark unterernährtes
Mädchen, Abdomen gespannt und in den oberen Teilen druckempfindlich, Milz und Leber
geschwollen; röntgenologisch Pleuraschwarte und älterer Hilusherd; gonokokkenhaltiger
Vaginalausfluß. Unter unregelmäßigem, schubweise auftretendem Fieber ständig Zunahme
der peritonealen Erscheinungen, Thrombose der Beinvenen, Kniegelenkentzündung; fortschreitende Kachexie, Exitus nach 12monatigem Kranksein. Die klinische Diagnose war
auf typhöse Form der Miliartuberkulose und Amyloidose gestellt, die Sektion ergab *chronische*, vom Genitale ausgehende *Gonokokkensepsis* mit sekundärer Staphylokokkenmisch-
infektion. Es fand sich Portioerosion, beiderseits eitrige Salpingitis, Perimetritis; ulcero-
verrucöse Endocarditis und Erschlaffung des hypoplastischen Herzens mit starker Trübung
des Herzfleisches; Thrombose beider Venae femorales, rechts bis in die Vena cava hinein;
hochgradige chronisch-septische Schwellung der Milz mit multiplen älteren und frischeren
Eiterherden, Abszeßnarben und frische Abscesse in der Leber; chronische Peritonitis;
embolische parenchymatöse Nephritis mit Abszeßbildung, völlige Entfettung der Neben-
nierenrinde; eitrige Entzündung des rechten Kniegelenks; Blutungen und miliare Abscesse in
den Lungen und hämorrhagische Infarkte im verwachsenen rechten Unterlappen — Hydro-
thorax; Blutungen in die weiche Hirnhaut; allgemeine chronische Lymphadenitis; Schleim-
hautblutungen und frische hämorrhagische Erosionen des Magens; in der linken Lungen-
spitze kleine Narbe, Kalkherd im zugehörigen Lymphknoten. Im Ausstrichpräparat aus
Leberabscessen und Knieeiter zahlreiche Gonokokken neben Staphylokokkenhäufchen;
kulturell — die Obduktion erfolgte erst 48 Stunden post mortem — Staphylokokken und
Colibacillen; histologisch zahlreiche Gonokokken in den Ulcerationen der Tricuspidalis
und im Endokard, in den Thromben des Plexus uterinus und den regionären Drüsen, in
Leber, Lungen und Nieren; vereinzelte in den inneren Genitalien, Pia, Milz und Femur-
mark; daneben allenthalben Staphylokokken in wechselnder Zahl, und zwar überwiegend
an der Oberfläche der Geschwürsprozesse, während nach der Tiefe zu die Gonokokken
vorherrschten.

Nimmt man in Analogie der von LOFARO und CANON bei Erwachsenen
erhobenen Befunde an, daß bei der langdauernden Vulvovaginitis die Gonokokken ebenfalls in einem hohen Prozentsatz in die Blutbahn übergehen, so ist
die Folgerung berechtigt, daß auch für den kindlichen Körper — abgesehen
von den jüngsten Altersstufen — die Trippererreger wenig schädlich sind.

Ursächliche Momente für das Auftreten von Allgemein- und Herderkrankungen
sind in den einzelnen Fällen nicht gefunden worden.

Die häufigste *Lokalisation der Allgemeininfektionen* findet sich in den *Gelenken*.

Hierüber berichten eine große Anzahl Autoren: Bouchard (4 Fälle); Loeb; Lovén; Hartley (3); Ollivier; Philpot; Deutschmann, der (1890) erstmalig mikroskopisch Gonokokken im Punktat nachwies; Koplik (2); A. Epstein (2); Beclère (2); Cahen-Brach; Goldenberg; Lop; Berggrün (1 : 13); Vignaudon; Guinon; Höck, dem (1893) die erste Reinkultur aus der Gelenkflüssigkeit gelang; Bordoni-Uffreduzzi; Chiasso und Isnardi; Mazza; Moncorvo (2); Marfan (2); Nolen (2); Lesser; Grünberg (zit. Menzen); Buschke (1 : 50); Berkenheim (1 : 120); Russakow; Huber; Kimball (8); Welt-Kakels (3); Rist (2); Holt (4 : 172); Wolff; A. Hamilton; Pollack (3); Barnett (2); Mattissohn (5); Rudski; Hutinel; Schwers; Pontoppidan (7 : 779); Mucha (2); Bock (2); Menzi; Stümpke (2); Sutter; Norström-Lind und Wassén; Dwyer; di Bella; Bonacorsi; Graham und Southby (1 : 50); M. Fischer (2); Kidd und Simpson (2); Knauer; Murero (2); Slobozianu; Wahlberg (2); Bang; Hellmann (2); Klaften; Raspi; Rostkowski; Stamm (Diskussion zu P. F. Williams); Arijewitsch (1 : 93); Deuber; Günsberg (3); Rosenblum; Tod (1 : 70); Wieland; Heybrock; Fridman; Kušelewsky; Macchi; Kostitch-Yoksitch; Solomonoff; Vallino und Macera; Fessler (1 : 188); Brown (2 : 143); Navarro und Pulyrreddón und de Elizalde; Notes (5 : 120); Pugh (13 : 128); Trachtenberg (2 : 74); Canino; Gaté und Charpy; Popchristoff; Stephani; Tagliaferri und Vitturelli; Cooks und Signy (1 : 250); Titus und Notes (10 : 260).

Auch unter den obigen Fällen sind eine Anzahl *Knaben*, die besonders im Säuglingsalter vorherrschen, sowie Gelenkerkrankungen von *Mädchen nach Ophthalmoblennorrhöe* und von Kindern beiderlei Geschlechts *ohne nachgewiesene Eingangspforte* mit aufgezählt. Bei den letzteren ist die Ätiologie durch den Gonokokkenbefund im Gelenkpunktat oder im Blut sichergestellt, die übrigen sind nur zu einem Teil bakteriologisch, zum anderen klinisch diagnostiziert.

Die *Symptome* sind die gleichen wie bei Erwachsenen: in der Regel ohne vorausgegangenes Trauma plötzlich einsetzende, erhebliche, aber häufig ungenau lokalisierte, besonders bei Bewegungen geäußerte Schmerzen und Schwellungen mit Rötung und Spannung der Haut und mehr oder weniger großem serösen Erguß; manchmal jedoch nur Schmerzen und Beweglichkeitsbeschränkung ohne nachweisbare Veränderungen an den Gelenken (Rudski, Mattissohn). Die *Schleimbeutel* und *Sehnenscheiden* sowie das *periartikuläre Gewebe* sind auffallend oft beteiligt. Allgemeinerscheinungen und Fieber können fehlen, meist besteht Unwohlsein und kurz dauernde mäßige Erhöhung der Körperwärme, länger andauerndes und höheres Fieber ist ungewöhnlich, Beginn mit schweren Allgemein- und Lokalerscheinungen selten. Vereiterung der Gelenke und des umgebenden Gewebes (Nolen, Kostitch-Yoksitch) ist vereinzelt, besonders bei Kleinkindern, beobachtet. Werden die Handgelenke von Säuglingen ergriffen, so können die Erscheinungen große Ähnlichkeit mit der Parrotschen *Pseudoparalyse* haben (Faerber, M. Fischer, Slobozianu, Heybrock, Canino).

Die Erkrankung ist *mono-* oder *oligo-*, aber auch *polyartikulär*, letzteres vor allem bei Gonokokkensepsis. Befallen werden in erster Linie Kniee sowie Hände und Füße, hier vorzugsweise die kleinen Artikulationen, in zweiter Reihe Schulter und Ellenbogen, seltener Hüfte und Unterkiefer, vereinzelt auch andere Gelenke. Der *Verlauf* ist in der Regel leicht bis mittelschwer, schwer eigentlich nur bei schwächlichen und kleinsten Kindern, bei denen auch Todesfälle beschrieben sind (Nolen, Kimball, P. F. Williams, Günsberg). Die subjektiven und objektiven Erscheinungen pflegen bei Ruhigstellung, oft auch spontan, innerhalb weniger Tage bis Wochen zu schwinden, längere Krankheitsdauer kommt jedoch vor; und zwar tritt fast stets restlose Ausheilung ein, auch Gelenkeiterungen neigen — evtl. nach Punktion bzw. Incision — zur Rückbildung ohne Residuen. Bleibende Funktionsstörungen sind nahezu Ausnahmen; nur Holt (2 Fälle) und Hutinel berichten über Gelenkversteifungen und Muskelschwund. Nach französischen Veröffentlichungen sollen chronisch verlaufende Arthritiden, vor allem wenn sie nicht als gonorrhoisch erkannt und behandelt sind, Kinder sehr herunterbringen können (Anémie gonohémique).

Gelenkkomplikationen treten in jedem *Alter* und *Stadium*, vorzugsweise jedoch in den ersten 5 Lebensjahren und innerhalb der ersten Wochen nach Beginn der Vulvovaginitis auf; späteres Einsetzen kommt aber vor.

So erkrankte ein 5jähriges Mädchen, nachdem es 1 Jahr an Ausfluß litt, an einer heftigen akuten Gonitis und gesundete erst nach langdauerndem hohem Fieber (RUSSAKOW).

Sehnenscheidenentzündungen sind, wie erwähnt, oft mit Gelenkaffektionen vergesellschaftet, aber auch als alleinige rheumatische Lokalisationen beschrieben (DUPRÉ, der 1888 als Erster im Punktat mikroskopisch Gonokokken nachwies, SEIFFERT, der 1896 erstmalig auch kulturell die Diagnose erhärtete, BECLÈRE, MARFAN, HOLT, MATTISSOHN [2 Fälle], STÜMPKE, SHARP, KREKELS, STEPHANI).

Die *ätiologische Aufklärung* der Gelenk- und Sehnenscheidenentzündungen ist im allgemeinen leicht, weil die Kinder hauptsächlich im akuten und subakuten Stadium der Gonorrhöe befallen werden, kann aber selbst bei Vorhandensein von Scheidenfluß Schwierigkeiten machen.

Bei einem 2¹/₂jährigen Mädchen mit Entzündung der rechten Mittelfußgelenke konnte erst 5 Monate nach Auftreten derselben eine Vulvovaginitis festgestellt (GATÉ und CHARPY) und bei einem 11jährigen Mädchen erst 1 Jahr nach Erkrankung an Arthritis in beiden Füßen ein positiver Gonokokkenbefund am Genitale erhoben werden (STEPHANI). Im letzteren Falle war wegen des wiederholt negativen Ausfalls der Untersuchung auf Gonokokken in dem seit bereits 14 Monaten bestehenden Ausflusse eine Gelenktuberkulose angenommen worden.

Bei jeder Gelenkerkrankung im kindlichen Alter soll man stets auf Genitalgonorrhöe fahnden und sich selbst mit einem wiederholten negativen bakteriologischen Befund nicht zufrieden geben. Weiterhin muß man immer im Auge behalten, daß gonorrhoische Allgemeininfektionen nicht von den Genitalien oder den Augen auszugehen brauchen, und, wenn diese gesund sind, alle kindlichen Schleimhäute einer genauen Untersuchung unterziehen. Und schließlich darf man nicht vergessen, daß eine ganze Reihe von gonorrhoischen Blutinfektionen beobachtet sind, in denen eine Eingangspforte nicht festgestellt werden konnte. In derartigen, wie überhaupt in allen Zweifelsfällen, ist die Diagnose durch Untersuchung des Punktats oder die Komplementbindungsreaktion zu sichern; der Nachweis von Gonokokken im Exsudat ist bei frischen Erkrankungen unschwer und jedenfalls sehr viel leichter als im Blut zu erbringen, während die Komplementablenkung bei den jüngsten Altersklassen oft versagt.

Differentialdiagnostisch kommen außer anderen septischen und pyämischen Prozessen akuter Gelenkrheumatismus und Gelenktuberkulose in Frage. Polyarthritis rheumatica findet sich bei Neugeborenen und Säuglingen so gut wie nie, bleibt auch jenseits des Säuglingsalters noch sehr selten und wird erst nach dem 5. Lebensjahr häufiger beobachtet. Klinisch sprechen leichte Allgemeinerscheinungen, fehlendes oder nur mäßiges Fieber, geringe Flüchtigkeit der Gelenkaffektionen auch bei polyartikulärem Auftreten und das Nebeneinander schwerer und leichter betroffener Gelenke für Gonorrhöe. Daß aber auch die bakteriologische Untersuchung nicht immer die Entscheidung bringt, beweist eine Beobachtung von KLAFTEN, der einen Absceß der Bursa praepatellaris bei gonorrhoischer Gonitis steril fand.

Bursitis und *Myositis* bzw. *Myalgien* (HOLT, WELDE, NORSTRÖM-LIND und WASSÉN, KNAUER, GRENET und LAURENT und DE PFEFFEL und LEVENT) sind wiederholt bei Gonokokkensepsis der Säuglinge, sonst nur vereinzelt beobachtet; ebenso *Periostitis* und *Ostitis* (Knochenhautentzündung an Beckenknochen mit Ausgang in Exostosenbildung (BARNETT), isolierte Osteo-Periostitis am Calcaneus eines 9jährigen Mädchens (MORQUIO), Osteomyelitis der Tibia mit positivem Gonokokkenbefund (PALEW).

Von *gonorrhoischen Herzerkrankungen* ist *Endocarditis* im Anschluß an Gelenkerkrankungen (Chiasso und Isnardi, Mazza, Huber, Rist, Haase, Navarro und Pulyrredón und de Elizalde), aber auch ohne solche (Andrieu, Marfan und Debré, Wolffenstein, Grenet und Laurent und de Pfeffel und Levent) beschrieben; sie unterscheidet sich im Verlauf nicht von der anderer Altersstufen, bedeutet stets eine ernste und schwere Erkrankung, führt aber nur bei ausgesprochenen Gonämien zu einem letalen Ausgang. In dem Falle von Huber trat völlige Heilung ein, in den übrigen blieben Klappenfehler (meist Insuffizienz, aber auch Stenose der Mitralis) zurück. *Pericarditis* war in den Fällen von Huber und Rist vorhanden und heilte ohne bleibende Störung aus. *Myocarditis* ist pathologisch-anatomisch nachgewiesen (Grenet).

Hinsichtlich der *Diagnose der Endocarditis* bei Kleinkindern betont Lenepp, der eine Reihe von Herzerkrankungen von Säuglingen beschreibt, daß im Vordergrunde Zeichen der *Zirkulationsschwäche* stehen; Anfälle von Cyanose, Kollapse, beschleunigte Respiration bis zum Jagdhundatmen, Erscheinungen, die auch von anderer Seite wiederholt beobachtet sind, seien die konstanteren und wichtigeren Symptome, hinter denen der auskultatorische Befund zurücktrete. Nach seiner Überzeugung seien Endocarditiden bei Kindergonorrhöe nicht so selten, wie es nach der Literatur scheine, sie würden nur nicht als solche erkannt. Auffallend ist es jedenfalls, und darauf hat schon Noeggerath hingewiesen, daß Endocarditiden als Komplikationen der schweren septischen Formen der Kindergonorrhöe selten erwähnt sind.

Pleuritis gonorrhoica ist einige Male (Bordoni-Uffreduzzi, Chiasso und Isnardi, Mazza, Comby und Gadaud, Marfan und Debré, Wieland, Macchi) angeführt; zumeist bestanden gleichzeitig Gelenk- und Herzaffektionen bzw. Gonokokkensepsis, in dem Wielandschen Falle auch eine *Mediastinitis*. Es handelt sich um die exsudative Form mit gewöhnlich ziemlich starken serösen Ergüssen, in denen sich Gonokokken leicht nachweisen lassen. Heilung erfolgt außer in septischen Fällen in der Regel binnen kurzer Zeit restlos.

Pneumonie und *Pertussis* faßt Sutter (s. S. 713) in seinem Falle als echte Trippermetastasen auf; auch Wieland sah Pertussis bei einer kryptogenetischen gonorrhoischen Allgemeininfektion.

Als weitere vereinzelte Befunde an den Atmungsorganen sind noch verzeichnet eitrige *Entzündung* der hinteren *Larynxwand* mit 2 kleinen Abscessen zwischen Kehlkopf und Zungenbein (Kimball), kleiner gonokokkenhaltiger Absceß der *Trachealwand* (Holt), Ulcerationen der *Epiglottis* und Entzündung der kleinen *Knorpelgelenke* des *Larynx* mit positivem Gonokokkenbefund (Navarro und Pulyrredón und de Elizalde).

Hepatitis haben Grenet und Laurent und de Pfeffel und Levent bei einer Sektion feststellen können.

Meningitis gonorrhoica, schon von Welde als Komplikation erwähnt, ist 3mal klinisch und bakteriologisch eindeutig veröffentlicht.

Bei einem Neugeborenen entwickelte sich nach abgeheilter Augenblennorrhöe, die mit einem gonorrhoischen Lidabsceß und einer gonorrhoischen Rhinitis einhergegangen war, unter hohem Fieber eine tödlich endigende Meningitis mit positivem Gonokokkenbefund im Liquor (Schall). — Bei einem 9jährigen, wegen Meningitisverdachts ins Krankenhaus eingelieferten Mädchen konnte zunächst nur eine bis dahin nicht bemerkte Vulvovaginitis festgestellt werden; am 3. Tage traten Myalgien und Fieber (Typus inversus), am 5. Tage akute Endocarditis mit schwerem Kollaps, am 11. Tage ständig zunehmende meningeale Erscheinungen auf; am 22. Tage erfolgte unter epileptischen Krämpfen der Exitus. In Liquor und Blut wurden Gonokokken, die mikroskopisch und kulturell sowie durch die Gärungsprobe und Agglutination identifiziert wurden, gefunden. Der Obduktionsbefund ergab Vaginitis, Metritis colli uteri, Hepatitis, Endocarditis mitralis et tricuspidalis, Myocarditis, Meningitis purulenta; Corpus uteri, Tuben und Ovarien waren ohne krankhaften

Befund. Histologisch wurden gramnegative Diplokokken in Herz, Lunge und Leber nachgewiesen (GRENET und LAURENT und DE PFEFFEL und LEVENT). — Ein 7jähriges Mädchen erkrankte nach Vulvovaginitis und Gonitis gonorrhoica an Meningitis; Gonokokken im Vaginalsekret und Liquor positiv. Heilung nach wiederholten intralumbalen Injektionen von Antigonokokkenserum (CAROTENUTO).

Metastatische Conjunctivitiden und *Iritiden* sind als selten von LANGER angeführt, ein gonorrhoischer *Lidabsceß* ist von SCHALL, eine gonorrhoische *Dacryocystitis* von STRANSKY mitgeteilt.

Otitis media gonorrhoica beiderseits bestand in dem mehrfach erwähnten Falle von SUTTER. Siehe auch den Beitrag Otitis gon. von SPRINZ.

Rhinitis gonorrhoica als Komplikation der Vulvovaginitis — es wurde Übertragung durch den Finger angenommen — ist von MILLER beschrieben.

Während eines Rückfalls der Genitalblennorrhöe trat bei einem 1jährigen Mädchen profuse eitrige, Gonokokken mikroskopisch und kulturell enthaltende Absonderung aus einem Nasenloch auf.

Primäre, isoliert bleibende *Nasengonorrhöe* ist vereinzelt veröffentlicht.

FRAMM sah bei einem Säugling wenige Tage nach der Geburt eine durch Infectio intra partum erklärte isolierte Rhinitis gonorrhoica, an die sich 2 Tage später eine doppelseitige Ophthalmoblennorrhöe anschloß.

KIRKLAND und STORES entdeckten bei einem Säugling, dessen Vater wegen Littreitis und chronischer Prostatitis (im Sekret reichlich Leukocyten, keine Gonokokken, negative Komplementbindungsreaktion) in Behandlung stand, kurz nach der Geburt einen rechtsseitigen, durch Luftmangel und Hustenanfälle die Nahrungsaufnahme behindernden, blutigeitrigen Nasenausfluß, in dem sich zahlreiche Gonokokken befanden; alle übrigen Schleim- und die Bindehäute waren frei. Heilung innerhalb eines Monats durch Argyrol. — CANINO fand als Ausgangspunkt einer gonorrhoischen Polyarthritis einen primären gonorrhoischen Nasenkatarrh.

Außerdem werden Rhinitiden bei *Ophthalmoblennorrhöen* beobachtet; die Infektion erfolgt durch den Tränennasenkanal, der Verlauf kann sehr hartnäckig sein (NOBEL).

Stomatitis gonorrhoica (s. SPRINZ, dort auch Literatur) kommt als *primäre* Erkrankung infolge Übertragung von außen (Fälle von KIMBALL, SHVIFF, HOLT), aber auch bei gonorrhoischer Allgemeininfektion vor, wo sie wie in dem Fall SUTTER als *metastatisch* aufgefaßt werden kann. Sie ist fast nur bei allerjüngsten Kindern gefunden und geht in der Regel mit diffuser Schleimhautentzündung, eitriger Sekretion, Belägen und Geschwürsbildung einher, kann aber auch ohne wesentliche Symptome verlaufen und dann leicht übersehen werden. Daran muß man sich besonders bei anscheinend kryptogenetischen Allgemeinerscheinungen erinnern, für welche Stomatitiden als Ausgangspunkt in Betracht kommen. Der Nachweis von Gonokokken macht keine Schwierigkeiten vor allen Dingen dann nicht, wenn stärkere Absonderung besteht.

Metastatische Hauterkrankungen sind als *universelle* (makulöse, papulöse, urticarielle, bullöse und hämorrhagische) und *lokalisierte* (hyperkeratotische) *Exantheme* beschrieben, erstere vor allem bei Gonämien von Kleinkindern, letztere mehr bei älteren Kindern; Übergang allgemeiner Efflorescenzen in Hyperkeratosen ist erwähnt.

Diffuse, schnell verschwindende, masern- und Erythema exsudativum-ähnliche urticarielle Ausschläge führt A. EPSTEIN an. — Universelles, hellrotes, unter Abschuppung innerhalb von 3 Tagen zurückgehendes Erythem sah LOVÉN (s. S. 709). — Ein in wiederholten Schüben auftretendes, teils makulo-papulöses, teils scharlachähnliches, teils hyperkeratotisches Exanthem bestand in dem SUTTERschen Falle (s. S. 713). — Ein masern- bzw. scharlachähnliches Erythem mit Purpura und Hautverdickungen beobachtete PUGH bei einem 5jährigen Mädchen mit gonorrhoischer Vulvovaginitis, Coxitis und Hautabscessen über dem Hüftgelenk. — Ein varicellenartiger Ausschlag mit Ausgang in typische Keratodermien entwickelte sich bei einem 5jährigen Mädchen mit Vulvovaginitis und peritonealen Erscheinungen (LOUSTE und FRANCKEL). — Petechien sind in dem Falle von NAVARRO und PULYRREDÓN und DE ELIZALDE angegeben. — Ausgedehnte Blasenbildung veröffentlichen Liebe und Henning. Bei dem Kinde einer tripperkranken Mutter traten am 4. Lebenstage unter schweren Allgemeinerscheinungen im Gesicht, an rechter Hand und linker Schenkelbeuge Blasen mit trüb-serösem Inhalt auf, die zum Teil zu großen Wundflächen zusammenflossen. Gonokokken wurden mikroskopisch nachgewiesen, Kulturversuche blieben negativ (Liebe). — Bei einem 5 Monate alten Mädchen mit gonorrhoischer Conjunctivitis und Vulvovagino-Proctitis entstand im Anschluß an einen Rückfall der Genitalerkrankung unter hohem Fieber mit Durchfall, Erbrechen und schwerer allgemeiner Gesundheitsstörung auf Rücken, Bauch und Oberschenkeln schubweise eine Hauteruption, die aus flüchtigen, etwa fingernagelgroßen, dünnen, schlaffen, von hochrotem, scharfem Saum umgebenen Blasen mit wasserklarem Inhalt bestand, zwischen denen dichtgesät hellrote, stecknadelkopfgroße Knötchen sich befanden. Die Blasenflüssigkeit enthielt kulturell Gonokokken, eine Blutaussaat blieb steril. Nach 3 Wochen hörte die Blasenbildung auf, gleichzeitig besserte sich das Allgemeinbefinden; nur an der zuerst befallenen Stelle auf dem Rücken persistierte ein kleiner, intensiv roter Fleck mit derben Knötchen noch längere Zeit (Henning). — Papulöse und pustulöse Ausschläge bei Neugeborenen und Säuglingen mit Ophthalmoblennorrhöe sahen Paulsen sowie Noeggerath. — Unregelmäßig geformte, 5—8 mm im Durchmesser große, graugelbe Knötchen mit derben Hornauflagerungen beobachtete Robert bei einem 4jährigen Mädchen in symmetrischer Anordnung auf beiden Fußrücken.

Die Entscheidung der Frage, ob die bei Gonokokkensepsis beschriebenen, ausgedehnten Exantheme bakteriell oder toxisch bedingt waren, muß außer bei den Blasenerkrankungen, in denen der Nachweis der Erreger gelang, offen bleiben. Die selteneren lokalisierten hyperkeratotischen Ausschläge entsprechen den bei Erwachsenen bekannten gonorrhoischen Hautaffektionen.

Subcutane, gonokokkenhaltige *Abscesse* kommen einmal über erkrankten Gelenken (Articulatio sternoclavicularis (Klaften), Hüfte (Pugh), wo eine periartikuläre lymphogene Entstehung am wahrscheinlichsten ist, sowie in der Nähe von Genitalien und After (Gershel, Schipperskaja, Boas) und am Gesäß (Ivanter) vor, wo vielleicht auch direkte Infektion von Fissuren und Excoriationen aus in Frage steht; dann sind *metastatische*, durch hämatogene Aussaat entstandene Abscesse beschrieben von Norström und Lind und Wassén (14 Tage nach Auftreten eines kryptogenetischen gonorrhoischen Gelenkrheumatismus multiple Abscesse bei einem 1monatigen Kinde), Deuber (nacheinander unter septischen Temperaturen sich entwickelnde Haut- und Drüsenabscesse bei einem 4 Wochen alten Knaben) und Fridman (zahlreiche Hautabscesse nach septischer gonorrhoischer Polyarthritis bei einem 1 Monat alten Mädchen). In allen Fällen waren Gonokokken im Absceßeiter nachgewiesen, in keinem bestand eine Genital- oder Augenblennorrhöe und auch die übrigen Schleimhäute waren mikroskopisch und kulturell frei von Gonokokken. Norström und Lind und Wassén nahmen eine *Übertragung per placentam* (die Mutter hatte bis 3 Wochen ante partum an gonorrhoischer Polyarthritis gelitten), Deuber per exclusionem *percutane Entstehung* durch Infektion einer oberflächlichen Hautläsion über dem linken Malleolus externus an, wo sich der erste Herd bildete; die Eltern und die Kinderpflegerin litten an Gonorrhöe. Eine primäre Hautinfektion nimmt auch Wieland in dem von ihm beobachteten Falle an; hier entwickelte sich bei einem 3 Wochen alten Säugling mit Pertussis eine blasenartige Hautinfiltration am linken Fuße, der 14 Tage später eine gonorrhoische Polyarthritis folgte. Die Abheilung der Hauterscheinungen nahm stets einen sehr langwierigen Verlauf.

Ophthalmoblennorrhöen als Komplikationen einer Vulvovaginitis sind auffallend selten erwähnt. Summiert man die Zahlenangaben, welche sich in den Veröffentlichungen finden (Cséri, Skutsch, Cahen-Brach, Cassel, Drummond-Robinson, Berkenheim, Welt-Kakels, Mattissohn, Pontoppidan, Graham und Southby, Fessler, Lees, Brown), so ergeben sich 28 unter 1808 Erkrankungen = 1,5%. Die geringe Zahl ist um so mehr bemerkenswert, als die lange Dauer der Vulvovaginitis, die oft große Sorglosigkeit von Eltern und Pflegern gegenüber der Erkrankung und die vielfach beobachtete (Arijewitsch) durch die Reizungen der Entzündung verursachte Verleitung zu masturbatorischen Handlungen eine besondere Gefährdung bedingen.

Erwähnt sei noch, daß Brown unter 105 Fällen von Vulvovaginitis 2mal eitrige, mit starker Schwellung einhergehende Conjunctividen beobachtet hat, bei denen Gonokokken nicht gefunden werden konnten.

IV. Subjektive und allgemeine Krankheitserscheinungen.

Die *subjektiven Erscheinungen* sind bei unkomplizierter Vulvovaginitis fast ausschließlich von der Stärke des *Entzündungszustandes* der *äußeren Genitalien* abhängig; sie fehlen selten ganz, werden jedoch gelegentlich, besonders von älteren, nicht durch Zufall infizierten Kindern, teils aus Schuldbewußtsein, teils infolge Einschüchterung verheimlicht. Im akuten Stadium und bei Exacerbationen sind sie in der Regel stark. Die Kinder klagen über Brennen, Jucken bzw. Kitzeln an der Vulva, das bei Bewegungen durch das Reiben der entzündeten Geschlechtsteile aneinander noch verstärkt wird, gehen und liegen mit gespreizten Beinen, greifen nach den Schamteilen und scheuern daran. Beim Harnlassen steigern sich die Schmerzen infolge Benetzung der wunden Partien mit Urin und werden manchmal so beträchtlich, daß die Mädchen schreien, mit den Beinen stampfen und aus Angst künstlich den Harn zurückhalten, wodurch es zur Überdehnung der Blase mit ihren Folgen (Harnverhaltung, Harnträufeln) kommen kann. Demgegenüber treten die bei Erwachsenen im Vordergrund stehenden, von *Urethra* und *Blase* ausgehenden Beschwerden — wenigstens scheinbar — zurück, sei es, daß sie durch die vulvären Reize übertönt werden oder bei Kleinkindern der Beobachtung entgehen. Sind — besonders bei älteren Kindern — Miktionsbeschwerden vorhanden, so gehen sie schnell vorüber. Die *Vaginitis* äußert sich höchstens durch ein unbestimmtes Wehgefühl im Unterleib. Die *Proctitis* verläuft fast immer symptomlos; selten werden Schmerzen beim Stuhlgang (Buschke) oder Stuhldrang und Brennen im After (Flügel) angegeben; nur in den vereinzelten, mit perianaler Hautentzündung einhergehenden Fällen werden erhebliche Klagen laut.

Die Beschwerden pflegen in einigen Wochen zu schwinden und kehren bei ordnungsmäßiger Genitaltoilette später nur — und meist in abgeschwächter Form — bei akuten Exacerbationen und Rückfällen wieder, können aber bei mangelnder Körperpflege lange — bis über die Heilung der Gonorrhöe hinaus — bestehen bleiben. Derart vernachlässigte Kinder sind es vor allem, welche, verleitet durch das ständige, von dem Reizzustand unterhaltene Kitzelgefühl, der Masturbation verfallen.

Die *allgemeinen Krankheitserscheinungen* sind bei unkompliziertem Verlauf gering und dauern nur kurze Zeit (10—12 Tage) an. Die Kinder sind unlustig, verdrießlich, reizbar, leiden an Appetitmangel, Schlaflosigkeit, Verstopfung. Die Körperwärme ist in den meisten Fällen normal, selten besteht eine leichte Temperaturerhöhung, die aber auch gelegentlich bis 39° und darüber ansteigt; in solchen Fällen kann es zu Abgeschlagenheit und Abmagerung, Stillstand oder Abnahme des Körpergewichts, auffallender Blässe und Welkheit der Haut kommen.

Die Beschwerden bei Erkrankungen der *Vulvar-* und *Leistendrüsen* unterscheiden sich nicht von denen der Erwachsenen; das Gleiche trifft auf die Erkrankungen der *inneren Genitalien* zu, nur sind hierbei die Angaben der Kinder oft zu vage und die objektiven Befunde, selbst bei rectaler Untersuchung, so gering, daß eine genauere Lokalisation sehr schwer ist. Die Besonderheiten in Verlauf und Erscheinungen bei *Komplikationen* sind bereits gelegentlich der Besprechung der einzelnen Organerkrankungen abgehandelt.

V. Verlauf.

Im *Verlauf* unterscheidet sich die Kindergonorrhöe von der der Erwachsenen, wie schon ausgeführt, grundlegend darin, daß *Vulva* und *Vagina* in klinisch wahrnehmbarer Weise an der gonorrhoischen Entzündung teilnehmen. Der

Grad ist im Einzelfall verschieden und nimmt in der Regel mit zunehmendem Lebensalter ab, er verringert sich gewöhnlich aber auch bei den jüngeren Mädchen im Ablauf der Erkrankung, so daß bei Exacerbationen auftretende Reizerscheinungen schnell und auf indifferente Behandlung schwinden. Körper- und Ernährungszustand üben auf die Dauer und Schwere der Vulvovaginitis einen merkbaren Einfluß nicht aus, lediglich Individuen mit zarter Haut, besonders Rotblonde, scheinen stärker zu reagieren.

Die *Inkubation* beträgt, wie bei Erwachsenen, durchschnittlich 3—4 Tage, jedoch wird von einzelnen Autoren eine längere Latenz bis zum klinischen Ausbruch für möglich gehalten.

A. Epstein, Noeggerath, Menge, Stümpke, B. Epstein glauben, daß die Erscheinungen einer intra partum erworbenen Kindergonorrhöe durch die Bettruhe, das tägliche Baden und häufige Waschen zunächst so geringfügig sein können, daß sie unter einem harmlosen Wundsein verdeckt bleiben und erst auffällig werden, wenn die Kinder nicht mehr unter sich lassen und daher weniger oft gesäubert werden oder zu laufen anfangen; sie halten also eine *monatelange Latenz* nicht für ausgeschlossen und auch Vilén rechnet mit einer *wochenlangen Inkubation*; er führt die Krankengeschichten von 6 Mädchen gonorrhöekranker Mütter an, nach denen die ersten Erscheinungen von Vulvovaginitis am 10., 17., 20., 23., 29. und 61. Lebenstage bemerkt wurden, bei denen jedoch eine genauere Prüfung der vorliegenden Verhältnisse eine postnatale Ansteckung bei den ersten 3 unmöglich und bei den übrigen sehr unwahrscheinlich war. In Anbetracht dessen jedoch, daß die Feststellung des Infektionsweges bei Kindern häufig die allergrößten Schwierigkeiten macht, und daß es noch niemals, auch nicht bei Kindern tripperkranker Mütter, gelungen ist, im klinisch nicht erkrankten Genitale der Neugeborenen Gonokokken nachzuweisen, können die angegebenen Beobachtungen nicht genügen, um aus ihnen das Vorkommen einer längeren Latenzzeit beweiskräftig zu folgern; diesen Standpunkt vertreten auch in einer kürzlich erschienenen Arbeit Cathala und Lantuéjoul und Seydel auf Grund systematischer klinischer und bakteriologischer Untersuchungen aller neugeborenen Mädchen.

Die *Infizierbarkeit* ist allgemein, sie verringert sich anscheinend mit dem Lebensalter und nimmt zu bei krankhafter Disposition.

So begünstigen Krankheiten, die mit Hautentzündung einhergehen (*Infektionskrankheiten*, vor allem Scharlach und Masern, exsudative Diathese, Ekzem) sowie äußere Schädigungen (*Incontinentia alvi, Masturbation*) die Entstehung.

Das Auftreten bzw. Ausbleiben von Epidemien unter an sich gleichen Umständen wird von Rietschel, Hohlfeld, Bonacorsi auf verschiedene Virulenz der Erreger zurückgeführt.

Die *akuten Erscheinungen* der Vulvovaginitis schwinden bei zweckmäßigem Verhalten der Kinder in der Regel innerhalb von 2—5 Wochen; der Ausfluß läßt nach, wird schleimig-eitrig oder schleimig und versiegt schließlich in einem Teil der Fälle ganz; oft bleibt andererseits, hauptsächlich bei schwächlichen oder masturbierenden Kindern, bei Mischinfektionen oder nach Behandlung mit stark reizenden Mitteln, ein hartnäckiger *postgonorrhoischer Katarrh* bestehen, und noch häufiger wird das Leiden *chronisch* und weicht erst einer lange fortgesetzten methodischen Behandlung. In den seltenen Fällen von subakutem, ohne alarmierende Symptome einhergehendem Beginn kann der Ausfluß geraume Zeit als bedeutungslos an- oder auch völlig übersehen werden. Das Vorkommen eines von vornherein ganz symptomlosen Verlaufs, wie er bei erwachsenen Frauen nicht selten ist (diskrete Gonorrhöe der Franzosen bzw. schlummernde Infektion von Buschke und Langer) ist eine unbewiesene Annahme und wird von den meisten Autoren bei Kindern bestritten; es entspricht nicht der großen Empfindlichkeit und Reaktionsfähigkeit der kindlichen Schleimhäute.

Die *Krankheitsdauer* schwankt in außerordentlich weiten Grenzen, ohne daß im Einzelfall ein bestimmter Grund dafür ersichtlich ist; sie ist in einem gewissen Umfange abhängig von der Art (stationär oder ambulant) und Intensität der Behandlung sowie von der Körperkonstitution, am meisten aber wohl von der Durchführung strenger *Bettruhe*; für die Wichtigkeit der letzteren Anordnung spricht vor allem die Erfahrung, daß *Kinder im 1. Lebensjahre* verhältnismäßig *schnell gesunden.* Im ganzen ist ein überaus *hartnäckiger* und *langwieriger Verlauf* charakteristisch, im Minimum wird die Behandlungsdauer einschließlich der Abschlußbeobachtung auf 4 Monate bemessen, beträgt aber häufig sehr viel mehr und kann sich auch bei sachgemäßer Behandlung auf Jahre erstrecken.

In je einem Falle wird von A. EPSTEIN ein 8-, von BUMM, BARNETT, LEES, HAASE (s. S. 713) ein 6jähriges Fortbestehen der Krankheit berichtet.

LEWINSKY meint, daß das Ergriffensein einer im Verhältnis großen Schleimhautoberfläche den Immunitätsgrad ändert und den Ablauf beeinflußt; als eine Bestätigung dieser Annahme könnte die Beobachtung gelten, daß schwere gonorrhoische Allgemeinerkrankungen auffallend viel häufiger im Anschluß an Infektionen der anderen Schleim- und der Lidbindehäute sowie bei Erkrankungen mit unklarer Eingangspforte eintreten als bei primären Genitalerkrankungen und daß Infektionen durch Stuprum, bei denen es leicht zu Verletzungen kommt, die einen unmittelbaren Übergang von Gonokokken in die Blutbahn ermöglichen, oft schwer und septisch verlaufen.

Ein besonderes Charakteristikum der Vulvovaginitis infantum ist die *große Neigung zu Exacerbationen* während des Verlaufs *und zu Rückfällen* nach anscheinender Heilung; dabei handelt es sich in der Regel nicht um ein Wiederaufflackern eines Krankheitsprozesses in Vulva und Vagina selbst, sondern um eine frische Infektion der bereits geheilten Schleimhaut von anderwärts lokalisierten Gonokokkenherden aus. Interkurrente Infektionskrankheiten und Vernachlässigung der Körperpflege wirken prädisponierend. Die Rezidive treten meist durch starke Sekretion klinisch deutlich in Erscheinung, können aber auch nur mit einer leichten Vermehrung der Absonderung, die sich für die Umgebung lediglich durch die bekannten Flecken in der Wäsche bemerkbar macht, einhergehen und dann überhaupt übersehen werden. Ausschlaggebend ist der Gonokokkenbefund, der fast immer ohne Schwierigkeit zu erbringen ist.

Die *Häufigkeit* der Rückfälle ist abhängig von dem *Alter* der Kinder, der *Ausdehnung des Krankheitsprozesses*, dem *Zeitpunkt* des Einsetzens *der Behandlung und deren Art und Dauer* sowie der *Genauigkeit der Abschlußuntersuchung.* Bei gut behandelten Kindern unter einem Jahr sind Rezidive selten, bei den übrigen kommen aber selbst nach sachgemäßer, systematisch durchgeführter Behandlung und genauen, unter Zuhilfenahme von Kulturverfahren und Provokationsmaßnahmen angestellten Kontrolluntersuchungen recht oft Scheinheilungen vor. Nach BROWN sollen auch jahreszeitliche Unterschiede bestehen, insofern im Sommer Rezidive zahlreicher sind.

Über die Häufigkeit von Rückfällen finden sich in der Literatur folgende Angaben:

Bei Nachuntersuchungen von als geheilt entlassenen Mädchen fanden auf Hundert berechnet rückfällig krank BIRGER 48,5, MATTISSOHN 26,0, WOLFFENSTEIN 37,0, PONTOPPIDAN 16,7, BOCK 13,2, SCHLASBERG 58,9, MEYERSTEIN 75,0, BUSCHKE und GUMPERT 24,1, WLASSOW 34,2, ARIJEWITSCH 45,2, FESSLER 20,0, T. J. WILLIAMS 16,0, NOTES 6, BROWN 51,9 RIDLER 16,0; das ergibt auf die Gesamtzahl berechnet 24,9%.

Zu diesen statistischen Angaben ist zu bemerken, daß sie einmal nicht der wirklichen Ziffer der Rezidive in dem Material der einzelnen Autoren entsprechen, weil stets nur ein Teil der als geheilt entlassenen erfaßt ist, und zweitens, daß die Zahlen der verschiedenen Berichte ohne weiteres untereinander nicht vergleichbar sind, weil die Art der Behandlung, die Länge der Beobachtungszeit, auch die Auffassung des Begriffs Heilung und Rückfall zu unterschiedlich gehandhabt sind. Aber die Zusammenstellung zeigt doch eindeutig, daß Rückfälle in einem hohen Prozentsatz eintreten.

Die *Frist*, innerhalb deren eine Vulvovaginitis nach anscheinender Heilung rückfällig werden kann, schwankt recht erheblich; sie beziffert sich in den meisten Fällen auf Wochen oder wenige Monate, kann aber auch Jahre betragen.

Lojander sah $1/4$ aller Rückfälle in den ersten 4 Wochen nach Aussetzen der Behandlung, $3/4$ erst später auftreten, Dulitzkij und Vvedenskaja fanden 10,9% innerhalb von 3 bis 12 Monaten nach der unter Zuhilfenahme provokatorischer Maßnahmen angenommenen Heilung, Stümpke berichtet, daß nach 12 bis 15 negativen Präparaten noch in 22% Gonokokken wieder auftraten, Ridler stellte innerhalb des 1. Jahres 14%, im 2.—4. Jahre noch weitere 2% Rezidive fest; Kroemer beobachtete bei einem erstmalig erkrankten, lange und intensiv behandelten Mädchen nach einjährigem völligen Freisein ein erstes und nach weiterer zweijähriger Latenz ein zweites Rezidiv.

Die *äußere*, Rückfälle hervorrufende *Veranlassung* ist oft nicht ersichtlich; körperliche Anstrengungen und sonstige Reizungen können eine auslösende Rolle spielen.

A. Epstein berichtet, daß bei einer nach 4 Wochen klinisch geheilten Neugeborenen die Gonorrhöe mit den ersten Gehversuchen wiederkehrte und nun einer 4jährigen Behandlung bedurfte, und daß bei einem 8jährigen Mädchen unter Einwirkung von Eisenbädern nach einer 4jährigen Latenz erneut gonokokkenhaltiger Ausfluß sich einstellte. Vielfach sind im Verlauf fieberhafter Infektionskrankheiten rückfällige Vulvovaginitiden beschrieben. Von amerikanischen Autoren werden Rezidive wie auch hartnäckiger Verlauf zu einem Teil mit Masturbation in Verbindung gebracht.

Ausgangsorte der Rückfälle sind verbliebene Krankheitsherde im Genitaltraktus, dessen einzelne Organe aber in einer sehr verschiedenen Häufigkeit beteiligt sind.

Die *Vulva* kommt für Rezidive kaum in Betracht. Die äußere Haut der Geschlechtsorgane kehrt in der Regel nicht nur schnell, sondern auch endgültig zur Norm zurück, ohne daß in ihr lokalisierte Herde erhalten bleiben, und wird anscheinend auch widerstandsfähiger gegen erneute Keimansiedlung; Exacerbationen stellen in der Hauptsache sekundäre Entzündungen dar; für diese Auffassung spricht jedenfalls der rasche klinische Ablauf.

Auch die *Vagina* wird gewöhnlich durch eine gründliche und lange fortgesetzte Behandlung restlos von den Gonokokken befreit, so daß von ihr aus Rückfälle nicht entstehen. Allerdings ist Voraussetzung, daß endgültige Heilung erst auf Grund einer peinlich genauen Beobachtung nach Aussetzen der Therapie angenommen wird. Denn die anatomischen und physiologischen Eigenschaften des kindlichen Vaginalrohrs begünstigen nicht nur die Ansiedlung, sondern auch die Persistenz der Keime in den vielen Falten und Krypten, besonders auch der Portio vaginalis, und vielleicht auch in lokalisierten gonokokkenhaltigen Schleimhautherden, wie sie Iwanow bei Erwachsenen nachgewiesen hat, oder in Erosionen und Ulcerationen. Demgegenüber ist aber die Scheide der Untersuchung auf Heilung gut zugänglich und wird als Hauptsitz der Erkrankung auch regelmäßig einer genügenden Abschlußkontrolle unterzogen, so daß Gonokokken, selbst wenn sie nur von Zeit zu Zeit an die Oberfläche treten, der Feststellung nicht leicht entgehen können.

Erkrankungen der *Urethra* kommen in der Mehrzahl der Fälle — wohl auch ohne jede Lokalbehandlung — zur Heilung, aber sie können auch chronisch werden; in diesem Falle entgehen sie leicht der Beobachtung, und dann ist es nicht ausgeschlossen, daß sie, ebenso wie in vereinzelten Fällen infizierte Skenesche und Bartholinsche Drüsen zu einem Neuausbruch der Vulvovaginitis führen (Asch, Schlasberg).

Ist somit zuzugeben, daß gelegentlich von den angeführten Stellen aus Rezidive sich entwickeln, so nehmen sie jedoch nach dem übereinstimmenden Urteil aller Autoren zumeist nicht von diesen, sondern von denjenigen Organen ihren Ausgang, die für Diagnose und Therapie schwer zugänglich sind und oft ohne Vorhandensein irgendwelcher Symptome Gonokokken beherbergen; es sind dies das *Rectum* und vor allem die *Cervix*.

Die *Proctitis*, welche meist keine subjektiven und objektiven Krankheitserscheinungen macht und daher häufig übersehen wird, heilt selten spontan und ist auch bei intensiver Behandlung sehr hartnäckig; ihr wird daher von vielen Seiten (FLÜGEL, KAUMHEIMER, BIRGER, WOLFFENSTEIN, WELDE, VALENTIN, STÜMPKE, BOAS, LAUTER, GLINGAR, FRASER, MEYERSTEIN, FESSLER) ein großer Anteil an dem Wiederaufflackern von Vulvovaginitiden zugeschrieben.

VALENTIN z. B., welche übrigens bei chronischer Gonorrhöe in der Cervix nie Gonokokken nachweisen konnte, sah in allen von ihren 61 Fällen, die im Mastdarm positiven Befund behalten hatten, Rezidive der Genitalblennorrhöe auftreten, während die Kinder mit negativen Präparaten gesund blieben; nur 2 Mädchen machten eine Ausnahme, diese waren aber durch reichliche Leukocytenabsonderung verdächtig gewesen und zeigten nun nach Wiederausbruch der Vulvovaginitis auch im Rectum positiven Befund. — LAUTER beobachtete gleichfalls bei fortbestehender Rectalgonorrhöe nach Ausheilung von Vulva, Vagina und Urethra ein Rezidiv der Vulvovaginitis.

Die *Endocervicitis* heilt bei lange fortgesetzter Vaginalbehandlung in vielen Fällen spontan aus, wird aber nicht selten chronisch und kann dann jahrelang bestehen bleiben und Neuinfektionen der Scheide verursachen. Diese Auffassung hatten schon auf Grund klinischer Beobachtungen und vereinzelter mikroskopischer und histologischer Befunde eine Anzahl Autoren vertreten; den Nachweis, daß die Cervicitis für das Chronischwerden der Erkrankung und damit für das Rezidivieren von ausschlaggebender Bedeutung ist, erbrachten systematisch durchgeführte mikroskopische und bakteriologische Untersuchungen (TOMMASI und BARBIERI, SCHLASBERG, NORRIS und MIKELBERG, SCOMAZZONI, SCUDDER, MAZER (Diskussion zu P. F. WILLIAMS), KAHN und JASKOLKO).

Besonders lehrreich ist die Beobachtung von SCHLASBERG: Bei 7 von 12 klinisch geheilten Kindern wurden in der Cervix noch Gonokokken (5mal mikroskopisch und kulturell, 2mal nur kulturell) nachgewiesen und späterhin auch Rückfälle festgestellt, die übrigen blieben gesund.

Die mit der Geschlechtsreife einhergehenden, anatomischen und biologischen Veränderungen der Genitalien bedingen einen Wechsel des Charakters der klinischen Erscheinungen und damit auch der Rückfälle. Auch kann als Norm angenommen werden, daß eine kindliche Gonorrhöe die Menarche nicht überdauert; nur in Ausnahmefällen ist ein Fortbestehen in das Pubertätsalter hinein beschrieben, worüber im Abschnitt „Prognose" noch einiges zu sagen sein wird.

Über *Spontanheilung* der Vulvovaginitis findet sich nur ein beweiskräftiger Bericht.

Bei einem nur vorübergehend lokal, dann lediglich symptomatisch behandelten Säugling war nach 14monatigem Bestehen die Gonorrhöe der Vulva, Vagina, Urethra und des Rectums dauernd geheilt (DRESEL).

Weitere Mitteilungen gründen sich lediglich auf einmalige Nachuntersuchungen und können daher für die Frage der Selbstheilung nur unter Vorbehalt verwertet werden.

So fanden MATTISSOHN und PONTOPPIDAN 1 und 2 Mädchen, welche mehrere Jahre vorher mit positivem Gonokokkenbefund entlassen und nicht weiter behandelt waren, klinisch und bakteriologisch frei von Erscheinungen.

Demgegenüber haben Versuche von ARIJEWITSCH, durch monatelange stationäre Behandlung mit Bettruhe und allgemeinen hygienischen Maßnahmen Heilung zu erzielen, ein völlig negatives Ergebnis gehabt; es traten zwar regelmäßig Besserungen und einige Male auch scheinbare, niemals aber bakteriologische Dauerheilungen ein.

Aus allen Beobachtungen ergibt sich daher die Folgerung, daß Selbstheilungen bei Vulvovaginitis zu den allergrößten Ausnahmen gehören.

Der *Verlauf der Komplikationen* der Vulvovaginitis ist bereits bei den Symptomen eingehend besprochen. Es sei nur nochmals folgendes hervorgehoben: im Verhältnis zu der Häufigkeit, mit der die Cervix als ergriffen anzusehen ist, ascendiert der Prozeß selten; Zeit und Art des Aufsteigens ist in den einzelnen Fällen verschieden, es erfolgt bald kurz nach dem Beginn, bald erst nach wochen- und monatelangem Bestehen der Erkrankung; Komplikationen können stürmisch und unter den bedrohlichsten Erscheinungen einsetzen, aber auch ganz allmählich und ohne wesentliche klinische Symptome sich entwickeln.

Die *Ursache für das Aufsteigen und den verschiedenartigen Verlauf* ist nicht immer klar zu ersehen. Die bei Erwachsenen prädisponierenden Momente (Menstruation, Puerperium, Coitus usw.) fehlen; für das Ascendieren scheinen *antiperistaltische Uteruskontraktionen*, die, wie Vogt sowie Hinselmann und Corallus nachgewiesen haben, auf Reizung der Portio eintreten und den Cervixinhalt nach der Gebärmutterhöhle hin befördern, eine Rolle zu spielen; in diesem Sinne wären unzweckmäßiges Verhalten der Kranken und mechanische und thermische Reizungen der Portio bei der Behandlung (Vaginalspülungen unter hohem Druck und andere ungeeignete lokaltherapeutische Maßnahmen, intracervikale Behandlung usw.) als auslösende Ursachen anzusehen. Tatsächlich lehrt die Erfahrung, daß ungeschickte bzw. zu energische Therapie zur Propagation des Prozesses beitragen kann. Möglich wäre auch, daß schon eine tiefgehende Entzündung der Cervixschleimhaut bzw. eine starke Eiterung derartige antiperistaltische Gebärmutterbewegungen hervorzurufen imstande ist.

Sharp glaubt, daß die gonorrhoische Infektion der Kinder *jahreszeitlichen Schwankungen* unterliegt und im Sommer ihr Maximum erreicht. Die nach den einzelnen Vierteljahren zusammengestellten Zahlen (65, 53, 79, 50) erscheinen nicht sehr beweisend; B. Epstein fand (8, 10, 4, 21 in den einzelnen Vierteljahren einer sich über 10 Jahre erstreckenden Statistik von Hospitalinfektionen) die Höchstziffer in den Monaten Oktober bis Dezember, Hennig im Monat April, Descroizelles im Frühling und den ersten Sommermonaten.

VI. Diagnose.

Der *Gonokokkennachweis* ist im *akuten Stadium* der Vulvovaginitis mikroskopisch und kulturell leicht zu erbringen, nur bei Kindern unter einem Jahre soll er nach Sharp gelegentlich Schwierigkeiten bereiten.

Selbst da, wo bakteriologisch Mischinfektionen vorliegen, sieht man in Ausstrichen fast ausschließlich Tripperkeime. Sind bei akuten Genitaleiterungen lediglich andere oder überhaupt keine Bakterien vorhanden, so ist Gonorrhöe unwahrscheinlich, doch sind auch dann wiederholte Untersuchungen erforderlich. Im Mastdarm ist das Vorhandensein zahlreicher Leukocyten beim Fehlen von Oxyuren, Prolaps und Darmkatarrhen für Gonorrhöe verdächtig.

Im *subakuten* und *chronischen Stadium* sowie bei *behandelten Fällen* ist die Diagnose oft nicht leicht, weil meist eine Menge der verschiedenartigsten Bakterien vorhanden ist, unter denen einzelne Diplokokken nicht nur verschwinden, sondern ihrer Art nach auch schwer zu bestimmen sind.

Zur *Identifizierung* der Gonokokken ist mindestens *Gramfärbung* erforderlich, besser noch das *Kulturverfahren* heranzuziehen. Eine von diesen beiden Methoden ist unerläßlich, weil der Befund bei Kindern auch dann nicht völlig eindeutig ist, wenn typische, kapselfreie, kaffeebohnenförmig und in senkrechter Achsenstellung zueinander gelagerte Diplokokken von gleicher Größe und Färbbarkeit vorhanden sind und andere Bakterien fehlen oder ganz zurücktreten. Denn es können Vulvovaginitiden auch durch Diplokokken hervorgerufen werden, die Gonokokken morphologisch bei Löfflerfärbung durchaus gleichen (Koplik, Heimann, Tsoumaras, Clauberg). Diese sog.

Para- oder *Pseudogonokokken* liegen auch extra- und intracellulär und in Haufen, sind aber grampositiv, wachsen reichlich und schnell auf den gewöhnlichen Nährböden und können für die Genitalien der Mädchen pathogen sein, eine ausgesprochene Leukocytose mit Verdrängung der Saprophyten hervorrufen und somit zu Erscheinungen führen, die sich klinisch in nichts von echten Trippererkrankungen unterscheiden, während sie bei Übertragung auf die Lidbindehäute und die männliche Urethra nicht oder nur wenig virulent sind.

Mit den bei Erwachsenen (DELBANCO und LORENZ, WICHMANN und SCHLUNK, WOLFF) und Kindern (LEWINSKY) gefundenen und den bei langdauernder, einförmiger Therapie (TSCHUMAKOW) im Verlauf der Vulvovaginitis beobachteten, grampositiven (sog. ASCHschen) Diplokokken sind sie nicht identisch, denn das sind mehr oder minder harmlose, bei Übertragungen höchstens leichte Schleimhautkatarrhe hervorrufende, aber oft recht therapieresistente Schmarotzer. Daß es sich bei diesen, wie vielfach angenommen wird, um färberische Abweichungen, Degenerations- und Mutationsformen der Gonokokken handelt, ist nicht bewiesen. Keinesfalls ist bisher eine Rückwandlung solcher grampositiver Diplokokken festgestellt. Eingehende kulturelle Untersuchungen darüber, ob während der Behandlung bei Patienten an den Kokken sich eine Änderung vollzieht und ob im Experiment Gonokokken unter den verschiedensten schädigenden Einflüssen variabel sind, insbesondere ob grampositive oder auch gramnegative, aber von Gonokokken abweichende Diplokokken in Gonokokken übergeführt werden können, sind vollständig negativ ausgefallen (RUYS); es kam wohl zur Bildung von Degenerationsformen, nie jedoch zu einer Änderung ihres Verhaltens hinsichtlich der Gramfärbung. Allerdings muß diese nach einer bestimmten Methode mit stets gleichen Färbe- und Entfärbezeiten gemacht werden. RUYS empfiehlt die Methode von VAN LOGHEM; andere Methoden, besonders längere Entfärbung, zeigten oft gramnegative Diplokokken, wo nach VAN LOGHEM keine Entfärbung eintrat und die Kultur keine Gonokokken ergab.

Jedenfalls sind die nach GRAM unterschiedlich gefärbten Diplokokken auseinander zu halten, und man kann LEWINSKY nicht folgen, wenn er auf Grund von 2 Fällen, in denen er einen anfangs grampositiven Befund in einen gramnegativen umschlagen sah, beim Vorhandensein gonokokkengleicher grampositiver Diplokokken Gonorrhöe annimmt.

Grampositive Diplokokken vom Aussehen der Gonokokken finden sich auch im Genitalsekret gesunder (ARIJEWITSCH, CLAUBERG) und mit banalem Fluor behafteter Kinder (CLAUBERG), gramnegative Diplokokken, die morphologisch und kulturell zu Verwechslungen mit Gonokokken hätten Anlaß geben können, konnten SCUDDER, WYNKOOP, CATHALA und LANTUÉJOUL und SEYDEL bei Gesunden nicht nachweisen; letztere sahen zwar Diplokokken, auch solche, die mit Gonokokken Ähnlichkeit hatten, vergesellschaftet mit anderen Bakterien ziemlich oft, aber nie in Häufchen oder intracellulär gelagert, so daß sie sie stets deutlich von Gonokokken unterscheiden konnten.

Da Vulvovaginitisfälle nicht selten forensisch werden, empfiehlt es sich, ein Präparat als Beweisobjekt aufzubewahren und auch im Krankenblatt einen Vermerk über den Zustand des Hymens und etwa auf Stuprum hindeutende Verletzungen zu machen. Bei der Beurteilung des Befundes bleibt aber zu berücksichtigen, daß bei Vergewaltigung der Hymen unversehrt sein und Erscheinungen von Gewalteinwirkung fehlen können, und daß andererseits Deflorationserscheinungen auch als Folge der Masturbation gefunden werden und daher einen sicheren Beweis für Notzucht nicht abgeben. Daß den Angaben der Kinder und auch oft der Eltern mit größter Skepsis begegnet werden muß, ist schon betont.

Wichtig ist, daß stets *alle* für die Kindergonorrhöe in Betracht kommenden *Lokalisationen*, grundsätzlich also auch *Urethra* und *Rectum* und, falls klinische Anzeichen für ihre Erkrankung vorhanden sind, die *Vorhofsdrüsen* der bakteriologischen Untersuchung unterworfen werden, und daß bei nachlassender Eiterung verfeinerte Methoden zur Sekretgewinnung herangezogen werden.

Die Präparatentnahme erfolgt am besten in erhöhter Steißlage, möglichst bevor die Kinder uriniert haben und gewaschen worden sind.

Bei reichlicher Eiterung braucht in die *Vagina* und *Urethra* nicht eingegangen zu werden; schon bei Druck auf den Damm, beim Husten oder Schreien entleert sich genügend Sekret aus den Mündungen. Bei nachlassender Eiterung geschieht die Abnahme — in der Vagina sind die geeignetsten Stellen die hinter dem Hymen gelegenen Nischen und das Scheidengewölbe — mittels löffelartiger Sonden, wie sie Asch, Guttmann, Dietel angegeben haben, oder mittels der von Janson beschriebenen spiralig geriffelten Holzstäbchen. Im chronischen Stadium ist die *Auswisch-* und *Spülmethode* empfehlenswert. Erstere — sterile Wattestieltupfer werden in das Scheidengewölbe eingeführt und einige Male unter leichtem Druck, aber ohne Blutung zu verursachen, herumgedreht — übertrifft nach Blum und v. Pourtales die übrigen Methoden an Ergiebigkeit; ob allerdings die Ansicht von Blum zutrifft, daß dabei auch Cervixsekret erhalten wird, erscheint fraglich. Mazer (Aussprache zu P. F. Williams) und Haskin raten, die Vagina mit Kochsalzlösung auszuspülen und das Zentrifugat bzw. die in der Spülflüssigkeit schwimmenden Flocken zu untersuchen; Haskin konnte auf diese Art noch in etwa 25% Gonokokken nachweisen, wo andere Methoden versagt hatten. Norris empfiehlt Entnahme der an der Vaginalwand festhaftenden Flocken unter Leitung des Endoskops.

Die Sekretabnahme aus dem *Rectum* erfolgt vielfach mit dem Salbenlöffel; bequemer und ergiebiger ist die von Glingar angegebene Spülmethode — etwa 50 ccm lauwarmen Wassers werden durch einen Katheter eingespritzt, wieder aufgefangen und sedimentiert —, mit der recht gute Resultate erzielt werden; Ruys und Jens entnehmen bei offengehaltenem After mit der Öse; in besonders hartnäckigen Fällen, in denen es gilt, die festhaftenden Schleimhautauflagerungen zu gewinnen bzw. den Sitz der Herde festzustellen und evtl. einer intensiveren Lokaltherapie zu unterwerfen, wird man der Endoskopie nicht entraten können, die nach Jodalevič und Kausman bei Ausführung in Knieellenbogenlage die wenigsten Beschwerden macht.

Eine Präparatentnahme aus der *Cervix* wird im akuten und subakuten Stadium meist abgelehnt, weil sie nur wissenschaftliche Interessen verfolgt und eine Verwertung für die Therapie nicht zur Folge hat. Wenn es jedoch nach Abklingen der entzündlichen Erscheinungen darauf ankommt, die erfolgte Heilung festzustellen oder die Ursache eines hartnäckigen Verlaufs bzw. von Rezidiven aufzudecken, ist die Einführung eines Vaginoskops angezeigt, welches auch gleichzeitig ermöglicht, auf lokalisierte Herde in der Vagina zu achten, von denen ein Aufflackern des Entzündungsprozesses gelegentlich ausgehen kann. Man benutzt dazu die Simonschen Harnröhrenspekula oder nach dem Muster der gebräuchlichen Urethroskope angefertigte Kindermodelle; ein besonderes Vaginoskop mit spreizbaren, die Schleimhaut gut sichtbar machenden Branchen hat Tommasi konstruiert. Es ist aber jedes Instrument brauchbar, das in Form und Größe der kindlichen Scheide angepaßt ist und ohne Verletzung des Hymens eingeführt werden kann. Dobszay hat gleichfalls eine Serie von für alle Organe jeder Altersklasse verwendbaren Endoskopen konstruiert und gefunden, daß bei Anwendung derselben im subakuten und chronischen Stadium die Ausbeute an positiven Präparaten aus Vagina, Urethra und Rectum sehr viel größer ist, hält es aber für ausgeschlossen, in der Präpubertät aus der Cervix Sekret, das nicht mit Vaginalabsonderung vermischt ist, zu gewinnen, weil ein Eindringen mit der Öse in den Cervicalkanal des Kindes ohne Verletzung unmöglich sei.

Eine Untersuchung von Rectum und Cervix ist auch dann vorzunehmen, wenn unklare Symptome (öfteres Wundsein, Flecke in der Wäsche, Harnbeschwerden und sonstige Sensationen an den Genitalien) auf eine versteckte, vernachlässigte oder verheimlichte Gonorrhöe verdächtig sind, der Befund in Vagina und Urethra aber negativ ist. Wie leicht bei Unterlassung einer systematischen Untersuchung eine Gonorrhöe übersehen werden kann, zeigt Flusser an 2 Beispielen.

In dem einen Falle wurde, trotzdem leichte Erscheinungen von Vulvitis sogar einen Hinweis gaben, die Ätiologie einer wiederholt rückfälligen fieberhaften Pyurie nicht erkannt, bis das Hinzutreten einer Monarthritis zur Aufklärung führte, und in dem anderen Falle bestanden ein Jahr lang Harnbeschwerden, der Katheterurin war negativ; erst dann wurde durch einen Harnröhrenabstrich die Diagnose gestellt.

Die Untersuchung der Präparate erfordert in den späteren Stadien viel Geduld, und es ist immer die Durchsicht einer ganzen Reihe von Abstrichen notwendig, ehe man bei negativem Befund auch nur mit einiger Sicherheit das Fehlen von Gonokokken annehmen darf.

Eine Zusammenstellung der Untersuchungsergebnisse enthalten die Arbeiten von Brown und Trachtenberg. Ersterer gelang der Nachweis der Gonokokken in 40% der Fälle erst nach wiederholten Untersuchungen, einmal sogar erst nach 9 Monaten; Trachtenberg mußte die Untersuchung in 67,7% mehr oder weniger oft wiederholen, noch in 8,9% hatte er erst im 9. Präparat einen positiven Befund.

Verdächtig ist das Vorhandensein zahlreicher Leukocyten und der regelmäßige Befund von einzelnen, auch extracellulär gelagerten Diplokokken. Das Vorherrschen von Epithelien spricht nicht gegen Gonorrhöe. *Eosinophilie* der Absonderung ist nach DACHŠLEJER diagnostisch verwertbar. FRASER bringt alle Genitaleiterungen, welche vorwiegend Staphylokokken, Streptokokken, diphtheroide Stäbchen und Colibakterien enthalten, in Beziehung zur Gonorrhöe (latente oder postgonorrhoische Erkrankung).

Erleichtert wird die Diagnose durch das Auftreten von Rückfällen und künstlich hervorgerufenen Exacerbationen (*Provokationen*, s. S. 759).

Zur Abgrenzung der Gonokokken gegen andere Diplokokken und zur Feststellung des Vorhandenseins von Gonokokken in einem Bakteriengemisch besitzen wir ein wichtiges Hilfsmittel in dem *Kulturverfahren* (Ascites-LEVINTHAL-Agar und Blut-Wasser-Agar). Leider ist dies aber bisher noch nicht allgemein, sondern nur in Kliniken mit entsprechend eingerichteten Laboratorien verwendbar und auch mangels eines elektiven, das Wachstum der anderen Bakterien hemmenden Nährbodens noch nicht sicher genug. Es gibt befriedigende Ergebnisse bei Anwesenheit zahlreicher Gonokokken, also im akuten Stadium, und wird von CIANI, RUYS, v. GUTFELD als Regelmethode gefordert, versagt aber verhältnismäßig oft bei Überwiegen der anderen Keime, d. h. gegen Ende der Erkrankung, wenn es darauf ankommt, durch Züchtung die schwierige Frage zu klären, ob ein mikroskopisch negativer Befund auch wirklich Heilung bedeutet.

T. J. WILLIAMS, STEIN und LEVENTHAL und SERED, SHARP hatten negativen Kulturbefund stets bei negativen, aber auch bis zur Hälfte der Fälle bei positiven Präparaten; BROWN fand die Züchtung der mikroskopischen Untersuchung oft unter-, in einzelnen Fällen aber überlegen; KONRAD bekam mit beiden Verfahren ziemlich übereinstimmende Ergebnisse; FRASER, v. GUTFELD, RUYS konnten vielfach mittels Kultur Gonokokken nachweisen, wo Ausstriche versagten; RUYS und JENS berichten, daß bei Rectalgonorrhöe (besonders im Verlauf und bei Behandelten) die Kultur bessere Resultate gibt.

Eine absolute Überlegenheit über die mikroskopische Untersuchung kommt dem Kulturverfahren also nicht zu, der ausschlaggebende Vorzug beruht auf der Zuverlässigkeit hinsichtlich der Diagnose, die bei positivem Ausfall, besonders wenn zur Unterscheidung von anderen gramnegativen Diplokokken die Gärungsprobe herangezogen wird, absolut gesichert ist.

Die Kulturmethode findet ferner Anwendung zur Untersuchung von Blut und Exsudaten bei Allgemein- und Herderkrankungen, bei denen eine Gonorrhöe ursächlich in Betracht gezogen werden muß. Meist handelt es sich dabei um die Unterscheidung gonorrhoischer Entzündungen des Bauchfells von Peritoniden, die vom Darm ausgehen oder durch Pneumokokken hervorgerufen sind, oder des Tripperrheumatismus von Polyarthritis rheumatica.

Die *Komplementbindungsreaktion* ist auch bei der Vulvovaginitis der Kinder im ganzen spezifisch; COHN und ROSOWSKY geben 11%, FESSLER 5,7% unspezifische Resultate an; sie ist aber in noch eingeschränkterem Maße verwertbar als bei Erwachsenen. Denn sie ist selbst bei langdauernden und mit Exacerbationen einhergehenden Erkrankungen (SHERMAN und NORTON, FESSLER) verhältnismäßig oft negativ oder nur schwach positiv bzw. zweifelhaft.

Über die Häufigkeit finden sich Angaben bei KOLMER und BROWN (5 positiv unter 10 Fällen), SHARP (9 : 15), IRONS und NICOLL (17 : 35), AMBROSOLI (0 : 74), BRÜNAUER und MÜLLER und OPPENHEIM (0 : 8), M. FISCHER (3 : 12), v. HEINER (5 : 6) SHERMAN und NORTON (18 : 28), ZOON (3 : 95), FREUDENTHAL und FISCHER und STERN (3 : 12), BROWN (30 : 38), BLUMENTHAL (60%), FREUDENTHAL und HEYMANN (4 : 13), KARISCHEWA (in akuten Fällen nie, in chronischen 70%), NOVOTEL'NOVA und BIBINOVA (78 : 211), THORN (2 : 4), COHN und ROSOWSKY (46 : 62), KRISTJANSEN und KRISTENSEN (2 : 3), KRISTJANSEN

(7 : 12), Fessler (31 : 50); das ergibt im Durchschnitt die niedrige Ziffer von 38%. Dabei ist zu beachten, daß auf der einen Seite akute und chronische Fälle nicht auseinander gehalten sind, was die Statistik verschlechtert, daß aber auf der anderen Seite auch die schwachen Reaktionen als positiv mitgerechnet sind, so daß dadurch ein gewisser Ausgleich geschaffen ist.

Der hohe Hundertsatz an negativen und schwachpositiven sowie mittelstark positiven Reaktionen wird mit der bei Kindern noch ausstehenden serologischen Reife, der noch ungenügenden Antikörperbildung erklärt.

Komplementbindung beginnt im allgemeinen nicht vor Ablauf der 4. Krankheitswoche; es sind aber schwachpositive Reaktionen bereits 6—8 Tage (v. Heiner) und 1—1$^1/_2$ Wochen nach Krankheitsbeginn (Cohn und Rosowsky) beschrieben.

Säuglinge und Kleinkinder unter 5 Jahren reagieren nach Schwartz und McNeil, Sherman und Norton, Syffert überhaupt nicht oder nur ganz schwach; auch Bell und Clements konnten bei einem Säugling mit Ophthalmoblennorrhöe und gonorrhoischer Polyarthritis in wiederholten Untersuchungen keine Komplementbindung nachweisen. Demgegenüber vermochte Fessler einen Einfluß des Alters nicht festzustellen und es berichten über positiven Befund McNeil bei 8 Kindern von 1—3 Jahren, Sharp bei Kindern unter 3 Jahren, Kristjansen bei einem 14 Monate alten Mädchen.

Die meisten Autoren geben an, daß die Komplementbindung die Krankheit überdauert; v. Heiner sah sie dagegen nach 4—6wöchigem Bestehen noch vor dem Schwinden der Gonokokken negativ werden.

Die auffallende Verschiedenheit der Ergebnisse und ihrer Beurteilung erklärt sich einmal daraus, daß die Prüfung der Leistungsfähigkeit von verschiedenen Gesichtspunkten aus erfolgte, und dann daraus, daß eine verschiedene serologische Technik und Methodik und verschiedene Arten von Antigenen angewendet wurden. Gerade auf die Wahl der Antigene wird von einzelnen Untersuchern großer Wert gelegt.

Auf Grund von Serienuntersuchungen, deren Ergebnis allerdings mit denen der meisten Autoren in Widerspruch steht, und noch letzthin von Schultz und Anderson und Stein, Scudder, Ambrosoli, T. J. Williams bestritten wird, behaupten Frassi, Kurzweil und Saxl, Pearce, Lynch, daß ein *biologischer Unterschied* zwischen den morphologisch gleichen Gonokokken der Erwachsenen und Kinder besteht — nur die Gonokokken der Augenblennorrhöe der Kinder zeigen nach Pearce Erwachsenentyp —, und daß sich demgemäß auch hinsichtlich der Komplementbindung und Agglutination die Seren der Vor- und Nachpubertätszeit verschieden verhalten; Kinderseren, die gegen den eigenen Stamm Ablenkung gaben, reagierten allenfalls noch mit Antigenen anderer Kinder, aber nicht mit denen Erwachsener. Gleiche Befunde erhoben auch Bonacorsi, Velasco Blanco und Villazon, während Torrey und Buckell das Vorhandensein serologischer Unterschiede nicht feststellen konnten.

Die Widersprüche in den Beobachtungen bedürfen noch weiterer Klärung. Als gesichert kann angenommen werden, daß die Reaktion in einer Reihe von Fällen auch bei langdauernden und tiefgreifenden Prozessen versagt, daß sie in einem gewissen Umfang wohl auch von dem Alter der Mädchen abhängig ist, und daß Auto- und von Kindern stammende Heterovaccinen im ganzen bessere Resultate geben. Eine positive Reaktion sichert bei zweifelhaften Vulvovaginitiden, Peritonitiden und sonstigen Herderkrankungen unklarer Genese die Diagnose; ein negatives Ergebnis spricht selbst bei langdauernden Erkrankungen und Rezidiven nicht gegen Gonorrhöe; ein Negativwerden der vordem positiven Reaktion bedeutet nicht ohne weiteres Heilung; ein Positivbleiben nach Heilung kommt vor, darf aber in prognostischer Hinsicht nicht überschätzt werden.

Mascall fand positive Komplementbindung mit Gonokokkenantigen auch bei Infektionen mit Mikrococcus catarrhalis und macht darauf aufmerksam, daß sie zur Abgrenzung gegen diese Kokken nicht verwendbar ist.

Die *Intracutanreaktion* ist nach Borjn und Šerišorin besonders in prognostischer Hinsicht brauchbar, weil sie mit dem Schwinden der Gonokokken negativ wird, nach Ambrosoli aber sehr unspezifisch; sie war bei kranken Mädchen in 68%, in 31% aber auch bei gesunden positiv; Gismondi lehnt sie gleichfalls wegen der großen Zahl positiver Reaktionen bei nicht gonorrhoischen Prozessen ab, ebenso die Agglutination und Präcipitation.

VII. Differentialdiagnose.

Bei Steißgeburten kann eine blutige Schwellung der Genitalgegend in den ersten Lebenstagen eine Entzündung der Geschlechtsteile vortäuschen (CATHALA und LANTUÉJOUL und SEYDEL).

Nicht gonorrhoische Vulvovaginitiden sind teils *katarrhalischer*, teils *bakterieller* Natur.

Ein von A. EPSTEIN, HANSEMANN, BUSCHKE, VASSIČ, CATHALA und LANTUÉJOUL und SEYDEL als Teilerscheinung der physiologischen Abschilferung der Haut und deren Ausstülpungen aufgefaßter, von FLUSSER auf Hormonwirkung zurückgeführter *desquamativer Katarrh* kommt bei Neugeborenen vor.

Er äußert sich in mäßiger Schwellung der Schamteile und Absonderung einer mehr oder weniger reichlichen, anfangs dicken, zähen, fadenziehenden, später mehr flüssigen, rahmähnlichen, Vaginal- und Uterushöhle ausfüllenden Masse, die bei Ikterus eitriges Aussehen annimmt; die Schleimhaut bleibt blaß, Blutungen sind beobachtet. Mikroskopisch finden sich zunächst nur Epithelien, dann ohne Änderung des zelligen Befundes in wechselnder Menge auch Bakterien. Die Sekretion schwindet durchschnittlich in 7—10 Tagen, kann aber bei schwächlichen Kindern auch länger andauern.

Eine vermehrte *physiologische Schleimabsonderung* ist im Beginn der Pubertät beobachtet und nicht selten als krankheitsverdächtig ärztlicher Begutachtung zugeführt (MACARTNY und FRASER).

Endogen bedingt, treten *schleimig-eitrige*, meist mit nur geringen Entzündungserscheinungen einhergehende *Scheidenausflüsse* auf bei *konstitutionellen Störungen*, exsudativer Diathese, Stoffwechselstörungen, Skrophulose, endogener Fettsucht, Anämie und Asthenie (BUSCHKE, CZERNY, NIEMANN — zit. GALEWSKY — KAHN, NOEGGERGATH und ECKSTEIN, SOLOMONOWITSCH) sowie bei *Psychopathen* (CZERNY, BIGLER, KLEINSCHMIDT, MEYERSTEIN); letztere werden als Sekretionsneurosen, hervorgerufen durch abnorme Innervation der Cervixdrüsen, aufgefaßt und bestehen oft bis ins Pubertätsalter hinein fort. Konstitutionell bedingte Erkrankungen schwinden mit dem Grundleiden; damit ist die Behandlung gegeben; lokal unterstützend wirken Bäder und Puderungen.

Sog. eruptive Vulvitiden entstehen bei *Dermatosen* (Dermatitis exfoliativa, Erythrodermia desquamativa, Pemphigus neonatorum, Ekzem) und *exanthematischen Krankheiten* (besonders Masern und Scharlach) durch Übergreifen des Ausschlages auf die Genitalien.

Diese Vulvitiden können klinisch unter dem Bilde einer Gonorrhöe verlaufen (HENOCH, GINDESS, SPAULDING, NOEGGERATH, MEYERSTEIN, TROILI); bei Infektionskrankheiten entstehen sie besonders im Desquamationsstadium durch Maceration des zarten neugebildeten Hautüberzuges. Abzugrenzen von diesen sind die Vulvitiden, welche durch Auftreten spezifischer Efflorescenzen bei Pocken, Varicellen, Vaccineinfektion (RILLE, POLANI, BERGLUND, LINDQUIST) entstehen, durch aphthöse Bläschen und Geschwüre (GINDESS, HEUBNER, NOEGGERATH, VEIT, SOLARI) oder typhöse und dysenterische Ulcerationen (BENNECKE) hervorgerufen werden. Die Schwere der Erkrankung richtet sich nach dem Grundleiden; starke Beschwerden machen oft die mit und ohne Stomatitis aphthosa einhergehenden aphthösen Vulvitiden (FLUSSER). Die Diagnose der eruptiven Vulvitiden macht keine Schwierigkeiten, die Therapie ist durch das Grundleiden vorgezeichnet.

Sodann rufen *exogene Ursachen* katarrhalische Vulvovaginitiden hervor, bei denen meist die schleimige, schleimig-eitrige oder auch eitrige Absonderung hinter den Entzündungserscheinungen zurücksteht.

Ungenügende Sauberhaltung kann bei Kleinkindern, die an sich, besonders infolge der in den ersten Lebenswochen stark vermehrten Smegmabildung (A. EPSTEIN, STÜMPKE, NOEGGERATH) zu intertriginösen Hautentzündungen neigen, und bei älteren Mädchen, wenn sie von langdauernden Krankheiten, vor allem Colicystitiden befallen werden, die Ursache sein. Impetigo und sonstige strepto- und staphylokokkogene Erscheinungen, Pedikulose,

Scabies kommen gleichfalls in Betracht. — *Fremdkörper*, die durch Zufall in die Vagina geraten bzw. absichtlich (z. B. Schriftröllchen, wie sie im Kriege zur Übermittlung von Spionagenachrichten Verwendung fanden (Offergeld), oder aus Spielerei, von älteren Kindern auch zu masturbatorischen Zwecken in einzelnen oder zahlreichen Exemplaren eingeführt sind, machen eine starke, bis zu ihrer Entfernung anhaltende Entzündung und Eiterung. Auf solche ist bei ätiologisch unklaren Vulvovaginitiden stets, auch bei Kleinkindern, zu fahnden; so stellte Stöber bei einem $2^1/_2$jährigen Mädchen etwa 30 Fremdkörper fest. Berichtet sind Obstkerne, Fruchtstiele, Holzsplitter, Streichhölzer, Sicherheits- und Haarnadeln, Eierschalen, Steinchen, Kohlestückchen, Münzen, Kornähren, Federkiele, Watte u. a. m., einmal auch bei einem 6jährigen Mädchen ein Blutegel, der wahrscheinlich beim Baden eingedrungen war und sich durch wiederholte Scheidenblutungen bemerkbar gemacht hatte (Lelli-Mami). — *Oxyuren* und *Trichomonas vaginalis* lösen ebenfalls Vulvovaginitiden aus; bei ersteren spielt der durch ihre Anwesenheit verursachte Juckreiz mit dem dadurch unvermeidlich verknüpften Kratzen eine wesentliche Rolle. Der ätiologische Zusammenhang ergibt sich aus der Erfahrung, daß mit der Beseitigung der Oxyuren die Erscheinungen und Beschwerden schwinden. Eosinophilie ist für die Annahme einer Oxyurenvaginitis verwertbar (Valentin). Nach Zusammenstellungen von Späth, Menzen, Velibril, Ense, Ruys waren von 258 Vulvovaginitiden nicht spezifischer Art 32 durch Madenwürmer hervorgerufen. Trichomonaden machen bei Kindern nicht nur recht starke, sondern auch meist sehr hartnäckige Katarrhe. — *Traumen* können ferner Vulvovaginitiden verursachen, und zwar sowohl *einmalige Verletzungen* (Fallen auf spitze oder eckige Gegenstände (Berggrün, Hennig), Rittlingsreiten bzw. -gleiten auf festen Gegenständen z. B. Treppengeländern, Stuprum und Coitusversuche von Kindern untereinander), als auch *chronische Reizungen* (Reiben festansitzender, derber Kleidungsstücke). Man findet in der Regel neben der allgemeinen Entzündung kleinere oder größere, oft recht schmerzhafte Excoriationen. Einer besonderen Aufmerksamkeit bedarf die in diese Gruppe gehörende, nicht seltene Vulvovaginitis masturbatorica, an die man, wenn andere Ursachen ausscheiden, stets denken soll; vielfach wird das Wesen der Kinder die Feststellung erleichtern, häufig aber eine genaue Überwachung nötig werden.

Bei den durch äußere Reize bedingten Vulvovaginitiden findet man mikroskopisch meist reichlich Epithelien, wenig Bakterien und Leukocyten; jedoch gibt es auch rein eitrige Formen, die dann klinisch sich von gonorrhoischen nicht unterscheiden. Vereinzelt ist auch eine Beteiligung der Urethra beobachtet.

Die *Behandlung* der *katarrhalischen Vulvovaginitis* besteht hauptsächlich in der Beseitigung der Ursache; damit ist gewöhnlich auch in denjenigen Fällen, in denen es zur Ansiedlung einer größeren Menge von Bakterien gekommen ist, schnell Heilung erzielt. Lokal genügt Sauberhaltung der Geschlechtsteile und deren Umgebung durch Waschungen und Bäder sowie Einstäuben und Einblasen von Pulver (10%iger Lenicetbolus) fast stets; in hartnäckigeren Fällen sind Vaginalspülungen mit Kaliumpermanganat, Borsäure, Borax, Chloramin, Acidum tannicum, Zincum sulfuricum und evtl. Instillationen mit Argentum nitricum angezeigt; nach Rominger und Szegö sollen sich auch Dauerspülungen in der Modifikation von Nohlen (s. S. 750) recht gut bewährt haben. Bei Trichomonaden-Vaginitiden ist die Einführung von Yatren 105 = Pillen bzw. Devegen-Tabletten zu empfehlen, wenn sie nicht, was bei Kleinkindern öfter der Fall ist, zu stark reizen; auch Spirocid soll gut wirken (Gellhorn). Die Heilung der Vulvovaginitis masturbatorica bereitet durchschnittlich die meisten Schwierigkeiten; die Behebung der Noxe erfordert neben Geduld und Aufmerksamkeit eine verständnisvolle individuelle psychische Beeinflussung, deren Durchführung meist das Auffassungsvermögen der zur Erziehung und Pflege Verpflichteten übersteigt.

Von den bisher besprochenen Genitalerkrankungen mit sekundärer Bakterienansiedlung sind die *primären bakteriellen* Vulvovaginitiden zu trennen. Ihre Flora ist sehr vielgestaltig; man findet Streptokokken, Staphylokokken, grampositive und -negative Diplokokken (Micrococcus catarrhalis), Koli- und andere Darmbakterien, diphtheroide, hämophile Stäbchen und Corynebakterien sowie verschiedene Pilzarten, meist in buntem Durch- und Nebeneinander. Über die ursächliche Bedeutung der einzelnen Bakterienarten gehen die Ansichten auseinander. Als pathogen sprechen an MENDES DE LEON die Staphylokokken; v. WAHL die Streptokokken, die er in akuten Fällen geradezu in Reinkultur fand und während des ganzen Verlaufs mikroskopisch und kulturell nachweisen konnte; ANDERSON und SCHULTZ und STEIN, NABARRO (zit. FRASER) die aus dem Darm stammenden Streptokokken und Colibacillen; SMITH den Mikrococcus catarrhalis; GRAHAM und SOUTHBY, SHARP, PAUL die diphtherieähnlichen Stäbchen (Pseudodiphtheriebacillen); CAHEN-BRACH, WELT-KAKELS, MATTIS-SOHN, FROMME, SPAULDING, VOELCKER die Colibacillen; KLIENEBERGER, NEISSER, KORTENHAUS, CLAUBERG hämophile, den PFEIFFERSCHEN Influenzabacillen ähnliche, gramnegative kokkoide bis stäbchenförmige Gebilde; der Letztere fand diese 33mal in der Vagina und 2mal in der Urethra bei 71 Mädchen mit gonorrhöeverdächtigen Vulvovaginitiden, dagegen nur 2mal bei 15 gesunden Kindern, außerdem beobachtete er oft extra- und intracellulär gelagerte, gramnegative, pleomorphe Diplokokkoide in Semmelform mit Kapselandeutung.

So widersprechend im einzelnen die Ansichten scheinen, stimmen sie doch ziemlich einheitlich darin überein, daß die schädigenden Keime aus dem Darm stammen, also eine Autoinfektion vorliegt.

Anatomisch und klinisch bestehen zwischen den bakteriologisch unterschiedenen Katarrhen keine wesentlichen Differenzen. Sie können akut mit heftigen, tripperähnlichen Reizerscheinungen beginnen, setzen meist aber subakut ein. Das Vorherrschen von Epithelien und die große Zahl nicht gonorrhöeverdächtiger Keime führt zur Diagnose. Da aber gleiche Befunde bei postgonorrhoischen Zuständen und chronischen Gonorrhöen erhoben werden, müssen alle derartigen Fälle, wenn sie erst nach längerem Kranksein zur Beobachtung kommen, zunächst als tripperverdächtig angesehen und darauf genau untersucht werden, worauf vor allem BUSCHKE immer wieder hinweist. FRASER nimmt, sehr viel weitergehend, an, daß die Ansiedlung von Streptokokken, Staphylokokken, diphtheroiden Stäbchen und Colibacillen eine Symbiose mit Gonokokken voraussetzt und demnach eine bestehende oder überstandene Gonorrhöe beweist. Bei zweifelhafter Diagnose kann eine Provokation Entscheidung bringen, der Befund an den übrigen Geschlechtsteilen ist bedeutungsvoll, insofern Urethra und Rectum bei katarrhalischer Vulvovaginitis in der Regel freibleiben (SPÄTH, W. FISCHER, MATTISSOHN, ARIJEWITSCH) und die Vulva selten ergriffen ist; die Leukocyten sind oft degeneriert, vakuolisiert und schlecht färbbar.

Die Vulvovaginitis bacterica klingt in der Regel in wenigen Wochen ab; hartnäckiger Verlauf und Rückfälle sind Ausnahmen, werden jedoch bei den therapeutisch schwer beeinflußbaren Pseudodiphtheriebacillen-Katarrhen beschrieben. Die Beschwerden sind bei sauber gehaltenen Kindern meist gering; objektiv findet man bei mäßig entzündlicher Schwellung der Genitalien wechselnd starke, schleimige oder eitrige Absonderung. Coliinfektionen, auf welche VOELCKER neuerdings besonders hingewiesen hat, fallen durch urinösen Geruch und alkalische Zersetzung der reichlichen Absonderung auf und sind häufig von Colicystitiden begleitet, welche an den diffusen, aus Colibakterienhaufen bestehenden, staubförmigen Trübungen des Harns schon mit bloßem Auge erkennbar sind. Aus der Beschaffenheit des Ausflusses gonorrhoische und nichtgonorrhoische Entzündungen klinisch zu unterscheiden, ist unmöglich. Befallen werden vornehmlich anämische und schwächliche Kinder bzw. Rekonvaleszenten von allgemeinen (akuten Infektions- und chronischen konstitutionellen) Krankheiten, ferner Mädchen mit chronischer Obstipation (CAHEN-BRACH, FROMME) und infektiösen Darmkatarrhen, Sommerdiarrhöen (WELT-KAKELS, MATTIS-SOHN, FROMME, SPAULDING), bei denen dann vorherrschend Bakterien der Coligruppe gefunden werden.

Die *Behandlung* hat sich in der Hauptsache auf die Hebung des Allgemeinzustandes zu richten; lokal genügt eine indifferente, den Symptomen angepaßte Therapie. Bei Coliinfektionen sah VOELCKER besten Erfolg von Berieselungen der Genitalien und Ausspritzen der Vagina mit 1%iger, frisch bereiteter essigsaurer Tonerdelösung.

Unter den nichtgonorrhoischen bakteriellen Genitalerkrankungen erwecken einige hinsichtlich der Art der Erreger und des Verlaufs besonderes Interesse. *Pneumokokken-Vulvovaginitiden* (CHAPPLE, ALBECKER, NABARRO [zit. FRASER], WAUGH [ebenda], MACARTNY und FRASER, ANDERSON und SCHULTZ und STEIN, SPAULDING, RUYS) treten bald unter dem Bilde einer akuten Gonorrhöe (grüngelbe, dickrahmige, geruchlose, mit Fibrinflocken durchsetzte Sekretion), bald nahezu symptomlos auf, können auf die inneren Genitalien übergreifen und zu Adnexerkrankungen und Peritonitiden führen, welche unter Umständen die ersten manifesten Erscheinungen der Infektion darstellen, wodurch weiterhin die Notwendigkeit einer bakteriologischen Untersuchung der äußeren Genitalien bei Bauchfellerkrankungen der Kinder bewiesen wird. Pneumokokken sind mikroskopisch und kulturell, auch bei Fehlen akuter Symptome, meist leicht zu identifizieren, werden aber im Verlauf des Leidens nicht selten überwuchert (NABARRO). Daß Pneumokokkenperitonitiden gewöhnlich purulent werden, stets eine schwere Erkrankung bedeuten und eine ungünstigere Prognose geben als die gonorrhoischen, ist an anderer Stelle schon ausgeführt. Von Interesse ist der ALBECKERsche Fall, insofern als bei dem 8jährigen Mädchen einige Tage nach Einsetzen der Pneumokokken-Genitalaffektion eine akute Pneumonie auftrat. *Therapeutisch* ist zur Verhütung des Aufsteigens strenge Bettruhe angezeigt; die Lokalbehandlung erfordert desinfizierende Maßnahmen, bei Bauchfellentzündungen ist abwartendes Verhalten geboten.

Vulvitis diphtherica kommt nicht nur gleichzeitig mit bzw. im Anschluß an Bräune der oberen Luftwege vor, sondern auch als isolierte Genitalerkrankung (WARE, E. DUKELSKY, SMITH, KOBRAK, ATZROTT, LANDÉ [zit. NOEGGERATH), NOEGGERATH, FESSLER, MAKOWER und SACHAROFF, STARKA, GOLOMB, SMORODINZEW (6 Fälle) und bietet klinisch ein überaus wechselndes Bild: fieberloser, das Allgemeinbefinden nicht oder nur wenig beeinträchtigender Verlauf (WARE, E. DUKELSKY, KOBRAK); hohes Fieber (SILBERSTEIN); gonorrhöeähnlicher Ausfluß ohne Membran- oder Geschwürsbildung (KOBRAK, E. DUKELSKY, SCHAMINA); ganz unbedeutende, uncharakteristische Beläge am Introitus (ERIKSSON) bzw. impetiginöse Efflorescenzen (BILLQUIST); diphtherische Beläge geringen Umfangs (SILBERSTEIN, WARE, BILLQUIST, WIJKERHELD, SCHAMINA) und ausgebreitete Membranbildung bis über Schenkelbeugen und Rima ani hinaus (ATZROTT, LANDÉ, NOEGGERATH, VAN SAUN); oberflächliche Geschwürsbildung (SILBERSTEIN, MAKOWER und SACHAROFF, STAMMER) und ausgesprochene Nekrotisierung (REICHOLD). Als charakteristisch werden angegeben *blaurote Verfärbung* der Schleimhäute, mit beträchtlicher Empfindlichkeit einhergehende *starkes Ödem* der äußeren Genitalien, harte Schwellung der Leistendrüsen, membranöse Beläge, Mattigkeit, nervöse Unruhe und ganz besonders sehr quälende, bis zur Harnverhaltung gesteigerte Urinbeschwerden; die Urethra bleibt meist frei. Die Erkrankung befällt alle Altersklassen, hat bei nicht rechtzeitiger Erkennung zur Übertragung auf andere Kinder Anlaß gegeben (REICHOLD, ATZROTT), gelegentlich auch erst zur Entdeckung einer bis dahin unerkannten Rachendiphtherie geführt (SILBERSTEIN). Gehäuftes Auftreten berichten MITJUKEVIČ (in 13 Monaten 23 Fälle unter 106 Vulvovaginitiden) und KAUFMANN (23% aller Vulvovaginitiden). Die Bacillen können nach Schwinden der klinischen Erscheinungen lange persistieren; VAN SAUN wies sie bis zum 42. Tage nach Krankheitsbeginn nach, und STARKA fand im Vulvarsekret von 7 Mädchen 4 Wochen bis 19 Monate lang Diphtheriebacillen, ohne daß klinische Anzeichen einer bestehenden oder überstandenen Diphtherie vorhanden waren. Es gibt demnach auch im Anschluß an Vulvitis diphtherica Bacillenträger; um das Erlöschen der Kontagiosität nach überstandener Krankheit festzustellen, bedarf es daher einer dreimaligen negativen Abstrichuntersuchung. Die *Diagnose* gelingt mikroskopisch und kulturell leicht, klinisch ist manchmal die Abgrenzung gegen Gonorrhöe nicht möglich. *Diphtherieheilserum in hoher Dosis* bringt gewöhnlich das Leiden schnell zur Ausheilung; ab und zu muß zur restlosen Beseitigung der Erscheinungen noch eine Lokalbehandlung angeschlossen werden.

Vulvovaginitiden auf *tuberkulöser Grundlage* äußern sich durch typische Geschwüre (BENNECKE); diese können aber, besonders bei der primären (von F. HAMBURGER durch Rutschen auf infiziertem Fußboden erklärten) Tuberkulose der äußeren Genitalien anfangs unscheinbar sein und leicht übersehen werden. Tuberkulose der inneren Genitalien und des Peritoneums verursacht dünnschleimigen (NETER) oder eitrigen (BERGGRÜN, F. HAMBURGER, KLEINSCHMIDT) Vaginalausfluß, macht sonst an den sichtbaren Teilen aber oft keinerlei Erscheinungen.

Auch die echten PFEIFFERschen *Influenzabacillen* rufen gelegentlich Vulvovaginitiden hervor (MITJUKEVIČ, SCHAMINA, RUYS), ersterer fand Urethra und Cervix gleichfalls infiziert.

Besonderes Interesse beanspruchen die sogenannten *Pseudo-* oder *Paragonorrhöen*, die im klinischen Ablauf durchaus einer akuten Gonorrhöe gleichen und manchmal gehäuft auftreten (TSOUMARAS). Die morphologischen und bakteriologischen Eigentümlichkeiten und Unterschiede sind S. 725 besprochen. Wahrscheinlich handelt es sich bei den von KOPLIK als *Pseudogonococcus*, von HEIMANN als *Diplococcus colpitis catarrhalis*, von TSOUMARAS als *Paragonococcus* benannten Diplokokken um den gleichen Mikroorganismus, ja es ist möglich, daß schon E. FRAENKEL, COMBY, BERGGRÜN solche Paragonokokken beobachtet haben. FRAENKEL hatte bei der von ihm beschriebenen Epidemie (1885) Diplokokken vom Typus der NEISSERschen gefunden, jedoch wegen bemerkenswerter Abweichungen vom gewöhnlichen Verlauf (leichtes, schnelles Abklingen, keine Harnbeschwerden, Freibleiben der Urethra, Auftreten von nur mäßig starken Conjunctivitiden nach Übertragung auf die Bindehaut von (allerdings moribunden) Frauen Bedenken getragen, die Fälle als Tripper-erkrankungen anzuerkennen und infolgedessen, wie bekannt, die ätiologische Bedeutung der Gonokokken überhaupt angezweifelt. COMBY und BERGGRÜN hatten gleichfalls darauf hin-gewiesen, daß es ansteckende, durch Diplokokken verursachte, nicht gonorrhoische Vulvo-vaginitiden gebe, ohne daß es ihnen aber gelang, diese von den echten Gonorrhöen abzu-grenzen; es ist möglich, daß die Paragonorrhöen weniger selten sind, als es nach der Literatur scheint, daß sie aber bei der großen Ähnlichkeit der klinischen Erscheinungen und der bakteriologischen Befunde bei LÖFFLERfärbung nicht erkannt werden. Die *Symptome* entsprechen vollkommen denen der Gonorrhöe; Paragonorrhöen können die gleichen All-gemeinerscheinungen und Komplikationen (Adnex-, Peritoneal- und Gelenkaffektionen) im Gefolge haben, mit hohem Fieber verlaufen und zu beträchtlicher Prostration führen und auch leicht von Kind zu Kind übertragen werden. Die *Behandlung* unterscheidet sich nicht von der der echten Gonorrhöen.

Die geringe Zahl genauer beschriebener Fälle veranlaßt mich, zwei eigene, nicht ver-öffentlichte Beobachtungen anzufügen.

Am 8. 7. 25 wurde mir ein $4^{1}/_{2}$jähriges Mädchen mit einer seit 14 Tagen bestehenden, plötzlich aufgetretenen Vulvovaginitis überwiesen. In dem reichlichen, dünneitrigen Sekret der stark entzündeten Vulva und Vagina fanden sich extracellulär gelagerte Diplokokken von durchaus gonokokkenähnlichem Aussehen, die aber durch eine unregelmäßigere Lage-rung und weniger intensive LÖFFLERfärbung auffielen und sich als grampositiv erwiesen. Das anfangs über 39⁰ betragende Fieber ging innerhalb 6 Tagen zur Norm zurück, die Erkrankung verlief komplikationslos, dauerte jedoch über 5 Monate an. — Am 12. 7. trat bei der von der ersteren seit Behandlungsbeginn isolierten 6jährigen Schwester gleichfalls unter Fieber eine Vulvovaginitis auf; der Ausfluß war stark eitrig und enthielt meist intra-celluläre Diplokokken der oben beschriebenen Art. Am 16. 7. setzten plötzlich unter Er-brechen, Durchfällen und Anstieg des Fiebers bis über 40⁰ heftige Leibschmerzen ein; das kahnförmig eingezogene Abdomen war sehr druckempfindlich und bot in den unteren Partien deutliche Bauchdeckenspannung; Fieber und pelveoperitonitische Erscheinungen hielten bis zum 29. 7. an und führten zu einem starken Erschöpfungszustand mit nach-folgender diffuser Alopecie, das ganze Krankheitsbild war überaus schwer. Heilungsdauer über 5 Monate. Weiterer Verlauf ohne Komplikationen. Die von beiden Fällen angelegten Kulturen zeigten innerhalb von 24 Stunden auf den gewöhnlichen Nährböden in Reinkultur dichte, feine, hauchartige Kolonien von grampositiven Diplokokken, die auf dem Abstrich-präparat teilweise in Kettenform angeordnet waren. Eine am 25. 7. bei dem älteren Mädchen wiederholte Kultur ergab eine Mischung von Diplokokken der beschriebenen Art mit Coli-bacillen. In beiden Fällen waren Urethra und Rectum stets frei. Über die Entstehung konnte nichts ermittelt werden, die Kinder waren mit ihrer Mutter kurz vor dem Krankheits-beginn aus einer Sommerfrische zurückgekehrt.

VIII. Übertragungsart.

Die bei Erwachsenen fast ausschließlich in Betracht kommende *direkte Über-tragung* wird bei der Kindergonorrhöe zur Ausnahme.

Erkrankungen durch *Vergewaltigung* ereignen sich unter normalen Verhältnissen nur vereinzelt, häufiger lediglich in Zeiten sittlicher Verwilderung und großer Wohnungsnot; sie hatten auch in Deutschland nach dem Weltkriege, begünstigt durch die vielfache gemeinsame Benutzung von Schlafstätten durch Erwachsene und Kinder, zugenommen (LANGER, GUMPERT), selbst Infektionen durch Inzest wurden berichtet; Übertragungen aus dem *Aberglauben*, daß die Berührung der Genitalien unschuldiger Mädchen mit dem gonorrhöekranken Gliede Heilung bringe, sind beobachtet. Nach dem im Schrifttum vorhandenen Zahlenangaben (POTT, SPÄTH, STEINSCHNEIDER, CAHEN-BRACH, CASSEL, W. FISCHER, CNOPF, NICOLAYSEN, MENZEN, RÔMNICEANU und ROBIN, BUSCHKE, DUKELSKI, KROEMER, SCHEUER, MATTISSOHN, SCHIPPERSKAJA, ENSE, PONTOPPIDAN, TAUSSIG, STÜMPKE, GRAHAM und SOUTHBY, FRASER, KIDD und SIMPSON, TOD, ROSENSTERN, FESSLER, KUŠELEVSKIJ, LEES, T. J. WILLIAMS, BROWN, PLANGE, SHARP) sind von 3898 gonorrhoischen Vulvovaginitiden 162 = 4,2% auf Stuprum zurückzuführen. Von diesen ist aber ein Teil selbst nach Ansicht der Berichterstatter unbewiesen, ein anderer Teil ohne weitere Prüfung lediglich auf Grund der Angaben von Kindern und Eltern mit·

gerechnet, so daß anzunehmen ist, daß die angegebene Zahl die wirkliche über- und keinesfalls unterschreitet und in Deutschland jedenfalls auch nicht annähernd erreicht wird.
Trippererkrankungen durch *Geschlechtsverkehr* und geschlechtliche Berührung *der Kinder
untereinander* sowie *frühzeitiges Coitieren* von Kindern mit Erwachsenen sind nicht so selten,
wie allgemein angenommen wird, und haben unter dem Einfluß der schlechten sozialen Verhältnisse, die ein Hüten der geschlechtlichen Geheimnisse vor den Augen der Kinder nahezu
unmöglich machen, in den Nachkriegsjahren gleichfalls zugenommen. Übertragungen von
Vulvovaginitis gonorrhoica durch gegenseitige Berührung der Geschlechtsteile erwähnen
Heubner und Crandall. Durch ,,Verheiratetspielen" mit einem 15jährigen Knaben war
ein 6jähriges Mädchen infiziert worden (Widmark). Von 2 tripperkranken Mädchen hatte
ein 12jähriges mit einem 14jährigen Lehrling, ein 11jähriges mit einem 9- und 6jährigen
Knaben coitiert (Christmann). Ein 12jähriges Mädchen übertrug durch geschlechtliche
Berührung ihre Gonorrhöe auf 3 Gespielinnen, von denen wiederum eine 7jährige einen
Knaben von 6 Jahren durch Coitus ansteckte (Schönfeld). 12- bis 14jährige und jüngere
Mädchen infizierten Schulknaben durch Geschlechtsverkehr gegen Entgelt, darunter ein
durch Stuprum erkranktes 11jähriges Mädchen im Laufe eines Jahres 20 Knaben (Langer).
Eine 10jährige steckte durch Geschlechtsverkehr einen 7jährigen an (Ingman). In einer
Berliner Klinik für geschlechtskranke Kleinkinder hatten 14 von 100 ihre Infektion durch
sexuelle Betätigung erworben. Karyšev stellte fest, daß von 90 Vulvovaginitiden, von
denen übrigens mehr als 12% Ärztefamilien entstammten, 15 = 16,7% durch — meist
wechselnden — Geschlechtsverkehr entstanden waren. Daß frühzeitiger Geschlechtsverkehr nichts Außergewöhnliches ist, geht auch aus anderen Arbeiten hervor. In einer
Zusammenstellung von Sittlichkeitsverbrechen führt Brock ein 10jähriges Mädchen an,
das bereits 3 Jahre mit Männern Umgang pflog, und Koltjar berichtet, daß von 623 Prostituierten 170 = 26% ihren ersten Verkehr bereits vor der Menarche, einige bereits im
8. Lebensjahre gehabt bzw. daß 4,5% ihr Gewerbe schon im Alter von 12—15 Jahren
begonnen hatten.

Bei der Erforschung der Infektionsquelle von Kindergonorrhöen ist daher
die Möglichkeit einer Übertragung durch geschlechtlichen Verkehr im Auge
zu behalten. Der Genitalbefund ist, wie schon hervorgehoben, nicht entscheidend;
nach Cohabitationen und Vergewaltigungen können alle Zeichen einer Verletzung fehlen, und andererseits können Substanzverluste durch banale Reize,
Masturbation usw. hervorgerufen sein. Die Aussagen der Kinder sind nur mit
großer Skepsis zu verwerten, denn sie beschuldigen teils, besonders wenn sie
eigene Verfehlungen verdecken wollen, fälschlich und in oft phantastischer Aus-
schmückung und Verdrehung harmloser und unbedenklicher Vorgänge gänzlich
Unbeteiligte, teils leugnen sie bei tatsächlicher Vergewaltigung aus den verschiedensten Gründen (Angst vor Strafe, Einschüchterung durch Drohungen,
Versprechung von Geschenken usw.) aufs hartnäckigste und verstockteste.

Zufällige direkte Übertragungen von Genitale zu Genitale können sich auch ereignen,
wenn Mädchen mit kranken Erwachsenen, besonders älteren Geschwistern, die eine Erkrankung aus erklärlichen Gründen oftmals geheim halten, das Lager teilen oder von ihnen ins
Bett genommen werden. Daß bei Benutzung gemeinsamer Schlafstätten auch und in wahrscheinlich noch viel höherem Maße der indirekte Weg in Betracht kommt, wird noch zu
erörtern sein.

Einen weiteren direkten Übertragungsmodus stellt bei bestehender Gonorrhöe
der Mutter die *Infectio intra partum* bzw. *in utero* dar.

Die Infektionsgefahr für die Genitalien ist wesentlich geringer als für die Augen. Die
kindlichen Genitalien kommen bei Schädellagen und normalem Geburtsgang mit dem
mütterlichen Scheideninhalt kaum in Berührung und sind auch bei Beckenendlagen anscheinend durch die Smegmaverklebung der Labien und die Schleimpfropfverstopfung der
Hymenalmündung ausreichend geschützt. Eine Gefährdung besteht eigentlich nur bei
außergewöhnlicher Infektionsmöglichkeit, wie sie sich bei langer Geburtsdauer und frühzeitigem Blasensprung ergibt, wo Gonokokken dem Fruchtwasser beigemengt werden
können. Eine Infectio in utero zeigt sich alsdann durch eine verkürzte Inkubation oder
bereits bei der Geburt vorhandene Entzündungserscheinungen an. Daß bei eröffnetem
Fruchtsack Gonokokken sich mit dem Fruchtmesser mischen, ist durch das Vorkommen
von Ophthalmoblennorrhöen bei Kaiserschnittkindern erwiesen (Nieden, Terson, Neumann, Morax und Couvelaire, Pohl, Lumbroso, Tagliaferri und Vitturelli), demgegenüber zeigt das seltene Auftreten von Vulvovaginitiden bei gleichem Anlaß die geringe
praktische Bedeutung dieses Infektionsmodus für die Genitalien. Dagegen wird von Vilén
dem ersten Bad eine begünstigende Rolle für die Entstehung der Vulvovaginitis beigemessen,

insofern durch dasselbe das schützende Smegma entfernt und damit die Vulva den während des Geburtsaktes dem kindlichen Körper mitgegebenen Gonokokken erst zugänglich gemacht wird. Daß die Ansicht einiger Autoren, wonach eine Infectio intra partum erst nach Wochen, vielleicht Monaten manifest werden könne und häufiger sei als allgemein angenommen werde, wenig Wahrscheinlichkeit für sich hat, ist oben (S. 720) ausgeführt.

Der *gewöhnliche Infektionsmodus* bei der Kindergonorrhöe ist der *indirekte*.

Schon verhältnismäßig frühzeitig war es aufgefallen, daß Vulvovaginitis häufig in Familien auftrat, in denen erwachsene Familienmitglieder und sonstige Wohnungsgenossen, die mit ihnen nicht in unmittelbare Berührung gekommen waren, an Tripper litten. Nach den Zusammenstellungen von Pott, Widmark, Steinschneider, Späth, Cnopf, Scheuer, Ense, Fessler, Karyschewa und Karetzkoja, Kuševskij, Lees konnten in 76,9% (990 : 1284 Fälle) häusliche Trippererkrankungen, darunter oft unbewußte der Mutter, festgestellt werden. Karyšev fand bei extragenitaler Infektion in 88% Gonorrhöe in der Familie und Skolnik und Krizmann ermittelten in 38—50% mütterliche Gonorrhoea ignota. Alle diese Ziffern sind um so höher zu bewerten, als bei kranken weiblichen Erwachsenen Gonokokken nicht regelmäßig nachgewiesen werden, und auch nicht alle für die Übertragung in Verdacht stehenden sich zur Untersuchung stellen.

Beobachtungen von familiären Kindergonorrhöen, bei denen unmittelbare Infektionen ausgeschlossen waren, führten zwangsläufig zu der Vermutung, daß eine Übertragung auf indirektem Wege möglich sei; Untersuchungen bei Massenerkrankungen in Hospitälern, Kinderheimen, Badeorten usw. klärten dann den Gang der Ansteckungen und schließlich erbrachten genaue experimentelle Studien über die Lebensdauer der Gonokokken außerhalb des Körpers auch die wissenschaftliche Unterlage für die Beweisführung.

Mehr oder weniger ausgedehnte *Vulvovaginitis-Epidemien* sind, ebenso wie Fälle von gehäufter Gonorrhoea familiaris, in beträchtlicher Anzahl beschrieben und werden, besonders aus Amerika, wo nach Lees 15% aller Fälle auf Heiminfektion beruhen, noch dauernd berichtet.

Die bemerkenswertesten sind folgende: *1878:* 6 Fälle in einem Pensionat, ausgehend von einer Ophthalmoblennorrhöe; die Kinder hatten sich gegenseitig in ihren Betten besucht (Atkinson). — *1885:* Im Laufe von 4 Jahren etappenweise 3, 8, 26, 25 Erkrankungen auf der Scharlachstation in Hamburg; vermutliche Ursache Dammmessungen mit nicht gereinigtem Bandmaß (E. Fränkel). — Eine 26 Mädchen umfassende Spitalepidemie in Budapest mit unaufgeklärter Übertragung (Cséri). — 28 Fälle in einem Stockholmer Kinderkrankenhause, 10 krank aufgenommen, 18 auf der Station infiziert, Ursache der Ausbreitung nicht entdeckt (Lennander). — *1886:* 35 Hospitalfälle mit nicht geklärter Entstehung (Lescynski).— *1887:* 2 durch einen 3monatigen Zwischenraum getrennte, 12 und 11 Mädchen ergreifende Epidemien nach gemeinsamen Baden in einem Bassin der Schwefeltherme Lavey (Suchard). — *1888:* 19 Fälle, davon 10 Hausinfektionen, in der Heidelberger Kinderklinik, zumeist auf der Scharlachstation; Übertragung durch Fehler des Wartepersonals bzw. gemeinsam benutztes Spielzeug angenommen (v. Dusch). — 15 Hospitalerkrankungen innerhalb von 3 Wochen nach Aufnahme von 2 tripperkranken Mädchen; Verbreitung durch die Pflegerinnen, die sich nach Versorgung der einzelnen Kinder nicht gewaschen und bei allen dieselben Schwämme und Nachtgeschirre benutzt hatten (Ollivier). — *1891:* 236 Erkrankungen innerhalb von 14 Tagen in Posen durch gemeinsame Benutzung von Solbädern und Handtüchern, zum Teil auch gegenseitiges Betasten der Genitalien (Skutsch). — *1894:* Eine 30 Mädchen erfassende Krankenhausepidemie in Lyon, durch Thermometer hervorgerufen (Weill und Barjon). — *1895:* 44 Fälle während 2 Jahren im Altonaer Krankenhaus, davon 34 Hausinfektionen, wellenförmig jeweils der Aufnahme eines tripperkranken Kindes folgend (W. Fischer). — *1896:* 65 Erkrankungen in einem Waisenhause nach gemeinsamen Bädern (Sheffield). — *1897:* 5 Ansteckungen nach Einlieferung einer kranken Zweijährigen im Helsinforser Hospital; unter den Infizierten befand sich ein wegen Gelenkrheumatismus fest zu Bett liegendes Mädchen; Übertragung nicht geklärt, bei einem möglicherweise durch Sitzen auf einer Bank, auf der vorher ein krankes gesessen hatte (beide mit offenen Höschen) (Pipping). — *1898:* 47, größtenteils im Krankenhaus nach rectalen Messungen entstandene Vulvovaginitiden (Nicolaysen). — 9 Fälle im Leydener Spital durch Benutzung derselben Schwämme (Nolen). — *1902:* 3 Ansteckungen in der Kinderheilanstalt eines hessischen Solbades, ausgehend von einem Mädchen, bei dem am 19. Aufenthaltstage Gonorrhöe festgestellt wurde; ein Kind, bei dem die Gonorrhöe erst nach der Entlassung manifest wurde, infizierte 3 Schwestern, diese wiederum in dem Krankenhause, in das sie übergeführt waren, 2 Kinder und eine Pflegerin (Augentripper) (Sticker). — *1904:* Über 13 Monate sich erstreckende Hospitalendemie, die 18 Mädchen ergriff und von einem 2jährigen Knaben mit Urethritis gonorrhoica und Rectumabsceß bzw. Analfistel ihren Ausgang nahm (BAER). — *1905:* 19 Fälle mit 18 Hausinfektionen in einem Chikagoer Kinderhospital (COTTON). — 2 Krankheitswellen innerhalb von 4 Monaten auf der Keuchhustenstation in Hamburg-Eppendorf, erstmals 15 von 18, dann 5 von 10 Kindern umfassend; Entstehung nicht aufgeklärt, bei der zweiten möglicherweise Verbreitung durch Setzen gesunder Kinder auf die Betten von Kranken sowie gemeinsame Benutzung von Badewannen, Klosetts und Nachtgeschirren (HARMSEN). — 5 Ausbrüche im Laufe mehrerer Jahre mit 158 Hospitalinfektionen bei insgesamt 226 Erkrankungen; in 11 Jahren waren 273 behandelt, davon 173 Krankenhausübertragungen (HOLT). — *1908:* 82 Fälle (64 Hospitalinfektionen) innerhalb eines halben Jahres auf einer Scharlachstation in Chikago; Verbreitung durch Badewasser und Klosetts, vielleicht auch durch Setzen der Kinder beim Bettmachen auf Nachbarbetten (A. HAMILTON). — *1909:* 15 unter 40 Mädchen von 7—13 Jahren erkrankten in einem Solbad; Infektionsquelle ein schon vor der Aufnahme erkrankt gewesenes Kind, Weiterverbreitung durch gemeinsames Baden und Benutzung derselben Badetücher (BENDIG). — *1910:* Bericht über 2 Epidemien in der Leipziger Kinderklinik; 1895/96 erkrankten 55 Kinder (44 Hospitalinfektionen), 1908 sämtliche Insassinnen der Abteilung, auch die Säuglinge, die eigene Badegeräte und Fiebermesser hatten; Ausgangspunkt der 2. Epidemie war wahrscheinlich ein im Latenzstadium unbeanstandet aufgenommenes Mädchen. Auch nach Räumung und gründlicher Desinfektion unter durchweg neuem Kindermaterial vereinzelte Neuinfektionen. Ursache hierfür unklar, Pflegepersonal gesund (SOLTMANN, BUTZKE). — *1919:* 2 Epidemien in Hannover, eine in der Schule unter 6- bis 7jährigen Mädchen, wahrscheinlich durch Benutzung der auch von Soldaten aufgesuchten Abortanlage, und eine im Krankenhause, wo in 14 Tagen 15 Kinder ergriffen wurden (STÜMPKE). — *1923:* In einem Kindersolbade erkrankten 8 von 86 Mädchen; Übertragung durch gemeinsamen Gebrauch von Bädern und Badetüchern (ENGERING). — *1924:* 11 Erkrankungen in einer Kinderheilanstalt, ausgehend von einer subakuten Vulvovaginitis mit geringfügigen, bei der Aufnahmeuntersuchung übersehenen Erscheinungen (MAMOT). — *1926:* In einem Heime in Philadelphia gab das gehäufte Auftreten von gonorrhoischen Gelenkaffektionen bei älteren Kindern und Säuglingen Veranlassung zu einer Durchuntersuchung aller 232 Kinder; es litten an Gonorrhöe 68, darunter 41 Mädchen; für die Ausbreitung konnte eine befriedigende Erklärung nicht gefunden werden (STAMM, Aussprache zu P. F. WILLIAMS). — Epidemie auf einer Säuglings- und einer Kleinkinderabteilung, ausgehend anscheinend von einem symptomlosen, vor Jahresfrist krank gewesenen Kinde; auf der ersteren unter den eingeleiteten Maßnahmen promptes Erlöschen, auf der letzteren, wo ein Kontakt der Kinder untereinander nicht vermeidbar war, weitere vereinzelte Übertragungen (WENGRAF). — Zusammenstellung der von PIPPING beobachteten Krankenhausübertragungen; außer den erwähnten Fällen aus dem Jahre 1895 weitere Ansteckungen *1906* (2 Diphtheriekranke, Ursache nicht ermittelt), *1913* (1 Erkrankung, ausgehend von einem mit Polyarthritis und Endocarditis aufgenommenen Mädchen, das erst 1 Monat nach der Übertragung spärlichen Ausfluß aufwies) und *1923* (Epidemie in einem Skrophulose-Sanatorium; als Infektionsquelle wurde ein 4jähriges Mädchen angesehen, das wegen Darmkatarrhs eingeliefert war, 3 Tage später gonorrhoischen Ausfluß aus Scheide und After aufwies und wohl auch schon bei der Aufnahme gehabt hatte). — *1929:* Erkrankung von 11 Mädchen unter einem Bestande von 126 Kindern beiderlei Geschlechts in einem Kinderheim für äußere Tuberkulose in Istrien, Beginn 3 Wochen nach Eintreffen des letzten Transportes; 2 der Erkrankten waren 2 Jahre vorher an Gonorrhöe behandelt worden, so daß die Annahme einer rückfälligen Erkrankung als Ausgangspunkt Wahrscheinlichkeit für sich hat. Weiterverbreitung durch warme Seebäder, Wäschestücke, Schwämme oder Klosettsitze (GIOSEFFI und PIAZZA-POLIAK). — Erkrankung von 17 Mädchen innerhalb von 8 Tagen nach Solbädern in einer Schulbadeanstalt; Ursache nicht ermittelt (GAUDIG). — *1930:* Eine 11 Mädchen umfassende Hospitalinfektion in London; da nach Wiedereröffnung der desinfizierten Station ein neuer Schub eintrat, wurde Übertragung durch Pflegerinnen angenommen (SHARP). — Epidemie in einem Kindererholungsheim; Ursache Klosetts oder möglicherweise eine Wippe, die von den nur mit dünnen, porösen Schlupfhosen bekleideten Kindern benutzt wurde (E. HOFMANN). — Außerdem wäre noch die in diesem Handbuch Bd. 22, S. 35 beschriebene Epidemie zu erwähnen, die 13 von 16 Mädchen befiel und durch gemeinsame Salzbäder verbreitet wurde; ausgegangen war die Infektion von einem für belanglos gehaltenen Ausfluß eines Zöglings (BORNTRÄGER).

Diese Anstaltsepidemien sowie eine Reihe von genau erforschten Familienendemien (WELT-KAKELS, SCHIPERSKAJA) vertieften und bereicherten die Kenntnisse über die Verbreitung der Gonorrhöe auf indirektem Wege und die dadurch bedingte große Gefährdung der kindlichen Genitalien. Die klinischen Erfahrungen wurden dann durch *systematische Untersuchungen über die Lebensdauer der Gonokokken außerhalb des Körpers* bestätigt.

ENGERING stellte gelegentlich der von ihm beschriebenen Epidemie fest, daß die Keime in feuchten Tüchern über 3, in nassen Schwämmen bis zu 24, in Leitungswasser $7^1/_2$, in Tiefenwasser bis zu 14 und in Sole bis über $1^1/_2$ Stunden ihre Virulenz behielten. BENGTSON kam bei seinen Untersuchungen über die Lebensdauer der Gonokokken in Wasser zu ähnlichen Ergebnissen, glaubt jedoch, daß praktisch die Infektionsgefahr in Schwimmbädern gering sei. SAINI fand im hängenden Tropfen eine Lebensdauer von 1 Stunde bei destilliertem und sterilisiertem, von 52 Stunden in gewöhnlichem Wasser. KADISCH, KADISCH und RUAN wiesen in feuchten Medien (feuchten Schwämmen, Holzstückchen, Leinenläppchen) bei Zimmertemperatur eine Lebensdauer bis zu 24, bei 37° bis zu 48, an trockenem Material dagegen nur bis zu höchstens 4 Stunden nach.

Für die indirekte Übertragung kommen somit besonders in Betracht: verunreinigte Leib- und Bettwäsche (vor allem bei Bettgemeinschaft mit Kranken), ungenügend gesäuberte Windeln bzw. Wickeltischunterlagen; Schwämme, Bade- und Handtücher; medizinische Instrumente und Geräte, z. B. Thermometer (WEILL und BARJON, NICOLAYSEN, BYFIELD und FLOYD), Ansatzrohre von Irrigatoren und Klystierspritzen (ROSTHORN); Nachtgeschirre und Abortsitze — die Sitze sind meist zu hoch, so daß die Mädchen über sie hinweg rutschen müssen und sie dabei mit den Geschlechtsteilen berühren (A. EPSTEIN, OLLIVIER, HARMSEN, A. HAMILTON, ENSE, TAUSSIG, STÜMPKE, DE GROODT, FRASER, WEHRBEIN, YESKO, MIDDLETON, E. HOFMANN); Badewasser in Wannen und Bassins (SUCHARD, SKUTSCH, SHEFFIELD, A. HAMILTON, BENDIG, ENGERING, BENGTSON, GIOSEFFI und PIAZZA-POLIAK, GAUDIG, BORNTRÄGER); evtl. auch infizierte Spielsachen (v. DUSCH) sowie Bänke und Wippen, auf denen kranke und gesunde Mädchen wechselseitig herumsitzen (PIPPING, MACARTNY und FRASER, E. HOFMANN). Ferner finden Übertragungen durch Berührung der Genitalien mit infizierten Fingern statt, wie sie einmal von dem Pflegepersonal bei den täglichen Reinigungen, dann aber auch von Dienstboten ausgehen, welche manchenorts die üble Angewohnheit haben, an den Genitalien der Kinder zu spielen, um sie schneller einzuschläfern. Diese besonders in Südafrika verbreitete Unsitte soll nach FRASER die dort gerade in den besseren Familien vorkommenden Ansteckungen (auch von Knaben) erklären. Und schließlich spielen Betastungen der Geschlechtsteile durch die Kinder selbst eine Rolle, sei es, daß sie aus Neugier oder beim Spielen („Doktorspielen") (CNOPF, BENDIX, COTTON, BAER, STÜMPKE, WEHRBEIN) oder aus masturbatorischem Anlaß vorkommen. Ob, wie WELANDER annimmt und schon vorher REIGNIER für die Verbreitung der Ophthalmoblennorrhöe vermutet hatte, auch Fliegen die Gonorrhöe weitertragen, ist nicht erwiesen; die Beobachtung, daß die meisten Krankenhausepidemien sich im Frühjahr oder Sommer ereignen, wo die Kinder viel bloß liegen, verwertet WELDE zu Gunsten dieser Hypothese, während A. EPSTEIN sie mit der in der heißen Jahreszeit bestehenden Neigung zu intertriginösen Entzündungen erklärt hatte. In erster Linie dürfte jedoch für das Vorherrschen der Epidemien in den Sommermonaten die erhöhte Infektionsgefahr zu berücksichtigen sein, der die Kinder durch die enge Berührung bei gemeinsamer Unterbringung in Bädern, Ferienkolonien, Erholungsheimen usw. ausgesetzt sind. Hinsichtlich der jahreszeitlichen Häufigkeit bei endemisch vorkommenden Vulvovaginitiden kommt BLUM an dem Material eines New Yorker Heims zu dem Ergebnis, daß die Krankheit im Sommer den niedrigsten Stand hat und nach allmählichem Ansteigen im Herbst während des Winters und Frühjahrs ihren Höhepunkt erreicht. Eine Erklärung dafür war nicht zu finden, Epidemien von exanthematischen Krankheiten, die zu Vulvovaginitis prädisponieren, spielten für die Zunahme der Gonorrhöen keine Rolle. Auch B. EPSTEIN fand Hausinfektionen im 4. Vierteljahr am häufigsten (21), in den übrigen Vierteljahren wesentlich seltener (8, 10 und 4).

Die Mannigfaltigkeit der Ansteckungsmöglichkeiten erschwert das Ausfindigmachen des Infektionsganges; in Anstalten weiß das Pflegepersonal oft

Fahrlässigkeiten und Fehler nicht richtig einzuschätzen, oder es verschweigt sie aus Furcht vor Vorwürfen, und in der Häuslichkeit können Familienmitglieder häufig trotz besten Willens aus Mangel an Verständnis nicht zur Aufdeckung der Quelle beitragen oder suchen aus den verschiedensten Gründen absichtlich die Nachforschungen zu vereiteln. Allgemein betrachtet stehen bei Kleinkindern Übertragungen durch Erwachsene, bei älteren Mädchen zufällige Kontaktinfektionen der Kinder selbst im Vordergrund.

Sehr auffällig ist, daß Vulvovaginitiskranke trotz der großen Infektionsgefahr selten an Ophthalmoblennorrhöe erkranken und daß noch seltener Augentripper auf das Genitale übertragen wird; Welde glaubt, daß Immunitätsvorgänge im Körper die übrigen Schleimhäute gegen den eigenen Gonokokkenstamm weniger empfänglich machen.

Für die Ausbreitung der Krankheit sind die *allgemeinen sozialen und wirtschaftlichen Verhältnisse* von wesentlicher Bedeutung; enge, überbelegte und schlechte Wohnungen, das Schlafburschenwesen und die damit fast unausbleiblich verknüpfte Unsauberkeit, das Zusammenschlafen in einem Bett, der Mangel an Leib- und Bettwäsche sowie die mit diesen Umständen fast immer verbundene Gleichgültigkeit gegen die nötigste Körperhygiene begünstigen Übertragungen. Daraus erklärt sich zu einem Teil auch die relative Häufigkeit in den Großstädten, in denen diese Bedingungen in besonderem Maße gegeben sind. Dazu kommt noch, daß das Zusammenschlafen älterer Kinder beiderlei Geschlechts und das in den beengten Quartieren unvermeidliche Beobachten der Intimitäten der Erwachsenen die Kinder zu ähnlichen Handlungen mit Altersgenossen verführt und so die Ursache für den frühzeitigen Geschlechtsverkehr abgibt.

Die *Disposition* der Mädchen für die Gonorrhöe ist allgemein; sie ist erhöht in den ersten Lebensjahren — bedingt durch die Zartheit der Vulvarschleimhaut — und bei bereits bestehender Hyperämie und Entzündung, sei es, daß diese durch Unreinlichkeit, intercurrente Krankheiten oder konstitutionelle Momente hervorgerufen sind. A. Epstein glaubt, daß bezüglich der Disposition noch besondere Umstände und physiologische Bedingungen mitsprechen; er kommt zu diesem Schluß, weil es ihm nicht gelang, mit Eiter von einer Augenblennorrhöe Vulvovaginitis zu erzeugen. Der Versuch ist jedoch nicht beweiskräftig, weil die Gonokokken von einem bereits längere Zeit behandelten Augentripper stammten und an Virulenz eingebüßt haben konnten.

Ob überhaupt die von frischen unbehandelten Fällen stammenden Gonokokken eine *unterschiedliche Virulenz* aufweisen, ist eine strittige Frage. A. Epstein folgert es daraus, daß oftmals Vulvovaginitiden mit starker Sekretion und zahlreichen Keimen isoliert bleiben, und daß andererseits solche mit geringer oder garnicht nachweisbarer Absonderung und spärlichen Gonokokken große Epidemien hervorrufen. Diese Beobachtung kann aber ebensogut darin ihre Erklärung finden, daß Kranke mit geringem Ausfluß oft weniger streng abgesondert werden als solche mit reichlicher Eiterung. Welde schließt auf Virulenzunterschiede aus dem verschiedenen Verlauf der Epidemien; so führt er als Beispiel besonders starker Virulenz die von Butzke beschriebene Epidemie an, wo trotz alsbaldiger Isolierung der erkrankten Kinder sämtliche Stationsinsassen, auch die Säuglinge, innerhalb weniger Tage befallen und Neuaufgenommene nach Räumung und Desinfektion der Säle noch vereinzelt ergriffen wurden, und wo außerdem die einzelnen Fälle sich sehr akut entwickelten und auffallend langsam und hartnäckig abliefen. Auch hier fehlt der schlüssige Beweis, weil der Gang der Übertragung nicht aufgeklärt ist.

Wenn weiterhin Wehrbein berichtet, daß in 90% schwache, unterernährte Kinder Opfer der Erkrankung würden, so muß das als ein aus dem Milieu des Materials zu erklärender Zufallsbefund angesehen werden; die Erfahrungen der meisten Autoren gehen dahin, daß die Kinder im Beginn der Erkrankung durchschnittlich weder somatisch noch psychisch Besonderheiten aufweisen, sich vielmehr in guter körperlicher Verfassung befinden.

Gibt nun schon bei Erkrankung der von außen zugänglichen Schleimhäute die Feststellung der Übertragungsart oft wenig befriedigende Resultate, so ist die ätiologische Aufklärung noch viel mehr erschwert, wenn eine zweite Unbekannte hinzukommt; dies ist der Fall, wenn *gonorrhoische Allgemeinerkrankungen ohne jede ersichtliche Eingangspforte*, besonders ohne Beteiligung der Genitalschleimhaut und Augenbindehaut auftreten. Von solchen kryptogenetischen Gonämien sind eine ganze Anzahl beobachtet, und es liegt eine kurze Besprechung nicht außerhalb des Themas, weil auch sie zur Kindergonorrhöe gehören, wenn auch das Genitale unbeteiligt ist. Hinsichtlich ihrer Entstehung sind sie von den einzelnen Beobachtern sehr verschieden gedeutet worden.

Für einen Teil, der allerjüngste Säuglinge betrifft, wird *placentare Übertragung* („kongenitale" Gonorrhöe) angenommen.

In den wiederholt angeführtem Falle von NORSTRÖM-LIND und WASSÉN erkrankte das Kind einer Mutter, welche 3 Wochen vor der Entbindung von einer polyartikulären gonorrhoischen Arthritis befallen war, am 16. Lebenstage unter Fieber nacheinander an Entzündung der verschiedensten Gelenke und einem Absceß über der Clavicula; in diesem, wie im Handgelenk, Gonokokken nachgewiesen. — RASPI sah eine, am 8. Lebenstage auftretende Polyarthritis mit positivem Gonokokkenbefund im Gelenkeiter. — HEYBROCK beobachtete eine am 18. Lebenstage beginnende Polyarthritis mit positivem Gelenk-, aber negativem Blutbefund. — Zwei ähnlich liegende Fälle beschreibt auch M. FISCHER bei wenige Tage alten Säuglingen. In keinem der Fälle war an Augen, Nase, Mund, Genitale (es handelte sich mit Ausnahme des erst beschriebenen Kindes um Knaben) und Rectum Tripper bakterioskopisch festzustellen.

Eine Reihe ähnlicher gonorrhoischer Allgemeininfektionen ohne nachweisbare Primärläsion wird teils ohne Stellungnahme zu dem Infektionsgang (HELLMANN, FRIDMAN, KOSTITCH-YOKSITCH), teils als durch *percutane Infektion* entstanden veröffentlicht.

KNAUER nahm für eine gonorrhoische Gonitis per exclusionem Übertragung durch eine Hautverletzung oder die Nabelwunde an. Über weitere Fälle, bei denen percutane Infektion in Erwägung gezogen wurde (DEUBER, LIEBE, WIELAND), s. S. 718.

Einige Autoren sehen die Eingangspforte für kryptogenetische Fälle in der *Mundschleimhaut.*

KIMBALL, der 7 Knaben und 1 Mädchen im Alter von 5 Wochen bis zu 3 Monaten an gonorrhoischen Gelenkaffektionen behandelte, konnte bei 5 keinerlei Krankheitszeichen an Schleim- und Bindehäuten, bei 3 aber eine Stomatitis feststellen, darunter eine mit positivem Gonokokkenbefund; er folgert aus dieser Beobachtung, daß der Mund für gonorrhoische Allgemeinerkrankungen unbestimmter Herkunft als primäre Lokalisation in Betracht komme. — HOLT äußert rein spekulativ die gleiche Überzeugung; er konnte bei 26 jüngsten Kindern (16 waren noch nicht 3 Monate alt) mit gonorrhoischem Gelenkrheumatismus nur 5mal (bei den 19 Knaben 1mal Ophthalmoblennorrhöe, bei den 7 Mädchen 4mal Vulvovaginitis gonorrhoica) die Eingangspforte ausfindig machen, die übrigen führte er auf eine latente Stomatitis zurück. — Daß eine gonorrhoische Stomatitis nicht mit in die Augen springenden Symptomen einherzugehen braucht, geht aus einer Beobachtung von SHVIFF (zit. STÜMPKE) hervor. Er fand 2mal bei 10 und 12 Tage alten Neugeborenen gonorrhoische Mundentzündungen, die nur geringe Beschwerden erkennen ließen, den Saugakt nicht störten und rasch zu voller Heilung kamen.

Schließlich ist in diesem Zusammenhange noch ein Fall von SCHÜTZ erwähnenswert.

Ein 2½ Monate alter Knabe erkrankte an gonorrhoischer Arthritis; alle Schleimhäute waren frei, nur eine geringfügige, spontan geheilte Bindehautentzündung hatte einige Tage vor Beginn der Gelenkerkrankung bestanden; eine 11jährige Schwester litt an Gonorrhöe.

Die Erkenntnis über die Entstehung der kryptogenetischen Gonorrhöen ist noch lückenhaft und basiert auf mehr oder weniger begründeten Vermutungen. Es ist daher vom wissenschaftlichen Standpunkt aus weitere Aufklärung, insbesondere durch genaueste mikroskopische und kulturelle Untersuchungen aller als Eingangspforte in Betracht kommenden Lokalisationen erforderlich. Eins aber zeigen die Fälle ganz eindeutig, nämlich die Tatsache, daß gonorrhoische Allgemeinerkrankungen ohne nachweisbare Beteiligung der zugänglichen Schleim- und Bindehäute keine Seltenheit sind, und daß es daher notwendig ist, bei

Arthritiden im Kindesalter an Gonorrhöe nicht nur zu denken, sondern darauf auch mit allen verfügbaren Mitteln zu fahnden. Eine Vernachlässigung dieses Grundsatzes führt mit großer Wahrscheinlichkeit zu einem schweren und oft dauernden therapeutischen Mißerfolg.

IX. Häufigkeit.

Die *Häufigkeit* der Vulvovaginitis im Verhältnis zur Gesamtzahl der Bevölkerung und der übrigen Erkrankungen des Kindesalters ist schwer zu ermitteln. Die spärlichen Literaturangaben (Cahen-Brach, Stümpke u. a.) beziehen sich nur selten auf die Gesamtzahl und Gesamtmorbidität der Mädchen und schließen außerdem vielfach Epidemien ein, wodurch die Vergleichsmöglichkeit erschwert wird; das Krankenmaterial, auf das sie sich gründen, ist ferner uneinheitlich; je nach der Zweckbestimmung der Anstalten (Kliniken für Kinder oder Hautkranke) und den Bevölkerungsschichten ihrer Klientel geben Krankenhausstatistiken ein recht verschiedenes Bild und lassen selbst bei ein und demselben Krankenhaus in den verschiedenen Zeiträumen eine vergleichsweise Gegenüberstellung nicht zu, weil die Krankenhausaufnahme äußeren Faktoren, besonders solchen wirtschaftlicher Art unterliegt. Einheitlich ergibt sich jedoch aus allem, daß die Vulvovaginitis mit der Dichte der Bevölkerung im allgemeinen und den ungünstigen Wohnungs-, sozialen und wirtschaftlichen Verhältnissen im besonderen zunimmt und demgemäß in den Großstädten am häufigsten ist, daß aber die Verbreitung in den einzelnen Ländern in weiten Grenzen schwankt.

In Deutschland betrug der Prozentsatz der tripperkranken zur Gesamtzahl der in Behandlung gekommenen Mädchen in der Vorkriegszeit nach Pott (86 : 8481 in 12 Jahren) bzw. Seiffert (22 : 3414 im Jahre 1894) 1,0 bzw. 0,6%; zu etwa gleicher Zeit in Graz und Pest 0,33 und 0,7%. In der Kriegs- und Nachkriegszeit hat in Deutschland wie anderwärts mit den Geschlechtskrankheiten der Erwachsenen auch die Kindergonorrhöe zugenommen. In Hannover war die tägliche Belegszahl von 5—6 vor dem Kriege 1918 auf 40 angestiegen, von 1911—1918 wurden 179 Fälle behandelt (Stümpke). Im Rudolf-Virchow-Krankenhause Berlin waren 1907—1913 im ganzen 179 = durchschnittlich jährlich 25 (Mattissohn), 1921 26, 1924 67 Fälle in Zugang gekommen (Buschke und Mitarbeiter), und in der erst nach Kriegsende mit Kindern belegten Heilstätte Buch-Berlin kamen 1919—1926 852 Vulvovaginitiskranke zur Aufnahme (Valentin, H. Altertum, Rosenstern). Daraus ist für Berlin eine beträchtliche Zunahme der Kindergonorrhöe gefolgert worden. Diese Verallgemeinerung wird von Grumach auf Grund einer umfangreichen Statistik bekämpft; nach ihm waren von 12 925 in Berliner Kinderheilanstalten während der Jahre 1921—1925 aufgenommenen Kindern 100 = 0,77% tripperkrank und litten von 88 298 Insassen von Instituten, die wahllos Kinder annehmen, in den Jahren 1926—1928 111 = 0,125% an Geschlechtskrankheiten gegenüber 0,18% in den Jahren 1923—1925. Danach träfe die Annahme einer allgemeinen Vermehrung für die letzten Jahre nicht zu, und es liegt die Folgerung nahe, daß die Zunahme sich lediglich auf einige Stadtbezirke Berlins beschränkt, und die hohe Zahl der Krankenhausaufnahmen zu einem großen Teil durch die schlechten sozialen Verhältnisse bedingt ist, also nicht einem ziffermäßigen Anwachsen entspricht. Wenn somit auch die pessimistischen Anschauungen Buschkes nicht berechtigt sind — er hat selbst auch 1929 eine beträchtliche Abnahme konstatiert (Buschke und Kaufmann) — bleiben seine Feststellungen doch bemerkenswert und verlangen entsprechende Maßnahmen. Ähnliche Zustände wie in Berlin dürften in den übrigen Großstädten vorliegen. In den kleinen Städten und auf dem Lande ist die Vulvovaginitis wohl etwas häufiger als vor dem Kriege, wird aber doch immer nur vereinzelt beobachtet. Statistische Angaben aus der Provinz veröffentlichte nur v. Brunn; er fand in Rostock bei der Untersuchung von 1637 für Solbadekuren bestimmten Kindern nie und als Schularzt unter fast 10 000 Kindern jährlich nicht mehr als 4—8 Geschlechtskranke, was im Höchstfalle einem Satz von 0,08% entspricht.

Aus den übrigen europäischen Ländern sind in der Literatur der letztverflossenen Jahre nur spärliche Zahlenangaben mitgeteilt. In Amsterdam war nach Deyll etwa 1% aller Schulmädchen erkrankt. — In Frankreich wurde nach Gaté und Michel 1930 eine ungewöhnliche Zunahme beobachtet, ohne daß eine gemeinsame Infektionsquelle in Betracht kam. — In den englischen Großstädten hat die Kindergonorrhöe eine auffallend große Verbreitung; nach Kidd und Simpson (zit. Fraser) waren in London 7,7%, nach Brown 12,7%, nach Watson in Glasgow 2—12% aller ins Hospital aufgenommenen Mädchen tripperkrank. — In einem Teil der russischen Großstädte herrscht eine geradezu epidemische Ausbreitung und die Zahl der Erkrankten nimmt nach den Berichten ständig zu; so beobachtete TOPTSCHAN in Moskau 1920 20, 1925 432 Erkrankungen; KUŠELEVSKIJ fand im Durchschnitt in Kinderkrippen 2,3, in Kindergärten 4,3, in den unteren Schulklassen 4,2% erkrankt, und TRACHTENBERG stellte bei Untersuchung von 1459 Schulkindern 60mal (= 4,1%) Gonorrhöe fest.

Überaus häufig ist die Vulvovaginitis gonorrhoica in den Vereinigten Staaten, wo sie nach YESKO nur noch von den Masern übertroffen wird, also die 2. Stelle unter allen Erkrankungen des Kindesalters einnimmt; nach seiner Zusammenstellung waren von den in Anstalten Aufgenommenen 2—10%, in manchen Gegenden noch mehr krank. WEHRBEIN gibt für New York an, daß von den Zugängen in Waisenhäusern 40%, in Fürsorgeanstalten 9%, in Kinderbewahranstalten 6,3% tripperkrank befunden wurden, und daß aus diesem Grunde, um latente Gonorrhöen und Bacillenträger ausfindig zu machen, eine Argentum nitricum-Provokation aller klinisch Gesunden vor der Zulassung eingeführt worden ist. In weiter zurückliegenden Jahren errechneten KIMBALL 11,7%, HOLT 8,6%, zu denen noch 18,5% Verdächtige hinzukommen, MORROW und BRIDGEMAN 55% aller Zugänge in der Staatsschule zu Genevo, TAUSSIG 5,3%, MIDDLETON 2% der in Pittsburger Kinderkrankenhäusern und -heimen zugehenden Mädchen. Außerdem werden auch jetzt noch immer wieder — oft großen Umfang annehmende — Epidemien berichtet.

Die am meisten betroffenen *Altersstufen* sind das 2. bis 4. bis 6. Lebensjahr; am wenigsten befallen werden Mädchen jenseits des 10. Lebensjahres und Säuglinge; die Seltenheit der Erkrankung von Kindern unter 1 Jahr wird besonders von NABARRO sowie SHARP hervorgehoben, nach dessen Statistik von 260 Erkrankten nur 11 im 1. Lebensjahre waren, und davon entfielen noch 7 auf eine Epidemie. Im 2. Altersjahre steigt die Erkrankungskurve steil an, erreicht in den Spieljahren ihren Höhepunkt und fällt in den Schuljahren wieder allmählich ab.

Die in den einzelnen Arbeiten gebrachten Zahlenangaben lassen sich nicht einheitlich zusammenfassen, weil sie nach verschiedenen Altersstufen gruppiert sind. POTT, BUSCHKE, MENZEN, BIRGER, BOCK, LEES, FESSLER, ARIJEWITSCH, BROWN berichten über 1078 Kinder, von denen 573 = 53,2% unter 5, 398 = 36,9% zwischen 5 und 10 und 107 = 9,9% über 10 Jahre waren; W. FISCHER, R. HAMBURGER, MEYERSTEIN, FRANK beobachteten, daß von 693 Mädchen 418 = 60,3% unter und 275 = 39,7% über 6 Jahre waren und nach CAHEN-BRACH, A. HAMILTON, TAUSSIG, KUŠELEVSKIJ waren von 260 Erkrankten 176 = 67,7% unter und 84 = 32,3% über 7 Jahre. Auch die übrigen Autoren machen gleichsinnige Angaben. Erklärt wird das unterschiedliche Befallensein der verschiedenen Altersstufen dadurch, daß die überwiegend auf indirektem Wege übertragene Vulvovaginitis diejenigen vor allem gefährdet, welche infolge Unbehilflichkeit der Pflege und Wartung bedürfen, während die Infektionsgefahr abnimmt, sobald die heranwachsenden Mädchen selbständiger und von anderen unabhängiger werden. Die geringe Beteiligung der Säuglinge widerspricht dieser Auffassung nicht, weil für diese wohl allenthalben eigene Pflegeartikel gehalten werden.

Über das Verhältnis der Gonorrhöe von kindlichen und erwachsenen weiblichen Personen machen WIRZ und HIRSCH Angaben; von insgesamt 540 Fällen waren 15 = 2,8% Kinder.

Über die Häufigkeit der gonorrhoischen im Verhältnis zu den nicht gonorrhoischen Vulvovaginitiden finden sich Zahlenangaben bei LENNANDER, CSÉRI, ISRAEL, PROCHOWNIK, SPÄTH, CAHEN-BRACH, BERGGRÜN, CASSEL, W. FISCHER, VEILLON und HALLÉ, MENZEN, RÔMNICEANU und ROBIN, BERKENHEIM, BANDLER, DUKELSKI, HOLT, MENDES DE LEON, GOEDHART, MATTISSOHN, VELIBRI, ENSE, WOLFFENSTEIN, TAUSSIG, ANDERSON und SCHULTZ und STEIN, STEIN, DORNE und STEIN, ARIJEWITSCM, WEHRBEIN, ROSENSTERN, LEES, FESSLER, STEIN und LEVENTHAL und SERED, GREJBO, KUŠELEVSKIJ, BROWN, CIANI, CLAUBERG, GATÉ und MICHEL, SHARP, RUYS. Danach waren von 6283 Fällen 3355 = 53,4% gonorrhoisch und 2928 = 46,6% nicht gonorrhoisch; die auf Gonorrhöe nur Verdächtigen sind dabei als krank gezählt. Bedenkt man, daß in der Zusammenstellung eine Reihe von Krankenhausstatistiken enthalten sind, in denen naturgemäß die gonorrhoischen Vulvovaginitiden überwiegen, so dürften die Zahlen Höchstziffern darstellen, auch wenn man mit BUSCHKE und STÜMPKE annimmt, daß unter den als katarrhalisch angesehenen Vulvovaginitiden sich manche postgonorrhoischen Katarrhe verbergen. Der Vollständigkeit halber seien noch die übrigen in der Literatur vorhandenen Statistiken angeführt, die nur im Hundertsatz angegeben sind und daher in der obigen Zusammenstellung nicht verwertet werden konnten; es errechneten als gonorrhoisch LABORDE, MICHALOVITCH, GUITERAS je 75, ABT 70—80, JOHANSEN 76, NOTES 70, BUSCHKE sowie STÜMPKE schätzungsweise über 80,

Plomley 85,7%. Diese Ziffern beziehen sich anscheinend alle auf Krankenhausmaterial und sind dementsprechend zu bewerten. Genaue Untersuchungen der neueren Zeit (Rosenstern, Dorne und Stein bzw. Stein und Leventhal und Sered, Sharp, Clauberg, Ruys) geben übereinstimmend das Resultat, daß die nicht gonorrhoischen Vulvovaginitiden überwiegen.

X. Prognose.

Die *Prognose quoad vitam* ist gut. Nur bei Kleinkindern und vor allem bei Säuglingen, die noch nicht über genügende Abwehrkräfte verfügen, kann die Krankheit gelegentlich septischen Charakter und somit einen ernsten Verlauf annehmen; aber selbst hierbei ist ein letaler Ausgang kaum beobachtet. Die von Kimball und Holt veröffentlichten Todesfälle betrafen jüngste Kinder — darunter einen großen Teil Knaben — mit schweren, zur Vereiterung führenden Gelenkmetastasen und fast ausschließlich extragenitaler Eingangspforte. Auch die gonorrhoischen Bauchfellentzündungen verlaufen trotz des oft sehr alarmierenden Beginns in der Regel günstig und haben, im Gegensatz zu den durch andere Bakterien hervorgerufenen Peritonitiden, eine ausgesprochene Heilungstendenz; nur einige wenige Fälle sind schnell und unerwartet tödlich verlaufen oder haben durch Mischinfektionen zu schweren, letal endigenden Eiterungen geführt. Die gonorrhoischen Gelenkaffektionen klingen mit Ausnahme der erwähnten pyämischen Erkrankungen der Kleinkinder in der Regel in wenigen Wochen und ohne Hinterlassung von Funktionsstörungen ab; hartnäckigerer Verlauf, Rückfälle, Versteifungen sind selten. Auch Endocarditiden pflegen restlos auszuheilen und hinterlassen so gut wie nie Klappenfehler.

Dagegen ist die *Prognose quoad sanationem* mit größerer Vorsicht zu stellen. Die Entscheidung, ob der Tripper ausgeheilt, der Gonococcus also endgültig beseitigt ist, oder ob noch eine stumme Infektion besteht, bereitet stets Schwierigkeiten und kann nur auf Grund einer lang fortgesetzten Beobachtungszeit getroffen werden; selbst bei den bestbehandelten und auf das sorgfältigste nachuntersuchten Fällen ist mit dem Eintritt von Spätrezidiven zu rechnen. Es ist daher geboten, nach Abschluß der Behandlung und der üblichen Nachkontrolle im einzelnen Falle stets nur von einer ,,anscheinenden" Heilung zu sprechen und eine systematische Beobachtung anzuschließen. Erst wenn die mindestens ein Jahr lang in allmählich größer werdenden Zwischenräumen vorgenommenen mikroskopischen und bakteriologischen Untersuchungen aller in Betracht kommenden Absonderungen, insbesondere aus Cervix und Rectum, ständig einwandfreie Befunde ergeben haben, kann Dauerheilung als mit größter Wahrscheinlichkeit vorliegend angenommen werden.

Sehr viel unsicherer ist die Beurteilung der Prognose in den nicht seltenen Fällen, in denen nach anscheinender Heilung aus Vagina und Vulva eine eitrige oder katarrhalische Absonderung bestehen bleibt, die unter Umständen, besonders bei Vernachlässigung der Genitalpflege, lebhafte Entzündungserscheinungen an den äußeren Geschlechtsteilen unterhalten kann. Bei derartigem Verlauf ist selbst bei regelmäßig negativem Befund das Vorliegen einer latenten Gonorrhöe nie auszuschließen und möglichst bis zur Beseitigung des Entzündungszustandes Weiterbehandlung anzuordnen.

Dem weiteren Schicksal gonorrhöekranker Mädchen hinsichtlich der bakteriologischen Heilung ist von einer Anzahl Autoren nachgegangen worden. Wolffenstein, Pontoppidan, Bock, Kjellberg, Vogt haben Mädchen, die geraume Zeit, vielfach Jahre vorher, eine Vulvovaginitis überstanden hatten, darunter auch solche, die bei der Entlassung noch nicht einmal als sicher geheilt angesehen waren, nachuntersucht und in keinem Falle mehr Gonokokken nachweisen können; die meisten waren auch klinisch frei von Erscheinungen, nur einige litten an einer geringen unspezifischen Absonderung. Mattissohn fand bei 31 bis zu 5 Jahre nach der Entlassung Wiederuntersuchten 13mal reichliche Sekretion und 8mal Gonokokken; von den letzteren Fällen waren 5 als geheilt und 3 als ungeheilt ausgeschieden. Alle übrigen, darunter die 3 Mädchen, welche die Menarche überschritten hatten, erwiesen sich klinisch und bakteriologisch als gesund. Buschke und Gumpert stellten bei der Nachkontrolle von 29 Mädchen, die 3—6 Jahre vorher erkrankt gewesen waren, noch 7mal Gonokokken fest; alle 6 Menstruierten waren erscheinungsfrei. Frank erhob bei 107 Mädchen bzw. Frauen im Alter von 13—36 Jahren, bei denen die Erkrankung 6—27 Jahre zurücklag, Nachforschungen durch Befragen, teilweise auch durch Untersuchung; 12 klagten über gelblichen Ausfluß, mikroskopisch kontrolliert wurden 5, sie ergaben 2mal negativen, 2mal verdächtigen und 1mal positiven Befund. Eine Frau, die in der Kindheit 2 Rezidive gehabt hatte, war während der Ehe erneut erkrankt, ohne daß entschieden werden konnte, ob es sich um eine Ansteckung durch den Gatten oder um einen Rückfall mit nachfolgender Infektion des Ehemannes gehandelt hat. Tod konnte unter 41 Mädchen, die 1—4 Jahre nach der Entlassung nachkontrolliert wurden, 18mal leichte Vulvitis, aber nur 1mal Gonokokken nachweisen; die 2, welche das Pubertätsalter erreicht hatten, waren gesund. Herold konnte 84 Mädchen 3 Monate bis 10 Jahre später nachuntersuchen und fand bei 7 = 8,3% wieder Gonokokken und zwar lag die Entlassung 4mal noch nicht ein Jahr, je 1mal $4^{1}/_{2}$, 5 und 6 Jahre zurück. Ritter v. Seuffert beobachtete eine schwere Ophthalmoblennorrhöe bei dem Neugeborenen einer 24jährigen Frau, die als 8jähriges Mädchen infiziert und nach halbjähriger Behandlung als geheilt entlassen worden war. Da der Mann gesund befunden wurde und höchstwahrscheinlich nie eine Gonorrhöe gehabt hatte, wurde Wiederausbruch des alten Leidens angenommen.

Eine Zusammenstellung der Zahlen der vorstehenden Berichte — die Frankschen, die größtenteils nur auf Angaben der Patienten sich gründen, sind außer Ansatz gelassen — ergibt, daß von 303 Mädchen noch 23 = 7,6% krank waren. Bei der Beurteilung muß in Betracht gezogen werden, daß diese Ziffern sich einerseits nur auf einmalige Untersuchung stützen, also möglicherweise nicht vollgültig sind und andererseits auch die ungeheilt aus der Behandlung Ausgeschiedenen enthalten. Da hierdurch wahrscheinlich ein Ausgleich geschaffen ist, dürfte es der Wirklichkeit entsprechen, für 93% der gründlich Behandelten und gut Nachbeobachteten eine bakteriologische Dauerheilung anzunehmen. Bemerkenswert ist, daß mit einer fraglichen Ausnahme alle Mädchen, welche zur Zeit der Nachuntersuchung das Pubertätsalter überschritten hatten, gesund befunden worden sind.

Die Feststellung der bakteriologischen Dauerheilung hat sich Arijewitsch besonders angelegen sein lassen.

Er behielt die Kinder, die nach mehrfacher Provokation und längerer Rezidivfreiheit als geheilt anzusehen waren, noch viele Monate, teilweise bis über die Menarche zurück und beobachtete sie weiter stationär unter Zuhilfenahme wiederholter Provokationen. Dabei sah er — neben einer Anzahl von Rückfällen, die bis zu 14 Monaten nach der anscheinenden Heilung sich ereigneten — eine beträchtliche Zahl Dauerheilungen. 15 von 69 Mädchen konnten 7—24 Monate nach der Aufnahme in das Isolatorium als gesund entlassen werden und weitere 23 waren ein volles Jahr rezidivfrei.

Die Prognose hinsichtlich der bakteriologischen Dauerheilung ist daher mit Vorsicht zu stellen; sie ist am günstigsten bei Kindern im 1. Lebensjahre, die selten rückfällig erkranken, hängt im übrigen ab von der Gründlichkeit der Behandlung, der Länge der Nachbeobachtungszeit und der Lokalisation des Prozesses, aber auch von dem Zeitpunkt der Inbehandlungnahme, insofern bereits chronisch gewordene Erkrankungen einen hartnäckigeren Verlauf nehmen. Jedoch heilen die rückfällig gewordenen und die langwierig sich gestaltenden Fälle, ebenso wie die Keimträger, schließlich aus, wenn auch oft erst nach großen, die Geduld aller Beteiligten aufs höchste beanspruchenden Mühen. Die meisten Autoren nehmen an, daß eine Kindergonorrhöe, ob behandelt oder nicht, sich in das *jungfräuliche Leben* nicht fortsetzt. Es sind aber Fälle bekannt, in denen entweder eine chronische Vulvovaginitis das Pubertätsalter überdauerte, oder eine latent gewordene Gonorrhöe unter den Einwirkungen der Menstruation wieder aufflackerte.

Schon Marx beobachtete 3mal das Auftreten von Salpingitis gonorrhoica bei jungen Mädchen, die in der Kindheit Tripper gehabt hatten und sicher nicht frisch infiziert waren. — Asch fand bei einem 17jährigen Mädchen, das mit 12 Jahren an Gonorrhöe erkrankt und nur symptomatisch behandelt war, gelegentlich einer aus Anlaß der Verlobung erfolgten Nachuntersuchung noch Gonokokken. — Nach der Zusammenstellung von KJELLBERG sind 2 Frauen, die in der Kindheit eine Vulvovaginitis überstanden hatten, mit 20 und 26 Jahren unter akuten Trippererscheinungen an einer Salpingitis bzw. Oophoritis und ein Mädchen, das als Kind 3 Jahre behandelt war, im Alter von 17 Jahren an einer frischen Beckenperitonitis erkrankt, ohne daß eine Neuinfektion vorgelegen haben konnte. — LEWINSKY sah in 2 Fällen den gonorrhoischen Prozeß längere Zeit über die Menarche hinaus fortbestehen. — HERSCHAN berichtet über ein 15jähriges Mädchen, das seit dem 6. Lebensjahre an einer nicht als gonorrhoisch erkannten Vulvovaginitis litt und nach den ersten Menstruationen an Endometritis, Adnexitis, exsudativer Pelveoperitonitis und Gonitis mit positivem Gonokokkenbefund in Cervix und Rectum erkrankte; Hymen intakt. — BUKURA beobachtete 4mal, daß virginelle Individuen, die in der Kindheit eine Vulvovaginitis überstanden hatten, beim ersten Coitus ihren Mann infizierten. — Der HAASEsche Fall (s. S. 713) ist dagegen nicht zweifelsfrei, weil eine zweite Infektion nach dem Befunde nicht unmöglich ist. — Und schließlich wären hier auch die nicht so seltenen Fälle aufzuführen, wo nach ASCH und L. FRÄNKEL in ärztlich und menschlich vollkommen unaufgeklärter Weise von jungen Frauen bei der Defloration Gonorrhöeübertragungen ausgehen, die einzig durch Annahme einer — unbemerkt gebliebenen, nicht erkannten oder in Vergessenheit geratenen — Erkrankung im Kindesalter eine Erklärung finden. Auch VOGT erörtert die Möglichkeit der Reaktivierung einer latenten Gonorrhöe in der Menarche bejahend.

Es ist somit nicht ausgeschlossen, daß eine Kindergonorrhöe, besonders bei ärztlich nicht oder nur symptomatisch behandelten Mädchen bis zur Geschlechtsreife bestehen bleiben bzw. unter dem Einfluß der periodischen Reize, denen alsdann die Genitalien unterliegen, aufflackern kann. Aber die Zahl dieser Fälle ist verhältnismäßig gering, was auch die negativen Befunde der oben angeführten Nachuntersuchungen bereits Menstruierter beweisen, und es ist demnach die Annahme berechtigt, daß die große Mehrzahl aller Vulvovaginitis-Fälle, auch der ungenügend oder garnicht behandelten, bei Eintritt der Pubertät bakteriologisch geheilt ist.

Schließlich bleibt noch die Frage zu erläutern, ob und inwieweit eine in der Kindheit überstandene Vulvovaginitis gonorrhoica auch *funktionelle, die Potentia coeundi et generandi beeinträchtigende Störungen* zurücklassen kann, die dann erst im geschlechtsreifen Alter hervortreten.

Schon bald nachdem man erkannt hatte, daß die Gonorrhöe bei Kindern die gleichen Komplikationen wie bei Erwachsenen im Gefolge haben kann, wurde für die Entstehung von ätiologisch unklaren Entzündungen sowie von vordem als angeboren angesehenen stenosierenden Prozessen der inneren und äußeren Geschlechtsteile bei Jungfrauen eine in der Kindheit überstandene Trippererkrankung verantwortlich gemacht. So wurden Pelveoperitonitis (SAENGER, WELANDER, SÄXINGER), Endometritis (HOFMEIER), Pyosalpinx und abgekapselte Peritonealexsudate (SAENGER), Entwicklungshemmungen, Deformitäten, Atrophie des Uterus mit dysmenorrhoischen Beschwerden und Sterilität (CURRIER, DE GROODT, RITTER V. SEUFFERT), Obliteration der Tuben (ROUSSEAU), Meno- und Metrorrhagien, primäre Sterilität, Stenosen der Cervix, Verwachsungen und Verschluß der Scheide und der Labien auf eine Kindergonorrhöe zurückgeführt.

Von diesen Veränderungen sind die Verwachsungen und Verklebungen der großen und kleinen Labien, wie sie in größerer Zahl von BOKAI, vereinzelt von SAENGER, ZWEIGBAUM, GELBCKE, ROOS, HEUBNER beschrieben sind, ätiologisch nicht geklärt; ein Zusammenhang mit Gonorrhöe ist in keinem Falle nachgewiesen, auch von vornherein unwahrscheinlich, weil beim Kindertripper kaum je so starke Excoriationen bzw. Ulcerationen vorkommen, wie sie für die Entstehung dieser Prozesse vorausgesetzt werden müßten.

Aber auch für die Mehrzahl der übrigen auf Gonorrhöe zurückgeführten Erscheinungen fehlt der Nachweis einer überstandenen Vulvovaginitis; nur in einer kleinen Reihe von Veröffentlichungen ist eine positive Vorgeschichte gegeben.

So beobachteten verschiedene Autoren bei jungen Mädchen — manchmal wiederholt — nach körperlichen Anstrengungen unter (meist kurzdauerndem) Fieber auftretende *Bauchfellreizungen* (lebhafte diffuse, ziemlich hartnäckige Leibschmerzen, Urindrang usw.), für die eine andere Ursache als die in der Kindheit überstandene Vulvovaginitis nicht ausfindig gemacht werden konnte. — Hierher gehören ferner die 3 von MARX berichteten Fälle von Salpingitis junger Mädchen, bei denen eine Neuinfektion nicht vorlag und ätiologisch lediglich eine alte abgelaufene Kindergonorrhöe in Betracht kam. — *Untersuchungen über das spätere Schicksal gonorrhoisch erkrankt gewesener Kinder* liegen vereinzelt vor. KJELL-BERG konnte 47 Frauen 16—27 Jahre nach der Infektion zu einer erneuten Untersuchung bekommen. 27 = 57,4% zeigten keinerlei Folgeerscheinungen, 18 litten mehr oder weniger stark an Dysmenorrhöe, darunter eine mit 7 Jahren infizierte Virgo, die einen auffallend kleinen Uterus hatte; 1mal bestand unvollkommene, 1mal — bei einer 23jährigen — völlige Amenorrhöe. 16mal wurde ein kleiner oder unternormaler Uterus, 4mal Verengerung der Scheide, 9mal Adnexveränderung festgestellt; darunter waren ein stets dysmenorrhoisches Mädchen, das im Alter von 17 Jahren ohne Neuinfektion an einer Beckenperitonitis erkrankt gewesen war und 2 Frauen, die im Alter von 20 und 26 Jahren, gleichfalls ohne angeblich die Möglichkeit einer frischen Infektion gehabt zu haben, unter dem Wiedereintritt akuter Trippererscheinungen an Salpingo-Oophoritis erkrankten. Von den Frauen, welche Veränderungen der inneren Genitalien aufwiesen, wurden 9 (darunter 2, die während der primären Erkrankung eine Beckenbauchfellentzündung überstanden hatten), curettiert; die Untersuchung ergab schwere chronische Endometritis. Von 20 Nachuntersuchten, welche geschlechtlichen Verkehr zugaben, hatten 10 geboren (Gesamtkinderzahl 16), von 14 Verheirateten waren 8 = 57% kinderlos. Bei der Beurteilung der Befunde ist zu berücksichtigen, daß die Frauen bei der Nachkontrolle im 18.–38. Lebensjahre standen, zu einem großen Teil Geschlechtsverkehr gepflogen hatten und demnach inzwischen erneut angesteckt sein konnten; man wird daher der Verfasserin Recht geben müssen, wenn sie sich über den Zusammenhang der Erscheinungen mit der überstandenen Vulvovaginitis sehr zurückhaltend ausspricht. — FRANK konnte von den 228 in der Leipziger Kinderklinik während der Jahre 1900—1920 Behandelten 107 Mädchen und Frauen 6—27 Jahre nach der Entlassung befragen bzw. nachuntersuchen; sie standen im 13.—36. Lebensjahre, 79 hatten die Pubertät überschritten. *81 = 75,7% waren völlig frei von Beschwerden und Erscheinungen,* darunter bemerkenswerterweise alle im Säuglingsalter und nach dem 10. Lebensjahre Erkrankten; bei den zwischen dem 1. und 10. Lebensjahre Infizierten nahm der Prozentsatz der Komplikationen steigend mit dem Alter zu. Bei 26 = 24,3%, darunter 2 noch nicht menstruierten, bestanden Veränderungen an den inneren Genitalien, und zwar 5mal sichere Salpingitiden (2mal im Anschluß an die Entbindung, 3mal — 2mal verbunden mit starken dysmenorrhoischen Beschwerden — bei Virgines), 1mal zweifelhafte Salpingitis, 17mal Störungen der Menstruation, 3mal sonstige Unterleibsbeschwerden. 21 waren verheiratet, 15 hatten geboren (Gesamtkinderzahl 20), 1 war schwanger, 1 erst 3 Monate verehelicht. Von den Unverheirateten hatten 5 geboren, alle übrigen negierten die Cohabitation, so daß nur bei 4 Frauen Sterilität in Frage kommt. Rechnet man die Fälle mit Salpingitis, die wohl sicher die Potentia generandi verloren haben, hinzu, so ergäbe das eine Sterilität von 23,1%, falls man die Gonorrhöe bei allen als Ursache ansieht. FRANK hält das in Anbetracht der früher weniger systematischen Therapie und Abschlußbeobachtung für verhältnismäßig günstig und glaubt, daß die jetzige Behandlung noch bessere Resultate zeitigen werde. — RITTER V. SEUFFERT berichtet über eine *schwere Dysmenorrhöe* ohne Schädigung der Zeugungsfähigkeit, die bei der Frau nur auf eine im 9. Lebensjahre überstandene Gonorrhöe zurückgeführt werden konnte und auch noch nach der ersten, im 23. Lebensjahre erfolgten Entbindung andauerte. — Nachuntersuchungen von 32 Frauen jenseits des 20.Lebensjahres, die im Alter von 3—10 Jahren mit Gonorrhöe infiziert gewesen waren, ergaben nur bei 2 Frauen Fluor und Menstruationsstörungen seit der Pubertät; 17 haben geheiratet, 10 hatten (14) Kinder; 2 waren schwanger, 2 hatten Antikonzipientien gebraucht (DOOLEY). Verf. kommt zu dem Schluß, daß die Vulvovaginitis kaum Folgen hinterläßt und nicht zur Sterilität führt. — Die übrigen Autoren, die, wie MATTISSOHN, WOLFFENSTEIN, JADASSOHN, PONTOPPIDAN, ASCH, BOCK, FRASER, VOGT, BUSCHKE und GUMPERT, LEES zusammen über ein reiches Material an Nachuntersuchungen verfügen, haben *niemals Spätschädigungen* beobachtet.

Das Gesamturteil geht also dahin, daß auch hinsichtlich zurückbleibender *Störungen der Genitalfunktion* die *Prognose nicht schlecht* ist. In dem Gros der Fälle gelangen die Gonokokken über die Cervix nicht hinaus, und Gebärmutter und Adnexe werden überhaupt nicht beeinträchtigt; aber auch wenn nachweislich das Orificium internum überschritten und die Adnexe befallen waren, ist die Prognose nicht durchaus ungünstig, denn es scheint, daß auch solche Fälle mit Funktionserhaltung ausheilen können. Die Möglichkeit beweist jedenfalls der oben angeführte Fall AMERSBACH, wo die Laparatomie eitrige Salpingitis ergeben und die 14 Tage später erfolgte Obduktion makro- und mikroskopisch keinerlei Veränderungen an den Tuben mehr gezeigt hatte.

Postgonorrhoische Katarrhe sind gelegentlich äußerst hartnäckig, erfahrungsgemäß vor allem dann, wenn die nach Erkrankungen der kindlichen Genitalien
besonders notwendigen hygienischen Maßnahmen vernachlässigt werden.
Funktionsstörungen sind dabei nicht beobachtet worden.

XI. Behandlung.

Bei Übernahme der Behandlung ist zunächst die Entscheidung von Wichtigkeit, ob *stationäre Behandlung* gefordert werden soll oder ambulante gestattet
werden darf. Maßgebend sind die äußeren häuslichen Verhältnisse. Belassung
in der Familie sollte nur da erfolgen, wo die erforderlichen therapeutischen Maßnahmen, die alsdann zu einem Teil unter der ärztlichen Aufsicht in der Familie
durchgeführt werden müssen, sichergestellt sind und wo bei Anwesenheit weiblicher Geschwister völlige Absonderung der kranken Kinder mit allen ihren
Gebrauchsgegenständen gewährleistet ist. Sind diese Bedingungen erfüllt,
verfügen vor allem die Mütter, Angehörigen oder Pflegerinnen über die zur
Einarbeitung erforderliche Intelligenz und Geschicklichkeit und über das große
Maß von Pflichtbewußtsein, das bei der langwierigen, viel Mühe, Zeit und
Geduld verursachenden Behandlung vorauszusetzen ist, so wird man die Mäd-
chen in der Familie belassen können, ja bei älteren Kindern, für welche die
Behandlung im Krankenhaus schwere seelische Schäden mit sich bringen kann,
sogar vorziehen. Jedenfalls haben sehr erfahrene Ärzte, wie Asch u. a. mit der
häuslichen Behandlung nach eingehender Belehrung und *Anlernung* der die
Pflege übernehmenden Personen gute Erfahrungen gemacht. Für die große
Mehrzahl der Kinder treffen nun aber zweifellos die obigen Voraussetzungen
nicht zu, so daß für diese bis zum Erlöschen der Infektionsgefahr Krankenhaus-
behandlung vorzusehen ist. Eine rein *ambulante Behandlung* ohne unterstützende
Maßnahmen in der Wohnung ist ungenügend, schon allein aus dem Grunde,
weil der mit der Inanspruchnahme der ärztlichen Hilfe verbundene Zeitverlust
und die mit dem Nachlaß der Beschwerden oft einsetzende Gleichgültigkeit
erfahrungsgemäß dazu verführen, daß die Kur nicht ordnungsgemäß beendet
wird. In der Regel hält es auch nicht schwer, die Bedenken der Eltern gegen die
Unterbringung im Hospital zu zerstreuen, weil die Kinder sowieso bis zum
Schwinden der Gonokokken aus Schule, Kindergärten und sonstigen Kinderheimen genommen werden müssen. Daß die Maßnahme durchführbar ist,
beweisen die in Amsterdam seit dem Jahre 1920 gemachten Erfahrungen.

In 4 über die Stadt verteilten, fachärztlich geleiteten Beratungsstellen werden für die
von den Schul- und Hausärzten zugesandten Kinder 1mal wöchentlich Sprechstunden
abgehalten; die bei der Untersuchung Krankbefundenen werden einem für diese Zwecke
hergerichteten Lazarett überwiesen. Der Schularzt überwacht die Durchführung. Der
Erfolg ist, daß 85% ins Krankenhaus eingeliefert werden, und der Rest privatim ordnungs-
mäßig behandelt wird. Der Hospitalaufenthalt, während dessen regelrechter Schulunterricht erteilt wird, ist auf etwa 8 Wochen bemessen; danach geschieht die Weiterbehandlung
in einem der 16 städtischen Ambulatorien, die Kinder dürfen die Schule wieder besuchen,
aber bis zum Abschluß der Beobachtung die Schulklosetts nicht benutzen; auch die Zulassung zu Ferienkolonien usw. ist solange gesperrt (van der Reyden).

Im Krankenhaus ist auf *Geeignetheit des Personals* großer Wert zu legen;
die Pflegerinnen müssen eine gute fachliche Ausbildung und ein hohes Pflichtbewußtsein haben, mit Kindern umzugehen verstehen und auch über Menschen-
kenntnis verfügen, um dem schlechten Einfluß, den das Zusammensein mit
anderen, oft weitgehend aufgeklärten und leicht zu allerlei Unsitten verführen-
den Mädchen mit sich bringen kann, entgegenzutreten; und schließlich müssen
sie, wenigstens in den kleineren Krankenhäusern, wo besondere Lehrerinnen
nicht beschäftigt werden können, in der Lage sein, den in der Regel lange ausfallenden Unterricht zu ersetzen. Am zweckmäßigsten ist eine regionäre Samm-

lung der Kranken in bestimmten Kliniken, wo alle diese Bedingungen gegeben sind oder bei ambulanter Behandlung in Tageskliniken, wo Unterricht und Behandlung vereinigt werden können.

Von den *allgemeinen Maßnahmen* ist absolute *Bettruhe* die wichtigste; sie ist mindestens bis zum Versiegen des Ausflusses, besser noch bis zum endgültigen Verschwinden der Gonokokken durchzuführen, um durch Ruhigstellung der Organe ein Aufsteigen der gonorrhoischen Entzündung nach den inneren Genitalien so weit irgend möglich zu verhüten und den Verlauf abzukürzen. Die Durchführung erfordert seitens der Ärzte große Energie und seitens der Eltern und Pflegerinnen bereitwilliges Verständnis, denn die Kinder sind, da sie sich nach Abklingen der äußeren Entzündungserscheinungen meist vollkommen gesund fühlen, nur sehr schwer im Bett zu halten.

Ein Nachteil langer Bettruhe bei einem oft mit beträchtlichem Juckgefühl an den entzündeten Genitalien einhergehenden Leiden besteht darin, daß die Mädchen an den Geschlechtsteilen zu spielen beginnen und dadurch zur Masturbation kommen, einer Unsitte, die bei Unterbringung in größeren Sälen durch gegenseitige Verführung, wie besonders russische Berichte lehren, allgemeine Verbreitung finden kann. Die üblen körperlichen und sittlichen Nachwirkungen, die dadurch bedingte Gefahr einer Übertragung der Gonokokken auf die Augenbindehäute und der ungünstige Einfluß auf die Abheilung der Gonorrhöe machen es notwendig, darauf Obacht zu haben und entsprechende Vorkehrungsmaßregeln zu treffen.

Weitere allgemeine Maßnahmen sind Sorge für frische Luft, für Licht, leichte, aber gleichzeitig kräftige Ernährung, reichliche Flüssigkeitszufuhr, Regelung des Stuhlgangs. Die nicht selten auftretenden Anämien, Fieber und Appetitlosigkeit werden in üblicher Weise behandelt. Die Geschlechtsteile sind häufig mittels stets erneuerter Watte- oder Gazestücke zu säubern, wobei darauf zu achten ist, daß, um einer Infektion des Rectums vorzubeugen, die Reinigung vom After weg, nicht nach ihm hin geschieht. Die regelmäßige Genitaltoilette bedeutet gleichzeitig für Kinder, die aus gesunden Tagen nicht daran gewöhnt sind, eine Vorbereitung für die Lokalbehandlung. Die Genitalien sind bei Tag und Nacht durch geschlossene Höschen nach außen abzuschließen, bei kleinen Kindern sind T-Binden zweckmäßig; oftmaliger Wäschewechsel ist notwendig. Kranke Mädchen müssen unter allen Umständen ein eigenes Bett und gesonderte Gebrauchsgegenstände (Hand- und Badetücher, Nachtgeschirre, Thermometer usw.) haben und hinsichtlich der Berührung der Genitalien unter ständiger Aufsicht gehalten werden, ältere Kinder, wie auch stets die Angehörigen, sind über die verhängnisvollen Folgen einer Ophthalmoblennorrhöe eingehend zu belehren.

Innere Mittel finden kaum Verwendung; einige Autoren wollen von Salol (3mal täglich 0,2—0,5) einen gewissen Erfolg gesehen haben; BENDER empfiehlt Protargolpillen zu 0,1, 6—10 Stück für den Tag, amerikanische Ärzte halten Pyridium für ein recht brauchbares Mittel.

Die eigentliche Therapie besteht aus der *Lokalbehandlung* mit antigonorrhoischen Mitteln, *allgemeinen immunisatorischen Methoden* und *physikalischen Maßnahmen*. Spontane bzw. unter rein symptomatischer Behandlung erfolgende Heilungen sind, wie schon ausgeführt, ungemein selten, es kommt zwar meist mit der Zeit zu einer Verringerung, manchmal auch zu einem Versiegen des Ausflusses, aber in der Regel nicht zu einem dauernden Verschwinden der Gonokokken, und damit bleiben die Gefahren der Übertragung, der Ascension und des Eintretens von Komplikationen bestehen.

Die aussichtsreichste Therapie besteht nach Ansicht der Venerologen in der *Lokalbehandlung*. Wenn besonders von kinderärztlicher Seite (HEUBNER, CZERNY, BAGINSKY, BIRK, LANGSTEIN) die örtliche Behandlung oder bestimmte Arten derselben abgelehnt werden, so geschieht es fast ausschließlich von dem

Gesichtspunkte aus, daß die Kinder durch dieselbe in einer die psychische Entwicklung benachteiligenden Weise auf die Genitalien aufmerksam gemacht
werden und damit einen Schaden erleiden, der die Vorteile der Lokaltherapie
überwiegt. Dieser Standpunkt, der, selbst wenn er zuträfe, bei einer in all ihren
Folgen für das spätere Leben unübersehbaren Krankheit nicht ausschlaggebend
sein dürfte, entspricht jedoch zum mindesten bei der großen Mehrzahl der
Kinder nicht den Tatsachen. Die Mädchen gewöhnen sich, richtige, d. h. schonende Ausführung vorausgesetzt, daran, in der Behandlung nicht viel mehr als
eine der notwendigen Säuberungsarten zu sehen, welche sie täglich mit mehr
oder weniger Mißvergnügen ertragen müssen und verlieren sogar bei Krankenhausaufnahmen sehr bald jede Erinnerung, wie Tod bei Nachuntersuchungen
von Kindern, die im Alter von 5—6 Jahren behandelt worden waren, als
Regel feststellen konnte. Jedenfalls sind die Gonorrhöetherapeuten in ihrer
überwiegenden Mehrzahl der Überzeugung, daß, solange nicht ein wirksameres
Verfahren gefunden ist, die Lokaltherapie nicht entbehrt werden kann. Während des Vorhandenseins schwerer Entzündungserscheinungen und starker
Beschwerden beschränkt sie sich auf eine Bekämpfung der Vulvitis. Eine
Abortivkur verspricht erfahrungsgemäß keinen Erfolg und verbietet sich auch
schon deshalb von selbst, weil die Reizerscheinungen die Anwendung starker
Lösungen nicht zulassen. Erforderlich ist, daß der Arzt sich mit der Behand-
lung einschleicht.

Die Kinder müssen sich zunächst an Arzt und Pflegerin gewöhnen und planmäßig
angelernt werden, die Behandlung über sich ergehen zu lassen, was je nach Temperament
und Erziehung verschieden lange dauert. Man beginnt zweckmäßig im Anschluß an die
Reinigung und die Behandlung der Vulvitis in schonendster Weise unter spielerischer
Ablenkung der Kinder und unter Vermeidung jeglicher Schmerzerregung mit den mildesten
Maßnahmen und steigert diese mit der Zunahme des kindlichen Vertrauens, aber doch so
schnell als möglich, weil eine milde, mehr symptomatische Therapie nur dürftige Erfolge
zeitigt; alle Reihenbehandlungen haben ergeben, daß eine Verstärkung der Therapie sowohl
das Verschwinden der Gonokokken beschleunigt, als auch die Zahl der Rückfälle verringert
(Asch, Alterthum, Rosenstern, Fessler, Rominger und Szegö).

Unter den brauchbaren Methoden ist diejenige die beste, welche sich das
Kind ohne Furcht gefallen läßt, ebenso wichtig aber wie die Methode ist die
Art ihrer Ausführung; aus einer ungleichen Anwendung erklärt sich zum größten
Teile die oft grundverschiedene Einstellung der Autoren zu den einzelnen
Behandlungsvorschlägen.

Die Lokaltherapie hat sich nach übereinstimmender Ansicht regelmäßig auf
Vulva, Vagina und Urethra zu erstrecken. Meyerstein und Lewinsky raten,
in jedem Falle auch das Rectum zu behandeln, und zwar teils aus prophylaktischen Gründen, teils deswegen, weil eine Mastdarmerkrankung oft, besonders
wenn sie erst im weiteren Verlauf eintritt, übersehen wird. Dieser Vorschlag
geht zu weit, es genügt vielmehr, die bei dem häufig symptomlosen Verlauf
der Proctitis erforderlichen Untersuchungen von Zeit zu Zeit zu wiederholen;
denn es kann einem Übergreifen auf die Mastdarmschleimhaut nach Behandlungsbeginn wirksam vorgebeugt werden, und es erscheint richtiger, jede nicht absolut
nötige Maßnahme bei einer schon nicht leicht durchführbaren Behandlung zu
vermeiden. Ferner fordern einige Autoren (Goedhart, Barnett, Tommasi,
Graham und Southby), grundsätzlich nach Abklingen der akuten Erscheinungen
auch die Cervix lokal zu behandeln, ausgehend von der Tatsache, daß sie fast
regelmäßig mitbefallen ist. Die große Mehrzahl der Ärzte und darunter sehr
erfahrene Therapeuten lehnen dies aber mit Recht ab, nicht nur, weil die Ausführung, welche die Anwendung eines Vaginoskops notwendig macht, schwierig ist
und die Kinder, wenigstens die jüngeren, arg belästigt, sondern auch, weil leicht
das Aufsteigen des Prozesses provoziert wird und schließlich und maßgeblich,

weil die Erfahrung gelehrt hat, daß unter sachgemäßer Vaginalbehandlung Erkrankungen des Gebärmutterhalses zum größten Teil restlos ausheilen. Die Cervicalbehandlung sollte also auf besonders hartnäckige Fälle beschränkt bleiben.

Die Lokalbehandlung ist nach Schwinden der Gonokokken bzw. anscheinender Heilung stets noch wochenlang fortzusetzen. Je länger sie zielbewußt durchgeführt wird, um so größer ist die Aussicht auf endgültige Heilung, um so geringer die Wahrscheinlichkeit eines Rezidivs.

Im Stadium der akuten Schwellung kann vorübergehend der *Hymen* den Abfluß des Eiters beeinträchtigen, eine Stauung desselben hervorrufen und die Lokalbehandlung erschweren. Für solche Fälle ist von einigen Seiten (CASSEL, JACOBI, NOEGGERATH und ECKSTEIN, LEES) seine Beseitigung durch In- bzw. Excision empfohlen worden. Die Operation ist aber auf die seltenen Fälle zu beschränken, in denen tatsächlich durch Übereinanderlegen der geschwollenen Hymenalwülste eine bedenkliche, den normalen Heilungsprozeß störende Eiterverhaltung entsteht. In der Regel geht selbst ein starkes Ödem mit den Entzündungserscheinungen der Vulva und Vagina unter entsprechender Behandlung schnell zurück, ohne eine gefahrbringende Sekretstauung hervorzurufen.

Der Zweck der Lokalbehandlung, die Beseitigung der spezifischen Erreger und des durch sie hervorgerufenen Entzündungszustandes und die Verhütung weiterer Ausbreitung, soll möglichst ohne Reizung der erkrankten Schleimhäute erreicht werden. Die Unzahl der Medikamente und Verfahren, die im Laufe der Jahre empfohlen sind und noch ständig neu angegeben werden, ist ein sichtlicher Beweis dafür, daß es ein Allheilmittel und eine Allheilmethode nicht gibt; diese Erfahrung gilt von der Gonorrhöe der Kinder in noch höherem Grade als von der der Erwachsenen; infolgedessen ist von vornherein die Behandlung zielbewußt vielseitig zu gestalten, indem die Präparate und ihre Anwendungsformen gewechselt oder kombiniert und individuell unter Berücksichtigung der Erscheinungen dosiert werden.

Die *Behandlung der Vulvitis* geschieht durch verlängerte, 2mal tägliche, heiße *Voll-* und *Sitzbäder* mit Zusatz von Natrium bicarbonicum (LEES) oder Antisepticis, von denen Kalium permanganicum, Borsäure, Chloramin bevorzugt werden und durch 3—5mal tägliches Abspülen bzw. Abtupfen der Genitalien mit den genannten Mitteln oder mit Silberlösungen (Argentum nitricum $1/2$—1%, Protargol 1—5%, Targesin 2—5% usw.), wobei etwa befallene Vulvardrüsen und das Praeputium clitoridis, das einen Schlupfwinkel für Gonokokken darstellt (LEWINSKY), besonders zu berücksichtigen sind; in der Zwischenzeit werden mit Silberlösung getränkte oder mit Silbersalben bestrichene, bei starker Entzündung auch dick gepuderte Gazestreifen zwischen die Labien gelegt. J. ABRAHAM empfiehlt Aufstreichen der sog. bulgarischen Paste (saure Milch mit bulgarischen Milchsäurebacillen und Zucker), CHASKIN Milchsäurewaschungen, um durch Ansäuerung den Boden für Gonokokken zu verschlechtern. Bei Erosionen und intertriginösen Ekzemen werden Salbenverbände am besten vertragen. Blutungen, welche selten auftreten und meist aus der Umgebung des Orificium urethrae stammen, stehen in der Regel schnell auf Betupfen mit 2%iger Höllensteinlösung.

Nach Abheilung der entzündlichen Erscheinungen, die unter der Behandlung bald einzutreten pflegt, bedarf es neben peinlicher Genitaltoilette nur noch Einpuderungen (Vasenol, Lenicetbolus mit oder ohne Argentumzusatz, Protargolbolus, Acidum tannicum, Silargel), um Neuinfektionen der Vulva von der Vagina und Urethra aus vorzubeugen.

Bei der *Behandlung der Vaginitis* sind die früher fast ausschließlich verwendeten warmen *Spülungen* noch weitgehend in Gebrauch. Sie werden bei schonender Ausführung objektiv und subjektiv gut vertragen, erreichen in der Hauptsache aber nur eine mechanische Reinigung des Kanals von den der Schleimhaut anhaftenden Eiter- und Arzneiresten und dienen daher außer bei den gleich zu erwähnenden Dauerspülungen hauptsächlich als vorbereitende Maßnahmen für eine nachfolgende andere Therapie.

Die Spülungen werden *unter geringem Druck* — nur Witherspoon, Thornwell und Butler treten für hohen Druck ein — in Beckenhochlagerung mittels Irrigators oder Blasenspritze und Nelatonkatheters, mit dem man selbst bei unruhigen Kindern nicht verletzen kann, 3- bis 5mal täglich vorgenommen. Lees verwendet dünne Glaskatheter mit seitlichen Öffnungen, um eine Reizung der Cervix durch den Strahl zu verhindern; Broadbridge verstärkt die Wirkung durch ständiges Hin- und Herbewegen der Kanüle. Man beginnt bei starker Entzündung und großer Empfindlichkeit zunächst mit Borlösung oder Kamillentee und geht alsdann zu Chloramin ($^1/_2$ $^0/_{00}$), Kalium permanganicum (0,1—1.0$^0/_{00}$), Argentum nitricum (0,25—1,0$^0/_{00}$), Argolaval ($^1/_2$—1%), Targesin, Trypaflavin abwechselnd mit Argentum nitricum (Lang), $^1/_2$—1%iger Milchsäure oder angesäuerter Milch (Salomon), Yoghurt (amerikanische Autoren) oder einer der übrigen, bei der Gonorrhöe der Erwachsenen empfohlenen Lösungen über. Art und Stärke des Medikaments richtet sich nach der Empfindlichkeit der Patientin, der Heftigkeit des Prozesses und dem Charakter des Ausflusses. T. I. Williams rühmt die reizlindernde und den Verlauf abkürzende Wirkung heißer Vaginalduschen mit schwachen Kochsalzlösungen, v. Pourtales spült 3mal täglich mit warmem sterilen Wasser, Hübner und Stolzenberg empfehlen Dauerspülungen mit 0,25%iger Höllensteinlösung, und zwar 2mal täglich $^1/_2$—2 Stunden lang mittels eines durch Nakiplast-Klebmasse befestigten Rücklaufrohrs; eine Reinigungsspülung mit dünner Kaliumpermanganat-Lösung geht voraus und folgt nach. Ausfluß und Gonokokken sollen schnell schwinden und in durchschnittlich 40 Tagen Dauerheilung erzielt sein. Nohlen und Herold bestätigen die Erfolge; sie wenden die Spülungen in modifizierter Form an (jeden 2. Tag $^1/_2$ Stunde lang mit birnförmig aufgetriebenem Rücklaufrohr); Gonokokkenfreiheit war mit 6—8 Spülungen erreicht, Komplikationen traten nicht auf, die durchschnittliche Behandlungsdauer betrug 27 Tage. Wirz hatte mit der Methode keinen Erfolg, Rominger und Szegö fanden die Wirkung zwar nicht zuverlässig, aber bei hartnäckigem Verlauf besser als mit anderen Behandlungsarten.

Den Scheidenspülungen werden in der Regel anderweitige lokaltherapeutische Maßnahmen angeschlossen; in diesem Falle ist es erforderlich, vorher die Spülflüssigkeit möglichst restlos zu entfernen; dies geschieht am besten dadurch, daß man die Kinder für $^1/_2$—1 Stunde aufsetzt. Zu besprechen sind in erster Linie die früher fast ausschließlich verwendeten *Einspritzungen* bzw. *Einträufelungen* antigonorrhoischer Lösungen.

In Betracht kommen vorzugsweise Silberpräparate — Argentum nitricum (0,1—2,0%), Protargol ($^1/_4$—10%), Targesin (2—10%), Hegonon (1—5%), Albargin (0,1—1,0%), Neoreargon (5%) und die übrigen in entsprechender ansteigender Stärke. — Merk empfiehlt die Kombination von Argentum nitricum (0,15—0,25%) mit Kaliumpermanganat (0,1%). Durch Lösung der Medikamente in Glycerin soll nach einigen Autoren ein längeres Haften auf der Schleimhaut bzw. ein besseres Eindringen in dieselbe und somit eine Erhöhung der Wirksamkeit erreicht werden. Verwendet wird bei stärkerer Empfindlichkeit Ichthyol (10%), in subakuten Fällen Jodargol (3—4%, Pinelli), ferner Argentum nitricum ($^1/_4$ bis 1%), Acidum picrinicum (0,2—1,0%, Fraser), Chloramin ($^1/_4$—1%, Lees). Sharp behandelt alle über 1 Jahr alten Kinder mit Glycerin. pur. oder Glycerin mit Zusatz von Acriflavin (1%) bzw. Protargol (10%), Kleinkinder mit wässeriger Protargollösung (2%). Patzschke konnte bei Zusatz von dem gefäßkontrahierenden und dadurch reizmildernden Suprarenin ohne Steigerung der Entzündungserscheinungen die Dosierungen wesentlich erhöhen und die Gonorrhöen in durchschnittlich 3 Wochen zur Abheilung bringen; und zwar behandelte er mit Albargin, beginnend mit $^1/_2$% und steigend innerhalb von 10 Tagen auf 2%, indem er zu 20 ccm Flüssigkeit 0,5—1 ccm Suprarenin hinzufügte. Weiterhin sind in der Literatur empfohlen 2%ige Acriflavin-Kochsalzlösung (2mal wöchentlich, Roxburgh, Mazer), 1—2%ige Dakinsche Lösung in Oleum Olivarum (Norris und Mikelberg, Mazer, Castilla), Berri rühmt Spülungen mit Choleval (3%), kombiniert mit Fluidextrakt aus wildem Eppich (5%); auch Milchsäuretherapie ist vorgeschlagen, und zwar ohne Silberpräparate (Haultain, Diskussion zu Lees) und abwechselnd mit Protargol (Chaskin); die erstrebte Ansäuerung und damit Heilung wurde nur in 5 Fällen erreicht, 4mal wurde die Reaktion nur neutral, 9mal blieb sie alkalisch. Keine der oft mit hochgespannten Erwartungen angegebenen Mittel und Anwendungsformen hat bei Nachprüfungen einen überragenden Erfolg gezeigt und es haben sich daher eine Reihe Ärzte zum Grundsatz gemacht, stetig — teilweise nach einem ganz bestimmten Schema — zu wechseln. Fessler aus der Klinik Oppenheim instilliert täglich 1mal 2 ccm mittels Guyonkatheters, und zwar zunächst Protargol ($^1/_4$, $^1/_2$, 1, 2, 3, 5, 10%), dann Albargin (0,1, 0,2, 0,5, 1%) und schließlich Argentum nitricum ($^1/_4$, $^1/_2$, 1, 1$^1/_2$, 2%), jede Konzentration 2—3mal je nach der Verträglichkeit.

Ist nach Abschluß der Kur Heilung noch nicht eingetreten, so wird die Behandlung wiederholt. Für *chronische Fälle*, bei denen die hartnäckig anhaltende eitrige Sekretion oftmals mit einer leukoplakischen Veränderung der Schleimhaut einhergeht, wird eine *Desquamationstherapie* empfohlen; JOHANSEN sowie ARIJEWITSCH injizieren 5—6 Tage lang 20 ccm einer 2—3%igen Resorcinlösung, IVANTER-BRAGINSKAJA verwendet Resorcin-Sapo viridis-Lösungen, und zwar je 5 Tage in der Stärke von $1/_2$: 1, dann 1 : 2%; nach Abstoßung der oberflächlichen Schleimhautschichten setzt erneut Silberbehandlung ein; NOTES empfiehlt in hartnäckigen Fällen 10—25%ige Argentum nitricum-Lösungen.

Die Medikamente werden, soweit nicht bei den einzelnen Methoden anders angegeben, 3—5mal täglich mittels Tripper- oder Uterusspritze, evtl. unter Zuhilfenahme von Nelaton- oder Guyonkathetern injiziert und durch Zuhalten des Introitus vaginae oder durch Beckenhochlagerung mindestens 10 Minuten in der Scheide zurückgehalten. Die Unbequemlichkeit und Häufigkeit der Anwendung und die dabei relativ geringe Nachhaltigkeit der Wirkung haben dazu geführt, entweder noch eine andere örtliche Behandlung anzuschließen, welche ein längeres Verweilen in der Vagina und eine bessere Verteilung in die Nischen und Falten der Schleimhaut gewährleistet, oder die Einspritzungen überhaupt durch solche zu ersetzen. Derartige Maßnahmen sind Pinselungen, Tamponaden, Einführung von Salben oder Stäbchen.

Zu *Pinselungen* verwenden MUCHA $1/_2$—1%ige, BRÖSE (nach Kokainisierung) 5—10%ige Argentumlösung, GRAHAM und SOUTHBY 25%iges Argyrol, BARNETT Solutio Lugol, HARRISON 25%iges, T. J. WILLIAMS, WITHERSPOON und THORNWELL und BUTLER 5%iges Mercurochrom, TOD 10%iges Protargol, FRASER 1—2mal wöchentlich abwechselnd 50%ige Dakin-Lösung, 1%iges Acidum picrinicum und 10%ige Tinctura Jodi, sämtlich in Glycerin. MAZER führt die auch von ihm erprobte gute Wirkung der Pinselungen weniger auf das verwendete Medikament, als auf die mit der Einführung des Endoskops verbundene regelmäßige Dehnung und Entfaltung der Schleimhaut zurück.

Die *Tamponade* der Vagina geschieht mit imprägniertem oder mit Lösungen bzw. Salben getränktem, dünnem Gazedocht, und zwar mit Tryengaze (ASCH), Ichthyol-Glycerin oder -Vaselin (JADASSOHN, BRUHNS, LESSER, LEWINSKY), 2%igem Argochrom (ASCH, EYTH), Alaun (BRUHNS), Acriflavin (TOD), 50%igem Dakin-Glycerin und 1%igem Acidum picrinicum-Glycerin, abwechselnd 1—2mal wöchentlich (FRASER), Glycerin ohne (HARRISON) und mit Zusatz von Acriflavin (1%) bzw. Protargol (10%, SHARP), Isovanat (MULZER und KEINING und HOPF), mit Aufschwemmungen von Milchsäurebacillen in physiologischer Kochsalzlösung (RJABZEWA und POLLER), mit bulgarischer Paste (siehe S. 749, J. ABRAHAM).

Pinselungen und Tamponaden erfordern in der Regel die Einführung eines — festen oder spreizbaren — Spekulums und werden daher auf hartnäckige und mit tieferen Erosionen einhergehende Erkrankungen älterer Kinder beschränkt; nur T. J. WILLIAMS hält Pinselungen in allen Fällen und bei jedem Lebensalter für die Methode der Wahl, weil er wegen des fast regelmäßigen Befallenseins der Cervix Pinselungen der Portio für wesentlich ansieht, auch LEIBHOLZ legt auf die Pinselung der Portio entscheidenden Wert.

Medikamente in *Salbenform* — die bekannte Argentum-Perusalbe, Novinjektol (Protargol 6,0, Aqua destillata 24,0 Eucerinum anhydricum und Adeps lanae ãã 35,0), 1%iges Argentum nitricum-Lanolin (SCHAUFFLER und KUHN), Targesinschleim, 2%iger Transargan-Traganthschleim (LEWINSKY), 2%ige Alumnolsalbe (ASCH), 1—2%iges Mercurochrom in Vaselin und Lanolin ãã (STEIN, DORNE und STEIN, MIDDLETON, LYNCH) — wirken durch längere Remanenz und werden teils als alleinige Lokaltherapie, teils vorzugsweise für Fälle empfohlen, in denen eine tägliche ärztliche Behandlung nicht möglich oder, wie im Ablauf der Erkrankung, nicht mehr erforderlich ist.

Die Einführung von *Stäbchen* ist schonend und leicht in der Anwendung und kann auch dem Pflegepersonal überlassen werden; notwendig ist, um ein völliges Zergehen in der Scheide zu erreichen, die Kinder für etwa 30 Minuten mit geschlossenen Beinen oder mit einer durch Heftpflasterstreifen befestigten Wattevorlage liegen zu lassen. Die Einführung geschieht meistens im Anschluß an Vaginalspülungen oder Einspritzungen 3—5mal täglich, und zwar verwendet man zweckmäßig die Urethralstäbchen der Erwachsenen, die erforderlichenfalls längs- oder quergeteilt werden. Empfohlen sind Gonostyli mit Protargol (0,5—2%) oder Argentum nitricum (0,5—1,0%), ferner Hegonon-, Delegon-, Partagon-, Targesin- (10%), Isural- (5—10%), Neoreargon- (30%), Acriflavin-, Spumanstäbchen mit 2% Argentum nitricum sowie die Globuli vaginales Homefa, für ältere und hartnäckigere Fälle auch Cholevalgonostyli (0,5—2,0%), Caviblen- und Pellidolstäbchen. LEWINSKY hat in Anlehnung an die Versuche von Patzschke zu Delegonstäbchen 1% des Chlorhydrats vom Tyramin hinzugesetzt, das, obwohl nur $^1/_{20}$ so stark wirkend wie Suprarenin, eine noch länger anhaltende Gefäßkontraktion hervorruft; eine Abkürzung der Behandlungsdauer wurde aber nicht erreicht. Bender empfiehlt bei rezidivierenden Erkrankungen Globuli vaginales mit Zusatz von Acidum lacticum, die durch Vergasung eine besondere, bis in die inneren Genitalien sich erstreckende Tiefenwirkung entfalten sollen; Hübner und Stolzenberg führen nach den Dauerspülungen Gonoballi ($^1/_4$—$^1/_2$ je nach dem Alter der Kinder) ein. Fontana sowie Harrison haben für die Einführung der Vaginalovula besondere Instrumente erfunden, um den Hymen nicht zu verletzen.

Die *Trockenbehandlung* der Vaginitis mit *Pulvereinblasungen* findet eine widerspruchsvolle Beurteilung.

Versucht sind Bolus rein (Klotz — teilweise frappante —, Mattissohn, Noeggerath, Asch — keine dauernden Erfolge —); Xerase (Prager-Heinrich, Abraham — gute —, Harmsen — keine Wirkung —); Bolus-Biozyme (J. Meyer); 3%iger Protargol- oder Cholevalbolus (Galewsky); 10%iger Protargolbolus (Kruspe); 20%iger Lenicetbolus mit und ohne Argentumzusatz (Wille); Tierkohle (Géber, Galewsky); Acidum boricum bzw. Zincum oxydatum und Calomel āā 1 zu 3 Amylum bzw. Bor, Amylum, Talcum āā (Graham und Southby); Acidum tannicum (Maggiore); Acidum boricum und Dermatol āā (van der Reyden — gute Erfahrungen an großem Material —); Dermatol oder eine Mischung von Zincum oxydatum 1, Magnesia usta und Dermatol āā 2, Amylum 3 (Lees); Silargel (Buschke und Joseph, Spanier).

Die Trockenbehandlung ist bequem anwendbar, reizt nicht und kann dem Pflegepersonal überlassen werden; sie führt schnell Sekretionsbeschränkung herbei und ist besonders bei älteren Kindern zur Unterstützung der Lokaltherapie empfehlenswert. Gute Wirkung entfaltet sie besonders im Ablauf der Erkrankung und bei postgonorrhoischen Entzündungen, bei denen sich vor allem die Behandlung mit Acidum boricum und Dermatol āā bewährt. Die Einblasung geschieht — bei starker Absonderung täglich so oft wie möglich, bei abnehmender Absonderung weniger häufig und schließlich nur jeden 2.—3. Tag — mittels eines Pulverbläsers oder des Nassauerschen Sikkators für Kinder, dessen Anwendung aber leicht reizt.

Zu bemerken ist, daß Carol bei einem 3jährigen Mädchen, das mit Einblasungen von Bolus alba und Zincum oxydatum behandelt war, als Ursache einer fortbestehenden Eiterung einen aus Alumen und Silicium zusammengesetzten Stein fand, der durch Zertrümmerung entfernt werden mußte.

Tommasi will bei Anwendung von *Silberionen in statu nascendi* mittels gut isolierter, mit 2%iger Protargollösung getränkter Anode eine tiefreichende Wirkung und in durchschnittlich 15 Sitzungen (jeden 2. Tag, 20 MA) Heilung erzielt haben. Blum sah bei Ionisieren der Scheide mit 10%igem Cuprum sulfuricum (5—10 Minuten, 5—10 MA) zeitweiliges Versiegen der Sekretion, nach Aussetzen aber Wiederkehren gonokokkenhaltigen Ausflusses.

Neufeld berichtet über erfreuliche Resultate mit der *Ultrasonne* bei direkter Bestrahlung der Scheide. Blum hat die Behandlung mit der Kromayer-Lampe enttäuscht. Norris und Mikelberg haben *Heißluft* mittels des Kellyschen Endoskops erfolgreich verwendet.

Die große Zahl der empfohlenen Mittel und Verfahren beweist, daß die Methode der Wahl für die Lokaltherapie der Vaginitis gonorrhoica infantum noch nicht gefunden ist. Sie geben aber bei individueller, im gegebenen Falle wechselnder und kombinierter, regelmäßig und lange Zeit durchgeführter Anwendung im ganzen zufriedenstellende Heilungsaussichten; ausschlaggebend für den Erfolg ist jedenfalls weniger das Mittel als die Art und Güte der technischen Ausführung. Daß man bei eintretenden Reizzuständen die Behandlung vorübergehend aussetzt und erforderlichenfalls mit der Dosierung, den Medikamenten und Methoden wechselt, bedarf keiner weiteren Erwähnung.

Erkrankungen der *Vulvar-* und *Urethraldrüsen* werden in der bei der Gonorrhöe der Erwachsenen angegebenen Weise, evtl. auch durch Umspritzen oder durch Veröden mittels Kauters oder Diathermie behandelt, bei Bartholinitis sind außer Umspritzungen Röntgenbestrahlungen empfohlen.

Die in nahezu allen Fällen von vornherein oder im Laufe der Erkrankung befallene *Urethra* bedarf regelmäßig der Lokaltherapie; auf eine spontane Abheilung, die zwar beobachtet, aber, wie die von ihr ausgehenden Rezidive beweisen, nicht mit großer Wahrscheinlichkeit zu erwarten ist, darf man sich nicht verlassen. Man beginnt mit der Behandlung nach Abklingen der akuten Erscheinungen der Vulvitis und behandelt 3—5mal täglich nach vorherigem Harnlassen, am besten wie bei der Vaginitis in Beckenhochlage.

Verwendet werden *Injektionen* von wässerigen Lösungen und Schleim mit Tripper-, Uterus- oder Rekordspritze, auch mit Ansatz bzw. Guyonkatheter oder Kanüle, *Einträufelungen* mittels Pipette oder *Irrigationen* mit Irrigator oder Druckspritze sowie *Stäbchen* in Größe der Cervicalstäbchen der Erwachsenen, die sich technisch leicht und ohne wesentliche Beschwerden einführen lassen und recht gut vertragen werden.

Als Lösungen sind in Gebrauch Kaliumpermanganat, die üblichen Silbereiweißpräparate in der bei der männlichen Gonorrhöe gebräuchlichen Dosierung, in hartnäckigeren Fällen Alumnol, gegen Ende der Behandlung Argentum nitricum uud Adstringentien; FESSLER verwendet das bei der Vaginitis angegebene Schema mit den gleichen Konzentrationen, T. J. WILLIAMS empfiehlt 5%ige Mercurochromlösung nach Serienuntersuchungen als die wirksamste, MULZER und KEINING und HOPF injizieren 2stündlich, später 5mal täglich 10 ccm Isovanat. An Stäbchen werden bevorzugt Targesin-, Isural-, Partagon-, Protargol-bzw. Delegonstäbchen und die Styli Homefa, im weiteren Verlauf auch Caviblen- und Pellidolstäbchen. Auch hier ist ein öfteres Wechseln der Medikamente zweckmäßig. Bei größeren Kindern werden, besonders in hartnäckigen Fällen, Auspinselungen mit 10%igem Protargol (Protargol. 5,0, Aqu. dest. 8,0, Glycerin. ad 50,0 — PERRIN), 2%iges Argochrom (MUCHA, EYTH), 2%iges Mercurochrom (STEIN und LEVENTHAL und SERED) und als ultima ratio Kauterisation der Urethra (F. H. MAIER) vorgeschlagen.

Blasenkatarrhe, die rein gonorrhoischen wie die mischinfizierten, heilen in der Regel ohne örtliche Behandlung unter Anwendung von heißen Bädern und Umschlägen sowie Urotropin (Säuglinge 3mal täglich 10,0 ccm einer 1—3%igen Lösung in Milch, Kleinkinder 3mal 0,3, ältere 3mal 0,5) oder Salol (4mal 0,1 bis 0,3 bis 0,5) restlos ab, jedoch empfiehlt es sich, die innere Medikation längere Zeit fortzusetzen.

Beim *Mastdarmtripper* ist nach allgemeiner Ansicht Lokaltherapie geboten. Eine Reihe von Autoren fordert, wie schon ausgeführt, Behandlung in jedem Falle von Vulvovaginitis gonorrhoica, die überwiegende Mehrzahl der Ärzte beschränkt sie jedoch auf die Fälle mit nachgewiesener Infektion. Daß dann allerdings stets im weiteren Verlauf eine nicht nur klinische, sondern auch mikroskopische bzw. bakteriologische Kontrolle unbedingt erforderlich ist, wurde schon betont.

Als *vorbeugende Maßnahme* haben sich ARIJEWITSCH heiße Spülungen mit Seifenlauge gut bewährt. Zur *Heilbehandlung* dienen Einläufe mit Kaliumpermanganat, Alaun, Chlorzink und Argentum nitricum bzw. Injektionen (10—50 ccm) von wässerigen Silbereiweißlösungen in der für die Urethra üblichen Dosierung; auch 1%iges Trypaflavinöl und Isovanat wird empfohlen. FESSLER verwendet Protargol und Albargin nach dem angegebenen Schema, nur gibt er jede Konzentration 4—5mal und läßt Argentum nitricum fort. BLOOMBERG und BARENBERG nehmen abwechselnd Höllenstein- und 0,1%ige Acriflavinlösungen. Eine nachhaltigere Wirkung wird der Applikation der Medikamente in Salben-, Stäbchen- oder Suppositorienform (20%ige Protargolvaseline, 10% Protargolzäpfchen, 5—10%ige Argyrolstäbchen) zugeschrieben; Erosionen und geschwürige Stellen rät STÜMPKE zu touchieren.

Eine Lokalbehandlung des *Cervicalkanals* als Regel wird von der Mehrzahl der Autoren grundsätzlich abgelehnt, weil sie im akuten Stadium nicht angezeigt und im subakuten und chronischen Stadium gewöhnlich nicht erforderlich ist. Tatsächlich kommt es auch mit wenig Ausnahmen unter energischer und lange durchgeführter Behandlung der Vaginitis zu einem endgültigen spontanen Abklingen der cervicalen Erkrankung. Diese Erfahrung findet ihre Bestätigung in der Beobachtung von SOEKEN, die von 8 Fällen, die klinisch abgeheilt schienen, aber in der Cervix noch positiven Gonokokkenbefund darboten, nur 2 rückfällig werden sah, während die übrigen 6 von selbst ausheilten. Eine kleine Anzahl von Ärzten vertritt jedoch den Standpunkt, daß der Gebärmutterhalskanal wegen des häufigen Befallenseins stets, zum mindesten bei nachgewiesenem Gonokokkenbefund örtlich zu behandeln sei.

T. J. Williams beschränkt sich dabei auf extracervicale Pinselung (1mal täglich) mit 5%igem Mercurochrom, auch Leibholz pinselt die Portio mit Wattestäbchen, die übrigen üben intracervicale Behandlung aus. So wendet Goedhart 2mal wöchentlich 10%iges Protargol, Barnett 3mal wöchentlich Lugolsche Lösung, Lees 1—2%iges Argentum nitricum und 1%iges Acidum picrinicum, Tommasi 10%igen Höllenstein an oder touchiert mittels einer Silbersonde mit angeschmolzenem Argentum nitricum; auch Kausmann empfiehlt eine lokale Behandlung neben Vaccinetherapie. Williams und Mazer beschränken die Cervixbehandlung auf chronische Fälle (Höllenstein oder Jodtinktur), Morrow und Bridgeman auf ältere Mädchen mit geschlechtlicher Infektion, also schon erweitertem Vestibulum (25%ige Argentumlösung und 25%ige Jodoformglycerinpaste). Norris und Mikelberg legen weniger Wert auf die Wahl des Präparates als auf die Ausführung der Behandlung unter Leitung des Auges. Dickinson schließlich empfiehlt den 1—2maligen Gebrauch des Kauters, wodurch schneller als durch jede andere Behandlungsart Heilung erzielt werde, und Notes sowie Titus und Notes treten bei älteren Mädchen mit chronischem Verlauf, bei denen 10—25%ige Argentumbehandlung nicht zum Ziele führte, für radiale oberflächliche Elektrokoagulation der Cervixdrüsen in Lokalanästhesie ein, womit sie in den meisten Fällen mit einer Behandlung Schwinden der Gonokokken erreichten; nur selten war eine Wiederholung erforderlich, schädliche Folgen wurden nie gesehen.

Berücksichtigt man, daß der überwiegende Teil der Ärzte und darunter viele mit reicher, an großem Material gewonnener Erfahrung bei zielbewußter energischer Vaginaltherapie ohne Lokalbehandlung des Gebärmutterhalskanals auskommen und damit gleichgute Heilungsresultate zu verzeichnen haben, und daß ferner sich gerade darunter diejenigen befinden, welche Erkrankungen der inneren Genitalien kaum gesehen haben, so ergibt sich daraus die Folgerung, daß eine Lokaltherapie des Cervicalkanals als Norm nicht in Betracht kommt und nur in Fällen, die trotz intensiver Vaginalbehandlung immer wieder rezidivieren, als ultima ratio zu erwägen ist.

Die bei der Behandlung der Vulvitis erwähnten allgemeinen physikalischen Maßnahmen wirken auch günstig auf die übrigen befallenen Organe, können aber die Lokaltherapie nicht ersetzen (Wengraf, Stümpke, Cumberbatsch und Robinson). *Diathermie*, welche sonst bei Kindern wenig verordnet wird, empfiehlt zur Behandlung der Vaginal- und Rectalgonorrhöe Robinson (Gürtelelektrode). Die von Weiss inaugurierte *Heißbäder-Fiebertherapie* hat als Alleinbehandlung nur einige wenige Einzelerfolge gehabt (Engwer, Yllpö, Bendix); bei größeren Untersuchungsreihen und besonders in maßgeblichen schwereren Fällen hat sie versagt oder nur Scheinergebnisse gezeigt, und es stehen somit die Resultate zu der durch die hohen Temperaturen bedingten, in vielen Fällen geradezu bedrohlichen Gesundheitsgefährdung in keinem Verhältnis (Nast, Risselade, Brückner, Kaiser, Mönch, Lade, Schulz, Duken, Eyth, W. Schmidt). Schotten will allerdings bei Reduzierung der Zahl der Bäder auf wöchentlich 2 (Dauer 15—20 Minuten, Temperaturen 35⁰—45⁰—48⁰) keinerlei üble Zufälle erlebt und in ihrer Kombination mit energischer Lokaltherapie an den Zwischentagen in 22 von 23 Fällen innerhalb von 10 bis 12 Wochen Dauerheilungen erzielt haben.

Die *Fieberbehandlung* durch *Malariaimpfung bzw. Injektion fiebererregender Mittel* ist gleichfalls in jüngster Zeit zur Heilung der Vulvovaginitis herangezogen worden.

M. Hofmann konnte von 3 Mädchen, die 51 Fieberstunden über 39⁰ (8—10 Malariaanfälle) durchgemacht hatten und gleichzeitig mit Chloraminspülungen und Hegononinjektionen behandelt waren, 2 dauernd heilen, das dritte bekam 4 Wochen nach der Entlassung einen Rückfall, ein viertes Kind mit nur 35 Fieberstunden blieb unbeeinflußt. —

COURTIN berichtet über Dauerheilung bei 3 vordem über ein Jahr lang erfolglos lokal-behandelten Fällen. — RAU heilte 11 von 14 Fällen durch 10—15 Anfälle und auch SCHMIDLA sah gute Erfolge. — Demgegenüber hatte SPIETHOFF keine befriedigenden Resultate, brachte aber mit *Saprovitan* bei fortgesetzter örtlicher Behandlung 5 von 8 Fällen zur Heilung und glaubt an eine Abkürzung des Verlaufs durch kombinierte Fieber-Lokaltherapie.

Mit *Pyrifer* erzielte HÄMEL in 1 von 2 Fällen (14 Injektionen und gleichzeitig örtliche Behandlung) Heilung. — DIETEL ist mit der Wirkung zufrieden, beobachtete aber einmal bei einem 4jährigen Mädchen eine schwere Sepsis, die er nur auf das *Pyrifer* beziehen konnte. — ARRAS berichtet über völliges Versagen (4 Fälle). — ROMINGER und SZEGÖ erreichten weder mit noch ohne Lokaltherapie bei 12—14 Fieberstößen eine Abkürzung der Behandlungsdauer.

Auf Grund dieser Berichte kann ein Werturteil über Fieberbehandlung bei der Kindergonorrhöe noch nicht gegeben werden; gesagt werden kann bisher nur, daß Fieberkuren von den Kindern, auch den jüngsten, vertragen wurden und auf die klinischen Erscheinungen einen gewissen Einfluß ausübten, daß sie aber nur selten zu einem dauernden Schwinden der Gonokokken führten; sie können daher bei hartnäckigen Fällen zur Unterstützung der Lokalbehandlung, die sie nicht entbehrlich machen, herangezogen werden. Nach den Erfahrungen, die bei interkurrent auftretendem, langdauernden Fieber gemacht sind, ist auch eine besondere curative Wirkung nicht zu erwarten; FESSLER sah (69 Beobachtungen) keine Benachteiligung, öfters eine Besserung des Prozesses, GRAHAM und SOUTHBY keine Verhütung, gelegentlich sogar eine anscheinende Provokation von Rückfällen.

Der Wert der *Immunotherapie* bei Kindern ist noch mehr umstritten als bei Erwachsenen. Bei *alleiniger Behandlung* der *unkomplizierten* Schleimhautgonorrhöe mit (Auto-, Hetero- und Misch-) Vaccinen haben die meisten Autoren eine einheitliche Heil- bzw. Dauerwirkung nicht gesehen (COLE und MEAKINS, HAMILTON und COOKE, MARFAN und DEBRÉ, SCHMITT, ASCH, MONSCHAU, MORROW und BRIDGEMAN, SLINGENBERG, TIÈCHE, BARNETT, SCHUMACHER, WINKUROW und WEINSTEIN, FINGER, R. HAMBURGER, JACK, STRASSBERG, JOSEPH, MUCHA, ROHR, STÜMPKE, WELDE, W. SCHMIDT, GANJOUX, GRAHAM und SOUTHBY, KRUSPE, LEWINSKY, MEYERSTEIN, NOEGGERATH und ECKSTEIN, BUSCHKE, NASINI, AMBROSOLI, GISMONDI, T. J. WILLIAMS, BROWN, SHARP). Demgegenüber berichten W. B. HAMILTON, RYGIER, STERN, F. MÜLLER, BONACORSI, DE GROODT, FRASER, WITTWER, VELASCO BLANCO und VILLAZON, IVANTER BRAGINSKAJA, KASASSOF über gute, teilweise sogar verblüffende Erfolge, RYGIER und MÜLLER besonders in chronischen und lange vorbehandelten Fällen. B. W. HAMILTON errechnet bei Vaccinetherapie (84 Fälle) etwa 90% Heilungen in durchschnittlich $1^2/_3$ Monaten gegenüber 60% in $10^1/_2$ Monaten bei Spülbehandlung (260 Fälle).

Kombination der *Vaccinetherapie* mit *energischer Lokalbehandlung* führt nach Annahme der meisten Autoren zur Abkürzung des Verlaufs und Verminderung der Rezidive (CHURCHILL und SOPER, BUTLER und LONG, DUKEN, HAMILTON und COOKE, SLINGENBERG, SPAULDING, FITZGIBBON, EYTH, BRUCK, KRUSPE, JÖTTEN und BURCKAS, ARIJEWITSCH, TOD, LANG, LEES, JODALEVIČ und KAUSMAN, LYNCH, GRENET). Dabei wird die Wirkung sehr verschieden ausgelegt: von den einen wird eine Verminderung des Entzündungszustandes der Schleimhaut angenommen; sie wenden die Vaccine daher im Beginn der Erkrankung an, um ein frühzeitiges Einsetzen der örtlichen Behandlung zu ermöglichen und ein Aufsteigen der Infektion zu verhüten; von anderen wird umgekehrt eine provokatorische Steigerung des Reizzustandes der Mucosa erwartet; sie empfehlen sie daher besonders in chronischen und gegen die sonstige Therapie refraktären Fällen; die meisten aber versprechen sich eine die Abwehrkräfte des Organismus fördernde Wirkung, welche die Lokalbehandlung zu unterstützen geeignet ist. Einige Ärzte sind andererseits der Überzeugung, daß die

Vaccinetherapie weder in frischen noch in alten Fällen die Lokalbehandlung wesentlich unterstützt oder den Ablauf sogar ungünstig beeinflußt (Boas und Wulff).

Übereinstimmend günstig ist die Beurteilung der Vaccinetherapie bei *gonorrhoischen Allgemeininfektionen, abgekapselten Entzündungsherden* und sonstigen Komplikationen (Tièche, Morrow und Bridgeman, Rohr, Welde, Meyerstein, Murero, Heybrock, Solomonoff, Vallino und Macera, Popovici-Lupa und Weinberg, Grenet, Macera und Domenech und Fernández).

Die Widersprüche über den Wert der Vaccinetherapie erklären Bonacorsi, Velasco Blanco und Villazon, Frassi durch die Annahme immunbiologischer Unterschiede der morphologisch gleichen Gonokokkentypen von Kindern und Erwachsenen; diese sollen von vornherein wahrscheinlich machen, daß bei Kindern nur Auto- oder von Kindern gezüchtete Stammvaccinen eine spezifische Wirkung haben. Abgesehen davon, daß die Befunde bestritten sind, und auch der Anteil der spezifischen und unspezifischen Komponenten an der Wirkung nicht feststeht, sind die klinischen Erfahrungen keineswegs eindeutig. Erfolgen mit Autovaccinen stehen gleiche mit (doch wohl in der Hauptsache von Erwachsenen kommenden) polyvalenten Stammvaccinen gegenüber, und eine vergleichsweise Anwendung beider hat in einer Reihe von Untersuchungen keinerlei unterschiedlichen Einfluß gezeigt.

Somit ist das Urteil über die Gonokokkenvaccine dahin zusammenzufassen, daß sie, ganz gleich welcher Herkunft, allein verwendet in der Wirkung unzuverlässig ist, in Kombination mit energischer Lokalbehandlung dagegen und bei Komplikationen eine Bereicherung des Arzneischatzes bedeutet.

Die *Dosierung* richtet sich nach dem Alter; man beginnt mit 5—25 Millionen Keimen und steigert jedesmal um 10—25 Millionen bis auf 250 und mehr je nach der Reaktion; Flusser gibt bis zu 3000 Millionen. Intramuskuläre Injektionen werden den nicht selten beängstigende Allgemeinreaktionen auslösenden intravenösen im allgemeinen vorgezogen; auch bei ihnen kommt es im Beginn oft zu Temperaturerhöhung, Kopfweh und Abgeschlagenheit und zu erheblicher Lokalreaktion; zweimalige Applikation in der Woche ist die Regel. Fraser tritt für kleine gleichbleibende tägliche Dosen in einer wöchentlichen Menge von 100 (bei Kindern unter 1 Jahr) bis 3000 Millionen (bei 14jährigen) ein und verabreicht daneben kolloidales Mangan in Form des Trimins (0,1—1,0 ccm wöchentlich je nach dem Alter). Velasco Blanco und Villazon verwenden Mischvaccine der in den einzelnen Fällen gezüchteten Bakterien, etwa in dem Verhältnis Gonokokken 80, Colibacillen und Streptokokken je 10, Staphylokokken 15 Millionen in Einzeldosen von 120—3000 Millionen Gesamtbakterien. Die Vaccinierung wird meist bis zum Schwinden der Gonokokken, teilweise noch wochenlang (Kasassof) darüber hinaus durchgeführt; letzterer kommt so bis auf 45 Injektionen. Demgegenüber rät Lewinsky, welcher den Erfolg der Impfung auf ihre provokatorische Wirkung bezieht, zu kleinen, wiederholten, durch je 4wöchige Pausen getrennten Kuren von je 5—8 intravenösen Injektionen, um die Reaktionsfähigkeit des Körpers, die nach einer gewissen Zahl von Spritzen auch bei steigender Menge und Wechsel der Präparate erschöpft ist, erst wieder herzustellen.

Behandlungsversuche (Tamponade und Spülungen) mit dem *Filtrat* von *Gonokokkenkulturen* nach Besredka haben weder bei Verwendung reiner Lösung noch bei Zusatz von 30%igem Natrium benzoicum nach Priton Dauerwirkung gezeigt (Grejbo, Lees, Bass).

Von der *unspezifischen Proteinkörpertherapie* wird bei Kindern wenig Gebrauch gemacht; Stümpke, Rominger und Szegö glauben von ihrer Anwendung eine Abkürzung des Verlaufs, ersterer auch eine Verringerung der Rückfälle beobachtet zu haben, Macera und Domenech und Fernández treten für lang fortgesetzte Injektionen bei Pelveoperitonitis ein, Brückner, Eyth, W. Schmidt haben einen Erfolg nicht gesehen. Karyšev empfiehlt sie bei Anergie gegen Gonokokkenvaccine; unter 80 mit Autovaccine Behandelten erwiesen sich 10 zunächst als anergisch; bei 5 konnte er durch Milchinjektionen die Reaktivität erwecken; auch Frassi rühmt die Erfolge einer kombinierten Vaccine-Proteinkörper-Therapie.

Keropian fand, namentlich bei akuter Vulvovaginitis, intravenöse oder auch subcutane Injektionen von 30—50%igen Urotropinlösungen (rein oder kombiniert mit Vaccine im Verhältnis 0,1 Gonokokkenvaccine + 1,5 ccm 40%ige Urotropinlösung) wirkungsvoll.

Intravenöse Einspritzungen von *Kollargol* und anderen kolloidalen Silberpräparaten werden von MENZI, HEUCK, ASCH im ganzen günstig beurteilt; MÜLLER beobachtete überwiegend Fehlschläge, aber auch einige Male schnelle Wirkung; VOLLBRANDT, EYTH, STÜMPKE, SOMMER, NOEGGERATH, W. SCHMIDT, BOGUSLAVSKAJA, LIPSCHÜTZ hatten vorwiegend Mißerfolge, lehnen sie auch sonst wegen der manchmal nicht ungefährlichen Zwischenfälle ab; HEUCK empfiehlt in refraktären, lange lokal oder auch mit Vaccine erfolglos vorbehandelten Fällen einen Versuch. Gegeben werden 1, 2, 4, 6 ccm erst der 2-, dann der 4%igen Lösung.

EYTH hat mit *Argochrom* intravenös (5—10 ccm der 1%igen Lösung) gute Erfahrungen gemacht, NOEGGERATH konnte einen sicheren Einfluß nicht feststellen, verwirft es auch wegen leicht eintretender Phlebitis.

Postgonorrhoische Katarrhe werden mit Adstringentien, am besten mit Pulvereinblasungen (recht wirksam ist Borsäure und Dermatol āā) behandelt; FRASER lobt Yoghurtpaste.

Sind *paraurethrale Gänge*, SKENEsche oder BARTHOLINsche *Drüsen* bzw. deren Ausführungsgänge infiziert, so sind Instillationen (1% Argentum nitricum, $1^0/_{00}$ Rivanol), Umspritzungen (Rivanol) oder Verödung mittels Kaltkaustik angezeigt.

Die Therapie der *gonorrhoischen Allgemeinerkrankungen* und *Komplikationen* der Kinder unterscheidet sich nicht von der der Erwachsenen; hervorgehoben sei nur nochmals, daß die rein gonorrhoische Peritonitis der Kinder, selbst bei scheinbar infaustem Beginn, unter ruhigem Zuwarten und der bei Bauchfellentzündungen üblichen symptomatischen, durch Vaccine- oder unspezifische Proteinkörpertherapie unterstützten Behandlung auszuheilen pflegt, und die chirurgische Behandlung in ihren Erfolgen hinter der konservativen zurücksteht. Daß bei Mischinfektionen die Verhältnisse sich umkehren und operatives Vorgehen angezeigt ist, wurde oben bereits ausgeführt; hieraus ergibt sich die vitale Bedeutung der richtigen Diagnosenstellung.

Bei Gonämien geben nach GRENET Trypaflavin und Gonacrin sowie die Autoserotherapie (subcutane Injektionen von 10—20 ccm der — selbst eitrigen — durch Punktion gewonnenen Gelenkflüssigkeit) ermutigende Resultate, auch Antigonokokkenserum soll bei intravenöser Anwendung wirksam sein, muß aber zur Vermeidung schwerer Reaktionen in kleinen Dosen gegeben werden.

Gonorrhoische Gelenkerkrankungen geben eine wesentlich günstigere Prognose als bei Erwachsenen. Ruhigstellung der Gelenke im Watteverband, solange Ergüsse und frischentzündliche Erscheinungen vorhanden sind, Wärmeanwendung in einer dem Alter des Kindes entsprechenden Form, bei älteren auch Diathermie und Röntgen, Vaccinetherapie, Behandlung mit kolloidalen Silberpräparaten, BIERsche Stauung, frühzeitige sachgemäße Massage mit Vornahme aktiver und passiver Bewegungen führen fast stets zu restloser Ausheilung. Eitrige Gelenkergüsse haben Neigung zu Spontanresorption, die erforderlichenfalls durch Punktionen (FINKELSTEIN) oder Injektion von 20—30 ccm einer $1^0/_{00}$igen Rivanollösung (PARTSCH) angeregt werden kann; Veranlassung zur Arthrotomie ist nur in ganz seltenen Fällen gegeben. Nur bei phlegmonösen Entzündungen ist chirurgisches Eingreifen angezeigt; es bleibt aber nach PARTSCH auf die Eröffnung lokaler Abscesse beschränkt; da hierbei mit dem Ausgang in Versteifung gerechnet werden muß, ist, um eine gute Stellung zu erzielen, der Lagerung des Gliedes (evtl. im Streckverband) besondere Aufmerksamkeit zu widmen.

Überblicken wir noch einmal die für die einzelnen Lokalisationen und Komplikationen von den verschiedenen Autoren gemachten therapeutischen Vorschläge,
um daraus bestimmte Richtlinien für die Behandlung herauszuschälen, so ergibt
sich, daß das Problem der Behandlung bisher ungelöst ist; eine für alle Fälle
gültige Behandlungsnorm gibt es nicht; viele der empfohlenen Mittel und
Methoden führen — einzeln oder kombiniert — zum Ziel, wofern nur ihre Anwendung gründlich und zielbewußt hinreichende Zeit hindurch geschieht und je
nach Befund und Stadium bzw. Wirksamkeit gewechselt und kombiniert wird.
Unerläßlich ist die Feststellung der einzelnen Erkrankungsherde und deren
Beobachtung im weiteren Verlauf, damit nicht von einer vernachlässigten
Keimstätte der Gonokokken aus immer wieder Rezidive in den inzwischen
erscheinungsfrei gewordenen Teilen ausgelöst werden. Erkrankte Vulvar- bzw.
Paraurethraldrüsen sind stets in die Lokalbehandlung einzubeziehen; die Urethra
ist neben Vulva und Vagina immer zu behandeln, auch wenn in ihr anfangs
Gonokokken nicht gefunden sind, weil sie im Krankheitsablauf regelmäßig
ergriffen wird und spontan selten ausheilt. Dagegen erscheint eine Behandlung
des Rectums nur bei nachweisbarem Befallensein angezeigt, weil es, wenn im
Behandlungsbeginn gesund, in vielen Fällen verschont bleibt. Natürlich ist
bei der Häufigkeit und oftmaligen Symptomlosigkeit der Proctitis gonorrhoica
eine regelmäßige genaue mikroskopische Kontrolle bis über das akute Stadium
hinaus zu fordern. Eine Lokalbehandlung der akuten und subakuten Cervicitis
wird von fast allen, die der chronischen von der großen Mehrzahl der Ärzte
abgelehnt, weil eben schließlich bei ausdauernder, zweckmäßig geführter Vaginalbehandlung Spontanheilung erfolgt; nur bei ganz hartnäckigen, immer wieder
zu Rückfällen führenden Erkrankungen ist eine örtliche Behandlung als ultima
ratio zugegeben.

Inge jedem Falle sind, solange noch in einem Teile der Genitalien Gonokokken
nachweisbar bleiben, alle, auch die inzwischen erscheinungsfrei gewordenen
Partien prophylaktisch weiterzubehandeln, um Neuansiedelungen der Krankheitskeime in diesen vorzubeugen.

Die zur Unterstützung der Lokaltherapie — von vornherein oder bei gegebener
Indikation — zur Verfügung stehenden verschiedenen Methoden sind besprochen.
Rückfälle werden nach Maßgabe der Stärke der Reizerscheinungen behandelt;
die Feststellung der Lokalisation des Ausgangsherdes ist von fundamentaler
Wichtigkeit.

Auffallend ist der große Unterschied in den empfohlenen Konzentrationen
der Mittel zur Lokalbehandlung. Es entspricht der modernen Auffassung,
mit den schwächsten wirksamen Dosierungen auszukommen; je geringer die
durch die Behandlung verursachte entzündliche Reaktion, um so kürzer im
allgemeinen die Behandlungsdauer und um so seltener Komplikationen.

Die *Beobachtung des Krankheitsverlaufes* geschieht an Hand des klinischen
Verlaufs und des mikroskopischen Befundes. Vor Ablauf von 3 Wochen nach
Behandlungsbeginn ist erfahrungsgemäß ein Schwinden der Gonokokken nicht
zu erwarten; danach sind, schon um die Wirkung der angewandten Medikamente
und Behandlungsarten zu erproben, alle erkrankten und als Krankheitsherde
in Betracht kommenden Teile — stets auch das Rectum! — allwöchentlich der
mikroskopischen Untersuchung zu unterwerfen. Lassen sich Gonokokken nicht
mehr nachweisen, so wird gleichwohl unter fortgesetzter regelmäßiger mikroskopischer Kontrolle die Behandlung noch eine Reihe von Wochen weitergeführt. Die Dauer der Behandlung nach der Negativierung richtet sich nach
dem Verlauf; sie ist in chronisch gewordenen Fällen länger auszudehnen als in
normal verlaufenden. Bleiben die Befunde negativ und auch hinsichtlich des
Gehalts an Leukocyten unverdächtig, so wird die Therapie ausgesetzt; nunmehr

ist es erforderlich, das Genitale eine Woche lang täglich klinisch und bakteriologisch zu untersuchen, wobei es ratsam ist, die Genitalien nur der notwendigsten Reinigung zu unterziehen, um nicht etwa auftretende Reizerscheinungen zu verschleiern. Dem Leukocytenbefund ist besondere Aufmerksamkeit zu schenken; Zunahme der Eiterkörperchen nach Aussetzen der Behandlung ist verdächtig und erfordert genaueste Untersuchung auf versteckte Herde. Zur *Feststellung der Heilung* ist eine *Abschlußuntersuchung* unter Zuhilfenahme *provokatorischer Maßnahmen* anzuschließen.

Die Provokation geschieht vorzugsweise mittels intramuskulärer Vaccineinjektionen (in doppelt therapeutischer Dosis) oder, besonders wenn eine Vaccinebehandlung vorausgegangen ist, mittels der verschiedenen, auch bei Erwachsenen gebräuchlichen unspezifischen Mittel; Hübner und Stolzenberg empfehlen Alkohol intramuskulär, Marshall Schaf- oder Kaninchenserum. Eine Reihe von Autoren kombiniert damit eine chemische Reizung, für die Vagina Argentum nitricum (1—2%) oder Lugolsche Lösung, für die Urethra Argentumlösung ($^1/_2$—1%), für das Rectum $^1/_4$%. Fessler schließt an seine oben angegebene Behandlung unmittelbar 3, je durch 6- bis 7tägige Pausen getrennte Reizzyklen an, und zwar gibt er intracutan Aolan und lokal in die Urethra und Vagina jeden zweiten Tag 2% Argentum nitricum, 5%, dann 10% Cuprum sulfuricum und schließlich Solutio Lugol, in das Rectum 1mal $^1/_4$% Argentum nitricum. Norris empfiehlt Ausspritzen der Scheide mit 5—10%iger Silbernitratlösung. Viele Ärzte lehnen jedoch eine chemische Provokation wegen der meist recht starken Reizung und des im ganzen ziemlich problematischen Wertes grundsätzlich ab und beschränken sich auf Vaccineapplikation. Empfohlen werden kann, weil verhältnismäßig erfolgreich und kaum reizend, die Ausschwemmungsmethode mit Pilocarpin (0,025%) oder 10%iger Lösung des 3%igen Hydrogenium peroxydatum. Daß die Vaccineprovokation sich oft erst nach 3—4 Tagen zeigt, bleibt zu beachten; jedenfalls ist eine 10tägige Kontrolle, bei zweifelhaftem Befund (stärkeren klinischen Erscheinungen, reichlicher Leukocytenabsonderung) sogar eine noch längere Beobachtung und evtl. erneute Provokation erforderlich; wo irgend möglich, sollte auch das Kulturverfahren zu Hilfe genommen werden. Die Komplementbindungsreaktion ist gleichfalls heranzuziehen, eine Untersuchung des Cervixsekrets und des Mastdarms geboten.

Bleiben Präparate und klinischer Befund auch nach der Provokation einwandfrei, so kann das Kind aus der Behandlung als „voraussichtlich geheilt" mit dem Vorbehalt entlassen werden, daß es noch ein Jahr lang, zunächst in 14tägigen, dann in monatlichen und schließlich allmählich größer werdenden Pausen wieder zur Nachuntersuchung vorgestellt wird; diese hat sich stets auf die Cervix und, wenn es erkrankt gewesen war, das Rectum zu erstrecken. Wird kein Rezidiv beobachtet, und bleibt der klinische und mikroskopische Befund unverdächtig, so kann die endgültige Heilung angenommen und das Kind aus der Fürsorge entlassen werden; nur sind die Eltern usw. aufzuklären, daß sie die Mädchen beim Auftreten verdächtiger Erscheinungen wieder vorstellen.

Diese schematischen Vorschriften sind dem einzelnen Falle zweckmäßig anzupassen. Generell noch weitergehende Maßnahmen anzuordnen (mindestens 10monatige Behandlung, anschließend $^3/_4$—1jährige Dauerbeobachtung und danach noch 5jährige periodische Überwachung [Riedler], nach Abschluß der Behandlung und Provokation Verbringen der Kinder für 1 Jahr in ein Kinderheim [Dulitzkij und Vvedenskaja], 2mal tägliche Kaliumpermanganatspülungen noch mindestens 1 Jahr nach der Entlassung [Verres]), erscheint zu weitgehend. Hat der Arzt mit Gewissenhaftigkeit und Fachkenntnis die Behandlung durchgeführt und eine genaue Nachbeobachtung im besprochenen Sinne angeschlossen, so muß er auch den Mut finden, den Fall abzuschließen und Kind und Eltern nach so langer, die ganze Familie beeinträchtigender Krankheit endlich die ersehnte Beruhigung zu geben.

Daß vor der Entlassung nach Hause die familiären und sozialen Verhältnisse der Erkrankten einer Prüfung unterzogen und Miß- und Notstände beseitigt werden müssen, darf nicht vergessen werden; nur durch Beseitigung der Gefahren der Umwelt kann Reinfektionen vorgebeugt werden.

XII. Prophylaxe.

Die Vulvovaginitis gonorrhoica infantum bedeutet sowohl in *medizinischer*, wie auch in *sozialer Hinsicht* ein *sehr ernstes* Problem. Das erkrankte Einzelindividuum ist durch die lange Krankheitsdauer, die hinsichtlich einer Ausheilung ohne Hinterlassung organischer Veränderungen und funktioneller Störungen immerhin zweifelhafte Prognose und im Schulalter durch die Aussperrung vom gemeinsamen Unterricht schwer geschädigt, die ganze Familie ist durch das hartnäckige Leiden und die Kostspieligkeit der Behandlung stark in Mitleidenschaft gezogen, und schließlich ist die Allgemeinheit durch die große Übertragungsgefahr der Krankheit weitgehend bedroht. Für die Krankenhäuser tritt in den Ländern, in denen die Gonorrhöe unter Kindern endemisch herrscht und daher leicht zu epidemischer Ausbreitung Anlaß gibt, noch ein *verwaltungstechnisches Problem* hinzu, insofern die Unterbringung von kranken, verdächtigen und genesenden Kindern in getrennten Abteilungen und für Monate eine sehr kostspielige Raumfrage schafft.

Die *prophylaktischen Maßnahmen* müssen sich in erster Linie auf die *Verhütung von Epidemien* erstrecken und haben eine möglichst *restlose Erfassung aller*, vor allem der in enger Gemeinschaft mit gesunden untergebrachten *gonorrhöekranken Kinder* zur Voraussetzung. Es gilt, besonders bei Aufnahmen in Krankenhäuser, Genesungs- und Erholungsheime, Waisenhäuser, Krippen, Kinderbewahranstalten, Ferienkolonien und auch Schulen eine bestehende Gonorrhöe sofort zu erkennen; die Richtlinien des Reichsgesundheitsrates zur Verhütung der Einschleppung übertragbarer Krankheiten in Kinderheime tragen dem Rechnung, indem sie die Untersuchung auf Ausfluß (Gonorrhöe) einschließen. Ärzte, die eine manifeste Trippererkrankung übersehen und dadurch den Ausbruch einer Epidemie verschulden, können, worauf Langer und Hammer hingewiesen haben, verantwortlich gemacht werden, ebenso Eltern, welche das Vorliegen einer Erkrankung ihrer Kinder verschweigen. Dazu kommt noch, daß durch Feststellung einer Gonorrhöe unmittelbar bei der Aufnahme jeder Beschuldigung wegen Hospitalinfektion von vornherein ein Riegel vorgeschoben wird.

Die klinische Untersuchung der Genitalien kann ganz unauffällig geschehen und macht erfahrungsgemäß als ein Teil der vorgeschriebenen Untersuchung praktisch keine Schwierigkeiten. Auch die Schulärzte haben die Pflicht, gelegentlich der regelmäßigen körperlichen Untersuchungen der Mädchen auf Vulvovaginitis zu achten, nur ist, außer bei Epidemien, bei den dem Pubertätsalter sich nähernden Kindern eine schonende Vorsicht am Platze, wogegen vom sanitären Standpunkte in Anbetracht des seltenen Vorkommens in diesen Altersklassen nichts einzuwenden ist. Rechtliche Bedenken gegen die Untersuchung der Genitalien bestehen nicht, erstreckt sich doch die Untersuchung auf jede Art ansteckender Krankheiten. Es ist aber stets zu bedenken, daß bei solchen rein klinischen Untersuchungen subakute Gonorrhöen leicht übersehen werden und chronische und latente Fälle, die ja durch die Rückfallsgefahr die Umgebung ständig bedrohen, der Beobachtung fast vollkommen entgehen.

Die Verbreitung der Vulvovaginitis in der Bevölkerung und die danach zu vermutende Häufigkeit derartiger latenter Fälle bildet den Maßstab für das Vorgehen. In Ländern wie den Vereinigten Staaten, wo Anstaltsepidemien auch jetzt noch in beträchtlicher Zahl und Ausdehnung sich ereignen, sind scharfe Maßnahmen erklärlich, und es ist daher zu verstehen, daß eine ganze Reihe von amerikanischen Autoren grundsätzlich bei jeder Aufnahme in eine Anstalt mikroskopische bzw. kulturelle Untersuchungen, teilweise sogar unter Anwendung von Provokationsverfahren fordern.

Wynkoop legt alle zugehenden Mädchen solange in Quarantäne, bis wiederholte Untersuchungen ein eindeutig negatives Ergebnis gezeitigt haben. — Blum verlangt fortlaufende Kontrolle in monatlichen Abständen unter Einbeziehung von Cervix und Rectum und sondert je nach dem Befund stationsweise, so daß Negative, Verdächtige und Positive, und diese wieder entsprechend dem Stadium (akut, subakut und chronisch) getrennt untergebracht werden. — Auch Marshall und Kušelevskij untersuchen alle Aufgenommenen bakteriologisch. — Und schließlich ist für die New Yorker Waisenhäuser die Verfügung getroffen, alle negativ Befundenen auch noch einer Argentum nitricum-Provokation zu unterwerfen und die Mädchen, deren Ausstrichpräparate 6 und mehr Leukocyten im Gesichtsfeld enthalten, erst 6 Wochen in Quarantäne zu nehmen. Daß diese Maßnahme sich als zweckmäßig erwiesen hat, schließt Wehrbein aus der unverhältnismäßig großen Zahl Krankbefundener (40% gegenüber 9 bzw. 6,3% in Fürsorge- bzw. Kinderbewahranstalten, in denen nicht provoziert wurde).

In Ländern, in denen die Vulvovaginitis nur sporadisch auftritt, besteht unter normalen Verhältnissen nicht die Notwendigkeit für ein derart rigoroses Vorgehen. Einen brauchbaren Vorschlag macht Paetsch; er fordert, allen in Kinderheimen usw. neuzugehenden Mädchen in der ersten Nacht eine Vorlage zu geben und die mit Fluor Befundenen von der Aufnahme grundsätzlich auszuschließen; das Ergebnis der bakteriologischen Untersuchung könne nicht abgewartet werden. — B. Epstein, der auf seiner Säuglingsstation sporadisch immer wieder (als Spätausbruch einer intra partum erworbenen Infektion gedeutete) Hospitalinfektionen (in 10 Jahren 43) erlebte, empfiehlt prophylaktische Verabfolgung von Neoreargonstäbchen alle 10 Tage an sämtliche Kinder; seit Einführung dieser Maßnahme erfolgten Neuerkrankungen nicht mehr. Bei Auftreten von Epidemien oder gehäuften Erkrankungen in einzelnen Instituten ist eine Durchuntersuchung aller Kinder, auch der symptomfreien, notwendig; die Untersuchung auf Geschlechtskrankheiten obligatorisch zu machen, wie es Gumpert fordert, geht selbst für die Großstadt Berlin, vielleicht von ganz beschränkten Bezirken abgesehen, zu weit. Dagegen ist für die Mädchen, die vor der Aufnahme in irgend eine Anstalt bereits an Ausfluß gelitten haben, eine mikroskopische Untersuchung unter Einschluß von Cervix und Rectum, bei verdächtigen Erscheinungen auch von Kulturverfahren und Komplementbindungsreaktion geboten, und zwar sollte diese möglichst in die Hand erfahrener Fachärzte gelegt werden.

Die Berechtigung dieser Anschauung geht aus Berichten von Holt und Skutujew hervor. Ersterer sonderte bei Nachuntersuchungen, die auf Grund immer wiederkehrender Hospitalinfektionen unternommen wurden, unter 313 von den Stationsärzten als gesund angesehenen Mädchen noch 20 als krank und 43 als krankheitsverdächtig aus, und letzterer fand in Kinderheimen und Krippen innerhalb eines Jahres noch 205 Fälle, die nicht als krank aufgefallen waren und klinisch auch unverdächtig erschienen.

Die Arbeiten von Holt, Wehrbein, Skutujew zeigen eindringlich, wie leicht der Beobachtung chronische und latente Fälle entgehen, die an sich und vor allem bei akuten Exacerbationen unter den in enger Gemeinschaft lebenden Kindern Epidemien verursachen können und daher stets eine große Infektionsgefahr darstellen.

Es ist daher weiterhin zu fordern, daß das *Pflegepersonal* aller Kinderstationen und -heime ausreichende Kenntnis über Symptome, Ätiologie, Infektiosität, Übertragungsmodus und Prophylaxe der Kindergonorrhöe besitzt. Nur ein gut instruiertes Personal wird von vornherein Pflegefehler vermeiden, die oft Krankenhausübertragungen verschuldet haben, wird bei der täglichen Genitaltoilette auf verdächtigen Ausfluß, Entzündungserscheinungen und Flecken in der Wäsche achten und auch imstande sein, suspekte Fälle zu erkennen und dem Arzt zuzuführen. Besondere Aufmerksamkeit ist bei exanthematischen Krankheiten geboten, in deren Verlauf chronische Gonorrhöen nicht selten aufflackern. Auch bei Gemeinschaftsbädern, wie sie bei Verabfolgung von Sole vielfach gebräuchlich sind, hat das Pflegepersonal allergrößte Achtsamkeit walten zu lassen.

Ein allgemeines Verbot der gemeinsamen Benutzung von Wannen bei Badekuren würde eine wesentliche Einschränkung der Zulassung von Kindern zu
Kuranstalten zur Folge haben und ist daher aus sozialen Gründen nicht zweckmäßig; um so größer bleibt aber die Verantwortung der Kurärzte und Schwestern.

In allen *Kinderheimen*, in denen nicht die Möglichkeit völliger Absonderung
unter Aufsicht für diesen Zweck ausgebildeter Schwestern und ständiger ärztlicher Kontrolle gewährleistet ist, sind *kranke und verdächtige Kinder* von der
Aufnahme *auszuschließen*. Auch der Schulbesuch ist kranken Kindern zu unter-
sagen, und zwar mindestens solange, als sie Gonokokken ausscheiden; danach
kann er wieder gestattet werden mit der Einschränkung, daß die Benutzung
der gemeinsamen Klosetts bis zur Beseitigung jeder Rückfallsgefahr verboten
bleibt.

Kranke Kinder gehören mit wenigen Ausnahmen ins *Krankenhaus*; Familienpflege sollte nur genehmigt werden, wenn die Unterbringung gesondert von
noch nicht menstruierten Geschwistern, völlige Trennung aller Gebrauchsgegenstände und ordnungsgemäße Durchführung der Behandlung sichergestellt ist.

Inwieweit auch *krankheitsverdächtige Kinder* hospitalisiert werden sollen,
hängt von den Umständen ab. Es darf nicht außer acht gelassen werden, daß
jede Zwangsisolierung eine in das ganze Familienleben schwer eingreifende
Maßnahme ist, die man auf einen bloßen Verdacht hin nur dann anwenden
sollte, wenn die Durchführung der notwendigen hygienischen Anordnungen
bei dem geistigen Niveau und dem sozialen Milieu der Umgebung zweifelhaft
erscheint. Werden unter solchen Umständen verdächtige Fälle dem Krankenhaus zur Beobachtung überwiesen, was in dubio entgegen den Anschauungen
von Cohn-Hülse bei der großen Gefahr für die Umgebung im Falle des Vor-
liegens einer Erkrankung das kleinere Übel ist, so haben die Krankenhausärzte
die Pflicht, mit allen zu Gebote stehenden Mitteln eine möglichst schnelle
Sicherung der Diagnose anzustreben; immer muß aber die große Verantwortung,
die sie wie mit einer positiven, so auch mit einer negativen Entscheidung übernehmen, für das Vorgehen bestimmend bleiben.

In den meisten *Krankenhäusern* findet eine *Trennung zwischen Kranken,
Verdächtigen und Gesunden* statt, eine Anzahl amerikanischer Autoren sondert
auch noch die Kranken je nach dem Stadium, um Reinfektionen der Genesenden
durch Kinder mit noch profuser Eiterung vorzubeugen. In Montreal gelang
es auch mit den größten Vorsichtsmaßregeln gegen Einschleppung (alle Zugänge
wurden 3 Wochen lang regelmäßig auf Gonorrhöe untersucht) jahrelang nicht,
Hospitalinfektionen, die bis zu 25% der Insassen ergriffen, vorzubeugen. Erst
nach Einführung der *prophylaktischen Vaccinierung aller Gesunden* hörten die
ständigen Übertragungen auf, und nun konnten sogar die nicht Tripperkranken
mit den Vulvovaginitispatientinnen ungefährdet in Kontakt gelassen werden.
Auf Grund dieser seiner Feststellungen hat Terwilliger bei Vorkommen von
Gonorrhöe auf der Station die Vaccinierung aller Kinder grundsätzlich eingeführt, und zwar nicht nur aus prophylaktischen Gründen, sondern auch als
provokatorische Verordnung, um latente Gonorrhöen zum Aufflackern zu
bringen und nachweisbar zu machen.

Da Übertragungen im Krankenhaus auf — allerdings nicht immer klar
zutage tretende — Fehler in der Aufsicht und Pflege zurückzuführen sind,
hängt die Entscheidung über die Unterbringung in Isolierräumen allein von der
Verläßlichkeit des Personals ab; jedenfalls führen eine Reihe von Kliniken und
Krankenhäusern eine strenge Absonderung nicht durch, ohne Hausinfektionen
zu beobachten; da, wo aber nicht eine bis aufs kleinste mit der Krankheit ver-
traute Schwesternschaft zur Verfügung steht, ist Isolierung angezeigt. Einen
gewissen Schutz gegen die Weiterverbreitung gibt die für das akute Stadium

allgemein eingeführte Bettruhe; gesondertes Pflegematerial (Waschzeug, Nacht-geschirr, Thermometer usw.) ist eine Selbstverständlichkeit; Baden mehrerer Kinder in demselben Badewasser, Benutzung gemeinsamer Klosetts ist zu unter-sagen. Sehr wichtig ist eine peinliche Aufsicht, sowohl am Tage, um die meist jeden Krankheitsgefühls baren Kinder zu beschäftigen und abzulenken, wie auch in den Schlafsälen während der Nacht. Der Desinfektion der Wäsche-stücke ist eine vermehrte Aufmerksamkeit zuzuwenden.

Untersuchungen von v. Pourtales ergaben, daß das in Hospitälern übliche Waschen der Leinewandstücke nicht genügt, um die Gonokokken sicher abzutöten; selbst die eine Stunde lang im Autoklaven desinfizierte Wäsche gab noch in 10% positive Kulturen. Nach seinen Versuchen ist die beste Desinfektionsmethode 20 Minuten langes Waschen in 2%iger Lysollösung bei 110⁰.

Die Bestrebungen, die tripperkranken Mädchen in größeren Stationen *regionär zu sammeln*, sind zu unterstützen, weil mit der wachsenden Zahl mehr Kinder der gleichen Altersklassen zusammenkommen und dadurch für die Krankenhausleitung die Sorge für Beschäftigung und Schulunterricht der Kranken erleichtert und für die Kinder selbst die Öde des monatelangen Kranken-hausaufenthaltes weniger fühlbar gemacht wird.

Treten einzelne Fälle in *Schulen* auf, so ist die Reinigung und Desinfektion der gemeinsamen Klosetts mit besonderer Gewissenhaftigkeit, evtl. nach jeder Benutzung, vorzunehmen. Taussig, Fraser, Plange empfehlen zur Ver-meidung von Abortinfektionen in Schulen usw. Sitze mit zentralem Front-ausschnitt, damit die Kinder bei dem Hinüberrutschen über den Sitz diesen mit den Genitalien überhaupt nicht berühren. Besteht der Verdacht, daß für die Übertragung die Schule in Frage kommt, so sind eingehende Unter-suchungen aller Schulkinder genau so wie bei anderen Infektionskrankheiten anzuordnen.

Auch sonst sind in allen Fällen, in denen die Infektionsquelle nicht klar ersichtlich ist, *Umgebungsuntersuchungen* einzuleiten, die sich auf alle irgend in Betracht kommenden Personen (Eltern, Geschwister, Hauspersonal usw.) zu erstrecken haben; nur durch restlose Erfassung und Unschädlichmachung aller Erkrankten kann die Weiterverbreitung verhütet werden. Eine solche Durch-untersuchung ist in Krankenhäusern und Internaten leicht durchführbar und auch in Schulen unschwer zu erreichen, macht aber in Familien nicht selten Schwierigkeiten. Immer wieder kommt es vor, daß von den in einem Haushalt lebenden Personen sich ein Teil, und zwar gerade der als Infektionsquelle ver-dächtigste, mit allen Mitteln der Untersuchung zu entziehen versucht; führt in solchen Fällen auch ein energischer Druck unter Bezugnahme auf das Gesetz zur Bekämpfung der Geschlechtskrankheiten nicht zum Ziele, so bleibt bei begründetem Verdacht nur eine Meldung an die Beratungsstelle oder die Gesundheitsbehörde übrig.

Die *sozialen* und *hygienischen häuslichen Verhältnisse*, unter denen die Er-krankung ausgebrochen ist, müssen durch Sozialfürsorger festgestellt und Miß-stände zur Kenntnis gebracht werden, um sie abzustellen und um dadurch zu verhüten, daß das genesene Kind nach Rückkehr aus dem Krankenhause den gleichen Infektionsmöglichkeiten wieder ausgesetzt wird.

Bei älteren Kindern ist nicht zu vergessen, daß auch *Übertragung durch Geschlechtsverkehr* von Kindern untereinander oder mit Erwachsenen ursächlich in Betracht kommen kann. Der Nachweis bereitet bei der Verschlagenheit der Kinder oft große Schwierigkeiten, selbst dann, wenn das Verhalten der Kinder und der Genitalbefund keinen Zweifel an geschlechtlicher Betätigung lassen. Hier hängt der Erfolg ganz von der Geschicklichkeit der Ärzte, Sozial- und Jugendfürsorger ab.

Bei *Familienpflege* sind die Angehörigen zu instruieren, daß peinliche körperliche Sauberkeit, eigenes Bett, gesonderte und nach Vorschrift zu desinfizierende
Gebrauchswäsche, geschlossene Höschen auch im Bett, eigenes Thermometer
und Nachtgeschirr erforderlich und die Benutzung gemeinsamer Wannenbäder
und Aborte zu verbieten sind; ferner hat Belehrung stattzufinden über sorgfältige Händesäuberung vor und nach jeder Pflegehandlung, über die Infektionsgefahr für die Augen und andere Kinder und darüber, daß Fliegen (Heubner,
Welander, Welde) bei bloßliegenden kranken Genitalien die Gonorrhöe weiter
verbreiten können; von vornherein empfiehlt es sich, Aufklärung zu geben über
die Schwere der Erkrankung und deren mögliche Folgen, die lange Dauer der
Behandlung, die Rückfallsgefahr und die daher lang fortzusetzende ärztliche
Überwachung nach der anscheinenden Heilung. Außerdem hat jeder ambulanten
Behandlung eine gründliche Ausbildung der die häusliche Therapie Übernehmenden in der Technik der Ausführung vorauszugehen und schließlich ist den Er-
ziehungsberechtigten die Verpflichtung aufzuerlegen, daß sie, falls sie das Kind
vor Abschluß der Beobachtungszeit in anderweitige Pflege geben oder wegen
eines anderen Leidens in ein Krankenhaus verbringen, den neuen Pflegeeltern
bzw. den Ärzten über die vorausgegangene Gonorrhöe Mitteilung machen.

An Tripper leidende Erwachsene sind über die große Ansteckungsgefahr für
kleine Mädchen aufzuklären und vor dem Hineinnehmen derselben in das Bett,
dem Gebrauch gemeinsamer Toilettengegenstände (Schwämme, Seifenlappen,
Handtücher usw.) und dem Baden der Kinder in dem von ihnen benutzten
Badewasser zu warnen sowie auf größte Vorsicht bei der Benutzung gemeinsamer Aborte hinzuweisen.

Zur *Verhütung* der Gonorrhöe-Übertragung *bei der Geburt* wird, vor allem
bei Steißgeburten, von einer Reihe von Autoren (A. Epstein, Noeggerath und
Eckstein, Wasitsch u. a.) das Bespülen der Vulva mit 1—2%iger Argentum
nitricum- oder 2—3%iger Protargollösung, von B. Epstein die Einführung von
Neoreargonstäbchen gefordert; Canino empfiehlt ferner die vorgeschriebenen
Einträufelungen in die Augen auf die Nase auszudehnen. Angezeigt ist eine
Genitalprophylaxe bei nachweislich bestehender oder überstandener Gonorrhöe
der Mutter sowie bei Krankheitsverdacht und in Entbindungsanstalten, wo die
Vorgeschichte der Klienten in der Regel nicht bekannt ist. Und schließlich hat
es ein klinisches und wissenschaftliches Interesse, alle von tripperkranken
Müttern geborenen Mädchen bakterioskopisch auf Gonorrhöe zu untersuchen,
um zu den Annahmen von A. Epstein, Vilén, B. Epstein Stellung nehmen
zu können. Trifft die Vermutung zu, daß bei Neugeborenen durch die regelmäßige
häufige Genitaltoilette die rechtzeitige Erkennung einer Infektion verzögert
werden kann, so wäre eine sofortige Inbehandlungnahme solcher latent krankbefundener Kinder von großem prophylaktischen Wert.

Hebammen müssen über die Gonorrhöeprophylaxe aufs genaueste unterrichtet sein und in ihrer Tätigkeit daraufhin fortdauernd überwacht werden;
sie dürfen nie außer acht lassen, daß das beste Vorbeugungsmittel in der Pflege,
abgesehen von der selbstverständlichen Einhaltung peinlichster Sauberkeit,
darauf beruht, daß grundsätzlich die Kinder vor der Mutter versorgt werden.

Erkranken Personen, die mit der *Kinderpflege* betraut oder in Haushalten
mit Kindern bedienstet sind, an Gonorrhöe, so müssen sie auf die Ansteckungsgefahr ihres Leidens für Kinder besonders hingewiesen werden; bei mangelnder
Intelligenz und fehlendem Verantwortungsbewußtsein, ebenso, wenn ungünstige
Unterbringungsverhältnisse vorliegen, ist aus sozialen Gründen Krankenhausaufnahme anzuordnen. Sind Kindermädchen durch lockeren Lebenswandel
krankheitsgefährdet, so sollte die Herrschaft im Interesse ihrer Kinder von Zeit
zu Zeit ein Gesundheitsattest verlangen; die Forderung von Gumpert, alle in

der Kinderpflege beschäftigten Personen periodisch auf Geschlechtskrankheiten zu untersuchen, ist in dieser allgemeinen Form zu weitgehend.

Erwähnt sei noch, daß WATSON, TAUSSIG, FRASER die Aufnahme der Vulvovaginitis gonorrhoica behufs besserer Überwachung unter die anzeigepflichtigen Krankheiten vorschlagen; in Deutschland besteht dafür bei dem mit wenig Ausnahmen nur vereinzelten Vorkommen eine Notwendigkeit nicht.

Die wichtigste prophylaktische Maßnahme zur Ausrottung der kindlichen Gonorrhöe ist die gründliche Behandlung bis zur völligen Heilung. Da aber die bisherigen therapeutischen Erfolge wie auch die Kriterien einer Endheilung noch wenig befriedigen können, kommt den vorbeugenden sanitären Maßregeln eine erhöhte Bedeutung zu; im Vordergrund stehen die Verhinderung der Weiterverbreitung durch Kranke, die genaue Nachkontrolle aller erkrankt gewesenen, die Unschädlichmachung der Infektionsquellen und die Behebung sozialer Mißstände in den Familien.

Soweit Schwierigkeiten entstehen, ist die Durchführung der erforderlichen Anordnungen durch das Gesetz zur Bekämpfung der Geschlechtskrankheiten geregelt; es bildet die Grundlage für die notwendige Zusammenarbeit von Ärzten und Gesundheits-, Pflege- und Jugendämtern und enthält auch die Bestimmungen über die Übernahme der Behandlungskosten von Unbemittelten, so daß auch für diese hinreichend gesorgt ist.

Literatur.

ABRAHAM, GEORG: Untersuchungen über die Biologie der Scheide bei Säuglingen. Arch. Kinderheilk. 86, 211 (1929). — ABRAHAM, J. JOHNSTON: Lectures on gonorrhoea in women and children, Bd. 10. William Heinemann 1924. — ABRAHAM, OTTO: Zur Xerasebehandlung des weiblichen Fluors. Berl. klin. Wschr. 50, Nr 23, 1065 (1913). — AICHEL: Beitrag zur Gonorrhöe der Geschlechtsteile der neugeborenen Mädchen. Beitr. Geburtsh. 2, H. 2, 281 (1899). — ALTERTHUM: Die Bedeutung intensiver Lokalbehandlung bei der kindlichen Gonorrhöe. Z. Kinderheilk. 44, H. 5/6, 546 (1927). — ALTERTHUM, H.: Über sozialhygienische Fragen bei kindlicher Gonorrhöe. Z. Kinderforsch. 32, H. 4, 326 (1926). — AMBROSOLI, G. A.: Infezione gonococcica e tipi di gonococco. Giorn. ital. Dermat. 67, H. 2, 389 (1926). — AMERSBACH, K.: Über die Histologie der Salpingitis gonorrhoica. Beitr. path. Anat. 45, 341 (1908). — ANDERSON, RUTH A., OSCAR T. SCHULTZ u. IRVING F. STEIN: A bacteriologic study of vulvovaginitis of children. J. inf. Dis. 32, Nr 6, 444 (1923). — ANDRIEU: La vulvo-vaginite blennorrhagique chez la jeune fille. Thèse de Montpellier 1898. — ARIJEWITSCH, A.: Zur Klinik der Gonorrhöe bei kleinen Mädchen. Arch. f. Dermat. 153, H. 2, 448 (1927); Moskov med. Ž. 1926, Nr 9, 26. — ARRAS, ERNST GEORG: Fieberbehandlung der Gonorrhöe. Inaug.-Diss. Erlangen 1931. — ASCH, ROBERT: (a) Diagnose und Behandlung der Ehegonorrhöe. Ther. Gegenw. 45, 445 (1904). (b) Diagnostische und therapeutische Ratschläge. Med. Klin. 1914, Beih. 6. (c) Aussprache zu STERN: Zbl. Gynäk. 36, Nr 26, 863 (1912). (d) Die Behandlung der Gonokokkeninfektion des Weibes im Kriege. Mschr. Geburtsh. 45, 109 (1917). (e) Die Tripperansteckung kleiner Mädchen. Z. Geburtsh. 82, H. 1, 28 (1920). — ASCH, ROB. u. FRIEDR. WOLFF: Diagnose und Behandlung der Gonorrhöe des Weibes und die Feststellung ihrer Heilung. Münch. med. Wschr. 69, Nr 35, 1273; Nr 36, 1310 (1922). — ATKINSON: Report of six cases of contagious vulvitis in children. Amer. J. med. Sci. 1878, 444. — ATZROTT, E. H. G.: Über primäre Diphtherie der Vulva. Z. ärztl. Fortbildg 18, H. 20, 572 (1921).

BAER, JOSEPH LOUIS: Epidemic gonorrheal vulvo-vaginitis in young girls. J. inf. Dis. 1904, 313. — BAGINSKY, A.: Aussprache zu HAMBURGER. Dtsch. med. Wschr. 1904, 778. — BAJONSKI: Bacillus vaginalis oder lacticus. Ginek. polska 5, Nr 4/6 (1926). — BANDLER, SAMUEL WILLIS: Some observations in vulvovaginitis in children with especial reference to the gonorrheal form; its treatment and possible sequelae. Med. Rec. 63, Nr 11, 401 (1903). — BANG, O.: Gonorrhoische Arthritis. Norsk. Mag. Laegevidensk. 87, H. 11, 1022 (1926). — BARNETT, NATHANIEL: Vulvovaginitis in young children. Med. Rec. 84, 777 (1913). — BASS, ALEXANDER: Antivirustherapie dans les infections à gonocoques. Presse méd. 1930 II, 1537. — BECKWITH: Serum and Vaccine Therapie. Practitioner 1910. — BEHREND, FR. I.: Über die Entzündungen der äußeren Geschlechtsteile bei kleinen Mädchen und über deren Verlauf und die Behandlung dieser Entzündungen. J. Kinderkrkh. 10, 25, 104, 208 (1848). — BELL, A. D. C. and P. A. CLEMENTS: Gonococcal polyarthritis in a new-born child. Lancet 1931 I, 1349. — BENDER, JULIE: Ambulante Behandlung von Vulvovaginitis gonorrhoica infantum. Med. Klin. **23**, Nr 41, 1570 (1927). — Bendig, Paul: Über eine Gonorrhöeendemie bei Schulkindern in einem Solbad. Münch. med. Wschr. **56**, Nr 36, 1846 (1909). — Bendix, Bernhard: Zur Fieberbehandlung der Vulvovaginitis gonorrhoica bei kleinen Mädchen. Ther. Mh. **31**, Nr 5, 209 (1917). — Bengtson, Bengt Norman: The viability of gonococci in water. Illinois med. J. **47**, Nr 4, 296 (1925). — Bennecke, A.: Weibliche Genitalien in Brüning und Schwalbe, Handbuch der allgemeinen Pathologie und pathologischen Anatomie des Kindesalters, Bd. 2, Abt. 1, S. 628 . 1912. — Berger, É.: Über eine seltene Komplikation der Vulvitis bei kleinen Mädchen. Ann. policl. Bordeaux **1**, Nr 1, 37 (1889). — Berggrün, Emil: Bakteriologische Untersuchungen bei der Vulvovaginitis kleiner Mädchen. Arch. Kinderheilk. **15**, 321 (1893). — Berglund, Franz: Ein ungewöhnlicher Fall von Vulvitis. Hygiea (Stockh.) **89**, H. 5, 221 (1927). — Berkenheim, G.: Über Vulvovaginitis gonorrhoica der Kinder. Djetskaja Med. (russ.) **7**, Nr 3, 179 (1902). — Berri, Julio: Die Vulvovaginitis bei Kindern. Prensa méd. argent. **16**, 1676 (1930). — Bertoloti, Ricardo: Über die gonorrhoische Vulvovaginitis bei Kindern. Actas dermo-sifilogr. **23**, 631 (1931). — Besold, F.: Zur Diagnose und Therapie der Pneumokokkenperitonitis. Zbl. Gynäk. **56**, H. 35, 2114 (1932). — Betz, F.: Die Behandlung der Gonorrhöe kleiner Mädchen mit Partagon. Med. Welt **5**, Nr 30 (1931). — Biberstein, Hans: Hautdiphtherie. Klin. Wschr. **6**, Nr 26, 1242 (1927). — Billquist, O.: Über Vulvovaginitis diphtherica. Hygiea (Stockh.) **86**, H. 22, 836; H. 24, 922 (1924). — Birger, Selim: Über die Gonorrhöe der Frau. Eine statistische Studie. Arch. f. Dermat. **106**, 43 (1911). — Birk, Walter: Die Gonokokkenperitonitis in Pfaundler u. Schlossmann, 3. Aufl., Bd. 3, S. 355. — Bland, P., Brooke: Gonorrheal infection in childhood. N. Y. med. J. **1920**, Nr 12, 489. — Blaschko, Ludwiga u. Walter Trausel: Neoreargon als Antigonorrhoicum bei Kindern. Med. Klin. **23**, Nr 3, 96 (1927). — Bloomberg, Max W. and Louis H. Barenberg: Gonorrheal proctitis as a cause of blood and mucus in the stools of infants. Amer. J. Dis. Childr. **29**, Nr 2, 206 (1925). — Blum, Julius: Gonorrheal vaginitis of infants as a seasonal disease. Arch. of Pediatr. **45**, Nr 6, 357 (1928). — Blumenthal, Franz: Die klinische Bedeutung der Serodiagnostik bei Gonorrhöe. Dtsch. med. Wschr. **1930 I**, 1033. — Boas, Harald: Untersuchungen über die Rectalgonorrhöe bei Frauen. Dermat. Wschr. **70**, 56 (1920). — Boas, Harald u. O. Wulff: Über die Behandlung der Vulvovaginitis mittels Gonokokkenvaccine. Hosp.tid. (dän.) **1910**, H. 27. — Bock, Heinrich: Die Vulvovaginitis gonorrhoica infantum; ihre Therapie und deren Erfolge. Inaug.-Diss. Breslau 1918. — Boguslavskaja, A.: Zur Frage der Behandlung der weiblichen Gonorrhöe mit intravenösen Kollargolinjektionen. Russk. Vestn. Dermat. **5**, Nr 9, 195; Nr 10, 199 (1927). — Bojad: Chloramin „Heyden" bei der Behandlung der Frauen- und Kindergonorrhöe. Wien. med. Wschr. **77**, Nr 14, 464 (1927). — Bókai, Johann: Über die zellige Atresie der Schamspalte bei Kindern weiblichen Geschlechts. Jb. Kinderheilk. **5**. 163 (1872). — Bonacorsi, Lina: (a) Artrite gonococcica in neonata guarita con autovaccino. Pediatr. prat. **1**, Nr 4, 56 (1924). (b) Il gonococco della vulvovaginite infantile. Pediatria **32**, Nr 17, 1009 (1924). — Bordoni-Uffreduzzi: Über die Lokalisationen des Gonococcus im Innern des Organismus. Dtsch. med. Wschr. **20**, Nr 22, 484 (1894). — Borjn, S. u. Šerišorin: Weitere Beobachtungen über die intracutane Reaktion bei der Gonorrhöe. Vestn. Mikrobiol. (russ.) **4**, Nr 3, 47 (1925). — Brinitzer, Jenny: Die Behandlung der weiblichen Gonorrhöe. Dtsch. med. Wschr. **49**, Nr 28, 914 (1923). — Broadbridge, Harold G.: Gonorrhoea in the female child. Some points in treatment. Lancet **1930 II**, 580. — Broca: Péritonite à gonocoques. J. des Prat. **1909**, No 34. — Brock, James: Kinder als Opfer von Sittlichkeitsverbrechen. Dtsch. Z. gerichtl. Med. **6**, 15 (1926). — Bröse, P.: Der Fluor genitalis der Virgines. Med. Klin. **20**, Nr 21, 703 (1924). — Brown, D. Kathleen: Vulvo-vaginitis in children. Brit. J. vener. Dis. **6**, 285, 318 (1930). — Bruck, Karl: (a) Über spezifische Behandlung gonorrhoischer Prozesse. Dtsch. med. Wschr. **35**, Nr 11, 470 (1909). (b) Pathologie der Gonorrhöe. Erg. Path. **16 I**, 134 (1912). (c) Die Behandlung der Gonorrhöe und ihrer Komplikationen. Ther. Mh. **1913**, H. 1. (d) Die Behandlung der frischen Gonorrhöe beim Weibe. Med. Mitteilungen (Schering-Kahlbaum) Bd. 1, H. 7, S. 202 (1929). — Brückner: Zur Fieberbehandlung der Vulvovaginitis gonorrhoica infantum. Münch. med. Wschr. **65**, Nr 39, 1089 (1918). — Brünauer, St. R., R. Müller u. M. Oppenheim: Zur Frage der Komplementbindungsreaktion bei Gonorrhöe. Arch. f. Dermat. **151**, 463 (1926). — Brunn, v.: Zur Frage der angeblich besonderen Häufigkeit von Geschlechtskrankheiten unter der Schuljugend. Dtsch. med. Wschr. **52**, Nr 50, 2129 (1926). — Bucura, C.: (a) Aktuelles über die weibliche Gonorrhöe. Wien. klin. Wschr. **1917**, Nr 24. (b) Besonderheiten der weiblichen Gonorrhöe. Wien. med. Wschr. **76**, Nr 40, 1171; Nr 41, 1214 (1926). — Buschke, A.: (a) Über Vulvovaginitis infantum. Ther. Gegenw. **43**, H. 3, 119 (1902). (b) Zur Umfrage Geschlechtskrankheiten und Ehe. Med. Welt **2**, Nr 15, 586 (1928). — Buschke, A. u. M. Gumpert: (a) Die Fürsorge für geschlechtskranke Kinder am Rudolf-Virchow-Krankenhaus. Dtsch. med. Wschr. **52**, Nr 44, 1863 (1926). (b) Über das Schicksal geschlechtskranker Kinder. Med. Welt **1**, Nr 19, 695 (1927). — Buschke, A. u. A. Joseph: Repetitorium der Geschlechts- und Hautkrankheiten. Ther.

Gegenw. **70**, H. 11, 502 (1929). — BUSCHKE, A. u. ERNST KAUFMANN: Über die Gonorrhöe, frequenz im Krankenhause. Münch. med. Wschr. **1925 II**, 1757. — BUSCHKE, A. u. E. LANGER: (a) Zur Biologie des gonorrhoischen Krankheitsprozesses, unter Berücksichtigung der Anaerobiose des Gonococcus und der Frage der experimentellen gonorrhoischen Amyloiderzeugung. Arch. f. Dermat. **138**, 258 (1922). (b) Zur Kasuistik seltener Fälle von Gonorrhöe, Ulcus molle und Ulcus pseudovenereum (ulcus simplex BUSCHKE) beim Neugeborenen und Kinde. Dermat. Z. **45**, 11 (1926). (c) Lehrbuch der Gonorrhöe. Berlin: Julius Springer 1926. — BUTLER, WILLIAM J. u. J. P. LONG: Vaccine treatment of gonorrhoeal vulvovaginitis in children. J. amer. med. Assoc. **50**, 744, 1301 (1908); **51**, Nr 16 (1908). — BUTZKE: Vulvovaginitis gonorrhoica. Dtsch. med. Wschr. **36**, Nr 32, 1507 (1910). — BYFIELD, ALBERT H. and MARK L. FLOYD: The relation of gonorrheal proctitis in male infants to hospital epidemics of vulvovaginitis. Arch. of Pediatr. **41**, Nr 10, 673 (1924).

CAHEN-BRACH: Die Urogenitalblennorrhöe der kleinen Mädchen. Jb. Kinderheilk. **34**, 369 (1892). — CANINO, R.: Un caso di artrite gonococcica apparentemente primitiva in un neonato. Pediatria riv. **39**, 264 (1931). — CAROL, W. L. L.: Stein in der Vagina. Nederl. Tijdschr. Geneesk. **71**, H. 7, 908 (1927). — CAROTENUTO, ANTONIO: Un caso di meningite gonococcica. Pediatria riv. **40**, 721 (1932). — CASPARY, HANS: Gonorrhoica. Med. Klin. **26**, Nr 46, 1707 (1930). — CASSEL: Über Gonorrhöe bei kleinen Mädchen. Berl. klin. Wschr. **30**, Nr 29, 700 (1893). — CASTILLA, CAUPOLICAN R.: DAKINsche Lösung bei der gonorrhoischen Vulvovaginitis des Kindes. Rev. méd. lat.-amer. **10**, No 118, 1112 (1925). — CATHALA, LANTUÉJOUL et SEYDEL: L'infection génitale à gonocoques chez le nouveau-né. Paris méd. **1933 I**, 197. — CATTANEO, L.: Artrite gonococcica in un neonato affetto da conjunctivite gonococcica. Giorn. ital. Dermat. **71**, 240 (1930). — CHAPPLE, HARALD: Two cases of pneumococcal vulvovaginitis in children. Lancet **90 I**, 1685 (1912). — CHASKIN, S.: Zur Behandlung und Diagnose der kindlichen Gonorrhöe. Ginek. (russ.) **8**, 692 (1929). — CHIASSO e ISNARDI: Sopra caso di reumatismo blennorragico con complicazioni viscerali. Giorn. Accad. med. Torino, Febr. **1894**. — CHRISTMANN, ÉMIL: Über Gonorrhöe und Lues acquisita bei Kindern. Inaug.-Diss. Heidelberg. 1922. — CHURGILL, FRANC SPOONER and ALEX C. SOPER: The inoculation treatment of gonococcus vulvovaginitis in children. J. amer. med. Assoc. **51**, Nr 16, 1298 (1908). — CIANI, MARCO: Sulla flora delle vulvo-vaginite delle bambine. Il Dermosifilogr. **5**, 97 (1930). — CLAUBERG, K. W.: (a) Zur Bakteriologie der pseudogonorrhoischen Vulvovaginitiden beim Kinde und zur Frage der Häufigkeit gonorrhoischen Scheidenkatarrhs im Kindesalter. Dtsch. med. Wschr. **56**, Nr 13, 524 (1930). (b) Die Beurteilung gonorrhöeverdächtiger Scheidenkatarrhe im Kindesalter. Z. Gesdh.verw. **1**, 257 (1930). — CNOPF: Über Gonorrhöe im Kindesalter. Münch. med. Wschr. **45**, Nr 36, 1141 (1898). — COHN-HÜLSE, W.: Die Diagnose der kindlichen Genitalgonorrhöe in der ärztlichen Praxis. Kinderärztl. Praxis **2**, 389 (1931). — COHN, ALFRED u. ERNST GRÄFENBERG: Die Bedeutung der Komplementfixationsmethode für die Diagnose der Gonorrhöe. Z. Hyg. **104**, H. 1/2, 128 (1925). — COHN, A. u. F. ROSOWSKY: Die Serodiagnose der Kindergonorrhöe. Dtsch. med. Wschr. **57**, Nr 36, 1540 (1931). — COLE and MEAKINS: Vaccinebehandlung. Hopkins Hosp. Bull. **1907**, No 18, 223. — COMBY, J.: (a) Etude sur la vulvovaginite des petites filles. Semaine méd. **1891**, No 36, 294. (b) Les hémorrhagies dans la vulvovaginite des petites filles. Gaz. Hôp. **1896**, No 32, 719. (c) Complications péritoneales de la vulvovaginite des petites filles. Arch. Méd. Enf. **4**, No 9, 513 (1901). (d) Vulvovaginite des petites filles. Arch. Méd. Enf. **17**, No 3 (1914). — COMBY et CONDAT: Traitement de la vulvovaginite des petites filles par le vaccin antigonococcique. Bull. Soc. méd. Hôp. Paris **1914**, No 15. — COMBY et GADAUD: Trois cas de péritonite aiguë survenue en cours de la vulvovaginite des petites filles. Gaz. Hôp. **74**, 592 (1901). — COOPERMAN, MORRIS B.: Gonococcus arthritis in infancy. A clinical study of 14 cases. Amer. J. Dis. Childr. **33**, Nr 6, 932 (1927). — COTTON, A. C.: An Epidemie of Vulvovaginitis among children. Arch. of Pediatr. **22**, Nr 2, 196 (1905). — COURTIN, W.: Zur Malariabehandlung der Vulvovaginitis gonorrhoica. Arch. Kinderheilk. **86**, H. 1, 28 (1928). — CRANDALL, F. M.: Gonorrhoea in a brother and sister aged respectively 6 and 8 years. N. Y. med. J. **1890**, 26. April. — CROOKS, JAMES and A. GORDON SIGNY: Supurative gonococcal arthritis in a child. Lancet **1932 I**, Nr 5, 238. — CSÉRI: (a) Der Mikrococcus der infektiösen Vulvovaginitis bei Kindern. Pest. med.-chir. Presse **1885**, Nr 11. (b) Zur Ätiologie der infektiösen Vulvovaginitis bei Kindern. Wien. med. Wschr. **1885**, Nr 22/23. — CUMBERBATSCH and ROBINSON: Treatment of gonococcal infection by diathermy. London: Heinemann 1925. — CURRIER, ANDREW F.: Vulvovaginitis in children. Philad. Med. News **1889**, 6/7. — CZERNY, A.: Diskussionsbemerkungen zu HAMBURGER. Dtsch. med. Wschr. **1914**, Nr 15, 777.

DACHŠLEJER, E.: Zur Gonorhöediagnose bei kleinen Mädchen. Venerol. (russ.) **5**, Nr 3, 363 (1928). — DAPHNIS, ETIENNE: Etude sur la vulvo-vaginite chez la jeune fille. Thèse de Montpellier **1902**. — DAVIDSOHN, HEINRICH: Kritisches Sammelreferat über Geschlechtskrankheiten im Kindesalter. Dtsch. med. Wschr. **1925**, Nr 48 u. 49; **1926**, Nr 25 bis 28. — DEUBER, A.: Percutane Gonokokkeninfektion bei einem 4 Wochen alten Säugling. Schweiz.

med. Wschr. 57, Nr 7, 156 (1927). — DEYLL, C. L.: Bekämpfung der Ansteckungsgefahr mit Geschlechtskrankheiten auf der Schule. Nederl. Tijdschr. Geneesk. 66, H. 21, 2317 (1922). — DICKINSON, ROBERT L.: A gynecolist looks at prostitution abroad. With reference to electrocautery treatment of gonorrheal cervicitis and urethritis. Amer. J. Obstetr. 14, Nr 5, 590 (1927). — DIETEL, FRIEDRICH: (a) Degenerationsformen der Gonokokken. Dermat. Z. 50, H. 5, 336 (1927). (b) Sachgemäße Sekretabnahme bei der weiblichen Gonorrhöe. Z. ärztl. Fortbildg 25, H. 6, 214 (1928). (c) Fieberbehandlung mit Pyrifer. Med. Klin. 1931, Nr 17, 622. — DIND: Über Vulvovaginitis. Rev. méd. Suisse rom. 1894, Nr 7. — DJATSCHKIN: Zur Behandlung der blennorrhoischen Vulvovaginitis bei Kindern. Vrač. Gaz. (russ.) 1927, Nr 17. — DOOLEY, PARKER: Gonorrheal vulvovaginitis. Possible sequelae in adult life. Amer. J. Dis. Childr. 42, 1086 (1931). — DORNE, MAURICE and IRVING F. STEIN: The mercurochrome ointment treatment of vulvovaginitis. Illinois med. J. 45, Nr 3, 219 (1924). — DRESEL, IRMGARD: Über Spontanheilung von Vulvovaginitis gonorrhoica infantum. Dermat. Wschr. 74, Nr 1, 17 (1922). — DUBREUILH, MAURICE: De la péritonite gonococcique chez l'enfant. Thèse de Paris 1904. — DUKELSKI, W.: Zur Frage der Vulvovaginitis bei Kindern. Russk. Wratsch 1903, Nr 15. — DUKELSKY, E.: LÖFFLERsche Diphtheriebacillen im Sekret einer chronischen Vulvovaginitis. Vrač. Gaz. (russ.) 1903, Nr 38. — DUKEN, J.: Zur Beurteilung der Vulvovaginitis im Kindesalter. Münch. med. Wschr. 67, Nr 41, 1172 (1920). — DULITZKIJ, S. u. M. VVEDENSKAJA: Zur Frage der Gonorrhöe bei kleinen Mädchen. Ž. Izuč. rann. det. Vozr. (russ.) 9, 107 (1929). — DUSCH, V.: Über infektiöse Kolpitis kleiner Mädchen. Dtsch. med. Wschr. 14, Nr 41, 831 (1888).

EDGAR, J. CLIFTON: Gonokokkeninfektion als Erreger von Blindheit, Vulvovaginitis und Arthritis. J. amer. med. Assoc. 49, Nr 5 (1906). — ENGERING, P.: Die Lebensfähigkeit des Gonococcus in der Außenwelt. Z. Hyg. 100, 314 (1923). — ENGWER: Über die Behandlung der Kinderblennorrhöe mittels der „Fiebertherapie" (WEISS). Münch. med. Wschr. 53, Nr 45, 1582 (1916). — ENSE, E.: Über Vulvovaginitis gonorrhoica infantum. Inaug.-Diss. Berlin 1913. — EPSTEIN, ALOIS: Über Vulvovaginitis gonorrhoica bei kleinen Mädchen. Arch. f. Dermat. 23, Erg.-H. 2, 3 (1891). — EPSTEIN, BERTHOLD: Zur Epidemiologie und Prophylaxe der Vulvovaginitis gonorrhoica im Säuglingsalter. Jb. Kinderheilk. 139, 23 (1933). — ERIKSSON, E. A.: Fall von einer durch Diphtheriebacillen bewirkten Vulvovaginitis. Hygiea (Stockh.) 1903, 651. — EYTH, HILDEGARD: Die klinische Behandlung der Vulvovaginitis gonorrhoica infantum. Ther. Halbmh. 1920, 176.

FÄRBER: Gonorrhoische Arthritis. Münch. med. Wschr. 71, Nr 44, 1556 (1924). — FEDOROWSKIJ: Die heutigen Prostituierten. Profil. Med. (russ.) 1928, Nr 9/10. — FESSLER, A.: (a) Zur Therapie der Vulvovaginitis infantum. Med. Klin. 1928 II, 1045. (b) The treatment of the vulvovaginitis gonorrhoica of children. Urologic. Rev. 34, 444 (1930). (c) Zur Diagnose und Therapie der Vulvovaginitis gonorrhoica infantum. (Komplementablenkungsreaktion nach MÜLLER-OPPENHEIM und Vaccinetherapie). Wien. klin. Wschr. 1932 II, 1064. — FINGER, E.: Zur Vaccinationstherapie des gonorrhoischen Prozesses. Wien. med. Wschr. 64, Nr 17, 562 (1914). — FISCHER: Vulvovaginitis gonorrhoica. Dermat. Wschr. 70, Nr 11, 173 (1920). — FISCHER, MARTIN: (a) Über Arthritis gonorrhoica beim Säugling. Mschr. Kinderheilk. 1924, H. 1. (b) Komplementbindung bei Gonorrhöe. Klin. Wschr. 5, Nr 13, 578 (1926). — FISCHER, W.: Über Kindergonorrhöe. Dtsch. med. Wschr. 21, Nr 51, 861 (1895). — FITZGIBBON, G.: Vaccine treatment of gonorrhoeal vaginitis. Brit. med. J. 1913 I, 716. — FLÜGEL, KARL: Über Rectalgonorrhöe bei Vulvovaginitis infantum. Berl. klin. Wschr. 42, Nr 12, 325 (1905). — FLUSSER, EMIL: (a) Vulvitis aphthosa. Mschr. Kinderheilk. 43, H. 2, 123 (1929). (b) Cystitis und Vulvitis bei kleinen Mädchen. Fortschr. Med. 1929, Nr 20. — FONTANA, A.: Istrumento per la cura della blenorragia delle bambine. Boll. sez. region. Soc. ital. Dermat. 3, 151 (1931). — FRÄNKEL, E.: Bericht über eine bei Kindern beobachtete Endemie infektiöser Kolpitis. Virchows Arch. 99, H. 2, 251 (1885). — FRAENKEL, L.: Aussprache zu STERN. Zbl. Gynäk. 36, 863 (1912). — FRAMM, WERNER: Primäre Rhinitis gonorrhoica bei einem Neugeborenen. Dtsch. med. Wschr. 51, Nr 12, 472 (1925). — FRANK, A.: Über das Schicksal der gonorrhoisch infizierten Kinder. Mschr. Kinderheilk. 36, H. 6, 483 (1927). — FRASER, A. REITH: Vulvovaginitis in children. An account of its etiologie, symptomatology and management, with a summary of 63 cases occuring in South Africa. Brit. J. vener. Dis. 1, Nr 4, 268 (1925); Med. J. S. Africa 21, Nr 2, 31; Nr 3, 73 (1925). — FRASSI, LUIGI: Osservatione sulla blenorragia infantile, sue complicanze chirurgiche e risultati delle cure vaccinoterapiche. Riv. Clin. pediatr. 19, No 5, 290 (1921). — FRAULINI, MARIO: Peritonite e peritonismo blenorragico gonococcico. Giorn. ital. Mal. vener. pelle 64, H. 3, 861 (1923). — FREUDENTHAL, W., M. FISCHER u. MARGARETHE STERN: Zur Komplementbindung bei Gonorrhöe. Mit Bemerkungen über die Technik der Komplementbindung. Klin. Wschr. 8, 303 (1929). — FREUDENTHAL, W. u. K. HEYMANN: Zur Komplementbindung bei Gonorrhöe. 2. Mitt. Arch. f. Dermat. 159, 468 (1930). — FRIDMAN, E.: Ein Fall von Gonokokken-Septicopyämie bei einem Neugeborenen. Ž. Izuč. rann. det. Vozr. (russ.). 7, Nr 1, 34 (1928).

GALEWSKY: (a) Bekämpfung der Vulvovaginitis gonorrhoica bei Kindern. Zbl. Gynäk. 47, H. 35, 1425 (1923). (b) Die kindliche Vulvovaginitis gonorrhoica. Zbl. Hautkrkh. 6, H. 9, 417 (1923). — GALVAGNO, P.: Sulle peritoniti gonococciche delle bambine. Arch. Pat. e Clin. infant. 11, No 3/4 (1903); Arch. ital. Ginec. 1903, No 4. — GANJOUX, E.: Sérothérapie et vaccinothérapie antigonococcique en gynécologie et en obstétrique. Rev. franç. Gynéc. 18, No 11/12, 413 (1923). — GASSMANN, A.: Über die Beteiligung der Uterusschleimhaut bei der Vulvovaginitis gonorrhoica der Kinder. Korresp.bl. Schweiz. Ärzte 1900, Nr 18; 1901, Nr 11. — GATÉ, J. et J. CHARPY: Arthrite gonococcique chez une fillette atteinte de vulvite. Bull. Soc. franç. Dermat. 38, No 5, 751 (1931). — GATÉ, J. et P. MICHEL: Sur la fréquence anormale des vulvites gonococciques des fillettes dans le service des Chazeaux. Bull. Soc. franç. Dermat. 37, 77 (1930). — GAUDIG, HERBERT: Endemisches Auftreten von Vulvovaginitis gonorrhoica bei Bäderkuren. Dermat. Wschr. 93, Nr 45, 1731 (1931). — GÉBER, HANS: Über die Behandlung der kindlichen Vulvovaginitis gonorrhoica mit Tierkohle (MERK). Wien. klin. Wschr. 30, Nr 9, 267 (1917). — GELLHORN, GEORGE: Use of silver nitrate ointment in the treatment of vulvovaginitis in children. J. amer. med. Assoc. 75, Nr 24, 1647 (1920). — GENERSICH, G.: Gonokokkeninfektion bei Säuglingen und kriechenden Mädchen. Orv. Hetil. (ung.) 1910, Nr 21/22. — GINDESS: Einige Fälle einer seltenen Form von Vulvovaginitis bei Kindern (Vulvovaginitis aphthosa). Vrač. Gaz. (russ.) 1908, Nr 47. — GIOSEFFI, MAURA e MARIA PIAZZA-POLIAK: Una epidemia ospedaliera di vulvovaginite gonococcica. Gazz. Osp. 1929 II, 1663. — GISMONDI, A.: La vulvovaginite delle bambine. Prat. pediatr. 5, No 4, 411 (1927). — GLEICH, MORRIS: Gonococcal peritonitis complicating gonorrheal vulvovaginitis. J. amer. med. Assoc. 86, Nr 11, 748 (1926). — GLINGAR, ALOIS: Zur Diagnose der weiblichen Gonorrhöe. Med. Klin. 20, Nr 35, 1208 (1924). — GNOCCHI, L.: La deviazione del complemento nella blenorragia. Giorn. ital. Dermat. 66, H. 2, 487 (1925). — GOEDHART: Beobachtungen über einige Fälle von chronischer Vulvovaginitis gonorrhoica bei jungen Mädchen. Nederl. Tijdschr. Geneesk. 55, 1118 (1911). — GOLDENBERG: Gonorrhoeal rheumatism in early children. N. Y. med. J. 56, Nr 4 (1892). — GOLOMB: Ein Fall von primärer Diphtherie der Vulva mit Beteiligung der benachbarten Partien der Haut. Venerol. (russ.) 1931, H. 1. — GOODMAN, CHARLES: Akute diffuse gonorrhoische Peritonitis. Amer. J. Dermat. 1911, 511. — GORDON-SALKIND, HASSIA: Über Gonorrhöe bei Kindern. Inaug.-Diss. Zürich 1911. — GRAHAM, H. BOYD and ROBERT SOUTHBY: Gonococcal vulvovaginitis in children. Med. J. Austral. 2, Nr 5, 113 (1924). — GREJBO, A.: Behandlung der gonorrhoischen Vulvovaginitis bei Kindern mit dem BESREDKAschen Filtrat einer Gonokokkenbacillenkultur. Venerol. (russ.) 1927, Nr 8. — GRENET, H.: La vulvo-vaginite des petites filles et ses complications. Gynéc. 30, 641, 713 (1931). — GRENET, H., LAURENT, DE PFEFFEL et R. LEVENT: Vulvo-vaginite; septicémie; endocardite et méningite à gonocoques. Arch. Méd. Enf. 33, 731 (1930); Bull. Soc. Pédiatr. Paris 28, 237 (1930). — GROODT, A. DE: Vulvovaginitis gonorrhoica. Vlaamsch geneesk. Tijdschr. 4, H. 3, 51 (1923). — GRUMACH, W.: (a) Haben die erworbenen Geschlechtskrankheiten bei Kindern wirklich zugenommen? Dtsch. med. Wschr. 52, Nr 26, 1084 (1926). (b) Neue Erhebungen über Geschlechtskrankheiten der Kinder. Dtsch. med. Wschr. 55, Nr 25, 1054 (1929). — GÜNSBERG, M.: Über Arthritis gonorrhoica bei Säuglingen. Mschr. Kinderheilk. 35, H. 6, 486 (1927). — GUIDA, GUIDO: Le riniti gonococciche. Atti Clin. oto-ecc. iatr. Univ. Roma 23, 407 (1925). — GUILLAUMONT, A.: Les principales complications des vulvo-vaginites chez les petites filles. Gaz. Hôp. 74, No 101, 969 (1901). — GUMPERT, M.: (a) Die Zunahme erworbener Geschlechtskrankheiten bei Kindern. Dtsch. med. Wschr. 50, Nr 7, 206 (1924). (b) Richtlinien zur Bekämpfung erworbener Geschlechtskrankheiten bei Kindern. Mitt. dtsch. Ges. Bekämpfg Geschl.krkh. 22, 6 (1924). (c) Schutz der Kinder vor Geschlechtskrankheiten. Dtsch. med. Wschr. 50, Nr 47, 1618 (1924). (d) Schulkindergonorrhöe als pädagogisches Problem. Dtsch. med. Wschr. 57, Nr 4, 155 (1931). — GUSSEVA-TIJEV, E.: Die Thrombocyten im Blute der an Gonorrhöe kranken Frauen. Ginek. (russ.) 7, 729 (1928). — GUTFELD, FRITZ v.: Bakteriologische Diagnose der Gonorrhöe beim Kinde. Kinderärztl. Prax. 2, 394 (1931).

HAASE, W.: Über Allgemeininfektion bei Gonorrhöe bei 2 klinisch und autoptisch beobachteten Fällen. Zbl. Bakter. 98, H. 3/4, 163 (1926). — HÄMEL, J.: Die Behandlung des Trippers bei Frauen mit Pyrifer. Dermat. Z. 60, 404 (1931). — HAGEN: Mängel und Fortschritte der Gonorrhöebehandlung. Dtsch. med. Wschr. 53, Nr 44, 1856 (1927). — HAMBURGER, RICHARD: Zur Vaccinebehandlung der kindlichen Gonorrhöe. Dtsch. med. Wschr. 40, Nr 15, 759 (1914). — HAMILTON, ALICE: Gonorrheal vulvovaginitis in children. (With especial reference to an epidemie occuring in scarlet-fever wards.) J. inf. Dis. 5, Nr 2, 133 (1908). — HAMILTON, WALLACE B.: Gonococcus-vulvovaginitis in children. J. amer. med. Assoc. 54, Nr 15, 1196 (1910). — HAMILTON, A. and JEAN M. COOKE: Inoculation treatment of gonorrheal vulvovaginitis in children. J. inf. Dis. 5, Nr 2, 158 (1908). — HAMMER, FR.: Tripper in Kinderheimen. Ein Beitrag zur richterlichen Beurteilung ärztlicher Versehen. Ärztl. Ver.bl. 55, Nr 1372, 70 (1926). — HARMSEN, ERNST: Eine Epidemie von Colpitis gonorrhoica. Z. Hyg. 53, 89 (1906). — HARRISON, L. W.: A new urethroskope and its use as a vaginoskope for the treatment of vulvovaginitis in children. Lancet **205**, Nr 7, 336 (1923). — Hartley, Franc: Gonorrhoeal rheumatism especially in the female. N. Y. med. J. **1887**, 376. — Haskin, S.: Ein Vorschlag zur Verbesserung der Untersuchungsmethode bei Gonorrhöe im Kindesalter. Zbl. Gynäk. **1929**, 1323. — Hatfield, Marcus P.: Gonorrhoeal Peritonitis. Arch. of Pediatr. **1886**, 461. — Heimann, Fritz: Die Entzündungen am weiblichen Genitale mit Ausnahme der Gonorrhöe. Erg. Med. **6**, H. 3/4, 345 (1925). — Heiner, Ludwig v.: Komplementbindungsreaktion bei Gonorrhöe. Dermat. Wschr. **83**, Nr 52a, 1942 (1926). — Hellmann, Bertha: Über Gelenksgonorrhöe (Arthritis gonorrhoica) im Säuglingsalter. Z. Kinderheilk. **40**, H. 1/2, 92 (1926). — Henning, Lydia: Gonorrhoische Hautaffektion beim Säugling. Dermat. Wschr. **92**, Nr 3, 96 (1931). — Herold, Ludolf: Erfahrungen über die Behandlung der Vulvovaginitis gonorrhoica infantum. Kinderärztl. Prax. **3**, 105 (1932). — Herschan, Otto: Zur Beziehung zwischen Vulvovaginitis gonorrhoica infantum und späterer Aszension der Gonorrhöe. Dtsch. med. Wschr. **53**, Nr 23, 972 (1927). — Hess, A. F.: Provocative and prophylactic Vaccination in the Vaginitis of infants. Amer. J. Dis. Childr. **1916**, 466 — Heuck: Was leistet die intravenöse Silberanwendung bei der Behandlung der männlichen und weiblichen Gonorrhöe? Arch. f. Dermat. **138**, 285 (1922). — Heybrock, N. J.: Polyarthritis gonorrhoica in den ersten Lebenswochen. Nederl. Tijdschr. Geneesk. **72**, H. 9, 1170 (1928). — Hinselmann u. Korallus: Nachweis und Registrierung aktiver Bewegungen der Portio. Münch. med. Wschr. **73**, Nr 38, 1577 (1926). — Hofmann, Edmund: Betrachtungen über die kindliche Gonorrhöe und ihre Prophylaxe. Med. Welt **1930**, Nr 43. — Hofmann, M.: Beobachtungen von Gonorrhöeheilungen bei Impfmalaria. Dermat. Z. **49**, H. 5, 357 (1926). — Holt, L. Emmet: Gonococcusinfektion bei Kindern mit besonderer Bezugnahme auf deren Vorkommen in Anstalten und die Mittel zur Verhütung derselben. Jb. Kinderheilk. **64**, 779 (1906). — Huber, F.: (a) Acute suppurative peritonitis following vulvovaginal catarrh in a girl seven years old (simulating a perforation of the appendix. Laparatomie. Death). Arch. of Pediatr. **1889**, 887. (b) Pericarditis (blennorrhagica). Arch. of Pediatr., Dez. **1904**. — Hübner: Zur Behandlung der Vulvaginitis infantum. Münch. med. Wschr. **77**, Nr 19, 806 (1930). — Hübner, Hans u. Hanns Stolzenberg: Behandlung der Vulvovaginitis gonorrhoica infantum mittels eines Dauerdruckspülapparates. Dtsch. med. Wschr. **54**, Nr 29, 1205 (1928). — Hutinel: Rheumatisme blennorrhagique chez une fillette. J. des Prat. **28**, Nr 10, 150 (1914).

Ingman, Åke: Gonorrhoea in young male children. Förh. nord. dermat. För. (schwed.) **1925**, 175. — Israel, E.: Vulvovaginitis. Ugeskr. Läg. (dän.) **1886**, 18. — Ivanter, B.: Abscessus gonorrhoicus bei einem 2jährigen Kinde. Ž. Izuč. rann. det. Vozr. (russ.) **3**, Nr 3, 262 (1925). — Ivanter-Braginskaja, B.: 24 Fälle von Vulvovaginitis gonorrhoica im frühen Kindesalter. Ž. Izuč. rann. det. Vozr. (russ.) **4**, Nr 5, 391 (1926). — Iwanow, N. Z.: (a) The results of a practical inquiry into gonorrheal vaginitis. Urologic Rev. **33**, 97 (1929). (b) Über Vulvitis gonorrhoica. (Klinische und Laboratoriumsstudien.) Arch. Gynäk. **141**, 714 (1930). (c) Gonorrhoeal vulvitis. Clinical and laboratory studies. Urologic Rev. **34**, 793 (1930). (d) Über gonorrhoische Vaginitis. (Ihre pathologische Anatomie und Klinik.) Arch. Gynäk. **145**, H. 3, 770 (1931).

Jack, W. R.: Vaccine treatment of gonorrhoeal vaginitis. Glasgow med. J. **1913**, H. 8. Jadassohn, J.: (a) Die Behandlung der akuten Gonorrhöe. Dtsch. Klin., Eingang XX. Jahrhdrt., **10**, 219. (b) Über die Komplikationen der Gonorrhöe. Dtsch. Klin., Eingang XX. Jahrhdrt., **10**, 601. — Jadassohn, W. u. K. Rehsteiner: Die Beziehungen der Conjunctivalgonorrhöe zur Genitalgonorrhöe. Klin. Wschr. **1931**, Nr 41. — Janet, Jules: La blennorrhagie anale. J. d'Urol. **22**, Nr 6, 514 (1926). — Janson: Diagnostik der weiblichen Gonorrhöe. Med. Welt **6**, Nr 38, 1256 (1932). — Joannides, Minas: Bilateral gonorrheal salpingitis in a child three days after initial infection. J. amer. med. Assoc. **86**, Nr 20, 1518 (1926). — Jodalevič, G. u. A. Kausman: Zur Klinik der Gonorrhöe des Mastdarms bei kleinen Mädchen. Moskov. med. Ž. **9**, Nr 1, 42 (1929). — Johansen, A. A.: Die in dem staatlichen venerologischen Institut angewandten Methoden der Diagnostik und Behandlung der Gonorrhöe bei Kindern. Venerol. (russ.) **1925**, Nr 1, 47. — Jung, P.: Über die Beteiligung des Endometriums an der gonorrhoischen Vulvovaginitis der Kinder. Zbl. Gynäk. **28**, H. 33, 991 (1904).

Kadisch, E.: Beitrag zur Lebensdauer des Gonococcus. Dermat. Z. **52**, H. 5, 314 (1928). — Kadisch, E. u. S. W. Ruan: Zur Züchtung und Lebensdauer der Gonokokken. Arch. f. Dermat. **154**, H. 2, 434 (1928). — Kahn, Alex: Über Vulvo-vaginitis infantum. (Ein Beitrag zur Systematik der Vulvovaginitiden inf. und zu den Grundprinzipien bei der Therapie derselben.) Arch. Gynäk. **121**, H. 2, 335 (1924). — Kahn, A. u. F. Jaskolko: Endoskopische und bakterioskopische Diagnostik der Gonorrhöeaffektionen der Cervix uteri bei Kindern. Venerol. (russ.) **8**, Nr 10, 53 (1931). — Kaiser, A.: Zur Fieberbehandlung der kindlichen Gonorrhöe. Mschr. Kinderheilk. **15**, H. 1, 79 (1918). — Karischewa, K.: Der diagnostische Wert der Reaktion von Bordet bei der Gonorrhöe der Frauen und Kinder. Arch. f. Dermat. **161**, 82 (1930). — Karyšev, K.: (a) Diagnostische Bedeutung der Bordet-

Reaktion bei Gonorrhöe der Frau und des Kindes. Vrač. Delo (russ.) 13, 32 (1930). (b) Weitere Beobachtungen der Gonorrhöe der Mädchen. Pediatr. (russ.) 14, 331 (1930). — KARYŠEV, K. u. S. KOREČKOJ: Gonorrhöe bei kleinen Mädchen infolge der Lebensbedingungen. Russk. Vestn. Dermat. 5, Nr 10, 255 (1927). — KASASSOFF: Über Vulvovaginitis gonorrhoica und ihre Behandlung mit Gonargin. Ther. Ber. 1926, Nr 7. — KAUFMANN, S.: Zur Frage der Vulvovaginitis diphtherica bei Kindern. Sowetsk. Vestn. venerol. 1, Nr 1/2 (1932). — KAUMHEIMER: Über Rectalblennorrhöe im Kindesalter. Münch. med. Wschr. 57, Nr 18, 963 (1910). — KAUSMANN, A.: Zur Frage der Mitbeteiligung des Collum uteri bei der Gonorrhöe kleiner Mädchen. Russk. Vestn. Dermat. 7, Nr 9/10, 948 (1929). — KENESSEY, A.: Die Ausbreitung der Vulvovaginitis gonorrhoica infantum auf die inneren Sexualorgane. Orv. Ujsag (ung.) 1913, Nr 37. — KEROPIAN: Über die Behandlung der weiblichen Gonorrhöe mittels intravenöser Urotropininjektionen. Russk. Vestn. Dermat. 4, Nr 6, 513 (1926). — KIDD and SIMPSON: Common Infections of the female Urethra and Cervix. London 1924. — KIENLIN: Reaktion des Vaginalsekrets Neugeborener. Zbl. Gynäk. 1926, Nr 11. — KIMBALL, RENEL B.: Gonorrhoea in infants, with a report of 8 cases of pyaemia. Med. Rec. 64, Nr 20, 761 (1904). — KIRCHHOFF, HEINZ: Pneumokokkenperitonitis. Zbl. Chir. 57, H. 35, 2162 (1930). — KIRKLAND, HAMILTON and ROBERT V. STORER: Gonococcal rhinitis in an infant. Brit. med. J. 1931, Nr 3658, 263. — KJELLBERG, GERDA: (a) Nachuntersuchungen bei Vulvovaginitis gonorrhoica. Dermat. Wschr. 64, Nr 10, 236 (1917). (b) Examens ultérieurs de la vulvovaginite blennorragique. Acta dermato-vener. (Stockh.) 1921, 297; 1922, 473. — KLAFTEN, E.: Zur Klinik der Säuglingsgonorrhöe. Z. Kinderheilk. 42, H. 3/4, 485 (1926). — KLARFELD, M. N.: Zur Kasuistik der Gonorrhöe bei Kindern. J. russ. de Mal. cut. 1908. — KLAUSNER, E. u. K. SALOMON: Über die Behandlung der Säuglingsgonorrhöe mit Neo-Reargon. Med. Klin. 1932, Nr 15, 519. — KLEINSCHMIDT, H.: Die bedeutungsvolle Rolle des Nervensystems in der Pathologie des Kindesalters. Jkurse ärztl. Fortbildg 14, Nr 6, 21 (1923). — KLÖVEKORN, G. H.: Zur Häufigkeit der Rectumgonorrhöe. Dermat. Z. 60, 410 (1931). — KLÖVEKORN, G. H. u. ERNA ZITZKE: Die Häufigkeit und Behandlung der Rectumgonorrhöe. Ther. Gegenw. 73, H. 2, 71 (1932). — KLOTZ: Erfahrungen über die therapeutische Verwendung von Bolus alba und Kohlensäureschnee. Berl. klin. Wschr. 47, Nr 48, 2202 (1910). — KNAUER, HANS: Arthritis und Bursitis gonorrhoica bei einem sieben Tage alten Kinde. Mschr. Kinderheilk. 29, H. 6, 725 (1925). — KOBLANCK: Gonorrhöe bei einem neugeborenen Kinde. Zbl. Gynäk. 19, 758 (1895). — KOBRAK, ERWIN: Durch den Diphtheriebacillus hervorgerufene blennorrhoische Prozesse, speziell in der kindlichen Vagina. Med. Klin. 10, 412 (1914). — KOLMER, J. A.: Infection, Immunity and Serum Therapie. Philadelphia: Saunders 1915. — KOLMER, J. A. and C. P. BROWN: Complement fixation in gonococcus infections. J. inf. Dis. 15, 6 (1914). — KOLTJAR, M.: Ergebnisse der wissenschaftlichen Untersuchungskommission zur Erforschung der Prostitution in Moskau. Vestn. sovrem. med. (russ.) 1925, Nr 4. — KONRAD, ERIKA: Zur Diagnose der weiblichen Gonorrhöe mit Hilfe des Kulturverfahrens. Klin. Wschr. 7, Nr 13, 594 (1928). — KOPLIK, H.: (a) Arthritis complicating vulvovagin. inflammation in children. N. Y. med, J. 1890 (21. Juni). (b) Urogenital blennorrhoea in children. Med. Rec. 43, 405 (1893). (c) Prophylactic measures to prevent the spread of vulvovaginitis in hospital service. Arch. of Pediatr. 1903, Nr 10, 735. — KORTENHAUS: Hämophile Bakterien im Vaginaleiter eines Kindes. Zbl. Bakter. 111, Nr 3. — KOSTITCH-YOKSITCH, SMILYA A.: Sur l'arthrite blennorrhagique des nouveau-nés. A propos d'un cas chez un nouveau-né de 12 jours. Rev. franç. Pédiatr. 5, 221 (1929). — KREKELS: Tendovaginitis gonorrhoica. Dermat. Wschr. 93, Nr 48, 1872 (1931). — KRISTJANSEN, AAGE: (a) Komplementbindungsreaktion bei Gonorrhöe. Eine klinische Studie (dän). Kopenhagen 1930. (b) Die Komplementbindungsreaktion bei Gonorrhöe. Arch. f. Dermat. 164, 239, 472 (1931). (c) Die ersten 25 Jahre der Komplementbindungsreaktion bei Gonorrhöe. Zbl. Hautkrkh. 41, H. 3/4, 161 (1932). — KRISTJANSEN, AAGE u. MARTIN KRISTENSEN: Die Komplementbindungsreaktion bei Gonorrhöe. Forh. nord. dermat. For. (dän.) 165 (1929). — KROEMER: Vulvovaginitis gonorrhoica. Berl. klin. Wschr. 45, Nr 40, 1819 (1908). — KRUSPE, M.: Zur Therapie der Vulvovaginitis gonorrhoica der kleinen Mädchen. Klin. Wschr. 3, Nr 31, 1403 (1924). — KURZWEIL, P. M. and N. T. SAXL: Vulvovaginitis in children. Arch. of Pediatr. 42, Nr 3, 202 (1925). — KUŠELEVSKIJ, A.: (a) Zur Frage der Gonorrhöe-Diagnose und Behandlung von Kindern. Ginek. (russ.) 7, Nr 3, 243 (1928). (b) Zur Frage der Gonorrhöe im Kindesalter (Mädchen); die prophylaktischen Maßregeln gegen diese in der Dispensartätigkeit. Venerol. (russ.) 6, Nr 2, 93 (1929). — KUŠNIR, M.: Zur Histopathologie der Gonorrhöe der weiblichen Urogenitalorgane. Acta gynaek. (russ.) 1, 138 (1930).

LADE: Zur Behandlung der kindlichen Vulvovaginitis gonorrhoica mit heißen Bädern. Dtsch. med. Wschr. 45, Nr 26, 714 (1919). — LANDESMAN, A. u. A. EINOCH: Zur Frage des Mastdarmtrippers bei Frauen. Venerol. (russ.) 7, 54 (1929). — LANG, v.: Die Behandlung der weiblichen Gonorrhöe. Ther. Gegenw. 69, H. 3, 115; H. 4, 166 (1928). — LANGER, ERICH: (a) Geschlechtskrankheiten bei Kindern. Ärztl. Sachverst.ztg 31, Nr 6, 73 (1925).

(b) Der Tripper (Gonorrhöe) der Kinder in „Geschlechtskrankheiten bei Kindern" von A. Buschke u. M. Gumpert. Berlin 1926. (c) Sollen Kinder vor der Verschickung in Heime auf Gonorrhöe untersucht werden? Klin. Wschr. 1929, 751. — Lauter: Rectalbefunde bei kindlicher Gonorrhöe. Dtsch. med. Wschr. 48, Nr 38, 1285 (1922). — Lees, David: (a) Vulvo-vaginitis. Lancet 214, Nr 6, 291 (1928). (b) Gonorrhoea in children. Vulvo-vaginitis. Edinburgh med. J. 35, No 5 (1928). — Leibholz, Ernst: Zur Behandlung der Erkrankungen der Portio bei Kindern und Virgines. Dtsch. med. Wschr. 1929, 962. — Lelli-Mami, P.: Seltener Fremdkörper in der Vagina. Policlinico 1929, Nr 12. — Lennander, K. G.: Über purulente Vulvitis bei Minderjährigen. Hygiea (Stockh.) 47, H. 9, 505 (1885). — Lesser: Arthritis bei kindlicher Gonorrhöe. Berl. klin. Wschr. 37, Nr 50, 1165 (1900). — Levi, Leone: Sul valore etiologico del gonococco di Neisser nella blennorragia. Giorn. ital. Mal. vener. pelle 1890, Nr 2. — Levin, Ernst: Die Fürsorge für geschlechtskranke Kinder. Dermat. Wschr. 81, Nr 31, 1145 (1925). — Levy, Richard: Beiträge zur Anatomie und Pathologie der kleinen Labien. Inaug.-Diss. München 1904. — Lewinsky, Hermann: (a) Zur Behandlungsfrage der Vulvovaginitis gonorrhoica infantum. Die Verwendung des p-Oxyphenyläthylamins in der Gonorrhöetherapie. Dermat. Wschr. 81, Nr 40, 1462 (1925). (b) Das Silberkrystalloid Transargan. Seine besondere Anwendung als Antigonorrhoicum in der Frauen- und Kinderpraxis. Klin. Wschr. 5, Nr 47, 2212 (1926). — Liebe: Hautschädigung beim Neugeborenen durch Gonokokken. Dtsch. med. Wschr. 47, Nr 52, 1590 (1921). — Lindquist, Nils: Sekundäre Vaccine auf der Schleimhaut. Sv. Läkartidn. 1932, 338. — Loewe, Otto: Die Schnelldiagnose der Pneumokokkenperitonitis. Zbl. Chir. 59, H. 51, 3049 (1932). — Lofaro: Beitrag zur Anwesenheit des Gonococcus im Blut Gonorrhoischer. Policlinico, 18, Nr 2 (1911). — Lójander, W.: Vulvovaginitis gonorrhoica infantum, mit besonderer Berücksichtigung der Rezidive und Behandlung. Duodecim (Helsingfors) 44, H. 2, 114 (1928). — Lop, P. A.: Arthrite mono-articulaire, consécutive à une vulvite à gonocoque, chez une petite fille de deux ans. Gaz. Hôp. 65, No 41, 387 (1892). — Louste et Lévy Franckel: Kératose blennorrhagique chez une fillette de cinq ans. Bull. Soc. franç. Dermat. 37, No 3, 362 (1930). — Lovén, Sigurd: Gonorrhöe bei einem 5jährigen Mädchen, Peritonitis, Tod. Hygiea (Stockh.) 48, H. 10, 607 (1886). — Luczny: Zur Pathologie und Therapie der frischen weiblichen Gonorrhöe. Inaug.-Diss. Berlin 1890. — Lumbroso, Ugo: Sopra un caso di conjunctivite gonococcica in neonato estratto per taglio cesareo. Atti Congr. Soc. ital. Oftalm. 1932, 816. — Luys: Gonorrhoea and its complications. London 1932. — Lynch, Frederick J.: Vulvovaginitis in children. New England J. Med. 202, 1251 (1930).

Macchi, A.: Per un caso di sepsi gonococcica a rara localizzazione. Pediatr. prat. 5, Nr 5, 112 (1928). — Macera, José Maria, Armando L. Domenech u. Francisco L. Fernández: Gonorrhoische Pelveoperitonitis bei einem 5jährigen Kinde. Heilung. Semana méd. 1931, 577. — Makower u. Sacharoff: Ein Fall von isolierter Diphtherie der Genitalien. Russk. Vestn. Dermat. 7, Nr 9 (1929). — Mamot, E. B.: Die Maßnahmen zur Prophylaxe der Gonorrhöe in den Kinderheimen. Venerol (russ.) 1924, Nr 6, 48. — Mann, Bernard: Gonorrhea in women. Med. J. a. Rec. 120, Nr 6, 356 (1925). — Manu af Heurlin: Bakteriologische Untersuchungen der Genitalsekrete. Berlin 1914. — Marfan, A. B.: (a) Etude sur la vulvo-vaginite blennorragique des petites filles. Rev. mens. Mal. Enf. 1897, 93. (b) Complications de la vulvovaginite des petites filles. Abeille méd. 1897, Nr 16. (c) Causes et symptomes de la vulvovaginite blennorrhagique des petites filles. Gaz. Sci. méd. Bordeaux 1897, No 21, 291. — Marfan et Debré: Gonaemie. Bull. méd. 1910, Nr 44. — Marshall, Jessie: The prevention of gonorrheal vaginitis in babies, homes and hospitals. J. soc. Hyg. 16, 359 (1930). — Martin: Péritonites consécutives aux vulvovaginites. Thèse de Paris 1894. — Martin, E.: Vulvovaginitis in children. J. of cutan. a. genito-urin. Dis. 10, 475 (1892). — Marx: Salpingo-ovarites à la suite de la vulvovaginite chez les enfants. Méd. infant. 1894, 15/7. — Mascall, W. Neville: Apparent gonococcal cross-fixation. Brit. med. J. 1931, Nr 3691, 607. — Mathieu, P. et J. Davioud: Les péritonites généralisées à pneumocoques chez l'enfant. Presse méd. 37. No 56, 969 (1929). — Mattissohn: Die Prognose der Vulvovaginitis gonorrhoica infantum. Arch. f. Dermat. 116, 817 (1913). — Mazer: Aussprache zu P. F. Williams. Amer. J. Obstetr. 11, 529 (1926). — Mejia, Raphael: Etude sur un cas de péritonite blennorrhagique generalisée chez un enfant. Thèse de Paris 1897. — Meister, V. B.: Vaginitis. Amer. J. Obstetr. 1910, 540. — Mendes de Leon, M. A.: Beitrag zur Ätiologie und Pathogenese der Vulvovaginitis infantum. Nederl. Tijdschr. Geneesk. 1907 II, Nr 23. — Menzen, Jakob: Über Gonorrhöe bei kleinen Mädchen. Inaug.-Diss. Bonn 1901. — Menzi, H.: Behandlung weiblicher Gonorrhöe mit intravenösen Kollargolinjektionen. Med. Klin. 14, Nr 36, 886 (1918). — Meyerstein, G.: Gonorrhöe und Fluor im Kindesalter. Zbl. Kinderheilk. 16, H. 12, 401 (1924). — Michalovitch: Contribution à l'étude de la vulvo-vaginite et ses principales complications chez les petites filles. Thèse de Paris 1903. — Middleton, R. H.: Specific vaginitis in children. Atlantic med. J. 31, 947 (1928). — Miller, Ralph T.: Gonorrheal rhinitis. Amer. J. Dis. Child. 40, Nr 3, 588 (1930). — Mitjukevič, N.: Zur Ätiologie der Vulvovaginitis im Kindesalter. Venerol. (russ.) 8, Nr 1, 60 (1931). — Moncorvo: Sur le rheumatisme gonorrhoique chez les enfants. Med. infant. 1894, 565. — Morax, V. et A. Couvelaire: Conjonctivite gonococcique chez un nouveau-né, extrait par opération césarienne. Bull. Soc. Ophthalm. Paris 1927, No 5, 224. — Morquio, L.: Gonokokken-Osteoperiostitis der Ferse. Arch. lat.-amer. Pediatr. 20, No 7, 440 (1926). — Morrow, Louise and Olga Bridgeman: Gonorrhöea in girls, treatment of 300 cases. J. amer. med. Assoc. 58, 1564 (1912). — Mucha, V.: Zur Frage der Uteruserkrankung bei Vulvovaginitis infantum. Wien. med. Wschr. 66, Nr 28, 1070 (1916). — Mühle: Über Gonorrhöebehandlung mit Silberquellstäbchen (Partagon). Dtsch. med. Wschr. 1929, Nr 30, 1261. — Müller, J.: (a) Zur Therapie der Vulvovaginitis gonorrhoica der kleinen Mädchen. Klin. Wschr. 2, Nr 20, 928 (1923). (b) Erwiderung. Klin. Wschr. 3, Nr 31, 404 (1924). — Mulzer, Paul: Diagnose und Therapie der gonorrhoischen Erkrankungen in der Allgemeinpraxis. München: Bergmann 1924. — Mulzer, E. Keining u. G. Hopf: Neue Gesichtspunkte zur Behandlung der Schleimhautgonorrhöe. Dermat. Wschr. 92, Nr 22, 815 (1931). — Murero, G.: Contributo clinico sull' artrite blenorragica infantile. Giorn. ital. Dermat. 66, H. 2, 481 (1925).

Nakanoin, T. u. H. Miura: Über die Selbstreinigung der Scheide. Virchows Arch. 273, H. 2, 496 (1929). — Nasisi, Filippo: Vaccinoterapia antigonococcica. Arch. di Biol. 2, No 4/6, 29 (1925). — Nassauer: Behandlung der Vulvovaginitis bei Kindern. Münch. med. Wschr. 59, Nr 46, 2540 (1912). — Nast, E.: Zur Fiebertherapie der kindlichen Gonorrhöe. Ther. Mh. 31, Nr 11, 449 (1917). — Navarro, Juan C., Enrique A. Pulyrredón u. Felipe de Elizalde: Gonorrhoische Sepsis mit Lokalisationen im Kehlkopf und Herz. Arch. argent. Pediatr. 1, 386 (1930). — Neter: Weibliche Genitaltuberkulose im Kindesalter. Arch. Kinderheilk. 36, 224 (1903). — Neufeld: Die Ultrasonne in der Gynäkologie. Mschr. Geburtsh. 77, Nr 1, 16 (1927). — Neumann, Hans Otto: Gonoblennorrhöe bei Kaiserschnittskind. Zbl. Gynäk. 50, H. 7, 400 (1926). — Nicolaysen, Lydia: Studien über Gonokokken und gonorrhoische Vulvovaginitis des Kindes. Norsk. Mag. Laegevidensk. 1898. — Nobel, C.: Nasenblennorrhöe. Mitt. Ges. inn. Med. Wien 22, H. 1, 50 (1923). — Noeggerath u. Eckstein: Die Urogenitalerkrankungen des Kindes in Pfaundler u. Schlossmann Bd. 4, S. 248. 1924. — Nohlen, Arno: Zur Behandlung der Vulvovaginitis gonorrhoica infantum. Münch. med. Wschr. 1930 I, 362. — Nolen: Über Gonorrhöe bei kleinen Mädchen. Nederl. Tijdschr. Geneesk. 1898, Nr 4. — Norris, Charles C. and Henry B. Mikelberg: (a) The treatment of gonococcal infection in the lower genital tract of female infants and young girls (with the report of a series of 74 cases). Arch. of Pediatr. 39, Nr 25, 281 (1922). (b) Gonorrheal infection in lower genital tracts of infants and young girls, 100 cases. Ther. Gaz. 1923. — Norström-Lind, Signe und Anders Wassén: Un cas d'infection générale gonorrhéique, vraisemblablement congénitale. Acta dermatovener. (Stockh.) 1, Nr 3/4, 128 (1920). — Northrup, W. P.: Two cases of gonococcal peritonitis in young girls under puberty; one simulating appendicitis, operated. Arch. of Pediatr. 20, 910 (1903). — Notes, Bernard: Urethro-vulvo-vagino-cervicitis. A broader conception of vulvovaginitis. Arch. of Pediatr. 47, 58 (1930). — Novak, Josef: Pathologie und Therapie des Fluor genitalis. Wien. klin. Wschr. Sond.beil. 38, 45 (1925). — Novotel'nova, O. u. L. Bibinova: Die Reaktion Bordet-Gengou bei Gonorrhöe im Kindesalter. Russk. Vestn. Dermat. 8, Nr 9, 722 (1930).

Offergeld, H.: Fremdkörper in der kindlichen Scheide. (Ein Beitrag zum Sexualleben kleiner Mädchen.) Mschr. Kinderheilk. 46, 29 (1930). — Ollivier: (a) Note sur la contagion de la vulvovaginite des petites filles. Bull. Acad. Méd. Paris 1888, No 13. (b) Rheumatisme blennorrhagique chez une petite fille. Méd. moderne 2, 485 (1891). — Orpwood, P. J. N.: The gonococcal complement fixation test. Brit. med. J. 1931, Nr 3665, 578.

Paetsch: Erkrankungen an infektiösem Scheidenkatarrh bei Mädchen in Kindererholungsheimen. Z. Schulgesdh.pfl. u. soz. Hyg. 40, H. 6, 282 (1927). — Palew, Philip: Osteomyelitis of gonococcus origin. Amer. J. Surg. 13, 246 (1931). — Partsch: Diagnostische und therapeutische Bemerkungen zur gonorrhoischen Gelenkentzündung. Z. ärztl. Fortbildg 24, H. 10, 314 (1927). — Patzschke, W.: Zur Therapie der Vulvovaginitis gonorrhoica infantum. Dtsch. med. Wschr. 47, Nr 2, 44 (1921). — Paul: Über unspezifischen Fluor vaginalis im Kindesalter. Arch. Kinderheilk. 97, Nr 1/2, 63 (1932). — Pearce, Louise: A comparison of adult and infant types of gonococci. J. of exper. Med. 21, 289 (1915). — Perrin, Th.: (a) Die Vulvovaginitis kleiner Mädchen. Allg. ärztl. Z.ztg 79, Nr 52, 79 (1910). (b) La vulvovaginite chez les petites filles. Rev. méd. Suisse rom. 31, No 11, 732 (1911). — Peters, Richard: Gibt es eine Stomatitis gonorrhoica? Inaug.-Diss. Göttingen 1923. — Philpot: Gonorrhoeal rheumatism occuring at the age of 9 years. Lancet 1888, 675. — Pinelli, Camillo: Vulvovaginite gonorroica infantile. Morgagni I 65, Nr 1, 32 (1923). — Pipping, W.: (a) Über Vulvovaginitis bei kleinen Mädchen. Finska Läk.sällsk. Hdl. 38 (1896). (b) Über das Auftreten der Vulvovaginitis bei Kindern in Krankenanstalten. Finska Läk.sällsk. Hdl. 68, H. 9, 813 (1926). — Plange: Gonorrhöe bei Volksschülerinnen. Z. Med.beamte **43**, 275 (1930). — Pohl, Karl Otto: Über sog. intrauterin erworbene Ophthalmoblennorrhöe. Zbl. Gynäk. **51**, H. 29, 1838 (1927). — Pontoppidan, B.: Über die Prognose der Vulvovaginitis gonorrhoica infantum. Dermat. Wschr. **61**, Nr 47, 1077 (1915). — Popchristoff: Vulvovaginitis mit Arthritis gonorrhoica. Dermat. Wschr. **92**, Nr 23, 849 (1931). — Popovici-Lupa, M. u. Aura Weinberg: Zehn Fälle von gonorrhoischer Vulvovaginitis bei Kindern, geheilt mit polyvalentem antigonorrhoischem Stockvaccin Dr. Cantacuzino. Rev. ştiinţ. med. (rum.) **19**, 435 (1931). — Pott, Richard: (a) Die spezifische Vulvovaginitis im Kindesalter und ihre Behandlung. Jb. Kinderheilk. **19**, 71 (1883). (b) Zur Ätiologie der Vulvovaginitis des Kindesalters. Verh. dtsch. Ges. Gynäk. **1888**, 251. — Pourtales, J. Hubert v.: Control and treatment of gonorrheal vaginitis of infants. Arch. of Pediatr. **49**, 121 (1932). — Prager-Heinrich, Hedwig: Vaginale Behandlung mit Xerase. Ther. Gegenw. **53**, H. 12, 537 (1912). — Prettyman, S.: Gonorrhoea in young children. Med. Rec. **32** (1887). — Prochownik: Verh. dtsch. Ges. Hyg. **1888**, 255. — Pugh, Winfield Scott: (a) Skin complications of gonorrhea. Amer. Med. **36**, 126 (1930). (b) Gonorrhoea. Its complications in children. Med. Clin. N. Amer. **14**, 1387 (1931).

Ramel: Du traitement local de la gonorrhée par le gonsulpon. Rev. méd. Suisse rom. **51**, 805 (1931). — Raspi, Mario: Contributo allo studio delle artritie osteoperiostiti gonococciche del lattente. Riv. Clin. pediatr. **24**, No 12, 793 (1926). — Rau, Herbert: Behandlung der Gonorrhöe im Kindesalter mit Impfmalaria. Z. Kinderheilk. **50**, 121 (1930). — Reichenbach: Zur Kasuistik der akuten eitrigen Peritonitis salpingitischen Ursprungs im Kindesalter. Dtsch. med. Wschr. **36**, Nr 3, 126 (1910). — Reichold: Fall von primärer Vulvadiphtherie bei einem 7 Monate alten Mädchen. Dtsch. med. Wschr. **27**, Nr 14, 114 (1901). — Reignier: Les suites d'une blennorrhagie. Med. moderna **1895**. — Reyden, G. van der: The organisation for combating vulvo-vaginitis of gonococcal origin in infants at Amsterdam. Health a. Empire **3**, Nr 5, 39 (1925). — Rhonheimer, Ernst: Die chronischen Gelenkerkrankungen des Kindesalters. Mit besonderer Berücksichtigung der Differentialdiagnose. Erg. inn. Med. **18**, 531 (1920). — Ridler, Hilde: Feststellung der Heilung der Gonorrhöe im Kindesalter. Arch. f. Dermat. **160**, 248 (1930). — Riedel: Die Peritonitis der kleinen Mädchen infolge von akuter Salpingitis. Arch. klin. Chir. **81**, 186 (1906). — Risch: Zur Kenntnis der Vulvovaginitis bei Neugeborenen. Inaug.-Diss. Jena 1925. — Risselada, Annie M.: Die ,,Fieberbehandlung" der Gonorrhöe beim Kinde. Z. physik. u. diät. Ther. **21**, 65 (1917). — Rist, E.: Rheumatism, endocardite et pelviperitonite chez les fillettes atteintes de vulvite blennorrhagique. Ann. Méd. et Chir. infant. **1905**, 9. — Rjabzeva, S. u. L. Poller: Versuch der Bakteriotherapie bei Gonorrhöe der Kinder. Venerol. (russ.) **5**, Nr 3, 368 (1928). — Robert, E.: Contribution à l'étude des troubles trophiques cutanés dans la blennorrhagie; cornes cutanées. Thèse de Paris 1897. — Robinson, C. A.: Technique used in the treatment of gonorrhoeal infections by diathermy. Proc. roy. Soc. Med. **18**, Nr 9, 20 (1925). — Rohr, Fritz: (a) Ein Beitrag zur Kenntnis des typischen Krankheitsbildes der Pneumokokkenperitonitis. Mitt. Grenzgeb. Med. u. Chir. **23**, 659 (1911). (b) Arthigon bei einer Frühgeburt mit Arthritis gonorrhoica. Z. Kinderheilk. **22**, 356 (1919).— Romanowa: Die weibliche Gonorrhöe bei den Eisenbahnangestellten. Kazan. med. Ž. **27**, Nr 3 (1931). — Rominger, E. u. L. Szegö: Zur Behandlung der kindlichen Gonorrhöe. Ärztl. Prax. **9**, 249 (1932). — Rômniceanu u. G. Robin: 130 Fälle von infektiöser Colpitis kleiner Mädchen mit positivem Gonokokken-Nachweis. Wien. med. Presse **42**, Nr 43, 1970 (1901). — Ronchese, Francesco: Contributo all' istopatologia della blennorragia delle bambine. Policlinico **33**, No 2, 110 (1926). — Rorke, Margaret: Vulvo-vaginitis. Lancet **204**, Nr 7, 335 (1923). — Rosenblum, Philip: Gonorrheal arthritis. Amer. J. Dis. Childr. **34**, Nr 4, 710 (1927). — Rosenstern, J.: Die Behandlung der kindlichen Gonorrhöe. Ther. Gegenw. **68**, H. 11, 500 (1927). — Rosenthal, Werner: Zur Verhütung der Einschleppung von Gonorrhöe in Kinderheime und Heilstätten. Z. Gesdh.pfl. u. soz. Hyg. **40**, H. 10, 475 (1927). — Rosmarin, Henryk: Eine seltene Ursache der Vulvovaginitis infantum. Dermat. Wschr. **91**, 27, 983 (1930). — Rostkowski, Ludwik: Arthritis gonorrhoica beim Säugling. Pedjatr. polska **6**, Nr 4, 253 (1926). — Rousseau, M.: De la péritonite blennorrhagique chez la petite fille. Gaz. Hôp. **72**, 180 (1899). — Roxburgh, A. C.: Gonorrhoea as seen at a public clinic in 1920. St. Barth. Hosp. J. **28**, Nr 10, 147; Nr 11, 166 (1921). — Rudski, A. P.: Über Vulvovaginitis bei Kindern. Med. Obozr. Nižn. Povolzja (russ.) **60**, 18 (1913). — Russakow, S. W.: Über einen Fall von Arthritis gonorrhoica bei einem kleinen Mädchen. Djetsk. Med. (russ.) **11**, 831 (1904). — Ruys, A. Charlotte: (a) Wert der Kulturuntersuchung bei Vulvovaginitis infantum. Nederl. Tijdschr. Geneesk. **1932**, Nr 19. (b) Variabilität der Gonokokken und Diagnosenstellung der Vulvovaginitis gonorrhoica infantum. Zbl. Bakter. I **127**, 280 (1933). — Ruys, A. Charlotte u. P. A. Jens: Kulturelle Untersuchungen des Rectalschleims bei Kindern mit Vulvovaginitis gonorrhoica. Münch. med. Wschr. **80**, Nr 22, 846 (1933). — Rygier, Stephanie: Über Arthigonbehandlung der gonorrhoischen Vulvovaginitis kleiner Mädchen. Dtsch. med. Wschr. **37**, Nr 50, 2334 (1911).

Saenger: Disk. zu Pott. Verh. dtsch. Ges. Gynäk. **1888**, 255. — Saini, Ugo: Ricerche sulle proprietà morfologiche, colturali e biologiche de gonococco. Giorn. Batter. **2**, H. 11,

726 (1927). — Sáinz de Aja: Der sexuelle Faktor in der Behandlung des Trippers. Siglo méd. **84**, 349 (1929). — Salomon, Rudolf: Der vaginale Fluor und seine Therapie. Klin. Wschr. **3**, Nr 29, 1324 (1924). — Salomon, Rudolf u. Erich Rath: Die Entstehung der Genitalflora. (Beiträge zur Lehre über den Fluor albus.) Z. Geburtsh. **85**, H. 1, 141 (1922). — Saun, Anna van: Diphtheric vaginitis in children. J. inf. Dis. **33**, Nr 2, 124 (1923). — Schall, E.: Gonorrhoischer Lidabsceß und tödliche Meningitis nach Gonokokkenblennor-rhöe eines Neugeborenen. Klin. Mbl. Augenheilk. **69**, Nr 11, 597 (1922). — Schamina: (a) Klinische Besonderheiten der Vulvovaginitis diphtherica im Kindesalter. Venerol. (russ.) **1931**, Nr 1. (b) Vulvovaginitis im Kindesalter im Anschluß an Influenza. Venerol. (russ.) **1931**, Nr 1. — Schauffler, Goodrich C. and Clifford Kuhn: Information regarding gonorrhoea in the immature female. Amer. J. Obstetr. **25**, 374 (1933). — Scheid: Über Adnexerkrankungen im kindlichen Alter und ihre Bedeutung in der Differentialdiagnose der Appendicitis. Med. Klin. **18**, Nr 40, 1277 (1922). — Scheuer, Oskar: Über Gonorrhöe bei kleinen Mädchen. Wien. klin. Wschr. **1909**, Nr 18. — Schiftan, Walter: Zur Häufigkeit und Diagnostik der Rectalgonorrhöe bei Frauen. Med. Klin. **1929**, Nr 8, 305. — Schipers-kaja, A. K.: Die Bedingungen für die Infektion der Kinder mit Blennorrhöe nach den Daten des Kalinin-Krankenhauses für 8 Jahre. Russk. Vestn. Dermat. **1**, Nr 4, 335 (1913). — Schiperskaja, W.: Zur Frage der gonorrhoischen Erkrankungen bei den Kindern. J. russ. de Mal. cut. **14**, Nr 8 (1908). — Schlack: Zur Frage der Hautüberempfindlichkeit bei exsudativer Diathese, Skrofulose und Tuberkulose. Mschr. Kinderheilk. **32**, H. 3 (1926). — Schlasberg, H. J.: Zur Kenntnis der Rezidive der Gonorrhöe bei kleinen Mädchen. Acta dermato-vener. (Stockh.) **3**, H. 3/4, 387 (1922). — Schmidla, Walter: Über die Bewertung der Malariatherapie der Gonorrhöe an Hand der bisherigen Veröffentlichungen und auf Grund der Erfahrungen an der Universitäts-Hautklinik Rostock. Inaug.-Diss. Rostock 1931. — Schmidt, Alexander: Erysipel und Gonorrhöe. Zbl. Gynäk. **17**, 901 (1893). — Schmidt, Willy: Therapie der Vulvovaginitis gonorrhoica infantum. Ther. Gegenw. **63** (24), H. 4, 144 (1922). — Schmitt, Arthur: Die spezifische Behandlung der Gonorrhöe, mit besonderer Berücksichtigung der Cervixgonorrhöe. Münch. med. Wschr. **58**, Nr 41, 2156 (1911). — Schönfeld, W.: Über Geschlechtsverkehr unter Kindern und durch diesen übertragene Geschlechtskrankheiten, ein Beitrag zur Zunahme erworbener Geschlechts-krankheiten bei Kindern. Dtsch. med. Wschr. **50**, Nr 25, 841 (1924). — Schotten, Ferdi-nand: Zur Heißbäderbehandlung der kindlichen Gonorrhöe. Münch. med. Wschr. **65**, Nr 48, 1346 (1918). — Schütz, Emma: Zur Arthritis gonorrhoica des Säuglings. Jb. Kinder-heilk. **128**, 83 (1931). — Schultz, O. T., Ruth A. Anderson and Irving F. Stein: Bac-teriologic study of vulvo-vaginitis of children. J. med. Res. **44**, Nr 1, 96 (1923). — Schulz, Hertha: Zur Fieberbehandlung der kindlichen Vulvovaginitis gonorrhoica. Arch. Kinder-heilk. **67**, 429 (1919). — Schumacmer, J.: Über Gonargin, ein neues Vaccinepräparat. Dermat. Z. **20**, H. 5, 400 (1913). — Schwartz, H. J. and McNeil: The complement-fixation test in the diagnosis of gonococcic infections. Amer. J. med. Sci **141**, (a) 693 (1911); (b) **144**, 815 (1912). — Schweitzer: Über die Entstehung der Genitalflora. Zbl. Gynäk. **1919**, Nr 32. — Scomazzoni, Tullio: (a) La blenorragia dei genitali nelle bambine. Studio clinico-istologico. Giorn. ital. Mal. vener. pelle **63**, No 1, 3 (1922). (b) Contributo all' istopatologia delle alterazioni cervicali nella blenorragia delle bambine. Giorn. ital. Mal. vener. pelle **65**, No 6, 1833 (1924). — Scudder, Sara A.: A comparative study of the value of stained smears and cultures in the diagnosis of gonorrheal vulvo-vaginitis. J. of Urol. **14**, Nr 5, 429 (1925). — Seiffert: Tendovaginitis gonorrhoica, ein Beitrag zur Lehre von der Gonorrhöe im Kindesalter. Jb. Kinderheilk. **42**, 13 (1896). — Selenew, J.: Gonorrhöe bei einem 9jährigen Mädchen mit rascher Condylombildung. J. russ. de Mal. cut. **6**, 11 (1903). — Seuffert, Ritter v.: Umfrage betr. Geschlechtskrankheiten und Ehe. Med. Welt **2**, Nr 15, 586 (1928). — Sharp, B. Buckley: Vulvovaginitis. Brit. J. vener. Dis. **6**, 301 (1930). — Sheffield, Hermann B.: (a) Vulvovaginitis in children. Amer. med. surg. Bull. **1896**, Nr 9, 726. (b) Vulvovaginitis in children. N. Y. med. J. **72**, 189 (1900). (c) Vulvovaginitis in children (with especial reference to the gonorrheal variety and its complications). Med. Rec. **71**, 767 (1907). — Sherman, Ethel M. and Sarah L. Norton: Further research in the problem of vulvovaginitis in children. II. Serological studies. J. of Urol. **16**, Nr 4, 279 (1926). — Siebert: Zur Behandlung der Vulvovaginitis der kleinen Mädchen. Münch. med. Wschr. **47**, Nr 43, 1489 (1900). — Silberstein, Leo: Ein Fall von Vulvovaginitis diphtherica, Behandlung mit Heilserum. Heilung. Dtsch. med. Wschr. **26**, Nr 35, 566 (1900). — Singer, Ludwig: Über die Häufigkeit des Mastdarmtrippers bei Frauen. Dermat. Wschr. **86**, Nr 15, 506 (1928). — Školnik, R. u. S. Krizmann: Die Kindergonorrhöe, ihre soziale Bedeutung und Bekämpfung. Trudy odessk. dermato-venerol. Inst. **1**, 93 (1927). — Skutsch, Richard: Über Vulvovaginitis gonorrhoica bei kleinen Mädchen. Inaug.-Diss. Jena 1891. — Slingenberg, Bodo: Die Vaccinbehandlung der weiblichen Gonorrhöe. Arch. Gynäk. **96**, H. 2. 344 (1912). — Slobozianu, Horia: Ein Fall von gonorrhoischer Polyarthritis und Pseudolähmung des rechten Arms bei einer Neugeborenen. Rev. Obstetr. (rum.) **5**, Nr 1, 38 (1925). — Smith: Gonorrhoea without coitus. N. Y. med. J. **59**, Nr 693

(1894). — Smith, G. G.: Complement fixation test in management of Gonococcus vulvovaginitis in children. Amer. J. Dis. Childr. **5**, 313 (1913). — Smith, L.: Report of case of diphtheria of the vulva in a child three years of age. N. Y. med. J. **93**, Nr 1, 24 (1911). — Smol-Izansky: Complications de la vulvovaginite des petites filles. Thèse de Paris **1909**. — Smorodinzeff, N. A.: Über primäre Diphtherie der Vulva und Vagina im kindlichen Lebensalter. Zbl. Gynäk. **56**, H. 35, 2118 (1932). — Smorodinzev, N.: (a) Über diphtherische Vulvovaginitis bei Kindern. Vrač. Gaz. (russ.) **1931**, Nr 12. (b) Über primäre Diphtherie der Geschlechtsorgane bei kleinen Mädchen. Sovet. Vestn. Venerol. i Dermat. (russ.) **1**, Nr 5, 23 (1932). — Smorodinzew, A. A. u. Tschumakowa: Zur Bakteriologie der Scheide der Neugeborenen. Zbl. Gynäk. **1929**, H. 19, 1206. — Soeken, Gertrud: (a) Über die Beteiligung der inneren Genitalien an der kindlichen Gonorrhöe. Zbl. Gynäk. **50**, H. 34, 2188 (1926). (b) Die Vaginalflora im Kindes- und Pubertätsalter. Z. Kinderheilk. **40**, Nr 6 (1926). — Solari, Emilio F.: Un caso de vulvitis aftosa de la infancia, simulando una afeción venérea. Rev. méd. del Rosario **10**, 315 (1920). — Solomonoff, N.: Fall von Polyarthritis gonorrhoica infantum, geheilt mit Gono-Yatren. Clin. bulgara **2**, 451 (1929). — Šolomonovič, S.: Zur Ätiologie der nichtgonorrhoischen Vulvo-Vaginitis. Venerol. (russ.) **6**, Nr 12, 48 (1929). — Soltmann: Aussprache zu Butzke. Dtsch. med. Wschr. **36**, Nr 32, 1507 (1910). — Späth, F:. Zur Kenntnis der Vulvovaginitis im Kindesalter. Münch. med. Wschr. **36**, Nr 22, 373 (1889). — Spanier, F.: Vulvovaginitis gonorrhoica infantum. Med. Welt **1929**, Nr 38, 1362. — Spaulding, E. R.: Vulvovaginitis in children. Amer. J. Dis. Childr. **1913**, Nr 3. — Spiethoff, B.: (a) Die Behandlung der Gonorrhöe mit Malaria und Saprovitan. Münch. med. Wschr. **74**, Nr 23, 959 (1927). (b) Die Malariabehandlung bei der akuten und chronischen Gonorrhöe. Münch. med. Wschr. **74**, Nr 35, 1439 (1927); Fortschr. Ther. **4**, Nr 1, 1 (1928). — Ssutujew, G. O.: Zur Gonorrhöebekämpfung bei Kindern. Venerol. (russ.) **1924**, Nr 4, 73 (1924). — Stammer, A.: Vulvovaginitis diphtherica. Z. Kinderheilk. **50**, 132 (1930). — Starka, Vilma: An Vulvitis erkrankte Kinder als Diphtheriebacillenträger. Orv. Hetil. (ung.) **1926**, Nr 44. — Stein, Irving F.: A clinical investigation of vulvovaginitis. Surg. etc. **36**, Nr 1, 43; Nr 2, 123 (1923). — Stein, Irving F., M. L. Leventhal and Harry Sered: Cervicovaginitis. A study of 296 consecutive cases. Amer. J. Dis. Childr. **37**, 1203 (1929). — Steinschneider: (a) Über Vulvovaginitis bei kleinen Mädchen. Verh. dtsch. dermat. Ges. **1889**, 170. (b) Über den forensischen Wert der Gonokokkendifferenzierung durch mikroskopische Untersuchung, besonders bei Vulvovaginitis kleiner Mädchen. Ärztl. Sachverst.ztg **4**, Nr 6, 109 (1889). — Stephani, Heinrich: Arthritis gonorrhoica bei kleinen Mädchen. Münch. med. Wschr. **79**, Nr 22, 869 (1932). — Stern: Arthigonbehandlung bei Vulvovaginitis gonorrhoica. Dtsch. med. Wschr. **38**, Nr 32, 1523 (1912). — Steshinski: Ein mit Wismutvaseline behandelter Fall von Vulvovaginitis bei einem 5jährigen Mädchen. J. russ. de Mal. cut. **20**, 39 (1910). — Steven, John Lindsay: Case of acute, rapidly fatal, general peritonitis in a child, associated with vulvovaginal catarrh. Lancet **69 I**, 1194 (1891). — Sticker, Georg Tripperseuchen unter Kindern in Krankenhäusern und Bädern. Vjschr. gerichtl. Med. **24**, 140 (1902). — Stöber, Th.: Seltener Fall von Fremdkörpern in der Vagina eines 2½jährigen Kindes. Mschr. Kinderheilk. **32**, H. 2 (1926). — Stolzenberg, Hanns: Ein neuer Druckdauerspülapparat zur Behandlung der kindlichen Vulvovaginitis. Dermat. Wschr. **85**, Nr 36, 1255 (1927). — Storer, Malcolm: On vulvovaginitis in children. Boston med. J. **1898**, 49, 62. — Strassberg, Max: Zur Behandlung der Vulvovaginitis gonorrhoica infantum. Wien. klin. Wschr. **1914**, Nr 25, 889. — Stümpke, Gustav: (a) Die Vaccinebehandlung und Diagnose der Gonorrhöe. Dtsch. med. Wschr. **40**, Nr 49, 2032 (1914). (b) Beobachtungen über Rectalgonorrhöe bei Kindern. Münch. med. Wschr. **63**, Nr 49, 1720 (1916). (c) Prognose und Therapie der Geschlechtskrankheiten im Kindesalter. Berlin: Meußer 1919. (d) Diagnostische und therapeutische Betrachtungen über Gonorrhöe. Med. Klin. **20**, Nr 3, 74 (1924). (e) Aussprache zu Ridler. Arch. f. Dermat. **160**, 249 (1930).— Suchard: De la contagion de la vulvovaginite des petites filles. Rev. mens. Mal. Enf. **1888**, No 6, 265. — Survey of gonorrheal vaginitis in children. J. soc. Hyg. **13**, Nr 3, 144 (1927). — Sutter, Ernst: Über gonorrhoische Allgemeininfektion. Z. klin. Med. **87**, Nr 1/2 (1919). — Syffert: Komplementbindungsreaktion bei Gonorrhöe und ihre klinische Verwertbarkeit. Münch. med. Wschr. **73**, Nr 50, 2145 (1926).

Tagliaferri, P. e D. Vitturelli: Sulle artriti gonococciche nei neonati consecutive ad oftalmoblennorrhea. Riv. Ostetr. **14**, 113 (1932). — Taussig, Fred J.: Prophylaxe und Therapie der kindlichen Vulvovaginitis. Frauenarzt **30**, 130, 162 (1915). — Temesváry, Nicolaus: Die Rectalgonorrhöe beim Weibe. Zbl. Gynäk. **54**, H. 50, 3140 (1930). — Tenconi, C.: Contributo clinico allo studio delle vulvo-vaginiti infantili. Ann. Obstetr. **46**, No 2, 49 (1924). — Terwilliger, W. G.: Gonococcal vaccination in cases of infantile vulvo-vaginitis. Canada med. Assoc. J. **25**, 294 (1931). — Thorn, Ernst: Die diagnostische Verwertbarkeit der Komplementbindungsreaktion der Gonorrhöe (Müller-Oppenheim-Reaktion). Med. Klin. **1930 I**, 318. — Tiéche: Zur Behandlung der Vulvovaginitis gonorrhoica bei kleinen Mädchen. Korresp.bl. Schweiz. Ärzte **42**, 159 (1912). — Titus, E. W. and Bernard Notes: Gonorrhea in female children, with special reference to treatment.

Arch. of Pediatr. **50**, 284 (1933). — TOD, MARGARET C.: Gonorrheal vulvo-vaginitis in children. Brit. J. vener. Dis. **3**, Nr 2, 113 (1927). — TOMMASI, LODOVICO: (a) L'endoscopia vaginale quale mezzo di diagnosi e di cura nelle vulvovaginiti blennorragiche delle bambine. Giorn. ital. Mal. vener. pelle **1920**, No 3, 312. (b) La cataforesi ionoargentica nella cura della blenorragia (Nota preventiva). Sperimentale **76**, No 1/3, 105 (1922). (c) Studi ed esperimenti con metodi personali di cura della blenorragia infantile. Giorn. ital. Mal. vener. pelle **64**, No 2, 679 (1923). (d) Criteri clinici per la diagnosi differentiale delle vaginiti infantili non blenorragiche. Policlinico **34**, No 12, 415 (1927). — TOMMASI e BARBIERI: Contributo alla conoscenza della anatomia patologica delle vulvo-vaginiti blennorragiche. (Studio endoscopico di vari casi a mezzo del „Vaginoscopio infantile Tommasi" e necroscopia di un caso.) 17. Riun. Soc. ital. Dermat. **1921**, p. 569. — TOPČAN, A.: Über soziale Faktoren, welche die Entwicklung des Trippers bei Kindern und bei Erwachsenen begünstigen. Moskov. med. Ž. **7**, Nr 5, 37 (1927). — TORREY, JOHN C. and GEORGE T. BUCKELL: A serological study of the gonococcus group. J. of Immun. **7**, Nr 4, 305 (1922). — TRACHTENBERG, S.: Die Gonorrhöe bei Mädchen im schulpflichtigen Alter und ihre Bekämpfung. Ginek. (russ.) **9**, 491 (1930). — TRENWITH, W. D.: Gonococcus vaginitis in little girls; report of the treatment and results obtained in a series of cases. N. Y. med. J. **83**, 240 (1906); Arch. of Pediatr. **33**, 131 (1906). — TROILI, C.: Su di un caso di vulvo-vaginite postscarlatinosa. Pedriatria **33**, No 19, 1071 (1925). — TSCHUMAKOW: Die praktische Bedeutung der sog. ASCHschen Diplokokken bei Erkrankungen der Frauen. Moskov. med. Ž. **1926**, Nr 3. — TSOUMARAS, MARCUS A.: Über eine paragonokokkisch-epidemische Vulvovaginitis. Jb. Kinderheilk. **96**, (46) 156 (1921).

VAILLE: De la vulvovaginite des petites filles. Thèse de Paris **1881**. — VALENTIN, IRMGARD EDITH: (a) Untersuchungen bei kindlicher Gonorrhöe. Dtsch. med. Wschr. **47**, Nr 21, 594 (1921). (b) Über Ursachen der Rezidive bei kindlicher Gonorrhöe. Dtsch. med. Wschr. **47**, Nr 22, 628 (1921). — VALLINO, MARIA TERESA und JOSÉ MARIA MACERA: Gonorrhoische Arthritis bei einem 3jährigen Mädchen. Rev. Especial. méd. **3**, 894 (1928); Arch. lat.-amer. Pediatr. **22**, 779 (1928); Semana méd. **1929** I, 164. — VANUXCEM, HENRY: Etude sur le rheumatisme blenorrhagique chez l'enfant. Thèse de Paris **1895**. — VARIOT, G.: Deux soeurs atteintes de péritonite à gonocoque consecutive à une vulvite. Gaz. Hôp. **77**, No 28, 261 (1904). — VASSAL, PIERRE JEAN FRANÇOIS: De la vulvovaginite des petites filles et son traitement par le permanganate de potasse. Thèse de Bordeaux **1895**. — VASSIČ, E.: Fluor und Vulvaginitis bei Säuglingen. Ž. Izuč. rann. det Vozr. (russ.) **3**, Nr 2, 133 (1925). — VEILLON, A. et J. HALLÉ: Etude bactériologique des vulvo-vaginites chez les petites filles et du conduit vaginal à l'état sain. Arch. méd. exper. et Anat. path. Paris **8**, 281 (1896). — VELASCO BLANCO, LEON and NESTOR MORALES VILLAZON: The treatment of gonorrheal vulvovaginitis in infants by means of vaccins. Amer. J. Dis. Childr. **23**, Nr 6, 805 (1926). — VELIBRIL, A.: Vulvovaginitis im Kindesalter. Cas. lék. česk. **1913**, Nr 7. — VERRES, F.: Aussprache zu RIDLER. Arch. f. Dermat. **160**, 250 (1930). — VERSTRAETEN, A.: Über Vulvovaginitis bei Kindern. Vlaamsch geneesk. Tijdschr. **3**, H. 23, 749 (1922). — VIBERT et BORDET: Du gonocoque dans le diagnostic médico-legal des vulvites. Méd. moderne **1890**, 34. — VIGEVANI e CASARINI: Contributo allo studio della vulvovaginite delle bambine. Riforma med. **1898**, 161. — VIGNAUDON: De l'arthrite blennorrhagique chez l'enfant. Thèse de Paris **1893**. — VIGNOLO-LUTATI, L.: L'Albargino nel trattamento delle vulvo-vaginiti blennorragiche delle bambine. Riforma med. **1903**, No 44, 1205. — VILÉN, ARTHUR F.: De la gonorrhée génitale acquise par les nouveau-nés au moment de l'accouchement. Acta dermato-vener. (Stockh.) **13**, 315 (1932). — VILLAR, RAFAEL DE: Der Tripper bei Kindern. Rev. españ. Urol. **24**, No 288, 627 (1922); Rev. méd. Sevilla **41**, No 4, 23 (1922). — VLASOVA, V.: Der derzeitige Stand der Frage des Kindertrippers. Pediatr. (russ.) **12**, Nr 1, 55 (1928). — VOELCKER: Die Behandlung der Colibakteriurie bei jungen Mädchen. Dtsch. med. Wschr. **1925**, Nr 8, 313. — VOGT, E.: (a) Über die Beziehungen der Vulvovaginitis gonorrhoica infantum zu der späteren Tätigkeit der Genitalorgane und besonders zur Sterilität. Dtsch. med. Wschr. **52**, Nr 13, 520 (1926). (b) Über die Bedeutung der Kindergonorrhöe für das spätere Leben. Mschr. Geburtsh. **76**, H. 4/5, 364 (1927). — VOLLBRANDT, ALFRED: Zur intravenösen Kollargolbehandlung der kindlichen Vulvovaginitis gonorrhoica. Münch. med. Wschr. **66**, Nr 24, 660 (1919).

WAHL, A. v.: Die Erreger der chronischen Urethritis. Dtsch. med. Wschr. **37**, Nr 24, 1118 (1911). — WAHLBERG, KURT: Über Arthritis gonorrhoica beim Säugling. Münch. med. Wschr. **72**, Nr 19, 770 (1925). — WARE, E. E.: A case of diphtheria of the vulva. Lancet **78** I, 382 (1900). — WASSILJEV, A.: Massenerkrankung an Vulvovaginitis in einem Mädcheninternat. Venerol. (russ.) **1925**, Nr 3, 49. — WEHRBEIN, KATHLEEN: (a) A survey of the incidence, distribution and facilities for treatment of vulvo-vaginitis in New York city, with concomitant sociological data. Report of the committee on vaginitis. Arch. of Pediatr. **44**, Nr 4, 243 (1927). (b) Gonorrheal vaginitis from the view-point of the social case worker. Hosp. soc. Serv. **15**, Nr 5, 407 (1927). — WEILL et BARJON: Epidémie de vulvite à gonocoques. Arch. méd. exper. et Anat. path. Paris **7**, 418 (1895). —

Weinstein, E. M.: Die Vaccinetherapie nach Wright bei der Vulvovaginitis der Kinder. Ter. Oboz. (russ.) 1909, Nr 18. — Welde, Ernst: Gonorrhöe im Kindesalter. Erg. inn. Med. 18, 263 (1920). — Welt-Kakels, Sara: Vulvovaginitis in little girls. A clinical study of 190 cases. N. Y. med. J. 80, 689 (1904). — Wengraf, Fritz: Beitrag zur Kenntnis der Gonorrhöe im Kindesalter. Mschr. Kinderheilk. 32, H. 5, 503 (1926). — Wertheim: Über Blasengonorrhöe. Z. Geburtsh. 35, H. 1, 1 (1896). — Widmark: (a) Einige Beobachtungen über die gonorrhoische Urethritis. Hygiea (Stockh.) 46, H. 9, 592 (1884). (b) Weitere Beobachtungen über das Vorkommen der Gonokokken bei purulenter Conjunctivitis und bei purulenter Vulvovaginitis bei Minderjährigen. Hygiea (Stockh.) 47, H. 4, 217 (1885). (c) Monarthritis bei einem Kinde mit Conjunctivitis neonatorum. Hygiea (Stockh.) 47, H. 8, 486 (1885). (d) Gonokokken in 8 Fällen von Vulvovaginitis bei Kindern. Arch. Kinderheilk. 7, H. 1 (1886). — Wieland: Gonorrhöe-Infektion eines Säuglings. Schweiz. med. Wschr. 57, Nr 12, 278 (1927). — Wijkerheld, Bisdom: Vulvovaginitis diphtherica. Nederl. Mschr. Geneesk. 14, H. 2, 84 (1927). — Wille, Otto: Zur trockenen Behandlung des weißen Flusses. Med. Klin. 8, 193 (1912). — Williams, Philip F.: Vulvovaginitis in infants and young children. Amer. J. Obstetr. 11, 487, 529 (1926). — Williams, Tiffany J.: Gonococcus infection in female children . Amer. J. Obstetr. 16, 861 (1928). — Winokurow, N. u. E. Wainstein: Die Vaccinetherapie bei der gonorrhoischen Vulvovaginitis der Kinder. Ter. Obozr. (russ.) 1913, Nr 6, 182. — Wirz: Aussprache zu Vonkennel. Dermat. Wschr. 92, Nr 21, 787 (1931). — Wirz, Fr. u. M. Hirsch: Drei Jahre ambulante Gonorrhöebehandlung beim Weibe. Münch. med. Wschr. 72, Nr 34, 1415 (1925). — Witherspoon, J. Thornwell and Virginia W. Butler: Vulvovaginitis. Hospital versus clinic treatment. An analysis of 42 cases. J. of Pediatr. 2, 463 (1933). — Wittwer: Über die Behandlung der Vulvovaginitis gonorrhoica. 19. Tagg dtsch. Ges. Gynäk. 1925. — Wlassow, W.: Zur Frage der Heilbarkeit der Gonorrhöe bei Kindern im frühen Alter (russ.). Sammlung verschiedener Arbeiten zum Gedächtnis von Prof. Fedinsky Moskau 1927. — Wolff: Zur Kasuistik der Gelenkmetastasen bei der Gonorrhöe. Münch. med. Wschr. 43, Nr 8, 178 (1896). — Wolff, Friedrich: Beitrag zur Biologie des Gonococcus. Med. Klin. 22, Nr 42, 1610 (1926). — Wolffenstein, W.: Über die Häufigkeit und Prognose der Rectalgonorrhöe bei der kindlichen Vulvovaginitis, nebst Bemerkungen über die Heilbarkeit der Vulvovaginitis. Arch. f. Dermat. 120, 177 (1914). — Wolfsohn, Georg: (a) Pneumokokkenperitonitis. Dtsch. med. Wschr. 51, Nr 24, 1009 (1925). (b) Über Pneumokokkenperitonitis. Zbl. Chir. 57, H. 46, 2842 (1930). (c) Weitere Beiträge zur Kenntnis der Pneumokokkenperitonitis. Zbl. Chir. 59, H. 4, 209 (1932). — Woods, Richard F.: Gonorrheal vulvovaginitis in children. Amer. J. med. Sci. 75, 311 (1903). — Wynkoop, Edward J.: (a) Gonococcic vulvo-vaginitis in children as a hospital problem. N. Y. State J. Med. 23, Nr 1, 7 (1923). (b) A preliminary report of the occurence of gonococcic vaginitis in the new born. N. Y. State J. Med. 23, Nr 10, 421 (1923). — Wynkoop, E. J. and Edgar O. Boggs: Recent studies of gonococcus vaginitis of infants. N. Y. State J. Med. 26, Nr 21, 894 (1926).

Yesko, Stephen A.: Gonorrheal vulvovaginitis in the young. History, prevalence, treatment and case reports. Amer. J. Dis. Childr. 33, Nr 4, 630 (1927). — Ylppö, Arno: Über die „Fieberbehandlung" der Vulvovaginitis gonorrhoica bei kleinen Mädchen. Ther. Mh. 30, Nr 12, 580 (1916).

Zoon, J. J.: (a) Der diagnostische Wert der Komplementbindungsreaktion bei gonorrhoischen Erkrankungen. Nederl. Tijdschr. Geneesk. 1928 II, 5893. (b) The value of the complement-fixation test in Gonococcus-infection. Acta dermato-vener. (Stockh.) 9, H. 5, 318 (1928). — Zumbusch, v.: Zum Aufsatz von M. Gumpert über Schulkindergonorrhöe in Nr 4. Dtsch. med. Wschr. 57, Nr 10, 421 (1931).

Nachtrag.

Albecker, K.: Pneumokokken-Vulvitis. Gyógyászat (ung.) 1906, Nr 31.

Baginski, A.: Fall von Peritonitis bei Vulvovaginitis. Allg. med. Zztg 1896, Nr 25. — Beclère: Le rheumatisme blennorrhagique chez l'enfant. Bull. Soc. franç. Dermat. 3, 215 (1892).

Chaskina-Munder, G.: Mikroflora der unspezifischen Vulvovaginitis bei Kindern. Z. Kinderheilk. 55, 269 (1933).

Delfosse et Augier: Vulvo-vaginite compliquée d'arthrites multiples chez une fillette de 4 ans. Province méd. 20, 44 (1907). — Deutschmann, R.: Arthritis blennorrhoica. Graefes Arch. 36, 109 (1890). — Di Bella, Vito: Su di un caso di oftalmia blenorragica con metastasi alle articolazioni. Pediatria 31, No 3, 146 (1923). — Dobszay, L. v.: (a) Klinische Beiträge zur Kenntnis der kindlichen Gonorrhöe. I. Mitt. Epidemiologische Betrachtungen. Arch. Kinderheilk. 99, 102 (1933). (b) Klinische Beiträge zur Kenntnis der kindlichen Gonorrhöe. II. Mitt. Klinikum der genitalen und paragenitalen Prozesse. Arch. Kinderheilk. 99, 171 (1933). (c) Klinische Beiträge zur Kenntnis der kindlichen Gonorrhöe.

III. Mitt. Autoskopisches Verfahren in der Diagnostik der kindlichen Gonorrhöe. Arch. Kinderheilk. **100**, 37 (1933). — DRUMMOND-ROBINSON: Gonorrhöe bei kleinen Kindern. Zbl. Gynäk. **23**, 460 (1899). — DUDGEON and SARGENT: Peritonitis, a bacteriological study. Lancet **1905**, 473, 548, 617. — DUPRÉ: Sehnenscheidenentzündung der Extensoren beider Hände. Soc. Biol., 1889.

FORSTER, COOPER: The surgical diseases of children, 1860.

GELBKE: Verklebung der kleinen Labien. Zbl. Gynäk. **16**, 240 (1892). — GELLHORN, G.: Die Behandlung der Trichomonas-Vaginitis mit Spirocid. Zbl. Gynäk. **57**, Nr 23, 1351 (1933). — GUINON, L.: Note sur l'arthropathie d'origine blennorrhagique. Rev. mens. Mal. Enf. **1893**, 23.

HAMBURGER, F.: Primäre Tuberkulose der Vulva. Mitt. Ges. inn. Med. Wien **5**, Nr 2, 17 (1906). — HEYERMANS, L.: Geschlechtskrankheiten bei Kindern. Ärztl. Sachverst.ztg **1926**, Nr 8, 110. — HIRSCHL: Über die Behandlung der gonorrhoischen Vulvovaginitis. Klin.-ther. Wschr. **1903**, 355. — HÖCK, H.: Ein Beitrag zur Arthritis blennorrhoica. Wien. klin. Wschr. **1893**, 736. — HOLMES: The surgical treatment of the diseases of infancy and childhood, 1869.

INGRAM, J. W.: Gonorrhea in children. J. amer. med. Assoc. **48**, 945 (1907). — IRONS, E. E. and H. K. NICOLL: Complement fixation in the diagnosis of gonococcal infection. J. inf. Dis. **16**, 303 (1915).

KAUFMANN, EMIL: Über Gonorrhöe bei kleinen Mädchen. Inaug.-Diss. Bonn 1892. — KILDUFFE, ROBERT A.: Laboratory aids in the diagnosis of gonococcal infections, with special reference to the gonococcus complement-fixation test. Amer. J. med. Sci. **161**, Nr 4, 578 (1921). — KOUVITSCHINSKY, CATHÉRINE: Contribution à l'étude de la blennorrhagie féminine infantile. Thèse de Lausanne 1905. — KREUTZMANN: Les principales complications des vulvovaginites chez les petites filles. Progrès méd. **1902**, No 24. — KUDISCH: Eine Reihe von Tripperfällen bei Kindern (Gon. insontium). J. russ. Mal. cut. **11** (1906).

LABORDE, J.: Contribution à l'étude de la vulvovaginite des petites filles. Thèse de Paris 1895. — LANGER, MAX: Zur Frage der Schnelldiagnose der Pneumokokkenperitonitis. Zbl. Chir. **60**, Nr 9, 1128 (1933). — LAURENCE, J.: Le traitement de la vulvovaginite des fillettes. J. des Prat. **37**, No 37, 606 (1923). — LEBEDEFF: Contribution à l'étude de la vulvovaginite des petites filles. Thèse de Lausanne 1902. — LOEB: Zur Lehre vom sog. Tripperrheumatismus. Dtsch. med. Ztg **1886**, 83.

MAIER, F. H.: Vulvitis, vaginitis and vulvovaginitis of children. Ther. Gaz. **27**, 540 (1910). — MAIER, OTTO: Different forms of vulvo-vaginitis in children with treatment. Amer. J. Dermat. a. urin. Dis. **12**, Nr 1, 17 (1908). — MARTIN, A.: Vulvovaginite des petites filles. Presse méd. **16**, 640 (1908). — MAZZA: Un caso di polisierosite del gonococco (culture del l'essudati pleurico). Giorn. roy. Accad. Med. Torino **42**, 180 (1894). — McNEIL, A.: Complement fixation in gonococcal infections. Amer. J. Obstetr. **68**, 603 (1913). — MERK, LUDWIG: Eine Behandlungsmethode des frischen Trippers der Männer. Med. Klin. **10**, Nr 30, 1262 (1914). — MOTSCHAN, W.: Über Vaccinetherapie der gonorrhoischen Vulvovaginitis bei Kindern. Pediatr. (russ.) **1**, 287 (1912).

NORRIS, C. C.: The diagnosis and treatment of gonococcal vulvovaginitis in infants and young children. J. amer. med. Assoc. **65**, 327 (1915).

POLLACK, FLORA: The acquired venereal infections in children: a report of 187 children. Hopkins Hosp. Bull. **20**, 142 (1909). — POPOVICI-LUPA, M. et THÉODORE STEINBERG: Sur un cas de polyarthrite gonococcique chez une fillette de 8 mois. Rev. franç. Pédiatr. **9**, 384 (1933).

RAFFAELLIS: La vulvovaginite blenorragica nelle bambine. Riv. Clin. pediatr. **2**, 199 (1904). — RILLE: Vaccineerkrankung der weiblichen Genitalien. Verh. Ges. dtsch. Naturforsch. **69** (1897). — ROMME, R.: La bactériothérapie et l'index opsonique dans la vulvovaginite des petites filles. Presse méd. **16**, 718 (1908).

SCHAUDIG, H.: Zur Behandlung der Pneumokokkenperitonitis. Zbl. Chir. **60**, Nr 23, 1344 (1933). — SHARP, W. B.: The bacteriology of vaginitis. J. inf. Dis. **15**, 283 (1914). — STORCH alias PELARGUS: Abhandlung von Kinderkrankheiten, 1759.

TRIDON, P.: Fréquence des péritonites gonococciques chez les petites filles atteintes de vulvo-vaginite. Gynéc. **17**, 147 (1913).

ZAVADOVSKY: De la péritonite blennorrhagique des petites filles. Thèse de Paris 1901.

Gonorrhöe des Mundes, der Nase und des Ohres.

Von

Oscar Sprinz - Berlin.

I. Stomatitis gonorrhoica.

Alle Autoren, die sich mit dem Vorkommen des Mundtrippers befaßt haben, stellen fest, daß dieser Sitz der Trippererkrankung ein sehr seltener sei.

So schließt Mulzer: „Echte gonorrhoische Infektionen der Mund- und Nasenschleimhaut sind *sehr große Seltenheiten*. Die Mund- und Nasenschleimhaut bildet wahrscheinlich einen recht schlechten Nährboden für Gonokokken. Bei der hohen Infektionsmöglichkeit derselben müßten sonst gonorrhoische Erkrankungen viel häufiger beobachtet werden."

Wir zitieren auch Frei: „Die Stomatitis gonorrhoica, eine *zweifellos sehr seltene Affektion*, ist sowohl bei Neugeborenen wie bei Erwachsenen beobachtet worden."

v. Mikulicz und Kümmell drücken sich recht skeptisch aus: „Wir kommen immer mehr zu der Überzeugung, daß in der Literatur viele Fälle *fälschlich* als sichere Stomatitis gonorrhoica geführt werden, und daß diese Erkrankung *außerordentlich selten* vorkommt. Obgleich wir dieser Frage besondere Aufmerksamkeit zuwandten, haben wir im Laufe vieler Jahre, trotz eines großen Beobachtungsmateriales, noch immer *keinen zuverlässigen* einschlägigen *Fall* gesehen, während andere gonorrhoische Erkrankungen bei Kindern (wie Conjunctivitis und Vaginitis gonorrhoica) zu den häufigen Vorkommnissen gehören."

Dasselbe, was v. Mikulicz und Kümmell von der Stomatitis gonorrhoica bei Säuglingen sagen, gilt für sie auch von der bei Erwachsenen. Auch hier sei zu betonen, daß manche Fälle, die unter dieser Diagnose publiziert worden sind, durchaus nicht als einwandfrei angesehen werden dürfen.

Andere sind auf Grund ihrer eigenen negativen Erfahrung und nach kritischer Würdigung der in der Literatur spärlich aufgeführten Fälle noch weiter gegangen und erklären, daß es eine durch das Haften des Gonococcus in der Mundhöhle hervorgerufene Erkrankung *überhaupt nicht gibt*! So urteilten die großen erfahrenen Kliniker Ricord, Rollet, Diday, H. v. Zeissl und v. Neumann. v. Zeissl weist darauf hin, daß, wenn die Gonokokken in der Mundhöhle haften würden, die Erkrankung bei der reichen Infektionsmöglichkeit sehr viel häufiger sein müßte.

Außerordentlich bemerkenswert sind die Schlußsätze, mit denen Mucha, der das Kapitel „Stomatitis gonorrhoica" für das Handbuch der Geschlechtskrankheiten Finger-Jadassohn-Ehrmann-Grosz behandelt hat, seine Arbeit beschließt:

„An der Klinik Professor Fingers wurde weder in letzter Zeit, noch unter seinen Vorgängern v. Sigmund und Neumann *jemals ein einschlägiger Fall beobachtet*. Auch von dem reichen Kindermateriale der Wiener geburtshilflichen

Kliniken, an der Kinderklinik sowie im Findelhause, wurde *niemals* ein ähnlicher Fall beschrieben". MUCHA selber will nicht so weit gehen, daß er das Vorkommen einer Stomatitis gonorrhoica überhaupt a limine ablehnt, aber er ist doch auf Grund der Literaturstudien zu der Überzeugung gelangt, daß ein *sicherer* Beweis für das Vorkommen gonorrhoischer Erkrankungen *noch aussteht*, andererseits die *Möglichkeit* des Vorkommens der Erkrankung *zugegeben* werden muß. Mit letzterem schließt er sich der Ansicht seines Lehrers an, denn auch FINGER gibt in seiner Monographie „Die Blennorrhöe der Sexualorgane", allerdings nur mit Rücksicht auf die Literatur, die Tatsache des Vorkommens gonorrhoischer Erkrankungen der Mundhöhle als feststehend zu.

Diesem vorsichtig wägenden Urteile möchte ich die Meinung eines französischen Venerologen von Rang gegenüberstellen. LUYS schreibt in seinem Lehrbuche der Gonorrhöe: Der Mundtripper ist weniger häufig als die Rectitis gonorrhoica. Sein Vorkommen ist indessen *absolut sichergestellt*.

„Der Gonococcus verursacht wirkliche Komplikationen nur an den beiden Enden des Verdauungstractus, am Munde und am Rectum. Oesophagus, Dünndarm und Magen scheinen nicht mitzuerkranken. Als Beweis für die Immunität des Magens und des Dünndarms gegen das Befallenwerden führt TAZEMBRE folgende Geschichte an:

Ein betrogener Ehemann, der sich rächen will, steckt sich absichtlich mit Gonorrhöe an, um sie auch den Schuldigen mitzuteilen. Aber anstatt die Ehefrau bei einer ehelichen Beziehung anzustecken, kommt er auf den sonderbaren Einfall, sie während der folgenden 8—10 Tage Milch trinken zu lassen, der er so viel es ging von dem Eiter aus seiner Harnröhre beigemischt hatte. Trotz der Aufnahme des Virus zusammen mit der Nahrung stellen sich keine Zeichen der Entzündung der Schleimhaut des Verdauungskanals ein. (Ja, aber doch auch nicht im Munde!)

Auch die Prostituierten, die sich gewöhnlich den Praktiken der „Suktion" hingeben, bieten keine Magen-Darmerscheinungen!"

Referent hat selber während langer fachärztlicher Tätigkeit und vor allem an dem großen Krankenmateriale während des Weltkrieges in Lazaretten für Geschlechtskranke niemals einen Fall von Mundtripper zu Gesicht bekommen. Diese Arbeit kann also nur eine möglichst sorgfältige Sichtung der gesamten Literatur darstellen. So wird es auch den meisten Fachkollegen ergehen, die während der Gesamtdauer ihrer praktischen Tätigkeit keine einschlägige Beobachtung machen können. Man kann einwerfen, daß der Gedanke an das Vorkommen eines Mundtrippers so fern abliegt, daß man gar nicht darauf achtet. Immerhin sollte man meinen, daß die Patienten auf dem Höhestadium ihrer Stomatitis doch wohl Klagen äußern würden. Da perverse Geschlechtsbefriedigung, die am ehesten noch zur Entstehung einer Stomatitis gonorrhoica führen könnte, unzweifelhaft außerordentlich oft betrieben wird, viel mehr als je zugegeben wird, so ist es doch recht merkwürdig, daß trotzdem eine Infektion der Mundschleimhaut so selten erfolgt. Auch das Berühren der Lippen mit eiterbeschmutzten Fingern kommt in der Praxis gewiß sehr häufig vor, ohne daß krankhafte Folgen zu konstatieren wären. Es müssen also Infektionen nur *unter besonderen*, uns nicht in allen Punkten erklärlichen *Bedingungen* zustande kommen, zumal beim Erwachsenen. Es wäre möglich, daß saure oder alkalische Reaktion des Speichels in mehr oder minder hohem Grade für die Entfaltung pathogener Eigenschaften der Gonokokken in Frage käme, es könnte auch der Rhodanstoffwechsel eine Rolle spielen (PETERS, MARGOT BÄHR). Sehr große Bedeutung kommt jedenfalls dem Plattenepithel der Mundschleimhaut zu. Hier bestehen unzweifelhaft Unterschiede gegenüber den anatomischen Verhältnissen beim Säugling. Es ist hier eine Parallele zu ziehen zu der Vaginitis gonorrhoica infantum gegenüber dem Refraktärsein der Scheide des erwachsenen Weibes.

Gerade wegen der *Verschiedenheit des anatomischen Substrates* halte ich es für zweckmäßig, das in der Literatur niedergelegte kasuistische Material zu trennen in Fälle, die den *Erwachsenen* betreffen, von denen, welche *Neugeborene* angehen. Auch der *Entstehungsmodus* der Infektion ist bei den verschiedenen Altersstufen nicht der gleiche, wie wir noch zeigen werden. Indem wir so das Material von Stomatitis gonorrhoica bei Erwachsenen von dem bei Säuglingen sondern, wollen wir die einzelnen Fälle in chronologischer Reihenfolge aufführen. Je weiter zurück die verschiedenen Beobachtungen liegen, um so weniger exakt nach modernen wissenschaftlichen Kriterien werden die Diagnosen gesichert sein. In der vorbakteriologischen Ära genügte das gleichzeitige Vorkommen einer nicht leicht anders erklärbaren Stomatitis zusammen mit einem Harnröhrentripper oder das Auftreten einer Stomatitis nach Coitus per os, um das Vorliegen einer gonorrhoischen Stomatitis anzunehmen. Nach Entdeckung des Gonococcus glaubte man durch seinen Nachweis im Eiter des Mundsekretes den sicheren Beweis für das Vorliegen eines Trippers der Mundhöhle geliefert zu haben. Mit fortschreitender Erkenntnis der Bakteriologie der Mundhöhle und der „Doppelgänger" des Gonococcus wuchsen die Schwierigkeiten, ihn von ähnlichen anderen Kokken zu differenzieren. Erst das Kulturverfahren schien berufen, wirklich ganz exakte Unterscheidungen zwischen Gonokokken und den sonst in der Mundhöhle vorkommenden Keimen liefern zu können. Doch auch hier hat die Forschung uns viel von der ursprünglichen Sicherheit genommen. Peters schreibt (wogegen sich freilich manche Einwendungen erheben lassen): „während man bis vor etwa 30 Jahren an der Auffassung festhielt, daß ein völliges Versagen der Kultur auf gewöhnlichem Agar zur Identifizierung notwendig sei, weiß man heute, daß das Wachstum der Gonokokken doch nicht so streng an gewisse Nährböden gebunden ist, daß ihre Kultur *bei einer bestimmten Alkalescenz* auch auf *gewöhnlichem Nährboden* sogar ausgezeichnet gedeiht. Indessen sind auch des öfteren Beobachtungen mitgeteilt worden, nach denen Gonokokken gelegentlich auf Agar *von gewöhnlicher Alkalescenz* aufgehen, und 1901 hat Urbahn nachgewiesen, daß das *negative* Kulturresultat *nicht verwertet* werden kann. Schanz zog den Schluß, daß manche Diplokokken, die bisher wegen ihrer Eigenschaft, auf gewöhnlichem Agar zu wachsen, nur für Gonokokken-*ähnlich* gegolten haben, zu den *echten* Gonokokken gerechnet werden müssen, und daß der Gonococcus eben viel variabler sei, als man anzunehmen geneigt wäre".

Mucha hat seinen Handbuchbeitrag seinerzeit so aufgebaut, daß er die Kasuistik in 3 Gruppen einordnete: a) Fälle aus der *vorbakteriologischen* Ära, b) Fälle, die *bakteriologisch verifiziert* sind, c) Fälle, bei denen auch das *Kulturverfahren* in Anwendung kam zwecks Sicherung der Diagnose. In der sehr anerkennenswerten kritischen Literaturzusammenstellung von Peters (Dissertation) ist dieses Einteilungsprinzip beibehalten worden. Auch Margot Bähr hat erst jüngst in ihrer Dissertation dieselbe Einteilung benutzt.

Ich selbst möchte aus den oben schon dargelegten Gründen sämtliche Fälle von Stomatitis gonorrhoica, die *Säuglinge* betreffen, *gesondert* betrachten. Im übrigen aber gedenke ich, wie erwähnt, bei der kritischen Aufzählung der Beobachtungen beim Erwachsenen einfach chronologisch zu verfahren, ohne Unterteilung in die 3 oben aufgezählten Gruppen.

So manche lange zurückliegende Mitteilung von einem exakten Beobachter hat trotz fehlenden Kulturverfahrens sehr große Wahrscheinlichkeit, daß es sich wirklich um Stomatitis gonorrhoica gehandelt hat, während manche Fälle in der Abteilung c) von Mucha, die durch das Kulturverfahren einwandfrei als spezifisch gesichert dastehen sollen, auf Grund neuerer Erkenntnisse heute wieder zweifelhaft geworden sind, weil biochemische Proben unterblieben sind.

Oft beschränken sich die Angaben darauf, nur kurz anzuzeigen, daß der Gonokokkennachweis durch das Kulturverfahren bestätigt worden sei. Es fehlen
aber sämtliche Einzelheiten, die uns in den Stand setzen würden, die Richtigkeit
nachzuprüfen, z. B. in der kurzen Mitteilung von DA SILVA ARAUJO:

Das Zahnfleisch war rot und geschwollen und mit eitrigem Schleim bedeckt; die Zunge
weißlich und gequollen. Dabei bestand starker Speichelfluß. *Verfasser führt den mikroskopischen und kulturellen Nachweis von Gonokokken im Eiter.*

DESRUELLES beschreibt 1836 eine Stomatitis, welche sich durch Schwellung
der Lippen, der Gingiva, der Backen, mit Trockenheit im Munde, später mit
Salivation kundgibt und zuweilen einen sehr heftigen Charakter annimmt.
„Cette inflammation est souvent le résultat de manœuvres contre nature, de
baisers lascifs."

Hier ist also erstmalig darauf hingewiesen, daß eine häufige Entstehungsursache der *Coitus per os* ist.

HÖLDER (1851) gibt an, daß der Tripper der Mundhöhle zuweilen beobachtet
wird. „Gewöhnlich entsteht er durch unmittelbare Berührung der Schleimhaut
mit den Geschlechtsteilen. Dabei ist die Mundhöhle anfangs lebhaft rot, heiß
und trocken. Später entwickeln sich eine sehr reichliche, eiterähnliche oder zähe,
fadenziehende Sekretion und aphthenähnliche Exsudate unter der Zunge, an
deren Rändern und Basis, am Gaumensegel und an den Mandeln. Der Verlauf
ist gewöhnlich rasch."

HÖLDER weist also auch wieder auf die *Entstehung durch Perversionen* hin
und gibt schon eine klinische Schilderung des Verlaufes der Stomatitis gonorrhoica, wobei er die aphthenähnlichen Exsudate bemerkenswert findet, die von
späteren Autoren als *Pseudomembranen* bezeichnet werden. Er weiß auch, daß
der *Verlauf gewöhnlich rasch* ist.

HÖLDER erwähnt außerdem eine Beobachtung von PETRASIE:

Ein junger Mann zieht sich bei der illegitimen Befriedigung seiner geschlechtlichen
Triebe einen Harnröhren- und einen Mundtripper zu. Am 4. Tage zeigte sich intensive
Rötung der Mundschleimhaut mit starker Auflockerung des Zahnfleisches und Neigung zu
Blutungen. Nach 8 Tagen war der Prozeß völlig abgeheilt.

Also am 4. Tage schon Höhepunkt des Entzündungsprozesses und bereits
nach 8 Tagen Heilung. Der Vollständigkeit wegen sei erwähnt, trotz der Unge-
nauigkeit der Angaben, der Fall TANCHON-EGUISIER:

FABRE bringt in seiner Bibliothèque du médecin pratique, Maladies vénériennes, einen
Fall, den TANCHON und EGUISIER bei einer Frau beobachteten, die nach einem Coitus per os
erkrankt sein soll.

In den bisher angeführten Fällen war es nach Einbringen von Trippereiter
zum Ausbruch einer Stomatitis gonorrhoica gekommen. Umgekehrt liegt der
Fall in der Beobachtung von HORAND (1885), bei dem die Infektion von *dem
Munde der Partnerin auf die Urethra des Mannes* übertragen wurde.

Ein Mann hatte 3 Jahre hindurch nur mit seiner Maitresse geschlechtlichen Verkehr gepflogen, ohne zu erkranken. 13 Tage nach dem letzten normalen Coitus mit seiner Freundin
hatte er Beziehungen zu einer Prostituierten. Aber aus Furcht vor Ansteckung befriedigte
er sich nur durch Coitus per os, ohne daß er mit seinem Penis auch nur die äußeren Genitalien des Weibes berührte. Schon am nächsten Tage bemerkte er eitrigen Ausfluß aus der
Harnröhre, am 4. Tage wurden Gonokokken nachgewiesen. 2 Tage danach war der Ausfluß
geschwunden, ohne zu rezidivieren. (Es erscheint doch sehr auffällig, daß ein richtiger,
frischer Tripper nach so wenigen Tagen verschwunden sein soll.) Ebenso wurde die
Freundin nicht angesteckt. Bei der Prostituierten konnte weder eine Affektion des Mundes
noch eine Gonorrhöe des Genitale nachgewiesen werden. Die Gonokokken stammten —
wie HORAND vermutet — von einem kurz zuvor von der Prostituierten ausgeführten Coitus
per os.

Wenn die Schlußfolgerung HORANDs richtig wäre, so läge die bemerkenswerte Feststellung vor, daß *sich in der Mundhöhle des Erwachsenen Gonokokken
aufhalten können, ohne Krankheitserscheinungen bei dem Träger hervorzurufen,*

aber mit der Fähigkeit, für die Urethralschleimhaut virulent zu werden. Man könnte sich wohl vorstellen, daß gerade bei einer gewerbsmäßig Prostituierten, die den Coitus per os sehr häufig ausführt, die aufgenommenen Gonokokken in der Mundhöhle *nur als Schmarotzer* vegetieren.

Der Fall läßt freilich auch eine andere Deutung zu, daß der junge Mann eine chronische Gonorrhöe hatte, die durch die starken Reizmanöver der Puella publica vorübergehend exacerbierte.

Schon ein Jahr nach der Mitteilung HORANDS berichtet angeblich NORAND von einem Manne, der nach perversem Verkehr (orrigendo penem in os) eine Gonorrhöe (Gonokokken +) von einer Prostituierten akquirierte, während das Mädchen weder eine Entzündung der Mundschleimhaut noch eine Urethrovaginitis aufwies.

Dieser Fall, der durch die Literatur läuft, ist keine neue Beobachtung, sondern identisch mit dem Fall HORAND [1].

In dem von CUTLER (1888) mitgeteilten Falle spricht der Verfasser von einer zweifelhaften gonorrhoischen Infektion des Mundes. Die Umstände, unter denen die Erkrankung des Mundes erfolgte, lassen es gewiß berechtigt erscheinen, an eine gonorrhoische zu denken, der *ekelhafte Geruch* der abgesonderten Flüssigkeit jedoch weist jedoch eher auf andere Kokken als Erreger hin. Es erwähnen zwar auch andere Autoren den starken Foetor ex ore bei Stomatitis gonorrhoica. Der bakteriologische Nachweis der Gonokokken fehlt.

Ein 21jähriges Mädchen gab vor 10 Tagen im trunkenen Zustande dem unnatürlichen Gelüste eines Matrosen nach. 24 Stunden darauf empfand sie einen schlechten Geschmack im Munde. Es zeigten sich kleine Erosionen an den Lippen. Am 3. Tage schwollen Zunge und Zahnfleisch an und wurden sehr schmerzhaft. Eine weißliche, *höchst übelriechende Flüssigkeit*, gemischt mit Blut, ergoß sich aus dem Munde. Die geröteten und entzündeten Lippen waren teilweise des Epithels beraubt, stellenweise mit pseudomembranösem Belage behaftet. Die Zunge konnte nur mit Mühe ein wenig hervorgestreckt werden. Gonokokken konnten in dem an Mikroorganismen überreichen Sekrete sowie in den pseudomembranösen Fetzen nicht mit Sicherheit nachgewiesen werden. Bei dem Matrosen wurde Gonorrhöe konstatiert.

Eine ganz ähnliche Beobachtung zitiert ROSINSKI, die ihm von SALZMANN persönlich mitgeteilt und sonst nirgendwo publiziert wurde. Es wurde aber nicht einmal der Versuch eines bakteriologischen Nachweises unternommen:

Eine Puella publica hatte in trunkenem Zustande einem Matrosen den Coitus per os gestattet. Sie empfand bald darauf im Munde Schmerzen, stellte sie aber erst nach 10 Tagen vor. Die Lippenschleimhaut, das Zahnfleisch und der Boden der Mundschleimhaut waren in größeren Partien entzündlich gerötet und mit einem eitrigen Belage bedeckt. Die Affektion schien sehr schmerzhaft zu sein, nahm aber nicht besonders lange Zeit in Anspruch.

CHANTEMESSE berichtet über einen Mann, der 10 Tage nach einem Verkehr „ab ore" einen Harnröhrentripper bekam mit sicheren Gonokokken.

Aus dieser kurzen Mitteilung ist nur hervorzuheben, daß die Krankheit sich erst 10 Tage post infectionem manifestierte.

Mit der Darstellung des von JESIONEK (1898) gelieferten Beitrages betreten wir wissenschaftlich mehr exakten Grund:

Bei dem 20jährigen Patienten, welcher an eitrigem Urethraltripper und beiderseitiger Ophthalmoblennorrhöe litt, stellten sich am 10.—12. Tage Schmerzen „am rechten Ohr" ein, welche ihn hinderten, den Mund aufzumachen. An beiden Kiefern findet sich eine mäßige Schwellung. Rechts ist die Vorwölbung, wie die Druckempfindlichkeit stärker. Die Zunge erscheint geschwollen, zeigt grauweiße Flecke, dabei das Bild der Glossitis dissecans. Gleichzeitig eine diffuse Schwellung der Ober-, weniger der Unterlippe, auf dem Lippenrot der

---

[1] TRAUTMANN hat nachgewiesen, daß es sich in den zitierten Fällen von HORAND und NORAND um ein und dieselbe Beobachtung handelt, nämlich um diejenige von HORAND (Lyon méd. 1885, No 44, nicht 33, wie angegeben wird). Über diesen Fall wurde 1886 in der Riv. intern. med. et chir. (Napoli) berichtet und hieraus in Il Morgagni (Anno XXIX 1887 Parte IIa Riviste S. 40) mit dem Namen NORAND statt HORAND referiert. Dieses Referat (aus Il Morgagni) wurde wiederum mit dem Namen NORAND referiert im Arch. f. Dermat. **19**, 598 (1887). So kommt es, daß in der Literatur der gleiche Fall von HORAND 1885 und NORAND 1886 figuriert.

Oberlippe oberflächliche Excoriationen. *Starker Foetor ex ore.* Die Erscheinungen nehmen während der nächsten Tage zu; auf dem Zungenrücken heben sich kleinere und größere grauweißliche Flecke flachpapulös ab, welche durch Konfluenz die Größe einer Kaffeebohne erreichen. Der Übergang des gesunden in das kranke Epithel ist deutlich wahrnehmbar. Ähnliche Erscheinungen finden sich auf der Mucosa der Wangen und Lippen. Die Gingiva des Unterkiefers ist geschwollen und verfärbt. An der Spitze der Papillen ist das Epithel getrübt. Die Sekretion scheint vermindert, der Speichel, von zähklebriger Konsistenz, ist sehr fötid und verleiht der Exspirationsluft des Kranken einen *ekelhaften,* entsetzlichen *Geruch.* Ein leises Abklingen bringt der 17. Tag. Während sich ein ätiologisches Moment für die Entstehung dieser schweren Stomatitis bisher nicht finden ließ, legt ein um diese Zeit dem Sekret der Mundschleimhaut entnommenes Präparat zum ersten Male den Gedanken nahe, es könne sich um eine gonorrhoische Infektion der Mucosa oris handeln. Am 19. Tage wird zu einer Kultur Sekret verwendet, welches sich aus einem ovalen Knötchen mit feinem zentralen, eitrigen Punkt beiderseits des Zungenbändchens auf Druck entfernen läßt. Die mikroskopische Untersuchung ergibt sehr vereinzelte typische Gonokokkenhäufchen. Die pathologischen Veränderungen im Munde bilden sich weiter *unerwartet schnell zurück,* trotzdem sich in den Epithelzellen vereinzelt noch immer Gonokokken finden. Am Schluß der 5. Woche sind auch diese verschwunden, so daß der Patient geheilt entlassen werden kann.

Neu in dem Krankheitsbild ist die *Entzündung beider Kiefergelenke.* Der Beweis für die gonorrhoische Natur derselben nach der mikroskopisch-bakteriologischen Richtung hin ist jedoch nicht erbracht worden.

Ein weiteres Symptom, das bisher nicht beschrieben worden ist, ist die *entzündliche Affektion der Carunculae sublinguales,* so daß hier an der Mündung der Sublingual- und Submaxillardrüse ein Geschwülstchen zutage tritt mit zentraler Öffnung, aus welcher sich eitriges Sekret entleert.

Während der Autor die Möglichkeit einer gonorrhoischen Erkrankung der Kiefergelenke auf metastatischem Wege von dem nächst gelegenen primären Herde, den Conjunctiven, allenfalls zugibt, hält er die Anwesenheit von Gonokokken nach den *bakteriologischen Befunden für einwandfrei festgestellt.*

Die Präparate wurden zum Teil mit Carbolfuchsin, zum Teil mit LÖFFLERschem Methylenblau gefärbt. In den am besten gelungenen Präparaten fanden sich in großer Menge Eiterkörperchen, um deren Kern herum intra- und extracellulär gonokokkenähnliche Diplokokken in so großer Menge vorhanden waren, daß sie geradezu das Gesichtsfeld beherrschten. Das Entfärbungsverfahren, sowohl nach GRAM als auch nach STEINSCHNEIDER, schien das Ergebnis zu bestätigen. Während die dem Mundhöhlensekret entnommenen Präparate neben typischen Gonokokken eine Anzahl anderweitiger Bakterien aufwiesen, schien das alleinige Vorkommen nicht gefärbter Diplokokken in dem nach GRAM behandelten Sublingualispräparat auf eine ausgesprochene gonorrhoische Infektion hinzudeuten. Die kulturelle Untersuchung ergab Wachstum nach 30 Stunden bei 37° auf Peptonagar, der mit Menschenblut überzogen war (PFEIFER). Die Kolonien erwiesen sich als grauweißlich, zart, ziemlich grobhöckerig, mattglänzend, von Kleinstecknadelkopfgröße, strichförmig angeordnet. Zur Untersuchung wurde sowohl Mundhöhlensekret als auch Sublingualiseiter herangezogen, und in beiden Fällen gelang es, von den Gonokokkenstämmen 7 Generationen zu züchten. Ihre mikroskopische Untersuchung ergab gramnegative Diplokokken vom Typus des Gonococcus.

Was die Entstehungsursache angeht, so konnte man an eine metastatische Erkrankung denken, weil auch die Kiefergelenke metastatisch befallen waren. Wahrscheinlicher ist die Annahme, daß von dem Eiter, der von den erkrankten Conjunctiven herablief, etwas auf die Lippen und von da in den Mund gekommen ist. JESIONEK stellt Betrachtungen an über die Differentialdiagnose: Syphilis, Soor, Leucoplacia oris, Exfoliatio linguae areata bilden ähnliche circumscripte Krankheitsherde auf Zungen- und Wangenschleimhaut, während andererseits die beträchtliche Beteiligung des Zahnfleisches, der Foetor ex ore an eine Stomatitis mercurialis, eine Stomatitis ulcerosa denken ließen. *Sehr charakteristisch für die Diagnose Stomatitis gonorrhoica sind die diffuse Beteiligung ausgedehnter Gebiete an den entzündlichen Vorgängen,* die klinischen Symptome eines *ganz oberflächlich verlaufenden, nirgends zu ulceröser Destruktion führenden pathologischen Prozesses und der ungemein rasche Ablauf der Infektion.*

Wenn man die klinischen Erscheinungen und den Verlauf, wie JESIONEK ihn schildert, als charakteristisch für Stomatitis gonorrhoica ansieht und den Fall für voll beweiskräftig hält, so kann man rückläufig schließen, daß auch mindestens einige der von früheren Autoren gemachten Beobachtungen, auch wenn sie bakteriologisch und kulturell nicht erhärtet waren, doch echte Fälle von Stomatitis gonorrhoica gewesen sein können, z. B. der oben beschriebene Fall CUTLER mit seinen fötiden Absonderungen.

Wenig neues bringt die Beobachtung von COLOMBINI (1901). Zu erwähnen wäre wieder der *intensive fötide Geruch*, die *prompte Abheilung* unter desinfizierender Behandlung schon nach 8 Tagen. Mikroskopisch wurden Gonokokken nachgewiesen, aber nicht kulturell.

42jährige Prostituierte. Die Stomatitis begann nach Coitus per os mit Trockenheit und Hitzegefühl im Munde. Im weiteren Verlaufe traten diffuse Rötung und Schwellung der Mundschleimhaut und der Zunge auf, und es kam zur Ausbildung erbsengroßer und größerer, weißlich-grauer Beläge mit vielfach polycyclischer Begrenzung sowie seichten Erosionen; gleichzeitig bestand starke Salivation und *sehr intensiver fötider Geruch* aus dem Munde. Nach 8 Tagen trat auf Pinselungen mit ½% Argentum nitricum und Spülungen mit Kaliumpermanganat (1 : 1000) vollständige Heilung ohne Residuen ein. Gonokokkenartige Mikroorganismen wurden mikroskopisch nachgewiesen. Keine Kultur.

PETIT ORMESSON (1899) beobachtete bei einem jungen Manne eine erythematös-squamöse Stomatitis mit reichlichen gonokokkenähnlichen Bakterien im Sekrete neben zahlreichen anderen Mikroorganismen. Über den *kulturellen Nachweis fehlen* in dem mir allein zugänglichen Referate *jegliche Angaben*.

PETIT ORMESSON kommt zu dem Schlusse, daß zum Zustandekommen einer gonorrhoischen Infektion in der Mundhöhle außer dem Erreger *noch ein durch irgendeine Läsion vorbereiteter Boden notwendig* sei.

VINES (1902) bringt eine sehr eindrucksvolle Beschreibung einer *Autoinoculation von Trippergift in die Mundhöhle*. Der Patient hatte die Gewohnheit, sich nach jeder Mahlzeit mit einem angespitzten Streichholz seine Zähne zu stochern. Durch diesen Zahnstocher impfte er sich das Trippergift ein, auf den er vorher aus Unachtsamkeit mit seinen eiterbeschmutzten Fingern das gonorrhoische Virus übertragen hatte.

Am 22. 3. 02 sah er einen Mann von mittleren Jahren, der an Gonorrhöe litt, die er sich 5 Tage vorher zugezogen hatte. Gewöhnliche milde Behandlung. Am 16. April klagte er über Trockenheit des Mundes und Neigung zu Speichelfluß. Die Kiefer waren rot und geschwollen. Man dachte zunächst an Quecksilberstomatitis, weil Patient eine Sublimatlösung zum Spritzen bekommen hatte. Die Injektion wurde abgesetzt. Am 20. April bot er einen *schrecklichen Anblick. Geschwollen* mit *einem dicken Kopfe von Bulldoggenart*, der Unterkiefer herabhängend und der *Speichel unaufhörlich von den Mundwinkeln fließend. Jeder Zahn war lose* und in Eiter gebadet. Er konnte nicht essen und trank mit Schwierigkeit, *häufig erbrechend*. Temperatur 101° F. *Der Geruch* in der Bettnähe war *fürchterlich.* Es bestanden Erscheinungen von seiten des Magens und profuse Stuhlentleerungen. Es wurde zweimal täglich eine Silbernitratlösung lokal angewendet und Spülungen mit Kali perm. Die Dyspepsie wurde entsprechend behandelt. Am 22. April wurden Gonokokken nachgewiesen in einem von den Kieferrändern abgenommenen Ausstrich. Am 26. April waren die Symptome im Abnehmen, und am 10. Mai schien der Mund wieder normal zu sein.

Leider enthält die Mitteilung keine näheren Angaben, in welcher Weise die bakteriologische Diagnose „Gonokokken" gesichert wurde. Ob es sich nicht doch *nur um gonokokkenähnliche Gebilde* gehandelt hat, möchte ich dahingestellt sein lassen. Man müßte vielleicht eher an eine *schwere Hg-Stomatitis* denken. Dafür spricht die ganze Schilderung, insbesondere die schweren Magendarmsymptome.

Von der durch S. M. HYMAN (1907) mitgeteilten Beobachtung ist als bemerkenswert der *widerliche Geruch*, der von dem erkrankten Munde ausging, hervorzuheben, sowie das *Mitbefallensein der Uvula*. Ein kultureller Nachweis scheint nicht versucht zu sein. Man darf daher den Fall keineswegs zu den sicheren rechnen. Im Gegenteil, es drängt sich wieder die Vorstellung auf, daß der Autor sich allein durch die Tatsache, daß nach einem Coitus per os eine heftige Stomatitis entstand, verleiten ließ, eine solche gonorrhoischer Natur anzunehmen. Wir erfahren auch nicht, daß der Partner auf Gonorrhöe untersucht worden sei.

Bei 18jähriger Puella, welche Coitus per os ausgeführt hatte, fanden sich, nach vorübergehenden Klagen über Trockenheit im Munde, auf skarlatinös geröteter Basis an Wangenschleimhaut, Üvula und Gaumen milchig-weiße, oft blutig tingierte, punkt- oder flächenförmige Beläge, welche sich stellenweise in Form von Pseudomembranen abheben ließen. Die Zunge war geschwollen; das Zahnfleisch gelockert. Dabei bestand sehr starke schleimig-eitrige Sekretion, oft blutig tingiert. Auffällig war der widerliche Geruch und der Brechreiz. In den Membranen, welche aus Schleim, Eiter und Epithelien bestanden, fanden sich Staphylo- und Gonokokken in charakteristischer Form eingelagert. Keine Genitalgonorrhöe.

Der in der II. medizinischen Universitätsklinik Berlin beobachtete und von JUERGENS (1904) veröffentlichte Fall verdient eine eingehende Berücksichtigung. Er pflegt in derjenigen Gruppe mit aufgeführt zu werden, die durch mikroskopischen Befund und kulturellen Nachweis sichergestellte Fälle enthält. Der Autor selber aber hat schon Bedenken geäußert, ob wirklich ein exakter Beweis für die gonorrhoische Natur der Stomatitis von ihm erbracht sei. Diesem eigenen Zweifel kann man noch einige andere Einwürfe hinzugesellen.

Zurückgeführt wird die Entstehung der Affektion auf *Autoinoculation*. Patient hatte einen Urethraltripper; er suchte einen juckenden und brennenden Reiz am Zahnfleischrande dadurch zu beseitigen, daß er das Zahnfleisch mit einem Zahnstocher bearbeitete (siehe auch Fall VINES). Die Krankheit begann in der Mundhöhle mit dem Gefühle der Trockenheit und Schmerzhaftigkeit. Die Untersuchung ergab am 10. Krankheitstage folgenden Befund: „Das gesamte Zahnfleisch erscheint stark gerötet, geschwollen und aufgelockert. Die Rötung ist am intensivsten am Zahnfleischrande, derselbe erhebt sich als ein 2 mm breiter, dunkelroter Wulst über das Niveau der Umgebung. Auch zwischen den Zähnen wulstet sich das Zahnfleisch stärker vor und ist hier meist mit schmierigen, graugrünlichen, übelriechenden Massen bedeckt." Der Belag ist leicht abstreifbar, das Zahnfleisch blutet leicht. Am Zahnfleisch der oberen Schneidezähne sind die Veränderungen besonders stark, ebenso an den letzten beiden unteren Molarzähnen, wo das Zahnfleisch und die gegenüberliegende Wangenschleimhaut Abstoßung des oberflächlichen Epithels zeigte, wodurch flache, unregelmäßig begrenzte Geschwüre entstanden sind. Die Salivation war sehr stark. Die Lymphdrüsen am Halse zeigten Schwellung und Schmerzhaftigkeit. Auf Spülungen mit Sublimatlösungen (1 : 7000—10 000) trat innerhalb von 14 Tagen vollständige Heilung ein. Das Gebiß des Patienten war in einem tadellosen Zustande.

Die mikroskopische Untersuchung, die vom ersten Tage an vorgenommen wurde, ergab zahlreiche Spirochäten und fusiforme Bacillen und daneben noch andere Bacillen und Kokkenformen, die allerdings an Zahl bedeutend zurückblieben. Erst bei genauerer Durchmusterung der Präparate fanden sich Kokken, die nach ihren Lageverhältnissen und morphologisch Gonokokken glichen. Eine Entscheidung konnte das mikroskopische Bild nicht bringen. Deswegen wurden kulturelle Untersuchungen in der Weise angestellt, daß große Doppelschalen mit WERTHEIMschem Ascites-Agar beschickt wurden und auf der Oberfläche einer solchen Schale eine geringe Menge Sekret verteilt wurde. Auf diese Weise wurde die Hauptmasse der störenden Begleitbakterien ausgeschaltet. Nach zweimal 24 Stunden wurden Diplokokkenkolonien isoliert, welche nach Größe, Gestalt und Vermehrungsmodus durchaus den Gonokokken glichen, zumal sie nach dem GRAMschen Verfahren entfärbt wurden und schon am 2. Tage deutliche Degenerationsformen bildeten. Impfungen ergaben keine Tierpathogenität. *Auf gewöhnlichem Agar gelang die Kultur ebenfalls.* Weitere biologische Eigenschaften wurden nicht festgestellt.

Wir betonen, daß in dem Fall JUERGENS die Menge *gonokokkenähnlicher* Bakterien verhältnismäßig *gering* war, andererseits *andere Bakterien überwiegend* gefunden wurden, die sich bei der banalen Stomatitis zu finden pflegen, und Symptome (fötider Geruch) im Vordergrunde standen, die nur durch diese letzteren hervorgerufen sein konnten; denn der Gonococcus erzeugt in der Harnröhre niemals stinkenden Eiter, noch sind jemals in seiner Kultur gasbildende Eigenschaften beobachtet worden. Dagegen wissen wir, daß diese Fähigkeit *anaeroben* Keimen zukommt, zu denen die vibrioförmigen Bacillen und Spirochäten gehören, die in der Mundhöhle sowie im männlichen Präputialsack sich finden.

Besonders dieser *letztere Umstand* ist wichtig, da durch den Coitus per os, der ja die häufigste Infektionsmöglichkeit, wie wir bisher sahen, abgibt, die *Möglichkeit der Einbringung der Balanitiserreger in die Mundhöhle* gegeben ist. Damit verliert dieser Punkt der Anamnese — Coitus per os — für das Zustandekommen der Stomatitis gonorrhoica an Wert! Diese Einwürfe macht Mucha nachdrücklich bei der kritischen Beleuchtung des Falles Juergens. Dieser hat ebenso wie Jesionek das Kulturverfahren angewendet; aber beide Autoren haben natürlich die sonstigen biologischen Eigenschaften der Gonokokken, die erst in späteren Arbeiten festgelegt wurden, nicht bei ihren Kulturen prüfen können.

Bei Juergens wuchsen die fraglichen Keime auch auf *gewöhnlichem* Agar. Es steht fest, daß dies im allgemeinen bei Gonokokken nicht der Fall ist. Juergens engte selbst die Sicherheit seiner Beweisführung ein, indem er zugab, daß der *Nachweis von Gonokokken bakteriologisch einwandfrei nicht gelungen* sei.

Mucha macht auch mit Recht darauf aufmerksam, daß bis dahin noch kein Beweis dafür erbracht ist, daß die *Veränderungen der Mundschleimhaut*, welche sich in den angeblichen Fällen von Stomatitis gonorrhoica vorfinden, *wirklich durch den Gonococcus hervorgerufen* worden sind. Daß Gonokokken in den Mund hineingelangen können, ist natürlich klar; zweifellos richtig ist wohl auch die Annahme, daß sie sich eine Weile in der Mundhöhle halten können, ohne Erscheinungen zu machen. Denn sonst wären die Fälle nicht erklärlich, bei denen Infektionen vom Mund aus vermittelt wurden, und die später vorgenommene Untersuchung eine scheinbar gesunde Mundschleimhaut feststellte.

Dazu gehören die schon erwähnten Fälle von Horand und Honnorat. Auch Geissler (1908) bringt eine einschlägige Beobachtung.

Ein Mann bekam 4 Tage nach einem Coitus ab ore einen echten Harnröhrentripper. Dieser Mann war früher niemals tripperkrank gewesen. *Bei der Partnerin war im Munde nichts Pathologisches* zu erkennen.

Im Falle Oscar Scheuers (1909) bekam ein Mann, der Cunnilingus betrieben hatte, *hinter den oberen Schneidezähnen* ein linsengroßes *Geschwür*. Der auffallende Sitz scheint durch die Art des perversen Verkehrs bedingt gewesen zu sein.

Im Sekrete der feuchtglänzenden, grauweißen Erosion fanden sich intracelluläre, morphologisch vollständig charakteristische, gramnegative Diplokokken. Kultur — allerdings nach eingeleiteter Argentum nitricum-Behandlung — ging nicht an. *Foetor ex ore.* Nach 3 Tagen entwickelte sich eine Stomatitis. Zunge geschwollen und ulceriert.

Wir können den Fall *nicht als beweisend anerkennen.*

In gleicher Weise auf Infektion bei Gelegenheit eines *Cunnilingus* wie bei Scheuer wird eine Stomatitis gonorrhoica von Malherbe (1911) zurückgeführt.

Der Kranke leidet an chronischem Tripper, infiziert seine Geliebte, ein 18jähriges Mädchen. Von dieser erhält er seine Gonokokken in erhöhter Wirkung zurück bei einem Cunnilingus. Die Lippen, Wangenschleimhaut, Gaumen, Zunge, Epiglottis waren gerötet und geschwollen, teilweise erodiert. Das Zahnfleisch war ödematös, um die Zähne herum abgehoben. Starke Schmerzen und Schluckbehinderung. Massenhaft Gonokokken im Eiter. Unter großen Spülungen von Kal. perm. 1 : 4000 und Pinselungen mit 2%iger Chromsäure Heilung in der 3. Woche.

Muchas *Darstellung der Stomatitis gonorrhoica* im Handbuche Finger-Jadassohn-Gross-Ehrmann umfaßt die Literatur nur bis zum Jahre 1909. Deshalb konnte auch der kasuistische Beitrag von Zilz (1911) nicht mit berücksichtigt werden.

Eine Kellnerin erkrankt nach einem Coitus per os unter schweren Allgemeinerscheinungen an heftigem Brennen und Spannungsgefühl im Munde. Die Schleimhaut der Mundhöhle und das Zahnfleisch quollen hochgradig auf, und es bildeten sich grauweiße Ulcerationen. *Mikroskopisch und kulturell wurden Gonokokken nachgewiesen.* Unter Mundspülungen und Kollargolspray Heilung.

Da exakte Angaben fehlen, muß trotz des angeblich positiven mikroskopischen und kulturellen Gonokokkenbefundes der Fall als *nicht sicher bewiesen* angesehen werden.

Ein ganz neues Moment in die strittige Frage der Existenz einer echten Stomatitis gonorrhoica brachte 1918 die Beobachtung von PERUTZ. In seinem Falle kam es bei therapeutischer Anwendung von spezifischen Gonokokkenvaccine - Injektionen zu *typischen Herdreaktionen*. Aber auch diese Tatsache kann nicht unumstößlich beweisen, daß eine spezifische gonorrhoische Gingivitis vorgelegen hat. Aufflammen bereits ruhender Entzündungsherde erlebt man *auch nach unspezifischer Reiztherapie*. Es gibt Forscher, die annehmen, daß der Wirkungsmechanismus der Gonokokkenvaccine einfach auf der Eiweißkomponente beruht.

Bei einem 27jährigen Soldaten, welcher 4 Tage post coitum an Harnröhren- und Nebenhodengonorrhöe erkrankte, zeigten sich am 9.—10. Tage folgende Erscheinungen im Mund: Es besteht eine Rötung und Schwellung des Zahnfleisches, speziell der Gingiva mandibulae. Diese ist aufgelockert und zeigt Neigung zu Blutungen und leichten Ulcerationen. Bei Druck auf das Zahnfleisch entleert sich ein gelblich-grüner, *nicht riechender* Eiter. Die Mandibulardrüsen sind leicht geschwollen und schmerzhaft. Dabei klagte Patient über vermehrte Salivation, schlechten Geschmack, wie auch Schmerzen beim Essen. Der mikroskopische Befund — eine *kulturelle Untersuchung* des Sekretes konnte aus äußeren Gründen *nicht vorgenommen* werden — ergab reichliche Diplokokken, deren morphologische Eigenschaften denen des Gonococcus entsprachen; sie waren zum Teil intraleukocytär, teilweise extracellulär angeordnet, bildeten Tetraden, *entfärbten sich nach* GRAM *usw.* Neben der üblichen Therapie wurden dem Patienten in Abständen von je 5 Tagen *3 Vaccineinjektionen* mit 5 bzw. 10 Millionen Keimen verabfolgt. Sowohl die Sexualorgane als auch die Gingiva ließen auf die beiden ersten Injektionen zunächst eine kurze *Steigerung der Krankheitserscheinungen*, dann schon am nächsten Tage ein Geringerwerden derselben erkennen. Nach der 2. Vaccineinjektion, als die Erscheinungen im Munde schon wieder abgeheilt waren, traten wieder leichte Beschwerden am Zahnfleisch auf. Die 3. Vaccineinjektion war auf die Gingiva reaktionslos.

Ganz entsprechend der Beobachtung von PERUTZ konnte auch KLEPPER (1925) nach einer *Gonokokkenvaccine*-Injektion eine sehr *deutliche Herdreaktion* an der affizierten Mundschleimhaut feststellen. KLEPPER hat auch *mikroskopisch, kulturell* und *histologisch* den Nachweis zu führen gesucht, daß es sich wirklich um eine gonorrhoische Stomatitis gehandelt hat.

Hervorzuheben wäre noch, daß KLEPPER sich das Haften des in die Mundhöhle eingebrachten Virus nur dadurch erklären kann, daß der *Boden* durch rezidivierende aphthöse Stomatitis *besonders vorbereitet* war.

Eine 33jährige Krankenpflegerin, die ein Kind zu pflegen hat, erkrankt an Stomatitis. Die Infektion ist anscheinend vom Kind aus erfolgt. Dieses litt an Blennorrhöe der Augen. Am Genitale der Pflegerin finden sich keine Anzeichen für Gonorrhöe; dagegen dürfte der Zustand der Mundschleimhaut bei ihr das Haften der Gonokokken begünstigt haben. Die Frau *litt gerade*, wie schon öfters zuvor, an *aphthöser Mundschleimhautentzündung* (!) und hatte eine Zahnfistel. Am vorderen Teile der geschwollenen Zunge, etwa 2 cm von der Spitze, fand sich ein scharfgeschnittenes, linsengroßes Ulcus, das schmierig belegt und sehr schmerzhaft war. Ein zweites ähnliches Geschwür fand sich an der Übergangsfalte der Mundschleimhaut am Unterkiefer in Höhe des Eckzahnes. Im Unterkiefer weisen die Zahnfleischränder hier und da feine, weißlich-speckig belegte Ulcera auf. Temperatur 38,5°. Mundboden leicht infiltriert und schmerzhaft. Submaxillardrüsen bohnengroß geschwollen. In den beiden Ulcera (Zunge, Übergangsfalte) konnten gramnegative Diplokokken neben Strepto- und Staphylokokken nachgewiesen werden. Das Kulturverfahren ließ sie mit Sicherheit als Gonokokken erkennen. Auf Gehirn-Ascites-Agar nach PETTERSON wuchsen nur bei 37° C stecknadelkopfgroße, tautropfenähnliche, durchsichtige Kolonien, die sich im Ausstrich als gramnegative, semmelförmige Diplokokken erwiesen. Das Zungenulcus wurde exstirpiert. In den dem Ulcusgrunde anhaftenden Leukocyten fanden sich gramnegative semmelförmige Diplokokken.

Sehr bemerkenswert ist der *Temperaturanstieg*, der unter *Störung* des *Allgemeinbefindens*, zunehmenden Schmerzen und Speichelfluß *nach* 0,5 (intravenös) *Arthigon* erfolgte; auch das Zahnfleisch schwoll stärker an und rötete sich, ebenso wie der Rand des Ulcus der Mundschleimhaut. Nach alledem sei der Beweis, daß es sich wirklich um eine gonorrhoische Stomatitis handelte, erbracht. Die Behandlung bestand in Pinselungen mit Chromsäure und Argentum nitricum. Abheilung war nach 5 Tagen erfolgt. Der Autor gibt selbst an, daß Patientin an *Aphthen* litt. Es wäre doch gut möglich, daß die beiden kleinen Ulcera nur Erscheinungen der aphthösen Stomatitis waren.

Ein gut durchbeobachteter Fall stammt von Fritz Lesser (1926), in dem sich ein junger Mensch *hintereinander von derselben* Frau erst durch Cunnilingus eine *Stomatitis gonorrhoica* und dann bei normalem Verkehr einen *Harnröhrentripper* zuzog. Auffällig ist der *Foetor ex ore*. Es wurde mit positivem Erfolge das Kulturverfahren angestellt. Freilich wurden sonstige biologische Kontrollen nicht ausgeführt. Wenigstens sind sie nicht erwähnt.

33jähriger Mann klagte beim Zahnarzt über schmerzhaftes Brennen in der Mundhöhle und Kaubeschwerden. Die Mundhöhle war stark gerötet und geschwollen. Am Zahnfleischrande und an den Papillen zeigten sich grauweiße Ulcerationen. Besonders waren die Schleimhautfalten an den letzten unteren Molaren geschwürig zerfallen. Zunge stark gerötet, Speichelfluß, Foetor ex ore. Stark geschwollene submaxillare Drüsen. Druckempfindlich. Cariesfreies Gebiß. Diagnose zunächst Stomatitis ulcerosa. Patient hatte Cunnilingus ausgeführt, da er keine Erektion bekam infolge starken Alkoholgenusses. 2 Tage später übte er mit derselben Frau normalen Verkehr, 3 Tage danach Harnröhrentripper. Im Zahnfleischabstrich fanden sich gramnegative Diplokokken, mäßig Leukocyten. Auf Ascites-Agar wuchsen die charakteristischen Rasen und Einzelkolonien, deren Abstrich gramnegative Diplokokken zeigte. Behandlung: Auswaschungen mit reinem H_2O_2 und Chromsäurepinselung. Schon am nächsten Tage bedeutende Besserung und nach weiteren 8 Tagen vollkommene Heilung.

Bei allen bisher angeführten Krankheitsfällen, soweit sie Männer betrafen, kam die Infektion zustande entweder durch Autoinoculation oder durch Cunnilingus (Genitalgonorrhöe der Frau) bzw. durch Coitus ab ore, ohne daß die Frau im Munde Erscheinungen darbot.

Anders liegt der Fall in der Beobachtung, die Mihalovici gemacht hat. Hier zog sich ein Mann einen Urethraltripper zu von einer Frau, die akute Erscheinungen von Stomatitis gonorrhoica aufwies. Dieser Fall würde *fundamentale Bedeutung* haben, wenn er wirklich gut beobachtet wäre. Einen mehr schlagenden Beweis, daß es sich tatsächlich um eine spezifisch gonorrhoische Munderkrankung bei der betreffenden Frau gehandelt hat, als der Ausbruch eines Urethraltrippers beim Manne nach Coitus ab ore, könnte es nicht geben. Der Mann hatte 18 Jahre lang keine Gonorrhöe gehabt und war mit einer gesunden Frau verheiratet. In Betracht für die Ansteckung kam nur die eine extramatimonielle Beziehung, die ab ore ausgeführt worden war.

Ich kann dem Fall diese Beweiskraft leider nicht zuerkennen. Die Partnerin ist nicht auf Genitaltripper untersucht worden. Es wäre möglich, daß der Mann zwar keinen regulären Coitus vollzogen hat, aber doch mit dem Penis das weibliche Genitale berührt hat; wie es oft geht, wenn der abirrende Ehemann zwar den natürlichen Beischlaf mit einer Prostituierten perhorresziert aus Furcht vor Ansteckung, aber ihr Genitale berührt und sich schließlich pervers befriedigt.

Die Stomatitis der Partnerin könnte gut banaler Natur gewesen sein und mit ihrer Alveolarpyorrhöe zusammenhängen. Genauere Angaben über das Ergebnis des Kulturverfahrens fehlen.

45jähriger Mann, verheiratet, Ehefrau angeblich ganz gesund, kam mit den Anzeichen eines frischen Harnröhrentrippers in ärztliche Behandlung. Die letzte Trippererkrankung lag bei ihm etwa 18 Jahre zurück. Er gab einen Coitus ab ore außerehelich zu und brachte die betreffende Frau später ebenfalls zur Untersuchung. Die Frau war 35 Jahre alt und wies eine Stomatitis auf. Die Kiefer waren schmerzhaft und bluteten bei leiser Berührung, besonders an der Innenseite um die Molaren linkerseits, wo auf Druck sich eine Lockerung der Molaren ergab und Austreten von graugrünem, dicken Eiter. Patientin berichtete, daß sie vor mehreren Jahren an Alveolarpyorrhöe gelitten hatte. Im Eiter fanden sich reichlich polynucleäre Zellen, die gewöhnliche Mikrobenflora des Mundes und zahlreiche intra- sowie extracelluläre Gonokokken, durch Gramfärbung und Kultur verifiziert. Die Frau war in 8 Tagen geheilt. Die Behandlung bestand in Aufpinseln 5%iger Protargollösung und 2⁰/₀₀iger Kalipermanganat-Spülung.

FRAZER und MENTON (1931) haben die seit Entdeckung des Gonococcus beschriebenen Fälle von Stomatitis gonorrhoica zusammengestellt (einschließlich bei Kindern). Sie *zählen etwa 40 Fälle.* Die Zählung ist gewiß nicht vollständig.

Die Autoren finden ihren eigenen Fall gegen sonstige Beobachtungen anderer Autoren dadurch bemerkenswert, daß nicht einzelne Flecke mit rotem Rand auf der Mundschleimhaut vorhanden waren, sondern *die ganze Schleimhaut der Wangen, Tonsillen, vordere Hälfte der Zunge völlig befallen* und daneben kleine oberflächliche Geschwürchen hauptsächlich in der Umgebung der Molaren vorhanden waren, ohne daß eine besondere Disposition dazu vorlag, etwa durch bestehende Krankheiten oder Schädigungen der Mundhöhle. Die Autoren sind die ersten, die auch die *Agglutinationsprobe als Beweismittel* heranziehen (daß diese nicht beweisend ist, siehe darüber später in dem bakteriologischen Teile).

Junger gesunder Mann infiziert sich mit seinen Fingern von der 2 Tage vorher infizierten Urethra aus Mundhöhle und Augen. Urethritis und Ophthalmie am übernächsten Tage, Eiterung des Mundes am 4. Tage. Die ganze Wangenschleimhaut, die vordere Hälfte der Zunge, der weiche Gaumen, die Tonsillen waren in toto mit einer grauweißen, adhärenten Membran bedeckt. Wo sich diese abgelöst hatte, waren kleine, blutende rote Fleckchen zu sehen, die als oberflächliche Geschwürchen imponierten. Starke Schmerzen, hohe Temperaturen. Bild einer schweren Krankheit. — Abstriche, Kulturen und Agglutinationsproben bewiesen einwandfrei das Vorhandensein von Gonokokken. Die Behandlung mit alkalischen Diureticis und häufigen Mundspülungen mit Kal. perm. und Gonokokkenvaccine-Injektionen machte innerhalb 2 Wochen Abheilung der klinischen Symptome. Heilung und Entlassung nach 6 Wochen.

Als letzter Fall wäre eine Mitteilung anzuführen, die RICARDO BERTOLOTY erst kürzlich veröffentlicht hat.

Sein Patient bekam nach Coitus ab ore einen Harnröhrentripper. Mit allen Methoden (Kultur, biochemisches Verhalten, Cutireaktion, Komplementbindung) beweist BERTOLOTY, daß die Urethritis wirklich eine gonorrhoische war. Das soll nicht bezweifelt werden, aber es würde viel mehr besagen, wenn er die Mundhöhle des Mädchens auf Anwesenheit von Gonokokken untersucht oder gar festgestellt hätte, daß sie auch eine Genitalgonorrhöe hatte. (Siehe den ähnlichen Fall von MIHALOVICI, S. 790.)

Nachstehend gebe ich kurz die Krankengeschichte:

Bei einem 23jährigen Mann entwickelte sich 9 Tage nach Coitus ab ore (der vorhergehende Geschlechtsverkehr lag 5 Monate zurück) eine akute Harnröhrenentzündung mit allen Merkmalen einer Gonorrhöe. Zum sicheren Nachweis, daß eine solche auf diesem eigenartigen Wege zustande gekommen war, wurden entsprechende bakterioskopische Untersuchungen angestellt. Züchtung auf Pelouze-Viteri-Nährboden und auf Schokoladen-Agar (?) ergab nach 24 Stunden Wachstum zweier Arten von Kolonien; davon erwiesen sich die eine als Staphylokokken (Verunreinigung), während die anderen das für Gonokokken charakteristische Aussehen zeigten (durchsichtige, zarte, glatte Kolonien mit regelmäßigen Rändern) und mikroskopisch Kokken und gramnegative Diplokokken enthielten. Biochemisches Verhalten: Wachstum auf Glykose, Maltose, Lactose, Saccharose, Mannit, Lävulose, Dulcit und Inulin; nur Glykose wurde vergoren. Keine Entwicklung in der Kälte und auf gewöhnlichem Agar. Keimaufschwemmungen ergaben positive Komplementbindung mit einem Serum, das zuvor mit einem Gonokokkenantigen geprüft worden war. Cutireaktionen bei zwei Kranken mit akuter Nebenhodenentzündung waren positiv. Schließlich zeigte auch das Serum des Patienten selbst nach 19 Tagen positive Komplementbindungsreaktion.

Gonorrhoische Allgemeinerkrankungen mit Enanthemen der Mundschleimhaut beim Erwachsenen.

Seit Bearbeitung des Kapitels „Stomatitis gonorrhoica" durch MUCHA hat sich die Fragestellung in interessanter Weise erweitert. MUCHA hatte sich nur mit solchen Fällen befaßt, bei denen eine Entstehung durch direkte oder indirekte

Übertragung des Virus auf die Schleimhaut anzunehmen war. Dagegen ist er nicht näher auf die Möglichkeit des Entstehens von Munderscheinungen auf dem Blutwege eingegangen. Dabei ist die Vermutung, daß die Mundschleimhaut bei Gonorrhöe auch metastatisch affiziert werden könnte, schon von Autoren ausgesprochen worden, die Mucha in seiner Abhandlung mitberücksichtigt hat. Aber Mucha erwähnt beispielsweise von Ménard nur, daß dieser Autor „4 Fälle von ulceromembranöser Stomatitis beschrieben habe, die neben schwerer, vielfach komplizierter Gonorrhöe bestanden. Weitere Angaben fehlen bei Mucha.

Ich möchte jedoch von diesen 4 Fällen ergänzend anführen, daß sie alle neben der Urethralgonorrhöe schwere *fieberhafte Allgemeinerscheinungen*, z. B. Conjunctivitis, aufwiesen. In der Umgebung der Kranken war kein Fall von Mundfäule, so daß Ménard sich sagte, daß die Stomatitis genau wie das schwere Allgemeinbild mit einer gonorrhoischen Sepsis in Zusammenhang stünde. Als *besonderes Merkmal* wird der Sitz der Affektion, der speziell die *Gingiva in der Gegend der letzten 3 Molarzähne* und die *Wangenschleimhaut* betraf, angeführt. Hervorzuheben ist vor allem, daß Ménard in dem einen seiner Fälle das Auftreten eines Erythems konstatierte. Wir wissen, daß ein Erythem der Ausdruck einer gonorrhoischen Allgemeininfektion sein kann, wenn es sich nicht um einen Arzneiausschlag gehandelt haben sollte.

Das Blut ist nicht bakteriologisch untersucht worden. Auch hat Ménard entsprechend den damaligen Kenntnissen keinen Beweis geliefert, daß die Stomatitis ulcero-membranosa wirklich gonorrhoischen Ursprunges war. Immerhin hat Ménard sich vorgestellt, daß die *Munderkrankung ein Symptom der gonorrhoischen Sepsis, auf metastatischem Wege entstanden sei.*

Rosinski, der die Fälle von Ménard zitiert, hat Zweifel an der metastatischen Entstehungsweise ausgesprochen, er vermutet, daß die Übertragung von der Urethra durch den Finger oder von der Conjunctiva durch die Nase in den Mund erfolgt sei.

Ich halte es dagegen nicht für ausgeschlossen, daß Ménard tatsächlich Fälle gonorrhoischer Allgemeinerkrankung vor sich gesehen hat, daß das Erythem, ebenso wie die Conjunctivitis, auf metastatischem Wege entstanden, daß aber die ulcero-membranöse Stomatitis, von der Ménard 4 Fälle gesehen haben will, nur eine Begleiterscheinung des schweren Krankheitsbildes war, aber nicht durch Gonokokken hervorgerufen. Solche ulcero-membranösen Stomatitiden sind von keinem Autor bei gonorrhoischer Sepsis als gonorrhoischer Natur beschrieben worden.

Erwähnen möchte ich ein Zitat aus dem Lehrbuche von Luys (Traité de la Blennorragie. Paris 1921). "Kimball de New-York, en 1903, a relaté huit cas *d'infection gonococcique généralisée* à forme pyohémique; l'infection s'était *faite par la bouche.* Il n'y avait ni ophthalmie, ni rhinite, ni vulvite, mais le gonoccoque *se trouvait dans le sang* et dans le pus."

Da genauere Quellenangaben fehlen, so konnte ich den Originaltext nicht prüfen. Gemeint sind doch anscheinend Fälle von gonorrhoischer Sepsis, wobei die Infektion vom Munde aus erfolgte. Die ungenaue Angabe ist wissenschaftlich nicht zu verwerten.

In dem Falle, den Chévelle und Georgel unter dem Titel *buccale Gonococcie (metastatische Stomatitis)* beschrieben haben, ist die Tatsache auffällig, daß mit dem Auftreten der gonorrhoischen Urethritis gleichzeitig Munderscheinungen sich zeigten, und daß mit Heilen des Trippers auch die Stomatitis schwand; dies wiederholte sich nochmals. Von einem Exanthem auf der Körperhaut wird nichts berichtet. Hervorzuheben ist noch der prompte *Heileffekt* durch *Antimeningokokkenserum.*

Ein Patient wurde ein halbes Jahr nach angeblicher Heilung eines Trippers von einer heftigen Stomatitis befallen, die allen lokalen therapeutischen Maßnahmen trotzte. Bald darauf wieder Ausfluß. Der *Tripper wurde geheilt* und *mit ihm verschwand die Stomatitis.* 2 Monate später akquiriert Patient einen neuen Tripper, und 10 Tage danach trat wieder die Stomatitis auf. Durch Injektionen von *Antimeningokokkenserum* wurde nunmehr Heilung erzielt. Gonokokken wurden nicht gefunden!

Es liegen nun in der neueren Literatur sehr exakte Beobachtungen von Fällen vor, bei denen es im Laufe einer gonorrhoischen Erkrankung zu *Haut-ausschlägen* und gleichzeitig zum Erscheinen von *Enanthemen* auf der Mund-schleimhaut kam.

BUSCHKE teilte die gonorrhoischen Enantheme in 4 Hauptgruppen: 1. Ein-fache Erytheme (und Bläschenbildung), 2. Urticaria- und Erythema nodosum-artige, 3. hämorrhagische und bullöse Enantheme, 4. Hyperkeratosen. Diese Formen können sich, wie LANGER hervorhebt, nebeneinander und auseinander entwickeln und bestehen. Die Erytheme sind nicht nur auf die Haut beschränkt, *sondern können auch auf* die *Mund- und Rachenschleimhaut übergehen, wo sie zu einer fleckförmigen oder diffusen Rötung führen* (COLOMBINI, MEISSONIER, SUTTER).

Auch bei den *urticariellen* und *Erythema nodosum-artigen Enanthemen,* die sich bei gonorrhoischen Allgemeinerkrankungen einstellen können, kann die Schleimhaut *mitbefallen* sein, wie es von PASCHEN und JENTZ, WELANDER, SIEGEL von der *Mund-* und *Wangenschleimhaut* beschrieben wurde.

Weitaus am interessantesten und am meisten studiert sind die *hyperkera-totischen Enantheme* im Verlaufe der Gonorrhöe. Bei dieser Form sind schon von verschiedenen Beobachtern auch *Veränderungen* an der *Schleimhaut des Mundes* und des *Rachens* festgestellt worden, die alle Übergänge *von kleinen, roten Flecken zu Bläschen* bis zu *erhabenen hornigen Plaques aufwiesen.*

Es steht nicht fest, daß wir die Hauteruptionen als unbedingt gonorrhoisch aufzufassen haben. Wie LANGER auseinandersetzt, ist es wohl vereinzelten Untersuchern gelungen, aus den hyperkeratotischen Efflorescenzen der Haut oder gleichzeitig aus dem Munde Gonokokken zu züchten oder sie histologisch nachzuweisen, was ganz gewiß für die gonorrhoische Natur dieser Enantheme sprechen muß. Aber andererseits muß man eingestehen, daß die meisten nach den Erregern *vergebens* gesucht haben. Bekannt ist weiter, daß *fast nur Männer hyperkeratotische Enantheme* bekommen und daß diese Formen meist mit Gelenk-entzündungen kompliziert sind. BUSCHKE und LANGER nehmen *angeborene Disposition* der Haut zur Entwicklung solcher hyperkeratotischen Exanthem-formen in *Kombination* mit *Arthritiden* an.

Besonders muß betont werden, daß im Bilde dieser Krankheitsform häufig eine *Balanitis circinata* erscheint.

Zur Illustrierung der verschiedenen Formen von Munderscheinungen, die sich neben den hyperkeratotischen Exanthemen finden, seien einige Fälle aus der Literatur ausführlicher mitgeteilt. FREI demonstrierte in der Schlesischen Gesellschaft 1922 folgenden interessanten Fall:

16jähriger junger Mann mit akuter Urethralgonorrhöe, Gonokokken-*Arthritis, Hyper-keratosen an den Füßen, Balanitis circinata, endogener Conjunctivitis* sowie einem *Enanthem der Mundschleimhaut* in Form von linsengroßen, roten, von weißlichem Rande umgebenen runden Flecken, wie bisher nur vereinzelt (STANISLAWSKI, vielleicht BUSCHKE) beschrieben. Nach intravenöser Injektion (*Autovaccine?*) hochgradiger Shock mit starker Herdreaktion am Knie, latenten Herden in Fuß- und Zehengelenken, aber *ohne Exacerbation* der Exantheme und *Enantheme.*

Eine *zweite* sehr ähnliche *Beobachtung* konnte FREI 10 Jahre später machen und in der Berliner Dermatologischen Gesellschaft demonstrieren.

33jähriger Mann mit schwerer Gelenkgonorrhöe in Knien, Hüfte, Schulter, mehreren Fingern und Kehlkopf; stark herabgesetzter Allgemeinzustand. Bereits vierte Gonorrhöe. Bei der ersten Infektion Circumcision, sonst nichts Besonderes, bei der zweiten Arthritis im rechten Knie, bei der dritten in beiden Knien und Hautherde am Penis. Diesmal wieder Penisexanthem, und zwar in stehengebliebenen Hautfalten zu beiden Seiten des Frenulum und an den angrenzenden Teilen der Corona glandis: rote, trockene, teils isolierte, teils konfluierte Herde mit krümeligen staphylokokkenhaltigen Belägen und feinen weißlichen Rändern. Einige Herde auch in der Kreuzbeingegend. An der *linken Wangenschleimhaut zweimarkstückgroßer roter Herd mit scharfem polycyclischen Rand, an der rechten Wange mehrere beieinanderliegende kleinere, die später konfluieren.* Am *Zahnfleisch des Unterkiefers mehrere quergestellte, zum Teil auch konfluierte, scharf umsäumte Herde mit weißlich-trüber Oberfläche.* Es handelt sich um kein Arzneiexanthem, sondern um eines der seltenen gonorrhoischen *Enantheme der Mundschleimhaut,* da die Herde bei mehrwöchiger medikamentloser Behandlung bestehen blieben und auch je nach dem Gelenkzustand Intensitätsschwankungen zeigten. Später Besserung des Gesamtzustandes unter Behandlung mit Antigonokokkenserum und Chemotherapeuticis. Von Behandlung mit Gonokokkenvaccine sieht Frei bei diesen hyperallergischen Fällen ab, wie er auch schon bei der einfachen Gelenkgonorrhöe mit der Vaccinetherapie recht zurückhaltend ist.

Bläschenförmig war das Enanthem im Falle von Bogrow (1923).

23jähriger Mann, der 2 Jahre vorher eine akute Gonorrhöe mit Gelenkaffektionen und anscheinend eine endogene Conjunctivitis durchgemacht hatte, erkrankte jetzt von neuem an Gelenkentzündungen, ohne Exacerbation der Urethritis. Gleichzeitig entstanden an dem rechten Fuße teils Hyperkeratosen, teils pustelähnliche Gebilde, die keine Mikroorganismen enthielten. Daneben entstanden herpesartige Eruptionen in der Kreuzbeingegend, an den Glutäen, am rechten Fußgelenk.

Bemerkenswert ist eine ähnliche Eruption am harten und weichen Gaumen.

Der Autor faßt das Leiden als *vesiculär-keratotische* Dermatitis auf, die wohl auf *metastatischem Wege* entstehe.

Mundschleimhaut: An der Grenze des harten und weichen Gaumens konstatiert man eine ovale hyperämische Partie und innerhalb derselben 5—6 stecknadelkopfgroße, milchfarbig-weiße, wie Bläschen aussehende, jedoch überaus resistente Erhebungen. Vermittels eines Spatels läßt sich der weiße Belag entfernen, bildet sich aber schnell aufs neue.

Eine ganz besondere Erscheinung bildet in unserem Falle das Vorhandensein *bläschenartiger Elemente am harten Gaumen* und am *Zahnfleisch.*

In dem einzigen Falle von Stanislawski, bei dem Affektion des Mundes und des Gaumens vorlag, waren die Elemente größer und erinnerten an die Elemente der Balanitis circinata.

Der dritte Enanthemtypus, der beobachtet wurde, ist der *hyperkeratotische.* Auch dafür sei ein charakteristischer Fall angeführt.

Es handelte sich bei dem Patienten von Lazar Berman bereits um die sechste gonorrhoische Erkrankung, und jedesmal traten gleichzeitig mit Gelenkerkrankungen Hauterscheinungen auf. Diesmal hat er neben Arthritis in beiden Fußgelenken, an beiden Füßen und auch an den Beinen kleinfleckige keratotische Herde, ferner am *Penis circinäre erosive Erscheinungen.* Bemerkenswert ist, daß Patient ähnliche Efflorescenzen auch auf der *Mundschleimhaut* bekam, die im Bereiche des harten Gaumens als *multiple kleine bis linsengroße hyperkeratotische Herde* und an der *Wangenschleimhaut als strichförmige, leicht keratotische, gruppiert angeordnete Herde* beschrieben werden.

Es ist gewiß bisher, soweit mir bekannt ist, *noch keinem Forscher gelungen,* aus den Efflorescenzen der Mundschleimhaut, welcher Art sie auch sein mögen, *Gonokokken nachzuweisen,* weder im Abstrich, noch kulturell oder histologisch im excidiertem Gewebe. Man muß sich diese Enantheme auf metastatischem Wege entstanden denken. Ob die Gonokokken selber in die Blutbahn ausgeschleudert werden und sich dem Nachweis dadurch entziehen, daß sie schnell zugrunde gehen, ob nur ihre Toxine die Krankheitsprodukte hervorrufen, ist nicht sicher zu entscheiden.

Zweifellos ist aber, daß diese Mundschleimhautveränderungen bei Gonorrhöe zusammen mit den verschiedenen Exanthemen vorkommen, evtl. in Verbindung mit Balanitis circinata und endogener Conjunctivitis sowie Arthritis.

Fälle von metastatischer Gonorrhöe bei Kleinkindern mit Stomatitiden.

An die zuletzt besprochene Gruppe von Krankheitsfällen reihen sich einige Beobachtungen bei Kindern an.

Die erste stammt von Sutter.

Ein Kind von 2¹/₂ Jahren erkrankt aus scheinbar völligem Wohlbefinden an einer in Schüben exacerbierenden, sepsisähnlichen Erkrankung mit komplizierender diffuser Peritonitis, Pneumonie, Pertussis, beiderseitiger *Otitis* media, Gelenkschwellungen, *Stomatitis ulcero-membranosa* und einem zu wiederholten Malen auftretenden, teils *maculo-papulösen*, teils *erythematösen, scharlachähnlichen, teils hyperkeratotischen Exanthem*. Nach kurzdauerndem eitrigen Ausfluß aus der Vagina zu Beginn der Krankheit sistiert der Ausfluß vollständig. Erst mit Auftreten des scharlachähnlichen Exanthems neuer gelbeitriger Ausfluß aus der Vagina und sicherer Gonokokkennachweis im Sekret. Die *Blutaussaat* ergibt eine Reinkultur von Gonokokken, ebenso lassen sich *kulturell und mikroskopisch* in dem Sekret der Bauchfistel, dem *Ohreiter* und den eitrigen Auflagerungen der *Stomatitis* Gonokokken nachweisen. Diese Ergebnisse sowie die Tatsache des primär bestehenden Ausflusses aus der Vagina, der klinische Verlauf mit den zahlreichen sekundären Metastasen führten zur Diagnose einer Gonokokken-Allgemeininfektion mit komplizierenden Metastasen, ausgehend von einer Vulvovaginitis blennorrhoica infantum als Primärherd.

Viel zweifelhafter ist der von Flamini (1908) mitgeteilte Fall. Hier vermutet der Autor auch eine *metastatische Gonorrhöe mit Exanthem; aber* die spezifische *Stomatitis* entstand primär durch *direktes Einbringen* des Trippereiters in die Mundhöhle, und von dieser aus sei das Blut mit Gonokokken überschwemmt worden. Die bakteriologische Klärung erscheint auch viel unsicherer.

Die Erkrankung kam durch die Einbringung der Trippersprit ze des an Urethritis leidenden Vaters in den Mund durch das Kind selbst zustande. Nach 3 Tagen zeigte sich eine Stomatitis mit Geschwürsbildung, und im weiteren Verlaufe stellte sich eine Septicämie ein unter Auftreten eines Exanthems. Der Nachweis gonokokkenähnlicher Mikroorganismen im Mundsekrete wurde nur mikroskopisch geführt. Dagegen wurde bei der Untersuchung des Blutes das Kulturverfahren herangezogen und ein gonokokkenähnliches Bakterium isoliert.

Der Fall Flamini, angebliche Entstehung einer Stomatitis gonorrhoica beim Säugling durch Einbringen von Trippereiter in die Mundhöhle, leitet zu der folgenden Gruppe über.

Stomatitis gonorrhoica bei Säuglingen durch direkte Übertragung des Virus auf die Mundschleimhaut.

Wie wir schon eingangs erwähnt haben, kann man die Berechtigung, die Stomatitis gonorrhoica der Säuglinge von der der Erwachsenen getrennt zu behandeln, herleiten vor allem aus dem gegenüber den Erwachsenen verschiedenen anatomischen Substrat. Die Mundschleimhaut des Erwachsenen ist unzweifelhaft viel resistenter gegen das Haften der Kokken. Hier walten die gleichen Verhältnisse ob wie bei der Conjunctiva des Säuglings gegenüber der des Erwachsenen. Wie häufig wäre die Augenblennorrhöe, wenn wir nicht prophylaktisch behandelten. Wie selten kommt ein Fall beim Erwachsenen zur Beobachtung trotz großer Häufigkeit der Infektionsmöglichkeit. Erinnert sei schließlich an die Häufigkeit der Vulvovaginitis gonorrhoica des Kindes gegenüber der bei der Frau. Unterschiedlich ist auch die Entstehungsweise. Bei den Neugeborenen kann die Stomatitis eine Komplikation der Augenblennorrhöe sein. Die Infektion geschieht dann durch den Finger oder aber auf Umwegen durch die Nase. Fehlt dagegen eine Augen- oder Nasenerkrankung, so ist ein längeres Feststehen des kindlichen Kopfes in den mit Gonokokken infizierten untersten Teil des Geschlechtsschlauches der Mutter anzuschuldigen, oder an Übertragung des Eiters durch den Finger des Arztes (Manipulationen bei Asphyxie) oder schließlich durch den Finger der tripperkranken Mutter zu denken.

In der Hauptsache kann man die *Infektion in die Zeit des Partus verlegen*. In einem großen Teil der beobachteten Fälle erreicht nämlich schon wenige Tage post partum die Stomatitis ihren Höhepunkt. Die *Inkubationszeit* scheint etwas kürzer als diejenige des Harnröhrentrippers zu sein. Vielleicht täuscht das auch nur, weil naturgemäß die reaktiven Erscheinungen im Munde früher sichtbar sind.

Die wichtigste Arbeit, die über Stomatitis gonorrhoica der Säuglinge veröffentlicht wurde, ist unzweifelhaft die von Rosinski. Rosinski hat das Krankheitsbild genau umrissen und hat versucht, die Richtigkeit seiner Diagnose durch tinktorielle Untersuchung des Sekretes, zum Teil durch kulturelle Nachweise und auch genaue histologische Beschreibungen von excidierten Schleimhautstückchen zu liefern. Die Untersuchungen liegen schon über 40 Jahre zurück. Was damals gesichert schien, entspricht nicht mehr dem heutigen strengen Standpunkte.

Mucha ist in der Kritik der Rosinskischen Arbeit recht ablehnend: „Rosinski stützt seine Diagnose auf das morphologische, tinktorielle und kulturelle Verhalten der fraglichen Kokken. Dabei wurde nur ein negatives Kulturverfahren in Anwendung gezogen, d. h. der Umstand festgestellt, daß auf dem *gewöhnlichen Nährboden kein Wachstum* erfolge. *Es fehlt* dementsprechend die *Beschreibung der Kolonien*, sowie weitere Beobachtungen über *biologische Eigenschaften*. Außerdem glauben wir auch schon aus den Abbildungen der *histologischen Präparate* zum mindesten zu der Annahme berechtigt zu sein, daß nicht alle der dargestellten Kokken als Gonokokken anzusprechen sein dürften, da ihre *Lagerung und Zahl den Gonokokken nicht ganz entspricht*. Auch fehlen nähere Angaben über das Aussehen der Originalpräparate des Sekretes, die über die Zahl der gonokokkenähnlichen Bakterien und ihr Verhältnis zu den anderen Mikroorganismen Aufschluß geben könnten.

Aus alledem zieht Mucha den Schluß, daß der „*bakteriologisch einwandfreie Beweis für das Vorhandensein von Gonokokken von* Rosinski *nicht erbracht wurde*".

Trotzdem scheint es mir nicht überflüssig, auf die Gedankengänge und die vermeintlichen Untersuchungsresultate von Rosinski näher einzugehen.

Rosinski hatte zunächst erstmalig einen Bericht über 2 Fälle von Stomatitis gonorrhoica bei Säuglingen erscheinen lassen, nachdem er darüber in dem Verein für wissenschaftliche Heilkunde in Königsberg am 2. Februar 1891 vorgetragen hatte. Noch im selben Jahre erschienen von ihm zwei ausführliche Arbeiten in der Zeitschrift für Geburtshilfe und Gynäkologie, die über weitere 5 Fälle berichten.

Ich finde schon diese Häufung der Fälle in so kurzer Beobachtungszeit auffällig, namentlich da wir aus den folgenden 40 Jahren aus den Frauenkliniken niemals wieder ein so epidemieähnliches Auftreten mitgeteilt erhielten.

Rosinski fragt selbst, wie es komme, daß andere Autoren selten oder gar nicht von einer Stomatitis gonorrhoica der Säuglinge zu berichten wissen. Einmal findet er den Grund darin, daß Geburtshelfer und Kinderärzte zu wenig auf diese Affektion geachtet haben; sodann glaubt er, daß frühere Beobachter falsche Diagnosen stellten, wo es sich in Wirklichkeit um eine Stomatitis gonorrhoica gehandelt habe.

So habe der seinerzeit berühmte Prager Pädiater Epstein über septische Erkrankungen der Schleimhäute bei Kindern[1] in einer Monographie berichtet. Vielleicht ist eines der von diesem Autor beschriebenen Krankheitsbilder identisch mit der gonorrhoischen Mundaffektion. Er fand nämlich Fälle von leichter Munddiphtherie, manchmal mit schwerer Conjunctivitis vergesellschaftet. Haynes[2] erzählt von einem 4 Tage alten Kinde, das von seiner an Gonorrhöe leidenden Mutter eine schwere Conjunctivitis akquiriert hatte.

---

[1] Epstein: Prag. med. Wschr. 1879.
[2] Haynes: Balsamum Copaivae bei Conjunctivitis gonorrhoica der Neugeborenen. Med. Rec. 9. Okt. 1888; Ref. Arch. f. Dermat. 1889, 369.

Es magerte zusehends ab und bekam eine heftige Stomatitis. Auf Einreibung (?) mit Copaivabalsam trat Besserung und Heilung nach 4 Wochen ein.

Vielleicht seien auch Fälle von Aphthen in Wirklichkeit eine Stomatitis gonorrhoica gewesen, meint ROSINSKI. Bezeichnend ist, daß P. TAENZER, als er seiner Zeit die Fälle von ROSINSKI kritisch besprach, sich dahin äußerte, daß es sich wohl *nur um eine soorähnliche Erkrankung* gehandelt habe und nicht um gonorrhoische Stomatitis.

Gemeinsam ist allen Fällen, die ROSINSKI beschrieben hat, daß die Infektion von der an Genitalgonorrhöe erkrankten Mutter übertragen wurde; 2 der Kinder zeigten gleichzeitig auch eine Conjunctivitis. Allen gemeinsam ist auch der glatte schnelle Ablauf ohne Behandlung und ohne Komplikationen.

Zur Sicherstellung der Diagnose benutzte ROSINSKI die intracelluläre Lagerung der gefundenen Diplokokken, die GRAMsche Färbung, die ROUX-GRAM-STEINSCHNEIDERsche Ent- und Nachfärbungsmethode (Methylenblau, Bismarckbraun). Endlich wurden mit dem Sekret der beiden ersten Kinder *Kulturversuche* angestellt (Agar-Agar und Glycerin-Agar). Der Kulturversuch fiel völlig negativ aus. In den übrigen Fällen wurde das Kulturverfahren von ROSINSKI als überflüssig unterlassen.

Die ersten zwei Fälle hat ROSINSKI wie folgt dargestellt:

Das erste Kind, 15. Januar geboren, erhielt prophylaktisch 2%ige Argentum nitricum-Einträufelung. Trotzdem am 20. Januar schwere Blennorrhöe des linken Auges. Mutter hatte spitze Kondylome und eitrigen Urethralausfluß. Am 23. Januar eigentümlicher Belag der Mundhöhle. An Zungenrücken, Gingiven, hartem Gaumen mehr oberflächliche, eitrige Infiltration der Schleimhaut. Das Sekret enthielt in Eiter- und Epithelzellen eingeschlossene Diplokokken oder vielmehr Gonokokken, *wofür ich sie von vornherein hielt.* Von bakteriologischer Autorität bestätigt. Am 27. Januar fingen die pathologischen Veränderungen im Munde an bereits zurückzugehen. Der ganze Prozeß heilte ohne Zurücklassung einer Narbe, und am 25. Februar waren die letzten auf der Zunge befindlichen Spuren verschwunden.

Am 13. Februar kam ein zweites Kind. 13 Tage alt. Es hatte dieselbe Erkrankung an denselben typischen Stellen. Im Sekret fanden sich massenhaft Gonokokken. Die Mutter hatte im 3. Schwangerschaftsmonat die Gonorrhöe akquiriert. Auch bei diesem Kinde heilt die Affektion *ohne* jegliches Zutun, ohne Substanzverlust innerhalb von 11 Tagen.

Am 7.—13. Tage zeigten sich in sämtlichen Fällen die ersten Veränderungen in der Mundhöhle. Sie bestanden im Auftreten fleckförmiger Rötungen sowie weißlicher Flecke und Streifen.

Die Auflagerungen fanden sich regelmäßig auf den *vorderen zwei Dritteln der Zunge mit Ausnahme einer schmäleren oder breiteren Randzone*, an den BEDNARschen Plaques, an dem Hamulus pterygoideus und von hier längs des Ligamentum pterygo-mandibulare auf den Unterkiefer fortschreitend, auf den freien Kieferrändern der Maxilla und Mandibula, hier besonders in den vorderen Partien; ferner in den letzten 3 Fällen als länglicher Fleck in der Raphe und einmal in der Gingivo-Labialfalte des Unterkiefers.

Nach 1—2tägigem Bestande nahmen die Flecke eine mehr schmutzig- oder graugelbe Farbe an, zeigten eine sehr scharfe Begrenzung, und nur am Rande eine leichtentzündliche Reaktionszone, während die übrige Schleimhaut des Mundes bis auf eine eigentümliche Rosafärbung gar keine Veränderungen aufwies. In einzelnen Fällen ließ sich fast kein Belag abstreichen, während von anderen ein Brei abgeschabt werden konnte und eine erodierte Fläche zutage trat.

Wichtig ist, daß der durch die Gonokokken bedingte Entzündungsprozeß *nicht zur Bildung* von wirklichen an der Oberfläche haftenden Exsudaten *(Membranen)* führt. Das Epithel geht kontinuierlich von den gesunden Partien auf die gelblichen Plaques über. Die kranken Stellen ragen *nur über* die Umgebung hervor, *weil sie gequollen sind (Pseudomembranen).*

Die fleck- und streifenartigen Epitheltrübungen bzw. Beläge breiteten sich meist bis zum 3. oder 4. Krankheitstage peripheriewärts aus, so daß durch

Konfluenz größere flächenförmige Krankheitsherde zur Ausbildung kamen, die durch ihre polycyclische Begrenzung deutlich die Art ihres Entstehens erkennen ließen.

Vom 3. Tage an konnte oft bereits Rückgang der Veränderungen beobachtet werden, der sich in Dünnerwerden der Beläge und in der Zunahme der entzündlichen Reaktion in der Demarkationslinie kenntlich machte. Diese Rückbildung ging in den folgenden Tagen weiter vor sich, so daß der Prozeß in 12 Tagen bis 3 Wochen vollständig ohne Zurücklassung von Narben geheilt war.

Komplikationen von seiten der Mundaffektion konnte Rosinski nicht nachweisen, auch war das Allgemeinbefinden der Säuglinge nicht gestört, ja es bestand nicht einmal eine Behinderung der Nahrungsaufnahme.

Der durch Gonokokken bedingte Entzündungsprozeß in der Mundhöhle fand sich an jenen Stellen, *wo das Epithel* gewisse, sei es durch mechanische Einflüsse, sei es durch Zirkulationsstörungen hervorgerufene *Schädigungen* erfahren hat. Hingegen blieben diejenigen Schleimhautpartien, welche diesen Schädigungen nicht ausgesetzt waren, von der Affektion vollkommen verschont. Es scheinen selbst bei sehr zartem jugendlichen Gewebe noch *einige vorbereitende Momente erforderlich* zu sein, um den Gonokokken Eingang in geschichtetes Pflasterepithel zu verschaffen.

Der *oberflächliche Verlauf* ist nach Rosinskis Meinung *typisch* für die reine gonorrhoische Entzündung, die Affektion sei schon wegen ihres Beschränktseins auf die oberflächlichen Schichten der Schleimhaut mit großer Wahrscheinlichkeit nur durch Gonokokken hervorgerufen. Besonders im Abheilungsstadium findet sich neben den seltener werdenden Gonokokken auch noch Sarcine in großer Menge. Diese gilt als einfacher Schmarotzer. Daneben fanden sich noch Pyogeneskeime, die sich auch im Munde aufhalten können, ohne Abscesse hervorzurufen. Sie waren jedenfalls nicht die Erreger der Krankheit. An der Propagationsgrenze wurden nur Gonokokken gefunden.

Durch den Vorteil der direkten Betrachtung konnte Rosinski sich davon überzeugen, wie nur das Epithel durch die Krankheit ergriffen worden war und wie mit der Regeneration der Epitheldecke auch der Krankheitsprozeß seinen Abschluß fand. Niemals konnte ein Ergriffensein des Bindegewebsstratums bemerkt werden, und von narbiger Verziehung war nirgends eine Spur zu finden.

An den Alveolenfortsätzen schien der Prozeß die letzten Epithellagen überhaupt kaum durchbrochen zu haben im Gegensatz zu den Bednarschen Plaques und auf dem Zungenrücken.

Auf die *mikroskopische Untersuchung von Schnittpräparaten* wurde sehr großer Wert gelegt. Am leichtesten gelang es, die Gonokokken im Gewebe in jenen Schnitten zur Darstellung zu bringen, die aus der beim Herunterdrücken der Zunge des ersten Patienten losgelösten Epithelscholle stammten. Doch waren die näheren Beziehungen derselben zum Gewebe nicht sehr deutlich.

Die excidierten Stückchen wurden in Flemmingscher Lösung fixiert. Am besten erwies sich Carbolmethylenblaulösung, Entfärben mit essigsaurem Alkohol. In den oberen Schichten des Präparates findet man geronnene Exsudatmassen, destruierte Blut- und Epithelzellen. Nach dem Papillarkörper zu werden die Kerne und Zellmembranen deutlich, die Epithelzellen sind gequollen, zwischen ihnen finden sich reichlich Rundzellen. Die Kittsubstanz scheint etwas verbreitert, besonders an jenen Stellen, wo sich die Kokken finden. Die *Tendenz der Kokken, die Epithellager* in senkrechter Richtung den *Interstitien entlang* zu durchbrechen, konnte an allen Präparaten verfolgt werden. Im allgemeinen passen sie sich dem Verhalten der Kittsubstanz an, sich in ihren Zügen verschmälernd oder verbreiternd. Erst wenn sie das Bindegewebe erreicht haben, breiten sie sich zu größeren Haufen aus.

In den *Schnitten von den excidierten Stückchen* wurden sie *niemals* intracellulär im Zellprotoplasma gefunden. Im *Bindegewebe selbst* wurden keine Gonokokken gefunden im Gegensatze zu BUMM (siehe Abhandlung Tafel IX, Fig. 2, Zungenschleimhaut). Die Gonokokkenschwärme umkränzen förmlich den freien Rand der Papille, die Papille selbst ist frei von Kokken.

BUMM hatte die Meinung vertreten, daß die gonorrhoische Entzündung im allgemeinen an das Zylinderepithel geknüpft sei. TOUTON, DINKLER und JADASSOHN konnten durch mikroskopische Untersuchung der Gewebe in Schnitten mitten im *geschichteten Plattenepithel Gonokokken nachweisen.*

BUMM hat freilich zugestanden, daß bei der Kolpitis der Neugeborenen das zarte Pflasterepithel sich Gonokokken gegenüber wie Zylinderepithel verhalte. Die von TOUTON, DINKLER und JADASSOHN beschriebenen Fälle seien wohl nur seltene Ausnahmen von jener Regel.

Schon NEISSER hat ausgesprochen, daß selbst das Zylinderepithel der Schleimhaut ein und desselben Organs sich gegen den Gonococcus im kindlichen Alter anders verhält als bei älteren Personen. Nur so wäre die Häufigkeit der Blennorrhöe der Neugeborenen gegenüber den Erwachsenen zu erklären. Noch viel weniger sei das Pflasterepithel für das Kontagium zugänglich, wenn nicht gewisse Bedingungen erfüllt seien.

Von 8 Kindern erkrankten nach ROSINSKI je eines am 5., 9., 13. Tage, 3 am 7., 2 am 8. Lebenstage.

Vor 4 Jahren erkrankten unmittelbar hintereinander 3 im Januar, 2 zur selben Zeit, März-April 3, im Juli 2 zu gleicher Zeit, so daß die Wärterin vielleicht das Kontagium von einem Kind zum anderen übertragen hat.

So versucht ROSINSKI u. a. zu erklären, daß er in kurzer Zeit über eine so gehäufte Zahl von Fällen berichten konnte.

ROSINSKI machte seine Beobachtungen auf DOHRNs Frauenklinik in Königsberg.

DOHRN (1891) berichtete gleichfalls über dieselben Fälle.

Bei dem von LEYDEN (1894) mitgeteilten Falle ist bemerkenswert, daß die tripperkranke Mutter bei dem Kinde durch Unvorsichtigkeit eine Blennorrhöe der Augen hervorrief, und daß das Kind selbst sich dann mit dem Fingernun Gonokokken auf die Lippen schmierte. Ferner ist sehr auffällig, *daß nur eine umschriebene Pustel entstand, während die übrige Mundschleimhaut freiblieb.* Kulturell ist der Gonokokkenbefund nicht bestätigt worden.

20jährige Erstgebärende. Schon vor der Niederkunft mäßiger Fluor. Während des Wochenbettes Lysolspülungen. Dem neugeborenen Mädchen wurden bei Austritt des Kopfes beide Augen mit Sublimatlösung ausgewischt. Am 7. Tage bedeutendes Schwellen des rechten Auges. Gleichzeitig war über Nacht in der Mitte der Innenfläche der Oberlippe am Übergange auf das Zahnfleisch eine kleine gelbe Pustel von etwa Erbsengröße entstanden, über welcher die Epitheldecke vollständig intakt war. Die Umgebung war gerötet und stark geschwollen. Auf Druck entleerte sich aus der Pustel serös-gelbe Flüssigkeit wie aus dem Auge. Gonokokken wurden aus beiden Flüssigkeiten reichlich nachgewiesen und meist in Haufen liegend.

Das Kind verweigerte die Nahrung. Trotz fachärztlicher Gegenmaßnahmen wurde auch das andere Auge ergriffen. Nach wenigen Tagen trat Nachlaß der entzündlichen Erscheinungen ein. *Verlauf der Munderkrankung:* Nach Verlust der Epitheldecke bot sich das Bild einer oberflächlichen eitrigen Durchtränkung des Gewebes dar. Die Oberfläche war bald mit einer gräulich-gelben Eiterkruste bedeckt. Durch regelmäßige Sublimattupfungen bekam sie bald das Aussehen eines blutig granulierenden Gewebes. Das Kind nahm wieder besser Nahrung. Am 9. Tage war die Schwellung gänzlich geschwunden, eine grauweißliche epitheliale Desquamation kennzeichnete nur noch die Stelle des Erkrankungsherdes.

Die rasche Heilung geht vielleicht zum Teil auf die regelmäßigen Sublimattupfungen zurück.

Im gleichen Jahre (1894) machte Kast einen Fall von Stomatitis gonorrhoica zum Gegenstande der Diskussion. Befallen war die Schleimhaut an der
Grenze zwischen hartem und weichem Gaumen; hier saß ein zweipfennigstück-
großes Geschwür mit schmutzig-gelbem Belage.

Es handelte sich um das nach schwerer Zangengeburt zur Welt gekommene Kind einer
an florider Gonorrhöe leidenden Mutter, bei welchem der Arzt infolge tiefer Asphyxie genötigt
war, mit dem Finger in den Mund einzugehen und die Schleimmassen zu entfernen. Am
4. Tage zeigten sich die ersten Erscheinungen einer beginnenden ulcerösen Stomatitis. Die
Feststellung der maternellen Gonorrhöe legte die Vermutung nahe, daß auch hier der
Gonococcus das infektiöse Element darstelle. Diese Vermutung wurde durch die mikroskopische Untersuchung bestätigt, denn das Präparat zeigte neben den üblichen Mund-
mikroorganismen auch Gonokokken.

Der klinische Verlauf entsprach den von Rosinski beschriebenen Fällen. Ätiologisch
kann, da sowohl Augen- wie Nasenerkrankung fehlte, nur eine direkte Übertragung in
Betracht zu ziehen sein. Unentschieden bleibt für Kast, ob es bei dem äußerst langsam
verlaufenden Geburtsakt, insbesondere dem langen Feststehen des Kopfes, in dem mit
Gonokokken infizierten unteren Teile des Genitalapparates zu einer direkten Überwanderung der Erreger gekommen ist, oder aber ob — und dies dürfte das Wahrscheinlichere
sein — der *Finger des Arztes*, welcher mit den infizierten Partien in unmittelbarem Kontakt
gestanden hatte, das *Virus übertrug*, indem er unmittelbar nach der Entbindung in den
Mund des asphyktischen Kindes eingehen mußte, um die Respirationsorgane frei zu
machen (indirekte Übertragung).

Der Nachweis des Erregers wurde nur mikroskopisch geführt. Über die biologischen
Eigenschaften des Gonococcus stellt Kast wohl längere Betrachtungen an, läßt jedoch
nichts darüber verlauten, daß in seinem Falle irgendwelche Kulturversuche zur Anwendung
gebracht worden seien.

In histologischer Hinsicht war festzustellen eine Destruktion des Gewebes auch während
der Acme des Prozesses *nur in den obersten Epithellagern*.

Pryor (1895) hat einen analogen Fall wie Kast mitgeteilt.

Ahlfeld (1896) demonstrierte im ärztlichen Vereine zu Marburg ein Kind der ersten
Lebenswoche, das an einer gonorrhoischen Entzündung der Mundschleimhaut litt. Es
bestand am *harten Gaumen* eine intensiv gelb gefärbte Auflagerung. Im Sekrete wurden
mikroskopisch Kokken vom Typus der Gonokokken nachgewiesen. Ahlfeld erwähnt
nichts davon, daß er zur Sicherung der Diagnose auch kulturelle Identifizierung versucht
hätte.

Nicolini (1896, 1906) publizierte einen Fall von direkter Übertragung der Tripper-
infektion auf die Mundschleimhaut des Neugeborenen. Die kleine Tochter war von ihren
gonorrhöekranken Eltern irgendwie direkt infiziert worden. Es bestanden auf Lippe,
Wangenschleimhaut und Zunge, Schwellung und Ulcerationen mit weißgrauem eitrigen
Belag. Unter sehr schweren Entzündungserscheinungen kam es zu einem Bilde, wie es
die Angina ulcero-membranacea macht. Die Membranbildung gab Anlaß zur Diagnose
„Diphtherie". Eine Diphtherie-Seruminjektion erzielte Besserung. Nicolini fand aber
statt des erwarteten Loefflerschen Bacillus intra- und extracellulär gelegene Gonokokken.

Damit ist die Kasuistik, soweit dieselbe mir bei sorgfältiger Durchmusterung
der Weltliteratur zugänglich war, erschöpft. Es stehen 34 Fälle bei Erwachsenen 14 Fällen bei Säuglingen gegenüber (unter letzteren die von Rosinski
beobachtete Epidemie).

Ätiologie.

Eine Stomatitis gonorrhoica kann nur entstehen, wenn gonokokkenhaltiges
Sekret auf die Mundschleimhaut übertragen wird. Bei der häufigen Gelegenheit
dazu müßten Fälle von Stomatitis gonorrhoica sehr oft beobachtet werden,
was nicht der Fall ist. Daher besteht die Annahme zu Recht, daß noch
besondere Bedingungen vorhanden sein müssen, um die Infektion zum Haften
zu bringen. *Diese Bedingungen kennen wir nicht.* Von den einzelnen Autoren
ist vermutet worden, daß es auf die Beschaffenheit des Speichels ankäme,
daß die gewöhnliche Mundflora eine Rolle spiele, daß lokale Schädigungen
oder eine banale Stomatitis vorangegangen sein müßten.

Die häufigste Ursache für die Entstehung einer Stomatitis gonorrhoica beim
Erwachsenen ist nach übereinstimmendem Urteil der Autoren der perverse

Geschlechtsverkehr. Entweder infiziert der Mann seine Mundhöhle am kranken Genitale seiner Partnerin, oder die Frau bekommt beim Coitus per os eine Tripperstomatitis. Umgekehrt könnte auch die gesunde Urethra des Mannes infiziert werden, wenn die Frau zufällig an florider Stomatitis gonorrhoica leidet. Ein solcher Fall findet sich in der Literatur nur einmal, öfters ist dagegen davon die Rede, daß der Mund scheinbar in Ordnung war, wohl aber Gonokokken beherbergt haben müsse; denn sonst hätte der Mann keine Gonorrhöe davongetragen. Natürlich ist dazu Voraussetzung, daß sich die betreffende Puella zuvor von einem anderen tripperkranken Manne beim entsprechenden Akt die Mundhöhle mit Gonokokken beladen hätte, die hier eine Zeitlang vegetieren können.

Eine andere Möglichkeit der Entstehung liegt in der Autoinoculation durch eiterbeschmierte Finger, Zahnstocher usw.

Sichergestellt ist das Vorkommen von *Enanthemen* der Mundschleimhaut bei gonorrhoischer Sepsis, doch ist der Nachweis von Gonokokken dabei niemals geglückt und von der Entwicklung einer Stomatitis ist nicht die Rede.

Für den Säugling kommt als Entstehungsmöglichkeit der Stomatitis gonorrhoica ebenfalls die Autoinoculation in Betracht. Ein Säugling, der an Blennorrhöe der Augen bzw. an Vulvovaginitis gonorrhoica leidet, kann sich sehr wohl infektiösen Eiter in den Mund schmieren. Eine unachtsame Mutter könnte bei der Pflege ihres Kindes schuld an der Übertragung sein, sei es, daß sie von den Bindehäuten oder der Vagina des Kindes Eiter in die Mundhöhle überträgt, oder daß sie selber tripperkrank ist und nun das bis dahin gesunde Kind in der Mundhöhle mit nicht gereinigten Fingern infiziert. Insbesondere kommt die Stomatitis gonorrhoica zustande, wenn das Kind lange in der Geburt steht und die Gebärende an florider Gonorrhöe leidet. Auch beim Hantieren mit dem Trachealkatheter bei Asphyxie der Neugeborenen sollen Infektionen der Mundhöhle durch den Arzt vorgekommen sein.

Entsprechend dem metastatischen Befallenwerden der Mundschleimhaut in Fällen von gonorrhoischer Sepsis bei Erwachsenen sollen auch bei Kleinkindern als metastatisch aufzufassende gonorrhoische Affektionen beobachtet worden sein. Es soll sich dabei eine ausgesprochene Stomatitis entwickelt haben mit sicherem Gonokokkenbefund. Man muß es für sehr unwahrscheinlich halten, daß es sich dabei tatsächlich um eine metastatische gonorrhoische Erkrankung gehandelt hat. Vielmehr dürfte die Stomatitis *nicht* spezifisch gewesen sein und sich nur als Begleiterscheinung der schweren Allgemeinerkrankung eingestellt haben (siehe S. 795).

Symptomatologie.

Die Erscheinungen an der Mundschleimhaut, die sich bei einer gonorrhoischen Infektion derselben einstellen, unterscheiden sich nicht wesentlich von denjenigen einer banalen Stomatitis. Man kann beinahe alle Symptome, die in den mitgeteilten Krankengeschichten als charakteristisch und sogar spezifisch angeführt werden, auch bei Mundschleimhautentzündungen anderer Ätiologie mehr oder weniger stark wiederfinden. Die *Inkubationszeit* wird oft nur als sehr kurz angegeben. Schon nach 2 Tagen pflegen die ersten Erscheinungen sich zu zeigen. Vielleicht ist das Intervall zwischen Infektion und Krankheitsausbruch nur scheinbar kurz, weil schon die allerersten Anfänge frühzeitig bemerkt werden. Im *ersten Stadium* der Erkrankung wird über Trockenheit im Munde geklagt sowie über Brennen der Lippen und Zunge. Mit zunehmender Entwicklung des Prozesses setzt Speichelfluß ein, der schleimig-eitrige Beimengungen enthält, und auf der Höhe der Entzündung blutig tingiert ist. Merkwürdig häufig findet sich die Angabe, daß sich ein schrecklicher *Foetor ex ore* entwickelt habe, der geradezu als charakteristisch für diese gonorrhoische Erkrankung angesehen wird. Demgegenüber ist zu sagen, daß wir doch von dem Harnröhrentripper keine solche unangenehme Geruchsentwicklung kennen. Wie schon oben erwähnt, sind es speziell die Anaerobier, die als Gasbildner bekannt sind und üblen Geruch erzeugen. Man müßte eher umgekehrt bei dem Auftreten fötiden Geruches den Rückschluß machen, daß bei der vorliegenden Stomatitis Gonokokken als Erreger *nicht* in Frage kommen.

Als *Sitz der Erkrankung* werden aufgeführt: Lippen, Zahnfleisch, Zunge, Mundboden, Gaumen, Zäpfchen und Tonsillen, also eigentlich die gesamte Mundschleimhaut. Schon nach wenigen Tagen pflegen die Entzündungserscheinungen so zuzunehmen, daß die Lippen anschwellen, das Zahnfleisch sich wulstet und sich die Papillen von den Zahnhälsen abheben. Das Schleimhautepithel trübt sich und schimmert grauweiß. Die Zunge kann in hochgradigen Fällen nur mühselig vorgestreckt werden. Es bestehen Klagen über schlechten Geschmack. Beißen und Kauen sind erschwert. Die *Temperatur* kann erhöht sein. Man mißt Temperaturen um 38—38,5°. Zu dieser Entwicklung genügen meist wenige Tage, so daß die Entzündung am 5. Tage ihren Höhepunkt erreicht hat. Die zugehörigen Halslymphdrüsen schwellen; doch kommt es nicht zur Einschmelzung. Die Regel ist, daß eine ganze Anzahl einzelner Herde entstehen; aber es sind auch Fälle beschrieben, wo es bei *einem einzigen Herde* blieb. Das hat man bei Erwachsenen und bei Säuglingen beobachtet. Im Falle SCHEUERS beispielsweise war nur *ein* linsengroßes Geschwür hinter einem oberen Schneidezahn vorhanden. Der auffallende Sitz schien durch die Art des perversen Verkehrs bedingt gewesen zu sein. Im Falle LEYDENS entstand bei einem Säugling nur *eine einzige* Pustel in der Mitte der Innenseite der Oberlippe; vielleicht hat sich dort das Kind den Eiter mit dem beschmierten Finger eingerieben, indem es noch an einer Blennorrhöe der Augen litt.

Ein flächenhaft *diffuses* Ergriffensein der Schleimhaut ist von FRAZE und MENTON gesehen worden. Die ganze Schleimhaut der Wangen, Tonsillen, der vorderen Hälfte der Zunge war mit einer grauweißen Membran bedeckt, nur in der Umgebung der Molaren sah man kleinere oberflächliche Geschwürchen. Als bemerkenswerten Sitz der Erkrankung sind in der Beobachtung von JESIONEK die *Carunculae sublinguales* zu nennen. Zu beiden Seiten des Zahnbändchens entleerte sich aus feinen Öffnungen gonokokkenhaltiger Eiter.

Die kleinen, grauweißen Flecke, die das Krankheitsbild einleiten, sind nur linsen- bis erbsengroß, aber sie vergrößern sich peripheriewärts und fließen zusammen, so daß eine polycyclische Umgrenzung zustande kommt. Die Flecke nehmen eine mehr gelbe Farbe an und fangen an ein wenig über die Umgebung hervorzuragen. Sie werden leicht papulös und sind durch einen schmalen entzündlichen Hof gegen die gesunde Umgebung scharf abgesetzt.

Die Epitheldecke geht bald verloren, und es liegt nun ein seichtes Geschwür zutage mit eitrigem Belage. Wenn man diesen Belag abschabt oder wenn man die spontane Reinigung abwartet, so bleibt eine leicht blutende Erosion. Diese überhäutet sich in einigen Tagen.

Der ganze Prozeß verläuft so oberflächlich, daß es gar nicht zur Narbenbildung kommt und vollständige Restitutio ad integrum eintritt. Dies dürfte in 2—3 Wochen erfolgt sein. ROSINSKY betont ausdrücklich, daß der durch die Gonokokken bedingte Entzündungsprozeß nicht zur Bildung von wirklichen, an der Oberfläche haftenden Membranen führt, das Epithel geht kontinuierlich von den gesunden Partien auf die gelblichen Plaques über. Die kranken Stellen ragen nur, weil sie geschwollen sind, leicht über die Umgebung hervor *(Pseudomembranen)*.

ROSINSKI hat beinahe als einziger versucht, durch Untersuchung histologischer Schnitte sich Klarheit zu verschaffen über die Lagerung der Gonokokken im Gewebe und über das Eindringen der Erreger in tiefere Schichten. Seine Befunde sind schon S. 798 mitgeteilt. Es erübrigt sich daher, diese hier zu wiederholen, um so mehr als ich der Diagnose Stomatitis gonorrhoica bei der von ROSINSKI beobachteten Epidemie skeptisch gegenüberstehe. Bei wenigen anderen Autoren finden sich nur ganz dürftige Angaben über histologische Befunde.

Diagnose.

Das *klinische Bild*, das die Stomatitis gonorrhoica bietet, ist nicht so charakteristisch und eindeutig, daß dadurch die Diagnose nahegelegt oder gar gesichert wird. Es sind mehr die auffälligen Begleitumstände, die den Gedanken erwecken, daß es sich nicht um eine gewöhnliche Stomatitis handeln könnte.

Wenn ein Mann nach Cunnilingus eine Stomatitis bekommt, so wäre es immerhin möglich, daß es eine gonorrhoische ist, oder wenn ein Mann nur ab ore verkehrt hat und eine Gonorrhöe erwirbt, so wird man vermuten dürfen, daß sich in der Mundhöhle der Partnerin Gonokokken finden.

Beim Säugling leiten eine bereits vorhandene Conjunctivitis und Rhinitis gonorrhoica zu dem Verdacht, daß die Stomatitis gleichen Ursprunges sein könnte. Wenn die Mutter eine nachgewiesene Genitalgonorrhöe hat, sollte man schon nicht unterlassen, zu prüfen, ob die Stomatitis des Säuglings nicht auch damit im Zusammenhang stehen könnte.

Die Enantheme der Mundhöhle können so vielgestaltig sein, daß sie nur als gonorrhoisch zu diagnostizieren sind, wenn man weiß, daß eine metastasierende Gonorrhöe besteht unter Beteiligung der Haut und Gelenke.

Differentialdiagnostisch wird man an eine *Stomatitis catarrhalis* zu denken haben.

Bei der Stomatitis catarrhalis findet man Rötung und Schwellung der Schleimhaut, schleimig-eitriges Sekret, evtl. Bläschen und kleine Geschwüre, Speichelfluß und Foetor. Sie tritt auf bei mangelhaftem Gebiß, schlechter Mundpflege, durch Rauchen, Priemen usw., bei Nasen-Rachenkatarrh, akuten Infektions- und erschöpfenden Krankheiten. Wenn man diese Entstehungsursachen berücksichtigt, wird man sich vor Verwechslung vielfach schützen können. Die Intensität des Krankheitsprozesses ist mild; es kommt auch nicht zur Bildung von Pseudomembranen.

Die Entscheidung liegt in dem bakteriologischen Befunde.

Auszuschließen ist weiterhin die *ulceröse Stomatitis*:

Das Unterkieferzahnfleisch ist schmierig belegt, geschwollen, leicht blutend, von hier *Fortschreiten* der Entzündung auf *Lippen und Wangen*, während *Zunge und Gaumen* bisweilen *freibleiben*. Zahnfleischrand *geschwürig nekrotisch*, Lockerung der Zähne, enormer Foetor, schlechter Allgemeinzustand. Eine Verwechslung der Stomatitis gonorrhoica mit der viel schwereren Stomatitis ulcerosa wird kaum vorkommen.

Auf eine *Quecksilberstomatitis* wird der Verdacht gelenkt, wenn eine Hg-Behandlung vorangegangen oder gewerbliche Schädigung möglich ist. Starker Speichelfluß, Eiter in den Zahntaschen, schmerzhafte Geschwüre, besonders in der Gegend des III. Molars. Es sei daran erinnert, daß noch eine ganze Reihe von *Arzneimitteln*, wenn sie *toxisch* wirken, eine Stomatitis bewirken können, z. B. Jod, Gold u. a. m., was man bei der Diagnose berücksichtigen muß.

Bei der *Stomatitis aphthosa* treten kleine, oft konfluierende, runde, grauweiße Flecke mit rotem Saum *am Rand und Bändchen der Zunge* auf, oft auch an Lippen und Wangen, welche bald in oberflächliche, oft *langwierige* Geschwürchen übergehen. Bei Erwachsenen nicht selten *Rezidive*, bisweilen Fieber, Drüsenschwellung und Speichelfluß.

An den *Herpes labialis* und *buccalis* sei erinnert. Infektion mit dem *Soorpilz* ist bei Säuglingen bei der Diagnose in Erwägung zu ziehen.

Für die Diagnose zu verwerten ist das Auftreten der Stomatitis gonorrhoica, wo Infektionsmöglichkeit gegeben war; ferner die. Inkubationszeit von 2 bis höchstens 4 Tagen, das Akutentzündliche des Prozesses, die rasche, meist diffuse Ausbreitung, die Bildung von Pseudomembranen und die prompte Abheilung besonders nach Anwendung von Silberverbindungen, schließlich die narbenlose Wiederherstellung der Schleimhaut.

Die Diagnose kann erleichtert werden durch Anwendung von spezifischen Vaccinen; denn wenn es sich um gonorrhoische Stomatitis handelt, kann unter Temperatursteigerung und Verschlechterung des Allgemeinbefindens eine vor- übergehende Steigerung der Munderscheinungen eintreten, die einer raschen Besserung Platz macht.

In der Methode der *Komplementablenkung* dürften wir eine Bereicherung unserer Diagnostik besitzen, aber bei der Oberflächlichkeit des Prozesses und dem raschen komplikationslosen Verlauf ist ein positiver Ausfall auch bei wirklicher Stomatitis gonorrhoica nicht immer zu erwarten.

Es wäre diagnostisch von großer Wichtigkeit, wenn es gelänge, das fragliche Mundhöhlensekret dadurch als gonorrhoisch zu verifizieren, daß man es auf *tierische Schleimhaut verimpfte*, und daß sich das Virus hier vermehrte und eine gonorrhoische Entzündung hervorriefe. Dies ist bekanntlich weder beim Kanin- chen, noch beim Affen oder sonst einem Versuchstier gelungen.

Große Beweiskraft hätten positive Übertragungen von Trippereiter auf die Mundschleimhaut des Menschen, wenn sich hier eine Stomatitis entwickelte, und es nun gelänge, mit Hilfe dieses Mundhöhlensekretes in der Harnröhre eines bis dahin nie an Tripper erkrankt gewesenen Mannes einen Urethraltripper hervorzurufen. Abgesehen davon, daß solche Experimente am Menschen abzulehnen sind, stoßen wir dadurch auf unüberwindliche Schwierigkeiten, daß es in früheren Zeiten nie gelungen ist, überhaupt eine Stomatitis durch Einbringen von frischem Trippereiter zu erzeugen.

In diesem Zusammenhange sind Versuche recht lehrreich, die erst kürzlich von Ricardo Bertoloty angestellt worden sind.

Es wurden bei 4 Gruppen von je 5 unbehandelten frischen Gonorrhöefällen Impfversuche mit Eigeneiter (Platinöse) vorgenommen, und zwar bei den ersten beiden Gruppen (Mundhöhle sauber, keine Caries) am Zahnfleischrand der Schneide- bzw. Backenzähne sowie an den Mandeln, bei den anderen Gruppen (Mundhöhle unsauber, Caries) ebenfalls an diesen Stellen. Nur bei einer dieser 20 Personen (mit unsauberem Mund und Zahnfäule) war eine leichte Gingivitis feststellbar, aber ohne Gonokokkenbefund und spontan heilend; die Tonsillen zeigten nicht die geringste Veränderung. Aus diesen negativen Befunden läßt sich, wie Bertoloty meint, der Schluß ziehen, daß es schwierig ist, die Mund- Rachenschleimhaut in einer der natürlichen Ansteckung ähnlichen Weise zu infizieren. Dies kann an einer zu geringen Menge der eingeimpften Keime liegen oder an der Anwesenheit von Saprophyten, die günstigere Wachstumsbedingungen haben und die Entwicklung des Gonococcus hemmen, oder an der Ungeeignetheit des Speichels als Nährmedium (wegen des Fehlens von Eiweißstoffen und des wechselnden p_H), schließlich auch an einer mangelnden Ansiedlungsfähigkeit der eingeimpften Keime auf der Schleimhaut der Mund- Rachenhöhle.

Da das Experiment uns im Stiche läßt, bleibt als einzige Möglichkeit übrig, den Nachweis zu erbringen, daß die als vermeintliche Erreger der Stomatitis angesprochenen Kokken wirklich Gonokokken sind. In der Mundhöhle auch des gesunden Menschen kommen regelmäßig neben vielen anderen Keimen auch Diplokokken vor, die nur sehr schwierig von Gonokokken zu unterscheiden sind. Morphologisch und tinktoriell ist dies überhaupt nicht möglich. Selbst das

Kulturverfahren an sich liefert keine eindeutigen Ergebnisse. Erst das biochemische Verhalten in der Kultur läßt uns mit Sicherheit den Gonococcus als solchen isolieren.

Mucha hat in seiner Abhandlung über die Stomatitis gonorrhoica die in der Mundhöhle normaliter vorkommenden, dem Meningococcus bzw. Gonococcus sehr ähnlichen Diplokokken mit ihren hauptsächlichen Unterscheidungsmerkmalen aufgeführt. Es ist, da wir hier die Diagnostik der Stomatitis gonorrhoica besprechen, zweckmäßig, die Angaben Muchas zu wiederholen.

1. Der Micrococcus meningitidis cerebrospinalis (Weichselbaum), der nächste Verwandte des Gonococcus, ist ein gramnegativer Diplococcus; intra- und extracellulär gelagert, bildet er mit Vorliebe Tetraden. In Präparaten, die aus Kulturen stammen, finden sich deutliche Größenunterschiede der Kokken und Degenerationsformen. Im Anfange ist er gewöhnlich nur auf serumhaltigen Nährböden kultivierbar, wo er sehr zarte, durchscheinende graue Kolonien mit glatten Rändern bildet, die mikroskopisch eine sehr feine Granulierung erkennen lassen. Er vermag Dextrose und Maltose zu vergären.

2. Der Micrococcus catarrhalis (R. Pfeiffer) ist ein gramnegativer Diplococcus, extra- und intracellulär gelagert, wächst auf gewöhnlichem Agar und bildet auf Ascitesagar runde, weiße, kompakte Kolonien mit trockener, unebener Oberfläche, die bei schwacher Vergrößerung im durchfallenden Lichte braun granuliert erscheinen; der Rand ist meist unregelmäßig gezackt. Der Coccus vermag keine Zuckerart zu zersetzen.

3. Der Diplococcus pharyngis siccus wächst am besten auf Blutagar, bildet bis 3 mm große Kolonien, die nach einigen Tagen eine stark gerunzelte Oberfläche zeigen, sehr trocken und fest sind, so daß Zerreiben in Flüssigkeit nicht gelingt. In mikroskopischen Präparaten stellt sich der Coccus als feiner gramnegativer Diplococcus dar. Er bringt Dextrose, Maltose und Lävulose zur Vergärung.

4. Der Micrococcus cinereus, ein plumper Diplococcus, in der Regel in losen Haufen angeordnet, wächst auf gewöhnlichem Agar, bildet auf Ascitesagar kleine, runde, graue oder grauweiße Kolonien. Im durchfallenden Lichte erscheinen diese braun, sind glattrandig und grobgranuliert. Der Coccus vermag kein Kohlehydrat zu zersetzen.

5. Der Diplococcus pharyngis I ist ein gramnegativer Diplococcus, dem Meningococcus sehr ähnlich, wächst auf gewöhnlichem Agar, bildet auf Serumagar ganz runde, schwach erhabene, graugelbe Kolonien; bei schwacher Vergrößerung ist er von Meningokokkenkolonien nicht zu unterscheiden. Er ist imstande, Dextrose, Maltose und Lävulose zu vergären.

6. Der Diplococcus pharyngis flavus II ist ein gramnegativer Diplococcus von minimaler Feinheit, der auf Serumagar dem Micrococcus catarrhalis ähnliche Kolonien bildet, die sich von ihm durch die Fähigkeit, namentlich auf bluthaltigen Nährböden und auf Löffler-Serum ein goldgelbes Pigment zu bilden, unterscheiden. Dextrose, Maltose und Lävulose werden durch ihn vergoren.

7. Der Diplococcus pharyngis flavus III, ein gramnegativer Diplococcus von Größe und Aussehen des Meningococcus, ohne Tetraden, bildet auf Serumagar runde, schwach gewölbte, gelblich durchscheinende Kolonien, die denen des Meningococcus sehr ähnlich sind und auch bei Beobachtung mit schwacher Vergrößerung bis auf eine etwas deutlichere Granulierung nicht differenzierbar sind. Die mit Reinkultur beladene Öse zeigt einen schwach gelblichen Farbenton; der Coccus wächst auf gewöhnlichem Agar nicht, vermag Dextrose und Maltose in sehr geringem Grade zu vergären.

Demgegenüber stellen wir die Kriterien des Gonococcus, wobei wir den Angaben, die sich in dem Lehrbuche der Gonorrhöe von Buschke-Langer aufgestellt finden, folgen: (Über alle weiteren Einzelheiten vgl. den allgemeinen Teil in diesem Band.)

Diplokokken ohne Kapsel. Form und Größe wechselnd, je nach den gerade fixierten Entwicklungsstadien (der Originalgröße entspricht nicht das Methylenblau-, sondern das Grampräparat: Ektoplasma mitgefärbt).

Mikroskopisch: 1. Kaffeebohnenform, Anordnung in Haufen; 2. Gramnegativität; 3. intracelluläre Lagerung.

Morphologisch übereinstimmend bzw. sehr ähnlich die Saprophyten der Katarrhalisgruppe: Micrococcus catarrhalis, Diplococcus flavus, Micrococcus cinereus.

Züchtung: Der Gonococcus wächst in der Ausgangskultur nur bei Luftzutritt auf Spezialnährböden in 24 Stunden, bei weniger gut geeigneten Medien in 48 Stunden in Form zarter durchsichtiger Kolonien; diese sind auf Ascitesagar gewöhnlich farblos, durchsichtig, klein, auf Blutplatten und Kochblutagar erreichen sie in 3—4 Tagen mehrere Millimeter Durchmesser. Einzelkolonie kreisrund, mit scharf geschnittenem Rand, flach (auf Kochblutagar mehr erhaben), Nachbarkolonien „festonartig" konfluierend. Spätere Generationen vermögen durch Anpassung an die künstliche Züchtung schließlich sogar auf eiweißfreien Nährböden winzige Kolonien zu bilden.

Meningokokken wachsen in ungleich üppigeren Kolonien auf den Eiweißnährböden und auf der Kochblutplatte; auf der Blutplatte sind sie meist durch deutliche Hämolyse von den Gonokokken unterschieden. Katarrhaliskokken als banale Saprophyten kulturell sehr anspruchslos, wachsen auf gewöhnlichem Agar in dicken, trüben, trockenen Kolonien.

Morphologisches Verhalten in der Reinkultur: Gonokokken zeigen deutlichen Dimorphismus: 2 Grundtypen (im Ausstrich-, Tusche- oder Klatschpräparat unterscheidbar), und zwar (nach 24 Stunden) 1. gut gefärbte, charakteristisch geformte Kokken, relativ groß, in allen Teilungsstadien, einzeln, zu zweit und in Vierergruppen; 2. weniger zahlreich blassere, meist einzeln gelegene rundliche Kokken.

Nach 48 Stunden findet man infolge Degeneration der Kolonie im Zentrum starke Differenzierung der beiden Typen: die blasseren, unscharf begrenzten kleineren Kokken überwiegen; zwischen ihnen die intensiv gefärbten, scharf umrissenen größeren Diplokokken. Nach weiteren 24 Stunden bedecken die kleineren, blassen Kokken das ganze Präparat, nur vereinzelt darunter kräftig gefärbte größere Diplokokken.

Differentialdiagnose: Meningokokken zeigen dieselben Eigenschaften. Katarrhaliskokken weisen im Kulturpräparat ganz gleichmäßigen Habitus auf: alle Exemplare sind gleich groß und gleich gut gefärbt.

Biochemisches Verhalten: Der Gonococcus hat ein geringes chemisches Leistungsvermögen. In Bouillonkultur wird kein Indol gebildet. Er hat keine hämolytischen Fermente; von Zuckerarten vergärt er ausschließlich Dextrose unter Säurebildung. Dabei werden 3 Zuckerarten, Dextrose, Maltose, Lävulose, verwendet.

Serologisches Verhalten: *Agglutination* mit Kaninchen-Immunserum *nicht* ausreichend, da Meningokokken stark mitbeeinflußt werden. Dagegen Komplementbindung zur Artabgrenzung verwertbar (Prüfung einer Aufschwemmung der zu bestimmenden Keime gegen ein sicher gonorrhöepositives Serum).

Es ergibt sich aus dieser Übersicht, daß die Gonokokken in vielen wesentlichen Punkten den sonst in der Mundhöhle vorkommenden Diplokokken gleichen. Die Schwierigkeiten der Differenzierung werden erhöht durch die Tatsache, daß der Gonococcus durch Anpassung sogar auf eiweißfreiem Nährboden gedeiht.

Einzig und allein der Umstand, daß er nur Dextrose zu vergären imstande ist, gibt die Möglichkeit, ihn wenigstens chemisch gegenüber den morphologisch, tinktoriell und selbst kulturell sehr ähnlichen Keimen mit größter Sicherheit zu unterscheiden.

Prognose.

Die *Prognose* wird von allen Autoren als günstig angesehen. Übergang in ein chronisches Stadium wird nicht erwähnt.

Von Komplikationen wären zu nennen die Beteiligung der Kiefergelenke (metastatisch ?) und das Befallensein der Carunculae sublinguales.

Beim Säugling wäre daran zu denken, daß das Saugen an der Brust infolge der schmerzhaften Entzündung behindert und damit die notwendige Nahrungsaufnahme erschwert wird.

In Fällen von gonorrhoischer Sepsis, bei denen die Stomatitis gonorrhoica nur eine der Lokalisationen darstellt, wird der Gesamtzustand die Prognose bestimmen und nicht allein der der Mundhöhle.

Dies gilt ebenso für diejenigen Fälle, bei denen wir neben schweren Gelenkprozessen und Hautausschlägen verschiedener Art auch Enantheme an der Mundschleimhaut konstatieren. Wenn diese auch wissenschaftlich sehr bemerkenswert sind, so kommt ihnen prognostisch doch kaum eine Bedeutung zu.

Behandlung.

Da der Verlauf der Stomatitis gonorrhoica in allen den Fällen, in denen es sich nicht um eine Teilerscheinung, sondern um eine lokale Erkrankung handelt, ein gutartiger und rascher zu sein pflegt, so wird uns die Therapie keine Schwierigkeiten machen. Man wird alle die Anordnungen treffen, die auch für jede unspezifische akute Stomatitis geeignet sind. Man wird nicht zu heiße, flüssige oder breiige Nahrung verordnen. Der Kranke soll mit desinfizierenden und adstringierenden Mundwässern Spülungen vornehmen (H_2O_2, Kali permang., Acid. boric., Tct. Myrrhae, Alaun). Auch ganz schwache Sublimatlösungen 1 : 5000,0—1 : 10 000 können als Spülungen verordnet werden. Es werden vor allem Pinselungen mit 3%iger Argentum nitricum-Lösung täglich 1—2mal, oder mit 5%iger Protargollösung vorgenommen. Mit 2—5%iger Chromsäurelösung wird man sehr zweckmäßig die erodierten Stellen betupfen. In schwereren septischen Fällen werden Gonokokkenvaccinen oder Antimeningokokken-Serum in Frage kommen.

Beim Säugling ist man darauf angewiesen, die erodierten Stellen mit Argentum nitricum-Lösung zu touchieren, die Mundhöhle vorsichtig mit Borwasser auszuwischen und bei erschwertem Saugen abgepreßte Muttermilch einzuflößen. Auch auf eine zweckmäßige Prophylaxe wäre Wert zu legen, wenn die Mutter tripperkrank oder das Kind an Blennorrhöe erkrankt ist.

Schlußbetrachtung.

In dem ersten Teile dieser Abhandlung, in welchem sämtliche erreichbaren Fälle von Stomatitis gonorrhoica aus der Weltliteratur mitgeteilt sind, wurden auch die Beweise aufgeführt, die den betreffenden Autor bestimmt haben, seinen Fall als eine sicher durch Gonokokken hervorgerufene Stomatitis anzusehen. In der Tat waren die Umstände, die den Beginn der Stomatitis begleiteten, oft von der Art, daß man eine gonorrhoische Ätiologie zu vermuten berechtigt war. Dies trifft für manche Fälle von perverser Geschlechtsbefriedigung zu. Nicht minder suspekt wird eine Stomatitis bei einem Säugling sein, der zu gleicher Zeit an Blennorrhöe oder Vulvovaginitis gonorrhoica leidet. Wir haben aber gezeigt, daß die gonorrhoische Ätiologie der Stomatitis damit noch nicht bewiesen ist, sondern daß die Stomatitis in solchen Fällen vielleicht doch als eine banale, nur zufällig mit der Gonorrhöe anderer Organe auftretende anzusehen ist. Die Autoren haben sich deshalb auch zum Teil bemüht, die Richtigkeit ihrer Diagnose durch den Nachweis der Erreger zu sichern. Wir haben schon bei Aneinanderreihung der Kasuistik fast in jedem einzigen Falle den Einwand erhoben, daß die Beweisführung nicht vollauf genügt. Die Schwierigkeit, gerade in der Mundhöhle, die so reich auch in normalem Zustande an Mikroben ist, die aufgefundenen Diplokokken als Gonokokken zu verifizieren, ist sehr groß. In dem Abschnitt *Diagnostik* haben wir auseinandergesetzt, daß noch nicht einmal die Kultur als entscheidendes Kriterium genügt, sondern daß auch das biochemische Verhalten der betreffenden Kokken geprüft werden muß. Sehen wir uns unter diesem Gesichtspunkte die vermeintlichen Fälle von Stomatitis gonorrhoica an, so müssen wir eingestehen, daß sie nicht bis zum letzten sichergestellt sind.

Es ist schwer einzusehen, warum es keine Stomatitis gonorrhoica geben sollte. Scheinbar sind die Bedingungen dazu gegeben, denn auch das geschichtete Pflasterepithel bietet den Gonokokken keinen unüberwindlichen Widerstand. Und doch wird man stark zweifeln müssen, ob das, was die Autoren beschrieben haben, wirklich Stomatitis gonorrhoica gewesen ist. Damit ergibt sich für mich als Schlußergebnis der Standpunkt MUCHAS, der auch heute, nach 20 Jahren, noch nicht überholt scheint. Die Möglichkeit des Vorkommens von Stomatitis gonorrhoica sei zugegeben, aber unter den bisher vorhandenen Fällen ist keiner, der exakt bewiesen ist. Von dieser Einschränkung ausgenommen sind die wenigen bedeutsamen Beobachtungen, in denen es bei gonorrhoischer Sepsis zu Exanthem auf der Haut und zu Enanthem in der Mundhöhle kam. Diese

Fälle haben aber eigentlich nichts mit der richtigen Stomatitis zu tun, welche mit positiven Gonokokkenbefunden einhergeht und durch lokale Infektion entstanden ist.

Es wird eine dankbare Aufgabe der Zukunft sein, wenn wieder neue Fälle von vermeintlicher Stomatitis gonorrhoica zur Untersuchung kommen, diese den strengsten Forderungen der Bakteriologie anzupassen, damit es endlich gelingt, die Frage zu entscheiden, ob es überhaupt eine Stomatitis gonorrhoica gibt.

II. Rhinitis gonorrhoica.

Wenn ich es unternehme, die Gonorrhöe der Nasenschleimhaut handbuchmäßig darzustellen, so muß ich von vornherein das Eingeständnis machen, daß ich eigene Erfahrungen über das Thema nicht sammeln konnte trotz der großen Zahl von Gonorrhöefällen, die ich während des Dienstes in Speziallazaretten und in der eigenen Praxis zu Gesicht bekam. Man könnte einwerfen, es läge daran, daß Fälle von Nasengonorrhöe übersehen worden sind, weil man nicht gelernt hat, darauf zu achten. Die Beschäftigung mit der einschlägigen Literatur lehrt zwar, daß an der Tatsache des Vorkommens einer spezifischen Nasengonorrhöe nicht gezweifelt werden kann. Die Gesamtzahl feststehender Beobachtungen ist aber eine sehr kleine, unendlich klein im Verhältnis zur Zahl anderer, die Urethralgonorrhöe begleitender Komplikationen. Wir können ferner aus der Literatur keine sicheren Belege dafür bringen, daß wirkliche Nasengonorrhöe auch beim Erwachsenen vorkommen kann, denn *exakte Beobachtungen betreffen nur das Säuglingsalter.*

Es ist eigentlich sehr merkwürdig, daß Nasengonorrhöe beim Erwachsenen nicht in Erscheinung tritt. Man könnte sich vorstellen, daß unsauberes Manipulieren sogar sehr häufig zur Verschleppung der Krankheitskeime in die Nase führen müßte. Sehr drastisch drückt dies der holländische Arzt VAN SWIETEN im Jahre 1751 aus „daher sie mit dem Daumen und Zeigefinger die Materie aus dem männlichen Gliede gelinde ausdrücken, hernach mit den langsam geöffneten Fingern den verschiedenen Zusammenhang derselben sorgfältig untersuchen und nachgehends nicht daran denken, die Finger abzuwischen. Wenn sie nun die Augen mit den Fingern reiben *oder damit in die Nase graben,* so laufen sie Gefahr, nicht nur ein *venerisches Nasengeschwür,* sondern auch eine Augenentzündung sich zuzuziehen, wie leicht zu erachten."

SCHOENLEIN (1832) macht sich schon sehr klare Vorstellungen über die Möglichkeiten der Entstehung eines Nasentrippers. Seine Ansicht, lange vor der bakteriologischen Ära ausgesprochen, kann heute noch gelten.

Nasentripper: Diese Form ist selten. Hier muß man 2 Arten unterscheiden. A. Es kann geschehen, daß unreinlich, unachtsam Tripperkranke die Nasenschleimhaut mit dem Ausflusse aus der Harnröhre besudeln, indem sie z. B. mit den Fingern, welche eben an den Genitalien beschäftigt waren, in die Nase fahren und so Tripperschleim einbringen, oder daß sie sich zur Reinigung der Nase solcher Tücher bedienen, in die Tripperschleim ausgeflossen war. B. Verschieden ist das *metastatische Befallensein* der Nasenschleimhaut.

In der Literatur der älteren Zeit haben wir eine Anzahl von Beobachtungen über das Vorkommen von Nasentripper bei *Erwachsenen* auffinden können, während in den zunächst zurückliegenden Jahrzehnten nur sehr spärliche Mitteilungen erschienen. Bei dieser nur vereinzelt vorliegenden Kasuistik verdient jeder Fall Beachtung, wenn er auch keine Beweiskraft hat.

ANDREW DUNCAN hat einen Fall von Nasentripper bei einem jungen an Urethralgonorrhöe leidenden Manne beobachtet, welcher zum Nasenschneuzen ein Tuch benutzte, das mit Eiter aus seiner Harnröhre beschmiert war; er bekam einen Schnupfen von ganz besonderem Aussehen, und der englische Autor betrachtete ihn als Nasentripper.

LEBEL berichtet 1834 über eine Blennorrhagie der Nasenschleimhaut. Da der Kranke gleichzeitig an einem Augentripper litt, so ist anzunehmen, daß die spezifische Entzündung *sich durch den Tränennasengang* auf die Nasenschleimhaut fortgepflanzt hatte.

MORELL MACKENZIE teilt mit, daß CHELIUS 1847 der purulenten Rhinitis als einer gelegentlichen Begleiterscheinung der Gonorrhöe Erwähnung tut, und sein Übersetzer SOUTH zitiert nach BENJAMIN BELL zwei Beispiele eines derartigen Ereignisses.

EDWARDS sah 1857 eine ältere Frauensperson mit eitriger Nasensekretion und Excoriation an der Oberlippe. Die Patientin litt so heftige Schmerzen und war so abgemagert und krank, daß die Vermutung ausgesprochen worden war, es handle sich um krebsige Ulceration der Nasenhöhle. EDWARDS ermittelte indessen, daß etwa 6 Monate früher die Patientin ihre Nase mit einem Taschentuche geschneuzt hatte, welches von ihrem Sohne der zu jener Zeit am Tripper litt, als Suspensorium gebraucht worden war. 5 Tage nach diesem Vorfall trat eine heftige Entzündung der Nase der Patientin auf.

EDWARDS versichert, daß ihm mehrere andere Fälle bekannt seien, in welchen tripperkranke Patienten ihre *eigene Nase* durch unvorsichtige Berührung mit ihren Fingern infiziert hatten, daß dies aber *der erste Fall* sei, in welchem ein *anderes* Individuum auf diese Weise inokuliert worden sei.

Der Fall von EDWARDS mit dem Aussehen einer krebsigen Ulceration und seiner sehr langen Dauer dürfte gewiß keine Nasengonorrhöe gewesen sein.

SIGMUND sagt 1852, daß die Schleimhaut der Nase und die Bindehaut des Auges am häufigsten mit den besudelten Fingern infiziert werden.

KARL STOERK berichtet 1895 über eine gonorrhoisch erkrankte Lehrerin, welche während des Masturbierens mit dem Finger in die Nase zu greifen pflegte und diese so infizierte. Es bestand eine profuse Blennorrhöe in der Nase und im Rachen, sowie *enormes Sekret im Larynx und in der Trachea.*

LAUFFS teilte 1901 den Fall eines 25jährigen Gonorrhoikers mit, welcher nach einer Harnröhreneinspritzung mit noch unreinen Fingern eine Prise genommen und so die Ansteckung vermittelt hatte. Die Untersuchung ergab in der Nase rechts das Vorhandensein reichlicher, dickgelber Eitermassen, die die Öffnung der Nase völlig verlegten. Mikroskopisch wurden *intracelluläre Gonokokken* nachgewiesen.

In einem *anderen Falle* des *gleichen Autors* handelte es sich um einen 28jährigen Gonorrhoiker, bei dem die Erkrankung der Nase gleichfalls durch die Finger übertragen worden war. Auch hier ließen sich im Nasensekret Gonokokken nachweisen.

NINES schreibt 1903, daß er schon vielfach Nasengonorrhöe gesehen habe.

Auch *direkte Übertragung des gonorrhoischen Eiters* auf die *Nasenschleimhaut durch Kontakt der Nase mit den Genitalien* ist beschrieben worden.

SIGMUND berichtet von einem alten impotenten Wollüstling, der seine Nase zwischen die Geschlechtslippen einer tripperkranken Dirne eingebracht und sich auf diese Weise einen akuten Tripper der Nasenschleimhaut zugezogen hatte. Die Diagnose beruhte nur darauf, daß beide Individuen in seine Behandlung kamen, und der Patient zuletzt durch Übertragung des Schleimes von der Nase auf beide Augen eine heftige Blennorrhöe der Bindehaut erlitt.

SIGMUND fügt hinzu, ,,die *spitzen Kondylome*, welche wir in einzelnen — allerdings sehr seltenen — Fällen an der Nasenmündung beobachtet haben, entstanden wohl nach ähnlichen Trippern, welche unbeachtet verlaufen''.

RENZONE spricht von einer Selbstinfektion eines Gonorrhoikers, die von einer verschmierten Tripperspritze ausging.

Man hat schon vor langer Zeit *vergeblich versucht, experimentell den geschilderten Infektionsweg nachzuahmen*, aber es gelang nicht bei Erwachsenen Nasentripper zu erzeugen.

DIDAY (1858) versuchte 8- oder 10mal ohne Erfolg, einen Nasentripper zu inokulieren, indem er mit dem mit infektiösen Eiter beschmierten Finger die Schleimhaut der Nasenwand einrieb.

BONNIÈRE erhielt kein Resultat, als er die Nasenschleimhaut mit einem Pinsel bestrich, der mit Eiter von einer gonorrhoischen Ophthalmie getränkt war. Negatives Resultat hatte auch FRIEDREICH (zit. von AUGAGNEUR-CARLE).

Das negative Ergebnis experimenteller Inokulationen gibt zu denken. Man wird sich deshalb den angeblichen Beobachtungen des Vorkommens von Nasentripper bei Erwachsenen gegenüber sehr skeptisch verhalten; diese Fälle stammen größtenteils aus der vorbakteriologischen Zeit. Wir verlangen heute viel strengere Kriterien als das Erscheinen eines starken eitrigen Schnupfens einige Tage nach der möglichen Gelegenheit zu einer Naseninfektion.

Es scheint festzustehen, daß das mehrschichtige Plattenepithel, welches den unteren Teil der Nasenschleimhaut auskleidet, ein sehr schlechtes Nährsubstrat für das Haften der Gonokokken abgibt; ohne daß die Möglichkeit zu bestreiten wäre, daß sie sich hier ansiedeln können. Dagegen dürfte das Zylinderepithel, das den oberen Teil der Nasenschleimhaut bedeckt, sehr viel mehr für das Haften einer gonorrhoischen Infektion geeignet sein. Das Zylinderepithel können die Gonokokken leicht durchdringen und im Bindegewebe Entzündungen hervorrufen.

Beteiligung der Nebenhöhlen an der gonorrhoischen Infektion beim Erwachsenen.

Arthur Kuttner erwähnt bei der Besprechung der Rhinitis gonorrhoica, daß auch die Nebenhöhlen gelegentlich mitinfiziert werden können.

Besondere Beachtung verdient die kasuistische Mitteilung von Enrique Prada über „*Sinusitis fronto-ethmoidalis* ausschließlich *gonorrhoischen* Ursprunges.‟

Patient bot das klassische Bild der Stirnhöhleneiterung; er wurde nach Killian operiert. Die Heilung ging normal vor sich. Bereits kurze Zeit nach der Entlassung kam er mit einer Fistel im inneren Augenwinkel wieder; es zeigte sich, daß eine vordere Siebbeinzelle vereitert war und durch die Fistel nach außen kommunizierte. Die Eiteruntersuchung ergab Diplokokken. Nachträgliche Nachforschungen stellten fest, daß er 2 Monate vor den ersten Erscheinungen der Nebenhöhlenerkrankung eine Blennorrhöe akquiriert hatte; er bekam eine *Orchitis* und bald auch *Gelenkschwellungen* und Fieber. Die *kulturelle* Untersuchung des aus der Nebenhöhle kommenden Eiters ergab zweifellos, daß es sich um Gonokokken handelte.

Außer der direkten Übertragung von Gonokokken auf die Nasenschleimhaut ist noch eine *Infektion auf dem Blutwege* theoretisch möglich.

Zur Metastasentheorie äußert sich Schoenlein:

„Verschieden ist das *metastatische Befallen der Nasenschleimhaut* nach unterdrücktem Tripper, es hat folgende Erscheinungen: Ein Tripper der Genitalien ist gewaltsam unterdrückt worden, und alle Erscheinungen des Harnröhrentrippers sind verschwunden. 12—14 Stunden danach bekommen die Kranken ein brennendes Gefühl, meist in einer Hälfte der Nase, mit heftigem Niesen verbunden, als wolle sich ein Schnupfen bilden. Die Nasenschleimhaut schwillt an, ist gewöhnlich dunkelviolett. Die Kranken können keine Luft durch die Nase ziehen, gleich aber fängt der Ausfluß an, der alle Erscheinungen des gonorrhoischen Schleimes zeigt, grünlich, zäh ist und den spezifischen Geruch hat.‟

Hecker (1787) und Derruelles (1836) wollen Fälle von Rhinitis gonorrhoica beobachtet haben, die sie als Trippermetastasen auffaßten.

Die Literatur enthält sonst keine Angaben über metastatische Gonorrhöe der Nase beim Erwachsenen. Nur eine *metastatische Gonorrhöe der Tonsille* fand ich beschrieben:

Ein wegen manisch-depressiver Psychose in Beobachtung befindlicher Mann infiziert sich mit Gonorrhöe der Urethra, wird isoliert gehalten, klagt nach 49 Tagen über „Schmerz in der Herzgegend" und weitere 19 Tage später über Halsschmerzen, bei deren Kontrolle ein etwa 12 mm großer, scharf abgegrenzter Fleck auf der linken Tonsille festgestellt wird. Abstrich und Kultur ergeben einwandfrei eine *gonorrhoische Tonsillitis.* Auf Mercurochrominjektionen Rückgang. Untersuchung des Herzens ergab einen leicht rauhen linken Herzton, der Kranke klagt auch über Schmerz im linken Handgelenk. Als der gonorrhoische Tonsillarschanker auftrat, bestand kein Ausfluß mehr aus der Urethra, Präparate waren seit 10 Tagen negativ. Handelte es sich um eine Infektion von außen oder auf dem Blutwege? Da 19 Tage zwischen dem „Herzschmerz" und der Tonsillitis lagen, ist nach Foster anzunehmen, daß *Infektion auf dem Blutwege* vorlag, wenn auch in Urethralabstrichen keine Gonokokken gefunden wurden.

Der Vollständigkeit halber sei noch ein Fall erwähnt, den HOLES veröffentlicht hat.

37jähriger verheirateter Mann, wohlsituiert, reinlich. Seit 6 Wochen profuser eitriger Ausfluß aus der Nase. Behandlung und operativer Eingriff durch Nasenspezialisten erfolglos. Mikroskopisch Gonokokken +. Heilung durch milde Spülungen und Vaccinetherapie.

Man kann *zusammenfassend* sagen, daß nur wenig Fälle von Nasengonorrhöe beim *Erwachsenen* in der Literatur veröffentlicht worden sind. Die Möglichkeit, daß unter den genannten Bedingungen ein Nasentripper beim Erwachsenen entstehen könnte, ist nicht zu leugnen. Es gibt aber keinen Fall, der wissenschaftlich so exakt bewiesen wäre, daß man ihn als sicher annehmen und daraus den Schluß ziehen könnte, daß auch die übrigen, ähnlich gelagerten Fälle Beweiskraft haben. Ebenso steht der experimentelle Beweis durch Eiterinokulation auf Mensch und Tier noch aus.

Nasengonorrhöe bei Säuglingen.

Dagegen gibt es in der Literatur sicher bezeugte Fälle von *Nasengonorrhöe bei Säuglingen*, bei denen klinisch sowie mikroskopisch und kulturell der Nachweis erbracht worden ist, daß es sich um eine echte gonorrhoische Infektion handelte.

Man wird zu der Vorstellung geführt, daß sich im Verhalten der Schleimhaut der Nase des Erwachsenen gegenüber der des Säuglings grundlegende Unterschiede zeigen, wie sie ähnlich in dem gegensätzlichen Verhalten der Vagina der erwachsenen Frau und der kindlichen Scheide zur Gonorrhöe lange bekannt sind.

Die Infektion der kindlichen Nasenschleimhaut kann man auf mehrfache Weise sich vorstellen. Einmal könnte, genau so wie die Ophthalmoblennorrhöe meist zustande kommt, beim Passieren der Geburtswege der tripperkranken Mutter eine Infektion der Nase mit dem Eiter erfolgen.

HERMANN WEBER (1860) erzählt einen Fall, in dem die Mutter während der letzten Monate der Schwangerschaft an einer abundanten gelblichen Absonderung aus den Genitalien litt und das Kind, welches erst 3 Stunden nach der Geburt gewaschen war, kurz darauf von einer eitrigen Entzündung des linken Auges *und der Nasenlöcher* befallen wurde. Der Ausfluß aus der Nase war manchmal wässerig, manchmal dick, gelb und mit Blut gemischt.

Dieselbe Entstehungsweise gilt wohl auch für die folgenden Fälle.

STOERK weist 1895 auf die Beobachtungen hin, die LEOPOLD MÜLLER als Assistent der II. ophthalmologischen Klinik in Wien gemacht hat. Dieser hatte Gelegenheit, bei Kindern mit gonorrhoischer Conjunctivitis wiederholt Erkrankung der Nasenschleimhaut zu konstatieren. Aus dem Sekret der Nase konnten immer Gonokokken mikroskopisch und kulturell nachgewiesen werden. H. DE STELLA sammelte 1899 auf der Klinik des Professors EEMAN 15 Fälle von gonorrhoischer Rhinitis bei Kindern innerhalb des ersten Lebensjahres. „In 9 von diesen Fällen konnte der NEISSERsche Gonococcus mit Sicherheit nachgewiesen werden. In den übrigen Fällen fehlte derselbe, doch ist zu bemerken, daß zahlreiche Eiterkokken vorhanden waren."

Das *klinische Bild* ist ein typisches. Die Kinder halten den Mund offen, da die Nasenatmung vollständig unterbrochen ist. Sie greifen hastig nach der Brust der Mutter, lassen dieselbe aber nach einigen Sekunden los, weil sie nicht atmen können. Aus demselben Grunde schlafen sie mit offenem Munde und schnarchen. In der Nasenhöhle finden sich Eitermassen, die beim Schreien oder Weinen des Kindes oft von selbst ausgestoßen werden. Die Nasenschleimhaut ist rot, geschwellt, katarrhalisch. In den meisten Fällen konnte nachgewiesen werden, daß die Mutter schon *während der Schwangerschaft an einer suspekten Vaginitis* gelitten hat. Nicht selten ist gleichzeitig auch eine Ophthalmie vorhanden.

HAUG teilt 1893 mit, daß sich bei drei von ihm behandelten Kindern am 3.—5. Lebenstage eine typische Bindehautblennorrhöe und *gleichzeitig* oder

höchstens 24 Stunden später ein *eitriger Ausfluß* aus der *Nase* einstellte. Kurz
darauf konnte auch, meist an beiden Ohren gleichzeitig, trotz der Schwierigkeit
der Untersuchung, eine deutliche Erkrankung des Mittelohres konstatiert
werden. Bei zwei anderen Fällen entstand nur eine Bindehautentzündung mit
Nasenaffektion. Einer von den obigen drei Fällen kam zur Obduktion und ließ
außer im Tubenpaukenhöhlensekret *auch im Naseneiter deutlich Gonokokken*
erkennen.

Ein aus der neuesten Zeit stammender, gut durchbeobachteter Fall von
intra partum-Infektion stammt von Werner Framm. Hier war die Nasengonorrhöe der primäre Herd.

Bei dem Neugeborenen machte sich wenige Tage nach der Geburt eine behinderte
Nasenatmung bemerkbar. Einige Tage war das *Schniefen so deutlich, daß man an Lues
congenita denken konnte.* Im Sekret fanden sich massenhaft gramnegative Diplokokken.
Auch die Kulturprobe fiel einwandfrei positiv für Gonorrhöe aus. Der Eiterungsprozeß
ging am 11. Lebenstage sekundär auf die beiderseitigen Conjunctiven über, so daß eine
Verlegung in die Augenklinik notwendig wurde. Schließlich kam es *metastatisch* auch zu
einer Kniegelenkentzündung. Bei der Mutter fanden sich Gonokokken in der Cervix und
in der Urethra.

Der Verfasser glaubt nicht, daß hier eine Schmierinfektion von seiten der
Mutter auf ihren Säugling vorliegt, sondern nimmt an, daß der Nasentripper im
Verlaufe der *Geburt* vom Kinde erworben wurde.

Wie in dem Falle Framms, so weiß auch Canino über gonorrhoische Arthritiden bei einem Neugeborenen zu berichten, dessen *Nasenschleimhaut primär
gonorrhoisch infiziert war.* Das Bild erinnerte fast an Parrotsche Pseudoparalyse.
Man muß deshalb in zweifelhaften Fällen genaue bakteriologische und die
übrigen Laboratoriumsuntersuchungen vornehmen.

Ferner ist an die Möglichkeit zu denken, daß das Kind an einer spezifischen
Vulvovaginitis oder Augenblennorhöe erkrankt ist und sich nun von seinem
eigenen Eiter die *Infektion mittels seiner Fingerchen auf die Nase überträgt.*

Dafür sei als Beispiel der von Ralph T. Miller mitgeteilte Fall von Rhinitis
gonorrhoica berichtet:

Das 1jährige Mädchen, das an Vulvovaginitis litt, hat sich die Infektion auf die Nase
vermutlich selbst übertragen. Es trat heftige, blutig-eitrige Sekretion aus der Nase auf mit
starker Rötung und Schwellung der Nasenschleimhaut. Im Ausstriche massenhaft gramnegative extra- und intracellulär gelegene Diplokokken, die sich *kulturell* als Gonokokken
erwiesen.

Ebenso könnte eine unsaubere Mutter, die selbst an gonorrhoischem Fluor
leidet, beim Hantieren an ihrem Kinde die Nase desselben durch Eiter be-
schmutzte Finger infizieren.

Diese Möglichkeiten treten an Bedeutung und Häufigkeit gegenüber dem
Infektionswege zurück, der durch das *Herabfließen des Eiters durch den Ductus
naso-lacrimalis direkt in die Nase* gegeben ist. Einzelne ältere Autoren haben
schon mit Recht darauf hingewiesen, daß sich eine Miterkrankung der Nasenschleimhaut bei an Ophthalmoblennorhöe leidenden Säuglingen viel häufiger
finden möchte, als man bisher annahm.

Mittels genauer bakteriologischer Untersuchung des Nasensekretes konnte
Guida bei 10 Säuglingen, die an Bindehautgonorrhöe erkrankt waren, feststellen, daß sich dieselben spezifischen Veränderungen auch an der Nasenschleimhaut finden. Bei *blennorrhoischer Ophthalmie* war *fast immer auch eine Nasenblennorrhöe* vorhanden. Dabei konnten die Gonokokken in der Nase gerade so
virulent angetroffen werden wie auf der Bindehaut.

Man hat nur zu wenig an diese Kombination gedacht. Schon Simon schrieb:
Wenn auch heute wohl allgemein angenommen wird, daß die Ophthalmoblennor-
rhoea neonatorum eine Infektion durch Tripperkontagien der Mutter ist, so
existieren auch Beispiele, daß zu *gleicher Zeit die Nase infiziert wurde.*

Bakteriologisch verifiziert ist der Fall von Nasenblennorrhöe im Anschluß an Conjunctivalblennorrhöe, über den NOBEL in der Gesellschaft für innere Medizin und Kinderheilkunde in Wien berichtete:

Bei dem 4 Monate alten Mädchen trat im Anschluß an eine Gonorrhöe der Vulva und Conjunctivalblennorrhöe ein intensiver Ausfluß aus der Nase auf. Im Ausstrich reichlich semmelförmige intracelluläre gram-negative Diplokokken. Die Infektion dürfte durch den *Tränennasengang* erfolgt sein.

Sehr bedeutungsvoll sind die experimentellen Untersuchungen von GUIDA, der sich die Frage vorlegte, ob bei dem gemeinsamen Bestehen einer Ophthalmoblennorrhöe und eines Nasentrippers die Infektion auf dem äußeren Wege erfolgt oder durch den Nasolacrymalkanal. Da bekanntlich der Gonococcus auf der tierischen Bindehaut nur sehr schlecht haftet, benutzte GUIDA einen Stamm von Micrococcus prodigiosus, indem er die Keime bei einigen Tieren in den Bindehautsack, bei anderen auf die Schleinhaut der unteren Muschel brachte. Nach einiger Zeit wurde Sekret aus der Nase bzw. dem Bindehautsack mikroskopisch und kulturell untersucht. Der Weg von der Bindehaut zur Nase konnte einwandfrei festgestellt werden, was der Hauptsache nach der Richtung des Tränenstromes entspricht. Ob auch in umgekehrter Richtung von der Nase zum Auge die Infektion aufsteigen kann, ließ sich nicht sicher feststellen; hinderlich sind sicherlich die Klappen im Nasolacrymalkanal. Man muß in den positiven Fällen auch an die Möglichkeit denken, daß der äußere Infektionsweg dabei eine Rolle spielte.

Die Bedeutung des Vorhandenseins einer Nasengonorrhöe beim Säugling liegt einmal, wie wir schon bemerkt haben, in der Möglichkeit des Übergreifens der primären Rhinitis auf die Conjunctiven, sodann in der Gefahr einer metastatischen Ausbreitung auf die *Gelenke*.

Eine ganz exzeptionelle Beobachtung stammt von L. FÜRST, der eine *Zerstörung des Oberkieferknochens* und einen *gonorrhoischen Absceß der Kieferhöhle beim Säugling* gesehen haben will.

Es handelte sich um ein 4 Wochen altes Mädchen, das schon am Tage nach der Geburt eine gonorrhoische Conjunctivitis zeigte. Nach dreitägiger Behandlung hatte sich diese gebessert. Allein nach 8 Tagen trat ein blutig-eitriger Ausfluß aus der Nase auf, der durch Eindickung des Sekrets wieder ins Stocken geriet. Am 20.—22. Lebenstage entstand am inneren rechten Augenwinkel, von den Tränenpunkten aus, unter gleichzeitiger starker Sekretion, zuerst aus der rechten Nasenhälfte, sodann durch eine Stelle des rechten oberen Alveolarrandes, eine Geschwulst. Der behandelnde Arzt extrahierte aus dem Oberkiefer eine Zahnanlage; ein anderer noch im Kiefer eingeschlossener Zahn fiel spontan aus, und so gewann der Eiter eine ergiebige Abflußöffnung durch die leeren Alveolen. Die Untersuchung von seiten FÜRSTs ergab neben einer Blennorrhoea oculi mit nachgewiesenen Gonokokken unter dem äußeren Winkel des rechten Auges eine etwa *taubeneigroße*, blaurote, pralle, fluktuierende Geschwulst. „Bei Druck auf dieselbe entleerte sich aus dem rechten Nasenloch und besonders aus der Alveole des rechten 2. oberen Schneidezahnes Eiter, in welchem sich aber keine Gonokokken fanden. Die betreffende Hälfte des Oberkiefers war vollkommen erweicht und biegsam. Linkerseits hatten Ober- und Unterkiefer normale Konsistenz. Durch den erweichten rechten Oberkiefer schimmerten hier und da die Zähne in ihren Anlagen durch. Entsprechend dem harten Gaumen ließ sich, auch auf der rechten Seite, zwar keine Geschwulst, aber Erweichung nachweisen." Die *Diagnose wurde auf ein Empyem des rechten Antrum Highmori* gestellt. Die Geschwulst wurde von außen, dem äußeren Rande des Orbicularis entlang, gespalten, worauf nach Eiterentleerung mit der Sonde festgestellt werden konnte, *daß das Empyem nicht bloß in die Alveole, sondern auch mit besonderer Perforationsöffnung in den teils erweichten, teils nekrotisierten Oberkiefer mündete.* Nach einigen Tagen erfolgte der Exitus an Erschöpfung. Der Sektionsbefund ergab: „1. Zerstörung des ganzen rechten Oberkiefers. Derselbe war erweicht, zum Teil cariös und zerbröckelt. Das *Antrum Highmori* war mit schmierigem Eiter angefüllt. Processus nasalis gelöst. Größere Partie des Infra-Orbitalrandes in kurzer Strecke zerstört. Rechter Jochbogen fast ganz fehlend. Auch die Gaumenplatte des rechten Oberkiefers war zugrunde gegangen. 2. *Abscesse* unter dem Temporalis und zwischen den Fasern, ebenso unter dem Processus zygomaticus des Stirnbeins. 3. Beiderseitige, multiple *pyämische Abscesse* in den Lungen, den Nieren, der Bauchwand in der Höhe der 7. Rippe bis

zum Nabel, außerdem in der Leber und dem Herzmuskel. Starke fibrinös-eitrige Peri-
karditis. Doppelseitige Pleuritis. Schädelbasis, Gehirn, Augenhöhle und Conjunctivalsack
zeigten nichts Pathologisches."

Nach Fürst ist dieser Fall ein Beweis dafür, welche schweren Folgen die
an sich — bei rechtzeitiger Behandlung — gefahrlose Ophthalmoblennorrhöe
der Neugeborenen unter Umständen haben kann. Denn der Übergang des
primären Leidens, der Conjunctivitis gonorrhoica, auf dem Wege des Canalis
naso-lacrymalis durch die Nase bis in den bei dem Kinde nur angedeuteten
Sinus maxillaris und die Zerstörung der umliegenden Knochen sei hier zweifellos festgestellt.

Es bleibt übrig hervorzuheben, daß eine übersehene Nasengonorrhöe die
Quelle von *Reinfektionen* abgeben kann.

Gresser, Edward Bellamy, Hugh McKeorn teilen diesbezüglich eine
Beobachtung mit.

4jähriges Kind. Temperatur 106 F., Puls 120, starke ödematöse Schwellung der Lider
mit harter Infiltration, schleimig-eitrige Absonderung, Cornea frei. *Nase:* spärlich eitrige
Absonderung. *Ohr:* gerötet, verdickt, abstehend, mit einem pustulösen Ausschlag bedeckt.
Aus dem Ohr geringe schleimige Absonderung. Linke Halsdrüsen vergrößert. Gesicht und
Hals ebenfalls mit pustulösem Ausschlag bedeckt. Abstrich aus der Conjunctiva ergibt
gram-negative Diplokokken, also spezifische Infektion der Augen; Nase und Hals negativer
Befund. Nach 10 Tagen Entlassung aus der Klinik mit geringer Sekretion aus der Nase
und Conjunctiva, bakteriologisch negativ. Nach 3 Monaten Wiederaufnahme. *Rezidiv
mit denselben Symptomen* und mit Hornhautgeschwüren. Besonders bemerkenswert ist eine
starke Absonderung aus der *Nase*, in der der *Gonokokkenbefund* stark *positiv* ist. Nach
dreimonatlicher Behandlung Heilung.

Verfasser vermuten, daß die *Reinfektion der Augen von der Nase bzw. dem
Tränensack* ihren Ausgang nahm.

Differentialdiagnose. Wenn ein Säugling einige Tage nach der Geburt behinderte Nasenatmung hat und schnieft, so muß man ebenso wie an Lues congenita
und Nasendiphtherie auch an Nasenblennorrhöe denken. Hier ist natürlich
durch die charakteristischen Unterscheidungsmerkmale jedes der Krankheitsbilder mit Sicherheit zu erkennen. Die Hauptsache ist, daß man auch an Nasentripper denkt. Viel schwieriger ist die Abgrenzung gegen eine Meningokokkeninfektion, weil der Meningococcus in Größe, Form und auch in der intracellulären
Lagerung dem Gonococcus entspricht.

Für den Nachweis der Gonokokken in der Nase ist der Hinweis Hasslauers
sehr bemerkenswert, nach welchem Kiefer 1896 in zwei Fällen einseitiger
Rhinitis purulenta mit erheblichen Allgemeinerscheinungen, *einmal an sich
selbst*, den *Meningococcus intracellularis* festgestellt hat. „Dessen Ähnlichkeit
mit dem Gonococcus ist frappierend, doch wachse letzterer nicht auf Glycerinagar gegen das üppige Wachstum des *Meningococcus*, ebenso falle ein Tierversuch mit Gonokokken negativ aus. Der *Meningococcus* sei also ein exquisiter
Eitererreger für menschliche Schleimhäute, deshalb ist zum Unterschied vom
Gonococcus das Kulturverfahren nötig zum Schutze gegen eine Verwechslung."

Wir müssen heute hinzufügen, daß auch das Kulturverfahren allein nicht
zur strengen Differenzierung ausreicht, sondern auch die biologischen Proben
— Kohlehydratvergärung — notwendig sind. Näheres ist, um Wiederholungen
zu vermeiden, in dem Beitrage „Stomatitis gonorrhoica" nachzulesen. Hier sei
noch an die Möglichkeit einer Verwechslung mit dem Micrococcus catarrhalis
erinnert.

Therapeutisch bedient man sich nach Denker eines Sprays mit 3% Borsäurelösung; ferner werden Einträufelung oder Bepinselung mit $1/2$—1% Protargol-
Sophol- bzw. Argentumlösung empfohlen. Einstäuben von Sozojodol oder Aristol
ist ratsam. Durch Adrenalin und Cocain ist die behinderte Nasenatmung frei
zu machen. Es wird häufig nötig sein, die Ekzeme des Naseneinganges und der

Oberlippe, entstanden durch herabfließendes Sekret, nach den Regeln der Hauttherapie zu behandeln.

Prophylaktisch wäre zu empfehlen, daß Säuglinge von Müttern, die nachgewiesenermaßen an Gonorrhöe leiden, ebenso wie eine prophylaktische Einträufelung der Augenbindehaut auch eine solche der Nasenschleimhaut erhalten. Die kranken Mütter sollen streng darauf achten, daß sie nicht mit ihrem Eiter durch Manipulieren an ihrem Kinde infektiöses Material in die Nase schmieren.

Wenn ein Kind bereits an Ophthalmoblennorrhöe erkrankt ist, so soll in jedem Falle die Nase mitbehandelt werden, weil, wie GUIDA nachgewiesen hat, die Infektion der Nase fast regelmäßig erfolgt. Man muß auch bedenken, daß die Ophthalmoblennorrhöe beim Säugling meist schnell abheilt, so daß, wenn die Nasenschleimhaut krank bleibt, von ihr aus *Rezidive* des Augenleidens erfolgen könnten. Ist nur eine Rhinitis gonorrhoica nachweisbar, sind dagegen die Conjunctiven frei, so muß man sorgfältig bestrebt sein, die Augen zu schützen.

III. Otitis media gonorrhoica.

Otitis media gonorrhoica ist eine sicher konstatierte, wenn auch seltene Komplikation des Trippers.

Die Beobachtungen, die in der Literatur niedergelegt sind, betreffen vereinzelt Erwachsene, überwiegend Säuglinge. Wenn beim Geburtsakt die Infektion der Augen mit Trippereiter erfolgt, so kann, wie schon bei der Besprechung der Nasengonorrhöe auseinandergesetzt wurde, ein Mitbefallensein der Nase durch die Ductus naso-lacrymales erfolgen. Von der Nasenschleimhaut aus kriecht der Prozeß weiter auf den Pharynx und von da durch die Tuba Eustachii zum Mittelohr, wodurch eine Otitis media gonorrhoica zustande kommt.

Frühere Beobachter haben diesen Zusammenhang auch zum Teil schon richtig erkannt und beschrieben; andere stellten sich vor, daß der Eiter von der Augenblennorrhöe aus, die fast immer im Spiele wäre, in den Gehörgang hineingeschmiert worden sei. Viel wahrscheinlicher ist, daß man die Mitbeteiligung des Naseninneren als Bindeglied zwischen Auge und Ohr übersehen hat.

ZIEM (1885) hat in mehreren Fällen von Mittelohreiterung bei Neugeborenen eine gleichzeitige Naseneiterung des Kindes festgestellt. Daß es sich um Gonorrhöe handelte, schloß er aus dem Nachweise der Vaginitis gonorrhoica bei der Mutter.

In einem Falle von R. DEUTSCHMANN (1890) trat bei einem 3 Wochen alten Knaben 12 Tage nach Konstatierung einer mit diffuser Keratitis komplizierten *Ophthalmoblennorrhöe* eine *rechtsseitige Otitis media* auf, sowie eine akute Entzündung mit starker Schwellung des rechten Hand- und linken Fußgelenkes. DEUTSCHMANN teilt mit: „Die Mutter gab an, daß das Ohr sich dadurch entzündet habe, daß während des Schlafes vor einigen Tagen *Eiter aus dem Auge in das Ohr gelaufen* sei, was sie zu spät gesehen habe, um es verhindern zu können. Die Schwellung der Gelenke sei bald darauf von ihr bemerkt worden.“ Die Mutter brachte das Kind nicht wieder. Der Autor erfuhr aber, daß es bald darauf unter Fieber und Gehirnerscheinungen, die wahrscheinlich auf einer Weiterverbreitung des Ohrprozesses beruhten, gestorben sei. Der Mittelohreiter konnte nicht bakteriologisch untersucht werden.

MAX FLESCH beschreibt 1892 sechs Fälle bei Neugeborenen, in denen es sich um *Ohreiterung* bei unzweifelhafter *Tripperblennorrhöe des Auges*, bei einem Kind (Fall III) mit Rhinitis, handelte. Man konnte denken, meint der Autor, daß vielleicht die Ohreiterung indirekt von der Augenkrankheit ausgegangen sei, etwa durch *Übertragung des Eiters durch die Nase* (III) oder durch *ein Ekzem des Gehörganges* (I, V, VI), das möglicherweise eine *Folge der Benetzung* mit dem bei den häufigen Auswaschungen des Auges abfließenden eiterhaltigen Wasser sein konnte. In einem siebenten Falle, in dem ein Kind am 10. Lebenstage links und nach 3 Monaten rechts eine Ohreiterung bekam, konnten Gonokokken nachgewiesen werden. Der Vater hatte zweimal Gonorrhöe gehabt, das zweite Mal kurz vor der Ehe mit sehr hartnäckigem Verlauf und Affektion der Prostata.

RUDOLF HAUG teilte 1893 drei Fälle von gonorrhoischer Otitis media mit, die mit *Blennorrhöe der Nase und der Augen* kompliziert waren. Zwei hiervon kamen zur Obduktion. Der Tod war am 5. und 9. Tage unter den Erscheinungen der Inanition und unter Lungen- und Meningealsymptomen erfolgt. Die Untersuchung ergab in dem Naseneiter des einen Falles und im Tubenpaukenhöhleneiter beider Fälle *typische Gonokokken.* Gegen diese Mitteilungen wurde auf der 4. Versammlung der deutschen otologischen Gesellschaft zu Jena 1895 Stellung genommen. HAUG blieb seinerseits 1896 in einer Erwiderung auf seinem Standpunkt stehen.

Aus demselben Jahre stammt der Fall, den KROENIG mitgeteilt hat.

Das 3 Wochen alte, von einer gonorrhoisch infizierten Mutter geborene Kind erkrankte bereits am 3. Lebenstage an *Ophthalmoblennorrhöe.* Am 13. Tage bemerkte man Abfließen eitrigen Sekretes aus den hinteren Partien der Nasenhöhle, nach weiteren 3 Tagen entstand eine Eiterung des rechten Ohres. Es bestand eine *Otitis media purulenta.* Im dünnflüssigen Sekret wurden Gonokokken nachgewiesen.

PAUL REINHARD berichtet 1907 über ein 14 Tage altes Kind mit Augenblennorrhöe und einer Otitis media, in deren Eiter mikroskopisch und kulturell sich Gonokokken fanden.

Einen ähnlichen Fall stellt die Mitteilung PUTZIGS dar.

PUTZIG beobachtete, daß bei einem neugeborenen Kinde, das mit einer typischen Blennorrhöe in Behandlung kam, erst 2 Monate nach dem Abheilen der Blennorrhöe ein starkes rechtsseitiges Ohrenlaufen auftrat. Die Untersuchung ergab eine starke Rötung und Trübung des Trommelfelles und eine Perforation, die von hinten oben nach vorn unten verlief. Die Sekretion war schleimig eitrig und wurde trotz Behandlung allmählich stärker, dickrahmig und überaus übelriechend. Schließlich nach 3 Wochen regte sich der Verdacht, daß es sich um eine *blennorrhoische Erkrankung der Mittelohrschleimhaut* handeln könnte. Die bakterielle Untersuchung bestätigte diesen Verdacht. Nach 5tägiger Behandlung mit 1% Protargol trat eine erhebliche Besserung ein und einige Tage danach Heilung.

DALMER-Gießen schrieb über *Mittelohrbeteiligung* bei einem Fall von blennorrhoischer Conjunctivitis eines Neugeborenen.

Während des schweren Verlaufes stellte sich starke Eiterung aus der Nase und dem linken Ohr ein, die nach Verfasser auf einer Mischinfektion von Gonokokken und Staphylokokken beruhte.

Auch beim *Erwachsenen* ist *Otitis* media gonorrhoica festgestellt worden. Doch erfolgte die Infektion nicht durch Fortschreiten des Prozesses von der Nase her, sondern wahrscheinlich auf metastatischem Wege [1].

GROSSI (1929) beschreibt folgenden Fall:

Eine 24jährige Erstgebärende trat zur Geburt in die Klinik ein, wo frische Gonorrhöe festgestellt wurde. Kalipermanganat-Spülungen und Vaccinetherapie. Nach glatter Geburt Temperatursteigerungen im Wochenbette, die auf Pneumonie zu deuten schienen, bis sich deutliche Zeichen einer *Otitis media* einstellten. Da keine Druckempfindlichkeit des Warzenfortsatzes feststellbar war, wurde abgewartet. Es erfolgte *Spontandurchbruch des Eiters, in dem Gonokokken nachgewiesen werden konnten.* Auf wiederholte Injektionen der Antigonokokkenvaccine ging das Fieber zurück, und die Frau konnte bald als geheilt entlassen werden.

Auch B. LEMBERSKY kann eine Beobachtung von gonorrhoischer Mittelohrentzündung beim Erwachsenen mitteilen, die er sich *hämatogen* entstanden denkt; freilich ist die bakteriologische Prüfung scheinbar nicht absolut beweisend.

Ein 24jähriger junger Mann bekommt 7 Tage nach Beginn seines Harnröhrentrippers typische Erscheinungen einer akuten Mittelohrentzündung und nach 2 Tagen eine Mastoiditis mit Senkung der oberen hinteren Gehörgangswand und retroauriculärer Schwellung. Aufmeißelung des Warzenfortsatzes ergibt hochgradige Zerstörung des Knochens. Die

---

[1] In VIRCHOWs Handbuch der speziellen Pathologie und Therapie, Bd. 2 schreibt SIMON: ,,Manche Schriftsteller sprechen auch von Mund- und Ohrentripper. RICORD hat solche Tripper *metastatisch* nicht beobachtet, obgleich MAURICEAU, BEAUPRÈ und ATTENHOFER eine Otitis gonorrhoica gesehen haben wollen.

bakteriologische Untersuchung des Sekretes wurde zunächst nicht vorgenommen; erst am 7. Tage nach der Aufmeißelung wurden hochverdächtige Diplokokken festgestellt.

Verfasser glaubt sich berechtigt, eine *Mastoiditis gonorrhoica* annehmen zu dürfen, weil 1. sich die Ohrerkrankung am 7. Tage der Gonorrhöe einstellte, 2. weil die Mastoiditis sehr rasch in 2 Tagen entstanden ist, 3. weil der Knochen auffällig stark zerstört war, und weil die Operationswunde so langsam zur Abheilung kam (40 Tage).

Es soll nicht unerwähnt bleiben, daß theoretisch die *Entstehung* einer gonorrhoischen Otitis *auch durch den äußeren Gehörgang* möglich wäre, wenn ein perforiertes Trommelfell vorhanden ist. Ob das schon beobachtet wurde, ist nicht bekannt. Daß die Gonokokken über das geschichtete Pflasterepithel des Gehörganges vordringen können, erscheint mehr als unwahrscheinlich.

Auch beim jungen Kinde ist das Auftreten von *Otitis media metastatica* in einem Falle von gonorrhoischer Sepsis beobachtet worden. SUTTER behandelte ein $2^1/_2$jähriges Mädchen, das, ausgehend von einer Vulvovaginitis blennorrhoica infantum zahlreiche Metastasen bekam, eine ulceröse Stomatitis, Peritonitis, Arthritis blennorrhoica, dazu eine beiderseitige *Otitis media* und ein Exanthem teils scharlachähnlichen, teils hyperkeratotischen Charakters. Blutaussaat ergibt eine Reinkultur von Gonokokken, ebenso ließen sich kulturell und mikroskopisch aus dem Sekrete der Bauchfistel, dem *Ohreiter* und den eitrigen Auflagerungen der Stomatitis *Gonokokken nachweisen.*

Symptome und *Verlauf* der Otitis media gonorrhoica dürften sich kaum wesentlich von der Otitis media anderer Ätiologie unterscheiden.

In *diagnostischer* Hinsicht wird man sich erinnern müssen, daß ein Säugling mit Ophthalmoblennorrhöe leicht eine Rhinitis und Otitis gonorrhoica bekommen kann. Man soll bei Unruhe und Fieber, das man sich sonst nicht zu erklären vermag, einen Ohrspezialisten zuziehen.

Bei einer Gonosepsis des Erwachsenen käme beim Auftreten einer Otitis media in Betracht, rechtzeitig den Eiter auf Gonokokken zu untersuchen und den Befund dann auch kulturell sicherzustellen.

Die *Prognose* wird im allgemeinen nicht als besonders schwer, eher als günstig angesehen.

Die *Behandlung* gehört in die Hand des Facharztes für Ohrenleiden.

Literatur.

AHLFELD: Demonstration eines Kindes mit gonorrhoischer Entzündung der Mundschleimhaut. Ärztl. Ver. Marburg, Sitzg 8. Juli 1896. Berl. klin. Wschr. **1896**, Nr 42, 941. — ALBRECHT u. GHON: Über die Ätiologie und pathologische Anatomie der Meningitis cerebrospinalis epidemica. Wien. klin. Wschr. **1901**, Nr 41. — AUGAGNEUR, V. et M. CARLE: Précis des maladies vénériennes. Paris: C. Doin. — ATKINSON: Zit. bei LANZ.

BÄHR, MARGOT: Stomatitis gonorrhoica. Inaug.-Diss. Freiburg i. B. 1933. — BENATTI: Acad. med. chir., 23. Okt. 1896. — BERMANN: Über einen Fall von gonorrhoischer Keratose der Haut und Mundschleimhaut. Dermat. Z. **51**, 420—423 (1928). — BERTOLOTY, RICARDO: Gonorrhea contracted by buccal coitus. Urologic Rev. **37**, 255, 256 (1933). — BOERHAVE: Tractatio med. pract. de lue venerea. Lugd. Batavor. 1751, p. 41. Zit. von MACKENZIE S. 401. — BOGROW: Ein Fall von gonorrhoischer Keratose der Haut und Mundschleimhaut. Arch. f. Dermat. **143**, 23 (1923). — BUSCHKE u. LANGER: Lehrbuch der Gonorrhöe, 1926.

CANINO, R.: Un caso di artrite gonococcica apparentemente primitiva in un neonato. Pediatr. riv. **39**, 264—270 (1931). — CAZENAVE: Zit. bei v. ZEISSL. — CHANTEMESSE: Soc. méd. Hôp., 10. Juli 1891. — CHÉVELLE, A. et M. G. GEORGEL: Bukkale Gonococcie. Rev. prat. Mal. organ. genito-urin. Dermat. Wschr. **1914**, Nr 35, 1053. — COMBALAT: Nature et trait. de la blenn. buccale. — COLOMBINI, P.: (a) Un caso di stomatite gonococcica. Riforma med. **16**, No 87; 14. April **1900 II**, No 12, 135. (b) Bakteriologische und experimentelle Untersuchungen aus einem Falle von Harnröhrentripper mit Gelenk- und Hautaffektionen. Mschr. Dermat. **21**, 548. (c) Bakteriologische und experimentelle Untersuchungen über einen merkwürdigen Fall von allgemeiner blennorrhoischer Infektion. Zbl. Bakter., Dez. **1908**. — CUTLER: Gonorrhoeal infection of the mouth. N. Y. med. J., 10. Nov. **1888**.

Da Silva Araujo, Oskar: Stomatitis gonorrhoica. Soc. med. e cir. Rio de Janeiro, 4. Mai 1921. Brazil méd. I **20**, 254. Ref. Zbl. Hautkrkh. **2**, 388. — Delefosse: Sur un cas de blenn. aprés de la verge sans coit. J. Mal. cutan. et Syph. **1890**. — Desruelles: Traité pratique des maladies vénériennes, p. 474. Paris 1836. — Deutschmann, R.: Arthritis blennorrhoica. Graefes Arch. I **36**, 109 (S. 112 Otitis) (1890). — Diday: Ann. Syph. et Mal. P. 1858, 333. — Dohrn: Die gonorrhoische Erkrankung der Mundhöhle bei Neugeborenen. 4. Kongr. dtsch. Ges. Gynäk. Bonn, 5. Sitzg 23. Mai 1891. Münch. med. Wschr. **1891**, Nr 25, 446; Arch. Gynäk. **40**, H. 2, 350 (1891).
Edwards: Rhinitis blennorrhagica. Lancet, April **1857**. — Eguisier u. Tanchon: Zit. von Fabre.
Fabre: Biblioth. du medic. pratiqu. Mal. vénér. — Finger: Die Blennorrhöe der Sexualorgane. Wien. 1905. — Flamini: Ein Fall von gonorrhoischer Stomatitis und Septicämie bei einem zweijährigen Kinde. Pediatr. prat., März **1908**. Dermat. Zbl. **11**, Nr 12, 371 (1908). — Flesch: Zur Ätiologie der Ohreiterung im frühen Kindesalter. Berl. klin. Wschr. **1892**, Nr 48, 1234. — Foster, H. E.: Gonorrheal tonsillitis. J. amer. med. Assoc. **94**, 791, 792 (1930). — Framm, Werner: Primäre Rhinitis gonorrhoica bei einem Neugeborenen. Dtsch. med. Wschr. **51**, Nr 12, 472 (1925). — Frazer u. Menton: Gonococcal Stomatitis. Zbl. Dermat. **39**, 471. — Frei: (a) Die Gonorrhöe. Deutsche Klinik **1929**, Bd. 4. — (b) Gonorrhoisches Exanthem und Enanthem bei Arthritis gonorrhoica. Schles. dermat. Ges. Breslau, 28. Jan. 1922. (c) Gonorrhoisches Enanthem der Mundschleimhaut, Balanitis circinata gonorrhoica Circumcidiertem. Berl. dermat. Ges., 10. Jan. 1933; Zbl. **44**, 371. — Fürst, L.: Vier pädiatrisch-chirurgische Beobachtungen. II. Vereiterung des Antrum Highmori nach Conjunctivitis gonorrhoica. Arch. Kinderheilk. **14**, H. 6, 423 (1892).
Geissler: Über seltene Tripperübertragung. Wien. klin. Rdsch. **1908**, Nr 21. — Ghon, Mucha und Wiesner: Zur Biologie und Differentialdiagnose des Gonococcus und seiner Verwandten. Verh. 10. Kongr. dtsch. dermat. Ges. — Ghon u. H. Pfeiffer: Der Micrococcus catarrhalis als Krankheitserreger. Z. klin. Med. **44**, H. 3/4. — Gresser, Edward Bellamy and Hugh McKeown: Gonococcus infection of lacrimal sac as source of reinfection to eyes, nose and throat. Amer. J. Ophthalm. **12**, 581—582 (1929). — Grossi, Giuseppe: Su di un caso di otite media purulenta bilaterale da gonococco. Ann. Ostetr. **51**, 745—752 (1929). — Guida, Guido: Le riniti gonococciche. Atti Clin. oto-ecc. iatr. Univ. Roma **23**, 407—419 (1925).
Hasslauer: Die Mikroorganismen der gesunden und kranken Nasenhöhle und der Nasennebenhöhlen. Zbl. Bakter. **37**, Nr 1 (1905). — Haug, Rudolf: (a) Die Krankheiten des Ohres in ihren Beziehungen zu den Allgemeinerkrankungen. Wien u. Berlin: Urban u. Schwarzenberg 1893 (Otitis gonorrh. S. 17 u. 18). (b) Erwiderung. Arch. Ohrenheilk. **40**, H. 2, 156 f. (1896). — Hayne: Zit. bei Rosinski. — Hecker: Theoretische praktische Abhandlung über den Tripper, 1787. Zit. von Stoerk. — Hölder: Lehrbuch der venerischen Krankheiten, S. 288. Stuttgart 1851. — Honnorat: Contagion de la blenn. ab ore. Lyon méd. **1899**. — Horand: Obs. de blennorrh. contractée dans un rapport ab ore. Soc. des sciences méd. de Lyon. Lyon méd. 1885, No 44, 267 (nicht Nr 33, wie vielfach zitiert!). Ref. Arch. f. Dermat. **18**, 298 (1886). — Hyman, Samuel M.: Report of a case of gonorrhoea of the mouth. N. Y. med. J., 26. Jan. **1907**, 169.
Jesionek: Ein Fall von Stomatitis gonorrhoica. Dtsch. Arch. klin. Med. **61**, H. 1/2, 91 f. (1898). — Jürgens: Stomatitis gonorrhoica bei Erwachsenen. Berl. klin. Wschr. **1904**, Nr 24, 629. — Jullien, Louis: (a) Traité pratique des maladies vénériennes. 2. édit. Paris 1886. (b) Note sur l'ule blenn. Internat. Congr. Dermat. Off. Trans. 1896, p. 764. J. Mal. cutan. et Syph. **1897**, 749. (b) Seltene und weniger bekannte Tripperformen. Autorisierte Übersetzung von Georg Merzbach-Berlin. Wien u. Leipzig: Alfred Hölder 1907. (Meningitis gonorrhoica, S. 10.)
Kast: Über einen Fall von Stomatitis gonorrhoica eines Neugeborenen. Inaug.-Diss. Bonn 1894. Ref. Arch. f. Dermat. **39**, 313 (1897). — Kiefer: Berl. Klin. Wschr. **1896**, Nr 28, 628. Zit. von Hasslauer. — Klepper: Stomatitis gonorrhoica. Dermat. Wschr. **81**, 1440 (1925). — Kraus, F.: Die Erkrankungen der Mundhöhle. Nothnagels spezielle Pathologie und Therapie, 16. Bd., 1. Teil, 1. Abt., 1. Hälfte. (Stomatitis gonorrhoica, S. 242 f. Wien: Alfred Hölder 1897. — Krönig: Demonstration eines Kindes mit gonorrhoischer Coryza und Otitis media. Gynäk. Ges. Leipzig, 414, Sitzg, 20. Febr. 1893. Zbl. Gynäk. **17**, Nr 11, 239 (1893). — Kuttner, Arthur: Rhinitis gonorrhoica. Spezielle Pathologie und Therapie von Kraus u. Brugsch, Bd. 3, S. 59.
Lanz: Der venerische Katarrh, 1904. — Langer, Erich: Hautkrankheiten bei Gonorrhöe. Handbuch der Haut- und Geschlechtskrankheiten von J. Jadassohn, Bd. 20, II. Teil, S. 40. Berlin: Julius Springer 1930. — Lauffs: Rhinitis gonorrhoica bei Erwachsenen. Sammlung zwangloser Abhandlungen auf dem Gebiete der Nasen-, Ohren-, Mund- und Halskrankheiten, herausgeg. von Maximilian Bresgen, Bd. 5, Nr 11, S. 345 f., 15. Nov. 1901. — Lebel: Thèse de Paris **1834**. Zit. von Stoerck. — Lembersky, B.: Ein Fall von akuter Otitis und Mastoiditis bei akuter Gonorrhöe. Vestn. sovet. Otol. **25**, 94—97 (1932). —

LESSER: Stomatitis gonorrhoica. Arch. f. Dermat. **151**, 462 (1926). — LEYDEN: Ein Beitrag zu der Lehre der gonorrhoischen Affektion der Mundhöhle bei Neugeborenen. Zbl. Gynäk. **1894**, Nr 8, 185. — LINGELHEIM, V.: Die bakteriologischen Arbeiten der königlich hygien. Station zu Beuthen (Ober-Schlesien) während der Genickstarreepedimie in Oberschlesien im Winter 1904/05. Klin. Jb. **15**, H. 2. — LUYS: Traité de la blennorrhagie. Paris 1921.
MACKENZIE, MORELL: Die Krankheiten des Halses und der Nase. Deutsch von FELIX SEMON, Bd. 2, S. 400 f. Der eitrige Nasenkatarrh. Berlin: August Hirschwald 1884. — MALHERBE: Ein Fall von Tripper des Mundes. Gaz. méd. Nantes, 14. Okt. **1911**. — MÉNARD: De la stomatite ulceromembraneuse chez les blennorrhagiques. Ann. de Dermat. **1889**, Nr 8/9, 679. — MIHALOVICI, J.: Gonococcic urethritis following buccal coitus. Urologic Rev. **37**, 237—238 (1933). — MIKULICZ u. KÜMMELL: Die Krankheiten des Mundes, S. 78. — MILLER, RALPH T.: Gonorrheal rhinitis. Amer. J. Dis. Childr. **40**, 588—590 (1930). — MISCH: Lehrbuch der Grenzgebiete der Medizin und Zahnheilkunde, Bd. 2, S. 129. — MUCHA, VIKTOR: Die Gonorrhöe der Mundhöhle. Handbuch der Geschlechtskrankheiten von FINGER, JADASSOHN, EHRMANN, GROSZ, Bd. 2. Wien: Alfred Hölder 1910. — MÜLLER, LEOPOLD: Fußnote bei STOERK, S. 86. — MULZER: Lehrbuch der Geschlechtskrankheiten. Stuttgart: Ferdinand Enke.
NEUMANN: Lehrbuch der venerischen Krankheiten und der Syphilis, I. Teil, S. 534. Wien 1888. — NOBEL, E.: Nasenblennorrhöe. Ges. inn. Med. u. Kinderheilk. Wien, Sitzg 22. Febr. 1923. Wien. med. Wschr. **73**, Nr 15, 708. — NORAND: Blennorragia contratta du rapporto ab ore. Riv. internat. Med. e Chir. **1886**; Morgagni 1887. Ref. Arch. f. Dermat. **19**, 598 (1887). — (NORAND falsch zitiert statt HORAND, s. S. 578.)
PASCHEN u. JENTZ: Ein Beitrag zur Frage der spezifischen Ätiologie gonorrhoischer Exantheme. Med. Klin. **1922**, 428. — PERUTZ: Über einen Fall von Gingivitis gonorrhoica. Dermat. Wschr. **66—67**, Nr 7, 102 (1918). — PETERS: Gibt es eine Stomatitis gonorrhoica ? Inaug.-Diss. Göttingen 1923. — PETIT-ORMESSON: Stomatitis blennorrhagica. Indépendance méd., 14. Dez. **1899**. Ref. Mh. Dermat. **31**, 206 (1900). — PETRASIE: Zit. bei HÖLDER. — PRADA, ENRIQUE (Madrid): Sinusitis fronto-ethmoidal de origen exclusivamente gonococco. Rev. españ. y amer. Laring. etc., April **1913**. Ref. Zbl. Laryng. usw. **1915**, 73. — PRYOR: J. of cutan a. genito-urin. Dis., März **1895**.
REINHARD, PAUL: Ein Fall von Gonokokkenotitis. Mschr. Ohrenheilk. **41**, H. 8, 436. — ROSINSKI: Über gonorrhoische Erkrankung der Mundschleimhaut bei Neugeborenen. Z. Geburtsh. **22**, H. 1, 216 f.; H. 2, 359 f. (1891).
SALZMANN: Zit. bei ROSINSKI, S. 221. — SCHEUER, OSKAR: Über einen Fall von gonorrhoischer Infektion der Mundhöhle. Wien. med. Wschr. **1909**, Nr 20, 1104. — SCHOENLEIN: Allgemeine und spezielle Pathologie und Therapie, Bd. 4, 1832. Würzburg u. St. Gallen 1841. — SIEGEL, LUIS A.: A case of gonococcus septicaemie. Bull. Buffalo gen. Hosp. **3**, 66 (1925). — SIMON in VIRCHOWs Handbuch der speziellen Pathologie und Therapie, Bd. 2. — STANISLAWSKI: Über einen Fall von gonorrhoischer Urethritis mit Affektion der Gelenke, symmetrischem hornartigem Ausschlag und Ausfallen der Nägel. Über Ges.-Leistungen a. Geb., Harn- u. Sexualapparat, Bd. 5, S. 643. 1900. — STELLA, H. DE: Rhinitis gonorrhoica bei Kindern. Belg. méd. **1889**, No 4. Ref. Klin. therap. Wschr. **1899**, Nr 9, 267. — STÖRK: Die Erkrankungen der Nase, des Rachens und des Kehlkopfes und der Luftröhre. NOTHNAGELS spezielle Pathologie und Therapie XIII, Bd. 1, Teil 1, S. 84 f. (Gonokokkeninfektion der Nase.) Wien: Alfred Hölder 1895. — SUTTER, ERNST: Über gonorrhoische Allgemeininfektion, diffuse gonorrhoische Peritonitis, Arthritis gonorrhoica, Otitis media, Stomatitis gonorrhoica und gonorrhoisches Exanthem. Z. klin. Med. **87**, 1, 2 (1919). — SWIETEN, VAN (BOERHAVE): Tractatio med. pract.: De lue venerea, p. 41. Lugd Batav. 1751.
TALBOT: Einige bakterielle und nichtbakterielle Erkrankungen der Mundhöhle. Arch. f. Dermat. **115**, 276 (1912). — TANCHON u. EGUISIER: Zit. bei NEUMANN u. FABRE. — TRAUTMANN: Die Krankheiten der Mundhöhle und der oberen Luftwege bei Dermatosen, 1911. S. 574.
URBAHN: Beitrag zur Gonokokkenlehre. Arch. Augenheilk. **44**.
VINES, SIDNEY: Case of gonorrhoel gingivitis. Brit. med. J., 21 Febr. **1903**, Nr 2199, 425. VOLTINI: Die Krankheiten der Nase und des Nasenrachenraums.
WEBER, HERM.: Med. chir. Trans. **43**, 177 (1860). Zit. von MACKENZIE, S. 400. — WEICHSELBAUM: Fortschr. Med. **1887**. — WELANDER, E.: Insonte oberflächliche (Ano) Genitalgeschwüre bei Frauen. Arch. f. Dermat. **68**, 403; Nord. med. Ark. (schwed.) **1894**, Nr 13; Mh. Dermat. **21**, 50. — WENDT, H.: Vaginalschleim im Mittelohr. Zit. in A. v. TRÖLTSCH, Krankheiten des Gehörorgans, in GERHARDTs Handbuch der Kinderheilkunde, Bd. 5/2, S. 84. 1882. Zit. von ZIEM.
ZEISSL, H. v.: Lehrbuch der Syphilis und der mit dieser Krankheit verwandten örtlichen venerischen Krankheiten. S. 132. Stuttgart 1875. — ZIEM: Über Nasenblenorrhöe bei Neugeborenen. Allg. med. Z.ztg **1885**, Nr 101, 1709. — ZILZ: Österr.-ung. Vjschr. Zahnheilk. **17**, H. 2.

Gonorrhöe des Rectums.

Von

BRUNO PEISER - Berlin.

Geschichte. Die Mastdarmgonorrhöe ist ohne Zweifel so alt wie die Gonorrhöe überhaupt, jedoch scheint es erst sehr spät zur Erkennung dieser Krankheit gekommen zu sein. Die ersten Mitteilungen über die gonorrhoische Erkrankung des Rectums stammen aus dem Jahre 1789 von dem deutschen Arzte HECKER, der in seinem französisch geschriebenen Buch ,,Maladies vénériennes" eine klinische Beschreibung mehrerer Fälle von Mastdarmerkrankung gibt und sie mit Rücksicht auf die Anamnese als Rectalgonorrhöe deutete. Er führte das Leiden, das er sowohl bei Männern wie bei Frauen fand und das jeder Behandlung widerstand, stets auf einen Coitus praeternaturalis zurück. Trotzdem er die Erkrankung für keine seltene, ja eher für eine häufige hielt, fiel sie in der Folgezeit fast völlig der Vergessenheit anheim. Erst im Jahre 1833 findet sich wieder ein Hinweis von SCHÖNLEIN, der das Vorkommen von Mastdarmstrikturen nach Tripper betonte, ebenso wird in einer Arbeit von REQUIN (1843) kurz der gonorrhoischen Mastdarmentzündung Erwähnung getan. Nähere Angaben werden dann erst wieder von FÖRSTER (1860) in seinem Lehrbuche der pathologischen Anatomie gemacht, der darin sagt, daß der Mastdarmkatarrh zuweilen eine Folge von Ansteckung durch Tripperschleim sei und, über die ganze Schleimhaut verbreitet, allmählichen Schwund derselben und ein Schrumpfen des Mastdarmrohres, auf umschriebene Stellen beschränkt, ringförmige, kallöse Verdickung der Mastdarmhäute und Geschwürsbildung zur Folge habe. Nach ROLLET (1871) sei die Mastdarmschleimhaut wenig empfindlich gegen das Contagium des Trippers; sicherlich sei sie es viel weniger als die Conjunctiva, sonst müßten die Tripperabsonderungen aus dem Anus bei Mann und Frau viel häufiger sein. Eine Übertragung von gonorrhoischem Eiter einer Augenblennorrhöe auf den Anus führte BONNIÈRE (1874) mit Erfolg aus, jedoch war derselbe Versuch auf das Rectum ohne Erfolg. Der Autor schließt daraus, daß es unmöglich wäre, den Erreger auf die Rectalschleimhaut zu überpflanzen infolge ihres absolut refraktären Zylinderepithels; im Gegensatz dazu wäre die Analschleimhaut mit ihrem Pflasterepithel empfänglich, und die Entzündung könnte sich dann auf das Rectum ausbreiten, ohne daß die Rectitis spezifisch zu sein brauche. Ebenso sprachen sich GOSSELIN und DUBAR (1881), jedoch weniger absolut, für die außerordentliche Schwierigkeit der Verimpfung auf die Rectalschleimhaut aus.

Mit der Entdeckung des Gonococcus durch NEISSER wurde auch dem Studium der Rectalgonorrhöe mehr Aufmerksamkeit zugewandt, und es entwickelte sich mit Beginn der achtziger Jahre bald eine größere Literatur auf diesem Gebiete, wovon als wertvollste Arbeiten die von BUMM (1884), JULLIEN (1886 und 1895), FRISCH (1891), NEISSER (1892), NEUBERGER (1894), HARTMANN (1895), MERMET (1896), BAER (1896/97), HUBER (1898) und MUCHA (1908/10) sowie des letzterwähnten Autors zusammenfassende Darstellung im

Handbuch der Geschlechtskrankheiten von FINGER - JADASSOHN - EHRMANN - GROSZ (1910) zu erwähnen sind. Die ersten eingehenden Beschreibungen der Mastdarmgonorrhöe stammen von JULLIEN und NEISSER, während FRISCH als erster die histologischen Befunde bei einem akuten, an Tuberkulose verstorbenen Fall erheben konnte. Der oftmals sehr schleichende Beginn und Verlauf der Erkrankung machen es verständlich, daß in den achtziger Jahren die Rectalgonorrhöe allgemein für äußerst selten galt, ja, daß namhafte Venerologen jener Zeit, wie DIDAY und SIMONET (vgl. auch JULIUSBURGER) behaupteten, noch keinen einzigen Fall von Rectalgonorrhöe gesehen zu haben, und daß jeder einschlägige Fall damals der Veröffentlichung für wert gehalten wurde. So führte TARDIEU bereits früher in seinen gerichtlich-medizinischen Studien über Sittlichkeitsverbrechen nur einen Fall auf, und auch GOSSELIN sah während seiner Amtszeit auf der Geschlechtskrankenstation in Lourcine in drei Jahren nur einen Fall. Ebenso berichteten BUMM und FRISCH nur über je einen von ihnen beobachteten Fall weiblicher Rectalgonorrhöe, während NEISSER selbst im Jahre 1889 zwei solche Fälle mitteilte. Wenn man bedenkt, daß die Diagnose damals vorwiegend klinisch gestellt wurde, und daß man dafür nach der Forderung von JULLIEN das Vorhandensein von eitrigem Ausfluß aus dem Rectum, einer Analfissur und einem Kondylom der Analgegend für erforderlich hielt, so ist diese angebliche Seltenheit der Rectalgonorrhöe nicht zu verwundern. Aber bereits wenige Jahre später finden sich Veröffentlichungen über große Häufigkeit der Rectalgonorrhöe bei BAER, HUBER, EICHHORN u. a., wozu sich in neuerer Zeit entsprechend den diagnostischen Fortschritten noch weitere ergänzende Mitteilungen gesellen, bei denen es sich ebenfalls zumeist nur darum handelt, die Häufigkeit der Miterkrankung des Rectums bei der Gonorrhöe der Frauen und kleinen Mädchen festzustellen und auf die Bedeutung ausgiebiger Untersuchungen unter Verwendung geeigneter Technik hinzuweisen. Hier wären aus der großen Zahl der Arbeiten hervorzuheben die von SCHMIDT (1913), WOLFFENSTEIN (1914), STÜMPKE (1918), HARLSSE (1919), BOAS (1920), SCHLASBERG (1922), WIRZ und HIRSCH (1925), BUSCHKE und KLOPSTOCK (1925), FRASER (1925), FRANK (1927), SINGER (1928), DIETEL (1928), SCHIFTAN (1929), LANDESMAN und EINOCH (1929), TEMESVÁRY (1930), KLÖVEKORN (1931 und 1932), DAHMEN (1932), BICKEL und ABRAHAM (1932), MAYR (1933). Bemerkenswerte Mitteilungen über neuere Verfahren in der Untersuchungstechnik finden sich in den Arbeiten von CALMANN (1922), LAUTER (1922), ferner vor allem von GLINGAR (1924), der eine besondere Spüluntersuchung angibt, von BUSCHKE und KLOPSTOCK (1925), JERSILD (1926), JODALEVIČ und KAUSMAN (1933), RUYS und JENS (1933), während schließlich von sonstigen bedeutungsvollen Beiträgen noch zu nennen wären die von BARTHÉLEMY (1920), STÜHMER (1921), LÉVY-WEISSMANN (1923), SCOMAZZONI (1923), ALMKVIST (1925), BLOOMBERG und BARENBERG (1925), GORASH (1928), HAYES (1929), KUŠMIR (1930). Einen breiten Raum nehmen gerade in jüngster Zeit die Veröffentlichungen über die Untersuchungsergebnisse bei den entzündlichen Rectumstrikturen ein, die früher zum großen Teil als Folge von Rectalgonorrhöe angesehen wurden. Ihre in der überwiegenden Zahl der Fälle festgestellte Zugehörigkeit zur Lymphogranulomatosis inguinalis hat die Bedeutung der Rectalgonorrhöe hinsichtlich der Entstehung der Mastdarmstrikturen vollkommen in den Hintergrund gedrängt.

Entstehungsursache. Die Übertragung der Gonorrhöe auf das Rectum kann auf verschiedene Weise erfolgen, und zwar kommen in der Hauptsache vier Möglichkeiten in Betracht.

Am häufigsten geschieht die Ansteckung bei bestehender Genitalgonorrhöe der Frau oder der kleinen Mädchen durch das aus dem Genitale nach unten

abfließende Sekret. So findet sich auch in den meisten Fällen, wie aus den
Angaben der Autoren hervorgeht, die Rectalgonorrhöe beim weiblichen Geschlecht
kombiniert mit genitalen Lokalisationen des gonorrhoischen Prozesses. Besonders bei starkem Ausfluß und mangelnder Reinlichkeit werden die Bedingungen
einer direkten Übertragung gegeben sein. Dazu bedarf es nicht einmal eines
mechanischen Momentes, wie Reinigung nach der Defäkation oder sonstige
Prozeduren, die selbstverständlich auch zu einer Übertragung werden beitragen
können, sondern ohne jegliche äußere Einwirkungen kann die Infektion erfolgen.
Während von den älteren Forschern einzelne (Huber) annahmen, daß der
intakte Sphinkter des Rectums eine natürliche Schutzwehr gegen das abfließende
Genitalsekret bilde, und daher meinten, dieses müsse auf mechanische Weise
in das Rectum hineingelangen, wurde von anderen (Jullien) eine gewisse
Aspiration von seiten des Rectums mit in Betracht gezogen. Arnauld sah in
der Menstruation und in der Schwangerschaft ein prädisponierendes Moment,
indem die durch die dabei vorhandene Beckenhyperämie verursachte Kotstauung der Infektion Vorschub leistet. Die durch Autoinfektion infolge der
anatomischen Verhältnisse bei der Frau zustande gekommene Rectalinfektion
schätzte Arnauld auf 20%. Nach Mucha liegt der geeignete Moment für das
Hineingelangen des Genitalsekretes in das Rectum zur Zeit der Stuhlentleerung
vor, und zwar besonders dann, wenn eine Obstipation besteht, was bei Frauen
sehr häufig zutrifft. Bei der Stuhlentleerung tritt neben einer Erschlaffung
des Sphinkters auch eine Vorwölbung des ganzen Perineums ein und die durch-
tretende Kotsäule wird mit dem infolge des energischen Einsetzens der Bauchpresse reichlich abfließenden Genitalsekrete ebenso wie die ganze Analgegend
bespült. Wenn dann bei Obstipation nicht die ganze Kotsäule auf einmal entleert, vielmehr durch das Nachlassen der Bauchpresse und durch die Kontraktion des Sphinkters abgeklemmt wird, so wird nicht nur das vorgewölbte Perineum retrahiert, sondern es rückt auch ein Teil der Kotsäule, die
bereits den Sphinkter passiert hatte, wieder hinter diesen zurück, wodurch das
der Kotsäule anhaftende abgeflossene Sekret mit ins Rectum gelangt. Auf
experimentellem Wege konnte Mucha diese Ansicht bekräftigen, indem er feststellte, daß z. B. von einem in das Rectum eingeführten Kautschukschlauche,
wenn der Patient kräftig zum Stuhle drückt, etwa $1^1/_2$—2 cm des Schlauches
mehr sichtbar werden als bei kontrahiertem Sphinkter, und daß dieser Anteil
auch wieder im Rectum verschwindet, wenn das Pressen ausgesetzt wird. Wurde
das Experiment in der Weise angestellt, daß der Patientin gleichzeitig in die
Vagina ein mit Farbstoff getränkter Tampon eingeführt wurde, so konnte man
sich leicht davon überzeugen, daß zur Zeit des Funktionierens der Bauchpresse
reichlich Farbstoff aus dem Tampon ausgepreßt wurde; bei gleichzeitig einge-
führtem Schlauche in das Rectum ließ sich beobachten, daß auch allerdings
geringe Mengen von Farbstoff in das Rectum hineingelangten.

Von Lévy-Weissmann wird hervorgehoben, daß die Übertragung der
Infektion vom Genitale auf den After durch geschwürige oder ekzematöse
Prozesse der Analgegend und oberflächliche von der Genitalgegend ausgehende
Hautentzündungen begünstigt wird. Während nämlich das Pflasterepithel der
Analschleimhaut dem Eindringen des Gonococcus größten Widerstand ent-
gegensetze, im Gegensatz zur Rectalschleimhaut, deren Zylinderepithel sehr
empfänglich dafür sei, nehme unter den angeführten ungünstigen Bedingungen
die Widerstandskraft der Analgegend gegen eine Infektion ab. Nach Janet
wird durch Hämorrhoidalknoten eine Übertragung begünstigt. Temesváry,
der die Rectalgonorrhöe besonders häufig bei Frauen gefunden hatte, die
Wöchnerinnen waren oder schon früher geboren hatten, führte dies darauf
zurück, daß der bei diesen, namentlich wenn auch nicht geheilte Dammrisse

vorhanden sind, meist kürzere Damm zu einer rectalen Infektion prädisponiere, ebenso wie Wöchnerinnen durch den nach dem Anus zu fließenden Wochenfluß, wenn dieser gonorrhoisch ist, rectal leicht infiziert würden. Ferner weist er darauf hin, daß häufig die Infektion auch durch Benetzung des Anus mit der aus der Scheide zurückfließenden Spülflüssigkeit geschähe, worauf auch bereits GLINGAR aufmerksam gemacht hatte. In gleicher Weise kann dies, wie von BICKEL und ABRAHAM hervorgehoben wird, durch den mit infektiösem Urethralsekret vermischten Urin der Fall sein. Die Zunahme der Rectalgonorrhöe in den letzten Jahren wird von KLÖVEKORN zum großen Teil darauf zurückgeführt, daß durch die im Gegensatz zu früher heutzutage enganliegende Unterwäsche die Übertragung des eitrigen Sekrets von der Vulva auf das Rectum begünstigt werde, während MAYR dafür eine Zunahme der Obstipation bei Frauen verantwortlich macht.

Als weitere Ursache kommt der Coitus analis in Betracht, der aber, wie aus den verschiedenen Angaben zu ersehen ist, keine sehr große Rolle in der Ätiologie der Rectalgonorrhöe spielt. Während die älteren Autoren darin mit die Hauptinfektionsart sahen — nach MERMET in 75% der Fälle — haben die neueren Untersuchungen über die Häufigkeit der Rectalgonorrhöe beim weiblichen Geschlecht in dieser Frage einen vollständigen Wandel geschaffen. Beim Mann ist sie die fast ausschließliche Übertragungsmöglichkeit, und es sind auch verschiedentlich Fälle dieser Art, wie sie ab und zu zur Beobachtung kommen, beschrieben worden. Nach LÉVY-WEISSMANN sollen entzündliche Veränderungen der Rectalschleimhaut infolge Hämorrhoiden, chronischer Enteritis, Kotstauung sowie Traumen die Infektion durch Coitus analis begünstigen. Jedenfalls steht diese Art der Übertragung gegenüber der vorhergehenden weit zurück, was sich auch darin ausdrückt, daß die gonorrhoische Infektion des Mastdarms eine bei Männern seltene, dagegen bei Frauen recht häufige Erkrankung darstellt.

Noch seltener sind jene Fälle, bei denen die Erkrankung auf mechanischem Wege, durch Benützung infizierter Gegenstände und Instrumente, wie Badeschwämme, Wasch- und Handtücher, Klosettpapier, Thermometer, Klystierrohr, Scheidenrohr (MURRAY), Mastdarmspiegel oder -dilatator (RÓNA) oder mittels des Fingers durch den Kranken selbst oder durch andere, z. B. den Arzt, die Schwester, die Hebamme, erfolgt. In einem Falle ROLLETs hatte der an Obstipation leidende Patient, der die Gewohnheit hatte, bei der Stuhlentleerung den Finger in das Rectum einzuführen, sich dadurch die gonorrhoische Infektion von seiner Urethra auf das Rectum übertragen. Ferner wird von STÜHMER über eine Lazarettinfektion berichtet, die dadurch zustande kam, daß infolge unzureichender Desinfektionsmöglichkeiten im Felde bei der Prostatamassage die zufällig bei einem Kranken unbemerkt vorhandene Rectalgonorrhöe auf eine ganze Reihe von Kranken übertragen wurde. Über eine Krankenhausverschleppung bei 6 männlichen Säuglingen durch Benutzung desselben Thermometers wird von BYFIELD und FLOYD berichtet. Ein weiblicher Säugling erkrankte dabei auf dieselbe Weise an Vulvovaginitis gonorrhoica. STORCHI beschreibt einen Fall von Rectalgonorrhöe bei einem 7jährigen Knaben, bei welchem zunächst der Weg der Infektion rätselhaft schien. Schließlich stellte es sich heraus, daß die Mutter des Knaben an chronischer Gonorrhöe litt und zum Abtrocknen des Kindes nach dem Bade dieselbe Wäsche benutzte, welche sie auch für sich zum gleichen Zwecke verwendet hatte.

Natürlich ist auch auf umgekehrte Weise, wenn auch viel seltener, bei Frauen und kleinen Mädchen eine Rückinfektion vom Rectum auf das Genitale möglich, und zwar auf dem gleichen mechanischen Wege, beim Reinigungsprozeß nach der Defäkation, durch Waschungen, Windeln, Wäsche, Spülansätze, Thermometer u. ä. Ob die Gonokokken vom Rectum aus direkt auf das Genitale übergreifen können, und ob also eine latente Rectalgonorrhöe für die Chronizität und scheinbare Unheilbarkeit einer Genitalinfektion verantwortlich zu machen sei, halten Bickel und Abraham für ungewiß. Daß dies nicht häufig der Fall sei, dafür sprechen einige wichtige Momente. Erstens gehöre freies, unwillkürlich oder während der Defäkation abfließendes, eitriges gonorrhoisches Sekret aus dem Rectum, auch bei der akuten Mastdarmgonorrhöe, zu den Seltenheiten, bei der chronischen latenten Rectalgonorrhöe werde so gut wie nie beobachtet. Zweitens werde die Lage, die für das Abfließen des eitrigen Darmsekrets in die Vagina erforderlich sei, von den Frauen nur selten und meist nur kurze Zeit eingenommen. In demselben Sinne sprechen auch jene Fälle, wo es trotz langem isolierten Bestehen einer Rectalgonorrhöe niemals zu einer Beteiligung des Genitale gekommen sei.

Schließlich wären noch die ganz vereinzelten Beobachtungen zu nennen, wo es infolge Durchbruchs von spezifischen Abscessen des Urogenitalapparates zu einer gonorrhoischen Infektion des Mastdarms gekommen war. In den Fällen von Karo und Picker führte die Perforation eines gonorrhoischen Samenblasenabscesses ins Rectum zu dessen Infektion, während Jadassohn, Caspar und Cohn sowie Hayes je einen Fall erwähnen, wo die Infektion von einem durchgebrochenen Prostataabsceß aus erfolgt war. Über die Perforation eines spezifischen peri- und parametralen Infiltrats ins Rectum berichtet Poelchen, während Rovsing 2 Fälle beschreibt, bei denen es durch Durchbruch einer Pyosalpinx oder eines perisalpingitischen Abscesses in das Rectum zur Mastdarmstriktur gekommen war. In 6 Fällen konnte Poelchen die Entleerung eines Abscesses der Bartholinischen Drüsen ins Rectum beobachten, was auch von Nickel, Neuberger und Mucha in gleicher Weise bei je einem Fall festgestellt werden konnte. Letzterer erwähnt noch einen weiteren Fall, bei dem die Infektion von einer Analfissur ausging, die zu einem perianalen Absceß führte, der ins Rectum durchbrach. Nach Napalkow gelangt die Infektion von den Tuben und der Scheide in das lockere Bindegewebe, das die Scheide vom Mastdarm trennt. Das lockere, in die Falten des Mastdarms hineinreichende Bindegewebe wird bei Verletzungen der Schleimhaut leicht infiziert.

Häufigkeit. Entsprechend den eben geschilderten ursächlichen Momenten, die für die Entstehung der Krankheit in Betracht kommen, ist die Rectalgonorrhöe eine bei Männern seltene Erkrankung, während bei Frauen und besonders bei kleinen Mädchen das Leiden recht häufig anzutreffen ist. Nach Rollet, Martineau, Neuberger, Horand, Mucha, Róna sollen besonders häufig Prostituierte betroffen sein. Das Überwiegen der Erkrankung bei Kindern ist wohl in der Hauptsache auf die anatomischen Verhältnisse, die Kürze des Damms, sowie auf die Besonderheit der Lokalisation in Vulva und Vagina zurückzuführen. Die Bevorzugung des weiblichen Geschlechts bei der Rectalgonorrhöe wurde bereits von den älteren Autoren erkannt; so waren nach Mermet 77,5% von den Erkrankten weiblichen Geschlechts, nach Poelchen 87,6% und nach Berndt von gonorrhoischer Rectalstrikturen sogar 93,5%. Die Ursache der größeren Häufigkeit bei der Frau wurde von Rollet und Jullien durch die Tatsache erklärt, daß anormaler Geschlechtsverkehr häufiger vom Manne mit einer Frau als zwischen Männern ausgeübt wird. Daß das Vorkommen der Rectalgonorrhöe bei Frauen und Mädchen bis in die heutige Zeit noch vielfach unterschätzt wird, erklärt sich einmal daraus, daß bei dem Mangel an klinischen Erscheinungen diese so häufige Komplikation der Gonorrhöe meist unbeachtet bleibt, wenn man es sich nicht zur Pflicht macht, jeden Fall weiblicher Gonorrhöe daraufhin zu untersuchen, und ferner ist der Grund darin zu erblicken, daß bei der Schwierigkeit des Nachweises die Untersuchungen nicht genügend eingehend und häufig erfolgen, und daß die Entnahme des Materials häufig in unzureichender und unzweckmäßiger Weise geschieht. Darin ist wohl auch der Hauptgrund zu suchen, daß die Angaben in der Literatur über die Häufigkeit des Vorkommens so außerordentlich voneinander abweichen.

Die Statistiken beziehen sich ausschließlich auf Frauen und Kinder, wobei von einigen Autoren neben nur gonorrhöekranken Frauen auch solche ohne nachweisbaren Gonokokkenbefund des Genitalapparates mitberücksichtigt worden sind. Dabei ergab sich das Bestehen einer isolierten Rectalgonorrhöe bei BAER in 10,4%, bei HUBER in 19,9%, bei EICHHORN in 15,3%, bei SCHMIDT in 6,8%, bei BUSCHKE und KLOPSTOCK in 21,1% der Fälle. FRASER sah unter 63 Fällen bei kleinen Mädchen nur 5 Rectumerkrankungen allein (7,9%), vereinzelte isolierte Fälle wurden von TEMESVÁRY bei Wöchnerinnen beobachtet, während DAHMEN im Stadtkrankenhaus Dresden-Friedrichstadt, bei den Patientinnen der „geschlossenen Station" in 6,9% der Gesamtzahl, bei denen der „allgemeinen Station" in 1,8% isolierte Rectalgonorrhöe fand. Es handelt sich dabei wohl weniger um primäre Rectuminfektionen, als um ein Fortbestehen der Rectalerkrankung nach abgelaufener oder bei latenter Genitalgonorrhöe.

Die erste systematische Untersuchung einer großen Zahl von Fällen stammt von BAER, der bei 770 Untersuchungen unter 429 Gonorrhöefällen bei Frauen 163mal, also in 38,8%, oder in jedem dritten Falle eine gonorrhoische Erkrankung des Rectums nachgewiesen hat. HUBER, der die Untersuchungen an 318 gonorrhöekranken Prostituierten anstellte, fand bei 78 Patientinnen, das ist in 24,5%, oder in jedem 4. Falle, eine gonorrhoische Miterkrankung des Rectums. Diese hohen Zahlen sind besonders bemerkenswert, weil sie Statistiken aus den Jahren 1896 bzw. 1898 entstammen, also aus einer Zeit, wo die Gonorrhöe des Rectums noch nicht die Bedeutung und Beachtung wie in den letzten Jahren erlangt hatte. Trotz der damals nicht so fortgeschrittenen Untersuchungstechnik entsprechen diese Zahlen etwa den heute anerkannten Werten. Eine Zusammenstellung von SCHULTZ aus derselben Zeit ergibt nur eine Häufigkeit von 13,4%, und auch MUCHA gelang etwa 10 Jahre später an einem Material von 120 Fällen der Nachweis von Gonokokken im Rectum nur bei 10,8%, während fast um dieselbe Zeit EICHHORN 30,6%, BIRGER 58,3% (ohne Kinder 41,1%), SCHMIDT 27,7% Beteiligung des Rectums an der gonorrhoischen Infektion des weiblichen Genitale angaben. BAERMANN berechnete im Jahre 1904 auf Grund mehrerer Statistiken der Weltliteratur eine Häufigkeit von nur 8,3%. Unter den 120 Fällen MUCHAS fanden sich 42 Prostituierte, bei denen 13 = 30,1% einen positiven Gonokokkenbefund im Rectum aufwiesen. Dieser hohe Prozentsatz wird darauf zurückgeführt, daß bei Prostituierten außerdem noch der Coitus per anum eine häufige Infektionsursache darstellt.

Dieselben auseinandergehenden Werte über den Prozentsatz, mit dem die Rectalgonorrhöe an der gonorrhoischen Infektion des weiblichen Genitale beteiligt ist, finden sich auch in den neueren und neuesten Zusammenstellungen. Fassen wir kurz die Ergebnisse der in den letzten 15 Jahren erhobenen Befunde von positiver Rectalgonorrhöe bei Frauen chronologisch zusammen, so ergeben sich bei den verschiedenen Autoren folgende Prozentzahlen für die Häufigkeit der Rectalgonorrhöe bei der Frau: HARLSSE 14%, BOAS 16%, DEMETER 17,2%, ASCH und WOLFF 30—40%, LÉVY-WEISSMANN 25—35%, WIRZ 0,7% bei den ambulanten Fällen, dagegen beim klinischen Material weit über 20%, ALMKVIST 3,7%, BUSCHKE und KLOPSTOCK 43,1%, SCHULTZ 75,4%, FRANK 14%, SINGER 38%, BRINITZER 10%, DIETEL 69%, SCHIFTAN 66%, FESSLER 60%, LANDESMAN und EINOCH 14,3%, TEMESVARY 22,1%, KLÖVEKORN 64%, DAHMEN

41,2%, BICKEL und ABRAHAM 30%. Besonders häufig soll Rectumgonorrhöe bei Farbigen vorkommen (HAYES, ROSSER). Bemerkenswert ist, daß in der Statistik von FRANK, bei der es sich um die Auswertung des Materials der Freiburger Hautklinik und zum Teil auch der Frauenklinik aus den Jahren 1916—1925 handelte, das Rectum nur in 1% der Fälle erkrankt gefunden wurde und daß erst in den Jahren 1924 und 1925 [nach Verbesserung der Methodik (Rectoskopie)] eine Erhöhung der Rectalerkrankungen auf 14% sich feststellen ließ. Ebenso sah SINGER, der eine Beteiligung des Mastdarms bei tripperkranken Frauen in etwa 38% der Fälle beobachten konnte, einen enormen Anstieg seit dem Jahre 1921 (3%), den er einmal auf die regelmäßige Untersuchung, ferner auf die später noch gründlichere Methodik zurückführte. KLÖVEKORN, der eine Gegenüberstellung des Krankenmaterials aus den Jahren 1925 und 1930 vornahm, indem er je 100 Fälle aus diesen Jahren miteinander verglich, stellte die starke Zunahme der Rectalgonorrhöe bei Frauen von 24% im Jahre 1925 auf 64,4% im Jahre 1930 fest. Er erklärte, wie bereits erwähnt, diese Tatsache damit, daß die gegenüber früher jetzt enger anliegende Unterwäsche der Frau die Übertragung des eitrigen Sekretes von der Vulva auf das Rectum sehr begünstigt. DAHMEN, der 41,2% Beteiligung des Mastdarmes an einer bestehenden Gonorrhöe der Frau bei den Patientinnen der „geschlossenen Station" sah, fand sie bei den Patientinnen der „allgemeinen Station" in nur 25% der Fälle. Über eine Zunahme der weiblichen Rectalgonorrhöe um 40% wird in jüngster Zeit von MAYR berichtet, der dies auf eine Zunahme der Obstipation bei Frauen zurückführt.

Ähnliche Unterschiede in der Häufigkeit der gefundenen Werte wie bei Erwachsenen weisen auch die bei Vulvovaginitis kleiner Mädchen ermittelten Zahlen auf, wenngleich hier fast durchweg bedeutend höhere Werte gefunden worden sind. Wenn wir von einzelnen älteren, als nicht einwandfrei anzusehenden Ermittlungen, wie bei MATTISSOHN (3,6%), SCHEUER (5%), absehen, so geben die ermittelten Zahlen doch ein anschauliches Bild von der besonderen Bevorzugung der gonorrhöekranken weiblichen Kinder. Die erste Statistik stammt von FLÜGEL aus dem Jahre 1905, die in 56 Fällen 11mal das Vorhandensein einer gonorrhoischen Rectalerkrankung bei Vulvovaginitis gonorrhoica, also in 20% der Fälle, ergab. Die späteren diesbezüglichen Untersuchungen beziehen sich auf die Jahre 1910—1930 und weisen der Reihe nach angeführt folgende Befunde auf: BIRGER 73,1%, WOLFFENSTEIN 54%, STÜMPKE 55,9%, VALENTIN und LAUTER 98%, SCHLASBERG 19,2%, FRASER 93,7%, DIETEL fast 100%, SCHIFTAN 50%, LANDESMAN und EINOCH 14,3%, JODALEVIČ und KAUSMAN 100% der akuten Fälle und 41,7% der chronischen Fälle, TEMESVÁRY 28,9%, KLÖVEKORN 70% im Jahre 1930, bzw. 52,4% im Jahre 1925. RIDLER hatte unter 300 Fällen von Vulvovaginitis infantum gonorrhoica 100 Rectalerkrankungen.

Die zum Teil sehr großen Unterschiede der statistischen Werte sind wohl einmal auf die örtlichen Verhältnisse, ferner aber besonders auf die Art des Krankenmaterials zurückzuführen. Hierbei ist es von großer Bedeutung, in welchem Stadium des Krankheitsverlaufs die Untersuchungen vorgenommen sind, denn bei den frischen akuten Fällen von Rectumgonorrhöe gelingt die Diagnose durch den Nachweis der Erreger viel leichter, als wenn die Erkrankung erst im späteren Stadium zur Untersuchung gekommen ist. Außerdem hängt die Erfassung der Fälle neben der richtigen Bewertung der mikroskopischen Präparate zum großen Teil von den angewandten Untersuchungsmethoden ab, da nur eine technisch einwandfreie Gewinnung des Untersuchungsmaterials zu klaren Ergebnissen führt und eine diagnostische Sicherstellung gewährleistet.

Untersuchungstechnik. Die entsprechend der gebräuchlichen Untersuchungstechnik bei der Genitalgonorrhöe noch häufig angewandte Methode, das bakteriologische Präparat mit Hilfe einer einfachen Platinöse zu gewinnen, muß
als völlig unzureichend für die Erkennung der Rectalgonorrhöe angesehen
werden. Einmal ist dabei eine Verunreinigung der Sekrete mit Stuhlmassen
unvermeidlich, die das mikroskopische Bild durch ihren Bakterienreichtum
außerordentlich stört und die Erkennung von Gonokokken oft unmöglich
macht, und ferner wird mit dieser Technik nur ein Teil der positiven Fälle erfaßt,
vornehmlich die ganz akuten Fälle, bei denen sich der Prozeß unmittelbar
hinter dem Analring abspielt und freies Sekret im Rectumlumen vorhanden ist.
Da dies im weiteren Verlauf der Erkrankung gewöhnlich nicht mehr der Fall ist,
sondern dann die Gonokokken meist in den Schleimhautbelägen liegen, so hat man
hierbei nur Aussicht, die spezifischen Keime festzustellen, wenn man das Exsudat
von der Rectumwand loslöst. Dies kann aber mit der biegsamen und dünnen
Platinöse nur höchst selten gelingen. Es würde also die große Zahl der subakut
verlaufenden Krankheitsfälle, bei denen an und für sich der Nachweis ein besonders schwieriger ist und oft erst nach mehrmaliger Untersuchung erbracht
werden kann, die ihrerseits aber das Hauptkontingent der Rectumgonorrhöen
darstellen, mit dieser Methode meist nicht erkannt werden. Man könnte dieser
Untersuchungsart nur insoweit eine Anwendungsberechtigung zusprechen,
als sie ihrer Einfachheit wegen zur schnellen Orientierung oder zur Untersuchung der Analöffnung selbst dienen soll, niemals darf man sich aber bei
negativem Ausfall der Untersuchung damit begnügen, sondern man muß sie
durch eine der anderen Methoden ergänzen.

Als mindestens ebenso unzureichend ist die Maßnahme zu betrachten, in einem
über Nacht vor den Anus gelegten Wattebausch, der den Eiter aufsaugen soll, den
Nachweis der Gonokokken führen zu wollen. Nach den Untersuchungsergebnissen
von Klövekorn ist allerdings auf diese Weise nicht selten noch ein positives Ergebnis erzielt worden, wo die Sekretentnahme mit stumpfem Sekretlöffelchen nicht
zum Ziele geführt hatte. Da wir aber mit dieser Methode nur den ganz geringen
Teil von Fällen erfassen, bei denen eitriges Sekret aus dem Rectum abfließt,
so ist auch sie nur als unterstützende, wenig verläßliche Maßnahme anzusehen.

Mehr Erfolg verspricht das von verschiedenen Autoren (Calmann, Dietel)
empfohlene Verfahren, den Stuhl genau auf eitrige Abgänge und Beläge zu
untersuchen und davon mikroskopische Präparate anzufertigen. Hier ergeben
sich aber einmal gewisse Schwierigkeiten, besonders in der ambulanten
Praxis, da für diese Untersuchung jedesmal die Stuhlentleerungen mitgebracht
werden müssen, ferner erscheint es äußerst zweifelhaft, ob die beschriebenen
Stuhlbeimengungen in allen Fällen von Rectumgonorrhöe zu finden sind. Aus
den verschiedenen Beobachtungen geht hervor, daß in den späteren Stadien
der Erkrankung die gonokokkenhaltigen Beläge gewöhnlich der Rectalschleimhaut fest anhaften, so daß in solchen Fällen wohl nur selten einmal derartige Auflagerungen bei der Stuhlentleerung abgestoßen werden und sich
trotz eingehender Untersuchung der Faeces darin werden nachweisen lassen.

Eine hohe Beteiligung des Rectums wurde hauptsächlich von gynäkologischer
Seite durch Entnahme des Sekrets mittels stumpfrandigen Löffels erzielt, mit
dem die Schleimhautbeläge leicht abgeschabt werden. Die meisten Autoren,
wie Calmann, Koerner, Temesváry, Klövekorn, bedienten sich dazu des
Aschschen Löffels, während Schultz den Gaussschen Löffel für besonders
geeignet hielt. Aber auch hier ergeben sich ähnliche Nachteile wie bei der Entnahme mittels Platinöse, wenngleich ohne Zweifel der stumpfe Löffel ein zweck-
dienlicheres Instrument zur Sekretentnahme darstellt. Die auch hierbei unvermeidliche Verunreinigung des etwa vorhandenen Sekretes durch Stuhlmassen

stören in gleicher Weise die mikroskopische Deutung des Präparates, weshalb auch vorhergehende Spülung des Mastdarms empfohlen worden ist. Aber gerade die späteren Stadien der Erkrankung mit ihrem geringen, ziemlich fest der Schleimhaut anhaftenden Sekret werden auch bei dieser Methode sehr oft zu negativen Resultaten führen, da wir ja mit diesen Verfahren immer nur das Material aus irgendeinem kleineren, entfalteten Schleimhautabschnitt gewinnen. Es ist daher nicht zu verwundern, daß die mit dieser Methode gefundenen positiven Werte häufig erst das Ergebnis einer großen Zahl von Untersuchungen darstellen. So schreibt TEMESVÁRY, daß es in seinen 261 positiven Fällen bloß 88mal schon bei der ersten Untersuchung gelang, Gonokokken nachzuweisen, während hierzu in 39 Fällen zwei, in 36 drei, in 25 vier, in 16 fünf, in 14 sechs, in 15 sieben, in je 7 acht und neun, in 8 zehn, in 5 elf und in je 1 Falle zwölf bis fünfzehn, ja selbst achtzehn Untersuchungen notwendig waren.

Es ist daher ratsamer, die Untersuchung mit Hilfe eines Rectoskopes vorzunehmen, da man sich auf diese Weise die Schleimhaut sichtbar machen und die der Rectalwand anhaftenden Sekretflocken loslösen kann. Von einer Zahl von Autoren wird aus diesem Grunde zur sicheren Sekretentnahme die Spiegeluntersuchung des Rectums für notwendig gehalten (MUCHA, LAUTER, BRINITZER, JODALEVIČ und KAUSMAN, KLÖVEKORN), besonders wenn andere Untersuchungen den Verdacht einer bestehenden Rectumgonorrhöe nicht bestätigt haben. Meist wird es dann auf diese Weise gelingen, eine einwandfreie Diagnose zu stellen, wobei man am zweckmäßigsten zur Sekretentnahme die Zeit etwa zwei Stunden nach der Defäkation wählt, wenn das Rectum noch entleert ist, falls man es nicht vorzieht, eine Ausspülung des Rectums vorangehen zu lassen. Doch auch hier ist es durchaus notwendig, bei zweifelhaftem oder negativem Ausfall in gewissen Abständen neue Untersuchungen vorzunehmen, da sehr oft erst nach wiederholten Entnahmen der Gonokokkennachweis gelingt. Gewisse Nachteile haften aber auch dieser Methode an, die wegen ihrer immerhin nicht ganz einfachen Handhabung mit einem eigens dafür notwendigen Instrumentarium sowie wegen der für den Kranken damit verbundenen Beschwerden kaum Eingang in die Praxis finden wird. Soweit die Anwendung des Rectoskops zu sonstigen diagnostischen Feststellungen notwendig erscheint, ist selbstverständlich eine gleichzeitige Sekretentnahme auf diesem Wege zur Sicherung der Diagnose auf keinen Fall zu unterlassen, dagegen kann man bei den immer wieder notwendig werdenden Untersuchungswiederholungen unmöglich den Patienten fortgesetzte Rectoskopien zumuten. Es stellt also diese Methode nur ein weiteres diagnostisches Hilfsmittel dar, das nur ausnahmsweise, wenn die anderen Untersuchungsmaßnahmen zu keinem Ziel geführt haben, zur Anwendung kommen wird. Daß auch die reine Inspektion des Rectums nur in einem Bruchteil der Fälle diagnostisch verwertbar ist, darauf ist kürzlich erst von BICKEL und ABRAHAM hingewiesen worden, die die Tatsache hervorheben, daß einerseits die Veränderungen der Schleimhaut bei Rectalgonorrhöe keineswegs von spezifischem Aussehen sind, andererseits in den meisten Fällen sehr rasch abheilen. Dringend abzuraten ist von dem Gebrauch eines Rectalspeculums, da es leicht Schleimhauterosionen setzen kann, ferner eine völlige Entfaltung der Schleimhaut dabei nicht möglich ist und außerdem die höheren Partien des Rectums nicht miterfaßt werden, so daß man nicht einmal einen guten Einblick in den Schleimhautprozeß bekommt. Ungemein schonender und gründlicher sowohl bezüglich der Entnahme des Sekrets als auch der Beobachtung des klinischen Bildes ist die Anwendung des Rectoskopes, das in allen Fällen, wo eine Inspektion des Schleimhautprozesses notwendig erscheint, unentbehrlich ist. JODALEVIČ und KAUSMAN, die die rectoskopische Untersuchung für sehr wichtig halten und sie bei Mastdarmgonorrhöe kleiner Mädchen durchweg in allen Lebensaltern durchgeführt haben, geben einige besondere technische Hinweise. Sie benutzen zur Untersuchung, die in Knie-Ellenbogenlage vorgenommen wird, Tubuslänge 8—10 cm, Weite 80—100 Charrière; in $2^1/_2$—3 cm Höhe wird der Obturator herausgezogen und von da ab erfolgt vorsichtiges Weiterhinaufführen unter Leitung des Auges. Lufteinblasung nach STRAUSS zur Entfaltung der Wände war nie erforderlich. Die Pars pelvina recti ist beim Kinde viel leichter zu überblicken als beim Erwachsenen; die Pars perinealis wurde erst beim Zurückziehen des Tubus besichtigt. Das Instrument soll Körpertemperatur haben und mit Glycerin eingefettet sein, da Vaselin die Darmwand verschmiert und die Sekretentnahme erschwert. Die rein eitrigen Auflagerungen werden mit einem stumpfen Löffelchen auf den Objektträger gebracht, die oberste Schicht wird entfernt, da sich in ihr die größte Menge der Darmflora befindet; aus den tieferen Schichten werden 5—6 Abstriche gemacht, die regelmäßig völlig frei von Darmflora und reich an Gonokokken sind. Bei schleimig-eitrigen Auflagerungen erfolgt mechanische Entfernung der Schleimschicht; bei trüb-schleimiger Absonderung ist der Gonokokkennachweis sehr schwierig. Hier wäre auch noch zu erwähnen, daß JERSILD eine neue Methode zur Untersuchung der Rectalschleimhaut, speziell bei Rectalgonorrhöe, angegeben hat. Sie besteht darin, daß ein oder zwei Finger in die Vagina eingeführt werden und durch die hintere Vaginalwand nun auf die vordere Rectalwand ein starker Druck ausgeübt wird, wodurch die Rectalschleimhaut leicht durch den Anus herausgestülpt werden kann. Dadurch würde es möglich, die Schleimhaut direkt zu übersehen und besonders würde das Abschaben des Eiters zur mikroskopischen Untersuchung erleichtert. Mittels dieser Technik könne man ein vollkommenes „reines" Eiterpräparat bekommen, wobei die Gonokokken viel leichter zu finden seien als in den Abschabseln, die mit Faeces gemischt sind.

Am meisten bewährt hat sich ein Verfahren der Sekretgewinnung, das 1924 von GLINGAR angegeben worden ist und seitdem wohl allgemein eine bevorzugte Anwendung gefunden hat. Einfach in seiner Handhabung vermeidet es all die eben angeführten Nachteile und ergibt dabei eine besonders günstige Ausbeute der positiven Fälle, so daß es das Rectoskop als diagnostisches Hilfsmittel zum Nachweis der Rectumgonorrhöe fast völlig ersetzt. Über günstige Erfahrungen mit dieser Methode ist bis jetzt von BUSCHKE und KLOPSTOCK, SINGER, GORASH, SCHIFTAN, LANDESMAN und EINOCH, DAHMEN berichtet worden, aber auch von gynäkologischer Seite, wo das Verfahren bisher wenig Beachtung gefunden hatte, hört man in letzter Zeit zustimmende Mitteilungen (BUCURA, BICKEL und ABRAHAM, JOACHIMOVITS). Die damit erzielten Erfolge werden weit über die bei der rectoskopischen Untersuchung gestellt, übertreffen also bei weitem die sämtlicher anderen Methoden. So berichten BICKEL und ABRAHAM, daß es ihnen in 17 von 20 Fällen schon bei der ersten Untersuchung gelungen ist, eine Rectalgonorrhöe aufzudecken, was in hohem Grade für die Leistungsfähigkeit der GLINGARschen Methode spricht. Selbstverständlich werden auch hierbei bisweilen erst wiederholte Untersuchungen die Diagnose klären, auch muß evtl. bei Versagen dieser Untersuchungsart eine der anderen Methoden mit herangezogen werden. So sah FINGER in schwer zu erkennenden Fällen durch Abwechslung der Verfahren die besten Ergebnisse. Die Untersuchung geschieht in der Weise, daß die Entnahme des zu untersuchenden Sekrets aus dem Spülwasser erfolgt, das durch Ausspülen des Rectums gewonnen wird. Nach GLINGAR nimmt man einen gewöhnlichen weiblichen Glaskatheter oder einen Nélatonkatheter, führt ihn etwa 6 cm tief in das Rectum und spritzt 50—100 ccm lauwarmen Wassers ein, läßt das Wasser durch den Katheter wieder abfließen und fängt es in einem Glase auf. Es enthält die schleimig-eitrigen Flocken oft allein ohne Kotbeimengungen, zumindest findet man leicht im Wasser schwimmende Flocken, die der mikroskopischen Untersuchung zugeführt werden können und Gonokokken allein (ohne bakterielle Beimengungen) innerhalb und außerhalb der Eiterzellen in charakteristischer Form, Lagerung und Färbbarkeit enthalten, so daß der Nachweis keinen Schwierigkeiten begegnet. Buschke und Klopstock, die auf Veranlassung von Dr. Cann-Moskau, der diese Technik aus Rußland in der Buschkeschen Klinik eingeführt hatte, zu fast gleicher Zeit dasselbe Verfahren mit sehr guten Resultaten angewandt hatten, gingen in der Weise vor, daß sie zwei Glasröhren (Irrigatorensätze), von denen das eine nach Möglichkeit etwas dünner als das andere war, etwa 2—3 cm tief in den After einführten. Auch einen doppelläufigen Katheter (in Analogie des Janetschen Rohres) kann man stattdessen verwenden, wie von Dahmen angegeben wird, der sich des von Werther in der Klinik eingeführten doppelläufigen Spülröhrchens nach Dommer bediente, und worauf auch Joachimovits in seinem kürzlich erschienenen Buch „Gonorrhöe der weiblichen Genitalorgane" hinweist, der die Untersuchung in der Weise ausführt, daß das dünnere Abflußrohr 6 cm hoch eingeführt wird, während das Zuflußrohr nur 3 cm tief liegt. Das dickere Rohr wird mit einer Janet-Spritze oder einem Irrigator verbunden und unter mäßigem Druck Wasser gespült. Das einfließende Wasser entfaltet die Schleimhaut fast vollständig und dringt in die kleinsten Nischen ein. In der Spülflüssigkeit findet man alsdann bei fast allen Patienten Schleim- bzw. Eiterfäden in erheblicher Zahl. Erfolgt die Entnahme wenige Stunden nach der Darmentleerung — am zweckmäßigsten ist es, die Spülung zur Sekretentnahme 1—2 Stunden nach der Darmentleerung vorzunehmen —, so sind fast keine Kotbeimengungen dabei. Im anderen Falle finden sich zumeist auch eitrige Flocken, die frei von Kotbestandteilen sind, oder es gelingt, durch leichtes Schwenken der mit der Öse erfaßten Fäden diese Beimischungen völlig zu entfernen. Dadurch ergibt sich der Vorteil, daß man im Gegensatz zu den sonst gewonnenen Präparaten, bei denen Colibakterien und die übrige Darmflora das mikroskopische Bild in höchstem Maße stören, diese Bakterien nur in geringer Zahl vorfindet und im positiven Präparat sehr deutlich die Gonokokken innerhalb und außerhalb der Eiterzellen in charakteristischer Form erkennen kann. Auf diese Weise wird es meist schon im einfachen Methylenblaupräparat möglich sein, die Diagnose zu stellen, doch muß man gerade bei der Rectalgonorrhöe eine Sicherung der Diagnose durch Gramsche Färbung verlangen, um bei dem Bakterienreichtum des Darms den Gonokokken ähnliche Bakterien mit Sicherheit ausschließen zu können. Dies ist um so notwendiger, als, wie Stühmer, der den Verlauf der bakteriologischen Befunde bei sicherer Rectalgonorrhöe beobachten konnte, betont, die Gonokokken im Rectum meist nur wenige Tage bei akutem und subakutem Prozeß die intracelluläre Lagerung zeigen, und dort meist extracellulär zu finden sind. Wenn dies auch im allgemeinen zutrifft, so bemerkt Joachimovits doch, daß gerade bei Kindern auch in den chronischen Formen intraleukocytäre Gonokokken durch Wochen gefunden werden. Bickel und Abraham, die sich eingehend mit der Frage der Gramfärbung bei Rectalgonorrhöe beschäftigt haben und sie als eine selbstverständliche Forderung aufstellen, meinen dazu, wer, wie sie, Gelegenheit hatte, mehrere hundert nach Gram gefärbte Rectalabstriche zu sehen, ist immer wieder davon betroffen, grampositive Diplokokken zu beobachten, die ihrer Form und Lagerung nach sich in nichts von Gonokokken unterscheiden und die deshalb bei einer einfachen Färbung mit Methylenblau von jedem für Gonokokken gehalten worden wären. Andererseits dürften nicht alle nach Gram entfärbten Diplokokken als Gonokokken angesehen werden. Bei vorhandener Entfärbung nach Gram dürfe die Diagnose *nur* auf Grund der typischen Form *und* Größe der Keime gestellt werden. Sind die Diplokokken so klein, daß ihre Form nicht mit der allergrößten Deutlichkeit bestimmt werden könne, so sei eine Verwechslung besonders mit jungen Colibakterien, die oft die Gestalt von (gramnegativen) Diplokokken annehmen, durchaus möglich. Finde man gramnegative Diplokokken, die sich zwar der Form von Gonokokken nähern, diese aber an Größe übertreffen, so könne es sich zwar in manchen Fällen um gequollene Gonokokken handeln, aber ebenso häufig auch um aus ihren gewöhnlichen Verbänden gelockerte Sarcinen, um in ihrer Form veränderte Colibacillen usw. Typische intracelluläre Lagerung von gramnegativen Diplokokken sei für die Diagnose der Rectalgonorrhöe nicht unbedingt erforderlich. Andererseits dürfe aber nicht die Diagnose einer Rectalgonorrhöe lediglich auf der Feststellung eines einzigen gramnegativen Diplococcus gegründet werden. Auch seien massenhaft im Rectalabstrich nachzuweisende Leukocyten zwar ausreichend, den Verdacht auf Rectalgonorrhöe auszusprechen, nicht aber eine sichere Diagnose zu stellen.

Nach den Beobachtungen Joachimovits' finden sich häufig im Rectum gramnegative Diplokokken von anderer Art als Gonokokken und Keime, die bei bloßer Ausstrichuntersuchung Gonokokken zum Verwechseln ähnlich sehen können. Dies treffe einmal für junge Colibacillen in ihrer fast ovalen Kurzstäbchenform, besonders wenn sich die Enden stärker färben, zu. Formen, die im Sekretausstrich aussehen wie gequollene Gonokokken in typischer Kaffeebohnenform, können sich bei der kulturellen Untersuchung als Colikeime erweisen, können aber auch — besonders sehr große Diplokokken — einem nicht näher bekannten Diplococcus angehören, dessen Reinzüchtung Joachimovits bisher nicht geglückt ist. Zweimal konnte er den Micrococcus catarrhalis aus dem Rectum züchten, dem offenbar ein kulturell sehr ähnlicher, nur stärker bläuender (z. B. auf Drigalski- und Lingelsheimplatten) Diplococcus verwandt ist. Ein Mikrodiplococcus von der gleichen Form wie der Katarrhalis, ganz ähnlich auch in der 24stündigen und 48stündigen Ascites-Agar-Kultur, unterscheide sich dadurch, daß er alle drei Zuckerarten auf Lingelsheimnährboden und auch Milchzucker vergäre; er komme ziemlich häufig vor. Die gramnegativen, dünnen Stäbchen der Faecalis alcaligenes-Arten (sehr schnelle Bewegung, schnelle Bläuung der Lakmusmolke, Agglutination!) können, wie sich Joachimovits selbst überzeugen konnte, mit Gonokokken verwechselt werden, wenn sie sehr kurz sind; ebenso könne der unbewegliche Bacillus lactis aerogenes (Geruch!, Rötung und starke Schleimbildung auf Drigalski, Milchgerinnung) zu Täuschungen Anlaß geben. Schließlich sei auch Verwechslung mit gramnegativen Proteusarten möglich (Überwachsen der Platten als dünner Schleier, arabeskenförmige Ausläufer der Kultur — bei schwacher Vergrößerung zu erkennen — Agglutination).

Es wird daher häufiger als in anderen Lokalisationen in Fällen extracellulären Vorkommens ohne charakteristische Lagerung bei der Rectalgonorrhöe ein Sekret mit gramnegativen Kokken der kulturellen Untersuchung zugeführt werden müssen. Wegen der meist eintretenden Überwucherung mit Darmbakterien bietet das Kulturverfahren große Schwierigkeiten, doch sind auch damit positive Resultate erzielt worden (Mucha, Eichhorn, Ruys, Joachimovits). Letzterer weist darauf hin, daß der Umstand, daß solche Mikroorganismen den Nährboden für die Gonokokkenkolonien verschlechtern, zum Teil auch die Tatsache erklärt, daß Gonokokkenkolonien aus dem Rectum manchmal erst am 3. Tage mit freiem Auge auf den Platten sichtbar werden. Bei der Kultivierung aus Rectalsekreten speziell in Bouillon überwuchern sehr oft zunächst Colikeime, verschiedene Kokken, Acidophile, später die (ovalen, kettenbildenden, in zarten Kolonien wachsenden) Enterokokken. Joachimovits schlägt daher in zweifelhaften Fällen vor, um das Überwuchern der Keime hintanzuhalten, nach Zusatz einer Pufferlösung zum Nährboden einen Coli-Bakteriophagen — wenn man das entsprechende Lysin zur Hand hat — gleich nach der Sekretabimpfung der gepufferten Ascitesbouillon zuzufügen und Platten nach 4 und 24 Stunden auszustreichen.

Nach Untersuchungen von Ruys bei Proctitis gonorrhoica im Ablauf der Erkrankung ergaben sich 22mal übereinstimmende Resultate bei der Gram-färbung und Kultur; 6mal war die Kultur überlegen; 3mal war bei negativer Kultur das Präparat zweifelhaft.

Krankheitsbild.

Inkubation. Da die Rectalgonorrhöe in den meisten Fällen kaum merkbare Erscheinungen macht, wird nur selten der Beginn des Leidens festzustellen sein; ebensowenig werden sich genaue Angaben über den Zeitpunkt der Infektion des Rectums machen lassen. Daher finden sich auch nur spärliche Mitteilungen in der Literatur über die Dauer der Inkubationszeit. In dieser besteht volle Übereinstimmung mit den bei der Urethralinfektion erhobenen Zeiten. So beobachteten Griffon und Merk am 5. Tage, Bonnière am 3. bzw. 6. Tage nach der Ansteckung das Auftreten der ersten Symptome. In den Fällen Stühmers, bei denen sich genau der Termin der Infektion und der Beginn der Erkrankung wie im Experiment bestimmen ließen, da, wie bereits hervorgehoben, die Übertragung durch die Prostatamassage infolge unzureichender Desinfek-tionsmöglichkeiten in einer Lazarettstation im Felde erfolgt war, schwankte die Inkubationszeit zwischen 2 und etwa 8 Tagen.

Subjektive Symptome. Meist geht die Rectalgonorrhöe ohne subjektive Erscheinungen einher. Nur in einem geringen Teil der Fälle äußert sich die Erkrankung in einem juckenden, brennenden Gefühl in der Analgegend sowie mehr oder weniger starken Schmerzen bei der Defäkation. Selten nehmen die Schmerzen einen intensiveren Charakter an und können, nach allen Seiten aus strahlend, sich zur Unerträglichkeit steigern. Dieser schwere Zustand geht gewöhnlich mit einem starken Hitzegefühl, dumpfem Schmerz in der Kreuz-beingegend, sich bisweilen seitlich nach den Darmbeinschaufeln verbreiternd, nach vorn in die Blasengegend und abwärts in die Hoden und Schenkel hinein, mit Blasen- und Mastdarmtenesmen sowie mit Beeinträchtigung des Allgemein-befindens und mit Schlaflosigkeit einher. Auch in diesen schweren Fällen tritt meist bereits nach wenigen Tagen fast völlige Beschwerdefreiheit ein.

Objektive Symptome. Diesem Mangel an subjektiven Symptomen ent-spricht das meist sehr geringfügige objektive Symptomenbild. Es ist eben ein Leiden, das man nur sieht, wenn man danach sucht, wie Jullien mit Recht sagt. Derselbe Autor gab drei Veränderungen als besonders charakteristische und konstante an: „la goutte, la fissure ulcéreuse et le condylome". Von der ersteren, dem eitrigen Ausfluß, wissen wir jetzt, daß nur höchst selten einmal spontan Eiter aus der Afteröffnung heraustritt, und auch durch Druck auf den After oder bei der Frau durch Ausstreichen des Rectalrohres von der Vagina aus wird es nur ab und zu bei ganz akuten frischen Fällen möglich sein, Eiter aus dem Rectum zu exprimieren. Auch sichtbare Beimengungen von Eiter im Stuhl sind gar nicht so häufig, und es wird sich nur selten das Bild ergeben, daß der Kot wie in eine Hülle von Eiter, Blut und Schleim eingewickelt ist (Joachimo-vits). Das erklärt sich daraus, daß zumeist der Eiter als ein zäher, fadenziehender Belag der Wand ziemlich fest anhaftet und auch die wenigen sehr akut, mit starker Sekretion verlaufenden Fälle bereits innerhalb der ersten Woche in dieses Stadium übergehen, so daß nur unter den günstigsten Umständen, wenn ein solcher Fall sofort in die Behandlung des Arztes kommt, dieses Symptom

beobachtet werden kann. Die bisweilen gleichzeitig auftretenden Abgänge von
Blut bzw. blutigen Beimengungen zu dem Kot infolge Blutungen aus der ent-
zündeten Schleimhaut können zu Verwechslungen mit Hämorrhoiden führen.
Von BLOOMBERG und BARENBERG wird als besonders auffallendes Zeichen bei
Rectalgonorrhöe von jungen Kindern neben der Neigung zum Mastdarmvorfall
auf den Abgang blutiger Stühle hingewiesen. Bei länger anhaltender Eiterung
kommt es nach LÉVY-WEISSMANN infolge Ausstoßung desquamierter epithelialer
Massen zu dem Bilde einer membranösen Rectitis. Ein derartiger Fall von
Colitis membranosa, die anfangs als nervöse Erkrankung angesehen worden
war, ist von MARSHALL beschrieben worden. Erst eine genaue rectoskopische
und mikroskopische Untersuchung ergab, daß es sich um eine Rectumgonorrhöe
handelte, nach deren Heilung die Erscheinungen und Beschwerden zurückgingen.
    Von noch geringerer Bedeutung als dieses erste Symptom JULLIENS sind die
beiden anderen, die ulceröse Fissur und das Kondylom. Es handelt sich bei der
Fissur um kleine Einrisse am Afterring, die das Kondylom in Form einer weichen
hypertrophischen Wulstbildung umgibt. Diese Bildungen entsprechen den von
HERXHEIMER und BAER beschriebenen kahn- und verandenförmigen Ulcera
sowie den hahnenkammartigen, mit Geschwüren vergesellschafteten Schwellungen, auf die zuerst von EHRMANN aufmerksam gemacht worden ist, und in
denen KLINGMÜLLER und STÜMPKE bei histologischer Untersuchung Gonokokken
im Schnitt nachgewiesen zu haben glaubten (vgl. hierzu: LANGER in diesem
Handbuch Bd. 20, 2. Teil, S. 41/42). Auch KÖNIG sah die hahnenkammartigen
Wucherungen an der Aftermündung als bemerkenswertes Symptom für Mastdarmgonorrhöe an. Er faßte diese als hypertrophische, entzündliche Hautfalten auf, die auch bei anderen Analleiden vorkommen, aber dann nicht so
charakteristisch und intensiv sowie nicht so tief hineingehend wie bei der Rectumgonorrhöe. BENSAUDE, CAIN und OURY sprechen von granulomatösen und
fibrösen Wucherungen im Gefolge der Rectitis vegetans, die sich besonders ausgeprägt bei der Anorectitis gonorrhoica in den untersten Abschnitten vorfinden.
Nach ARZT erscheint es sehr fraglich, wieweit diesen Bildungen irgendein patho-
gnomonischer Befund gerade für eine Rectumgonorrhöe zukommt. Denn zahlreiche ganz ähnliche superfizielle, mitunter auch tiefergreifende, entzündliche
Prozesse in dieser Gegend seien, auf Grund der differentesten ätiologischen
Ursachen auftretend, der großen Gruppe der intertriginösen Veränderungen
zuzuzählen. Dagegen erscheint ihm das spitze Kondylom am Anus von größerem
diagnostischen Wert, dessen aber auch nicht ausschließlich gonorrhoische Ätiologie
auch nur bedingte Rückschlüsse auf eine gonorrhoische Erkrankung des Rectums
zulasse. Was die vorher erwähnten granulomatösen Wucherungen und Geschwürsbildungen am Anus betrifft, so wissen wir heute, daß, ähnlich wie bei
den Rectumstrikturen, nicht der Gonorrhöe diese ihr früher zuerkannte ätiologische Bedeutung zukommt, sondern daß wir fast ausschließlich diese Veränderungen als Folgeerscheinungen der Lymphogranulomatosis inguinalis anzusehen haben.
    Dagegen finden sich häufiger als Folge von Rectumgonorrhöe einfache ent-
zündliche Veränderungen in der Umgebung des Afters, die neben starker
Rötung und Schwellung mit Nässen und Krustenbildung einhergehen können.
Nach LÉVY-WEISSMANN zeigt der Anus je nach der Schwere der Erkrankung
ein wechselndes Aussehen. In leichten Fällen findet sich nur eine diffuse
Rötung mit oder ohne Schwellung, während die mittelschweren Fälle charakterisiert sind durch eine allgemeine Aufgetriebenheit, wobei neben geschwollenen
Zonen sich verdünnte Stellen finden, an denen sich die Schleimhaut in Fetzen
abhebt. Die radiären Falten sind mit gelbem oder grünlichem Eiter bedeckt,
die Furchen verstärken sich in dem Maße, wie die Schwellung zunimmt,

und in den schweren Fällen entstehen schließlich Fissuren. Röte und Ulceration der Randpartie können durch eine eitrige Infiltration verdeckt werden,
die oft in unregelmäßigen Flächen angeordnet ist, vergleichbar mit der Balanitis erosiva.

Auch JOACHIMOVITS weist in seinem kürzlich erschienenen Buch „Gonorrhöe
der weiblichen Genitalorgane" darauf hin, daß bisweilen erst ein Ekzem um
den Anus, Rhagaden daselbst (Dermatitis circum anum paragonorrhoica), evtl.
eine Spur Eiter zwischen den geröteten Analfalten den Verdacht auf eine Rectumgonorrhöe erwecken. Zumeist sind diese Veränderungen eine Folge der eitrigen
Sekretion aus dem Genitale bei Frauen und kennzeichnen gewissermaßen den
Weg, den der gonokokkenhaltige Eiter vom Genitale nach dem Rectum zurück-
gelegt hat. Aber es kann auch ohne Erkrankung des Rectums bei starker Genital-
sekretion zu diesen ekzematösen Veränderungen kommen, so daß wir auch hierin
nur ein ganz unsicheres Symptom zu erblicken haben.

Ein viel eindeutigeres Bild bietet uns das Aussehen der erkrankten Rectalschleimhaut selbst dar, die wir uns am besten mit Hilfe eines Rektoskopes oder
des Sphinkteroskopes nach KELLY sichtbar machen können. Dabei genügt es
vollständig, einen Überblick nur über die untersten Abschnitte des Rectums
zu erlangen, da mit ganz geringen Ausnahmen, wo Gonokokken sogar noch in
18 cm Höhe gefunden wurden (MARTIN), der Prozeß nicht weiter als etwa 3—8 cm
vom Analring nach oben reicht. Natürlich ist vorherige ausreichende Stuhlentleerung zur besseren Sichtbarmachung der Schleimhaut unbedingt notwendig.
Im Handbuch der Geschlechtskrankheiten FINGER-JADASSOHN-EHRMANN-
GROSZ gibt MUCHA folgende Schilderung der rektoskopisch nachweisbaren
Veränderungen:

„Der Befund, den wir bei der Spiegeluntersuchung erheben können, schwankt erheblich; in akuten Fällen ist die Schleimhaut stark gerötet, geschwollen und sehr vulnerabel;
daneben finden sich an einzelnen Stellen größere oder kleine diphtheroide Belege, nach
deren Entfernung oberflächliche Erosionen zutage treten, die leicht bluten. Die Schleimhaut
ist mit ziemlich reichlichem, mehr dünnflüssigem Sekrete bedeckt. — Ulcerationsprozesse
mit tieferen Substanzverlusten konnten wir in keinem unserer Fälle beobachten. Wir
stimmen in dieser Hinsicht mit der Mehrzahl der übrigen Autoren überein, die das Vorkommen ulceröser Prozesse im Rectum als Begleiterscheinung einer gonorrhoischen Erkrankung desselben entweder ebenfalls nicht beobachteten oder als ein seltenes Vorkommnis
verzeichnen und ihnen nur als Komplikationen eine Bedeutung beimessen. — Der Sitz der
geschilderten Veränderung ist der untere Teil des Rectums; ein Hinaufreichen über die
Ampulle mit diffuser Erkrankung der Darmschleimhaut und ausgedehnter Geschwürsbildung finden wir nur bei FÖRSTER erwähnt, eine Beobachtung, die in die Zeit vor der
Entdeckung des Gonococcus fällt und daher nicht so beweiskräftig sein dürfte. — In subakuten Fällen ist natürlich eine Reihe der erwähnten Symptome überhaupt nicht vorhanden oder nur angedeutet. Die Rötung und Schwellung der Schleimhaut ist bedeutend
geringer, ebenso ihre Vulnerabilität, das Sekret wird spärlicher, seine Konsistenz meist
schleimig-eitrig, etwas fadenziehend."

Auch EICHHORN wies darauf hin, daß Schwellung und Rötung der Rectal-
schleimhaut keineswegs immer bei Rectumgonorrhöe vorhanden zu sein braucht.
Ebenso sah BOAS oft nur leichte Injektion der Schleimhaut und Hyperämie in
Höhe von 6—8 cm, dagegen niemals Ulcerationen.

Eine der besten Schilderungen der typischen Veränderungen der Sphinkter-
gegend bei Rectalgonorrhöe gibt uns STÜHMER.

„Danach lassen sich vier Stadien der Entzündung unterscheiden, von denen die ersten
beiden nur selten in Erscheinung treten, da sie sich nur bei sehr akuten und meist mit
schweren subjektiven Symptomen verlaufenden Fällen finden. In diesem ersten Stadium
ist die Schleimhaut sehr stark geschwollen, flammend rot; die normalen weichen Falten,
welche sich bei gesunder Schleimhaut im untersten Abschnitt zu einer sternförmigen Figur
mit feiner radiärer Streifung zusammenlegen, sind vollständig verschwunden. Das Lumen
erscheint bisweilen durch die groben Schleimhautwülste verlegt, die Zentralfigur quer, schlitz-
förmig, manchmal auch unregelmäßig, durch ungleichmäßige Schleimhautschwellungen

bogenförmig gestaltet. Die außerordentlich leicht blutende Schleimhaut zeigt starke Sekretion eines dünnflüssigen, grüngelben Eiters, der gewöhnlich nicht festhaftet und zuweilen, besonders bei Einführung von Instrumenten aus der Afteröffnung, in Tropfen sich entleert. Meist ist in diesem schweren Stadium auch die Afteröffnung diffus geschwollen und bei Berührung recht schmerzhaft, die äußere Haut bis etwa 5 cm vom After entfernt gerötet. Bereits nach 1—2 Tagen geht dieses erste und akuteste Stadium der Erkrankung in eine mildere Form über. Die entzündliche Schwellung und Rötung gehen zurück, die Schleimhaut legt sich in größere Falten, welche im Spiegel eine sehr charakteristische Kegelform zeigen und durch ihre verschiedene Mächtigkeit die Zentralfigur unregelmäßig sternförmig verzerrt erscheinen lassen. Auf der Oberfläche der unregelmäßig wulstig erscheinenden Schleimhaut finden sich stellenweise kleine körnchenförmige Erhebungen, die sich in der Farbe aber nicht von der übrigen Schleimhaut unterscheiden. Der immer noch reichlich von der Schleimhaut abgesonderte Eiter ist bereits etwas dickflüssiger, zeigt aber immer noch keine Neigung, an der Wand festzuhaften. Dementsprechend finden sich auch in diesem Stadium gewöhnlich noch ausgedehnte entzündliche Veränderungen in der Umgebung des Afters. Nach weiteren 1—2 Tagen geht der Prozeß in ein Stadium über, das wir als die weitaus häufigste Form des klinischen Beginnes der Rectalgonorrhöe ansprechen dürfen, das aber auch nur wenige Tage bestehen bleibt, um dann bald völlig uncharakteristischen Bildern Platz zu machen, wie sie das Endstadium bietet. Dieses dritte bzw. Initialstadium der meisten Fälle zeigt nur eine mäßig starke Schwellung und Rötung der Schleimhaut, auf der die kegelförmigen Wülste kaum mehr zum Vorschein kommen, während die Zentralfigur aber immer noch eine relativ starre, unregelmäßige Form aufweist. Die Oberfläche der verhältnismäßig glatten Schleimhaut bietet ein charakteristisches gekörntes Aussehen dar und ist nunmehr mit einem zähen, fadenziehenden eitrigen Belag bedeckt, der in der Regel der Wand recht fest anhaftet. Nach wenigen Tagen bildet sich das Endstadium heraus, das als einziges Zeichen einer noch fortbestehenden Erkrankung der Wand anhaftenden und sich von Wand zu Wand fadenförmig spannenden Eiterbeläge aufweist, während die Schleimhaut ein ganz normales Aussehen hat. Dieses einzig und allein durch den Eiterbelag gekennzeichnete Stadium stellt das Bild der Erkrankung dar, wie es sich uns gewöhnlich darbietet und aus dem wir ohne den Nachweis der Krankheitserreger eine Diagnose nicht stellen können."

Nach LÉVY-WEISSMANN zeigt das Rectum in schwer zu untersuchenden akuten Fällen eine Rötung von wechselnder Stärke verbunden mit einer Verdickung der Wände oder sogar mit einer wirklichen Schwellung wie bei den weichen Infiltraten der Urethritis gonorrhoica. Infolge der starken Gefäßneubildung und der Ulcerationen blutet die Schleimhaut bei der geringsten Berührung. Wenn die Entzündung lange dauert, wird die Schleimhaut körnig und bekommt ein warziges Aussehen (POTHERAT). MOUTIER fand kokardenförmige Ulcerationen mit roten Zentren und STEINDL in akuten Fällen eine düsterrote gequollene Schleimhaut der unteren Darmpartie mit einzelnen flachen, uncharakteristischen Geschwürchen.

Entsprechend den vier Stadien nach STÜHMER gibt JOACHIMOVITS folgende rectoskopische Untersuchungsbefunde an: „Bei den besonders akut verlaufenden, frischen Fällen sind eine tiefe Röte der erkrankten Partie, reichlich dünner Eiter, weniger häufig leichte Ulcerationen zu sehen, die Schmerzhaftigkeit bei der Untersuchung ist beträchtlich, oberflächliche Blutungen sind nicht zu vermeiden. Die Schleimhautfalten der Pars sphincterica lassen die normale sternförmige Anordnung vermissen, sie sind gequollen, unregelmäßigen Buckeln gleichend, die zentrale Öffnung ist unregelmäßig verzogen. In dem weniger akuten Stadium zeigt das Sphinkteroskop wohl noch die sternförmige Anordnung der Falten, aber diese sind vergröbert, angeschwollen, haben die Form von stumpfen Kegeln, die zwischen sich das erweiterte Lumen frei lassen. Der Eiter ist dicker. Spreizt man die Analfalten bei der Untersuchung, so kann man vielleicht einmal die eiterbedeckten „kahnförmigen" Geschwüre in der Tiefe zwischen den Falten sehen, die sehr schmerzhaft sein können. Bei rektoskopischer Untersuchung im dritten, zur chronischen Rectalgonorrhöe überleitenden Stadium — die meisten Fälle bekommt man so zu Gesicht — sieht die Schleimhaut wie gekörnelt (Papillen) oder chagriniert aus, ist weniger gerötet, der Belag ist geringer, aber fester an der Wand haftend, die Spitze des Kotes zeigt oft noch die „Haube von Schleim, Eiter, auch Blut" (STÖCKEL), in noch älteren, d. h. den chronischen Fällen ist die Schleimhaut nicht mehr papillär samtartig, sondern glatt, Gefäßzeichnung wieder deutlich, fadenziehendes, eitrig-schleimiges Sekret liegt über höchstens fleckenweise noch etwas geröteten, überwiegend blassen Schleimhautpartien. Nicht immer beginnt das Bereich der entzündeten Stelle gleich am Anus, ausnahmsweise sind Entzündungserscheinungen erst in halber Fingerhöhe oberhalb desselben wahrzunehmen."

Aus den verschiedenen Untersuchungen ergibt sich, daß die übergroße Zahl der Fälle nur völlig uncharakteristische Bilder ergibt, die eine Diagnose nicht ermöglichen. So bleibt als wichtigstes und ausschlaggebendes Symptom der mikroskopische *Gonokokkenbefund*. Leicht werden sich die Gonokokken in den Fällen auffinden lassen, bei denen es sich um ganz akute und frische Prozesse, die dem ersten und zweiten Stadium entsprechen, handelt. Hier wird sich die Feststellung der Gonokokken ebenso leicht gestalten wie im Eiter der akuten Harnröhrengonorrhöe, deren mikroskopischem Befunde diese Formen durchaus gleichen. Schwieriger wird der Nachweis nach Ablauf dieser schnell vorübergehenden akuten Erscheinungen und bei den viel häufigeren, mit minder starken oder fehlenden Reaktionen einhergehenden Fällen. Dabei tritt die gewöhnliche Darmflora wieder mehr in den Vordergrund, so daß es oft auch mit spezifischer Färbung schwer gelingt, eine zuverlässige Differenzierung der noch vorhandenen Gonokokken zu erzielen. Besonders in den späteren Stadien, wenn der Eitergehalt stark zurücktritt, wird es manchmal unmöglich sein, bei Fehlen der intracellulären Lagerung frei liegende Gonokokken mit Sicherheit als solche anzusprechen. Bei geeigneter Untersuchungstechnik und durch häufige Wiederholung der Untersuchungen werden wir aber auch da meist zum Ziele kommen.

Verlauf. Die Krankheit setzt nur selten akut ein (s. o.), sondern zeigt von Anfang an einen mehr schleichenden, symptomlosen Verlauf. Selbst die akut beginnenden Fälle gehen sehr rasch in dieses subakute und chronische Stadium über und unterscheiden sich dann in nichts von den gleich von vornherein subakuten Fällen. Das Allgemeinbefinden ist bei unkomplizierten Fällen fast nie gestört, auch finden sich kaum nennenswerte Temperatursteigerungen. Nur in den besonderen akut verlaufenden, frischen Fällen sind heftige Beschwerden vorhanden, ebenso finden sich solche häufiger erwähnt, wenn die Rectalerkrankung von Komplikationen begleitet wird oder als chronischer Prozeß zu Folgezuständen geführt hat. Dabei kann es auch zu mehr oder weniger schweren Verdauungsstörungen kommen, oft bedingt durch die absichtliche Stuhlverhaltung, die die Kranken sich auferlegen, um den Beschwerden bei der Stuhlentleerung zu entgehen.

Bemerkenswert ist die von LÉVY-WEISSMANN wiedergegebene Ansicht bedeutender französischer Autoren über den Verlauf der Rectumgonorrhöe. Danach stehen sich zwei Ansichten gegenüber. Die einen sagen, daß die Erkrankung gewöhnlich einen cyclischen Verlauf nimmt, der charakterisiert ist durch drei Stadien: Anstieg, Höhe, Abstieg. Die Heilung erfolgt bei guter und rechtzeitiger Behandlung prompt innerhalb 2—6 Wochen (BARTHÉLEMY, BERDAL, MARTINEAU, MERMET, POTHERAT, THIRY, TUTTLE). Nach Meinung anderer Autoren dauert die Erkrankung sehr lange und ist unbeeinflußbar durch fast alle Medikamente (GOSSELIN und DUBAR), sie zieht sich über viele, so nach JULLIEN über mehr als 6 Monate hin. FRISCH berichtete über eine Dauer von 7 Monaten bis zum Tode, SCHMIDT sah eine solche über 10 Monate (bei mikroskopischer Kontrolle), NEUBERGER von 2 Jahren. KOGAN stellte 10 Monate nach der Gonorrhöeinfektion eine Proctitis und rectale Fistel mit positivem Gonokokkenbefund fest, während MÜHLPFORDT über einen Fall berichtet, bei dem $2^1/_4$ Jahre nach der gonorrhoischen Infektion sich noch Gonokokken im After nachweisen ließen, die zu einer Übertragung der Krankheit geführt hatten. Da die Untersuchung von Cervix und Urethra ein negatives Resultat ergab, war eine Virulenzerhaltung der Gonokokken im Mastdarm während der $2^1/_4$ Jahre anzunehmen. BICKEL und ABRAHAM, deren Untersuchungen ergaben, daß bei 87 Frauen mit Rectumgonorrhöe die Infektion 5 Wochen bis 6 Monate in 31 Fällen, $^1/_2$—1 Jahr in 6 Fällen, 1—2 Jahre in 14 Fällen, 2—10 Jahre in 21 Fällen, über 10 Jahre in 15 Fällen zurücklag, glauben auf Grund dieser Feststellungen die

Möglichkeit nicht von der Hand weisen zu können, daß auch nach mehr als 10 Jahren bei vollständig geheilter Genitalgonorrhöe das Rectum einwandfreie Gonokokken beherbergen kann. Wenn auch der Verlauf in manchen Fällen ein sehr schleppender und langwieriger ist, so daß trotz Behandlung oft viele Monate bis zur Heilung vergehen, so sind andererseits unter guter Behandlung Heilungen innerhalb 3—6 Wochen gar nicht so selten.

Komplikationen. Eine verhältnismäßig häufige Komplikation stellt das Übergreifen des gonorrhoischen Prozesses auf das perirectale Gewebe dar. Wenn auch an und für sich der Gonococcus ein oberflächlicher Schleimhautparasit ist, der sich gewöhnlich nicht in die tieferen Gewebspartien ausbreitet, kommt es auch hier (vgl. periurethrale Infiltrate und Abscesse) auf dem Wege über die LIEBERKÜHNschen Drüsen oder von den Darmfollikeln aus zu einem Übergang der spezifischen Entzündung auf die bindegewebigen Anteile der Darmwand. Gewöhnlich ist eine solche Periproctitis schon die Folge einer Mischinfektion. Der nachträgliche Verschluß der Eingangspforte führt dann zur Ausbildung perirectaler Infiltrate und bei deren Erweichung zur Abscedierung. Nach SCOMAZZONI können die pararectalen Abscesse auch ohne Verschluß der Follikelausführungsgänge zustande kommen. Diese Abscesse können sich in die Beckenhöhle ausbreiten und dabei in die verschiedenen Beckenorgane durchbrechen, sie können aber auch, was häufiger der Fall ist, wieder ins Rectum einbrechen, oder sie nehmen den Weg durch das perineale Gewebe und erscheinen unter dem Bilde eines Abscessus ad anum.

Solche Abscesse sind bereits von JULLIEN, HUBER, BAER beschrieben, und von den beiden ersteren ist durch den Nachweis der Gonokokken im Absceßeiter ihre gonorrhoische Natur sichergestellt worden. NOBL erwähnt einen von der gonorrhoisch erkrankten Rectalwand ausgehenden Absceß, der bis zu Apfelgröße gewachsen war; nach GOTTSTEIN war es zu einem periproktitischen Absceß mit positivem Gonokokkenbefund bei einer Virgo infolge Vergewaltigungsversuches gekommen. Ein Douglasabsceß mit Perforation in die Blase wurde von ASCH beschrieben; dieser nahm von einer Rectumstriktur gonorrhoischen Ursprungs seinen Anfang. Das Rectum war in 12 cm Höhe oberhalb des Anus perforiert. Ein gonorrhoischer Absceß ad anum wurde von BOAS bei einem 3jährigen Mädchen mit Vulvovaginitis und Rectalgonorrhöe beobachtet. STÜHMER sah unter seinen 26 Fällen diese Art der Komplikation 6mal, während ALMKVIST in seiner ausführlichen Arbeit „Über Abscessus ad anum gonorrhoicus und Drüsenkomplikationen der Rectalgonorrhöe" vier derartige Fälle erwähnt, von denen bei drei die Diagnose sogar durch die Kultur gesichert werden konnte.

Diese Abscesse treten als pralle, fluktuierende Knoten von Bohnen- bis Walnußgröße dicht neben der Analöffnung zutage; die Haut darüber wird bald stark gerötet und bei Palpation mäßig schmerzhaft. Bisweilen kann man die Infiltration noch einige Zentimeter weit hinauf oberhalb der Afteröffnung vom Rectum aus als eine mehr derbe Verdickung durch die Schleimhaut fühlen; auch isolierte Abscesse dicht oberhalb des Analringes, die dort als pralle, gelbrot durchschimmernde Blasen erkennbar sind, sind beobachtet worden. Brennende und spannende Schmerzen in der Afterregion, oft auch Störungen des Allgemeinbefindens mit Fieber sind die Anzeichen der Erkrankung. Kommt es nicht zur Einschmelzung des Infiltrates, so bricht der Eiter nach außen durch, bzw. muß ihm durch Incision Abfluß nach außen geschafft werden, und es resultieren daraus die wegen ihrer langen Dauer sehr unangenehmen Analfisteln, die mit der Sonde oft hoch hinauf entlang des Rectums zu verfolgen sind und entweder blind endigen (inkomplette Mastdarmfisteln) oder einen an beiden Enden offenen Kanal darstellen (komplette Mastdarmfisteln). Nässegefühl, Jucken am After, eitrige Absonderung, bei kompletten Fisteln etwaiger Abgang von Gasen, ferner Hitze- und Druckgefühl in der Aftergegend werden auf die Veränderungen aufmerksam machen. Bei Durchbruch des Abscesses an anderer Stelle kann es zu Kommunikationen mit benachbarten Organen kommen, wie Rectovaginalfisteln u. a., wobei es manchmal schwierig sein kann zu entscheiden, ob das Rectum oder das kommunizierende Organ den Primärherd darstellt. Es können sich gonorrhoische Abscesse auch dicht an der Wand des Rectums entwickeln, und zwar durch Übergreifen eines periglandulären gonorrhoischen Prozesses von einem benachbarten Organ aus wie z. B. Prostata, Samenblasen, Uterus u. a. m. Nicht immer werden sich in diesen Prozessen Gonokokken nachweisen lassen, oft werden sie zeitig absterben, oder die Gonokokken sind durch andere Mischbakterien verdrängt worden. Dabei zeigt der Eiter bisweilen einen stinkenden, fäkulenten Geruch. Während bei drei von den Fällen Almkvists reine gonorrhoische Abscesse ohne Mischinfektion vorlagen, war bei dem vierten Fall, dessen Eiter einen fäkulenten Geruch hatte, und der bakteriologisch nicht so genau verfolgt worden war, an eine Mischinfektion zu denken. In diesen Fällen der Mischinfektion, ja selbst in den Fällen, die überhaupt keine Gonokokken im Abscesse aufweisen, muß man sich, wie Almkvist hervorhebt, den Ausgang dennoch von der Rectalgonorrhöe vorstellen in Analogie zu den periurethralen gonorrhoischen Abscessen. Indem er aber auch eine besonders strenge Analogie zwischen den periproctitischen und Bartholinischen Abscessen annimmt, hält er es für möglich, daß genau wie bei letzteren auch die Abscessus ad anum durch andere Bakterien entstehen können als durch Gonokokken. Jedenfalls kann mit Sicherheit angenommen werden, daß ein nicht unbedeutender Teil der perirectalen Abscesse gonorrhoischen Ursprungs ist, woraus sich ergibt, daß bei derartigen Zuständen immer nach Gonorrhöe zu forschen ist.

In diesem Zusammenhang ist ein von Antonelli veröffentlichter Fall bemerkenswert, bei dem sich einen Monat nach einem passiven homosexuellen Verkehr eine Arthritis der meisten Gelenke des rechten Armes und ein sich später spontan eröffnender perianaler Absceß einstellte, in dem sowohl mikroskopisch als auch kulturell Gonokokken als Erreger festgestellt wurden. Derartige durch Rectalgonorrhöe verursachte Arthritiden sind besonders bei Kindern beobachtet worden (Braquehage und Molignon, Byfield und Floyd, Boer), während Wiener nach einer gonorrhoischen ulcerösen Proctitis eine Gonokokkenpyämie mit hämatogener parenchymatösen Nephritis sah. Die Sektion ergab neben Amyloid in Leber und Milz Lungeninfarkte sowie septische Thromben in Vena cava und Venae renales, ferner eine Nephritis diffusa.

Über einige seltene Formen von Fisteln im Bereiche des Anus, die mit dem Rectum in keinerlei Beziehung standen, berichtete Peiser. In allen Fällen nahm der Prozeß aller Wahrscheinlichkeit nach seinen Ausgang von einem Entzündungsherd in der Umgebung des Anus, der durch Weiterschreiten auf dem Lymphwege zu tiefgreifenden Phlegmonen mit Fistelbildung führte. Solche Zustände können ihren Ursprung in entzündeten Hämorrhoidalknoten oder in einer Falte der Analhaut haben, sie können aber auch, wie aus einem Fall hervorgeht, ähnlich wie die Schweißdrüsenabscesse, aus den Circumanaldrüsen hervorgehen, die ringförmig um den Anus angeordnet sind und eine große Ähnlichkeit mit den Schweißdrüsen der Achselhöhle besitzen und zu dem Krankheitsbild der Adenitis circumanalis führen. Die dabei entstehenden Fistelgänge sind wohl ebenfalls am ehesten durch eine Lymphangitis zu erklären, zumal die Lymphcapillaren am Anus ein besonders dichtes Netz und kleine ampullenartige Erweiterungen bilden.

Weniger Klarheit bezüglich ihrer Entstehung besteht für die ulcerösen Prozesse des Rectums, wie sie bereits von älteren Autoren bei Rectalgonorrhöe beschrieben und als Komplikation bzw. Folgeerscheinung der Gonorrhöe sowie als Ursache für spätere Strikturen aufgefaßt wurden. Als erster hat Jullien auf das Vorkommen ulceröser Veränderungen bei Rectalgonorrhöe hingewiesen und, wie bereits erwähnt, die ulceröse Fissur als eine der drei Kardinalsymptome bei Rectumgonorrhöe bezeichnet. Auch auf die gleichbedeutenden, von Herxheimer und Baer beschriebenen kahn- und verandenförmigen Ulcera sowie die hahnenkammartigen mit Geschwüren vergesellschafteten Schwellungen, in denen KLINGMÜLLER und STÜMPKE sogar später Gonokokken nachgewiesen zu haben glaubten, ist bereits hingewiesen worden. Ulceröse Prozesse bei Gonorrhöe des Rectums werden in der Reihe der älteren Autoren noch erwähnt u. a. von FRISCH, NEISSER, RÓNA, NEUBERGER, RILLE, ferner finden sich auch verschiedene bemerkenswerte Beobachtungen, besonders von chirurgischer Seite, über Proctitis purulenta et ulcerosa. Die meisten dieser Autoren (POELCHEN, ROTTER, RIEDER, RUGE) weisen darauf hin, daß die Ursachen ungeklärt und gewiß verschieden sind und daß aus den klinischen Symptomen zu der Zeit, wann die Patienten chirurgische Hilfe aufsuchen, die Feststellung derselben meist unmöglich ist. Dennoch glauben sie der Genital- und Rectalgonorrhöe eine gewisse Bedeutung einräumen zu müssen, da z. B. POELCHEN unter seinen 223 Fällen von Proctitis ulcerosa 46mal Rectovaginalfisteln beobachten konnte, während RUGE unter 75 Beobachtungen in drei Fällen mikroskopisch Gonokokken, in einem Falle gonokokkenähnliche Mikroorganismen nachweisen konnte. Auch alle anderen Autoren, die damals Ulcera bei Rectalgonorrhöe erwähnten, haben den strikten Beweis dafür, daß sie wirklich gonorrhoischer Natur waren, nicht erbracht. Selbst in den beiden auf akute Fälle sich beziehenden Beobachtungen von FRISCH und NEUBERGER, die zur histologischen Untersuchung gekommen waren, hat sich ein direkter Zusammenhang mit der Gonorrhöe nicht sicher erweisen lassen. Im ersten Falle waren tiefere Ulcera im mikroskopischen Präparat gar nicht feststellbar und auch in dem Falle NEUBERGERs waren in den histologischen Präparaten der Geschwüre keine Gonokokken nachweisbar, so daß auch der Autor selbst der Ansicht zuneigt, daß die Gonokokken wohl die Primärläsion gesetzt haben dürften, während der ulceröse Prozeß durch sekundäre Infektion hervorgerufen worden sei. MUCHA, der in eigenen Beobachtungen niemals Rectalulcera nachweisen konnte, beantwortet die Frage, ob bei Rectalgonorrhöe tatsächlich öfter ulceröse Prozesse des Rectums vorkommen und somit den Symptomen der Erkrankung zuzuzählen sind, dahin, daß er sie für ein sehr seltenes Vorkommnis halte und sie den Komplikationen zurechnen möchte. Dabei dürften tiefgreifende Ulcera in den seltensten Fällen wirklich durch den gonorrhoischen Prozeß hervorgerufen sein. Die Schwierigkeit sei einmal in der Tatsache gegeben, daß das Vorkommen ulceröser Prozesse an den gewöhnlichen Lokalisationen der Gonorrhöe zu den größten Seltenheiten gehört, sowie durch den Umstand, daß wir bei anderen Erkrankungen wie Dysenterie, Typhus, Tuberkulose und Lues ulceröse Prozesse kennen, und daß auch durch harte Kotmassen und andere Traumen Ulcera zustande kommen, deren Differenzierung von den fraglichen gonorrhoischen Geschwüren sehr schwierig und wohl nur durch bakteriologische und bakteriologisch-histologische Befunde möglich ist.

In neuerer Zeit berichtete SCOMAZZONI über drei Fälle von gonorrhoischer ulceröser Proctitis, die dadurch überaus bemerkenswert sind, weil hier der Nachweis von Gonokokken in den Ulcerationen geführt werden konnte.

Alle Ulcerationsprozesse boten im Wesentlichen das gleiche klinische Bild: erhöhte, teilweise unterminierte Ränder mit glattem, torpiden, oft granulierenden Grund, oft spärliche gelbliche bis gelbgrünliche anhaftende Sekretion. Im ersten Falle fanden sich 3 anoampulläre Ulcerationen mit reichlich Gonokokken, histologisch waren in den Lymphräumen der Submucosa und in den Lumina der Follikel Gonokokken nachweisbar. Im zweiten Fall waren zwei Rectalulcera vorhanden, die bis zur halben Höhe der Ampulle hinaufreichten; der Gonokokkenbefund war positiv am Grunde der Ulcerationen und in den Zellanhäufungen im Lumen der LIEBERKÜHNschen Drüsen. Histologisch fanden sich ferner ausgedehnte Infiltrate verschiedener Zellformen am Grunde der Ulcerationen. Im dritten Falle fanden sich vier Anorectalulcera, die sich bis in die Ampulle hinauf erstreckten, und von denen das eine einen Hämorrhoidalknoten am Anus krönte. Der histologische Ulcusbefund von einem Stück des Hämorrhoidalknotens ergab: meist leuko- und lymphocytäres, wenig plasmacelluläres Infiltrat; oberflächlich und im Gewebe zahlreiche Gonokokken. Weiterhin wäre ein Fall von Moutier zu nennen, der als Recto-Sigmoiditis gonorrhoica ulcerosa bezeichnet wird. Die Ampulle wies an der Grenze zum Sigmoideum excoriierte Schleimhautstellen sowie einige Ulcerationen in Kokardenform mit rotem Zentrum auf. Im eitrigen Sekret fanden sich Gonokokken; Heilung erfolgte erst nach Behandlung mit Antigonokokkenserum. Auch von Bloomberg und Barenberg wurden bei gonorrhoischer Proctitis junger Kinder ulcerative Schleimhautprozesse gesehen. Zwei Kinder, die an interkurrenter Pneumonie starben, zeigten ausgedehnte Geschwürsbildungen der Rectalschleimhaut 10 und 15 cm über den Anus hinauf; das einzelne Geschwür war bis zu 1 cm groß und reichte bis zur Muscularisschicht. Es gelang in 2 Fällen eine Gonokokkenkultur durch Abnahme von Eiter direkt von dem Geschwür. Bei der rectoskopischen Untersuchung eines Falles von akuter Rectumgonorrhöe im frühen Stadium fanden Roux und Girault in etwa 5 cm Höhe eine kleine indurierte Erhabenheit, die stark gerötet war, und in deren Zentrum sich eine kleine, mit Eiter bedeckte geschwürige Vertiefung befand. Im Eiter konnten Gonokokken nachgewiesen werden. Schließlich liegt aus jüngster Zeit noch eine Beschreibung eines Falles von ulceröser gonorrhoischer Proctitis von Rivelloni vor, der dadurch besonders beachtenswert ist, daß eine Heilung des Geschwürs nur durch Behandlung mit Silberpräparaten in Verbindung mit lokalen Vaccineinjektionen erreicht wurde, und daß während der ganzen Zeit Gonokokken in der Ulceration nachweisbar waren, deren allmähliches Verschwinden dem Heilungsverlauf des Geschwürs parallel ging. Die Geschwürsfläche nahm fast die ganze Circumferenz des Anus ein und reichte bis nahe an das obere Ende des Rectums, von wo es sich rhagadenförmig noch ein Stück in die Ampulle hinein fortsetzte. Das Geschwür zeigte einen irregulären, mäßig infiltrierten Rand sowie einen granulierten, nicht erhabenen Grund, der teilweise mit grau-gelben, eitrig-serösen Massen bedeckt war, wodurch sich ein chagriniertes Aussehen ergab. Nach oben waren die Granulationen lebhaft rot, leicht blutend, blutig-serös bedeckt. Die Heilung des Ulcus allein durch spezifisch-antigonorrhoische Behandlung, die dauernde Feststellung von Gonokokken in der Ulceration, ihr allmähliches Verschwinden mit Fortschreiten der Heilung sieht Rivelloni als Beweis der gonorrhoischen Natur der Geschwürsbildung an. Rivelloni glaubt an die überragende Rolle des Gonococcus bei den ulcerativen Prozessen der Rectumgonorrhöe.

Ähnliche Schwierigkeiten bereitet die Frage über die Beziehungen der Mastdarmgonorrhöe zu den Strikturen im Rectum, die noch immer durchaus strittig ist. Wenn es auch bisher in keinem Falle mit Sicherheit gelungen ist, Gonokokken im veränderten Gewebe nachzuweisen, so ist doch, in Analogie zu den Urethralstrikturen und auf Grund der Tatsache, daß auch die bindegewebigen Schichten der Rectalwand an dem gonorrhoischen Prozeß teilnehmen können, die Möglichkeit derartiger Zusammenhänge ohne weiteres gegeben. Besonders bei den komplizierten Formen der Rectalgonorrhöe, den zur Abscedierung und Fistelbildung führenden periproctitischen Veränderungen sowie den ulcerativen Prozessen, werden als Spätfolgen durch proliferative Vorgänge und narbige Umwandlungen Stenosenbildungen in den Bereich der Möglichkeit zu ziehen sein. Entsprechend der Lokalisation der Rectalgonorrhöe kann die gonorrhoische Mastdarmstriktur nur in den untersten Abschnitten, nicht über etwa Fingerhöhe, ihren Sitz haben. Die Stenosen können ring- oder zylinderförmig, bzw. trichter- und sanduhrförmig sein und in vorgeschrittenen Fällen nur noch Durchgang für eine dünne Sonde bieten. Auch sonst wird sich das klinische Bild in nichts von dem der Strikturen anderer Ätiologie unterscheiden. Bald werden die Symptome nur gering sein, bald werden bei zunehmender Verengerung schwere Störungen auftreten. Jahrelange Erscheinungen eines Darmkatarrhs mit periodisch auftretenden und lang andauernden Durchfällen, Erschwerung des Stuhlgangs, verbunden mit Obstipation und ihren Folgeerscheinungen, Abgang von Blut, Schleim und Eiter gehören zu den bemerkenswertesten Symptomen. Bisweilen wird der Stuhl bleistift- oder bandförmige Gestalt annehmen oder in kleinen Stückchen abgehen. Am After können sich durch die ständige Reizung Fissuren, Ekzeme und hyperplastische Bildungen zeigen. Die subjektiven Beschwerden bestehen in Brennen und Schmerzgefühl in der Mastdarmgegend, besonders bei der Defäkation, sowie in Tenesmen. In vorgeschrittenen Fällen können sich schwere Allgemeinerscheinungen entwickeln. Sie beginnen mit Appetitlosigkeit, Kopfschmerzen, Übelkeit, mitunter sogar Erbrechen, auch

Fieber kann auftreten. Es kommt zu mehr oder weniger schweren Ernährungs-
störungen, die Patienten magern ab und bekommen ein blasses kachektisches
Aussehen. Als Komplikationen drohen Fistelbildungen, Abscesse, Perforationen
in Nachbarorgane und in die Bauchhöhle. Durch interkurrente Erkrankungen,
wie Pneumonie, Lungentuberkulose, denen der geschwächte Organismus in
hohem Maße ausgesetzt ist, kann der Tod eintreten. Ileuserscheinungen können
sofortiges Eingreifen erforderlich machen.

Der Streit der Meinungen, welche der beiden Erkrankungen, Lues oder
Gonorrhöe, als häufigste Ursachen der Rectumstrikturen anzusehen sind,
während andere dafür in Betracht kommende Erkrankungen, wie Ulcus
molle, Tuberkulose, Dysenterie, chronisch-rezidivierende Entzündungen,
Parasitenerkrankungen, Traumen, bereits immer nur eine untergeordnete
Rolle gespielt haben, ist heute mit Sicherheit dahingehend gelöst, daß
die ätiologische Bedeutung all dieser Erkrankungen für die Entwicklung
der Rectalstriktur ganz in den Hintergrund tritt, nachdem die Untersuchungen der letzten Jahre einwandfrei ergeben haben, daß das sog.
genito-ano-rectale Syndrom, wozu auch die entzündlichen Rectumstrikturen
gehören, wahrscheinlich mit wenigen Ausnahmen, als Folgeerscheinung der
Lymphogranulomatosis inguinalis anzusehen ist. Die diagnostischen Fortschritte in der Erkennung dieses Krankheitsbildes durch die Hautreaktion nach
FREI haben in den meisten Fällen dazu geführt, einen Zusammenhang zwischen
der Lymphogranulomatosis inguinalis und den entzündlichen Rectumstrikturen
festzustellen. Auch die Tatsache, daß die Mastdarmveränderungen bei Frauen
häufiger als bei Männern zur Beobachtung kommen, was früher im Sinne des
gonorrhoischen Ursprungs entsprechend dem häufigeren Vorkommen der
Rectumgonorrhöe bei Frauen als bei Männern gedeutet worden ist, hat ebenfalls
in Beziehung zu diesem Krankheitsbild ihre Klärung erfahren. Während beim
Manne bei gewöhnlichem Infektionsmodus vorwiegend die Leistendrüsen
betroffen sind, so daß eine Beeinflussung des Mastdarms nicht in Frage kommt,
verläuft die Infektion bei der Frau, bei der als Eintrittspforte vor allem die
hintere Vulvawand in Frage kommt, gewöhnlich entlang den Lymphbahnen,
die zu den Lymphoglandulae hypogastricae, iliacae und sacrales führen und
ruft dabei eine Erkrankung der GEROTAschen Anorectaldrüsen hervor, als deren
unmittelbare Folge durch Lymphstauung und Ausbreitung des Entzündungsprozesses ins periproctitische Gewebe die Strikturen des Rectums, deren typischer Sitz in etwa 4—5 cm Höhe ist, anzusehen sind. Es ist demnach wohl
ohne Zweifel, daß der größte Teil der früher als gonorrhoisch angesehenen
Rectumstrikturen dem Krankheitsbild der Lymphogranulomatosis inguinalis
zuzuzählen sind, und nur die Unkenntnis dieser Erkrankung hat immer wieder
dazu geführt, teils die Lues, teils die Gonorrhöe dafür verantwortlich zu machen.
Es muß daher in diesem Zusammenhange ganz besonders betont werden, daß
das Bild der gonorrhoischen Strikturen jetzt eigentlich gar nicht zu zeichnen
ist, da die von früher her vorhandenen Schilderungen sich zum mindesten zum
allergrößten Teil auf die Lymphogranulomatosis inguinalis beziehen. Wenn
die entzündlichen Rectumstrikturen folgerichtig in das Kapitel der Lymphogranulomatosis inguinalis gehören und auch dort abgehandelt werden, so ist
doch auch im Zusammenhang mit der Gonorrhöe des Rectums auf die Frage
der Rectumstrikturen einzugehen, soweit Beziehungen zwischen Gonorrhöe und
Striktur des Rectums anzunehmen sind.

Auf die Möglichkeit eines Zusammenhanges zwischen Rectalgonorrhöe und Stenosen
wiesen schon NEISSER und LANG auf dem Dermatologenkongreß 1892 hin und von LÖNE-
BERG wurde 1894 über einen Fall von fibröser Rectalstriktur berichtet, als deren Ursache
eine Gonorrhöeinfektion des Rectums angesehen wurde. POELCHEN war der Ansicht, daß
meistens durchgebrochene Bartholinitiden die Ursache seien und versuchte damit auch eine

Erklärung dafür zu geben, daß die Rectalstenose fast nur beim Weibe vorkommt. Andere Autoren, wie KÖNIG, der auch über einen Fall von Rectalstriktur durch Gonorrhöe berichtete, meinten, daß der Coitus per anum dabei auch eine große Rolle spiele. HUBER erklärte die Strikturen der Harnröhre und des Mastdarms für dieselben Krankheitsbilder. Daß auch schon damals die Rectumstriktur als eine sehr seltene Folgeerscheinung des Mastdarmtrippers angesehen wurde, erhellt aus der ersten größeren Statistik BAERs, der unter 163 Fällen von Gonorrhöe des Mastdarms nur ein einzigesmal eine Striktur gefunden hat. So finden sich auch in den nächsten Jahren nur vereinzelte Berichte über Fälle von Rectumstrikturen, die mit mehr oder weniger großer Wahrscheinlichkeit als gonorrhoischer Natur angesehen wurden, ohne daß dafür beweiskräftige Tatsachen erbracht worden wären (ARNAULD, RUGE, BRUNSWIG, SWEET, PRAETORIUS u. a.). ARNAULD hielt die gonorrhoische Striktur für die häufigste, die dieselbe langsame progressive Entwicklung, dieselbe Genese habe wie die der Urethra. Auch nach SWEET spricht die Entwicklung von derbem Bindegewebe für Gonorrhöe. Zusammenfassend äußerte sich MUCHA im Handbuch FINGER-JADASSOHN-EHRMANN-GROSZ dahingehend, daß die Möglichkeit und das anatomische Substrat für das Zustandekommen einer Rectalstriktur auf Grund einer chronischen Rectalgonorrhöe wohl gegeben sei, wenn wir das Übergreifen des Prozesses auf die tieferen, besonders die bindegewebigen Schichten der Rectalwand voraussetzen, da wir wissen, daß das neugebildete Narbengewebe in hohem Maße die Tendenz zur Schrumpfung zeigt. Auch ein Vergleich mit den analogen bekannten und bakteriologisch sichergestellten Urethralstrikturen berechtigt uns zu dieser Annahme, doch verfügen wir heute noch über keine beweisenden bakteriologisch-histologischen Befunde.

EXNER, der 1911 das Material der HOCHENEGGschen Klinik untersucht hat, sah in dem histologischen Nachweis von reichlichen Plasmazellen einen bedeutsamen Faktor für die gonorrhoische Ätiologie. Auch LANGER demonstrierte ein anatomisches Präparat von chronischer Rectalgonorrhöe mit sehr enger, tiefsitzender Striktur, das histologisch ausgedehnte plasmacelluläre Infiltrate aufwies, die tief in die Muscularis eindrangen und vielfach perivasculär angeordnet waren. An einzelnen Stellen in den Infiltraten fanden sich intracellulär gelagerte Diplokokken. SMITAL hob die schwere hartnäckige Beschaffenheit sowie die auffallende Starrheit und bedeutende zylinderförmige Ausdehnung der gonorrhoischen Strikturen hervor. Bei seinen Untersuchungen lag in 17 unter 80 Fällen Gonorrhöe vor. Nach HARTMANN handelt es sich bei den Strikturen der verschiedenartigsten Ätiologie pathologisch-anatomisch um ein einheitliches Krankheitsbild, das durch eine intensive Bindegewebsbildung, insbesondere im Bereich der Submucosa, verursacht durch die chronischen Entzündungsprozesse, charakterisiert ist. Sehr häufig sah er Fistelbildungen. Er untersuchte 2 Erscheinungsformen der Stenose: in der einen überwiegt die Eiterung, in der anderen die Stenose. Von SYMONDS, der über 45 Fälle von Rectumstriktur, die er alle für gonorrhoisch hält, berichtet, werden als charakteristisch fibröse Bänder und Stränge beschrieben, zwischen denen sich Taschen befinden, von deren Grund mitunter Fistelgänge in die Vagina oder in die Umgebung des Afters führen. Als besonders charakteristisch wird das Vorhandensein derber polypöser Wucherungen rings um den Rand des Anus angegeben. Der Entstehung der Striktur gehen fast ausnahmslos proktitische Erscheinungen voraus, wobei von LÉVY-WEISSMANN eine Proctitis proliferans, die mit subjektivem Fremdkörpergefühl und Erschwerung der Stuhlentleerung einhergeht, und eine Rectitis fibrosa oder stenosans, bei der die Stenoseerscheinungen nicht vor Ablauf von zwei Jahren eintreten, und deren Folgen neben erschwerter Defäkation periproktitische Eiterungen und Abscesse, Koprämie und Allgemeininfektion sind, unterschieden wird. ZWEIG stellt auf Grund der rectoskopischen Bilder zwei Formen der chronischen Proktitis auf: eine Proctitis sphincterica haemorrhagica, bei der die Schleimhaut gerötet, geschwollen und mit blutigem Schleim bedeckt ist, und eine Proctitis sphincterica atrophicans mit blasser Schleimhaut ohne schleimige Beimengungen, die oft den Endausgang darstellt. Nach BENSAUDE, CAIN und OURY befallen die granulomatösen und fibrösen Wucherungen im Gefolge der Anorectitis gonorrhoica nur die untersten Abschnitte.

Auch die neuere Literatur bringt uns keine sicheren Anhaltspunkte über die Frage des Zusammenhangs zwischen Gonorrhöe und Striktur des Rectums, obschon die Zahl der beschriebenen Fälle eine große ist. Immer nur finden wir gewisse Hinweise, die derartige Beziehungen sehr wahrscheinlich machen, jedoch sind solche Fälle nicht sehr zahlreich. Von ROSSER sowie von HAYES wird auf die große Zahl von Strikturen bei der schwarzen Rasse hingewiesen, die eine besondere Disposition dafür zu besitzen scheint. JOACHIMOVITS hält gonorrhoische Rectumstrikturen für äußerst selten, da der Gonococcus allein kaum eine derartige Tiefenerkrankung, wie es die Rectumstriktur ist, hervorrufen kann; das Eindringen der unspezifischen Dickdarmflora durch die Epitheldefekte sei notwendig, um den Prozeß in das pararectale Gewebe zu vertiefen, daß das Bild der Starre, der Rectumstriktur, entsteht. Danach wäre die ausgebildete Rectumstriktur bei Gonorrhöe unspezifisch. Über einen recht hohen Prozentsatz von Rectumstrikturen bei Mastdarmgonorrhöe berichtet GORASH, der unter 17 Fällen von gonorrhoischer Proctitis 5 Strikturen beobachtete. Es handelte sich zweimal um zentrale, zylindrische und trichterförmige sowie dreimal um exzentrische, darunter einmal trichterförmig. Die meisten Statistiken in dieser Hinsicht werden von ihm für falsch gehalten, da wegen der sehr häufigen Symptomenarmut der Erkrankung viele Fälle gar nicht erkannt würden. BENSAUDE, MEZARD und GODARD fanden unter 226 Fällen von Rectumstrikturen 23mal Gonokokken im rectalen Eiter. GOLDSMITH, der in seinen Fällen über sehr wechselnde Beschwerden berichtet, die sich in der Hauptsache in häufigem Stuhldrang, unvollkommener Defäkation und Abgang von Blut und Schleim äußerten und in einem Falle mit Schmerzen im Unterleib begannen, beschreibt einen Fall von Mastdarmstriktur bei einem Farbigen, der seit mehreren Jahren an Beschwerden von seiten des Mastdarms mit häufigem Abgang von Eiter und Blut litt, bei dem es unter einem schweren Krankheitsbild zum Exitus gekommen war. Die Obduktion ergab multiple Abscesse in der Leber, die ausgedehnte degenerative Veränderungen aufwies. Der Befund am Mastdarm zeigte entzündliche gonorrohische Veränderungen, die als Ausgangspunkt der Leberabscesse infolge sekundärer Infektion angesehen wurden. TICHOMIROV beschreibt einen recht eigenartigen Fall von Stenosis flexurae sigmoideae auf angeblich gonorrhoischer Basis. Der Kranke klagte über Bauchschmerzen, Durchfälle Schmerzen und Schwächegefühl in den Beinen. Der Bauch war aufgetrieben, druckempfindlich, Faeces waren mit Schleim, Blut und Eiter vermischt. 12 cm oberhalb des Sphinkter internus recti fand sich eine bewegliche Stenose, deren Ränder hart exulceriert waren. Nach Colostomie oberhalb der Stenose trat Besserung ein, jedoch erfolgte etwa 9 Monate später nach Revision der Colostomie unter peritonitischen Symptomen Exitus. Pathologisch-anatomisch fand sich ein Darmtumor, der mit der Umgebung verwachsen war und das Darmlumen stark verengte. Der Tumor bestand aus Granulationsgewebe, zwischen dessen Fasern sich zahlreiche Herde von Lymphocyten mit sehr reichlichen Plasmazellen fanden. Zwischen den Plasmazellen waren kleine Gruppen von gramnegativen Diplokokken sichtbar. Nach FINKELSTEIN, der über die Hälfte der zu seiner Beobachtung gekommenen Mastdarmstrikturen als gonorrhoisch ansah, verlaufen diese analog den gonorrhoischen Verengerungen der Urethra; infolge des reichlich vorhandenen, den Darm umgebenden Bindegewebes aber verschmelzen die Gonorrhöenester zu einem festen Infiltrat, und es entsteht eine einzige lange Striktur statt der zahlreichen kurzen, wie es bei der Urethra der Fall ist. Auch Fistelbildungen und Kommunikation mit der Scheide wurden beobachtet. Nach ARZT kann der gonorrhoische Prozeß mit seinen entzündlichen Folgezuständen, vor allem im Beckenbindegewebe, welche zweifellos die Zirkulationsverhältnisse sowohl des Blutes als auch der Lymphe wesentlich beeinflussen, den Boden für die Entwicklung späterer syphilitischer hypertrophischer Prozesse vorbereiten.

Es ist also nach unseren bisherigen Kenntnissen eine Heraushebung der gonorrhoischen Strikturen aus dem großen Gebiet der entzündlichen Mastdarmverengerungen nicht möglich, da sichere Unterscheidungsmerkmale nicht vorliegen.

Pathologische Anatomie.

Pathologisch-anatomische Untersuchungen bei Rectalgonorrhöe, deren Beweiskraft durch den Gonokokkenbefund gestützt wird, finden sich nur ganz vereinzelt in der Literatur beschrieben. Die erste ausführliche Mitteilung über einen solchen Fall, bei dem intra vitam das Vorhandensein einer Rectalgonorrhöe beobachtet worden war und der bald darauf an einer Tuberkulose zugrunde ging, stammt von FRISCH. Die histologischen Präparate zeigten schon bei schwacher Vergrößerung Stellen von normalem Aussehen abwechselnd mit Partien, an denen sowohl das Zylinderepithel als auch die LIEBERKÜHNschen Drüsen verloren gegangen waren. Dazwischen fanden sich trichterförmige, der Breite von 3—5 LIEBERKÜHNschen Drüsen entsprechende Ausbuchtungen, deren Ränder unregelmäßig gezackt oder zerfressen erschienen und in denen teilweise vom Rande aus Neubildungen von LIEBERKÜHNschen Drüsen und Bindegewebe begann. An diesen Stellen hatte ein fast vollständiger Verlust der LIEBERKÜHNschen Drüsen und der sie umgebenden Substantia propria mucosae stattgefunden, wobei jedoch die unterste Schicht derselben sowie die Muscularis mucosae erhalten geblieben war. Die vom Rande aus neugebildeten LIEBERKÜHNschen Drüsen unterschieden sich durch ihre unregelmäßige, manchmal schichtenweise Anordnung von der Norm. Neben diesen Veränderungen fand sich ein reichliches Rundzelleninfiltrat, das bis zur Tunica muscularis des

Rectums hinabreichte, in dieser sowie in der Submucosa vorwiegend aus kleinen Zellen bestand, während in der Mucosa größere Rundzellen überwogen. Besonders auffallend waren derartige streifenförmig angeordnete Infiltrate entlang den LIEBERKÜHNschen Drüsen. An Stellen, die Epitheldefekte zeigten, sah man die LIEBERKÜHNschen Drüsen stark verkürzt, da das Epithel im oberen Anteile derselben ebenfalls verloren gegangen war. Ein großer Teil der vorhandenen Rundzellen war mit Gonokokken erfüllt, und zwar nur die oberflächlichen, an den mit Zylinderepithel bekleideten Schleimhautpartien gelegenen, ebenso fanden sich im Lumen zahlreicher LIEBERKÜHNschen Drüsen neben Rundzellen reichlich freie Gonokokken. Ein Vordringen der Gonokokken in die Muscularis mucosa oder darüber hinaus in die Submucosa konnte FRISCH nicht beobachten.

Auch SCHNEIDER fand Gonokokken nur da, wo Zylinderepithel vorhanden war, hauptsächlich in den den LIEBERKÜHNschen Drüsen aufgelagerten Eiterkörperchen sowie in der Schicht zwischen Drüsen und Muscularis mucosae. HUBER nahm an, daß der gonorrhoische Prozeß nicht über die Muscularis mucosae hinausgehe, während nach MANTEGAZZA die Gonokokken auch in die Submucosa vordringen, indem sie von den zahlreichen Drüsen in der Umgebung des Anus eindringen und Folliculitiden und Perifolliculitiden veranlassen, welche mit den Abscessen in der Umgebung der Urethra identisch sind. In gleicher Weise fand auch, wie bereits erwähnt, SCOMAZZONI bei ulcerösen gonorrhoischen Prozessen Gonokokken im Gewebe sowie in den Lymphräumen der Submucosa und den Lumina der Follikel. Über die pathologisch-anatomischen Befunde bei den in der Tiefe sich abspielenden Komplikationen der Rectumgonorrhöe, den Abscessen und zu Fisteln führenden sowie den ulcerösen Prozessen und den Strikturen ist bereits im Vorhergehenden gesprochen worden.

Nach LÉVY-WEISSMANN ähneln die histologischen Veränderungen bei der Rectumgonorrhöe den bei der Vaginitis und insbesondere bei der Urethritis gonorrhoica. Nach seiner Schilderung ist das Epithel stellenweise desquamiert, und zwar meist in seiner ganzen Dicke; es kann sich dabei um kleine Herde, aber auch um ausgedehnte Bezirke handeln. Bei Übergreifen auf die Mucosa entstehen mehr oder weniger tiefe Geschwüre. Die Mucosa ist der Sitz einer Infiltration mit einkernigen Rundzellen, die in die Tiefe sich bis zur Muscularis fortsetzen können, wobei es zu Abscessen und zur Abstoßung der Mucosa kommt. Die LIEBERKÜHNschen Drüsen atrophieren stellenweise und verschwinden zu gleicher Zeit wie das Epithel im Bereich der Ulcerationen. An anderen Stellen zeigen die Drüsen starke Proliferation und bieten im Verein mit der Wucherung des Bindegewebes den Anblick entzündlicher Adenombildung. Beide Formen, die ulceröse und hypertrophische, entwickeln sich unter der Einwirkung der Gonokokken, welche durch die intraglandulären Räume in die Tiefe dringen und, wie auch von BARTHÉLEMY hervorgehoben worden ist, bis zur Muscularis mucosae angetroffen werden. Schließlich wäre noch aus neuester Zeit eine Beschreibung über den histologischen Befund bei Proctitis gonorrhoica zu nennen, der bei einem $1^{1}/_{2}$jährigen Kind, das an Scharlach gestorben war, erhoben worden ist. Es fanden sich Einschmelzung der LIEBERKÜHNschen Krypten, ferner starkes Befallensein der Mucosa sowie teilweise Bildung oberflächlicher Substanzdefekte.

Diagnose.

Die Diagnose der Rectalgonorrhöe stützt sich auf den einwandfreien Nachweis der Gonokokken im Rectalsekret, der allein ausschlaggebend für die Diagnose ist. Deshalb wird es in den Fällen, wo die Möglichkeit einer Übertragung von einer bestehenden Genitalgonorrhöe oder auf direktem Wege vorliegt oder irgendwelche Krankheitszeichen darauf hinweisen, immer notwendig sein, die Untersuchungen zu wiederholen. Bei nicht eindeutigen Ergebnissen wird man die Entnahme des Sekrets neben dem Spülverfahren, das in seinen Einzelheiten eingehend beschrieben worden ist, auch auf direktem Wege mittels Öse oder besser stumpfen Löffels evtl. unter Zuhilfenahme des Rektoskops vornehmen. Auch kann letzteres Untersuchungsverfahren uns wichtige diagnostische Aufschlüsse durch direkte Besichtigung der Schleimhaut geben. Selbstverständlich wird in zweifelhaften Fällen neben der Gramfärbung, die immer anzustellen ist, auch das Kulturverfahren herangezogen werden müssen. Die Möglichkeiten der mikroskopischen Deutung sowie der Differenzierung gegenüber den verschiedenen gonokokkenähnlichen Darmbakterien sind im Kapitel „Untersuchungstechnik" ausführlich behandelt worden. Wenn sonst keine gonorrhoischen Krankheitsherde bestehen, kann uns auch die Komplementbindungsreaktion entsprechende Hinweise geben. Diese ist, wie von BARBELLION und LEBERT kürzlich angegeben worden ist, bei Rectumgonorrhöe positiv. Nach MANDELSTAMM und TEVEROWSKY ist die spezifische Vaccinediagnostik mittels regionärer intramuköser Einverleibung von Vaccine in den Mastdarm eine ausgezeichnete Methode zur Feststellung des Infektionserregers und der Eintrittspforte bei entzündlichen Genitalerkrankungen. Die Reaktion ist spezifisch und tritt bei Gonorrhöe nach 15—20 Minuten auf. Niemals werden wir nur auf Grund klinischer Anzeichen, die, wie wir wissen, auch völlig fehlen können, eine Diagnose gegenüber den anderen zahlreichen Erkrankungen des Rectums stellen können, zumal die Rectalgonorrhöe kein verläßliches und konstantes Symptom aufweist.

Differentialdiagnostisch kommen neben unspezifischen Entzündungsprozessen solche durch Tuberkulose, Lues, Ulcus molle, Dysenterie, Typhus, Geschwülste, Würmer, Protozoen und Traumen in Frage. Auf die differentialdiagnostische Bedeutung der Lymphogranulomatosis inguinalis ist bereits ausführlich hingewiesen worden. Man wird also bei bestehenden Krankheitszeichen all diesen ätiologischen Momenten seine Aufmerksamkeit zuwenden müssen, wobei neben den bakteriologischen und serologischen Untersuchungsverfahren die auf digitalem und rektoskopischem Wege erhobenen Befunde meist wichtige Hinweise oder auch sichere Kennzeichen für eine der erwähnten Erkrankungen geben werden. Daneben werden wir auch bisweilen auf Grund sonst gemachter Feststellungen an anderen Organen sowie durch genaue anamnestische Erhebungen auf den richtigen Weg gewiesen werden. Trotzdem bleibt immer noch, wie sich aus der Literatur ergibt, eine beträchtliche Zahl von Mastdarmerkrankungen übrig, bei denen sich die Krankheitsursache nicht mit Sicherheit feststellen ließ. Besonders gilt dies für die Rectumstrikturen, wo bald die Gonorrhöe, bald die Lues ätiologisch im Vordergrund stand, bis sie jetzt beide durch die Lymphogranulomatosis inguinalis verdrängt worden sind. Aber auch bei den ulcerösen und mit Abscedierung und Fistelbildung einhergehenden Prozessen werden sich oft Schwierigkeiten in der Deutung ergeben. Dazu kommt, daß der Nachweis von Gonokokken bei länger bestehender Rectumgonorrhöe ein äußerst schwieriger ist.

Prognose.

Im allgemeinen ist die Prognose als günstig zu bezeichnen, da bei geeigneter Behandlung die Krankheit gewöhnlich zurückgeht, ohne Folgen zu hinterlassen. Auch ist die Dauer der Erkrankung, wenn sie erkannt und behandelt wird, eine nicht so übermäßig lange; in den meisten Fällen wird man eine Heilung in 4—6 Wochen erzielen können, und nur eine verhältnismäßig kleine Zahl wird sich über Monate hinziehen. So sprachen sich u. a. HUBER, NEUBERGER, MUCHA,

Stümpke für einen besonders chronischen Verlauf der Rectumgonorrhöe aus, die der Therapie wenig zugänglich sei. Andererseits wird das Leiden von den meisten Autoren besonders aus neuerer Zeit, seitdem große Fortschritte in der frühzeitigen Erkennung und Behandlung der Krankheit gemacht worden sind, als gutartig und in seinem Verlauf für nicht so chronisch, wie früher vielfach angenommen, angesehen. Rezidive nach anscheinender Heilung sind selbstverständlich auch bei der Rectalgonorrhöe möglich, weshalb häufige Nachuntersuchungen in der ersten Zeit unbedingt erforderlich erscheinen. Von Wichtigkeit ist auch der Befund der primären genitalen Erkrankung, da von dort aus immer wieder eine Neuinfektion stattfinden kann. Inwieweit es auch umgekehrt vom Rectum aus zu einer Genitalinfektion kommen kann, ist fraglich. Daß dies aber, besonders bei Kindern, durch indirekte Übertragung mit dem Finger oder anderen Gegenständen möglich sein kann, ist nicht von der Hand zu weisen. Nach Kaumheimer spielt vielleicht die symptomlose Erkrankung des Rectums bei den schwer zu bekämpfenden Spitalepidemien eine Rolle. Dagegen besteht nach den Ausführungen von Schmidt kein Anhalt, daß Reinfektion des Genitale durch Überfließen von gonorrhoischem Eiter aus dem Rectum erfolgt, ebenso sieht er eine Übertragung auf mechanischem Wege (Finger, Klosettpapier) für äußerst selten an. Auch Schlasberg äußert sich in dem Sinne, daß die Rectumgonorrhöe für die Rezidive kaum in Frage kommt. Eingehend befassen sich Bickel und Abraham mit dieser Frage. Sie äußern sich dahingehend, daß wir bei der Bestimmung der Rolle, die der gonorrhoisch infizierten Rectalschleimhaut für die Reinfektion des weiblichen Genitales zukommt, einstweilen nur auf Vermutungen angewiesen sind. Daß bei einwandfrei geheilter Genitalgonorrhöe die im Rectum vorhandenen Gonokokken ihre volle Virulenz bewahren können, erscheine sichergestellt. Ob aber die Gonokokken von Rectum aus direkt auf das Genitale übergreifen können und ob also eine latente Rectalgonorrhöe für die Chronizität und scheinbare Unheilbarkeit einer Genitalinfektion verantwortlich zu machen ist, sei ungewiß. Daß dies nicht häufig der Fall sein kann, dafür sprächen einige wichtige Momente. Erstens gehört freies, unwillkürlich oder während der Defäkation abfließendes eitriges gonorrhoisches Sekret aus dem Rectum, auch bei der akuten Mastdarmgonorrhöe, zu den Seltenheiten, bei der chronischen latenten Rectalgonorrhöe wird solches so gut wie nie beobachtet. Zweitens wird die Lage, die für das Abfließen des eitrigen Darmsekrets in die Vagina erforderlich ist, von den Frauen nur selten und meist nur kurze Zeit eingenommen. Im selben Sinne sprechen auch jene Fälle, wo es trotz langen isolierten Bestehens einer Rectalgonorrhöe niemals zu einer Beteiligung des Genitale kam. Dagegen erscheine eine Infektion, die auf indirektem Wege (durch Vermittlung von Fingern, Toilettenpapier, Instrumenten) vom Rectum auf das Genitale übergreift, nicht ausgeschlossen, wenn wir auch nähere Angaben über die Häufigkeit nicht machen können.

Inwieweit die besonders früher große Zahl nicht erkannter Rectumgonorrhöen ohne Behandlung zur Ausheilung kommt, ist schwer zu entscheiden. Smith meint, daß die meisten derartigen Fälle wohl als selbstheilende der Feststellung entgingen. Andererseits finden sich Beobachtungen (Mühlpfordt, Bickel und Abraham), wo noch nach Jahren Gonokokken im Rectum gefunden wurden. Daß derartige schleichende Miterkrankungen des Rectums bei der Latenz der weiblichen Gonorrhöe eine gewisse Rolle spielen, ist wohl anzunehmen. Bezüglich der Gonorrhöe im Kindesalter wurde von Wengraf besonders darauf hingewiesen. Die aus der Rectumgonorrhöe sich entwickelnden unangenehmen Folgeerscheinungen, die Fistelbildungen und möglicherweise auch die Strikturbildungen, sind ausführlich erwähnt worden. Ebenfalls ist auf die Beobachtungen metastatischer Erkrankungen (Arthritis, Pyämie mit hämatogener Nephritis) durch Rectumgonorrhöe bereits eingegangen worden.

Behandlung.

Die Behandlung der Rectalgonorrhöe beruht auf den gleichen Grundsätzen, wie wir sie von den gonorrhoischen Genitalerkrankungen her kennen. In erster Linie kommen Mastdarmspülungen mit Kalium permanganicum und den üblichen Silberpräparaten in Betracht, die in steigender Konzentration Verwendung finden. Die Ausspülungen werden gewöhnlich mittels Irrigator und doppelläufigem Rohr, das nur wenige Zentimeter tief eingeführt wird, unter niedrigem Druck ausgeführt, wobei man etwa 1 Liter täglich einmal einlaufen läßt; auch kann man durch Zuhalten des Abflußrohres einen Teil der Flüssigkeiten (etwa $1/_4$ Liter) auf einige Zeit im Rectum belassen. Die gebräuchlichsten Spülflüssigkeiten sind Kalium permanganicum 1 : 5000 bis 1 : 3000, Albargin 1 : 1000 bis 1 : 100, Protargol 1 : 1000 bis 5 : 100, Argentum nitricum 1 : 2000 bis 1 : 1000, doch können auch die verschiedenen neueren Antigonorrhoica in entsprechender Konzentration zur Anwendung kommen. Ferner werden Einspritzungen mit der gewöhnlichen Tripperspritze in höheren Konzentrationen gegeben. Besonders bewährt hat sich hierbei die Anwendung von Salbengemischen, so z. B. einer 5—20%igen Protargolvaseline (eventuell mit Lanolinzusatz), die, auf etwa 45° erwärmt, leicht in flüssigem Zustand eingespritzt werden kann. Der Vorteil dieser Behandlung ist die länger anhaltende Wirkung als die des wäßrigen Medikamentes sowie ihre ausgezeichnete Verträglichkeit infolge Ausbleibens jeglicher Schleimhautschädigungen. Auch Einführungen von die betreffenden Mittel enthaltenden Zäpfchen (Targesinzäpfchen, Agesulfzäpfchen u. ä.) haben als sehr zweckmäßige Maßnahme weite Verbreitung gefunden. Dagegen erscheint die Vaccinebehandlung nur wenig erfolgversprechend. Im Ablauf der Erkrankung kommen Spülungen mit den gebräuchlichen Adstringentien in Frage. Nur selten wird es notwendig sein, eine Lokalbehandlung etwa bestehender Ulcerationen, hartnäckiger Drüsenprozesse oder tiefgehender Infiltrationen vorzunehmen. Dieselbe geschieht unter Leitung eines Rectoskopes mittels Argentum nitricum (5—10%) oder Thermokauter. Bei Analfissuren und geschwürigen Prozessen am Anus kann man Suppositorien mit Jodoform, Ichthyol u. ä. verwenden, auch Salbenbehandlung (Argentumsalbe usw.) wird dabei günstig wirken. Auf Hygiene des Afters und Sorge für weichen Stuhl wird man immer zu achten haben. Bei starker Entzündung kommen antiphlogistische Maßnahmen in Betracht. Abscesse sind, wenn nötig, zu eröffnen und die Höhle mit anschließender Fistel antigonorrhoisch mit Ausspülungen und Drainage zu behandeln; oft wird vollständige Spaltung der Fistel nicht zu umgehen sein. Für die Behandlung der Striktur kommen Bougierung am zweckmäßigsten unter Zuhilfenahme der Diathermie, in weit vorgeschrittenen Fällen die Colostomie und Resektion in Frage.

In diesem Sinne etwa lauten die in der Literatur niedergelegten Erfahrungen, wobei gewisse Abweichungen und besondere Maßnahmen von den verschiedenen Autoren als besonders zweckmäßig erwähnt werden. Während die älteren Autoren, wie NEUBERGER, JULLIEN u. a., der Behandlung der Rectumgonorrhöe jeden Erfolg absprachen, liegen doch bereits in der älteren Literatur günstige Erfahrungen vor. Von BAER werden Spülungen mit Argentum nitricum (1 : 4000—1000) sowie mit Kalium hypermanganicum (1 : 5000 bis 3000) sowie Argonin und Argentamin in ähnlichen Konzentrationen angegeben. HUBER empfiehlt, 3—7,5%ige Lösungen von Argonin mit der Handspritze in Mengen von 30 bis 100 ccm ins Rectum zu injizieren. Beide machen darauf aufmerksam, daß auf etwa gleichzeitig bestehende Fissuren geachtet werden soll und diese durch Kauterisation, Ätzung oder sogar Excision zur Ausheilung gebracht werden müßten. Von FLÜGEL wird auf die günstige Wirkung von Zäpfchen hingewiesen, die er mit Argentum nitricum bzw. Albargin 0,01 oder mit Ichthyol 1,0 kombinierte. Auch EICHHORN verwendete Zäpfchen mit Ichthyol oder Protargol. Nach den Erfahrungen von Mucha, die er im Handbuch von Finger, Jadassohn usw. kurz skizziert, waren die therapeutischen Erfolge keineswegs ungünstige, da es in allen Fällen, allerdings erst nach mehreren Monaten und öfter erst nach dem Auftreten von Rezidiven, gelungen war, vollständige Dauerheilung zu erzielen. Er führte die Behandlung in der Weise durch, daß den Patienten 20—40 ccm einer 5—20%igen Protargollösung mit Überwindung des Sphincterwiderstandes ins Rectum injiziert wurden. Die Lösung wurde meist anstandslos vertragen und in der Regel durch mehrere Stunden behalten, besonders dann, wenn die Patienten es vermieden, nach der Injektion herumzugehen. Etwa einmal wöchentlich wurde eine Spiegeluntersuchung vorgenommen und dabei, wenn bereits eine Lokalisierung der Erkrankung auf einzelne Herde nachweisbar war, eine Tuschierung derselben mit 2—5%iger Lapislösung vorgenommen. In dieser Weise wurde die Behandlung bis zum Schwinden der subjektiven und objektiven Symptome fortgesetzt; war dies erreicht, so wurde durch längeres Aussetzen der Behandlung und Spiegeluntersuchung festgestellt, ob die Erkrankung rezidivierte oder nicht.

Gute Erfolge sah Tojbin durch Behandlung mit Xerase; Boas sowie Feis empfehlen heiße Einläufe mit Kalium permanganicum 1 : 3000, während Stühmer als erster die Salbenbehandlung mittels Einspritzung nach Erwärmung eingeführt hatte. Er benutzte 10—20%ige Protargolvaseline, die auf 45⁰ erwärmt 3mal täglich mit der Trippersprize in das vorher entleerte Rectum injiziert wurde. Überraschend gute Wirkungen hatte Heuck mit intravenösen Kollargolinjektionen bei gleichzeitiger lokaler Behandlung. Gewöhnlich wurden 12—16 Injektionen ausgeführt. Nach Asch und Wolff gestaltete sich die Mastdarmbehandlung in der Weise, daß morgens nach der Stuhlentleerung eine Spülung mit 100 g 1%igem Trypaflavinöl vorgenommen wurde, abends wurde abwechselnd mit 20—30 g Argentum nitricum-Perubalsam- und 2%iger Alumnolsalbe behandelt; evtl. wurden außerdem 3mal täglich Protargolstäbchen, ferner Ichthyolzäpfchen, bei Schmerzen Anusolzäpfchen verabfolgt. Bei einem schweren Fall von Recto-Sigmoiditis ulcerosa gonorrhoica, der jeder Behandlung trotzte und sich während 6 Monaten, in denen alle möglichen therapeutischen Eingriffe versucht worden waren, weiter verschlechterte, wurde von Moutier mit Antigonokokkenserum (Institut Pasteur) komplette Heilung erzielt. Die Patientin erhielt täglich 1 Ampulle zu 20 ccm, im ganzen 20 Ampullen. Lévy-Weissmann gibt etwa folgende Vorschrift für die Behandlung: Hygiene der Umgebung des Afters mittels Waschungen, Salben und Puder, Sorge für weichen Stuhl, bei starken Entzündungen Antiphlogistica, evtl. Dehnung des Afters zur Verminderung der Schmerzen und Erleichterung der direkten Behandlung. Im akuten Stadium große Spülungen, so heiß als irgend zu vertragen, mit schwacher Kaliumpermanganatlösung mittels Irrigator und doppelläufigem Rohr, das nicht mehr als 8—10 ccm eingeführt wird; davon täglich mindestens einmal 1 Liter unter niedrigem Druck einlaufen lassen; evtl. auch wiederholte Eingießungen von 100 ccm; keine Reinigungsspülung vorher. Im Ablauf adstringierende Spülungen mit Tannin oder Alaun (1%); Ätzungen mit Zinksulfat, Argentum nitricum (3%), Jodtinktur 1 : 4 oder Einspritzungen von Protargol (10%) oder Zincum chloratum (1%), ferner Suppositorien mit Protargol oder Argyrol in Verbindung mit 1 cg Belladonna bzw. 2 cg Cocain. Besonders gute Erfolge ergaben digitale Einreibungen einer 10%igen Kollargolsalbe. Bei Übergang in das chronische Stadium abwechselnd große Spülungen von Kaliumpermanganat- und starken Höllensteinlösungen mit vorausgehender steigender Erweiterung durch Hegardilatatoren zwecks Massage der Schleimhaut und Entleerung der Drüsen. Je länger die Krankheit andauert, um so nötiger ist Lokalbehandlung unter Leitung eines die Betrachtung und Behandlung der ganzen Oberfläche gestattenden gefensterten Rectoskops; Ätzung der Ulcerationen mit 10%iger, von Wucherungen mit 20—30%iger Argentum nitricum-Lösung bzw. mittels Thermokauter. Bei starken polypösen Wucherungen nach Reinigungsklysma tägliche Applikation von 20%igem Magnesiumchlorid-Agarschleim von sirupöser Konsistenz. Bei stenosierender Form progressive Erweiterung mit Hegardilatatoren bis Nr. 30. Aber auch dann bleiben noch immer Fälle, wo chirurgische Hilfe erforderlich ist, sei es die Anlegung eines Anus praeternaturalis mit anschließender Dehnung des Anus zum Zwecke einer besseren aseptischen Behandlung des Rectums, sei es die Excision der Verengerung. Zweig empfiehlt bei der chronischen Proctitis nur Lokalbehandlung, und zwar wird bei der von ihm unterschiedenen Proctitis sphincterica haemorrhagica ein Pulvergemisch aufgestreut, bestehend aus Dermatol 20, Tannin, NaCl je 5 g, bei starken Schmerzen Zusatz von Anästhesin 2,0. Behandlung anfangs jeden 2. Tag, später einmal wöchentlich. Bei der atrophischen Form wird Argentum nitricum 2—5% oder Protargol ½—1% mittels einer 50 ccm haltenden Glasspritze, die mit einem 20 cm langen Aluminiumansatz versehen ist, eingespritzt.

In einem Fall von gonorrhoischer, proliferierender und strikturierender Entzündung des Mastdarms sahen Gautier und Jaubert nach Autovaccinetherapie schnelles Verschwinden des Eiterausflusses und der Gonokokken. Porudominski legte unter Berücksichtigung der anatomischen und biologischen Eigentümlichkeiten des Darmes eine besondere Behandlungsmethode fest. Da die Silberpräparate nicht tief genug wirken, während die Gonokokken bis zur Pars muscularis vordringen, wird! durch energische Waschung mit Kaliumpermanganatlösungen 1 : 4000 ein Lymphstrom angeregt, der die Gonokokken an die Oberfläche schwemmen soll. Darauf folgen Spülungen mit 200 g Choleval in $^1/_2$—5%iger Konzentration. Diese Behandlung wird anfangs täglich, später jeden zweiten Tag fortgesetzt, bis Gonokokken nicht mehr nachweisbar sind. BLOOMBERG und BARENBERG sahen besonders gute Erfolge bei der Mastdarmgonorrhöe der Kinder mit abwechselnden Spülungen von Silbernitrat (1 : 3000) und Akriflavin (1 : 1000). JANET empfiehlt 5—10%ige Argyrolstäbchen, JADASSOHN Spülungen mit Ichthargan und ähnlichen Präparaten, Suppositorien und Auspinselungen im Speculum. SINGER gab vorwiegend Silbersalze in Schleim- oder Gelatinemischungen, die zweimal täglich mittels BRAUNscher Spritze eingeführt wurden. Auch 10%ige Protargolsuppositorien haben sich ihm bewährt, während NASSAUER mit Proktosolsuppositorien Erfolge erzielte. Gute Wirkung sah BRINITZER von täglich mehrmaligen Ichtharganspülungen 1:1000 bis 1:100 mit der Hartgummispritze, während nach ROUX und GIRAULT durch einfache Spülungen mit Schleimabkochungen, denen später etwas Dermatol zugesetzt wurde, die Schleimhautveränderungen im Laufe mehrerer Monate abheilten und auch der Gonokokkenbefund negativ blieb. Nach TEMESVÁRY bestand die Therapie darin, daß morgens nach Stuhlentleerung 125 g einer 2⁰/₀₀igen Trypaflavinlösung mittels Irrigator und abends folgende Salbe mittels Spritze eingebracht wurden: Arg. nitr. 1,0, Bals. Peruv. 10,0, Vasel. flav. ad 100,0. Nach LANGER hat sich ein Targesin-Traganthschleim bei Rectumgonorrhöe gut bewährt. Besondere Vorteile bei der Therapie der Rectumgonorrhöe sieht SCHEFFTZOW in der rectalen Moorbehandlung, deren Technik er folgendermaßen angibt: Jedes beliebige Moor, das mit einer gesättigten Kochsalzlösung bis zur Konsistenz dichten Rahmes versetzt wurde, wird nach Erwärmung im Wasserbad auf 55⁰ in das Rectum eingeführt bis über die Ampulle, wobei die Spritze etwa 8—11 cm in den Anus hineingeschoben werden muß. Vorherige Entleerung des Darmes durch Klystier ist notwendig. Zur Vermeidung eines schmerzhaften Widerstandes des Sphincters wird der Anus mit 10%iger Cocainlösung behandelt oder ein Belladonnazäpfchen gegeben. Bei Hämorrhoiden ist die Behandlung zu vermeiden. Am besten beginnt man mit einer Moortemperatur von 45⁰ und steigt bis 55⁰. Das Moor kann bis zu einigen Stunden zurückgehalten werden und wird dann auf natürlichem Wege entleert. Die Anzahl der Prozeduren beträgt durchschnittlich 10—15. Die Menge des anzuwendenden Moors schwankt zwischen 100—300 g. Von KLÖVEKORN und ZITZKE werden neben Einläufen von 1⁰/₀₀ Argentum nitricum-Lösung sowie Injektionen von 5—10%iger Protargollösung und 20%ige Protargolvaselin-Suppositorien mit 10% Protargolgehalt (etwa 5 cm lang von einem Gesamtgewicht von 5 g), die zweimal täglich eingeführt werden, empfohlen. Ähnliche große Suppositorien, Gigantes, werden mit einem Zusatz von Ichthyol in den Handel gebracht. Die von FALKENSTEIN für die weibliche Gonorrhöe eingeführte Flavadinbehandlung hat sich ihm auch bei der Rectumgonorrhöe in Form von Stäbchen und Lösung bewährt. Auch die guten Erfolge der lokalen Vaccinetherapie besonders bei der weiblichen Gonorrhöe fanden für das Rectum nutzbringende Anwendung. So haben LANGER und PROPPE auf Grund der aussichtsreichen Resultate bei der weiblichen Gonorrhöe versucht, Fälle von Rectalgonorrhöe, die besonders hartnäckig waren, durch lokale Vaccination unter die Rectumschleimhaut gleichfalls auf diese Weise zu beeinflussen. Es zeigte sich dabei, daß bei Patienten, bei denen es durch die lokale Rectalbehandlung absolut nicht gelingen wollte, die Gonokokken zum Schwinden zu bringen, durch die lokale Vaccination mit Compligon sehr rasch eine Besserung des Krankheitsprozesses eintrat und sowohl die klinischen Erscheinungen verschwanden, wie auch der Gonokokkennachweis negativ wurde und blieb. Auch MANDELSTAMM und TEVEROWSKY sowie RIVELLONI haben sich der lokalen Vaccination bei Rectalgonorrhöe mit Erfolg bedient.

Von JOACHIMOVITS wird ein besonderer Apparat für Dauerspülungen des Rectums angegeben. Derselbe besteht in einem olivenförmigen, mit einer kleinen Abschlußplatte versehenen, zweifach durchbohrten Metallkörper, welcher an die Schlauchstrecke eines Tropfklysmas angesetzt wird. Die runde, etwa schillinggroße Abschlußplatte, welche dazu bestimmt ist, ein Abfließen der Spülflüssigkeit außerhalb des Rohres nach Möglichkeit zu verhindern, trägt an einer Seite ein kleines Metallrohr zum Ansatz für den ableitenden Gummischlauch. Durch ein Loch in der Platte und den anschließenden Kanal in der Olive wird ein Nélatonkatheter durchgeführt, so daß der Pavillon etwa 5—6 cm aus dem abgerundeten Ende der Olive herausragt. Das äußere Ende des Katheters wird mit der zuführende Schlauchstrecke, in welche wieder eine gläserne Tropfkugel eingeschaltet ist, durch ein Glasschaltstück verbunden. Zweckmäßig nimmt man die Füllung in Hochlagerung des Beckens vor. Die Patientinnen können unter Zuhilfenahme dieses kleinen Apparates zu Hause allein, ohne Mithilfe einer zweiten Person eine Dauerspülung des Rectums an sich vornehmen. Röntgenabbildungen nach Jodipinfüllung haben gezeigt, daß bei diesen Spülungen die Ampulle ziemlich entfaltet wird und die Spülflüssigkeit schon bei geringer Höhe des Irrigators höher ins Sigma geht. Als Spülflüssigkeit sind zu empfehlen: Protargol 1¹/₂—3—5% (Protargol-Granulat 3—15%) oder Transargan (0,05—1%), Albargin (1⁰/₀₀ bis 1%), Ichthargan (¹/₂—1%), Kalium permanganicum 1 : 4000. Dauerspülung soll wenigstens ¹/₂ Stunde dauern. Vor dem Einfließenlassen des Medikaments wird das Rectum 3 Minuten mit Koch-salzlösung gespült. Das Spülwasser kann gleich zur Sekretentnahme verwendet werden. Statt der Dauerspülung kann man zweitägige Verweilklysmen mit etwa 50 ccm (Kinder 20 ccm) der obenerwähnten Lösungen in steigender Konzentration verabreichen, die gleichfalls zumindest $1/2$ Stunde gehalten werden sollen. Wie bei den Vulvaspülungen kann man auch hier die Reihenfolge: Gonokokkocide Mittel, hierauf leicht adstringierende gonokokkocide Mittel, Adstringentia einhalten. Auch vor diesen Klysmen wird der Darm mit physiologischer Kochsalzlösung (Ein- und Abfließenlassen von zweimal 50 ccm) gereinigt. Dauerspülungen oder Verweilklysmen sollen womöglich 2 Stunden nach der Entleerung erfolgen. Bei empfindlicher und erodierter Schleimhaut hält Joachimovits die Einspritzung von Salben (mit Beuttnerscher Salbenspritze oder Ansatz direkt an der Salbentube) für die Methode der Wahl. Diese hat auch den Vorteil, daß die Medikation weniger zum Stuhl reizt; sie wird 1 Stunde nach der Entleerung, am besten abends vor dem Niederlegen appliziert und soll über Nacht einwirken. Joachimovits bevorzugt eine wenigstens teilweise zu resorbierende Salbengrundlage und verordnet 2—5 g Protargol auf Lanolin und Axungia porci āā 25,0, davon 5—10 g. In der Regel hält Joachimovits diese Behandlung für ausreichend, jedoch kann die Einführung von Zäpfchen (5—10% Protargol, 5—10% frisch bereitete Agesulfzäpfchen usw.) abwechselnd mit einer der erwähnten Behandlungsweisen, zweitägig durchgeführt, die Behandlung unterstützen. Wenn Rhagaden, Schrunden oder kleine Einrisse am Anus oder in der Pars sphincterica vorhanden sind, so empfiehlt er Einführung von Partagonstäbchen, die Schrunden und circumanalen Ekzeme usw. mit 3—5%iger Höllensteinlösung zu bepinseln und darauf Streupulver oder indifferente, erweichende Salben zu applizieren.

Eine gesonderte Besprechung erfordert noch die Behandlung der *Rectal-stenosen*, worüber ebenfalls eine größere Literatur vorliegt. In Anbetracht der Tatsache, daß dieses Krankheitsbild nicht die Bedeutung bei der Rectum-gonorrhöe hat, wie früher vielfach angenommen worden ist, können wir uns in diesem Zusammenhang auf die wichtigsten Feststellungen über die verschiedenen Behandlungsarten beschränken und verweisen im übrigen auf das im Kapitel „Lymphogranulomatosis inguinalis" Gesagte sowie, soweit rein chirurgische Maßnahmen in Frage kommen, auf die entsprechenden chirurgischen Schriften.

Für die gonorrhoische Strictura recti gilt dasselbe wie für alle anderen Mast-darmverengerungen der verschiedensten Ätiologie, sie ist am wirksamsten zu bekämpfen, wenn man die Grundkrankheit frühzeitig erkennt und behandelt. Von den besonderen Behandlungsmethoden kommen in Frage neben der rein symptomatischen Therapie, die darin besteht, die Schmerzen zu lindern und durch Diät und Abführmittel die Stuhlentleerungen zu erleichtern, die konservative Behandlung durch Maßnahmen, die auf unblutigem Wege zur Erweiterung der Verengerung führen, sowie der chirurgische Eingriff. Der letztere wird dann zur Anwendung gelangen, wenn die anderen Maßnahmen versagt haben. (Siehe weiter unten.)

Die primitivste Methode, die Striktur zu erweitern, besteht in der Dehnung mit dem Finger. Jedoch ist diese Art des Vorgehens wegen ihrer Unzulänglichkeit meist nicht anwendbar und abzulehnen. Ganz allgemein geschieht die Dehnung der Mastdarmverengerungen in der gleichen Weise wie bei den Urethralstrikturen durch Bougies in steigender Stärke, von denen die einen die harten unelastischen, andere die elastischen bevorzugen. Unter den starren Bougies, die aus Metall oder Hartgummi angefertigt sind, wird das von Credé angegebene vielfach verwandt. Dasselbe ist den Hegarschen Uterusbougies nachgebildet und in seiner Form der Kreuzbeinkrümmung angepaßt. Durch seinen schmalen Stiel wird eine Reizung des Sphincters während der langen Verweildauer im Mastdarm vermieden. Das Instrument wird nach vorheriger Spülung des Rectums in gut eingefettetem Zustand unter Leitung des Auges (bzw. des Proctoskopes) vorsichtig eingeführt und einige Minuten belassen. Wenn möglich, versucht man dasselbe mit der Bougie der nächst höheren Stärke. Credé nahm das etwa zweimal täglich vor und ließ, jedesmal allmählich ansteigend, die Bougie $^1/_2$—3 Stunden liegen. Gewöhnlich wird man aber nicht über 20 bis 30 Minuten hinausgehen und etwa alle 2—3 Tage die Prozedur wiederholen. Eine Anästhesierung der Schleimhaut wird sich meist erübrigen; die bisweilen nicht zu umgehende Dehnung in Narkose ist wegen Perforationsgefahr nur mit größter Vorsicht anzuwenden (BARTHEL). Um das Auswechseln der Bougies zu vermeiden, sind von KÖRTE konische Bougies angegeben worden, die man zur Erweiterung des Darmlumens nur weiter vorzuschieben braucht. Die von STRAUSS angegebenen weichen Gummibougies, die unter Leitung des Proctoskopes eingeführt werden müssen, eignen sich besonders für hochsitzende Strikturen, eine andere Form besteht darin, daß eine an eine Sonde befestigte Gummihülle durch Wasser aufgeblasen wird.

Einen großen Fortschritt bedeutet die mit Diathermie verbundene Bougiebehandlung, die von PICARD und LAQUER in die Therapie eingeführt worden ist und wegen ihrer günstigen Wirkung weite Verbreitung und allgemeinen Anklang gefunden hat. Ausgehend von der Anschauung, daß Narbengewebe mittels diathermischen Stromes zu vitalisieren ist, hat PICARD dieses Verfahren in großem Umfange durchgeführt und konnte dabei ganz vorzügliche Ergebnisse erzielen. Die Erfolge dieser Behandlungsmethode äußerten sich nicht nur in Besserung der subjektiven Beschwerden, sondern vor allem darin, daß man nach wenigen Sitzungen schon die Bougiestärke steigern und sich von der fortlaufenden Auflockerung der Striktur durch die digitale Untersuchung vergewissern konnte. Die Diathermie wurde bei einer Stromstärke von 1 bis 1,5 Ampère täglich 15—20 Minuten lang vorgenommen, wobei die Stärke der Bougies (HEGARsche Dilatatoren) bei erhöhter Durchgängigkeit entsprechend verändert wurde. Als Gegenelektroden dienten zwei mit der 2. Polklemme des Apparates verbundene Platten, die dem Unterleib bzw. Kreuzbein aufgelegt wurden. Über gute Erfolge mit dieser Methode berichteten u. a. BENSAUDE und MARCHAND, LÉVY, KUMMER, SAVIGNAC, VIGNAL, HAYES, DENKIN, SCHREINER-BIENERT, BARTHELS, RADICE. BENSAUDE und MARCHAND empfehlen zur Unterstützung der lokalen Behandlung eine Vaccination; nach 10 Sitzungen wird eine 14tägige Pause eingeschoben. Ihre Erfolge waren von Dauer. Nach KUMMER ist es notwendig, um ein Dauerresultat zu erzielen, von Zeit zu Zeit die Diathermiebehandlung zu wiederholen. DENKIN hält die Diathermie bei Rectumstrikturen für die Methode der Wahl. Er schlägt eine spezielle Elektrode mit einem Metallteil von 5 cm Länge für den Mastdarm vor. Die Elektrode ist an ein dickes Gummirohr zu befestigen und wirkt durch aktives Erwärmen. Auch Kältebehandlung mittels Kohlensäureschnee soll nach den Beobachtungen verschiedener Autoren eine günstige Wirkung bei Rectalstrikturen haben. Von SMITH wird für diesen Zweck ein Instrument angegeben, das, einer Rectumbougie ähnlich, jedoch innen hohl ist, zur Aufnahme des Kohlensäureschnees. Eine Rectumstrikturbehandlung durch negative Elektrolyse (NEWMANs Methode) wird von WOODBURY folgendermaßen beschrieben:

Abführmittel: Kein Öl, sondern Salze. Steißrückenlage. Die indifferente Elektrode auf Abdomen oder Sacrum, gut mit befeuchtetem Kissen armiert. Die aktive Elektrode soll etwas dicker sein als eine die Striktur ohne Druck passierende Sonde. Keine öligen oder seifigen Schlüpfmittel, am besten Glycerin oder Traganthemulsion. Abnormitäten der Haut, wie Acnepusteln usw., sollen an der indifferenten Elektrode nicht vorhanden sein oder müssen mit Pflaster oder Kollodium bedeckt werden, da sonst an solchen Stellen leicht Verbrennungen und schlecht heilende Geschwüre entstehen können. Die Haut muß rein sein, frei von Öl, Salben, Pflastern usw. Die Operationselektrode wird dem negativen Pol angeschlossen. Der Strom wird langsam und allmählich verstärkt, bis der Patient Schmerzen empfindet. Über 20 mA wird der Strom nicht erhöht. Die Elektrode wird dabei gegen die Striktur gepreßt, bis sie durchgeht (5—15 Minuten lang). Dann Stromausschaltung. Neue Sitzungen nach 1—2 Wochen, immer mit stärkerer Nummer. Nach ARZT soll evtl. ein Versuch mit einer Radiumbehandlung gemacht werden.

Der konservativen Therapie sind gewisse Grenzen gesetzt. Gewöhnlich ist in vorgeschrittenen Fällen eine Heilung bzw. Besserung durch Bougierung nicht möglich, diese birgt sogar Gefahren in sich durch Einrisse mit Blutungen oder Verletzungen infolge falschen Weges, was in einem Fall von GOLDSMITH den Tod herbeiführte. Neben der Infektionsgefahr erwähnt BARTHEL auch noch die Möglichkeit einer späteren Carcinomentwicklung am Orte der Stenose, hervorgerufen durch den jahrelangen schweren Entzündungsprozeß und nicht zuletzt durch die dauernden Schädigungen der Bougierung. So wird man nach den Erfahrungen der Autoren bei der Mehrzahl der Fälle, besonders im vorgeschrittenen Stadium, ohne operativen Eingriff eine Besserung bzw. Heilung nicht erzielen können. Über die Wahl der Methode und ihre Erfolgsaussichten gehen die Ansichten der Chirurgen auseinander. Die einen bevorzugen als die am wenigsten gefährliche und sehr aussichtsreiche Behandlung die Ausschaltung des Rectums durch Anlegung eines Anus praeternaturalis, woran eine lokale Behandlung mittels Durchspülungen eventuell kombiniert mit Bougierung und Diathermie angeschlossen wird. Auch retrograde Bougierung, bei der von dem Anus praeternaturalis aus ein konischer Gummischlauch durch die Striktur gezogen wird, kann eventuell in Frage kommen. So lehnt RADICE die Exstirpation der Striktur ganz ab, da sie infolge der in der Tiefe fortschreitenden Perirectitis fast immer Rezidive gäbe. Dagegen gäbe der Anus praeternaturalis viel bessere Resultate, führe meist zum Ziele, müsse aber gewöhnlich 1—2 Jahre offen gehalten werden. Diese Ansicht teilt SCHREINER-BIENERT, und auch MAYO, BUJE, HAYES u. a. halten die Colostomie für das aussichtsreichste Verfahren, das ohne Zweifel die schweren Krankheitszustände wie mit einem Schlage ändert. Andere wiederum sehen die Colostomie nur als eine vorbereitende Maßnahme zur Hebung des Allgemeinbefindens an, um dann zur Exstirpation der Stenose zu schreiten, die allein als Methode der Wahl zu gelten habe. Die einfachste Form, gegen die Stenose chirurgisch vorzugehen, war die Rectotomia interna, wobei das narbige Gewebe vom Darmlumen aus mehrfach eingeschnitten wurde. Da dieses Verfahren jedoch nur bei leichten ringförmigen Strikturen des unteren Mastdarmabschnittes in Frage kommt und außerdem alle Nachteile der Bougierung hat und, wie von HARTMANN und BARTHEL hervorgehoben wird, durch vermehrte Infektionsgefahr sehr unangenehme Folgen haben kann, wird es kaum mehr angewandt. Wie BARTHEL betont, scheint etwas bessere Resultate die Paquelinisierung der Schleimhaut zu geben, doch hat diese Behandlungsart nur in leichten Fällen Erfolg. Bessere Resultate gibt die Rectotomia externa oder posterior, wobei durch einen Längsschnitt vom Anus bis zur Steißbeinspitze zuerst das retrorectale Gewebe durchtrennt und dann das freigelegte Rectum der Länge nach über einer eingeführten Sonde gespalten wird. Zur Vermeidung der völligen Inkontinenz infolge Durchschneidung des Sphincters sind Modifikationen (SONNENBURG, DRUECK) angegeben worden, die allerdings eine sehr lange Bougierung und Nachbehandlung nötig machen. Auch plastische Operationen verschiedener Art zur Deckung des Defektes und Wiederherstellung des Sphincters sind beschrieben worden, sie sind gewöhnlich aber nur in leichten Fällen anwendbar. Den besten Erfolg, besonders bei schweren Fällen, ergeben die Resektion und die Amputation des Rectums.

Von den empfohlenen Resektionsverfahren ist das bekannteste das von KRASKE-HOCHENEGG, bei dem, wie von FINKELSTEIN hervorgehoben wird, der diese Methode für die geeignetste hält, der Sphincter mehr geschont wird als bei der Methode von KÜMMELL und HARTMANN. KÜMMELL umschneidet $2/3$ des Sphincters und läßt $1/3$ auf der rechten Seite des Operationsfeldes intakt; darauf folgt Freilegung des Rectums bis zum Analabschnitt, Öffnung der Bauchhöhle und Mobilisation des Darmes mit Beibehaltung der ernährenden Gefäße. Das Colon wird durch den Anus gezogen, der Mastdarm evtl. nach Entfernung der Schleimhaut in der Wundfurche um den After befestigt. Das von HARTMANN empfohlene Verfahren, Amputatio intrasphincterica, der Exstirpation der Stenose vom Sphincter aus gestaltet sich in der Weise, daß nach Erweiterung des Afters derselbe an der Schleimhautgrenze umschnitten wird und der Mastdarm durch teils stumpfes, teils scharfes Vorgehen zwischen Rectalschleimhaut und Schließmuskel von unten nach oben ausgelöst und mobilisiert wird. Evtl. muß bei schwierigen Verhältnissen Spaltung des Rectums vorn in der Mitte erfolgen, auch der Douglas muß unter Umständen dabei eröffnet werden, was niemals Schaden brachte. Sobald gesunde Schleimhaut erreicht ist, wird der Darm quer abgetrennt, auch wenn die perirectalen Gewebsschichten noch verdickt sind, und der obere Darmstumpf zirkulär mit der Afterhaut vernäht. Nach HARTMANN hat sich dieses Verfahren als operative Maßnahme am besten bewährt. Als besonders radikal und vollständig wird von BARTHEL die abdomino-sacrale Rectumamputation empfohlen. Sie besteht darin, daß nach Eröffnung der Bauchhöhle zuerst das Sigmoideum durchtrennt und sein oberes Ende als einläufiger Anus praeter in die Bauchwand eingenäht wird. Das untere Ende ist verschlossen und in die Tiefe versenkt, wobei das kleine Becken möglichst gegen die Bauchhöhle abgeschlossen ist. Dann wird in Seitenlage nach Entfernung des Os sacrum der Rectalstumpf mit dem Sphincter exstirpiert. Über die näheren Einzelheiten bei der chirurgischen Technik der verschiedenen Operationsverfahren sowie ihrer verschiedenen Bewertung bezüglich ihrer Erfolgsaussichten muß auf die einschlägige chirurgische Literatur verwiesen werden.

Wichtig ist die *Prophylaxe* der Rectumgonorrhöe bei allen tripperkranken Frauen und kleinen Mädchen, die durch möglichste Sauberhaltung und Verhinderung des Abflusses durch Vorlagen sowie desinfizierende Maßnahmen geschieht. Von *Kneucker* wird eine 10%ige Sulfosalicylsäuresalbe (Acid. sulfosalicylic. 10,0, Eucerin ad 100,0) empfohlen. Diese soll vor und nach jeder Defäkation, vor jeder sonstigen Manipulation (Spülungen) und vor dem Schlafengehen in die Analgegend eingerieben werden, wodurch eine desinfizierende Wirkung erreicht wird. Da es sich bei der Rectumgonorrhöe meist um eine sekundäre Erkrankung handelt, stellt die beste Prophylaxe die möglichst frühzeitige Erkennung der primären Genitalgonorrhöe dar.

Literatur.

ALMKVIST, JOHAN: Über Abscessus ad anum gonorrhoicus und Drüsenkomplikationen der Rectalgonorrhöe. Acta dermato-vener. (Stockh.) 6, H. 1, 1—15 (1925). Ref. Zbl. Hautkrkh. 18, 445. — ANTONELLI, GIOVANNI: Reumatismo e ascesso perianale da infezione gonococcica a porta di entrata rettale, consequente a rapporti omosessuali. Policlinico, sez. prat., 34, H. 3, 85—90 (1927). Ref. Zbl. Hautkrkh. 23, 850. — ARIJEWITSCH, A.: Zur Klinik der Gonorrhöe bei kleinen Mädchen. Arch. f. Dermat. 153, H. 2, 448—463 (1927). ARNAULD: (a) Über entzündliche, syphilitische, tuberkulöse und blennorrhoische Strikturen des Rectums. Thèse de Lyon 1905, Nr 73. Ref. Dermat. Wschr. 44, 270 (1907). (b) Les rétrécissements blennorragiques du rectum. Gaz. Hôp. 1906, No 14. Ref. Dermat. Zbl. 9, 306, 307 (1906). — ARZT, L.: Erkrankungen des Rectum. 11. Tagg Wien, Sitzg 6. bis 8. Okt. 1932. Verh. Ges. Verdgskrkh. 1933, 235—241. — ASCH, ROB.: Mschr. Geburtsh. 24. ASCH, ROB. u. FRIEDR. WOLFF: Diagnose und Behandlung der Gonorrhöe des Weibes und die Feststellung ihrer Heilung. Münch. med. Wschr. 69, Nr 35, 1273—1276; Nr 36, 1310—1313 (1922). — AULÈS: Etiologie des rétrécissements inflammatoires du rectum. Thèse de Montpellier, Juli 1886.

BACON, J. B.: Rectal gonorrhoea. Amer. J. Surg. 11, 112 (1898—1899). — BAER: (a) Über Rectalgonorrhöe der Frauen. Dtsch. med. Wschr. 1896, Nr 8. (b) Beiträge zur Lehre der weiblichen Rectalblennorrhöe. Festschrift 68. Verslg dtsch. Naturforsch. Frankfurt 1896. (c) Weitere Beiträge über Rectalgonorrhöe. Dtsch. med. Wschr. 1897, Nr 51/52. BÄRMANN: Die Gonorrhöe der Prostituierten. Z. Bekämpfg Geschl.krkh. 2, H. 4 (1904). BALL: Diseases of the rectum. — BALZER et ALQUIÉ: Rectite à gonocoques. Bull. Soc. franç. Dermat. 1900. — BANDLER: Über die venerischen Affektionen der Analgegend bei Prostituierten. Arch. f. Dermat. 43 (1898). — BARBELLION, PIERRE et LEBERT: Valeur actuelle de la gonoréaction. J. d'Urol. 35, 97—107 (1933). Ref. Zbl. Hautkrkh. 45, 664, 665. — BARBILIAN, N.: Quelques considérations sur le traitement des rétrécissements inflammatoires du rectum. Presse méd. 33, No 18, 286—287 (1925). Ref. Zbl. Hautkrkh. 17, 812, 813. — BARDUCCI, VINCENZO: Intorno ad un caso di stenosi rettale ed uno'di stenosi esofagea da natura luetica. Atti Accad. Fisiocritici Siena 4, 856—872 (1930). Ref. Zbl. Hautkrkh. 34, 746. — BARTHEL, KARL: Rectalstenosen. Chir. Univ.-Klin. Frankfurt a. M. Diss. Frankfurt a. M. 1931. — Barthélemy, R.: La Blennorragie ano-rectale. Gaz. Hôp. 1920, No 41 u. 43. Ref. Dermat. Wschr. 72, 656, 657 (1921). — Barthels: Neue Gesichtspunkte zur Ätiologie und Pathogenese der „entzündlichen" Rectumstrikturen. Arch. klin. Chir. 167, Kongr.ber., 189—206 (1931). — Barthels, C. u. H. Biberstein: (a) Zur Ätiologie der „entzündlichen" Rectumstrikturen (Lymphogranulomatosis inguinalis als Grundkrankheit). Bruns' Beitr. 152, 161—183 (1931). (b) Zur Histogenese der nach Lymphogranulomatosis inguinalis auftretenden Rectumstrikturen. Bruns' Beitr. 152, 464 bis 484 (1931). — Bensaude, R.: Traité d'endoscopie recto-colique. Rectoscopie. Sigmoïdo-scopie. 2. édit. Paris: Masson et Cie. 1926. Ref. Zbl. Hautkrkh. 23, 596. — Bensaude, Raoul, André Cain et Pierre Oury: Excroissances, végétations et néoplasies du canal anal. Arch. des Mal. Appar. digest. 15, 409—442 (1925). Ref. Zbl. Hautkrkh 18, 444, 445. Bensaude, Godard et Mezard: Quelques cas de syphilis rectale sans rétrécissement. Soc. Gastro-Entérol. Paris, 10. März 1930. Arch. des Mal. Appar. digest. 20, 458—466 (1930). Ref. Zbl. Hautkrkh. 35, 169, 170. — Bensaude, R. et A. Lambling: (a) La rôle de la maladie de Nicolas-Favre dans l'étiologie du rétrécissement inflammatoire du rectum. Etude de 21 cas par l'intradermoréaction de Frei. C. r. Soc. Biol. Paris 108, 1050—1053 (1931). Ref. Zbl. Hautkrkh. 40, 694. (b) Maladie de Nicolas-Favre et lésions ano-rectales. Sténose, ano-rectites simples, fistules isolées. Paris méd. 1932, 361—371. Ref. Zbl. Haut-krkh. 42, 263, 264. — Bensaude, R. et J.-H. Marchand: (a) Un traitement particulièrement efficace du rétrécissement inflammatoire du rectum. Presse méd. 33, 1588—1590 (1925). Ref. Zbl. Hautkrkh. 22, 292. (b) Traitement diathermique des ulcérations et tumeurs bénignes du canal anal du rectum et du sigmoïde. Paris méd. 16, 329—332 (1926). Ref. Zbl. Hautkrkh. 22, 699. — Bensaude, Mezard et Godard: Rétrécissement rectal et syphilis. Soc. Gastro-Entérol. Paris, 10. März 1930. Arch. des Mal. Appar. digest. 20, 466—470 (1930). Ref. Zbl. Hautkrkh. 35, 170. — Berdal: Blennorragie ano-rectale. Traité pratique des maladies vénériennes, 1906. — Bertaccini, Giuseppe: Stenosi rettali, elefan-tiasi ano-rettali, sifiloma ano-rettale di Fournier. Giorn. ital. Dermat. 67, 1526—1551 (1926). Ref. Zbl. Hautkrkh. 24, 416, 417. — Bickel, L. u. L. Abraham: Über die Häufig-keit und Bedeutung der Rectalgonorrhöe der Frau. Zbl. Gynäk. 1932, Nr 4, 200—206. — Birger: Über die Gonorrhöe der Frau. Arch. f. Dermat. 1911, H. 1/3. — Birt, Ed.: Gutartige Strikturen des Rectums. Arch. Schiffs- u. Tropenhyg. 33, 1—11. — Blaschko, Ludwiga u. Walter Trausel: Neoreargon als Antigonorrhoicum bei Kindern. Med. Klin. 23, Nr 3, 96—98 (1927). — Bloomberg, Max W. and Louis H. Barenberg: Gonorrheal proctitis as a cause of blood and mucus in the stools of infants. Amer. J. Dis. Childr. 29, Nr 2, 206—213 (1925). Ref. Zbl. Hautkrkh. 17, 813. — Boas, Harald: Untersuchungen über Rectalgonorrhöe bei Frauen. Dermat. Wschr. 1920, Nr 4. — Boer, F. de: Einige Bemerkungen über metastatische Gonorrhöe. Geneesk. Tijdschr. Nederl.-Indie 66, H. 3, 317—336 (1926). Ref. Zbl. Hautkrkh. 22, 121. — Bonnet, L.-M.: Pathogénie du syphilome ano-rectal. Rôle de la stase lymphatique. Lyon méd. 132, No 1, 14—17 (1923). Ref. Zbl. Hautkrkh. 8, 415. — Bonnière: Neue Untersuchungen über die Blennorrhagie. Arch. gén. Méd. 1874. Ref. Arch. f. Dermat. 7, 347. — Brinitzer, Jenny: Zur Rectalgonorrhöe der Frau. Dermat. Wschr. 86, Nr 13, 438—439 (1928). — Brocq: Rectite proliférante blennoragique. Bull. Soc. franç. Dermat. 1905, 110. — Brouardel: Valeur des vigues attribuée à la pédérastie. Ann. Hyg. publ. et Méd. lég. 4, 183 (1880). — Brunswig-le-Bihan: Die Gonorrhöe des Mastdarms und ihre Komplikation. Acad. Méd. Paris, 30. April 1907. Ref. Münch. med. Wschr. 1907, 1348. — Bucura, C.: Die entzündlichen Erkrankungen der weiblichen Geschlechtsorgane, ihr Wesen, ihre Erkennung und Behandlung. Wien: Julius Springer 1930. — Bumm: Beitrag zur Kenntnis der Gonorrhöe der weiblichen Genitalien. Arch. Gynäk. 23, 328 (1884). — Buschke, A.: Über Vulvovaginitis infantum. Ther. Gegenw. 1902, Nr 3. — Buschke, A. u. Erich Klopstock: Über die Häufigkeit der Rectalgonorrhöe bei der Frau. Med. germ.-hisp.-amer. 3, Nr 1, 33—37 (1925). Ref. Zbl. Hautkrkh. 19, 170, 171. — Byfield, Albert H. and Mark L. Floyd: The relation of gonorrheal proctitis in male infants to hospital epidemics of vulvovaginitis. Arch. of Pediatr. 41, Nr 10, 673—676 (1924). Ref. Zbl. Hautkrkh. 17, 130.

Calmann, Adolf: (a) Diagnose und Behandlung der Blennorrhöe beim Weibe. Dermat. Z. 6, H. 4. (b) Die bakterioskopische Diagnose der Rectalgonorrhöe. Dtsch. med. Wschr. 48, Nr 50, 1678 (1922). — Carnot, Friedel et Froussard: Polypose recto-sigmoïde guérie par les pansements locaux au chlorure de magnésium. Paris méd., 21. Juni 1919. — Casper: Prostataabsceß, phlegmonöse Periprostatitis und Phlebitis paraprostatitis. Berl. klin. Wschr. 1895, 455. — Cilento, R. W.: A case of proctitis with unusual features. Med. J. Austral. 2, Nr 14, 360—361 (1923). Ref. Zbl. Hautkrkh. 11, 443. — Cohn, Alfred: Ein Fall von Rectalgonorrhöe beim Manne infolge Perforation eines gonorrhoischen Prostata-abscesses. Med. Klin. 20, Nr 10, 315—316 (1924). — Corachan: Die entzündliche Rectum-stenose. Convegno Chir. Nord Italia, Torino, 28.—30. Mai 1932. Boll. Soc. piemont. Chir. 2, 611—622 (1932). Ref. Zbl. Hautkrkh. 44, 595. — Credé: Zur Behandlung der narbigen Mastdarmverengerungen. Arch. klin. Chir. 43, H. 3/4, 175—184.

DAHMEN, O.: (a) Über die Beteiligung des Rectums bei der Gonorrhöe der Frau. 8. Tagg mitteldtsch. Dermat. Chemnitz, Sitzg 7. Febr. 1932. Ref. Zbl. Hautkrkh. **41**, 304. (b) Arch. f. Dermat. **165**, 742—747 (1932). DELBET, PIERRE: Rectites aiguës. Traité de Chirurgie de Le Dentu et Delbet, 1899. — DEROCHE, J. M. P. A.: Contribution à l'étude des rétrécissements inflammatoires du rectum. Paris: Marcel Vigné 1925. — DIDAY: La pratique des maladies vénériennes. Paris 1886. — DIETEL, FRIEDRICH: Sachgemäße Sekretentnahme bei der weiblichen Gonorrhöe. Z. ärztl. Fortbildg **25**, Nr 6, 214—216 (1928). — DOCK: Gonorrhea of the rectum. Med. News, 25. März 1893. Ref. Dermat. Wschr. **17**, 214 (1893). — DOMÉJEAU: De la rectite blennorragique. Thèse de Toulouse **1900**. — DOMMER: Rectalrohr mit Spülvorrichtung. 72. Verslg dtsch. Naturforsch. Aachen, 16.—22. Sept. 1900, Sitzg 18. Sept. 1900. Ref. Mh. Dermat. **31**, 436 (1900). — DRUECK, CHARLES J.: (a) Nonmalignant stricture of the rectum. Illinois med. J. **49**, Nr 1, 68—80 (1926). Ref. Zbl. Hautkrkh. **20**, 899, 900. (b) Venereal disease of the anus and rectum. Illinois med. J. **49**, Nr 4, 339—343 (1926). Ref. Zbl. Hautkrkh. **20**, 900. — DURHAM, F. M.: Importance of proper ano-rectal examination. South med. J. **21**, Nr 5, 378—380, 383—384 (1928). Ref. Zbl. Hautkrkh. **29**, 101—102.

EBSTEIN, ERICH: Aus JOH. LUCAS SCHÖNLEINS wissenschaftlicher Tätigkeit in Zürich (1833—1839). Schweiz. med. Wschr. **59**, Nr 43, 1089—1092 (1929). — EHRLICH, SIMON: Important symptoms in the common ano-rectal diseases and their significance. Med. Tim. **55**, Nr 8, 169—171, 192—193 (1927). Ref. Zbl. Hautkrkh. **25**, 591. — EHRMANN: Zur Kenntnis der spätsyphilitischen Erkrankung des weiblichen Sinus urogenitalis und des unteren Abschnittes des Rectums. Allg. Wien. med. Ztg **1885**, 411. — EICHHORN, R.: Beiträge zur Kenntnis der Rectalgonorrhöe. Dermat. Z. **16**, H. 7 (1909).

FALKENSTEIN: Neue Wege in der Behandlung der weiblichen Gonorrhöe. 58. Tagg Ver.igg südwestdtsch. Dermat. gemeinsam mit Frankf. dermat. Verigg, Sitzg 25. Sept. 1932. Ref. Zbl. Hautkrkh. **45**, 683, 684. — FEILCHENFELD, HANS: Zur Ätiologie der Elephantiasis vulvae, ano-rectalis mit den Rectumstrikturen unter besonderer Berücksichtigung der Lymphogranulomatosis inguinalis. Med. Klin. **1932 II**, 965—966. — FEIS, OSWALD: Über die Behandlung der chronischen Gonorrhöe. Mschr. Geburtsh. **55**, H. 4/5, 246—255 (1921). — FESSLER, A.: Zur Therapie der weiblichen Gonorrhöe. Med. Klin. **1929 I**, 824—827. — FINKELSTEIN, B. K.: Operative Behandlung entzündlicher Verengerungen des Mastdarmes. Arch. klin. Chir. **168**, 547—567 (1932). — FLÜGEL: Über Rectalgonorrhöe bei Vulvovaginitis infantum. Berl. klin. Wschr. **1905**, Nr 12. — FÖRSTER: Lehrbuch der pathologischen Anatomie, 1860. — FRANÇOIS, JULES: À propos des rétrécissements inflammatoires du rectum. Soc. Belge Gastro-Entérol., 30. Jan. 1932. Arch. des Mal. Appar. digest. **22**, 438—441 (1932). Ref. Zbl. Hautkrkh. **43**, 228. — FRANK, WILHELM: Ergebnisse einer Statistik über 985 klinisch behandelte Fälle von Frauengonorrhöe. Arch. Frauenkde u. Konstit.forsch. **13**, H. 1/2, 26—34 (1927). — FRANZ, R.: Die Gonorrhöe des Weibes. Ein Lehrbuch für Ärzte und Studierende. Wien: Julius Springer 1927. — FRASER, A. REITH.: (a) Vulvovaginitis in children. An account of its etiology, symptomatology and management. With a summary of 63 cases in South Africa. Med. J. S. Africa **21**, Nr 2, 31—38; Nr 3, 73—80 (1925). Ref. Zbl. Hautkrkh. **20**, 632—633. (b) Brit. J. vener. Dis. **2**, Nr 5, 1—18 (1926). Ref. Zbl. Hautkrkh. **20**, 633. — FREI, WILHELM: (a) Weitere Beiträge zur Kenntnis der Lymphogranulomatosis inguinalis und des Ulcus chronicum elephantiasticum vulvae et ani. Klin. Wschr. **1929 II**, 2038—2042. (b) Lymphogranulomatosis inguinalis. Nebst einem Anhang über Esthiomène und entzündliche Rectumstriktur (im engeren Sinne). Sonderdruck aus: Neue dtsch. Klin. **6**, 543—556 (1930). (c) Der gegenwärtige Stand der Kenntnisse von der Elephantiasis genito-ano-rectalis (Esthiomène, entzündliche Rectumstriktur). Dtsch. med. Wschr. **1932 II**, 1964—1966. — FRISCH, FRANZ: (a) Über Gonorrhoea rectalis. Inaug.-Diss. Würzburg 1891. (b) Verh. physik.-med. Ges. Würzburg, N. F. **25** (1891/92).

GAUCHER u. LE NOIR: Striktur des Rectums blennorrhoischen Ursprungs bei einem Syphilitiker. Ann. Mal. vénér. **1917**, H. 10. Ref. Dermat. Wschr. **67**, 648 (1918). — GAUTIER, E. L. et A. JAUBERT: Un cas de rectite gonococcique proliférante et sténosante. Disparition de l'écoulement purulent et des gonocoques sous l'influence de la vaccination. Soc. franç. Urol. Paris, 7. Juli 1924. J. d'Urol. **18**, No 2, 146—149 (1924). Ref. Zbl. Hautkrkh. **16**, 115, 116. — GLINGAR, ALOIS: Zur Diagnose der weiblichen Gonorrhöe. Med. Klin. **20**, Nr 35, 1208—1209 (1924). — GOLDSMITH, ALEXANDER A.: (a) Gonorrheal stricture of rectum in a white male. Med. Clin. N. Amer. **14**, 1201—1205 (1931). Ref. Zbl. Hautkrkh. **38**, 411. (b) Chronic gonorrhea of rectum: Liver abscess. Med. Clin. N. Amer. **14**, 1207—1210 (1931). Ref. Zbl. Hautkrkh. **38**, 411—412. — GOLEMANOFF, A.: Paederastie und Gonorrhöe. Med. Sborn. Sofiya **4**, 145—150 (1898). — GORASH, B. A.: Gonorrhea of the rectum. Brit. J. vener. Dis. **4**, Nr 1, 74—82 (1928). Ref. Zbl. Hautkrkh. **27**, 571. — GOSSELIN et DUBAR: Article rectum. Dictionnaire Jaccoud, 1881. — GOTTSTEIN: Drei Fälle von spezifischen Entzündungen am Anus und Rectum. Breslau. chir. Ges., Sitzg 20. April 1921. Berl. klin. Wschr. **58**, Nr 36, 1084 (1921). — GOUGEROT, H.: (a) A propos de la communication de

M. JERSILD. Bull. Soc. franç. Dermat. **39**, No 8, 1309—1314 (1932). Ref. Zbl. Hautkrkh. **44**, 364. (b) Réponse à la communication de M. le professeur JERSILD. Bull. Soc. franç. Dermat. **40**, No 2, 202 (1933). Ref. Zbl. Hautkrkh. **45**, 403. — GRAY, GEORGE M.: Five cases of stricture of the rectum. Brit. J. vener. Dis. **8**, 114—126 (1932). Ref. Zbl. Hautkrkh. **42**, 780, 781. — GRIFFON: Rectite à gonocoques. Presse méd. **1897**, 71. Ref. Dermat. Wschr. **25**, 597 (1897).

HAMONIC, PAUL: De la rectite proliférante vénérienne et non-vénérienne. Thèse de Paris **1885**, No 4, 72. — HARLSSE, BRUNO: Über Rectalblennorrhöe. Münch. med. Wschr. **1919**, Nr 40. — HARTMANN, HENRI: (a) Blennorragie ano-rectale. Ann. Gynéc. et Obstétr. **43**, 77—83 (1895). (b) An adress on inflammatory strictures of the rectum. Lancet **202**, Nr 7, 307—310 (1922). Ref. Zbl. Hautkrkh. **5**, 173. (c) Rétrécissement du rectum. J. des Prat. **38**, No 34, 551—552 (1924). Ref. Zbl. Hautkrkh. **16**, 116. (d) Rectite sténosante. J. des Prat. **40**, No 25, 407—408 (1926). Ref. Zbl. Hautkrkh. **22**, 257. (e) Les rectites sténosantes. Paris méd. **1930 I**, 314—322. Ref. Zbl. Hautkrkh. **35**, 323—324. (f) L'extirpation des rétrécissements inflammatoires du rectum. Bull. Soc. nat. Chir. Paris **56**, 855—861 (1930). — HAYES, HERBERT T.: Gonorrhea of the anus and rectum. Report of seventy-five cases. J. amer. med. Assoc. **93**, 1878—1881 (1929). Ref. Zbl. Hautkrkh. **34**, 259. — HECKER: Maladies vénériennes. Paris 1789. — HEUCK: Was leistet die intravenöse Silberanwendung bei der Behandlung der männlichen und weiblichen Gonorrhöe? 12. Kongr. dtsch. dermat. Ges. Hamburg, Sitzg 17.—21. Mai 1921. Arch. f. Dermat. **138**, 285—295 (1922). — HOCHENEGG: Wien. klin. Wschr. **19** (1926). — HUBER, A.: (a) Über Periproktitis gonorrhoica. Orv. Hetil. (ung.) **41**, 577 (1897); Arch. f. Dermat. **40**, 237—243 (1897). (b) Über Blennorrhoea recti. Orv. Hetil. (ung.) **42**, 447 (1898). Ung. med. Presse Budapest **1898 III**, 1072, 1096, 1121, 1145; Wien. med. Wschr. **1898**, Nr 23/28.

JACOBSON, H.: Gonorrhoea of the rectum. Amer. med. a. surg. Bull. **7**, 980 (1894). — JADASSOHN, J.: (a) Mastdarmgonorrhöe infolge von Incision eines gonorrhoischen Pseudoabscesses. Beitr. Dermat. **1900**, Festschrift für NEUMANN. (b) Über Gonorrhöebehandlung. Ther. Gegenw. **67**, H. 1, 22—26 (1926). — JANET, JULES: La blennorragie anale. 26. sess. ann., Assoc. franç. Urol. Paris, 2.—8. Okt. 1926. J. d'Urol. **22**, Nr 6, 514 (1926). Ref. Zbl. Hautkrkh. **23**, 596. — JERSILD, O.: (a) Note supplémentaire sur l'éléphantiasis ano-rectal (syphilome ano-rectal de FOURNIER). Ann. de Dermat. **2**, No 11, 433—444 (1921). Ref. Zbl. Hautkrkh. **4**, 183, 184. (b) Neue Methode zur Untersuchung der Rectalschleimhaut, speziell bei Rectalgonorrhöe. Dän. dermat. Ges., 193. Sitzg 3. Febr. 1926. Ref. Zbl. Hautkrkh. **19**, 349. (c) Notice historique sur l'infiltration hyperplasique du rectum avec rétrécissement fibreux et sur l'origine prétendue syphilitique de cette affection. Ann. de Dermat. **7**, No 2, 74—77 (1926). Ref. Zbl. Hautkrkh. **20**, 108. (d) Über die Ausstülpung der Mastdarmschleimhaut beim Weibe, besonders mit Rücksicht auf die Diagnose der gonorrhoischen Proktitis. Hosp.tid. (dän.) **69**, Nr 10, 234—238 (1926). Ref. Zbl. Hautkrkh. **20**, 899. (e) Nouveau procédé pour inspecter la muqueuse rectale chez la femme. Ann. de Dermat. **7**, Nr 11, 642—644 (1926). Ref. Zbl. Hautkrkh. **23**, 595. (f) Bemerkungen zur Vorlesung von Professor ROVSING über Strictura recti und Syphiloma ano-rectale. Hosp.tid. (dän.) **69**, Nr 44, 1054—1060 (1926). Ref. Zbl. Hautkrkh. **24**, 416. (g) Strictura recti und Syphiloma ano-rectale. Antwort an Herrn Professor ROVSING. Hosp.tid. (dän.) **69**, Nr 47, 1108—1113 (1926). Ref. Zbl. Hautkrkh. **24**, 416. (h) Intradermoreaktionen bei Ulcus molle und Lymphogranuloma inguinale mit besonderer Berücksichtigung der Ätiologie des sog. anorectalen Syphiloms. Hosp.tid. (dän.) **1930 I**, 317—251. Ref. Zbl. Hautkrkh. **34**, 762. (i) Quatre nouveaux cas de syphilome ano-rectal et d'ésthiomène avec intradermoréaction de FREI positive. Bull. Soc. franç. Dermat. **38**, No 4, 537—543 (1931). Ref. Zbl. Hautkrkh. **39**, 248. (k) Rétrécissements rectaux. Bull. Soc. franç. Dermat. **39**, No 8, 1303—1309 (1932). Ref. Zbl. Hautkrkh. **44**, 364. (l) Elephantiasis genito-anorectalis. Dermat. Wschr. **1933 I**, 433—438. (m) Syphilome ano-rectal: Syndrome éléphantiasique fistuleux ulcéreux. Réponse définitive à M. GOUGEROT. Bull. Soc. franç. Dermat. **40**, No 2, 201—202 (1933). Ref. Zbl. Hautkrkh. **45**, 403. — JESIONEK: Analgonorrhöe. Verh. 71. Verslg dtsch. Naturforsch., 21. Sept. **1899**. — JOACHIMOVITS, ROBERT: (a) Rectumstrikturen bei gynäkologischen Erkrankungen. Dtsch. Z. Chir. **208**, H. 2/4, 263—275 (1928). (b) Gonorrhöe der weiblichen Genitalorgane. Wien: Wilhelm Maudrich 1933. — JOACHIMO-VITS, R. u. J. SCHWARZ: Dauerspülungen von Vagina, Vulva und Rectum. Klinische, physiologische und pharmakologische Beobachtungen. Wien. klin. Wschr. **41**, Nr 7, 229—232 (1928). — JODALEVIČ, G. u. A. KAUSMAN: Zur Klinik der Gonorrhöe des Mastdarms bei kleinen Mädchen. Moskov. med. Ž. **9**, Nr 1, 42—58 u. deutsche Zusammenfassung, 1929, S. 55—56. Ref. Zbl. Hautkrkh. **33**, 412. — JULIUSBERG, FRITZ: Bemerkungen zur Diagnose, Prognose und Therapie der weiblichen Gonorrhöe. Mschr. Harnkrkh. **1**, H. 3, 67—76 (1927). JULLIEN: (a) Traité prat. d. malad. vénér., 1886. (b) Considérations à propos de la blennorragie ano-rectale chez la femme. Festschrift für LEVIN, 1895. (c) Blennorragie ano-rectale. X. Congr. franç. Chir. Paris, 19.—24. Okt. 1896. (d) Seltene und weniger bekannte Tripperformen, 1907.

KARO: Zwei Fälle von Rectalblennorrhöe als Folge von Entleerung blennorrhoischer Eiteransammlung ins Rectum. Berl. klin. Wschr. 1901, Nr 4, 101. — KAUMHEIMER, L.: Über Rectalgonorrhöe im Kindesalter. Münch. med. Wschr. 1910, Nr 18. — KAZDA, F.: Ein Fall von Lymphogranuloma inguinale bei einem Manne mit Rectumstriktur. Ges. Ärzte Wien, Sitzg 21. Okt. 1932. Wien. klin. Wschr. 1932 II, 1363—1364. — KISSMEYER: Primäre Rectalgonorrhöe bei einem 20jährigen homosexuellen Mann. Dän. dermat. Ges. Kopenhagen, Sitzg 7. Dez. 1927. Ref. Zbl. Hautkrkh. 26, 126. — KJELLBERG: Erfahrungen durch 13 Jahre mit Konsequenz durchgeführter Behandlung der weiblichen Gonorrhöe. 8. Sitzg nord. dermat. Ver. Stockholm, Sitzg 2. Juni 1932. Ref. Zbl. Hautkrkh. 42, 298. KLINGMÜLLER, V.: Über Wucherungen bei Gonorrhöe. Dtsch. med. Wschr. 1910, Nr 28. KLÖVEKORN, G. H.: Zur Häufigkeit der Rectumgonorrhöe. Dermat. Z. 60, 410—412 (1931). KLÖVEKORN, G. H. u. ERNA ZITZKE: Die Häufigkeit und Behandlung der Rectumgonorrhöe. Ther. Gegenw. 73, 71—72 (1932). — KNEUCKER, ALFRED WALTER: Zur Prophylaxe der Mastdarmgonorrhöe. Wien. klin. Wschr. 1933, Nr 38, 1153. — KÖNIG: (a) Über Rectalstrikturen durch Gonorrhöe. Berl. klin. Wschr. 1897, Nr 30, 659. (b) Die Erkrankung des Mastdarmes infolge von Infektion durch Blennorrhöe und Syphilis. Berl. klin. Wschr., 5. Mai 1902. — KOERNER, JOHANNES: Drei Jahre ambulante Gonorrhöebehandlung beim Weibe. Zu der Arbeit von WIRZ und HIRSCH (Nr. 34 d. Wschr.). Münch. med. Wschr. 72, Nr 40, 1694 (1925). — KOGAN, J.: Gonorrhöeproktitis und rectale Fisteln bei Männern. Venerol. (russ.) 8, Nr 10, 75—76 (1931). Ref. Zbl. Hautkrkh. 41, 268. — KOPP: Lehrbuch der venerischen Krankheiten. Berlin 1889. — KÜMMELL: Zbl. Chir. 3, 98 (1924). — KUHN, ROBERT: Die Gonorrhöebehandlung bei der Frau. (Die chemische und biologische Methode sowie die Selbstbehandlung mittels Tampovagan.) Fortschr. Med. 43, Nr 23, 366—368 (1925). — KUMMER, ROBERT H.: Le rétrécissement du rectum par la diathermie. Schweiz. med. Wschr. 58, Nr 18, 463—464 (1928). Ref. Zbl. Hautkrkh. 28, 347. — KUŠMIR, M.: Zur Histopathologie der Gonorrhöe der weiblichen Urogenitalorgane. Acta gynaec. (Moskva) 1930, Lief. 1, 138—184. Ref. Zbl. Hautkrkh. 39, 365, 366.

LANDESMAN, A. u. A. EINOCH: Zur Frage des Mastdarmtrippers bei Frauen. Venerol. (russ.) 1929, Nr 7, 54—58. Ref. Zbl. Hautkrkh. 32, 159. — LANG: Diskussionsbemerkungen. II. internat. Dermat.kongr. Wien 1902. — LANGER, ERICH: (a) Zur Pathologie der Gonorrhöe. Berl. dermat. Ges., Sitzg 10. Jan. 1922. Ref. Zbl. Hautkrkh. 4, 248. (b) Geschlechtskrankheiten bei Kindern. Ärztl. Sachverst.ztg 31, Nr 6, 73—81 (1925). (c) Milde oder forcierte Gonorrhöebehandlung. Münch. med. Wschr. 1931 I, 614—616. — LANGER, ERICH u. ALBIN PROPPE: Die lokale Vaccination bei gonorrhoischen Erkrankungen. 58. Tagg Ver.igg südwestdtsch. Dermat. gemeinsam mit Frankf. dermat. Ver.igg, Sitzg 24. Sept. 1932. Ref. Zbl. Hautkrkh. 46, 676. Dtsch. med. Wschr. 1932 II, 1837—1838. — LARSEN, G. J. C.: Gonorrhea of the rectum and mouth. St. Louis med. J. 71, 143—145 (1896). — LAUTER, LEO: Rectalbefunde bei kindlicher Gonorrhöe. Dtsch. med. Wschr. 48, Nr 38, 1285—1286 (1922). LEBRETON: Rectale Untersuchung bei akuter blennorrhoischer Urethritis. Dermat. Wschr. 41, 62 (1905). — LEVENSON, N.: Zur Frage des Ano-Recto-Genitalsyndroms. Russk. Vestn. Dermat. 7, 930—946 und deutsche Zusammenfassung, 1929. S. 946. Ref. Zbl. Hautkrkh. 34, 762. — LÉVY, ANDRÉ: Traitement des rétrécissements inflammatoires du rectum par la diathermie. Diss. Paris 1926. — LÉVY-WEISSMANN: La blennorragie ano-rectale. J. d'Urol. 15, No 1, 13—31 (1923). Ref. Zbl. Hautkrkh. 9, 483, 484. — LÖNEBERG, INGOLF: Fall von fibröser Rectalstriktur mit Epikrisis. Hygiea (Stockh.) 1894, Nr 12. Ref. Mh. Dermat. 22, 51 (1896). — LOUSTE et ANDRÉ BARANGER: Rétrécissement ano-rectal et lésions inflammatoires chroniques de nature probablement blennorragique. Bull. Soc. franç. Dermat. 1924, No 3, 140—143 (1924). Ref. Zbl. Hautkrkh. 16, 115. — LOUSTE et MÉZARD: À propos des rétrécissements rectaux. Bull. Soc. franç. Dermat. 40, No 2, 202—204 (1933). Ref. Zbl. Hautkrkh. 45, 403. — LUCAS, C.: A case of Gonorrhea with extensive suppuration; urinary and faecal extravation. Lancet 1897 II, 197.

MANDELSTAMM, ALEXANDER u. M. TEVEROWSKY: Über spezifische Vaccinediagnostik und Vaccinetherapie entzündlicher Genitalaffektionen und puerperaler Erkrankungen. Zbl. Gynäk. 1933, 146—159. — MANTEGAZZA: Ref. Mh. Dermat. 28, 376 (1899). — MAPES, CHARLES C.: Blennorrhoische Proktorrhöe. Urologic Rev., Jan. 1916. Ref. Dermat. Wschr. 63, 955 (1916). — MARSHALL, WILLIAM A.: Membranous colitis due to rectal gonorrhea. Illinois med. J. 54, 368 (1928). Ref. Zbl. Hautkrkh. 30, 142. — MARTIN, HANS: Ein Beitrag zur Lehre von der Rectalgonorrhöe. Dermat. Wschr. 76, 506—510 (1923). — MARTINEAU: Leçons sur la déformité vulvaire et anale produite par la masturbation, le saphisme, la défloration et la Sodomie. Paris 8. — MARUYAMA, KIOTO: Zwei Fälle von Mastdarmblennorrhöe. Jap. Z. Dermat. 5, H. 2/3. — MAYR, L. J.: Zunahme der weiblichen Rectalgonorrhöe. Münch. dermat. Ges. gemeinschaftlich mit ärztl. Ver. München, Sitzg 23. Nov. 1932. Ref. Zbl. Hautkrkh. 46, 7. — MENZEN: Über Gonorrhöe bei kleinen Mädchen. Inaug.-Diss. Bonn 1901. — MERMET, P.: La blennorragie ano-rectale. Gaz. Hôp. 69, 531—537, 559 (1896). — MICHEL, M.: Beiträge zur Kasuistik und Differentialdiagnose seltener frühluischer und gonorrhoischer Komplikationen. Dermat. Z., Juli 1917.

MINSKI, AGNES: Über chronische Proktitis. Inaug.-Diss. Freiburg i. Br. 1908. — MONTAGUE, J. F.: (a) Rectal pathology caused by syphilis. Amer. J. Syph. 10, Nr 2, 254—260 (1926). Ref. Zbl. Hautkrkh. 21, 236, 237. (b) Urological symptoms observed in rectal diseases. Urologic Rev. 34, 670—673 (1930). Ref. Zbl. Hautkrkh. 36, 507. — MOUTIER, FRANÇOIS: Recto-sigmoïdite ulcéreuse à gonocoques et sérothérapie spécifique. Soc. gastroentérol. Paris, 8. Okt. 1923. Arch. des Mal. Appar. digest. 13, Nr 9, 901—905 (1923). Ref. Zbl. Hautkrkh. 12, 325, 326. — MOUTIER, FRANÇOIS, MAURICE BARBIER et DEROCHE: Une mycose de l'intestin: La nocardose éléphantiasique et fistuleuse du rectum. Contribution à l'étude des rectites hypertrophiques ulcéreuses et sténosantes. Soc. gastro-entérol. Paris, 12. Jan. 1925. Arch. des Mal. Appar. digest. 15, No 2, 173—187 (1925). Ref. Zbl. Hautkrkh. 17, 547, 548. — MOUTIER, FR. et P. LEGRAIN: Un cas de rétrécissement syphilitique du rectum Bull. Soc. franç. Dermat. 39, No 5, 574—581 (1932). Ref. Zbl. Hautkrkh. 42, 780. — MUCHA, VIKTOR: (a) Über Rectalgonorrhöe. Verh. dtsch. dermat. Ges. 10. Kongr., Sitzg 9. Juni 1908. (b) Die Gonorrhöe des Rectums. Handbuch der Geschlechtskrankheiten, herausgeg. von FINGER, JADASSOHN, EHRMANN und GROSS. Wien 1910. — MÜHLPFORDT, H.: Wie lange können Gonokokken im Mastdarm virulent bleiben? Z. Urol. 23, 711—712 (1929). — MURRAY: Gonorrhea of the Rectum. Med. News 1896, Nr 10, 68. Ref. Dermat. Wschr. 24, 547 (1897).

NAPALKOW, H. J.: Chir.kongr. 1924. — NASSAUER, MAX: Ein besonderer Fall von Rectalgonorrhöe. Fortschr. Med. 46, Nr 19 (1928). — NEISSER, A.: (a) Verh. dtsch. dermat. Ges. Wien 1889. (b) Verh. 1. Kongr. dtsch. dermat. Ges. Prag 1890. (c) 2. internat. Kongr. Wien 1892. — NEUBERGER u. BORZECKI: Über Analblennorrhöe. Arch. f. Dermat. 29, 355—368 (1894). — NEUMANN: Lehrbuch der venerischen Krankheiten und der Syphilis. Wien 1888. — NICKEL: Über die sog. syphilitischen Mastdarmgeschwüre. Virchows Arch. 127 (1892). — NICOLAS, J., M. FAVRE, F. LEBEUF et H. WEIGERT: Rétrécissement anorectal éléphantiasique. Localisation aberrante de la maladie de NICOLAS et FAVRE. Bull. Soc. franç. Dermat. 38, No 1, 120—123 (1931). Ref. Zbl. Hautkrkh. 37, 769. — NICOLAS, J., M. FAVRE, G. MASSIA et LE CAT: Nouveau cas de rétrécissement anorectal éléphantiasique, avec intradermo-réaction de FREI positive, et examen histologique. Bull. Soc. franç. Dermat. 38, No 3, 406—409 (1931). Ref. Zbl. Hautkrkh. 38, 287. — NICOLAS, J., M. FAVRE, G. MASSIA et F. LEBEUF: Rétrécissement ano-rectal éléphantiasique. Forme aberrante de la maladie de NICOLAS-FAVRE. Bull. Soc. franç. Dermat. 38, No 4, 533—536 (1931). Ref. Zbl. Hautkrkh. 38, 851, 852. — NICOLAS, J., F. LEBEUF et J. CHARPY: Deux cas de rétrécissement du rectum avec réaction de FREI négative. Bull. Soc. franç. Dermat. 39, No 4, 470 (1932). Ref. Zbl. Hautkrkh. 42, 428. — NOBL: Krankendemonstrationen in der Wiener dermatologischen Gesellschaft. Arch. f. Dermat. 28, 392; 30, 113. — NORDMANN: Zur Behandlung der Proktitis. Berl. Ges. Chir., Sitzg 12. Okt. 1925. Zbl. Chir. 52, Nr 50, 2839—2841 (1925).

OPOKIN, A. A.: Versuche über intrarectale Schlammtherapie im Kurort „See Gorjkoje" des Tscheljabinsker Kreises. Z. physik. Ther. 36, 82—83 (1929). Ref. Zbl. Hautkrkh. 30, 529.

PEISER, ALFRED: Über einige seltene Formen von Fisteln im Bereiche des Anus. Zbl. Chir. 50, 3195—3199 (1927). — PEISER, BRUNO: Die Gonorrhöe des Rectums. Lehrbuch der Gonorrhöe, herausgeg. von A. BUSCHKE u. E. LANGER. Berlin: Julius Springer 1926. PHILIPSEN, KAJ: Über Mastdarmverengerung und das sog. ano-rectale Syphilom. Verh. dän. chir. Ges. 1924/25, 49—73; Hosp.tid. (dän.) 68, Nr 46 (1925). Ref. Zbl. Hautkrkh. 20, 107, 108. — PICARD, HUGO: (a) Diathermiebehandlung der Strictura recti. Zbl. Chir. 52, Nr 31, 1709—1711 (1925). (b) Über die Diathermiebehandlung der Rectumstrikturen. Z. physik. Ther. 32, H. 2, 45—47 (1926). — PICCARDI, E. e C. ALESIO: (a) Contributo allo studio del sifiloma ano-rectale di FOURNIER. Soc. ital. Dermat. Roma, 16. Dez. 1921. Giorn. mal. vener. pelle 63, H. 2, 513—519 (1922). Ref. Zbl. Hautkrkh. 5, 504. (b) Zwei Fälle von Syphiloma ano-rectale FOURNIER. Soc. ital. Dermat. Piemont, 4. April 1922. Minerva med. 1922, No 16, 1. Ref. Zbl. Hautkrkh. 11, 71. — PICKER, REZSÖ: Ein Fall von Rectalblennorrhöe beim Manne im Gefolge eines komplizierten Harnröhrentrippers. Zbl. Krkh. Harn- u. Sex.org. 16, H. 10/11 (1905). — PÖLCHEN: Über die Ätiologie der strikturierenden Mastdarmprozesse. Virchows Arch. 127 (1892). — PORUDOMINSKI, I. M.: Zur Frage der gonorrhoischen Proktitis. Venerol. (russ.) 1924, Nr 3, 55—61 (1924). Ref. Zbl. Hautkrkh. 17, 812. — POTHERAT: Rectite blennoragique. Traité de Chirurgie de Duplay et Reclus, 1892. — PRAETORIUS: Blennorrhoische Mastdarmstriktur. Verh. Ges. Charitéärzte, Sitzg 16. Juli 1908. Berl. klin. Wschr. 1908, Nr 40. — PROFETA: Trattato pratic. d. malatt. vener., 1888.

RADICE, LÉONARD: (a) Sur le traitement des rétrécissements dits „inflammatoires" du rectum. J. de Chir. 27, No 3, 260—280 (1926). Ref. Zbl. Hautkrkh. 22, 700. (b) La diatermia nel trattamento delle rettiti proliferanti e stenosi. Arch. Soc. ital. Chir. 1931, 865. — RAVAUT, P., J. SÉNÈQUE et RENÉ CACHERA: Réaction de FREI positive chez une malade atteinte de péri-métrite et péri-salpingite avec rétrécissement du rectum et fistules péri-anales. Resultats du traitement médical. Bull. Soc. franç. Dermat. **38**, No 9, 1450—1456 (1931). Ref. Zbl. Hautkrkh. **41**, 263. — REQUIN: Eléments de pathologie médicale, 1843, I. p. 727. — RICORD: Traité pratique des Maladies vénériennes, 1838. p. 764. — RIEDER: Zur Pathologie und Therapie der Mastdarmstrikturen. Arch. klin. Chir. **55**. — RILLE: (a) Krankendemonstrationen Wien. dermat. Ges., Febr. 1896. (b) Rectalblennorrhöe mit Fisteln und einrißartigen Geschwüren am After und auf der Rectalschleimhaut. Wien. klin. Wschr. **1897**, Nr 10. — RIVELLONI, GIOVANNI: Sur un cas de proctite ulcéreuse gonococcique. Ann. Mal. vénér. **28**, 561—578 (1933). Ref. Zbl. Hautkrkh. **46**, 782. — ROBINSON, F. B.: Gonorrhea of the rectum. Med. Age, Detroit **11**, 323 (1893). — ROEG-HOLT, M. N.: (a) Rectalulcera und Rectalstenosen. Geneesk. Tijdschr. Nederl.-Indie **66**, H. 2, 278—299 (1926). Ref. Zbl. Hautkrkh. **22**, 440. (b) Das genito-rectale Syndrom. Nederl. Tijdschr. Geneesk. **72** I, Nr 1, 15—25 (1928). Ref. Zbl. Hautkrkh. **26**, 642, 643. (c) Das genito-rectale Syndrom. Das Ulcus molle als Ursache der Elephantiasis labiorum, praeputii clitoridis, clitoridis, des Ulcus recti, der Strictura recti, Strictura vaginae, der Elephantiasis penis et scroti. Klin. Wschr. **1929** I, 1084—1087. — ROLLET: (a) Dictionnaire des sciences méd. Art., Tome 5, p. 492. 1868. (b) Maladies vénériennes de l'anus. Dictionnaire Dechambre, Tome 5, p. 491. 1871. — RÓNA, S.: (a) A buja vagy nemi betegségek, p. 222. Budapest 1894. (b) A közkórházi orvostársulat 1896-iki évkönyve, p. 26. Budapest 1896. (c) Eine durch Gonorrhoea recti verursachte Mastdarmfistel. Pest. med.-chir. Presse **33**, 546. Budapest 1897. — ROSSER, CURTICE: (a) Proctologic peculiarities of the negro. The fibroplastic diathesis. Amer. J. Surg. **37**, Nr 11, 265—273 (1923). Ref. Zbl. Hautkrkh. **12**, 449. (b) Clinical variations in negro proctology. The venereal factor. J. amer. med. Assoc. **87**, Nr 25, 2084—2086 (1926). Ref. Zbl. Hautkrkh. **23**, 277. — ROTTER: Verletzungen und Erkrankungen des Mastdarms und Afters. Handbuch für praktische Chirurgie, Bd. 3. — ROUX, J.-C. et ALBAN GIRAULT: Rectite gonococcique au début; guérison par un traitement banal. Soc. gastro-entérol. Paris, 13. Mai 1929. Arch. des Mal. Appar. digest. **19**, 750—752 (1929). Ref. Zbl. Hautkrkh. **33**, 256. — ROVSING, THORKILD: (a) Über Mastdarmstriktur und Syphiloma ano-rectale. Bibl. Laeg. (dän.) **118**, Aug.-H., 307—322 (1922). Ref. Zbl. Hautkrkh. **22**, 700. (b) Strictura recti und Syphiloma ano-rectale. Antwort an Herrn Oberarzt Dr. med. O. JERSILD. Hosp.tid. (dän.) **69**, Nr 45, 1068—1072 (1926). Ref. Zbl. Hautkrkh. **24**, 416. (c) Strictura recti und Syphiloma ano-rectale. Abschließende Bemerkungen an Herrn Oberarzt Dr. med. JERSILD. Hosp.tid. (dän.) **69**, Nr 48, 1128—1129 (1926). Ref. Zbl. Hautkrkh. **24**, 416. — RUGE: Zur Pathologie und Therapie der Proctitis purulenta und ulcerosa. Arch. klin. Chir. **83**, 2 (1907). — RUYS, A. CHARLOTTE: Variabilität der Gonokokken und Diagnosestellung der Vulvovaginitis gonorrhoica infantum. Zbl. Bakter. I Orig. **127**, 280—289 (1933). — RUYS, A. CHARLOTTE u. P. A. JENS: Gonorrhoische Entzündung des Rectums bei Vulvovaginitis gonorrhoica infantum. Nederl. Tijdschr. Geneesk. **1933**, 894—899 und deutsche Zusammenfassung, S. 899. Ref. Zbl. Hautkrkh. **45**, 136.

SAVIGNAC, ROG.: (a) A propos des rectites chroniques hypertrophiques et sténosantes. Leur étiologie, rôle de la syphilis. Leur traitement. Soc. gastro-entérol. Paris, 9. Febr. 1925. Arch. des Mal. Appar. digest. **15**, No 3, 269—280 (1925). Ref. Zbl. Hautkrkh. **18**, 109, 110. (b) La cura delle rettiti croniche. Rinesc. med. **5**, No 1, 5—6; No 2, 35—36; No 3, 56—59 (1928). — SCHAPIRO, BERNHARD: Gonorrhöebehandlung mit Targesin, unter besonderer Berücksichtigung der Rectalgonorrhöe. Med. Klin. **21**, Nr 23, 859—860 (1925). — SCHEFFTZOW, SEO: Die rectale Moorbehandlung der entzündlichen Erkrankungen. Z. physik. Ther. **42**, 51—56 (1932). — SCHIFTAN, WALTER: Zur Häufigkeit und Diagnostik der Rectalgonorrhöe bei Frauen. Med. Klin. **1929** I, 305—306. — SCHLASBERG, H. J.: Zur Kenntnis der Rezidive der Gonorrhöe bei kleinen Mädchen. 5. Verslg nord. dermat. Ges. Stockholm, Sitzg 6.—8. April 1922. Acta dermato-vener. (Stockh.) **3**, H. 3/4, 387—398 (1922). Ref. Zbl. Hautkrkh. **11**, 367. — SCHMIDT, F.: Über Rectalgonorrhöe bei Prostituierten. Dermat. Z. **20**, H. 11 (1913). — SCHMIDT, R.: Fall von gonorrhoischer Proktitis und Colitis. Ver. dtsch. Ärzte Prag, 26. Jan. 1917. Med. Klin. **40**, 1077 (1917). — SCHNEIDER: Über Rectalgonorrhöe. Wien. klin. ther. Wschr. **1904**, Nr 50. — SCHÖNFELD: Med. Ver. Greifswald, Sitzg 6. Febr. 1925. Klin. Wschr. **4**, Nr 16, 785. — SCHOENHOF: Elephantiasis ani et recti. Dtsch. dermat. Ges. tschechoslov. Republik, Sitzg 13. Dez. 1925. Ref. Zbl. Hautkrkh. **19**, 198. — SCHREINER-BIENERT: Über entzündliche Strikturen des Rectums und ihre chirurgische Behandlung. Dtsch. Z. Chir. **228**, 105—141 (1930). — SCHREUER, MAX: Behandlung chronischer Entzündungen des Mastdarms durch Argentum-Kolloidstäbchen (Partagon). Dtsch. med. Wschr. **1929** I, 105—106. — SCHULTZ: Beiträge zur Pathologie und Therapie der weiblichen Gonorrhöe. Arch. f. Dermat. **36** (1896). — SCHULTZ, WILLI G.: Klinische Untersuchungen über die Diagnose der weiblichen Gonorrhöe. Zbl. Gynäk. **49**, Nr 45, 2559—2571 (1928). — SCOMAZZONI, T.: Contributo alla conoscenza della proctite ulcerosa gonococcica. Soc. ital. Dermat. Roma, 14.—16. Dez. 1922. Giorn. malat. vener. pelle **64**, H. 2, 409—427 (1923). Ref. Zbl. Hautkrkh. **10**, 116, 117. — SINGER, LUDWIG: Über die Häufigkeit des Mastdarmtrippers bei Frauen. Dermat. Wschr. **86**, Nr 15, 506—510

(1928). — SMITAL: Dtsch. Z. Chir. **170**, H. 5/6. — SMITH, DUDLEY: A new instrument for rectal stricture. California Med. **24**, Nr 6, 782—783 (1926). Ref. Zbl. Hautkrkh. **22**, 700. SMITH, FREDERICK C.: A statistical survey of 3700 rectal cases. Amer. J. Surg. **40**, Nr 6, 131—134 (1926). Ref. Zbl. Hautkrkh. **22**, 126. — STAUB: 2. internat. Kongr. Wien 1892. STEINDL, HANS: Über nichtcarcinomatöse Erkrankungen des Rectums. Wien. med. Wschr. **75**, Nr 34, 1931—1934; Nr 38, 2113—2123 (1925). — STERNBERG, WILHELM: Wasserrectoskopie, eine neue Form der Rectoskopie, mittels meines Cystorectoskops. Zbl. Chir. **1929**, 1874—1875. — STÖCKEL: Lehrbuch der Gynäkologie, 1931. — STORCHI, LELIO: Un caso raro d'infezione rettale da gonococco. Pediatr. prat. **5**, Nr 3, 61—64 (1928). Ref. Zbl. Hautkrkh. **29**, 231. — STRAUSS, ARTHUR: Mschr. Dermat. **15**, 223. — STRAUSS, HERMANN: (a) Die Prokto-Sigmoskopie und ihre Bedeutung für die Diagnostik und Therapie der Krankheiten des Rectum und des Sigmoideum, 2. Aufl. Leipzig: Georg Thieme 1930, (b) Zur Frage der Ätiologie der „venerischen" Rectalstrikturen. Dermat. Wschr. **1933** I. 235—238. — STÜHMER, A.: Der klinische Verlauf der Rectalgonorrhöe. (Mit einem Beitrag zur Fieberbehandlung der Gonorrhöe.) Dermat. Z. **32**, H. 1, 12—24 (1921). — STÜMPKE, G.: (a) Über gonorrhoische Granulationen. Münch. med. Wschr. **1914**, 1559. (b) Beobachtungen über Rectalblennorrhöe bei Kindern. Münch. med. Wschr. **1916**, Nr 49. — STURGIS: Abscès du rectum contaminé du gonocoque sans blennorragie concomitée. Semaine méd. **1905**, 328. — SWEET, W. S.: Ist die sog. syphilitische Striktur des Rectums auf Blennorrhöe zurückzuführen? Brit. med. J., 22. Sept. **1906**. Ref. Mh. Dermat. **44**, 151 (1907). — SYMONDS, CHARTERS: Gonorrheal stricture of the rectum. Proc. roy. Soc. Med. **16**, Nr 3, sect. surg., 12—20 (1923). Ref. Zbl. Hautkrkh. **8**, 300.

TARDIEU, AMBROISE: Étude medico-légale sur les maladies etc. (I, 455 u. 457). Ann. Hyg. publ. et Méd. lég., II. s. **15**, 93—126 (1861); **21**, 99—152, 340—379 (1864). — TEMESVÁRY, NIKOLAUS: (a) Die Rectalgonorrhöe beim Weibe. Zbl. Gynäk. **1930**, 3140—3145. (b) Über die weibliche Mastdarmgonorrhöe. Orv. Hetil. (ung.) **1931** I, 112—114. Ref. Zbl. Hautkrkh. **38**, 416. — TEMPSKY, ARTHUR v.: Mastdarm und After. Zbl. Chir. **1931**, Nr 27, 1710—1728. — THIRY: Rectite blennorrhagique; corps étranger introduit de force dans le canal de l'urèthre; observation. Presse méd. belge **34**, 201—203 (1882). — TICHOMIROV, DIMITRIE M.: Ein Fall von Stenosis flexurae sigmoideae auf gonorrhoischer Basis. Wien. klin. Wschr. **1932** II, 1563—1564. — TOJBIN, R.: Versuche über Xerase bei Fluor albus und Proctitis gonorrhoica. Med. Klin. **1911**, Nr 10. — TOURAINE, SOLENTE et GOLÉ: Rétrécissement du rectum de pathogénie complexe chez une syphilitique. Bull. Soc. franç. Dermat. **39**, No 5, 570—574 (1932). Ref. Zbl. Hautkrkh. **42**, 788. — TRONCAY: Contribution à l'étude de la blennorragie ano-rectale. Thèse de Nancy 1898. — TUTTLE, J. P.: Gonorrhea of the rectum; a report of three cases. N. Y. med. J. **55**, 379 (1892). Ref. Dermat. Wschr. **15**, 74 (1892).

VALENTIN, IRMGARD EDITH: (a) Untersuchungen bei kindlicher Gonorrhöe. Dtsch. med. Wschr. **47**, Nr 21, 594—595 (1921). (b) Über Ursachen der Rezidive bei kindlicher Gonorrhöe. Dtsch. med. Wschr. **47**, Nr 22, 628—630 (1921).

WAGNER, G. A.: Gonorrhöe des weiblichen Geschlechtsapparates. HALBAN-SEITZ' Handbuch der Biologie und Pathologie des Weibes, Bd. 5, I. — WEILBAUER: Fall von Mastdarmgonorrhöe. Dermat. Ges. Hamburg-Altona, Sitzg 13. Juni 1926. Ref. Zbl. Hautkrkh. **21**, 561. — WENGRAF, FRITZ: Beitrag zur Kenntnis der Gonorrhöe im Kindesalter. Mschr. Kinderheilk. **32**, H. 5, 503—509 (1926). — WESSEL, CARL: Quelques notes à propos des rétrécissements inflammatoires du rectum. Acta chir. scand. (Stockh.) **72**, 554—567 (1932). Ref. Zbl. Hautkrkh. **45**, 126, 127. — WIENER, E.: Ein Fall von gonorrhoischer Proctitis mit konsekutiver hämatogener Nephritis parenchymatosa chronica. Med. Klin. **1912**, Nr 21. — WIRZ, F.: Drei Jahre ambulante Gonorrhöebehandlung beim Weibe. Münch. med. Wschr. **72**, Nr 40, 1694 (1925). — WIRZ, FR. u. M. HIRSCH: Drei Jahre ambulante Gonorrhöebehandlung beim Weibe. Münch. med. Wschr. **72**, Nr 34, 1415—1418 (1925). — WOLFF, J.: Diskussionsbemerkungen. Berl. klin. Wschr. **1897**, 659. — WOLFFENSTEIN, W.: Über die Häufigkeit und Prognose der Rectalgonorrhöe bei der kindlichen Vulvovaginitis; nebst Bemerkungen über die Heilbarkeit der Vulvovaginitis. Arch. f. Dermat. **120**, H. 1. — WOODBURY, F. T.: Stricture of the rectum treated by negative electrolysis (NEWMAN's method). Clin. Med. a. Surg. 38, 810—812 (1931). Ref. Zbl. Hautkrkh. **40**, 559.

ZWEIG, WALTER: (a) Die rektoskopische Behandlung der chronischen Proktitis. Wien. med. Wschr. **74**, Nr 47, 2524—2526 (1914). (b) Technik der Rektoskopie und rektoskopischen Therapie. Therapia (Bratislava) **4**, Nr 15, 364—366; **6**, Nr 23, 4—6.

Namenverzeichnis.

(Die schrägen Zahlen verweisen auf die Literaturverzeichnisse.)

ABDULOW 203.
ABEL 19, *136*.
ABELSDORF 130.
ABIMELECH *449*.
ABRAHAM 248, 263, *266*, 426, *449*, 597, 619, 660, 677, 752, 821, 823, 824, 826, 828, 829, 830, 836, 846.
ABRAHAM, E. *224*.
ABRAHAM, G. 701.
ABRAHAM, GEORG *765*.
ABRAHAM, J. 749, 751.
ABRAHAM, J. JOHNSTON *136*, *683*, *765*.
ABRAHAM, L. *854*.
ABRAHAM, OTTO *765*.
ABRAMOWSKI 250, *266*.
ABRAMSON 78, *136*.
ABU OSEIBA 299.
ABUTKOW 84, 291.
ACHARD 219, *229*.
ADAMS 363, *449*.
ADKIN 175.
ADLER 10, 12, 30, 31, 32, 33, *137*, 398, *449*, 604, *684*.
ADLER, ERNST *136*.
ADLER, L. *683*, 688.
ADLER-RASZ 206.
ADLERSBERG 250, *266*.
ADOLPHO *525*.
ADRIAN 515.
AEBLY 259, *266*, *449*.
AFLEN 260.
AHLFELD 800, *817*.
AHLSTRÖM 407.
AHLSWEDE 219, *229*, 262, *266*.
ÅHMAN 4, 15, 19, 27, 62, 84, 85, 88, 109.
ÅHMAN, G. *136*.
AHMANN 206.
AICHEL 704, *765*.
AITOFF 23, 621, *683*.
AITOFF, MARGUÉRITE 43, *136*.
AKATSU 205.
AKIYAMA 189, *190*, 517.
AKIYAMA, K. *544*.
AKIYOSHI, TATSUZO *544*.
AKUTSU 508.
ALBARRAN 283, *525*.
ALBECKER 732.

ALBECKER, K. *778*.
ALBERS 487, 494, *536*.
ALBERT 18, 20, 23.
ALBERT, H. *142*.
ALBERTI, VITTORIO *544*.
ALBRAND 645.
ALBRECHT 562, 634, 640, 664, *817*.
ALBRECHT, H. *683*.
ALCOCK 205.
ALEIXO 314, *449*.
ALESIO, C. *858*.
ALESSANDRINI 195, *199*.
ALEXANDER 49, 50, 51, 432, 433, *525*.
ALEXANDER, S. *536*.
ALEXANDRESCO-DERSCA, C. *136*.
ALEXANDRINUS, CLEMENS 555.
ALFVÉN 18, 22.
ALISOV 164, 165, *170*, *224*.
ALKALAJA, N. *549*.
ALLEN 35, *266*.
ALLEN, C. D. *544*.
ALLEN, G. W. *536*.
ALMKVIST 103, 399, *449*, 585, 618, 821, 825, 837, 838.
ALMKVIST, J. *545*.
ALMKVIST, JOHAN 853.
ALQUIÉ *853*.
ALTERTHUM 748, *765*.
ALTERTUM, H. 740, *765*.
AMANN 602, 604.
AMANTEA, G. *536*.
AMATO, D' 78.
AMBROSOLI 90, 727, 728, 755.
AMBROSOLI, G. *136*.
AMBROSOLI, G. A. *765*.
AMERSBACH 51, 64, *136*, 641, 709, 711, 745.
AMERSBACH, K. *683*, *765*.
AMMANN 71.
AMMON, v. 130.
ANDERS 314, *449*.
ANDERSEN 129.
ANDERSON 90, 706, 728, 731, 732, 741.
ANDERSON, RUTH A. *765*, *775*.
ANDRÉ *525*.
ANDRIEU 716.

ANEL 574.
ANFUSO 288.
ANSALDO 19, 21, 23.
ANTAL 277.
ANTONELLI 111, 838.
ANTONELLI, GIOVANNI *136*, *853*.
ANTONI 196, *199*, 519, *525*.
ANTONS 181, 184, *191*.
AOCHI *449*.
AOKI 42, 55, 77.
AOKI, M. *137*, *545*.
AQUILA 286.
ARATA, ICHIRO *545*.
ARELANO 345.
ARÈNE 203, *225*.
ARIJEWITSCH 701, 703, 704, 705, 706, 707, 708, 709, 714, 718, 721, 723, 725, 731, 741, 743, 751, 753, 755.
ARIJEWITSCH, A. *765*, *853*.
ARISTOTELES 555.
ARKWRIGHT 179.
ARLHAC, D' 508.
ARLOING 215.
ARMITSTEAD, REO B. *537*.
ARNAULD 822, 842, *853*.
ARNETH 78, *149*, 585, 640, *683*.
ARNETH, G. *683*.
ARNING 83, 86, 116.
ARNING, ED. *137*.
ARNOLD 519, 666, 679.
ARNOLD, A. *525*.
ARNOLD, J. *683*.
ARNOLD, W. *525*.
ARNOLDI 215.
ARNOLDI, W. 227.
ARNSHAUS 288.
ARNSTAM 287, *449*.
ARNSTAMM 622.
ARNSTAMM, O. J. *694*.
ARONSHAM 497.
ARONSTAM 69, 80, 111, 137, 194, *199*, 204, 437.
ARONSTAM, A. *537*.
ARONSTAM, N. *525*.
ARONSTAM, N. E. *525*.
AROUSTAM *449*.
ARRAS 216, 370, 371, 755.
ARRAS, E. G. *227*.

ARRAS, ERNST GEORG *765*.
ARTON 220.
ARTOM *229*.
ARZBERGER 521, 654.
ARZT 843, 851.
ARZT, L. *853*.
ASAHARA 13.
ASAKURA 117.
ASCH 5, 10, 12, 30, 31, 32, 33, 72, 96, 97, 119, *137*, 204, 260, 265, *267*, *449*, *452*, 574, 585, 591, 605, 607, 608, 617, 619, 680, *684*, 701, 705, 707, 722, 726, 743, 744, 745, 746, 748, 751, 752, 755, 757, 825, 827, 848.
ASCH, P. 231.
ASCH, PAUL *137*.
ASCH, R. *683*, *684*.
ASCH, ROB. *765*, *853*.
ASCH, ROBERT *765*.
ASCHHEIM 639.
ASCHNER, B. *687*.
ASCHOFF 55, *525*, 628, 630.
ASCOLI 252, *266*.
ASKANAZY 122, 560.
ASTÉRIADÉS 475.
ASTÉRIADÉS, T. *525*.
ASTÉRIADÉS, TASSO *537*.
ASTRALDI 477, 522, *525*.
ATKIN 19, 27, 89, *449*.
ATKIN, E. E. *137*.
ATKINSON 699, 735, *765*, *817*.
ATTENHOFER 816.
ATZROTT 732.
ATZROTT, E. H. G. *765*.
AUBRY 507, 510.
AUDEBERT 671.
AUDRY 51, 118, 210, *225*, 509, 513, *545*, 619.
AUDRY, CH. *684*.
AUER 575.
AUERBACH 390.
AUFRECHT 247, 248, *266*, 377, 393.
AUGAGNEUR 506, 809.
AUGAGNEUR, V. *817*.
AUGE 362.
AUGIER 122, 124, *778*.
AUGIER, P. *150*.
AULÈS *853*.
AULHORN 645, 666.
AULHORN, E. *684*.
AULNAY 374.
AUST 115, *137*.
AUSTERLITZ 117.
AVERSEN 446.
AVERSENQ 469, *525*.
AVERY 195.
AVONI 477.
AVONI, A. *525*.
AVRAMOVICI 492.
AVRAMOVICI, AUREL *537*.
AXELRAD 28.
AXENFELD 130, 131.
AXENFELD, TH. *137*.

BABES 4.
BACCIALLI 196, *199*.
BACHL 609.
BACHL, K. 695.
BACHMANN 370.
BACHRACH 516.
BACHRACH, ROBERT *545*.
BACKMANN 216.
BACKMANN, M. *227*.
BACON, J. B. *853*.
BADRIAN 380, *449*.
BÄHR, MARGOT 781, 782, *817*.
BAER 262, 266, 397, *449*, 658, 663, 736, 737, 820, 821, 825, 833, 837, 838, 842, 847, *853*.
BAER, JOSEPH LOUIS *765*.
BAER, W. *684*.
BÄRMANN 16, 18, 22, 71, 84, 99, 131, 173, 508, 510, 511, 513, 514, 515, *545*, 825, *853*.
BÄRMANN, GUSTAV *137*.
BAGINSKY 747.
BAGINSKY, A. *765*, *778*.
BAGNONI 398, *449*.
BAICHKIRZEW 88.
BAILLIE 487.
BAILLIE, M. *537*.
BAJ 179, *449*.
BAJ, LUIGI *190*.
BAJJELLI, F. *537*.
BAJONSKI 700, 701, *765*.
BAKER 82, 476, *525*.
BAKER jr., BENJAMIN M. *137*.
BALBI 78, *190*, 290, 302, *449*.
BALBI, EDOARDO *137*.
BALEN, GARCIA JOSÉ *190*.
BALFOUR 556.
BALL *853*.
BALLENGER 203, 204, 409, 481.
BALLENGER, E. G. *525*.
BALLENGER, EDGAR G. *537*.
BALLINGER *449*.
BALLOU 462, *525*.
BALMANNO, SQIRE 382.
BALOG 10, 11, 12, 104, *137*, 220, *229*, 239, *266*, 287, 289, 293, 312, 313, 314, 334, 345, 362, 368, 406, 408, 432, 438, 445, *449*, 460, 461, 489, 512, *537*, *545*.
BALOG, L. *525*.
BALOZET 38.
BALOZET, L. *137*.
BALZER 86, 329, *545*, *853*.
BANDLER 289, 706, 741, *853*.
BANDLER, SAMUEL WILLIS *765*.
BANG 714.
BANG, O. *765*.
BAR 110.
BARANGER, ANDRÉ *857*.
BARBAGLIA 60.
BARBAGLIA, VITTORIO *137*.
BARBALLIA 302.
BARBELLI 219.
BARBELLINI 262, 263.

BARBELLION 12, 20, 87, 131, 132, *190*, 210, 220, *225*, *229*, *266*, 356, 361, 368, 432, *450*, 491, *537*, 845.
BARBELLION, P. *137*.
BARBELLION, PIERRE *537*, *853*.
BARBIANI 76, 83.
BARBIER, MAURICE *858*.
BARBIERI *160*, 703, 704, 707, 708, 723, *777*.
BARBILIAN, N. *545*, *853*.
BARCAROLI, ITALO *537*.
BARDACH 209, 519.
BARDACH, K. *525*.
BARDE, v. 206.
BARDEL 87.
BARDUCCI, VINCENZO *853*.
BARENBERG 707, 753, 821, 833, 840, 849.
BARENBERG, LOUIS H. *766*, *854*.
BARFURTH 209, 623.
BARINGER *545*.
BARJON 735, 737, *777*.
BARNES, R. W. *525*.
BARNES, ROGER W. *537*.
BARNETT 707, 710, 714, 715, 721, 748, 751, 754, 755.
BARNETT, NATHANIEL *765*.
BARNEY 477, *525*.
BARNEY, J. DELLINGER *137*, *545*.
BARRALT 18, 164.
BARRALT, R. *137*.
BARRET 446, *450*.
BARRETT, C. C. *137*.
BARRINGER 478.
BARRINGER, B. S. *525*.
BARRIO DE MEDINA *525*, *537*.
BARROW 577.
BARRUCCO, N. *525*.
BARTHEL 851, 852, *853*.
BARTHEL, KARL *853*.
BARTHÉLEMY 821, 836, 844.
BARTHÉLEMY, R. *854*.
BARTHELS *854*.
BARTHELS, C. *854*.
BARTHOLIN *160*, 570, 571, 572, 576, 647, 701, 703, 722, 757.
BARTHOLINI 45, 51, 56, 57, 66, 67, 71, 93, 96, 120, 121, 824, 838.
BARTHOLINUS, KASPAR 556.
BARTOK, IMRE *137*.
BARZILAI 196, *199*.
BASCH 112.
BASCH, G. *161*.
BASCHKIRZEV 363, 366, *450*.
BASCHKIRZEW, N. J. *137*.
BASFURTH, W. 695.
BASKIRZEV 209.
BASKIRZEW *225*.
BASS *450*, 621, *765*.
BASS, A. *225*, *684*.
BASS, ALEXANDER *765*.
BASSET 210, *225*, 621.

BASSET, A. *684.*
BASTIAN 13.
BATUNIN 216, *227,* 371.
BAUER 216, 370, 575, 598, 620.
BAUER, A. 567, *684.*
BAUER, C. *227.*
BAUER, R. *684.*
BAUEREISEN 237, *266.*
BAUMANN 30, 168, 186, 203, 206, *225,* 681.
BAUMANN, F. *684.*
BAUMES 278.
BAUMGART 372, *450.*
BAUMGARTEN 62, *136,* 361.
BAUR 114, 123.
BAUTHIN 263.
BAY-SCHMITH 86, *137,* 236, *266,* 287, 299, *450.*
BAYER *451.*
BAYLY 409, *450.*
BAZY, PIERRE *545.*
BEAMS, H. W. *537.*
BEARD 205.
BEAUFOND, F. X. DE *137.*
BEAUFUMÉ 123.
BEAUPRÈ 816.
BECHHOLD 395.
BECHTOLD 241.
BECK 206, *225,* 488, 561, 620.
BECK, H. *684.*
BECKER *137,* 220, 255, 289, 314, 367, 368, *450.*
BECKWITH *765.*
BECLÈRE 714, 715, *778.*
BEDNAR· 797, 798.
BEER, F. *547.*
BÉGOUIN 110.
BEHREND 278, 389, 699, 700.
BEHREND, FR. I. *765.*
BEHRING 241, 471.
BEHRMANN 174, 177, 187, 188.
BEHRMANN, K. *191.*
BEILIN 429.
BEIRACH 446, *450,* 522, 523.
BEIRACH, J. *525.*
BEIRACH, J. S. *525.*
BELFIELD 491, 492, 495.
BELFIELD, W. T. *537.*
BELGODÈRE 97, 311, *450.*
BELGODÈRE, G. *137.*
BELL 461, 511, 728.
BELL, A. D. C. *765.*
BELL, BENJAMIN 809.
BELL, BLAIR 662.
BELLA, DI 82, 714.
BELLA, VITO DI *141,* *778.*
BELLAMY *818.*
BELLAMY, EDWARD 814.
BELLONI *450.*
BELONOVSKI 62, 647.
BELONOVSKI, G. D. *137,* *684.*
BELOSTOZKY, M. *525.*
BENART 362, *450.*
BENATTI *817.*
BENDA 261.

BENDER 32, 60, 205, 747, 752.
BENDER, JULIE *138,* *765.*
BENDIG 736, 737.
BENDIG, PAUL *766.*
BENDIX 737.
BENDIX, BERNHARD *766.*
BENDIX, KURT *150.*
BENECH 183, *450.*
BENGTSON 34, 36, 737.
BENGTSON, BENGT NORMAN *138,* *766.*
BENIANS 63, 72.
BENIANS, T. H. C. *138.*
BÉNIQUÉ 439, 447.
BENJAMINOVIC, A. *545.*
BENNARDI 445, *450.*
BENNECKE 703, 704, 705, 711, 729, 732.
BENNECKE, A. *766.*
BENOIST 195, 196, *199.*
BENOIST, F. *199.*
BENOIT, J. *545.*
BENSAUDE 833, 842, 843, 851, *854.*
BENSAUDE, R. *854.*
BENSAUDE, RAOUL *138,* *854.*
BENTHIN 564.
BENTHIN, W. *684.*
BENTZEN 86, 287, 299, *450.*
BENTZEN, R. *138.*
BENZLER 515, *545.*
BERDAL 507, 836, *854.*
BERDE, v. 206.
BERDE, KAROLY *545.*
BERG 506, 511, 517.
BERG, EGON *545.*
BERG, GEORG *545.*
BERGER 69, 88, *138,* 381, 645.
BERGER, E. *766.*
BERGER, M. *684.*
BERGERET 110.
BERGERET, P.-M. *138.*
BERGERETT 364, *450.*
BERGGREEN 216, *227.*
BERGGRÜN 706, 709, 714, 730, 732, 733, 741.
BERGGRÜN, EMIL *766.*
BERGH, VAN DEN *160.*
BERGLUND 729.
BERGLUND, FRANZ *766.*
BERING 216, 357, 472.
BERING, FR. *525.*
BERIZINA, V. *533.*
BERKEFELD 18, 194, 195.
BERKENHEIM 704, 705, 706, 710, 714, 718, 741.
BERKENHEIM, G. *766.*
BERLOTTI 287.
BERMAN 10.
BERMAN, LAZAR 794.
BERMANN *817.*
BERNADOTT 315, *450.*
BERNAL 524.
BERNAL, B. *545.*
BERNDT 214, 824.
BERNDT, F. *227.*

BERNHARD 247, *266,* 377, 391.
BERNHARD, B. 495.
BERNHARDT *450.*
BERNSTEIN 219, *229.*
BERNT 369.
BERNUCCI, FELICE *545.*
BERNUTZ 556.
BERON *225.*
BERRI 750.
BERRI, JULIO *766.*
BERRO 125.
BERRO, CARLOS M. *138.*
BERTACCINI, GIUSEPPE *854.*
BERTARELLI 43.
BERTARELLI, E. *138.*
BERTHOLLE 382.
BERTILLON 362.
BERTIN 699.
BERTOLOTTI *450.*
BERTOLOTTY 394, *450.*
BERTOLOTY 64, 69, 73, 76, 80, 81, 82, 84, 97, 109, 118, 119, 134, 167, *170,* 249, 251, *266,* 791.
BERTOLOTY, RICARDO *138,* *537,* *766,* *804,* *817.*
BERTRAND 115, *142,* 664.
BERTRAND, P. *684.*
BERTRAND, PIERRE *138.*
BERTSCHY, JOHANN *138.*
BESANÇON-GRIFFON 25.
BESOLD, F. *766.*
BESREDKA 19, 43, 205, 213, 621, *691,* 756.
BESSMANS *450.*
BETAZZI 477, *525.*
BETHE *269.*
BETONI 478.
BETTMANN 7, 60, 64, 65, 303, 320, 407.
BETTMANN, S. *525.*
BETTONI, J. *525.*
BETZ, F. *766.*
BEURMANN, DE 524, *545.*
BEUTEL 290, *450.*
BEUTTNER 662, 850.
BEUTTNER, O. *684.*
BEYER 370, 390, 587, 653.
BEYER, F. *684.*
BEZANÇON 20, *138.*
BIBERGEIL 5, 13, 62, 63.
BIBERSTEIN 397, *450.*
BIBERSTEIN, H. *684,* *854.*
BIBERSTEIN, HANS *766.*
BIBINOVA *192,* 727.
BIBINOVA, L. *773.*
BICHELONNE 84.
BICKEL 616, 821, 823, 824, 826, 828, 829, 830, 836, 846.
BICKEL, L. *854.*
BIEBL 516.
BIEBL, MAX *545.*
BIECK 129.
BIELING 21, *138.*
BIELING-CASPAR 28.
BIENENFELD 609.

BIENENFELD, B. *684.*
BIENERT 851, 852.
BIER 223, 263, 346, 523, 613.
BIERHOFF 77, 461.
BIERHOFF, FR. *525.*
BIERMANN 445, *450.*
BIGLER 729.
BIGNAMI 211, *225.*
BIKOVSKY *199.*
BILBAO, R. *190.*
BILLON 398.
BILLQUIST 732.
BILLQUIST, O. *766.*
BILLROTH *534.*
BILZER 206.
BINET DU JASSONEIX *538.*
BIRDSALL, J. C. *543.*
BIRGER 703, 705, 706, 721, 723, 741, 825, 826, *854.*
BIRGER, SELIM *766.*
BIRK 709, 711, 712, 747.
BIRK, WALTER *766.*
BIRKHAUG 81.
BIRKHAUG, KONRAD E. *138.*
BIRNBAUM 84, 88, 320, *450,* 461, 469, *525.*
BIRNBAUM, G. *545.*
BIRO, S. *526.*
BIRT, ED. *854.*
BISCHOFF 186, *450,* 471, 473.
BISCHOFF, A. *190.*
BITTER 7, *138.*
BIZARD 571, *684.*
BIZZOZERO 59, 62, 87.
BIZZOZERO, ENZO *138.*
BJÖRLING 64, 126, *450.*
BJÖRLING, E. *138, 545.*
BLAIR, BELL W. *684.*
BLAISDELL, FRANK E. *538.*
BLAIZOT 203, 205, 646.
BLAKE, J. B. *526.*
BLAMOUTIER *147.*
BLANC 124, *537.*
BLANC, H. *138.*
BLANC, HENRY *537.*
BLANC, M. *541.*
BLANCHARD 461, *528.*
BLAND, P. BROOKE *766.*
BLANQUINQUE *526.*
BLASCHKO 264, 265, 391, 407, 408, 434, *450,* 486, *545,* 678.
BLASCHKO, LUDWIGA *766, 854.*
BLATT 477.
BLATT, PAUL *526.*
BLESSMANN, GUERRA *545.*
BLEYER 586, 613.
BLEYER, K. *684.*
BLINDREICH 116.
BLOCH 519.
BLOCH, BR. 214, *526.*
BLOCK 407, 408.
BLOKUSEWSKI 247, *266,* 377.
BLOOMBERG 707, 821, 833, 840, 849.

BLOOMBERG, MAX W. *766, 854.*
BLÜCHER 10.
BLÜMMERS 212, *225,* 519, *526.*
BLUM 82, 88, *145, 545,* 707, 708, 726, 737, 752, 761.
BLUM, JULIUS *766.*
BLUMAUER 109.
BLUMBERG 639.
BLUMENTHAL 179, 640, 706, 727.
BLUMENTHAL, FRANZ *190, 766.*
BLUMENTHAL, G. 22, 175, 176.
BLUMENTHAL, R. *684.*
BLUMERS 366, *450.*
BLUMM 571, 577, *684.*
BLUT 190, 206, *225,* 368, *450,* 698.
BLUT, F. *192.*
BOAS 181, 184, *191, 450,* 706, 707, 718, 723, 756, 821, 825, 848.
BOAS, H. 189, *191.*
BOAS, HARALD *766, 854.*
BOCH, F. DE *138.*
BOCH, J. 356.
BOCK 703, 706, 714, 721, 741, 742, 745.
BOCK, HEINRICH *766.*
BOCKHARD 306.
BOCKHART 4, 14, 15, 33, 46, 60, 61, 463.
BODE 585, 619, 645.
BODE, O. *684.*
BODENSTEIN *138.*
BODNAR 664, 669, 671, 672, 673, 674.
BODNAR, L. *138, 684.*
BÖCKEL 287, *450.*
BOECKEL 89, 96, 206.
BOECKEL, ANDRÉ *138.*
BÖCKELL 206.
BOEHM 205.
BÖHM 391.
BÖHM, RUDOLF *545.*
BÖHMER 357, 358, *450.*
BOEMINGHAUS 265, 278, *537.*
BÖNNINGHAUS 234, 469, 523.
BOER 838.
BOER, DE 112.
BOER, F. DE *854.*
BOERHAVE 556, *817, 819.*
BÖRNGEN 621.
BÖRNGEN, H. *684.*
BOESEMANN 445.
BOESMANN *450.*
BOETERS 209, 519, 679.
BOETERS, O. *526.*
BOGGS 701.
BOGGS, EDGAR O. *162, 778.*
BOGLIOLO, LUIGI *545.*
BOGROW 794, *817.*
BOGUSLAVSKAJA 757.
BOGUSLAVSKAJA, A. *766.*

BOHM 487, 491, 492, 494, 497.
BOHM, G. *541.*
BOJAD *766.*
BOKAI 14, 744.
BÓKAI, JOHANN *766.*
BOLAND 19, 34, 173, *191.*
BOLAND, BENEDICT F. *138.*
BOLHEIM 314.
BOLOGNESI, GIUSEPPE *545.*
BOLTON *537.*
BONACORSI 90, 714, 720, 728, 755, 756.
BONACORSI, LINA *138, 766.*
BONAMOUR 205.
BONI 10.
BONN 461, 479.
BONN, E. *526.*
BONNET 214, *227,* 664.
BONNET, L. M. *854.*
BONNET, M. L. *545.*
BONNIÈRE 809, 820, 832, *854.*
BONVEYRON 229.
BOOR 39, *450.*
BOOR, A. K. *138.*
BORAK 658.
BORDET 173, *193,* 557, 680, *770, 777.*
BORDONI-UFFREDUZZI 21, 714, 716, *766.*
BORELL 641.
BORELL, H. *684.*
BORELLI, C. *545.*
BORIJN 164, 194, *199.*
BORISOVSKIJ *450.*
BORISOVSKY 69.
BORISOVSKY, N. *138.*
BORJN 728.
BORJN, S. *766.*
BORMANN 460.
BORN 277.
BORNAND 21, *143.*
BORNEMANN 390, *450.*
BORNTRÄGER 736, 737.
BORODSKIJ 491.
BORODSKIJ, L. *537.*
BORODSKY, L. *138.*
BORROUGH 205.
BORY 215.
BORZECKI *858.*
BOSC 131.
BOSE 15, 20, 37.
BOSE, CHARU CHANDRA *139.*
BOSELLINI, P. LODOVICO *161.*
BOSS 35, 235, *266,* 355, 356, 357, 435, *450.*
BOSS, A. *139.*
BOTEZ 211, *225.*
BOTHE, A. E. *526.*
BOTREAU-ROUSSEL *545.*
BOTTSTEIN 356.
BOUCHARD 714.
BOULANGER 491, 613.
BOULANGER, L. *139, 537, 684.*
BOURGEOIS 67, 219, *229.*
BOURNE 618, 660.
BOURNE, A. *684.*

BOURNIER 515.
BOUTIN 117.
BOUTIN, P. *155.*
BOUVEYREN 219.
BOUYSSET *227.*
BOWER 555.
BOWISOVSKIJ 287.
BOYD 341, 361, 409, *450,* 579.
BOYD, M. 489.
BOYD, M. L. *526, 537, 684.*
BOYER 19, 23, *548.*
BOYER, C. E. *547.*
BOYER, L. *141.*
BOYREAU *545.*
BRAASCH 260, *266.*
BRACK 505, *537.*
BRACK, ERICH *537.*
BRAENDLE 524, *545.*
BRAGINSKAJA 755.
BRAQUEHAGE 838.
BRAQUEHAYE 710.
BRAMS, JULIUS *537.*
BRANDEN, V, 205.
BRANDEN, V. D. 210.
BRANDES 96, 107, 112, 167.
BRANDES, K. *139.*
BRANDSTRUP 183, 669, 674.
BRANDSTRUP, E. *191, 684.*
BRANDWEINER 194, *199, 545.*
BRANSFORD 476, 478, *530.*
BRASCH 208.
BRAUN 398, *450,* 618.
BRAUS *545.*
BRAUSER 101, 420.
BRECHT 117.
BREDA 507.
BREIGER *139.*
BRENNER 83.
BRENTANO, HERMANN *139.*
BRESGEN, MAXIMILIAN *818.*
BRETAGNE 204.
BRIBRAM *450.*
BRIDGEMAN 741, 754, 755, 756.
BRIDGMAN, OLGA *773.*
BRIGOTTE *450.*
BRIGOTTE, A. *139.*
BRIK, H. 535.
BRINITZER 825, 828, 849.
BRINITZER, JENNY *766, 854.*
BRISSET 112.
BRISSET, J. P. *161.*
BROADBRIDGE 750.
BROADBRIDGE, HAROLD G. *766.*
BROCA 710, *766.*
BROCK 734.
BROCK, JAMES *766.*
BROCQ *854.*
BRODSKIJ 11.
BRODSKIJ, L. *150.*
BRÖNNUM 6.
BROESE 29, 31.
BRÖSE 664, *684,* 705, 707.
BRÖSE, P. *766.*
BROGHER 480.

BROGHER, L. *526.*
BRONGERSMA 18, 22.
BRONS 130.
BRONZINI 134.
BRONZINI, MICHELE *139.*
BROOKS 25.
BROTSKIJ *450.*
BROUARDEL *854.*
BROUGHTON 205.
BROUN 18, 19, 23.
BROUN, G. O. *148.*
BROUSSAIS 699.
BROWN 179, 181, 183, 445, *450,* 476, 701, 703, 705, 706, 708, 709, 714, 718, 721, 726, 727, 733, 740, 741, 755.
BROWN, C. P. *771.*
BROWN, D. KATHLEEN *139, 766.*
BROWNING 83, 261.
BRUAS 84, *153.*
BRUCK 1, 39, 40, 62, 68, 78, 82, 84, 88, 90, 92, 102, 135, 164, 165, 168, 172, 173, 174, 177, 179, 182, 187, 188, *192,* 194, 202, 203, 205, 209, 213, 216, 219, *224,* 232, 247, 259, 262, 263, *266,* 344, 347, 365, 366, 370, 377, 381, 383, 391, 393, 435, *450,* 518, 519, 520, 525, *526, 545,* 557, 558, 609, 645, 679, 680, *684,* 755.
BRUCK, B. *526.*
BRUCK, C. *139,* 163, *170,* 172, *190,* 194, 201, 205, *225, 227, 229,* 517, *684.*
BRUCK, CARL *191, 199.*
BRUCK, KARL *766.*
BRUCKNER 41, 172, 173, 202.
BRÜCKNER 754, 756, *766.*
BRÜHL 175, 183, *450.*
BRÜHL, N. *191.*
BRÜNAUER 181, *545,* 727.
BRÜNAUER, ST. R. *766.*
BRÜNING *766.*
BRUGSCH *818.*
BRUHNS *136, 139, 190,* 289, 460, 509, 520, *526, 535, 537,* 679, 705, 706, 751.
BRUHNS, C. *545.*
BRULL, A. *153.*
BRUN-PEDERSEN *545.*
BRUNELLI, BRUNO *545.*
BRUNET, W. M. *139.*
BRUNETTE 314.
BRUNETTI *450.*
BRUNI 24, 26.
BRUNI, ENRICO *139.*
BRUNN, V. 740, *766.*
BRUNSWIG 842.
BRUNSWIG-LEBIHAN *854.*
BRUNTHALER *225.*
BRUSCHETTINI 19, 21, 23, 205.
BRUUSGAARD 58.
BRUUSGAARD, E. *139.*
BUBLICENKO 211, *225.*

BUCHTALA 260, 398.
BUCKELL 17, 22, 23, 25, 37, 90, 172, 183, 728.
BUCKELL, GEORGE P. *160.*
BUCKELL, GEORGE T. *777.*
BUCKY, G. *545.*
BUCQOY 204.
BUCURA 80, 86, 87, *139,* 165, 167, *170,* 186, 208, 209, 210, 211, 558, 595, 608, 617, 618, 620, 646, 647, 648, 649, 650, 654, 675, 677, 680, 681, 829.
BUCURA, C. *225, 684, 685, 766, 854.*
BÜBEN, V. 615.
BÜBEN, J. V. *685.*
BÜRGER 90, 221.
BÜSING 524, *545.*
BUJE 852.
BUKOWSKY 54.
BUKURA 744.
BUMM 2, 3, 4, 5, 8, 13, 14, 15, 17, 26, 29, 33, 40, 42, 43, 45, 46, 47, 51, 52, 54, 55, 56, 58, 60, 61, 62, 69, 76, 88, 91, 93, 97, 98, 103, 117, 122, 124, 130, 132, 163, 170, 288, 293, 305, 331, 347, 372, 389, 419, 422, 423, 424, 463, 556, 557, 560, 562, 563, 570, 571, 579, 588, 591, 601, 603, 604, 605, 612, 618, 664, 665, 671, 673, 702, 703, 711, 721, 799, 820, 821, *854.*
BUMM, E. *139, 685.*
BUMPUS 260, *266,* 478.
BUMPUS, H. *526.*
BUQUOY *226.*
BURCH 616.
BURCH, L. E. *685.*
BURCHARD 670.
BURCHARDT 34, 36, 91.
BURCHARDT, HENNY *537.*
BURCKAS 88, 646, 755.
BURCKAS, R. *685.*
BURCKHARDT 460, 471, *526.*
BURKE 10, 117, *450.*
BURKE, CH. B. *537.*
BURKE, E. T. *139.*
BURKE, VICTOR *139.*
BURKHARDT 385.
BURMEISTER 220, *229,* 516.
BURMEISTER, E. A. *546.*
BURNIER 82, 88, 124, *139, 145.*
BURNS 114.
BUROW 575.
BURQUET 84.
BURRI 30.
BURSUK 165, *170.*
BURTSCHER 165, *170.*
BUSCH *139,* 574.
BUSCHKE 9, 11, 12, 21, 23, 24, 27, 29, 30, 31, 32, 33, 34, 38, 39, 42, 47, 49, 52, 57, 58, 61, 68, 69, 70, 75, 88, 89, 90, 95, 96, 98, 99, 102, 104, 117,

122, 124, 125, 126, 132, *136,*
139, 140, 149, 150, 153, 154,
159, 160, 164, 195, *199,* 205,
206, 211, 215, 219, 220, *225,*
227, 229, 231, 257, 263, 264,
265, *266, 267,* 271, 280, 283,
287, 303, 305, 308, 310, 315,
316, 317, 318, 321, 322, 328,
336, 342, 344, 358, 359, 368,
372, 374, 375, 380, 389, 397,
405, 416, 419, 420, 422, 423,
445, *450, 453,* 456, 458, 459,
460, 461, 462, 464, 465, 469,
470, 472, 473, 478, 479, 482,
485, 486, 488, 489, 491, 493,
494, 498, 500, 501, 502, 503,
504, 506, 509, 510, 511, 512,
515, 519, 521, 524, *526, 537,*
546, 565, 586, 646, *696,* 703,
705, 706, 707, 709, 710, 714,
719, 720, 721, 731, 733, 740,
741, 743, 745, 752, 755, 793,
805, *817,* 821, 825, 829, 830.
BUSCHKE, A. *685, 688, 766,*
767, 772, 854, 858.
BUSSALAI 204, 432, *450.*
BUSSALAI, L. *139.*
BUSSALAI, LUIGI 537.
BUTLER 203, 204, 750, 751,
755.
BUTLER, VIRGINIA W. *778.*
BUTLER, WILLIAM J. *767.*
BUTZKE 709, 736, 738, *767, 776.*
BUZOIANU *450.*
BYFIELD 737, 823, 838.
BYFIELD, ALBERT H. *767, 854.*

CABOT *537.*
CACHERA, RENÉ *858.*
CAESAR 208, 209, 650.
CAESAR, V. *225, 685.*
CAHEN-BRACH 700, 703, 704,
705, 706, 707, 714, 718, 731,
733, 740, 741, *767.*
CAHN 516.
CAHN, P. *546.*
CAIN 833, 842.
CAIN, ANDRÉ *138, 854.*
CALDERONE 248, *266.*
CALISSANO, GIOVANNI *546.*
CALMANN 10, 568, 821, 827.
CALMANN, ADOLF *854.*
CALLOMON 515, 516, *685.*
CALLOMON, FRITZ *546.*
CALOV *450.*
CALVINO 17, 201.
CALVIÑO 42.
CAMPANA 481, *526.*
CAMPBELL 84, 507.
CAMPBELL, MEREDITH F. *537,*
546.
CAMPOS 203, 211, *226.*
CAMPOS, ROMULO *542.*
CAMPOYER, D. MAHOUDEAU
150.

CAMUS *526.*
CAMUS, L. *537.*
CANCIK 476, *534.*
CANINO 714, 717, 764, 812, *817.*
CANINO, R. *139, 767.*
CANN 830.
CANO 522.
CANO, J. G. *526.*
CANON 713.
CANOVA 394.
CANOZ *191.*
CANTACUZINO *774.*
CANTANI 18, 40.
CAPELLI 18, 262.
CARAKA 555.
CARCASSONE 664.
CARCASSONE, F. *138, 684.*
CARLE 407, 408, 409, *450,* 809.
CARLE, M. 294, *817.*
CARNOT, FRIEDEL *854.*
CARO 496, *526, 546.*
CAROL, W. L. L. *767.*
CARON 475.
CAROTENUTO 115, 713, 717.
CAROTENUTO, ANTONIO *139,*
767.
CARPENTIER *546.*
CARRARO *526.*
CARROLL 517, 476, 478, *530.*
CARROLL, GRAYSON *549.*
CARRY 35.
CARTER 82.
CARTER, EDWARD P. *137.*
CARTIA 215, 364.
CARTIA, B. *227.*
CARTLES 19.
CASANELLO 628.
CASANELLO, Z. *685.*
CASARINI 777.
CASPAR 264, 336, 461, 824.
CASPARY 103, 586, 615.
CASPARY, H. *685.*
CASPARY, HANS *139, 767.*
CASPER 21, 25, 40, 84, 195,
198, 215, *227,* 274, 279, 291,
328, 391, 407, 413, 419, 421,
469, 471, 479, 481, 496, 501,
526, 546, 565, 680, *854.*
CASPER, L. *450, 526, 685.*
CASPER, OTTO *546.*
CASPER, W. *139, 199, 685.*
CASPER, WOLFGANG *139.*
CASSEL 705, 718, 733, 741, *767.*
CASSUTO 255, *266.*
CASTANO 519.
CASTAÑO, E. *526.*
CASTAÑO, ENRIQUE *546.*
CASTELNAU 507.
CASTILLA 750.
CASTILLA, CAUPOLICAN R. *767.*
CASTLES 250, *268.*
CASTLES, RUTH *152.*
CASTOLDI 215, *227.*
CASTOLDI, FILIPPO *546.*
CATHALA 700, 701, 720, 725,
729, *767.*

CATHCART, CHARLES W. *546.*
CATHELIN 548.
CATHELIN, F. *526.*
CATTANEO, L. *767.*
CATTIER 87, *139.*
CATZFLIÉS 446, *450.*
CAUVERT 362.
CAZEANA *526.*
CAZENAVE *817.*
CEALLIC 204.
CECCALDI 227.
CEDERBERG 115, 116.
CEDERBERG, ARMAS *139.*
CEDERCREUTZ 12, 31, 51, 59,
80, 97, 98, *140,* 284, 287,
290, *450.*
CENTANI 205.
Cerqua 517.
CERQUA, SAVERIO *546.*
CERVERA-REINOSO 185.
CETKOVIC *450.*
CETRONI 210.
CETRONI, M. B. *225.*
CEVERA *450.*
CHADWICH 25.
CHALIER, ANDRÉ *547.*
CHAMBERLAIN 289.
CHAMBERLAND 41.
CHANTEMESSE 784, *817.*
CHAPIRO 410, 437, *450.*
CHAPOTEAUT 16, 20.
CHAPPLE 732.
CHAPPLE, HARALD *767.*
CHAPRY, J. *769, 858.*
CHARCOT 116.
CHARDIN 18.
CHARGIN 260, *266,* 363.
CHARPY 714, 715.
CHARPY, I. *144.*
CHARRIER 40, 163.
CHARRIÈRE 510.
CHARTREE 12.
CHASANOV, I. *538.*
CHASI *450.*
CHASIN 80, 165, 168, *171,*289,
314, *450.*
CHASIN, M. *140.*
CHASKIN 77, 749, 750.
CHASKIN, S. *140, 767.*
CHASKINA-MUNDER, G. *778.*
CHASSAIGNAC 203.
CHASSIN 434, *450.*
CHATENEVER 42, 78.
CHATENEVER, L. *140.*
CHAUFFARD 41, *140.*
CHAUVET 204.
CHAUVIEN 478.
CHAUVIN 220, *229,* 314, *526.*
CHAUVIN, E. *450, 546.*
CHELIUS 809.
CHERRY 194, *199,* 586, 615.
CHERRY, TH. H. *685.*
CHETWOOD 203, 461.
CHETWOOD, CH. H. *526.*
CHEVALLIER 210, *225.*
CHEVALLIER, PAUL *140.*

CHEVASSU 513, *547*.
CHÉVELLE 792.
CHÉVELLE, A. *817*.
CHEVOTIÈRE 647.
CHEVRIER 206.
CHEVROTIER 19, 24, 35, 43.
CHEVROTIER, J. *151*.
CHIALE 189, *191*.
CHIANDANO *526*.
CHIAPPINI 219, *229*.
CHIARI 213, 628.
CHIASSO 714, 716, *767*.
CHIAUDANO 16, 23, 24, 493.
CHIAUDANO, C. *140*.
CHIAUDANO, CARLO *538*.
CHOCHOLKA *526*.
CHOCHOLKA, E. *526*.
CHODOROV, D. *690*.
CHOPIUS *450*.
CHOROSCH 446, *450*, 523.
CHRIST 367, 368.
CHRIST, G. *225*.
CHRISTÉANU 41, 172, 173, 202.
CHRISTELLER 14, 47, 49, 50,
    55, 56, 57, 87, 94, 124, 283,
    296, 308, 322, 464, 466, 468,
    479, 482, 483, 494, 496, 497,
    502, 503, 513.
CHRISTELLER, E. *140*, 456.
CHRISTIAN 481, *526*.
CHRISTIANJEN *450*.
CHRISTIANSEN 436, 437, *450*.
CHRISTMANN 734.
CHRISTMANN, EMIL *767*.
CHRISTMAS 203, 288.
CHRISTMAS, DE 17, 19, 23,33,
    38, 39, 40, 41, 42, 43, *140*,
    163, 201, 202.
CHRISTCFOVICI 361.
CHRISTOFOVICI 409, *450*.
CHROBAK 579, 584, 612, *685*,
    693.
CHRYPOV 116.
CHRYPOV, A. *140*.
CHRYSANOVSKY 31, 119.
CHRYSANOVSKY, A. A. *140*.
CHRZELITZER 389, 390, 520,
    526, *546*.
CHRZELITZER, W. *526*.
CHURCHILL 204, 755.
CHURGILL, FRANC SPOONER
    767.
CHUTE 491.
CHUTE, A. L. *538*.
CHWALLA 84, 98, 117, 186, 187.
CHWALLA, R. *191*.
CHWALLA, RUDOLF *140*, *546*.
CHYLEWSKI 235, *266*, 435, *450*.
CIAMBELLOTI *229*.
CIAMBELOTTI 220.
CIAMBELLOTTI 362, *450*.
CIANI 12, 31, 220, *229*, 727,
    741.
CIANI, MARCO *140*, *767*.
CIBA 351.
CIECHANOWSKI *526*.

CIFUENTES *526*.
CILENTO, R. W. *854*.
CINTICI, V. *546*.
CIPRIANI, MARIANO *546*.
CITRON 204.
CITROW 357.
CIUCA 202.
CIVIALE 494, *538*.
CLAIRMONT, O. *526*.
CLARA 211.
CLARA, O. *225*.
CLARK 18, 25, 40, 42, 43, 608.
CLARK, GUY W. *140*.
CLARK, I. G. *685*.
CLARK, J. B. *526*.
CLARK, L. T. *140*.
CLARKE *450*, 481, 579.
CLARKSON, E. R. TOWNLEY
    140.
CLAUBERG 132, 724, 725, 731,
    741, 742.
CLAUBERG, K. W. *767*.
CLAUDIAN, J. *153*.
CLAUDIUS 10, *140*.
CLEMENTS 728.
CLEMENTS, P. A. *765*.
CLERC 203.
CLERC-DANDOY 112.
CLIN 233.
CLOCK 205.
CLODI 74, 565.
CLODI, E. *140*, *685*.
CLURE YOUNG, McH. *526*.
CLUSELLAS 219, *229*.
CLUSELLAS, FERNANDO J. *546*.
CNOPE 737.
CNOPF 61, 80, 709, 733, 735,
    767.
CNOPF, J. *153*.
COCHRAN 19, 34, 173, *191*.
COCHRAN, WILLIAMS *138*.
COCK 299.
COHN 3, 4, 12, 14, 16, 17, 19,
    20, 23, 26, 33, 34, 37, 38,
    42, 53, 60, 62, 63, 73, 83, 90,
    114, 122, 123, 129, 130, 131,
    132, 135, *136*, 177, 180, 181,
    183, 248, 259, 265, *266*, *269*,
    287, 322, 391, 392, *450*, *455*,
    475, 477, 479, 484, 485, *526*,
    546, 680, 727, 728, 824.
COHN, A. 12, 17, 21, 22, 23,
    24, 26, 30, 31, 32, 33, 34,
    35, 38, 41, 43, 82, 89, 90,
    96, 129, 134, *148*, 165, 167,
    171, 175, 179, 180, 181, 182,
    186, 187, *190*, 195, *199*, 263,
    310, 367, 407, 422, 430, 432,
    433, 436, 437, *450*, *526*, *685*,
    767.
COHN, ALFR. *140*.
COHN, ALFRED *140*, 174, 175,
    191, *450*, *767*, *854*.
COHN, HANS 129, *147*.
COHN, J. 31, 131, *140*.
COHN, JAMES 407, *450*.

COHN, P. 54, 55, 170, 505.
COHN, T. *140*, *526*.
COHN, TH. 478.
COHN-HÜLSE 762.
COHN-HÜLSE, W. *767*.
COHN-HÜLSE, WILFRIED *141*.
COHNHEIM 253, *266*.
COJAN 359, *450*.
COLE 24, *151*, 517, *546*, 755,
    767.
COLEMAN 517.
COLEMAN, C. A. *546*.
COLLAN 488, 489, 490, 491,
    494, 495, 497, 508, 514, *546*.
COLLAN, W. *538*.
COLLET 131.
COLLINGS, CLYDE W. *546*.
COLOMBINI 25, 77, 88, 114,
    163, 310, 461, 492, 508, *527*,
    546, 786, 793, *817*.
COLOMBINI, P. *538*.
COLOMBINO 220, *229*, 361, *450*.
COLOMBO *191*, 203.
COLTIN 524.
COMBALAT *817*.
COMBY 702, 704, 710, 711, 716,
    733.
COMBY, J. *767*.
CONDAT *767*.
CONFORTO, L. *527*.
CONSOLI 591.
CONSOLI, D. *141*, *685*.
COOK 18, 20, 37, 90, 172, 175,
    194, *199*.
COOK, M. W. *141*.
COOK, WARD H. *546*.
COOKE 755.
COOKE, JEAN M. *769*.
COOKS 714.
COOLIDGE 658, 659.
COOPERMAN, MORRIS B. *767*.
COPELLI 27, 109, 205.
COPELLI, M. *141*.
COPELOVICI-COPE 693.
COPPOLINO, CARLO *141*.
CORACHAN *854*.
CORAJOD 124.
CORAJOD, E. *154*, *551*.
CORALLUS 724.
CORBEJUS 556.
CORBUS 186, 203, 209, 368,
    450, 524, 586, 615.
CORBUS, B. C. *225*, *685*.
CORBUS, BUDD C. *546*.
CORDIER, H. *538*.
CORLETTE, C. E. *546*.
CORNAZ 287, *450*.
CORNELL, NELSON W. *161*.
CORNING 274, 456, 487, 505,
    506.
CORO 647.
CORUZZI 43.
CORY 579, *685*.
COSTA 19, 23, 205, 366, *450*.
COSTA, A. *527*.
COSTA, S. *141*.

COSTE 129.
COSTE, F. *141.*
COTTET *527.*
COTTIN *545.*
COTTON 736, 737.
COTTON, A. C. *767.*
COUNCILMAN 46, 49, 55.
COURTIN 755.
COURTIN, W. *767.*
COURTOIS-SAFFIT 123.
COUVELAIRE 734.
COUVELAIRE, A. *773.*
COUVERT 220, *229.*
COUVERT, CARLO *546.*
COVISA 364.
COWAN, LEON B. *546.*
COWPER 66, 72, 96, 107, 121, 235, 265, 284, 294, 315, 316, 318, 319, 334, 335, 341, 342, 343, 402, 404, 456, 498.
COWPERI 273.
CRAINICIANU 210.
CRAINICIANU *225.*
CRAINIZIANO *450.*
CRANCE, ALBERT *546.*
CRANDALL 734.
CRANDALL, F. M. *767.*
CRAWFORD 358.
CREDÉ 252, *266,* 850, *854.*
CRESCENZI 516.
CRESCENZI, GIULIO *546.*
CRIPPA, v. 44, 75, 302, 303, 304, 307, 312, 432, 435.
CROHN 586.
CRONQUIST 75, 248, 265, *266,* 310, 390, 469, 471, 501, 505, *527.*
CRONQUIST, C. *141.*
CRONQUIST, CARL *538.*
CROOKS, JAMES *767.*
CROSBIC 114.
CROSBIC, ARTHUR H. *141.*
CROSS, BERT *158.*
CROSTI 61.
CROSTI, A. *141.*
CROSTY 181.
CRUIKSHANK 180, 680, *690.*
CRUVEILHIER 203, 205.
CSÉRI 718, 735, 741, *767.*
CSILLAG 18.
CSILLAI *527.*
CUCCO 90.
CUCCO, GIAN PIETRO *141.*
ČUGUJEVA, S. *153, 541.*
CUILLERET, J. P. *547.*
CUIZZA 131.
CUIZZA, TITO *141.*
CULVER 122, 479, 500.
CULVER, H. *527.*
CULVER, H. B. *141, 538.*
CUMBERBATCH, E. P. *546.*
CUMBERBATSCH 586, 615, 754, *767.*
CUMBERBATSCH, E. P. *685.*
CUMMING, ROBERT E. *546.*
CUMSTON 461, *527.*

CUNNINGHAM 491, 504, *527.*
CUNNINGHAM, JOHN H. *141, 538, 546.*
CURKIN 678.
CURLING 507.
CURRIER 707, 744.
CURRIER, ANDREW F. *767.*
CURTIS 616, 623.
CURTIS, A. H. *685.*
CUSCO 607.
CUSHING 23.
CUTLER 784, 786, *817.*
CUTORE, CACTANO *546.*
CZAPLEWSKI 6, 7, 9, 10, 304.
CZAPLEWSKI, E. *141.*
CZERNY 729, 747.
CZERNY, A. *767.*

DABAINS *452.*
DABNEY 113, 612.
DACHŠLEJER 727.
DACHŠLEJER, E. *767.*
DAHL, PAULI *546.*
DAHLEM *266.*
DAHMEN 821, 825, 829, 830.
DAHMEN, O. *855.*
DAIDO 78.
DAIDO, N. *141.*
DAILEY, U. G. *538.*
DAKIN 750.
DALMER 816.
DALOUS 14, 51, 509, 513.
DALSACE 39.
DALSACE, ROB. *141.*
DAMANY 565.
D'AMATI 640, 676.
DAMSKE 366.
DANÀ, CARLO *538.*
DANDOY 205.
DANIELSEN 12, 30, 31, 34, 38, 131.
DANIELSEN, E. *153.*
DANIN 38, *141,* 609, 676, *685,* 696.
DANIN, L. 609.
DAPHNIS 706.
DAPHNIS, ETIENNE *767.*
DARCET *141.*
D'ARELLANO 208, *224,* 368, *449.*
DARGET 96, 368, *450,* 477, 493, *527, 538.*
DA SILVA ARAUJO 783.
DA SILVA ARAUJO, OSKAR *818.*
DASSO 205.
DAVIATI 361, *450.*
DAVID 96, 97, 98, 287, *450,* 579.
DAVID, CH. *141, 527, 685.*
DAVIDSOHN, HEINRICH *767.*
DAVIOUD, J. *772.*
DAVIS 42, *140,* 205, 262, *266,* 363, *450,* 672.
DAVIS, EDWIN *546.*
DAVIS, EFFA V. *685.*

DEAKIN 359, *450.*
DEBAINS 12, 17, 20, 131, *147, 540.*
DEBAINS, E. *141.*
DE BELLA 204.
DEBIASI 131.
DEBIASI, ETTORE *141.*
DEBKE 202.
DEBRÉ 163, 164, 713, 716, 755, *772.*
DECASTRO 194, *199.*
DECKER 263, *266.*
DE FAVENTO 361, *451.*
DEFINE 203.
DEGTJAR 60, 63.
DEGTJAR, A. *148.*
DEGUIGNAND 203.
DEICHER 23, 111, 185.
DEICHER, H. *141.*
DEISSNER 391, *450.*
DELACHANAL 114, *143.*
DELATER 210, *450.*
DELBANCO 12, 31, 33, 99, 126, 134, 479, 481, 486, 491, *527, 538, 547,* 725.
DELBANCO, E. *141.*
DELBET, 513, 516, *547.*
DELBET, PIERRE *855.*
DELCOURT 210.
DELCOURT BERNARD *225.*
DELCREZ 210, *225.*
DELEFOSSE *818.*
DELFAN 494.
DELFAN, G. *538.*
DELFOSSE *778.*
DELLA SETA 445, *450.*
DELMARE, G. *547.*
DELORE, X. *547.*
DELTRE 472.
DEL VIVO 262.
DELZELL, WILLIAM ROBERT *538.*
DEMBSKA 647, 680.
DEMBSKA, VERA *686.*
DEMBSKAJA 203, 205.
DEMETER 825.
DEMÈTRE-JONESCO 136.
DEMONCHY 25, *141,* 195, *199,* 205, 211, *225, 226,* 368, *450.*
DENKER 814.
DENKIN 851.
DERNBY 25.
DEROCHE 858.
DEROCHE, J. M. P. A. *855.*
DERRUELLES 810.
DERTSCHINSKI 216, *227.*
DESCROIZELLES 724.
DESRUELLES 783, *818.*
DESNOS *527.*
DESVIGNES 524, *547.*
DETTRE *534.*
DEUBER 714, 718, 739.
DEUBER, A. *141, 767.*
DEUBNER 112.
DEUSSEN 237, *266.*

DEUTSCH 30, 357, 434, 446, *450.*
DEUTSCH, I. *547.*
DEUTSCH, M. *141.*
DEUTSCHMANN 714.
DEUTSCHMANN, R. *778,* 815, *818.*
DEVOTO 189, *191,* 204.
DEVROYE, M. *527.*
DEYCKE 25, 163.
DEYLL 740.
DEYLL, C. L. *768.*
DICK 195.
DICKINSON 616, 754.
DICKINSON, R. L. A. *686.*
DICKINSON, ROBERT L. *768.*
DIDAY 272, 274, 278, 279, 353, 385, 407, 412, 413, 414, 415, 443, 447, 448, 780, 809, *818, 821, 855.*
DIEHL 516.
DIEKMANN 519.
DIENST 640, *686.*
DIERKS 588.
DIERKS, K. *686.*
DIETEL 31, 216, *225,* 370, 422, *450,* 573, 726, 755, 821, 825, 826, 827.
DIETEL, F. *227, 686.*
DIETEL, FR. *141.*
DIETEL, FRIEDRICH *547, 768, 855.*
DIETERICH 12, 31, *450.*
DIETERICH, O. *141.*
DIETRICH 422, 445.
DIETZ *527.*
DIEULAFÉ 469, *525.*
DIEZ 516.
DILLON, JAMES R. *538, 547.*
DIMITREV 235.
DIMITRIEV *450.*
DIMITRIEV, A. *538.*
DIMITRIEW 194, *199, 450.*
DIMITRIN 210, *225.*
DIMOND 4, 16, 39, 42, 62.
DIMOND, LYN. *149.*
DIND 491, *527, 530, 538, 547, 686,* 705, 707, *768.*
DINKLER 44, 45, 46, 47, 56, 293, 799.
DINKLER, M. *141.*
DIOT 219, *229,* 262, *267.*
DIRRIGL *230.*
DISQUE, TH. J. *527.*
DITT, V. 475.
DITTEL 439, 440, 677.
DITTL, V. *527, 579.*
DITTRICH 41, 49, 50, 75, 78, 83, 84, 109, 111, 112, 113, 114, 115, 117, 123, 124, 516, *547.*
DJAKOV 215, *227.*
DJATSCHKIN *768.*
DMÉGON 205, 208.
DMITRIEV *266,* 432.
DOBLE 82, *142.*

DOBRY 307, 308.
DOBSZAY 726.
DOBSZAY, V. 703, 705, 706, 709.
DOBSZAY, L. V. *778.*
DOCK 855.
DÓCZY 586.
DÓCZY, G. *686.*
DÖDERLEIN 71, 76, 78, 87, 97, 118, 588, 589, 591, 597, 598, 617, 673, 674, *686, 693, 698,* 700, 701.
DÖDERLEIN, A. *686.*
DÖRBECK 203.
DÖRFFEL, 59, 70, 79, 81, 82, 86, 88, 180, 181, 187, *192,* 245, 290, 343, 345, 348, 365, 429, 430, 436, 437, *454,* 486, 681.
DÖRFFEL, J. 271, 456, *695.*
DOHI, 391, *450.*
DOHRN 799, *818.*
DOLBEAU 382.
DOLD 42.
DOLÉRIS 612.
DOMBRAY 183, 219, *229.*
DOMBRAY, P. *142.*
DOMÉJEAU *855.*
DOMENECH 710, 756.
DOMENECH, ARMANDO L. *772.*
DOMINGO 204.
DOMMER 527, 830, *855.*
DOMMER, A. *526.*
DONADIO, NICOLA *547.*
DONALDSON 659.
DONALDSON, M. *686.*
DONATH 213, 671.
DONAY, E. *142.*
DONNAN 252, 256, *266, 268.*
DONNÉ 328, 340, 458.
DOOLEY 745.
DOOLEY, PARKER *768.*
DOPTER *142,* 172, 204.
DORDU *538.*
DORÉE 524, *547.*
DORN 365, *450,* 515.
DORNE 741, 742, 751.
DORNE, MAURICE *768.*
DORSETT 19.
DORSEY, THOMAS M. *547.*
DOSSOT 478.
DOSSOT, R. *527.*
DOUGLAS 203.
DÓZSA 81, *142.*
DRAGENESCO 258, *266.*
DRAGENESKO *450.*
DRAGIESKU-MOSCHUNA 671.
DRESEL 723.
DRESEL, IRMGARD *768.*
DRESER 248, *266.*
DRESSLER 220, *229.*
DRESSLER, L. *542, 543.*
DREUSSEN 357.
DREUW *527.*
DREYER 12, 68, 96, 97, 131, *142,* 259, 289, 310, 369, 393, *450,* 487, 501.

DREYER, A. *538.*
DREYSEL 282, 378.
DRIGALSKI 22.
DRIVER 517, *546.*
DROBINSKI 4, 6, 60, 314, 398, *450.*
DROBINSKI, R. *142.*
DROBNY 105, 480.
DROBNY, B. *527.*
DRUECK 852.
DRUECK, CHARLES J. *855.*
DRUMMOND-ROBINSON 718, 779.
DUBAR 820, 836, *855.*
DU BOIS 58, 215, *227,* 446, *451.*
DU BOIS. CH. *142, 544.*
DU BOIS, L. C. *526.*
DUBOT 497.
DUBOUCHER 517.
DUBREUILH 710, 711.
DUBREUILH, MAURICE *768.*
DUBREY 123.
DUBROVIN 489.
DUBROVIN, N. *543.*
DUCHON *142.*
DUCHOU 115.
DUCREY 119.
DUDGEON 710, 712, *779.*
DÜRING 481.
DÜRING, V. 294.
DÜRING, E. V. *527.*
DÜTZMANN 640.
DÜTZMANN, M. *686.*
DUFAUX 258, *451,* 579.
DUFAUX, L. *686.*
DUFFKE 398, *451.*
DUFOURS 299.
DUFOUX 74.
DUHOST 99.
DUHOT 205, 209, 219, 260, *266,* 394, *451,* 487, 491, 505, 519, *538.*
DUHOT, R. 493, *527, 538.*
DUJARRIC DE LA RIVIÈRE 173.
DUKELSKI 703, 733, 741.
DUKELSKI, W. *768.*
DUKELSKY, E. 732, *768.*
DUKEN 754, 755.
DUKEN, J. *768.*
DULITZKIJ 722, 759.
DULITZKIJ, S. *768.*
DU MESNIL 36, 37.
DUMM 38.
DUMONT 516.
DUMONT, J. *547.*
DUMREICHER, V. 300.
DUNAVANT 203.
DUNCAN, ANDREW 808.
DUNGER 587.
DUNGER, R. *686.*
DUNKER 369, 654.
DUPRÉ 715, *779.*
DUPUYS 203.
DUREL 97, *142.*

DURHAM, F. M. *855.*
DURIG *266.*
DURUPT 23, 30, 130, 132, *142,*
153, 173, *191,* 206, *450.*
DUSCH 80.
DUSCH, V. 735, 737.
DUTEMPS 203.
DUTHIC 37, *155.*
DUTHOIT 36.
DUTZMANN 676.
DUVAL *527.*
DUVERNEY 556.
DWYER 714.
DYFAUX 391.
DYROFF 622, *686.*

EASTMAN *527.*
EBERMANN *527.*
EBERSON 394.
EBERT 126.
EBERT, M. H. *142.*
EBERTH 487, *538.*
EBNER 284.
EBSTEIN *147,* 280.
EBSTEIN, ERICH *855.*
ECKSTEIN 598, 609, *684,* 706,
729, 749, 755, 764, *773.*
EDEL 206, 361, 368, *451.*
EDEL, K. 220, *229.*
EDEL, W. *225.*
EDGAR, J. CLIFTON *768.*
EDLER *449.*
EDMUND 185, *191.*
EDWARDS 809, *818.*
EDWARDS, HAROLD C. *538.*
EEMAN 811.
EFRON 474.
EFRON, H. S. *538.*
EFRON, N. S. *527.*
EGERVÁRY 204, 652.
EGERVÁRY, T. *225, 686.*
EGOROV 434, *451..*
EGUISIER 783, *818, 819.*
EHLERS 68.
EHRLICH 70, 170, 207, 263,
266, 303, 445, *451.*
EHRLICH, P. 261.
EHRLICH, SIMON *855.*
EHRMANN 1, *136, 152, 153,*
157, 231, *267,* 396, 464, *689,*
780, 788, *819,* 821, 833, 834,
842, *855, 858.*
EHRMANN, S. *527, 685, 692.*
EICHBAUM 8.
EICHHORN 15, 134, *142,* 707,
821, 825, 831, 834, 847.
EICHHORN, R. *855.*
EICHHORST 203.
EINBECK 78, 640.
EINBECK, EVELINE *142, 686.*
EINOCH 78, 706, 821, 825, 826,
829.
EINOCH, A. *149, 771, 857.*
EISEL 524, *547.*
EISEMANN 287.

EISENSTAEDT 517.
EISENSTAEDT, JOSEPH S. *547.*
EISING 194, *199,* 519.
EISNER 124.
EISNER, ERICH *142.*
ELDER 409.
ELDER, OMAR F. *537.*
ELEWAUT 205.
ELFOND 220, *229.*
ELIZALDE, DE 713, 714, 716,
717.
ELIZALDE, FELIPE DE *153,*
773.
ELLIS 556.
ELMASSIAN 41.
ELSÄSSER 260, *266.*
ELSCHNIG 118, *142.*
EMANUEL 671.
ÉMILE-WEIL 115.
ÉMILE-WEIL, P. *142.*
EMPERAIRE 478, *526.*
ENGEL *171,* 196, 197, 210, 219,
680.
ENGEL, C. *199, 225, 229.*
ENGEL, H. *547.*
ENGEL-REIMERS 115.
ENGELBRECHT 407.
ENGELBRETH *451.*
ENGELEN *547.*
ENGELER 517.
ENGELHARDT 179, 180, 181,
186, *192,* 220, *229,* 262, *266,*
361, *451,* 517, *547.*
ENGELHARDT, W. *191.*
ENGELHORN 614.
ENGELKING 60.
ENGELMANN 168, 655.
ENGERING 35, 36, 736, 737.
ENGERING, P. *142, 768.*
ENGERLING 286, *451.*
ENGLISCH 124, 315, 317, 319.
ENGWER 126, *142,* 369, *768.*
ENSE 730, 733, 735, 737, 741.
ENSE, E. *768.*
ENTZ, F. H. *540.*
EPLER 119, 126.
EPLER, ROMAN *142.*
EPPENAUER 586.
EPPENAUER, A. *686.*
EPPNER *451.*
EPSTEIN 116, 165, 303, 714,
796.
EPSTEIN, A. 86, 699, 702, 703,
705, 707, 717, 720, 721,
722, 729, 737, 738, 764.
EPSTEIN, ALOIS *768.*
EPSTEIN, B. 720, 724, 737, 761,
764.
EPSTEIN, BERTHOLD *768.*
EPSTEIN, E. 64, 65, *142.*
EPSTEIN, G. S. *142.*
ERAUD 508, *527, 547, 548.*
ERB 420.
ERICKSON 18, 20, 23.
ERICKSON, M. *142.*
ERIKSSON 732.

ERIKSSON, E. A. *768.*
ERKKILÄ 244, 251, *266.*
ERLACH, ELMAR *538.*
ERLENMEYER 17, 19.
ERNST 4, 59, 304, 305, *547.*
ERNST, RICH. WILH. *539.*
ERSOV 179, 180, *192.*
ESCAT *527.*
ESCAUD 316.
ESCHBAUM 6.
ESCOFFIER *451.*
ESKOTTIER 392.
ESMARCH 277.
ESPINE, D' 507.
ESTES 662.
ESTES, W. L. *686.*
ETIENNE *527.*
ETINGOF 116.
ETINGOF, U. *140.*
ETTERLEN 493.
ETTERLEN, J. L. *538.*
ETTING 33.
ETTINGER 109.
ETTINGER, ALFRED *142.*
EUDOKIMOW 69, 84, *142.*
EUFINGER 658.
EUGENIUS 78.
EVARD, H. *548.*
EVERSBUSCH 68.
EVERSMANN 614, *686.*
EWER, L. *527.*
EXNER 842.
EYMER 658.
EYMER, H. *686.*
EYTH 751, 753, 754, 755, 756,
757.
EYTH, HILDEGARD *768.*

FABER 184, *192.*
FABIAN 216, 363, 370, 609,
686.
FABIAN, A. *227.*
FABRE 616, 671, 783, *818,*
819.
FABRICIUS, J. *686.*
FABRITIUS 585, *683.*
FABRY 98, 289, 463.
FACQUET *228.*
FAERBER 714.
FÄRBER *768.*
FAHLBERG 164, *171.*
FAHRÄUS 640.
FAJBIC 164, 165, *170,* 224.
FAILLE 705.
FAIN, L. *142, 527.*
FALCHI 209.
FALCHI, GIORGIO *547.*
FALKENSTEIN 220, 849, *855.*
FALKENSTEIN, F. *229.*
FALLOPIA 555, 556.
FANZ 81, 343, *451.*
FANZ, JOHN, J. *142.*
FARAGÓ *527.*
FARBER 309, *451.*
FARBER, M. *142.*

FARMAU, FR. *527.*
FARQUET 214.
FARRERAS, PEDRO *547*
FAURE-BEAULIEU 88, 111.
FAURE-BEAULIEU, M. *142.*
FAUTH 10, *142.*
FAVERETO *531.*
FAVRE *858.*
FAVRE, M. *858.*
FEDINSKY *778.*
FEDOROWSKIJ *768.*
FEDOSEWICZ 23, 109, 289, *451.*
FEDOSEWICZ, ST. *142.*
FEDOTOV 211, *226.*
FÈGE 112.
FÉGE, A. *161.*
FEHLING 672.
FEHLING, H. *686.*
FEHR 47, 48, 52, 53, 63, 68, 69, 76, 115.
FEILCHENFELD 206, 217, *227,* 368.
FEILCHENFELD, HANS *855.*
FEILCHENFELD, R. *225.*
FEINBERG 6.
FEIS 574, 612, 677, 848.
FEIS, O. *686.*
FEIS, OSWALD *855.*
FEKETE 215, *227.*
FELEKI 278, 289, 294, 295, 300, 384, 405, 407, 471, 481, 487, 488, 490, 491, 527, *538.*
FELEKI, v. 379.
FELEKI, H. *686.*
FELEKY, v. 265.
FELKE 17, 38, 62, 85, 86, 88, 105, 118, 127, 168, *171,* 205, 206, 207, 235, *266,* 289, 305, 306, 350, *451,* 564, 649.
FELKE, H. *142, 225, 686.*
FELLNER 570.
FELLNER, O. *686.*
FELSENREICH, FRITZ *547.*
FENWICK 204, 319, 456, 459, 527.
FERACO 181, 183.
FERACO, G. *191.*
FERÁNDEZ, VAL. *527.*
FERGUSON 63, *451,* 478.
FERGUSON, BURR *142.*
FERGUSON, R. S. *527.*
FERNÁNDEZ 710, 756.
FERNÁNDEZ, FRANCISCO L. *772.*
FERNHOFF 614.
FERNHOFF, W. *686.*
FERRIER 438, 445, *451.*
FERRY 42, 43.
FERRY, N. S. *140.*
FESSLER 179, 181, 183, 211, 220, *229,* 262, *268,* 703, 705, 706, 707, 710, 714, 718, 721, 723, 727, 728, 732, 733, 735, 741, 748, 750, 753, 759, 825.
FESSLER, A. *191, 225, 768, 855.*

FESSLER, ALFRED *143.*
FEUK. *142.*
FEY 173.
FIASCHI 558.
FICK 13.
FICK, JOHANNES *547.*
FICKER 6, 21, 33.
FICKER, M. F. *142.*
FIÉ 110.
FIESER 615.
FIESER, H. *686.*
FILARETOPOULO 105.
FILIPPI 252.
FINDEISEN 487.
FINDEISEN, LASZLO *538.*
FINET 112.
FINGER 1, 13, 16, 17, 19, 25, 26, 27, 29, 31, 33, 34, 35, 36, 40, 42, 45, 46, 50, 51, 53, 54, 55, 56, 58, 59, 64, 72, 80, 81, 84, 87, 88, 91, 92, 95, 111, 114, 117, 123, 127, 131, *136, 143, 152, 153,* 157, 163, 164, 166, 167, 169, 170, *171,* 231, 238, 245, 248, 264, *266, 267,* 272, 274, 275, 276, 277, 278, 279, 281, 282, 283, 287, 288, 292, 293, 294, 295, 299, 311, 312, 319, 320, 321, 322, 323, 324, 325, 328, 329, 334, 336, 337, 344, 345, 350, 351, 353, 356, 357, 358, 359, 390, 396, 397, 406, 407, 413, 416, 419, 420, 422, 424, 425, 426, 427, 428, 431, 458, 461, 462, 463, 464, 465, 466, 468, 471, 472, 473, 478, 479, 480, 482, 483, 484, 485, 486, 491, 497, 499, 505, 506, 507, 508, 510, 511, 512, 514, 515, 519, 524, *527, 538, 547,* 557, 575, *686, 689,* 701, 755, 780, 781, 788, *818, 819,* 821, 829, 834, 842, 848, *858.*
FINGER, E. *527, 685, 692, 768.*
FINK 194, 196, *199.*
FINKELSTEIN 31, 32, 42, 43, 65, 72, 90, 165, *171,* 173, 194, *199,* 210, *225,* 422, *451,* 757, 843, 852.
FINKELSTEIN, B. K. *855.*
FINKELSTEIN, J. *147.*
FINKELSTEIN, J. A. *143.*
FINKENRATH *451.*
FINKENRATH, KURT *143.*
FINSEN *547.*
FINUCCI, V. *191.*
FIORIO 432, *451,* 491.
FIORIO, CATULLO *143, 538.*
FIRST *451.*
FISCH 674, *694.*
FISCHEL 522.
FISCHER 133, 112, 180, *191, 192, 266,* 392, 432, 519, *528,* 680, 681, 702, 727, 768.
FISCHER, A. *528.*

FISCHER, B. 18, 263.
FISCHER, H. v. *547.*
FISCHER, I. *686.*
FISCHER, J. 557.
FISCHER, K. *528.*
FISCHER, M. 112, *143, 687,* 714, 727, 739, *768.*
FISCHER, MARTIN *143, 768.*
FISCHER, W. 700, 703, 706, 707, *731,* 733, 735, 741, 768.
FISCHL 209.
FISCHL, V. 262, *266.*
FISHER, N. F. *538.*
FISICHELLA 651.
FISICHELLA, V. *686.*
FISSON *226.*
FITZGIBBON 755.
FITZGIBBON, G. *768.*
FLAMINI 795, *818.*
FLAMM, PAOLO *143.*
FLASKAMP 642, 659.
FLASKAMP, W. *686.*
FLATAU 655.
FLEIG 523, *545.*
FLEMMING 798.
FLESCH 422, *818.*
FLESCH, MAX 815.
FLESCH-THEBESIUS 515, 516.
FLESCH-THEBESIUS, MAX *547.*
FLESSA 132, *143,* 582, 608.
FLESSA, W. *686.*
FLETCHER 203.
FLOURNOY 21, 112.
FLOYD 737, 823, 838.
FLOYD, MARK L. *767, 854.*
FLÜGEL 706, 707, 719, 723, 826, 847, *855.*
FLÜGEL, KARL *768.*
FLUSSER 726, 729, 756.
FLUSSER, EMIL *768.*
FÖLDERS 314.
FÖLDES 289, *451.*
FÖRBING 320.
FÖRSTER 216, 370, 436, 437, *451,* 680, 820, *855.*
FOERSTER, R. *227, 528, 686.*
FÖRTING *451.*
FOHWINKEL 290.
FONROBERT 38, 213, *227,* 346, 373.
FONROBERT, H. *157.*
FONSECA 33.
FONTANA 752.
FONTANA, A. *768.*
FOORD 122.
FOORD, ALVIN G. *154.*
FOOTE *528.*
FORBES 183, 680.
FORBES, M. v. *697.*
FORKNER 75, 111.
FORKNER, CLAUDE E. *143.*
FORNET 210.
FORSTER 699.
FORSTER, COOPER *779.*
FORSTER, N. K. *155.*

Foster, H. E. *143, 818.*
Foulerton 6, 19, 60, 62, 77, Foulerston 118.
Fouquiau 364, *451.*
Fournier 315, 364, *451,* 491, 507, 510, *538, 547, 856, 858.*
Fränkel 517, 733.
Fränkel, C. 6, 17, *143.*
Fränkel, E. 56, 58, 60, 65, 87, 114, 705, 733, 735, *768.*
Fränkel, L. 607, 744, *768.*
Fränkel, M. 538.
Framm 717.
Framm, Werner *143, 768,* 812, *818.*
Fran 471.
Franck 33, 97, 187, 287, *451,* 577, 617.
Franck, G. *143, 191.*
Francke, H. *538.*
Franckel 717.
Franco 214, *227,* 518.
Franco, Ubaldo *547.*
François 488, 493, 494, 495, 501.
François, Jules *538, 855.*
Frank 13, 86, 98, 103, 290, 328, 354, 402, 422, 440, 442, *451,* 461, 462, 473, 479, 505, 515, *528, 539, 547,* 600, 677, 741, 743, 745, 821, 825, 826.
Frank, A. *768.*
Frank, E. 315, *451.*
Frank, E. R. 79.
Frank, W. *687.*
Frank, Wilhelm *143, 855.*
Frankl 606, 626, 628.
Frankl, O. *687.*
Frankl-Hochwart, v. 281, 282, 325.
Franz 38, 47, 51, 53, 55, 56, 61, 70, 72, 76, 103, 117, 136, 164, 183.
Franz, K. 71, *143.*
Franz, R. *143,* 555, 569, 578, 584, 586, 595, *687, 855.*
Franzmeyer 586, 652.
Franzmeyer, Fr. *687.*
Fraser 67, 68, 700, 703, 706, 707, 710, 723, 727, 729, 731, 732, 733, 737, 740, 745, 750, 751, 755, 756, 757, 763, 765, 821, 825, 826.
Fraser, A. Reith *143, 539, 547, 768, 855.*
Frassi 90, 519, 728, 756.
Frassi, Luigi *768.*
Fraulini 710, 711.
Fraulini, Mario *768.*
Frazer 791, *818.*
Fregmann 445.
Frei 12, 21, 83, 88, 89, 110, 195, 216, 259, *266,* 371, *451,* 780, 793, 794, *818,* 841, *856.*

Frei, Sigurd *143.*
Frei, W. *143, 199, 227.*
Frei, Wilhelm *855.*
Freischmidt 357, *451.*
Freudenberg 481, *528.*
Freudenberg, E. *687.*
Freudenberger 659.
Freudenthal 181, 187, 393, *451,* 680, 727.
Freudenthal, W. *687, 768.*
Freuder 169, *171.*
Freund 219, *229,* 392, 519, 628, 659, 664.
Freund, F. *687.*
Freund, H. *687.*
Freund, Leopold *547.*
Freund, R. *694.*
Frey 46, *451,* 508, 509.
Frey, S. 72, 411.
Frey, Sigurd *547.*
Freymann *451.*
Fricke 523.
Fridman 713, 714, 718, 739.
Fridman, E. *768.*
Frieboes 17, *136, 190,* 206, 207, 216, *225,* 321, 368, 391, *451,* 620, *687.*
Friedberger 173, 641.
Friedberger, E. *687.*
Friedheim 245, *266.*
Friedländer 118, 119, 259, *267,* 393.
Friedländer, W. *451.*
Friedreich 809.
Friesinger *140.*
Frigane *143.*
Frigaux *528.*
Frisch, v. 51, 461, 462, 464, 465, 471, 475, 480, 481, 482, 483, 485, *527, 528, 554,* 820, 821, 839.
Frisch, Franz *855.*
Frist 666.
Frist, J. *687.*
Fritsch 80, 93, 583, 584, 608.
Fritzler, Kurt *547.*
Fröhlich 133, 187, *191,* 401, 430, 437, *451.*
Fröhlich, H. *143.*
Frohwinkel *451.*
Fromme 557, 641, 645, 679, 703, 705, 731.
Fromme, F. *687.*
Fronstein 363, *451,* 488, 492, 500, *528.*
Fronstein, R. *539.*
Fronstern *451.*
Frosch 6.
Froussard *854.*
Frühwald 60, 117, 126, 127, 128, 135, *143,* 314, 321, 326, 327, 330, 336, 339, 341, *451,* 580, *687.*
Frühwald, Richard *528.*
Fuchs 42, 194, *199,* 265, 407, 408, *451, 539,* 564, *687.*

Fuchs, D. 82.
Fuchs, Dora 84, *143.*
Fuchs, H. *143.*
Fürbringer 300, 336, 427 462, 464, 465, 471, 472, 479, 481, 482, 484, 486, 498, 515, *528,* 539.
Fürst 359, 394, 813.
Fürst, L. 813.
Füerst, L. *818.*
Fujita 234, *267.*
Fuller 112, 487, 491, 494, 495, 504.
Fuller, E. *539.*
Funck 202, 562, 651.
Funck, J. *687.*
Funk 42, 186, 407.

Gadaud 710, 716, *767.*
Gadrat 186, *191.*
Gärtner 435.
Gaertner 519, 575, 651.
Gaertner, H. *547, 687.*
Gaethgens 173.
Gajzágó 19.
Gajzágó, Dezsö *143.*
Galenos 555.
Galewsky 131, 333, *528,* 703, 729, 752, *769.*
Gallak 118.
Gallavardin 114, *143.*
Galletto 463.
Galley 173.
Galli-Valerio 7, 8, 21, 131, *143.*
Gallois 260, *267,* 394.
Galvagno 710.
Galvagno, P. *769.*
Gamberini 507.
Gandy 369, 391.
Ganjoux 755.
Ganjoux, E. *769.*
Gans 7, 8, 40.
Gans, O. *144.*
Gans, O. L. *528.*
Gantenberg 78, 83, 124.
Gantenberg, R. *144.*
Ganzoni *547.*
Garcia 18, 19, 23, *225,* 310.
Garcia, O. *148.*
Garcia-Serra 203.
Gardner *451.*
Garhart 501.
Garhart, J. R. W. *543.*
Garin 391.
Garrison 219, *229,* 260, *269.*
Garvin 491.
Garvin, Ch. H. *528.*
Garvin, Charles H. *547.*
Garvin, Charles Herbert *539.*
Garzia 512.
Gaspary 70.
Gassmann 64, 66, 328, 462, 484, *528, 539, 547,* 707.

GASSMANN, A. *769.*
GASSNER 129.
GASTOU 60.
GATÉ 124, 196, *199, 547,* 714, 715, 740, 741.
GATÉ, J. *144, 154, 551, 769.*
GAUCHER *855.*
GAUDIG 705, 706, 736, 737.
GAUDIG, HERBERT *769.*
GAUDY 214, *228.*
GAURAN 680, *694.*
GAURAND 179.
GAUSAIL 512.
GAUSS 586, 609, 612, 827.
GAUSS, C. J. *687.*
GAUSSAIL 487, 497, *539.*
GAUSSAILLE 507.
GAUSSEN 10.
GAUTHIER *528.*
GAUTIER 848.
GAUTIER, E. L. *144, 855.*
GAVIATI 220, *229,* 260, 262, *267, 390, 451.*
GAWRONSKY, V. 117.
GAYET 477, *528, 581, 687.*
GAYET, G. *528, 539.*
GAYLER 203.
GAZA, W. V. *539.*
GAZELOW 314.
GAZENEUVE 647.
GAZENEUVE, P. *687.*
GAZZARINI 522.
GAZZARINI, A. *528.*
GAZZOLO 36.
GAZZOLO, JUAN J. *144.*
GAZZOLO, JUAN JOSÉ *144.*
GÉBER 752.
GÉBER, HANS *769.*
GEBERT 506.
GEBHARDT, 27, 28, 33.
GEFT 290, 321, *451.*
GEIGER 75.
GEIGER, RICHARD *144.*
GEISLER 68.
GEISSLER 788, *818.*
GELBCKE 744.
GELBJERG-HANSEN *144,* · *548.*
GELBKE *779.*
GELLER 609, 662, *687, 695.*
GELLER, FR. CH. *687.*
GELLHORN 253, 254, 255, *267,* 730.
GELLHORN, G. *779.*
GELLHORN, GEORGE *769.*
GELMAN 437, *451.*
GEMMER 220, *229,* 262, *266.*
GENERSICH, G. *769.*
GENGOU 173, *193,* 557, 680.
GENNARI 109.
GENNARI, A. *141.*
GENNER 181, 184, *191,* 437, *451.*
GENNERICH 486.
GEORG 18.
GEORGE 220, *229,* 260, *267,* 362, 391, *451.*

GEORGEL 792.
GEORGEL, M. G. *817.*
GERAGHTHY 488, 500.
GERAGHTHY, J. T. 491, *539, 687.*
GÉRAUD 329.
GERGELY, G. *225.*
GERHARDT *819.*
GERLACH *192.*
GEROTA 841.
GERSCHUN 173, 194, *199, 451.*
GERSHEIM 463.
GERSHEL 718.
GERSTER 462.
GERSTER, S. *528.*
GERSTMANN *157.*
GESELL 351.
GEYER 245, *263, 267,* 373, 398, 436, *451, 528,* 615.
GEYER, H. *687.*
GEYER, HANNS *144.*
GEYER, L. *451.*
GHON 16, 17, 19, 25, 26, 27, 29, 31, 33, 34, 35, 38, 40, 42, 46, 51, 53, 58, 59, 80, 84, 88, 123, 131, 163, 164, 167, 169, 245, *266,* 288, 293, 344, 465, 466, *527,* 557, *817, 818.*
GHON, A. *143.*
GIACOBBE, CORRADINO *539.*
GIBNEY 203.
GIBSON 118, 119, *150,* 517.
GIBSON, ALEXANDER GEORGE *144.*
GIBSON, NORMAN M. *144.*
GIBSON, THOMAS E. *548.*
GJELBJERG-HANSEN 122.
GIEMSA 6, 14, 30.
GIESZCZYKIEWICZ 15, 16, 18, 19, 21, 23, 24, 25, 37, 132.
GIESZCZYKIEWICZ, M. *144.*
GIFFORD 130.
GILBERT 205.
GILDEMEISTER 17, 38.
GILDEMEISTER, E. *144.*
GINDESS 729, *769.*
GINELLA 361, 362, *451.*
GIORGI 64, 65, 78.
GJORGJEVIC 12, 31, 33, 38, 117, 265, *451.*
GJORGJEVIC, GJ. *140,* 144.
GIORGIS 194, *199.*
GIOSEFFI 67, *451,* 736, 737.
GIOSEFFI, MAURA *769.*
GIOSEFFI, MAURO *144.*
GIRARD 219, *229,* 358.
GIRAULT 840, 849.
GIRAULT, ALBAN *859.*
GIRTANNER 461.
GISCARD 15, 19, 20, 23, 25, 30, *144, 155.*
GISCARD, G. B. *539.*
GISMONDI 728, 755.
GISMONDI, A. *769.*
GIUSTI, L. *540.*
GLAVCE, E. S. *549.*

GLEICH 709, 713.
GLEICH, MORRIS *769.*
GLEY *526.*
GLEY, E. *537, 539.*
GLIENER 205.
GLINGA *451.*
GLINGAR 44, 379, 402, 582, 587, 723, 726, 821, 823, 829.
GLINGAR, A. *144, 687.*
GLINGAR, ALOIS *769, 855.*
GLOWES *451.*
GLÜCK 32, 60, 391.
GLÜCK, A. *144.*
GLÜMMERS 366, *451.*
GNOCCHI, L. *144, 769.*
GODARD 497, 513, 843, *854.*
GODARD, E. *539.*
GODARD, HENRI *548.*
GODELETZ, L. *696.*
GÖBEL 579.
GÖBEL, A. *687.*
GOEBELL *528.*
GÖCZY 653.
GÖCZY, L. *687.*
GOEDHART 707, 741, 748, 754, *769.*
GÖHRING 5, 20, 23, 26, 30, 31, 34, 37, 38, 89, 130, 131.
GÖHRING, GERHARD *144.*
GÖRL 298, *451.*
GØTHGEN 111.
GØTHGEN, E. W. *144.*
GÖTZE 209, 477, *528.*
GOHN 406.
GOLDBERG 258, 291, 328, 329, 378, 391, 394, *451,* 461, 462, 463, 464, 472, 478, 479, 480, 481, 484, 485, 486, 516, *528, 529, 548.*
GOLDBERG, B. *144.*
GOLDBERGER *270,* 361, 409, 455.
GOLDENBERG 209, 338, 458, 691, 714, *769.*
GOLDMANN 389.
GOLDSCHEIDER 237, *267,* 354, 357, *451.*
GOLDSCHMIDT 436, *451, 528.*
GOLDSCHMIDT, L. B. *539.*
GOLDSMITH 852.
GOLDSMITH, ALEXANDER A. *855.*
GOLDSPIEGEL *539.*
GOLÉ *860.*
GOLEMANOFF, A. *855.*
GOLLASCH 6, 233, 258, *268.*
GOLODETZ 250.
GOLOMB 732, *769.*
GOLONKA 78, 190, *192.*
GOLONKA, J. *154.*
GOLOTINA 211, *227.*
GONIN 574, 587.
GONIN, R. *687.*
GONZALEZ 38.
GONZALEZ, SERGIO *154.*

GONZALEZ BERNAL 206, *226.*
GOODMAN 710.
GOODMAN, CHARLES *769.*
GORASH 821, 829.
GORASH, B. A. *855.*
GORDON 36, 38.
GORDON, A. KNYVETT *144.*
GORDON, CH. A. *687.*
GORDON-SALKIND 710.
GORDON-SALKIND, HASSIA *769.*
GORNES 109.
GORNES, E. *144.*
GOROWITZ 579.
GOROWITZ, P. *687.*
GORSCHKOW 205.
GORY 491.
GORY, M. *144, 539.*
GOSIMA, K. *539.*
GOSSELIN 511, 821, 836, *855.*
GOTH 635, 636, 637.
GOTH, L. *687.*
GOTSCHLICH, G. *144.*
GOTTENOT *538.*
GOTTLIEB 209, 211, 650.
GOTTLIEB, H. *226.*
GOTTLIEB, J. G. *528.*
GOTTSCHLICH 4, 24, 26.
GOTTSTEIN 837, *855.*
GOUGEROT 82, 88, 97, *145*, 311, *451, 856.*
GOUGEROT, H. *144, 855.*
GOULD 25.
GOUPIL 556.
GOWAN 477, *528.*
GOY 208, *226.*
GRAAF 56, 73, *544*, 630.
GRADIADEI 432.
GRADL 666.
GRADL, H. *687.*
GRADWOHL 17, 23, 28, 38, 119, 122, 129, 130, 132, 491, 493, 494, 495, 504.
GRADWOHL, R. B. H. *145, 544.*
GRÄFE, F. F. v. *536.*
GRÄFENBERG 21, 180, 183, 430, 590, 680.
GRÄFENBERG, E. *685, 687.*
GRÄFENBERG, ERNST *767.*
GRAHAM 252, 255, 702, 707, 709, 714, 718, 731, 733, 748, 751, 752, 755.
GRAHAM, H. BOYD *769.*
GRAM 5, 8, 9, 10, 11, 12, 13, 15, 29, 30, 31, 59, 129, 132, *141, 142, 152, 155, 160*, 304, 332, 333, 340, 422, 431, 725, 785, 787, 789, 797, 830.
GRAMENITZKY 203.
GRANDJEAU, A. *526.*
GRANDINEAU *528.*
GRANIER 203.
GRANT 522.
GRANT, O. *528.*
GRANT, OWSLEY *548.*
GRANT, W. S. *538.*

GRAUER 446, *451.*
GRAY 359, *451.*
GRAY, GEORGE M. *856.*
GRAYSON *530.*
GRAZIADEI *451*, 491.
GRAZIADEI, GIORGIO *145, 539.*
GREDITZER, HARRY G. *548.*
GREEN 461.
GREENBERG 312, *451.*
GREENBERG, GEZA *548.*
GREENE *528.*
GREENGARD 195, 196, *199.*
GREGORY 639.
GREIJBO 78, 640.
GREIJBO, A. *145, 688.*
GREJBO 741, 756.
GREJBO, A. *769.*
GRENBURGER, M. E. *528.*
GRENET 115, 713, 715, 716, 717, 755, 756, 757.
GRENET, H. *145, 769.*
GRESSER 814.
GRESSER, EDWARD *818.*
GRESSER, EDWARD BELLAMY *145.*
GRET 205.
GREVENSTUK *452.*
GRIES 37.
GRIFFON 20, 26, 112, *138, 145*, 832, *856.*
GRIM, DAVID S. *548.*
GRIMALDI 520.
GRIMALDIE, E. *529.*
GRIMAUD 219, *229.*
GRIMBERG 205.
GRIMER *191.*
GRIPENKOVEN 206.
GRIXONI 84.
GROEN, K. *539.*
GROENOUW 95, 118, 134, *145.*
GROLLET 409, *451.*
GRON, FREDRIK *548.*
GRONNER 260, *267.*
GROODT, DE 707, 709, 710, 737, 744, 755.
GROODT, A. DE *769.*
GROS 252, *267.*
GROSS *152, 267*, 288, 390, 434, *450, 689*, 788, *858.*
GROSS, S. *685, 692.*
GROSSGLIK 478, 479, 481, 486, 523.
GROSSGLIK, S. *529.*
GROSSI 675, 816.
GROSSI, G. *688.*
GROSSI, GIUSEPPE *145, 818.*
GROSZ 1, 39, 40, 42, 43, 55, 98, *136, 153, 157*, 163, 231, 396, 508, 510, 511, 512, 514, 515, *548*, 780, *819*, 821, 834, 842.
GROSZ, JULIUS *548.*
GRUBER 178.
GRUBLER 303.
GRÜBLER 10, 14.
GRÜNBERG 713, 714.

GRÜNBERG, TH. *228.*
GRÜNEBERG 217.
GRÜNFELD 209, 300.
GRÜNFELD, E. *226.*
GRÜNWALD 6.
GRÜTZ 216.
GRÜTZ, O. *227.*
GRUMACH 740.
GRUMACH, W. *769.*
GRUNDMANN 168, *171*, 196, 197, 680.
GRUNDMANN, H. *199.*
GRUNDMANN, HANS *548.*
GRYSEZ 164.
GSEELL *451.*
GUEILLOT *497, 529.*
GUEILLOT, O. *539.*
GUENOD 205.
GÜNSBERG 714.
GÜNSBERG, M. *769.*
GÜNSBERGER 103, 389, *451*, 523, 524, *548.*
GÜNSBERGER, O. *529.*
GÜNSBERGER, OSKAR D. *145, 548.*
GUÉPIN *145*, 492, 502, *529.*
GUÉPIN, A. *539.*
GUÉRIN 56, 81, 93, 283, *529*, 556, 569, 570.
GUERRICCHIO, A. *548.*
GÜTERBOCK 478, 481, *529.*
GUGGISBERG *451*, 679.
GUHRAUER 446.
GUIARD 68, 93, 116, 120, *136*, 170, 307, 374, 443, 512, *529.*
GUICHARD *145.*
GUIDA 812, 813, 815.
GUIDA, GUIDO *769, 818.*
GUILLAUMONT, A. *769.*
GUINON 714.
GUINON, L. *779.*
GUITARTE 210, *226.*
GUITERAS *539*, 741.
GUITERAS, A. *529.*
GUMPERT 11, 12, 31, 104, 404, 446, *451*, 706, 707, 721, 733, 743, 745, 764.
GUMPERT, M. *139*, 557, *688*, *766, 769, 772, 778.*
GUNDERSEN *548.*
GUNN *451.*
GUNSET *529.*
GUNTRUM *548.*
GURD 19, 95, 120, 131.
GUSSEVA-TIJEV 78.
GUSSEVA-TIJEV, E. *145, 769.*
GUTFELD, v. 134, 727.
GUTFELD, FRITZ v. *769.*
GUTH 210, *226, 451.*
GUTHMANN 586, 615, 656.
GUTHMANN, H. *688.*
GUTIERREZ, ROBERT *539.*
GUTMANN 64, 65, 391, *451*, *529.*

GUTTMANN 573, 607, 726.
GUYON 272, 279, 281, 325, 385, 397, 412, 413, 414, 415, 416, 436, 439, 440, 442, 447, 448, 462, 469, 481, *529*, 584.
GUYOMAR 556.
GYULA 215, *228*.

HAAB 60, *145*.
HAAS 393, *451*.
HAASE 99, 111, 123, 517, *548*, 713, 716, 721, 744.
HAASE, W. *769*.
HAASE, WERNER *145*.
HABBE, K. *688*.
HABERDA 35, 36.
HABEREN *529*.
HABERMANN 221, 393, 523, 524, 529, 548.
HABERMANN, R. *539*, 682, *688*.
HABUTE *539*.
HACH 19, 25, 26.
HACH, J. W. *145*.
HACKER 287.
HADANOV 303.
HÄMEL 134, 216, 217, 370, 432, *451*, 755.
HÄMEL, J. *145*, *228*, *769*.
HAENDL, F. *688*.
HAENDLY 619.
HAENENS, D' *391*.
HAGEN 173, 214, *228*, 365, 393, *451*, *769*.
HAGER 13, 260, *267*.
HAGER, BENJAMIN H. *145*.
HAGIWARA 605.
HAGIWARA, R. *688*.
HAGNER 19, 112.
HAHN 299, 564.
HAHN, F. *688*.
HAHN, R. *688*.
HAIG 67, 89, 202, *226*.
HAIG, H. A. *145*.
HAINES, W. H. *529*.
HALÁSZ 259, *267*.
HALBAN *161*, 578, 579, 639, 642, 668, *683*, *686*, *688*, *689*, *690*, *691*, *693*, *694*, *695*, *697*, *698*.
HALBAN, J. *687*, *688*.
HALBERSTÄDTER 60.
HALES 556.
HALL 18, 517.
HALL, E. R. *548*.
HALLÉ 34, 37, 41, 89, 112, 121, *145*, 163, *230*, 741.
HALLÉ, J. *777*.
HALLOPEAU 112.
HALPERN 252, *268*.
HAM 6.
HAMADA 524.
HAMADA, T. *548*.
HAMBURGER 709, 767.
HAMBURGER, F. 732, *779*.
HAMBURGER, R. 741, 755.

HAMBURGER, RICHARD *769*.
HAMILTON 111, 260, *267*, 394, 465, 755.
HAMILTON, A. 714, 736, 737, 741, *769*.
HAMILTON, ALICE *769*.
HAMILTON, B. W. 755.
HAMILTON, W. *145*.
HAMILTON, W. B. 755.
HAMILTON, WALLACE B. *769*.
HAMMER 19, 25, 59, 68, 80, 131, 168, *171*, 308, *451*, 701.
HAMMER, FR. *769*.
HAMMER, FRIEDER *145*.
HAMMERSCHMIDT 78.
HAMMERSCHMIDT, ERNST *148*.
HAMONIC, PAUL *856*.
HANKIN 65, 320.
HANNEN 613.
HANNEN, P. *688*.
HANNES 673, 674.
HANNES, W. *688*.
HANOW 216, *228*.
HANSEMANN 729.
HANSTEEN 310, 365.
HANSTEEN, E. H. *451*.
HARDEN 260, *268*.
HARDY 497.
HARDY, CH. *539*.
HARILD 183, *191*.
HARLSSE 821, 825.
HARLSSE, BRUNO *856*.
HARMSEN 59, 134, 736, 737, 752.
HARMSEN, ERNST *769*.
HARNETT *464*, 484.
HARNETT, W. L. *145*, *529*, *539*.
HARREL 262, *266*.
HARRIS 113.
HARRISON 134, 390, 445, *451*, *529*, 751, 752.
HARRISON, F. G. *543*.
HARRISON, L. W. *145*, *769*.
HARRY 30, 39, 89, 259, *267*, 393, *451*.
HARRY, F. *139*.
HARRY, FELIX *145*.
HARRYSON *451*.
HARTLEY 714.
HARTLEY, FRANC *770*.
HARTMAN 37.
HARTMAN, GEORGE W. *145*.
HARTMANN 214, *228*, 263, *270*, 432, *451*, 606, 635, 820, 842, 852, 853.
HARTMANN, E. 519.
HARTMANN, E. A. *551*.
HARTMANN, H. *688*.
HARTMANN, HENRI *856*.
HARTTUNG 508.
HARTWICH 517.
HASAGAWA 216.
HASCHIMOTO *450*.
HASEGAWA *228*.
HASENCAMP *548*.
HASHIMOTO 232, *267*, 391.

HASKIN 726.
HASKIN, S. *770*.
HASSLAUER 814, *818*.
HASTINGS 22, 250, *268*.
HASTINGS, A. BAIRD *152*.
HATA 263, *266*.
HATFIELD 710, 711.
HATFIELD, MARCUS P. *770*.
HAUG 811.
HAUG, RUDOLF 816, *818*.
HAULTAIN 750.
HAUPT 587.
HAUPT, W. *688*.
HAUPTMANN 34, 35, 89, 134, *451*.
HAUPTMANN, W. *145*.
HAUS 392.
HAUSER 679.
HAUSMANN 10, 78.
HAUSMANN, TH. *145*.
HAXTHAUSEN 249, 250, *267*, 379, 394, *451*.
HAYES 821, 824, 826, 842, 851, 852.
HAYES, HERBERT T. *856*.
HAYN 390.
HAYNE *818*.
HAYNES 796.
HAYWARD 263, *267*.
HEAD 642, 643.
HECHT 81, 82, 86, 123, 174, 183, 185, 187, 206, 260, *267*, 368, 369, 389, 392, 399, *451*, *529*.
HECHT, HUGO *145*.
HECKER 810, *818*, 820, *856*.
HECKING 674.
HEERFORDT 48, 115, *146*.
HEES *539*.
HEGAR 616, 619, 677, 850, 851.
HEGER-GILBERT 35.
HEID 390, *451*.
HEIDELBERGER 195.
HEIDENHAIN, MARTIN *548*.
HEIDINGSFIELD *529*.
HEIM 10.
HEIMAN 15, 25, 32, 35, 36, 40, 80, 84, 87.
HEIMANN 30, 163, 168, 206, *225*, 422, 681, 701, 724, 733.
HEIMANN, FRITZ *770*.
HEIMANN, W. *684*.
HEIMER 314.
HEINE 677.
HEINE, P. E. *688*.
HEINER 187, 289, 299, 328, 437, *451*.
HEINER, V. 86, 727, 728.
HEINER, L. V. *146*, *529*, *770*.
HEINRICH 752.
HEISLER 294, 295.
HEISS 276, 279, 280, 282.
HEISSLER 323.
HEITZ-BOYER *548*.
HEITZMANN *529*.
HELLENBRAND 241, *267*.

HELLER 15, 22, 25, 163, 209, 356, 557.
HELLER, J. 529, 688.
HELLMANN 710, 714, 739.
HELLMANN, BERTHA 770.
HÉLOUIN 106, 119, 146, 422, 451.
HELPERN 117.
HELPERN, MILTON 146.
HEMPEL, E. 529.
HENKE 60, 61, 62, 305.
HENLE 274, 284, 487.
HENNIG 461, 724, 730.
HENNIG, A. 529.
HENNING 688, 713, 718.
HENNING, LYDIA 146, 770.
HENOCH 703, 729.
HENRY, ROB. 146.
HENSCH 314.
HENSEL 6, 451.
HERBECK 219, 229.
HERBST 13, 55, 56, 203.
HÉRELLE, D' 39, 213.
HERESCO 204.
HÉRESCU 529.
HERINGA, G. C. 548.
HERMAN, LEON 548.
HERMANIES 90, 172.
HERMANIES, JOHN 146.
HERMANN 210.
HERMANNS 205, 519.
HEROLD 743, 750.
HEROLD, LUDOLF 770.
HERRAIZ 249, 251, 266.
HERRENSCHWAND 19.
HERRING 456, 529.
HERRMANN 78, 184, 185, 191.
HERRMANN, G. 623, 688.
HERRMANNS 641
HERRMANS, J. 688.
HERROLD 18, 20, 89, 122, 126, 134, 173, 194, 199, 368, 425, 431, 451, 479.
HERROLD, R. D. 146, 529, 539.
HERSCHAN 744.
HERSCHAN, OTTO 770.
HERTLE 580.
HERTZ 656.
HERWITZ, J. 529.
HERXHEIMER 14, 833, 838.
HERXHEIMER, K. 146.
HERZ 13, 53, 307.
HERZ, A. 529.
HERZ, R. 146.
HERZENBERG, G. 548.
HERZOG 29, 30, 31, 60, 215, 228, 284, 403, 404, 451, 605.
HERZOG, H. 146.
HESS, A. F. 770.
HESS, E. F. 539.
HESSE 74, 88, 368, 392, 451, 463, 477, 517, 529, 548, 575.
HESSE, M. 688.
HESSE, MAX 146.
HEUBNER 240, 267, 702, 729, 734, 744, 747, 764.

HEUCK 216, 228, 370, 390, 398, 451, 587, 607, 608, 652, 653, 757, 770, 848, 856.
HEUCK, W. 688.
HEURLIN 588, 589, 590, 700.
HEURLIN, MAANU AF 688.
HEUSNER 524.
HEUSSNER, H. 548.
HEWES 163.
HEYBROCK 714, 739, 756.
HEYBROCK, N. J. 770.
HEYDEN 314, 586.
HEYERMANS, L. 779.
HEYMANN 19, 60, 181, 186, 352, 579, 580, 727.
HEYMANN, F. 688.
HEYMANN, K. 768.
HEYN 206, 226, 451, 609, 620, 641.
HEYN, A. 687, 688.
HEYNEMANN 623, 624, 640, 652, 653, 658.
HEYNEMANN, TH. 687, 688.
HIBLER, V. 62.
HIESS 651.
HIESS, V. 688.
HIFT 233, 267.
HIJMANS VAN DEN BERGH 223, 230.
HILGERMANN 35.
HIMMEL 13.
HINES 540.
HINMAN 517.
HINMAN, FRANK 548.
HINRICHSEN, FR. 529.
HINSELMANN 724, 770.
HINTZELMANN 393, 451.
HIPPEL, V. 146.
HIPPOKRATES 555.
HIRSCH 11, 98, 215, 228, 392, 393, 445, 446, 451, 523, 741, 821, 857.
HIRSCH, EDWIN G. 146.
HIRSCH, EDWIN W. 548.
HIRSCH, H. 146.
HIRSCH, M. 529, 778, 860.
HIRSCHBERG 480, 529.
HIRSCHENHAUSER 651.
HIRSCHENHAUSER, F. 688.
HIRSCHFELD 64, 65, 124.
HIRSCHFELDER 18.
HIRSCHFELDER, I. O. 146.
HIRSCHL 779.
HITSCHMANN 667.
HITSCHMANN, F. 688.
HITZELBERGER 524, 548.
HOBB 618.
HOBBE 664.
HOBÖLL 184, 191.
HOCH 194, 199.
HOCHENEGG 852, 856.
HOCHSTÄDT, OTTO 540.
HOCHSTETTER 548.
HODANOV 452.
HODARA, M. 548.
HODER, FR. 191.

HÖBER 254, 267.
HÖCK 714.
HÖCK, H. 779.
HOEHNE 667.
HOEHNE, O. 688.
HÖLDER 278, 287, 783, 818, 819.
HÖLDER, A. 1.
HÖLZEL 519.
HÖLZEL, H. 525.
HOENER 187.
HOFBAUER 632, 658.
HOFBAUER, J. 689.
HOFFMANN 261, 265, 398, 452, 500, 504, 615, 618.
HOFFMANN, V. 519.
HOFFMANN, C. A. 689.
HOFFMANN, CLAUDE G. 540.
HOFFMANN, E. 59, 97, 136, 146, 311, 321, 540.
HOFFMANN, R. LEE 541.
HOFFMANN, R. ST. 648, 689.
HOFFMANN, RITTER K. VON 529.
HOFMANN 131, 216, 692.
HOFMANN, V. 131.
HOFMANN, E. 705, 706, 736, 737.
HOFMANN, EDMUND 452, 770.
HOFMANN, K. V. 390, 452.
HOFMANN, M. 228, 754, 770.
HOFMANN, W. 452.
HOFMEIER 744.
HOFSTÄTTER 210, 226, 561.
HOFSTÄTTER, R. 689.
HOGAN 15, 17, 18, 23, 289, 452.
HOGAN, JOHN F. 146.
HOGGE 11, 131, 204, 529, 542.
HOHLFELD 720.
HOLBAN 25, 27, 88.
HOLES 811.
HOLLAND 669, 675.
HOLLAND, E. 689.
HOLLBORN 7.
HOLLIDAY 205.
HOLLOWAY 463, 477, 479, 486.
HOLLOWAY, J. K. 529.
HOLM 23.
HOLM, A. J. 161.
HOLMES 699, 779.
HOLT 712, 714, 715, 716, 717, 736, 739, 741, 742, 761.
HOLT, EMMA 112.
HOLT, L. 770.
HOLTZ, F. 689.
HOLZAMER, H. 548.
HOLZBACH 68, 263, 267, 372, 374, 375, 389, 452, 586, 613.
HOLZBACH, E. 689.
HOLZBACH, ERNST 685.
HOLZKNECHT 278.
HOMBERGER 13.
HOMBRIA, M. 146.
HOME 456, 465.
HONNORAT 788, 818.

HOOCHE, G. D' *548.*
HOPE *226,* 751.
HOPE, G. *226, 688.*
HOPF 167, 179, 180, 181, 186, 187, 211, 221, 401, 436, 437, *452,* 753.
HOPF, G. 168, *171, 191, 773.*
HORAND 783, 784, 788, *818, 819,* 824.
HORDER 82, 111, 114, 122.
HORDER, THOMAS *146, 161.*
HORNE, VAN 556.
HOROVITZ 494, 497.
HOROWITZ 325, 487, 491, 492, 499, 506, 509, *548.*
HOROWITZ, M. *540.*
HORSTERS 267.
HORTA 219, *229.*
HORVATH 289.
HORWITZ 114, 203.
HORWITZ, A. *529.*
HOTTA, J. *689.*
HOTTINGER *529.*
HOU 253, *267.*
HOUSSAY, B. A. *540.*
HOVELACQUE, A. *540, 548.*
HRYNTSCHAK 520.
HRYNTSCHAK, TH. *529, 540.*
HUBER 18, 709, 710, 712, 714, 716, 820, 821, 822, 825, 837, 842, 844, 845, 847.
HUBER, A. *856.*
HUBER, F. *770.*
HUBER, O. *228.*
HÜBNER 49, 51, *146,* 575, 750, 752, 759, *770.*
HÜBNER, H. *689.*
HÜBNER, HANS *770.*
HÜBSCHER 653, 662, *693, 694.*
HÜBSCHER, K. *689.*
HUEBSCHMANN *146.*
HÜPPE 15.
HUGGINS, C. B. *540.*
HUGHES 478.
HUGHES, B. *533.*
HUGOUENCQ 131.
HUGOUENENQ 508, *547, 548.*
HUHNER 390.
HULDSCHINER 521, *529.*
HUMPHRY 494.
HUMPHRY, G. M. *540.*
HUNNER 616.
HUNNER, G. L. *689.*
HUNT, VERNE C. *540.*
HUNTER 515, 699.
HUNTER, JOHN 556.
HUNTOON 16, 19, 23.
HUNWALD 393, *452.*
HUSSEL 206, *226.*
HUSTIN 207.
HUSTIN, A. *226.*
HUTCHINGS 557.
HUTH, V. 351.
HUTH 359, *452,* 491.
HUTH, T. *146, 540.*
HUTINEL 714, *770.*

HUTNER 365, *452.*
HUTTNER *452.*
HYAMS, JOSEPH *540.*
HYMAN 491, 493, 494, 495, 501, *540.*
HYMAN, S. M. 786.
HYMAN, SAMUEL M. *818.*
HYMANSON 84, 291.
HYNIE 132.
HYNIE, JOSEF *146.*
HYRTL 277.

IACAPPARO, G. *548.*
IBSEN 286.
IDEKA, R. *548.*
IKOMA 17, 25, *148.*
IKOMA, T. *146, 548.*
ILIVER 422.
ILJINA 32, 72.
ILJINA, A. *147.*
ILJINSKI 51, 514.
ILJINSKI, W. P. *146.*
ILJINSKY 509.
ILJINSKY, W. P. *548.*
IMMEL 615.
IMMEL, E. F. *689.*
INGALL, J. *540.*
INGMAN 734.
INGMAN, ÅKE *770.*
INGMANN *452.*
INGRAM 515.
INGRAM, J. W. *779.*
INGRAM, O. C. P. *549.*
IPSEN 35.
IPSEN, C. *146.*
IRONS 181, 183, 194, *199,* 204, 437, *452,* 727.
IRONS, E. E. *779.*
IRRERA 517.
IRRESBERGER 596, *689.*
IRVIN, R. *534.*
ISAAK 565.
ISACSON, L. *549.*
ISNARDI 714, 716, *767.*
ISRAEL 98, 741.
ISRAEL, E. *770.*
ISRAELI 4.
ISRAELI, CLARA *146.*
ISRAELSON 185, *192.*
ISUMANS 423.
ITO 262, *269.*
ITURRI *452.*
IVANTER 718, 755.
IVANTER, B. *770.*
IVANTER-BRAGINSKAJA 705, 706, 751, *770.*
IVENS 203.
IVY 20.
IWAKI 234, *267.*
IWANOFF 569, 591, 634.
IWANOFF, N. Z. *689.*
IWANOV. 32.
IWANOW 46, 51, 55, 72, 73, 96, 711, 722.
IWANOW, N. S. *146, 147, 689.*

IWANOW, N. Z. *770.*
IZAR 252, *266, 267.*
IZWOJNICKA 179, 437, *452.*
IZWOJNICKA, L. *191.*

JABLENNEK 446, *452.*
JABLONSKI 32, 119, 126.
JABLONSKI, S. *147.*
JABLONSKIJ, J. *529.*
JACK 755.
JACK, W. R. *770.*
JACOB 647.
JACOBI 704.
JACOBITZ 311.
JACOBSOHN 7, 104, 175, *191,* 248, 249, 259, *267,* 394, *452.*
JACOBSOHN, J. 490, *540.*
JACOBSON, H. *856.*
JACOBSTHAL 7, 10, 12, 20, 130, 134, *452.*
JACOBSTHAL, E. *147.*
JACOBY 14, 47, 49, 50, 55, 56, 57, 87, 94, 124, 129, *162,* 283, 293, 296, 308, 322, *452,* 466, 468, 479, 482, 483, 484, 494, 496, 497, 502, 503, 513.
JACOBY, A. *689.*
JACOBY, ADOLPH *147.*
JACOBY, ARTHUR *147.*
JACOBY, F. *529.*
JACOBY, FR. 460.
JACOBY, M. *140,* 456, 457, 464.
JADASSOHN 4, 6, 7, 8, 35, 44, 50, 55, 56, 58, 65, 77, 79, 83, 86, 93, 95, 114, 133, *136, 147, 152, 153, 157,* 163, 166, 168, 169, 170, *171,* 187, 190, 206, 221, 231, 232, 235, 236, 238, 245, 247, 249, 257, 264, *267, 268,* 272, 280, 282, 289, 293, 295, 305, 307, 308, 320, 321, 323, 324, 326, 328, 330, 331, 332, 336, 337, 338, 342, 343, 344, 347, 348, 359, 374, 377, 387, 394, 396, 397, 399, 405, 407, 410, 416, 419, 420, 421, 422, 424, 428, 431, 432, 436, 444, *452,* 458, 462, 463, 466, 467, 471, 475, *529, 542,* 566, 570, *689,* 710, 745, 751, 780, 788, 799, *819,* 821, 824, 834, 842, 848, 849, *858.*
JADASSOHN, J. 1, *147,* 166, 167, *171, 226,* 231, 245, 258, *685, 689, 692, 770, 818, 856.*
JADASSOHN, W. 67, 72, 166, *171,* 516, *770.*
JADASSOHN, WERNER *147, 549.*
JÄGER 84, 671.
JÄGERROOS 624.
JÄGERROOS, B. H. *689.*
JÄHNKE 358, *452.*
JAHIWARA 248.
JAJA 205, 220, *229,* 262, *267,* 361, 362, 364, *452.*

JAKOB 620.
JAKOBY 613.
JAKOBY, M. *530*.
JAKOVLEV 522, *530*.
JAKOWLAV 365.
JAKOWLEW *452*.
JAMIN 279, *530*.
JAMPOLSKI 59.
JAMPOLSKI, FANNY *147*, 304.
JANCKE 60, *147*.
JANET 3, 4, 5, 11, 12, 25, 31, 32, 34, 59, 63, 69, 72, 80, 86, 87, 93, 95, 97, 103, 104, 106, 107, 119, 127, 231, 238, 260, 261, 263, *267*, 282, 312, 313, 314, 317, 336, 337, 340, 342, 361, 362, 363, 374, 378, 381, 382, 383, 384, 386, 387, 391, 397, 398, 402, 405, 407, 408, 409, 413, 414, 415, 416, 432, 443, 445, 447, 448, *452*, 491, 519, *530, 540*, 706, 822, 830, 849.
JANET, G. *452*.
JANET, J. *147*.
JANET, JULES *770, 856*.
JANOVSKI 570.
JANOWSKI 64, 303.
JANSON 216, *228*, 370, *452*, 726, *770*.
JANSOW 370.
JANUSCHKE 213.
JARECKI *452*.
JASCHKE 598.
JASCHKE, v. 588, 589, 590.
JASCHKE, R. TH. v. *689, 694*.
JASKOLKO 723.
JASKOLKO, F. *148, 770*.
JASKOLSKO 708.
JASNITZKI 365, *452*.
JAUBERT 18, 208, *226*, 368, *452*, 848.
JAUBERT, A. *144, 539, 855*.
JAUDEL *549*.
JAUSION 82, 87, 94, 98, 115, 118, 119, 179, 205, 219, 220, *229*, 262, *267*, 349, 362, 364, *452*.
JAUSION, HUBERT *147*.
JEAN 517.
JEAN, G. *551*.
JEANDELIZE 204.
JEANSELME *147*, 515.
JECK *452*.
JECK, H. S. *530*.
JECKSTADT 18, 22.
JEFIMOFF *549*.
JELIFFE 109, *149*.
JENKINS 18, 20, 21, 88, 173.
JENKINS, C. E. *147*.
JENNER 6.
JENS 706, 726, 727, 821.
JENS, P. A. *774, 859*.
JENSEN 10, *549*, 601.
JENSEN, CH. *689*.
JENSEN, V. *152*.

JENSEN, WILHELM *147*.
JENTZ 96, 167, 793, *819*.
JENTZ, E. *154*.
JERSILD 99, 821, 829, *856*.
JERSILD, M. *856*.
JERSILD, O. *856*.
JESIONEK 46, 47, 48, 51, 76, 784, 785, 786, 788, 802, 818, *856*.
JESIONEK, A. *147*.
JESSNER, M. 38, 109.
JEWELL 513, 514.
JEWELL, C. ALEXANDER *549*.
JIANU 215, *228*.
JOACHIMOGLU 241, *267*.
JOACHIMOVITS 10, 19, 20, 24, 25, 35, 38, 49, 51, 78, 82, 122, 129, 130, 131, 132, 206, *226*, 591, 595, 611, 621, 625, 645, 650, 674, *690, 697*, 829, 830, 831, 832, 834, 835, 842, 849, 850.
JOACHIMOVITS, R. *147, 689, 856*.
JOACHIMOVITS, ROBERT *856*.
JOANIDES, MINAS *770*.
JOANNIDES 709.
JOBST 82.
JODALEVIČ 706, 726, 755, 821, 826, 828.
JODALEVIČ, G. *770, 856*.
JODLBAUER 261.
JÖTTEN 20, 38, 42, 88, 89, 90, 130, 167, 172, 175, 202, 206, 232, 247, 248, *267*, 290, 366, *452*, 646, 755.
JÖTTEN, K. W. *147, 689*.
JOHANSEN 709, 741, 751.
JOHANSEN, A. A. *770*.
JOHN 183, 430.
JOHN, F. *191*.
JOHNS 471.
JOHNS, F. *530*.
JOHNSON 112.
JOHNSTON 123, 129, 131.
JOHNSTON, JAMES J. *147*.
JOHNSTON, JOHN M. *147*.
JONNESCO, D. *153*.
JOOSS 380.
JOOSS, K. *530*.
JORDAN 35, 116, 132, 133, 187, *191*, 401, 430, 432, 437, *452*, 507, *549*.
JORDAN, A. *530*.
JORDAN, P. *143*.
JORDAN, PAUL *148*.
JOSEF, M. *530*.
JOSEPH 12, 64, 68, *136*, 195, *199*, 211, 260, *267*, 278, 289, 303, 358, 390, 391, 392, 397, 419, *452*, 506, 640, 752, 755.
JOSEPH, A. *225, 685, 766*.
JOSEPH, M. *148, 540*.
JOSEPH, S. *689*.
JOSSELIN DE JONG, DE 129.
JOSSELIN DE JONG, R. DE *148*.

JOST 61, 164, *171*, 303.
JOST, JOHANNES *148*.
JOST, WERNER *139, 450*.
JOUMANS 232, 389, 399.
JOUNG 260.
JOURDANET 83, 116, 125.
JOURDANET, P. *148*.
JUDENIČ 32, 119, 126.
JUDENIČ, V. *147*.
JUDLNIC 165, *171*.
JUERGENS 787, 788.
JÜRGENS *818*.
JULIUSBERG 607.
JULIUSBERG, F. *689*.
JULIUSBERG, FRITZ *856*.
JULIUSBURGER 821.
JULLIEN 68, 109, 124, 131, 299, 507, 707, 820, 821, 822, 824, 832, 833, 836, 837, 838, 847, *856*.
JULLIEN, LOUIS *818*.
JUNDELL 4, 15, 19, 27, 34, 41, 62, 88, 164, 173, 202.
JUNG 634, *689*, 705, 707.
JUNG, P. *770*.
JUNGHANNS 390, *452*, 505.
JUNGHANNS, HERBERT *540*.
JUNGHANS 258, *267*.
JUNIUS 68.
JUNKER 460, 492, 493, 499, 500.
JUNKER, H. 489, 490, 491, 500.
JUNKER, HANS *540*.
JUPILLE 19.
JURAK *148*.
JUWADSCHEFF 380.

KABATSCHNIK 446.
KADISCH 21, 23, 24, 35, 89, *140*, 174, 182, *190*, 244, 262, *267*, 286, 401, 430, *452*, 737.
KADISCH, L. E. *148, 191, 770*.
KÄRCHER 259, *267*.
KAGANOV 89.
KAGANOV, L. *148*.
KAHAN 68, 289.
KAHLBAUM 10, 11, 223, *766*.
KAHN 708, 723, 729.
KAHN, A. *148, 770*.
KAHN, ALEX *770*.
KAISER 754.
KAISER, A. *770*.
KAISER, M. *540*.
KAJKA 368.
KALACZ 393, *452*.
KALINDERO 115.
KALININ 164, *171*.
KALISCHER 282.
KALL *452*.
KALLMANN 356, *452*.
KALT 80.
KAMINER *533*.
KANDIBA 12, 19, 22, 24, 26, 30, 31, 34, 89, *149, 452*.

KANDIBA, L. L. *148.*
KAPLAN 673.
KAPLAN, L. *689.*
KAPP 358, *452.*
KAPPUS 515.
KAPSAMER 98.
KAPUSCINSKI *549.*
KARETZKOJA 735.
KARISCHEWA 437, *452,* 727.
KARISCHEWA, K. *770.*
KARMIN 132, *148.*
KARO 265, 364, *452,* 824, *857.*
KARO, W. *530.*
KARRENBERG 20, 211, 220, *226, 229,* 362.
KARRO 24.
KARRO, K. *148.*
KARTAL, ST. *540.*
KARTAMISCHEV, ANATOL *148.*
KARTAMISCHEW 6, 30, 261, *267, 332,* 397, *452.*
KARTAMYSEF 302, *452.*
KARTAMYSEV 60, 63.
KARTAMYŠEV, A. *148.*
KARWACKI 18, *155.*
KARWOWSKI *549,* 580, *689.*
KARWOWSKI, v. 508.
KARYSCHEWA 368, 735.
KARYŠEF 756.
KARYŠEV 734, 735.
KARYŠEV, K. *770, 771.*
KARYSEWA 179.
KARYSEWA *191,* 220, *229.*
KASAKOFF 175, *191, 452.*
KASASSOF 755, 756.
KASASSOFF *771.*
KASPER 361.
KASSAQUE 299.
KAST 800, *818.*
KASTRO-LIMA 408, *452.*
KATZ, G. *689.*
KATZ, TH. 586, *689.*
KAUFMANN 57, 209, *226,* 284, 354, *452,* 513, 522, *549,* 732, 740.
KAUFMANN, EMIL *779.*
KAUFMANN, ERNST 767.
KAUFMANN, M. *530.*
KAUFMANN, S. *771.*
KAUMHEIMER 707, 723, *771,* 846.
KAUMHEIMER, L. *857.*
KAUSMAN 706, 726, 755, 821, 826, 828.
KAUSMAN, A. *770, 856.*
KAUSMANN 708, *771,* 754.
KAWAMURA, RINYA *549.*
KAYSER 615.
KAYSER, K. *689.*
KAZDA, F. *857.*
KEENEDY, W. *540.*
KEERSMAECKER 464, 485, *530.*
KEINING 207, 211, *226,* 370, 519, *531,* 651, 751, 753.
KEINING, E. *531, 692, 773.*
KEITLER 656, 666.

KEITLER, H. 690, *693.*
KELLEY 173.
KELLY 659, 752, 834.
KELLY, H. A. *689.*
KEMBLE, ADAM *530.*
KENESSEY 709, 711.
KENESSEY, A. *771.*
KENNEDY 492, 502.
KENNEL, VON 652.
KENNER, ROBERT *549.*
KENNETH *544.*
KERIN 260, 394.
KERL 117, 210, 216.
KERL, W. *148, 226, 227.*
KERMAUNER 631.
KERMAUNER, F. *689.*
KERN 471.
KEROPIAN 756, *771.*
KERSTEN 209, *226,* 646.
KERSTEN, H. E. *689.*
KERTESZ 412.
KESSLER 81, 122, *540,* 701.
KESSLER, E. E. *148.*
KEVE 505, 522, 524.
KEVE, FR. *530, 549.*
KEVE, FRANZ *540.*
KEYES 477.
KEYES, E. L. *530.*
KEYES, EDWARD L. *549.*
KIANI 361, *452.*
KICEVAC, M. *549.*
KIDD 705, 714, 733, 740, *771.*
KIDD, FRANK *540.*
KIEBES 296.
KIEFER 4, 9, 15, 16, 25, 27, 29, 31, 33, 34, 42, 60, 61, 62, 85, 93, 94, 131, *148,* 305, 814, *818.*
KIELLEUTHNER, L. *530.*
KIENE 78, 83, 84, 108, 109, 110, 111, 112, 148, 262, *267,* 290, *452,* 463.
KIENE, E. *530.*
KIENE, ERNST *148.*
KIENLIN 700, *771.*
KILDUFFE 10, 103, 181, 680, *690.*
KILDUFFE, R. A. *148.*
KILDUFFE, ROBERT A. *779.*
KILE, RAY P. *540.*
KILLIAN 810.
KIMBALL 712, 714, 716, 717, 739, 741, 742, 792.
KIMBALL, RENEL B. *771.*
KIMBELL 112.
KINDBORG 8, *148.*
KING 674.
KING, ROBERT L. *537.*
KINGSBURG, A. NEAVE *148.*
KINSELLA 18, 19, 23.
KINSELLA, R. A. *148.*
KIPARSKI 668.
KIRCHHOFF, HEINZ *771.*
KIRCHNER 37.
KIRKLAND 717.
KIRKLAND, HAMILTON *771.*

KIRMISSON *530.*
KISS 378, 379, 380.
KISS, F. *530.*
KISSMEYER 391, *452, 857.*
KISTJAKOVSKIJ 220, *229,* 361, 362, *452.*
KITAMURA 51.
KITAMURA, S. *148, 549.*
KITASATO 41.
KITCHEWATZ *148.*
KJELLBERG 742, 744, 745, *857.*
KJELLBERG, GERDA 771.
KLAFTEN 714, 715, 718.
KLAFTEN, E. *148, 771.*
KLAGES, FRIEDRICH *549.*
KLARFELD, M. N. *771.*
KLAUSNER 10, 68, 259, 267, 392, *452,* 476, 501.
KLAUSNER, E. *148, 530, 540, 771.*
KLEEFELD 210.
KLEEMANN 587, *690.*
KLEIN 6, 77, 189, 262, *266, 267,* 306, 397, 435, *449, 452.*
KLEIN, A. E. 252, *268.*
KLEIN, FR. *191.*
KLEIN, G. 562, *690.*
KLEIN, O. 235, 239, 244, 434.
KLEIN, OTTO *148, 452.*
KLEIN, W. *148.*
KLEINHANS 627, *690.*
KLEINSCHMIDT 729, 732.
KLEINSCHMIDT, H. *771.*
KLEPPER 789, *818.*
KLIEN 612.
KLIENEBERGER 731.
KLIEWE 205.
KLINDERT 392, *452.*
KLING 184, *191.*
KLINGMÜLLER 57, 215, 258, 264, 265, *267,* 364, 391, 417, 564, 652, 833, 839.
KLINGMÜLLER, V. *148, 228, 690, 857.*
KLIPPEL, M. *148.*
KLISSUROW, A. *530.*
KLÖPPEL 180, 186, 204, 206, 393, *452,* 390.
KLÖVEKORN *452,* 518, 524, *549,* 706, 823, 825, 826, 849.
KLÖVEKORN, G. H. *771, 857.*
KLÖVERKORN 821, 827, 828.
KLOPSTOCK 821, 825, 829, 830.
KLOPSTOCK, ERICH *854.*
KLOSE 111.
KLOSE, H. *148.*
KLOTZ 752, *771.*
KNACK 479.
KNACK, A. V. *530.*
KNAUER 112, 652, 714, 715, 739.
KNAUER, HANS *148, 771.*
KNEUCKER, ALFRED WALTER *857.*

KNOPP 368.
KNORR 46, 81, 124, 582, 608.
KNORR-FLESSA 677.
KOBAK 195, 196, *199*.
KOBERT 248.
KOBLANCK 704, *771*.
KOBRAK 732.
KOBRAK, ERWIN *771*.
KOCH 2, 3, 4, 12, 14, 16, 17, 18, 19, 20, 23, 25, 33, 34, 37, 38, 42, 53, 60, 62, 63, 73, 83, 90, 114, 122, 123, 129, 130, 131, 132, 135, *136*, 172, 338, *452*.
KOCH, J. 16, 17, 20, *148*.
KOCHER 496, 499, 508, 512, 516, *540*.
KÖBER 390.
KÖHLER 194, 392, *452*, 524, 598.
KÖHLER, H. 194, *199*.
KÖHLER, R. *690*.
KÖLLIKER 299.
KÖNIG 523, *549*, 842, *857*.
KOENIG, PAUL 241.
KÖNIGSFELD 10, 131, *148*.
KÖNIGSTEIN 117, 515.
KOERNER 827.
KOERNER, JOHANNES *857*.
KÖSTER 216, 596.
KÖSTER, H. *228*.
KÖSTER, O. *690*.
KÖRTE 851.
KOFLER 233, 237, *268*, 355, *454*.
KOFLER, L. 237.
KOFLER, LUDWIG *540*.
KOGA 31, 131, 290, 422, *452*.
KOGA, JICHIRO *148*.
KOGAN 836.
KOGAN, J. *857*.
KOGOJ 374, *452*.
KOHL 209, 214, *226*, *228*.
KOHLRAUSCH 273.
KOHN 392, 511.
KOHRBACH 364.
KOLISCHER 579.
KOLISCHER, G. *690*.
KOLL 477.
KOLLATH 19, 22, 24, *151*.
KOLLATH, W. *149*.
KOLLE 6, 17, 19, 22, 24, 130, *136*, *142*, *144*, *147*, *148*, *149*, *151*, *170*, 174, *190*, *224*.
KOLLER 393, *452*.
KOLLER, H. *540*.
KOLLINER 206, *226*.
KOLLMANN 50, *149*, 274, 283, 294, 402, 403, 419, 426, 427, 439, 440, 441, 442, 443, 458, *530*, *532*, *540*, *542*, *551*, 579, 582.
KOLLMANN, A. *690*, *693*.
KOLMER 179, 181, 183, 727.
KOLMER, J. A. *771*.
KOLOPPS 515.

KOLTHOFF *267*.
KOLTJAR 734.
KOLTJAR, M. *771*.
KONRAD, V. 133, 220, *229*, *452*, 623, 644, 652, 677, *690*, 727.
KONRAD, E. *690*.
KONRAD, ERIKA 35, *149*, *771*.
KOPELOFF 10.
KOPLIK 703, 707, 714, 724, 732.
KOPLIK, H. *771*.
KOPP 125, 407, *857*.
KOPSCH 457.
KOPSCH, FRIEDR. AUGUST *149*.
KORALLUS 770.
KORBER 497.
KOREČKOJ, S. *771*.
KORNFELD 521.
KORNFELD, F. *530*.
KOROBKOW 164.
KOROBKOWA 30.
KOROBKOWA, E. *150*.
KORSANO, F. *690*.
KORTENHAUS 731, *771*.
KOSSMANN 46.
KOSTITCH-YOKSITCH 112, 714, 739.
KOSTITCH-YOKSITCH, SMILYA A. *149*, *771*.
KOTTLORS 598.
KOTTLORS, E. *690*.
KOUVITSCHINSKY, CATHÉRINE *779*.
KOVACS 23.
KOVÁCS, N. *149*.
KOWALLEK 393, *452*.
KOWARSCHIK 656, 522, 524.
KOWARSCHIK, J. *690*, *549*.
KRAFFT-EBING 169.
KRÁL 18.
KRAMER, G. *540*.
KRANTZ 24, 26.
KRANTZ, W. *149*.
KRASKE 852.
KRATTER 35, *149*.
KRAUS 14, 17, 19, 22, 25, 39, 40, 43, 60, 64, 65, 117, 130, *136*, *142*, *144*, *147*, *148*, *149*, *151*, 163, 174, *190*, *224*, 288, 369, 442, *529*, 629, *818*.
KRAUS, E. 629, *690*.
KRAUS, F. *818*.
KRAUS, LUDW. *149*.
KRAUSE 14, 163.
KRAUSE, B. 23.
KREBS 487.
KREBS, G. *530*.
KREBS, M. L. *549*.
KRECHEL 259, *267*, 393, *452*.
KREDBOVÁ 109. •
KREDBOVÁ, PAVLA *149*.
KREINER, WOLF *549*.
KREKELS 715, *549*, *771*.
KRENCEL, F. *149*.
KRENZEL 78.
KRENZEL, F. *149*.

KRETSCHMAR 205, 513, 514.
KRETSCHMER 49, 50, 51, 81, 288, 476, 501.
KRETSCHMER, H. L. *530*.
KRETSCHMER, HERMAN L. *540*, *549*.
KREUTZMANN *779*.
KREUTZMANN, HENRY A. R. *549*.
KRINKE, J. *687*.
KRIST 203.
KRISTELLER 598, 604, 701.
KRISTENSEN 727.
KRISTENSEN, MARTIN 177, *771*.
KRISTJANSEN 174, 179, 680, 727, 728, *690*.
KRISTJANSEN, A. *690*.
KRISTJANSEN, AAGE *190*, *191*, *771*.
KRITZLER 582, 677, *690*.
KRIVOSCHEJEW 11, *452*.
KRIVOSCHEJEW, N. P. *149*.
KRIZMANN 735.
KRIZMANN, S. *775*.
KROEBER *452*.
KROEMER 722, 733, *771*.
KRÖMKER, H. *530*.
KRÖNIG 84, 85, 116, 117, 119, 120, 121, *152*, 560, 670, 673, *686*, *690*, 701, 816, *818*.
KRÖNIG, B. *692*.
KRÖSING *540*.
KRÖSL *452*.
KROGIUS *530*.
KROM 290, 321, *452*.
KROMAYER 216, 220, *229*, 338, 362, 390, 426, 429, *530*, 615, 655, 752.
KROMAYER, E. *228*.
KROPEIT *540*.
KROPP 206, 358, *452*.
KROTOSZYNER *530*.
KRÜCKMANN 47, 49, 50, 52, 53, 57, 59, 63, 69, 76, 115, 118, *149*.
KRÜGER 491, *530*.
KRUKENBERG 87, 130.
KRUSPE 111, *149*, 752, 755.
KRUSPE, M. *771*.
KRZONKOLLA 615, *690*.
KRZYSZTALOWICZ 7.
KUDISCH *779*.
KUDLICH 505.
KUDLICH, H. *540*.
KÜBELSTEIN *226*.
KÜCKENS 673.
KÜCKENS, H. *690*.
KÜHBACHER 206.
KÜHN 507.
KÜHNE 13.
KÜMMEL 638, *819*.
KÜMMELL 780, 852, *857*.
KÜSTER, E. *149*.
KÜSTNER 196, *686*.
KÜSTNER, O. 636.

KUHN 597, *690*, 708, 751.
KUHN, CLIFFORD 775.
KUHN, ROBERT *857*.
KUKUDSHANOW, N. J. *549*.
KULLENS 219, *229*.
KULLENS, PIERRE *549*.
KUMER 216, *228*, 370.
KUMMER 851.
KUMMER, ROBERT H. *857*.
KUNEWÄLDER 35, 181, 680.
KUNEWÄLDER, E. *690*.
KUNOS 115.
KUNOS, STEPHAN *149*.
KUNZE 190.
KUNZE, A. *191*.
KURZWEIL 728.
KURZWEIL, P. M. *771*.
KUŠELEVSKIJ 733, 735, 741, 761.
KUŠELEVSKIJ, A. *771*.
KUŠELEVSKY 577, *690*, 706.
KUŠELEWSKY 714.
KUŠMIR, M. *857*.
KUSMOKI 519.
KUSMOKI, F. *530*.
KUŠNIR 45, 48, 50, 53, 55, 702, 703, 704, 707, 708, 821.
KUŠNIR, M. *149*, *771*.
KUSUNOKI 18, 206.
KUTKA 179, *192*.
KUTNER 380, 381, *452*, *549*.
KUTSCHER 18, 22, 38, 118, 119, 130, 131, *149*.
KUTTKA *452*.
KUTTNER, ARTHUR 810, *818*.
KUZNITZKY 37.
KUZNITZKY, E. *149*.
KWIATKOWSKI 92, 219, *229*, 363.
KWIATKOWSKY 186, 187.
KYAW 615, *690*.
KYRLE 209, 519, 652.
KYRLE, J. *530*, *549*.

LABHARDT 209, 567, 591.
LABHARDT, A. *690*.
LABORDE 311, 497, *540*.
LABORDE, J. *779*.
LABRY 663.
LABRY, R. *692*.
LACKUM, V. 260, *267*, 463, 477, 479, 486, 487.
LACKUM, H. W. V. *529*, *530*, *531*, *541*.
LACQUERIÈR 645.
LACROIX 174.
LADE 754, *771*.
LADES-MÜCKE *452*.
LADIVAR 446.
LAEPPLE 196.
LAEPPLE, H. *199*.
LÄWEN 204, 642.
LAFFAILLE 517.
LAFFAILLE, ANDRÉ *549*.

LAHAYVILLE, CH. *540*.
LAHM 48, 700.
LAHM, W. *149*.
LAILEY 180, 680.
LAILEY, L. *690*.
LAITINEN 15, 37, 41.
LALLEMAND 497, 498.
LAMBERT 210, *225*.
LAMBKIN 4, 16, 39, 42, 62, 306, 350, 368, 410, *452*.
LAMBKIN, E. C. *149*.
LAMBLIN 705.
LAMBLING, A. *854*.
LAMBRY 114.
LAMENANT, A. *549*.
LAMIAUD *528*.
LAMPERT 516.
LANCON 368.
LANÇON *450*.
LANDAU 64, 65.
LANDAU, TH. *690*.
LANDÉ 732.
LANDEK *452*.
LANDEKER 615, 655, 678, *690*, *692*, *696*.
LANDESMAN 78, 706, 821, 825, 826, 829.
LANDESMAN, A. *149*, *690*, *771*, *857*.
LANDIVAR *452*.
LANDT 260, *267*.
LANG *136*, *540*, 678, 750, 755, 841, *857*.
LANG, V. *771*.
LANG, O. *690*.
LANGE 210, 244, *267*, 368, 392, 393, *452*, *453*.
LANGER 9, 23, 24, 27, 29, 32, 34, 42, 47, 49, 52, 68, 69, 70, 82, 88, 89, 90, 95, 96, 98, 99, 114, 115, 117, 122, 125, 126, 132, *136*, *139*, *140*, *149*, *153*, *154*, *159*, *160*, 164, 205, 210, 220, 223, *226*, *230*, 231, 248, 249, 250, 259, 263, 265, *266*, *267*, 271, 278, 283, 308, 310, 314, 316, 317, 318, 321, 322, 336, 342, 362, 372, 374, 375, 389, 392, 394, 410, 416, 423, 445, *450*, *452*, *453*, 456, 458, 460, 461, 462, 464, 465, 469, 470, 471, 473, 478, 479, 482, 485, 486, 488, 489, 491, 492, 493, 494, 498, 500, 501, 502, 503, 504, 505, 506, 509, 510, 511, 512, 515, 519, 521, 520, 524, *526*, *535*, *537*, *540*, *546*, 565, 567, 570, 586, 646, 650, *696*, 706, 707, 717, 720, 733, 734, 793, 805, *817*, 833, 842, 849.
LANGER, E. *139*, *226*, *229*, 519, *530*, *541*, 568, *685*, *688*, *690*, *767*, *858*.
LANGER, ERICH *549*, *771*, *818*, *857*.

LANGER, MAX *779*.
LANGERMANN 446, *450*, 523.
LANGHANS 216, 220, *229*, 362.
LANGLEBERT 352, 385.
LANGSTEIN 707, 747.
LANTUÉJOUL 700, 701, 720, 725, 729, *767*.
LANZ 6, 7, 53, 55, 65, 68, 98, 287, 289, 294, 295, 307, 323, 385, 638, *818*.
LANZ, V. *549*.
LANZ, T. *549*.
LANZ, T. V. *549*.
LAPENNA 524, *549*.
LA PEYRONNIE *532*.
LAPOWSKI 30.
LAPŠINA 570, 571.
LAPŠINA, V. *690*.
LAQUEUR *452*, 851.
LAQUEUR, A. *690*.
LARKIN 109.
LARKIN, I. H. *158*.
LARKIN, JOHN H. *149*.
LAROCHE, A. 535, *550*.
LARREGLA 78, 304, *452*, *533*.
LARREGLA, SANTIAGO *149*.
LARSEN, G. J. C. *857*.
LASCANO GONGALEZ, J. M. *540*.
LASCH 238, *269*.
LASKOWSKI 521, *530*.
LASSAR 83.
LATZKO 587.
LATZKO, W. *690*.
LAUBER 706.
LAUBSCHER 209, 650.
LAUBSCHER, W. *226*, *690*.
LAUCON 205, 211, *226*.
LAUFFS 809, *818*.
LAUPER *150*.
LAURENCE, J. *779*.
LAURENT 115, 116, *145*, 508, 713, 715, 716, 717.
LAURENT, G. *541*.
LAURENT, H. *769*.
LAUTER 165, *170*, 706, 707, 723, *772*, 821, 826, 828.
LAUTER, LEO *857*.
LAUTIER 109.
LAVANDERA 363, *452*.
LAVAUX 382.
LAVENANT 509.
LAWRYNOWICZ 12, 30, 31, 286, 422, *452*.
LAWRYNOWICZ, A. *150*.
LAWSON 74.
LAWSON, GEORGE M. *150*.
LAYANI 129.
LAYANI, F. *141*.
LAYNE 98, *530*.
LAZARUS 473.
LAZARUS, J. A. *530*.
LAZARUS, J. W. *530*.
LEA 606, *690*.
LEA, CAREY 252.
LEBEDEFF *779*.

LEBEL 809, *818*.
LEBERT 845, *853*.
LEBEUF, F. *858*.
LEBOEUF 19, 25.
LEBOUF, F. *150*.
LEBRETON 96, 206, 319, 368, 460, *530*, *857*.
LEBRETON, P. *150*.
LEBRETON, PAUL *541*.
LEBRUN 579, *690*.
LE CAT *858*.
LECHNER 23, 111, 185.
LECHNER, A. *141*.
LE CLARE 368.
LE CLERK 205.
LEDERER 42, 63, 194, *199*, 628.
LEDERER, L. *690*.
LEDERER, MAX *162*.
LEDERMANN 6, *158*, 397, 515, 524.
LEDERMANN, R. *150*.
LEE-BROWN 461, 463, 476.
LEE-BROWN, R. U. *532*.
LEEDE 112, 124, *150*.
LEES 111, 124, 703, 705, 706, 707, 718, 721, 733, 735, 741, 745, 749, 750, 752, 755, 756.
LEES, DAVID 142, *150*, *772*.
LEFF, CHARLES O. *549*.
LE FORT 507.
LE FUR 81, *137*, 203, 205, 210, 290, 314, 349, 368, *451*, 479, 480, 491, 520, 523, *528*, *537*, *690*.
LE FUR, R. *528*, *547*.
LE FUR, RENÉ *150*.
LEGEZYNSKI 186, 187.
LEGOND 469.
LEGRAIN 60, 117, 131.
LEGRAIN, P. *858*.
LEGUEU 452, 493, 516, *530*, *541*.
LEHMANN 12, *150*, 641.
LEHMANN, F. *690*.
LEIBER 312.
LEIBFREID 452.
LEJBFREJD 195, *199*, 211, *227*.
LEIBHOLZ 751.
LEIBHOLZ, ERNST *772*.
LEIDENIUS 112.
LEIDI 262.
LEIPOLD 609.
LEIPOLD, W. *690*.
LEISTIKOW 14, 62, 163, 258, 394, *452*, 556.
LEITES 11, 63, 64, 99, 185, *192*, 303, 437, *450*, *452*, 491, 506.
LEITES, L. *138*, *150*, *537*, *549*.
LEITES, L. R. *150*.
LEJTES 209, *226*, 437, *452*.
LEKISCH *268*, 263, 379, 383, 390, *453*.
LEKISCH, B. *452*.
LELLI-MAMI 730.
LELLI-MAMI, P. *772*.
LE MASSON *150*.

LEMBERSKY, B. 816, *818*.
LEMIERRE 74, 112, 124.
LEMIERRE, A. *150*.
LEMOINE, GEORGES *549*.
LEMONNIER 68.
LEMPERT 516.
LEMPERT, HELLMUT *549*.
LENARTOWICZ 181.
LENATOWICZ, J. T. *452*.
LENEPP 716.
LENHARTZ 6, 84.
LENNANDER 735, 741.
LENNANDER, K. G. *772*.
LE NOIR *855*.
LENS 82.
LENSMANN *530*.
LENZ 216, 259, *267*, 307, 362, 370, 371, *452*.
LENZMANN 216, *228*, 370, 587.
LEONARDO, DI 220, *229*.
LEOPOLD 380, *452*, 673.
LÉPINAY 38, 75, 112, *150*, 310, *452*.
LEPINAY, E. *137*.
LEPLAY 202.
LÉRI 184, *192*, 203.
LESCYNSKI 735.
LESHNEW 203.
LE SOUDIER 19, 26, 30, *150*, 422, *455*.
LESS 710.
LESSER 4, 7, 8, 12, 75, 101, 116, *147*, 280, 328, 336, 397, 419, 421, 703, 714, 751, *772*, *819*.
LESSER, E. 85, *150*.
LESSER, FR. *150*.
LESSER, FRITZ 790.
LESZCZYNSKI 8, 96, *150*, 265, 312, 316, 317, *452*.
LETZEL 320.
LEUCHS 64.
LEUTENEGGER 122.
LEUTENEGGER, CARL J. *154*.
LEVEN 98, 99, 101, 126, *150*, 389, 426, *452*.
LEVENSON 64, 65, 78.
LEVENSON, N. *150*, *857*.
LEVENT 115, 713, 715, 716, 717.
LEVENT, R. *145*, *769*.
LEVENTHAL 705, 706, 727, 741, 742, 753.
LEVENTHAL, M. L. *159*, *776*.
LEVI 260, *267*.
LEVI, LEONE *772*.
LEVIKOJ 314, *453*.
LEVIN 194, 437, *453*, *856*.
LEVIN, ERNST *772*.
LEVIN, G. *150*.
LÉVINE 196, *199*.
LEVINTHAL 3, 9, 10, 11, 12, 13, 14, 15, 16, 20, 21, 23, 24, 25, 26, 29, 30, 37, 38, 42, 62, 76, 90, 97, 98, 118, 119, 121, 129, 132, 134, *143*,

175, *226*, 248, 287, 305, 306, 308, 432, *453*, 649, 727.
LEVINTHAL, A. *150*.
LEVINTHAL, W. *690*.
LEVITH *267*.
LEVRETON 167.
LÉVY 851.
LÉVY, ANDRÉ *857*.
LÉVY-BING 219, *229*.
LEVY-DORN 90.
LÉVY-FRANCKEL *772*.
LEVY-LENZ *150*.
LEVY, RICHARD *772*.
LÉVY-SOLAL 183.
LÉVY-WEISSMANN 93, *150*, 821, 822, 823, 825, 833, 835, 836, 842, 844, 848, *857*.
LEWIN 64, 65, 99, *192*, 213, *226*, 237, *267*, 303, 314, 354, 357, 403, *453*, 464, 487, 491, 492, 494, 497, *531*, *533*.
LEWIN, A. 316, *541*.
LEWIN, E. 43, 208, *226*.
LEWIN, E. M. 31, *150*.
LEWIN, G. 113.
LEWIN, M. 208, *226*.
LEWINSKI 393, *453*.
LEWINSKY 702, 703, 706, 707, 721, 725, 744, 748, 749, 751, 755, 756.
LEWINSKY, HERMANN *772*.
LEWINTHAL 62.
LEWIS 476, 478, 517, *530*.
LEWIS, B. *541*.
LEWIS, BRAUSFORD *549*.
LEWITH 261, 397, *452*.
LEYBERG 316.
LEYDEN 799, 802, *819*.
LEYDEN, V. 58, 65, 112.
LICHNER *267*.
LICHTENBERG 283, 316, 403, *453*.
LICHTENBERG, V. 265, 266, *267*, 284, 316, 318.
LICHTER 214, 215.
LICHTER, A. *228*.
LIDSTRÖM 82.
LIDSTRÖM, F. *150*.
LIEBE *150*, 713, 718, 739, *772*.
LIEBERKÜHN 56, 57, 707, 837, 839, 843, 844.
LIEBMANN 217.
LIEBMANN, G. *228*.
LIEBRECHT 390, *454*.
LIEGNER 664.
LIEGNER, B. *691*.
LIENGME 362, *453*.
LIEPMANN 787.
LIÈVRE 184, *192*.
LILIENSTEIN 212, *226*, 362, *453*.
LILIENTHAL 265, 355, 366, 391.
LIMA 453.
LINDAU, ARVID *150*.
LINDE 69, 70, 78, 81, 82, 86, 167, *171*, 287, *454*.
LINDE, E. *149*, *156*.

LINDE, E. J. *156.*
LINDEMANN 615, *691.*
LINDEN *691.*
LINDENFELD *150.*
LINDENFELD, L. *150.*
LINDGREN, ELIS *550.*
LINDIG 651.
LINDIG, P. *691, 692.*
LINDNER 47, 52, 53, 57, 62, 63, *150,* 587, 609.
LINDNER, E. *691.*
LINDNER, K. *150.*
LINDQUIST 729.
LINDQUIST, NILS *772.*
LINGELSHEIM 76, 77, 131.
LINGELSHEIM, V. 38, 129, *819.*
LINGELSHEIM, W. V. *151.*
LINGER 289.
LINHARDT 356, 477.
LINNEAR 204.
LINSER 203, 390, *453,* 619.
LINSER, PAUL *226.*
LINZENMEIER 640, 671, 676.
LINZENMEIER, G. *691.*
LION 265.
LIPMANN *453.*
LIPP 10, *151.*
LIPPERT 392, *453,* 586.
LIPPERT, H. *691.*
LIPPMANN 408, *453.*
LIPSCHÜTZ 22, 25, 27, 63, 119, 134, 357, 566, 579, 757.
LIPSCHÜTZ, B. *691.*
LISSIEVICI 258, *266.*
LISSNER 260, 392, *453.*
LISSOVSKAJA 185.
LISSOWSKAJA 437, *453.*
LITTLE 111.
LITTLE, JOHN 264.
LITTRE 55, 56, 64, 66, 72, 81, 101, 235, 239, 259, 265,284, 293, 303, 311, 312, 313, 314, 334, 351, 354, 368, 372, 384, 387, 390, 393, 399, 400, 402, 403, 404, 406, 416, 423, 430, 435, 439, 456, 460, 461, 466, 577.
LITVAK 209, *226,* 506.
LITVAK, L. *549.*
LITWAK 206, 366, 368, *453, 550.*
LIVERČ 472, 473, 479, 484.
LIVERČ, M. *531.*
LIVON 205.
LJACHOVICKIJ, N. *544.*
LLOYD 24, *151,* 491, 492, *541.*
LLOYD, D. *151.*
LOCHTE 68, 79.
LOEB 84, 208, 215, 364, 367, *453,* 508, *550,* 575, 650, 714, *779.*
LOEB, H. 214, *228, 691.*
LOEB, HEINRICH *151.*
LÖB 378, *453.*
LÖFFLER 6, 7, 13, 14, 17, 31, 42, 60, 332, 556, 676, 733, 785, 800, 805.

LÖHE, H. *151.*
LÖHLEIN 23, 258.
LÖNEBERG 841.
LÖNEBERG, INGOLF *857.*
LÖSCHKE 109.
LOESER 43, 74, 88, 366, 367, *453,* 589, 591, 597, 620, 646, 647, 672.
LOESER, A. *226, 691.*
LOESER, ALFRED *453.*
LÖSER 206, 561, *698.*
LÖSER, A. 206.
LOEW 508, *551.*
LÖW 46, 234, 277, 411, *453,* 508.
LOEWE *453.*
LOEWE, OTTO *772.*
LÖWE 244, *267,* 392, 393.
LÖWENBERG, MAX *550.*
LOEWENHARDT 114.
LOEWENHEIM 66.
LÖWENHEIM 95, 99, 510, 515, *550.*
LOEWENSOHN 393.
LÖWENSOHN 259, *267.*
LOEWENSTEIN 33.
LOEWENSTEIN, LUDW. *139.*
LOEWENSTEIN, W. *151.*
LÖWENSTEIN 37, 219, 220, *229.*
LÖWENTHAL 22.
LOEWY 197.
LOEWY, ERNA *199.*
LOFARO 109, *151,* 713, *772.*
LOGAN 646.
LOGAN, D. *691.*
LOGHEM, VAN 11, 31, *151,* 725.
LOHNSTEIN 51, 54, 64, 65, 94, 248, 258, *267,* 303, 337, 338, 383, 385, 394, 397, 461, 471, 484, *526, 528, 531, 533, 550.*
LOI, L. *531.*
LOJANDER 78, 706, 722.
LOJANDER, W. *151, 772.*
LOMBARD 517.
LOMBARD, PIERRE *550.*
LOMHOLT 99, *192,* 249, *267,* 379, 380, 385, 386, 388, 396, 399, *453.*
LOMMEL 508.
LOMMEN 392, *453.*
LONDON *194, 199.*
LONG 203, 204, 755.
LONG, J. P. 767.
LOOSSEN 35.
LOP 204, 714.
LOP, P. A. *772.*
LOPER 204.
LÓPERZ UMÉLLEDES FRANCISCO *151.*
LOPEZ 124.
LORCH 8, 10, 35, 36, *453.*
LORCH, H. *151.*
LORENTZ 12, 15, 16, 18, 20, 24, 25, 30, 31, 33, 34, 35, 36, 37, 89, 99, 118, 126, 131, 134, *453.*

LORENTZ, B. 25.
LORENTZ, FR. H. *141, 151.*
LORENTZ, KARL *151.*
LORENZ 491, *547,* 725.
LORTAT 204, *226.*
LORTAT-JACOB 77.
LORTAT-JAKOB, E. *160.*
LOTT 579, *685, 691.*
LOUIS 195, *200.*
LOUMEAU *531.*
LOUREIRO, JULIO R. *550.*
LOUSTE 717, *772, 857.*
LOVÉN 709, 712, 714, 717.
LOVÉN, SIGURD *772.*
LOWENSOHN *453.*
LOWSLEY, O. S. *151, 531, 538, 541.*
LOZANNO 204.
LUBARSCH *199,* 501.
LUBARSCH, O. *541.*
LUBOWSKI *453.*
LUCAS 492, *550.*
LUCAS, C. *857.*
LUCAS, G. *541.*
LUCKE 359, *453,* 586, *691.*
LUCKERT 359, *453.*
LUCZNY 69, 577, *772.*
LUCZNY, H. *691.*
LUDFORD, REGINALD JAMES *550.*
LUEG, W. *692.*
LÜTH 258, *268,* 391, *531.*
LÜTH, W. *550.*
LUGOL 13, 106, 304, 433, 434, 444, 613, 682, 754.
LUITHLEN 213, 519, 649.
LUITHLEN, FR. *531.*
LUMBROSO 68, 734.
LUMBROSO, UGO *151, 772.*
LUMIÈRE 19, 24, 43, 620, 647.
LUMIÈRE, A. *151, 691.*
LURJÉ, J. *541.*
LUSCHKA 517.
LUSTGARTEN 117, 131.
LUSTIG 235, 254, *269.*
LUSZTIG 203, *226.*
LUTH 519.
LUTTENBERGER *226,* 650.
LUTTENBERGER, A. *691.*
LUTZ 407, *453,* 520, *531.*
LUYS 95, 407, 408, *453,* 491, *541,* 703, *772,* 781, 792, *819.*
LUYS, G. *151.*
LUYS, GEORGES *541.*
LVOV 210, 620.
LVOV, N. *691.*
LYDSTON 68, 203.
LYNCH 728, 751, 755.
LYNCH, FREDERICK J. *772.*
LYONS, OLIVER *541.*

MACAIGNE 112.
MCCAHEY 491.
MACANDIER *550.*

MACARTNY 700, 729, 732, 737.
MACBARNAY 638.
MCBURNEY 711.
MCCAY 516.
MCCAHEY, JAMES F. *538, 543*.
MCCARTHY, JOSEPH F. *538, 540*.
MACCANI 362.
MACCARI 220, *229*, 262, *268*.
MCCARLE 323.
MACCHI 713, 714, 716.
MACCHI, A. *772*.
MCDONAGH 219, *229*.
MCDONALD ELLICE 673.
MACÉ 4.
MACERA 710, 714, 756.
MACERA, JOSÉ MARIA *772, 777*.
MCCREA 81, 343, *451*.
MCCREA, LOWRAIN E. *142*.
MCGOWAN 487, *528*.
MACGREENWALD *548*.
MACHO 260.
MACHT *268*, 394, *453*.
MACHT, D. J. 233.
MCILROY 672, 673.
MCILROY, A. L. *691*.
MACK 501, 504, *543*.
MACK, D. W. *543*.
MACKAY 314, *452*, 510.
MCKAY, HAMILTON W. *152*.
MCKEE 6, 129, *152*.
MACKENZIE *817*.
MACKENZIE, VON *819*.
MACKENZIE, MORELL 809, *819*.
MACKENZIE-FORBES 112.
MCKEORN, HUGH 814.
MCKEOWN, HUGH *818*.
MCKHANN 37, *156*.
MACKIE 517.
MACKIE, J. A. *546*.
MCKINNEY 203.
M'LEOD 37.
MCLEOD 20, 25, 304.
MCLEOD, J. W. *152, 155*.
MACMUNN *531*.
MACNAUGHTON 21, 23.
MACNAUGHTON, F. G. *151*.
MCNEIL 728, 775.
MCNEIL, A. *779*.
MCNEILL 179, 181, 183, *192*.
MACQUAIRE 25.
MCQUILLIAN, A. B. *544*.
MCREOWN, HUGH *145*.
MADERNA 524, *550*.
MADLENER 606.
MADLENER, M. *691*.
MADZUGINSKIJ 84, *151*.
MAGAUD 278.
MAGNI *531*.
MAHOUDEAU-CAMPOYER 122, 124.
MAIER 94, 609.
MAIER, E. *151, 691*.
MAIER, F. H. 753, *779*.
MAIER, OTTO *779*.
MAILLÉ 206.

MAILLOT 204.
MAINZER 214.
MAINZER, F. *228*.
MAJOCCHI 381.
MAKARI 361, *453*.
MAKENZIE 642.
MAKOWER 732, *772*.
MALASSEZ 513.
MALCOVATI 621.
MALCOVATI, P. *691*.
MALHERBE 788, *819*.
MALTA 522.
MAMLOCK 502, *541*.
MAMOT 736.
MAMOT, E. B. *772*.
MAN *268*, 347, 348, *453*.
MANDELSTAMM *226*, 845, 849.
MANDELSTAMM, ALEXANDER 857.
MANDL 25, 71, 80, *268*, 516, 591.
MANDL, F. *531, 550*.
MANDL, L. *691*.
MANDL, P. 245, 246.
MANGANOTTI 394.
MANKIEWICZ *531*.
MANN, BERNARD *772*.
MANN, L. T. *531*.
MANNABERG 117, 131, 261.
MANNICH 233, 258, *268*, 390, *453*.
MANO 215, *228*.
MANOLI 211.
MANOLI, L. *226*.
MANSFELD 253, 255, *268*, 658.
MANSFELD, O. *691*.
MANTEGAZZA 22, 844, *857*.
MANU OF HEURLIN *772*.
MANZI 129.
MANZI, LUIGI *151*.
MAPES, CHARLES C. *857*.
MARAGLIANO 65.
MARCANI *450*.
MARCÉ 497, 513, *541*.
MARCEL 432, *453*, 491.
MARCEL, J. E. *151, 541*.
MARCHAND 851.
MARCHAND, J. H. *854*.
MARCHIONINI 61, 219, 235, 254, *268, 269*.
MARCHIONINI, A. *229*.
MARCHIONINI, ALFR. *151*.
MARCOZZI 219, *229*, 259, 262, *268*, 361, 362, *453*.
MARCUS 33, 640.
MARCUS, M. *689*.
MARESCH 628, 667.
MARESCH, R. *691*.
MARFAN 702, 703, 710, 713, 714, 715, 716, 755, *772*.
MARFAN, A. B. *772*.
MARGULIÉS *531*.
MARGULIS 99, 314, *453*.
MARGULIS, J. *151*.
MARIANI 28, 92, 364, *453*.
MARIANI, G. *151, 550*.

MARJASSIN 60, 65, 208, *226*, 472.
MARJASSIN, S. *151, 531*.
MARINESCU 25, 205.
MARINGER 121, 203.
MARION 203, 477, 491, *531*.
MARION, G. *531, 550*.
MARION, M. *550*.
MARK 500.
MARK, ERNEST G. *541*.
MARKHEIM 88.
MARKUS 477.
MARKUS, A. *526*.
MARLAND 179.
MARQUARDT 176, 188, 189, *192*, 196, *200*.
MARQUARDT, F. *192*.
MARRAS 216.
MARRAS, A. *228*.
MARSAN 219, *229*.
MARSAN, F. *531*.
MARSELOS 125, *453*, 491, 679.
MARSELOS, V. *550, 691*.
MARSELOS, VALÈRE *151*.
MARSELLOS, VALERIO *541*.
MARSHALL 21, 517, 759, 761, 833.
MARSHALL, A. *151*.
MARSHALL, C. H. *548*.
MARSHALL, JESSIE *772*.
MARSHALL, WILLIAM A. *857*.
MARTHEN 130.
MARTIN 59, *151*, 520, *531*, 673, *772*, 834.
MARTIN, A. *148*, 671, *691, 779*.
MARTIN, E. *691*, 710, 711, *772*.
MARTIN, HANS *857*.
MARTIN, J. *151, 531, 537*.
MARTIN-PEPTON 17.
MARTINEAU 112, 824, 836, *857*.
MARTINEAU, J. *161*.
MARTINI 216.
MARTIUS, H. *691*.
MARUOKA 16, 27.
MARUOKA, F. *151*.
MARUOKA, KIGEN *151*.
MARUTA 10, *453*.
MARUTA, YUKIHARU *151*.
MARUYAMA, KIOTO *857*.
MARX 4, 38, 709, 743, *772*.
MARX, HUGO *152*.
MASCALL 179, *192*, 422, *453*, 728.
MASCALL, W. NEVILLE *772*.
MASIA, AUSONIO *550*.
MASINI 516.
MASLAKOWSKY 163, 164.
MASLOVSKI *152*.
MASLOVSKI *671*.
MASLOVSKY, W. *691*.
MASLOWSKY 40, 41.
MASSA 310.
MASSEY *531*.
MASSIA, G. *858*.
MASSIA-PILLON 409, *453*.
MASSINI 75, 109, 129.

Massini, Rud. *152.*
Matarasso *453.*
Matarese 195, *199.*
Matas, Rudolph *541.*
Mathé 461, 463, 476.
Mathé, C. P. *532.*
Mathé, P. *532.*
Mathieu, P. *772.*
Matta, C. *531.*
Mattissohn 393, *453,* 703, 705, 706, 707, 709, 714, 715, 718, 721, 731, 733, 740, 741, 742, 745, 752, *772,* 826.
Mattrassi 512.
Matula 240, *266, 268.*
Matusis 522, *530, 534.*
Matzdorff 78, *152,* 290, *453,* 640, 676, *684, 686, 691.*
Matzenauer 136, *136,* 260, 281, 294, 398, 579, 678, *686,* 614.
Matzenauer, R. *152, 691.*
Mau 263.
Mauricard *225.*
Mauriceau 816.
Maurice *542.*
Maurizio 179, *192.*
Mawas 203.
May 6, 117, 476.
May, F. *531.*
Mayer 112, *152,* 183, 487, 493, 494, 497, 503, 519.
Mayet *531.*
Mayo 852.
Mayock, P. *531.*
Mayock, Peter P. *541.*
Mayr 61, 76, 77, 78, 81, 82, 86, 87, 127, *229, 453,* 821, 823, 826.
Mayr, J. 167, *171,* 290, 303, 434.
Mayr, J. K. 591, *691.*
Mayr, Jul. *453.*
Mayr, Julius *550.*
Mayr, Julius K. *152.*
Mayr, L. G. *857.*
Mazer 707, 723, 726, 750, 751, 754, *772.*
Mazza 714, 716, *779.*
Mazzacuva, Guiseppe *550.*
Meader 173.
Meakins 755, *767.*
Médioni 220, *229.*
Meersseman *192, 453.*
Meibom 69.
Meinicke 174, 188, 189, *191,* 198.
Meinicke, E. *192.*
Meirowsky 164, 165, 216, 290.
Meirowsky, E. *227.*
Meissonier 793.
Meister 707, 709, 710.
Meister, V. B. *772.*
Mejia 709.
Mejia, Raphael *772.*
Melchior *531,* 711.

Mello 210.
Mello, G. *226.*
Mellroy 675.
Melly, Béla *550.*
Melun 362.
Memmesheimer *190,* 429, 519.
Ménard 792, *819.*
Menck *192.*
Mendelsohn 462, *529.*
Mendes 201.
Mendes de Leon 731, 741.
Mendes de Leon, M. A. *772.*
Mendez 17, 42, 205.
Menge 4, 15, 25, 51, 56, 66, 71, 76, 87, 97, 98, 116, 117, 118, 120, 121, 122, 124, 125, *152,* 463, 557, 560, 562, 570, 588, 589, 593, 600, 606, 612, 617, 623, 629, 658, 664, 670, 672, 673, *692,* 701, 702, 703, 706, 707, 720.
Menge, K. *152, 692.*
Mennert *453.*
Mennet, P. *857.*
Menton 791, *818.*
Menzen 704, 705, 706, 714, 730, 733, 741, *857.*
Menzen, Jakob *772.*
Menzer 169.
Menzi 586, 621, 652, 705, 714, 757.
Menzi, H. *692, 772.*
Meoni, L. *152.*
Merck 433.
Merdler 233, 234, *269, 454.*
Merenlender *550.*
Mergelsberg 260, 398, *452.*
Méric, Viktor de *692.*
Merk 750, 832.
Merk, Ludwig 779.
Merklen 203.
Merler 508.
Merlini 19.
Mermet 820, 823, 824, 836.
Mersereau 409, *453.*
Mersseman 429.
Merzbach 357.
Merzbach, Georg *818.*
Meschcerskij 80, 81, 82, 124, *152,* 290, 292, 320, 350, *453.*
Mesinescu 27, 88.
Mesnil 263, *268.*
Messerli 255, *268.*
Metraux *547.*
Metschnikoff 64, 557.
Metzger 209, *226,* 241, *268.*
Meyer 356, 391, 650.
Meyer, F. 164, 215, *228.*
Meyer, Fr. M. *453.*
Meyer, Fritz M. *550.*
Meyer, J. 752.
Meyer, L. *226,* 368, *453.*
Meyer, Luise *692.*
Meyer, O. 91.
Meyer, R. 51, 578, 601, 603, 628, 632, 667, *692.*

Meyer, S. 96.
Meyer, Séraphin *152.*
Meyer, W. *531.*
Meyer-Overton 254.
Meyerhardt 356:
Meyerstein 700, 703, 706, 721, 723, 729, 741, 748, 755, 756.
Meyerstein, G. *772.*
Mezard 843, *854.*
Mézard *857.*
Mezger 394, *453.*
Mezö, Béla *541.*
Mibelli 381, 511.
Michael 22, 24, *152.*
Michael, M. *152.*
Michael, M. J. *139.*
Michaelis 8, 13, 36, 58, 244.
Michalovitch 702, 710, 712, 741, *772.*
Michalsky 521.
Michalsky, H. *531.*
Michaud 712.
Michel 445, *453,* 740, 741.
Michel, M. *857.*
Michel, P. *769.*
Michel, P. I. *144.*
Micholitsch 667.
Micholitsch, Th. *692.*
Michon 633, 663.
Michon, L. *692, 697.*
Middleton 710, 737, 741, 751.
Middleton, R. H. *772.*
Mierzecki 65, 78, 303, *453.*
Mierzecki, H. *152.*
Migamoto 260, *268.*
Migliorini *531.*
Mihalovici 219, *229,* 790, 791.
Mihalovici, F. *819.*
Mikelberg 707, 723, 750, 752, 754.
Mikelberg, Henry B. *773.*
Mikulicz, v. 622, 664, 780, *819.*
Mikulicz-Radecki, F. v. *692.*
Milchewitsch 422.
Miley 495.
Milhit 129.
Milian 116.
Miller 19, 22, 24, 39, 49, 250, *268,* 717.
Miller, jr., C. Philip *152.*
Miller, J. W. *152,* 557, 625, *692.*
Miller, Ms. *541.*
Miller jr., Ph. C. *138.*
Miller, Ralph T. *772,* 812, *819.*
Millian 502, *541.*
Milochevitch 30, 31, 33, 38, *453.*
Milochevitch, S. *152, 155.*
Milton 299.
Minder 363, *453,* 475.
Minder, G. *531.*
Minder, J. *531.*

MINERBI 6.
MINERBI, C. *152.*
MINET 89, 131, 491, 500, 504.
MINET, H. *152, 541.*
MINGOPOULO 112.
MINSKI, AGNES *858.*
MINVIELLE 203.
MIRAKJANE 216, *228.*
MIRAVENT 19, 90, 290, *453.*
MIRAVENT, J. M. *152, 158.*
MIRONITSCHEW 10, *152.*
MIROPOLSKI 69, 124.
MIROPOLSKI-SERATOW *152.*
MIRSAGATOW 211, *226.*
MISCH *819.*
MISLAWSKY 460.
MISLAWSKY, N. *531.*
MITCHELL, A. *531.*
MITCHELL, J. *531.*
MITCHELL, JOHN 541.
MITJUKEVIČ 732.
MITJUKEVIČ, N. *772.*
MITRIEF *453.*
MITÜCKEVIČ 17.
MITÜCKEVIČ, N. *152.*
MIURA 700.
MIURA, H. *773.*
MIYAHARA 20.
MIYAHARA, MASAYASU *153.*
MKRTSANZ 432, *453.*
MKRTŠANZ, A. *153, 541.*
MÖLLER 83, 119, *226,* 313, 364, 394, *453,* 491.
MØLLER 110, 244, *268.*
MØLLER, HANS ULRIK *153.*
MØLLER, KNUD 244.
MÖLLER, M. *541.*
MOENCH 173, *192.*
MÖNCH 754.
MOHR, V. 88, 180.
MOHRMANN 190, 259, *268,* 393, *453.*
MOHRMANN, B. *192.*
MOLIGNON 838.
MOLLA y PICATOSTE *550.*
MOLLOV 42, 63.
MOLLOV, MOLLIE *162.*
MOLTSCHANOFF 40, 41, 42, 115, *153.*
MOMBAERTS, JEAN *550.*
MONACELLI 445, 446, *453.*
MONCORPS 517.
MONCORVO 714, *773.*
MOND *268.*
MONDOR *153,* 211.
MONDOR, H. *226.*
MONDSCHEIN 78, 117, 209, 391, 398.
MONDSCHEIN, M. *153.*
MONIS 260, *268,* 392, 398, *453.*
MONDSCHAU 755.
MONTAG 653.
MONTAG, H. *692.*
MONTAGNE 579.
MONTAGNON 461, 462, *531.*
MONTAGUE, J. F. *858.*

MONTANARO 219, *229,* 260, *269.*
MONTEGGIA 512.
MONTEMARTINI, G. *550.*
MONTESANO 262, *268.*
MONTPELLIER *153,* 174.
MONTPELLIER, J. *155.*
MOORE 4.
MOOS 645, 679, *688.*
MORALES VILLAZON, LEON 777.
MORALES VILLAZON, NESTOR 777.
MORAN *153, 541.*
MORAX 13, 24, 26, 34, 41, 87, 89, 130, *153,* 163, 203, 734.
MORAX, V. *773.*
MOREL 14.
MOREL-LAVALLÉE 69.
MORELLI 129.
MORELLI, F. *153.*
MORGAGNI 56, 283, 284, 311, 312, 313, 314, 334, 345, 354, 372, 399, 402, 403, 404, 439, 456, 487, 497, 517, 577.
MORGENROTH 218, 261, 397, *453.*
MORGENSTERN 398, *453,* 517, 582.
MORGENSTERN, A. *690.*
MORILLO 179.
MORIMOTO 20, 220, *229,* 235, *268.*
MORIMOTO, T. *153.*
MORINI 205, 391.
MORINI, LORENZO *550.*
MORIS 638.
MORO 98, *153,* 479, *531.*
MORQUIO 715.
MORQUIO, L. *773.*
MORRIS 699.
MORRISSEY, JOHN H. *541, 543.*
MORROW 741, 754, 755, 756.
MORROW, LOUISE *773.*
MOSETTI 640.
MOSETTI, P. *692.*
MOSKALEW 163.
MOTOHATA 51.
MOTOHATA, M. *148, 549.*
MOTORNOV *268.*
MOTORNOV, J. *550.*
MOTORNOW 209, *226,* 435, *453.*
MOTSCHAN, W. *779.*
MOTZ 440.
MOUCHET 84, *153,* 516.
MOURADIAN 96, 126, *153,* 167, 263, *268,* 398, *453, 531.*
MOUTIER 835, 840.
MOUTIER, FR. *858.*
MOUTIER, FRANÇOIS *858.*
MUCCI 194, *199,* 362.
MUCH 645, 646.
MUCH, H. *692.*
MUCHA 38, 131, 209, 216, *228,* 620, 647, 703, 704, 705, 706, 708, 709, 714, 751, 753, 755,

781, 782, 788, 791, 792, 796, 805, 807, *818,* 820, 822, 824, 825, 828, 831, 834, 839, 845.
MUCHA, V. 530, *692, 773.*
MUCHA, VIKTOR *819, 858.*
MÜCKE *148.*
MÜHLE *773.*
MÜHLHOFF 259, *268.*
MÜHLPFORDT *153,* 260, *268,* 289, 314, 316, 317, 392, *453,* 836, 846.
MÜHLPFORDT, H. *531, 550, 858.*
MÜHSAM 23, 124.
MÜLLER 13, 14, 84, 125, 169, *171,* 173, 174, 181, 189, *191,* 205, 285, 409, 434, 524, *539,* 557, 571, 586, 628, 680, *690,* 727, 755, 757.
MÜLLER-OPPENHEIM *768.*
MÜLLER, E. A. *692.*
MÜLLER, E. F. 63, *153,* 214, 435, *550, 692.*
MÜLLER, EDUARD *153.*
MÜLLER, F. 237, *268,* 755.
MÜLLER, IMRE *550, 551.*
MÜLLER, J. *773.*
MÜLLER, K. 347.
MÜLLER, LEOPOLD 811, *819.*
MÜLLER, P. *692.*
MÜLLER, R. 174, *192,* 215, *228, 453, 550, 692, 766.*
MÜLLER, RUDOLF 189.
MÜLLER, W. 253, *269.*
MULSOW 17, 23, 25, 28, 38.
MULSOW, F. W. *153.*
MULSOM 28.
MULZER 57, *136, 153,* 179, 207, 211, 215, 321, 370, 371, 407, 408, 434, 436, *453,* 512, 515, 519, 524, *531, 550, 554,* 651, 751, 753, *773,* 780, *819.*
MULZER, P. *192, 226, 531, 692.*
MULZER, PAUL *773.*
MUNDORFF, G. *531.*
MURADOFF 522, *531.*
MURATA 190, *228.*
MURELL 203.
MURERO 714, 756.
MURERO, G. *773.*
MURERO, GINO *550.*
MURPHY 508, *550.*
MURRAY 99, 362, 823, *858.*
MURRAY, R. M. *153.*
MUSCATELLO 42.
MUSCHA 707.
MUSKAT 214, 215, *228.*
MUTSCHLER 613.
MYAMOTO 19.
MYAMOTO, R. *153.*
MYERS 203.
MYSING 310.

NABARRO 111, 731, 732, 741.
NABOTH 603, 616.
NABOTH, MARTIN 556.

NAGANO 132.
NAGEL 131, 165, *453*.
NAGELL 12, 30, 31, 34, 38, 40, *154*, *171*, 184, 186, 189, *190*, *192*, 206, 207, 220, *225*, *229*, 362, 367, 392, 404, 422, 446, *453*, *694*.
NAGELL, H. *153*.
NAGELSCHMIDT 272, 524.
NAHMMACHER, W. *692*.
NAIDU *453*.
NAITO, EIJI *550*.
NAKANO *153*.
NAKANOIN 700.
NAKANOIN, T. *773*.
NALDERDE 287.
NAMÉI 196, *199*.
NAND LAL 20, 23, *153*.
NANNOTTI 110.
NANU (MUSCEL), J. *153*.
NAPALKOW 824.
NAPALKOW, H. J. *858*.
NASINI 755.
NASISI, FILIPPO *773*.
NASSAUER 597, 752, *773*, 849.
NASSAUER, M. *692*.
NASSAUER, MAX *858*.
NASSE 110, 123.
NAST 216, 522, 587, 754.
NAST, E. *773*.
NAST, O. *228*, *532*, *692*.
NASTJUKOW 18, *153*.
NATHAN 390.
NAUJOKS 206, *226*, 675, 677, 682.
NAUJOKS, H. *692*.
NAUMANN 260, *268*, *453*, 494, 497.
NAVARRO 713, 714, 716, 717.
NAVARRO, JUAN C. *153*, *773*.
NEAVE 263.
NEBESKY 635.
NEDUMOV 165, *171*.
NEELSEN 51.
NEELSON 422.
NEERGAARD 240, 258, 389, 390, 394, 395, 586.
NEERGAARD, VON 241, 242, 243, 249, 251, 252, 257, *268*, *453*.
NEERGAARD, K. V. 241.
NEGRO 205.
NEGRONI 19, 90.
NEGRONI, P. *152*, *158*.
NEISSER 1, 3, 6, 10, 14, 15, 32, 39, 64, 87, 93, 130, *141*, *142*, *143*, *148*, *149*, *152*, *155*, *156*, *159*, *160*, 163, 169, 238, 239, 257, 264, *268*, 272, 280, 285, 303, 328, 331, 336, 347, 352, 353, 355, 359, 360, 371, 372, 374, 377, 379, 380, 387, 388, 389, 394, 397, 399, 405, 416, 418, 419, 420, 421, 422, 424, 430, 438, 443, *453*, 458, 461, 463, 479, 486, 491, 507,

523, *546*, 556, 583, *685*, 703, 731, 733, 799, 811, 820, 821, 839, 841.
NEISSER, A. *153*, 194, *532*, *692*, *858*.
NEISSER, ALBERT 2.
NEISSER, E. 21, 112, 113.
NEISSER, M. 22.
NEISSER, PAUL *532*.
NÉLATON 342.
NELKEN 132, *153*, 461, 476, 479, 480, 494.
NELKEN, A. *532*, *541*.
NELLER, K. *532*.
NELLMEIER 304.
NELSON *532*.
NEMILOFF, ANTON *551*.
NERNST 241.
NETER 732, *773*.
NEU 679.
NEUBERG *230*, *268*.
NEUBERGER 5, 61, 63, 64, *153*, 430, *551*, 579, 580, 820, 824, 836, 839, 845, 847, *858*.
NEUBERGER, J. *153*, *692*.
NEUBURGER 83, 112, 237, *268*.
NEUBURGER, K. *532*.
NEUENDORFF-VIEK 606.
NEUENDORFF-VIEK, F. *695*.
NEUER 197, 437, *453*, 680.
NEUER, J. *199*, *692*.
NEUFELD 62, 305, *453*, 615, 678, 752, *773*.
NEUFELD, N. *692*.
NEUFELD, O. 361.
NEUHOEFER *453*.
NEUHÖFFER 390.
NEUJEAU 701.
NEUMANN 12, 30, 130, *150*, 398, 461, 494, 495, 511, *530*, 671, 734, 780, *819*, *856*, *858*.
NEUMANN, HANS OTTO *153*, *773*.
NEUMANN, J. *136*, *532*, *541*, 672, *692*.
NEUMEIER *453*.
NEUSSER *532*.
NEVERMANN 649, 653, 679.
NEVILLE, W. 179.
NEVLER 179, 180, 181, *192*.
NEWLER *192*, *453*.
NEWLES 174.
NEWMAN 851.
NICHOLIS, M. F. *153*.
NICHOLS 81.
NICKEL 477, 487, 493, 501, 824, *858*.
NICKEL, A. C. *532*.
NICKEL, ALLEN C. *541*.
NICOL 181.
NICOLAS *858*.
NICOLAS, J. *858*.
NICOLAYSEN 21, 40, 41, 42, *153*, 163, 164, 733, 735, 737.
NICOLAYSEN, LYDIA *773*.

NICOLETTI 42, 43, 130, 262, *268*, 314, *453*.
NICOLETTI, VALERIO *153*.
NICOLINI 800.
NICOLL 203, 727.
NICOLL, H. K. *779*.
NICOLLE 10, 13, 118, *142*, 205, 208, 263, *268*, 646, 651.
NIEDEN 734.
NIEDEREHE 701.
NIEDERMEYER *551*.
NIELSEN 71.
NIELSEN, LUDW. *153*.
NIEMANN 729.
NIESSING *268*.
NIKOLINI 800.
NINES 809.
NIRENSTEIN 254, *268*.
NISCHIWAKI 460.
NISCHIWAKI, K. *532*.
NISCHKE 393, *453*.
NISHIMURA, N. *553*.
NISHIO 179, 180, *192*, *453*.
NITTA 262, *268*, 397, *453*.
NITZE 439, 440, 442.
NIVET 564, *692*.
NOBEL 394, 717, 813.
NOBEL, C. *773*.
NOBEL, E. *819*.
NOBL 50, 51, 56, 58, 310, 311, 381, 508, 512, 513, 515, *551*.
NOBL, G. *153*, *692*, *858*.
NOCHT 6.
NOEGGERATH 98, 99, 421, 556, 664, 706, 709, 716, 718, 720, 729, 732, 752, 755, 757, 764, *773*.
NOEGGERATH, E. *692*.
NOGUÈS 23, 84, 116, 120, 127, 130, *142*, *153*, *450*, 469, 477.
NOGUÉS *532*.
NOGUÉS, ALBERTO *551*.
NOGUIS 131.
NOHLEN 730, 750, *773*.
NOHLEN, ARNO *773*.
NOICA 225.
NOIRÉ 18, *156*.
NOLEN 705, 714, 735.
NOLTE 609, 669, *693*.
NORAND 784, *819*.
NORDMANN *858*.
NORICARD 210.
NORRIS 617, 707, 723, 726, 750, 752, 759.
NORRIS, C. C. *779*.
NORRIS, CH. C. *693*.
NORRIS, CHARLES C. *773*.
NORSTRÖM-LIND 714, 715, 718, 739.
NORSTRÖM-LIND, SIGNE *773*.
NORTH 18.
NORTHRUP 18, 710.
NORTHRUP, W. P. *773*.
NORTON 727, 728.
NORTON, SARAH L. *775*.

NOTES 703, 706, 709, 714, 721, 741, 751, 754.
NOTES, BERNARD 773, 776.
NOTHNAGEL 818, 819.
NOTTHAFFT 221, 222, 230, 289, 391, 453.
NOTTHAFFT, VON 458, 461, 462, 463, 479, 480, 481, 483, 486, 532.
NOURNEY 204, 652, 693.
NOVACK 700.
NOVAK, JOSEF 773.
NOVOTELNOVA 181, 183, 192.
NOVOTEL'NOVA 727.
NOVOTEL'NOVA, O. 773.
NOWICKI, G. 535.
NÜRNBERGER 579, 658, 667, 668, 671.
NÜRNBERGER, L. 693.

OAKLEY 205.
OBERLÄNDER 50, 274, 283, 294, 419, 422, 426, 427, 440, 443, 462, 480, 481, 530, 532, 542, 551, 579.
OBERLÄNDER, F. M. 693.
OBERMAYER 74, 88, 262, 267.
OBERMAYER, M. E. 693.
OBERMAYER, MAX E. 146.
OBERMEYER 463.
OBRETEL 192.
OBRTEL 453.
OBTULOWICZ 78, 190, 192.
OBTUŁOWICZ, M. 154.
OCCHIPINTI, GIUSEPPE 542.
OCKART 379.
O'CONNOR 252, 267.
O'CONNOR, E. 154.
O'CONOR 445, 450, 524, 615.
O'CONOR, V. J. 685.
O'CONOR, VINCENT J. 546.
ODENTHAL 209, 214, 226, 228.
ODISCHARIA 278.
ODISCHARIA, S. 542, 543.
ØIGAARD 189, 191.
OEKONOMOS 154.
OELZE 6, 10, 124, 154, 245, 247, 258, 259, 260, 268, 280, 289, 311, 320, 323, 336, 342, 371, 372, 374, 375, 389, 390, 392, 393, 419, 453, 579, 613.
OELZE, F. W. 154.
ÖLZE 320.
ÖLZE, META 305.
OELZE-RHEINBOLDT 62.
OELZE-RHEINBOLDT, M. 693.
OETTINGEN 203, 225.
OETTINGEN, V. 206.
OETTINGEN, KJ. V. 142.
OFFERGELD 653, 693, 730.
OFFERGELD, H. 773.
OFFRET 203.
OHASHI 115.
OHMORI 51, 107, 456, 498, 514.
OHMORI, D. 154, 532, 551.
OHYA 235, 268, 435, 453.

OHYA, J. 532.
OKAWA 314, 453.
OLÁH 219, 229.
OLDERS 286.
OLDERS HAW 453.
OLIN 140.
OLINESCU 203.
OLIVER 453.
OLLIVER 773.
OLLIVIER 706, 714, 735, 737.
OLSEN 10.
OLSHAUSEN 693.
OMAR-ELDER 204.
ONTAÑON, J. 156.
OPITZ 609, 627, 667.
OPITZ, E. 693.
OPOKIN 522.
OPOKIN, A. A. 532, 858.
OPPENHEIM 46, 169, 171, 173, 174, 181, 183, 185, 187, 192, 219, 220, 229, 234, 258, 262, 263, 265, 268, 277, 310, 315, 339, 361, 390, 411, 453, 481, 508, 532, 551, 557, 680, 690, 692, 703, 727, 750.
OPPENHEIM, M. 191, 229, 551, 766.
OPPENHEIMER 240, 268, 532.
ORAISON 532.
ORCEL 53, 307.
ORIGUCHI 460.
ORIGUCHI, S. 532.
ORLIPSKI 114.
ORLOV 364, 652.
ORLOV, P. 693.
ORLOVSKI 209.
ORLOWSKI 127, 230, 359, 427, 433, 436, 453, 520, 532.
ORLOWSKI, H. 154, 542.
ORLOWSKI, P. 542.
ORNSTEIN 197, 199.
ORNSTEIN, F. 199.
ORPWOOD, P. J. N. 773.
ORR, THOMAS G. 155.
ORSO 366, 368.
ORSOS 206.
ORSÓS 604, 608, 619, 646.
ORSÓS, E. J. 693.
ORTH 456.
ORTH, O. 532.
ORTIZ-PATTO 89.
ORTIZ PATTO, J. 154.
ORTON 203.
ORTMANN 557.
OSMOND 179, 180.
OSOKIN 41.
OSSIPOVA 171.
OSSIPOWA 164, 195, 199.
OSSWALD 20, 88, 154, 180, 206, 368.
OSTERMANN 656, 693.
OSTERTAG 199.
OSTRČIL 672.
OSTWALD 260, 268, 392, 453.
OTIS 283, 442.
OTT, GEORGE J. 532.

OTTEN 37.
OTTEN, L. 154.
OTTOW 628, 666, 693.
OUDARD 517, 551.
OURY 833, 842.
OURY, PIERRE 138, 854.
OVCINNIKOV 185, 195, 199, 453.
OWEN 453.
OWINGS 6, 87.
OWTSCHINNIKOV 118, 306, 437.
OWTSCHINNIKOV, N. 154.
OWTSCHINNIKOV, N. M. 154.
OWTSCHINNIKOW 64, 65, 303, 453.

PACKALEN 179, 192.
PADGETT 81, 154.
PAETSCH 761, 773.
PAGENSTECHER 612, 617.
PAL 394, 411, 453, 642.
PALDROCK 15, 18, 22, 25, 27, 34, 134, 245, 268.
PALDROCK, A. 154.
PALEW 715.
PALEW, PHILIP 773.
PALLMANN 590, 693.
PALMA, DI 194, 199.
PALMER 453.
PALMER, E. 532.
PALMER, EDWARD R. 542.
PANCOAST 491, 493.
PANCOAST, H. K. 543.
PANETH 29.
PANETH, L. 154.
PANICHI 23, 40, 41, 43.
PANKOW 623, 640, 673.
PANKOW, O. 693.
PANKRATOR 453.
PANZER 425, 453.
PAPAGNO 205.
PAPAGNO, M. 226.
PAPARINI 205.
PAPE 658.
PAPE, A. 693.
PAPEE 519.
PAPIN 335.
PAPPENHEIM 6, 7, 9, 10, 11, 14, 49, 60, 63, 64, 303, 332.
PARADIS 220, 229, 361, 362, 454.
PARAF 163, 164, 183, 202.
PARÉ 556.
PAREL 205.
PARÉS 534.
PARIENTE 183.
PARIS 513.
PARK 463.
PARKE 42, 140, 205.
PARKIN 542.
PARKINSON 204.
PARLOW 81.
PARLOW, ALLAN L. 138.
PARMENTER 19, 21, 24, 37, 122.
PARMENTER, FREDERIK J. 154.

PARROT 714, 812.
PARTSCH 40, *154*, 165, *171*, 757, *773*.
PASCH 247, 248, *267*.
PASCHEN 96, 167, 793, *819*.
PASCHEN, E. *154*.
PASCUAL 72.
PASCUAL, SALVADOR *154*.
PASINI 74, 310.
PASINI, A. *154*, *551*.
PASTEAU 316, *542*.
PASTEUR 557.
PASTOR 204.
PASZTAY, GÉZA *551*.
PATELLANI 18.
PATTERSON 183.
PATTERSON, RAYMOND S. *154*.
PATTIRADJAWANE 260, *268*.
PATZSCHE 78.
PATZSCHKE 214, 219, *228*, *229*, *262*, *268*, 750, 752.
PATZSCHKE, W. 519, *551*, *773*.
PAUCHARD 210, *225*.
PAUL 252, 299, 389, 399, 479, 731, *773*.
PAUL, H. E. *532*.
PAULI 288, 556.
PAULSEN 718.
PAULUS *532*.
PAVEL 19.
PAVEL, ST. *154*.
PAVELESCU *225*.
PAVIE 517.
PAVIE, PAUL *549*.
PAVLIK 662.
PAVLIK, O. S. *693*.
PAVLOVA 90, 164, *171*.
PAVONE 671.
PAWLAS 220, *228*, *229*, 260, *268*.
PAWLOS 214.
PAWLOV 78.
PAWLOV, U. *154*.
PEACOCK 615, 616.
PEACOCK, C. L. *553*, *697*.
PEARCE 90, 185, 728.
PEARCE, L. *154*.
PEARCE, LOUISE *773*.
PECERSKIJ *454*, *551*.
PECHÈRE 35.
PECKER 220, *229*, *267*.
PEČNIKOV 90.
PECNIKOV 165, *171*.
PEDERSEN 384.
PEDERSEN, VICTOR C. *551*.
PEHAM 666.
PEHAM, H. *693*.
PEIPER *154*, 235.
PEISER 49, 68, 109, 111, 115, 117, 123, 124, 132, 250, 259, *267*, 392, *452*, 500.
PEISER, ALFRED *858*.
PEISER, B. *154*.
PEISER, BRUNO 820, *858*.
PELLIZZARI 57.
PELOUCA 477.

PELOUSE 19.
PELOUZE 38, 40, 63, 105, 213, *226*, 306, 346, 348, 373, *454*, 518, 520, *532*.
PELOUZE, P. S. *154*, *532*.
PELOUZE, S. *551*.
PENKERT 671.
PENKERT, M. *693*.
PERCOCHARD 203.
PEREZ-GRANDE 33.
PERL 447, *454*.
PERNA, GIOVANNI *542*.
PERNET 68, 70.
PERONI, PAOLO *551*.
PERREL 205.
PERREZ-MIRO 203.
PERRIN 124, 704, 705, 707, 753.
PERRIN, E. *154*, *551*.
PERRIN, J. *532*.
PERRIN, JEAN *154*.
PERRIN, TH. *773*.
PERRY 476.
PERRY, E. *533*.
PERUTZ 1, 104, 214, *228*, 233, 234, 235, 237, 238, 240, 244, 248, 249, 250, 252, 254, 259, 260, *266*, *268*, *269*, 271, 321, 336, 344, 348, 355, 377, 389, 399, 410, 411, 435, *451*, *454*, 508, 509, 519, 520, *551*, 643, 678, 789, *819*.
PERUTZ, A. 247, *532*, *693*.
PERUTZ, ALFRED 231, *540*.
PERVEZ *154*.
PETCU 112.
PETCU, J. *154*.
PETEN 287.
PETER 497, 513, *542*.
PETERKIN *542*.
PETERS 194, 196, *200*, 206, 209, 781, 782, *819*.
PETERS, PAUL *154*.
PETERS, RICHARD *773*.
PETERSEN 131, 462, 487, 491.
PETERSEN, O. VON *542*.
PETERSEN, V. 496, 497, 498, *532*, *540*, *543*.
PETERSKI 208.
PETERSON, A. *532*.
PETIT 75, 117, 131.
PETIT ORMESSON 786.
PETIT-ORMESSON *819*.
PETOU *454*.
PÉTOURAUD 214, *227*.
PETRASIE 783, *819*.
PETRI 16, 18, 38.
PETRI, DE 115.
PETRI, M. DE *154*.
PETRIGNANI 517.
PETRIGNANI, ROGER *551*.
PETRUSCHKY 15, 16.
PETSCHERSKI 60, 65, *226*, 472.
PETSCHERSKI, B. *151*, *531*.
PETSCHNIKOW 187, 437, *454*.
PETTERSON 16, 19.

PETTERSON, A. *154*, 789.
PETUSCHKY 18.
PEYER 502, *532*.
PEYRI 203, 211.
PEYRI, A. 226.
PEYROT *192*, *454*.
PEZOLD, V. *454*.
PEZOLLI 307.
PEZZOLD 486.
PEZZOLI 64, 65, 248, *269*, 289, 293, 303, 312, 461, 462, 463, 472, 484, *532*.
PFALZ 646, *693*.
PFANSTIEL 373.
PFAUNDLER *766*, *773*.
PFEFFEL, DE 115, *145*, 713, 715, 716, 717, *769*.
PFEIFER 785.
PFEIFFER 19, 20, 25, 126, 131, *142*, *149*, 202, 731, 732.
PFEIFFER, H. *818*.
PFEIFFER, R. 805.
PFLANZ *155*, *532*.
PHÉLIP 446.
PHELON 20, 25, 37.
PHELON, H. V. *152*, *155*.
PHIEL *551*.
PETCHERSKY 516.
PETCHERSKY, B. *545*, *551*.
PHIFER, FRANK M. *155*.
PHILADELPHY 34, 35, 89, 134.
PHILADELPHY, A. *145*.
PHILIP *551*.
PHILIPP 19, 22, 250, *268*, 521.
PHILIPP, C. *532*.
PHILIPPE 677.
PHILIPPE, M. *693*.
PHILIPPS 397, *454*.
PHILIPPSEN 445, *454*.
PHILIPS 524.
PHILIPSEN, KAJ *858*.
PHILIPSON 393, *454*.
PHILOPOWICZ, J. *551*.
PHILPOT 714, *773*.
PIAZZA 737.
PIAZZA-POLIAK 67, 736.
PIAZA-POLIAK, MARIA *144*, *769*.
PICARD *532*, 851.
PICARD, HUGO *858*.
PICCARDI 260, *269*, 394.
PICCARDI, E. *858*.
PICKER 824.
PICHEVIN 75, 112.
PICK 7, 47, 55, 58, 129, 390, 463, 493, 501, 628.
PICK, L. *155*.
PICKER 18, 22, 25, 26, 34, 92, 239, *269*, 293, 312, 316, 318, 334, 345, 438, *454*, 459, 460, 461, 487, 488, 489, 490, 491, 493, 494, 495, 496, 497, 498, 499, 502, 504, 512, 515, 521, *532*, 537, *542*, *551*.
PICKER, REZSÖ *858*.
PICKER, RUD. *155*.

PIEPER 16, 21, 176, 196, 205, *226, 269*, 650, *690, 698.*
PIEPER, E. *227.*
PIEPER, ERNST *155.*
PIERANGELE 204.
PIERANGELI 209, 391, *454.*
PIERINI 124, 311, *454.*
PIERINI, J. *155.*
PIERINI, LUIS E. *155.*
PIERRA 621, *693.*
PIETKIEWICZ 18, 24.
PIETKIEWICZ, L. *155.*
PILCHER 240, 241, 248, 252, 258, *269.*
PILLAT 31.
PILLET 369.
PILSCHIK 205.
PINCLOUX 210.
PINCZOWER 259, *269.*
PINELLI 750.
PINELLI, CAMILLO *773.*
PINETTI 210.
PINETTI, P. *226.*
PINI 36.
PINI, G. *532.*
PINKUS 12, 13, 184, *191*, 520, 521, *526, 535.*
PINKUS, F. 100, *155.*
PINTO 33.
PIORKOWSKI 18, 353, 354.
PIOVATY 393, *454.*
PIPER 26, 36, 210.
PIPER, ERNST *155.*
PIPPING 735, 736, 737.
PIPPING, W. *773.*
PIRQUET 70.
PISANI, L. *532.*
PISSARY 111.
PISSARY, A. *155.*
PISSAVY 204.
PITHA 300, *534.*
PITHA-BILLROTH *540.*
PIZZINI 90, 164, 168, 508.
PLANGE 733, 763, *773.*
PLANNER, v. 564, 566.
PLANNER, H. *693.*
PLANNER, HERBERT *155.*
PLATO 6, 12, 13, 62, *155*, 306.
PLATZER 620, 647, *687, 691.*
PLATZER, K. *693.*
PLAYER 461, 463, 476.
PLAYER, L. P. *532.*
PLAYFAIR 584, 612.
PLAZZONI 555.
PLESCHNER *532.*
PLOEGER 625.
PLOEGER, H. *693.*
PLOMLEY 742.
PLOTZ 586.
PLOTZ, H. *693.*
PLOYÉ, M. *551.*
PLUMMER 203.
PODRES 105, 307.
POEHLMANN 61, 179, *190, 192*, 304, 429, *454.*
POEHLMANN, A. *155.*

PÖHLMANN 168, *171.*
POELCHEN 824, 839, 841.
PÖLCHEN *858.*
POGANY 220, *229.*
POHL 68, 411, 734.
POHL, HANS *542.*
POHL, K. O. *155.*
POHL, KARL OTTO *774.*
POINCLOUX 225, 621, 647.
POINCLOUX, P. *226, 684, 693.*
POKORNY 361, *454.*
POKORNY, A. *532.*
POLANI 729.
POLANO 64, 303, *530*, 598.
POLANO, O. *693.*
POLIAK 737.
POLLAK 705, 714.
POLLACK, FLORA *779.*
POLLAK 104, *192.*
POLLAND 391, 359, 393, *454.*
POLLER 751.
POLLER, B. *774.*
POLONY, v. 392.
POLUGOBATOFF 203.
POMEROY, EDUARD S. *542.*
POMPEANI 17, 33, 34, 164.
PONCE DE LEON, M. *454.*
PONCY 118.
POMINI 208, 675.
POMINI, F. *226, 693.*
PONNDORF 368.
PONTOPPIDAN 703, 706, 709, 710, 714, 718, 721, 723, 733, 742, 745.
PONTOPPIDAN, B. *774.*
POPCHRISTOFF 84, 714, *774.*
POPCHRISTOFF, P. *155.*
POPOVICI-LUPA 756.
POPOVICI-LUPA, M. *774, 779.*
POPPER 392, *454, 532.*
PORCELLI 20, 25, 31, 235, *269*, 368, 422, *454.*
PORCELLI, R. *155.*
PORGES 173, 642.
POROSZ 44, 249, 251, *269*, 328, 394, 427, *454*, 461, 479, *532*, *542, 551.*
POROSZ, M. *533.*
PORTER 203.
PORTIG 252, *269.*
PORTNER 260, *269*, 392, *454.*
PORUDOMINSKI 549, 848.
PORUDOMINSKI, J. M. *858.*
PORUDOMINSKIJ 65, 118, 236, *269*, 486.
PORUDOMINSKIJ, J. *156, 551.*
PORUDOMINSKY 508.
PORUDOMINSKY, J. *533.*
POSNER 6, 13, 59, 60, 63, 64, 65, 280, 303, 304, 336, 356, 416, 461, 471, 477, 484, 498, 502, 505, 517, *528, 533, 542*, 551.
POSNER, C. *155.*
POSPELOW 214, *228.*
POTHERAT 835, 836, *858.*

POTOCKI 674.
POTT 699, 702, 733, 735, 740, 741, *774.*
POTT, RICHARD *774.*
POTTER 219, *229*, 260, *269.*
POUEY 616.
POURTALES, v. 708, 726, 750, 763.
POURTALES, J. HUBERT *774.*
POZZO, ANTONIO *155.*
PRADA, ENRIQUE 810, *819.*
PRAETORIUS 390, 842, *858.*
PRAETORIUS, G. *533.*
PRAGER 752.
PRAGER-HEINRICH, HEDWIG *774.*
PRAUSSNITZ 196.
PRAŽÁK 20.
PRAZAK, RICHARD *155.*
PREGL 373, 518, 644, 652.
PREININGER 78.
PRETI 252.
PRESTYMAN, S. *774.*
PRIBIJLEV 164, *171.*
PRIBYLEV 90.
PRICE 25, 38, 130, 179, *192*, 429, 437, *454.*
PRICE, J. N. O. *155.*
PRIESEL, A. *551.*
PRIESTLEY 180.
PRITZI 82, 112.
PRITZI, O. 155.
PROBSTNER, v. 652.
PROBSTNER, A. v. *694.*
PROCA 7.
PROCHASKA 20, 23, 109, 123, 129, 179.
PROCHAZKA *192.*
PROCHOWNIK 69, 97.
PROCHOWNIK, L. *155.*
PROCHOWNICK 558.
PROCHOWNICK 565, 705, 741.
PROCHOWNICK, L. *694.*
PRODANOV 64.
PRODANOV, E. *155.*
PRODANOW 65.
PROFETA *858.*
PROHASKA 680.
PROHASKA, K. *694.*
PROPPE 210, *226*, 849.
PROPPE, ALBIN *857.*
PROWAZEK 60.
PRUSCHANSKAJA 673, *694.*
PRUTSCHANKIJ *454.*
PRUŽANSKIJ, A. *155.*
PRYOR 800, *819.*
PRZYLECKI 254, *269.*
PÜRKHAUER 478.
PÜRCKHAUER, R. *533.*
PUEYRREDÓN, ENRIQUE, A. *153.*
PUGH 46, 290, 349, *454*, 491, 495, 497, 586, 615, 616, 714, 717, 718.
PUGH, W. S. *533.*

PUGH, WINFIELD SCOTT 155, 542, 551, 774.
PUHL 278.
PUHL, H. 551.
PUIGVERT, ANTONIO 542.
PULIDO 494, 533.
PULIDO, MARTIN 542.
PULYRREDÓN 713, 714, 716, 717.
PULYRREDON, ENRIQUE A. 773.
PURCELL 290, 348, 454.
PURSER 497, 542.
PUST 620, 613.
PUST, W. 694.
PUTOCKI 694.
PUTTE, VAN 34, 155.
PUTTEN 656, 694.
PUTZIG 816.
PUTZLER 458, 461, 532, 551.
PYRIFER 215.

QUELLIOT 487, 488, 495.
QUENAY 204.
QUENSEL 6, 13.
QUINCKE 84, 114, 291.
QUINTARD 214, 228.
QUIROGA 90.
QUIROGA, R. 152.

RABBENO 233.
RABINOVIČ 82, 171.
RABINOVIČ, L. 533.
RABOW 351.
RACHET, J. 148.
RADAELI 262, 454.
RADECKI 622.
RADICE 851, 852.
RADICE, LÉONARD 858.
RADNAI, ERNST 551.
RADVANSKA 597.
RAELI 361.
RAFFAELLIS 779.
RAJKA 215, 259, 269, 393, 454.
RALLI 209, 214, 228.
RAMEL 398, 454, 699, 774.
RAMIREZ 364.
RAMIREZ PADILLA 219, 229, 454.
RAMIS, VILÉM 551.
RAMON 195.
RAMORINO 507.
RAMSINE 30, 31, 33, 38, 118.
RAMSINE, S. 155.
RANDALL 478.
RANDALL, A. 533.
RANDALL, O. SAMUEL 155.
RAPIN 495.
RAPIN, E. 542.
RAPP 551.
RAPPAPORT 528, 533.
RÁSKAI 533.
RASKAL 508.
RASPI 112, 714, 739.
RASPI, MARIO 155, 774.

RATH, ERICH 775.
RATNER 78.
RATUER, O. 149.
RAU 755.
RAU, HERBERT 774.
RAUPER 457.
RAUSCH 59, 305.
RAVAUT, P. 858.
RAVICH, ABRAHAM 551.
RAVOGLI 80, 533.
RAWLINS 219, 229.
RAYKA 228.
RAYMOND 13, 40, 75, 163.
RAYNAUD 117.
RAYNAUD, M. 155.
REALE 164.
RECASENS 648.
RECASENS, L. 694.
RECHU 533.
REDENZ 545.
REDENZ, ERNST 552.
REDEWILL 219, 229, 260, 269, 361, 363, 454.
REDEWILL, F. H. 533.
REDI, RODOLFO 545.
REDON, HENRI 552.
REENSTIERNA 163, 202, 203, 205.
REENSTIERNA, J. 155, 533.
REESE, H. H. 550.
REGNAULT 524, 545.
REHFISCH 280, 281, 487, 492, 494.
REHFISCH, E. 542.
REHN 609, 684.
REHSTEINER 67, 72, 166, 171.
REHSTEINER, K. 770.
REHSTEINER, KARL 147.
REICH 487, 493.
REICH, W. 542.
REICHENBACH 709, 774.
REICHERT 137, 155, 367, 368, 450, 454, 694.
REICHMANN 289.
REICHOLD 732, 774.
REIF, FRITZ 533.
REIFENSTEIN, B. W. 155.
REIGNIER 737, 774.
REIGNIER DE GRAAF 555, 556.
REINBERG 622.
REINBERG, S. A. 694.
REINBOLDT 613.
REINECKE 552.
REINHARD, PAUL 816, 819.
REINICKE 516.
REINS 122.
REINS, H. 155.
REIS 454.
REISNER 220, 229, 622.
REISNER, A. 694.
REISS 61, 244, 269.
REISS, W. 155.
REITER 365, 680.
REMENOVSKY 75, 84, 88, 311, 564, 566.
REMENOVSKY, F. 693.

REMENOVSKY, FRANZ 155.
REMINGTON 618.
REMLINGER 205.
RENAUD-BADET 125, 156.
RENAULT 357.
RENAULT, M. A. 155.
RENDU 41, 75, 111.
RENDU, H. 155.
RENISCH, 519, 533.
RENZONE 809.
REQUIN 820, 859.
RESPIGHI 114.
RESNIKOW 112.
RETZLAFF 16, 21, 26, 36, 165, 176, 182, 187, 210, 235, 269, 650.
RETZLAFF, E. 192.
RETZLAFF, EDITH 155.
RETZLAFF, K. 171, 227, 694.
REUTTER 129.
REVERS 223, 230.
REVERSI 191.
RÉVÉSZ 609, 620.
RÉVÉSZ, L. 694.
REY 19, 23.
REY, CH. 155.
REYDEN, VAN DER 746, 752.
REYDEN, G. VAN DER 774.
REYNARD 552.
REYNOLDS, R. L. 542.
REYNOLDS, W. S. 156.
RHÉANTINE 620.
RHEINBOLDT 154.
RHEINSTÄDTER 643.
RHONHEIMER, ERNST 774.
RIBA 476, 477.
RIBA, L. W. 533.
RIBADEAU-DUMAS 77.
RIBADEAU-DUMAS, CH. 160.
RIBOLLET 454.
RICHARD, M. 156, 552.
RICHETFILS 214, 228.
RICHTER 62, 215, 228, 363, 398, 409, 434, 454, 518, 587, 695.
RICHTER, C. 454.
RICHTER, K. 534.
RICHTER, P. 13, 156, 533.
RICHTER, W. 522, 524, 533, 552, 694.
RICK, F. 694.
RICORD 264, 300, 319, 353, 354, 355, 356, 373, 394, 405, 556, 699, 780, 816, 859.
RIDDLE, OSCAR 542.
RIDLER 721, 722, 776, 777, 826.
RIDLER, HILDE 774.
RIEBE 216.
RIEBE, W. 228.
RIEBES 44, 321, 326, 336, 339, 410, 454, 463, 533.
RIEBES, ERNST 156.
RIECK 668.
RIECKE 136, 139, 236, 269, 321, 568.

RIEDEL 712, *774*.
RIEDER 839, *859*.
RIEDER, WILHELM *552*.
RIEDLER 706, 759.
RIEGER 205, 216, *228*.
RIEGER, O. *227*.
RIEHL 356.
RIEK 214, *228*.
RIEM 260, *269*, 316, 317, 318, 392, *454*.
RIEMKE 472.
RIEMKE, V. *533*.
RIETSCHEL 720.
RIGANO 517.
RIGANO-IRRERA *533*.
RIGANO-IRREREA, D. *542, 552*.
RIGOBELLO 19, 165, *171*.
RIGOBELLO, G. *156*.
RILLE 73, 311, 512, 729, *779*, 839, *859*.
RILLE, J. H. *156*.
RINDFLEISCH 123.
RINGER 36.
RISAK 83.
RISAK, ERWIN *156*.
RISCH *774*.
RISSELADA, ANNIE M. *774*.
RISSELADE 754.
RISSO 16, 23, *156*.
RIST 709, 710, 714, 716.
RIST, E. *774*.
RITSCH, C. OTIS *542*.
RITTER 478, 653.
RITTER, J. J. *535*.
RITTER, J. SINDEY *538*.
RIVA 205.
RIVALIER 129.
RIVALIER, E. *141*.
RIVELLONI 220, *229*, *454*, 840, 849.
RIVELLONI, GIOVANNI *859*.
RIVERS 24, *156*.
RJABZEVA 751.
RJABZEVA, S. *774*.
ROBBA 220, *229*, 361, *454*.
ROBERT 565, 718.
ROBERT, E. *694, 774*.
ROBERT STEPHAN *545*.
ROBIN 498, 733, 741.
ROBIN, G. *774*.
ROBINSON 173, 204, 487, 504, 754, *767*.
ROBINSON, C. A. *546, 774*.
ROBINSON, F. B. *542, 859*.
ROBINSON, R. H. O. B. *552*.
ROCH 116.
ROCHET *542*.
ROCKWELL 37.
ROCKWELL, G. E. *156*.
RODRIGUEZ 219, *229*.
RODRIGUEZ, O. A. *552*.
ROEGHOLT, M. N. *859*.
RÖHMANN 390, *454*.
RÖHRICH 385.
RÖHRS 701.
ROGERS 203, *553*.

ROHLEDER *533*.
ROHLEDER, H. *552*.
ROHR 209, 519, 710, 712, 755, 756.
ROHR, FRITZ *774*.
ROHRBACH 215, 519.
ROHRBACH, R. *228*.
ROIBAS 211, *225*.
ROLFE, WILLIAM A. *542*.
ROLLE 10.
ROLLET 506, 780, 820, 823, 824, *859*.
ROLLY 399.
ROLNICK 492, 495, 509, 517.
ROLNICK, HARRY C. *542*.
ROLNICK, H. C. *537, 552*.
ROMANOWA *774*.
ROMANOWSKY 6.
ROMEIK 586, *694*.
ROMIEUR 59, *151*.
ROMINGER 217, *228*, 730, 748, 750, 755, 756.
ROMINGER, E. *774*.
ROMME, E. 779.
RÔMNICEANU 733, 741, *774*.
RÓNA 49, 116, 294, 295, 320, 323, 823, 824, 839.
RÓNA, S. *859*.
RONCHESE 708.
RONCHESE, FRANCESCO *156*, *774*.
RONDONI 42.
RONNEFELDT 216, *228*, 236, *269*, *454*.
ROOBURGH 19.
ROOS 744.
ROQUES 107, *156*.
ROQUETTE 353, 354.
RORKE 574, 586, 615, 618, 675.
RORKE, M. *694*.
RORKE, MARGARET *774*.
ROSCHER 61, 68, 69, 70, 71, 74, 76, 77, 80, 86, 87, 90, 96, 99, 100, 109, 110, 111, 112, 117, 122, 125, 131.
ROSCHER, K. 699.
ROSENBAUM, MICHAEL GEORG *552*.
ROSENBERG 174, 177, 187, 356, 461, 481, *526, 533, 535*.
ROSENBLUM 714.
ROSENBLUM, PHILIP *774*.
ROSENBURG 520.
ROSENDAHL 214, *228*.
ROSENFELD 185, *454*.
ROSENFELD, H. *151*.
ROSENOW 477, 501.
ROSENSTERN 706, 733, 740, 741, 742, 748.
ROSENSTERN, G. *774*.
ROSENTHAL 110, 203, 259, *269*, 392, 407, *454*, 508.
ROSENTHAL, WERNER *774*.
ROSER 112.
ROSICA 203.

ROSINSKI 51, 784, 792, 796, 797, 798, 799, 800, 803, *819*.
ROSINSKY 73, 76, 802.
ROSMARIN, HENRYK *774*.
ROSNER 124, 560, *684*.
ROSNER, J. *155*.
ROSNER, SIMÓN *155*.
ROSOVSKY 181, 183.
ROSOWSKY 727, 728.
ROSOWSKY, F. *191, 767*.
ROSSER 826.
ROSSER, CURTICE *859*.
ROSSONI, RICCARDO *156*.
ROST 47, 48, 49, 50, 51, 55, 209, 212, 466, 468, 519, *542*, 586.
ROST, A. *533*.
ROST, G. *156*.
ROSTENBERG 115.
ROSTENBERG, ADOLPH *156*.
ROSTHORN, V. 627.
ROSTHORN, A. V. *694*.
ROSTI 523.
ROSTKOWSKI 714.
ROSTKOWSKI, LUDWIK *774*.
ROTHE 38, *156*.
ROTHER 16.
ROTHER, W. *156*.
ROTHMAN 18, 254, *269*.
ROTHSCHILD *533*.
ROTKY, K. *156*.
ROTSCHILD 462.
ROTSTEIN *454*.
ROTSTEIN, Z. J. *542*.
ROTTER *156*, 671, *694, 859*, 839.
ROUANET 116.
ROUBLOT 19.
ROUCAYROL 119, 125, *156*, 445, *454*.
ROUCAYROL, E. *156*.
ROUCAYROL, M. E. *543*.
ROUCAYROL, P. E. *552*.
ROUCHET 125.
ROUGON 513.
ROUSSEAU 709, 710, 744.
ROUSSEAU, M. *774*.
ROUSSIER 512.
ROUTIER *156, 533*.
ROUX 9, 173, 797, 840, 849.
ROUX, J. C. *859*.
ROVSING *533*, 639, 824, *856*.
ROVSING, THORKILD *859*.
ROWLAND 124.
ROXBURGH 750.
ROXBURGH, A. C. *543, 774*.
ROYSTON 112.
ROYSTON, GRANDISON D. *156*.
RUAN 21, 23, 24, 35, 286, *452*, 737.
RUAN, S. W. *148, 770*.
RUANET 78.
RUATA 130.
RUBASCHOW, S. *552*.
RUBIN 668.

RUBINSTEIN 174, 179, 290, 680, *694.*
RUBRITIUS 518.
RUBRITIUS, H. *533, 552.*
RUDIGER 20, 25.
RUDOKI 36.
RUDOLPH 614.
RUDSKI 705, 706, 714.
RUDSKI, A. P. *774.*
RUETE 372, *454,* 519, *533.*
RUFF 184, 185, *191, 192.*
RUGE 10, 12, 31, 104, *156,* 359, 839, *859.*
RUGGLES 80, *156.*
RUHLAND 254, *269.*
RUMPEL 209, 214, *227, 228.*
RUPEL 215, *228,* 398.
RUPEL, ERNEST *552.*
RUPP 662, *694.*
RUPPEL 172.
RUSSAKOW 714, 715.
RUSSAKOW, S. W. *774.*
RUSSEL 364, *454.*
RUTSTEIN 53, *454.*
RUTSTEIN, G. *156.*
RUYS 11, 12, 21, 22, 23, 26, 27, 31, 33, 34, 35, 89, 706, 725, 726, 727, 730, 732, 741, 742, 821, 831, 832.
RUYS, O. CHARLOTTE *156, 774, 859.*
RUŽICKA 13.
RYGIER 755.
RYGIER, STEPHANIE *774.*
RYSS 179, 180, *192.*
RYTI 244, *269, 454.*
RYTI, ELSA 251.

SAALFELD 353, 354, 355, 357, 392, 394, *454.*
SAALFELD, U. *156.*
SAAR 355.
SAAR, v. 491, 500, *543.*
SABA 205, *227.*
SABOURAUD 18, *156.*
SACCHI *454.*
SACCHI, M. *533.*
SACHAROFF 732, 772.
SACHS 16, 82, *148,* 364, 519, 652.
SACHS, ALBERT *156.*
SACHS, J. *156, 533.*
SACHS, O. 219, *229, 533.*
SACHS-MÜCKE 24, *156.*
SACQUÉPÉE 123.
SACQUÉPÉE, E. *156.*
SAELHOF 90, *454.*
SAELHOF, CLARENCE C. *156.*
SÄMISCH 69.
SAENGER 703, 710, 744, *774.*
SÄNGER 29, 31, 82, 93, 97, *156, 162,* 424, *454,* 463, 572, 584, 612, 670, 671, 673, *694.*
SÄNGER, M. *694.*
SÄXINGER 744.

SAEZ 407.
SAEZ, YLIZANA *454.*
SAHLI 358.
SAJEVLOSIN, M. *543.*
SAIGRAEFF 457, 488.
SAIGRAEFF, M. *534, 543.*
SAIGRAEV *454.*
SAIGRAJEFF 69, 70, 80, 81, 82, 86, 96, 106, 165, 166, 167, 168, *171,* 204, 287, 288, 289, 290, 347, 348, 349, *454.*
SAIGRAJEFF, M. *156.*
SAINI 19, 23, 36, 737.
SAINI, U. *156.*
SAINI, UGO *774.*
SÁINZ DE AJA 205, 290, *454, 775,*
SAINZ DE AJA, E. ÁLVAREZ *156.*
SÁINZ DE AJA, ENRIQUE, A. *552.*
SAKAGUCHI 194, *200.*
SAKAMOTO, N. *192.*
SAKASIN, J. *157*
SAKOMOTO 205.
SAKOMOTO, N. *227.*
SAKOVLEV, S. *534.*
SAKS 65, 118, 236, *269,* 361, *454.*
SAKS, J. *156.*
SAKSIN 81.
SALEEBY, E. R. *543.*
SALIFIER 492, *543.*
SALLE 204.
SALLERAS *454,* 477, 522, *534.*
SALLERAS, JUAN *552.*
SALLMANN *454.*
SALOMON 564, 588, 700, 701, 750.
SALOMON, K. *771.*
SALOMON, O. *694.*
SALOMON, R. *694.*
SALOMON, RUDOLF *775.*
SALUTZKI 512, 515.
SALUTZKIJ, L. *156.*
SALUTZKY, H. *157.*
SALVA MERCADE 690.
SALZMANN 10, 131, *148,* 784, *819.*
SAMACHOWSKIS 363.
ŠAMBERGER 223, 263, *269.*
SAMBERGER 229, 230.
SAMEK 310, 446, *454, 552.*
SAMEK, JULIUS *552.*
SAMUEL, A. *540.*
SAMUEL, SAUL S. *554.*
SAMUELS 516.
SANDER LARSEN, S. *157.*
SANDERS 491, 493, 494, 495, 501, *540,* 564, *694.*
SANDERS, A. 494.
SANDMANN 78, 83, 124.
SANDMANN, A. *144.*
SANDOW 351.
SANTOS CARLOS 34.
SARD, DE *534.*

SARECKI 368.
SARGENT 710, 712, *779.*
SARGENT, C. *543.*
SARGENT, J. C. *534.*
SARTI 260, *269.*
SASSARI 381.
SASSERATH 75.
SATELLA 519.
SATO *190.*
SATTLER 68.
SAUDECK 524, 586.
SAUDEK, J. *694.*
SAUN, ANNA VAN *775.*
SAVIGNAC 851.
SAVIGNAC, ROG. *859.*
SAVINI 355, *454.*
ŠAVNIK 680.
ŠAVNIK, P. *694.*
SAVOR 117.
SAWADA, J. *552.*
SAWICKI 23, 109, *451.*
SAWICKI, EMIL *142.*
SAXL 213, 728.
SAXL, N. J. *771.*
SAYNISCH 209, 519.
SCAGLIONE *552.*
SCAGLIONE, G. *543.*
SCALTRITTI 37, 165.
SCALTRITTI, A. *157.*
SCARPA *200.*
SCARPA, A. *192.*
ŠCEDROVITSKIJ 82, *171.*
SCHACHMANN 204, 368.
SCHADE 234, 235, 239, 241, 254, *269.*
SCHAEFER, W. *694.*
SCHÄFER 586.
SCHÄFFER 7, 16, 21, 23, 25, 33, 34, 35, 36, 39, 40, 43, 85, 112, *136,* 163, 164, 213, 221, 245, 248, 257, *269,* 270, 280, 286, 288, 299, 337, 338, 376, 394, 397, 416, 419, 420, 515, 516, 524, *552,* 585.
SCHÄFFER, J. *552.*
SCHÄFFER, JEAN *157.*
SCHÄFFER, S. *694.*
SCHÄRER 586.
SCHAFTEN 357.
SCHALL 713, 716, 717.
SCHALL, E. *157, 775.*
SCHAMINA 732, *775.*
SCHANZ 130, 290, 782.
SCHAPIRO 185, 393.
SCHAPIRO, BERNHARD 859.
SCHARFF 265, 522, *534, 552.*
SCHAUDIG, H. *779.*
SCHAUFFLER 751.
SCHAUFFLER, GOODRICH C. *775.*
SCHAUFLER 708.
SCHAUTA 82, 84, 88, 93, 628.
SCHAUTA, F. *694.*
SCHEFFELAAR 409, *454.*
SCHEFFTZOW 849.
SCHEFFTZOW, LEO *859.*
SCHEID 709, *775.*

SCHENK 117.
SCHEPELERN 513.
SCHERBER 12, 81, 129, 371, 647, 649, 653, 566, 587.
SCHERBER, G. *157, 228, 694.*
SCHERESCHEWSKY 97, 164, *171,* 391, 408, *454,* 678.
SCHERESCHEWSKY, J. *157, 694.*
SCHERF *552.*
SCHERING 189, 223, *766.*
SCHERISORINA 194, *199.*
SCHEUER 705, 706, 826, 733, 735, 788.
SCHEUER, O. *775, 788, 819.*
SCHICHOW 316.
SCHIELE 203, *534.*
SCHIEMANN 361.
SCHIFFMANN, J. *690.*
SCHIFTAN 248, 706, 821, 825, 826, 829.
SCHIFTAN, WALTER *775, 859.*
SCHILLER 12, 29, 31, *157.*
SCHILLING 78, 640.
SCHINDLER 46, *157,* 207, 221, 223, 237, 238, *269,* 353, 354, 355, 410, 411, *454,* 508, 519, 523, *534, 552,* 609, 622.
SCHINDLER, E. *694.*
SCHIPERSKAJA 61, *157,* 709, 718, 733, 736.
SCHIPERSKAJA, A. K. *775.*
SCHIPERSKAJA, W. *775.*
SCHIRSCHOFF 593.
SCHIRWINDT, S. L. *158.*
SCHISCHOW 81, 288, 290, 349, *454.*
SCHISCHOW, J. *157.*
SCHISTER 206, *226.*
SCHLACK *775.*
SCHLAGENHAUFER 16, 17, 19, 25, 26, 27, 29, 31, 33, 34, 35, 40, 42, 46, 51, 53, 58, 59, 80, 84, 88, 123, 131, *143,* 163, 164, 167, 169, 245, *266,* 288, 293, 344, 406, 465, 466, *527,* 557.
SCHLAGENHAUFER, F. *157.*
SCHLAGINTWEIT *543.*
SCHLASBERG 16, 703, 705, 706, 707, 721, 722, 723, 826, 846.
SCHLASBERG, H. J. *157, 775, 859.*
SCHLEE 394, *454.*
SCHLEICH 380.
SCHLEIN, O. *694.*
SCHLEN, v. *543.*
SCHLENK 597.
SCHLENZKA 259, 393, 447, *454.*
SCHLESINGER 124.
SCHLESMANN 189, *192.*
SCHLEZZKA *269.*
SCHLIFFKA 484, *534.*
SCHLOCKERMANN 244, 262, *266, 267, 452.*
SCHLOSSBERGER, H. 262.
SCHLOSSMANN *766, 773.*

SCHLUCK 432.
SCHLÜTER 391, *454.*
SCHLUNK 31, 33, 131, *455,* 725.
SCHLUNK, F. *161.*
SCHMID, H. H. 623, *694.*
SCHMIDLA 216.
SCHMIDLA, W. *228, 534.*
SCHMIDLA, WALTER *775.*
SCHMIDT 42, 73, 81, 85, 119, 203, 214, 278, 393, 357, *454,* 821, 825, 836.
SCHMIDT, A. 702.
SCHMIDT, ALEXANDER *775.*
SCHMIDT, E. *695.*
SCHMIDT, E. L. 521.
SCHMIDT, F. 575, *859.*
SCHMIDT, H. 36, *157.*
SCHMIDT, H. R. 671, *695.*
SCHMIDT, L. E. *534.*
SCHMIDT, R. *859.*
SCHMIDT, W. 754, 755, 756, 757.
SCHMIDT, WILLY *775.*
SCHMIDT-LABAUME 38, 58, 90, 122, 129, *146, 157,* 209, 213, *227,* 248, *269,* 368, 373, 518, *534, 552.*
SCHMIDT-LA BAUME, F. *694.*
SCHMIDT-LA BAUME, FR. *454.*
SCHMIDTMANN 253, *269.*
SCHMIEDEBERG 353.
SCHMIEDEN 263, *269.*
SCHMINCKE 524.
SCHMINKE *534, 552.*
SCHMITT 755.
SCHMITT, ARTHUR *775.*
SCHMITTLER 370.
SCHMITZ 59, 287, *454.*
SCHMITZ, HANS *157.*
SCHMITZER 112, *454.*
SCHMITZER, J. *154.*
SCHMORL 673.
SCHMUTTE 316.
SCHNEIDER 51, 475, *534,* 844, *859.*
SCHOBER 370.
SCHÖNFELD 104, 179, 181, 182, 186, 187, 196, 216, 253, *269,* 368, 370, 437, *454,* 644, 652, 699, 734, *859.*
SCHÖNFELD, W. *192, 200, 227, 695, 775.*
SCHOENHOF, S. *695.*
SCHÖNHOF 313, *454,* 568, *859.*
SCHOENHOLZ 658, 659.
SCHOENHOLZ, L. *695.*
SCHOENLEIN 808, *819.*
SCHÖNLEIN 820.
SCHÖNLEIN, JOH. LUCAS 855.
SCHOFIELD 34, 38, 213, *226,* 518.
SCHOFIELD, F. S. *157.*
SCHOFIELD, FREDERICK S. *154.*
SCHOLL 517.
SCHOLL, A. J. *552.*

SCHOLTZ 3, 10, 12, 15, 16, 17, 18, 20, 22, 28, 33, 34, 35, 36, 40, 41, 43, 45, 59, 61, 62, 70, 79, 81, 82, 85, 86, 88, 101, 104, 110, 113, 134, *136,* 163, 169, 173, 179, 180, 181, 187, *192,* 201, 213, 214, 215, *227,* 236, 237, 245, 258, 263, 264, 265, *269,* 288, 291, 293, 307, 310, 312, 321, 334, 337, 348, 354, 357, 363, 364, 369, 375, 372, 388, 389, 396, 397, 398, 399, 409, 418, 420, 421, 422, 429, 430, 431, 432, 434, 437, *454,* 464, 465, 486, 506, 518, 520, *534,* 610, 681, *695.*
SCHOLTZ, W. *157, 228, 230, 271, 534, 695.*
SCHOLZ 587.
SCHOPPER 74, 565.
SCHOPPER, K. I. *685.*
SCHOPPER, R. I. *140.*
SCHOTTEN 369, 754.
SCHOTTEN, FERDINAND *775.*
SCHOTTMÜLLER 129, 623, 671, 673.
SCHOTTMÜLLER, H. *695.*
SCHOURP 258, 289, 394.
SCHRADER 165, *171,* 184, *192.*
SCHREIBER, L. ARIAS *534.*
SCHREINER 214, 219, *228, 229,* 373, *454,* 851, 852.
SCHREINER-BIENERT *859.*
SCHREUER, MAX *859.*
SCHREUS 179, *190,* 352, 391, *454.*
SCHRIDDE 14, 47, 48, 51, 54, 56, 63, 64, 557, 624, 625, 627, 641.
SCHRIDDE H. *695.*
SCHRÖDER 47, 48, 55, 206, 211, 367, 368, 398, *454,* 589, 591, 601, 602, 604, 605, 606, 607, 630, 632, 635, 665, 701.
SCHRÖDER, C. 616.
SCHRÖDER, R. 30, 45, 46, 51, 53, 57, 71, 106, *157, 227,* 557, 600, 601, 636, *695, 698.*
SCHRÖTTER 18.
SCHUBERT 11, 15, 16, 21, 24, 25, 88, 134, 109, *192,* 359, 431, *454.*
SCHUBERT, M. *695.*
SCHUBERT, MARTIN *157.*
SCHÜBEL 354, 357.
SCHÜCKING 586.
SCHÜLLER, H. *534.*
SCHÜRMANN 173, *687.*
SCHÜTZ 6, 7, 240, *269,* 739.
SCHÜTZ, EMMA *775.*
SCHÜTZE 385.
SCHUH 64, 65.
SCHUH, MAX *157.*
SCHULER, H. *534.*
SCHULMANN 210, *225.*

SCHULTE-TIGGES *192, 454.*
SCHUTHEISS, H. *695.*
SCHULTZ 79, 90, 94, 129, 310, 471, 516, *534,* 706, 731, 732, 741, 825, 827, *859.*
SCHULTZ, FRANK 75, 77, 112.
SCHULTZ, H. 18.
SCHULTZ, O. T. *775.*
SCHULTZ, OSCAR T. *765.*
SCHULTZ, PH. J. *552.*
SCHULTZ, WILLI G. *859.*
SCHULTZE 183, *193.*
SCHULTZE-RHONHOF 609, 700.
SCHULTZE-RHONHOF, F. *695.*
SCHULTZE-WOLTERS 220, *229.*
SCHULTZER 184.
SCHULTZER, PAUL *193.*
SCHULZ *192,* 524, *553,* 754.
SCHULZ, HERTHA *775.*
SCHULZE 179.
SCHULZE, KARL *193.*
SCHUMACHER 205, 209, 249, 251, *454,* 516, 517, *695,* 755.
SCHUMACHER, CARL *552.*
SCHUMACHER, J. 10. 11, 37, 39, 42, *157, 269,* 366, 398, 519, *775.*
SCHUSTEROV 123.
SCHUSTEROV, G. *157.*
SCHWAB 524, *553.*
SCHWAHN 445, *450.*
SCHWALBE *147, 269,* 280, *766.*
SCHWALLA *454.*
SCHWARTZ 179, 180, 181, 183, 424, 476, *534,* 728.
SCHWARTZ, A. *227.*
SCHWARTZ, F. *697.*
SCHWARTZ, H. J. *775.*
SCHWARZ 78, 165, *170,* 175, 176, 185, *191,* 210, 402, 440, *452, 454,* 465, 575, 595, 620, 680, 681.
SCHWARZ, EGBERT *552.*
SCHWARZ, G. *684.*
SCHWARZ, J. *227, 685, 689, 690, 695, 856.*
SCHWARZ, JULIUS *193.*
SCHWARZ, O. *534.*
SCHWEITZER *775.*
SCHWENK 365, *452.*
SCHWENKENBECHER 254, *269.*
SCHWERS 714.
SCHYTTE *193.*
SCOMAZZONI 198, *200,* 701, 704, 705, 707, 708, 723, 821, 837, 839, 844.
SCOMAZZONI, J. *859.*
SCOMAZZONI, T. *157.*
SCOMAZZONI, TULLIO *775.*
SCOMMAZZONI 82.
SCOTT 477, *534.*
SCOTT, G. D. *158.*
SCOTT, W. 495.
SCUDDER 10, 22, 491, 723, 725, 728.
SCUDDER, CH. L. *543.*

SCUDDER, SARA A. *158, 775.*
SCUDERO 220, *229,* 361, 368, *454.*
SCUTTER 362.
SEARS 501.
SEARS, G. *543.*
SEARS, H. *543.*
SEAY 519.
SEAY, C. J. *534.*
SECHI 24, 31, 39, 89, 90, 117, 118, 205, 361, 446, *454.*
SECHI, ELIO *158.*
SECK 290, 294.
SECKEL 260, *266.*
SÉDAN 203.
SEDEE 392, *455.*
SÉE 15, 21, 22.
SÉE, M. 14, 18, 20.
SEGAWA 23, 90, 172, *193,* 290, *455.*
SEGAWA, N. *158, 227.*
SEGLADO 213.
SÉGOND 464, 475, *534.*
SEHLEN, V. 6, 29, 31, 491, 493, *534.*
SEHRT 61, 304, *455.*
SEHRWALD 338.
SEIFERT 78, 516, *552,* 674.
SEIFFERT 64, 65, *534,* 715, 740, *775.*
SEITZ 586, 658, 659, 669, *683, 686, 688, 689, 690, 691, 693, 694, 695, 697, 698.*
SEITZ, L. *161,* 614, 669, 672, *695.*
SELECKIJ 484.
SELENEFF 59, 64.
SELENEFF, A. *158.*
SELENEW 116, 703.
SELENEW, J. *775.*
SELICKIJ 473, 479.
SELICKIJ, N. *531.*
SELKOV 303, *455.*
SELLEI 313, 393, 440, *455,* 459, 472, 513, 522, *534, 552.*
SELLHEIM 668, 671.
SELLROY 675.
SÉMÉNIAKO 122, 185.
SÉMÉNIAKO, EUGÈNE *158.*
SEMENJAKO 290, 294, *455.*
SEMON, FELIX *819.*
SENATOR *533.*
SÉNÉNIAKO, E. *534.*
SÉNÈQUE, J. *858.*
SÉPET 481, *534.*
SERAUTES, S. A. *534.*
SERED 705, 706, 727, 741, 742. 753.
SERED, HARRY *159, 776.*
SERÉS 524.
SERÉS, MANUEL *552.*
ŠERIŠORIN 164, 728, *766.*
SERRA 78.
SERRA, ALBERTO *158.*
SERRALLACH *534.*
SERRALLACH, N. *534.*

SETTE, N. *193.*
SEUFFERT, V. 659.
SEUFFERT, E. V. *695.*
SEUFFERT, RITTER V. 743, 744, 745, *775.*
SEYBERT 390.
SEYDEL 700, 701, 720, 725, 729, *767.*
SEYDERHELM 61, *158,* 303.
SFONDRINI, ANTON-AMBRO-GIO *158.*
SHARB 286, 321, *455.*
SHARP 22, 183, 700, 705, 706, 709, 715, 724, 727, 728, 731, 733, 736, 741, 742, 750, 751, 755.
SHARP, B. BUCKLEY *775.*
SHARP, W. B. *779.*
SHEA, D. 493.
SHEA, D. E. *543.*
SHEA, DANIEL E. *158.*
SHEARMAN 97, *455.*
SHEARMAN, C. H. *158.*
SHEARMANN 287.
SHEFFIELD 709, 710, 735, 737.
SHEFFIELD, HERMANN B. *775.*
SHERMAN 727, 728.
SHERMAN, ETHEL M. *775.*
SHERMAN-NORTON 183.
SHIGA 261, 263.
SHIMOMURA 262, *269.*
SHINA 343.
SHINHA *455.*
SHIVERS, CH. H. T. DE *695.*
SHOENHAN 445, *455.*
SHOJI 253, *269.*
SHVIFF 717, 739.
SIBUT 109.
SICHER *193.*
SICILIA *543, 552.*
SIDORENKO 196, *200,* 437, *455.*
SIDORENKO, P. J. *158.*
SIEBER 575, *694,.*
SIEBER, F. *695.*
SIEBER, H. *695.*
SIEBERT 60, *136,* 221, 237, 250, 259, *269,* 353, 354, 355, 392, 393, *454, 455, 775.*
SIEBERT, C. *158.*
SIEGEL 587, 793.
SIEGEL, LUIS A. *819.*
SIEGEL, P. W. *695.*
SIEGERT 183, *193.*
SIEGMUND 358.
SIEMENS 104, 434, *455.*
SIEMENS, H. W. *158.*
SIENKIEWICZ 437, *455.*
SIENKIEWITZ 185.
SIERAKOWSKI 17, 24.
SIERAKOWSKI, S. *158.*
SIESKIND 18, 20.
SIESTROP 20.
SIESTROP, J. G. *158.*
SIGAUD 81, 82.
SIGAUDS 288.

SIGMUND 169, 278, 461, 507, 508, 809.
SIGMUND, V. 780.
SIGNY 714.
SIGNY, A. GORDON 767.
SIGWART 612, 617.
SIGWART, W. 695.
SILBERSTEIN 213, 287, 524, 553, 732.
SILBERSTEIN, LEO 775.
SILBERSTEIN, S. 158, 193, 455.
SILVER 115.
SILVER, HENRY 156.
SIMKOW 234, 270, 508.
SIMMONDS 477, 497, 534, 553.
SIMMONDS, O. 534.
SIMMONS 81.
SIMMONS, R. R. 158.
SIMON 21, 479, 519, 812, 819.
SIMON, FR. 140, 534.
SIMON, H. 530.
SIMONDS 544.
SIMONELLI 6.
SIMONNET 446, 447, 455.
SIMONET 821.
SIMONIS 506.
SIMPSON 517, 617, 705, 714, 733, 740, 771.
SIMPSON, A. M. 695.
SIMPSON, WALTER M. 546.
SINETH 391.
SINGER 674, 695, 706, 821, 825, 826, 829, 849.
SINGER, LUDWIG 775, 859.
SINKOE, SAMUEL J. 553.
SJÖBERG 49.
SJÖBERG, ALB. 158.
SIREDEY 613, 616.
SIROTA 363, 455.
SIROTININ 30.
SIROTININ, M. 150.
SIROTO 455.
SIROTTA 455.
SIRVINDT 196, 200.
SISK 73, 109.
SISK, IRA R. 158.
SISOV 195, 199.
ŠIŠOV, J. 156.
SISTER 64, 65, 78.
SISTER, J. 150.
SKEBBING, G. F. 534.
SKENE 45, 56, 96, 71, 569, 574, 579, 705, 722, 757.
SKERBA 216.
SKLAREK 392, 455.
SKLARKS 455.
SKLARZ 316, 317, 318.
SKOLNIK 735.
ŠKOLNIK, R. 775.
SKOWRON 220, 229.
SKOWRONN 455.
SKROWONN 361.
SKUTETZKY 174, 219, 229, 250, 262, 269, 360, 361, 393, 455.
SKUTSCH 709, 718, 735, 737.

SKUTSCH, RICHARD 775.
SKUTUJEW 761.
SLINGENBERG 755.
SLINGENBERG, BODO 775.
SLOBOZIANU 714.
SLOBOZIANU, HORIA 775.
SLUYSTERS 452.
SMIRNOV 455.
SMIRNOW 316.
SMITAL 860.
SMITH 10, 158, 185, 707, 709, 731, 732, 775, 846, 851.
SMITH, DUDLEY 860.
SMITH, E. J. 158.
SMITH, FREDERICK C. 860.
SMITH, FREDERICK W. 543.
SMITH, G. G. 776.
SMITH, JOSEPH W. 158.
SMITH, L. 776.
SMITH, W. 541.
SMITHS 477.
SMITHWICK 74.
SMITHWICK, REGINALD J. 150.
SMITS 487.
SMITS, J. 534.
SMOL-IZANSKY 776.
SMORODINZEFF, N. A. 776.
SMORODINZEV, N. 776.
SMORODINZEW 701, 732.
SMORODINZEW, A. A. 776.
SNURE 453.
So 206.
SOBOLEV 211.
SOBOLEW 227.
SOCIN 460, 526, 534.
SOCIN, CH. 158.
SOCIN-BURCKHARDT 484.
SOEKEN 707, 708, 709, 710, 753.
SOEKEN, GERTRUD 158, 776.
SÖMMERING, S. TH. 537.
SOLARI 729.
SOLARI, EMILIO F. 776.
SOLENTE 860.
SOLGER 289.
SOLLMANN 240, 241, 248, 252, 258, 269.
SOLOMONOFF 714, 756.
SOLOMONOFF, N. 776.
SOLOMONOVIČ, S. 776.
SOLOMONOWITSCH 729.
SOLOWJEFF 203.
SOLTAN 204.
SOLTMANN 736, 776.
SOMMER 194, 197, 209, 213, 391, 437, 519, 587, 640, 757.
SOMMER, A. 200, 695.
SOMMER, ARTHUR 455.
SOMMER, W. 687, 695.
SONKOLY 645.
SONKOLY, E. 684.
SONNENBERG 534.
SONNENBURG 852.
SOPER 755.
SOPER, ALEX C. 767.
SORANOS 555.

SORDELLI 19.
SORDELLI, A. 158.
SOREL 534.
SORRENTINO 50, 163, 391, 455.
SORRENTINO, MICHELANGELO 543.
SOSA 24, 34, 432, 455.
SOSA, HECTOR 159.
SOUTH 809.
SOUTHBY 702, 707, 709, 714, 718, 731, 733, 748, 751, 752, 755.
SOUTHBY, ROBERT 769.
SOWADE, H. 159.
SOWINSKI 110, 310, 508.
SPÄTH 704, 705, 707, 730, 731, 733, 735, 741.
SPÄTH, F. 776.
SPALDING 671.
SPALTEHOLZ 456, 505.
SPANIER 752.
SPANIER, F. 776.
SPANIER, F. L. 159.
SPAULDING 729, 731, 732, 755.
SPAULDING, E. R. 776.
SPEIERER 216, 370.
SPEIERER, C. 227, 228.
SPENCER 534.
SPENCER, JOHN C. 543.
SPENCER, O. M. 549.
SPERANSKIJ, W. A. 553.
SPICCA 30, 31, 422, 455.
SPICCA, G. 159.
SPIETHOFF 215, 216, 370, 518, 587, 653, 755.
SPIETHOFF, B. 228, 695, 776.
SPINA 205.
SPINDLER 265.
SPIRO 241.
SPITZER 168, 171, 287, 381, 455, 494.
SPITZER, ERNEST 159.
SPITZER, W. M. 543.
SPRAY 18.
SPRAY, ROB. SPALDING 159.
SPRECHER 62.
SPRINZ 68, 73, 76, 109, 117, 136, 224, 227, 229, 230, 359, 520, 717.
SPRINZ, O. 529, 534.
SPRINZ, OSKAR 780.
SPRONHEIMER 230.
SPURR 229, 260, 269.
SPURR, R. 535.
SPURR, RICARDO 543, 553.
SRUWE 402.
SSELKOW 64, 602.
SSELKOW, E. A. 159, 695.
SSEMENJAKO 118.
SSEMENJAKO, E. 154.
SSIDORENKO 119, 131, 206.
SSIDORENKO, P. 159.
SSOWINSKI 40, 41.
SSUTUJEW, G. O. 776.
STABEL 553.
STADNICHENKO, A. M. S. 159.

STAFFORD 18, 20, 90, 172, 175, 194, *199*.
STAFFORD, D. D. *141*.
STAMM 706, 714, 736.
STAMMER 732.
STAMMER, A. *776*.
STANDBERG 362.
STANESCU 210, *225*.
STANISLAWSKI 110, 793, 794, *819*.
STANLEY 116.
STANZIALE 118.
STARKA 732.
STARKA, VILMA *776*.
STATHAM *269*.
STAUB *860*.
STEBBING 522.
STEELE 42, 43.
STEELE, A. H. *140*.
STEENBERGHE, VAN 164.
STEFFEN *455*.
STEFFENS 216, 370.
STEFFENS, B. *228*.
STEFFENS, BRUNO *535*.
STEHR 393.
STEHRER 259, *269*, *455*.
STEIN 88, 90, 129, *190*, 354, 398, *455*, 524, *542*, *553*, 568, 705, 706, 727, 728, 731, 732, 741, 742, 751, 753.
STEIN, IRVING F. *159*, *765*, *768*, *775*, *776*.
STEIN, R. 36.
STEIN, R. O. 237, 265, *269*, *455*, *695*.
STEINBERG *696*.
STEINBERG, THÉODORE *779*.
STEINBISS 247, 259, *269*, 377, *392*, *455*.
STEINDL 835.
STEINDL, HANS *860*.
STEINE 21.
STEINER 204, 392, *455*.
STEINER-MICHAEL *455*.
STEINHÄUSER 260, *270*, 392, *455*.
STEINSCHNEIDER 7, 10, 15, 16, 17, 18, 19, 21, 25, 33, 34, 35, 36, 37, 40, 43, 131, *159*, 163, 164, 221, 245, *270*, 299, 333, 376, 703, 733, 735, *776*, 785, 797.
STELLA, H. DE 811, *819*.
STELLWAGEN 203.
STELLWAGEN, THOMAS C. *543*.
STENCZEL *535*.
STENSEN, NIELS 556.
STENZEL 190.
STENZEL, K. *193*.
STEPHAN 590, 658.
STEPHAN, R. *696*.
STEPHAN, S. *696*.
STEPHANI 714, 715.
STEPHANI, HEINRICH *776*.
STEPHENSON 68.
STERIAN 368, *455*.

STÉRIAN 203, *535*, 651.
STÉRIAN, E. 227, *535*.
STERN 94, 114, *270*, 478, 586, 597, 727, 755, *765*, *776*.
STERN, A. *696*.
STERN, C. *535*.
STERN, H. *535*.
STERN, KARL 553.
STERN, M. 167, 186, *193*, *535*.
STERN, MARG. *171*, 248, *270*.
STERN, MARGARETE 82, 90, 132, *159*, *768*.
STERN, R. 237.
STERNBACH 223, *230*.
STERNBERG 82, 164, 166, *171*, 290, *455*, 680.
STERNBERG, WILHELM *860*.
STERNE, J. *535*.
STESCHINSKI *776*.
STEVEN, JOHN LINDSAY *776*.
STEVENS 516.
STEVENS, A. R. *553*.
STEWART 166, 478.
STEWART, FR. W. *527*.
STICKEL 47, 49, 51, 53, 54, 55, 69, 76, 80, 82, 84, 86, 87, 97, 106, 122, *159*, 560, 562, 580, 634.
STICKEL, M. *696*.
STICKER 735.
STICKER, GEORG *776*.
STIEBÖCK *455*, 585, 615, 619, 645.
STIEBÖCK, L. H. *696*.
STIENBÖCK 446.
STIEVE 671.
STINSON 114.
STIVERS 129.
STOCK *774*.
STODEL 252, *270*.
STOEBER, CHRISTIAN *553*.
STÖBER, TH. *776*.
STOECKEL *157*, 579, 580, *689*, *695*, 835, *860*.
STOECKEL, W. *696*.
STÖHR 487.
STÖHR jun., PHILIPP *543*.
STOERK 811, *818*.
STOERK, KARL 809.
STÖRK *819*.
STOLL 497.
STOLZENBERG 750, 752, 759.
STOLZENBERG, HANNS *770*, *776*.
STONE 185, 260, *266*.
STONE, ERIC *553*.
STOOSS 709, 710.
STORCH 699.
STORCH alia PELARGUS *779*.
STORCHI 823.
STORCHI, LELIO *860*.
STORER 306, *455*.
STORER, MALCOLM *776*.
STORER, ROBERT V. *771*.
STORES 717.
STRACHSTEIN 463.

STRACHSTEIN, A. *535*.
STRANDBERG 112, *159*, 220, *229*, *455*.
STRANDBERG, JAMES *159*.
STRANSKY 652, *695*, 717.
STRASSBERG 755.
STRASSBERG, MAX *776*.
STRASZYNSKI, A. *535*.
STRASZYNSKI, ADAM *553*.
STRAUCH 184, 484, *535*.
STRAUCH, A. *193*.
STRAUSS 260, *270*, 379, 380, 381, 383, 391, *455*, 829, 851.
STRAUSS, ARTHUR *860*.
STRAUSS, H. *535*.
STRAUSS, HERMANN *860*.
STRECKER 641, 664, 666.
STRECKER, J. *696*.
STREITZ 712.
STREMPEL 21, *190*, 195, *200*, 518.
STREMPEL, R. *159*.
STRÖMBERG 18, 22.
STROGANOFF 590, 701.
STROGANOFF, W. W. *696*.
STROKOFF, F. J. *528*.
STROMINGER 204.
STROMINGER, L. *159*, *535*.
STROOMANN 394, *455*.
STROSCHER 259, *270*, 393, *455*.
STROSS 19, 25.
STROTH, IN DER 197.
STROTH, H. IN DER *200*.
STRUVE 442, *455*.
STRYKER 476, 478, 517.
STRYKER, GAROLD V. *549*.
STRYKER, V. *530*.
STÜHMER 67, 69, 103, 104, 391, 436, *455*, 821, 823, 830, 832, 834, 837, 848.
STÜHMER, A. *159*, *860*.
STÜMPKE 44, 86, *159*, 209, 216, 258, *270*, 289, 370, 391, *455*, 519, 564, 580, 703, 705, 706, 707, 709, 710, 714, 715, 720, 722, 723, 729, 733, 736, 737, 739, 740, 741, 753, 754, 755, 756, 757, 821, 826, 833, 839.
STÜMPKE, G. *228*, *535*, *696*, *860*.
STÜMPKE, GUSTAV *776*.
STUMPF 596.
STUMPF, J. *696*.
STURGIS 95, *535*, *860*.
STURMDORF 616, 617.
STURMDORF, A. *696*.
STUTZIN 520, *535*.
STUTZIN, J. J. *535*.
SUBOCKIJ, V. *543*.
SUBOTZKY, W. E. *543*.
SUCHARD 735, 737, *776*.
SUCHY 125.
SUCHY, S. *159*.
SÜCHTING, OTTO *159*.
SUGIMURA 234, *267*.

Summment 179, 180, 181, 186, 187, *192, 451.*
Summent, P. *191.*
Suranyi 19.
Suranyi, L. *159.*
Suren, Ernst *553.*
Surr 219.
Sussig 516.
Suter 476.
Suter, F. *543, 553, 696.*
Sutkova 195, *199.*
Sutter 107, 109, 565, 713, 714, 716, 717, 793, 795, 817, *819.*
Sutter, E. *696.*
Sutter, Ernst *159, 776.*
Suzuki 232, *267.*
Suzuni 20.
Swab, Ch. J. *535.*
Swammerdam 556.
Swan, Channing S. *553.*
Swartz 247, 260, *270,* 377, 398, 610, *697.*
Swartz, E. O. *698.*
Swediaur 461.
Sweet 842.
Swelt, W. S. *860.*
Swieten, van 808, *819.*
Swinburne 131, 203, 461, *535, 543.*
Swinburne, E. K. *553.*
Syffert 179, 728, *776.*
Sylvester 220, 362.
Symonds 842.
Symonds, Charters *860.*
Szabo, v. 644.
Szegö 217, *228,* 730, 748, 750, 755, 756.
Szegö, L. *774.*
Szekely 214, *228.*
Szente-Geisler 393, *455.*
Szidovenko 118.
Szilvási 4, 5, 13, 19, 24, 203, *455.*
Szilvási, G. *159, 227.*
Szilvási, Karl *141.*
Szilvasy 651.
Szilvasy, J. *696.*
Szily 205.
Szily, v. 206, 652, *695.*
Szorotschinski 384.
Szwojnicka 183.
Szymonowicz 487.

Tachezy, R. *227.*
Taddei 477, *535.*
Taddei, D. *553.*
Taenzer 394, *553.*
Taenzer, P. 797.
Tagliaferri 714, 734.
Tagliafferri, P. *776.*
Taigner 233, 238, 240, 248, 249, 259, *269,* 410, 411, 519.
Tait, Lawson 663.
Takats *455.*

Talbot *819.*
Talmann, J. M. *553.*
Tamura, S. *553.*
Tanago 310, 512.
Tanaka 506, 507, *553.*
Tanchon 783, *818, 819.*
Tandler 578.
Tandler, J. *688.*
Tanimura 60, 63.
Tanimura, Ch. *159.*
Tannenbaum 215, *228.*
Tanner 699.
Tanon 129, 131.
Tansard 206, 209, 214, *228,* 523, *545.*
Tanton 203.
Tappeiner 261.
Taralli 522.
Taralli, C. *535.*
Tarantelli 42, 43, 61, 78, 446, *455.*
Tarantelli, Eugenio *159.*
Tardieu 821.
Tardieu, Ambroise *860.*
Tardo, G. V. *227.*
Tarnowsky 506, 579.
Taschiro, N. *535.*
Tauffer *535.*
Tausard, A. *535.*
Tausch 208, 650, *690.*
Tausch, B. *227, 696.*
Taussig 706, 709, 733, 737, 741, 763, 765.
Taussig, Fred J. *776.*
Taylor 45, 64, 65, 87, 102, 384.
Taylor, R. W. *543.*
Tazembre 781.
Teague 90.
Temesvary *455.*
Temesváry 609, 678, 680, 706, 821, 822, 825, 826, 827, 828, 849.
Temesváry, M. *696.*
Temesváry, Nikolaus *159, 776, 860.*
Tempsky, Arthur v. *860.*
Tenconi, C. *776.*
Tenenbaum, Joseph L. *554.*
Teplickij, G. *535.*
Tera, Gabriel *553.*
Terillon 513, *543.*
Terisse 205.
Terson 734.
Terwilliger 211.
Terwilliger, W. G. *227, 776.*
Teufel 224, 523.
Teverowsky *226,* 845, 849.
Teverowsky, M. *857.*
Thaler 84, 106, 168, 571, 635, 666.
Thaler, H. *159, 696.*
Thalmann 21, 22, 25, 26, 33, 34, 77, 118, 564, *696.*
Thalmann, H. *696.*
Thayer 109.

Thayer, W. S. *159.*
Theilhaber 615.
Theilhaber, A. *696.*
Thelen 88, 96, 97, *138, 159.*
Theodore 16.
Theodore, J. H. *159.*
Thévenard 260, *270.*
Thierry-Vella 255.
Thiers *227.*
Thjøtta 58, 175.
Thjøtta, Th. *139, 193, 548.*
Thim 7, 60.
Thim, Josef R. *159.*
Thimm 374.
Thiry 556, 836, *860.*
Thoma 203, 259, *270,* 393, *455.*
Thomalla *535.*
Thomas 20, 491, 493, 517, 550, *553.*
Thomas, B. A. *543, 553.*
Thomas-Ivy 181.
Thomasson 111.
Thomasson, A. H. *160, 535.*
Thompson 56, 336, 465, 467, 468, 470, 474, 482, *535.*
Thompson, D. C. *553.*
Thompson, J. M. *543.*
Thomsen 90, 172, 205.
Thomsen, Oluf *160.*
Thomson 130, 175, 241.
Thomson-Walker, John *543.*
Thorn 181, 727.
Thorn, Ernst *776.*
Thornwell 750, 751.
Thure, Brandt *535.*
Tichomirov, Dimitrie M. *860.*
Tichy 658.
Tièche 755, 756, *776.*
Timochina 16, 25, 31, 32, 42, 43, 90, 165, *171, 225.*
Timochina, M. *160.*
Timochina, M. J. *143.*
Timofeev, P. *543.*
Timofejew 205.
Timofejew, P. *160.*
Timofew 489.
Tjomkin, J. L. *535.*
Tissier, H. *547.*
Tissot 260, *270.*
Titus 703, 706, 709, 714.
Tixier 664.
Tobby 361.
Tod 706, 714, 733, 743, 748, 751, 755.
Tod, Margaret C. *777.*
Todd, L. C. *152.*
Tode 556.
Tojbin 848.
Tojbin, R. *860.*
Tokunaga 397, *455.*
Tomiček *267.*
Tommasi *160,* 209, 262, 703, 704, 707, 708, 723, 726, 748, 752, 754, *777.*
Tommasi, Lodovico *777.*
Tommasoli 83, 167, 449.

TOMMASSINI 205.
TOPČAN, A. 777.
TOPTSCHAN 741.
TOPUSE 668.
TOPUSE, S. 696.
TORACHIKO 148.
TORCELLI 205.
TORIKATA 210.
TORREY 17, 22, 23, 25, 37, 90, 172, 175, 181, 183, 202, 203, 553, 728.
TORRÉY 173.
TORREY, JOHN C. 160, 777.
TORSSNEV 506.
TOURAINE 77, 160, 860.
TOUTON 10, 12, 13, 47, 49, 51, 64, 76, 97, 105, 116, 293, 420, 430, 463, 486, 696, 799.
TOUTON, K. 160.
TOVARU 195, 200.
TOWNSEND 478.
TOWNSEND, W. W. 535.
TRABUCCO 314, 455.
TRACHTENBERG 56, 603, 696, 703, 705, 708, 710, 714, 726, 741.
TRACHTENBERG, S. 160, 777.
TRANCU-RAINER 674, 694.
TRANCU-RAINER, M. 696.
TRAUBE 255.
TRAUBE-MENGARINI 270.
TRAUBE-MENGARINI, MARGHERITA 253.
TRAUSEL, WALTER 766, 854.
TRAUTMANN 784, 819.
TREBER 596.
TREBER, H. 696.
TREKALI 116.
TRÉLAT 607.
TREMITERRA 78.
TREMITERRA, SALVATORE 160.
TRENWITH, W. D. 777.
TREUHERZ 362, 455.
TREUHERZ, W. 535.
TRIDON 710.
TRIDON, P. 779.
TRIFU 95, 491.
TRIFU, V. 543.
TRIGHER 219, 229.
TRÖLTSCH 819.
TROJANOVSKIJ, M. 554.
TROILI 729.
TROILI, C. 777.
TRONCAY 860.
TROPPER 358, 359, 455.
TROSSARELLO, M. 535.
TROUSSEAU 498.
TROZZEW 357.
TRUBEK, MAX 146.
TRUSZKOWSKI 700.
TSCHERNOGUBOW 48, 160.
TSCHUGUJEWA 191.
TSCHUMAKOFF 543.
TSCHUMAKOV 495.
TSCHUMAKOW 725, 777.

TSCHUMAKOWA 701, 776.
TSOUMARAS 724, 732, 733.
TSOUMARAS, MARCUS A. 777.
TSUDA 19, 25, 477.
TSUDA, HIROMICHI 160.
TSUDA, S. 535.
TSULUKIDZE 234, 270.
TUCHSCHMID 211, 227.
TUCHSNID 195, 199.
TUFFIER 662.
TULBERMANN 63, 64, 150.
TULLOCH 19, 23, 90, 172, 175, 290, 368.
TULLOCH, W. J. 160.
TUNIS 205.
TUNKER, H. 544.
TURATI 507.
TUROLT 98.
TUROLT, M. 160.
TURSSNEV, N. 535.
TUTTLE 131, 836.
TUTTLE, J. P. 860.
TYSON 311, 312.
TZANCK 205.
TZULUKIELZE 508.

UCHIDA 8, 259, 270, 455.
UCHIDA, SHIGEO 160.
UCHIN 164, 171.
UHLE 203.
UHLENHUTH 17, 19, 22, 25, 130, 136, 142, 144, 147, 148, 149, 151, 174, 190, 224.
UHLMANN 270, 455.
UHMA 12.
ULLMANN 94, 260, 263, 270, 391, 392, 408, 455, 522, 535.
ULLMANN, J. 553.
ULTZMANN 117, 272, 277, 279, 328, 336, 412, 413, 415, 436, 447, 448, 466, 535.
UNGAR 19, 455.
UNGAR, J. 154.
UNGER 23, 109, 391.
UNGERMANN 24, 26, 34, 37, 152, 423.
UNGERMANN, E. 160.
UNNA 7, 9, 10, 11, 14, 40, 48, 49, 59, 250, 380, 387, 524, 553.
UNNA, P. G. 696.
UNTERBERG, H. 535.
UNTERBERGER 507.
URBACH 232.
URBAHN 22, 27, 130, 160, 782, 819.
URBAIN 184, 192.
URBAIN, A. 193.
URDAPILLETA 455.
URDOPILLATA 398.
URECH 609.
URECH, E. 696.
USCHIDA 304, 455.
USUI 228.
UTEAU 524, 553.

UTIONKOFF 24, 34.
UTIONKOFF, M. D. 160.
UTZ 258, 270, 390, 455.

VÁGÓ 596.
VÁGÓ, ST. 696.
VAIJSER 74.
VAIJSER, M. 160.
VAILLE 777.
VALENTIN 237, 270, 701, 703, 705, 706, 707, 723, 730, 740, 826.
VALENTIN, IRMGARD EDITH 160, 777, 860.
VALENTINE 221, 353, 354, 461, 535.
VALERIO 119.
VALERIO, A. 535.
VALERIO, AMÉRICO 544, 553.
VALLINO 714, 756.
VALLINO, MARIA TERESA 777.
VALLISNIERI 205.
VALVERDE 96, 206, 455.
VALVERDE, B. 160.
VALVÉRDE, B. 544.
VANDERPOEL 462, 535.
VANIK 434, 455.
VANKRATOV 436.
VANNOD 16, 18, 22, 25, 34, 37, 39, 41, 172, 202, 203.
VANUXCEM, HENRY 777.
VAQUEZ 114.
VARIOT 712.
VARIOT, G. 777.
VARLADIS 335.
VASILJEV, A. 544.
VASSAL, PIERRE JEAN FRANÇOIS 777.
VASSIČ 729.
VASSIČ, E. 777.
VAUCEL 219, 229, 262, 267.
VAUGHAN 25.
VAUREXASIS 229.
VEDDER 19.
VÉDFY 46.
VÉDFY, GÉZA 160, 553.
VEILCHENFELD 455.
VEILLON 13, 18, 25, 34, 37, 38, 163, 741.
VEILLON, A. 777.
VEIT 157, 671, 685, 689, 690, 694, 695, 696, 729.
VEIT, J. 139, 687, 696.
VELASCO BLANCO 90, 728, 755, 756, 777.
VELASCO BLANCO, LEON 160.
VELDE, VAN DE 18, 22, 659, 680, 696.
VELDE, TH. H. VAN DE 696.
VELIBRIL 730, 741.
VELIBRIL, A. 777.
VELPEAU 497, 500, 504, 512.
VENEMA 10.
VENTURI 314, 446, 455.
VENTURI DOBINSKI 289.

VERBRUGGE, JEAN 552.
VERBUN 389.
VERCELLINO 64, 304, 455, 522.
VERCELLINO, L. 160, 535.
VERDERAME 130.
VERDERAME, PH. 161.
VERESS 270, 361, 366, 409, 455.
VERGE 19, 26, 30.
VERGE, J. 150.
VERNES 192.
VERRES, F. 777.
VERROTI 455.
VERROTTI 94, 97, 420.
VERROTTI, G. 161.
VERSTRAETEN, A. 777.
VERTUN 380, 455, 535.
VETSCH 288.
VIANA 591, 696.
VIANA, ODORICO 161.
VIBERT 777.
VIDAL 23.
VIETH 221, 237, 270, 354, 355, 356, 357, 455.
VIEU 210, 225, 619, 684.
VIGEVANI 777.
VIGNAL 851.
VIGNAUDON 714, 777.
VIGNE, P. 691.
VIGNI, DI 362.
VIGNOLO-LUTATI 524, 553, 777.
VILÉN 67, 69, 82, 705, 720, 734, 764.
VILÉN, A. F. 161, 777.
VILENCUK 364.
VILLAR, RAFAEL 777.
VILLARD 616, 633.
VILLARD, E. 697.
VILLAZON 90, 728, 755, 756.
VILLAZON, NESTOR MORALES 160.
VILLENEUVE 299.
VINES 786, 787.
VINES, SIDNEY 819.
VINTICI, V. 535.
VIRCHOW 816.
VISHER 480.
VISHER, J. W. 535.
VITERI 19.
VITERI, L. E. 154.
VITTURELLI 714, 734.
VITTURELLI, D. 776.
VIVIAN, CHARLES S. 553.
VLASOVA, V. 777.
VOELCKER 488, 731, 777.
VÖRNER 13, 51, 52, 601.
VÖRNER, H. 697.
VOGEL 461, 462.
VOGEL, J. 535.
VOGT 658, 667, 701, 711, 742, 744, 745.
VOGT, E. 697, 777.
VOGT, F. W. 688.
VOHWINKEL 78, 216, 228.
VOHWINKEL, K. H. 161.

VOIGT 270, 298, 451, 461, 525, 587.
VOIGT, J. 257, 697.
VOIGT, W. 545.
VOILLEMIER 299.
VOLK 49, 169, 171.
VOLK, R. 553.
VOLKMANN 532.
VOLLBRANDT 757.
VOLLBRANDT, ALFRED 777.
VOLLMOND 90, 172, 175.
VOLLMOND, ERIK 160.
VOLTINI 819.
VONKENNEL 219, 220, 229, 262, 270, 361, 362, 455, 778.
VONKENNEL, J. 697.
VORBACH 64, 65, 78, 536.
VORSCHÜTZ 553.
VOSS 289.
VOUREXAKIS 219.
VUJTĚCH, KAREL 161.
VVEDENSKAJA 722, 759.
VVEDENSKAJA, M. 768.

WAALER 175, 193.
WAEBER 203.
WAELSCH 316, 319, 356, 457, 459, 460, 461, 462, 463, 464, 467, 469, 470, 471, 472, 474, 475, 476, 478, 479, 480, 481, 483, 484, 485, 486, 487, 488, 492, 494, 495, 498, 499, 502, 504, 519, 521, 522, 527, 536, 551, 553.
WAELSCH, L. 544.
WAELSCH, LUDWIG 161.
WÄTJEN 64, 161, 625.
WÄTJEN, J. 697.
WAGAPOW 506.
WAGNER 10, 19, 45, 55, 86, 97, 100, 108, 111, 122, 124, 206, 230, 260, 270, 392, 519, 560, 561, 602, 617, 618, 629, 631, 635, 639, 640, 641, 659, 678, 679, 706.
WAGNER, G. A. 161, 562, 636, 672, 673, 695, 697, 860.
WAGNER, R. 536.
WAHL, V. 7, 8, 36, 117, 126.
WAHL, A. V. 161, 731, 777.
WAHLBERG 112, 714.
WAHLBERG, KURT 161, 777.
WAINSTEIN 216, 227.
WAINSTEIN, E. 778.
WALDEYER 273, 274, 275, 284, 569.
WALDSTEIN 52, 161.
WALKER 203, 239, 296, 406, 455, 544.
WALKER, A. S. 536.
WALKER, ALLAN S. 553.
WALKER, K. 536.
WALKER, KENNETH M. 553.
WALLACE 462.
WALOZETT 346, 373, 455.

WALTHARD 589.
WALTHARD, M. 697.
WALTHER 230, 237, 262, 270, 471, 570, 615, 616.
WALTHER, H. W. E. 536, 553, 697.
WALTHER, PH. V. 536.
WALZER 255, 270.
WARD 517.
WARD, R. OGIER 553.
WARDEN 12, 36, 181, 183.
WARE 732.
WARE, E. E. 777.
WAREN 90.
WARFIELD 203.
WARLOMONT 288.
WARNER 230, 270.
WARNOCK, A. W. 544.
WARREN 34, 37, 89, 161, 172, 461.
WARREN, STAFFORD L. 161.
WARTHIN 477.
WARTHIN, A. SCOTT 536.
WASCHKEWITSCH 446, 455.
WASITSCH 764.
WASSÉN 714, 715, 718.
WASSÉN, ANDERS 773.
WASSERMANN 17, 18, 23, 27, 28, 37, 40, 41, 42, 43, 89, 96, 114, 117, 131, 136, 170, 173, 174, 190, 201, 262, 268, 532.
WASSERMANN, A. 161.
WASSERMANN, E. 219, 229, 697.
WASSERMANN, M. 34, 84.
WASSERTHAL 84.
WASSIEJEW 536.
WASSILJEFF 478.
WASSILJEFF, A. A. 536, 544.
WASSILJEV, A. 777.
WATABIKI 90, 173, 194, 200.
WATSON 397, 455, 574, 597, 610, 644, 740, 765.
WATSON, D. 536, 697.
WATSON, DAVID 544.
WATZKA, MAX 544.
WAUGH 732.
WEAR 73, 109.
WEAR, JOHN B. 158.
WEBER 263, 390, 455, 506, 553, 619.
WEBER, HERM. 811, 819.
WECKESSER 372, 454.
WEGELIN, CARL 554.
WEGNER 348.
WEHRBEIN 64, 303, 455, 737, 738, 741, 761.
WEHRBEIN, HEINRICH L. 161.
WEHRBEIN, KATHLEEN 777.
WEICHARDT 215.
WEICHARDT, W. 228.
WEICKHARDT 355.
WEICHSELBAUM 805, 819.
WEIGAND 587, 697.
WEIGERT 2, 9, 13, 59.

WEIGERT, H. *858.*
WEIL 18, *230, 270.*
WEILBAUER *860.*
WEILL 184, *192,* 204, 735, 737, *777.*
WEIMANN 98.
WEIMANN, W. *161.*
WEINBERG 369, 756.
WEINBERG, AURA *774.*
WEINBERG-SACHETTI 258, *266.*
WEINRICH 10, 30.
WEINRICH, M. *161.*
WEINSAFT 575, *697.*
WEINSTEIN 755.
WEINSTEIN, E. M. *778.*
WEINZIERL 214, *228,* 641, 649.
WEINZIERL, v. 679, 680.
WEINZIERL, E. R. v. *697.*
WEIR 442.
WEISHAUPT 625.
WEISHAUPT, E. *697.*
WEISS 215, 291, 391, 497, 519, 593, 654, 670.
WEISS, A. *536.*
WEISS, F. *536.*
WEISS, O. 369.
WEISSENBACH 112.
WEISSENBACH, R. J. *161.*
WEISSMANN *693.*
WEISZ *544.*
WEITGASSER 215, *228,* 392, 574, 614, 678.
WEITGASSER, H. *688, 691, 697.*
WEITZ *161.*
WEITZEL, LOUIS *161, 554.*
WEIZMANN 621.
WELANDER 35, 67, 68, 71, 84, 118, 165, 288, 390, 407, 408, 737, 744, 764, 793.
WELANDER, E. *819.*
WELCOME 205.
WELDE 705, 715, 716, 723, 737, 738, 755, 756, 764.
WELDE, ERNST *778.*
WELLMANN 209, 368.
WELT-KAKELS 703, 706, 710, 714, 718, 731, 736.
WELT-KAKELS, SARA *778.*
WELTZ 117.
WENDT 461.
WENDT, H. *819.*
WENGER 81, 290, *455.*
WENGER, P. *161.*
WENGRAF 736, 754, 846.
WENGRAF, FRITZ *778, 860.*
WERBOFF 579, 645.
WERBOFF, J. *697.*
WERLER 357, *455, 554.*
WERMBTER 609.
WERMBTER, W. *697.*
WERMEL 6.
WERNER 74, 287, *455,* 658.
WERNER, ALEXANDER *161.*
WERNER, FRITZ *548.*
WERNER, P. *697.*
WERNICK 519.

WERTH 667.
WERTHEIM 2, 13, 15, 16, 17, 21, 22, 26, 27, 29, 31, 32, 33, 34, 37, 39, 40, 41, 43, 44, 47, 50, 51, 53, 54, 55, 57, 58, 72, 75, 85, 86, 88, 91, 92, 93, 94, 95, 106, 109, 120, 121, 132, 135, 163, 169, 201, 288, 422, 424, 463, 557, 560, 606, 622, 623, 629, 632, 634, 671, 673, 706, *778, 787.*
WERTHEIM, E. *161, 697.*
WERTHEIMER 253, *270.*
WERTHEIMER, E. *544.*
WERTHER 216, 355, 369, 370, 516, 517, *536, 554,* 830.
WERTHER, J. 228.
WESSEL, CARL *860.*
WESSON 465, 480, 495.
WESSON, M. B. *536.*
WESSON, MILEY B. *544.*
WEST 556.
WESTBERG *554.*
WESTERGREEN 640.
WESTERMANN 557.
WESTPHALEN, F. *697.*
WESTPHALEN, HANS *161.*
WETHMAR 20, *161.*
WETTERER 446, 523, 524.
WETTERER, JOSEPH *554.*
WHALEY 480, *536.*
WHEATLEY 20, 25.
WHEATLEY, B. *152.*
WHEELER, GEORGE W. *161.*
WHITE 4, 23, 25, 39, 122, 235, 247, 260, *270,* 377, 398, *455,* 491, 493, 494, 495, 504, 610, *697.*
WHITE, CHARLES *161.*
WHITE, E. C. *698.*
WHITE, EDW. WILLIAM *161, 544.*
WHITE, H. P. WINSBURY *554.*
WHITMAN 260, *270,* 363, *455.*
WHITNEY 433, *455.*
WICHMANN 31, 33, 131, 209, 432, *455,* 725.
WICHMANN, P. *161.*
WICHMANN, R. 525.
WICHOWSKI *452.*
WIDAL 117, 178.
WIDERÖE 461.
WIDERÖE, L. *536.*
WIDMARK 734, 735, *778.*
WIECHOWSKI 259, *267, 270,* 392.
WIEDEMANN 506, 507, 509, *554.*
WIEDMANN *193,* 203, 210, 211, 651.
WIEDMANN, A. *227, 697.*
WIELAND 714, 716, 739, *778.*
WIELAND, KURT *161.*
WIENER 392, *455,* 838.
WIENER, E. *860.*
WIENER, EMIL *161.*

WIESNER 38, 131, *818.*
WIESNER, K. *161, 554.*
WIJKERHELD 732.
WIJKERHELD, BISDOM *778.*
WILDBOLZ 18, 22, 27, 28, 34, 39, 40, 42, 88, 89, 104, 134, 163, 172, 173, 248, 265, *270,* 389, 413, 496, 500, 516, 517, *536, 544.*
WILDBOLZ, H. *161.*
WILDBOLZ, HANS *554.*
WILDOWA *191.*
WILE 64, 65, *536.*
WILENSKY 516.
WILENSKY, ABRAHAM O. *554.*
WILEVÁ 189.
WILEY 118, 119.
WILEY, C. J. *144.*
WILHELMJ, W. *544.*
WILLAMOWSKI *554.*
WILLCOX 82, 114, *161.*
WILLE 752.
WILLE, OTTO *778.*
WILLES, V. N. B. *162.*
WILLIAMS 726, 754.
WILLIAMS, P. F. 706, 707, 714, 723, 736.
WILLIAMS, PHILIP F. *778.*
WILLIAMS, T. J. 705, 706, 708, 721, 727, 728, 733, 750, 751, 753, 754, 755.
WILLIAMS, TIFFANY J. *778.*
WILLIS 31, 295, 320.
WILLIAMS 111.
WILLIAMSON 82, 90, 287, 299, *455.*
WILLIAMSON, TH. v. *161.*
WILLIS *455.*
WILM *529.*
WILSON 17, 23, 34, 89, 183, 523, 680.
WILSON, A. C. *554.*
WILSON, KARL M. *161.*
WILSON, M. A. *160, 697.*
WILTSE, J. W. *544.*
WINCKEL, v. 672.
WINCKEL, F. v. 28.
WINCKLER 509.
WINCKLER, V. *554.*
WINDHOLZ, FRANZ *554.*
WINIWARTER *554.*
WINKEL, v. *161,* 570, *697.*
WINKELMANN, MAX *544.*
WINKLER 18, *171, 536.*
WINKLER, F. 4, 8, 13, 36, 60, 61, 65, 169, *536.*
WINKLER, M. 8, 14, *162.*
WINKUROW 755.
WINOKUROW, N. *778.*
WINTER 4, 25, 39, 235, *270,* 568.
WINTER, F. *697.*
WINTER, H. G. *161.*
WINTERNITZ 237, *270,* 354, 355, *455,* 511, 522, *554.*
WINTERNITZ, R. *554.*

WINTZ 590, 614, 655, 659.
WINTZ, H. *697*.
WIRZ 63, 70, 96, 97, 99, 102, 106, 111, *162*, 184, *193*, 287, *455*, 741, 750, *778*, 821, 825, *857*.
WIRZ, F. *860*.
WIRZ, FR. *778*.
WISHENGRAD 205, 211.
WISHENGRAD, M. *227*.
WISCHER 209.
WISCHER, H. *162*.
WISCHNEWSKY, A. *162*.
WITEBSKY 175, 179.
WITEBSKY, J. *193*.
WITHERSPOON 112, 750, 751.
WITHERSPOON, J. THORNWELL *778*.
WITTE 16, 118, 463, 508, *554*, 673, *697*.
WITTENBERG 42, 63.
WITTENBERG, JOSEPH *162*.
WITTKOWSKI 278.
WITTWER 110, 755, *778*.
WITTWER, K. *162*.
WLASSOW 705, 706, 721.
WLASSOW, W. *778*.
WOHL 83, 167.
WOHLSTEIN 461, 463, 476, 477, 493, 500.
WOHLSTEIN, E. *536*.
WOHLSTEIN, EMANUEL *544*.
WOITHE 4.
WOITHE, FRIEDRICH *152*.
WOLBARST 237, *270*, 321, 342, 347, 350, 359, 410, 428, *455*, 458, 519, *536*.
WOLBARST, A. L. *536*.
WOLBARST, ABR. L. *544*.
WOLF *137*, 439, 514.
WOLFF 7, 10, 12, 31, 34, 35, 84, *162*, 206, 210, 367, 368, *452*, *455*, 463, 492, 495, 500, 523, 524, *536*, *554*, 620, 628, 646, 682, 714, 725, *778*, 825, 848.
WOLFF, F. *227*, *684*, *697*, *698*.
WOLFF, FR. 33, 34.
WOLFF, FRIEDR. *162*, *765*, *853*.
WOLFF, FRIEDRICH 30, *778*.
WOLFF, J. *860*.
WOLFF, METZ. *544*.
WOLFFENSTEIN 176, 196, *200*, 205, 210, *226*, 368, *455*, 650, *690*, 703, 706, 709, 716, 721, 723, 741, 742, 745, 821, 826.
WOLFFENSTEIN, W. *227*, *698*, *778*, *860*.
WOLFRAM 210, *226*, *451*.
WOLFRING 591, 641.
WOLFRING, O. *698*.
WOLFSOHN *554*, 712.
WOLFSOHN, GEORG *778*.
WOLMERSHÄUSER 658.
WOLTERECK 207, 370, 651.

WOLTERECK, K. *227*, *698*.
WOLTERS 272, 419.
WOOD 397, *455*.
WOODBURY 851.
WOODBURY, F. T. *860*.
WOODS, RICHARD *778*.
WORDLEY 129.
WORDLEY, E. *162*.
WOSSIDLO 124, 397, 402, 407, 410, 416, 419, 422, 427, 440, 442, 443, 464, 468, 471, 478, 481, 484, 495, 500, 504, 520, 522, *526*, 535, *536*, *544*, *554*.
WOSSIDLO, H. *162*.
WOYNÉS *544*.
WREN 215, *228*.
WREN, ALPHONSE A. *554*.
WRESZYNSKI 681.
WRESZYNSKI, E. *698*.
WRIGHT 62, 204, 219, *229*, 557, *778*.
WRIGHT, B. W. *536*.
WRIGHT, GUILLERMO PÉREZ 144.
WRIGHT, LOUIS T. *554*.
WÜRZBURGER 613.
WÜRZBURGER, M. *698*.
WULFF 756.
WULFF, O. *766*.
WURMSER, RAYMOND *554*.
WYETH, C. A. *162*.
WYNKOOP 701, 725, 761.
WYNKOOP, E. J. *162*, *778*.
WYNKOOP, EDWARD J. *778*.
WYNNE 579.
WYNNE, H. M. N. *698*.
WYSSOKOWITSCH 131.

XYLANDER *162*.

YAKOMOTO 175.
YAMADA 232, *270*.
YAMADA, K. *554*.
YAMAMOTO 206.
YAMAMOTO, T. *554*.
YANO 232, 233, *270*.
YESKO 737, 741.
YESKO, STEPHAN A. *778*.
YLANAN *228*.
YLANAN, C. R. *554*.
YLOSVAY 37.
YLPPÖ, ARNO *778*.
YOSHIDA, S. *554*.
YOUNG 23, 36, 61, 89, 247, *270*, 377, 398, 478, 481, 504, *536*, *544*, 610.
YOUNG, H. H. *698*.

ZABLUDOWSKAJA 321.
ZADE 394.
ZADOK 206.
ZAHN 505.
ZAIGNER 508.

ZAIGRAEV, M. *544*.
ZALESKI 78.
ZALEVSKI 179.
ZALEVSKI, J. *193*.
ZALEWSKI *455*.
ZALEWSKI, JERZY *162*.
ZALUCKIJ, G. *554*.
ZANGEMEISTER 369, 612.
ZANGEMEISTER, W. *698*.
ZARADOWSKY 710.
ZASTRE 497.
ZAVADOVSKY *779*.
ZAVUCKZOGLU 22.
ZAWODZINSKI 179, 183.
ZAWODZINSKI, T. *191*.
ZECHMEISTER 355, 357.
ZEISS 278.
ZEISSL 131, *270*, 281, 357, 390.
ZEISSL, v. 236, 265, 326, 327, 329, 336, 380, 419, 461, 464, 465, 475, 507, 509, *688*, 780.
ZEISSL, H. v. 300, 354, 780, *819*.
ZEISSL, M. v. 272, 281, 282, 294, *536*, *554*.
ZEISSLER 129.
ZELENEFF *536*.
ZELENEFF, v. 303.
ZELEWSKI 177.
ZELIŠČEVA 90, 165, *171*.
ZELISCHEWA 187.
ZELISCHTSCHEWA 175.
ZELISCHTSCHEWA, A. *193*.
ZELLENEFF 304.
ZELLER 461.
ZELLNER 259.
ZELTER 391.
ZELTNER *269*, 393, *451*, *454*.
ZENZES 407.
ZETTNOW 5, 29.
ZEUDE *192*, 429, *453*.
ZHORNO 472.
ZHORNO, J. F. *536*.
ZIBORDI 363, *455*.
ZIEGELER, H. *698*.
ZIEGLER 632, *698*.
ZIELER 10, 13, 14, 63, 103, 134, *136*, 179, 181, 182, 187, 206, 211, 236, 238, 245, 262, 265, *270*, 320, 341, 416, 432, 433, 436, *455*, 519, *536*, 615, 652, *694*.
ZIELER, K. *162*, *193*, *227*, *698*.
ZIEM 815, *819*.
ZIEMANN 197, *200*.
ZIGLER 491, 493, 501.
ZIGLER, M. *544*.
ZILL 561.
ZILL, L. *698*.
ZILL, LUDW. *162*.
ZILZ 788, *819*.
ZIMMER 392.
ZIMMER, ALFRED *162*.
ZINNER 98.
ZINSSER 261, *270*, *455*.
ZIPPER, JOSEF *554*.

ZIRN 524, *548*, *554*.
ZIRN, CAMILLO *554*.
ZITZKE 706, 849.
ZITZKE, ERNA *771*, *857*.
ZOEHRER 579.
ZOEPRITZ *698*.
ZOLLSCHAN 520.
ZOLLSCHAN, J. *536*.
ZOLLSCHAU 25, 77.
ZOLLSCHAU, J. *162*.
ZONDEK 639, 653.
ZONDEK, B. *698*.
ZOON 727.
ZOON, J. J. 778.

ZSIGMONDY *270*.
ZUCKERKANDL 274, 275, 277, 284, 510, *527*, *528*, *529*, *554*.
ZUCKERKANDL, O. 281, 282, *536*.
ZUCKERKANDL, OTTO 281, 325, *554*.
ZÜLZER 385.
ZULEGER *554*.
ZUMBUSCH *136*, 247, *270*.
ZUMBUSCH, v. 12, 321, 393, *436*, *455*, *778*.
ZUMBUSCH, L. v. *162*.
ZUPNICK 129.

ZUPNIK 172.
ZUPNIK, L. *162*.
ZURALSKI 658.
ZURALSKI, T. *698*.
ZURHELLE 504, 628.
ZURHELLE, E. *544*, *698*.
ZWEIFEL 16, 119, 121, 122, 562, 598, 612.
ZWEIFEL, E. *698*.
ZWEIFEL, P. 590, *693*.
ZWEIG, WALTER *860*.
ZWEIGBAUM 744.
ZWET 634.
ZWOLINSKI 700.

Sachverzeichnis.

Abortivbehandlung der Gonorrhöe 264, 384, 405, 609, 682.
— Acridinfarbstoffe zur 409.
— Diathermie 409.
— Gefahren 407.
— Indikationen 407.
— Kolloidiumwatte, Verschluß des Orificiums mit 409.
— Medikamente zur 408.
— Methoden 265.
Abwehrkräfte des Organismus gegen Gonorrhöe 290, 345.
Acanthosen der Haut 48.
Acridinfarbstoffe 219, 248, 261, 263, 360, 397, 409.
Acriflavin 262, 360.
Adenomyohyperplasia tubarum 628.
Adenomyosis tubarum 628.
Adnexgonorrhöe s. Gebärmutteranhänge.
Adrenalin, Wirkung d. 233, 250.
Adstringentia 240, 249.
Afridolblau 263.
Agesulf 246, 260, 391.
Airol 260.
Akineton 394.
Albargin 242, 244, 246, 247, 249, 258, 386.
Albasol 651.
Alkoholbehandlung, intramuskuläre, bei Gonorrhöe 215.
Alkoholverbot 224, 350.
Allergie, echte, der Schleimhaut 232.
— mechanische 232.
— proteinogene 233.
Aluminium, Wirkungslosigkeit bei Gonorrhöe 245.
Anaesthesulf 369.
ANELsche Silberkanüle 574.
Anthracen 261.
Anthrachinonglykoside 259.
Antigonorrhoicum:
— Desinfektionswirkung s. Desinficienta.
— Ionisationsgrad 241, 394, 395.

Antigonorrhoicum:
— interne 237.
— klinische Auswertung 232.
— Nährbodenverschlechterung 397.
— Tiefenwirkung 248—250, 256, 387, 394.
Antikörper, spezifische gegen Gonorrhöe 345, 364.
Aolan 651.
— zur Provokation 435, 678.
Appendicitis oder Adnexitis 638.
Arbutin 237.
Argentamin 242, 246, 249, 258, 394.
Argentum nitricum s. Silbernitrat.
Arginin 395.
Argochrom 757.
Argolavae 391.
Argonin 244, 249, 257, 390.
Argyrol 243, 249, 260, 391, 408.
Arrhovin 357.
Arsenobenzole s. Salvarsanpräparate.
Arthigon 365, 645.
— extrastark 645.
Arthritis gonorrhoica 116.
ARZBERGERscher Apparat 654.
Ascites-Agar für Gonokokken 16.
— Modifikationen 16.
Ätherische Öle 237, 611.
Atropinbehandlung der Gonorrhöe 223, 238, 250, 360.
Autoinfektionen, unmittelbare gonorrhoische 65, 66.
Azofarbstoffe 263.
Azoospermie 466, 474, 486, 503.
Azykal 244, 246—248, 259.

BABES-ERNSTsche Granula 4.
Bacillosan 597.
Bakteriophage zur Behandlung der Gonorrhöe 346, 372.
Bakterurie 128, 300, 339.

Balanitis bei akuter Gonorrhöe 309, 333.
Balsamica bei Gonorrhöe 221, 237, 353, 354.
Bärentraubentee 237.
Belladonna bei Gonorrhöe 360.
Benzosafranine 263.
Bismutum s. Wismut.
Blase:
— Regurgitieren in die 279.
— sekundäre Infektionen 122.
— Verschlußapparat 283.
Blei, Wirkungslosigkeit 245.
Bleiacetat 261.
Blenovaccine 645.
Blutagarplatte, Zusammensetzung der 20.
Blutkörperchen-Senkungsreaktion bei Gonorrhöe 77, 190.
Blutveränderungen, morphologische, nach Vaccineinjektionen 208.
Brom-Antipyrinmischung bei Gonorrhöe 351.
Buccosperin 358.

Cadmium 245.
Calcium bei Adnexgonorrhöe 652.
Campher 350.
Carbol-Gentianaviolettlösung zur Gramfärbung 9.
Casein-Injektionen 651, 679.
Caviblenbehandlung 391.
Cer 245.
Cervixgonorrhöe s. Gebärmutter, Gonorrhöe.
Chemotherapie der Gonorrhöe 217—220, 261, 362.
Chinaalkaloide, Wirkung auf Gonokokken 248.
Chinin intern bei Gonorrhöe 373.
Chinolin 261.
Chlorsilber 395.
Choleval 242, 244, 246, 247, 249, 258, 386, 391.
Chromophile Einschlüsse in Epithelien 59.

Chrysarobin 259.
Chrysoidin 263.
Citragan 391.
Colargin 260.
Colliculus seminalis 285.
Compligon 210.
— Adnexgonorrhöe, bei 650.
— Hautreaktion mit 210.
Compressor partis membranaceae 275.
Copaivabalsam 353, 355.
Conjunctiva:
— Altersdifferenzen bei Gonorrhöe 72.
— Corpus luteum-Präparate 643.
— Corpus luteum-Pseudoabscesse 630.
Cowperitis 315, 335, 456.
— Behandlung 404.
— Mischinfektion 122.
COWPERsche Drüsen 235, 265, 284.
Cubeben 358.
Cuprum sulfuricum 249, 261, 373.
Cystitis 340.
Cystopurin 358.

Degenerationsformen der Gonokokken 12, 29—32.
Dehner s. Dilatatoren.
Dermatitis rupioides arthropathica 115.
Dermatol 260.
Desinficientia bei Gonorrhöe 240.
— Adsorptive Anreicherung 241.
— Dissoziationsgrad 240.
— Entwicklungshemmung 241.
— Ionisierbarkeit 241, 243, 394.
— Mechanik der Wirkung 241.
— Nährbodenverschlechterung 397.
— Oberflächenspannung 243.
— Oligodynamische Wirkung 243.
— Permeabilität 241.
— Silberionenkonzentration 242, 243.
— Tiefenwirkung 248—250, 256.
— Wasserstoffionenkonzentration 244.
Diathermie der Urethra 370.
Diazetylaminoazotoluol s. Pellidol.
Dielektrizitätskonstante von Lösungen 240, 243.
Diffusionsgefälle 251.
Dilatatoren für die Harnröhre 440—442.

Diosmal 359.
Diplokokken, gramnegative 130.
— grampositive 33.
— Zuckervergärung 38.
Dittelstift, Massage auf dem 402.
Diuretica bei Gonorrhöe 221.
Divertikel der Harnröhre 402.
DONNANsche Membrangleichgewichte 252.
DONNÉsche Probe auf Eiter im Urin 340, 458.
Douglasabsceß 633.
— Bakteriologie des Eiters 624.
Dreigläserprobe 341, 458.
Ductus deferens, Verschluß 486.
Ductus ejaculatorii 343, 456, 487.
— — Obliteration 466, 474, 503.

Ehekonsens und Gonokokken-Kultur 133.
Eierstock:
— Abscesse s. Ovarialabsceß.
— Degeneration, kleincystische 632.
— Einpflanzung in die Gebärmutter 662, 668.
Eigenblutbehandlung bei Gonorrhöe 214, 652.
Eileiter s. Gonorrhöe der Frau.
— Abkappung 661.
— Resektion 662.
Eisen, Wirkungslosigkeit bei Gonorrhöe 245.
Eiter, gonorrhoischer s. Exsudat.
Elektargol 242, 257.
elektrolytische Nadel 443.
Endocarditis gonorrhoica 716.
— Mischinfektion 123.
Endometritis deciduae 671, 674.
Endosalpingitis 624.
Endourethrale Drüsen 235.
Enteric System 237.
Entzündungszustand und Tiefenwirkung der Medikamente 250.
Epididymis:
— Mischinfektion 121.
Epididymitis 411.
— Mischinfektion 122.
Epithelschrumpfung nach SANTYL 355.
Epithelwucherungen, atypische, der Haut 48.
Erdphosphate im Urin 339.
Erektionen, Bekämpfung von 351.
— Vorkommen bei Prostatitis 465.

Exsudat, gonorrhoisches 59—65.
— Eosinophile, im 64.
— Jodreaktion 61, 65.
— Keratingranula in 59.
— Kugelkernzellen im 64.
— Leukocyten im 60.
— Lipoidleukocyten im 61.
— Lymphocyten, im 63.
— Mastzellen, im 64.
— paragonorrhoische Prozesse 125.
— SEYDERHELMsche Methode 61.

Fieberbehandlung der Gonorrhöe 215, 364, 369.
— Wert der 217.
Flavin 262.
Fluor vaginalis 590.
Folia bucco 359.
(Folia) uvae ursi 237, 358.
Follikelhypertrophie des Eierstocks 632.
Formolwirkung 237.
Fortpflanzungstätigkeit und Gonorrhöe 664.
Frischvaccine bei Gonorrhöe 645.
Fünfgläserprobe 342, 458.

Gebärmutter, Gonorrhöe der 598—621.
— Abortivbehandlung 609.
— Abscesse 606.
— Ansteckungsart 598.
— Behandlung 609—621.
— Blutungen, atypische 607.
— Cervicitis gonorrhoica chron. 600, 606.
— — postgonorrhoica 604.
— Cervixbehandlung 610 bis 612.
— Corpusbehandlung 617.
— Diagnose 607.
— Differentialdiagnose 609.
— Endometritis gonorrhoica 604.
— Endometritis subacuta 603.
— Erosio portionis 602.
— Glycerindrain 618.
— Häufigkeit 600.
— Heißluftbehandlung der Cervixgonorrhöe 615.
— Histologie 601.
— Hydrotherapie 614.
— Intrauterine Behandlung 617, 618.
— Iontophorese 619.
— Kromayer-Lampe 615.
— medikamentöse Behandlung 610.
— Myometritis 606.
— operative Behandlung 616.

Gebärmutter:
— organotrope Behandlung 613.
— örtliche Behandlung 610.
— Ovula Nabothi 603.
— Pathologische Anatomie 600.
— Perimetritis 606.
— Portiohypertrophie 602, 603.
— Postgonorrhoischer Katarrh der Cervix 604.
— Pseudoerosionen 602.
— Salbenbehandlung 618.
— Saugglockenbehandlung 613.
— Scheidenheizlampe 614.
— Sekretuntersuchung 607.
— Supravaginale Operation 663.
— Symptome 606.
— Tamponade der Cervix 619.
— Tiefenantisepsis 613.
— Ultrasonne 615.
— Vaccinebehandlung 619.
— Verschorfung der Cervix 616.
— Zyklus, endometraner, und 605.
Gebärmutteranhänge, Gonorrhöe der 621—664.
— Adenomyosis tubarum 628.
— Amenorrhöe 636.
— atypische Blutungen 635.
— Behandlung 642—664.
— Belastungsbehandlung 657.
— Blutbild 640.
— Blutkörperchensenkungs-reaktion 640.
— Corpus luteum-Pseudo-abscesse 630.
— Dauerspülungen 654.
— Diagnose 637.
— Diathermie 655.
— Differentialdiagnose 638.
— direkte Bestrahlung 658.
— Douglasabsceß 633, 637.
— Dysmenorrhöe 636.
— Eisbeutel 654.
— Exstirpation, totale 663.
— Fangobäder 657.
— Fixation der Gebärmutter 663.
— Halbseitenkastration 658.
— Häufigkeit 623.
— Heilung 649.
— Heißluftbehandlung 655.
— Heißvollbäder 654.
— Hormonbehandlung 653.
— Hyperleukocytose 640.
— interstitielle Abscesse (Eierstock) 630.
— Intraligamentäre Tumoren 639.

Gebärmutteranhänge:
— Intrasalpingeale Behandlung 645.
— Jodbäder 657.
— Kastration, zeitweilige 659.
— kleincystische Eierstocks-degeneration 632.
— Komplementbindungs-reaktion 641.
— Konglomerattumoren 633, 637.
— Leukocytenzählung 640.
— Lichttherapie 655.
— Linksverschiebung des Blutbildes 640.
— Medikamentöse Behandlung 644—654.
— Menstruationsstörungen 635.
— Moorbäder 657.
— Oophoritis 629.
— operative Behandlung 660 bis 664.
— Ovarialabscesse 631.
— Ovarialzyklus, Störungen des 636.
— Packungen 654.
— Panhysterektomie, vaginale 663.
— Parametritis 634.
— Pathologische Anatomie 624.
— Pelveoperitonitis 632, 633.
— Perioophoritis 629.
— Peritonealcyste 632.
— Peritonitis diffusa 632, 633, 664.
— Physikalische Behandlung 654.
— postgonorrhoisches Sta-dium 635.
— puerperale Adnextumoren 639.
— Radiumbehandlung 659.
— regionale Vaccinierung 647.
— Röntgenbehandlung 658.
— Salpingektomie 662.
— Salpingitis 624—629.
— Schwangerschaft, ektopi-sche, oder 639.
— Sekundärinfektionen 629.
— Serumbehandlung 650, 651.
— Symptome 634—637.
— tuberkulöse Adnextumoren 639.
— Tubovarialabsceß 631.
— Tubovarialcyste 631.
— Vaccinebehandlung 645 bis 648.
— Vaccinediagnostik 641.
— Verbreitungsweg 621.
— Verlauf 634—637.
— Viscositätsbestimmung 640.

Gebärmutteranhänge:
— Voraussage 641.
— Vorbeugung 642.
— Wärmebehandlung 654, 655.
Geburt bei Gonorrhöe 672.
Gefäßweite nach Medika-menteinwirkung 250.
Geloduratkapseln 356.
Genitale:
— nervös-reflektorische Zu-sammenhänge 233.
— Physiologie 233.
Geschwüre bei Gonorrhöe 57.
Glandulae bulbo-urethrales 235, 265, 284.
Glandulae urethrales 235, 265, 284.
Glykogengehalt in den Epi-thelien 61.
— als Abwehrmechanismus 76.
Gold bei Gonorrhöe 245, 364.
Gonakrin 262, 360.
Gonargin 645.
Gonaromat 357.
Gonococcie, buccale 792.
— chronische JANETs 93.
Gonococcus:
— Alkalisierung durch 38.
— „alveolären Ausgüssen“, in 5.
— Antigen im Urin 437.
— Antivirus 42.
— Atypien des 29, 30.
— Austrocknung 35.
— Bakteriologische Diagnose 129—136, 805.
— Bakteriophagen 38.
— Bedeutung der Zahl 91.
— Begleitbakterien 119.
— Biologische Eigenschaften 33, 94.
— Chemischer Aufbau 39.
— Chemische Wirkungen der 37.
— Chronische Gonorrhöe und 94.
— Degenerationsformen 12, 29.
— — in Exsudaten 31.
— Diagnose 129—136, 431, 676.
— Drüsen, Verhalten zum 55.
— Dunkelfeldbeleuchtung 5.
— Eigenbewegung 4.
— Endotoxine 40, 42.
— Entwicklungszeit 26.
— Epithelzellen, Wirkung auf 48, 53.
— Färbung 5 f., 333.
— forensische Bedeutung der Resistenz 35, 36.
— Gärungsprobe 38.
— in Gasen 37.
— Gifte s. Gonotoxin 40.

Gonococcus:
— Gramfärbung s. diese.
— Granulationsprozesse durch 44.
— Größe 5.
— Haemolyse 37.
— Höhestadium, im 305.
— hygienische Bedeutung der Resistenz 35.
— indifferente Flüssigkeiten, Verhalten in 36.
— intraepitheliales Vorkommen 59.
— Kapsel 4.
— Kultivierung 129, 132, 133.
— Lagerung 3, 132.
— Lebensdauer 92, 98, 736.
— Leukocyten, Reaktion der 61.
— Liquor, im 115.
— Lymphocyten, Reaktion der 63.
— metachromatische Granula 4.
— Mikroskopische Eigenschaften 3, 29, 129.
— Mischinfektion 39.
— neutrophile Leukocyten, in 60.
— Nucleoproteide 39.
— Orgonotropie, spezifische 88.
— Peristieren im Bindegewebe 55.
— Pflasterepithel, Wanderung durch 51.
— physikalische Einflüsse 33, 37.
— Polkörner 4.
— Polynucleären, Verhalten der 53, 60.
— Reaktion der Medien 37, 38, 350.
— Reduktionsmittel 37.
— Sauerstoffmangel 37.
— Sekundärinfektion 39.
— Sonnenlicht, Einfluß von 37.
— Spermatocystitis 493.
— Stämme s. Gonokokkenstämme 85.
— Substanzen, feindliche, für 42.
— Teilungsmodus 3.
— Tierinfektionen 40.
— Toxizität 41, 42, 248.
— Trägertum 92, 97.
— Trockenpräparate 5.
— Übergangszellen, Fehlen in 63.
— Unterschiede bei Erwachsenen und Kindern 728.
— Urin, im 35.
— Vergärung 38.
— Verhalten im Sekret 245.

Gonococcus:
— Virulenzunterschiede 85 bis 91, 738.
— Zahl, Bedeutung für Verlauf der Gonorrhöe 91.
— Züchtung 14 f.
— Zuckervergärung 38.
Gonoflavin 262, 361.
Gonokokken s. Gonococcus.
Gonokokkenenterovaccine 620.
Gonokokkenfärbung 5 f., 332.
— Alphanaphthol-Dimethyl-paraphylen-Diamin-Reaktion 13.
— Anilinwasser-Gentiana-violettlösung 9.
— Bismarckbraun 6.
— Borax-Methylenblau 6.
— Carbolfuchsin 6.
— Dopareaktion 8.
— Entfärbbarkeit in Alkohol 8.
— Eosin 6.
— Fuchsin 6.
— Gentianaviolett 6.
— GIEMSASCHE Lösung zur 6.
— GRAMSCHE Methode 8.
— JENNER-MAY, nach 6.
— Kresylviolett 6.
— LÖFFLERS Methylenblau 6.
— MAY-GRÜNWALD, nach 6.
— Methylenblau, 6, 676.
— Methylgrün 6.
— Methylviolett 6.
— Neutralrot-Vitalfärbung 12.
— „Oxydasereaktion" zur 8.
— PAPPENHEIM-UNNASCHE 7.
— PROCASCHE 7.
— QUENSELSCHE Mischung 6.
— ROMANOWSKY-NOCHT, nach 6.
— Safranin 6.
— Schnittfärbung 13.
— Thionin 6.
— Toluidinblau 6.
Gonokokkengrundsubstanz, basische 39.
Gonokokkeninfektion (s. auch Gonorrhöe, Infektion).
— empfängliche Organe 71.
— Hilfsursachen 80.
— „ruhende" 96, 167.
Gonokokkenkultur 132, 133, 431.
— Abtötungsversuche 376.
— Ehekonsens und 133.
— Filtrate nach BESREDKA 756.
— forensische Bedeutung 133.
— nach LORENZ 491.
— praktische Bedeutung 132 bis 135.
Rectumgonorrhöe 831.

Gonokokkenkultur:
— Seidenfadenverfahren 581, 677.
— Vulvovaginitis infantum 727.
— weibliche Gonorrhöe 676.
Gonokokkennachweis bei akuter Gonorrhöe 330.
— bei chronischer Gonorrhöe 420.
— bei Gonorrhoea posterior 340.
— bei Gonorrhöe des Weibes 676.
— im Prostatasekret 460, 466, 473, 479, 485, 486.
— bei Spermatocystitis 490, 492.
— bei Vulvovaginitis infantum 724.
Gonokokkenstämme:
— chronischer Gonorrhöen 86.
— Differenzen, morphologische 89.
— „gewebsaffine" 85, 87.
— Kulturmethoden, Differenzierung durch 89.
— Partnerfälle und 87.
— Resistenz, verschiedene 89.
— serologische Typendifferenzen 90.
— Toxizitätsunterschiede 90.
— Virulenzunterschiede 85, 87, 90, 232, 287, 289.
Gonokokkenträger 92, 97.
Gonokokkenvaccine 204 bis 213, 364.
— Anergie bei Kindern 756.
— örtliche Applikation 372.
— Provokation 434, 678.
— Salbe 437.
— Therapie der weiblichen Gonorrhöe 645.
Gonokokkenzüchtung 14 f.
— Abkühlung 34.
— Agarnährböden 21.
— anaerobe Kulturen 42.
— Aszites-Agar 15.
— äußere Verhältnisse 35.
— Blutnährböden 19.
— Dauerkulturen 24.
— Eiereiweißnährboden 19.
— elektive 23.
— Eiweißkörper als Serumersatz 18.
— Erstarrtes Serum 14.
— Flüssige Nährböden 23.
— Gelatine 37.
— Halbfeste Nährböden 23.
— Hämolyse 37.
— Kochblutagar 20.
— Kulturmethoden, Einteilung der 17.
— Lebensdauer 26, 34.
— Makroskopisches Aussehen 27.

Gonokokkenzüchtung:
— Milchnährböden 18.
— Morphologische Differenzen der Stämme 89.
— Nährböden mit tierischem Serum 17.
— Pferdeblutagar 20.
— praktische Bedeutung 132 bis 135.
— Pseudomucinagar 18.
— Reaktion der Nährböden 25, 37, 38.
— Sauerstoffmangel 37.
— Schweineserum-Nutrose-Nährboden 17.
— Serum-Agar 15.
— Stämme, Differenzierung bei der 89.
— Temperatur, optimale 26, 33—35.
— THALMANNscher Nährboden 22.
— Verwendung zur 35.
— Weibliche Gonorrhöe 676.
— Zeitdauer 26.
— Zuckervergärung 38.
Gonophagen 38, 213.
Gonoplasma 39.
Gonorrhöe:
— Abführmittel bei 235.
— Abortivbehandlung 264, 384, 405.
— abscedierende Prozesse 56.
— Abwehrkräfte des Organismus 290.
— Acridinfarbstoffe 219, 248, 261.
— Adstringentien 249, 261.
— akut redizidivierende 92.
— Allgemeinbehandlung 201 bis 266.
— Allgemeinerscheinungen 299.
— — mit Exanthem der Mundhöhle 791.
— Anatomie 271.
— anterior acuta 271.
— antiseptische Medikamente 377.
— Aolan bei 214, 435, 651, 678.
— Argoflavin bei 219.
— Arsenpräparate 219.
— Arthritis 116, 123.
— Ätiologie 3.
— Auge 115, 123.
— Ausbreitung des Prozesses 45, 289, 293, 300.
— Autoinfektionen, unmittelbare 65, 66.
— Autovaccine 366.
— Azoospermie 466, 474, 486, 503.
— bakteriologische Diagnose 129—136, 676.
— Bakteriophagenlehre 213.

Gonorrhöe:
— Balsamica 221.
— Bedeutung 3.
— Begleitbakterien 119.
— Behandlung, allgemeine 20—266, 344—388.
— Blutbefunde bei 77, 78.
— Blutbild 302.
— Blutgefäße, Veränderungen der 58.
— Blutsverwandter, Reaktion, bei 83.
— Blutzucker bei 79.
— Cervicitis chronica 600.
— Chemotherapie 217—220.
— Chloride im Blut bei 78.
— Chromatotaxis 49.
— chronischer Verlauf 92, 271, 417—449.
— Cowperitis 315.
— Cutireaktionen 197, 437, 680.
— Denguefieber und 125.
— Diagnose der anterior und posterior 329, 335.
— — der weiblichen 581, 675.
— Diät, allgemeine 224, 349.
— Diathermie 370.
— Dilatatoren 40—443.
— Dispositionen, allgemeine 81, 166.
— — zu Metastasen 83.
— — der Rassen 82.
— Diuretica bei 221.
— Dreigläserprobe 341.
— Drüsenwucherungen, atypische 57.
— Ehe und 133, 169.
— Eiweißsubstanzen zur Behandlung 214.
— elastische Fasern, Untergang der 49.
— d'emblée 112.
— eosinophile Zellen bei 64, 303.
— Exacerbationen 92, 94.
— Exantheme 114.
— Exsudate, s. diese 59.
— Farbstoffe zur Behandlung der 219, 263.
— Fernkomplikationen 123.
— fibrinöse Entzündung 49, 52.
— Fieber 84, 116, 291.
— Fieberbehandlung 215.
— Flockenfärbung 338.
— Fortpflanzungsfähigkeit der Frau und 664.
— der Frau 555—683.
— Fünfgläserprobe 342.
— Gebärmutter s. diese.
— Gebärmutteranhänge s. diese.
— Geburt, Einfluß auf die 672.
— Gesamtverlauf 289.

Gonorrhöe:
— geschwürige Prozesse 57, 563.
— Gewebsreaktion und Mikrobenzahl 92.
— Grippe 125.
— hämatogene Metastasen 58.
— hämorrhagische Prozesse bei 50.
— Harndesinfizientien bei 237.
— Harnstoff im Blut bei 78.
— Hautprozesse 123.
— Hautreaktionen 194f.
— Heilung, Mechanismus 99, 104, 168.
— Heilung, Phagocytose und, der 63, 105.
— Herpes bei 116, 125.
— Histologie 43, 46—58.
— Höhestadium 298.
— Hygiene, allgemeine 224.
— Hyperleukocytose 78.
— Hypospadie bei 350.
— Impfmalaria-Behandlung 215.
— Immunität s. Gonorrhöe-Immunität.
— Immunität, natürliche bei 79, 163.
— Immunotherapie 201—213, 346.
— Impotenz 466, 504.
— Initialstadium 296.
— Individuelles Verhalten 79 bis 85.
— Infektionsarten und -Wege 65—68, 96, 733—739.
— Infiltrate 48.
— Infizierbarkeit der verschiedenen Epithelarten 47.
— Inkubationszeit (s. diese) 68—70, 558.
— innerliche Behandlung 220, 237, 344f.
— intravenöse Behandlung 360f.
— Irrigationsmethode 263, 337, 338.
— Jod, homöopathische Dosen von 223, 263.
— Jodnatrium zur Behandlung 219.
— Jodophile Polynucleose im Blut 78, 304.
— Kakodyl bei 219.
— Kalkpräparate, intravenös bei 215.
— Kaseosan bei 214.
— Keratodermie bei 75, 115.
— Kinder- s. Vulvovaginitis.
— Klinik der akuten anterior 285f.

Gonorrhöe:
— Komplementbindungs-
 reaktion 173—190, 345,
 364, 436, 444.
— Komplikationen 107, 456.
— Kongorotindex im Blut 78.
— konstitutionelle Momente
 80, 81, 561.
— Kurzspritzen 379, 380, 386.
— Kurzwellenbehandlung
 404.
— Latenz 92, 95, 96, 558.
— Leukocyten bei 61, 304.
— — jodophile, im Blut 78,
 304.
— Loci minoris resistentiae
 84.
— Lokalbehandlung 371 f.
— Lokalisation 271, 272, 333.
— Lues und 124.
— Lymphangitis gonorrhoica
 310, 565.
— Lymphgefäße, Verände-
 rungen bei 50, 58, 75.
— Lymphocyten bei 63.
— Lymphogene Metastasen
 58.
— makroskopisches Verhalten
 der Organe 46.
— Mastdarm- 820—853.
— Mastzellen 303.
— mechanische Provokation
 435.
— Metalle (außer Silber) zur
 Behandlung der 219.
— „Metaplasie" des Epithels
 50, 51, 346, 389, 571,
 601.
— Metastasen 75, 107, 109.
— — Disposition zu 83, 84.
— mikroskopisches Verhalten
 nichtepithelialer Gewebe
 58.
— Milch, intramuskulär bei
 214.
— Milchbakterien, subcutan
 bei 214.
— Mischinfektionen 117, 119
 bis 121, 560.
— Mittelohreiterung s. Otitis
 media.
— mononucleäre Zellen 303.
— muköses Stadium 296.
— myelocytoide Elemente 63.
— Narbige Veränderungen 57.
— Narkotica bei 223.
— Natrium salicylicum bei
 219.
— Natrium thiosulfuricum
 bei 219.
— Neosalvarsan bei 219.
— Neotropin bei 223.
— Nervensystem, des 115, 125.
— Ödem der Harnröhre 44.
— operative Behandlung der
 weiblichen 662.

Gonorrhöe:
— Opsonine 307.
— Organempfänglichkeit (s.
 Organe) 71—77.
— Otitis media gonorrhoica
 815—817.
— Pathologie, allgemeine 43
 bis 46, 406, 577.
— perakute 401.
— Peritoneum, Fibrin im, bei
 46.
— Phagocytose der Zellen 52,
 59—63, 305, 346.
— phlegmonöse Prozesse 56.
— Plasmazellen im Gewebe
 48, 54.
— posterior 271, 321.
— Posteriorbeteiligung nach
 Abortivkuren 264.
— — Häufigkeit 323.
— Prädispositionen, ana-
 tomische 81.
— PREGL-Lösung bei 219.
— Prognose 319.
— Proliferation des Epithels
 48.
— Prostatahypertrophie und
 128.
— Prostatitis 456—487.
— prolabiert verlaufende 418.
— Provokationsmethoden
 235, 430—436, 676.
— Pseudoabscesse bei 56,
 466.
— Pyämie 469.
— Pyridium gegen 223, 237.
— Pyrifer bei 216.
— Rectal- 820—853.
— Recurrensspirochäten,
 Impfung mit 216.
— Reflexhypothese 113, 116.
— Reinfektionen 504.
— Reizkörperbehandlung,
 unspezifische 213.
— Rezidive 402, 462.
— Rhinitis gonorrhoica 808
 bis 815.
— Röntgenstrahlen zur Pro-
 vokation 434.
— „ruhende Infektion" 96.
— Salol bei 222.
— Sanoflavin 219.
— Saprovitan zur Behand-
 lung 216.
— Scheide 588—598.
— Schleimhaut-, des Mannes
 231—266.
— Schleimhäute, hoch-
 empfängliche für 79.
— — therapeutische Beein-
 flussung 375.
— Schüttelfrost 469.
— Schwangerschaft 669 bis
 672.
— Schwefelpräparate bei 215.
— „Sekrete" 59.

Gonorrhöe:
— sekundäre Infektion bei
 113, 117, 120.
— Senkungsreaktion bei 77,
 640.
— Sensibilisierung bei 83.
— Serodiagnose 172—190.
— Serumtherapie 201.
— Sepsis 123.
— Silbereiter 61, 372, 389.
— Silberpräparate 240—244,
 248, 249.
— Spermatocystitis 487 bis
 505.
— spezifische Antikörper 345.
— „spezifische" Infektionen
 und 124.
— Spirocid bei 223.
— Spontanheilung 99, 104,
 168, 236, 345.
— Sterilität, weibliche 664
 bis 669.
— Stomatitis gonorrhoica
 780—808.
— Strikturen nach Abortiv-
 kuren 265.
— subakut einsetzende 401.
— sudanophile Körnelung der
 Blutleukocyten 78, 304.
— Sulfarsanol bei 219.
— Suspensorium bei 224.
— „Symptomatica" bei 237.
— Terminalstadium 301.
— Terpentin, intramuskulär
 bei 215.
— Toxische Prozesse 108, 113.
— Toxizität der Kultur und
 Schwere der 248.
— Trockenvaccine 368.
— Trypaflavin gegen 219.
— Tuberkulose und 125.
— Typhusvaccine bei 214.
— Übergreifen auf die Pars
 posterior 294.
— Ulcera gonorrhoica 563,
 564.
— Ulcus molle und 124.
— Umgebungsuntersu-
 chungen bei kindlicher
 763.
— ungünstiger Verlauf 402.
— Unspezifische Reizkörper-
 therapie 213.
— Urethritis 272.
— Urotropin zur Behandlung
 219, 222.
— Uterus s. Gebärmutter.
— Vaccinefiltrat 368.
— Vaccinetherapie 204—213,
 364—368.
— Vagina s. Scheide.
— Verhalten, individuelles 79.
— Verhütung 682.
— Verlauf, Differenzen im 86.
— — Gonokokkenzahl und
 91.

Gonorrhöe:
— Vulvitis 563.
— Vulvovaginitis infantum 699—765.
— Yatrenkasein bei 214, 219.
— weibliche 555—683.
— Wochenbett 672—675.
— Zelleinschlüsse 60, 61.
— Zellimminutät 106, 347.
— Zoster 116, 125.
Gonorrhöe, akute:
— Abortivbehandlung 384.
— Agressine 367.
— Alkoholverbot 224, 350.
— Allgemeinerscheinungen 299.
— anterior 271.
— Ausbreitung des Prozesses 45, 289, 293, 300.
— bakteriophage Stoffe 346.
— Bakteriurie 300.
— Balanitis 309.
— Begleitbakterien 118.
— Behandlung 344—384.
— Blutbild bei 302.
— Degenerationserscheinungen der Leukocyten 304.
— Diagnose 329.
— Eiter 292, 303.
— Endstadium 301.
— Erscheinungen, klinische 292.
— Fieber bei 291.
— Gesamtverlauf 289.
— Harnröhrensekret 302.
— Harnröhrenverengung, Verlauf bei 290.
— Infektion 285.
— Infiltrate, paraurethrale 311.
— Initialstadium 296.
— Inkubation 285, 287.
— innere Behandlung 352—362.
— Keratingranula 304.
— Klinik 285 f.
— Klinische Erscheinungen 292.
— Komplikationen 309.
— Kugelkerne 304.
— Leukocyten bei 304.
— Lokalisation des Prozesses 333.
— Lymphangitis gonorrhoica 310.
— Mastzellen 303.
— mononukleäre Zellen 303.
— muköses Stadium 296.
— Opsonine 307.
— Phagocytose 305, 306.
— Phimose, entzündliche 309.
— Phosphaturie 300.
— posterior 321.
— Prognose 319.

Gonorrhöe, akute:
— rezidivierende 92.
— Schnittpräparate 307.
— Spontanheilung 345.
— Stadien 296—302.
— Stadium floritionis 298.
— Terminalstadium 301.
— Therapie 344—384.
— Verlauf im einzelnen 296.
Gonorrhöebehandlung, allgemeine 213—266, 344 bis 377.
— Abortivbehandlung 264, 384, 405, 609.
— Abrasio uteri 619.
— Adstringentia 240, 249, 250, 261, 373.
— Anaphrodisiaka 350, 355.
— Antigonorrhoica 240 f., 348, 375, 388.
— — Diffusionsgeschwindigkeit 249.
— Balsame 353.
— Chemotherapie 217, 261, 360—362, 376.
— chirurgische 265, 660 bis 664.
— Dauer der Einzelbehandlungen 264.
— Diät 349.
— exspektative 236, 348.
— Farbstoffe 219, 263, 610, 652.
— Fiebererzeugende Methoden 215—217, 364, 369, 386, 621, 651, 754 bis 756.
— Glycerinbehandlung 598.
— Gonorrhoea acuta anterior 344, 372.
— — — posterior 409.
— — chronische 438.
— — — posterior 447.
— Harndrang 411.
— Häufigkeit der Einspritzungen 264, 380.
— heiße Bäder 369, 654.
— Hitzebehandlung, lokale 445, 586, 614, 754.
— Hydrotherapie 614.
— hygienisch-diätetische 349, 410.
— Infiltrate der Schleimhaut 440.
— Injektionsbehandlung 378, 583, 750.
— innere 237, 353, 410, 747.
— Instillationen 264, 325, 412, 750.
— Intensität der 385.
— intradermale Impfungen 368.
— intravenöse 360—362.
— JANETsche Spülung 382 bis 384, 386.

Gonorrhöebehandlung, allgemeine:
— Irrigationsmethode 263, 337.
— Kauterisation 587.
— kombinierte 262.
— Konstitution des Kranken und 349, 402.
— Konzentration der Lösungen 264.
— Lebendvaccine 366, 368.
— lokale 231—266, bes. 238, 371—416, 439—449.
— Massage auf dem Dittelstift 402, 445.
— Maßnahmen, allgemeine 349, 754.
— organotrope 585.
— perorale 220, 237, 353 bis 362.
— PLAYFAIR-Sonde 584.
— Prinzipien 347—349, 758.
— Prolan 653.
— Prophylactica, antigonorrhoische 238, 239, 264.
— Puder-Trockenbehandlung 447, 752.
— Radiumbehandlung 403, 446, 616.
— Reaktion der Schleimhaut 350.
— Röntgenbestrahlung 403, 445, 446, 575.
— Salbenbehandlung 585, 618, 751.
— Sedativa 351.
— Selbstbehandlung 583.
— Serumtherapie 201—204, 650, 651.
— Silberkatheter 584.
— Silberpräparate 218, 219, 263, 371, 389.
— Sondenbehandlung 439.
— spezifische 364.
— Spülungen 264, 337, 380, 396, 440, 584, 594.
— — nach DIDAY 414.
— Stäbchenbehandlung 585, 751.
— Stauungsbehandlung 346.
— Suppositorien für Scheide 596.
— Suspensorien 224, 351.
— Symptomatica 237, 348.
— Tiefenwirkung der Medikamente 248, 256, 372.
— Unspezifische Reizkörper 213—217.
— Vaccinen 204—213, 364 bis 368, 409, 587, 619.
— — örtliche Applikation 373.
— Versagen 401.
— Wahl der Medikamente 263, 385.

Gonorrhöebehandlung, allgemeine:
— weibliche Gonorrhöe 567, 574.
— Zuckerbehandlung 597.
Gonorrhöe, chronische 417 bis 449.
— Begleitbakterien 119.
— Behandlung 438.
— Definition 92, 271, 418, 419.
— Diathermie 445.
— Differentialdiagnose 420, 421.
— Disposition der Schleimhäute zur Chronizität 96.
— Ejaculatio praecox 428.
— Exacerbationen 94.
— Gonokokken, Eigenschaften bei 94.
— Gründe für 93.
— Harnentleerung 427.
— Häufigkeit 421.
— Hauptsymptome der Chronizität 92.
— Histologie 54.
— Hitzebehandlung, lokale 445.
— Immunitätsverhältnisse 169.
— Iontophorese 446.
— Irrigationsmethode, diagnostische 428.
— Latenz 95.
— Lokalisation 425.
— „Neurastheniker" und 428.
— pathologische Veränderungen der Schleimhaut 425.
— primär 93.
— Provokation 430—433.
— Reizerscheinungen, sexuelle 427.
— Röntgenstrahlen 403, 445, 446.
— Schmerzen bei Erektionen 427.
— Sondenbehandlung 439.
— Symptome 417, 425.
— Wesen 417.
Gonorrhöe der Frau 555—683.
— Abortivbehandlung 682.
— Absceß, echter der Vorhofsdrüse 572.
— — suburethraler 579.
— Adenitis glandulae vestibularis 570.
— Antivirusbehandlung 621.
— äußere Geschlechtsteile 563—567.
— Bäder 654.
— Balneotherapie 656.
— BARTHOLINIsche Cyste 572.
— Behandlung 567, 574, 582 bis 588, 609—621, 642 bis 664.

Gonorrhöe der Frau:
— Blutungen, Behandlung von 643.
— Carunkeln der Harnröhrenmündung 579.
— Cutireaktion 680.
— Damm, Granulationen am 564.
— Diagnose 581, 675.
— Eczema intertrigo 566.
— Elektrokoagulation 574.
— Feigwarzen s. Kondylome.
— Fortpflanzungstätigkeit 664.
— Furunkulose 565.
— Gebärmutter s. diese.
— Gebärmutteranhänge s. diese.
— Geburt 672.
— Geschichtliches 555.
— Geschwüre 563, 564.
— Granulationen 563, 564.
— GUÉRINsche Gänge 569.
— Halbbäder 655.
— Harnröhren- 577.
— Häufigkeit 561, 577.
— Heilung 649.
— Hydrosalpinx 624.
— hyperkeratotische Exantheme 565.
— Hypophysenpräparate 653.
— Immunität 558, 559.
— Incisionen 576.
— Infektionsart 560.
— Injektionsbehandlung 583.
— Inkubation 558.
— Irritationsvestibulitis 568.
— Kondition 561.
— Kondylome, spitze 567.
— Konglomerattumoren 633.
— Konstitution und 560.
— Krypten, Erkrankung der 572.
— Kulturdiagnose 676.
— Latenz 558.
— Leukocytenzählung 640, 676.
— Lymphadenitis inguinalis 565.
— Lymphangitis 565.
— Macula gonorrhoica 572.
— Menstruationsstörungen 635, 636.
— Metaplasie, echte 571.
— Milzbestrahlung 658.
— Mischinfektion 560.
— Mischvaccine, Umspritzung von 575.
— Modellentzündung 571.
— Moorbäder 657.
— Operationen 660—664.
— Ovarien 629—631.
— Paraurethritis 569.
— Pelveoperitonitis 632.
— periglanduläre Infiltration zur Behandlung 575.

Gonorrhöe der Frau:
— Peritonitis 632.
— Periurethritis 579.
— Probetampon, urethraler 581.
— Progynon 653.
— Prolan 653.
— Proteinkörperbehandlung 575, 651.
— Provokationsmethoden 677.
— Pseudoabsceß, paraurethraler 569.
— — urethraler 578.
— — vestibulärer 571.
— Pyosalpinx 624, 627.
— — Durchbruch 628.
— Saktosalpinx 624, 629.
— Salbenbehandlung 585.
— Salpingitis purulenta 624 bis 629.
— SÄNGERscher Punkt 572.
— Scheide s. diese.
— Scheidenkugeln 644.
— Seidenfadenplattenkultur 581.
— Sekretentnahme 573, 582, 676.
— Selbstbehandlung 583.
— Serodiagnose 680.
— Silberkanüle nach ANEL 574.
— Sitzbäder 654.
— Spritzen zur Behandlung 583.
— Stäbchenbehandlung 585.
— Strahlenbehandlung 658.
— Strikturen 579.
— suburethraler Absceß 579.
— Superinfektion 559.
— Symptome 580.
— Tamponbehandlung 644.
— Trockenbehandlung 586, 596.
— Tubenverschluß 626.
— Übertragung 557.
— Ulcera 563.
— Umspritzung von Eigenblut 574.
— Urethritis 577—587.
— Uterus s. Gebärmutter.
— Vagina s. Scheide.
— Vaccinediagnostik 679.
— Wehenschwäche 672.
— Wochenbett 672—675.
— Vestibulitis 568, 572.
— — Behandlung 574.
— Vollbäder 654.
— Vorhof 568.
— Vorhofsdrüsenabsceß 573.
— Vulvitis 563.
Gonorrhöe, Hautreaktionen 194—198.
— Arthritis, bei Gonorrhöe 195.
— Blenotest, mit 197.

Gonorrhöe, Hautreaktionen:
— Compligon, mit 196.
— Diagnose, Verwendung zur
      198.
— Gonokokkeninfiltrate, mit
      195.
— Gonokokken-Glycerin-
      emulsion 195.
— Impfstoff, mit polyvalen-
      tem 194.
— Kohlehydraten; mit spezi-
      fischen 195.
— Körpergonokokken, mit
      virulenten 194, 196.
— Ophthalmoreaktionen 197.
— Prognostische Bedeutung
      198.
— Vaccinen 212.
— Wert der 197.
Gonorrhöeheilung 99f.
— Epithelimmunisierung und
      105, 347.
— Gebärmutter 617.
— Gebärmutteranhänge 649.
— Komplementbindungs-
      reaktion 436, 444.
— Kriterien 100.
— Leukocytose und 372.
— Metaplasie des Schleim-
      hautepithels 346.
— Phagocytose s. diese.
— Provokation 102, 433, 677.
— Rectumgonorrhöe 845.
— spezifische Antikörper 345.
— spontane 104, 168, 236,
      345, 349.
— Vulvovaginitis infantum
      723, 742, 759.
— Weibe, beim 681.
— Zellimmunisierung 106,
      347.
Gonorrhöe, Immunität 163
      bis 170, 558.
— Affen, Versuche an anthro-
      poiden 163.
— angeborene 163, 165.
— Antikörper, spezifische
      345, 364.
— Bindehaut-Blennorrhöe,
      experimentelle 164.
— chronische Gonorrhöe 169.
— Ehe 169.
— erworbene 167—170.
— individuelle Disposition
      166.
— Kaninchenimpfungen
      (Augenkammer) 163.
— „lokale" 166, 168, 347.
— natürliche 163, 165.
— — der Tiere 165.
— rudimentäre infektiöse 167.
— Spontanheilung 168.
— Tierschleimhäute nach Gal-
      lenvorbehandlung 165.
— Umstimmung der Schleim-
      haut 170.

Gonorrhöe, Lokalbehandlung
      371—416, 439—449.
— Abortivbehandlung 264,
      384, 405.
— Adstringentien 373.
— AntiseptischeMedikamente
      388.
— Diathermie 404, 409, 445,
      586, 615.
— Druckspülung 380.
— Durchführung 385, 400.
— Durchwärmung mittels
      Diathermie 404.
— Einwirkungsdauer 385.
— Elektrolyse 403, 443, 445.
— Galvanokaustik 403, 574.
— Ideen 371.
— Injektionsbehandlung 378.
— Irrigationen ohne Katheter
      381.
— mechanische Wirkung 380.
— Medikamente, Wahl der
      263, 385, 389.
— prolongierte Injektionen
      380, 387.
— Rücklaufspüler 381.
— Spülmethoden 380, 584,
      594.
— Tamponade der Urethra
      446, 584.
— Tiefenwirkung 387.
— Urethritis posterior 412.
— Vulvovaginitis 749.
— Ziele 371.
Gonorrhöe, Metastasen 109,
      120.
— auslösende Ursachen 110.
— Lokalisation des Primär-
      infektes und 110, 112.
— Mischinfektion 119.
— Verlauf 112.
— Vulvovaginitis 712.
— Zeit des Auftretens 111.
Gonorrhoea posterior (acuta)
      321—338.
— Albuminurie 328.
— Behandlung 409.
— Cystitis, mit 340.
— Diagnose 329, 335.
— Dreigläserprobe 341.
— Entstehung 321.
— Flockenfärbung 338.
— Fünfgläserprobe 342.
— Gonokokken-Nachweis
      340.
— GUYONsche Instillation
      325.
— Haematurie, terminale 325,
      336, 412.
— Harndrang 324, 336, 411.
— Harnverhaltung 411.
— Häufigkeit 323.
— hygienisch-diätetische
      Maßnahmen 410.
— interne Antigonorrhoica
      410.

Gonorrhoea posterior (acuta)
— Irrigationsmethode 337.
— — zur Diagnostik 428.
— Kommaförmige Eiterflöck-
      chen 428.
— Komplementbindung 429.
— Komplikationen 456—505.
— Konstitution 324.
— Lokalbehandlung 412.
— Prognose 329.
— Prostatitis 328, 343, 462.
— Regurgitieren des Eiters
      341.
— Spermatocystitis 340, 343.
— Spülmethode 326, 337.
— Symptome 324, 336, 428.
— Tropfspritze für 415.
— Vaccinetherapie 409.
— Verlauf 324.
— Zweigläserprobe 326, 338.
Gonorrhöe, Serodiagnose 172
      bis 190.
— Agglutination 172.
— Aktivtechnik der Komple-
      mentbindung 177.
— Ballungsreaktion nach
      R. MÜLLER 189.
— Blutkörperchensenkungs-
      geschwindigkeit 77, 190.
— Compligon, Inaktivtechnik
      mit 176.
— Dauer positiver Reaktio-
      nen 180.
— Diagnose, Verwertbarkeit
      für 181.
— Gelenkerkrankungen 183.
— Heilung und 186.
— Immunisierung, aktive,
      und 186.
— Inaktivtechnik der Kom-
      plementbindung 175,
      177.
— Komplementablenkung
      173—190, 345, 364, 400,
      401, 436, 680.
— — Technik 174—178.
— Komplementbindungsreak-
      tion, Wesen der 178.
— Lumbalflüssigkeit, in der
      186.
— MEINICKE, nach 188.
— Meningokokkenserum,
      Mitreagieren von 179.
— Ophthalmologie, in der
      185.
— Präcipitation 173.
— praktische Verwertbarkeit
      181.
— Prognostische Bedeutung
      186.
— Prostituierte, bei 183.
— Puerperium, im 183.
— Spezifität 179.
— Urin von Gonorrhoikern
      als Antigen 185.
— Vaccinen 212.

Gonorrhöe, Serodiagnose:
— Vorkommen bei klinischen Formen 180.
Gonorrhöe, Serumtherapie 201—204.
— Antigonokokkenserum 202.
— Antiserum, „spezifisches" 203.
— Eigenserum 204.
— Komplikationen, bei 203.
— „paradoxe" Sera 204.
— „paraspezifische" Sera 204.
— Rectumgonorrhöe 848.
Gonorrhöe, Vaccinetherapie:
— Allgemeinreaktion 648.
— Applikationsweise 209, 210.
— Arthigonbehandlung 211, 645.
— Ausländische Gonokokken-vaccinen 205, 646.
— Autovaccine 206, 209, 646.
— Chemovaccine 209.
— Deutsche Gonokokkenvac-cinen 205.
— Dosierung 207, 756.
— Eiter, mittels gonorrhoi-schem 206.
— Erfolge 211.
— FORBAT-SZILASSche Vac-cine 646.
— Gebärmutteranhänge 645 bis 648.
— Herdreaktion 648.
— Lebendvaccine 206, 649.
— Lokalbehandlung 210.
— Lokalreaktion 647.
— maximale Fiebertherapie 207, 211.
— Mischvaccine 208, 646, 650.
— morphologische Blutver-änderungen 208.
— Nebenerscheinungen 211, 648.
— Portiobehandlung, lokale 210.
— provokatorische Verwer-tung 213.
— Sammelvaccine 208.
— Typhusvaccine 214.
— Urethralbehandlung, lo-kale 210.
— Wirkungsweise 207.
Gonosan 357, 358.
Gonotoxin 40—43, 108, 113, 202.
— Antitoxine gegen 201.
— Exantheme durch 114.
— Menschen, beim 43, 108.
— Produktion 41.
— Prozesse, pathologische, durch 45.
— Toxizität und Schwere der Erkrankung 248.
— Wirkung 41.
Gonovitan 367, 645, 649.
Gono-Yatren 645, 651.

Gonsulpon 373.
Goutte militaire 425.
Gramfärbung 8—11, 333.
— Anwendung 11.
— Bedeutung 11.
— Modifikationen 10.
— Phosphinalkohol zur 10.
— Pikrinsäurelösung zur 10.
— Rectumgonorrhöe 830.
— Verlust der 30.
— Viktoriablau 11.
— Vulvovaginitis infantum 724.
Greisenprostatitis 476, 477.
GUYONsche Instillation 325, 413.
— Instrument 414.

Hämaturie, terminale 325, 336.
Hämolysereaktion zur Unter-scheidung der Kokken 130.
Hämospermie 495.
Harnblase s. Blase.
— Permeabilität 253.
Harndrang, Entstehung des 281.
— Prostatis 465.
Harnröhre:
— „Adnexdrüsen", Misch-infektion der 121.
— Anhangsgebilde der 284, 456.
— Anatomie der weiblichen 577.
— Ausbreitung des infektiösen Prozesses 289, 293.
— Bakterienflora der norma-len 117.
— Compressor partis mem-branaceae 275, 278.
— Dehnbarkeit 283, 436.
— Divertikel 402.
— enge, bei Gonorrhöe 290.
— Epithel 284.
— Empfänglichkeit der Schleimhaut 285.
— Falten 283.
— Follikel, geschlossene 284.
— Länge der gesamten 274.
— Oberflächenspannung der Zellen 256.
— paraurethrale Gänge 314.
— Permeabilität der Schleim-haut 253.
— polypöse Wucherungen 579.
— Resorption der Schleim-haut 254.
— Schleimhautdivertikel 314.
— Schranke des Wasserein-trittes 254.
— Sekret 302.
— Übergreifen der Gonorrhöe auf die Pars posterior 294.

Harnröhre:
— Wandungen 283.
— weibliche 577.
— Zweiteilung 272, 279.
Harzsubstanzen 237.
Hautpermeabilität 253.
Hautreaktionen bei Gonorrhöe 194.
HEADsche Zonen 642.
Hegonon 242, 244, 246, 249, 258, 391.
Herba herniariae 237, 359.
Hydrargyrum oxycyanatum 397.
Hydroa aestivale 261.
Hydrochinon 237.
Hydrosalpinx 624, 629.
Hypophysenpräparate 643.
Hypospadie 350.
Ichthargan 247, 249, 258, 393.
Ichthyol 249, 258, 374, 394, 397.
Indophenolreaktion der Gono-kokken 8.
Immunität s. Gonorrhöe-Im-munität.
Impotenz 466, 504.
Indium, Wirkungslosigkeit bei Gonorrhöe 245.
Infektionen der Gonorrhöe:
— Intrauterine 68.
— Mittelbare 67.
— Unmittelbare 65, 66.
— Vulvovaginitis infantum 734.
Infektionsarten der Gonor-rhöe 65—68, 557.
— bei Kindern 734.
Inkubationszeit der Gonor-rhöe 68—70, 287—289.
— Blennorrhöe der Neugebo-renen 69.
— Conjunctivitis adultorum, bei 69.
— Differenzen, Ursachen der 69.
— Konstitution und 288.
— Mannes, des 68.
— verlängerte 70.
— Vulvovaginitis neona-torum 69.
— Weibes, des 558.
Intradermalreaktionen 437.
Intraurethrale Lebendfärbung der Gonokokken 13.
— Messer (nach KOLLMANN) 443.
Intrauterinkatheter 618.
Iontophorese 409, 585, 619, 644.
Iridium, Wirkungslosigkeit bei Gonorrhöe 245.
Irrigationsmethode bei Gonor-rhöe 337.
— Zuverlässigkeit 338.

Isoelektrischer Punkt 253.
Isravin 262.

JANETsche Spülung 382, 386, 415.

Kaliumpermanganat 249, 261, 373, 387, 397, 408.
Kalkinjektionen, intravenöse 364, 643.
Kawa-Kawa 351, 353, 357.
Keratodermia gonorrhoica 75.
Keratohyalin in Epithelien 59.
Knopfsonde nach v. CRIPPA 435.
— elastische 283.
Kobalt 245.
Kollargol 242, 244, 257, 395, 757.
KOLLMANNsches Messer 443.
Kolloide in der Gonorrhöe-behandlung 252, 253, 395.
Kolloidosmotischer Druck 256.
Komplementbindungsreaktion s. Gonorrhöe, Serodiagnose 365.
Kondylome, spitze 567.
— — Behandlung 568.
Konstitutionstypen und Gonorrhöe 81, 560.
KROMAYER-Lampe bei Adnex-Gonorrhöe 655.
Krystalloide in der Gonorrhöe-behandlung 252.
Kupfer 245, 587.
Kupfersulfat als Adstringens 249, 261, 373.
Kurzwellentherapie bei Adnex-Gonorrhöe 656.

LALLEMAND-TROUSSEAUsche Körperchen 498.
Largin 390.
Lipoidkörnchen im Prostatasekret 466, 472.
Lipoidtheorie 254.
LITTRÉsche Drüsen 235, 265, 284, 293.
— Infektion der 311, 334, 345, 400.
LÖFFLERs Methylenblau 6, 676.
LUGOLsche Lösung zur Provokation 433, 434.
Lupulin 351.
Lymphangitis, gonorrhoische 75, 310.
— — prostato-iliaco 469, 471, 501, 505.
Lymphdrüsen, Fernmetastasen, gonorrhoische 75.
Lymphogranulomatose der Prostata 477.
Lymphogranulomatosis inguinalis 841.

Magnesium, Wirkungslosigkeit bei Gonorrhöe 245.
Makro-Gonokokken 5.
Malariabehandlung der Gonorrhöe 370, 587, 652.
Mangan bei Gonorrhöe 245.
Massagebehandlung der Adnexgonorrhöe 657.
Mastdarmtripper 706, 723, 748, 753, 820—853.
Matico 357.
Meatotomie 266.
Meningococcus 129, 676.
— Zuckervergärung des 38.
Meningokokkenserum bei Gonorrhöe 651.
Merkurochrom 247, 260, 360, 363, 375.
Merlusan 260.
Metalle, gonokokkizide Wirkung 245.
Micrococcus catarrhalis 129, 676.
Mikrokokken, Zuckervergärung der 38.
Mikro-Gonokokken 5.
Milchinjektionen bei Gonorrhöe 369, 651.
Mitochondrien-Färbung 60.
Mittelohreiterung, gonorrhoische 815.
Molybdän 245.
Monobromcampher 238.
MORGAGNIsche Lacunen 284.
Morphium, Indikationen bei Gonorrhöe 351.
Mundhöhle, Diplokokken der 804, 805.
Mundschleimhaut, gonorrhoisches Enanthem 791.
Musculus compressor partis membranaceae 275, 278.
Mutterkornpräparate 643.

Naganarot 263.
Nährböden für Gonokokken s. Gonokokkenzüchtung.
Nährbodenverschlechterung 246, 374.
„Natriumchlorsilber" 251.
Natriumsilberthiosulfat 249.
Natrium salicylicum 364, 652.
Necaron 244, 259, 392.
NEISSERsche Spritze 379.
Nekrospermie 486.
Neoreargon 246, 249, 260.
Neosalvarsan gegen Gonorrhöe 279.
Neosilbersalvarsan 242, 263.
Neosilvol 260, 394.
Neotropinbehandlung bei Gonorrhöe 223, 359.
Nervus hypogastricus 233.
— pelvicus 233.
Neutrophile, vacuolisierte 60.

Nickel, Wirkungslosigkeit bei Gonorrhöe 245.
NICOLLsches Serum 651.
Nierenbecken:
— Mischinfektionen 122.
NIRENSTEINsche Flüssigkeit 254.
Normo-Gonokokken 5.
Novoprotin 369, 652.

Oleum Santali 353—356.
Oligodynamische Wirkung 243, 372.
Oligospermie s. Azoospermie.
Olobintin 364.
Olyptol 358.
Omnadin 652.
Oophoritis 629.
— interstitialis 629, 630.
Opsogon 646.
Organe, empfängliche, für Gonokokkeninfektion 71—77.
— Altersdifferenzen 71, 72.
— Anhangsgebilde der Haut 75.
— Blase 72.
— Blutgefäße 75.
— Conjunctiva 72.
— Drüsen, sezernierende 74.
— Epidermis 74.
— Gebärmutter 600.
— Lymphdrüsen 75.
— Lymphsystem 74.
— metastatische Erkrankungen 75.
— Mundhöhle 73.
— Nase 73.
— Ohr 73.
— Ovarien 73, 629.
— Peritoneum 73, 74.
— Prädilektionsstellen 77.
— Reaktion der 76, 77.
— Schleimhäute 79.
— Tränenapparat 73.
— Vagina 71, 588.
— Vulva 71, 563.
Organotropie, spezifische, von Gonokokkenstämmen 88.
Osmium, Wirkungslosigkeit bei Gonorrhöe 245.
Osmotischer Druck 252.
Otitis media gonorrhoica 815 bis 817.
— Erwachsener 816.
— Prognose 817.
— Säuglinge 815.
Ovarialabscesse bei Gonorrhöe 631.
Oxydasereaktion zur Unterscheidung der Kokken 130.

Palladium, Wirkungslosigkeit bei Gonorrhöe 245.
Papaverin, als Spasmolyticum 351, 360, 411.

Papaverin:
— Wirkung auf Samenstrang 233, 234, 238.
Papavydrin 411.
PAPPENHEIMsche Färbung 303.
Papillomatose der Harnröhrenschleimhaut 315.
Paragonorrhoische Affektionen 1, 117, 125, 732.
Parakeratose der Epithelzellen 48.
Parametritis gonorrhoica 622, 634, 638.
Paraphimose bei akuter Gonorrhöe 309.
Paraurethrale Infiltrate 311, 314, 334, 402.
— Behandlung 404, 405.
Pellidol 263, 372, 374, 389, 585.
Pelviperitonitis:
— chronica adhaesiva 633, 639.
— exsudativa 638.
— fibrinosa gonorrhoica 633.
— periprostatische Phlegmone 469.
— purulenta gonorrhoica 633.
— serosa 633.
— des Weibes 632.
Pelvitherm 655.
Penisklemme 380, 388.
Perhydrol zur Provokation 433.
Pericystitis chron. adhaesiva 633.
Perimetritis 633.
Perioophoritis 629.
— adhaesiva 665.
Periprostatitis 469—471, 479, 482.
Perisalpingo-Oophoritis 633.
Perisigmoiditis 633.
Perispermatocystitis 498, 504.
Peritonealcyste 632, 633.
Peritonitis gonorrhoische:
— diffuse 632, 633, 638.
— Mischinfektionen 560.
— Operation 664.
Periurethrale Infiltrate 334.
— Behandlung 404.
— Mischinfektion 121.
Periurethritis chronica fibrosa 579.
Permeabilitätsproblem 251, 253.
— Adsorptionstheorie 255.
— Harnröhrenschleimhaut 253.
Pflasterepithel, Wanderung der Gonokokken im 51.
Phagocytose 52, 59—63, 305, 346.
— Bedeutung für Heilung der Gonorrhöe 63, 306, 346.
— Epithelkörperchen der 62.

Phenolwirkung 237.
Phimose, entzündliche, bei akuter Gonorrhöe 309.
Phlebitis, periprostatische 469.
Phlegmone, periprostatische 469.
Phlogetan 652.
Phosphaturie 300, 339, 481.
Phosphin 261.
Pichi-Pichi-Extrakt 357.
Pikrinsäure 249.
Pilocarpin:
— Permeabilität des 253.
— als Provokationsmittel 235, 435.
— Wirkung auf Samenstrang 233.
Piper methysticum 358.
Platin, Wirkungslosigkeit bei Gonorrhöe 245.
Plexus venosus Santorini 500.
Plumbum aceticum 373.
Pneumoperitoneum peruterines 668.
Pollutionen bei Prostatitis 465.
— bei Spermatocystitis 502.
Portioamputation 616.
Portiokappenbehandlung der Gonorrhöe 613.
Portioplastik 616.
Postgonorrhoische Prozesse 1, 125.
— aseptische Urethritis 127.
— Bedingungen für 128.
— Cirrhosen 128.
— Entzündungen 125.
— nervöse Erscheinungen 128.
— Schrumpfungen 128.
PREGLsche Lösung 373.
— — bei Adnexgonorrhöe 652.
Proctitis gonorrhoica 706, 833f.
— — ulcerosa 839.
Prostata:
— Anatomie 456.
— Carcinom 478.
— Corpora amylacea 471, 483, 498.
— Gefäß- und Nervenversorgung 457.
— Induration, chronische 468.
— Lecithinkörperchen 471 bis 473.
— Mikroskopischer Bau 457.
— Miliargummen 477.
— Mischinfektion 467.
— Nachbargewebe, Erkrankungen im 469.
— Sarkom 478.
— Sekretgewinnung 460, 472.
— Syphilis 477, 478.

Prostata:
— Urogenitaltuberkulose 478.
— Tuberkulose 477, 478.
— Tumoren 478.
Prostataabsceß 464, 466 bis 468, 470, 482.
— metastatischer 477.
— Mischinfektion 121, 122.
— Pseudoabscesse 466, 482.
Prostatahypertrophie und Gonorrhöe 128, 476.
Prostatamassage 460.
— Gegenindikation 471.
Prostatasekret 460, 465, 471, bis 473, 484.
— Leukocytenformel im 473, 484.
— Reaktion 471, 484.
Prostatasteine 457.
Prostatitis 456—487.
— Abszedierung 473, 474, 479.
— akute s. Prostatis acuta.
— Ätiologie 462.
— äußere Momente 462.
— Beginn 462.
— catarrhalis s. Prostatitis catarrhalis.
— chronische s. Prostatitis chronica.
— Coli-Infektion 463, 476.
— Einteilung 464.
— Endoskopie 461.
— Eosinophile im Sekret 472.
— Erreger 463.
— Einreichung 470, 471.
— Excesse als Ursache 464.
— Expression zur Sekretgewinnung 460, 473.
— Fluktuation 470.
— Häufigkeit 461.
— Infektionswege 464, 476.
— Knieellenbogenlage 459.
— Leukocytenformel 473.
— Lokalisation des Schmerzes 460, 465.
— Massage 460.
— Materialentnahme 460.
— Miktionsbeschwerden 470.
— Mischinfektion 463.
— Palpationsbefund 465.
— parenchymatosa s. Prostatitis parenchymatosa.
— Pathogenese 462.
— PICKERsche Methode 459.
— Pseudoabsceß 473, 474, 482.
— Rectale Untersuchung 458 bis 460, 470.
— Rezidive 475.
— Rückenlage zur Untersuchung 459.
— Seitenlage zur Untersuchung 459.
— Stehen, Untersuchung im 459.

Prostatitis:
— Streptococcus viridans
    463.
— Symptome 464, 469.
— Traumen 464, 467.
— Trichomonas, durch 476.
— Untersuchungsgang 458.
— Urinuntersuchung 458.
— Zeit des Eintrittes 462.
Prostatitis acuta 464—478.
— abakterielle 477.
— Ätiologie, nicht gonor-
    rhoische 476.
— Anthrax 477.
— Blasenverhaltung 474.
— Coli-Infektion 463, 476.
— Diagnose 469.
— Differentialdiagnose 476.
— Druckgefühl 465.
— Durchbrüche 469—471,
    474, 475.
— Einteilung 464.
— Erreger 470.
— Fernsymptome 465.
— Folgeerscheinungen 474.
— Infektionswege 464, 476.
— Komplikationen 474—476.
— Lymphangitis 469.
— mikroskopische Unter-
    suchung 465.
— narbige Abheilung 474.
— Palpation, Vorsicht bei
    471.
— Palpationsbefund 465, 469.
— Perforationen 469—471,
    474, 475.
— Prognose 475.
— Rückenschmerzen 465.
— Streptococcus pleomorphus
    477.
— Streptothrixinfektion 476.
— Stuhlbeschwerden 465.
— Symptome 464.
— Urininfiltration 474.
— Verlauf 474.
Prostatitis catarrhalis 328,
    343, 465, 469, 482.
— Behandlung 416.
— Prognose 475.
Prostatitis follicularis 466,
    469, 474, 475.
Prostatitis chronica 478—487.
— Albuminurie 481.
— Ätiologie 478.
— Bakteriurie 481.
— cystopaetica 480.
— Diagnose 480, 483, 486.
— Einteilung 479.
— Erreger 481.
— fistulöse Durchbrüche 482.
— Folgeerscheinungen 485.
— Histologie 483.
— Klinische Formen 482.
— Komplementbindung 486.
— Mischinfektion 482, 485.
— Narbenbildung 485.

Prostatitis chronica:
— Neurasthenie, sexuelle 485.
— Palpationsbefund 483.
— Pathologische Anatomie
    482.
— Phosphaturie 481.
— Prognose 486.
— Rezidive 482, 485.
— Schmerzen, krampfartige
    480.
— Sekretuntersuchung 484.
— subjektive Beschwerden
    480.
— Symptome 479 f.
— Verlauf 485.
Prostatitis, desquamativ-
    eitrige 479, 482.
Prostatitis glandularis
    s. catarrhalis.
Prostatitis gonorrhoica
    s. acuta.
Prostatitis interstitialis 467,
    468.
Prostatitis parenchymatosa
    467, 470, 479, 482.
— — Prognose 475.
— — Stadien 474.
Prostatitis periglanduläre 479,
    482.
Prostatorrhöe, gonorrhoische
    481.
— postgonorrhoische 128.
Prostituierte:
— Serodiagnostik 183.
— Stomatitis gonorrhoica
    780 f.
Protagol 242—244, 246, 249,
    257, 386, 389.
Provokation s. Gonorrhöe-
    Heilung.
PROWAZEK-HALBERSTÄDTER-
    sche Einschlußkörper 60.
Pseudoabscesse, Eierstock-
    630.
— Entwicklung bei Gonor-
    rhöe 56.
— bei Prostatitis 466, 473.
— bei Spermatocystitis 496.
Pseudogonokokken 1, 129 bis
    131, 725.
— grampositive 131.
— Urogenitalorganen, in den
    131.
Pseudogonorrhoische Affek-
    tionen 1, 129, 135, 732.
Pseudoxanthomzellen bei
    Pyosalpinx 55.
Pyocele retrouterina s.
    Douglasabsceß.
Pyosalpinx 624, 627.
— Durchbruch 628.
Pyramiden bei Gonorrhöe 238.
Pyridium gegen Gonorrhöe
    223, 237, 359.
Pyrifer, bei Gonorrhöe 216,
    369.

Quarzquecksilberdampflampe
    655.
Quecksilber 245, 372.

Radix ononidis 237.
Reargon 243, 246, 249, 259,
    392.
— Abortivbehandlung 408.
— Blasensteine nach 260, 392.
Rectumgonorrhöe 706, 723,
    748, 753, 820—853.
— Abscesse 824, 837.
— After, Veränderungen am
    833.
— Analfisteln 837, 838.
— Behandlung 847—853.
— Diagnose 844, 845.
— Diplokokken 831.
— Durchbruch von Abscessen
    475, 824.
— Entstehungsursachen 821
    bis 824.
— Fissuren 832.
— Fisteln 837.
— Geschichte 820, 821.
— Gonokokkenbefunde 836,
    844.
— Gramfärbung 830.
— Hämorrhoiden, Verwechs-
    lung mit 832.
— Häufigkeit 824—826.
— Heilung 845, 846.
— histologische Verände-
    rungen 844.
— Inkubation 832.
— Komplementbindungs-
    reaktion 845.
— Komplikationen 837.
— Kondylome, spitze 832.
— Krankheitsbild 832—841.
— Kulturverfahren 831.
— Mastdarmfisteln 837.
— Mischinfektionen 837.
— pararectale Abscesse 837.
— Pathologische Anatomie
    843.
— Periproctitis 837.
— Prognose 845.
— Prophylaxe 853.
— Rectoskopie 828, 834.
— Salbenbehandlung 847.
— Schleimhautverände-
    rungen 834.
— Sekretflocken, Unter-
    suchung von 828.
— Sekretgewinnung 829.
— Sphincterveränderungen
    834.
— Spülungen 847, 849.
— Spülwasser, Untersuchung
    des 829.
— Strikturen s. Rectum-
    strikturen 840—843.
— Subjektive Erscheinungen
    832.
— Symptome 832.

Rectumgonorrhöe:
— Übertragungsmodus 821 bis 824.
— Ulcerationen 838—840, 847.
— Untersuchungstechnik 827.
— Vaccinediagnostik 485.
— Vaccinetherapie 848.
— Verlauf 836.
— Vulvovaginitis 706, 723, 748, 753.
— Zäpfchenbehandlung 847.
Rectumstrikturen 840—843.
— Behandlung 847, 850.
— Bougiebehandlung 851.
— Diathermie 851.
— Dilatation 848.
— Eingriffe, operative 752.
Recurrensspirochäten, Impfung mit 216.
Regurgitieren in die Blase 279.
Reizkörperbehandlung, unspezifische, bei Gonorrhöe 213.
Resorcin 261.
Resorption 251.
Rhéantine 647.
Rhinitis gonorrhoica 808 bis 815.
— Behandlung 814.
— Differentialdiagnose 814.
— Kasuistik 808.
— Nebenhöhlenbeteiligung 810.
— Reinfektionen 814.
— Säuglinge 811.
Rhodium, Wirkungslosigkeit bei Gonorrhöe.
Ricordsche Einspritzung 373.
Rigidität des Halskanals 672.
Rivanol 261, 362, 397.
Ruthenium,Wirkungslosigkeit bei Gonorrhöe 245.

Saktosalpinx purulenta 627.
— serosa 629.
Salicylsäurewirkung 237.
Salol 358.
Salosantal 357.
Salpingektomie mit Keilexcision der Gebärmutter 662.
Salpingitis acuta 625.
— interstitialis 628.
— nodosa 628.
— purulenta 624—629.
— subacuta 626.
Salpingostomie 660.
Salvarsanpräparate 263, 364.
Samenblase, Amyloidablagerungen 501.
— Anatomie 487.
— Haupttypen 488.
— Histologie 487.

Samenblase:
— Mischinfektion 121.
— Palpationsmöglichkeit 488.
— primäre Tumoren 505.
— Retentionscysten 505.
— Sekretausgüsse 499.
— Syphilis 505.
— Topographie 488.
— Tuberkulose 504.
— Verkalkungsvorgänge 501.
Samenblasenempyem 495 bis 496.
Samenblasenfistel 500.
Samenstrang, Physiologie 233, 234.
Sandelholzöl 353—356.
Santalan 356.
Santyl 355.
Saponine 237.
Saprophytenaufschwemmungen, fiebererzeugende 216.
Saprovitan 369.
Scharlachrot 263.
Scheide, Gonorrhöe der 588 bis 598.
— Argentumbad 595.
— Bakterienflora 588.
— Behandlung 594—598.
— — biologische 597.
— Diagnose 593.
— Fluor vaginalis 590.
— Hefebehandlung 597.
— Jodbad 595.
— Kolpitis granularis 591 bis 593.
— — nodularis 593.
— Normolaktol 598.
— Reinheitsgrade 589, 641.
— Reizvaginitis 591.
— Selbstreinigung 588.
— Suppositorienbehandlung 596.
— Symptome 593.
— Tamponbehandlung 596.
— Trockenbehandlung 596.
— Vaginitis gonorrhoica 591.
— — simplex 591.
— Verlauf 593.
— Zuckerbehandlung 597.
Scheideninhalt, normaler 588.
— — Reaktion 589, 676.
Schleimhautallergie s. Allergie
Schutzkolloide 243.
Schwangerschaft bei Gonorrhöe 669—672.
— Abort, habitueller 671.
— Aufsteigen der Infektion 670.
— Behandlung 675.
— Cervixinfektion 675.
— Einfluß auf Ablauf der Schwangerschaft 670.
— Fehlgeburt 671.
— Häufigkeit der Infektion 669.

Schwangerschaft bei Gonorrhöe:
— Infertilität 671.
— Ischias 672.
— Kolpitis gonorrhoica 670.
— — granularis 670.
— Neuritiden 672.
— Phlebitiden 672.
— postkonzeptionelle Infektion der Decidua 671.
— Vaginaluntersuchung 675.
Scopolamin 250.
„Sekrete", gonorrhoische 59.
Serocyste 633.
Serodiagnose, s. Gonorrhöe, Serodiagnose.
Serozele 633.
Seyderhelmsche Lösung 61, 303.
Silber, citronensaures 257.
— essigsaures 257.
— glykocholsaures 258.
— kolloidales 395.
— milchsaures 257.
Silberadstringentia 263.
Silberdesinficientia 263.
Silbereiter 61, 372, 389, 400.
Silberhydrosol-Therapie 252.
Silbernitrat 242, 243, 249, 251, 256, 386, 394, 413.
Silberpermanganat 260, 394.
Silberphosphat in Äthylendiamin 257.
Silberpräparate 218, 219, 240 bis 244, 248, 249, 263, 371, 610, 652.
— kolloidale 395.
— oligodynamische Wirkung 243, 372.
— Pharmakologie der 250, 251, 253, 263, 375.
— Tiefenwirkung 371, 394.
Silberpulver 372.
Silbersalvarsan 242.
Silberverbindungen,ammoniakalische 244.
Sophol 394.
Spermakonien 471.
Spermakultur 491, 499.
Spermatocystitis 340, 343, 487—585.
— Ätiologie 493.
— bimanuelle Rectaluntersuchung 490.
— Durchbrüche 496.
— endoskopische Untersuchung 491.
— Exprimat 488.
— Häufigkeit 491.
— Infektionsweg 493.
— Komplementbindung 491.
— Komplikationen der 492.
— Kulturverfahren 490.
— Mikroskopischer Befund 498.
— Mischinfektion 122.

Spermatocystitis:
— Pathogenese 493.
— PICKERsche Methode 489.
— rectale Untersuchung 488.
— Rezidive infolge 492.
— Untersuchungsgang 488,
  489.
Spermatocystitis acuta 494
  bis 501.
— abakterielle Formen 501.
— Dysurie 495.
— Einteilung 494.
— Lokalsymptome 494.
— nervös-sexuelle Symptome
  494.
— Symptome 494.
Spermatocystitis, chronische
  501—505.
— Ätiologie 501.
— Diagnose 503—504.
— Einteilung 502.
— Harnverhaltung, renale
  504.
— Häufigkeit 501.
— Klinik 503.
— mikroskopischer Befund
  503.
— Mischinfektion 502.
— nervöse Beschwerden 502,
  504.
— Pathologische Anatomie
  503.
— Sklerosierung der Samen-
  blase 503.
— Symptome 502.
— Untersuchung des Sekrets
  503.
Spermatocystitis fibrosa 503.
Spermatocystitis profunda:
— Ätiologie 500.
— Diagnose 497, 500.
— Durchbruch von Abscessen
  500.
— Erreger 501.
— Histologie 497.
— Infektionswege 501.
— Palpationsbefund 497.
— Pathologie 497.
— Rückbildungsstadien 500.
— Sekretuntersuchung 498.
— Venenthrombose 500.
— Verlauf 499.
Spermatocystitis superficialis
  496.
Spermatorrhöe, postgonor-
  rhoische 128, 340.
— bei Spermatocystitis 502.
Sphincter vesicae internus
  275.
Spongiose der Epithelzellen
  48.
Spontanheilung, s. Gonorrhöe.
Spüldilatatoren 441.
Spülmethode bei Gonorrhöe
  337, 373, 380—384.
Spülspritze nach JANET 383.

Staphylokokkensepsis nach
  Gonorrhöe-Prostatitis 475.
Sterianserum 368, 651.
Sterilität, weibliche 664—669.
— Behandlung 667—669.
— Diagnose 667.
— Durchblasung der Tuben
  668.
— Einkindersterilität 666.
— Einpflanzung des Eileiters
  in die Gebärmutterhöhle
  668.
— hormonale Störungen 665.
— Hysterosalpingographie
  669.
— Infantilismus der Gebär-
  mutter 665.
— Perioophoritis adhaesiva
  665.
— Pertubation 668.
— Salpingostomie 668.
— Spermauntersuchung 667.
— Tubenverschluß 666.
— Ursachen 664.
— Vulvovaginitis gonorrhoica
  667.
Stomatitis gonorrhoica 780 bis
  808.
— Ätiologie 800.
— Autoinfektion 786.
— Aphthen und 803.
— bakteriologische Befunde
  785, 805.
— Behandlung 806.
— Caruncula sublingualis 785.
— catarrhalis und 803.
— Diagnose 785, 803.
— Enanthem der Mundhöhle
  791—794, 801.
— Entstehungsursache 783.
— Foetor ex ore 784, 801.
— Herdreaktionen 789.
— Herpes buccalis und 803.
— Inkubationszeit 801.
— Kasuistik 782—791, 796
  bis 800.
— Kiefergelenke, Erkrankung
  bei 785.
— klinische Symptome 785,
  801—803.
— Komplementablenkung
  803.
— metastatische bei Klein-
  kindern 795.
— Mundschleimhaut, Ver-
  änderungen der 788.
— Neugeborene 782.
— nichtgonorrhoische Formen
  und 803.
— Prognose 806.
— Quecksilberstomatitis und
  803.
— Säuglinge 782, 795—800.
— Soor 803.
— Temperaturanstieg 789,
  802.

Streptococcus pleomorphus
  501.
Strikturen der Harnröhre 290,
  436, 579.
Styptica bei Menorrhagien 643.
Sublimat 249.
Suspensorien 224, 351.
Sympexien 498.
Syrgol 242, 244, 395.

Tannin 373.
Tantal, Wirkungslosigkeit bei
  Gonorrhöe 245.
Targesin 243, 244, 246, 247,
  249, 258, 386, 392, 408.
Targesinschleim 393, 447.
Telargent 258, 392.
Terogen 357.
Terpentinbehandlung der Go-
  norrhöe 215, 364, 652.
Terpichin 652.
Thallium 245.
Thrombophlebitis, gonor-
  rhoische 75.
Tiefenwirkung der Medika-
  mente 248—250, 256.
— Elektrolyte 250.
Tierinfektionen mit Gono-
  kokken:
— Allgemeinerscheinungen
  41.
— Blutkörperchensenkung
  42.
Tierkohle, Kombination mit
  Silbersalzen 263.
Transargan 246, 259, 393, 408.
Traubenzuckerlösungen,
  hypertonische 360, 363,
  409.
Trichomonas vaginalis 730.
Triphenylmethanfarbstoffe
  263.
Tripper s. Gonorrhöe.
Tripperfäden s. Urinfilamente.
Tripperspritze 378.
Trypaflavin, gegen Gonorrhöe
  219, 247, 249, 360, 375.
— Pharmakologie 261, 262.
— weibliche Gonorrhöe 587.
Trypanblau 263.
Trypanrot 263.
Tubenerkrankungen s. Sal-
  pingitis:
— Durchblasungsapparat für
  669.
— Mischinfektionen 122.
— Verschluß 626.
Tuberkulin, Permeabilität des
  253.
Tuboovarialabsceß 631.
Tuboovarialcyste 631.

Überempfindlichkeit, medikamentöse 232.
Ulcera serpiginosa gonor-
  rhoica 564.

Ultrasonne bei Adnexgonor-
    rhöe 655.
ULTZMANNscher Apparat 415.
Uranoblen 391.
Urethra s. auch Harnröhre.
— Ausbreitung des gonorrhoi-
    schen Prozesses 293.
— Drüsen der 410.
— Kapazität der normalen
    378.
— Orificium, enges 350.
— Pars prostatica 456.
— Schleimhaut-p_H 410.
— Übergreifen der Gonorrhöe
    auf die Pars posterior
    294.
Urethritis, abakterielle 330.
— anterior 272.
— artefizielle 330.
— aseptische 125, 330.
— bakterielle 330.
— chronische 418.
— gonorrhoische, der Frau
    577.
— lacunaris der Frau 578.
— mykotische 330.
— nicht-gonorrhoische 330.
— polyposa 579.
— posterior 272.
— — Prostatitis bei 462.
— — unspezifische 344.
— — postgonorrhoische 418 bis
    421, 429.
— Protozoen durch 330.
Urethrocystitis posterior 272.
Urethrometer 283.
Urethrorrhöe, bakterielle 128.
Urethrorrhöa ex libidine 128.
Urethroskopie, Behandlungs-
    instrumente für 402.
— Untersuchung 421.
Urinfilamente 301, 425.
Urotropinbehandlung 219,
    222, 358.
— intravenöse 360, 362, 756.
Uterus s. Gebärmutter.
Uvakawa 358.
Uvalysat 359.

Vaccigon 645.
Vaccin antigonococcique
    chauffé 646.
Vaccinetherapie s. Gonorrhöe,
    Vaccinetherapie.
Vagina s. Scheide:
— Altersdifferenzen bei Go-
    norrhöe 71.
— Fremdkörper in 730.
Vaginalbacillen 588.
Vaginalbelichtungslampen
    655.
Vanadium 245.
Vestibulitis gonorrhoica 568
    bis 576.
— — Behandlung 574.

Vestibulitis gonorrhoica:
— — Exstirpation 576.
— — Sondierung des Drüsen-
    ganges 574.
Vitalfärbung der Gonokokken
    (Neutralrot) 12.
Vogelaugenblenorrhöe 60.
Vulva:
— Altersdifferenzen bei Go-
    norrhöe 71, 102.
Vulvitis aphthosa 566, 729.
— Behandlung 567.
— diphtherica 732.
— gonorrhoische 563, 702.
— nichtspezifische 566.
— tuberkulöse 732.
Vulvovaginitis infantum 699
    bis 765.
— Abschlußuntersuchung
    759.
— Abscesse der Haut 718.
— Abscesse, periurethrale 705.
— — der Trachealwand 716.
— Adnexe bei 708.
— Allgemeinerkrankungen
    712, 719, 757.
— Altersstufen 741.
— anatomische Verhältnisse
    700.
— aphthöse 729.
— Atresien 704.
— Aufklärung tripperkranker
    Erwachsener 764.
— Aufnahme ins Kranken-
    haus 762, 763.
— Aufsteigen der Infektion
    711, 724.
— Ausbildung des Pflegeper-
    sonals 761, 763.
— Ausschluß von Heimen und
    Schulen 762.
— Ausstülpung der Harn-
    röhrenschleimhaut 705.
— bakteriologische Verhält-
    nisse 700, 711.
— BARTHOLINsche Drüsen
    705, 722, 757.
— Bauchfellentzündung 710.
— — Differentialdiagnose
    712.
— Behandlung 746—759.
— Blutungen 704.
— Bursitis 715.
— Cervicitis gonorrhoica 707,
    723, 748.
— — — Lokalbehandlung
    753.
— Conjunctivitis 717.
— desquamativer Katarrh bei
    Neugeborenen 729.
— Diagnose 724—729.
— Differentialdiagnose 729
    bis 735.
— Disposition 738.
— Endocarditis 716.
— Epidemien 735, 760.

Vulvovaginitis infantum:
— Epiglottis, Ulcerationen
    der 716.
— exanthematische Krank-
    heiten 729.
— Exacerbationen 721.
— exogene Ursachen 729.
— Gelenkbeteiligung 713,
    757.
— — Differentialdiagnose
    715.
— Geschlechtsverkehr der
    Kinder 734.
— Gonokokkenkulturen-Fil-
    trat 756.
— Gonokokkennachweis 724.
— Harnblase, Beteiligung der
    705.
— Häufigkeit der Organbe-
    teiligung 703, 705, 706,
    710, 740.
— Hauterkrankungen 717,
    729.
— Heilung 742, 759.
— Hepatitis 716.
— Herzerkrankungen 716.
— Immunitätsverhältnisse
    702, 721.
— Immunotherapie 755.
— Infiltrate, puriurethrale
    705.
— Inkubation 720.
— Innere Genitalien 701.
— Intracutanreaktion 728.
— Iritis 717.
— jahreszeitliche Unter-
    schiede 721, 724.
— Komplementbindungs-
    reaktion 727.
— Krankheitsdauer 720.
— kryptogenetische 739.
— Kulturverfahren 727.
— Labien, Verklebung der
    743.
— Laryngitis 716.
— Leistendrüsen 703.
— Lokalbehandlung 747, 755.
— Lokalisation der Allge-
    meininfektion 713.
— masturbatorica 730.
— Mediastinitis 716.
— Medikamente, innere 747.
— Meningitis gonorrhoica
    716.
— Metastasenbildungen 712.
— Mundschleimhaut als Ein-
    gangspforte 739.
— Myalgien 715.
— Myocarditis 716.
— Myositis 715.
— Nachuntersuchung 759,
    765.
— Nephritis, metastastische
    706.
— nicht-gonorrhoische 729,
    730.

Vulvovaginitis infantum:
— Niere bei 706.
— Nierenbecken 706.
— Obduktionsbefunde 709.
— Ophthalmoblennorrhöe 718, 738.
— Operationsbefunde 709.
— Ostitis 715.
— Otitis media gonorrhoica 717.
— Oxyuren 730.
— Papillome 703.
— paraurethrale Gänge 705, 757.
— Pathologische Anatomie 702, 704, 707, 708.
— Periostitis 715.
— Peritonismus 711, 744.
— Pleuritis gonorrhoica 716.
— Pneumokokkenperitonitis 712, 732.
— Pneumonie 716.
— physiologische Verhältnisse 700.
— Pocken 729.
— Präparatentnahme 725.
— primäre bakterielle 730.
— Proctitis gonorrhoica 706, 723, 748, 753.
— Prognose 742—745.
— Prophylaxe 760—764.
— — durch Vaccinierung 762.
— Provokation 759.
— Pubertät 759.
— Reaktion des Scheidentranssudates 700.
— Rhinitis gonorrhoica 717.
— Rückfälle 721.

Vulvovaginitis infantum:
— Sehnenscheidenentzündungen 715.
— Sepsis 712, 757.
— SKENEsche Gänge 705, 722, 757.
— Silberionen 752.
— soziale Verhältnisse 738, 759, 763.
— späteres Schicksal 745.
— Spontanheilung 723.
— Spülungen 749.
— Stomatitis gonorrhoica 717.
— subjektive Erscheinungen 719.
— Symptome 702—712, 714.
— Übertragung 707, 733 bis 739.
— Urethritis 704, 722, 752.
— Uterus bei 708, 724.
— Vaginismus 704.
— Vaginitis 703, 722, 749.
— Varicellen 729.
— Verlaufseigentümlichkeiten 700, 710, 712, 719 bis 724, 758.
— Verlauf der Komplikationen 724.
— Verletzungen 730.
— Vulvardrüsen 701, 752.
— Vulvitis 702, 722, 749.
— Wäsche-Desinfektion 763.
— wirtschaftliche Verhältnisse 738, 759.

Wasserstoffionenkonzentration, Einfluß auf den Samenstrang 234.

Wasserstoffionenkonzentration, Einfluß:
— — auf Silberlösungen als Desinficientia 244.
— der Harnröhrenschleimhaut 235, 256, 410.
Wasserstoffsuperoxyd zur Provokation 433.
Wismut bei Gonorrhöe 245, 260, 373.
Wochenbett und Gonorrhöe 672.
— Abscesse 674.
— Behandlung 675.
— Fieber 673.
— klinische Erscheinungen 674.
— Komplikationen 674.
— Mischinfektion 673.
— Pelviperitonitis 674.
— Salpingoophoritis puerperalis 674.
— Sekundärinfektion 673.
— Spätwochenfieber 675.
Wolfram 245.

Yatren 651.

Zink 245.
Zinksalze als Adstringens 249, 261, 373.
Zinn 245.
Zucker-Lackmus-Ascites-Agar 38.
Zuckervergärung der Kokkenarten 38.
Zwei-Gläserprobe 272, 326, 338 bis 341, 581.

Printed in the United States
By Bookmasters